实用临床药物学

主　编： 杨宝学　张　兰

副主编： 潘　燕　周　虹　赵新汉

编　委：（按姓氏笔画排序）

毛一卿（北京大学医学部）
卢　洁（首都医科大学宣武医院）
史均宝（北京大学第三医院）
付荣国（西安交通大学第二附属医院）
冯　欣（首都医科大学附属北京妇产医院）
匡泽民（首都医科大学附属北京安贞医院）
朱　钧（首都医科大学附属北京朝阳医院）
刘广志（首都医科大学附属北京安贞医院）
孙明晓（北京怡德医院）
孙婉玲（首都医科大学宣武医院）
李　军（北京大学第三医院）
李　慧（北京大学医学部）
杨宝学（北京大学医学部）
张　兰（首都医科大学宣武医院）
林　蓉（西安交通大学医学部）
周　虹（北京大学医学部）
赵　义（首都医科大学宣武医院）
赵新汉（西安交通大学第一附属医院）
钟光珍（首都医科大学附属北京朝阳医院）
秦彦文（首都医科大学附属北京安贞医院）
徐　剑（首都医科大学附属北京天坛医院）
郭　磊（中国医学科学院基础医学研究所）
崔翔宇（北京大学医学部）
韩如泉（首都医科大学附属北京天坛医院）
潘　燕（北京大学医学部）
穆新林（北京大学人民医院）

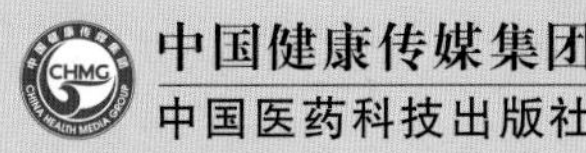
中国健康传媒集团
中国医药科技出版社

图书在版编目（CIP）数据

实用临床药物学 / 杨宝学，张兰主编．— 北京：中国医药科技出版社，2018.9

ISBN 978-7-5214-0399-2

Ⅰ．①实…　Ⅱ．①杨…　②张…　Ⅲ．①临床药学　Ⅳ．① R97

中国版本图书馆 CIP 数据核字（2018）第 196314 号

责任编辑　高雨濛　马　进　向　丽　王　梓
美术编辑　陈君杞
版式设计　锋尚设计

出版　**中国健康传媒集团｜中国医药科技出版社**
地址　北京市海淀区文慧园北路甲 22 号
邮编　100082
电话　发行：010-62227427　邮购：010-62236938
网址　www.cmstp.com
规格　880 × 1230mm　1/16
印张　54 1/4
字数　1341 千字
版次　2018 年 9 月第 1 版
印次　2018 年 9 月第 1 次印刷
印刷　三河市万龙印装有限公司
经销　全国各地新华书店
书号　ISBN 978-7-5214-0399-2
定价　220.00 元

主编介绍

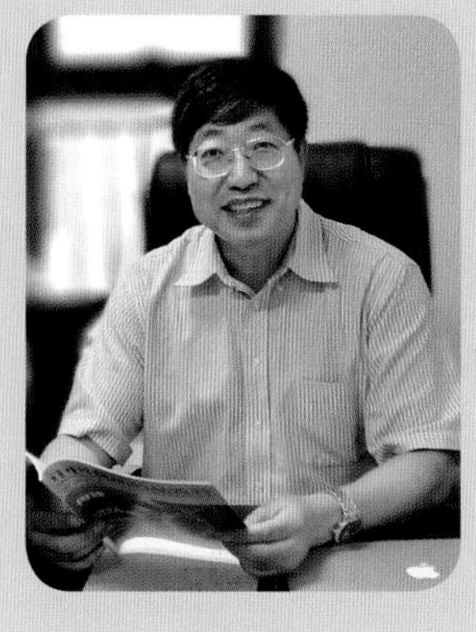

杨宝学

免疫学博士、医学遗传学硕士、临床医学学士，美国加州大学旧金山分校（UCSF）心血管研究所博士后。曾任UCSF心血管研究所助理研究员、UCSF医学系助理教授。现任北京大学基础医学院副院长、药理学系主任、二级教授、博士生导师。兼任天然药物及仿生药物国家重点实验室课题组长、中国药理学会常务理事、北京药理学会副理事长、中国药理学会肾脏药理专业委员会主任委员、中国中药协会灵芝专业委员会主任委员等职。担任《中华人民共和国药典临床用药须知》（化学药和生物制品卷，2015年版）编审委员会委员，科技部重大专项、国家自然基金委、国家药品审评中心等评审专家。

主要研究领域为肾脏药理学、药物发现与药效学评价。曾获得美国NIH、PKD和AHA基金、中国985专项基金、“重大新药创制”科技重大专项基金、国家自然科学基金和教育部博士点基金资助。在研项目包括国家自然科学基金重点项目、国家自然科学基金重点国际合作项目、NSFC/RGC联合科研基金项目和科技部国际科技合作专项、北京自然科学基金等研究项目。已发表SCI论文117篇，连续四年（2014–2017）进入爱思唯尔发布的中国高被引用学者榜单。主编《Aquaporins》《Urea transporters》《药理学》等专著和教材。获授权专利7项。

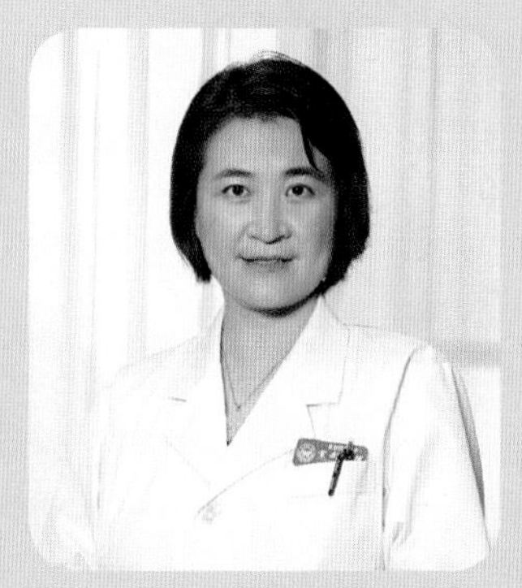

张　兰

药理学博士、医院药事管理硕士、临床医学学士，美国哈佛医学院药物政策研究博士后。首都医科大学宣武医院药学部主任，国家药物临床试验机构副主任。教授、博士生导师。新世纪百千万人才工程北京市级人选，北京市卫生系统“215”高层次卫生技术人才——学科带头人（药学）。兼任中国药理学会常务理事、北京药理学会副理事长、中国老年保健医学研究会合理用药分会副主任委员、中国药学会老年药学专业委员会常务委员等职。担任国家科技部重大专项、国家自然基金委、国家药品审评中心专家。

长期从事临床药学、临床药理及神经药理研究，作为课题负责人承担纵向课题21项，其中5项国家级课题、6项省部级课题。作为PI，承担药物临床试验20余项。获北京市科学技术一等奖1项、国家科学技术进步二等奖1项。获授权新药国际发明专利3项、中国发明专利13项。已在国内外期刊发表论著近200篇，其中第一作者及通讯作者论文60余篇。

副主编介绍

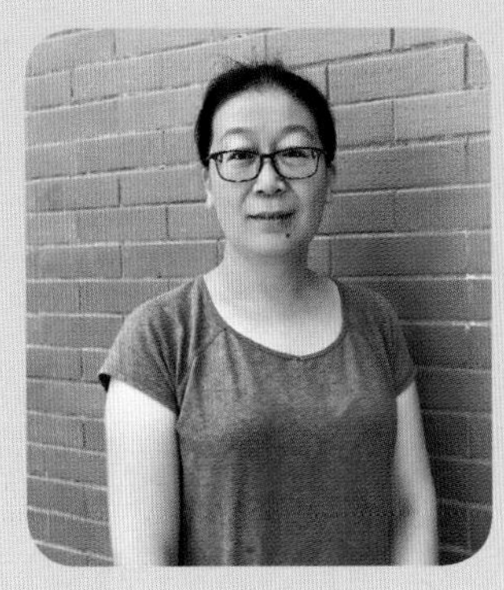

潘 燕

医学博士，北京大学基础医学院药理学系副教授、硕士生导师。研究方向是肿瘤转移和肿瘤耐药的治疗药物及其分子机制研究。主持国家自然科学基金和教育部留学回国科研启动基金。先后参加了科技部“重大新药创制”项目、多项国家自然科学基金以及日本文都省科学基金项目研究。发表学术论文29篇，其中SCI收录论文23篇。参编教材8部、参编专著8部。获得多项教学科研奖励，包括中国药理学会施维雅青年药理学工作者奖、中国药理学会优秀青年工作者奖、北京大学基础医学院青年教师奖励基金、北京科协优秀论文一等奖等。

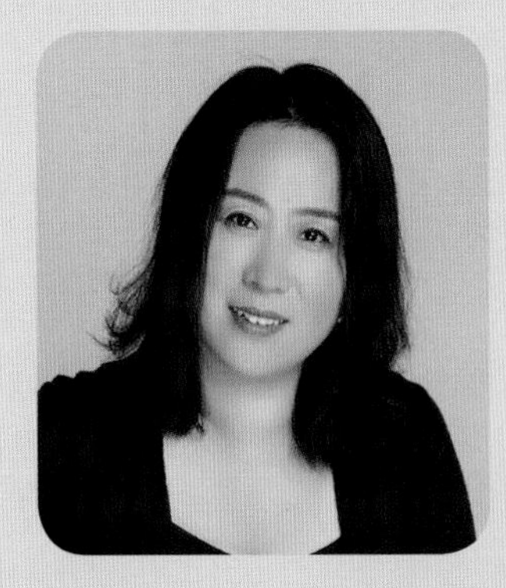

周 虹

医学博士，北京大学基础医学院药理学系副教授、硕士生导师。隶属天然药物及仿生药物国家重点实验室和教育部心血管重点实验室所属“膜通道与心血管药理学研究室”。2004年毕业于日本东京大学，获得脑神经医学博士学位。近年来，主要从事肾脏药理学等方面的研究，主要包括高尿酸血症性肾病、糖尿病肾病和多囊肾病药物靶点和新药研发等研究。主持和参与了多项北京市自然科学基金、国家自然基金面上项目、国家自然科学基金NSFC/RGC联合科研基金项目和科技部国际科技合作专项等研究。主编或参编了多本专著，发表SCI收录论文40余篇。获得7项专利授权。

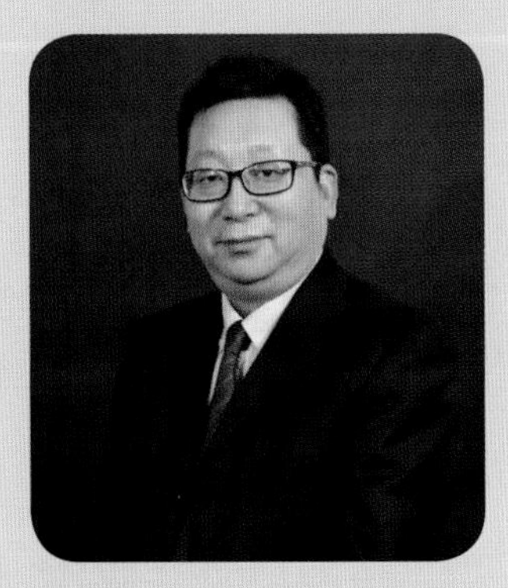

赵新汉

医学博士，教授、一级主任医师、博士生导师、博士后导师，西安交大一附院长安区医院院长。兼任吴阶平医学基金会精准医学学部副主任委员等多个学术职务。主持国家自然科学基金项目5项，指导博士研究生主持国家自然科学基金青年科学基金项目7项。主编、副主编、参编学术专著20部。发表科研论文100余篇，其中SCI收录50余篇。

从事教学30年，主讲本科生《肿瘤学概论》、研究生《临床肿瘤学前沿进展》。积极探索教学改革，教学方式新颖、灵活多样，深受学生喜爱。

前言 PREFACE

随着国内外医药产业的迅速发展，越来越多的新药物和新制剂进入临床使用，临床药物学的内容迅速增加和更新。为了适应这些变化，并推进临床药物的正确使用，我们召集26位在药理学和药物学研究领域耕耘数十年的专家和工作在各科临床一线的专家合作编著了这本大型药物学参考书《实用临床药物学》。本书在内容上通过作者自身研究及临床工作的结合力图把药物学理论和临床经验有机地结合起来，成书前每篇稿件都经过基础药理学专家和临床专家互审，并经副主编和主编审修。本书编写目标是力争科学、简明、准确、实用，既对临床医生及药师有指导性，又体现编写内容的学术性。

本书药品收录原则主要基于现行版《中国药典》《新编药物学》《中华人民共和国药典临床用药须知》《国家基本药物目录》《国家基本医疗保险、工伤保险和生育保险药品目录2017年版》、各类疾病治疗指南和原国家食品药品监督管理总局新审批上市的药物目录。共收载临床常用和新上市化学药及生物制品1203种，主要为单药和少数经典常用的复方药。中药部分单独分册，由徐世军教授领衔中医、中药学专家编写。

本书在编排上按药理作用及临床应用分类，分为抗感染药物、作用于中枢神经系统的药物、自主神经系统用药、心血管系统用药、呼吸系统用药、消化系统用药、血液及造血系统用药、泌尿系统用药、激素及相关药物、变态反应性疾病用药、抗炎和免疫调节用药、治疗肿瘤及辅助用药、营养及调节水电解质平衡的药物、其他用药等十四篇，每篇分若干章。对于临床多科应用的药物，在其主要应用的类别进行详述，在其他相关篇章简述或转见。

本书的读者对象主要为临床医生和临床药师，可供各级医院及社区医生、药店工作人员及一般读者查阅。本书属于临床药物指南性质，主要介绍药物名称、其他名称（曾用名、常用名、英文名，部分临床常用的商品名）、药理作用、体内过程、适应证、用法用量、不良反应、禁忌证、药物相互作用、注意事项、制剂与规格。为读者使用、查阅方便。书后附药物的中文名称和英文名称索引，以方便检索。

药物学是一门动态发展的学科，不断有老药淘汰和新药上市，相关文献浩如烟海，参考书目众多。我们虽然尽力收集新近药物资料，同时保证数据的可靠性，但仍难免挂一漏万。由于撰写时间仓促，本书在内容上难免有遗漏、错误，篇章之间内容重复和不一致等问题，敬请读者提出意见和建议，以便再版时修正。

在此，我们要向本书所有的作者深表谢意，感谢他们在百忙之中收集资料和撰写书稿。本书在内容上参考了其他同类图书及相关资料，在此一并表示感谢。

2018年8月

目 录 CONTENTS

第一篇
抗感染药物

导　读

本篇收录了抗生素（第1章）、人工合成抗菌药（第2章）、抗结核药物（第3章）、抗麻风病药及抗麻风病反应药物（第4章）、抗真菌药物（第5章）、抗病毒药物（第6章）和抗寄生虫药物（第7章）。抗生素类药物和人工合成抗菌药物统称为抗菌药，主要通过抑制或杀灭细菌、支原体、立克次体和螺旋体等微生物，治疗这些病原微生物所致的感染性疾病。其中抗生素类药物主要包括β-内酰胺类、氨基糖苷类、大环内酯类、肽类及其他类抗生素；人工合成抗菌药主要包括磺胺类、甲氧苄啶类、硝基呋喃类、喹诺酮类和硝咪唑类药物。抗结核药物包括异烟肼、乙胺丁醇、对氨基水杨酸等合成抗结核药和氨基糖苷类、利福霉素类、卷曲霉素等抗生素。抗麻风病药物主要为氨苯砜、利福平和氯法齐明等，多采用联合疗法。抗真菌药物包括抗生素类、唑类和嘧啶类，主要通过外用或口服等给药方式，分别用于治疗浅部真菌感染或深部真菌感染。抗病毒感染的途径很多，如直接抑制或杀灭病毒、干扰病毒吸附、阻止病毒穿入细胞、抑制病毒生物合成、抑制病毒释放或增强宿主抗病毒能力等，本章主要收录了广谱类、核苷类逆转录酶抑制剂、非核苷类逆转录酶抑制剂等抗病毒药物。抗寄生虫药可分为抗原虫病药物和抗蠕虫病药，前者主要包括抗疟药、抗阿米巴病药及抗滴虫药；后者主要包括抗血吸虫病药、抗丝虫病药和抗肠蠕虫药。

第 1 章　抗生素

一、β-内酰胺类

（一）青霉素类

青霉素
Penicillin

【其他名称】苄青霉素、盘尼西林、青霉素G。

【药理作用】①本药与天然D-丙氨酰-D-丙氨酸的结构类似，可以与细菌细胞膜的青霉素结合蛋白结合，从而妨碍细菌细胞壁肽聚糖的合成，细菌细胞壁缺损，以致细菌细胞膨胀破裂死亡。②增加细菌细胞壁自溶酶活性，使细菌产生自溶或胞壁质水解。在细菌繁殖期起杀菌作用，对革兰阳性球菌及杆菌、革兰阴性杆菌、螺旋体、梭状芽孢杆菌、放线菌以及部分拟杆菌有抗菌作用。

【体内过程】肌内注射吸收迅速，0.5小时血药浓度达峰值；消除迅速，大部分由肾小管分泌排泄，数小时从体内消除，$t_{1/2}$为0.5小时。血液透析可清除本药，腹膜透析则不能。

【适应证】①溶血性链球菌、肺炎链球菌、对青霉素敏感（不产青霉素酶）金黄色葡萄球菌等革兰阳性球菌所致的感染，包括败血症、肺炎、脑膜炎、咽炎、扁桃体炎、中耳炎、猩红热、丹毒等，也可用于治疗草绿色链球菌和肠球菌心内膜炎，以及破伤风、气性坏疽、炭疽、白喉、流行性脑脊髓膜炎、李斯特菌病、鼠咬热、梅毒、淋病、回归热、钩端螺旋体病、奋森咽峡炎、放线菌病等。青霉素尚可用于风湿性心脏病或先天性心脏病患者进行某些操作或手术时，预防心内膜炎发生。②普鲁卡因青霉素的抗菌谱与青霉素基本相同，对敏感细菌的有效浓度可持续24小时，适用于敏感细菌所致的轻症感染。③苄星青霉素的抗菌谱与青霉素相仿，为长效制剂，肌内注射120万U后血中低浓度可维持4周，可用于治疗溶血性链球菌咽炎及扁桃体炎，预防溶血性链球菌感染引起的风湿热。

【用法用量】①肌内注射：成人一日量为80万～320万U，儿童一日量为3万～5万U/kg，分2～4次给予。②静脉滴注：适用于重症患者，如感染性心内膜炎、化脓性脑膜炎。成人一日量为240万～2000万U，儿童一日量为20万～40万U/kg，分4～6次加少量液体间歇快速输注，输液的青霉素浓度一般为1万～4万U/ml。本药溶液（20万～40万单位/2～4ml）可用于气雾吸入，每日2次。③青霉素钾通常用于肌内注射，由于注射局部较痛，可以用0.25%利多卡因注射液作为溶剂。钾盐也可静脉滴注，但必须注意患者体内血钾浓度和输液的钾含量（每100万U青霉素G钾中含钾量为65mg，与氯化钾125mg中的含钾量相近），并注意滴注速度不可太快。④普鲁卡因青霉素仅供肌内注射，一次量40万～80万U，每日1次。⑤苄星青霉素仅供肌内注射，一次60万U，10～14日1次；一次120万U，14～21日1次。

【不良反应】①过敏反应：较常见，包括荨麻疹、药疹等各类皮疹、严重的过敏性休克、血清病型反应、白细胞减少、间质性肾炎、接触性皮炎、哮喘发作、溶血性贫血、药物热等。②毒性反应：少见。但静脉滴注大剂量应用，可出现神经精神症状，如反射亢进、知觉障碍、幻觉、抽搐、昏睡等，也可致短暂的精神失常，停药或降低剂量可恢复。多见于婴儿、老年人和肾功能不全患者。③普鲁卡因青霉素偶可致一种特异反应。注射药物当时或之后1～2分钟内，患者自觉有心里难受、濒死感、头晕、心悸、幻听、幻视等症状。一般无呼吸障碍和循环障碍，多数病例可出现血压升高。一般不需特殊处理，症状维持1～2小时可自行缓解。用镇静药（地西泮）或抗组胺药（肌内注射苯海拉明20mg）有助于恢复。④二重感染：可出现耐青霉素金黄色葡萄球菌、革兰阴性杆菌或念珠菌等二重感染。⑤应用大剂量青霉素钠可因大量钠盐摄入而导致心力衰竭。⑥赫氏反应和治疗矛盾：用青霉素治疗梅毒、钩端螺旋体病等疾病时可由于病原体死亡致症状加剧，称为赫氏反应，系大量病原体被杀灭引起的全身反应。治疗矛盾也见于梅毒患者，系治疗后梅毒病灶消失过快，而组织修补相对较慢或病灶部位纤维组织收缩，妨碍器官功能所致。

【禁忌证】①对青霉素类药过敏者。②对普鲁卡因过敏者。

【药物相互作用】①青霉素不可与同类抗菌素联用。②青霉素不可与磺胺类药物和四环素类药物联合使用。③青霉素不可与氨基糖苷类药物混合输液，混用后则两者的抗菌活性均明显减弱。④氯霉素、红霉素、四环素类、磺胺类等抑菌剂可干扰青霉素活性，不宜与青霉素合用，尤其是在治疗脑膜炎或需要迅速杀菌的严重感染时。球菌性脑膜炎时常与磺胺嘧啶联用；流感嗜血杆菌性脑膜炎时与氯霉素联用。⑥丙磺舒、阿司匹林、保泰松、吲哚美辛、磺胺药可减少青霉素类在肾小管的排泄，血药浓度上升，而且维持持久，使半衰期延长，毒性可能增加。⑦青霉素可增加华法林的作用，加强抗凝血作用。

【注意事项】①用前要按规定方法进行皮试。②重度肾功能损害者应调整剂量或延长给药间隔。③不宜鞘内给药。④青霉素钠盐或钾盐的水溶液均不稳定，应现配现用，必须保存时，应置冰箱中，以在当天用完为宜。⑤当每日用量超过500万U时，宜应用青霉素钠并通过静脉给药。⑥应用青霉素期间，若使用硫酸铜法测尿糖可能会出现假阳性，如使用葡萄糖酶法则不会。

【制剂与规格】①注射用青霉素钠（按$C_{16}H_{17}N_2NaO_4S$计）：0.24g（40万U）；0.48g（80万U）；0.6g（100万U）；0.96g（160万U）；2.4g（400万U）。②注射用青霉素钾（按$C_{16}H_{17}N_2NaO_4S$计）：0.25g（40万U）；0.5g（80万U）。③注射用苄星青霉素：每瓶30万U；60万U；120万U。

青霉素V
Penicillin V

【其他名称】苯氧甲基青霉素。

【药理作用】本药属β－内酰胺酶敏感性青霉素，抗菌谱、抗菌机制同青霉素，但抗菌作用比青霉素弱。

【体内过程】为耐酸青霉素。口服后不被破坏，吸收率为60%，其吸收不受胃中食物的影响。口服后0.5～1小时达血药浓度峰值。不易通过血脑屏障，血浆蛋白结合率高，56%经肝代谢，20%～40%经肾排泄，半衰期为1小时。

【适应证】参阅“青霉素”。

【用法用量】口服。①成人链球菌感染：每次125～500mg（20万～80万U），每6～8小时1次。疗程10日。②肺炎球菌感染：每次250～500mg（40万～80万U），每6小时1次，疗程至退热后至少2日。③葡萄球菌感染、链球菌感染、螺旋体感染：每次250～500mg（40万～80万U），每6～8小时1次。④预防心内膜炎：在拔牙或上呼吸道手术前1小时口服本药2g，6小时后再加服1g（27kg以下小儿剂量减半）。⑤儿童：每日15～50mg/kg，分3～6次服用。

【不良反应】①常见恶心、呕吐、腹胀、腹泻等胃肠道反应及黑毛舌。②可见过敏反应（如皮疹、药物热等）及二重感染，参阅青霉素。③长期应用可影响肠内B族维生素的合成。

【禁忌证】有青霉素过敏史者禁用。

【药物相互作用】①不宜与别嘌醇合用，皮疹发生率显著增高。②不宜与双硫仑等乙醛脱氢酶抑制药合用。③氯霉素、红霉素、四环素类、磺胺类等抑菌剂可干扰活性，不宜合用。④丙磺舒、阿司匹林、保泰松、吲哚美辛、磺胺类药物可减少本药在肾小管的排泄，促使血药浓度上升，毒性可能增加。⑤可增加华法林的抗凝血作用。⑥克拉维酸可增强本药对产β－内酰胺酶细菌的抗菌活性；氨基糖苷类抗生素在亚抑菌浓度时可增强本药对粪肠球菌的体外杀菌作用。

【注意事项】①使用前需要皮试。②对头孢菌素类药物过敏者及有哮喘、湿疹、荨麻疹等过敏性疾病病史者慎用。③本药与其他青霉素类药物之间有交叉过敏性。④肾功能不全者应根据血浆肌酐清除率调整药物用量。⑤对怀疑伴梅毒损害的淋病患者，使用本药前应行暗视野检查，并至少在4月内，每月行1次血清试验检查。

【制剂与规格】①片剂（按$C_{16}H_{18}N_2O_5S$计）：125mg（20万U）；236mg（40万U）；472mg（80万U）。②胶囊（按$C_{16}H_{18}N_2O_5S$计）：118mg（20万U）；236mg（40万U）。

苯唑西林
Oxacillin

【其他名称】苯唑青霉素钠。

【药理作用】本药通过抑制细菌细胞壁合成发挥杀菌作用，为耐酸和耐青霉素酶青霉素，对产青霉素酶金黄色葡萄球菌菌株有效；但对不产酶菌株的抗菌作用弱于青霉素G。

【体内过程】空腹口服1g，C_{max}为0.5～1小时，吸收量可达口服量1/3以上，食物影响其吸收；肌内注射0.5g，血药浓度于0.5小时达峰值，约16μg/ml。在体内分布广，肝、肾、肠、脾、胸腔积液和关节囊液中均可达有效治疗浓度；腹水中含量较低，痰和汗液中含量微少；本药不能透过正常血脑屏障。食物可影响其吸收，进入体内的药物，约有1/3～1/2以原型在尿中排泄，半衰期为0.4小时。

【适应证】用于产青霉素酶的金黄色葡萄球菌和表皮葡萄球菌的周围感染，包括内脏、皮肤和软组织等部位的感染，如败血症、心内膜炎、肺炎及皮肤和软组织感染；也用于化脓性链球菌或肺炎链球菌与耐青霉素葡萄球菌混合感染；但对耐甲氧西林金黄色葡萄球菌（MRSA）感染无效，对中枢感染不适用。

【用法用量】轻度肾功能不全者可按正常用量，重度者应适当减量。①静脉滴注：一次1～2g，必要时可用到3g，溶于100ml输液内滴注0.5～1小时，每日3～4次。②肌内注射：一次1g，每日3～4次。供肌内注射时，每0.5g加灭菌注射用水2.8ml，口服、肌内注射均较少用。③小儿剂量：体重40kg以下者，每6小时给予12.5～25mg/kg，体重超过40kg者给予成人剂量。④新生儿体重未超过2kg者，日龄1～14天者每12小时按体重25mg/kg给药，日龄15～30天者每8小时按体重25mg/kg给药；新生儿体重超过2kg者，日龄1～14天者每8小时按体重25mg/kg给药，日龄15～30天者每6小时按体重25mg/kg给药。⑤早产儿每天剂量为25mg/kg，分次给药，需谨慎使用。

【不良反应】①过敏反应：可见荨麻疹等各类皮疹、间质性肾炎、白细胞减少、血清病型反应、哮喘发作，尚可见药疹、药物热等过敏反应。严重者可出现过敏性休克，需及时救治。②静脉使用时可出现恶心、呕吐及血清转氨酶升高等。③大剂量静脉使用时可出现抽搐等中枢毒性反应。④少数患者可出现中性粒细胞减少。⑤少数人可发生白色念珠菌继发感染。

【禁忌证】有青霉素类药物过敏史或青霉素类皮肤试验阳性者。

【药物相互作用】①阿司匹林及磺胺类药物可抑制本药与血浆蛋白结合，影响本药的游离血药浓度。②与西索米星或奈替米星联用时，可增强其抗金黄色葡萄球菌的作用。③与庆大霉素或氨苄西林联用，可相互增强对肠球菌的抗菌作用。④其他药物相互作用参阅“青霉素”。

【注意事项】①轻、中度肾功能减退患者不需调整剂量，重度肾功能减退者酌情减量。②其他注意事项参阅“青霉素”。

【制剂与规格】①胶囊（按$C_{19}H_{19}N_3O_5S$计）：0.25g；0.5g。②注射用苯唑西林钠无菌粉末（按$C_{19}H_{19}N_3O_5S$计）：0.5g；1.0g。

氯唑西林
Cloxacillin

【其他名称】邻氯青霉素钠、氯苯西林钠。

【药理作用】本药具有抗葡萄球菌青霉素酶性质。类似苯唑西林，对革兰阳性球菌及奈瑟菌有抗菌作用。

【体内过程】口服吸收达50%。主要由肾脏排泄，尿药浓度可达数百至1000μg/ml。本药蛋白结合率可达95%，不易透过血脑屏障和进入胸腔积液或腹水。半衰期约为0.6小时。

【适应证】用于金黄色葡萄球菌所致的败血症、肺炎、心内膜炎、牙髓炎或皮肤软组织感染等。但对耐甲氧西林金黄色葡萄球菌（MRSA）感染无效。

【用法用量】①肌内注射：一次0.5～1g，每日3～4次。②静脉滴注：一次1～2g溶于100ml输液中，滴注0.5～1小时，每日3～4次。小儿每日按体重25～50mg/kg，分2～4次。③口服：每次0.25～0.5g，每日4次，空腹服用。

【不良反应】参阅“苯唑西林”，个别可出现粒细胞缺乏或淤胆型黄疸。

【禁忌证】有青霉素类药物过敏史或青霉素类皮肤试

验阳性者。

【药物相互作用】参阅“苯唑西林”。

【注意事项】本药可降低胆红素与血清蛋白结合能力，新生儿尤其是伴有黄疸时慎用。

【制剂与规格】①注射用氯唑西林钠（按$C_{19}H_{18}ClN_3O_5S$计）：0.5g；1.0g；1.5g；2.0g；3.0g。②胶囊（按$C_{19}H_{18}ClN_3O_5S$计）：0.125g；0.25g；0.5g。③颗粒剂（按$C_{19}H_{18}ClN_3O_5S$计）：0.125g。

氟氯西林
Flucloxacillin

【其他名称】氟氯青霉素、氟氯苯唑青霉素。

【药理作用】①本药为耐酸、耐酶的半合成青霉素。其抗菌作用及抗菌谱与苯唑西林相似，对金黄色葡萄球菌的抗菌作用较后者弱。②对产β-内酰胺酶的革兰阳性细菌感染，与氨苄西林联合应用能保护后者不被β-内酰胺酶破坏。③对产青霉素酶的金黄色葡萄球菌、表皮葡萄球菌、化脓性链球菌、肺炎链球菌、淋球菌、脑膜炎双球菌有较好抗菌活性。④粪肠球菌、耐甲氧西林金黄色葡萄球菌、肠道阴性杆菌、铜绿假单胞菌、厌氧脆弱拟杆菌对本药耐药。

【体内过程】口服生物利用度为30%～50%，血浆蛋白结合率为95%，消除半衰期0.75～1.5小时。仅部分药物经肝脏代谢，50%～60%以原型经肾脏排泄。肌内注射与氯唑西林等量的药物，本药的血药浓度明显较高，维持有效血药浓度时间也较长。

【适应证】葡萄球菌所致的各种感染，但对MRSA感染无效。

【用法用量】①口服：常用量每次250mg，每日3次；重症用量为每次500mg，每日4次，于进食前0.5～1小时空腹服用。②肌内注射：常用量每次250mg，每日3次；重症每次500mg，每日4次。③静脉注射：每次500mg，每日4次，将药物溶于10～20ml注射用水或葡萄糖输液中使用，每4～6小时1次。一日量不超过8g。④儿童：2岁以下按成人量的1/4；2～10岁按成人量的1/2，根据体重适当调整。也可按照每日25～50mg，分次给予。

【不良反应】①口服给药时较常见胃肠道反应，如恶心、呕吐、腹胀、腹泻等。②大剂量用药时可出现抽搐、神志不清等神经系统反应。③用药后可见皮疹、药物热等过敏反应。④少数可见中性粒细胞降低、急性胆汁淤积及转氨酶升高。⑤长期用药可致菌群失调、二重感染。⑥肌内注射或静脉滴注给药可致注射部位疼痛、硬结，严重者可引起血栓性静脉炎。

【禁忌证】有青霉素类药物过敏史或青霉素类皮肤试验阳性者。

【药物相互作用】①丙磺舒可影响本药排泄，使血药浓度升高，毒性增加。②注射时勿与血液、血浆、水解蛋白、氨基酸以及脂肪乳配伍。③本药与氨基糖苷类、环丙沙星、培氟沙星等不可配伍。④与阿米卡星联用可增强对金黄色葡萄球菌的抗菌作用。⑤与伤寒活疫苗同用，可使其免疫反应减低。⑥食物可显著延迟本药的吸收，使其血浆峰浓度降低50%。

【注意事项】新生儿、妊娠期妇女、肝肾功能严重损害者、有过敏性疾病史者慎用。

【制剂与规格】①胶囊（以$C_{19}H_{17}ClFN_3O_5S$计）：250mg。②注射用氟氯西林钠（以$C_{19}H_{17}ClFN_3O_5S$计）：每瓶250mg；500mg；1000mg。

氨苄西林
Ampicillin

【其他名称】氨苄青霉素、氨苄西林钠。

【药理作用】为半合成的广谱青霉素。对革兰阳性菌的作用与青霉素G近似，对绿色链球菌和肠球菌的作用较优。对其他菌的作用则较差。对耐青霉素G的金黄色葡萄球菌无效。革兰阴性菌中淋球菌、脑膜炎球菌、流感杆菌、百日咳埃希菌、大肠埃希菌、伤寒副伤寒杆菌、痢疾杆菌、奇异变形杆菌、布氏杆菌等对本药敏感，但易产生耐药性。肺炎杆菌、吲哚阳性变形杆菌、铜绿假单胞菌对本药不敏感。

【体内过程】口服吸收尚佳，进食延缓吸收。正常人空腹口服2小时血药浓度达峰值，肌内注射0.5～1小时达峰，血清蛋白结合率20%。体内分布良好，主要脏器中均可达到有效治疗浓度，在胆汁中的浓度高于血清浓度数倍，透过正常血脑屏障能力低，但在脑膜发炎时，滤过量明显增加。在痰液中的浓度低。进入体内的药物，有80%以原型由尿排泄，半衰期≤1小时。

【适应证】敏感细菌所致的上、下呼吸道感染、胃肠道感染、尿路感染，皮肤、软组织感染，脑膜炎、败血症、心内膜炎、伤寒等。

【用法用量】①口服：成人每次250～750mg，一日4次空腹服用。儿童每日25mg/kg，分4次空腹服用。②肌内注射：一次0.5～1g，每日4次。儿童每日50～100mg/kg，分成4次。③静脉滴注：一次1～2g，必要时可用到3g。溶于100ml输液中，滴注0.5～1小时，每日2～4次，必要时每4小时1次。儿童每日100～200mg/kg，分2～4次给药。

【不良反应】①本药不良反应与青霉素相仿，以过敏反应较为常见。皮疹是最常见的不良反应，多发生于用药后5天，呈荨麻疹或斑丘疹；亦可发生间质性肾炎；过敏性休克偶见，一旦发生，必须组织抢救，予以保持气道畅通、吸氧、肾上腺素、糖皮质激素等治疗措施。②粒细胞和血小板减少偶见。③抗生素相关性肠炎少见，少数患者出现血清转氨酶升高。④大剂量氨苄西林静脉给药可发生抽搐等神经系统毒性症状，婴儿应用氨苄西林后可出现颅内压增高，表现为前囟隆起。

【禁忌证】①对本药或其他青霉素类过敏者。②传染性单核细胞增多症、巨细胞病毒感染、淋巴细胞白血病、淋巴瘤患者。

【药物相互作用】①与丙磺舒合用会延长本药的半衰期。②与卡那霉素合用对大肠埃希菌、变形杆菌具有协同抗菌作用。③本药宜单独滴注，不可与其他药物混合使用。④别嘌醇可使氨苄西林皮疹反应发生率增加。⑤氨苄西林可降低口服避孕药的效果。

【注意事项】①肾功能减退及有哮喘、湿疹和荨麻疹等病史者，均应慎用。②用药期间如出现假膜性肠炎，应立即停药，并采用抗生素治疗。③本药注射剂溶解后应立即使用，且以中性液体作溶剂。④肌内注射应缓慢、深部注射。

【制剂与规格】①胶囊（按$C_{16}H_{19}N_3O_4S$计）：0.25g。②注射用氨苄西林钠（按$C_{16}H_{19}N_3O_4S$计）：0.5g；1.0g。③片剂（按$C_{16}H_{19}N_3O_4S$计）：0.125g。

阿莫西林
Amoxicillin

【其他名称】羟氨苄青霉素。

【药理作用】为半合成广谱青霉素类药物，抗菌谱及抗菌活性与氨苄西林基本相同，但其耐酸性较氨苄西林强，其杀菌作用较后者强而迅速，但不能用于脑膜炎的治疗。

【体内过程】在酸性条件下稳定，胃肠道吸收率达90%。半衰期约为1~1.3小时。服用1小时达血药浓度峰值，为口服同量氨苄西林的2.5倍。血液透析能部分清除本药，腹膜透析无法清除。

【适应证】①常用于治疗敏感细菌不产β-内酰胺酶的菌株所致的尿路感染；肺炎链球菌、不产青霉素酶金黄色葡萄球菌、溶血性链球菌和不产β-内酰胺酶的流感嗜血杆菌所致的耳、鼻、喉感染、呼吸道感染和皮肤软组织感染等；伤寒及其他沙门菌感染。②与克拉霉素和兰索拉唑联合治疗幽门螺杆菌感染有良好疗效。

【用法用量】①口服：每日1～4g，分3～4次服。②肌内注射或稀释后静脉滴注给药：成人0.5～1g，每6～8小时1次；小儿一日50～100mg/kg，分3～4次给药；3个月以下婴儿，一日30mg/kg，每12小时1次。重度肾功能不全者应延长用药间隔时间；肾小球滤过率（GRF）为10～50ml/min者8～12小时给药1次；小于10ml/min者12～16小时给药1次。

【不良反应】①过敏反应症状：可出现药物热、荨麻疹、皮疹和哮喘等，尤易发生于传染性单核细胞增多症患者，少见过敏性休克。②消化系统症状：多见腹泻、恶心、呕吐等症状，假膜性结肠炎偶见。③血液系统症状：偶见。④皮肤黏膜反应：偶见斑丘疹、渗出性多形性红斑、Lyell综合征、剥脱性皮炎。⑤肝、肾功能紊乱：偶见。⑥其他：兴奋、焦虑、失眠、头晕以及行为异常等中枢神经系统症状。长期使用本药可出现由念珠菌或耐药菌引起的二重感染。⑦静脉注射量大时可见惊厥、嗜酸性粒细胞增多。

【禁忌证】①对其他青霉素类过敏者及青霉素皮肤试验阳性者。②传染性单核细胞增多症、淋巴细胞性白血病、巨细胞病毒感染、淋巴瘤患者。

【药物相互作用】①丙磺舒可延缓阿莫西林经肾排泄，延长其半衰期。②阿莫西林与氨基糖苷类药合用时，在亚抑菌浓度时可增强阿莫西林对粪链球菌体外杀菌作用。③阿莫西林与β-内酰胺酶抑制剂如克拉维酸合用时，抗菌作用明显增强。④氯霉素、大环内酯类、磺胺类及四环素在体外可干扰本药的抗菌作用。⑤阿莫西林与避孕药合用时，可干扰避孕药的肝肠循环，从而降低其药效。⑥别嘌呤类尿酸合成抑制剂可增加阿莫西林发生皮肤不良反应的危险性。⑦阿莫西林与氨甲蝶呤合用时，本药可降低氨甲蝶呤的肾脏清除率，从而增加氨甲蝶呤毒性。⑧食物可延迟阿莫西林的吸收。

【注意事项】①疗程较长患者应注意监测肝、肾功及血常规。②阿莫西林可导致采用Benedit或Fehling试剂的尿糖试验出现假阳性。③哮喘、湿疹、枯草热、荨麻疹等过敏性疾病史者；疱疹病毒感染者应慎用。④妊娠期妇女和哺乳期妇女以及3个月以下儿童慎用。本药可经乳汁排出，乳母使用本药后可使婴儿致敏。

【制剂与规格】①片剂（按$C_{16}H_{19}N_3O_5S$计）：0.125g；0.25g；0.5g。②胶囊（按$C_{16}H_{19}N_3O_5S$计）：0.125g；0.25g；0.5g。③注射用阿莫西林（按$C_{16}H_{19}N_3O_5S$计）：0.5g；1g；2g。

哌拉西林
Piperacillin

【其他名称】氧哌嗪青霉素、哔哌西林、哌氨苄青霉素。

【药理作用】本药为半合成青霉素中的抗铜绿假单胞菌青霉素，具有广谱抗菌作用，不耐酶。对革兰阳性菌的作用与氨苄西林相似。

【体内过程】本药口服不吸收。肌内注射2g，于0.5小时血药浓度达高峰，于30分钟内静脉滴注4g，即时血药浓度>200μg/ml，1小时为100μg/ml。半衰期约为1小时。体内分布较广，周围器官均可达有效浓度，在胆汁和前列腺液中有较高浓度。本药主要由肾排泄，12小时内尿中可排出给药量的1/2～2/3。

【适应证】①敏感菌所致感染，如败血症、尿路感染、呼吸道感染、胆道感染、腹腔感染、盆腔感染及皮肤、软组织感染等。②与氨基糖苷类药物联合用于粒细胞减少症免疫缺陷患者的感染。

【用法用量】肌内注射或静脉滴注：①尿路感染，一次1g，每日4次。②其他部位感染，每日4～12g，分3～4次。严重感染每日可用10～24g。

【不良反应】①注射局部可出现静脉炎或局部红肿。②消化系统反应：腹泻、恶心、呕吐，但肝功能异常、胆汁淤积性黄疸少见。③过敏性休克：偶见。④神经系统可见头晕、头痛、疲乏。⑤很少影响肾功能、血白细胞数及凝血功能。

【禁忌证】对本药或其他青霉素类过敏者及青霉素皮肤试验阳性者。

【药物相互作用】①丙磺舒阻滞本药的排泄，血药浓度升高，使作用维持较长。②与氨基糖苷类联用，对铜绿假单胞菌、沙雷菌、克雷伯菌、其他肠杆菌属和葡萄球菌的敏感菌株有协同抗菌作用。③与头孢西丁合用，因后者可诱导细菌产生β-内酰胺酶而对铜绿假单胞菌、沙雷菌、克雷伯菌、变形杆菌、肠杆菌属产生拮抗作用。④与抗凝药及溶栓药合用，出血风险增加。

【注意事项】①有出血史、溃疡性结肠炎、克罗恩病或假膜性结肠炎者慎用。②长期用药应注意检查肝、肾功能。③肾功能减退者应减量，大剂量使用本药可出现青霉素脑病。④对诊断的干扰：本药应用可引起直接抗人球蛋白试验（Coombs试验）呈阳性。

【制剂与规格】注射用哌拉西林钠（按$C_{23}H_{27}N_5O_7S$计）：0.5g；1.0g；2.0g；4.0g。

替卡西林
Ticarcillin

【其他名称】羧噻吩青霉素、替卡青霉素。

【药理作用】为广谱半合成的抗假单胞菌青霉素，是一种新的噻烯羧基青霉素。抗菌谱与哌拉西林近似，对革兰阳性菌的抑菌作用低于青霉素G。对革兰阴性菌作用较哌拉西林强数倍，对严重的革兰阴性杆菌感染特别有效。铜绿假单胞菌、变形杆菌、肠杆菌属、大肠埃希菌对本药较敏感，沙雷杆菌易对本药耐药。

【体内过程】口服不吸收。肌内注射1g，血药浓度于0.5小时达峰值，可达31μg/ml。静脉注射3g，1小时血药浓度接近100μg/ml。体内分布较广，血清蛋白结合率50%～60%，可渗透入脑脊液和胎盘，胆汁中浓度也较高。本药5%~10%经由尿液呈原型排泄，80%以无活性代谢产物由肾小管分泌排泄。半衰期约为70分钟。

【适应证】革兰阴性菌感染，包括变形杆菌、大肠埃希菌、肠杆菌属、淋球菌、流感杆菌等所致全身感染，对尿路感染的效果好。对于铜绿假单胞菌感染，常需与氨基糖苷类抗生素联合应用。本药不耐酶，对MRSA也无效。

【用法用量】①成人静脉滴注或静脉注射：每日200～300mg/kg，分次给予或一次3g，根据病情每3、4或6小时1次。按1g药物用4ml溶剂溶解后缓缓静脉注射或加入适量溶剂中，静脉滴注0.5～1小时。②肌内注射：泌尿系统感染，一次1g，每日4次，用0.25%～0.5%利多卡因注射液2～3ml溶解后深部肌内注射。③儿童每日为200～300mg/kg。婴儿每日为225mg/kg，7日龄以下婴儿则为每日150mg/kg，均分3次给予。

【不良反应】①过敏反应：皮疹、药物热等过敏反应较为多见，过敏性休克少见。②消化系统：偶有血清转氨酶升高，甚至出现恶心、呕吐、肝肿大和压痛等轻型无黄疸型肝炎症状，肝活检显示点状肝细胞坏死。③血液系统：肾功能损害的患者应用大剂量替卡西林时，可使血小板功能异常或干扰凝血机制，出现皮肤紫癜、黏膜出血、鼻衄及注射部位或小手术操作出血等。④神经毒性反应：静脉注射高浓度替卡西林时可出现惊厥、抽搐、癫痫发作、短暂的精神失常等神经毒性症状。肾功能不全患者尤易发生。⑤其他：肌内注射或静脉给药时，可出现局部疼痛、红肿、硬结，严重者可致血栓性静脉炎。

【禁忌证】对本药或其他青霉素类过敏者及青霉素皮肤试验阳性者。

【药物相互作用】①替卡西林与克拉维酸合用时，对多种产β-内酰胺酶的细菌有协同抗菌作用。②丙磺舒能抑制替卡西林从肾小管分泌，从而导致替卡西林血药浓度升高以及半衰期延长。③替卡西林可增加环孢霉素的血药浓度。④替卡西林与氨基糖苷类联合使用可导致后者在体内和体外都失去活性。⑤替卡西林与伤寒活疫苗合用，可减弱伤寒活疫苗的免疫反应。

【注意事项】①对头孢菌素有过敏史者、哺乳期妇女、严重肝、肾功能障碍者、凝血异常者慎用。②替卡西林-克拉维酸中存在的克拉维酸可能导致红细胞膜非特异性结合IgG和清蛋白，从而导致Coombs试验出现阳性反应。③尿液中高浓度替卡西林可致蛋白反应出现假阳性（假性蛋白尿）。磺基水杨酸和沸腾试验、乙酸试验、双缩脲反应以及硝酸试验均可出现这一反应。④少数患者用药后可出现血清转氨酶、碱性磷酸酯酶及乳酸脱氢酶值升高；血小板功能异常、凝血酶原时间延长等。

【制剂与规格】注射用替卡西林钠：1g；3g；6g。

美洛西林
Mezlocillin

【其他名称】硫苯咪唑西林。

【药理作用】①对肠杆菌属阴性杆菌具有极强的抗菌活性，但抗假单胞菌（如铜绿假单胞菌）的活性弱于阿洛西林和哌拉西林。对大肠埃希菌、肠杆菌属、肺炎杆菌、枸橼酸杆菌、沙雷菌属以及不动杆菌属等的抗菌活性强于羧苄西林、氨苄西林；对吲哚阳性变形杆菌、铜绿假单胞菌的抗菌活性强于羧苄西林和磺苄西林。②对革兰阳性菌如金黄色葡萄球菌的抗菌活性与羧苄西林相似，而对粪链球菌的抗菌活性比羧苄西林、磺苄西林优越。对脆弱拟杆菌等大多数厌氧菌具有较好抗菌作用。③与氨基糖苷类联合可对铜绿假单胞杆菌、沙雷杆菌、克雷伯杆菌等有显著协同抗菌作用，对MRSA无效。④本药对β-内酰胺酶不稳定，对产β-内酰胺酶的金黄色葡萄球菌（如MRSA）及产β-内酰胺酶的肠杆菌无作用。

【体内过程】静脉注射本药体内分布于血清、腹膜液、胸膜液、支气管与创口分泌液、骨及其他组织中，在胆汁中也有高浓度。本药很少透过血脑屏障，但脑膜炎时，可进入脑脊液中。主要由肾排泄，其中有<10%为代谢物，血液透析可迅速除去大部分药物，腹膜透析也可除去部分药物。

【适应证】大肠埃希菌、肠杆菌属、变形杆菌等革兰阴性杆菌中敏感菌株所致的呼吸系统、泌尿系统、消化系统、妇科和生殖器官等感染，如败血症、化脓性脑膜炎、腹膜炎、骨髓炎、皮肤及软组织感染及眼、耳、鼻、喉感染。

【用法用量】肌内注射、静脉注射或静脉滴注。①成人每日2～6g，严重感染者可增至8～12g，最大可增至15g。②儿童，每日0.1～0.2g/kg，严重感染者可增至0.3g/kg。每日2～4次。

【不良反应】①消化系统：食欲缺乏、恶心、呕吐、腹泻等不适及肝酶异常。②肌内注射局部疼痛和皮疹，多在给药过程中发生，停药后上述症状迅速减轻或消失。

【禁忌证】对本药或其他青霉素类过敏者及青霉素皮肤试验阳性者。

【药物相互作用】①氯霉素、红霉素、四环素类等抗生素和磺胺药等抑菌剂可干扰本药的杀菌活性，不宜与本药合用，尤其是在治疗脑膜炎或急需杀菌剂的严重感染时。②丙磺舒、阿司匹林、吲哚美辛、保泰松、磺胺药可减少本药自肾脏排泄，因此与本药合用时使其血药浓度增高，排泄时间延长，毒性也可能增加。③本药与重金属，特别是铜、锌和汞呈配伍禁忌，因后者可破坏其氧化噻唑环。由锌化合物制造的橡皮管或瓶塞也可影响其活力。也可为氧化剂、还原剂或羟基化合物灭活。④本药静脉输液加入头孢噻吩、林可霉素、四环素、万古霉素、琥乙红霉素、两性霉素B、去甲肾上腺素、间羟胺、苯妥英钠、盐酸羟嗪、丙氯拉嗪、异丙嗪、维生素B族、维生素C等后将出现混浊。⑤避免与酸碱性较强的药物配伍，pH4.5以下会有沉淀发生，pH4.0以下及pH8.0以上效价下降较快。⑥可加强华法林的作用，增加出血风险。⑦与氨基糖苷类抗生素合用有协同作用，但混合后，两者的抗菌活性明显减弱，因此两药不能置同一容器内给药。

【注意事项】①可对青霉胺或头孢菌素类过敏。②有哮喘、湿疹、枯草热、荨麻疹等过敏性疾病史者慎用，肾功能减退者酌情减量。③妊娠期妇女慎用。哺乳期妇女可用本药。④溶液贮存于冷处可析出结晶，可将容器置温水中使溶解后再应用。⑤对诊断的干扰：用药期间，以硫酸铜法进行尿糖测定时可出现假阳性，用葡萄糖酶法者则不受影响；大剂量注射给药可出现高钠血症；可使血清转氨酶升高。⑥大剂量应用时应定期检测血清钠。

【制剂与规格】注射用美洛西林钠（按$C_{21}H_{25}N_5O_8S_2$计）：0.5g；1g。

阿洛西林
Azlocillin

【其他名称】咪氨苄西林、唑酮氨苄青霉素。

【药理作用】为第三代广谱半合成青霉素，与美洛西林、哌拉西林同为抗假单胞菌青霉素，比美洛西林在侧链上少一个甲硫酰基。抗菌性质与哌拉西林、美洛西林相似。对革兰阳性菌和阴性菌及铜绿假单胞菌均有良好抗菌作用。与阿米卡星、庆大霉素、奈替米星合用有协同作用。

【体内过程】快速静脉注射1g后，5分钟时血药浓度为92.9mg/L，30分钟内静脉滴注本药5g，结束时血药浓度为409mg/L，$t_{1/2}$分别为0.7～1.1小时和1.2～1.8小时。体内分布良好，在支气管分泌物、组织间液和创口渗出物中有较高浓度，但在骨骼中浓度甚低。对铜绿假单胞菌脑膜炎患者，每6小时静脉注射本药5g，脑脊液中药物浓度可达45～125mg/L（同期血药浓度为13.7～460mg/L）。血浆蛋白结合率30%，给药量的大部分（50%～80%）以原型由尿液排泄。在正常脑脊液中浓度较低，但脑膜炎时浓度可增加，可通过胎盘进入胎儿血液循环，少量经乳汁分泌。

【适应证】铜绿假单胞菌和其他革兰阴性杆菌所致的各种感染；腹腔、妇科、生殖道同时合并厌氧菌的混合感染。在治疗革兰阴性杆菌和铜绿假单胞菌所致的严重全身性感染时，本药常与氨基糖苷类联合应用。

【用法用量】尿路感染：每日50～100mg/kg；重症感染，成人每日200～250mg/kg，儿童每日50～150mg/kg。以上量分4次，静脉注射或静脉滴注，也可肌内注射给予。

【不良反应】①类似青霉素的过敏反应，如皮疹、哮喘发作等。②少数患者可出现恶心、呕吐、腹胀、腹泻、白细胞减少、电解质紊乱等。

【禁忌证】对本药或其他青霉素类过敏者及青霉素皮肤试验阳性者。

【药物相互作用】①氯霉素、红霉素、四环素类等抗生素和磺胺药等抑菌剂可干扰本药的杀菌活性，不宜与本药合用，尤其是在治疗脑膜炎或严重感染时。②丙磺舒、阿司匹林、吲哚美辛、保泰松、磺胺药可减少本药自肾脏排泄，因此与本药合用时使其血药浓度增高。③本药与重金属，特别是铜、锌和汞呈配伍禁忌，因后者可破坏其氧化噻唑环。由锌化合物制造的橡皮管或瓶塞也可影响其活力。也可为氧化剂、还原剂或羟基化合物灭活。④静脉输液加入头孢噻吩、林可霉素、四环素、万古霉素、琥乙红霉素、两性霉素B、去甲肾上腺素、间羟胺、苯妥英钠、盐酸羟嗪、丙氯拉嗪、异丙嗪、B族维生素、维生素C等后将出现混浊。⑤可减慢环丙沙星和头孢噻肟在体内的清除，二者合用时需适量减少用量。⑥可加强华法林的作用，增加出血风险。⑦与氨基糖苷类抗生素合用有协同作用，但混合后，两者的抗菌活性明显减弱，因此两药不能置于同一容器内给药。

【注意事项】①进药速度避免过快，以减少反应。②其他参阅“美洛西林”。

【制剂与规格】注射用阿洛西林钠（按$C_{20}H_{24}N_5O_6S$计）：0.5g；1g；2g；3g；4g。

磺苄西林
Sulbenicillin

【其他名称】α-磺酸基苄青霉素、α-磺苄基青霉素。

【药理作用】为广谱半合成青霉素类抗生素，对大肠埃希菌、变形杆菌属、肠杆菌属、枸橼酸菌属、沙门菌属和志贺菌属等肠杆菌科细菌，以及铜绿假单胞菌、流感嗜血杆菌、奈瑟菌属等其他革兰阴性菌具有较强抗菌作用。对溶血性链球菌、肺炎链球菌以及不产青霉素酶的葡萄球菌亦具抗菌活性。对消化链球菌、梭状芽孢杆菌在内的厌氧菌也有一定作用。

【体内过程】口服不吸收。肌内注射本药1g后半个小时达血药峰浓度。静脉注射2g后15分钟时血药浓度为240mg/L。血浆蛋白结合率约为50%。广泛分布于胆汁、腹膜液、痰液、肺、胸壁、子宫、脐带、羊水中，其中胆汁中浓度可为血浓度的3倍。$t_{1/2}$约为2.5～3.2小时。24小时尿总药物排出量为给药量的80%。

【适应证】对本药敏感的铜绿假单胞菌、某些变形杆菌属以及其他敏感革兰阴性菌所致肺炎、尿路感染、复杂性皮肤软组织感染和败血症等。敏感菌所致腹腔感染、盆腔感染宜与抗厌氧菌药物联合应用。

【用法用量】①肌内注射：成人一般感染：每日2～4g，分2～4次，用0.5%利多卡因3ml溶解；铜绿假单胞菌和变形杆菌引起的严重感染：每日4～8g，分2～4次。②静脉注射：成人一般感染，每1g本药用20ml注射用水或葡萄糖注射液溶解，每日2～4g，分2～4次静脉注射；铜绿假单胞菌和变形杆菌引起的严重感染，每日4～8g，分2～4次。③静脉滴注：成人一般感染，每日2～8g，每5g溶于5%葡萄糖或氯化钠注射液100～500ml中，滴注1～2小时；铜绿假单胞菌和变形杆菌引起的严重感染，每日最大量可达20g。④儿童根据病情每日剂量按体重80～300mg/kg，分4次给药。

【不良反应】①过敏反应较常见，皮疹、发热等；过敏性休克偶见，一旦发生，必须立即抢救，予以保持气道畅通、吸氧及给予肾上腺素、糖皮质激素等治疗措施。②可见恶心、呕吐等胃肠道反应。③实验室检查异常包括白细胞或中性粒细胞减少，血清转氨酶一过性增高等。④大剂量用药可出现血小板功能或凝血机制异常，发生出血倾向。⑤注射部位局部疼痛、硬结，严重者可出现血栓性静脉炎。

【禁忌证】对本药或其他青霉素类过敏者及青霉素皮肤试验阳性者。

【药物相互作用】①与庆大霉素联用，可互相增强对肠球菌的作用。但本药与其他β-内酰胺类抗生素一样，与氨基糖苷类混合后，两者的抗菌活性明显减弱。②丙磺舒可阻滞磺苄西林的排泄，从而升高本药的血药浓度。

【注意事项】①有哮喘、湿疹、荨麻疹等过敏史者，肝、肾功能减退者，老年、体弱者慎用。②妊娠期妇女、哺乳期妇女应慎用。③使用前必须皮试，可用青霉素皮试，也可用本药配成500μg/ml皮试液。

【制剂与规格】注射用磺苄西林钠（按$C_{16}H_{18}N_2O_7S_2$计）：1.0g（100万单位）；2.0g（200万单位）；4.0g（400万单位）；5.0g（500万单位）。

（二）头孢菌素类

头孢氨苄
Cefalexin

【其他名称】苯甘孢霉素、苯甘头孢霉素、头孢菌素Ⅳ号、先锋霉素Ⅳ号、头孢立新。

【药理作用】①为半合成的第一代口服头孢菌素。对金黄色葡萄球菌（包括耐青霉素G菌株）、溶血性链球菌、肺炎球菌、奇异变形杆菌、克雷伯杆菌（肺炎杆菌）、卡他球菌、部分大肠埃希菌、沙门菌和志贺菌等有一定抗菌作用。②对奈瑟菌属有较好抗菌作用，但流感嗜血杆菌对本药敏感性较差；葡萄球菌的部分菌株、粪链球菌、吲哚阳性变形杆菌、肠杆菌属、不动杆菌、脆弱拟杆菌对本药耐药。③对铜绿假单胞菌无抗菌作用。梭杆菌属、韦荣菌属一般对本药敏感，厌氧革兰阳性球菌对本药中度敏感。

【体内过程】口服由胃肠吸收完全，吸收量可达给药量80%～100%。口服后1小时达峰，$t_{1/2}$平均1小时。与食物同服能降低血药浓度，延缓达峰时间。蛋白结合率较低，仅6%～15%。能快速穿透至脓液内，且浓度与血药浓度相似。不能进入细胞内，亦不能透过血脑屏障。几乎全部经肾以原型排泄，服药后6～8小时排出给药量80%～100%，其中50%～60%在最初2小时内排出。肾功能减退时排出减少，需调整剂量。

【适应证】①呼吸道感染：急性扁桃体炎、咽峡炎、鼻窦炎、支气管炎、肺炎。②泌尿道感染。③皮肤和软组织感染。④生殖器官（包括前列腺）等部位的感染。⑤中耳炎。

【用法用量】①成人口服剂量：一次250～500mg，每日4次，最大剂量每日4g。肾功能减退的患者，应根据肾功能减退的程度减少用量。单纯性膀胱炎、皮肤软组织感染及链球菌咽峡炎患者每12小时500mg。②儿童口服剂量：每日25～50mg/kg，每日4次。皮肤软组织感染及链球菌咽峡炎患者每12小时口服12.5～50mg/kg。

【不良反应】①服药后常见胃肠道反应，如恶心、呕吐、腹泻、腹部不适、食欲不振等。②用药后可出现暂时性肝功能异常，Coombs试验阳性。少数患者可能出现血红蛋白降低、血小板减少、中性粒细胞减少、嗜酸粒细胞增多，偶见溶血性贫血。③伪膜性结肠炎也有报告。④对肾脏影响，少数患者可出现尿素氮、肌酸、肌酐值升高。⑤头晕、复视、耳鸣、抽搐等神经系统反应。⑥少见皮疹、荨麻疹、红斑、药物热等过敏反应，偶见过敏性休克。

【禁忌证】①对本药或磺胺类药物及青霉素有过敏性休克史者。②无尿者。

【药物相互作用】①与庆大霉素合用，使其血药浓度升高约30%。③与肾毒性药物如呋塞米、氨基糖苷类、抗肿瘤药等合用增加肾毒性。④与华法林合用，增加出血的危险。⑤与考来烯胺合用时，可使头孢氨苄的平均血药浓度降低。

【注意事项】①过敏体质者慎用。②肾功能严重损害者应酌减用量。③有胃肠道疾病史的患者，尤其有溃疡性结肠炎、局限性结肠炎或抗菌药物性结肠炎（头孢菌素很少产生伪膜性结肠炎）者应慎用。④对诊断的干扰：应用本药时可出现直接Coombs试验阳性反应和尿糖假阳性反应（硫酸铜法）；少数患者的碱性磷酸酶、血清丙氨酸转氨酶和天门冬氨酸转氨酶皆可升高。⑤当每天口服剂量超过4g（无水头孢氨苄）时，应考虑改用注射用头孢菌素类药物。

【制剂与规格】①片剂（按无水头孢氨苄计）：0.125g；0.25g。②胶囊：0.125g；0.25g。③颗粒剂：50mg；125mg。④干混悬剂（按无水头孢氨苄计）：0.5g；1.5g。

头孢唑林
Cefazolin

【其他名称】先锋霉素Ⅴ、西孢唑啉。

【药理作用】为半合成的第一代头孢菌素。抗菌谱类似头孢氨苄，对葡萄球菌（包括产酶菌株）、链球菌（肠球菌除外）、肺炎链球菌、大肠埃希菌、奇异变形杆菌、克雷伯杆菌、伤寒杆菌、白喉杆菌、李斯特菌、梭状芽胞杆菌、炭疽杆菌、流感嗜血杆菌、产气肠杆菌、志贺菌以及奈瑟菌属等有抗菌作用。对金黄色葡萄球菌的抗菌作用较差。本药的特点是对革兰阴性菌的作用较强，对葡萄球菌的β-内酰胺酶耐抗性较弱。其他肠杆菌科细菌、脆弱拟杆菌、不动杆菌和铜绿假单胞菌对本药耐药。

【体内过程】本药通常用于注射。肌内注射1g，1小时血药浓度为64μg/ml；静脉注射1g，30分钟血药浓度为106μg/ml。半衰期较长，为1.8小时，有效血药浓度较持久。除脑组织外，在全身分布良好，在胆汁中的浓度较低。主要以原型经肾脏排泄。肌内注射500mg，6小时内有60%～80%药物由尿排出，尿药峰浓度为可达1000μg/ml。腹膜透析一般不能清除本药。

【适应证】①呼吸道、泌尿生殖系、皮肤软组织、骨和关节、胆道感染。②心内膜炎、败血症、咽和耳部感染。③外科手术前的预防用药。

【用法用量】肌内或静脉注射：①一次0.5～1g，每日2～4次。②革兰阳性菌所致轻度感染，一次0.5～1g，每日2～3次；中度或重症感染；一次0.5～1g，每日3～4次；极重感染，一次1～1.5g，每日4次。③泌尿系感染，一次1g，每日2次。④预防外科手术后感染时，一般为术前0.5～1小时肌内注射或静脉给药1g，手术时间超过6小时者术中加用0.5～1g，术后每6～8小时0.5～1g，至手术后24小时止。

【不良反应】①常见皮疹、红斑、药物热、支气管痉挛等过敏反应，偶见过敏性休克。②胃肠道反应有恶心、呕吐、食欲减退、腹痛、腹泻、味觉障碍等症状，偶见假膜性肠炎。③用药后可出现暂时性肝功能异常。④少数患者可能出现血红蛋白降低、血小板减少、中性粒细胞减少、嗜酸粒细胞增多，偶见溶血性贫血。⑤对肾脏影响，少数患者可出现尿素氮、肌酸、肌酐值升高。⑥肾功能减退患者应用高剂量（每日12g）的本药时可出现脑病反应。⑦偶见白色念珠菌二重感染。

【禁忌证】对头孢菌素过敏者。

【药物相互作用】①本药与下列药物有配伍禁忌，不可同瓶滴注：硫酸阿米卡星、硫酸卡那霉素、盐酸金霉素、盐酸土霉素、盐酸四环素、葡萄糖酸红霉素、硫酸多黏菌素B、黏菌素甲磺酸钠、戊巴比妥、葡萄糖酸钙。②其余参阅“头孢氨苄”。

【注意事项】①青霉素过敏者，肝、肾功能不全者慎用。②肌内注射偶可引起局部疼痛，静脉注射少数患者可引起静脉炎。③有的供肌内注射的注射剂内含利多卡因，不可注入静脉。④老年人和肾功能减退者适当减量或延长给药间期。早产儿及1月以下的新生儿不推荐。

【制剂与规格】注射用头孢唑林钠（按头孢唑林计）：0.5g；1g；2g。

头孢羟氨苄
Cefadroxil

【其他名称】羟氨苄头孢菌素。

【药理作用】为半合成的第一代口服头孢菌素。其作用类似头孢氨苄，对金黄色葡萄球菌、溶血性链球菌、凝固酶阴性葡萄球菌、肺炎链球菌、大肠埃希菌、奇异变形杆菌、沙门菌属、志贺菌属、流感嗜血杆菌、淋球菌、肺炎克雷伯杆菌等有抗菌作用。甲氧西林耐药葡萄球菌、肠球菌属、吲哚阳性变形杆菌属、肠杆菌属、沙雷菌属等肠杆菌科细菌、铜绿假单胞菌属及脆弱拟杆菌等对本药耐药。

【体内过程】口服吸收良好，生物利用度约为94%。空腹口服本药0.5g，1.5小时后血药浓度达峰值。从胃肠道吸收比头孢氨苄和头孢拉定缓慢，但血药浓度维持比后二者持久。在各器官组织中分布良好，痰、胸腔积液、肺组织、骨骼、肌肉和滑囊液中均有分布；胆汁中浓度一般比血清浓度低。本药可通过胎盘屏障，也可少量分泌入乳汁。血浆蛋白结合率约为20%，半衰期约为1.5小时。90%以上的药物由尿呈原型排出，一次口服0.5g，尿药峰浓度可达1800μg/ml，有效浓度可维持20小时。血液透析可有效清除药物。

【适应证】尿路感染、皮肤软组织感染、急性扁桃体炎、急性咽炎、中耳炎及肺部感染等。

【用法用量】口服：①平均用量，每日1～2g，分2～3次，泌尿道感染时，也可一次服下。②肾功能不全者，首次服1g，以后按肌酐清除率制定给药方案：肌酐清除率为25～50ml/min者，每12小时服0.5g；10～25ml/min者，每24小时服0.5g；＜10ml/min者，每36小时服0.5g。③溶血性链球菌咽炎及扁桃体炎每12小时服15mg/kg，疗程至少10天。

【不良反应】【药物相互作用】【注意事项】【禁忌证】

参阅“头孢氨苄”。

【制剂与规格】①片剂（胶囊）（按无水头孢羟氨苄计）：0.125g；0.25g；0.5g。②颗粒剂：2g（含头孢羟氨苄0.125g）。

头孢拉定
Cefradine

【其他名称】头孢环己烯、先锋霉素Ⅵ、头孢雷定。

【药理作用】①本药为第一代头孢菌素，头孢拉定对不同PBPs的亲和力不同是影响其抗菌活性的主要因素。除了抑制细菌细胞壁合成，其另一个作用机制可能是抑制细胞分裂所需的胞壁水解酶的抑制因子，进而促使细菌胞壁崩解。②对本药敏感的细菌有：金黄色葡萄球菌、表皮葡萄球菌、A组溶血性链球菌、凝固酶阴性葡萄球菌、草绿色链球菌、肺炎链球菌、大肠埃希菌、奇异变形杆菌、肺炎克雷伯杆菌、痢疾杆菌、沙门菌属、奈瑟菌等。③厌氧革兰阳性菌对本药多敏感。本药对淋球菌有一定作用，对产酶淋球菌也具活性；对流感嗜血杆菌的活性较差。脆弱拟杆菌、耐甲氧西林葡萄球菌属、肠球菌属对本药耐药。

【体内过程】空腹口服0.5g，1小时后血药浓度达峰值；肌内注射0.5g，1～2小时后血药浓度达峰值。组织及体液内分布良好，在心肌、子宫、肺、前列腺和骨组织中皆可达有效抗菌浓度，在肝组织中药物浓度与血药浓度相等，但脑组织中浓度仅为血药浓度的5%～10%，脑脊液中浓度更低。本药可以少量分泌入乳汁中，也可透过胎盘屏障。头孢拉定血浆蛋白结合率较低，为6%～10%，$t_{1/2}$约为1小时。在体内很少代谢，口服0.5g后，24小时尿排出量超过给药量的99%；静脉注射后6小时，尿排出量超过给药量的90%；肌内注射后6小时，尿中排出量约为给药量的66%；另有少量药物可随胆汁排泄。血液透析和腹膜透析可有效清除本药。

【适应证】急性咽炎、扁桃体炎、中耳炎、支气管炎、肺炎等呼吸道感染、生殖泌尿道感染及皮肤软组织感染等。

【用法用量】口服：①成人每日1～2g，分3～4次服用。②肾功能不全者按患者肌酐清除率制订给药方案：肌酐清除率＞20ml/min者，每6小时服500mg；5～20ml/min者，每6小时服250mg；＜5ml/min者，每12小时服250mg。肌内注射、静脉注射或滴注：①成人：每日2～4g，分4次注射。②每次12.5～25mg/kg，每6小时1次。③小儿：一次6.25～12.5mg/kg，每6～8小时1次。

【不良反应】参阅“头孢唑林”。长期用药可致菌群失调、维生素B族、维生素K缺乏、二重感染等不良反应。

【禁忌证】对头孢类抗生素过敏者。

【药物相互作用】①头孢菌素类可延缓苯妥英钠在肾小管的排泄。②保泰松与头孢菌素类抗生素合用可增加肾毒性。③与高效能利尿药合用，可增加肾毒性。③与美西林联合应用，对大肠埃希菌、沙门菌属等革兰阴性菌具协同作用。⑤丙磺舒可延迟本药肾排泄。

【注意事项】①对青霉素过敏或有过敏体质者慎用。②可能导致血尿，95%以上是由静脉注射用药引起的。儿童是发病的易感人群。③妊娠期和哺乳期妇女慎用。④硫酸铜法测定尿糖时可出现假阳性反应。⑤主要经肾排出，肾功能减退者必须减少剂量或延长给药间期。

【制剂与规格】①胶囊：0.25g；0.5g。②干混悬剂：0.125g；0.25g。③注射用头孢拉定：0.5g；1g。

头孢呋辛
Cefuroxime

【其他名称】头孢呋肟、头孢呋辛酯。

【药理作用】本药为半合成的第二代头孢菌素。革兰阴性的流感嗜血杆菌、淋球菌、脑膜炎球菌、大肠埃希菌、克雷伯杆菌、奇异变形杆菌、肠杆菌属、枸橼酸杆菌、沙门菌属、志贺菌属以及某些吲哚阳性变形杆菌对本药敏感。对革兰阳性球菌的抗菌活性与第一代头孢菌素相似或略差，但对葡萄球菌和革兰阴性杆菌产生的β-内酰胺酶相当稳定，对上述菌中耐氨苄西林或耐第一代头孢菌素的菌株也能有效。铜绿假单胞菌、弯曲杆菌、不动杆菌、沙雷杆菌大部分菌株、普通变形杆菌、难辨梭状芽孢杆菌等对本药不敏感。耐甲氧西林葡萄球菌、肠球菌属、李斯特菌属对本药耐药。

【体内过程】肌内注射本药0.75g后，血药浓度达峰时间0.4小时，平均血药峰浓度为25μg/ml，$t_{1/2}$为1小时，8小时内的血药平均浓度1.3mg/ml。静脉注射本药0.75g和1.5g后15分钟血药浓度分别为50和100μg/ml，$t_{1/2}$约80分钟。血浆蛋白结合率约为30%。用药后8小时，89%的原型药由肾脏排出。

【适应证】下呼吸道、泌尿系统、皮肤和软组织、骨和关节、女性生殖器、耳鼻喉等部位的感染。对败血症、脑膜炎也有效。也可用于腹部骨盆及矫形外科手术，心脏、食管及血管手术；全关节置换手术中预防感染。

【用法用量】肌内注射或静脉注射：①一次0.75g，每日3次；或一次1.5g，每月两次。②对严重感染，可按一次1.5g，每日4次。③应用于脑膜炎，每日剂量在9g以下。④肾功能不全者应减量或延长给药间期。⑤肌内注射1次用0.75g加注射用水3ml，振摇使成混悬液，用粗针头作深部肌内注射。

【不良反应】①常见皮肤瘙痒、胃肠道反应、血红蛋白降低、嗜酸性粒细胞增多、白细胞和中性粒细胞减少，转氨酶和血胆红素升高、肾功能改变等。②肌内注射可致局部疼痛，剂量较大时尤其如此。③与青霉素有交叉过敏反应。④长期使用可导致非敏感菌的增殖，肠胃失调，严重者导致伪膜性结肠炎。

【禁忌证】对头孢类抗生素过敏者。

【药物相互作用】①与下列药物有配伍禁忌：硫酸阿米卡星、硫酸卡那霉素、庆大霉素、妥布霉素、新霉素、盐酸金霉素、盐酸土霉素、盐酸四环素、葡萄糖酸红霉素、硫酸多黏菌素B、黏菌素甲磺酸钠、氨茶碱、可溶性巴比妥类、葡萄糖酸钙、盐酸苯海拉明和其他抗组胺药、利多卡因、去甲肾上腺素、间羟胺、哌甲酯、琥珀胆碱等。②与高效能利尿药合用（如呋塞米）可引起肾脏损害。③不能以碳酸氢钠溶液溶解。

【注意事项】①对青霉素过敏或过敏体质者慎用。②严重肝肾功能不全者慎用。③可透过胎盘，也可经乳汁排出，妊娠期妇女、哺乳期妇女慎用。④有胃肠道病史者，特别是溃疡性结肠炎、局限性结肠炎或抗生素相关性结肠炎（头孢菌素类很少产生伪膜性肠炎）者应慎用。⑤如溶液发生浑浊或有沉淀不能使用。⑥不同浓度的溶液可呈微黄色至琥珀色，本药粉末、混悬液和溶液在不同存放条件下颜色可变深，但不影响效价。⑦对诊断的干扰：应用本药患者的直接Coombs试验可出现阳性；本药可导致高铁氰化物血糖试验呈假阳性，故应用本药期间，应以葡萄糖酶法或抗坏血酸氧化酶试验法测定血糖浓度；本药可使硫酸铜尿糖试验呈假阳性，但葡萄糖酶法则不受影响。

【制剂与规格】注射用头孢呋辛钠（按头孢呋辛计）：0.75g；1.5g。

头孢克洛
Cefaclor

【其他名称】头孢氯氨苄。

【药理作用】本药为半合成头孢菌素，是第二代头孢菌素，抗菌谱较其他的第一代略广。抗菌作用与头孢唑啉相似，对金黄色葡萄球菌、化脓性链球菌、草绿色链球菌、溶血性链球菌、表皮葡萄糖球菌、肺炎链球菌、大肠埃希菌、奇异变形杆菌、流感嗜血杆菌等有良好的抗菌作用。卡他莫拉菌和淋病奈瑟菌对本药很敏感。吲哚阳性变形杆菌、沙雷菌属、不动杆菌属和铜绿假单胞菌均对本药耐药。

【体内过程】本药口服吸收良好，空腹服0.25g、0.5g或1g，在30～60分钟内血药峰浓度分别为7μg/ml、13μg/ml或23μg/ml。主要分布于血液、内脏器官、皮肤组织中。脑组织中的浓度低。$t_{1/2}$为0.6～0.9小时，药物70%～80%以原型由尿排出，一次口服0.25g，尿药峰浓度可达600μg/ml，肾功能不全者半衰期稍延长。血液透析能清除部分药物。

【适应证】咽炎、扁桃体炎、中耳炎和气管炎、鼻窦炎等上呼吸道感染；由流感杆菌、肺炎球菌、化脓性链球菌引起的肺炎；肾盂肾炎和膀胱炎及淋球菌尿道炎；皮肤软组织感染等。

【用法用量】①成人：一次250mg，每8小时1次口服。重症感染或微生物敏感性较差时，剂量可加倍，但每日量不可超过4g。②1个月以上婴儿及儿童：每日20～40mg/kg，分3次口服。严重感染者剂量可加倍，但每日总剂量不超过1g。③肾功能不全时剂量：肾功能中度和重度减退者的剂量应分别减为正常剂量的1/2和1/4。

【不良反应】参阅“头孢氨苄”。长期应用可致菌群失调，还可引起继发性感染。

【禁忌证】对头孢类抗生素过敏者。

【药物相互作用】①克拉维酸可增强本药对某些因产生β-内酰胺酶而对本药耐药的革兰阴性杆菌的抗菌活性。②其余参阅“头孢氨苄”。

【注意事项】①对肾功能严重不全，应进行血药浓度监测，降低用量。②妊娠期妇女慎用。③与青霉素类有部分交叉过敏性，对青霉素过敏者应慎用。④与食物同用时，血药峰浓度仅为空腹用药的50%～75%，故宜空腹给药。⑤肝功能损害者慎用。⑥有胃肠道病史者，特别是溃疡性结肠炎、局限性结肠炎或抗生素相关性结肠炎者应慎用。⑦对实验室检查指标的干扰：Coombs试验可出现阳性；妊娠期妇女产前应用这类药物，此阳性反应可出现于新生儿。硫酸铜尿糖试验可呈假阳性，但葡萄糖酶试验法不受影响；转氨酶、碱性磷酸酶和血尿素氮可升高；采用Jaffe反应进行血清和尿肌酐值测定时可有假阳性增高。

【制剂与规格】胶囊（片剂）：0.125g；0.25g。

头孢噻肟
Cefotaxime

【其他名称】头孢氨噻肟。

【药理作用】为半合成的第三代头孢菌素。对革兰阳性菌的作用与第一代头孢菌素近似或较弱，对链球菌（肠球菌除外）抗菌作用较强。对革兰阴性菌有较强的抗菌效能。奈瑟菌属、流感杆菌、大肠埃希菌、奇异变形杆菌、克雷伯杆菌、沙门杆菌等对本药敏感；枸橼酸杆菌对本药中度敏感；沙雷杆菌、吲哚阳性变形杆菌等对本药也有一定的敏感性。铜绿假单胞菌、阴沟杆菌、脆弱拟杆菌等对本药不敏感。

【体内过程】在肠道中不吸收。肌内注射1g，0.5小时血药浓度达峰，约为22μg/ml，6小时降为1.5μg/ml，$t_{1/2}$约为1小时，药物血浆蛋白结合率为30%～45%。体内分布面较广，胆汁中较高，不易透过血脑屏障，但脑膜有炎症时可增加透入量。在肝内代谢为活性较低的代谢物，连同一些原型物由尿排出，尿中有较高的有效浓度。血液透析能将62.3%的药物自体内清除。

【适应证】①呼吸道、泌尿道、骨和关节、皮肤和软组织、腹腔、胆道、消化道、五官、生殖器等部位的感染。②烧伤、外伤引起的感染以及败血症、中枢感染。

【用法用量】①一般感染用每日2g，分两次肌内注射或静脉注射。②中等或较重感染3～6g/d，分为3次肌内注射或静脉注射。③败血症等每日6～8g，分为3～4次静脉给药。④极重感染1日不超过12g，分为6次静脉给药。⑤淋病用1g肌内注射（单次给药已足）。静脉滴注，每日2～3g。⑥小儿：肌内注射或静脉注射一日量为50～100mg/kg，分成2～3次给予。⑦婴幼儿不能肌内注射。

【不良反应】①过敏反应可致皮疹、发热、瘙痒等。②可出现食欲缺乏、恶心、呕吐、腹泻和肝功能异常等消化系统表现，也可见一过性血尿素氮和肌酐增高。③偶见白细胞、中性粒细胞、血小板减少，嗜酸性粒细胞增多。④长期用药可致二重感染，如念珠菌病、伪膜性肠炎等。

【禁忌证】对头孢类抗生素过敏者。

【药物相互作用】①庆大霉素或妥布霉素，对铜绿假单胞菌有协同抗菌作用。②阿米卡星对大肠埃希菌、肺炎克雷伯杆菌有协同作用。③联用氨基糖苷类、其他头孢菌素或强利尿药增加肾毒性。④丙磺舒抑制本药在肾脏的排泄，提高血药浓度及延长半衰期。

【注意事项】①对青霉素过敏和过敏体质者、严重肾功能不全者慎用。②溃疡性结肠炎、克罗恩病或假膜性肠炎者慎用。

【制剂与规格】注射用头孢噻肟钠（按头孢噻肟计）：0.5g；1g；2g。

头孢曲松
Ceftriaxone

【其他名称】头孢三嗪。

【药理作用】为半合成的第三代头孢菌素。抗菌谱与头孢噻肟近似，对革兰阳性菌有中度的抗菌作用。对革兰阴性菌的作用强，主要敏感菌有金黄色葡萄球菌、链球菌属、肺炎链球菌、嗜血杆菌属、奈瑟菌属、大肠埃希菌、肺炎克雷伯杆菌、沙雷杆菌、各型变形杆菌、枸橼酸杆菌、伤寒杆菌、痢疾杆菌、消化球菌、消化链球菌、梭状芽孢杆菌等。铜绿假单胞菌、肠杆菌属对本药也敏感。产酶金黄色葡萄球菌、耐氨苄青霉素的流感嗜血杆菌、耐第一代头孢菌素和耐庆大霉素的一些革兰阴性菌常可对本药敏感。但粪链球菌、耐甲氧西林的葡萄球菌以及多数脆弱拟杆菌对本药均耐药。

【体内过程】在消化道不吸收。肌内注射1g，血药浓度2小时达峰值。$t_{1/2}$为6～8小时。体内分布广，可透过血脑屏障，并可进入羊水和骨组织。在体内不经生物转化，以原型排出体外，约2/3经过肾脏，1/3经过胆道排泄，因此在尿液和胆汁中有很高的浓度。

【适应证】①肺炎、支气管炎、腹膜炎、胸膜炎。②皮肤和软组织、尿路、胆道、腹腔、盆腔、骨及关节、五官、创面等部位的感染。③败血症和脑膜炎及手术期感染预防。④单纯性淋病。

【用法用量】肌内注射或静脉注射。①一般感染：每日1g，一次给予。②严重感染：每日2g，分2次给予。③脑膜炎：可按一日100mg/kg（但总量不超过4g），分2次给予。④淋病：单次用药250mg即足。静脉滴注：一次量1g或一日量2g。⑤小儿静脉用药：一次20~80mg/kg，12岁以上用成人剂量。

【不良反应】参阅“头孢噻肟”。

【禁忌证】对头孢类抗生素过敏者。

【药物相互作用】①与氨基糖苷类有协同抗菌作用，但同时可能加重肾损害。②含钙剂或含钙产品，可能导致致死性结局。③服药期间饮酒可能出现双硫仑样反应。④丙磺舒不影响本药的消除。⑤有黄疸的新生儿或有黄疸严重倾向的新生儿应慎用或避免使用本药。⑥除非老年患者衰弱、营养不良或有严重肾功能损害时，老年人应用头孢曲松一般不需要调整剂量。

【注意事项】①青少年、儿童使用本药，偶可致胆结石，但停药后可消失。②对青霉素过敏和过敏体质者慎用。③本药不能加入哈特曼氏以及林格氏等含有钙的溶液中使用。头孢曲松仅用于正在或准备接受含钙的静脉注射用产品的新生儿。④患者有严重肝功损害或肝硬化者应调整剂量。⑤肾功能不全患者肌酐清除率大于5ml/min，每日应用本药剂量少于2g时，不需做剂量调整，血液透析清除少量本药，透析后无需增补剂量。⑥对诊断的干扰：应用本药的患者以硫酸铜测尿糖时可出现假阳性反应，以葡萄糖酶法则不受影响；血尿素氮和血清肌酐可有暂时性升高；血清胆红素、碱性磷酸酶、转氨酶皆可升高。

【制剂与规格】注射用头孢曲松钠（按头孢曲松计）：0.25g；0.5g；1g；2g。

头孢哌酮

Cefoperazone

【其他名称】头孢氧哌唑。

【药理作用】为半合成的第三代头孢菌素。抗菌性能与头孢噻肟相似。对革兰阳性菌的作用较弱，仅溶血性链球菌和肺炎链球菌较为敏感，对葡萄球菌（甲氧西林敏感株）仅具有中度作用，肠球菌耐药。对大多数的革兰阴性菌，本药的作用略次于头孢噻肟，对铜绿假单胞菌的作用较强，对产气肠杆菌、阴沟肠杆菌和不动杆菌属等的作用较差。流感嗜血杆菌、淋病奈瑟菌和脑膜炎奈瑟菌对本药高度敏感。头孢哌酮对多数革兰阳性厌氧菌和某些革兰阴性厌氧菌有良好作用，脆弱拟杆菌对本药耐药。头孢哌酮对多数β-内酰胺酶的稳定性较差。

【体内过程】口服不吸收，肌内注射1g后1小时，血药浓度达峰值。静脉注射1g后数分钟内血药浓度可达高峰。$t_{1/2}$约为2小时。本药由尿和胆汁排泄，因此在尿液和胆汁中有很高的浓度，还可以进入到胸水、腹水、羊水、痰液中。在脑膜发炎时，可进入脑脊液。本药可透过胎盘，少量可经乳汁排出。

【适应证】①呼吸道、泌尿道、腹膜、胆道、尿路、盆腔、胸膜、皮肤和软组织、骨和关节、五官等部位的感染。②败血症和脑膜炎。

【用法用量】肌内注射、静脉注射或静脉滴注：①成人常用量：一般感染，一次1～2g，每日2～4g，每12小时1次；严重感染，一次2～3g，每日6～8g，每8小时1次；接受血液透析者，透析后应补给1次剂量；成人每日剂量不超过9g，但免疫缺陷患者有严重感染时，剂量可加大至每日12g。②小儿常用量：每日50～200mg/kg，分2～3次静脉滴注。

【不良反应】可干扰体内维生素K的代谢，造成出血倾向，大剂量或长期用药时尤应注意。其余参阅“头孢噻肟”。

【禁忌证】对头孢类抗生素过敏者。

【药物相互作用】①与非甾体抗炎药、血小板聚集抑制药合用，可增加出血的危险性。②联用氨基糖苷类、其他头孢菌素或高效能利尿药，可能增加肾毒性。③抗凝药或溶栓药，可干扰维生素K新陈代谢，导致低凝血酶原血症。④饮酒或服用含乙醇药物，使血中乙醛浓度上升，可能出现双硫仑样反应。⑤与氨基糖苷类抗生素（庆大霉素和妥布霉素）联合应用时对肠杆菌科细菌和铜绿假单胞菌的某些敏感菌株有协同作用。⑥与氨基糖苷类抗生素联合用药时不可同瓶滴注，因可能相互影响抗菌活性。⑦本药与下列药物注射剂有配伍禁忌：苯海拉明、门冬氨酸钾镁、普鲁卡因胺、氨茶碱、丙氯拉嗪、细胞色素C、喷他佐辛等。

【注意事项】①对青霉素过敏和过敏体质者慎用。②妊娠期和哺乳期妇女慎用。③警惕注射用头孢哌酮钠/舒巴坦钠严重不良反应，主要以全身性损害、呼吸系统损害为主。④对诊断的干扰：用硫酸铜法进行尿糖测定时可出现假阳性反应，直接Coombs试验呈阳性反应。产妇临产前应用本药，新生儿此试验亦可为阳性。偶有碱性磷酸酶、转氨酶、血清肌酐和尿素氮增高。⑤肝病和（或）胆道梗阻患者，半衰期延长（病情严重者延长2～4倍），尿中头孢哌酮排泄量增多。但肝病、胆道梗阻严重或同时有肾功能减退者，胆汁中仍可获得有效治疗浓度，给药剂量须适当调整，且应进行血药浓度监测。如不能进行血药浓度监测时，每日给药剂量不应超过2g。⑥部分患者用本药治疗可引起维生素K缺乏和低凝血酶原血症，用药期间应进行出血时间、凝血酶原时间监测。同时应用维生素K可防止出血现象发生。⑦长期应用头孢哌酮可引起二重感染。

【制剂与规格】①注射用头孢哌酮钠（按头孢哌酮计）：0.5g；0.75g；1g；2g。②注射用头孢哌酮钠-舒巴坦：1∶1；2∶1；4∶1；8∶1。

头孢他啶
Ceftazidime

【其他名称】头孢羧甲噻肟。

【药理作用】为半合成的第三代头孢菌素。对革兰阳性菌的作用与第一代头孢菌素近似或较弱；葡萄球菌、链球菌A和B群、肺炎链球菌对本药敏感，但本药对葡萄球菌仅具有中度活性。对革兰阴性菌的作用突出，对大肠埃希菌、肠杆菌属、克雷伯杆菌、枸橼酸杆菌、奇异变形杆菌、普通变形杆菌、流感嗜血杆菌（包括耐氨苄西林菌株）、脑膜炎球菌等有良好的抗菌作用。对铜绿假单胞菌的作用强，强过其他β-内酰胺类和氨基糖苷类抗生素，对某些拟杆菌也有效。对于细菌产生的大多数β-内酰胺酶高度稳定，故其对上述革兰阴性菌中多重耐药菌株仍可具有抗菌活性。肠球菌、耐甲氧西林的葡萄球菌、李斯特菌、螺旋杆菌、难辨梭状芽孢杆菌和脆弱拟杆菌（大部分菌株）对本药耐药。本药对消化球菌和消化链球菌等厌氧菌具一定抗菌活性，但对脆弱拟杆菌抗菌作用差。

【体内过程】口服不吸收，静脉注射1g，0.5小时血药浓度达高峰。$t_{1/2}$约为1.8～2小时。本药体内分布广，可进入胸水、腹水、痰液、淋巴液、脑脊液（脑膜炎时）中，在骨组织、胆汁、心肌中也有一定的浓度。本药在体内不代谢，由肾脏排泄，在尿中浓度很高。

【适应证】革兰阴性菌的敏感菌株所致的下呼吸道、皮肤和软组织、骨和关节、胸腔、腹腔、胆道、泌尿生殖系以及中枢等部位感染，也用于败血症。对于由多种耐药革兰阴性杆菌引起的免疫缺陷者感染、院内感染以及革兰阴性杆菌或铜绿假单胞菌所致中枢神经系统感染尤为适用。

【用法用量】①轻症每日剂量为0.5g～1g，分2次肌内注射。中度感染一次1g，一日2～3次，肌内注射或静脉注射。②重症一次可用2g，一日2～3次，静脉滴注或静脉注射。③婴幼儿常用剂量为每日30～100mg/kg，分2～3次静脉滴注。④小儿每日剂量不超过6g。65岁以上老年患者剂量可减至正常剂量的2/3或1/2，每日最大剂量不超过3g。

【不良反应】参阅“头孢呋辛”。长期用药可发生菌群失调和二重感染，可引起念珠菌病及维生素K、维生素B缺乏。

【禁忌证】对头孢类抗生素过敏者。

【药物相互作用】①美洛西林或哌拉西林，对大肠埃希菌、铜绿假单胞菌有协同或累加作用。②与氨基糖苷类、抗肿瘤药或强利尿药合用，加重肾毒性。③与氯霉素相互拮抗。③遇碳酸氢钠不稳定，不可配伍。④不可与氨基糖苷类抗生素在同一容器中给药。与万古霉素混合可发生沉淀。

【注意事项】①对青霉素过敏或过敏体质者慎用。早产儿及2个月以内的新生儿慎用。②遇碳酸氢钠不稳定，不可配伍。③对重症革兰阳性球菌感染，本药为非首选品种。④本药可加入氯化钠注射液、5%～10%葡萄糖注射液、含乳酸钠的注射液、右旋糖酐注射液中。⑤肾功能明显减退者应用本药时，需根据肾功能损害程度减量。

【制剂与规格】注射用头孢他啶：0.5g；1g；2g。

头孢美唑
Cefmetazole

【其他名称】先锋美他醇、头孢甲氧氰唑。

【药理作用】是第二代头孢菌素类半合成抗生素，作用机制与第二代头孢菌素相近，通过影响细菌细胞壁生物合成，从而发挥抗菌作用。抗菌谱包括革兰阳性菌、阴性菌和厌氧菌，对葡萄球菌、大肠埃希菌、克雷伯杆菌、吲哚阴性和阳性变形杆菌、脆弱拟杆菌、沙门菌属、奇异变形杆菌等有良好的抗菌作用。耐酶性能强，对一些已对头孢菌素耐药的病原菌也有效。

【体内过程】静脉注射1g，10分钟时血药浓度达高峰。$t_{1/2}$约为1小时。易透入子宫，在胆汁中也有较高浓度。在体内几乎不代谢，6小时内有85%～90%原型药物由尿排出，尿药浓度甚高。

【适应证】葡萄球菌、大肠埃希菌、克雷伯杆菌、吲哚阴性和阳性杆菌、拟杆菌等微生物的敏感菌株所致的呼吸系统感染、胆道感染、腹膜炎、泌尿系统感染、子宫及附件感染、皮肤软组织感染以及手术后预防感染等。本药可大量进入炎症脑脊液中，以治疗化脓性脑膜炎。

【用法用量】静脉注射或静脉滴注：①成人：轻至中度感染：一日量为1～2g，分2次给予。重症或顽症时，可用到一日4～6g，分2～4次给药。肾功能不全者按患者的肌酐消除率制定给药方案：肌酐清除率60～90ml/min者，每12小时给药1g或2g；肌酐清除率为30～59ml/min者，每24小时给药1g或2g；肌酐清除率为10～29ml/min者，每48小时给药1g或2g；肌酐清除率低于10ml/min者，在血液透析后，每48小时给1g或2g。②儿童：轻至中度感染：静脉注射，2～12岁儿童每日25～100mg/kg，分2～4次给药。重度感染：静脉注射，2～12岁儿童每日剂量可酌情递增至150mg/kg，分2～4次给药。

【不良反应】①可致过敏，出现荨麻疹、皮疹、药物热等，偶可致休克。②消化道不良反应有恶心、呕吐和腹泻等。③极少数病例可致假膜性肠炎，也可致念珠菌二重感染。④肌内注射或静脉给药时可致注射部位局部红肿、疼痛、硬结，严重者可致血栓性静脉炎。

【禁忌证】对头孢类抗生素过敏者。有青霉素过敏性休克史者。

【药物相互作用】参阅“头孢噻肟”。

【注意事项】①过敏体质者应慎用。②由于主要经肾排泄，肾功能受损者应慎用。③妊娠期妇女、哺乳期妇女慎用。④严重肝功能障碍者慎用。⑤对诊断的干扰：直接Coombs试验呈阳性反应。以磺基水杨酸进行尿蛋白测定时可出现假阳性反应。班氏试验或斐林尿糖试验可呈假阳性。偶有碱性磷酸酶、血清转氨酶、血清肌酐和尿素氮增高，嗜酸性粒细胞增多，白细胞、红细胞减少。⑥长期用药应监测肝、肾功能和血常规。

【制剂与规格】注射用头孢美唑钠：0.25g；0.5g；1g；2g。

头孢克肟
Cefixime

【其他名称】氨噻肟烯头孢菌素。

【药理作用】为口服有效的第三代头孢菌素类抗生素。具有第三代头孢菌素的抗菌特性，其抗菌谱包括链球菌、肺炎链球菌、淋球菌、大肠埃希菌、克雷伯杆菌、卡他布拉汉菌、沙雷杆菌、枸橼酸杆菌、阴沟肠杆菌、产气肠杆菌、流感嗜血杆菌等。对细菌的β－内酰胺酶稳定。本药对葡萄球菌抗菌作用差，对铜绿假单胞菌、肠杆菌属、脆弱拟杆菌、梭菌属等无抗菌作用。

【体内过程】正常人空腹口服4小时血药浓度达峰。儿童3～4小时血药浓度达峰，$t_{1/2}$为3.2～3.7小时。体内分布以痰、扁桃体、上鄂窦、中耳分泌物及胆汁中浓度较高。0～12小时的尿排泄率为20%～25%，口服50mg，4～6小时尿液药物峰浓度为42.9%。

【适应证】咽炎、扁桃体炎、急性支气管炎、慢性支气管炎急性发作、肺炎，泌尿道炎、淋病、胆囊炎、胆管炎、猩红热、中耳炎、副鼻窦炎等。

【用法用量】口服：①成人及体重为30kg以上的儿童：一次50～100mg，每日2次；严重感染者剂量可加倍，但每日总剂量不超过400mg。②体重为30kg以下的儿童：一次1.5～3mg/kg，每日2次；重症一次量可增至6mg/kg。③肾功能不全的患者，其肌酐清除率为21～60ml/min并进行血液透析者每日给药300mg；肌酐清除率低于20ml/min并进行腹膜透析者每日给药200mg。

【不良反应】①偶引起过敏性反应，如皮疹、瘙痒、发热、颗粒性白细胞减少、嗜酸性粒细胞增多、血小板减少。②可致菌群失调，并引起维生素缺乏或二重感染，也可致过敏性休克。

【禁忌证】对头孢类抗生素过敏者。

【药物相互作用】参阅“头孢氨苄”。

【注意事项】①肾功能不全者应减量使用。②妊娠期妇女、新生儿、早产儿均宜慎用。③肠炎患者慎用。④治疗化脓性链球菌感染疗程至少需10天。⑤中耳炎患者宜用混悬剂治疗。⑥可致转氨酶及碱性磷酸酶升高。可干扰尿糖试验，使班氏试验、斐林试验出现假阳性反应，并使直接Coombs试验阳性。

【制剂与规格】①胶囊（片剂）：50mg；100mg。②颗粒剂：每1g中含本药50mg。③干混悬剂：50mg；100mg。

头孢西丁
Cefoxitin

【药理作用】本药是经半合成制得的一类新型抗生素，其母核与头孢菌素相似，且抗菌作用也类似，习惯列入第二代头孢菌素类。对革兰阳性菌的抗菌作用弱。对革兰阴性菌作用强。对大肠埃希菌、克雷伯杆菌、流感嗜血杆菌、淋球菌、奇异变形杆菌、吲哚阳性变形杆菌等有抗菌作用。对一些厌氧菌有良好的作用，如消化球菌、消化链球菌、梭状芽孢杆菌、拟杆菌（包括脆弱拟杆菌）对本药敏感。铜绿假单胞菌、肠球菌和阴沟杆菌的多数菌株对本药不敏感。

【体内过程】肌内注射1g，血药浓度达峰时间为20～30分钟。$t_{1/2}$为0.7～1小时。约85%药物以原型于6小时内由尿排泄。肌内注射1g，尿药峰浓度可达3000μg/ml。

【适应证】敏感的革兰阴性菌或厌氧菌所致的下呼吸道感染、心内膜炎、泌尿生殖系、腹腔、骨和关节、皮肤和软组织等部位感染，也可用于败血症。

【用法用量】肌内注射或静脉注射：①成人：一次1～2g，每日3～4次，重症一日可达12g。②儿童（2岁以上）每日80～160mg/kg，分3～4次。③肾功能不全者按其肌酐清除率制定给药方案：肌酐清除率为30～50ml/min者，每8～12小时用1～2g；10～29ml/min者，每12～24小时用1～2g；5～9ml/min者，每12～24小时用0.5～1g；<5ml/min者，每24～48小时用0.5～1g。肌内注射可用0.5%利多卡因注射液作溶剂。静脉注射可将本药1g用10ml注射用水或0.9%氯化钠注射液溶解，缓慢静脉注射。

【不良反应】参阅“头孢呋辛”。长期用药可发生菌群失调和二重感染。可引起念珠菌及维生素K、维生素B缺乏。

【禁忌证】对头孢类抗生素过敏者、有青霉素过敏休克史者。

【药物相互作用】①与氨基糖苷抗生素合用时，有协同抗菌作用，但会增加肾毒性。②与呋塞米等强利尿药合用时，可增加肾毒性。③与丙磺舒合用时可延迟本药的排泄，提高头孢西丁的血药浓度和延长半衰期。④本药影响乙醇代谢，使血中乙醛浓度上升，导致双硫仑反应。

【注意事项】①参阅“头孢呋辛”。②本药与多数头孢菌素均有拮抗作用，配伍应用可致抗菌疗效减弱。

【制剂与规格】注射用头孢西丁钠（按头孢西丁计）：1g；2g。

头孢吡肟
Cefepime

【其他名称】头孢泊姆、头孢匹姆。

【药理作用】本药是对革兰阴性和阳性菌均有抗菌活性的第四代头孢菌素。有效的细菌有：肠杆菌属、大肠埃希菌、肺炎克雷伯菌、奇异变形杆菌、铜绿假单胞菌、金黄色葡萄球菌（MRSA除外）、肺炎链球菌、化脓性链球菌；尚有在体外显示有抗菌作用的微生物有：表皮葡萄球菌、腐生链球菌、无乳链球菌、醋酸钙不动杆菌、枸橼酸杆菌、流感嗜血杆菌（包括产β-内酰胺酶株）、哈夫尼亚菌、卡他莫拉菌（包括产β-内酰胺酶株）、摩根杆菌、普通变形杆菌、普鲁威登菌、沙雷杆菌。本药对肠球菌、耐甲氧西林的葡萄球菌、黄单胞菌、嗜麦芽假单胞菌，难辨梭状芽孢杆菌无效。

【体内过程】静脉滴注血浆蛋白结合率为20%，在体内分布良好，在水疱液、痰液中均可达治疗浓度，在乳汁中浓度为0.5mg/L。本药在体内少部分代谢，主要排泄途径为尿液。有85%药物以原型由尿排泄，在尿液中形成很高浓度。$t_{1/2}$约为2小时。老年人和肾功能不全者药物的半衰期延长。

【适应证】各种严重感染，如呼吸道感染、泌尿系统感染、胆道感染、败血症等。也可用于儿童细菌性脑脊髓膜炎。

【用法用量】常用剂量每日2~4g，分2次给予。治疗泌尿系感染每日1g。极严重感染可用每日6g，分3次给予。可用0.9%氯化钠注射液、5%~10%葡萄糖、0.16mol/l乳酸钠、林格液等溶解。溶解液在室温24小时内应用。

【不良反应】①出现局部刺激、二重感染、消化道反应、药热、头痛、恶心、呕吐等。②尚可有与其他头孢菌素类似的一些反应。

【禁忌证】①对本药或磺胺类药物过敏者。②无尿者。③肝昏迷者。④严重电解质紊乱者。

【药物相互作用】①与氨基糖苷类药物合用有协同作用。②与氨基糖苷类、抗肿瘤药或强利尿药合用，加重肾毒性。③与甲硝唑、万古毒素、庆大霉素、妥布霉素、奈替米星、氨茶碱等有配伍禁忌。

【注意事项】①偶可致过敏反应，对于曾有头孢菌素或青霉素类过敏史者应避免使用。②对诊断的干扰：Coombs反应阳性、血磷下降、血清转氨酶升高、嗜酸性粒细胞减少、凝血酶原时间异常，尚可见碱性磷酸酶、尿素氮、血钙、肌酐、血磷、血钾或总胆红素值升高，以及血钙、血细胞比容值、中性粒细胞、血小板或白细胞数下降。③可引起尿糖试验假阳性反应。建议使用本药治疗期间，使用葡萄糖氧化酶反应法检测尿糖。④肾功能不全者需调整用药剂量。⑤治疗期间患者出现腹泻时应考虑伪膜性肠炎发生的可能。有胃肠道疾患，尤其有肠炎患者应谨慎。⑥可能会引起凝血酶原活性下降；对于存在引起凝血酶原活性下降危险因素的患者，如肝肾功能不全、营养不良以及延长抗菌治疗时间的患者应监测凝血酶原时间，必要时给予外源性维生素K。

【制剂与规格】注射用盐酸头孢吡肟：0.5g；1g；2g。

头孢丙烯
Cefprozil

【其他名称】头孢罗齐。

【药理作用】为第二代口服头孢菌素，具有广谱抗菌作用。该药的杀菌机制是阻碍细菌细胞壁合成。抗菌谱包括：金黄色葡萄球菌、卡他莫拉菌、流感嗜血杆菌（包括产青霉素酶株）等，尚包括李斯特菌、其他葡萄球菌、链球菌、粪肠球菌、枸橼酸杆菌、大肠埃希菌、肺炎克雷伯菌、淋球菌（包括产青霉素酶株）、奇异变形杆菌、沙门菌、志贺菌、霍乱弧菌、难辨梭状芽孢杆菌、痤疮丙酸杆菌等。对耐甲氧西林葡萄球菌、粪肠球菌、肠杆菌属、莫拉菌、普通变形杆菌、普鲁威登菌、不动杆菌、铜绿假单胞菌、沙雷杆菌和脆弱拟杆菌（大多数菌株）无效。头孢丙烯对厌氧菌中的黑色素类杆菌、艰难梭状杆菌、产气荚膜杆菌、梭状杆菌属、消化链球菌和痤疮丙酸杆菌具有一定抑制作用，对多数脆弱拟杆菌无抗菌作用。

【体内过程】空腹服药吸收完全，约60%经肾小管再吸收，血浆蛋白结合率约为36%，$t_{1/2}$为1.3小时。

【适应证】①轻、中度感染，如化脓性链球菌性咽炎、扁桃体炎。②链球菌感染（包括预防风湿热）。③肺炎链球菌、流感嗜血杆菌和卡他莫拉菌所致的中耳炎和急性鼻窦炎。④肺炎链球菌、流感嗜血杆菌和卡他莫拉菌引起的急性支气管炎和慢性支气管炎急性发作。⑤金黄色葡萄球菌和化脓性链球菌引起的非复杂性皮肤软组织感染。

【用法用量】①成人（含13岁以上儿童）：上呼吸道感染，每次500mg，每日1次；下呼吸道感染，每次500mg，每日2次；皮肤感染，每次250mg，每日1次（重危：每日2次）。②2～12岁儿童：上呼吸道感染，一次7.5mg/kg，每日2次；皮肤软组织感染，一次20mg/kg，每日1次。③6个月婴儿～2岁儿童：中耳炎，一次15mg/kg，每日2次；急性鼻窦炎，一般一次7.5mg/kg，每日2次；严重病例，一次15mg/kg，每日2次。疗程一般7～14天，但A组β-溶血性链球菌所致急性扁桃体炎、咽炎疗程至少10天。④肾功能不全：肌酐清除率<30ml/min者，用量减半。⑤肝功能受损者：无需调整剂量。

【不良反应】①各种消化道症状；用药期间或停药后可出现瘙痒和荨麻疹等过敏反应；眩晕、头痛、神经过敏、失眠、精神错乱、嗜睡等。②二重感染，偶见胆汁淤积性黄疸。③偶发癫痫发作，特别是肾功能受损患者未减量时，应停用药物，并根据临床表现进行抗惊厥治疗。

【禁忌证】对头孢类抗生素过敏者、有青霉素过敏性休克史者。

【药物相互作用】①与丙磺舒合用可抑制本药在肾脏的排泄，提高其血药浓度及延长血浆半衰期。②与克拉维酸合用可增强本药对某些因产生β-内酰胺酶而耐药的革兰阴性杆菌的抗菌活性。③与氨基糖苷类、抗肿瘤药或强利尿药等合用，增加肾毒性。④与氯霉素相互拮抗。

【注意事项】①65岁以上老年患者用本药，与健康成人志愿者对比，AUC增高35%～60%，肌酐清除率下降40%，应予注意。②对青霉素过敏者、严重肾功能不全者慎用。③妊娠和哺乳期妇女慎用。④长期使用可改变肠道正常菌群，诱发二重感染，尤其是伪膜性肠炎。⑤检验结果改变：转氨酶、碱性磷酸酶、胆红素值升高，白细胞值和嗜酸性粒细胞减少，尿素氮和血清肌酐升高等。⑥可干扰尿糖试验，使班氏试验、斐林试验出现假阳性反应，但尿糖酶学试验不产生假阳性。

【制剂与规格】①片剂：250mg；500mg。②干混悬剂：0.25g；0.5g。③混悬液：5ml：125mg；5ml：250mg。

头孢硫脒

Cefathiamidine

【其他名称】吡脒头孢、硫脒头孢菌素。

【药理作用】本药为我国研制的第一代头孢菌素。对革兰阳性菌及部分革兰阴性菌有抗菌活性，尤其对肠球菌、金黄色葡萄球菌、表皮葡萄球菌、链球菌属、白喉杆菌、产气荚膜杆菌、破伤风杆菌等有很强抗菌活性。对脑膜炎球菌、卡他球菌、大肠埃希菌、肺炎克雷伯杆菌、奇异变形杆菌等也有效。对耐甲氧西林的金黄色葡萄球菌和表皮葡萄球菌作用不及万古霉素和替考拉宁。

【体内过程】本药口服不吸收。静脉滴注1g后血药峰浓度为68μg/ml，$t_{1/2}$为1小时。肌内注射绝对生物利用度为90.3%。体内分布，以胆汁中浓度最高，其次为肝、肾、脾、肺、胃、肠等，脑组织中浓度较低。药物在体内几乎不代谢，12小时尿药累计排泄率90%。血浆蛋白结合率为23%。

【适应证】①呼吸道、泌尿道、胆道、腹膜、皮肤及软组织感染。②心内膜炎、败血症。

【用法用量】本药口服不吸收。可肌内注射或静脉滴注。①成人：每日2～4g，分2～4次给药。严重者可增至每日8g。②儿童：每日50～100mg/kg，分3～4次给药。先用0.9%氯化钠注射液或注射用水溶解后，再用0.9%氯化钠注射液或5%葡萄糖注射液250ml稀释。

【不良反应】①本药偶见荨麻疹、哮喘、皮肤瘙痒、药物热、血管神经水肿等。②偶可出现念珠菌、葡萄球菌等二重感染。③本药长期肌内注射或静脉给药时可致注射部位局部红肿、疼痛、硬结，严重者可致血栓性静脉炎。

【禁忌证】对头孢类抗生素过敏者、有青霉素过敏性休克史者。

【药物相互作用】头孢硫脒与氨基糖苷类抗生素属配伍禁忌，联合时二者不能混合于同一容器。其他参阅

"头孢氨苄"。

【注意事项】①肾功能不全者应减量使用。②早期妊娠患者、溃疡性结肠炎、克罗恩病或伪膜性肠炎患者慎用。③本药可干扰尿糖反应，使班氏试验、斐林试验出现假阳性反应。并可使直接血清抗球蛋白试验出现阳性反应。少数患者可出现中性粒细胞减少。可致丙氨酸转氨酶、碱性磷酸酶和血尿素氮测定值升高。④头孢硫脒宜现配现用，不宜配置后久置。

【制剂与规格】注射用头孢硫脒：0.5g；1g。

头孢替安
Cefotiam

【其他名称】头孢噻四唑、头孢噻乙胺唑。

【药理作用】本药为半合成的第二代头孢菌素，其抗菌作用特点是对革兰阴性菌有较强的抗菌活性，对β-内酰胺酶稳定性强于第一代头孢菌素。对革兰阳性球菌的作用与第一代相似或略差，但比第三代强。对伤寒沙门菌、淋球菌、大肠埃希菌、克雷伯杆菌、流感杆菌等有较强的抗菌活性。对肠道菌属、枸橼酸杆菌属、吲哚阳性的普通变形杆菌等也有较好的作用。对本药敏感的葡萄球菌、链球菌属和肺炎球菌也有抗菌活性。

【体内过程】口服不吸收，可静脉滴注或肌内注射。肌内注射生物利用度为86%。药物体内广泛分布，以痰、扁桃体、肺组织、胸水、腹水、肾组织、前列腺、盆腔渗出液及胆汁中浓度较高。难以通过血脑屏障。$t_{1/2}$为0.6～1.1小时。主要以原型经肾排出，给药后6小时排泄率为60%～75%。

【适应证】术后感染、烧伤感染、皮肤软组织感染、骨及关节感染、呼吸系统扁桃体炎、肺炎、支气管炎、泌尿道炎、前列腺炎、胆囊炎、胆管炎以及子宫内膜炎、盆腔炎，也可用于败血症。

【用法用量】肌内注射或静脉注射。①成人用量：每日0.5～2g，分2～4次给予，败血症时每日量可增至4g。②儿童用量：每日40～80mg/kg，分3～4次给予，对小儿败血症、脑脊髓膜炎等重症和难治性感染，每日量可增至160mg/kg。

【不良反应】①本药引起过敏反应，如皮疹、荨麻疹、红斑、瘙痒、发热、淋巴结肿大、关节痛，偶见过敏性休克。②恶心、呕吐、腹泻等胃肠道反应。③红细胞、粒细胞或血小板减少，嗜酸性粒细胞增多。④可致丙氨酸转氨酶及碱性磷酸酶升高，偶见胆红素、乳酸脱氢酶增高。⑤肾功能损伤，偶见严重肾损害。⑥可致菌群失调，并引起维生素缺乏。⑦大量静脉注射时，可引起血管疼痛和血栓性静脉炎。

【禁忌证】对头孢类抗生素过敏者、对青霉素过敏性休克史者。

【药物相互作用】①与氨基糖苷类药物协同抗菌，但也可增加肾毒性；同置于一个容器中给药可影响药物效价。②其余参阅"头孢呋辛"。

【注意事项】①严重肾功能障碍者应慎用，肾功能不全时需减量。②妊娠期妇女、新生儿、早产儿均宜慎用。③老年人可发生因维生素K缺乏导致出血症状。④溶解后应立即使用，否则药液颜色会变深。⑤注射液配制时会发生接触性荨麻疹。

【制剂与规格】注射用盐酸头孢替安（按头孢替安计）：0.25g；0.5g；1g。

头孢唑肟
Ceftizoxime

【其他名称】头孢去甲噻肟。

【药理作用】为半合成的第三代头孢菌类广谱抗生素。作用机制为抑制细菌细胞壁黏肽的生物合成而达到杀菌作用。对多种革兰阳性菌和革兰阴性菌产生的广谱β-内酰胺酶稳定。对大肠埃希菌、肺炎克雷伯菌、奇异变形杆菌等肠杆菌科细菌有较强的抗菌活性。铜绿假单胞菌等假单胞菌属和不动杆菌属对本药敏感性差。对流感嗜血杆菌和淋病奈瑟球菌有良好抗菌作用。对金黄色葡萄球菌和表皮葡萄球菌的作用较第一、第二代头孢菌素为差。耐甲氧西林金黄色葡萄球菌和肠球菌属以及艰难梭菌对本药耐药，各种链球菌对本药高度敏感。消化球菌、消化链球菌和部分拟杆菌属等厌氧菌对本药多敏感。

【体内过程】肌内注射1g，1小时达血药峰浓度。静脉注射、静脉滴注和肌内注射三种给药途径的血清半衰期相仿，为1.7～1.9小时。组织分布良好，静脉注射

1g后，胆囊、胆汁、眼房水、痰液、胸水、羊水、脐带血、乳汁和骨组织均可达较高药物浓度，静脉注射2g后前列腺组织浓度为16mg/kg。一部分可进入脑脊液中。24小时内给药量的80%以上以原型经肾排泄。

【适应证】下呼吸道感染、尿路感染、腹腔感染、盆腔感染、败血症、皮肤软组织感染、骨和关节感染、肺炎链球菌或流感嗜血杆菌所致脑膜炎和单纯性淋病。

【用法用量】静脉滴注。①成人用量：一次1～2g，每8～12小时1次；严重感染者的剂量可增至一次3～4g，每8小时1次；治疗非复杂性尿路感染时，一次0.5g，每12小时1次。②6个月及6个月以上的婴儿和儿童常用量：按体重一次50mg/kg，每6～8小时1次。③肾功能损害者需根据其损害程度调整剂量。血液透析患者可不追加剂量，但需按上述给药剂量和时间，在透析结束时给药。

【不良反应】①皮疹、瘙痒和药物热等过敏反应、腹泻、恶心、呕吐、食欲不振等。②贫血（包括溶血性贫血）、白细胞减少、嗜酸性粒细胞增多，少见血小板减少。③偶见头痛、麻木、眩晕、维生素K和维生素B缺乏症、过敏性休克。④极少数患者可发生黏膜念珠菌病。

【禁忌证】对本药及其他头孢菌素类药物过敏者。

【药物相互作用】①与丙磺舒合用，可致肾脏清除减少，本药血药浓度升高。②与氨基糖苷类合用，有协同抗菌作用，但也可增加肾毒性。③与呋塞米等强利尿药合用，肾损害加重。

【注意事项】①老年患者常伴有肾功能减退，应适当减少剂量或延长给药间期。②6个月以下小儿使用本药的安全性和有效性尚未确定，妊娠期妇女慎用，有肠道疾病病史者，特别是结肠炎患者应慎用。③一次大剂量静脉注射时可引起血管痛、血栓性静脉炎，应尽量减慢注射速度以防其发生。④溶解后在室温下放置不宜超过7小时，冰箱中放置不宜超过48小时。⑤对诊断的干扰：本药可干扰尿糖反应，使班氏试验、斐林试验出现假阳性反应。并可使直接血清抗球蛋白试验出现阳性反应。血清碱性磷酸酶、血尿素氮、转氨酶或血清乳酸脱氢酶值可增高。⑥过长时间使用可引起二重感染。

【制剂与规格】注射用头孢唑肟钠（按头孢唑肟计）：0.5g；1g。

头孢地尼
Cefdinir

【药理作用】本药为三代头孢菌类抗生素。作用机制为阻止细菌细胞壁的合成。对革兰阳性菌和革兰阴性杆菌有广泛的抗菌谱，特别是革兰阳性菌中的葡萄球菌属、链球菌属等。对多种细菌产生的β-内酰胺酶稳定，对β-内酰胺酶的产生菌也具有优异的抗菌活性。

【体内过程】一次口服100mg，经4小时可达血药峰浓度，其半衰期为1.6～1.8小时。在痰液、扁桃体、中耳分泌物、皮肤组织和口腔组织等均有分布。人体血液、尿液和粪便中未发现有抗菌活性的代谢产物。肾功能减退者排泄缓慢，并与肾脏受损程度呈正比。

【适应证】呼吸道感染、中耳炎、鼻窦炎；肾盂肾炎、膀胱炎、淋菌性尿道炎；皮肤和软组织、骨和关节炎；猩红热；附件炎、宫内感染、前庭大腺炎；眼部感染。对胆道和肠道感染有较好疗效，也可作为外科手术前的预防用药。

【用法用量】①成人剂量：100mg，每日3次。②婴幼儿剂量：每日9～18mg/kg，每隔8小时给药一次。可依年龄和症状适量增减，或遵医嘱。

【不良反应】①消化道症状：如腹泻、腹痛。②过敏反应：皮疹、瘙痒、发热、嗜酸性粒细胞增多、药物热等。③少见尿素氮升高、口内炎、眩晕、头痛、胸部压迫感、麻木、溶血性贫血、伪膜性结肠炎。罕见中性粒白细胞减少、血小板减少。

【禁忌证】对青霉素类抗生素过敏者。

【药物相互作用】①与铁剂合用，可能导致头孢地尼吸收率降低10%。与添加铁的产品合用，可出现红色粪便。②与华法林钾合用，可使后者作用加强，因本药可能抑制肠道细菌产生维生素K_1。③与抗酸药合用，可能导致头孢地尼吸收率降低10%，但作用不明。

【注意事项】①避免与铁剂合用，如果需要合用，二者服药间隔时间在3小时以上。②本人或家属中有易发生支气管哮喘、皮疹、荨麻疹等过敏性症状者慎用。③妊娠期妇女和哺乳期妇女慎用。

【制剂与规格】①胶囊：100mg。②颗粒剂：50mg。

头孢匹罗
Cefpirome

【其他名称】头孢匹隆、氨噻奎吡戊头孢。

【药理作用】为第四代头孢菌素。对革兰阳性菌和革兰阴性菌有广谱抗菌活性。特别是对大肠埃希菌、克雷伯杆菌属、流感嗜血杆菌、变形杆菌属及脆弱拟杆菌有很强的抗菌作用。其作用机制是对与青霉素结合位点有很强的亲和性，可抑制细胞壁合成，并与肽聚糖结合，抑制肽聚糖与脂蛋白结合以促进溶菌，在短时间内显示很强的杀菌力。

【体内过程】对肾功能正常成人显示剂量依赖性，平均消除半衰期为2.5小时。在慢性支气管炎患者痰液中、腹膜炎患者腹水中以及其他患者的胆汁、子宫内膜、卵巢、输卵管中均能达到治疗浓度。在人体内未见有抗菌活性代谢物。

【适应证】严重感染，如下呼吸道、肾盂肾炎、膀胱炎、前列腺炎、皮肤和软组织感染，中性粒细胞减少患者的感染、菌血症和败血症。

【用法用量】①缓慢静脉注射或静脉滴注：每日2～4g，分2次用药。②肾功能损害者必须减少剂量和或延迟给药间隔时间。

【不良反应】①可见过敏反应和胃肠道反应。有尿素氮和转氨酶上升、红细胞减少、粒细胞减少、血红蛋白降低、嗜酸性粒细胞增多、血细胞比容下降、血小板减少。②注射局部静脉炎。③罕见伪膜性结肠炎。④大剂量使用、尤其在肾功能不全患者可出现脑病。⑤个别人可出现注射后味觉及嗅觉异常、头痛、发热。

【禁忌证】①对头孢菌素过敏者。②12岁以下儿童、妊娠及哺乳期妇女。

【药物相互作用】①氨基糖苷类或强利尿药，可能增加肾毒性。②丙磺舒可增加本药的血药浓度。

【注意事项】①对β－内酰胺抗生素过敏体质者慎用。②疗程超过10天，应监测血常规，若出现中性粒细胞减少，应终止治疗。③使用多种抗生素联用，可出现伪膜性结肠炎，此时应停药，并禁用抑制肠道蠕动的药物。

【制剂与规格】硫酸头孢匹罗注射液：0.5g。

（三）其他β－内酰胺类

阿莫西林－克拉维酸
Amoxicillin and Clavulanate

【其他名称】阿莫维酸钾、阿莫西林棒酸盐、棒酸钾－羟氨苄青霉素、羟氨苄青霉素克拉维酸盐。

【药理作用】①克拉维酸抑制葡萄球菌、流感嗜血杆菌、卡他球菌、大肠埃希菌、克雷伯杆菌、普通变形杆菌、淋球菌、军团菌等微生物产生的β－内酰胺酶对阿莫西林的水解破坏。②对耐甲氧西林葡萄球菌及肠菌属等常染色体介导Ⅰ型酶的肠杆菌科细菌和假单胞菌无作用。

【体内过程】口服吸收迅速，吸收率达75%～80%。食物对本药的吸收无明显影响。半衰期60～70分钟，血浆蛋白结合率低，70%处于游离状态，主要经肾脏排泄。

【适应证】①上呼吸道感染：鼻窦炎、扁桃体炎、咽炎等。②下呼吸道感染：急性支气管炎、慢性支气管炎急性发作、肺炎、肺脓肿和支气管扩张合并感染等。③泌尿系统感染：膀胱炎、尿道炎、肾盂肾炎、前列腺炎、盆腔炎、淋病奈瑟菌尿路感染及软下疳等。④皮肤和软组织感染：疖、脓肿、蜂窝组织炎、伤口感染等。⑤其他感染：中耳炎、骨髓炎、败血症、腹膜炎和手术后感染等。

【用法用量】①口服：一般感染，用2∶1比例片剂，每次0.375g，每8小时1次，疗程7～10天。重症或呼吸道感染，用4∶1比例片剂，每次0.625g，每6～8小时1次，疗程7～10天。②静脉滴注：成人每次1.2g，每日3～4次，疗程10～14日。

【不良反应】①常见胃肠道反应，如腹泻、恶心和呕吐等。②皮疹，尤其易发生于传染性单核细胞增多症者。③可见过敏性休克、药物热和哮喘等。④偶见转氨酶升高、嗜酸性粒细胞增多、白细胞降低及念珠菌或耐药菌引起的二重感染。

【禁忌证】青霉素皮试阳性反应者、对本药及其他青霉素类药物过敏者及传染性单核细胞增多症患者。

【药物相互作用】①阿司匹林、吲哚美辛、保泰松可减少本药在肾小管的排泄。②本药与别嘌醇合用时，皮疹发生率显著增高。③不宜与双硫仑等乙醛脱氢酶抑制药合用。④与氯霉素合用于细菌性脑膜炎时，远期后遗症的发生率较两者单用时高。⑤可刺激雌性激素代谢或减少其肝肠循环，因此可降低口服避孕药的效果。⑥氯霉素、红霉素、四环素类等抗生素和磺胺药等抑菌药可干扰本药的杀菌活性，因此不宜与本药合用，尤其在治疗脑膜炎或急需杀菌药的严重感染时。⑦可加强华法林的作用。

【注意事项】①肾功能减退者应根据肌酐清除率调整剂量或给药间期；血液透析可影响本药中阿莫西林的血药浓度，因此在血液透析过程中及结束时应加服本药一次。②可分泌入母乳中，可能使婴儿致敏并引起腹泻、皮疹、念珠菌属感染等，故哺乳期妇女慎用或用药期间暂停哺乳。③其他参阅“阿莫西林”。

【制剂与规格】①片剂：0.375g（2∶1）；0.625g（4∶1）；0.3125g（4∶1）；0.475g（7∶1）；0.2285g（7∶1）。②注射用阿莫西林-克拉维酸钾：5ml ∶15.25mg；5ml ∶312.5mg。

替卡西林-克拉维酸
Ticarcillin and Clavulanate

【其他名称】羧噻吩青霉素钠克拉维酸钾。

【药理作用】①替卡西林通过抑制细胞壁的生物合成而达到杀菌作用，克拉维酸通过与β-内酰胺酶结合，发挥竞争性抑制β-内酰胺酶的作用。②替卡西林-克拉维酸钾的抗菌谱与替卡西林相似，且作用较强。对革兰阳性、革兰阴性需氧及厌氧菌具有广谱杀菌活性，可抑制葡萄球菌、流感嗜血杆菌、卡他球菌、大肠埃希菌、克雷伯杆菌、奇异变形杆菌、普通变形杆菌、淋球菌、军团菌、脆弱拟杆菌等微生物产生的β-内酰胺酶对β-内酰胺类抗生素的破坏，因此对上述病原菌的产酶或不产酶株有效。③对不产β-内酰胺酶的肺炎链球菌、化脓性链球菌、绿色链球菌、梭状芽孢杆菌、消化球菌、消化链球菌等也有一定抗菌作用。

【体内过程】口服不吸收。静脉注射本药3g，即可达到血药峰浓度330μg/ml。半衰期平均为70分钟，血浆蛋白结合率为45%。体内分布广泛，肾功能正常者给药6小时后，约60%～70%以原型从尿中排出，肾功能不全者，尿中排泄减少，半衰期延长。

【适应证】呼吸道感染，腹内感染，泌尿、生殖器感染，骨、关节感染，皮肤、软组织感染，其他严重感染，如败血症等。各种手术后感染。

【用法用量】①成人：肌内注射。泌尿系及一般感染，每日4g，分4次。静脉注射：泌尿系以外的严重感染，每日10～20g，分4次静脉注射。静脉滴注：泌尿系以外的严重感染，每日10～20g，分4次静脉滴注。全身性严重铜绿假单胞菌感染，每日剂量可增加至24g，分4次静脉滴注。②儿童：静脉给药。小儿用量：每日100～300mg/kg，分4次用药，剂量可视病情酌情增减；早产婴儿及足月婴儿用量：每次80mg/kg，每12小时1次。

【不良反应】①过敏反应：较为常见，但过敏性休克少见。②肝脏：偶有转氨酶升高，甚至出现恶心、呕吐、肝肿大和压痛等轻型无黄疸型肝炎症状。③血液系统：大剂量注射时，可使肾功能损害患者出现血小板功能异常或干扰其他凝血机制，产生出血性疾患，如紫癜、黏膜出血、鼻出血及注射部位或小手术操作出血等。④神经毒性反应：高浓度静脉注射时偶可出现惊厥、抽搐、癫痫发作、短暂的精神失常等神经毒性症状。肾功能不全患者尤易发生。⑤其他：肌内注射或静脉给药时，可出现局部疼痛、红肿、硬结，严重者可致血栓性静脉炎。

【禁忌证】青霉素皮试阳性反应者、对本药及其他青霉素类药物过敏者及传染性单核细胞增多症患者。

【药物相互作用】丙磺舒能减少肾小管对替卡西林的分泌，故可延缓替卡西林在肾脏的排泄，但不影响克拉维酸的肾脏排泄。

【注意事项】①在使用前，应仔细询问患者有无β-内酰胺类抗生素过敏的病史。②不推荐妊娠期妇女使用；但可用于哺乳期妇女。③肝功能严重受损的患者需慎用本药。④对中、重度肾功能不全的患者，需参照推荐剂量调整用药。⑤极少数患者使用大剂量替卡西林后凝血功能异常，发生出血现象，多出现于肾功能不全患者，应予及时停药和适当治疗。

【制剂与规格】注射替卡西林-克拉维酸钾：每瓶含替卡西林3g，克拉维酸钾0.1g（30：1）或0.2g（15：1）。

氨苄西林-舒巴坦
Ampicillin and Sulbactam

【其他名称】氨苄青霉素舒巴克坦、青霉砜氨苄、青毒烷砜氨苄青霉素、舒氨西林。

【药理作用】①氨苄西林为青霉素类抗生素。舒巴坦钠为半合成β-内酰胺酶抑制药，对淋病奈瑟菌、脑膜炎奈瑟菌和乙酸钙不动杆菌有较强抗菌活性，对其他细菌的作用均甚差，但对金黄色葡萄球菌和多数革兰阴性菌所产生的β-内酰胺酶有很强的不可逆的竞争性抑制作用。②本药是氨苄西林钠和舒巴坦钠的混合物，效价比为2：1。两药联合后，不仅保护氨苄西林免受酶的水解破坏，而且还扩大其抗菌谱，对葡萄球菌产酶株、不动杆菌属和脆弱拟杆菌等细菌也具良好的抗菌活性。③对包括产酶菌株在内的葡萄球菌、链球菌属、肺炎球菌、肠球菌属、流感嗜血杆菌、卡他莫拉菌、大肠埃希菌、克雷伯菌属、奇异变形杆菌、普通变形杆菌、淋病奈瑟菌、梭杆菌属、消化球菌属、消化链球菌属及包括脆弱拟杆菌在内的拟杆菌属均具抗菌活性。④两者在组织体液中分布良好，均可通过有炎症的脑脊髓膜。

【体内过程】在组织、体液中分布良好。胆汁中药物浓度较高，脑脊液中药物浓度较低。舒巴坦与氨苄西林的血浆蛋白结合率分别为38%和28%；半衰期分别为0.75小时和1小时。主要以原型经肾随尿液排泄，另有部分经胆汁排泄。

【适应证】呼吸道、肝胆系统、泌尿系统、皮肤软组织、中耳、鼻窦等部位的感染。对需氧菌与厌氧菌混合感染，特别是腹腔感染和盆腔感染尤为适用。

【用法用量】深部肌内注射、静脉注射或静脉滴注。①成人一次1.5～3g，每6小时1次。肌内注射每日剂量不超6g，静脉用药每日剂量不超过12g（舒巴坦每日剂量最大不超过4g）。②儿童按体重每日100～200mg/kg，分次给药。

【不良反应】①局部症状：局部注射部位疼痛、血栓性静脉炎等。②腹泻、恶心、皮疹等反应偶有发生。③极个别病例发生剥脱性皮炎、过敏性休克。

【禁忌证】①对青霉素类抗生素过敏者。②传染性单核细胞增多症、巨细胞病毒感染、淋巴细胞白血病、淋巴瘤等患者应用本药易发生皮疹，故不宜应用。

【药物相互作用】①氨基糖苷类、氯霉素、红霉素、四环素等药物可使氨苄西林的活性降低。②与重金属，特别是铜、锌和汞有配伍禁忌，因后者可破坏其氧化噻唑环。由锌化合物制造的橡皮管或瓶塞也可影响其活力。也可为氧化剂、还原剂或羟基化合物灭活。③本药可加强华法林的作用。④别嘌醇与本药合用时，皮疹发生率显著增高，尤其多见于高尿酸血症，故应避免与别嘌醇合用。⑤氯霉素与本药合用于细菌性脑膜炎时，远期后遗症的发生率较两者单用时为高。⑥丙磺舒、阿司匹林、吲哚美辛、保泰松、磺胺药可减少本药自肾脏排泄，因此与本药合用时使其血药浓度增高，排泄时间延长，毒性也可能增加。⑦与双硫仑（乙醛脱氢酶抑制药）也不宜合用。⑧本药能刺激雌激素代谢或减少其肝肠循环，因而可降低口服避孕药的效果。

【注意事项】①一般注意事项参阅“青霉素”。②在少数患者尤其是肾功能不全患者可导致出血，发生后应及时停药并予适当治疗；肾功能减退者应适当减量。③对诊断的干扰：应用本药可引起直接抗球蛋白试验呈阳性，也可出现血尿素氮和血清肌酐升高、高钠血症、低钾血症、转氨酶和血清乳酸脱氢酶升高、血清胆红素增多。④有过敏史、出血史、溃疡性结肠炎、克罗恩病或抗生素相关肠炎皆应慎用。⑤不宜用于铜绿假单胞菌、枸橼酸杆菌、普罗威登菌、肠杆菌属、莫根菌属和沙雷菌属所致的感染。

【制剂与规格】注射用氨苄西林-舒巴坦钠：0.75g（0.5g：0.25g）；1.5g（1.0g：0.5g）；3g（2.0g：1.0g）。

哌拉西林-他唑巴坦
Piperacillin and Tazobatam

【药理作用】哌拉西林为半合成青霉素类抗生素，通过与细菌的青霉素结合蛋白结合抑制细菌细胞壁的合成而起到杀菌作用。他唑巴坦为β-酰胺酶抑制药。本药对哌拉西林敏感的细菌和产β-内酰胺酶耐哌拉西林的下列细菌有抗菌作用：①革兰阴性菌。大多数质粒介导的产和不产β-内酰胺酶的下列细菌：大肠埃希菌、克雷伯菌属、变形杆菌属、沙门菌属、志贺菌属、淋病奈瑟菌、脑膜炎奈瑟菌、莫根杆菌属、嗜血杆菌属、多杀性巴氏杆菌、耶尔森菌属、弯曲菌属、阴道加特纳菌。染色体介导的产和不产β-内酰胺酶的下列细菌：弗劳地枸橼酸菌、产异枸橼酸菌、普鲁威登斯菌属、莫根杆菌、沙雷菌属、铜绿假单胞菌和其他假单胞菌属（洋葱假单胞菌、荧光假单胞菌、嗜麦芽假单胞菌）、不动杆菌属。②革兰阳性菌。产和不产β-内酰胺酶的下列细菌：链球菌属、肠球菌属、金黄色葡萄球菌（不包括MRSA）、腐生葡萄球菌、表皮葡萄球菌、棒状杆菌属、单核细胞增多性李斯德杆菌、奴卡菌属。③厌氧菌。产和不产β-内酰胺酶的下列细菌：拟杆菌属、脆弱拟杆菌属、消化链球菌属、梭状芽孢杆菌属、韦荣球菌属、放线菌属。

【体内过程】哌拉西林和他唑巴坦的血浆清除率半衰期范围为0.7～1.2小时，不受剂量和给药时间的影响。二者主要以原型经肾脏排泄。其血浆蛋白结合率约为30%。肾功能损害时清除下降。

【适应证】①大肠埃希菌和拟杆菌属所致的阑尾炎（伴发穿孔或脓肿）和腹膜炎。②金黄色葡萄球菌所致的非复杂性和复杂性皮肤及软组织感染，包括蜂窝组织炎、皮肤脓肿、缺血性或糖尿病性足部感染。③由大肠埃希菌所致的产后子宫内膜炎或盆腔炎性疾病。④由流感嗜血杆菌所致的社区获得性肺炎（仅限中度）。⑤由金黄色葡萄球菌所致的中、重度医院获得性肺炎。

【用法用量】将本药加入250ml液体中，静脉滴注，每次至少30分钟，疗程为7～10日。医院获得性肺炎疗程为7～14日，起始量3.375g，每4小时1次，并可根据病情及细菌学检查结果进行调整。成人和12岁以上儿童的常用量为每次4.5g，每日3次静脉滴注，也可静脉注射。对于血液透析患者，一次最大剂量为2.25g，每8小时1次，并在每次血液透析后可追加0.75g。

【不良反应】常见不良反应：①皮肤反应：皮疹、瘙痒等。②消化道反应：如腹泻、恶心、呕吐等。③过敏反应。④局部反应：如注射局部刺激反应、疼痛、静脉炎、血栓性静脉炎和水肿等。⑤神经精神反应、高血压。⑥与氨基糖苷类药物合用时出现血小板减少、胰腺炎、发热、发热伴嗜酸粒细胞增多、血清转氨酶升高等反应。少见不良反应：①腹泻、便秘、恶心、呕吐、腹痛、消化不良等。②斑丘疹、疱疹、荨麻疹、湿疹等。③烦躁、头晕、焦虑等。④其他反应：如鼻炎、呼吸困难等。

【禁忌证】对青霉素类、头孢菌素类抗生素或β-内酰胺酶抑制药过敏者。

【药物相互作用】①在体外本药与氨基糖苷类药物合用对铜绿假单胞菌、部分肠杆菌科细菌有协同抗菌作用。②与头孢西丁合用，因后者可诱导细菌产生β-内酰胺酶而对铜绿假单胞菌、沙雷菌属、变形杆菌属和肠杆菌属出现拮抗作用。③与肝素、香豆素等抗凝药及阿司匹林等非甾体抗炎药合用时可增加出血危险，与溶栓药合用可发生严重出血。④与氨基糖苷类抗生素不能同瓶滴注，否则两者的抗菌活性均减弱。⑤不可加入碳酸氢钠溶液中静脉滴注。

【注意事项】①有过敏史、出血史、溃疡性结肠炎、局限性肠炎或抗生素相关肠炎者皆应慎用；肾功能减退者应适当减量。②妊娠期、哺乳期妇女及儿童慎用。③长期应用应检查肝、肾功能和造血功能。④其他参阅“哌拉西林”。

【制剂与规格】注射用哌拉西林-他唑巴坦钠：（8：1）1g ：0.125g；4g：0.5g；（4：1）2g：0.5g；1g：0.25g；（2：1）2g ：1g。

亚胺培南-西司他丁
Imipenem and Cilastatin

【其他名称】亚胺硫霉素-西拉司丁钠。

【药理作用】①具有第一代头孢菌素强大的抗革兰阳性菌的作用特点，又具有第三代头孢菌素对阴性杆菌产生的广谱β-内酰胺酶的高度稳定性，对阴性杆菌，包括耐药阴性杆菌有极强的抗菌活性，极易对β-内酰胺类抗生素产生耐药性的铜绿假单胞菌、金黄色葡萄球菌、粪链球菌、脆弱拟杆菌等，对本药也高度敏感。②抗菌谱几乎包括了临床上所有常见的致病菌，部分耐甲氧西林金葡菌，D族链球菌对亚胺培南均敏感。③西司他丁无抗菌作用，但在体内可抑制肾细胞分泌的脱氢肽酶，使亚胺培南免受水解破坏。用于各类敏感菌所致的感染。

【体内过程】口服不吸收，血浆蛋白结合率约为20%。体内分布以细胞间液、肾脏、上颌窦、子宫颈、卵巢、盆腔、肺等部位最高，在胆汁、前列腺、扁桃体中也较多，并有一定量进入脑脊液，$t_{1/2}$约为1小时。

【适应证】①多种病原体所致的需氧或厌氧菌引起的混合感染，以及在病原菌未确定前的早期治疗。②腹腔内感染、下呼吸道感染、妇科感染、败血症、泌尿生殖道感染、骨关节感染、皮肤软组织感染等。

【用法用量】①静脉滴注。轻度感染：一次250mg，每日2次。中度感染：一次500～1000mg，每日1次。严重感染：一次1000mg，每日3～4次。②肌内注射：用1%利多卡因注射液为溶剂，以减轻疼痛。

【不良反应】①胃肠道反应：恶心、呕吐、伪膜性肠炎。②皮肤过敏反应：皮疹、皮痒。③偶见白细胞减少、中性粒细胞减少、血小板减少或增多，可出现嗜酸性粒细胞升高，血红蛋白下降及Coombs试验阳性。④肾及肝功能损害。

【禁忌证】对本药中的任何成分过敏者。

【药物相互作用】①不可与含乳酸钠的溶液或其他碱性药液相配。②与氨基糖苷类合用，对铜绿假单胞菌有协同抗菌作用。③与丙磺舒合用，可使亚胺培南血药浓度升高，半衰期延长。④与环孢素同用可增加神经毒性作用。

【注意事项】①严重肾功能不全者、中枢神经系统疾病患者、过敏体质者、β-内酰胺类抗生素过敏者慎用。②婴儿、妊娠期及哺乳期妇女慎用。③注射时应注意改换注射部位以防止发生血栓性静脉炎。④应在使用前溶解，用盐水溶解的药液只能在室温存放10小时，含葡萄糖的药液只能存放4小时。

【制剂与规格】注射用亚胺培南-西司他丁钠：每瓶含亚胺培南500mg，西司他丁500mg；或每瓶含亚胺培南250mg，西司他丁250mg。

美罗培南
Meropenem

【其他名称】麦罗派南、美罗配能。

【药理作用】是一种注射用碳青霉烯类抗生素药。①通过其共价键与PBPs结合，从而抑制细菌细胞壁的合成，起抗菌作用。对革兰阳性菌、革兰阴性菌均敏感，尤其对革兰阴性菌有很强的抗菌活性。②全部嗜血菌（包括耐氨苄西林菌株）、90%以上的铜绿假单胞菌菌株以及淋球菌对本药高度敏感；表皮葡萄球菌、腐生葡萄球菌、其他凝固酶阴性葡萄球菌和粪肠球菌的大多数菌株对美罗培南敏感。③可抑制几乎全部的脆弱拟杆菌；厌氧菌如消化链球菌属、丙酸杆菌属、放线菌属等也对美罗培南敏感。

【体内过程】静脉给药500mg后，6小时血药浓度降为约1μg/ml。消除半衰期约为1小时，在12小时内约65%药物以原型自尿排泄，在用药后5小时内尿药浓度>10μg/ml。血浆蛋白结合率约2%，药物易渗入各种组织及体液达到有效浓度，肾功能不全者药物的尿排泄减少。

【适应证】①呼吸系统感染：如慢性支气管炎、肺炎、肺脓疡、脓胸等。②腹内感染：如胆囊炎、胆管炎、腹膜炎等。③泌尿、生殖系统感染：如肾盂肾炎、复杂性膀胱炎、子宫附件炎、子宫内感染、盆腔炎、子宫结缔组织炎等。④骨关节及皮肤软组织感染：如蜂窝组织炎、肛门周围脓肿、骨髓炎、关节炎、外伤创口感染、烧伤创面感染、手术切口感染、颌骨及颌骨周围蜂窝组织炎等。⑤眼及耳鼻喉感染。⑥其他严重感染：如脑膜炎、败血症等。

【用法用量】①成人常规剂量：每8小时给药0.5～1g；脑膜炎：每8小时给药2g。有发热特征的中性粒细胞减少症的癌症患者：每8小时给药1g。合并腹内感染和敏感菌引起的腹膜炎：每8小时给药1g，静脉滴注。皮肤和软组织感染：每8小时给药0.5g。尿路感染：一次0.5g，每日3次。②肾功能不全时剂量：肌酐清除率为26～50ml/min者，每12小时给药1g；肌酐清除率为10～25ml/min者，每12小时给药0.5g；肌酐清除率小于10ml/min者，每24小时给药0.5g。③肝功能不全时剂量：轻度肝功能不全患者不需调整剂量。④小儿剂量：按体重一次10～20mg/kg，每8小时一次。脑膜炎40mg/kg，每8小时一次。

【不良反应】①过敏反应：主要有皮疹、瘙痒、药物热等过敏反应，偶见过敏性休克。②消化系统：主要有腹泻、恶心、呕吐、便秘等胃肠道症状。③肝脏：偶见胃肠道出血、胆汁淤积性黄疸等。④肾脏：排尿困难和急性肾衰。⑤中枢神经系统：偶见失眠、焦虑、意识模糊、眩晕、神经过敏、感觉异常、幻觉、抑郁、痉挛、意识障碍等中枢神经系统症状。偶可诱发疼痛发作。⑥血液系统：偶见胃肠道出血、鼻出血和腹腔积血等出血症状。⑦注射给药时可致局部疼痛、红肿、硬结，严重者可致血栓性静脉炎。

【禁忌证】对本药过敏者。

【药物相互作用】①与丙磺舒联合用药可降低本药的血浆清除率，延长本药的半衰期。②与伤寒活疫苗同用，可能会干扰伤寒活疫苗的免疫反应。③抗癫痫药与本药合用可使抗癫痫药的血浆浓度降低。④与氨基糖苷类合用，对某些铜绿假单胞菌有协同抗菌作用。⑤与丙戊酸合用，可致后者血药浓度降低而导致癫痫复发。

【注意事项】①对β-内酰胺抗生素过敏者、严重肝、肾功能障碍者、支气管哮喘、皮疹、荨麻疹等过敏体质患者、癫痫、潜在神经疾患患者等慎用。②药物对检验值或诊断的影响：少数患者用药后可出现转氨酶升高。③长期用药时应注意监视肝、肾功能和血常规。④由于本药有广谱抗菌活性，因此在尚未确定致病菌前，本药可单独使用。⑤与齐多夫定、昂丹司琼、多种维生素、多西环素、地西泮、葡萄糖酸钙和阿昔洛韦等药有配伍禁忌。⑥本药用0.9%氯化钠注射液或5%葡萄糖注射液溶解，不可用灭菌注射用水。

【制剂与规格】注射用美罗培南：0.5g；0.25g。

氨曲南
Aztreonam

【其他名称】噻肟单酰胺菌素。

【药理作用】通过与敏感需氧革兰阴性菌细胞膜上青霉素结合蛋白3（PBP3）高度亲和而抑制细胞壁的合成。与大多数β-内酰胺类抗生素不同的是它不诱导细菌产生β-内酰胺酶，同时对细菌产生的大多数β-内酰胺酶高度稳定。敏感菌包括大肠埃希菌、克雷伯菌属的肺炎杆菌和奥克西托菌、产气杆菌、阴沟杆菌、变形杆菌属、沙雷菌属、枸橼酸菌属、志贺菌属等肠杆菌科细菌，以及流感嗜血杆菌、淋球菌、脑膜炎双球菌等。其对铜绿假单胞菌也具有良好的抗菌作用，对某些除铜绿假单胞菌以外的假单胞菌属和不动杆菌属的抗菌作用较差。对葡萄球菌属、链球菌属等需氧革兰阳性菌以及厌氧菌无抗菌活性。

【体内过程】口服不吸收，肌内注射1g，1小时血药浓度达峰值，约为46μg/ml，$t_{1/2}$约1.8小时；静脉注射1g，5分钟血药浓度约为125μg/ml，1小时约为49μg/ml，$t_{1/2}$约1.6小时。体内分布较广，在脓疱液、心包液、胸水、滑膜液、胆汁、骨组织、肾、肺、皮肤等部位有较高浓度；在前列腺、子宫肌肉、支气管分泌物中也有一定浓度，在脑脊液中浓度低。主要由尿排泄，在尿中原型药物的浓度甚高。在乳汁中的浓度甚低。

【适应证】敏感需氧革兰阴性菌所致的各种感染，如尿路感染、下呼吸道感染、败血症、腹腔内感染、妇科感染、术后伤口及烧伤、溃疡等皮肤软组织感染等。

【用法用量】肌内注射、静脉注射或静脉滴注。①一般感染：每天3～4g，分2～3次给予。严重感染：一次2g，每天3～4次。无其他合并症的尿路感染：只需用1g，分1～2次给予。患败血症、其他全身严重感染或危及生命的感染应静脉给药，最大剂量每日8g。②肾功能减退时，宜根据肾功能情况酌情减量。血液透析患者，每次血液透析后，在原有的维持量上增加首次用量的1/8。

【不良反应】不良反应较少见，全身性不良反应发生率1%～1.3%，包括：①消化道反应：常见为恶心、呕吐、腹泻。②皮肤症状：皮疹、紫癜、瘙痒。③局部刺激症状：血栓性静脉炎、注射部位肿胀。④其他表现：神经系统症状、阴道炎、口腔损害、乏力、眩晕、出血。

【禁忌证】对氨曲南有过敏史者。

【药物相互作用】①与氨基糖苷类联用，对铜绿假单胞菌、不动杆菌、大肠埃希菌、沙雷杆菌等起协同抗菌作用。②可与氯霉素磷酸酯、硫酸庆大霉素、硫酸妥布霉素、头孢唑林钠、氨苄西啉钠联合使用，但和萘呋西林、头孢拉定、甲硝唑有配伍禁忌。

【注意事项】①过敏体质及对其他类β-内酰胺类抗生素（如青霉素、头孢菌素）有过敏反应者慎用。

【制剂与规格】注射用氨曲南：0.5g；1.0g。②对肾功能损害的病人，应酌情调整剂量。

二、氨基糖苷类

卡那霉素
Kanamycin

【药理作用】主要与细菌核糖体30S亚单位结合，抑制细菌蛋白质合成。对多数肠杆菌科细菌如大肠埃希菌、克雷伯菌属、肠杆菌属、变形杆菌属、志贺菌属、沙门菌属、枸橼酸杆菌属、普罗菲登菌属、耶尔森菌属等均有良好抗菌作用；流感嗜血杆菌、布鲁菌属、脑膜炎球菌、淋球菌等对本药也大多敏感。卡那霉素对葡萄球菌属（甲氧西林敏感株）和结核分枝杆菌亦有一定作用，对铜绿假单胞菌无效。其他革兰阳性细菌如溶血性链球菌、肺炎链球菌、肠球菌属和厌氧菌等对本药多数耐药。近年来由于某些细菌产生氨基糖苷类钝化酶，耐药菌株显著增多。

【体内过程】肌内注射后迅速被吸收。主要分布于细胞外液，正常婴儿脑脊液中浓度可达同时期血药浓度的10%~20%，当脑膜有炎症时，可达同期血药浓度的50%。5%~15%的药量经过重新分布到各种组织，可在肾脏皮质细胞中积蓄，穿过胎盘。在体内不代谢，主要经肾小球滤过，给药后4小时内排出约50%，尿中浓度可高达800μg/ml，24小时内排出约80%~90%；胆汁中排出量约1%；乳汁中亦可排出少量，血液和腹膜透析可从血中除去相当药量，从而使药物半衰期大大缩短。

【适应证】敏感肠杆菌科细菌等引起的严重感染，如肺炎、败血症、腹腔感染等，后两者常需与其他抗菌药物联合应用。对肝硬化消化道出血的肝性脑病有一定预防作用。

【用法用量】①成人常用量：肌内注射或静脉滴注，一次0.5g，每12小时1次；或按体重一次7.5mg/kg，每12小时1次。每日用量不超过1.5g，疗程7~10天。50岁以上患者剂量应适当减少。②小儿常用量：肌内注射或静脉滴注，按体重每日15~25mg/kg，分2次给药。③肾功能减退时需要减量：肌酐清除率50~90ml/min时，用正常剂量的60%~90%，每12小时1次；肌酐清除率10~50ml/min时，用正常剂量的30%~70%，每12~18小时1次：肌酐清除率小于10ml/min时，用正常剂量的20%~30%，每24~48小时1次。④口服：用于防止肝性脑病，一日4g，分次给予。

【不良反应】①在疗程中可能发生听力减退、耳鸣或耳部饱满感。少数患者，尤其原来有肾功能减退者可在停药后发生，须引起注意。影响前庭神经功能时可出现眩晕、步履不稳，但并不多见。②可出现血尿、排尿次数减少或尿量减少、食欲减退、恶心、呕吐、极度口渴等肾毒性反应。③偶可出现呼吸困难、嗜睡或软弱等神经肌肉阻滞现象。④其他不良反应有头痛、皮疹、药物热、口周麻木、白细胞减低、嗜酸性粒细胞增多、肌内注射局部疼痛等。

【禁忌证】对本药或其他氨基糖苷类药物有过敏史者。

【药物相互作用】①与其他氨基糖苷类合用或先后局部或全身应用，可增加耳毒性、肾毒性以及神经肌肉阻滞作用。②与神经、肌肉阻滞剂合用，可加重神经肌肉阻滞作用，导致肌肉软弱、呼吸抑制等。③与卷曲霉素、顺铂、依他尼酸、呋塞米或万古霉素等合用，或先后连续局部或全身应用，可能增加耳毒性与肾毒性。④与头孢噻吩或头孢唑啉局部或全身合用可能增加肾毒性。⑤与多黏菌素类注射剂合用，或先后连续局部或全身应用，可增加肾毒性和神经肌肉阻滞作用。⑥其他肾毒性及耳毒性药物均不宜与本药合用或先后应用，以免加重肾毒性或耳毒性。⑦氨基糖苷类与β-内酰胺类混合时可导致相互失活，联合应用时必须分瓶滴注。亦不宜与其他药物同瓶滴注。⑧卡那霉素与链毒素、新霉素有完全交叉耐药，与其他氨基糖苷类可有部分交叉耐药。

【注意事项】①肾功能不全者、儿童、妊娠期妇女及哺乳期妇女均慎用。②有呼吸抑制作用，不可静脉注射，以防意外。

【制剂与规格】①注射用硫酸卡那霉素（按$C_{18}H_{36}N_4O_{11}$

计）：0.5g（50万U）；1g（100万U）。②滴眼液（按$C_{18}H_{36}N_4O_{11}$计）：8ml（40mg）。

阿米卡星
Amikacin

【其他名称】丁胺卡那霉素、阿米卡霉素。

【药理作用】是一种氨基糖苷类抗生素。最突出的优点是对许多肠道革兰阴性杆菌所产生的氨基糖苷类钝化酶稳定，不会为此类酶钝化而失去抗菌活性。其抗菌活性较庆大霉素略低。对多数肠杆菌科细菌，如大肠埃希菌、克雷伯菌属、肠杆菌属、变形杆菌属、志贺菌属、沙门菌属、枸橼酸杆菌属、沙雷菌属等均有良好作用，对铜绿假单胞菌及其他假单胞菌、不动杆菌属、产碱杆菌属等亦有良好作用；对脑膜炎奈瑟菌、淋病奈瑟菌、流感嗜血杆菌、耶尔森菌属、胎儿弯曲菌、结核杆菌及某些非结核分枝杆菌属亦具较好抗菌作用。革兰阳性球菌中本药除对葡萄球菌属中甲氧西林敏感株有良好抗菌作用外，肺炎链球菌、各组链球菌及肠球菌属对之大多耐药。本药对厌氧菌、革兰阳性球菌、立克次体、真菌和病毒无效。

【体内过程】肌内注射后迅速被吸收。主要分布于细胞外液，可在肾脏皮质细胞和内耳液中积蓄。穿过胎盘，尿中浓度高，滑膜液中可达治疗浓度。支气管分泌物、胆汁及房水中浓度低，腹水中浓度很难预测。血浆蛋白结合率低，在肾脏皮质中可与组织结合。肌内注射后血药浓度于0.75～1.5小时达峰值。静脉滴注后15～30分钟达峰值。$t_{1/2}$成人为2～2.5小时，胎儿为3.7小时，新生儿为4～8小时。本药在体内不代谢。主要经肾小球滤过排出，一次肌内注射0.5g，尿药浓度可高达800μg/ml以上，24小时内排出94%～98%，10～20天内完全排泄。血液透析与腹膜透析可清除。

【适应证】用于对庆大霉素、卡那霉素耐药的革兰阴性杆菌如大肠埃希菌、变形杆菌和铜绿假单胞菌引起的尿路、下呼吸道、腹腔、软组织、骨和关节、生殖系统等部位感染。阿米卡星不宜用于单纯性尿路感染初治病例，除非致病菌对其他毒性较低的抗菌药均不敏感。

【用法用量】肌内注射或静脉滴注。成人无并发症的尿路感染，每12小时0.25g；用于其他全身感染，每8小时5mg/kg，或每12小时7.5mg/kg。成人每天不超过1.5g，疗程不超过10天。新生儿首剂10mg/kg，继以每12小时7.5mg/kg。较大儿童用量与成人同。

【不良反应】本药的耳毒性和肾毒性与卡那霉素相近，故肾功能减退者、脱水者、老年患者及使用强效利尿药的患者应慎用或减量。其他副作用尚有恶心、呕吐、头痛、药物热、关节痛、贫血及肝功能异常等。个别患者可出现过敏性休克。

【禁忌证】对氨基糖苷类过敏者。

【药物相互作用】①与强利尿药（如呋塞米、依他尼酸等）联用可加强耳毒性。②与其他有耳毒性的药物（如红霉素等）联合应用，耳毒性可能加强。③与头孢菌素类联合应用，可致肾毒性加强。右旋糖苷可加强本类药物的肾毒性。④与肌肉松弛药或具有此种作用的药物（如地西泮等）联合应用可致神经肌肉阻滞作用的加强。新斯的明或其他抗胆碱酯酶药均可拮抗神经肌肉阻滞作用。⑤本类药物与碱性药（如碳酸氢钠、氨茶碱等）联合应用，抗菌效能可增强，但同时毒性也相应增强，必须慎重。⑥对于铜绿假单胞菌感染常与抗假单胞菌青霉素类（如哌拉西林等）联合应用。但不可同瓶滴注，以免活性下降。

【注意事项】①下列情况慎用。失水：可使血药浓度增高，易产生毒性反应。第Ⅷ对脑神经损害：因本药可导致前庭神经和听神经损害。重症肌无力或帕金森病患者：因本药可引起神经肌肉阻滞作用，导致骨骼肌无力。肾功能损害者：因本药具有肾毒性。②对诊断的干扰：本药可使血清转氨酶、血清胆红素浓度及乳酸脱氢酶浓度的测定值增高；血钙、镁、钾、钠浓度的测定值可能降低。③氨基糖苷类与β-内酰胺类（头孢菌素类与青霉素类）混合时可导致相互失活。本药与上述抗生素联合应用时必须分瓶滴注。阿米卡星亦不宜与其他药物同瓶滴注。④应给予患者足够的水分，以减少肾小管损害。

【制剂与规格】注射用硫酸阿米卡星：0.1g（10万U）；0.2g（20万U）。

妥布霉素
Tobramycin

【其他名称】硫酸妥布拉霉素。

【药理作用】本药对革兰阴性杆菌及一些阳性菌具良好的抗菌作用，大肠埃希菌、铜绿假单胞菌及金黄色葡萄球菌对本药的敏感率达80%～90%；本药对流感杆菌、肺炎杆菌、产气杆菌、奇异变形杆菌、吲哚阳性变形杆菌、沙雷杆菌、痢疾杆菌、产碱杆菌等，也均具良好的抗菌作用。与庆大霉素有交叉耐药。

【体内过程】肌内注射后吸收迅速而完全。局部冲洗或局部应用后亦可经身体表面吸收一定量。吸收后主要分布于细胞外液；其中5%～15%再分布到组织中，在肾皮质细胞中积蓄，本药可穿过胎盘。尿液中药物浓度高，肌内注射1mg/kg后尿中浓度可达75～100μg/ml。滑膜液内可达有效浓度，在支气管分泌液、脑脊液、胆汁、粪便、乳汁、房水中浓度低。肌内注射1mg/kg后血药浓度可达4μg/ml；静脉滴注上述剂量1小时，其血药浓度与肌内注射相似。半衰期2～3小时，蛋白结合率很低。本药在体内不代谢，经肾小球滤过排出。24小时内排出给药量的85%～93%。本药可经血液透析或腹膜透析清除。

【适应证】葡萄球菌和革兰阴性杆菌所致的泌尿系统感染，如肾盂肾炎、膀胱炎、附睾炎、盆腔炎、前列腺炎等；呼吸道感染，如肺炎、急慢性支气管炎等；皮肤软组织及骨、关节感染；腹腔感染；革兰阴性杆菌尤其是铜绿假单胞菌所致的败血症；以及革兰阴性杆菌所致脑膜炎、亚急性细菌性心内膜炎。本药可与青霉素类或头孢菌素类抗生素合用治疗混合性感染、免疫功能低下患者的感染及各种难治性感染。

【用法用量】静脉滴注：1～1.7mg/kg，分2～4次给药；严重感染患者为按体重每日8mg/kg分次静脉滴注，临床症状改善后应降至按体重每日3mg/kg。婴儿和儿童用药量为按体重每日2mg/kg，每8小时一次。肾功能障碍或老年患者，需减少首剂用药量或延长给药间隔。

【不良反应】不良反应主要是对第Ⅷ对脑神经及肾脏有毒性，可有听力减退、头昏、眩晕、耳鸣等，以及蛋白尿、管型尿、血尿素氮和血肌酐升高等肾损伤症状。

【禁忌证】对本药或其他氨基糖苷类过敏者。

【药物相互作用】本药不宜与β-内酰胺类药物同瓶静脉滴注，以免影响本药的抗菌活性。

【注意事项】①使用本药时，应避免同时使用有神经毒性和肾毒性的其他抗生素，如氨基糖苷类和多肽类抗生素，同时亦不宜与利尿药、神经肌肉阻滞药同时使用。与第一代头孢菌素合用时要严密观察肾功能，特别要注意血钾的变化。②用药期间应注意检查第Ⅷ对脑神经及肾功能有无损害。③在超剂量或出现毒性反应时，采用腹膜透析或血液透析，有助于药物排除。④一个疗程不超过10日。

【制剂与规格】①注射剂：2ml：80mg。②滴眼液：5ml：15mg。

庆大霉素
Gentamicin

【药理作用】本药的作用机制是与细菌核糖体30S亚单位结合抑制细菌蛋白质的合成。对各种革兰阴性细菌及革兰阳性细菌都有良好抗菌作用，对各种肠杆菌科细菌如大肠埃希菌、克雷伯菌属、变形杆菌属、沙门菌属、志贺菌属、肠杆菌属、沙雷菌属及铜绿假单胞菌等有良好抗菌作用。奈瑟菌属和流感嗜血杆菌对本药中度敏感。对布鲁菌属、鼠疫杆菌、不动杆菌属、胎儿弯曲菌也有一定作用。对葡萄球菌属（包括金黄色葡萄球菌和凝固酶阴性葡萄球菌）中甲氧西林敏感菌株的80%有良好抗菌作用，但甲氧西林耐药株则对本药多数耐药。链球菌属均对本药耐药。近年来革兰阴性杆菌对庆大霉素耐药株显著增多。

【体内过程】肌内注射后吸收迅速而完全。局部冲洗或局部应用后亦可经身体表面吸收一定量。吸收后主要分布于细胞外液，其中5%～15%再分布到组织中，在肾皮质细胞中积蓄，本药可穿过胎盘屏障，尿液中药物浓度高。支气管分泌物、脑脊液、蛛网膜下腔、眼组织以及房水中含药量少。蛋白结合率低。静脉滴注后30分钟血药浓度达峰值。$t_{1/2}$成人为2～3小时，肾功能衰退者40～50小时。血液透析与腹膜透析可部分清除。本药注射后24小时内有50%～93%药物以原型自尿排泄。

【适应证】革兰阴性杆菌引起的感染，如败血症、下呼吸道感染、肠道感染、盆腔感染、腹腔感染、皮肤软组织感染、复杂性尿路感染。治疗腹腔感染及盆腔感染时应与抗厌氧菌药物合用。对中枢感染无效。

【用法用量】①肠道感染或术前准备。成人：一次80～160mg，每日3～4次口服。儿童：一次10～15mg/kg，每8小时1次。②全身感染。成人：一次80mg，每日2～3次。肌内注射或静脉滴注。③革兰阴性杆菌所致的重症感染或铜绿假单胞菌所致的全身感染：可用至5mg/(kg·d)。儿童：3～5mg/(kg·d)，分2～3次肌内注射或静脉滴注。

【不良反应】①耳毒性、肾毒性、神经肌肉阻滞，肝酶升高、周围神经炎。②视物模糊。③长期用药可致菌群失调和二重感染。④过敏反应。

【禁忌证】对氨基糖苷类过敏者。

【药物相互作用】参阅“卡那霉素”。本药与β-内酰胺类合用时，多数可获得协同抗菌作用。

【注意事项】①本药有抑制呼吸作用，不得静脉注射。②对链球菌感染无效。由链球菌引起的上呼吸道感染不应使用。③与双磷酸盐合用可引起严重的低钙血症。

【制剂与规格】①注射液：1ml：20mg（2万U）；1ml：40mg（4万U）；2ml：80mg（8万U）。②片剂：40mg（4万U）。③颗粒剂：10mg（1万U）；40mg（4万U）。

奈替米星
Netilmicin

【其他名称】乙基西梭霉素、奈替霉素。

【药理作用】抗菌作用与庆大霉素基本相似，特点是对氨基苷乙酰转移酶AAC稳定。对肠杆菌科细菌如大肠埃希菌、克雷伯菌属、肠杆菌属、变形杆菌属、志贺菌属、沙门菌属、枸橼酸杆菌属、沙雷菌属、铜绿假单胞菌、硝酸盐阴性杆菌等具良好抗菌作用。

【体内过程】肌内注射后吸收迅速而完全，血药峰浓度在30～60分钟内出现。本药主要经肾小球滤过排出，24小时尿中排出率约为60%～90%；血清半衰期为2～2.5小时。本药广泛分布于各主要脏器和体液中，在肾皮质、肾髓质及乳头有积聚，但在脑脊液和胆汁中浓度低。

【适应证】呼吸道、消化道、泌尿生殖系、皮肤和软组织、骨和关节、腹腔、创伤等部位感染，也适用败血症。

【用法用量】肌内注射或静脉滴注：成人每日3～4mg/kg，分2次给药；重症每日4～6.5mg/kg，分2～3次给药。新生儿每日4～6.5mg/kg，婴儿和儿童每日5～8mg/kg，分2～3次给药，也可每日4.5～6mg/kg，一次肌内注射。

【不良反应】①耳毒性、肾毒性、神经肌肉阻滞，血常规变化、肝酶升高、面部及四肢麻木、周围神经炎。②视物模糊。③长期用药可致菌群失调和二重感染。④过敏反应可见。

【禁忌证】对本药或其他氨基糖苷类抗生素过敏或有严重反应者。

【药物相互作用】避免与其他氨基糖苷类抗生素、万古霉素、多黏菌素、高效能利尿药、神经肌肉接头阻滞药等肾毒性和神经毒性药物同用。与头孢类抗菌药合用，肾毒性增加。

【注意事项】①为避免或减少耳毒性、肾毒性反应的发生，治疗期间应定期检查尿常规、血尿素氮、血肌酐等，并应密切观察前庭功能及听力改变。②疗程一般不宜超过14日，以减少耳毒性、肾毒性的发生。③注射给药时不宜与其他药物混合静脉滴注或肌内注射。④单纯性尿路感染、上呼吸道感染治疗中本药非首选药；败血症治疗中需联合具协同作用的药物；腹腔感染治疗时，宜加用甲硝唑等抗厌氧菌药物。

【制剂与规格】注射液：50mg；100mg；150mg。

依替米星
Etimicin

【药理作用】是半合成水溶性抗生素。具有广谱抗菌性质，抗菌谱类似奈替米星，对于一些常见的革兰阴性和阳性病原菌，本药的抗菌作用与奈替米星相当或略有差别。对一些耐庆大霉素的病原菌仍有较强作用。

【体内过程】本药肌内注射后迅速吸收，约0.6小时血药浓度达到峰值。本药能分布于周围各主要组织，以肾脏中浓度最高。半衰期约为1.5小时，24小时内原型药在尿中的排泄量约为80%。

【适应证】①呼吸道感染：急性支气管炎、慢性支气管炎急性发作、社区肺部感染等。②肾脏和泌尿生殖系统感染：急性肾盂肾炎、膀胱炎、慢性肾盂肾炎或慢性膀胱炎急性发作等。③皮肤软组织和其他感染：皮肤及软组织感染，外伤、创伤、手术、产后的感染。

【用法用量】成人用量每日200mg，静脉滴注1小时以上，每日只用1次，连用5～10日。

【不良反应】①本药不良反应为耳毒性、肾毒性、神经肌肉阻滞，发生率和严重程度与奈替米星相似。尤见于肾功能不全的患者、剂量过大或过量的患者。②个别病例可见尿素氮、肌酐、转氨酶、碱性磷酸酶等肝肾功能指标轻度升高。但停药后即恢复正常。③其他罕见的反应有恶心、皮疹、静脉炎、心悸、胸闷及皮肤瘙痒等。

【禁忌证】对本药及其他氨基糖苷抗生素过敏者。

【药物相互作用】①应避免与其他具有潜在耳毒性、肾毒性药物，如多黏菌素、其他氨基糖苷类等抗生素、高效能利尿药，如呋塞米等联合使用，以免增加肾毒性和耳毒性。②与碱性药物合用，抗菌效能增强，但毒性也相应增加。

【注意事项】①肾功能受损的患者不宜使用本药。必要时应调整剂量，并应监测血药浓度。②使用本药过程中应密切观察肾功能和第Ⅷ对颅神经功能的变化，并尽可能进行血药浓度检测。③对接受麻醉剂、琥珀胆碱、筒箭毒碱或大量输入含枸橼酸抗凝剂的患者应特别注意，一旦出现神经肌肉阻滞现象应停用本药，静脉给予钙盐进行治疗。

【制剂与规格】注射用硫酸依替米星：50mg（5万U）；100mg（10万U）。

三、大环内酯类

红霉素
Erythromycin

【其他名称】新红康。

【药理作用】①大环内酯类抗生素，属抑菌剂，但在高浓度时对某些细菌也具杀菌作用。本药可透过细菌细胞膜，与细菌核糖体的50S亚基可逆性结合，阻断了转移核糖核酸（tRNA）结合至供位（P位）上，同时也阻断了多肽链自受位（A位）至P位的位移，因而细菌蛋白质合成受抑制。但仅对分裂活跃的细菌有效。②抗菌谱广，对葡萄球菌属、链球菌属和革兰阳性杆菌、除脆弱拟杆菌和梭杆菌属以外的各种厌氧菌亦具抗菌活性；对军团菌属、胎儿弯曲菌、某些螺旋体、肺炎支原体、立克次体属和衣原体属也有抑制作用。

【体内过程】口服吸收率为18%～45%，口服250mg后2～3小时，血药峰浓度为0.3～0.7μg/ml。血浆蛋白结合率为73%。体内分布较广，胆汁中浓度可为血清浓度的30倍，但难以通过血脑屏障。大部分在体内代谢，有10%～15%呈原型药由尿排泄，正常人$t_{1/2}$为1.5小时，无尿者为6小时。

【适应证】①链球菌所致的扁桃体炎、猩红热、白喉及白喉带菌者；淋病，李斯特菌病等。②肺炎链球菌引起的下呼吸道感染、军团菌肺炎、支原体肺炎。③眼和皮肤感染。

【用法用量】口服，成人每日1～2g，分3～4次；儿童每日30～50mg/kg，分3～4次。治疗军团菌病，成人一次2～4g，每日4次。用作风湿热复发的预防用药时，一次0.25g，每日2次。用作感染性心内膜炎的预防用药时，术前1小时口服1g，术后6小时再服0.5g。

【不良反应】①胃肠道反应多见，有腹泻、恶心、呕吐、中上腹痛、口舌疼痛、胃纳减退等，其发生率与剂量大小有关。②肝毒性少见，患者可有乏力、恶心、呕吐、腹痛、发热及肝功能异常，偶见黄疸等。③大剂量（≥4g/d）应用时，尤其肝、肾疾病患者或老年患者，可能引起听力减退，主要与血药浓度过高（>12mg/L）有关，停药后大多可恢复。④过敏反应表现为药物热、皮疹、嗜酸性粒细胞增多等，发生率0.5%～1%。⑤其他：偶有心律失常、口腔或阴道念珠菌感染。

【禁忌证】对本药或其他大环内酯类药物过敏者。

【药物相互作用】①与阿司咪唑或特非那定等抗组胺药合用可增加心脏毒性，诱发尖端扭转性室性心律失常。②与氯霉素和林可酰胺类有拮抗作用，不推荐同用。③与环孢素合用可使后者血药浓度增加而产生肾毒性。④可阻止激素的肝肠循环。⑤可干扰茶碱代谢，导致血清茶碱浓度升高和（或）毒性反应增加。⑥与其他肝毒性药物合用可能增强肝毒性。⑦与洛伐他汀合用时可抑制其代谢而使血药浓度上升，可能引起横纹肌溶解，与咪达唑仑或三唑仑合用时可减少二者的清除而增强其作用。

【注意事项】①治疗溶血性链球菌感染时，至少需持续10日，以防止急性风湿热的发生。②红霉素需空腹与水同服。③用药期间定期检查肝功能。④患者对一种红毒素制剂过敏或不能耐受时，对其他红毒素制剂也可能过敏或不能耐受。⑤对诊断的干扰：本药可干扰Higerty法的荧光测定，使尿儿茶酚胺的测定值出现假性增高。血清碱性磷酸酶、胆红素、转氨酶的测定值均可能升高。⑥因不同细菌对红霉素的敏感性存在一定差异，故应做药敏测定。

【制剂与规格】①肠溶片剂：0.125g（12.5万U），0.25g（25万U）。②软膏剂：1%；0.5%。

琥乙红霉素

Erythromycin Ethylsuccinate

【其他名称】琥珀酸红霉素。

【药理作用】本药属大环内酯类抗生素，为红霉素的琥珀酸乙酯，在胃酸中较红霉素稳定。抗菌谱基本同“红霉素”。

【体内过程】本药口服后在十二指肠内解离成有抗菌活性的红霉素。特点为无味，在胃液中稳定，故可制成不同的口服剂型。肝肾毒性小。

【适应证】链球菌所致的扁桃体炎、猩红热、白喉及白喉带菌者；淋病，李斯特菌病等。肺炎链球菌引起的下呼吸道感染、军团菌肺炎、支原体肺炎。眼睛和皮肤感染。

【用法用量】口服。①成人每日1.6g，分2～4次服用。军团菌病患者，一次0.4～1g，每日4次。成人每日量一般不宜超过4g。预防链球菌感染，一次0.4g，每日2次。衣原体或溶脲支原体感染，一次0.8g，每8小时1次，共7日；或一次0.4g，每6小时1次，共14日。②小儿，按体重一次7.5～12.5mg/kg，每日4次；或一次15～25mg/ kg，每日2次。严重感染时每日量可加倍，分4次服用。百日咳患儿，按体重一次10～12.5mg/kg，每日4次，疗程14日。

【不良反应】①服用本药后发生肝毒性反应者较服用其他红霉素制剂为多见，服药数日或1～2周后患者可出现乏力、恶心、呕吐、腹痛、皮疹、发热等。有时可出现黄疸，肝功能试验显示淤胆，停药后常可恢复。②其他不良反应参阅“红霉素”。

【禁忌证】肝功能损害者及对大环内酯类过敏者。

【药物相互作用】本药可干扰性激素类的肝肠循环，与口服避孕药合用可使之降效。其他药物相互作用参阅“红霉素”。

【注意事项】①食物对本药的吸收影响不大，故可餐后或餐前服用。②妊娠及哺乳期妇女慎用。③其他注意事项可参阅“红霉素”。

【制剂与规格】①片剂：0.1g（10万U）；0.125g（12.5万U）。②颗粒剂：0.05g（5万U）；0.1g（10万U）；0.125g（12.5万U）；0.25g（25万U）。

麦迪霉素

Midecamysin

【其他名称】美地霉素、米地霉素、麦地霉素。

【药理作用】抗菌作用与红霉素相似．对葡萄球菌、链球菌、白喉杆菌、肺炎链球菌、百日咳杆菌、支原体等有抗菌作用。

【体内过程】口服吸收后，广泛分布于各器官中，以肝、肺、脾中较高，胆汁中有较高浓度，尿中浓度很低，不能透过血脑屏障。

【适应证】口咽部、呼吸道、皮肤和软组织、胆道等部位感染。

【用法用量】成人一日量0.8～1.2g，分3～4次服用。儿童一日量30mg/kg，分3～4次口服。

【不良反应】该药不良反应轻微。①常见胃肠道反应，如恶心、呕吐、腹痛、腹泻等。②偶可引起转氨酶短暂升高及过敏反应，如皮疹、药物热、嗜酸细胞增多等，过敏者禁用。③毒性低，口服偶有恶心、呕吐、食欲减退、腹痛、腹泻等胃肠道反应。

【禁忌证】肝、肾功能严重损害者禁用。对本药及其他大环内酯类过敏者。

【药物相互作用】①麦迪霉素与氨基糖苷类药合用对链球菌有协同抗菌作用。②麦迪霉素与青霉素类药同用可抑制细菌细胞分裂，降低青霉素类药的抗菌活性。③麦迪霉素与林可霉素类药合用有相互拮抗作用，且合用时，伪膜性肠炎的发生率可增大。④麦迪霉素与氯霉素合用有相互拮抗作用。

【注意事项】①本药与其他大环内酯类有交叉耐药性。②胃溶衣片有利于吸收。

【制剂与规格】片剂（胶囊）：0.1g；0.2g。

乙酰螺旋霉素
Acetylspiramycin

【药理作用】抗菌谱与红霉素近似，对葡萄球菌、化脓性链球菌、肺炎链球菌、脑膜炎球菌、淋球菌、白喉杆菌、支原体、梅毒螺旋体等有抗菌作用。

【体内过程】口服100mg或200mg，于2小时血药浓度达峰，分别为0.8μg/ml和1μg/ml。体内分布以肺脏、肝脏较多，胆汁中浓度可达血清药物浓度的15～40倍，尿液中排泄甚少。本药不能透过正常人的血脑屏障。

【适应证】扁桃体炎、支气管炎、肺炎、咽炎、中耳炎、皮肤和软组织感染、乳腺炎、胆囊炎、猩红热、牙科和眼科感染。

【用法用量】成人一次0.2g，一日4～6次，重症一日可用至1.6～2g。儿童一日量为20～30mg/kg，分2～4次给予。

【不良反应】①胃肠道反应较红霉素轻，主要有恶心、呕吐、口干和食欲减退等。常发生于大剂量用药时，停药后症状消失。②偶有皮疹、药疹等过敏反应。③偶有头晕、头痛、嗜睡、乏力症状。④偶有肝功能异常，出现转氨酶暂时性升高。

【禁忌证】对本药及其他大环内酯类过敏的患者。

【药物相互作用】①与甲硝唑同用，在体外试验中对脆弱拟杆菌有协同抗菌作用。②与甲氧苄啶同用对嗜血性流感杆菌有协同抗菌作用。③与细胞色素P450系代谢药合用可升高血清中卡马西平、特非那定、环己巴比妥、苯妥英钠的浓度。④与左旋多巴、卡比多巴联合给药时，可使左旋多巴药物时间浓度曲线下面积（AUC）减低。

【注意事项】①与其他大环内酯类有较密切的交叉耐药性。②本药受胃酸影响较轻，可饭后应用。③其他参阅“红霉素”。

【制剂与规格】肠溶片剂：0.1g（10万U）；0.2g（20万U）。

交沙霉素
Josamycin

【其他名称】角沙霉素。

【药理作用】抗菌作用与红霉素相近似。对葡萄球菌属、链球菌属（包括粪链球菌、肺炎链球菌、化脓性链球菌等）、梭状芽孢杆菌、白喉杆菌、炭疽杆菌、奈瑟菌属、布氏杆菌、军团菌、螺旋杆菌、支原体、立克次体、衣原体等有抗菌作用。

【体内过程】药动学特征与红霉素相仿，$t_{1/2}$为1.7小时；主要由胆管排出，尿排泄量少于20%。在体内分布范围较广，在痰液和胆汁中可形成高浓度，但不能透过血脑屏障。

【适应证】临床应用于敏感菌所致的口咽部、呼吸道、肺、鼻窦、中耳、皮肤及软组织、胆道等部位感染。

【用法用量】成人：一日量为0.8～1.2g，分3～4次应用。儿童：一日量为30mg/kg，分3～4次给予。空腹服用吸收好，宜整片吞服。

【不良反应】比红霉素轻微，消化道不良反应少，偶见药疹。

【禁忌证】对本药及其他大环内酯类过敏者。

【药物相互作用】①与苯二氮䓬类药，如阿普唑仑、地西泮等合用，可通过抑制代谢，减少清除率，延长半衰期和增加分布容积导致其血药浓度升高。②与阿司咪唑同用，可能使后者血药浓度升高，导致Q-T间期延长和严重的室性心律失常。③与卡马西平同用，可导致后者的血药浓度升高而发生毒性反应。④与环孢素A同用，可增加环孢素A的肾毒性。⑤与奈韦拉平同用，可使奈韦拉平血药浓度轻微升高。⑥茶碱共同给药可能会导致儿童患者茶碱血药浓度显著升高。

【注意事项】①交沙霉素碱片剂应整片吞服，以免接触胃酸损失效价。②丙酸交沙霉素属酶化物，不受胃酸影响。③其他参阅“红霉素”。

【制剂与规格】①片剂：0.1g。②颗粒剂（按$C_{42}H_{69}NO_{15}$计）：0.1g（10万U）；0.2g（20万U）。

罗红霉素
Roxithromycin

【其他名称】罗希红霉素。

【药理作用】本药为半合成的14元环大环内酯类抗生素。抗菌谱与抗菌作用基本与红霉素相仿，对革兰阳性菌的作用较红霉素略差，对嗜肺军团菌的作用较红霉素强。对肺炎衣原体、肺炎支原体、溶脲支原体的抗微生物作用与红霉素相仿或略强。

【体内过程】本药系红霉素的醚肟衍生物，耐酸，口服吸收较好，生物利用度72%～85%，优于红霉素，但进食可使生物利用度下降50%，半衰期8.4～15.5小时。半数经分泌进入胆汁，主要通过粪便排泄，小部分经肾脏排泄，以原型药物排出，也有部分脱糖代谢物。在老年人及肾功能损害时不需作剂量调整。组织渗透性好，在组织和体液中分布较红霉素明显为高。

【适应证】化脓性链球菌引起的咽炎及扁桃体炎，敏感菌所致的鼻窦炎、中耳炎、急性支气管炎、慢性支气管炎急性发作，肺炎支原体或肺炎衣原体所致的肺炎，沙眼衣原体引起的尿道炎和宫颈炎，敏感细菌引起的皮肤软组织感染。

【用法用量】空腹口服，一般疗程为5～12日。成人一次150mg，每日2次；也可一次300mg，每日1次。儿童一次2.5～5mg/kg，每日2次。老年人与肾功能减退者一般不需调整剂量。严重肝硬化者，每日150mg。

【不良反应】①腹痛、腹泻、恶心、呕吐等胃肠道反应，但发生率明显低于红霉素。②偶见皮疹、皮肤瘙痒、头昏、头痛、肝功能异常、外周血细胞下降等。

【禁忌证】对本药或其他大环内酯类药物过敏者。

【药物相互作用】①不与麦角胺、双氢麦角胺、溴隐亭、特非那定、酮康唑及西沙必利配伍。②对氨茶碱的代谢影响小，对卡马西平、华法林、雷尼替丁及其他制酸药基本无影响。

【注意事项】①肝功能不全者慎用。如确实需要使用，则一次给药150mg，每日1次。②严重肾功能不全者给药时间延长1倍（一次给药150mg，每日1次）。③本药与红霉素存在交叉耐药性。④食物对本药的吸收有影响，进食后服药会减少吸收，与牛奶同服可增加吸收。⑤服用本药后可影响驾驶及机械操作能力。

【制剂与规格】①片剂（胶囊）：50mg；75mg；150mg。②颗粒剂：25mg；50mg；75mg。

克拉霉素
Clarithromycin

【其他名称】甲红霉素、甲氧基红霉素。

【药理作用】本药作用机制是通过阻碍细胞核蛋白50S亚基的联结，抑制蛋白合成而产生抑菌作用。对革兰阳性菌如金黄色葡萄球菌、链球菌、肺炎球菌等，部分革兰阴性菌如流感嗜血杆菌、百日咳杆菌、淋病奈瑟菌、嗜肺军团菌，部分厌氧菌如脆弱拟杆菌、消化链球菌、痤疮丙酸杆菌等及支原体有抑制作用。在体外的抗菌活性与红霉素相似，但在体内对部分细菌如金黄色葡萄球菌、链球菌、流感嗜血杆菌等的抗菌活性比红霉素强。与红霉素之间有交叉耐药性。

【体内过程】本药系红霉素结构中4位上羟基被甲氧基取代而得，对酸稳定，空腹口服吸收完全，食物几乎不影响其吸收，生物利用度55%，血清半衰期3.5～4.9小时；尿中排出量达32%，肾功能不全者药物可潴留。本药在扁桃体内浓度为血清浓度的1倍，肺中浓度为血清浓度的5倍，其他如皮肤、唾液、痰、前列腺液等药物浓度亦较高。

【适应证】①鼻咽感染：扁桃体炎、咽炎、鼻窦炎。②下呼吸道感染：急性支气管炎、慢性支气管炎急性发作和肺炎。③皮肤软组织感染：脓疱病、丹毒、毛囊炎、疖和伤口感染。④急性中耳炎、肺炎支原体肺炎、沙眼衣原体引起的尿道炎及宫颈炎等。⑤军团菌感染，或与其他药物联合用于鸟分枝杆菌感染、幽门螺杆菌感染的治疗。

【用法用量】①成人口服，常用量一次250mg，每12小时1次；重症感染者一次500mg，每12小时1次。根据感染的严重程度应连续服用6～14日。②儿童口服，6个月以上的儿童，按体重一次7.5mg/kg，每12小时1

次。根据感染的严重程度应连续服用5～10日。

【不良反应】①主要有口腔异味、腹痛、腹泻、恶心、呕吐等胃肠道反应，头痛，转氨酶短暂升高。②可能发生过敏反应，轻者为药疹、荨麻疹，重者为过敏及Stevens-Johnson综合征。③偶见肝毒性、艰难梭菌引起的假膜性肠炎。

【禁忌证】①对本药或大环内酯类药物过敏者。②某些心脏病（包括心律失常、心动过缓、Q-T间期延长、缺血性心脏病、充血性心力衰竭等）患者。

【药物相互作用】①本药与地高辛合用会引起地高辛血药浓度升高，应进行血药浓度监测。②HIV感染的成年人同时口服本药和齐多夫定时，本药会干扰后者的吸收使其稳态血药浓度下降，应错开服用时间。③与利托那韦合用本药代谢会明显被抑制，故本药每天用量大于1g时，不应与利托那韦合用。④与氟康唑合用会增加本药血药浓度。⑤其他注意事项参阅“红霉素”。

【注意事项】①肝、肾功能损害者慎用。②与红霉素及其他大环内酯类药物之间有交叉过敏和交叉耐药性。③长时间使用可能会出现真菌或耐药细菌导致的严重感染，此时需要中止使用本药，同时采用适当的治疗。④本药可空腹口服，也可与食物或牛奶同服，与食物同服不影响其吸收。⑤血液或腹膜透析不能降低本药的血药浓度。

【制剂与规格】①片剂：50mg；250mg；500mg。②胶囊：125mg；250mg。③颗粒剂：125mg。

阿奇霉素
Azithromycin

【其他名称】阿齐霉素、阿齐红霉素、阿奇红霉素、阿泽红霉素、叠氮红霉素。

【药理作用】通过阻碍细菌转肽过程，从而抑制细菌蛋白质的合成。抗菌谱与红霉素相近，作用较强，对流感嗜血杆菌、淋球菌的作用比红霉素强4倍，对军团菌强2倍。对绝大多数革兰阴性菌的MIC＜1μg/ml，对梭状芽孢杆菌的作用也比红毒素强。在应用于金黄色葡萄球菌感染中也比红霉素有效。此外，对弓形体、梅毒螺旋体也有良好的杀灭作用。

【体内过程】空腹口服吸收完全，生物利用度较高，但食物可影响本药吸收。组织分布广，组织浓度高，为血清浓度的10～100倍，肺、肝、肾、生殖器官和淋巴组织中药物浓度较高，但肌肉、骨和脂肪中浓度较低。体内的血浓度高于红霉素，组织半衰期2～3日，血清半衰期12～14小时，50%经胆汁，12%经尿排泄。

【适应证】中耳炎、鼻窦炎、咽炎、扁桃体炎等上呼吸道感染；支气管炎、肺炎等下呼吸道感染；皮肤和软组织感染；沙眼衣原体所致单纯性生殖器感染；非多重耐药淋球菌所致的单纯性生殖器感染（需排除梅素螺旋体的合并感染）。

【用法用量】①沙眼衣原体或敏感淋病奈瑟菌所致性传播疾病：仅需单次口服本药1g。②小儿咽炎、扁桃体炎：每日按体重12mg/kg顿服（每日最大剂量不超过0.5g），连用5日。③其他感染：总剂量1.5g，分3次服药，每日1次服用本药0.5g。或总剂量相同，仍为1.5g，首日服用0.5g，然后第2~5日每日1次服用本药0.25g。

【不良反应】耐受性良好，不良反应发生率较低。①常见消化道反应，主要症状包括腹泻、上腹部不适、恶心、呕吐，偶见腹胀，一般为轻至中度。②偶见转氨酶可逆性升高，发生率与其他大环内酯类抗生素及青霉素类相似。③曾见一过性轻度中性粒细胞减少症。

【禁忌证】对本药或其他大环内酯类药物过敏者。

【药物相互作用】①不宜与含铝或镁的抗酸药同时服用，后者可降低本药血药峰浓度的30%，但未见对总生物利用度的影响；必须合用时，本药应在服用上述药物前1小时或服后2小时给予。②其他药物相互作用参阅“红霉素”。

【注意事项】①轻度肾功能不全患者不需作剂量调整，但在严重肾功能不全患者中的使用尚无资料，应慎重。②肝功能不全者慎用，严重肝病患者禁用。③服药过程中，应对非敏感菌包括真菌所致的二重感染征象进行观察。④用药期间如果发生过敏反应，如血管神经性水肿、皮肤反应、Stevens-Johnson综合征及毒性表皮坏死等，应立即停药，并采取适当措施。⑤治疗期间，若患者出现腹泻症状，应考虑伪膜性肠炎发生。如果诊断确立，应采取相应治疗措施，包括维持水及电解质平衡、补充蛋白质等。

【制剂与规格】①片剂：0.125g（12.5万U）；0.25g（25万U）。②注射用阿奇霉素：0.1g（10万U）；0.25g（25万U）。

四、肽类

多黏菌素B
Polymyxin B

【其他名称】多胜菌素乙、阿罗多黏。

【药理作用】对铜绿假单胞菌、大肠埃希菌、肺炎克雷伯杆菌，以及嗜血杆菌、肠杆菌属、沙门菌属、志贺菌属、百日咳杆菌、巴斯德菌和弧菌等革兰阴性菌有抗菌作用。沙雷菌属、奈瑟菌、变形杆菌属、布鲁菌属和专性厌氧菌均对本类药物不敏感。所有革兰阳性菌对黏菌素类均耐药。

【体内过程】口服不吸收。主要由尿排出，但在12小时内仅排出很少量，以后可达到20～100μg/ml浓度。停药以后1～3天内，继续有药物排泄。

【适应证】仅用于其他抗菌药耐药或疗效不佳时，目前主要供局部用药，如创面、五官、呼吸道、泌尿道和鞘内等局部用药，口服作肠道手术前准备。

【用法用量】①静脉滴注：成人及儿童肾功能正常者一日1.5～2.5mg/kg（一般不超过2.5mg/kg），分成2次，每12小时滴注一次。每50mg本药，以5%葡萄糖注射液500ml稀释后滴入。婴儿肾功能正常者可耐受一日4mg/kg的用量。②肌内注射：成人及儿童一日2.5～3mg/kg，分次给予，每6～8小时用药1次。婴儿一日量可用到4mg/kg，新生儿可用到4.5mg/kg。滴眼液浓度1～2.5mg/ml。

【不良反应】肾脏损害是最主要的不良反应，其他可见神经毒性如头晕、感觉异常、周围神经炎、共济失调，变态反应如皮疹、皮肤瘙痒、药物热，以及白细胞减少和肝毒性。

【禁忌证】对本药过敏和肾功能不全者。

【药物相互作用】磺胺药、TMP、利福平和半合成青霉素会增强多黏菌素对大肠埃希菌、肠杆菌属、肺炎杆菌、铜绿假单胞菌等的抗菌作用。

【注意事项】①不用作滴耳，不宜与其他有肾毒性药物合用。②静脉给药速度宜慢。③不应与肌肉松弛剂和局麻药合用。④静脉注射可能导致呼吸抑制，一般不采用。

【制剂与规格】注射用硫酸多黏菌素B：50mg（50万U）。

万古霉素
Vancomycin

【药理作用】是由东方链霉菌菌株产生的一种糖肽类窄谱抗生素。万古霉素主要抑制细胞壁糖肽的合成，也可能改变细菌细胞膜的渗透性，并选择性地抑制RNA的生物合成。本药不与青霉素类竞争结合部位。主要对革兰阳性菌有效，如金黄色葡萄球菌和表皮葡萄球菌（包括耐甲氧西林菌株）以及链球菌（包括化脓性链球菌、肺炎链球菌、无乳链球菌、草绿色链球菌）、棒状杆菌、梭状芽孢杆菌（对难辨梭状芽孢杆菌高度敏感）、放线菌、肠球菌、类白喉菌等。对革兰阴性杆菌、分枝杆菌及真菌无效。

【体内过程】口服吸收不良，静脉给药分布较广。分布容积为0.43～1.25L/kg，血清、心包、胸膜、腹膜、腹水和滑膜液中可达有效抗菌浓度。本药可透过胎盘屏障。脑膜发炎时可渗入脑脊液并达有效抗菌浓度。蛋白结合率约55%，成人$t_{1/2}$平均为6小时，严重肾功能不全者可延长至7.5日。小儿约为2～3小时。药物经肝脏代谢，24小时内约80%～90%以原型经肾排泄，少量通过胆汁和乳汁排出。

【适应证】甲氧西林耐药的葡萄球菌引起的感染，对青霉素过敏的患者及不能使用其他抗生素包括青霉素、头孢菌素类，或使用后治疗无效的葡萄球菌、肠球菌、棒状杆菌、类白喉杆菌属等感染，如心内膜炎、骨髓炎、败血症及软组织感染，血液透析患者发生的葡萄球菌属所致的动静脉分流感染。

【用法用量】①口服：每次125～500mg，每6小时1

次，每日剂量不宜超过4g，疗程5～10天。小儿一次10mg/kg，每6小时1次，疗程5～10天。②静脉滴注：全身感染成人每6小时7.5mg/kg，或每12小时15mg/kg。严重感染，可每日3～4g短期应用。新生儿（0～7日）首剂15mg/kg，以后10mg/kg，每12小时1次。婴儿（8日～1月）首剂15mg/kg，以后10mg/kg，每8小时1次。儿童每次10mg/kg，每6小时1次，或每次20mg/kg，每12小时1次。

【不良反应】①过敏性反应：包括低血压、喘息、呼吸困难、荨麻疹或瘙痒，罕有脉管炎。②血液系统：嗜酸性粒细胞增多、可逆性粒细胞缺乏症、血小板减少症。③耳毒性：严重者可导致听觉丧失，尤其肾功能异常、听觉受损者或同时与其他耳毒性药物并用。

【禁忌证】对本药过敏者、严重肝肾功能不全者。

【药物相互作用】①与氨基糖苷类、两性霉素B、阿司匹林及其他水杨酸盐类、注射用杆菌肽、布美他尼、卷曲霉素、卡氮芥、顺铂、环孢素、依他尼酸、巴龙霉素及多黏菌素类药物等合用或先后应用，可增加耳毒性及肾毒性。如必须合用，应监测听力及肾功能并给予剂量调整。抗组胺药，如布克力嗪、赛克力嗪、吩噻嗪类及曲美苄胺等与本药合用时，可能掩盖耳鸣、头昏、眩晕等耳毒性症状。②和麻醉药合用可能出现红斑、类组胺样潮红和过敏反应。③与碱性溶液有配伍禁忌，遇重金属可发生沉淀。

【注意事项】参阅“去甲万古霉素”。

【制剂与规格】①注射用盐酸万古霉素：500mg；1g。②口服混悬液：500mg。③胶囊：125mg；250mg。

去甲万古霉素
Norvancomycin

【药理作用】本药与万古霉素的结构和作用相似。抑制细菌细胞壁糖肽聚合物的合成，从而妨碍细胞壁的形成。对葡萄球菌属包括金黄色葡萄球菌和凝固酶阴性葡萄球菌中甲氧西林敏感及耐药株、各种链球菌、肺炎链球菌及肠球菌属等多数革兰阳性菌均有良好抗菌作用。

【体内过程】口服不吸收。静脉滴注给药1g，可在多数组织、胸水、腹水、心包液、滑膜液中达到治疗浓度，但在胆汁中浓度甚低。不能透过正常人的血脑屏障，但在脑膜炎患者有可能达到治疗浓度。给药后24小时内，80%以上的药物自尿排泄，正常肾功能的成人$t_{1/2}$为6～8小时，无尿患者可延长到8～10日。

【适应证】①重症感染。静脉滴注适用于葡萄球菌属（包括甲氧西林耐药菌株对本药敏感者）所致心内膜炎、骨髓炎、肺炎、败血症或软组织感染。②不能采用青霉素类或头孢菌素类，或经上述抗生素治疗无效的严重葡萄球菌感染。③对青霉素过敏者的肠球菌心内膜炎、棒状杆菌属（类白喉杆菌属）心内膜炎。④血液透析患者发生葡萄球菌属所致动静脉分流感染。

【用法用量】①口服（治疗假膜性肠炎）：成人一次0.4g，每6小时1次，每日量不可超过4g，儿童酌减。②静脉缓慢滴注：成人每日0.8～1.6g（80万～160万U），分2～3次。小儿每日16～24mg/kg（1.6万～2.4万U/kg），分2次。

【不良反应】①少数患者可出现皮疹、恶心、静脉炎。②本药也可引致耳鸣、听力减退，肾功能损害。③个别患者尚可发生一过性周围血白细胞降低、转氨酶升高。

【禁忌证】对万古霉素类抗生素过敏者。肾功能不全者。

【药物相互作用】①与许多药物合用可产生沉淀反应，含本药的输液中不能添加其他药物。②与耳毒性、肾毒性药物联用可导致毒性增强。

【注意事项】①不可肌内注射，也不宜静脉注射。②静脉滴注速度不宜过快，每次剂量（0.4～0.8g）。应至少用5%葡萄糖注射液或0.9%氯化钠注射液200ml溶解后缓慢滴注，滴注时间宜在1小时以上。③对诊断的干扰：血尿素氮可能增高。④治疗期间应定期检查听力及尿液中蛋白、管型、细胞数，测定尿相对比重。⑤听力减退或耳聋，有肾功能减退史者慎用。其余参阅“万古霉素”。

【制剂与规格】注射用盐酸去甲万古霉素：0.4g（40万U）。片剂：0.2g（20万U）；0.4g（40万U）。

五、其他类抗生素

林可霉素
Lincomycin

【其他名称】林肯霉素、洁霉素。

【药理作用】本药为抑菌药，但在高浓度下，对高度敏感细菌也具有杀菌作用。通过抑制细菌蛋白质合成而发挥抗菌作用。对大多数革兰阳性菌和某些厌氧的革兰阴性菌有抗菌作用。对革兰阳性菌的抗菌作用类似红霉素，敏感菌可包括肺炎链球菌、化脓性链球菌、绿色链球菌、金黄色葡萄球菌、白喉杆菌等。对本药敏感的厌氧菌主要包括拟杆菌属、梭杆菌、丙酸杆菌、真杆菌、双歧杆菌、消化链球菌、多数消化球菌、产气荚膜杆菌、破伤风杆菌以及某些放线菌等。对粪链球菌、某些梭状芽孢杆菌、奴卡菌、酵母菌、真菌和病毒均不敏感。葡萄球菌对本药可缓慢地产生耐药性。对红霉素耐药的葡萄球菌对本药有交叉耐药性。

【体内过程】口服后约20%～30%可从胃肠道吸收，2～4小时血药浓度达峰值。除脑脊液外，可广泛而迅速分布于各体液和组织（包括骨组织）中，尤以肾、胆汁和尿液中浓度较高，乳汁中也有一定浓度。可迅速经胎盘屏障进入胎儿血循环。血浆蛋白结合率为77%～82%。$t_{1/2}$为4～6小时。主要在肝脏中代谢，某些代谢物具有抗菌活性。注射给药后药物可经肾、胆道和肠道排泄。口服后40%以原型随粪便排出，9%～13%以原型经尿液排泄。血液透析或腹膜透析不能有效清除药物。

【适应证】①口服制剂适用于治疗敏感菌所致的呼吸道感染、腹腔感染、女性生殖道感染、盆腔感染、皮肤软组织感染等。②注射制剂除适用于上述感染外，尚可用于治疗链球菌和葡萄球菌所致的败血症、骨和关节感染、慢性骨和关节感染的外科辅助治疗、葡萄球菌所致的急性血源性骨髓炎等。③对慢性骨髓炎尤其是凝固酶阳性葡萄球菌引起的慢性骨髓炎有独特疗效。④对一些厌氧菌感染也可应用。⑤外用治疗革兰阳性菌化脓性感染。

【用法用量】①口服（空腹）：成人，一次0.25～0.5g，一日3～4次；小儿一日30～60mg/kg，分3～4次服用。②肌内注射：成人一次0.6g，一日2～3次；小儿一日15～30mg/kg，分2～3次给药。③静脉滴注：成人一次0.6g，溶于100～200ml输液内，滴注1～2小时，每8～12小时1次。

【不良反应】①可引起消化道反应，如恶心、呕吐、舌炎、肛门瘙痒。②长期使用可致假膜性肠炎。③尚可导致过敏反应，如皮疹、荨麻疹、多形性红斑以及白细胞减少、血小板减少。④可致转氨酶升高、黄疸。⑤尚有耳鸣、眩晕等不良反应。

【禁忌证】①对本药或克林霉素过敏者。②新生儿及深部真菌感染者。

【药物相互作用】①与氯霉素、红霉素、克林霉素相互拮抗。②避免与其他神经肌肉阻滞药合用，引起骨骼肌无力、呼吸抑制或麻痹。③不宜与抗蠕动止泻药合用，因合用可致结肠内毒素排出延迟，增加引起假膜性肠炎的危险。

【注意事项】①肝功能不全者、严重肾功能不全者慎用。②妊娠期和哺乳期妇女慎用。③胃肠疾病、哮喘、未完全控制的糖尿病、免疫力低下等疾病患者慎用。④不可直接静脉注射，进药速度过快可致心搏暂停和低血压。⑤用药期间出现腹泻应立即停药，必要时可用去甲万古霉素治疗。⑥长期应用应定期检查血常规和肝功能。

【制剂与规格】片剂（胶囊）：0.25g；0.5g。注射液：1ml：0.3g；2ml：0.6g。滴眼液：8ml：0.2g。

克林霉素
Clindamycin

【其他名称】林大霉素、氯洁霉素、氯林可霉素、氯林肯霉素、氯林霉素。

【药理作用】本药作用于细菌核糖体的50S亚基，通过抑制肽链延长而影响蛋白质合成。抗菌谱与大环内酯类相似，对金黄色葡萄球菌（包括产酶菌株）、表皮葡萄球菌、溶血性链球菌、肺炎球菌和草绿色链球菌等革兰阳性球菌均具强大抗菌活性。②革兰阳性杆菌，如白喉杆菌、破伤风杆菌、产气荚膜杆菌以及奴卡菌属对本药敏感。③抗菌谱较红霉素窄，对红霉素敏感的脑膜炎球菌、淋球菌、流感杆菌以及所有革兰阴性菌均对本药耐药。④各种厌氧菌，如消化球菌、消化链球菌、真杆菌、丙酸杆菌、双歧杆菌、脆弱类杆菌和其他类杆菌、梭杆菌属及多数放线菌属对本药敏感。

【体内过程】口服150mg，45～60分钟血药浓度达峰，浓度为2～3μg/ml。肌内注射后血药达峰时间，成人为3小时，儿童为1小时。静脉注射300mg，10分钟血药浓度为7μg/ml。体内分布广泛，可进入唾液、痰、呼吸系统、胸腔积液、胆汁、前列腺、肝脏、膀胱、阑尾、精液、软组织、骨和关节等，也可透过胎盘屏障但不易透过血脑屏障。在体内代谢，部分代谢物可保留抗菌活性。代谢物由胆汁和尿液排泄。在尿中收集到的原型药物约占体内总药量的10%。$t_{1/2}$为3小时。血透和腹膜透析不能有效地使本药消除。

【适应证】革兰阳性菌引起的：①扁桃体炎、化脓性中耳炎、鼻窦炎等。②急性支气管炎、慢性支气管炎急性发作、肺炎、肺脓肿和支气管扩张合并感染等。③皮肤和软组织感染：疖、痈、脓肿、蜂窝组织炎、创伤和手术后感染等。④泌尿系统感染：急性尿道炎、急性肾盂肾炎、前列腺炎等。⑤其他：骨髓炎、败血症、腹膜炎和口腔感染等。

厌氧菌引起的：①脓胸、肺脓肿、厌氧菌引起的肺部感染。②皮肤和软组织感染、败血症。③腹内感染：腹膜炎、腹腔内脓肿。④女性盆腔及生殖器感染：子宫内膜炎、非淋球菌性输卵管及卵巢脓肿、盆腔蜂窝组织炎及妇科手术后感染等。

【用法用量】①口服：成人重症感染，一次口服150～300mg，必要时至450mg，每6小时1次。儿童重症每日8～16mg/kg，必要时可至20mg/kg，分3～4次用。②静脉滴注或肌内注射：成人革兰阳性需氧菌感染，每日0.6～1.2g，厌氧菌感染每日1.2～2.7g，极严重感染可用至每日4.8g，分2～4次用。儿童1月龄以上，重症感染每日15～25mg/kg，极严重感染25～40mg/kg，分3～4次用。肌内注射量1次不超过600mg，静脉滴注量1次不超过1.2g。

【不良反应】①常见的不良反应有：腹或胃绞痛、疼痛、严重气胀。②偶见恶心、呕吐。严重腹泻时，可出现水样或血样便、伪膜性肠炎。③大剂量静脉注射可引起血压下降、心电图变化等，偶可引起心跳、呼吸停止。④静脉给药可引起血栓性静脉炎。⑤少数患者可出现药物性皮疹，偶见剥脱性皮炎。⑥对造血系统基本无毒性反应，偶可引起中性粒细胞减少、嗜酸性粒细胞增多、血小板减少等，一般轻微，为一过性。⑦局部肌内注射后，在注射部位偶可见出现疼痛、硬结及无菌性脓肿。长期静脉滴注应注意静脉炎的出现。

【禁忌证】对本药过敏者。

【药物相互作用】①具有神经肌肉阻滞作用，可能会增强其他神经肌肉阻滞剂的作用。②避免与红霉素、氯霉素同时使用。③与新生霉素、卡那毒素、氨苄西林、苯妥英钠、巴比妥盐酸盐、氨茶碱、葡萄糖酸钙及硫酸镁有配伍禁忌。④与阿片类镇痛药合用，可能使呼吸中枢抑制现象加重。

【注意事项】①与青霉素、头孢菌素类抗生素无交叉过敏反应，可用于对青霉素过敏者。②肝肾功能损害者及胃肠疾病如溃疡性结肠炎、局限性肠炎、相关肠炎的患者要慎用。③使用本药时，可发生伪膜性肠炎。如出现伪膜性肠炎，先进行补充水、电解质、蛋白质，然后给甲硝唑口服，每次250～500mg，每日3次，无效时再选用万古霉素口服，每次0.125～0.5g，每日4次。

【制剂与规格】①胶囊：75mg；150mg。②克林霉素磷酸酯注射液：2ml：0.15g；2ml：0.3g；3ml：0.45g；4ml：0.6g。

利奈唑胺
Linezolid

【其他名称】奈唑利得。

【药理作用】本药为合成的噁唑烷酮类抗菌药。特点是对肠球菌和葡萄球菌起抑菌作用，对链球菌的多数菌株起杀菌作用。

【体内过程】口服吸收迅速完全，口服400mg，于1.5小时血药浓度达峰值。高脂饮食可降低本药血药浓度。血浆蛋白结合率约31%。体内代谢成无效代谢物，此反应与细胞色素无关。代谢物有30%由尿液，10%由粪便排泄。$t_{1/2}$为4.4～5.2小时。

【适应证】适用于控制耐万古霉素肠球菌所致的系统

感染，包括败血症、肺炎以及复杂性皮肤和皮肤组织感染等。也可用于MRSA感染经用万古霉素（去甲万古霉素）无效的病例。

【用法用量】口服与静脉滴注剂量相同。每次600mg，每12小时1次，依病情连用10～28日。治疗耐万古霉素肠球菌感染疗程14～28日，肺炎、菌血症及皮肤软组织感染疗程10～14日。儿童（出生至11岁者），每次10mg/kg，每12小时一次，疗效欠佳时可增至每8小时一次，口服或静脉给药。

【不良反应】①呕吐，便秘、腹痛、消化不良等消化道症状。②失眠、头晕、药物热、皮疹等。③口腔念珠菌病、阴道念珠菌病、真菌感染、味觉改变、舌变色、瘙痒、骨髓抑制、周围神经病和视神经病、乳酸性酸中毒等。

【禁忌证】对本药或本药其他成分过敏的患者。

【药物相互作用】本药有单胺氧化酶抑制作用，不应与拟肾上腺素药物（如伪麻黄碱、多巴胺、肾上腺素等）、5-HT再摄取抑制药（如抗抑郁药）、含酪胺食物（奶酪、肉干等）和某些含醇饮料（啤酒、红酒等）同时应用，以免引起血压异常升高。

【注意事项】①严格限制适应证，避免不恰当的广泛应用而加剧细菌耐药性发展。②空腹或饭后服用，须避开高脂性饮食。③有高血压病史者使用时应注意观察病情。④妊娠期妇女、哺乳期妇女慎用。

【制剂与规格】①片剂：200mg；600mg。②注射液：100ml：200mg；200ml：400mg；300ml：600mg。③混悬液：5ml：100mg。

磷霉素
Fosfomycin

【药理作用】本药为广谱杀菌剂。可抑制细菌细胞壁的早期合成，其分子结构与磷酸烯醇丙酮酸相似，因此可与细菌竞争同一转移酶，使细菌细胞壁合成受到抑制而导致细菌死亡。对金黄色葡萄球菌、表皮葡萄球菌等革兰阳性球菌具抗菌作用。对大肠埃希菌、沙雷菌属、志贺菌属、耶尔森菌、铜绿假单胞菌、肺炎克雷伯菌、产气肠杆菌、弧菌属和产气单孢菌属等革兰阴性菌也具有较强的抗菌活性。磷霉素为一种游离酸，药用品有钙盐和二钠盐两种。

【体内过程】口服吸收差，吸收率为30%～40%。广泛分布于各组织和体液中，组织中浓度以肾脏为最高，心、肺、肝脏等次之；可透过血脑屏障，炎症时可达血药浓度的50%以上，也可进入胸、腹腔，支气管分泌物和眼房水中。$t_{1/2}$为1.5～2小时，肾功能不全时略有延长，但对血药浓度几乎无影响。口服后的33%以原型药物在24小时内由尿液中排泄，另33%在72小时内由粪便中排出；肌内注射或静脉注射后24小时内约90%自尿液排泄。

【适应证】尿路、皮肤及软组织、肠道等部位感染。肺部、脑膜感染和败血症。与其他抗生素联合治疗由敏感菌所致重症感染。与万古霉素合用治疗MRSA感染。淋病和淋菌性尿道炎。

【用法用量】①口服，适用于尿路感染及轻症感染，成人每日2～4g，儿童每日量为50～100mg/kg，分3～4次服用。②静脉注射或静脉滴注，用于中度或重度系统感染，成人每日4～12g，重症可用到每日16g；儿童每日量按100～300mg/kg，均分为2～4次给予。

【不良反应】①毒性较轻，但仍可致皮疹、嗜酸性粒细胞增多、转氨酶升高等反应。②口服可致胃肠道反应；肌内注射局部疼痛和硬结；静脉给药过快可致血栓性静脉炎、心悸等。

【禁忌证】对本药过敏者。5岁以下儿童禁用注射剂。

【药物相互作用】①钙盐或抗酸药可抑制本药的吸收。②甲氧氯普胺可降低本药的血药浓度。③与氨基糖苷类药有协同抗菌作用，并可减少或延长细菌耐药性的产生。④与β-内酰胺类药合用，对金黄色葡萄球菌（包括MRSA）、铜绿假单胞菌有协同抗菌作用。

【注意事项】①磷霉素钠的含钠量约为25%，以1g药物计，含钠约为0.32g，对于心、肾功能不全，高血压等患者应慎用。②妊娠期和哺乳期妇女、肝功能不全者慎用。③与一些金属盐可生成不溶性沉淀，勿与钙、镁等金属盐及抗酸药相配伍。

【制剂与规格】①磷霉素钙胶囊（按磷霉素酸计）：0.1g；0.2g；0.5g。②注射用磷霉素钠（按磷霉素酸计）：1g；4g。

夫西地酸
Fusidic Acid

【其他名称】褐霉素、梭链孢酸钠、甾酸霉素。

【药理作用】本药为一种具有甾体骨架的抗生素，通过抑制细菌的蛋白质合成而产生抑菌或杀菌作用，对一系列革兰阳性细菌有强大的抗菌作用。葡萄球菌，包括对青霉素、甲氧西林和其他抗生素耐药的菌株，均对本药高度敏感。与其他抗菌药物之间无交叉耐药性。对因严重或深部感染而需长时间用药时，建议与其他抗葡萄球菌药物联用，以减少耐药性的产生。可与耐青霉素酶的青霉素类、头孢菌素类、红霉素、氨基糖苷类、林可霉素、利福平及万古霉素联合使用，并可获得相加或协同作用的效果。

【体内过程】口服易吸收，有极好的组织渗透能力，体内分布广泛。在脓液、痰液、软组织、心脏、骨组织、滑液、死骨片、烧伤痂、脑脓肿和眼内，浓度均超过其对葡萄球菌的最小抑菌浓度（0.03～0.16μg/ml）。经肝脏代谢，几乎完全由胆汁排出，$t_{1/2}$为5～6小时。

【适应证】①骨髓炎、败血症、心内膜炎、反复感染的囊性纤维化、肺炎、皮肤及软组织感染，外科及创伤性感染等。②外用治疗皮肤、创面感染。

【用法用量】①成人：每次500mg，每日3次，重症感染可加倍。每日总量不得超过2g。②1岁以下儿童：每日50mg/kg，分3次给药。1～5岁儿童：每次250mg，每日3次。5～12岁儿童，用法量同成人。

【不良反应】①常见轻度胃肠道反应。②偶见皮疹、胆汁淤积性黄疸、肝功能改变。③静脉注射本药可能会导致血栓性静脉炎和静脉痉挛。尤其是大剂量静脉给药或者严重的金黄色葡萄球菌性菌血症的患者。

【禁忌证】对本药过敏者、肝功能不全者。

【药物相互作用】①可增加香豆素类药物的抗凝血作用。②与阿托伐他汀同用，可使两者血药浓度明显升高，引起肌酸激酶浓度上升，出现肌无力、疼痛。

【注意事项】①肾功能不全及血液透析患者使用本药无需调整剂量，本药的透析清除量也不高。②妊娠后3个月应避免使用，有导致新生儿核黄疸的风险。哺乳期妇女慎用。③使用磷酸盐–枸橼酸盐缓冲液溶解药物，注射后可致低钙血症。④局部用药可致过敏症状。⑤长期大剂量用药或联合用药，如林可霉素或利福平，肝功能不全和胆道异常的患者应定期检查肝功能。

【制剂与规格】①片剂：250mg。②混悬液：5ml：250mg。

第 2 章 人工合成抗菌药

一、磺胺类

磺胺甲噁唑
Sulfamethoxazole

【其他名称】磺胺甲基异唑、磺胺甲噁唑片。

【药理作用】属全身应用的中效磺胺类药物，属广谱抑菌剂，但近年来细菌对本药的耐药性增高。其抗菌作用机制是因其在结构上类似对氨基苯甲酸（PABA），可与PABA竞争性作用于细菌体内的二氢叶酸合成酶，阻止PABA作为原料合成细菌所需的叶酸，减少了具有代谢活性的四氢叶酸的量，而后者则是细菌合成嘌呤/胸腺嘧啶核苷和脱氧核糖核酸（DNA）的必需物质，从而抑制细菌的生长繁殖。对多种革兰阳性和革兰阴性细菌均具有抗菌活性。如非产酶金黄色葡萄球菌、化脓性链球菌、肺炎链球菌、大肠埃希菌、克雷伯菌属、沙门菌属、志贺菌属等肠杆菌科的部分菌株、淋球菌、脑膜炎球菌、流感嗜血杆菌具有抗菌作用。在体外对沙眼衣原体、星形奴卡菌、恶性疟原虫和鼠弓形虫等微生物也具有活性。

【体内过程】口服后90%被胃肠道完全吸收，2～4小时血药浓度达高峰。本药吸收后广泛分布于肝、肾、消化道、脑等组织，在胸膜液、腹膜液和房水等体液中可达较高药物浓度，也可穿透血脑屏障；易进入胎儿血循环。血浆蛋白结合率为60%～70%。主要自肾小球滤过排泄，给药后24小时内自尿中以原型排出给药量的20%～40%。部分游离药物可经肾小管重吸收，药物排泄与尿pH值有关，在碱性尿中排泄增多，少量自粪便、乳汁、胆汁等中排出。腹膜透析不能排出本药，血液透析亦仅中等程度清除。

【适应证】①急性单纯性尿路感染。②星形奴卡菌病。③对氯喹耐药的恶性疟疾治疗的辅助用药。④沙眼衣原体所致的宫颈炎和尿道炎。⑤杜克雷嗜血杆菌所致的软下疳。⑥沙眼衣原体所致的新生儿包涵体结膜炎。⑦敏感脑膜炎奈瑟菌所致的流行性脑脊髓膜炎流行时可作为预防用药。⑧与甲氧苄啶合用可治疗对其敏感的流感嗜血杆菌、肺炎链球菌和其他链球菌所致的中耳炎。⑨与乙胺嘧啶合用治疗鼠弓形虫引起的弓形虫病。

【用法用量】①成人常用量：一般感染，首次剂量为2g，以后每日2g，分2次服用。治疗尿路感染时疗程至少为7～10日。肾功能不全时半量口服。②小儿常用量：用于治疗2个月以上的婴儿及小儿的一般感染，首次剂量为每日50～60mg/kg（总剂量每日不超过2g），以后按每日50～60mg/kg，分2次服用。

【不良反应】①过敏反应：较为常见。可表现为药疹，严重者少见，如渗出性多形红斑、剥脱性皮炎、大疱表皮松解萎缩性皮炎、光敏反应、药物热、关节及肌肉疼痛、发热等血清病样反应。②血液系统反应：缺乏G-6-PD患者用药后易发生溶血性贫血、血红蛋白尿、粒细胞减少或缺乏症、血小板减少症及再生障碍性贫血，也可表现为咽痛、发热、苍白和出血倾向。③胆红素脑病和新生儿核黄疸：本药与胆红素竞争蛋白结合部位，可致游离胆红素增高并进入中枢神经系统后可导致胆红素脑病。新生儿肝功能不完善，故较易发生高胆红素血症和新生儿黄疸，偶可发生核黄疸。④肝脏损害：可发生黄疸、肝功能减退，严重者可发生急性重型肝炎。⑤肾脏损害：可发生结晶尿、血尿和管型尿，偶有发生间质性肾炎或肾小管坏死的报道。⑥胃肠道反应轻微：口服本药后可出现恶心、呕吐、食欲减退、腹泻等胃肠道症状。偶有致伪膜性肠炎的报道。偶有患者发生艰难梭菌感染，此时需停药。⑦中枢神经系统反应：可发生精神错乱、定向力障碍、幻觉、欣快感或忧郁感等中枢神经系统毒性症状，一旦出现均需立即停药。⑧其他：用药后偶可致甲状腺肿大及甲状腺功能减退。

【禁忌证】①对本药或其他磺胺类药过敏者。②新生儿及2个月以下婴儿。③妊娠期及哺乳期妇女。④巨幼红细胞贫血患者。

【药物相互作用】①合用碱性药物可增加尿中溶解度，使排泄增多。②不能与对氨基苯甲酸，或含对氨基甲酰基的局麻药物如普鲁卡因、苯佐卡因、丁卡因等同用。③与口服抗凝药、口服降糖药、甲氨蝶呤、苯妥英钠和硫喷妥钠同用时，上述药物需调整剂量。④可能干扰青霉素类药物的杀菌作用。⑤与避孕药长时间合用可导致避孕的可靠性减小，并增加经期外出血的机会。⑥与溶栓药物、骨髓抑制药合用时可能增加其潜在的毒性作用。⑦与肝毒性药物合用时易诱发肝毒性发生。⑧与光过敏药物合用时可能发生光过敏的相加作用。⑨与乌洛托品合用，发生结晶尿的危险性增加。⑩本药可占有保泰松的血浆蛋白结合部位，两者合用时可增加保泰松的作用。

【注意事项】①交叉过敏反应，对一种磺胺药呈现过敏的患者对其他磺胺药也可能过敏。②缺乏G-6-PD者，失水、艾滋病、休克和老年患者、血卟啉症患者慎用。③对噻嗪类利尿药、磺脲类、碳酸酐酶抑制药过敏者，对磺胺类药也可能过敏。④肾脏损害，可发生结晶尿、血尿和管型尿，故服用该品期间应多饮水，必要时同服碳酸氢钠。⑤本药在尿中溶解度低，出现结晶尿的机会增多，一般不推荐用于尿路感染。⑥妨碍B族维生素在肠内的合成，故使用本药超过一周者，应补充B族维生素。

【制剂与规格】片剂：0.5g。

磺胺嘧啶
Sulfadiazine

【其他名称】磺胺哒嗪、磺胺嘧啶钠。

【药理作用】具有广谱及较强抗菌活性，对革兰阳性及阴性菌均有抑制作用，可用于脑膜炎双球菌、肺炎球菌、淋球菌、溶血链球菌感染的治疗，能通过血脑屏障进入脑脊液，曾是治疗流行性脑膜炎的首选药。抗菌机制与磺胺甲噁唑相同。

【体内过程】口服后70%以上自胃肠道吸收，给药后3～6小时血药浓度达峰值，该品在体内分布与磺胺甲噁唑相仿，蛋白结合率为38%～48%。可透过血脑屏障，脑膜无炎症时，脑脊液中药物浓度约为血药浓度的50%；脑膜有炎症时，脑脊液中药物浓度约可达血药浓度的50%～80%。$t_{1/2}$在肾功能正常者约为8～13小时，肾功能衰竭者$t_{1/2}$延长，给药后48～72小时内以原型自尿中排出给药量的60%～85%。药物在尿中溶解度低，易发生结晶尿。腹膜透析不能排出该品，血液透析仅中等度清除该药。

【适应证】①敏感脑膜炎球菌所致的流行性脑脊髓膜炎。②星形奴卡菌病。③对氯喹耐药的恶性疟疾治疗的辅助用药。④沙眼衣原体所致的宫颈炎和尿道炎。⑤与甲氧苄啶合用可治疗对其敏感的流感嗜血杆菌、肺炎链球菌和其他链球菌所致的中耳炎及皮肤软组织等感染。⑥由沙眼衣原体所致的新生儿包涵体结膜炎。

【用法用量】成人常用量①治疗一般感染：一次1g，每日2次口服，首次剂量加倍；治疗严重感染，一次1～1.5g，每日3～4.5g。②预防流行性脑脊髓膜炎：一次1g，每日2次，疗程2日。2个月以上婴儿及小儿常用量。③治疗一般感染：按体重一次25～30mg/kg，每日2次，首次剂量加倍（总量不超过2g）。④预防流行性脑脊髓膜炎：每日0.5g，疗程2～3日。

【禁忌证】①对磺胺类药物过敏者。②妊娠期妇女、哺乳期妇女。③小于2个月以下婴儿。④肝、肾功能不良者。

【不良反应】【药物相互作用】【注意事项】参阅“磺胺甲噁唑”。

【制剂与规格】①片剂：0.5g。②磺胺嘧啶混悬液：10%。③注射用磺胺嘧啶钠：0.4g；1g。

复方磺胺甲噁唑
Compound Sulfamethoxazole

【其他名称】复方新诺明。

【药理作用】是磺胺甲噁唑（SMZ）与甲氧苄啶（TMP）的复方制剂，抗菌谱与SMZ相近，但抗菌作用较单用SMZ强。其作用机制为SMZ作用于二氢叶酸合成酶，干扰合成叶酸的第一步，TMP作用于叶酸合成代谢的第二步，选择性抑制二氢叶酸还原酶的作用，两者合用可使细菌的叶酸代谢受到双重阻断。对非产酶金黄色葡萄球菌、化脓性链球菌、肺炎链球菌、大肠埃希菌、克雷伯杆菌、沙门菌属、变形杆菌属、摩根菌属、志贺菌属、淋病奈瑟菌、脑膜炎奈瑟菌、流感嗜血杆菌均具有良好的抗菌作用，尤其是对大肠埃希菌、流感嗜血杆菌、金黄色葡萄球菌的抗菌作用较SMZ单药明显增强。本药在体外对沙眼衣原体、星形奴卡菌、原虫和弓形虫等也具有良好的抗微生物活性。

【体内过程】SMZ和TMP口服后自胃肠道吸收完全，均可吸收给药量的90%以上，口服后1～4小时达到血药浓度高峰。SMZ和TMP消除半衰期分别为10小时和8～10小时，肾功能减退者半衰期延长，主要自肾小球滤过和肾小管分泌，尿药浓度明显高于血药浓度。SMZ和TMP两药的排泄过程互不影响。吸收后二者均可广泛分布全身组织和体液中。并可穿透血脑屏障，达治疗浓度。也可穿过胎盘屏障，进入胎儿血循环并可分泌至乳汁中。

【适应证】尿路感染、2岁以上小儿的急性中耳炎、成人慢性支气管炎急性发作和肠道感染。卡氏肺孢子虫肺炎。产肠毒素大肠埃希菌所致的旅行者腹泻。

【用法用量】成人细菌性感染：一次2片（每片480mg），每12小时1次，疗程7～10日。卡氏肺孢子虫肺炎：一次2片，每6小时服用1次，疗程为14～21日。

【不良反应】偶可发生无菌性脑膜炎，有头痛、颈项强直、恶心等表现。其他不良反应参阅“磺胺甲𫫇唑”。

【禁忌证】①对SMZ和TMP过敏者。②巨幼红细胞性贫血患者。③妊娠期及哺乳期妇女。④小于2个月的婴儿。⑤重度肝、肾功能损害者。

【药物相互作用】①本药中的TMP可抑制华法林的代谢，与环孢素A合用可增强肾毒性。②与抗肿瘤药物、2,4-二氨基嘧啶类药物合用，可产生骨髓再生不良或巨幼红细胞贫血。③利福平与本药合用，可使本药中TMP清除增加，消除半衰期缩短。④与氨苯砜合用，高铁血红蛋白血症的发生几率增加。⑤其他药物相互作用参阅“磺胺甲𫫇唑”。

【注意事项】①如因服用本药引起叶酸缺乏时，可同时服用叶酸制剂。如有骨髓抑制征象发生，应立即停药，并给予叶酸3～6mg肌内注射，每日1次，使用2日，或根据需要用药至造血功能恢复正常。对长期、过量使用本药者，可给予高剂量叶酸并延长疗程。②本药的血药浓度不应超过200μg/ml，超过此浓度，不良反应发生率增高，毒性增强。其他注意事项参阅“磺胺甲𫫇唑”。

【制剂与规格】片剂：0.48g（含SMZ 0.4g及TMP 0.08g）。

二、甲氧苄啶类

甲氧苄啶
Trimethoprim

【其他名称】甲氧苄氨嘧啶。

【药理作用】甲氧苄啶（TMP）为广谱抗菌药，抗菌谱与磺胺类药物类似而效力较强，有抑制二氢叶酸还原酶的作用，但细菌较易产生耐药性，很少单独使用。与磺胺类药物合用，可使细菌的叶酸代谢受到双重阻断，因而抗菌作用大幅度提高，故有磺胺增效剂之称，并可减少抗药菌株的出现。

【体内过程】该品口服吸收完全，可达给药量的90%以上，吸收后广泛地分布于全身的组织和体液中，可穿过血脑屏障，在脑膜炎症时脑脊液药物浓度可达血液浓度的50%～100%，可穿过胎盘屏障进入胎儿体内，胎儿循环血药浓度与母体血浓度相近。本药主要经肾排泄，24小时尿中排出量为给药量的40%～60%，其中80%～90%以药物原型排出，$t_{1/2}$为8～10小时。

【适应证】抗菌增效药，单独用于呼吸道感染、泌尿道感染、肠道感染等病症；作为抗菌增效药，也可以治疗家禽细菌感染和球虫病。对多种革兰阳性和阴性细菌有效。由于细菌对本药极易产生耐药性，故不宜单独作为抗菌药使用。

【用法用量】①成人口服、肌内注射或静脉注射的剂量为每次0.1～0.2g，每日2次。②小儿：5～10mg/(kg·d)，每日2次。

【不良反应】①由于本药对叶酸代谢的干扰可产生血液系统不良反应，可出现白细胞减少，血小板减少或高铁血红蛋白性贫血。②过敏反应：可发生瘙痒、皮疹，偶可呈严重的渗出性多形红斑。③恶心、呕吐、腹泻等胃肠道反应，一般症状轻微。④偶可发生无菌性脑膜炎，有头痛、颈项强直、恶心等表现。

【禁忌证】新生儿、早产儿、妊娠期妇女。严重肝肾疾病，血液病（如白细胞减少、血小板减少，紫癜症等）。

【药物相互作用】①口服抗凝药、口服降血糖药、甲氨蝶呤、苯妥英钠和硫喷妥钠。本药可取代这些药物的蛋白结合部位，或抑制其代谢，以致药物作用时间延长或发生毒性反应。②与骨髓抑制药合用可能增强此类药物对造血系统的不良反应。如白细胞、血小板减少等。③与避孕药（雌激素类）长时间合用可导致避孕的可靠性减少，并增加经期外出血的机会。④与肝毒性药物合用可能引起肝毒性发生率的增高。对此类患者尤其是用药时间较长及以往有肝病史者应监测肝功能。

【注意事项】①肝功能损害、由于叶酸缺乏的巨幼红细胞性贫血或其他血液系统疾病、肾功能损害者慎用。②用药期间应定期进行周围血常规检查，在疗程长、服用剂量大、老年、营养不良及服用抗癫痫药者易出现叶酸缺乏症，如周围血常规中白细胞或血小板等已有明显减少则需停用本药。

【制剂与规格】①片剂：0.1g。②注射液：2ml：0.1g。

三、硝基呋喃类

呋喃妥因
Nitrofurantoin

【其他名称】呋喃坦啶。

【药理作用】可干扰细菌体内氧化还原酶系统，从而阻断其代谢过程。属广谱抗菌药，对大肠埃希菌、克雷伯菌属、肠杆菌属、肠球菌属、金黄色葡萄球菌、腐生葡萄球菌具有较强的抗菌活性；对淋球菌、枯草杆菌、痢疾杆菌、伤寒杆菌等也有良好的抗菌作用。对铜绿假单胞菌、变形杆菌属、沙雷菌属无效。抗菌活性不受脓液及组织分解产物的影响，在酸性尿液中的活性较强。

【体内过程】微晶型在小肠内迅速而完全吸收，大结晶型的吸收较缓，引起的胃肠道刺激也较强。血药浓度很低，高浓度出现于尿中，肾中的药物浓度可能也较高。可经胎盘屏障进入胎儿循环。蛋白结合率为60%，部分在体内为各组织（包括肝脏）灭活，$t_{1/2}$为0.3～1小时。肾小球滤过为主要排泄途径，少量自肾小管分泌和重吸收。

【适应证】急性单纯性下尿路感染，也可用于尿路感染的预防。

【用法用量】成人一次0.05～0.1g，每日3～4次口服；1月以上小儿每日5～7mg/kg，分4次口服。疗程至少1周，或用至尿培养转阴后至少3日，但连续应用不宜超过14日。对尿路感染反复发作予本药预防者，成人每日0.05～0.1g，睡前服，儿童每日1mg/kg。

【不良反应】①消化系统：较常见恶心、呕吐、食欲减退、腹泻等胃肠道症状。②血液系统：少数患者用药后可出现粒细胞减少、嗜酸粒细胞增多，有G-6-PD缺乏者尚可发生溶血性贫血。③神经系统：偶可发生头痛、头昏，嗜睡、肌痛、眼球震颤等神经系统不良反应，多属可逆，严重者可发生周围神经炎。原有肾功能减退或长期服用本药者尤易发生。④呼吸系统：偶可引起发热、咳嗽、胸痛、肺部浸润等急性肺炎表现，停药后可迅速消失；长期服用（6个月以上）者，偶可引起间质性肺炎或肺纤维化。⑤过敏反应：偶可引起皮疹、药物热等过敏反应症状。

【禁忌证】对呋喃妥因或其他硝基呋喃类药过敏者、肾功能不全者、新生儿、妊娠期妇女及哺乳期妇女。

【药物相互作用】①与导致溶血的药物合用有使溶血反应增加的趋势。②与丙磺舒或苯磺唑酮合用导致后者的血药浓度增高和（或）半衰期延长。③与TMP合用可增加抗菌作用。④与诺氟沙星、萘啶酸合用有抗菌拮抗作用。⑤与肝毒性药物合用有增加肝毒性反应的可能；与神经毒性药物合用，有增加神经毒性的可能。⑥本药在酸性尿液中活性增强，碱性尿中药效降低，故不宜与碳酸氢钠等碱性药物合用。

【注意事项】①G-6-PD缺乏者、周围神经病变者、肺部疾病患者慎用。②在尿中代谢物可使硫酸铜试剂发生假阳性反应，干扰尿糖测定。③宜与食物同服，以减少胃肠道刺激。④疗程应至少7日，或继续用药至尿中细菌清除3日以上。⑤长期应用本药6个月以上者，有发生弥漫性间质性肺炎或肺纤维化的可能，应严密观察，及早发现，及时停药。

【制剂与规格】①片剂：0.05g；0.1g。②肠溶片：0.05g；0.1g。

呋喃唑酮
Furazolidone

【药理作用】干扰细菌氧化还原酶从而阻断细菌的正常代谢。对革兰阳性及阴性菌均有一定抗菌作用，包括沙门菌属、志贺菌属、大肠埃希菌、肺炎克雷伯菌、肠杆菌属、金黄色葡萄球菌、粪肠球菌、化脓性链球菌、霍乱弧菌、弯曲菌属、拟杆菌属等，在一定浓度下对毛滴虫、贾第鞭毛虫也有活性。

【体内过程】口服仅吸收5%，成人顿服1g，血药浓度为1.7～3.3mg/L，但在肠道内保持较高的药物浓度。部分吸收药物随尿排出。

【适应证】①细菌性痢疾、肠炎、霍乱。②伤寒、副伤寒、梨形鞭毛虫病和阴道滴虫病。③与制酸剂等药物合用于治疗幽门螺杆菌所致的胃窦炎。

【用法用量】成人一次0.1g，每日3～4次口服，儿童每日5～10mg/kg，分4次服用，症状消失后再服2日。肠道感染疗程为5～7日，梨形鞭毛虫病疗程为7～10日。每日最大量不宜超过0.4g，总量不宜超过3g。

【不良反应】①主要有恶心，呕吐、腹泻、头痛、头晕、药物热、皮疹、肛门瘙痒、哮喘、直立性低血压、低血糖、肺浸润等。②偶可出现溶血性贫血、黄疸及多发性神经炎。

【禁忌证】对本药或其他硝基呋喃类药过敏者、新生儿、妊娠期妇女、哺乳妇女。

【药物相互作用】①与三环类抗抑郁药合用可引起急性中毒性精神病，应予避免。②可增强左旋多巴的作用。③拟交感胺类药、富含酪胺食物、食欲抑制药、单胺氧化酶抑制剂等可增强本药作用。

【注意事项】①肾功能不全者、G-6-PD缺乏者、溃疡病及哮喘患者慎用。②口服本药期间饮酒，则可引起双硫仑样反应，表现为皮肤潮红、瘙痒、发热、头痛、恶心、腹痛、心动过速、血压升高、胸闷、烦躁等，故服药期间和停药后5日内，禁止饮酒。③每日剂量超过0.4g或总量超过3g时，可引起精神障碍及多发性神经炎，过量时应给予对症处理及支持治疗，包括催吐、洗胃、大量饮水及补液等。

【制剂与规格】片剂：10mg；30mg；100mg。

四、喹诺酮类

吡哌酸
Pipemidic Acid

【其他名称】吡卜酸。

【药理作用】主要作用于细菌细胞的DNA旋转酶，干扰细菌DNA的合成而引起细菌死亡。抗菌谱主要针对革兰阴性杆菌和葡萄球菌所致的尿路感染、肠道感染和耳道感染。对肠球菌及厌氧菌无效。抗菌活性比萘啶酸强、广，但不如氟喹诺酮类。

【体内过程】口服后可部分被吸收，服药后2小时血药浓度达峰值。血浆蛋白结合率为30%，$t_{1/2}$约为5～6小时。吸收后广泛分布于体内各组织和体液中，除脑和脑脊液外，在肾、肝、胆汁和尿液中的浓度超过同期血药浓度。仅少量经胎盘屏障进入胎儿循环。在前列腺液及前列腺组织中可发现其达治疗浓度，可以通过血液透析透出。在体内几乎不被代谢，70%于24小时内以原型自尿中排出，20%由粪便排出。

【适应证】敏感革兰阴性杆菌和葡萄球菌所致泌尿道感染，如前列腺炎、膀胱炎及轻型的肾盂肾炎；肠道感染和耳道感染，如中耳炎。

【用法用量】①成人：一次0.5g，每日1.5～2g，分次给予，疗程一般不超过10日。②儿童：15mg/（kg·d），分2次给予。

【不良反应】①胃肠反应较多见，表现为恶心、呕吐、上腹不适、食欲减退、稀便或便秘等。②皮疹及全身瘙痒较少见。③偶见眩晕、头痛、丙氨酸转氨酶一过性升高。④偶见中毒性表皮坏死溶解症（Lyell综合征）者。

【禁忌证】对本药或萘啶酸过敏者。

【药物相互作用】①与庆大霉素、羧苄西林、青霉素等协同抗菌作用。②丙磺舒使其血药浓度升高，半衰期延长。③本药可显著降低茶碱的清除，导致其毒性反应发生。④碱性药物、抗胆碱药、H_2受体拮抗药降低胃液酸度，使本药吸收减少。⑤利福平、氯霉素等使本药药效降低，应避免同时服用。

【注意事项】①可影响软骨发育，18岁以下青少年不宜使用。②妊娠期及哺乳期妇女不宜使用。严重肝肾功能不全者、中枢神经系统疾患者以及有癫痫病史者慎用。③用药期间不宜长期暴露于阳光下。

【制剂与规格】①片剂：0.25g；0.5g。②胶囊：0.25g。

诺氟沙星

Norfloxacin

【其他名称】氟哌酸。

【药理作用】为第三代喹诺酮类药物，其有抗菌谱广、作用强的特点，尤其对革兰阴性细菌有强的杀菌作用，但其最低抑菌浓度远较常用的抗革兰阴性细菌药物为低。在同类药物及抗生素之间也不存在交叉耐药。革兰阴性细菌特别是肠杆菌科的细菌，如大肠埃希菌、志贺菌属、克雷伯菌属、变形杆菌属、产气肠杆菌、沙雷菌属、枸橼酸菌属等对本药高度敏感；也用于治疗铜绿假单胞菌泌尿系感染。在革兰阳性球菌中，对金黄色葡萄球菌及表皮葡萄球菌较敏感。对于金黄色葡萄球菌，本药的作用也较庆大霉素强。

【体内过程】空腹时口服吸收迅速但不完全，约为给药量的30%～40%；单次口服本药，经1～2小时血药浓度达峰值，广泛分布于各组织、体液中，但未见于中枢神经系统。血浆蛋白结合率为10%～15%。肾脏（肾小球滤过和肾小管分泌）和肝胆系统为主要排泄途径，26%～32%以原型和小于10%以代谢物形式自尿中排出，自胆汁和（或）粪便排出占28%～30%。尿液pH影响本药的溶解度。$t_{1/2}$为3～4小时，肾功能减退时可延长至6～9小时。

【适应证】呼吸道、泌尿道、胃肠道感染，如急性支气管炎、慢性支气管炎急性发作、肺炎、急慢性肾盂肾炎、膀胱炎、伤寒等。

【用法用量】口服：①急性单纯性下尿路感染和肠道感染：每次0.3～0.4g，每日2次，疗程5～7日。复杂性尿路感染者，剂量同上，疗程10～21日；②慢性泌尿道感染，可先用一般量2周，再减量为每天0.2g，睡前服用，持续数月。③单纯性淋菌性尿道炎，单剂口服0.8g。④用于伤寒或其他沙门菌感染，每天0.8～1.6g，分4次服，疗程为10～14日，少数病例可达3周。

静脉滴注：用于严重病例或不能口服者，每次0.2～0.4g，每12小时1次。

经眼给药：①用0.3%溶液滴眼每次1～2滴，每日4～6次。②用0.3%眼膏涂眼每日2～3次。

【不良反应】①消化系统：可有口干、食欲减退、恶心、呕吐、腹痛、腹泻或便秘等。少数患者可引起转氨酶升高，停药后可恢复。②神经系统：可有头昏、头痛、抽搐、嗜睡或失眠等。少数患者可出现周围神经刺激症状。③泌尿生殖系统：可引起血肌酐、尿素氮升高，大剂量可致结晶尿。④肌肉骨骼：可有肌肉震颤、关节肿胀、跟腱炎等。⑤皮肤：可有皮疹、瘙痒等。可发生光敏反应，但发生率较低。⑥其他：偶见转氨酶升高，可有视力障碍等，静脉注射可引起局部刺激、脉管炎等。

【禁忌证】对喹诺酮类药物过敏者及本药过敏者、糖尿病患者、妊娠期及哺乳妇女、婴幼儿及18岁以下青少年。

【药物相互作用】①尿碱化剂可减少本药在尿中的溶解度，导致结晶尿和肾毒性。②与茶碱类合用时可出现茶碱中毒症状，如恶心、呕吐、震颤、不安、激动、抽搐、心悸等，故合用时应测定茶碱类血药浓度和调整剂量。③氯霉素和利福平可拮抗本药。④与华法林同用时，可增强后者的抗凝作用。⑤丙磺舒可减少本药自肾小管分泌约50%。⑥与呋喃妥因有拮抗作用。⑦多种维生素，或其他含铁、锌离子的制剂及含铝或镁的制酸药可减少本药的吸收，建议避免合用。⑧呋喃坦丁可对抗本药在泌尿道中的抗菌作用。⑨干扰咖啡因的代谢，可能产生中枢神经系统毒性。⑩与氨基糖苷类药及地贝卡星联用在抗大肠埃希菌、金黄色葡萄球菌方面有协同作用。

【注意事项】①肝、肾功能减退者、有癫痫病史者、有胃溃疡史者慎用。②不宜静脉注射，滴注速度不宜过快。

【制剂与规格】①片剂：0.1g；0.2g；0.4g。②胶囊：0.1g；0.2g。③注射液：100ml：0.2g。④滴眼液：8ml：24mg。⑤软膏：10g：1g；250g：2.5g。

氧氟沙星
Ofloxacin

【其他名称】氟嗪酸。

【药理作用】①为第三代喹诺酮类抗菌药，具有广谱抗菌作用，尤其对需氧革兰阴性杆菌抗菌活性高，对肠杆菌科的大部分细菌，包括枸橼酸杆菌、阴沟杆菌、产气肠杆菌、大肠埃希菌属、志贺杆菌、克雷伯杆菌、沙门菌属、变形杆菌、弧菌属、耶尔森菌等在体外具有良好的抗菌作用。②常对多重耐药菌也具有抗菌活性。③对青霉素耐药的淋病奈瑟菌、产酶流感嗜血杆菌和莫拉菌属等有高度抗菌作用，对甲氧西林敏感的葡萄球菌具有抗菌活性，对肺炎链球菌、溶血性链球菌和粪肠球菌仅具有中等抗菌活性。④对铜绿假单胞菌和沙眼衣原体、支原体、军团菌也有一定的抗菌作用。⑤与其他类抗菌药未见交叉耐药性；此外对麻风分枝杆菌和结核分枝杆菌亦有效。⑥对厌氧菌的抗菌活性差。

【体内过程】广泛分布至各组织、体液，组织中的浓度常超过血药浓度而达有效水平。可通过胎盘屏障。蛋白结合率为20%～25%。主要以原型药自肾排泄，粪便中排出少量，也可通过乳汁分泌。少量在肝内代谢。

【适应证】支气管炎、肺部感染、尿路感染、衣原体宫颈炎、单纯性淋病、胃肠道感染、伤寒、败血症等全身感染、骨和关节感染以及皮肤软组织感染。

【用法用量】口服：①下呼吸道感染，一次0.3g，每日2次，疗程7～14日。②急性单纯性下尿路感染，一次0.2g，每日2次，疗程5～7日。③复杂性尿路感染，一次0.2g，每日2次，疗程10～14日。④细菌性前列腺炎，一次0.3g，每日2次，疗程6周。⑤衣原体宫颈炎或尿道炎，一次0.3g，每日2次，疗程7～14日。⑥单纯性淋病，单次口服0.4g。⑦伤寒，一次0.3g，每日2次，疗程10～14日；为控制伤寒反复感染：每日0.05g，连用3～6月。⑧铜绿假单胞菌感染或重度感染，一次0.4g，每日2次。⑨抗结核，每日0.3g，每日1次。

静脉滴注：常用量同口服，以适量注射液稀释。

【不良反应】①胃肠道反应：腹痛、食欲减退、恶心、呕吐、腹泻。②中枢神经系统反应：嗜睡、失眠、头痛、眩晕。③过敏反应：皮疹、瘙痒，偶可发渗出性多形性红斑及血管神经性水肿。④偶可发生癫痫发作、精神异常、烦躁不安、意识混乱、幻觉、震颤；血尿、发热、皮疹等间质性肾炎表现；静脉炎；结晶尿，多见于大剂量应用；关节损害与跟腱炎。⑤少数患者可发生转氨酶升高、血尿素氮增高及周围血白细胞降低，注射部位刺激症状，多属轻度，并呈一过性。

【禁忌证】对本药及氟喹诺酮类药物过敏的患者，哺乳期妇女及18岁以下青少年。

【药物相互作用】①与尿碱化剂合用可减低该品在尿中的溶解度，导致结晶尿和肾毒性。②与茶碱类合用出现茶碱中毒症状，如恶心、呕吐、震颤、不安、激动、抽搐、心悸等。③可使环孢素的血药浓度升高。④非甾体抗炎药合用时偶有抽搐发生。⑤口服降血糖药会引起血糖失调。其他药物相互作用参阅“环丙沙星”。

【注意事项】①本药每0.2g静脉滴注时间不得少于30分钟；片剂宜餐后服用，可减少胃肠道反应。②目前大肠埃希菌对氟喹诺酮类药物耐药者多见，应在给药前留取尿培养标本。③本药大剂量应用或尿pH 7以上时可发生结晶尿，宜多饮水，保持24小时排尿量在1200ml以上以避免结晶尿。④应用本药时应避免过度暴露于阳光，如发生光敏反应立即停药。⑤肝、肾功能减退者、中枢神经系统疾患者需权衡利弊后应用，并调整剂量。⑥本药滴耳液如药温过低，可致眩晕，故应使其温度接近体温。

【制剂与规格】①片剂：0.1g；0.2g。②注射剂：0.1g；0.2g；0.3g。③滴耳液：5ml：15mg；8ml：24mg。

左氧氟沙星
Levofloxacin

【药理作用】本药是氧氟沙星的左旋体，作用强度为氧氟沙星的两倍。具有抗菌谱广、抗菌作用强的特点。对大肠埃希菌、克雷伯菌属、变形杆菌属、沙门菌属、志贺菌属和流感嗜血杆菌、嗜肺军团菌、淋病奈瑟菌等革兰阴性细菌有较强的抗菌活性。对金黄色葡萄球菌、肺炎链球菌、化脓性链球菌等革兰阳性细菌和肺炎支原体、肺炎衣原体也有抗菌作用，但对厌氧菌和肠球菌的作用较差。

【体内过程】口服给药时，血药浓度呈剂量相关性上升。除中枢神经系统和脂肪外，药物在各组织和体液内浓度较高。本药约85%以原型自尿中排出。

【适应证】中、重度呼吸系统、泌尿系统、消化系统和皮肤软组织感染，败血症、伤寒、副伤寒、菌痢，以及由淋球菌、沙眼衣原体所致的尿道炎、宫颈炎。

【用法用量】口服：①支气管感染、肺部感染，一次0.2g，每日2次，疗程7～14日。②急性单纯性下尿路感染，一次0.1g，每日2次，疗程5～7日；复杂性尿路感染：一次0.2g，每日2次，疗程10～14日。③细菌性前列腺炎，一次0.2g，每日2次，疗程6周。如感染较重或感染病原体敏感性较差者，治疗剂量可增至每日0.6g，分3次服。

缓慢静脉滴注：治疗剂量及疗程同口服。每0.2g的本药静脉滴注时间不少于60分钟。不可静脉注射及肌内注射。

【不良反应】①胃肠道反应：腹部不适或疼痛、腹泻、恶心或呕吐。②中枢神经系统反应可有头昏、头痛、嗜睡或失眠。③过敏反应：皮疹、皮肤瘙痒，偶可发生渗出性多形性红斑及血管神经性水肿。光敏反应较少见。④偶可发生：癫痫发作、精神异常、烦躁不安、意识混乱、幻觉、震颤。血尿、发热、皮疹等间质性肾炎表现，静脉炎、结晶尿。⑤少数患者可发生转氨酶升高、血尿素氮增高及周围血常规白细胞降低，多属轻度，并呈一过性。

【禁忌证】对本药及氟喹诺酮类药过敏及癫痫患者。

【药物相互作用】①含铝、镁的制酸药、铁剂均可减少本药的口服吸收，不宜合用。②与非甾体抗炎药芬布芬合用时，偶有抽搐发生，因此不宜与芬布芬合用。③与口服降血糖药合用应注意监测血糖浓度。④其他药物相互作用参阅“诺氟沙星”。

【注意事项】①性病患者治疗时，应进行梅毒血清学检查，以免延误对梅毒的治疗。②其他注意事项参阅“环丙沙星”。

【制剂与规格】①片剂（盐酸盐）：0.1g；0.2g；0.5g。②注射液（盐酸盐）：0.2g；0.3g；0.5g。

环丙沙星
Ciprofloxacin

【其他名称】环丙氟哌酸。

【药理作用】为第三代喹诺酮类抗菌药物，抗菌谱和作用机制同“氧氟沙星”。但抗菌活性更强，较诺氟沙星及依诺沙星强2～4倍，尤其对需氧革兰阴性杆菌抗菌活性高。对青霉素耐药的淋病奈瑟菌、产酶流感嗜血杆菌和莫拉菌属等有高度抗菌作用，对肺炎链球菌、溶血性链球菌和粪肠球菌仅具有中等抗菌活性，对甲氧西林敏感的葡萄球菌具有抗菌活性。铜绿假单胞菌和沙眼衣原体、支原体、军团菌也有一定的抗菌作用。此外对麻风分枝杆菌和结核分枝杆菌亦有效。对厌氧菌的抗菌活性差。

【体内过程】口服1～2小时后达血药浓度高峰，主要分布于胆汁、黏液、唾液、骨以及前列腺中，但在脑脊液中浓度较低。本药可在肝脏部分被代谢，并经肾脏排泄于尿中，可在尿中保持较高药物浓度。半衰期约为4小时。

【适应证】①下呼吸道感染，包括敏感革兰阴性杆菌所致的支气管及肺部感染。②泌尿生殖系统感染，包括急性单纯性下尿路感染、复杂性尿路感染、细菌性前列腺炎、淋病奈瑟菌宫颈炎或尿道炎（包括产酶株所致者）。③胃肠道感染由志贺菌属、沙门菌属、产肠毒素大肠埃希菌、嗜水气单胞菌、副溶血弧菌等所致者。④伤寒。⑤败血症等全身感染。⑥骨和关节感染。⑦皮肤软组织感染。

【用法用量】口服：①尿路感染、肺炎和皮肤软组织感染：每日0.5～1g，分2次服，疗程7～14日；重症或复杂性病例疗程需适当延长。②骨、关节感染：每日1.0～1.5g，分2～3次服，疗程4～6周或更长。③肠道感染：每日1g，分2次，疗程5～7日。④伤寒：每日1.5g，分2次服，疗程10～14日。⑤淋病：单次口服0.25～0.5g。

静脉滴注：①每日0.2～0.6g，但速度不宜过快；分2次滴注，每次时间约1小时。②严重病例，每日0.4～0.6g，分2次静脉滴注。

【不良反应】参阅“氧氟沙星”，主要为胃肠反应、中枢神经系统症状、过敏反应和实验室检查异常。过量使用可导致癫痫、甚至惊厥。其他可见结晶尿、转氨酶升高、关节痛或僵直、光敏感及视力障碍等。

【禁忌证】对本药及其他喹诺酮类药物过敏者，妊娠期、哺乳期妇女及未成年人。

【药物相互作用】参阅“诺氟沙星”。

【注意事项】①目前大肠埃希菌对氟喹诺酮类药物耐药者多见，应在给药前留取尿培养标本，参考细菌药敏结果调整用药。②本药大剂量应用或尿pH 7以上时可发生结晶尿，宜多饮水，保持24小时排尿量在1200ml以上以避免结晶尿。③应用本药时应避免过度暴露于阳光。④肝、肾功能减退者、中枢神经系统疾患者，需权衡利弊后应用，并调整剂量。

【制剂与规格】①片剂（盐酸盐）：0.1g；0.2g；0.25g；0.4g。②注射剂（乳酸盐）：50ml：100mg；100ml：100mg；100ml：200mg；250ml：250mg。

洛美沙星
Lomefloxacin

【药理作用】为第三代喹诺酮类抗菌药、抗菌谱广。对革兰阴性细菌、阳性菌和部分厌氧菌均具有抗菌活性。与其他抗菌药之间未见交叉耐药性。对大肠埃希菌、志贺菌属、克雷伯杆菌、变形杆菌属、肠杆菌属等具有高度的抗菌活性；流感杆菌、淋球菌等对本药亦呈高度敏感性；对不动杆菌、铜绿假单胞菌等假单胞菌属、葡萄球菌属、肺炎球菌、溶血性链球菌等亦有一定的抗菌作用。对革兰阳性细菌的抗菌活性与诺氟沙星相同，强于依诺沙星；对革兰阴性细菌的作用与依诺沙星相同，较诺氟沙星弱。

【体内过程】口服吸收完全，生物利用度为90%～98%。单剂空腹口服本药0.4g后，1.5小时达血药浓度峰值。药物吸收后在体内分布广，大多数组织及体液中药物浓度超过血药浓度。体内代谢少，约为给药量的5%。主要自肾排泄，给药后48小时以原型从尿中约排出给药量的60%～80%，胆汁排泄约10%。

【适应证】呼吸道、泌尿生殖系统感染、腹腔、胆道、肠道感染和皮肤软组织感染，如慢性支气管炎急性发作、支气管扩张伴感染、急性支气管炎、肺炎、急性膀胱炎、急性肾盂肾炎、前列腺炎、单纯性淋病、鼻窦炎、中耳炎、眼睑炎。

【用法用量】①口服：每次0.4g，每日1次；或每次0.3g，每日2次。②手术感染的预防：手术前2～6小时口服0.4g。

【不良反应】①消化系统常见恶心、腹泻，也可有呕吐、腹痛、偶见消化道出血等。②精神神经系统：常见头痛、眩晕。③皮肤：偶见皮疹、瘙痒、光过敏性皮炎。④关节痛、肌痛，心悸，很少见。⑤偶有一过性白细胞减少，转氨酶或尿素氮升高。

【禁忌证】对喹诺酮类过敏者、妊娠期及哺乳期妇女、18岁以下未成年人。

【药物相互作用】①与芬布芬合用可致中枢兴奋，癫痫发作。②硫糖铝、制酸药、考来烯胺可使本药吸收速率减少，可错开时间段服用。③去羟肌苷制剂中含铝及镁，可与喹诺酮类螯合，不宜合用。④其他药物相互作用参阅“诺氟沙星”。

【注意事项】①中枢神经系统疾病患者、有癫痫史、脑动脉硬化者、严重肾功能减退者慎用。②老年患者应用本药时需减量。③本药每次滴注时间不少于60分钟。

【制剂与规格】①片剂：0.1g；0.2g。②胶囊：0.1g；0.2g。③颗粒剂：0.1g。④注射剂：100ml：0.2g。

培氟沙星
Pefloxacin

【其他名称】培氟哌酸。

【药理作用】本药是一种新的氟喹诺酮类抗菌药物，抗菌谱和抗菌活性与氟哌酸类似。通过干扰细菌DNA复制和菌体蛋白的合成，发挥杀灭细菌的作用。对大肠埃希菌、铜绿假单胞菌、不动杆菌属、嗜血杆菌属，奈瑟球菌属及葡萄球菌属（包括耐甲氧西林的菌株）具有广谱活性。其抗金黄色葡萄球菌性能和万古霉素相仿，但抗铜绿假单胞菌不及环丙沙星和噻甲羧肟头孢菌素，对一些多价耐药菌株和甲氧青霉素耐药菌也有效。

【体内过程】胃肠道吸收良好，口服后药-时曲线下面积与静脉注射给药相似。蛋白结合率约30%。在体内分布广泛，脑脊液、扁桃体、支气管、骨骼与肌肉、前列腺及腹膜液中都达到有效浓度。可通过血脑屏障。主要通过肾及肝脏消除，少量从胆汁中排出。$t_{1/2}$都在10～12小时左右。

【适应证】尿路感染、呼吸道感染、耳鼻喉感染、妇科生殖系统感染、腹部和肝胆系统感染、骨和关节感染、皮肤感染、败血症和心内膜炎、脑膜炎。静脉给药尚可用于肺部感染的较重病例，也可用于革兰阴性杆菌败血症，治疗败血症时常需与具有协同作用的抗菌药物联合应用。

【用法用量】①口服：一次0.2～0.4g，每日2次，首剂可加倍。②静脉滴注：一次0.4g，每日2次，滴注时间不少于60分钟。尿路感染及其他较轻感染剂量酌减。腹水和黄疸患者，每2日用药一次。

【不良反应】①可引起胃肠道刺激或不适，烧心、恶心、呕吐、食欲不振。②有轻度神经系统反应如眩晕、嗜睡、头痛、震颤、不安。停药后症状消失（恢复正常）。③过敏反应：皮疹，瘙痒，心悸，胸闷，颜面或皮肤潮红，结膜充血。④可引起肝损害，停药后症状消失。⑤可引起肾损害，尿素氮升高，也可有白细胞及血小板减少，嗜酸性粒细胞增多。有引起关节和肌肉痛的报道。其他不良反应参阅“环丙沙星”。

【禁忌证】妊娠期、哺乳期妇女；G-6-PD缺乏者、原有癫痫等中枢神经疾患者；18岁以下未成年患者。

【药物相互作用】①茶碱类、含铝、镁等抗酸药影响本药的吸收。②稀释液不能用氯化钠溶液和其他含氯离子的溶液。③其他药物相互作用参阅“诺氟沙星”。

【注意事项】①有中枢神经系统疾患者慎用。②有严重肝、肾脏功能损害者剂量宜酌减或慎用。③用药期间避免紫外光照射及日光暴晒。④静脉滴注时间不少于60分钟。

【制剂与规格】①片剂：0.1g；0.2g。②注射液：2ml：0.2g；5ml：0.4g。

依诺沙星
Enoxacin

【其他名称】氟啶酸。

【药理作用】为第三代喹诺酮类药物，体外抗菌谱和抗菌活性与环丙沙星相似。

【体内过程】本药口服后约90%被吸收。单剂口服0.4g后，1～3小时血药浓度达峰值。吸收后在体内广泛分布，在组织和体液中药物浓度多超过血药浓度。约20%在体内代谢。消除半衰期约为3.5～5.8小时。48小时内有给药量的52%～60%以原型经肾从尿中排出，胆汁排泄约18%。不能经透析清除。

【适应证】参阅“环丙沙星”。

【用法用量】口服：①急性单纯性下尿路感染，每次0.2g，每日2次，疗程5～7日。②复杂性尿路感染，每次0.4g，每日2次，疗程10～14日。③单纯性淋菌性尿道炎，单剂口服0.4g。④肠道感染，每次0.2g，每日2次，疗程5～7日。⑤伤寒，每次0.4g，每日2次，疗程10～14日。⑥呼吸道感染，每次0.3～0.4g，每日2次，疗程7～14日。滴眼液：滴眼。一次1～2滴，每日4～6次。

【不良反应】①消化系统：可有恶心、呕吐、腹痛等胃肠功能障碍。②神经精神系统：可出现头晕、头痛、嗜睡、失眠等，偶可见幻觉、癫痫发作、震颤及周围神经刺激现象等。③皮肤：可有皮疹、瘙痒及光敏反应等。④其他：偶见转氨酶、血尿素氮、血肌酐升高。⑤其他不良反应参阅“诺氟沙星”。

【禁忌证】对喹诺酮类药过敏者、G-6-PD缺乏者、妊娠期及哺乳期妇女。

【药物相互作用】①抑制茶碱类药在肝脏代谢的作用在同类药中最明显，应尽量避免合用。②与华法林合用可明显增强抗凝作用。③与芬布芬合用可诱发痉挛。④抑制咖啡因在肝脏代谢的作用在同类药中最明显，应尽量避免合用。⑤含铝、镁等抗酸药影响本药的吸收，不宜合用。⑥其他药物相互作用参阅“诺氟沙星”。

【注意事项】①肾功能减退者、严重脑血管硬化或其他中枢神经系统疾病者、有癫痫等痉挛性疾病史者慎用。②与食物同服可影响本药的口服吸收，宜空腹服用。③由于目前大肠埃希菌对氟喹诺酮类药物耐药者多见，应在给药前留取尿培养标本，参考细菌药敏结果调整用药。④其他注意事项参阅“诺氟沙星”。

【制剂与规格】①片剂：0.1g；0.2g；0.4g。②胶囊：0.1g；0.2g；0.4g。③滴眼液：15mg；24mg。④注射液：100ml：0.2g。

氟罗沙星
Fleroxacin

【其他名称】多氟沙星、多氟哌酸。

【药理作用】为第三代喹诺酮类药物。对革兰阴性细菌包括大肠埃希菌、肺炎杆菌、变形杆菌属、伤寒沙门菌、副伤寒沙门菌、志贺菌属、阴沟肠杆菌、产气肠杆菌、枸橼酸菌属、粘质沙雷菌、铜绿假单胞菌、脑膜炎奈瑟菌、流感嗜血杆菌、摩拉卡他菌、嗜肺军团菌、淋病奈瑟菌等均有较强的抗菌作用。对葡萄球菌属、溶血链球菌等革兰阳性球菌亦具有中等抗菌作用。

【体内过程】静脉滴注氟罗沙星注射液0.1g，血药浓度峰值为2.85μg/ml，达峰时间为0.33小时。本药在多数组织中的浓度接近或高于同期血药浓度。60%～70%以原型及代谢产物经肾脏排泄，少部分由胆汁排泄，由粪便排出仅占3%。

【适应证】呼吸道、泌尿生殖系统、消化系统感染，以及皮肤软组织感染，骨感染，腹腔感染及盆腔感染。

【用法用量】①口服：每日0.4g，一次顿服。疗程：复杂性尿路感染1～2周；呼吸道感染1～3周；皮肤、软组织感染4日～3周；骨髓炎、化脓性关节炎2～12周；沙眼衣原体尿道炎5日；单纯性尿路感染、细菌性痢疾、淋球菌尿道炎（宫颈炎）只用1次。②静脉滴注：一次200～400mg，每日1次。

【不良反应】可引起消化道、中枢神经系统症状，并可致肌痛、关节痛以及心悸、发热、寒战、排尿困难和二重感染。可见血清肌酐、尿素氮、嗜酸性粒细胞升高，血小板和血细胞比容下降，也可见皮肤过敏、药疹等反应。其他不良反应参阅“环丙沙星”。

【禁忌证】对本药或喹诺酮类药物过敏者、妊娠期和哺乳妇女及18岁以下患者。

【药物相互作用】①尿碱化剂减低本药在尿中的溶解度，导致结晶尿和肾毒性。②丙磺舒延迟本药的排泄，使本药的血药浓度增高而产生毒性。③含铝或镁的制酸药，减少本药口服吸收，建议避免同服，不能避免时宜在该品服用前2小时，或服用后6小时服用。④与口服降糖药合用，可能引起高血糖或低血糖。

【注意事项】①肝、肾功能损害者、有中枢神经系统疾病及高龄患者慎用。②与氯化钠或其他含氯离子的溶液有配伍禁忌，也不宜与其他药物混合静脉滴注。③本药静脉滴注速度不宜过快，每0.2g滴注时间至少为45分钟。

【制剂与规格】①胶囊：0.2g；0.4g。②注射剂10ml：0.1g；10ml：0.2g；10ml：0.4g。

加替沙星
Gatifloxacin

【其他名称】革替沙星。

【药理作用】为第四代喹诺酮类广谱抗生素。抗菌作用是通过抑制细菌的DNA回旋酶和拓扑异构酶Ⅳ，从而抑制细菌DNA复制、转录和修复过程。对金黄色葡萄球菌（仅限于对甲氧西林敏感的菌株）、肺炎链球菌等革兰阳性细菌和大肠埃希菌、流感和副流感嗜血杆菌、肺炎克雷伯杆菌、卡他莫拉菌、淋病奈瑟菌、奇异变形杆菌等革兰阴性细菌有良好杀菌作用。对肺炎衣原体、嗜肺性军团杆菌、肺炎支原体也有效。

【体内过程】口服吸收良好，且不受饮食因素影响，其绝对生物利用度为96%，药物浓度在服用1～2小时后达峰。

【适应证】社区获得性肺炎、慢性支气管炎急性发作、急性鼻窦炎、淋病、急性肾盂肾炎、皮肤软组织感染等。

【用法用量】每次400mg，每日1次，口服或静脉给药，疗程5～10日。对单纯性淋球菌性尿道炎或宫颈炎，可用单剂400mg静脉滴注。

【不良反应】本药耐受性较好。①主要的不良反应为胃部不适、恶心等消化道症状，以及睡眠障碍、头痛、皮疹、腱鞘炎、心悸、免疫溶血性贫血等。②也可见变态反应、寒战、发热、背痛和胸痛、周围性水肿、视觉异常、味觉异常、耳鸣。③泌尿生殖系统：排尿困难、血尿。④极少见转氨酶上升、Q-T间期延长和严重血糖异常。

【禁忌证】①对本药或喹诺酮类药物过敏者。②患有Q-T间期延长，低血钾未纠正或急性心肌缺血患者。③妊娠期及哺乳妇女、儿童。

【药物相互作用】①不与含铝、铁、钙等多价阳离子的制剂同用。②丙磺舒可使本药半衰期延长，清除率减少，尿排出量减少。③与地高辛同时使用，应监测地高辛毒性反应的症状和体征。④正在使用可引起心电图Q-T间期延长药物（如西沙比利、红霉素、三环类抗抑郁药）的患者慎用本药。

【注意事项】①对患有或疑有中枢神经系统疾患的患者，如严重脑动脉粥样硬化、癫痫或存在癫痫发作因素等，应慎用本药。尤其从事驾驶汽车等机械作业或从事其他需要警觉或协调活动的患者应慎用。此时如合用非甾体抗炎药，则发生风险增加。②如在治疗时有疼痛感、炎症或肌腱断裂应停用本药。③肾功能不全者应减量使用。④糖尿病患者应监测血糖变化。⑤Q-T间期延长、低血钾或急性心肌缺血患者应避免使用本药。⑥对首次发现皮疹或者其他过敏反应时，应立即停用本药。⑦可能发生轻度甚至致命性伪膜性肠炎。⑧应避免过度日光或人工紫外线照射。

【制剂与规格】①片剂：0.1g；0.2g；0.4g。②注射剂：5ml ：0.1g；10ml ：0.2g；40ml ：0.4g。

莫西沙星
Moxifloxacin

【其他名称】莫昔沙星。

【药理作用】为第四代喹诺酮类广谱抗菌药物。抗菌谱包括革兰阴性细菌、革兰阳性细菌及厌氧菌、支原体、衣原体、军团菌、脊髓灰质炎病毒等。对常见的呼吸道病原菌、青霉素敏感和耐药的肺炎链球菌、嗜血杆菌属、卡他莫拉菌属以及肺炎支原体、肺炎衣原体和肺炎军团菌等均较敏感。

【体内过程】口服在肠道吸收完全，吸收率为75%～86%，并能很快达到血药峰浓度，血药浓度达峰时间为1.5小时。与空腹服用相比较，与食物同服或餐后给药使血药浓度达峰时间延长1.5小时，但半衰期和药-时曲线下面积几无改变。在体内分布广泛，对组织的穿透力强。半衰期为12.0～15.2小时。本药主要在肝代谢，经胆汁、尿液和粪便排泄。血液透析和腹膜透析不能清除。

【适应证】呼吸道感染，包括慢性支气管炎急性发作，轻度或中度的社区获得性肺炎，急性鼻窦炎等。非复杂性及复杂性皮肤、软组织感染、复杂性腹腔内感染如腹腔脓肿。

【用法用量】口服或静脉：每次400mg，每日1次。疗程：急性、慢性支气管炎，连续5日。社区获得性肺炎7～14日。非复杂性皮肤、软组织感染7日。复杂性皮肤、软组织感染7～21日。复杂性腹腔内感染5～14日。

【不良反应】常见不良反应为恶心、腹泻、眩晕、头痛、腹痛、呕吐；转氨酶升高，神经系统反应，心电图Q-T间段延长以及光敏性皮炎。

【禁忌证】对本药或喹诺酮类药物过敏者、无尿者、哺乳期妇女、未成年人。

【药物相互作用】参阅“环丙沙星”。

【注意事项】①严重心动过缓或急性心肌缺血者、有中枢系统疾病患者和严重肝肾功能不全者慎用或减量。与华法林合用要监测凝血指标。②本药避免用于耐甲氧西林葡萄球菌的感染，也不适于铜绿假单胞菌所致的感染。③可引起罕见但可致命的肝损伤风险，包括肝衰竭。肝损伤的症状包括：腹痛、食欲丧失、皮肤和眼睛发黄、严重瘙痒、深色尿、浅色粪便。④避免与I_A类和Ⅲ类抗心律失常药，或其他能延长Q-T间期的药合用。其他注意事项参阅“环丙沙星”。

【制剂与规格】①片剂：400mg。②注射剂：250ml ：400mg。

帕珠沙星
Pazufloxacin

【其他名称】派佐沙星、甲磺酸帕珠沙星。

【药理作用】为新型氟喹诺酮类抗菌药。具有抗菌谱广、抗菌作用强的特点。对革兰阳性细菌和革兰阴性细菌的活性均优于氧氟沙星，对革兰阳性细菌的活性与环丙沙星、托氟沙星相当，而比诺氟沙星、氧氟沙星、氟罗沙星高4倍以上。对铜绿假单胞菌引起的感染是已有喹诺酮类药物中活性最强的品种。对金黄色葡萄球菌、链球菌和耐其他喹诺酮类药物的铜绿假单胞菌有一定的作用。

【体内过程】静脉注射300mg或500mg后，最大血药浓度15mg/L，药物浓度最大的组织为尿和胆汁，胆汁中药物浓度比血药浓度高2～3倍。痰中的药物浓度为5～14mg/L。帕珠沙星半衰期短，为2 小时，但可迅速分布至组织和体液中。

【适应证】①慢性呼吸道疾病继发性感染，如慢性支气管炎、弥漫性细支气管炎、支气管扩张、肺气肿、肺间质纤维化、支气管哮喘、陈旧性肺结核等；肺炎、肺脓肿。②肾盂肾炎、复杂性膀胱炎、前列腺炎。③烧伤创面感染，外科伤口感染。④胆囊炎、胆管炎、肝脓肿。⑤腹腔内脓肿、腹膜炎。⑥生殖器官感染，如子宫附件炎、子宫内膜炎、盆腔炎。

【用法用量】静脉滴注每次300～500mg（30～60分钟），每日2次，疗程7～14日。

【不良反应】主要为胃不适、腹泻、头晕、皮疹、过敏反应等，实验室检查可见嗜酸性粒细胞增多、转氨酶升高等。①急性肾功能衰竭；可能会引起急性肾功能功能衰竭，对已有肾功能减退患者，减少剂量或延长时间。②伪膜性肠炎：可发生伴有血便的严重的肠炎。如果出现腹痛或频繁的腹泻，应立即停药并采取相应的防治措施处理。③粒细胞减少、血小板减少症。④横纹肌溶解：如果出现肌痛、虚弱、磷酸肌酸激酶升高、血或尿中的肌球素升高，应立即停药。横纹肌溶解也可导致急性肾功能衰竭。⑤痉挛、休克、过敏反应，若出现呼吸困难、水肿、红斑等任何异常，应停止给药，并采取适当处理措施。⑥Lyell综合征，眼、黏膜、Stevens-Johnson综合征。⑦间质性肺炎：伴有发热、咳嗽、呼吸困难、胸部X片异常的肺炎发生。⑧低血糖：严重低血糖，易发生于老年患者、肾功能衰竭患者，应仔细观察。⑨跟腱炎、肌腱断裂。

【禁忌证】对喹诺酮类药物过敏者、未成年人、妊娠期及哺乳期妇女。

【药物相互作用】①阿的平、H_2受体阻滞药影响本药吸收。②影响咖啡因的代谢，使其半衰期延长。③口服抗凝药（华法林）可使抗凝作用增强。④制酸剂影响本药吸收。⑤其他药物相互作用参阅“诺氟沙星”。

【注意事项】①严重肾功能不全患者血药浓度持续较高，肾功能减退时应减量。因本药中氯化钠可解离出钠离子，可导致高血钠症。②有支气管哮喘、皮疹、荨麻疹等有过敏疾病家族史的患者慎用。③心脏或循环系统功能异常者慎用。④有抽搐或癫痫等中枢神经系统疾病的患者慎用。⑤G-6-PD缺乏患者慎用。⑥本药可导致休克，所以应用本药前建议做皮肤反应试验。

【制剂与规格】①甲磺酸帕珠沙星注射剂：0.1g；0.3g；0.5g。②注射液：2ml：0.1g；5ml：0.3g；10ml：0.1g；10ml：0.3g。

司帕沙星
Sparfloxacin

【其他名称】斯帕沙星、司氟沙星。

【药理作用】是第三代喹诺酮类药物。具有广谱、强效、长效特点。对金黄色葡萄球菌的作用较环丙沙星强8倍，对厌氧菌的作用较环丙沙星强2～32倍，对肺炎支原体较环丙沙星、氧氟沙星和氟哌酸强8～62倍，对结核分枝杆菌的活性较环丙沙星强3～30倍。

【体内过程】体内分布广，半衰期约16小时，大部以原型从粪便排泄。

【适应证】轻中度感染，包括：呼吸道感染、泌尿生殖道感染、肠道、口腔、鼻窦及皮肤软组织感染等。

【用法用量】口服：每天0.2～0.3g。最多不超过每日0.4g，疗程一般5～10日。

【不良反应】与其他喹诺酮类药物相似，常见胃肠道及中枢系统反应。参阅“环丙沙星”。

【禁忌证】光过敏；妊娠期、哺乳期妇女及未成年者。对本药及其他喹诺酮类药过敏患者。

【药物相互作用】①与非甾体抗炎药合用可引起痉挛。②应避免与吩噻嗪类、三环类抗抑郁药、抗心律失常药以及含有铝或者镁的制酸剂同时服用。③其他药物相互作用参阅“诺氟沙星”。

【注意事项】①避免日光暴晒，发现皮疹时应停止服药。②有严重肾脏功能障碍、癫痫等痉挛性疾患或者有此病史者、高龄者慎用。③其他药物注意事项参阅“环丙沙星”。

【制剂与规格】①片剂：0.1g；0.15g。②胶囊：0.1g。③分散片：0.1g。

五、硝咪唑类

甲硝唑
Metronidazole

【其他名称】甲硝哒唑、甲硝基羟乙唑。

【药理作用】本药的硝基在无氧环境中还原成氨基而显示抗厌氧菌作用，对需氧菌或兼性需氧菌则无效。对下列厌氧菌有较好的杭菌作用：①拟杆菌属，包括脆弱拟杆菌。②梭形杆菌属。③梭状芽孢杆菌属，包括破伤风杆菌。④部分真杆菌。⑤消化球菌和消化链球菌等。其杀菌浓度稍高于抑菌浓度。

【体内过程】口服吸收良好，生物利用度80%以上。体内分布广泛，可进入唾液、乳汁、肝脓疡的脓液中，也可进入脑脊液。在体内，经侧链氧化或与葡萄糖醛酸结合而代谢，有20%药物则不经代谢。其代谢物也有一定活性。甲硝唑及其代谢物大量由尿排泄，少量由粪便排出。$t_{1/2}$约为8小时。

【适应证】本药为抗滴虫、抗阿米巴原虫、抗厌氧菌药。主要用于敏感菌引起的系统或局部感染，如腹腔、消化道、女性生殖系、下呼吸道、皮肤及软组织、骨和关节等部位的厌氧菌感染，对败血症、心内膜炎、脑膜感染以及使用抗生素引起的结肠炎也有效。治疗破伤风常与破伤风抗毒素（TAT）联用。还可用于口腔厌氧菌感染。

【用法用量】口服：①阿米巴病：一次0.4～0.8g，每日3次，疗程5～7日。②贾第虫病：一次0.4g，每日3次，疗程5～10日。③麦地那龙线虫病：一次0.2g，疗程7日。④小袋虫病：一次0.2g，每日2次，疗程5日。⑤皮肤利什曼病：一次0.2g，每日4次，疗程10日。间隔10日后重复一疗程。⑥滴虫病：一次0.2g，每日4次，疗程7日。⑦厌氧菌感染，口服或静脉滴注，每日0.6～1.2g，分3次服，7～10日为一疗程。⑧酒糟鼻，口服一次0.2g，每日2～3次，疗程3周。⑨破伤风：每日2.5g，分次口服或滴注。

【不良反应】①以消化道反应最为常见，包括恶心、呕吐、食欲不振、腹部绞痛，一般不影响治疗。②神经系统症状有头痛、眩晕，偶有感觉异常、肢体麻木、共济失调、多发性神经炎等，大剂量可致抽搐。③少数病例发生荨麻疹、潮红、瘙痒、膀胱炎、排尿困难、口中金属味及白细胞减少等，均属可逆性，停药后自行恢复。

【禁忌证】有活动性中枢神经系统疾患和血液病者。妊娠期及哺乳期妇女。

【药物相互作用】①乙醛脱氢酶抑制可造成乙醛大量蓄积，故用药期间不宜饮酒。②本药可延缓华法林和其他口服抗凝药的代谢，引起凝血酶原时间延长。③同时应用苯妥英钠、苯巴比妥等诱导肝微粒体酶的药物，可加速本药排泄，使血药浓度下降；而苯妥英钠的排泄减慢。④同时应用西咪替丁等减弱肝微物体酶活性的药物，可减缓药物的清除，延长本药的半衰期。⑤同时应用本药和双硫仑的患者若饮酒可出现精神症状。⑥本药可干扰转氨酶测定结果，可使胆固醇和甘油三酯水平下降。

【注意事项】①肝功能减退者药物可蓄积，应酌情减量。②应用期间应减少钠盐摄入量。③可诱发白色念珠菌病，必要时可并用抗念珠菌药。④可引起周围神经炎和惊厥，运动失调及其他中枢神经症状，遇此情况应停药。⑤可致白细胞减少等，应予注意。⑥厌氧菌感染合并肾衰竭者，给药间隔时间应由8小时延长为12小时。⑦对某些细菌有诱变性，但一般认为对人的致癌、致畸的危险很小。⑧对诊断的干扰：本药的代谢产物可使尿液呈深红色。

【制剂与规格】①片剂：0.2g。②注射液：100ml：0.5g。③栓剂：0.5g；1g。④阴道泡腾片：0.2g。

替硝唑
Tinidazole

【其他名称】替尼达唑。

【药理作用】本药的作用机制尚未完全阐明，厌氧菌的硝基还原酶在敏感菌株的能量代谢中起重要作用。本药的硝基被还原成一种细胞毒，从而作用于细菌的DNA代谢过程，促使细菌死亡。抗阿米巴原虫的机制为抑制其氧化还原反应，使原虫的氮链发生断裂，从而杀死原虫。对阿米巴、阴道滴虫等原虫和厌氧菌有良好抑制作用。对脆弱拟杆菌等拟杆菌属、梭杆菌属、梭菌属、消化球菌、消化链球菌、韦容球菌属及加得纳菌等具抗菌活性；微需氧菌、幽门螺杆菌对其敏感；革兰阳性厌氧菌，梭状芽孢杆菌属和难辨梭状芽孢杆菌、空肠弯曲菌等对本药均较敏感。放线菌属和丙酸杆菌属等对本药耐药。

【体内过程】口服吸收完全，血药浓度较高，持续时间较长。易于透过血脑屏障，脑脊液中本药浓度可为血药浓度的80%，胆汁及唾液中本药浓度与血药浓度相等。本药可透过胎盘屏障，在乳汁中达较高药物浓度，蛋白结合率为21%，$t_{1/2}$为12～14小时。16%～25%的给药量由尿排出。血液透析可清除。

【适应证】厌氧菌感染，如败血症、骨髓炎、腹腔感染、盆腔感染、肺支气管感染、肺炎、鼻窦炎、皮肤蜂窝组织炎、牙周感染及术后伤口感染。结肠直肠手术、妇产科手术及口腔手术等的术前预防用药。肠道及肠道外阿米巴病、阴道滴虫病、贾第虫病、加得纳菌阴道炎。幽门螺杆菌所致的胃窦炎及消化性溃疡。

【用法用量】口服：①厌氧菌感染：一次1g，每日1次，首次加倍。疗程为5～6日。②手术预防用药：术前12小时顿服2g。③阴道滴虫病、贾第虫病：单剂2g，顿服；小儿每日50mg/kg，顿服。④阿米巴痢疾：每日2g顿服，疗程为2～3日；小儿每日50mg/kg，顿服，连用3日。⑤肝阿米巴病：每日1.5～2g，连用3日，必要时可延长至5～10日。⑥非特异性阴道炎：每日2g，连服2日。⑦急性齿龈炎：每次2g。⑧梨形鞭毛虫病：每次2g。

静脉滴注：①厌氧菌感染：一次0.8g，每日1次。疗程为5～6日。②外科预防用药：总量为1.6g，分1～2次给药。

【不良反应】本药不良反应少见而轻微。①常见恶心、呕吐、食欲减退及口腔异味等胃肠道症状。②头痛、眩晕、共济失调等神经系统症状。③皮肤瘙痒、皮疹等过敏症状。④中性粒细胞减少、便秘、静脉炎等症状也偶有报道。⑤还可有血管神经性水肿、双硫仑样反应及黑尿。高剂量时也可引起癫痫发作和周围神经病变。

【禁忌证】对本药或其他咪唑类药物有过敏史者、活动性中枢神经系统疾患者、血液病患者、妊娠早期及哺乳期妇女。

【药物相互作用】①本药干扰双硫仑代谢，两者合用时，患者饮酒后出现双硫仑样反应。②本药能抑制华法林和其他口服抗凝药的代谢，引起凝血酶原时间延长。③与苯妥英钠、苯巴比妥等诱导肝微粒体酶的药物合用时，可加快本药代谢，使血药浓度下降，并使苯妥英钠排泄减慢。④与西咪替丁等抑制肝微粒体酶活性的药物合用时，可减慢本药在肝内的代谢及其排泄。

【注意事项】①本药滴注速度应缓慢，浓度为2mg/ml时，每次滴注时间应不少于1小时。②药物不应与含铝的针头和套管接触，并避免与其他药物一起滴注。③如疗程中发生中枢神经系统不良反应，应及时停药。④本药可干扰转氨酶、乳酸脱氢酶、甘油三酯、己糖激酶等的检验结果，使其测定值降至零。⑤肝功能减退者减量，并作血药浓度监测。⑥本药可自胃液持续清除，某些放置胃管作吸引减压者，可引起血药浓度下降。

【制剂与规格】①片剂：0.15g；0.25g；0.5g。②胶囊：0.2g；0.25g；0.5g。③注射液：100ml：0.2g；100ml：0.4g；200ml：0.4g；200ml：0.8g。

奥硝唑
Ornidazole

【其他名称】氯丙硝唑、氯醇硝唑、甲硝咪氯丙醇。

【药理作用】与甲硝唑和替硝唑相似。

【体内过程】每次口服本药1.5g后1～2小时可达血药峰值。当塞入阴道栓剂0.5g后，12小时可达血药浓度峰值。本药$t_{1/2}$为12～14小时，摄入量的85%可在5天内排出体外，其中63%随尿排出，20%通过粪便排出。

【适应证】①原虫感染、毛滴虫感染（泌尿生殖感染），阿米巴原虫感染（肠、肝阿米巴虫病、阿米巴痢疾、阿米巴脓肿），贾第鞭毛虫病。②厌氧菌感染如败血症脑膜炎、腹膜炎、手术后伤口感染、产后脓毒病、脓毒性流产、子宫内膜炎以及敏感菌引起的其他感染。③预防各种手术后厌氧菌感染。

【用法用量】静脉滴注：每瓶滴注时间不少于30分钟。①围术期用药：手术前1～2小时静脉滴注1g，术后12小时静脉滴注0.5g，术后24小时静脉滴注0.5g。②治疗厌氧菌引起的感染：起始剂量为0.5～1g，然后每12小时静脉滴注0.5g；儿童每12小时10mg/kg。③阿米巴病：成人每次500mg，每日2次；儿童每天25mg/kg；治疗严重阿米巴病：起始剂量为0.5～1g，然后每12小时0.5g，连用3～6天。④贾第虫病：成人一次1.5g，一日1次；儿童每日40mg/kg；⑤毛滴虫病：成人一次1～1.5g，每日一次；儿童每日25mg/kg2天。

【不良反应】本药通常具有良好的耐受性，用药期间会出现：①消化系统：包括轻度胃部不适（如恶心、呕吐）、胃痛、口腔异味等。②神经系统：包括头痛及困倦、眩晕、颤抖、运动失调、周围神经病、癫痫发作，意识短暂消失、四肢麻木、痉挛和精神错乱等。③过敏发应：如皮疹、瘙痒等。④局部反应：包括刺感、疼痛、轻微静脉炎等。⑤其他：白细胞减少、肝功能异常、味觉障碍等。

【禁忌证】对硝基咪唑类药物过敏者。12岁以下儿童禁止注射给药。

【药物相互作用】①本药能抑制华法林的代谢，使其半衰期延长。当与华法林同用时，应注意观察凝血酶原时间并调整给药剂量。②禁忌与巴比妥类药、雷尼替丁和西咪替丁等药物合用。③本药可延缓维库溴铵的作用。

【注意事项】①中枢神经系统疾病患者如癫痫、多发性硬化病慎用。②肝病疾病患者、酗酒者、脑损伤患者慎用。③妊娠早期（妊娠前三个月）和哺乳期妇女慎用。

【制剂与规格】①注射液：0.25g。②奥硝唑氟化钠（葡萄糖）注射液：0.25g；0.5g。③栓剂：500mg。

第 3 章 抗结核药

异烟肼
Isoniazid

【其他名称】异烟酰肼、雷米封、γ-吡啶甲酰肼、4-吡啶羧酸肼。

【药理作用】①对结核杆菌具有强杀菌作用。②只对分枝杆菌有效，主要对生长繁殖期的细菌有效。③作用机制尚未阐明，可能阻碍结核杆菌细胞壁中磷酯和分枝菌酸的合成，致细胞壁通透性增加，细菌失去抗酸性而死亡。

【体内过程】①口服后吸收快，t_{max}为1～2小时。吸收后分布于全身组织和体液中，可穿过胎盘屏障。②血浆蛋白结合率仅0～10%。口服4～6小时后血药浓度因患者的乙酰化快慢而异，主要在肝脏经乙酰化代谢生成无活性代谢产物，其中有的代谢产物具有肝毒性。③乙酰化的速率由遗传所决定，存在快乙酰化型和慢乙酰化型。

【适应证】①各种类型的结核病，包括结核性脑膜炎、胸膜炎及腹膜炎等。②痢疾、百日咳、麦粒肿。

【用法用量】①成人预防结核病：每日300mg，顿服；与其他抗结核药合用治疗结核病时，每日5mg/kg，最高300mg。或每次15mg/kg，最高900mg，每周2～3次口服。②细菌性痢疾：每次200mg，每日3次，连服3～7日。③百日咳：每天10～15mg/kg，分3次服。④麦粒肿：每天10mg/kg，分3次服。⑤肌内注射：结核病治疗剂量同口服。⑥静脉滴注：多用于重症病例或不能口服的患者，用0.9%氯化钠注射液或5%葡萄糖注射剂溶解并稀释后静脉滴注，每日300～600mg。⑦雾化吸入：100～200mg溶于10～20ml 0.9%氯化钠注射液中。⑧局部给药：如胸腔内注射治疗局灶性结核病等，每次50～200mg。⑨肾功能减退者其血肌酐值低于60mg/L时，本药的用量不需减少。如肾功能减退更为严重或患者系慢乙酰化型代谢者则可能需减量，以服药后24小时的血药浓度不超过1μg/ml为宜。在无尿患者中本药的剂量可减为常用量的一半。⑩肝功能不全时剂量应减小。⑪口服给药治疗结核病：小儿按体重10～20mg/kg，每天不超过300mg，顿服。某些严重结核病患儿（如结核性脑膜炎），每日按体重可高达30mg/kg（最高日剂量为500mg）。

【不良反应】①多见步态不稳、麻木针刺感、烧灼感或手脚疼痛（周围神经炎）、深色尿。②肝毒性的前驱症状有食欲不佳、异常乏力或软弱、恶心或呕吐。出现眼或皮肤黄染等肝毒性表现，35岁以下患者更容易发生。③偶发视神经炎，出现视物模糊或视力减退，有的患者出现眼痛的症状。④发热、皮疹、血细胞减少及男性乳房发育等。⑤偶可因神经毒性引起抽搐。

【禁忌证】对本药过敏者、肝功能不全者、精神病患者和癫痫患者。

【药物相互作用】①可加强某些抗癫痫药、降压药、抗胆碱药、三环类抗抑郁药等的作用，合用时需注意。②与苯妥英钠合用时，可抑制后者在肝脏中的代谢，而导致苯妥英钠血药浓度增高，故两者先后应用或合用时，苯妥英钠的剂量应适当调整。③与香豆素等抗凝血药合用时，由于抑制了抗凝药的代谢，使抗凝作用增强。④与阿芬太尼合用时，可延长后者的作用。⑤肼屈嗪类可使本药血药浓度升高，疗效增强，但不良反应明显增多。另外，肼屈嗪与本药的化学结构相似，均可致体内维生素B_6减少而易诱发周围神经炎。⑥可抑制细胞色素P450介导的苯二氮䓬类药物的代谢，增加该类药物的毒性。⑦与哌替啶合用，可发生低血压和中枢神经系统抑制。⑧与左旋多巴合用，可使帕金森病症状恶化，可能的机制是本药直接抑制了外周和中枢的多巴脱羧酶的作用。⑨可促进七氟烷的代谢，使血液中无机氟化物的浓度增加。与安氟烷合用，可增加肾毒性。⑩与丙戊酸合用，可能同时增加二者的毒性，可能的机制是改变了药物的代谢。⑪与对乙酰氨基酚合用，发生肝毒性的危险增加。⑫可降低卡马西平的代谢，使其血药浓度和毒性升高。⑬可改变茶碱的代谢，使其血药浓度升高，恶心、呕吐、心悸、癫痫发作等毒性反应增加。⑭可使咪唑类药物（如酮康唑、咪康唑）的血药浓度降低。⑮乳酸钙可使本药血药浓度降低。⑯与麻黄碱、肾上腺素联用可使不良反应增多，中枢兴奋症状加重，可发生严重失眠、高血压危象等。⑰与乙硫异烟胺或其他抗结核药合用，如环丝胺酸，可加重后者的不良反应，如周围神经炎、肝毒性、中枢神经系统毒性等。⑱可增加长春新碱的神经毒性。⑲与糖皮质激素尤其泼尼松龙合用时，本药在肝内的代谢及排泄增加，导致血药浓度减低而影响疗效，快乙酰化者更为显著。⑳普萘洛尔可使本药的清除率下降。

【注意事项】①妊娠期妇女慎用。新生儿用药时应密切观察不良反应。②哺乳期慎用，如用药则宜停止哺乳。③肝功能减退者，异烟肼的剂量应酌减。④用药前、疗程中应定期检查肝功能。与其他有肝毒性药物合用可增加本药的肝毒性，因此宜尽量避免。⑤与利福平合用时，有协同作用，但能增加肝毒性，尤其是已有肝功能损害者或为异烟肼快乙酰化者，因此在疗程的前3个月应密切随访有无肝毒性出现。⑥可引起糖代谢紊乱，使降血糖药如氯磺丙脲、胰岛素等的效应降低，联用时需调整降糖药剂量。⑦本药为维生素B_6的拮抗剂，可增加维生素B_6经肾的排出量，因此合用时，严重维生素B_6缺乏者或本药用量过大时，维生素B_6的需要量将增加。

【制剂与规格】①片剂：50mg；100mg；300mg。②注射用异烟肼：50mg；100mg。

异烟腙

Ftivazide

【药理作用】本药为异烟肼衍生物，作用机制与异烟肼相似，但抗菌作用稍差。

【体内过程】①口服后吸收慢，血药浓度低，结核杆菌对本药和异烟肼有交叉耐药性。②异烟腙的口服吸收率为90%；血药浓度达峰时间为1～2小时。③血浆蛋白结合率甚低。主要通过乙酰化，同时有部分水解而代谢。④易通过血脑屏障。能迅速进入各脏器及脑脊液、胸液、腹腔液，干酪病灶中也具有较高药物浓度，胎盘血液及乳汁中药物浓度与血液浓度相当，并可见于唾液、痰液。⑤由于遗传差异，人群可分为快乙酰化者与慢乙酰化者。半衰期有显著差异，快乙酰化者的平均$t_{1/2}$为1.1小时，慢乙酰化者则为3小时。

【适应证】①为二线抗结核药，当用异烟肼产生不良反应时可改用本药。②痢疾、百日咳、麦粒肿。

【用法用量】①成人每次0.3～0.5g，一日3次口服。②小儿每日30～40mg/kg，一日总量不超过1.5g，分3次服用。

【不良反应】①毒性比异烟肼小，不良反应与异烟肼相似，但较少见。②长期、大剂量服用可引起药物性肝炎和肝功能障碍，如血清转氨酶、黄疸指数升高等。③周围神经炎，如肌肉痉挛、四肢感觉异常。④视神经炎、视神经萎缩等。⑤血液系统症状如贫血、白细胞减少，嗜酸性细胞增多等。⑥过敏性反应如药物热、皮疹等。⑦中枢神经系统紊乱，如头痛、失眠、记忆力减退、精神兴奋、易怒、欣快感、反射亢进、幻觉等。⑧内分泌失调，如男子女性化乳房、阳萎、妇女月经不调、泌乳等。⑨胃肠道反应，如食欲不振、恶心、呕吐、便秘等。

【禁忌证】①肝功能不良者。②精神病患者及癫痫病患者。

【药物相互作用】①饮酒易引起异烟腙肝脏毒性反应，并加速该药的代谢。因此，需调整该药的剂量，并密切观察肝毒性征象。③与糖皮质激素合用时，可增加该药在肝内的代谢及排泄，导致该药血药浓度减低而影响疗效，在快乙酰化者更为显著，应适当调整剂量。④抗凝血药，如香豆素等与本药合用时，抗凝作用增强。④可增加维生素B_6经肾排出量，易致周围神经炎的发生。同时服用维生素B_6者，需酌情增加用量。⑤不宜与其他神经毒药物合用，以免增加神经毒性。⑥与乙硫异烟胺、吡嗪酰胺、利福平等其他有肝毒性的抗结核药合用时，可增加本药的肝毒性。⑦可抑制卡马西平的代谢，使其血药浓度增高，引起毒性反应；卡马西平可诱导异烟腙的微粒体代谢，形成具有肝毒性的中间代谢物增加。⑧与对乙酰氨基酚合用时，由于异烟腙可诱导肝细胞色素P450，使前者形成毒性代谢物的量增加，可增加肝毒性及肾毒性。⑨与阿芬太尼合用时，由于异烟肼为肝药酶抑制剂，可延长阿芬太尼的作用；与双硫仑合用可增强其中枢神经系统作用，产生眩晕、动作不协调、易激惹、失眠等；与安氟醚合用可增加具有肾毒性的无机氟代谢物的形成。⑩不宜与酮康唑或咪康唑合用，因可使后两者的血药浓度降低。⑪与苯妥英钠或氨茶碱合用时可抑制二者在肝脏中的代谢，而导致苯妥英钠或氨茶碱血药浓度增高，故该品与两者先后应用或合用时，苯妥英钠或氨茶碱的剂量应适当调整。⑫不可与麻黄碱、颠茄同时服用，以免发生或增加不良反应。

【注意事项】①为了预防和减少不良反应，可同时应用维生素B_6。②心绞痛、其他心脏病、有精神病或癫痫病史者、严重肾功能不全者应慎用。③与对乙硫异烟胺、吡嗪酰胺、烟酸或其他化学结构类似药物等存在交叉过敏。④对诊断的干扰：用硫酸铜法进行尿糖测定可呈假阳性反应，但不影响酶法测定的结果。异烟肼可使血清胆红素、转氨酶的测定值增高。⑤如疗程中出现视神经炎症状，应立即进行眼部检查并定期复查。⑥可穿过胎盘屏障，导致胎儿血药浓度高于母血药浓度，妊娠期妇女慎用。在新生儿用药时应密切观察不良反应。⑦在乳汁中浓度可达12mg/L，与血药浓度相近；哺乳期间应用宜停止哺乳。⑧50岁以上患者用该品引起肝炎的发生率较高。⑨服药期间避免饮酒和含酒精饮料。

【制剂与规格】片剂：50mg；100mg。

对氨基水杨酸
Aminosalicylate

【其他名称】对氨基柳酸钠、对氨柳酸钠。

【药理作用】①本药为对氨基苯甲酸的同类物，只对结核杆菌有抑菌作用，对非结核分枝杆菌无效。②通过对叶酸合成的竞争性抑制作用而抑制结核分枝杆菌的生长繁殖。

【体内过程】口服吸收良好，较其他水杨酸类吸收快。口服后t_{max}为1～2小时，有效浓度持续时间约4小时，吸收后迅速分布至各种体液中，血浆蛋白结合率低。$t_{1/2}$为3～5小时，肾功能损害者可达23小时。本药在肝中代谢，经肾排泄。可经乳汁分泌。

【适应证】①常配合异烟肼、链霉素等治疗各种类型的活动性结核病。②甲状腺功能亢进症。

【用法用量】成人：①治疗结核病：每日8～12g，最大剂量为20g，分3～4次服。②用于甲亢手术前：每日8～12g，分4次服，同时服用维生素B和维生素C。服药时间不可过长，以防毒性反应出现。③静脉滴注：临用前加适量灭菌注射用水使溶解后再用5%葡萄糖注射剂稀释，每日4～12g，2～3小时滴完。④胸腔注射：治疗结核性脓胸：用20%溶液10～20ml，注入胸膜腔内。⑤局部注射：治疗淋巴结核、结核性瘘管：用3%溶液局部注入或周围浸润。⑥外用：用10%软膏治疗结核性溃疡。⑦溃疡性结肠炎：保留灌肠。

儿童：①口服给药：每日0.2～0.3g/kg，分3～4次给药。②静脉滴注：每日0.2～0.3g/kg，临用前加适量灭菌注射用水使溶解后再用5%葡萄糖注射剂稀释。

【不良反应】①常见恶心、呕吐、食欲缺乏、腹泻、腹痛、瘙痒、皮疹、关节酸痛与发热、极度疲乏或软弱，嗜酸粒细胞增多，饭后或与碳酸氢钠同服可减轻症状。②少见月经不调、男性性欲减低、发冷、皮肤干燥、颈前部肿胀、体重增加、头痛、两眼对光过敏等。③偶见剥脱性皮炎、结晶尿、蛋白尿、血尿、尿痛、白细胞减少、肝损害、黄疸，应立即停药。④可干扰甲状腺摄碘功能，引起甲状腺肿大及黏液性水肿。⑤可引起血钠升高、低血钾和酸中毒。⑥可干扰肝内凝血酶原的合成，造成出血倾向，停药后可恢复。

【禁忌证】对本药及其他水杨酸类药过敏者。

【药物相互作用】①可增强苯妥英钠的作用。②与丙磺舒或磺吡酮合用，可减少本药从肾小管的分泌量，导致血药浓度增高和作用持续时间延长及不良反应发生。③能使异烟肼血药浓度升高，提高后者的药效，但肝毒性也增强。④忌与水杨酸类药物同服，以免胃肠道反应加重，甚至引起胃溃疡。⑤可增强抗凝药物的抗凝作用。⑥可能影响利福平的吸收，导致利福平的血药浓度降低，故合用时两者给药时间应间隔8～12小时。⑦与维生素B_{12}同服时可影响后者从胃肠道吸收，因此合用时维生素B_{12}的用量应增加。⑧可降低强心苷的血药浓度。⑨可增强甲氨蝶呤、乙硫异烟胺的不良反应。⑩与对氨基苯甲酸有拮抗作用，两者不宜合用。

【注意事项】①适宜与异烟肼、链霉素等其他抗结核药物配伍应用。肠溶片可减轻胃肠道反应。②由于本药遇光后易变色，故静脉滴注时应在避光下进行，在5小时内滴完，药液变色后不宜使用。溶液宜新鲜配制并避光保存24小时内用完。避免分解成间位氨基酸引起溶血。③长期应用需定期进行肝、肾功能检查。肝、肾功能减退者和肝、肾功能不全者、胃溃疡、G-6-PD缺乏症患者慎用。④妊娠期及哺乳期妇女慎用。⑤出现过敏反应，应立即停药并进行抗过敏治疗。

【制剂与规格】①注射用对氨基水杨酸钠：2g；4g；6g。②肠溶片：0.5g。③片剂：0.1g；0.5g。

乙胺丁醇
Ethambutol

【其他名称】盐酸乙胺丁醇。

【药理作用】①为人工合成的抑菌抗结核药，只对生长繁殖期的分枝杆菌有效。②可渗入分枝杆菌内干扰RNA的合成，从而抑制细菌的繁殖。

【体内过程】①口服后75%～80%可经胃肠吸收，口服15～25mg/kg后2小时血药浓度达高峰，高峰血药浓度5μg/ml。②红细胞为本药的主要贮存场所，用药2小时其浓度是血清浓度的3倍，即使长期服用乙胺丁醇药物也很少在其他组织或体液中积聚，不易透过血脑屏障，但脑膜炎时，脑脊液中的含量约为血药浓度的20%～80%可达到足够治疗的浓度。③血浆蛋白结合率为20%～30%。70%由尿内排泄，10%～20%由粪便中排出，给药后约80%在24小时内从尿中排出，50%以上以原型排出，8%～15%为无抑菌活性的代谢产物，肝功正常者一般体内不蓄积，但肾功能障碍时，乙胺丁醇排出减少而可引起积蓄。其有效浓度可保持20小时，24小时后血中浓度仅存留10%左右，$t_{1/2}$为4小时。

【适应证】与其他抗结核药联合治疗结核分枝杆菌所致的各型结核病，亦可用于非结核分枝杆菌感染的治疗。

【用法用量】①结核初治，15mg/kg，一日1次，顿服；或一次25～30mg/kg，最高2.5g，一周3次；或50mg/kg，最高2.5g，一周2次。②结核复治，25mg/kg，一日1次，顿服，连续60天后，继以15mg/kg，一日1次。③非典型结核分枝杆菌感染，15～25mg/kg，一日1次，顿服。

【不良反应】①视神经损害是乙胺丁醇最严重的毒性反应，其发生率与使用剂量成正比。多见视物模糊、眼痛、红绿色盲或视力减退、视野缩小。视力变化可为单侧或双侧。酗酒者与糖尿病患者视力损害发生率增高，程度重。②偶见肝功能障碍，高尿酸血症，精神障碍，粒细胞减少，低血钙症等。罕见动眼神经损害，听神经损害及癫痫病发作。③罕见皮疹、发热、关节痛等过敏反应。严重时出现剥脱性皮炎，血小板减少性紫癜，及过敏性休克。④末梢神经炎：少数患者服用后出现四肢末梢麻木、蚁走感、触觉减弱、疼痛和关节酸软。营养不良和糖尿病患者，大剂量应用更易发生。轻症停药数日，症状即能消失，重者需用B族维生素，如维生素B_6和维生素B_1治疗。

【禁忌证】①酒精中毒者、糖尿病合并眼底病变者、婴幼儿。②对本药过敏者。

【药物相互作用】①与乙硫异烟胺合用可增加不良反应，如胃肠道不适、头痛、意识混乱、神经炎、肝脏毒性等。②与氢氧化铝同用能减少本药的吸收。③与神经毒性药物合用可增加本药神经毒性，如视神经炎或周围神经炎。

【注意事项】①肾功能不全者、高尿酸血症、痛风病史者、妊娠期妇女、老年人、糖尿病患者、视神经炎患者慎用。②可经乳汁分泌，浓度与血药浓度相近，哺乳期妇女慎用。③药物对检验值或诊断的影响：可使血尿酸浓度测定值增高，在疗程中应定期测定血清尿酸。④用药前后及用药时应当检查或监测：视野、视力（视力变化可为单侧的或双侧的，检查时应左、右分开测试）、红绿鉴别力等，在用药前、疗程中定期检查，尤其是疗程长，每天剂量超过15mg/kg的患者。

【制剂与规格】①片剂：0.25g。②胶囊：0.25g。

利福平
Rifampicin

【其他名称】甲哌利福霉素。

【药理作用】①具有广谱抗菌作用，对结核杆菌、非结核分枝杆菌、麻风杆菌，革兰阳性、阴性菌均有杀菌作用，高浓度时可抑制沙眼衣原体的生长。②单用迅速产生耐药。③作用机制：与DNA依赖的RNA多聚酶的β亚基结合，干扰结核杆菌mRNA的合成，从而抑制细菌的生长、繁殖，导致细菌死亡。

【体内过程】①口服本药后90%～95%迅速被吸收，当胃内有食物或同时口服对氨基水杨酸钠时妨碍其吸收。②分布至全身脏器和体液，依次以肝、胆、肾和肺浓度最高，亦可分布到胸膜腔、腹膜腔、心包腔、关节腔、房水和胎儿循环中，脑脊液中较少，但脑膜炎时渗入增加，血药浓度2小时达高峰，有效血浓度维持12小时。③口服本药600mg血药浓度峰值达5.88～12.24μg/ml，在肝脏代谢，药物吸收入肝后，30%～60%从胆汁排出，并经肠内重吸收，形成反复进行的肠肝循环，使血液和脏器组织保持较高而持久的药物浓度。④在血中的$t_{1/2}$为4～8小时，多次给药后缩短为2～3小时，肝、胆功能障碍，特别在胆道阻塞时其血药浓度比正常高3～4倍。⑤血清蛋白结合率为75%～80%，正常人本药10%～20%由尿排出，60%由粪便排出，少量从泪液、汗液、痰、唾液排出。

【适应证】①各类型初、复治肺结核病，肺外结核病（结核性脑膜炎、腹膜炎、心包炎、关节结核、淋巴结核、泌尿生殖器结核等）和各种非结核抗酸菌病的治疗，但必须与异烟肼等其他抗结核药物联用，以提高疗效，延缓耐药的发生。②骨关节结核和淋巴结核伴有瘘管者的局部用药。③麻风病、军团菌肺炎以及严重的和经其他抗菌药物治疗无效的革兰阳性和阴性杆菌的感染，以及厌氧菌的感染。④细菌性外眼感染，如沙眼、结核性眼病和某些病毒性眼病。

【用法用量】①抗结核治疗，成人体重≥55kg，一日0.45～0.6g，空腹顿服，每日不超过1.2g；采用短程化疗时，疗程6个月。②老年患者，按每日10mg/kg空腹顿服。③1个月以上小儿每日10～20mg/kg，空腹顿服，每日不超过0.6g。

【不良反应】①转氨酶升高、肝肿大、严重时伴黄疸，胆道梗阻者更易发生。肝损害多见于与其他抗结核药物特别是异烟肼合并用药时，促使异烟肼加速代谢为单乙酰肼而增加肝毒性。老年人、妊娠期妇女、长期嗜酒者、营养不良和患有慢性肝病者，较易发生。②间歇用药较每日连续用药更易发生过敏反应。在间歇用药时，每周2次以下较每周3次以上用药发生机会为多，表现为药物热、皮肤瘙痒、皮疹，严重者导致剥脱性皮炎。嗜酸性粒细胞增多、血小板减少、粒细胞减少、血红蛋白减少。导致急性肾功能衰竭，出现少尿、蛋白尿、血尿、管型尿等。③类流感样综合征，表现寒颤、高热、头痛，呼吸困难。全身酸痛、关节痛等。④胃肠症状：恶心、呕吐、腹胀。⑤可通过胎盘屏障，可能导致胎儿畸形。⑥赫氏反应：初治肺结核经利福平治疗，多在治疗2～3个月时发生渗出性胸膜炎或纵隔淋巴结肿大，即利福平引起的"暂时性恶化"，但患者痰菌阴转，结核中毒症状往往消失，无须改变原方案即可获病变吸收、好转或痊愈，主要因利福平的强大杀菌作用，短期内大量结核菌迅速死亡而释放的菌体成分而引起病灶反应。

【禁忌证】①对本药及其他利福霉素类药物过敏者。②卟啉病患者和严重肝功能不全者。③妊娠3个月以内的妊娠期妇女。④胆道阻塞者。

【药物相互作用】①与四环素联用，对革兰阳性球菌、脑膜炎双球菌、耐药性金黄色葡萄球菌有协同抗菌作用。②与卡那霉素、链霉素、紫霉素联用有协同抗结核作用。③与异烟肼合用，对结核杆菌有协同的抗菌作用，但肝毒性也加强，尤其是原有肝功能损害者和异烟肼快乙酰化患者。④与肾上腺皮质激素（糖皮质激素、盐皮质激素）、抗凝血药（香豆素类或茚满二酮衍生物）、口服降血糖药（如瑞格列奈）、促皮质素、氨苯砜、洋地黄苷类、钙通道阻滞药、咪唑类药、丙吡胺、奎尼丁等合用时，由于本药有刺激肝微粒体酶活性的作用，可使上述药物的药效减低，因此除地高辛和氨苯砜外，在用本药前和疗程中上述药物需调整剂量。与抗凝血药合用时还应每天或定期测定凝血酶原时间，据以调整剂量。⑤可诱导肝微粒体酶，增加抗肿瘤药达卡巴嗪、环磷酰胺的代谢，促使烷化代谢物的形成，使白细胞减低，因此需调整剂量。⑥丙磺舒可与本药竞争被肝细胞的摄入，使本药血药浓度增高并产生毒性反应。但该作用不稳定，故通常不宜加用丙磺舒以增高本药的血药浓度。⑦可诱导安泼那韦、阿托喹酮、吗啡、利鲁唑、舍曲林、西罗莫司、三唑仑的代谢，使其失效。⑧可提高卡马西平浓度水平和增加毒性。⑨与乙胺丁醇合用有加强视力损害的可能。⑩与乙硫异烟胺合用可加重不良反应。可增加左旋醋美沙朵的心脏毒性。⑪可刺激雌激素的代谢或减少其肝肠循环，降低口服避孕药的作用，导致月经不规则，月经间期出血和计划外妊娠。患者服用本药时，应改用其他避孕方法。⑫可增加甲氧苄啶、地西泮、茶碱、特比萘芬等药物的消除。⑬可增加美沙酮、美西律在肝脏中的代谢，引起美沙酮撤药症状和美西律血药浓度减低，故合用时后两者需调整剂量。⑭可增加苯妥英钠、左甲状腺素、环孢素、黄嘌呤类在肝脏中的代谢，故合用时应根据血药浓度调整用量。⑮对氨基水杨酸钠、巴比妥类、氯氮䓬等药物，可降低本药的吸收和血浓度，同时并用PAS时宜相隔8小时。

【注意事项】①本药必须空腹服用，宜于餐前1小时或餐后2小时用药。②慢性肝病，肝功不全者、哺乳期妇女和3个月以上妊娠期妇女慎用本药，并定期检查肝功能。③服药后，尿、唾液、汗液等排泄物可呈橘红色，尤以尿液更加明显。④使用本药视情况需每月检查肝功能。⑤由于本药单用时迅速发生耐药，不宜将本药做一般抗生素应用。

【制剂与规格】①胶囊（片剂）：0.15g；0.3g。②注射冻干粉：0.45g。③注射液：5ml：0.3g（以利福平计）。④滴眼用：每片含利福平5mg，缓冲液10ml；每片含利福平10mg，缓冲液10ml。

利福喷汀
Rifapentine

【其他名称】环戊基哌嗪利福霉素、环戊哌利福霉素、环戊哌利福喷丁、环戊去甲利福平、环戊哌嗪利福霉素。

【药理作用】①为半合成的利福霉素类抗生素，作用机制和抗菌谱与利福平相同，对结核分枝杆菌、非结核分枝杆菌、麻风杆菌、革兰阳性菌、革兰阴性菌、某些病毒、衣原体均有杀灭作用，对利福类以外的抗结核药物耐药的结核杆菌也有较强的作用，但对鸟分枝杆菌耐药。②抗结核活性比利福平强2～10倍，是全效杀菌药；对衣原体的作用与红霉素、多西环素相似，较利福平差；对耐甲氧西林葡萄球菌作用较差，但对其他多数革兰阳性球菌有高度抗菌活性。④单独用于治疗结核病可能迅速产生细菌耐药性，与利福平有完全的交叉耐药性，体外试验结果显示：衣原体属、金黄色葡萄球菌和淋球菌都会对本药产生耐药性，因此必须联合其他抗结核药治疗。

【体内过程】口服吸收缓慢，不完全，但本药的微晶生物利用度可提高。体内分布广，尤其以肺、肝、肾脏中较多，其他组织中亦有较高浓度，但不易透过血脑屏障。本药及其代谢产物主要经胆汁随粪便排出，仅部分由尿中排出。平均$t_{1/2}$为18小时。

【适应证】①与其他抗结核药联合用于治疗各类型、各系统初治与复治的结核病。但不宜用于治疗结核性脑膜炎。②与其他抗麻风药联合治疗麻风；亦可治疗非结核性分枝杆菌感染。③对其他抗金黄色葡萄球菌抗生素耐药的重症金黄色葡萄球菌等感染。

【用法用量】①每次600mg，每周1次口服（其作用约相当于利福平600mg，每日1次）。必要时也可每次服用600mg，每周2次。②化脓性皮肤病，每天口服300mg，5日为1个疗程。③经眼给药：0.05%滴眼剂，每次1～2滴，每日1次，3个月为一个疗程。④外用：0.5%霜剂，每日2次，5天一疗程。

【不良反应】①本药不良反应的发生率低于利福平，少数病例可出现白细胞、血小板减少、转氨酶升高、皮疹、头昏、失眠等。②少见胃肠道反应。③有致畸作用。

【禁忌证】①肝功能不良者。②妊娠3个月以内妇女及哺乳期妇女。③酒精中毒者。④新生儿。

【药物相互作用】①与多西环素联合，对淋球菌有协同作用；与异烟肼联合，对结核杆菌的作用远远超过利福平与异烟肼联合，但本药可增加异烟肼的代谢，从而增加肝毒性。②本药能诱导口服避孕药、口服抗凝药，某些抗病毒药（如奈非那韦、利托那韦等）、西罗莫司等的代谢，合用时可降低这些药物的疗效。③巴比妥类药物、对氨基水杨酸盐可影响本药的吸收，与对氨基水杨酸盐合用时，需间隔8～12小时。故不能同时服用。④与乙胺丁醇合用有增加视力损伤的可能。⑤必须空腹给药，饮食后服药或并用制酸药，则其生物利用度明显降低。

【注意事项】①血细胞显著减少者、嗜酒者慎用。②与其他利福霉素类药物存在交叉过敏反应。③为长效制剂，但目前尚缺乏其他长效的抗结核药物与之匹配，高剂量异烟肼间隔3日用药尚可，但尚不能和本药每周用药1次相匹配。因此本药与其他抗结核药物联合，间歇给药的模式尚需研究。④肝功能减退的患者，即使每周仅用药1～2次，也必须密切观察肝功能的变化。⑤如曾间歇服用利福平后发生变态反应，如血压下降或休克、急性溶血性贫血、血小板减少或急性间质性肾炎者，均不宜再用本药。

【制剂与规格】①片剂：150mg；300mg。②胶囊：150mg；300mg。③滴眼剂：10ml（0.05%）。④霜剂：20g（0.5%）。

利福定
Rifandin

【其他名称】利康霉素。

【药理作用】①作用机制与利福平相同，作用是利福平的3倍，与靶蛋白的亲和力较利福平强，对细菌有较高的选择性毒性，与利福平有交叉耐药性。其抗菌作用与耐药机制参阅利福平。②本药尤对金黄色葡萄球菌有良好抗菌活性，对部分大肠埃希菌也有一定抗菌活性。③对沙眼病毒和沙眼衣原体也有抑制作用。④利福定与利福平有交叉耐药性，也需要与异烟肼、乙胺丁醇等合用。

【体内过程】空腹口服吸收良好而完全，血浆浓度与剂量呈正比，t_{max}为2～4小时。在体内分布广，以肝和胆汁中最高，其余依次为肾、肺、心、脾、肌肉、脂肪，在脑组织中含量甚微。血浆蛋白结合率为80%。大部分在肝代谢，血浆$t_{1/2}$为1.3～5小时。主要由胆汁经粪便排出，少量由尿液中排出，服后48小时内由粪便排出90%，其中约20%为原型药物。

【适应证】肺结核和其他结核病、麻风、化脓性皮肤病、角膜炎、结膜炎和沙眼等。

【用法用量】①成人每日150～200mg。早晨空腹顿服。②儿童3～4mg/kg，一次服用，治疗肺结核病的疗程为6～12个月。③滴眼：0.05%滴眼剂，每次2～3滴，每日3～6次。

【不良反应】①对消化道有刺激，可引起恶心、呕吐、腹泻等不良反应。白细胞增加或减少、肝脏转氨酶升高等反应。②可引起男子乳房女性化。

【禁忌证】对本药或其他利福霉素类药过敏者。

【药物相互作用】不宜与对氨基水杨酸钠同时并用，如确实需要，最少应间隔6小时。其他参阅“利福平”。

【注意事项】①妊娠期及哺乳期妇女慎用。②与利福平显示交叉耐药性，故本药不适于利福平治疗无效的病例。③肝、肾功能不全者慎用。④用药期间，应定期做血常规、尿常规和肝、肾功能检查。

【制剂与规格】①胶囊：75mg；150mg；50mg；100mg。②片剂：100mg；200mg。③滴眼剂：10ml（0.05%）。

利福布汀
Rifabutin

【其他名称】利福布丁。

【药理作用】①本药为利福霉素类抗生素，抑制对结核杆菌DNA依赖的RNA多聚酶，干扰细菌DNA的生物合成。②其对革兰阳性、阴性菌的作用与利福平相同。③对结核杆菌或非典型结核杆菌特别是鸟结核分枝杆菌复合体作用极强；对麻风杆菌、金黄色葡萄球菌、表皮葡萄球菌、链球菌、脑膜炎球菌、流感杆菌有高度的抗菌活性。④对淋球菌、大肠埃希菌、产气杆菌、痢疾杆菌、沙雷菌属也有较强的抗菌活性。⑤对部分病毒、衣原体、支原体等微生物均有活性。⑥其抗结核杆菌的作用在体外为利福平的2～10倍；在体内为利福平的6～7倍，对部分耐利福平菌株有效。

【体内过程】口服吸收较差，生物利用度约为20%。正常人口服600mg后3小时达峰浓度0.4～0.6mg/L，远低于利福平（12～14mg/L）。能透入各种组织与体液，尤以胆道中浓度最高，可达血药浓度的300～500

倍，脑脊液中含药量较低，约为血药浓度的50%。血浆蛋白结合率为72%～85%，分布容积为45L/kg。$t_{1/2}$平均为45小时，远大于利福平3.5小时。药物经消化道吸收后能迅速经胆汁排泄，经尿排泄的原型药物极少。

【适应证】①结核病，常与其他抗结核药联合使用。②麻风病或艾滋病患者鸟分枝杆菌感染综合征。

【用法用量】①每次150mg，每日口服1次，连续6个月。②用于慢性和耐药性结核，每日300～450mg，口服连续6个月至细菌清除6个月。③用于鸟分枝杆菌感染，每日450～600mg口服，疗程至细菌清除后6个月，如有恶心、呕吐等胃肠道不适，可改为150mg/次，2次/天。

【不良反应】①常见胃肠道反应、皮疹、贫血、黄疸、转氨酶升高。②偶见头晕、头痛、失眠、精神异常、发热、关节痛、血小板减少、嗜酸性粒细胞增多、呼吸困难、末梢神经炎。③罕见休克反应、尿液和泪液可呈红色。

【禁忌证】①活动性结核病者、妊娠期及哺乳期妇女。②新生儿、儿童。

【注意事项】①肝、肾功能不全者慎用，注意监测肝、肾功能。②与利福平有部分交叉耐药，在尿液、泪液等可出现橙红色。

【制剂与规格】胶囊：150mg。

卷曲霉素
Capreomycin

【其他名称】卷须霉素、缠霉素、结核霉素。

【药理作用】①本药是由链霉菌培养液中提取得到的一种多肽类抗生素，作用机制为抑制菌体蛋白质合成。②对结核杆菌和一些其他分枝杆菌有抑制活性，对其他革兰阳性和阴性菌亦有较弱作用。③其对结核杆菌有良好抑制作用，MIC为6～16μg/ml，活性为链霉素、乙胺丁醇的50%，为异烟肼的10%；对牛型结核杆菌、堪萨斯分枝杆菌也敏感，而对其他非结核性分枝杆菌耐药。④抗分枝杆菌的效果优于卡那霉素，与链霉素接近，单用时可产生耐药性，但较缓慢。与卡那霉素、紫霉素和新霉素间有部分交叉耐药性。

【体内过程】①口服几乎不吸收，易被胃酸破坏。肌内注射吸收较快，单剂量20mg/kg注射，t_{max}为1～2小时，血药峰浓度达30μg/ml，有效浓度可维持6～12小时。②不易穿透血脑屏障，脑脊液中浓度很低，但可透过胎盘屏障。③血浆$t_{1/2}$为3～6小时，在体内少部分代谢，70%～80%以原型药物经肾小球滤过由尿液中排出，少量由胆汁中排出。④肾功能不全者血浆$t_{1/2}$可延长。肾功能正常者每天肌内注射1g，连续1个月，未见明显蓄积现象。

【适应证】①为二线抗结核药，常与其他敏感的抗结核药联用于耐药结核病的治疗。②用于对链霉素等多种抗结核药耐药或因不良反应不能耐受的患者。

【用法用量】临用时，加0.9%氯化钠注射使溶解。深部肌内注射：成人每日0.75～1g（20mg/kg），分1～2次给药，应用2～3个月后，改为每周给药2～3次，每次1g。老年患者每天不宜超过0.75g，连续6～12个月。

【不良反应】①主要为肾与第Ⅷ对脑神经损害和电解质紊乱，本药可有显著的肾毒性，表现为排尿次数显著增加或减少、极度口渴（低钾血症）、蛋白尿、管型尿、血尿、血非蛋白氮升高、尿素氮升高、肌酐清除率减低和中毒性肾炎等。②连续用药2～4个月时可出现前庭功能障碍和耳毒性，出现步态不稳、眩晕、耳鸣、听力减退等，严重者可引起耳聋。③大剂量静脉注射可引起神经肌肉接头阻滞作用。④偶见心律失常、精神改变、肌痛、肌肉痉挛、胃痛、胃胀、脉弱、恶心、呕吐。

【禁忌证】①严重肾功能不全和癫痫者。②儿童、哺乳期妇女。

【药物相互作用】①与氨基糖苷类抗生素合用，可增加耳毒性、肾毒性和对神经肌肉的阻滞作用，导致呼吸抑制或麻痹（呼吸暂停）。②与两性霉素、万古霉素、巴龙霉素、环孢素、杆菌肽、顺铂、布美他尼、依他尼酸、呋塞米同时应用，可增加耳毒性，发生耳鸣、耳聋、听力减退。③与乙硫异烟肼合用，可增加本药的不良反应。④与组胺拮抗剂合用，可能掩盖头晕、耳鸣、眩晕等耳毒性反应。⑤阿片镇痛药合用，可增加对中枢和呼吸的抑制作用，导致呼吸抑制或呼吸麻痹，必须密切观察或随访患者。⑥与抗组胺药物、吩噻嗪类、硫杂蒽（噻吨）类药物合用可掩盖本药所致的耳鸣、耳聋、头昏或眩晕等耳毒性症状。

【注意事项】①肝、肾功能不全者、老年人和听力减退者、帕金森病者、重症肌无力者慎用。②可透过胎盘屏障，妊娠期妇女慎用。③对失水患者由于血浆药物浓度增高，可能增加中毒的危险。④易引起低血钾、低血镁、低血钙和碱中毒，出现昏睡、肌无力、抽搐、精神错乱等症，此时应及时减量或停用，并纠正电解质紊乱。大剂量维生素B_6（每次100mg，每日3次）可防治神经精神症状。⑤肌内注射须深部注入。⑥大剂量静脉注射或与麻醉药（乙醚）或神经肌肉阻滞药联用可发生严重毒性反应，表现为重症肌无力、呼吸抑制、呼吸麻痹甚至呼吸停止。此时，应以抗胆碱酯酶药（新斯的明）和葡萄糖酸钙对抗。⑦用药期间应检查听力（每周1～2次）、前庭功能及肝肾功能、血钾浓度。

【制剂与规格】注射用硫酸卷曲霉素（按卷曲霉素计）：0.5g（50万U）；0.75g（75万U）；1g（100万U）。

吡嗪酰胺
Pyrazinamide

【其他名称】氨甲酰基吡嗪、吡嗪甲酰胺、异烟酰胺。

【药理作用】①只对结核杆菌有杀灭作用，对其他细菌无抗菌活性。②其抗结核杆菌作用的强弱与环境的pH密切相关，pH 5～5.5时，抗菌活性最强；pH 7时抗菌作用明显减弱。③与其他抗结核药物间无交叉耐药性，单独应用该药则极易产生耐药性。④作用机制可能为吡嗪酰胺渗入含结核杆菌的巨噬细胞内，转化为吡嗪酸而发挥抗菌作用。

【体内过程】①口服后由胃肠道迅速吸收，广泛分布至全身组织中，易透过血脑屏障，在肝、肺、脑脊液中的药物浓度与血药浓度相近。主要在肝内代谢，服药后24小时内由尿排出4%～14%的原型药。血浆蛋白结合率为50%，$t_{1/2}$约9小时。

【适应证】与其他抗结核药联合用于经一线抗结核药治疗无效的结核病。

【用法用量】与其他抗结核药联合，成人每日15～30mg/kg顿服，或50～70mg/kg，每周2～3次。每日服用者最高每日2g；每周2次者最高每次4g；每周服3次者最高每次3g。

【不良反应】①过敏反应，如发热和皮疹，宜停药抗过敏治疗，个别患者对光敏感，皮肤暴露部位呈鲜红棕色，停药后可恢复。②可引起食欲减退、发热、畏寒、异常乏力或软弱。③肝脏毒性：出现眼或皮肤黄染。④关节肿痛：尤其大趾、髁、膝关节；出现急性痛风性关节痛病变，表现为关节皮肤发紧发热。需进行血清尿酸测定。⑤偶见贫血、诱发溃疡病发作、排尿困难等。

【禁忌证】过敏者、妊娠期妇女及12岁以下儿童。

【药物相互作用】①与别嘌醇、秋水仙碱、丙磺舒、磺吡酮合用，降低上述药物对痛风的疗效。②与乙硫异烟胺合用时可增强副作用。与异烟肼、利福平合用有协同作用，并可延缓耐药性的产生。

【注意事项】①对诊断的干扰，可影响尿酮体测定结果；可使转氨酶、血尿酸浓度测定值增高。②糖尿病、痛风或严重肝功能减退者慎用。与抗痛风药物合用时要注意调整剂量。③用药期间定期检查肝功能。

【制剂与规格】①肠溶片剂：0.25g；0.5g。②胶囊：0.25g。

乙硫异烟胺
Ethionamide

【其他名称】乙硫烟胺、硫异烟胺、乙硫异烟酰胺。

【药理作用】①在体内转化为取代异烟酸，干扰细菌DNA脱氢酶的活性，抑制细菌蛋白质合成或阻碍细菌细胞壁合成所需的分枝菌酸的合成。②对结核杆菌有抑制作用，作用仅为异烟肼的1/5～1/10，对复发性结核性脑膜炎、渗出性及浸润性干酪样病变疗效较好。③对麻风杆菌、其他分枝杆菌、牛型结核杆菌、堪萨斯分枝杆菌也有抑制活性。④毒性较大，单用易产生耐药性且发展极快，与异烟肼、吡嗪酰胺无交叉耐药性，但与氨硫脲、丙硫异烟胺有交叉耐药性。

【体内过程】①口服易吸收，血药浓度达峰时间为2～3小时，在各内脏器官和体液（包括脑脊液）中有广泛分布，血液和组织中药物浓度相仿。②$t_{1/2}$为2～4小时，药物在体内几乎全部代谢分解为无活性的代谢物，经肾由尿液中排出，尿液中仅有1%为原型药物。

【适应证】①单独应用少，仅用于对其他抗结核药不能耐受者或联合治疗以增强疗效和避免结核菌产生耐药性。②用于艾滋病并发鸟分枝杆菌播散性感染。③与利福平、氨苯砜联合应用治疗麻风。

【用法用量】口服：用于结核病，成人每日0.5～0.8g，一次顿服或分3次服用（以一次服用效果为佳），必要时也可从小剂量每日0.3g开始；儿童每日10～20mg/kg，分3次给予。

【不良反应】①常见恶心、呕吐、腹痛、腹泻、厌食、胃部不适等，多于治疗后2～3周发生，患者多难以忍受，大剂量时发生率约50%。②有20%～30%患者肝功能受影响，可见黄疸、转氨酶升高。③偶见多发性神经炎、精神兴奋或抑郁、抽搐、头痛、月经紊乱、男性乳房女性化、甲状腺肿大、脱发、痤疮、关节痛、皮疹、紫癜、口腔炎症等反应。少数患者有糙皮症状。

【禁忌证】对本药过敏者。

【药物相互作用】合并其他抗结核药应用可延缓细菌耐药性的产生。

【注意事项】①糖尿病患者、肾功能不全者慎用。②肝功能不全者宜减量使用。③治疗期间给予复方维生素B制剂或维生素B_6可减轻不良反应。④对胃肠道反应不能耐受者可首先减量，或暂时停药或给予栓剂治疗。⑤大剂量可引起直立性低血压。

【制剂与规格】肠溶片：0.1g；0.125g；0.25g。

环丝氨酸
Cycloserine

【其他名称】东方霉素、噁唑霉素、杀痨霉素、太素霉素、氧霉素。

【药理作用】①能抑制结核杆菌生长，但与一线药物相比作用相对较弱，因此对结核病的疗效也较低。②单用可产生耐药性，但耐药性发生缓慢，与其他抗结核药之间无交叉耐药性。③其抗菌作用机制是抑制细菌细胞壁黏肽的合成，从而使细胞壁缺损。

【体内过程】口服吸收较快，4～8小时血药浓度达峰值广泛分布到身体组织和体液之中，脑脊液中的药物浓度与血液中近似。大部分以原型从尿液中排出，约35%被代谢。最低抑菌浓度为25mg/L。

【适应证】①耐药结核杆菌的感染。②对本药敏感的活动性结核病，但需与其他有效抗结核药物联用。

【用法用量】①成人每日0.5～1g，分2次服用，初始2周可每次0.25g，每日2次，最大剂量为每日1g。②儿童每日5～20mg/kg，分2～4次服用，首剂用半量。

【不良反应】①常见焦虑、精神错乱、头晕、头痛、嗜睡、兴奋性增高、烦躁不安、精神抑郁、肌肉抽搐或颤抖、神经质、多梦、其他情绪改变或精神改变、语言障碍、自杀倾向。②少见皮疹、麻木、麻刺感、烧灼感或手足无力、癫痫发作。

【禁忌证】①过敏者。②严重焦虑、精神抑郁或精神病者。③有癫痫发作史者。④肾功能减退（肌酐清除率<50ml/min）。⑤酗酒者。

【药物相互作用】与异烟肼和乙硫异烟胺不宜联合应用，以免对中枢神经系统发生累加性影响，加大神经毒性。

【注意事项】毒副作用大，主要为神经系统毒性反应，由于可能引起严重精神错乱，故临床应用受到一定限制。亦可有胃肠道反应等。

【制剂与规格】胶囊：0.25g。

附

链霉素用于治疗各系统的各种结核病，采用短程化疗时多用于强化期。其他参阅氨基糖苷类药物。

第 4 章 抗麻风病药及抗麻风病反应药

一、砜类

氨苯砜
Dapsone

【其他名称】二氨基二苯砜。

【药理作用】①对麻风杆菌有较强的抑菌作用，浓度增高后有杀菌作用，对革兰阳性菌、阴性菌均有抑菌作用，但因毒性较大，不能做抗菌药物应用。②作用机制与磺胺类药物类似，化学结构与对氨基苯甲酸相似，故可替代对氨基苯甲酸而干扰二氢叶酸的合成而阻碍细菌的生长。

【体内过程】①口服吸收迅速而完全，口服后数分钟即可在血液中测得本药，达峰时间为2～6小时，有时为4～8小时。②本药存在肝胆循环，所以排泄缓慢，$t_{1/2}$因人而异，为10～50小时。停药后本药在血液中仍可持续存在达2～3周之久。

【适应证】①各类型麻风病，对界线型和瘤型病例的家庭接触者有预防作用。②红斑狼疮。③银屑病或者变应性血管炎。

【用法用量】口服：①抑制麻风：一次50～100mg，一日1次；或按体重一次0.9～1.4mg/kg，一日1次，最高剂量每日200mg。可于开始每日口服12.5～25mg，以后逐渐加量到每日100mg。②治疗红斑狼疮：一日100mg，连用3～6个月。③银屑病或者变应性血管炎：一日100～150mg。

【不良反应】①常见背、腿痛、胃痛、食欲减退、皮肤苍白、发热、皮疹和变性血红蛋白血症。贫血症状也较常见，偶可引起急性溶血性贫血，G-6-PD缺乏者尤易发生。②偶有皮肤瘙痒、剥脱性皮炎、精神紊乱、周围神经炎；咽痛、粒细胞减低或缺乏；变态反应和肝脏损害等。③治疗早期或者增量过快，患者可出现麻风症状加剧的反应（麻风反应），认为是机体对菌体裂解产生的磷脂类颗粒的变态反应，多认为是预后良好的现象。麻风反应可用沙利度胺防治。其他处理方法是减量停药或改用其他抗麻风病药，并用糖皮质激素进行治疗。

【禁忌证】对本药及磺胺类药物过敏者、严重肝功能损害和精神障碍者。

【药物相互作用】①丙磺舒可减少肾小管分泌砜类药物，使氨苯砜血浓度高而持久，易发生毒性反应。②利福平可刺激肝微粒体酶的活性，使本药血药浓度降低1/7～1/10。③骨髓抑制药物可加重白细胞和血小板减少的程度。④去羟肌苷可减少本药的吸收，两者必须同用时应至少间隔2小时。

【注意事项】①本药与磺胺类药物，可有部分交叉过敏反应发生。②妊娠期妇女、贫血和患溃疡病及有精神病史者慎用。③与铁剂、维生素C同服，需定期查血常规和肝肾功能，有严重反应立即停药。④肝、肾功能障碍和G-6-PD缺乏及变性血红蛋白还原酶缺乏者慎用。⑤治疗从小剂量开始逐渐增量，治疗中适当停药，以避免毒性反应和蓄积中毒。

【制剂与规格】片剂：50mg；100mg。

苯丙砜
Phenprofen

【药理作用】本药为砜类抑菌药，在体内部分分解为氨苯砜而发挥治疗作用。主要采用注射。本药每165mg约与氨苯砜25mg疗效相当。

【体内过程】苯丙砜较难吸收，用量较大。

【适应证】同氨苯砜。

【用法用量】口服吸收不完全，主要采用注射方式给药。①肌内注射每周2次，第1～2周每次100～200mg，以后每2周每次递增100mg，继续维持至第14～16周每次量为800mg，每用药10周后停药2周。②口服每日300mg，逐渐增至3g，每服药10周停药2周。

【不良反应】①部分患者可产生轻度不适，如恶心、上腹不适、纳差、头痛、头晕、失眠、无力等，不久可自行消失。②贫血一般见于治疗初期，且能自行纠正。亦可有粒细胞缺乏、白细胞减少等血液系统反应。③药疹，严重者表现为剥脱性皮炎，如有发热、淋巴结肿大、肝、肾功能损害和单核细胞增多。④中毒性精神病、周围神经炎等也偶有发生。

【禁忌证】对本药及磺胺类药物过敏者、严重肝功能损害和精神障碍者。

【药物相互作用】与氨苯砜类似。①与其他溶血药物合用可加剧溶血反应。②甲氧苄啶抑制该品在肝脏的代谢，两者竞争在肾脏中的排泄。③与去羟肌苷合用需同时服用缓冲液以中和胃酸，而本药则需在酸性环境中增加吸收。

【注意事项】①肝、肾功能不全、贫血、胃和十二指肠溃疡病及有精神病史者慎用。②口服期间应保持排便通畅，以免蓄积中毒。其他参阅“氨苯砜”。

【制剂与规格】片剂：0.5g。

醋氨苯砜
Acedapsone

【其他名称】二乙酰氨苯砜。

【药理作用】本药具有抑制麻风杆菌的作用，浓度增高时有杀菌作用，注入本药后，在体内缓慢分解成氨苯砜或乙酰氨苯砜而起抗麻风作用，本药具有长效性。作用机制同氨苯砜。

【体内过程】注入本药后，可在组织中分解，血药峰浓度及其维持时间长于氨苯砜，注射1次可维持60～75天。

【适应证】各型麻风病。

【用法用量】一次肌内注射0.225g，隔60～75日注射1次，疗程长达数年。为了防止长期单用本药导致细菌产生耐药性，可在用药期间加服氨苯砜0.1～0.15g，每周2次。

【不良反应】①常见的反应有恶心、呕吐等，偶见头痛、头晕、心动过速等。②血液系统反应有白细胞减少、粒细胞缺乏、贫血等。G-6-PD缺乏者，可致正铁血红蛋白血症，严重者可致溶血性贫血。③偶致“麻风反应”，常于用药后1～4周发生，特征是发热、不适、剥脱性皮炎、肝坏死并发黄疸、淋巴结肿大、贫血、正铁血红蛋白血症等，停药并给予糖皮质激素治疗可好转。④中毒性精神病、周围神经炎等也偶发生。

【药物相互作用】①与其他溶血药物合用可加剧溶血反应。②甲氧苄啶抑制该品在肝脏的代谢，两者竞争在肾脏中的排泄。余项参阅“氨苯砜”。

【注意事项】①对于贫血，轻症可服用铁剂。反应严重者应及时停药。②肝、肾功能不全、贫血、胃和十二指肠溃疡病及有精神病史者慎用。③本药与磺胺类药物可有部分交叉过敏反应发生。④初次注射有较强的疼痛感，连续应用可减轻。⑤本药为40%苯甲酸苄酯及60%蓖麻油的混悬剂。用前需振摇均匀，用粗针头吸出、注入臀肌。

【制剂与规格】油注射剂：1.5ml ：0.225g；3ml ：0.45g；6ml ：0.9g。

二、其他药物

沙利度胺
Thalidomide

【其他名称】肽胺哌啶酮、酞胺哌啶酮、酞谷酰亚胺、酞咪哌啶酮。

【药理作用】①为谷氨酸衍生物，对麻风病无治疗作用，与抗麻风病药同用以减少麻风反应，治疗各型麻风反应。②抑制溶酶体酶、稳定溶酶体膜、抑制中性粒细胞的趋化。③是一种强效的T细胞共刺激剂，可向T细胞提供活化信号，促进IL-2介导的细胞增殖和γ INF表达，并与T细胞受体（TCR）复合物有协同作用，因而具有免疫调节作用。④尚有免疫抑制作用，可用于骨髓移植。它还有抗血管生成及致畸作用。

【体内过程】①本药口服易吸收，缓释片的达峰时间为2.9～5.7小时；咀嚼片为2～6小时。②总蛋白结合率高，表观分布容积为120L。主要经肝脏代谢，$t_{1/2}$为5～7小时。肾脏清除率为每分钟1.15ml，小于给药剂量的0.7%以原型从尿排出。少部分随粪便排出。

【适应证】①各型麻风反应如发热、结节红斑、神经痛、关节痛、淋巴结肿大等，对结核样型的麻风反应疗效稍差。②骨髓移植。③红斑狼疮、复发性发热性结节性非化脓性脂膜炎、日光性痒疹、多形性日光疹、结节性痒疹、带状疱疹、扁平苔藓、家族性良性天疱疮（家族性良性慢性天疱疮）、白塞病、渗出性多形红斑（多形红斑）、复发性口疮、HIV感染合并的阿弗他溃疡。

【用法用量】①用于麻风结节性红斑、多发性骨髓瘤以及强直性脊柱炎和白塞病。口服：每次25～50mg，每日4次，视病情可渐增至每次50～100mg，病情得到控制后即减量。对需长期服药者，每日或隔日服用25～50mg维持。②移植后用药：一日800～1600mg，分4次服，治疗可持续2～700日。凡治疗完全有效的患者，再持续3个月以后逐渐减量（每2周减少25%）；部分有效的患者，在观察到最大效应后还应再治疗6个月。

【不良反应】①常见口干、口苦、恶心、呕吐、便秘、食欲缺乏、头昏、嗜睡、面部和四肢水肿、闭经、性欲减退、中毒性神经炎、心率减慢和皮疹等。严重者须停药并给予对症治疗。②深静脉血栓、低血压、心率过慢（<60次/分）等少见。大部分均轻微并可以耐受，停药后可以消退。③偶见白细胞和血小板减少。④本药有强烈致畸作用，可引起“海豹肢”畸形。⑤长期大剂量使用本药（40g以上）可出现多发性神经炎，感觉异常等现象。

【禁忌证】①对本药过敏者。②妊娠期妇女。

【药物相互作用】与地塞米松合用发生中毒性表皮坏死松解症的危险性增加。

【注意事项】①多发性骨髓瘤患者、中性粒细胞减少者、周围神经病者及癫痫病史者慎用。②育龄妇女需采取有效避孕措施方可应用。停药6个月以上方可怀孕。③驾驶员及机器操作者慎用。④出现神经炎症状时应立即停药，以免造成不可逆病变。

【制剂与规格】片剂：25mg；50mg。

氯法齐明
Clofazimine

【其他名称】氯苯吩嗪、亚甲吩嗪、亚甲基吩嗪、氯法齐鸣。

【药理作用】①对麻风杆菌、结核杆菌和其他的一些分枝杆菌有抑菌作用，对麻风杆菌有较弱的杀菌作用。②虽然尚未发现对本药的耐药菌，但应与一种或多种其他抗麻风药联合应用。③对麻风反应也有一定疗效。④可抑制DNA依赖的RNA聚合酶，阻止RNA的合成抑制细菌蛋白质的合成，抑制或杀灭分枝杆菌的生长。

【体内过程】①口服吸收个体差异较大，吸收率在45%～62%，吸收程度与药物粒度和剂型密切有关，将微粒胶结晶和油脂基质制成胶囊口服，吸收率可提高至70%。②每天口服100mg或300mg，平均血浆药物浓度为0.7μg/ml或1μg/ml。每天口服300mg，连续2个月或更长时间，血药峰浓度为1.8～3.5μg/ml。③吸收后分布不均匀，由于药物具有高亲脂性，主要沉积于脂肪组织和网状内皮系统的细胞内，被全身的巨噬细胞摄取，分布至肠系膜淋巴结、肾上腺、皮下脂肪、肝、胆、胆汁、小肠、脾、肌肉、骨骼和皮肤中，不易穿透血脑屏障。④血中浓度低，自组织释放很慢，排泄也极缓慢，反复给药的$t_{1/2}$约为70日。24小时内以原型药物或代谢产物经尿液中排出微量，仅占口服剂量的0.01%～0.41%，3日后11%～66%由粪便中排出，少量由痰液、汗液、皮脂和乳汁中排出。

【适应证】①菌检阳性的各型麻风病。②瘤型麻风病的首选药物，包括对氨苯砜耐药的菌株。常与利福平、乙硫异烟胺或丙硫异烟胺合并应用。③结核、结节性红斑、痤疮、脓疮性皮肤病、类天疱疮、坏死性皮肤病。此外，尚对慢性盘状红斑狼疮、掌跖脓疱角化病、皮肤溃疡，坏疽性脓皮病有一定疗效。④可与利福平或乙硫异烟胺联合应用治疗耐砜类药物菌感染。⑤可用于因用其他药物而引起急性麻风反应的病例。

【用法用量】口服：①用于耐氨苯砜的各型麻风病患者，每次50～100mg，每日1次，与一种或几种抗麻风药合用。②用于伴有红斑结节麻风反应的各型麻风病，对有神经损害或皮肤溃疡症状者每天100~300mg，有助于减少或撤除泼尼松（每天40~50mg），待反应控制后，逐渐减量至每天100mg，为使组织内达到足够的药物浓度，用药2个月后才逐渐减少泼尼松的用量；对无神经损害或皮肤溃疡症状者按耐氨苯砜治疗。③用于氨苯砜敏感的各型麻风病，可与其他2种抗麻风药联合治疗，如可能3药合用，至少3年以上，直至皮肤涂片检查转阴，成人最大剂量为每天300mg，儿童剂量尚未确定。④用于耐药的结核和非结核性分枝杆菌病，每次100mg，每天3次，与抗结核药联合应用。⑤治疗多菌性麻风：每月1次，300mg，监督服，并每日50mg自服，与利福平、氨苯砜组成联合化疗方案、疗程至少2个月，或至皮肤涂片查菌转阴为止。⑥治疗麻风反应：应从较大剂量开始，每日200~400mg，当反应控制后逐渐减量，对严重病例，在开始阶段应配合糖皮质激素治疗。⑦治疗其他皮肤病：每日100~400mg口服，病情控制后逐渐减量。

【不良反应】①本药蓄积于皮肤及角膜，可显红色或棕色，并使尿、痰、汗液显红色，少数患者可发生光敏反应。②可发生恶心、呕吐和腹泻症状，与剂量大小密切有关。③少见的有味觉改变、食欲减退、胃肠道出血、肝炎或黄疸、晕眩、嗜睡、眼干燥、刺激感、视力减退、皮肤瘙痒。

【禁忌证】对本药过敏者。

【药物相互作用】治疗麻风病初始时，可暂时加重麻风反应，对严重病例可选用肾上腺皮质激素联合应用，以减少反应。

【注意事项】①有胃肠疾患或胃肠疾患史、肝功能损害者，及对本药不能耐受者慎用。②为减少药物反应宜与食物或牛奶同时服用。③本药可通过胎盘屏障，也进入乳汁，使新生儿和婴儿皮肤染色。妊娠期及哺乳期妇女慎用。④初始治疗时为减少或防止耐药性的产生，可与一种或几种抗麻风药物联合应用。⑤用药期间出现持续性的恶心、呕吐、腹痛症状者应及时减量、延长给药间隔时间或停药。

【制剂与规格】①胶囊：50mg；100mg。②胶丸（油蜡或聚乙二醇基质）：50mg。

芬苯达唑
Fenbendazole

【其他名称】硫苯咪唑、麻风宁、2-巯基苯并咪唑。

【药理作用】①本药抗麻风作用较氨苯砜差，但毒性低、疗程短、患者易耐受和无蓄积中毒作用。②抗蠕虫作用，其不仅对胃肠道线虫成虫及幼虫有高度驱虫活性，而且对网尾线虫、片形吸虫和绦虫有良好效果，还有极强的杀虫卵作用。

【适应证】①各型麻风，尤其对砜类药物过敏者。②驱虫，兽药应用多见。

【用法用量】抗麻风：口服每日12.5~25mg，分1~2用；于第4~6周内逐增至每日100mg，分4次服。服药6日应停用1日；连服3个月，应停用1周；疗程不应超过1年。

【不良反应】有局部皮肤瘙痒，偶可诱发麻风反应。

【禁忌证】对本药过敏者。

【药物相互作用】参照阿苯达唑。

【注意事项】长期使用易产生耐药性，内服吸收效果较好。

【制剂与规格】片剂：0.1g。

附

利福平参阅本篇第3章抗结核药。

长效磺胺参阅本篇第2章人工合成抗菌药。

第 5 章　抗真菌药

一、抗生素类抗真菌药

两性霉素B
Amphotericin B

【其他名称】二性霉素、二性霉素B、两性霉素乙、节丝霉素、节丝霉素B。

【药理作用】①是一种多烯类抗真菌抗生素。可与敏感真菌细胞膜上的固醇结合，损伤膜通透性，导致细胞内重要物质如钾离子、核苷酸和氨基酸等外漏，从而破坏了细胞的正常代谢而抑制其生长。②通常临床治疗所达到的药物浓度对真菌有抑菌作用，最低抑菌浓度（MIC）为0.02～1mg/L。如药物浓度达到人体可耐受范围的高限时则对真菌起杀菌作用。③两性霉素B几乎对所有真菌均有抗菌活性，主要对念珠菌、隐球菌、组织胞浆菌、酵母菌、皮炎芽生菌、球孢子菌属等有效。部分曲霉菌对本药耐药，皮肤癣菌则大多数呈现耐药。

【体内过程】①口服吸收少而不稳定。成人每日静脉注射1.6～5g，连续2天后血药浓度也仅有微量，约为0.04～0.5μg/ml，脑脊液中检测不到。②本药分布容积为4L/kg，在体液（除血液外）中浓度甚低，腹腔积液、胸腔积液和滑膜液中药物浓度通常低于同期血药浓度的一半，支气管分泌物中药物浓度亦低。③脑脊液浓度约为血浓度的2%～4%。蛋白结合率为91%～95%。④$t_{1/2}$约为24小时。在体内经肾缓慢排出，每日约有给药量的2%～5%以药物的活性形式排出，7日内自尿中排出给药量的40%，停药后药物自尿中排泄至少持续7周。在碱性尿中药物排泄增多。本药不易为透析所清除。

【适应证】①隐球菌病、念珠菌病、皮炎芽生菌、播散性念珠菌病、球孢子菌病、组织胞浆菌病等。②毛霉菌、根霉属、犁头霉菌属、内胞霉属和蛙粪霉属等所致的毛霉病。③申克孢子丝菌引起的孢子丝菌病。④烟曲菌所致的曲霉病。⑤外用制剂适用于着色真菌病、烧伤后皮肤真菌感染、呼吸道念珠菌、曲菌或隐球菌感染、真菌性角膜溃疡。

【用法用量】成人：①静脉滴注：开始时可先从1～5mg或按体重每次0.02～0.1mg/kg给药，以后根据患者耐受情况每日或隔日增加5mg，当增加至每次0.6～0.7mg/kg时即可暂停增加剂量。最高单次剂量按体重不超过1mg/kg，每日或隔1～2日给药1次，总累积量1.5～3.0g，疗程1～3个月，也可长至6个月，需视患者病情及疾病种类而定。对敏感真菌所致感染宜采用较小剂量，即一次20～30mg，疗程仍宜较长。②鞘内注射：首次为0.05～0.1mg，以后逐渐增至每次0.5mg，最大量每次不超过1mg，每周给药2～3次，总量15mg左右。鞘内给药时宜与小剂量地塞米松或琥珀酸氢化可的松同时给予，并需用脑脊液反复稀释药液，边稀释边注入以减少反应。③局部用药：着色真菌病：以1～3mg/ml溶液加适量普鲁卡因，病灶内局部注射，每周1～2次；多病灶者可交替注射。皮肤灼烧后感染真菌，以0.1%溶液外涂。呼吸道真菌感染：以5～10mg，配成0.2～0.3mg/ml溶液，每日分2次喷雾，疗程1个月；④真菌性角膜溃疡：用1%眼膏或0.1%溶液外涂，每日2次。⑤肾功能不全的患者建议剂量如下：肾小球滤过率每分钟大于10ml，给药间隔为24小时；每分钟小于10ml，给药间隔为24～36小时。⑥静脉滴注：每次0.5～1mg。静脉滴注时，均先以灭菌注射用水10ml配制本药50mg，或5ml配制25mg，然后用5%葡萄糖注射剂稀释，避光缓慢静脉滴注，每次滴注时间需6小时以上，稀释用葡萄糖注射剂的pH值应在5以上。⑦鞘内注射：每次0.5～1mg。鞘内注射时可取5mg/ml浓度的药液1ml，加5%葡萄糖注射剂19ml稀释，使最终浓度成250μg/ml。注射时取所需药液量以脑脊液5～30ml反复稀释，并缓慢注入。鞘内注射剂药物浓度不可高于250μg/ml，pH值应在4.2以上。⑧儿童：小儿常用量静脉滴注及鞘内给药剂量以体重计算均同成人。

【不良反应】①静脉滴注过程中有寒颤高热反应，有时伴头痛、恶心、呕吐，出现血压下降、眩晕等。②几乎所有患者在疗程中均可出现不同程度的肾功能损害，尿中可有红细胞、白血病、蛋白尿、管型、BUN和肌酐升高，肌酐清除率降低，也可引起肾小管性酸中毒。③低钾血症，由于大量钾离子的排出所致。④血常规的变化，可出现正常红细胞性贫血，偶有血小板减少。⑤静脉滴注两性霉素B过快，可引起心律紊乱和室颤或心跳骤停。⑥过敏反应有皮疹，偶致过敏性休克。⑦肝损伤，临床表现转氨酶升高、肝细胞坏死，急性肝功能衰竭亦有发生，但少见。

【禁忌证】①对本药过敏者。②严重肝病患者。③妊娠期妇女。

【药物相互作用】①本药与氟胞嘧啶同用可增强两者药效，但也可增强氟胞嘧啶的毒性反应，因本药可增加细胞摄取氟胞嘧啶并减少其自肾排泄。②一般不推荐与肾上腺皮质激素同时应用，因为由两性霉素B诱发的低钾血症有可能被肾上腺皮质激素类药物加重。如需同用则后者宜给于最小剂量和最短疗程，并需监测患者的血钾浓度和心脏功能。③两性霉素B可能诱发低钾血症，可增强潜在的强心苷类药物毒性反应，两者同用时应经常监测血钾浓度和心脏功能。④肾毒性药物，如氨基糖苷类、抗肿瘤药、卷曲霉素、多黏菌素类、万古霉素与两性霉素B同用时肾毒性增强。⑤由两性霉素B诱发的低钾血症可增强神经肌肉阻断药的作用，因此两者同用时应经常测定患者的血钾浓度。⑥同时应用尿液碱化药可增加两性霉素B的排泄，并防止或减少肾小管酸中毒发生的可能。

【注意事项】①肾功能不全者慎用。②用药前后及用药时应当检查或监测：肾功能，定期检查尿常规、血尿素氮及血肌酐，疗程开始剂量递增时隔日测定上述各项；疗程中尿常规、血尿素氮及血肌酐至少每周2次，如测定结果血尿素氮或血肌酐值的升高具临床意义时，则需减量或停药，直至肾功能改善；周围血常规和血清镁测定，治疗过程中每周测定1次；肝功能检查，如发现肝功能损害（血胆红素、碱性磷酸酶、血转氨酶升高等）时应停药；血钾测定，治疗过程中每周至少测定2次。③两性霉素B毒性大，不良反应多见，但它又常是某些严重全身真菌感染的唯一有效的治疗药物，因此必须权衡风险与获益考虑是否用药。④使用期间应用组胺拮抗剂可减轻其某些反应；糖皮质激素也可减轻其反应，但只限在反应较严重时，勿作为常规使用。⑤在酸性较强的药液中易降解，稀释所用的5%葡萄糖注射剂的pH值不应低于4.2。⑥两性霉素B不可用作肌内注射，在静脉注射部位亦易发生血栓性静脉炎，鞘内注射可引起尿潴留等，严重者下肢截瘫。⑦静脉滴注如漏出血管外，可引起局部炎症，可用5%葡萄糖注射剂抽吸冲洗，也可加少量肝素钠注射剂于冲洗液中。⑧不可用0.9%氯化钠注射剂，因可产生沉淀。

【制剂与规格】①注射用两性霉素B：5mg（5000U）；25mg（2.5万U）；50mg（5万U）。②溶液：3%。③霜剂：3%。④软膏：3%。

两性霉素B脂质体

Liposome Amphotericin B

【其他名称】两性霉素B脂质复合物、两性霉素脂质体复合物、脂质体两性霉素。

【药理作用】①有效成分为两性霉素B，作用机制同前述。②两性霉素B脂质体目前主要有三种剂型，这些脂类制剂在体内多分布于网状内皮组织（如肝、脾和肺组织）中，减少了药物在肾组织中的分布，从而降低了两性霉素B的肾毒性。此外，低钾血症亦少见，与静脉滴注有关的毒性反应也明显低于两性霉素B。因此，两性霉素B脂质体既保留了两性霉素B的高度抗菌活性，又降低了其毒性。③抗菌谱：对新型隐球菌、白色念珠菌、热带念珠菌、酵母菌、曲霉菌、球孢子菌、组织胞浆菌、皮炎芽生菌、巴西芽生菌、孢子丝菌等有良好抗菌作用；但对细菌、立克次体和病毒等无活性。部分曲菌属对本药耐药；皮肤和毛发癣菌则大多耐药。

【体内过程】本药静脉给药后大部分分布于网状内皮组织，其中在肝、脾和肺组织中浓度最高，在肾组织内浓度较低。药物分布$t_{1/2}$约为1小时，平均清除$t_{1/2}$约为7～10小时，机体总清除率约为20ml/min。药物具体的代谢途径尚不清楚。

【适应证】①隐球菌性脑膜炎、念珠菌病、球孢子菌病播散性脑膜炎或慢性球孢子菌病等。②组织胞浆菌病、曲霉病、皮炎芽生菌和内脏利什曼病（内脏利什曼原虫病）等。③对普通两性霉素B无效或产生毒副作用的真菌感染患者。

【用法用量】成人常规剂量：①静脉滴注，起始剂量为一日0.1mg/kg，第2日开始剂量增加0.25～0.5mg/kg，再逐日递增至一日1～3mg/kg的维持量。②对中枢神经系统感染，最大剂量为一日1mg/kg。

儿童常规剂量：①静脉滴注：系统性真菌感染：经验性治疗，对1个月至16岁儿童，一日3mg/kg。确诊的系统性真菌感染，一日3～5mg/kg。②艾滋病患儿的隐球菌性脑膜炎：一日6mg/kg。

【不良反应】①本药不良反应发生率低于两性霉素B；大多为轻到中度反应，对症治疗后可耐受。②临床试验中观察到的不良反应主要包括：舌尖麻木感、寒战、发热、头痛、关节痛、低钾血症、恶心、呕吐、腹胀痛、肝肾功能异常、血尿、脱发、皮疹、血糖升高、胸闷、心悸、耳鸣及血管炎等。

【禁忌证】①对两性霉素B过敏者。②严重肝病患者。

【药物相互作用】①与氟胞嘧啶同用可有协同抗菌作用，但也可增强氟胞嘧啶的毒性反应。因为本药增加了氟胞嘧啶的细胞摄取和减少其经肾排泄。②与皮质激素和促皮质素（ACTH）同用可能降低血钾并导致心脏功能异常。③与洋地黄同用，可能引起低血钾和增加洋地黄毒性。④与其他有肾毒性药物（如氨基糖苷类、卷曲霉素、多黏菌素类、万古霉素、环孢素）同用，可增加肾毒性。⑤与抗肿瘤药物同用，可能增加肾毒性，导致支气管痉挛和低血压。⑥与骨骼肌松弛药同用时，可能发生的低钾血症可增强骨骼肌松弛药的筒箭毒样毒性。⑦与可抑制骨髓的药物同用，可加重患者贫血。与齐多夫定合用可增加其血液系统的毒性。⑧与 I_A类抗心律失常药、胺碘酮等同用，可致Q-T间期延长。⑨动物实验显示本药与吡咯类抗真菌药（如酮康唑、氟康唑、伊曲康唑等）同用，可诱导耐药性产生而导致拮抗作用。

【注意事项】①电解质紊乱者和肝、肾功能不全者慎用。②10岁以下儿童使用本药的安全性和有效性尚不明确，需要慎用。③由于老年人肾功能减退引起半衰期延长，长期使用可有一定肾毒性，因此应密切监测肌酐清除率，根据肌酐清除率进行调整剂量。④妊娠期和哺乳期妇女用药安全性尚不明确应慎用。⑤用药前后及用药时应当检查或监测：血、尿常规，肝、肾功能，电解质（特别是镁、钾）。⑥应从小剂量开始，如可耐受其毒副作用，可逐渐增加至所需量。⑦不可用0.9%氯化钠注射液剂溶解，应以5%葡萄糖注射剂溶解后于6小时内静脉滴注，且滴注速度宜缓慢（不得超过每分钟30滴）；滴注浓度不宜大于0.15mg/ml。⑧本药不可肌内注射。⑨为减少输液反应，给药前可给予解热镇痛药和抗组胺药（如吲哚美辛和异丙嗪等），也可考虑同时给予琥珀酸氢化可的松25～50mg或地塞米松2～5mg静脉滴注。⑩静脉滴注前后均应用等渗葡萄糖注射液静脉滴注，以避免药液滴至血管外和防止静脉炎的发生。同时静脉输液瓶应加黑布遮光，以免药物效价降低。⑪用药过量时应立即终止给药，并给予对症、支持治疗。血液透析不能有效清除本药。

【制剂与规格】注射用两性霉素B脂质体：2mg（2000U）；10mg（1万U）。

灰黄霉素

Griseofulvin

【其他名称】灰霉素。

【药理作用】①仅对生长旺盛的真菌细胞具有杀灭作用，对静止状态的真菌有抑制作用。②通过干扰真菌核酸的合成而抑制其生长。可使敏感真菌的菌丝发生卷曲而停止生长，本药吸收后可沉积在上皮的角质蛋白中并渗透入毛囊，消除真菌感染，最后皮肤真菌随皮肤和毛发的脱落而离开人体。③亦能干扰真菌微管蛋白聚合成管。④主要对毛发癣菌、小孢子菌、黄癣菌、表皮癣菌等浅部真菌有良好抗菌作用。对念珠菌属、隐球菌属、组织胞浆菌属、孢子丝菌属、芽生菌属、球孢子菌属等无抗菌作用。

【体内过程】①口服后吸收只有10%左右，如制成微粒性或脂肪餐后服用可促进药物的吸收，血药浓度增高。②成人口服1g后t_{max}为4小时，12小时血药浓度下降一半。血清蛋白结合率约为80%。③吸收后分布于全身各组织中，以皮肤、肝脏、脂肪和骨骼肌含量较高，可沉积于皮肤的角质层和毛发新生成的角质部分。与皮肤毛囊及指甲等的角蛋白相结合，防止敏感皮肤真菌的继续进入，存在于浅表角质层的致病真菌则随皮肤或毛发的脱落而离开人体。④可透过胎盘屏障进入胎儿循环及自乳汁中分泌。灰黄霉素在肝内灭活，以原型自尿中排泄者不足1%，有16%～36%自粪便排出体形外。$t_{1/2}$为13～14小时。

【适应证】头癣、须癣、体癣、股癣、叠瓦癣、手癣、足癣和甲癣。

【用法用量】①成人每次200～250mg，每日4次。用于头癣连续2～3周，用于体癣连续4～6周，用于足底或手掌感染连续4～8周，用于手指甲癣连续16～24周，足趾甲癣连续28～54周。②儿童每日10～15mg/kg，分3～4次，疗程20～40天。

【不良反应】①一般反应：较多见。神经系统可见头痛、嗜睡、疲倦、激动、失眠、头晕、晕厥、精神错乱、外周神经炎、视力障碍等，其中头痛的发生率为15%。②消化系统：常见恶心、呕吐、厌食、食欲缺乏、腹泻、胃部烧灼感、腹胀、口干、口角炎、舌痛、黑色舌苔。③可致暂时性白细胞减少、一过性蛋白尿、黄疸指数增高及肝功能损害等。④大剂量时有肝毒性，可见转氨酶升高，个别人出现胆汁淤积性黄疸。⑤皮肤系统：可出现光敏性皮炎、皮肤潮红、瘙痒、色素沉着、扁平苔藓、红斑、多样性红疹、荨麻疹、剥脱性皮炎、水疱型及麻疹样皮疹、全身性红斑狼疮等。⑥血液系统：常见白细胞减少、中性粒细胞减少、单核细胞增多或出现嗜碱粒细胞，继续治疗症状往往消失。⑦过敏反应：皮疹及红斑，停药后可消退，偶有血管神经性水肿或持续性荨麻疹。偶见药物热、血清样综合征、血管神经性水肿、关节疼痛。⑧其他反应：偶见耳鸣、味觉异常、男性乳房女性化、蛋白尿、管型尿、心动过速。⑨动物实验证实本药有致畸形作用。

【禁忌证】①妊娠及哺乳期妇女。②肝肾功能不全者。

【药物相互作用】①有肝药酶促作用，可使华法林的抗凝作用减弱。②与巴比妥类药物、苯妥英钠联合应用，可使本药的作用减弱。服用期间宜合并外用抗真菌药物涂敷。

【注意事项】①对甲癣疗效较差，疗程需4～6个月以上，故一般不主张应用。②本药可于进餐时同服或餐后服，以进高脂肪餐为最佳，因可减少胃肠道反应及增加药物吸收。③为防止复发，治疗应持续到临床症状消失和实验室检查证实病原菌已完全根除。一般疗程为：头癣8～10周；体癣2～4周；足癣4～8周；指甲癣至少4个月；趾甲癣至少6个月；但趾甲癣的复发率仍高。④每间隔2周检查血常规、血清肌酐。⑤青霉素过敏者慎用。⑥本药对卟啉代谢有影响，对原有卟啉病者可促其发作。⑦药物较难到达甲板部位，故治疗手足指（趾）甲的时间较长。⑧为增加本药的吸收，宜在餐后服用，脂肪性食物有助于吸收。

【制剂与规格】①片剂：0.1g；0.125g；0.25g；0.5g。②亚微粒型片：0.2g。③滴丸：0.05g。④霜剂：10g。

二、唑类抗真菌药

克霉唑
Clotrimazole

【药理作用】①是人工合成的咪唑类广谱抗真菌药物，通过干扰细胞色素P450的活性，从而抑制真菌细胞膜主要固醇类-麦角固醇的生物合成，损伤真菌细胞膜并改变其通透性，以致重要的细胞内物质外漏。②抑制真菌的甘油三酯和磷脂的生物合成。③尚可抑制氧化酶和过氧化酶的活性，导致过氧化氢在细胞内过度积聚，引起真菌亚细胞结构变性和细胞坏死。④对白色念珠菌则可抑制其从芽胞转变为具侵袭性的菌丝的过程。⑤对各种真菌如念珠菌、皮肤癣菌、曲菌、隐球菌、粗球孢子菌、芽生菌和荚膜组织胞浆菌等均有抑菌作用。⑥对皮肤真菌的抗菌效能与灰黄霉素相似。

【体内过程】①口服吸收甚少，含服时附着于口腔黏膜并缓慢释放。②在唾液中的药物浓度可抑制大部分念珠菌属生长，作用约可持续3小时。③局部用药可穿透表皮，但很少吸收至全身，阴道用药后吸收量亦甚微。④口服后4小时左右达血药浓度高峰，连续给药时，由于对肝药酶的诱导作用血药浓度反而下降。⑤在体内分布广泛，在肝、脂肪组织中浓度高，不能穿透正常血脑屏障进入脑脊液中。⑥血浆蛋白结合率为50%。在肝内进行分解代谢，代谢物大部分由胆汁排出，小部分由肾脏排出。

【适应证】①念珠菌所致的皮肤念珠菌病和外阴阴道炎。②毛发癣菌、小孢子菌和表皮癣菌所致的手足癣、股癣和体癣；糠秕孢子菌所致的花斑癣等。③口咽部念珠菌病。④化疗患者、免疫功能低下或缺陷患者口咽部念珠菌病的预防。⑤甲沟炎、皮肤皱褶处的真菌感染、阴道念珠菌感染、龟头念珠菌感染、红癣及阴道滴虫病。⑥口服用于曲菌、隐球菌、藻菌、着色霉菌所致的深部感染，如肺部、胃肠道、泌尿系统以及败血症、脑膜炎等。但效果差，现已少用。

【用法用量】①皮肤浅部真菌感染：一日2～3次涂于患处。②外阴阴道念珠菌病：洗净后将栓剂置于阴道深处，每晚1次，一次1粒，连续7日为一疗程。同时配合其他剂型每日2～3次涂敷患处。③治疗口咽部念珠菌感染：成人含服10mg，每日5次，疗程14日或更长。④预防性用药：每次10mg含服，每日3次。⑤局部给药：每日2次涂软膏于患处。⑥口服给药：每日1～3g，分3次；儿童每日20～60mg/kg，分3次。

【不良反应】①口服后常见胃肠道反应，一般在开始服药后即可出现纳差、恶心、呕吐、腹痛、腹泻等，严重者常需中止服药。②可发生暂时性神经精神异常，表现为抑郁、幻觉和定向力障碍等。此类反应一旦出现，必须中止治疗。③局部用药有瘙痒和烧灼感，皮肤可出现红斑、丘疹、水泡、脱屑等。少数使用阴道栓剂者可发生尿频、阴道烧灼感、下腹痛等。④肝毒性：长期使用引起血清胆红素、碱性磷酸酶和转氨酶升高，停药后可恢复。偶有白细胞减少者。

【禁忌证】肝功能不全、粒细胞减少、肾上腺皮质功能减退及对本药过敏者。

【药物相互作用】①与多非利特合用可抑制由细胞色素P4503A4介导的多非利特代谢，使其血药浓度增加。②与两性霉素B合用时，在药效学上有拮抗作用。③可抑制由细胞色素P4503A4介导的西罗莫司、他克莫司和三甲曲沙的代谢，增加发生中毒的危险性。④与倍他米松合用可使皮肤易受感染或使微生物繁殖增加，但可能会减轻局部炎症反应。⑤与制霉菌素、两性霉素B及氟胞嘧啶合用时对白色念珠菌无协同作用。

【注意事项】①妊娠期及哺乳期妇女及无性生活史的女性应在医师指导下使用。使用本药时应避开月经期。②用药期间注意个人卫生，防止重复感染，使用避孕套或避免房事。泡腾片辅料可损伤乳胶制品，故使用避孕套或阴道隔膜时需注意。③应避免接触眼睛。④肝病患者、白细胞减少者和肾上腺皮质功能减退者慎用。⑤5岁以下小儿不推荐口服给药。儿童必须在成人监护下使用。⑥应定期检查肝功能和血常规。

【制剂与规格】①霜剂：1%；3%。②软膏剂：1%；3%。③口腔药膜：4mg。④阴道泡腾片：150mg。⑤喷雾剂：1.5%。⑥栓剂：0.15g。⑦溶液剂：1.5%。⑧阴道片剂：0.25g；0.5g。⑨涂膜：2%。⑩复方克霉唑软膏：1.5%。

益康唑
Econazole

【其他名称】双氯甲氧苯咪唑、氯苯甲氧咪唑、氯苯咪唑硝酸盐、双氯苯咪唑硝酸盐、氯苯咪唑。

【药理作用】①为咪唑类广谱抗真菌药，其作用机制同克霉唑，既能干扰真菌细胞膜的生物合成而破坏其膜系统，也能抑制核糖核酸合成。②对阴道白色念珠菌有较高疗效；对组织胞浆菌、曲霉菌及孢子丝菌也有较强的抗菌作用。③对皮肤癣菌、酵母菌、双相型真菌、曲菌等具有杀菌或抑菌作用。④对葡萄球菌、链球菌、破伤风杆菌等也有一定的抗菌作用。

【体内过程】口服不易吸收，给药30分钟后即可达到最高浓度，而且有效浓度维持时间较长。口服本药1g的平均血药浓度为3.3μg/ml，静脉滴注200mg的血药峰浓度为1～2.5μg/ml。血浆蛋白结合率为98%。达峰时间为口服后2.5小时。组织中分布良好。局部用药时，全身吸收量低。主要经肾脏排泄。口服给药，

37%由肾脏排出，31%由粪便排泄。局部用药，肾脏和粪便排出率低于1%。

【适应证】①皮肤、黏膜、腔道的真菌感染。②念珠菌阴道炎。

【用法用量】①阴道栓剂：每次0.15g，每晚1枚，连续3日为1个疗程。1%酊剂涂敷患处，每日2~3次。②1%霜剂用于皮肤，涂敷患处，每日2~3次。③1%气雾剂外用喷于患处，每日2~3次。④治疗念珠菌阴道炎，每日50mg（栓剂或霜剂），2周为1个疗程，或每日150mg（栓剂），3日为1个疗程。⑤用于皮肤真菌感染时，可用1%霜剂、酊剂、溶液剂或气雾剂，每日2~3次。

【不良反应】局部用此药可出现红斑、烧灼感和类湿疹样皮损。皮肤或阴道局部应用耐受很好，不良反应发生率为1%~4%，并仅限于局部反应，腹股沟区比身体其他部位较常发生。

【注意事项】①本药不能用于口服或注射。②妊娠的前3个月、哺乳期妇女慎用。③急性肝病或肝功能不全者慎用。④对有肝病史者必须应用本药时，治疗初期应监测肝脏转氨酶水平。

【制剂与规格】①软膏：1%。②栓剂：50mg；150mg。③喷雾剂：1%。④溶液剂：1%。⑤霜剂：1%。⑥酊剂：1%。

酮康唑
Ketoconazole

【其他名称】尼唑拉、酮基咪唑。

【药理作用】①为合成的咪唑二噁烷衍生物，对皮肤真菌、酵母菌（念珠菌、糠秕孢子菌、隐球菌）和一些深部真菌有效。还有抑制孢子转变为菌丝体的作用，可防止进一步感染。②具有抑菌和杀菌活性，但对曲霉菌中克氏孢子丝菌、毛霉菌属或足分支菌不敏感。③抑制真菌细胞膜麦角甾醇的合成，影响细胞膜的通透性，而抑制其生长。④也可抑制真菌的甘油三酯、磷脂的生物合成，抑制氧化酶、过氧化酶的活性，使细胞内过氧化氢积聚导致细胞亚微结构的改变和细胞坏死。⑤对血脑屏障穿透性差，故不宜用于治疗真菌性脑膜炎。⑥能够降低血清睾酮水平，可作为前列腺癌的缓解疗法。

【体内过程】在胃酸内溶解吸收，胃酸酸度减低时可使吸收减少，餐后服用可使其吸收增加，生物利用度为75%，达峰时间为1~4小时。在体内分布广泛，可至炎症的关节液、唾液、胆汁、尿液、肌腱、皮肤软组织、粪便等。可透过血脑脊屏障。亦可透过胎盘屏障。血清蛋白结合率约为90%以上。消除半衰期为6.5~9小时。部分药物在肝内代谢，降解为无活性的咪唑环和哌嗪环。代谢物及原型药主要由胆汁排泄，经肾脏排出仅占给药量的13%，其中约2%~4%为药物原型，本药亦可分泌至乳汁中。

【适应证】①念珠菌病、慢性黏膜皮肤念珠菌病、口腔念珠菌感染、念珠菌尿路感染；皮炎芽生菌；球孢子菌病；组织胞浆菌病；着色真菌病；副球孢子菌病。②局部治疗或口服灰黄霉素无效，或难以耐受灰黄霉素治疗的严重顽固性皮肤真菌感染。③皮肤科外用：由红色毛癣菌、须癣毛癣菌和絮状表皮癣菌等引起的体癣、股癣、脚癣、须癣、头癣；由马拉色菌引起的花斑癣、脂溢性皮炎等；由念珠菌属引起的皮肤念珠菌病。④缓解前列腺癌。⑤表皮和深部真菌病，包括皮肤和指甲癣、胃肠道酵母菌感染、局部用药无效的阴道白念珠菌病以及白念珠菌、类球孢子菌、组织胞浆菌等引起的全身感染。

【用法用量】①成人一般感染时每日0.2~0.4g，顿服或分2次服，在餐间服用吸收最好。②阴道念珠菌病：每次400mg，每日2次，连用5日；③肺真菌病：每次0.2g，每日2~3次，疗程1个月；④前列腺癌：每日800~1200mg；⑤晚期前列腺癌：每次400mg，每天3~4次，逐渐调整剂量至每天400~1800mg，维持治疗。⑥乳膏剂：体癣、股癣、花斑癣、皮肤念珠菌病，每日1~2次；脂溢性皮炎，每日2次；甲沟炎、须癣、头癣和足癣，每日3次；⑦洗剂：花斑癣，每日1次，洗澡时将洗剂均匀涂于患处，轻擦使起泡沫，保留5~10分钟后彻底冲洗，连续5日；头皮脂溢性皮炎，每周用本药洗头2次，连续4~6周。⑧肾功能不全时剂量：一般不需减量，因为仅有少量药物以原型自肾排出。⑨2岁以上小儿每日3.3~6.6mg/kg，顿服或分2次服。也有其他用法：1~4岁，每日50mg；5~12岁，每日100mg。

【不良反应】①肝毒性：可引起转氨酶升高，属可逆性。偶有发生严重肝毒性者，主要为肝细胞型，其发生率约为0.01%，临床表现为黄疸、尿色深、异常乏力等，通常停药后可恢复，儿童中亦有肝炎样病例发生。②胃肠道反应，如恶心、呕吐、纳差等。③男性乳房发育及精液缺乏，此与本药抑制睾酮和肾上腺皮质激素合成有关。④其他尚有皮疹、头晕、嗜睡、畏光等不良反应。

【禁忌证】①妊娠期及哺乳期妇女。②对本药过敏者。③肝病患者。

【药物相互作用】①肝毒性药物与本药合用时，可使肝毒性发生机会增多。②华法林、双香豆素或茚满二酮衍生物与本药同时应用可增强其作用，导致凝血酶原时间延长。③本药可使环孢素的血药浓度增高，并可能使发生肾毒性的危险增高。④制酸剂、抗胆碱能药、镇静剂、组胺H_2受体拮抗药、奥美拉唑、硫糖铝等可使本药的吸收明显减少，因此患者应在服酮康唑后至少2小时方可服用其他药物。⑤双去氧肌苷（didanosine，DDI）所含缓冲剂可使消化道pH值升高，影响本药的吸收，合用时需间隔2小时以上。⑥由于西咪替丁、利福平、异烟肼可增强本药的代谢，同用时可降低本药的血药浓度，导致治疗失败或复发。⑦与苯妥英钠合用时，可使苯妥英钠的代谢减缓，致使其血药浓度明显升高，同时尚可使本药血浓度降低。⑧阿司咪唑、特非那定、西沙必利与本药的合用属禁忌，合用时由于抑制细胞色素P450代谢致阿司咪唑或特非那定血药浓度升高，可导致心律失常甚或死亡。⑨本药与两性霉素B有拮抗作用，合用时疗效减弱。

【注意事项】①胃酸缺乏者、酒精中毒、急性肝病或肝功能不全者慎用。②儿童和老年人外用未发现有特殊问题。③避免接触眼睛。④对念珠菌病、体癣、股癣和花斑癣，外用治疗至少需2～4周；脂溢性皮炎的外用治疗，至少需4周或至临床治愈。⑤酮康唑片剂不可用于婴幼儿，如确有指征应用时需慎用。⑥药物可致转氨酶增高，也可引起血胆红素升高。在治疗前及治疗期间应定期检查肝功能。⑦对有肝病史者必须应用本药时，治疗初期应监测肝酶水平，当出现恶心、疲乏，伴灰白色粪便、棕色尿或黄疸等肝反应症状时，应立即停药。本药因有肝毒性，已较少口服，尤其不宜用于需要长期治疗的甲癣。

【制剂与规格】①霜剂：2%。②软膏剂：2%。③洗剂：2%。④片剂：0.2g。

咪康唑
Miconazole

【其他名称】咪可拉唑、霉康唑、霉可唑、氯益康唑、硝酸咪康唑。

【药理作用】①为人工合成的1-苯乙基咪唑衍生物，其活性成分为咪康唑。可干扰细胞色素P450的活性，抑制真菌细胞膜麦角固醇的生物合成，改变膜的通透性，导致细胞内物质外漏。②也可抑制真菌的甘油三酯和磷脂的生物合成以及氧化酶和过氧化酶的活性，引起细胞内过氧化氢积聚，导致细胞亚微结构的变性和细胞坏死。③亦可抑制白色念珠菌从芽孢转变为具有侵袭性的菌丝的过程。④也是广谱抗真菌药，对皮肤癣菌、念珠菌、酵母菌及隐球菌等具有抑制和杀菌作用，对革兰阳性球菌和杆菌也有很强的抗菌力。

【体内过程】①口服吸收差，静脉注射后在肝脏迅速代谢，约18%的非活性代谢物自尿中排出。②$t_{1/2}$分别为0.4、2.1和24.1小时，血清蛋白结合率为90%。③在体内分布广，可渗入炎症性关节、玻璃体及腹膜中，但在痰液、唾液中浓度低，对血脑屏障穿透力差。④肾功能不全包括血液透析的患者其药动学曲线并不改变。⑤局部用药后主要停留在病变部位，吸收入体内甚少。

【适应证】①本药可用于念珠菌属真菌所致的严重感染，包括腹膜炎、肺炎和尿路感染；静脉给药可作为严重隐球菌病、球孢子菌病、副球孢子菌病的次选用药。霉菌性阴道炎。②外用制剂可用于治疗广泛性皮肤黏膜念珠菌病、念珠菌外阴阴道炎、体癣、股癣、脚癣、指甲癣、花斑癣等。③对革兰阳性菌有抗菌作用，可用于由此类细菌引起的继发性感染。④用于治疗深部真菌病，对五官、阴道、皮肤等部位的真菌感染也有效。

【用法用量】①成人每日0.6～1.2g，每8小时1次静脉滴注，最高剂量每日不超过30mg/kg，每次静脉滴注2小时以上。②1岁以上小儿按每日20～40mg/kg分次静脉滴注，每次不宜超过15mg/kg。目前已很少用。

【不良反应】①可致心脏骤停，应密切观察给药。②不良反应以静脉炎为多见，常见的还有皮肤瘙痒、恶心、发热和寒战、眩晕、皮疹、呕吐等。瘙痒和皮疹严重者应停药。恶心和呕吐者可服抗组胺药或止吐药，还可适当减少用量。③可引起血细胞比容下降、血小板减少、血钠下降等。用药期间应检查血红蛋白、血细胞比容、电解质和血脂等，遇有异常应及时停药。④偶可引起过敏反应，必须在住院严密观察下用药。⑤局部用药可出现水疱、烧灼感、充血、瘙痒或其他皮肤刺激征象，多发生在治疗初期，停药后症状即可消失。

【禁忌证】①过敏者。②1岁以下儿童及妊娠期妇女。

【药物相互作用】①与抗凝药如华法林、香豆素或茚满二酮类药物合用可导致凝血酶原时间延长。②与降糖药合用时，可抑制后者的代谢而致严重低血糖反应。③可使环孢素的血药浓度升高，增加肾毒性发生的危险性。④与苯妥因合用，可减缓苯妥英钠的代谢，使其血药浓度明显升高；同时本药血药浓度降低，达峰时间延迟。⑤与西沙必利合用属禁忌，合用时抑制细胞色素P450代谢，可导致心律失常发生。⑥与两性霉素B合用会导致拮抗作用。⑦异烟肼、利福平可增强本药的代谢，降低其血药浓度，可导致治疗失败或疾病复发。不可与一些组成复杂的液体配伍。

【注意事项】①静脉滴注时务必先将注射剂稀释，静脉滴注速度不宜过快，每次静脉滴注至少在2小时以上，以避免出现心脏骤停或心律失常。②不可与一些组成复杂的输液配伍。③出现瘙痒和皮疹严重者应停药，恶心和呕吐者可服抗组胺药或止吐药，并避开餐前后给药，适当减少用量。④避免本药直接接触眼睛，摩擦部位宜用洗剂，倘用乳膏涂少量后应擦匀，以免发生浸泡作用。⑤用药期间要定期查周围血常规、血胆固醇、甘油三酯、血清转氨酶等。

【制剂与规格】①片剂：100mg。②注射剂：10ml：0.1g；20ml：0.2g。③软膏剂：2%。④胶囊：250mg。⑤阴道栓：100mg。

氟康唑
Fluconazole

【药理作用】①为新型三唑类抗真菌药，对真菌依赖的细胞色素P450酶有高度特异性，可抑制真菌细胞膜麦角固醇的生物合成，影响细胞膜的通透性，而抑制其生长；但对人体的细胞或P450酶作用甚微。②体外抗菌活性明显低于酮康唑，包括念珠菌属、隐球菌属等，但其体内抗菌活性则明显高于其体外作用。③动物实验证明本药对念珠菌属感染，包括全身性念珠菌感染；新型隐球菌感染；小孢子菌属感染及毛癣菌属感染有效。此外，对皮炎芽生菌、粗球孢子菌、荚膜组织胞浆菌感染也有效。④具有广谱抗真菌作用，抗菌谱与酮康唑类似，对白色念珠菌、须发癣菌、犬小孢子菌、絮状表皮癣菌、鼠孢子菌、新型隐球菌、烟曲霉菌有较强的抗菌活性；对阴道念珠菌和一些表皮真菌的抗菌作用比酮康唑强10～20倍。

【体内过程】①口服吸收良好，生物利用度可达静脉给药的90%以上，口服吸收不受食物影响，服药后0.5～1.5小时后一般血药浓度可达峰值。②血药浓度与剂量成正比，血浆蛋白结合率较低，一般为11%～12%，③吸收后广泛分布于全身各组织及体液中，唾液和痰中浓度与血药浓度相接近，在真菌性脑膜炎患者的脑脊液中药物浓度为血药浓度的62%～80%。④体内代谢很少，60%～80%以原型随尿排出。血浆清除$t_{1/2}$约为30小时。

【适应证】①新型隐球菌性脑膜炎（隐球菌脑膜炎）及其他部位，如肺、皮肤的感染。②可治疗正常宿主，及艾滋病、器官移植或其他原因引起的免疫抑制的患者。艾滋病患者可用本药作维持治疗，防止隐球菌病的复发。③全身性念球菌病、念珠菌血症、播散性念珠菌病及其他非浅表性念珠菌感染，包括腹膜、心内膜、肺及尿路感染。接受细胞毒或免疫抑制治疗的恶性肿瘤患者，或有发生念珠菌感染倾向的患者均可用本药治疗。④黏膜念珠菌病可治疗正常宿主或免疫功能受损患者的口咽、食管、非侵入性肺支气管感染，念珠菌尿症，皮肤黏膜及慢性口腔萎缩性念珠菌病。⑤急性或复发性阴道念珠菌病。⑥可用以预防恶性肿瘤患者因化疗或放疗引起的感染。⑦尚可用于骨髓移植患者接受细胞毒类药物或放射治疗时，预防念珠菌感染的发生。⑧隐球菌病：用于治疗脑膜以外的隐球菌病（新型隐球菌病）。⑨粗球孢子菌病、芽生菌病、组织胞浆菌病。

【用法用量】①皮肤黏膜念珠菌感染：成人每日50mg口服，疗程7～14日。对难治病例可用每日100mg口服。②全身性真菌感染，成人用每日100～200mg静脉滴注，但严重深部真菌感染需增大剂量，必要时成人开始用第1日400mg静脉滴注，以后改为每日200～400mg，分2次给药。③隐球菌脑膜炎可用上述剂量，待病情稳定后再改为口服，疗程要长以免复发，维持量可减少，但不小于每日100mg，临床常和两性霉素B联合应用。④肾功能不全者：肌酐清除率>50，给予常规剂量，给药间隔24h；肌酐清除率≤50，未透析患者给药间隔48h，给予常规剂量的一半；透析患者，每次透析后应用100%的推荐剂量。

【不良反应】①常见有恶心、腹痛、腹泻及胃肠胀气等胃肠道症状，其次为疱疹；偶见肝功能异常。②罕见血小板减少、剥脱性皮炎。③某些患者，特别是艾滋病及癌症患者可出现肝、肾及造血功能异常，但其临床意义及与本药治疗的关系尚不明确，少数艾滋病者同时使用本药和已知可引起严重表皮脱落的其他药物，可出现严重皮肤反应。如认为皮疹与使用本药有关，应及时停药。④肝毒性：本药在治疗过程中可发生轻度一过性转氨酶升高，偶可出现肝毒性症状。⑤血液系统：周围血常规中性粒细胞减少和血小板减少偶可发生，多呈一过性。

【禁忌证】①对本药或三唑类药物过敏者。②哺乳期妇女慎用。③16岁以下儿童慎用。

【药物相互作用】①华法林与氟康唑同用时可增强其抗凝作用，致凝血酶原时间延长，应监测凝血酶原时间并谨慎使用。②甲苯磺丁脲、氯磺丁脲、格列吡嗪与氟康唑同用时，此类降血糖药血药浓度升高，可发生低血糖症，因此需监测血糖，并减少磺脲类降糖药的剂量。③高剂量氟康唑与环孢素同用时，可使环孢素A血药浓度升高，致毒性反应发生的危险性增加，因此必须在监测环孢素A血药浓度并调整剂量的情况下方可谨慎应用。④异烟肼或利福平与氟康唑同用时，均可降低氟康唑的浓度，并可导致治疗失败或感染复发，故应谨慎使用上述药物。⑤氟康唑可使苯妥英钠的血药浓度增高，两药联用时应减少剂量。⑥与肝毒性药物合用时，可使肝毒性的发生率增高，故需严密观察。⑦氢氯噻嗪可使氟康唑血药浓度升高，可能由于氢氯噻嗪使氟康唑肾清除减少有关。⑧与茶碱合用时，茶碱的血药浓度约可增高13%，可导致毒性反应发生，需监测茶碱血药浓度。⑨与利福平合用可使利福平浓度减少25%，而氟康唑$t_{1/2}$缩短20%。⑩与磺胺类药物并用时可出现低血糖。

【注意事项】①妊娠期妇女慎用。②用药过程中出现皮疹，应严密观察，必要时应停药。③服药过程中要定期检查肝、肾功能。

【制剂与规格】①胶囊或片剂：50mg；100mg；150mg；200mg。②注射剂：50ml：100mg；100ml：200mg。

伊曲康唑
Itraconazole

【其他名称】依他康唑。

【药理作用】①为三唑类广谱口服抗真菌药，作用机制是通过高度选择性地作用于真菌的细胞色素P450，使细胞色素P450依赖酶，即羊毛甾醇14-脱甲基酶失活，造成14-甾醇的聚积，抑制麦角甾醇的合成，从而起到抑制和杀死真菌细胞的效果。②既可抗浅部、深部真菌，又可抗细菌和某些原虫。它对皮肤癣菌（毛癣菌、小孢子菌、絮状表皮癣菌）、酵母菌（新型隐球菌、念珠菌、糠秕孢子菌）、曲霉菌、组织胞浆菌、巴西副球孢子菌、某些镰刀菌、分枝孢子菌、皮炎芽生菌等具有高度抗菌活性。③抗真菌谱广，对皮肤癣菌和念珠菌感染有良好的疗效，对曲霉菌和短尾霉菌亦有效。

【体内过程】①口服吸收个体差异较大，口服后1.54小时血药浓度可达峰值，但餐后即服吸收最好。②给药14日后达稳态血药浓度，药物从血浆中迅速弥散到组织，在大多数组织中本药的浓度至少是血药浓度的2～3倍，由于其高亲脂性，在皮肤、脂肪组织和指甲中浓度高于血浆浓度10倍以上，在停用药后4周，角质层中仍可检出本药。③脑脊液中本药的浓度很低。血浆蛋白结合率为95%，仅0.2%呈游离状态，其余结合于红细胞。健康志愿者服单剂量100mg后清除$t_{1/2}$为20小时，口服100mg/d，2～4周后$t_{1/2}$增至30小时。④在肝中被代谢，代谢物主要从胆汁及尿中排出，自粪中排出量约为给药量的3%～18%。

【适应证】①浅部真菌感染：手足癣、体癣、股癣、甲癣和花斑癣。②真菌性结膜炎和口腔念珠菌感染。③阴道念珠菌感染。④深部真菌感染、系统性念珠菌病、曲霉菌病、隐球菌脑膜炎、组织胞浆菌病、芽生菌病、球孢子菌病和副球孢子菌病等。④目前伊曲康唑对深部真菌的疗效尚有待进一步考核。至今临床深部真菌感染首先选择的仍然是两性霉素B和氟康唑。

【用法用量】①每日100mg，餐时一次性口服，对浅表性真菌感染如体、股、手足癣疗程为15日，甲癣为3个月。②每日200mg，餐时一次口服，用于花斑癣，阴道念珠菌病及真菌性角膜炎，疗程分别为7日、14日和21日。③每日200～400mg，餐时一次或分二次服，对全身性真菌感染疗程根据疗效来定；儿童剂量为每日3mg/kg。

【不良反应】①常见的不良反应有恶心、呕吐、腹泻、腹痛、厌食、水肿、疲乏、发热、皮疹、皮肤瘙痒。②少数患者用药后引起头痛、头晕、性欲下降、嗜睡、高血压、蛋白尿、低钙血症、肝功能异常、抑郁、失眠、耳鸣、肾上腺功能不全、阳痿、男子女性乳房和男性乳房痛、低血钾等。

【禁忌证】①对本药或三唑类药物过敏者。②妊娠期妇女和哺乳期妇女。③伴有充血性心力衰竭的甲真菌病患者。

【药物相互作用】①与红霉素、磺胺异噁唑合用会增加本药的血药浓度。②与环孢素、克拉霉素、贝那普利同用时，抑制细胞色素P450，使后者血药浓度升高，因此两药合用时需监测患者的血药浓度。③与阿伐他汀、洛伐他汀合用，可增加后者导致肌病或者横纹肌溶解的风险。④与氨氯地平、贝那普利、非洛地平、伊拉地平、尼卡地平、硝苯地平合用，抑制后者的代谢，增加后者的血药浓度以及其毒性作用。⑤与阿芬太尼、阿普唑仑、白消安合用，可增加后者的血药浓度，引起中枢神经系统抑制以及呼吸抑制。⑥与两性霉素B、西沙必利合用有拮抗作用。⑦可以增强茴茚二酮、香豆素、华法林类药物的抗凝作用，可降低后者的代谢。⑧与地塞米松、安定、伊马替尼、苯巴比妥合用会抑制后者的代谢。⑨与口服降血糖药（如醋磺己脲、氯磺丙脲、甲苯磺丁脲、格列吡嗪、格列本脲、二甲双胍）联合应用时，有报道会发生严重的低血糖。当这两类药物联合应用时，应该严密监测血糖。⑩不能与特非那定或阿司咪唑联用。⑪与利福平、苯巴比妥、苯妥英钠合用时可能会降低本药的浓度。

【注意事项】①对艾滋病患者合并组织胞浆菌病时，需用维持量以免复发。②儿童慎用。③肝功不正常者，用药过程中要定期查肝功能。

【制剂与规格】①片剂：100mg；200mg。②胶囊：100mg。

三、嘧啶类抗真菌药

氟胞嘧啶
Flucytosine

【其他名称】5-氟胞嘧啶。

【药理作用】①进入真菌细胞内转换为氟尿嘧啶，替代尿嘧啶进入真菌的DNA，从而阻断其DNA的合成。②真菌对本药易产生耐药性，在较长疗程治疗中即可发现真菌耐药现象。③为抑菌剂，高浓度时才具有杀菌作用，对隐球菌、念珠菌和球拟酵母菌均有较高抗菌活性，对着色真菌、少数曲霉菌也有一定的抗菌活性，但对其他真菌抗菌活性差。

【体内过程】①口服吸收迅速而完全，口服2g后2～4小时血药浓度达峰值，为30～40μg/ml。生物利用度78%～90%。②药物吸收后，广泛分布在肝、肾、脾、心和肺组织中，其浓度与血药浓度大致相仿。脑脊液中药物浓度约可达血药浓度的60%～90%。也可进入感染的腹腔、关节腔和房水中，可透过血脑屏障。③血浆蛋白结合率很低。④$t_{1/2}$为2.5～6小时。约有90%以上药物自肾小球滤过，以原型自肾清除。

⑤本药可经血液透析排出体外。

【适应证】①主要用于念珠菌、新型隐球菌和其他敏感真菌感染。由于本药单独应用时易产生耐药性，故在治疗严重深部真菌病疗程较长时均需与两性霉素B联合应用。②用于治疗念珠菌败血症、肺、尿路、消化道真菌感染，疗效较佳。但对念珠菌心内膜炎和皮肤粘膜感染疗效欠佳，尤其是前者。③常需和两性霉素B合用。对隐球菌脑膜炎不主张单用本药，亦应和两性霉素B合用。④本药脑脊液浓度高，故不需要鞘内注射。

【用法用量】①成人每日4～6g，分4次口服，如胃肠道反应大，亦可每日50～150mg/kg，分3～4次口服，以后逐渐加量。儿童每日50～100mg/kg。②静脉滴注：成人每日50～150mg/kg，分2～3次给药，静脉滴注速度4～10ml/min。

【不良反应】①口服后可发生恶心、呕吐、腹痛、腹泻等消化道反应。②皮疹、嗜酸粒细胞增多等变态反应。③可致白细胞或血小板减少，偶可发生全血细胞减少，骨髓抑制和再生障碍性贫血，合用两性霉素B者较单用本药者为多见，此类不良反应的发生与血药浓度过高有关。应定期查周围血常规。④肝毒性反应可发生，一般表现为一过性转氨酶升高，引起血清胆红素升高及肝肿大者甚为少见，偶有发生肝坏死者，因此应用本药时应定期查肝脏功能。⑤偶可发生暂时性神经精神异常，表现为精神错乱、幻觉、定向力障碍和头痛、头晕等。

【禁忌证】①对本药过敏者。②妊娠及哺乳期妇女。

【药物相互作用】①与两性霉素B联合应用有协同作用，两性霉素B也可增强氟胞嘧啶的毒性，这与两性霉素B使真菌细胞摄入药物量增加以及肾排泄受损有关。②与其他骨髓抑制药同时应用可增加毒性反应，尤其是造血系统的不良反应。

【注意事项】①本药有肾功能损伤，慎用尤其是同时接受两性霉素B或其他肾毒性药物时，可使本药的肾排泄减少，致血药浓度升高，易发生毒性反应。②骨髓抑制、血液系统疾病及同时接受骨髓抑制药物者，增强本药的血液系统毒性，需慎用本药。

【制剂与规格】①片剂：0.25g；0.5g。②注射液：250ml：2.5g。

四、丙烯胺类抗真菌药物

特比萘芬
Terbinafine

【其他名称】三并萘芬。

【药理作用】①是丙烯胺类抗真菌药，可抑制真菌的角鲨烯环氧化酶，该酶是真菌细胞膜中麦角固醇合成中的关键酶之一，故本药可干扰麦角固醇的生物合成，使真菌细胞内角鲨烯的过度堆积和麦角固醇的合成受阻，从而起到杀菌或抑菌的作用。②不影响细胞色素P450酶系统，故不影响人类激素和相关药物代谢。③具有亲脂性和亲角质性，因此皮肤、毛发和甲板中的浓度较高，而且停药后在皮肤角质层中还能保持有效抑菌浓度1个月，在甲板中保持有效浓度约2～3个月。④对皮癣菌、曲霉菌的活性比萘替芬、酮康唑、伊曲康唑、克霉唑、益康唑、灰黄霉素和两性霉素B强。⑤具有广谱抗真菌活性，尤其对皮肤癣菌（红色毛发癣菌、须癣毛癣菌等）有较强的杀菌或抑菌作用。⑥对丝状体、暗色孢科真菌、酵母菌、曲霉菌、皮炎芽生菌、荚膜组织胞浆菌等有杀菌作用。⑦对申克孢子丝菌、白色念珠菌、近平滑念珠菌和卵圆糠秕孢子菌等也有较强的抑菌作用。

【体内过程】口服吸收迅速，口服2小时后，血药峰浓度为0.97μg/ml，10～14日达稳态浓度，血浆蛋白结合率高达99%。本药在肝内代谢，70%从尿中排出，部分由粪便中排出。72小时内尿中排出量达85%，故本药无蓄积作用。本药经乳汁排出率低于0.2%。肝肾功能不全者，其清除率可下降。本药的清除 $t_{1/2}$为17小时。外用特比萘芬霜剂，其吸收率不超过5%。优先分布于皮肤、毛发、皮脂、汗液等，易扩散到甲角质层，分泌到乳汁，在肝脏代谢成无活性的代谢物，主要随尿液排出体外，严重肝肾疾病患者半衰期可发生改变。

【适应证】①外用制剂适用于治疗各种浅部真菌感染，如手足癣、体癣、股癣、头癣等。②内服制剂可用于甲真菌病、孢子丝菌病等深部真菌病。

【用法用量】①成人口服给药。甲癣：每日250mg，连服4～6周（指甲4周，趾甲6周），分2次服用。头癣：按体重计算：体重＜20kg者，62.5mg/d，体重20～40kg者，0.125g/d，体重＞40kg者，0.25g/d，疗程4周。干燥角化型手足癣，每日250mg，连用4周。还可用于孢子丝菌病和曲霉病的治疗，每次250mg，每日2次，连用8～10周。②外用。外用乳膏、凝胶剂、溶液剂等涂于患处。治疗体、股癣，每日2次，连用1～2周。手足癣、花斑癣：每日2次，连用2～4周。③肾功能不全时剂量：当肌酐清除率小于每分钟50ml，或血清肌酐大于300μmol/L时，本药剂量应减少50%。④儿童口服给药：不推荐用于2岁以下儿童。2岁以上儿童且体重小于20kg者，每次62.5mg，每日1次，疗程同成人；体重20～40kg者每次125mg，每日1次，疗程同成人；体重大于40kg，每次250mg，每日1次，疗程同成人。⑤治疗皮肤黏膜真菌感染，口服本药250mg，每日1次，连用1～6周；局部应用1%霜剂每日1～2次，连用1～2周。

【不良反应】①少数于服药后有轻度恶心、胃部不适、腹胀、食欲缺乏、腹痛和腹泻等消化道反应。②偶见转氨酶升高或粒细胞减少，一般停药后均能恢复。③罕见味觉改变。④外用可出现局部轻度烧灼感、瘙痒感等刺激症状或局部皮肤干燥，有时伴有关节痛和肌痛。

【禁忌证】①对本药或同类药物过敏者。②严重肝、肾功能不全者。

【药物相互作用】①与唑类抗真菌药和两性霉素B合用有一定协同作用。②与咖啡因合用可延长咖啡因的半衰期。③苯巴比妥、利福平等肝药酶诱导剂可加快本药的血浆清除，加速本药代谢。④西咪替丁等肝药酶抑制剂可抑制本药的血浆清除，抑制本药代谢。⑤本药不宜与口服避孕药合用。

【注意事项】①妊娠期妇女、口服避孕药的妇女慎用。②2岁以下的儿童不推荐应用。③本药可经乳汁排出，口服治疗期间不应哺乳。④服用本药超过4～6周的患者应进行肝脏功能检测。⑤口服时合用西咪替丁或利福平时应减少用药剂量。

【制剂与规格】①片剂：50mg；125mg；250mg。②乳膏：1%（10g：0.1g）。③凝胶：10g：0.1g。④溶液：10ml：0.1g。

萘替芬
Naftifine

【其他名称】萘夫替芬、萘替芳。

【药理作用】①本药为烯丙胺衍生物，与咪唑类抗真菌药不同，它选择性地作用于真菌的麦角甾醇的生物合成，即使达高浓度也不影响肝脏的药物代谢。②体外试验本药对发癣菌、小孢子菌和絮状表皮癣菌有较强的抗菌活性，MIC小于或等于0.2μg/ml。对曲霉菌、孢子丝菌和念珠菌属有中等的抗菌活性，MIC为1～8μg/ml，其疗效优于克霉唑、美康唑和益康唑。③除具有杀灭真菌的活性外，还具有抗炎作用。在体内和体外的研究中，本药穿透入皮肤的浓度足以抑制真菌的生长，且本药起效快。

【体内过程】皮肤外用1%盐酸萘替芬软膏，约有3%～6%的剂量被吸收到体内。萘替芬在体内通过苯环以及*N*-去烷基化，至少可转化成3种代谢产物，40%～60%以原型药物和代谢产物的形式排泄到尿中，其余部分经胆汁排泄到粪便中。皮肤外用萘替芬的$t_{1/2}$约为2～3日。

【适应证】局部真菌病。

【用法用量】外用：每日1～2次，涂敷患部，连续3～4周。为预防复发，体征消失后可继续用药2周。

【不良反应】可见接触性皮炎、局部一过性烧灼感和刺痛感、干燥、红斑、瘙痒和局部刺激症状。

【禁忌证】①对本药过敏者。②儿童、妊娠及哺乳期妇女。

【注意事项】使用时避免与眼、耳、口腔黏膜接触。

【制剂与规格】①乳膏：1%（10g：0.1g）。②溶液剂：10mg/g，每瓶25、50ml。

阿莫罗芬
Amorolfine

【其他名称】阿莫洛芬。

【药理作用】①属吗啉衍生物，为局部新型的抗真菌药物，其作用是抑制真菌细胞壁麦角固醇生物合成途径的各步酶反应，抑制真菌的生存，高浓度可杀灭真菌。②本药可向甲板扩散，保持持久的抗菌作用，1

次给药后在皮肤上可保持杀菌作用3天，一周应用1次，在甲板上可保持2周的抗菌活性。③阿莫罗芬对皮肤真菌、新型隐球菌、酵母菌、二形真菌和念珠菌属菌株均有效。

【体内过程】①局部应用时阿莫罗芬霜剂有4%～10%被吸收入血，血药浓度小于0.5ng/ml。②阿莫罗芬在皮肤保持的时间至少24小时。经皮肤吸收的阿莫罗芬主要由尿排出，在粪便中出现的量较少。

【适应证】阴道白色念珠菌病、甲真菌病（甲癣）及各种皮肤真菌病。

【用法用量】①外用：用于甲癣，涂敷患部，每周1～2次，成人每天涂于手足指（趾）甲，必须连续治疗，不得中断，直到指甲重新生长出来并完全治愈。一般所需时间，手指甲真菌感染为6个月，脚趾甲真菌感染为9～12个月。②用于其他表浅性真菌感染，每天1次，连续1～2个月。

【不良反应】一过性的局部反应，如赤热、瘙痒或刺痛。

【禁忌证】①对本药过敏者。②儿童、妊娠及哺乳期妇女。

【注意事项】使用时避免与眼、耳、口腔黏膜接触

【制剂与规格】①搽剂：5%　2.5ml：0.125g（按阿莫罗芬计）。②乳膏剂：0.25%。

卡泊芬净
Caspofungin

【药理作用】①本药为棘白菌素类抗真菌药物，是葡聚糖合成酶抑制剂，能有效抑制β-1,3-D-葡聚糖的合成，从而干扰真菌细胞壁的合成。②有广谱抗真菌活性，对白色念珠菌、热带念珠菌、光滑念珠菌、克柔念珠菌等有良好的抗菌活性。④对烟曲霉、黄曲霉、土曲霉和黑曲霉及除曲菌以外的几种丝状真菌和二形真菌也有抗菌活性。

【体内过程】①随着静脉应用剂量的加大（5~100mg）血药浓度而呈线性增加。单剂静脉滴注卡泊芬净70mg后，平均血药浓度为12.4μg/ml，24小时后为1.42μg/ml。②本药的血清蛋白结合率约96%。③在肝、肾和大肠组织的药物浓度明显比血浆高，小肠、肺和脾的浓度与血浆相似，而心、脑和大腿的浓度低于血浆浓度。④消除$t_{1/2}$为9～10小时。主要在肝脏代谢，经粪便和尿液排出。其中约1.4%的剂量以原型从尿液中排出。

【适应证】①念珠菌败血症、腹腔念珠菌感染、食管念珠菌病。②难治性或不能耐受其他治疗如两性霉素B和（或）伊曲康唑的侵袭性曲霉病。③发热性中性粒细胞减少症患者真菌感染。

【用法用量】①念珠菌败血症及其他念珠菌感染：成人剂量为首日负荷剂量70mg，继以维持剂量每日50mg，缓慢静脉滴注1小时。疗程依据患者的临床及微生物学反应而定，一般为末次血培养阴性后至少14日。粒细胞缺乏患者疗程宜长，持续至粒细胞恢复。②侵袭性曲霉病：首日负荷剂量70mg，继以维持剂量每日50mg，缓慢静脉滴注1小时。疗程依据患者基础疾病的严重程度、免疫缺陷恢复情况以及临床反应而定。③食管念珠菌病：每日50mg，缓慢静脉滴注1小时。由于HIV患者易于复发，可予以抑制治疗。④肾功能损害及轻度肝功能损害患者不需调整剂量，中度肝功能损害患者首日负荷剂量为70mg，继以维持剂量每日35mg。⑤与依非韦仑、奈非那韦、奈韦拉平、利福平、地塞米松、苯妥英钠、卡马西平合用时，首日负荷剂量70mg，维持剂量每日70mg。⑥将本药注射剂放至室温，加入注射用水或0.9%氯化钠注射液10.5ml溶解得溶解原液，浓度为7.2mg/ml（每瓶70mg包装）或5.2mg/ml（每瓶50mg包装）；根据患者用药剂量，取溶解原液适量加入到0.9%氯化钠注射液或乳酸林格注射液250ml中，得稀释液供静脉滴注。

【不良反应】①恶心、呕吐、腹痛、腹泻、发热、头痛。②贫血、常见的实验室检查异常有转氨酶升高、胆红素、碱性磷酸酶、血肌酐、血尿素氮升高，血钾、血细胞比容和血红蛋白降低。③皮疹、瘙痒症；静脉炎、血栓性静脉炎。

【禁忌证】①对本药过敏者。②18岁以下患者。

【药物相互作用】①可致他克莫司血药浓度升高，两者合用时应监测他克莫司的血药浓度，并调整他克莫司的剂量。②可使环孢素A的AUC增加，但血药浓度不变。两者合用时可发生转氨酶水平升高，应避免两者合用。③利福平、依非韦伦、奈韦拉平、苯妥英、

地塞米松、卡马西平可使本药血药浓度降低，与上述药物合用时，应予以本药每日70mg。

【注意事项】①本药溶解原液可在25℃以下保存1小时，稀释好的静脉注射液可2~8℃冰箱冷藏48小时，或25℃以下存放24小时。②妊娠期及哺乳期妇女慎用。③严重肝功能不全的患者慎用。④在葡萄糖溶液中不稳定，故不能用葡萄糖注射液稀释。⑤应单独输注，不宜与其他静脉注射剂混合。⑥已使用的最大剂量100mg耐受良好。⑦本药不能被透析清除。

【制剂与规格】注射用醋酸卡泊芬净：50mg；70mg。

米卡芬净
Micafungin

【其他名称】咪克芬净。

【药理作用】①本药为棘白菌素类广谱抗真菌药。②对念珠菌属、曲菌属具有广泛抗真菌作用，对耐氟康唑与依曲康唑的念珠菌亦有作用。③通过抑制真菌细胞壁的β-D-葡聚糖的合成发挥抗真菌作用。④对临床分离的多种假丝酵母及曲霉有较强的杀灭作用，但对新型隐球菌无效。⑤对念球菌属和曲霉菌属的抗菌谱较宽，各种真菌对本药的敏感性顺序为：白色假丝酵母＞平滑假丝酵母＞热带假丝酵母＞葡萄牙假丝酵母＞克鲁丝化假丝酵母＞近平滑假丝酵母。⑥与两性霉素B联合给药，可以显著增加药物对新型隐球酵母菌的抗菌活性，还可以使两性霉素B的抗菌谱增宽。

【体内过程】①口服吸收约3%，只能静脉给药。在血药峰浓度（C_{max}）为10.29μg/ml时，在肺中的分布最多；当C_{max}为17.20μg/ml和19.67μg/ml时，则分别在肝和脾、肾等器官中分布最多。

【适应证】①对其他抗真菌药不能耐受或已产生耐药菌的真菌感染患者，以及预防造血干细胞移植患者的真菌感染。

【用法用量】①静脉滴注治疗消化道念珠菌病：每日150mg，疗程10~30日。②预防造血干细胞移植患者的真菌感染：每日50mg，平均疗程19日。

【不良反应】①常见的不良反应是肝脏和肾功能改变。②组胺相关的症状：皮疹、瘙痒、面部肿胀、血管扩张；注射部位反应：包括静脉炎和血栓性静脉炎。③偶见过敏和超敏反应：严重者出现严重溶血和溶血性贫血、休克。

【禁忌证】①对本药过敏者。②妊娠期妇女和哺乳期妇女。

【药物相互作用】本药可使西罗莫司的AUC增加21%，C_{max}没有明显变化；可使硝苯地平的AUC、C_{max}分别增加18%和42%。因此，合用时应监测西罗莫司、硝苯地平的血药浓度，使用剂量应降低。

【注意事项】①儿童慎用。②进行性肾功能异常患者在使用本药期间应监测肾功能。③本药不能直接静脉注射，可溶于5%葡萄糖注射液或0.9%氯化钠注射液。

【制剂与规格】注射用米卡芬净钠：50mg。

伏立康唑
Voriconazole

【其他名称】活力康唑、优立康唑。

【药理作用】①是一种新型的第2代三唑类抗真菌药，可抑制真菌浆膜的必需组分麦角甾醇的合成。②本药作用的靶位是细胞色素P450依赖性羊毛甾醇14α-脱甲基酶，酶可催化脱去羊毛甾醇C14位上的甲基。羊毛甾醇脱甲基是真菌麦角甾醇和哺乳动物胆固醇合成的重要步骤，在分子氧化还原辅酶Ⅱ存在的情况下，脱甲基化反应在三个连续的氧化步骤中被细胞色素P450酶催化。③如真菌的脱甲基化反应不完全，羊毛甾醇C14位上巨大的甲基基团会插入真菌浆膜，通过改变浆膜的流动性而对浆膜功能产生不良影响。④对曲霉菌属、丝状菌、念珠菌、各种酵母菌具有杀菌作用。⑤在体外，对一些地方流行性真菌如皮炎芽生菌、粗球孢子瘤、巴西副球孢子菌、荚膜组织胞浆菌，甚至镰刀菌、克林塞支顶孢、扁平赛多孢、毛孢子菌种及波氏赛多孢均有抗菌活性，而上述菌株对氟康唑、伊曲康唑及两性霉素B等不敏感。⑥另对免疫功能正常或免疫功能障碍的动物白色念珠菌引起的侵袭性念珠菌病应用可获与氟康唑同样效果。⑦对氟康唑耐药的白色念珠菌、克柔念珠菌和光滑念珠菌所引起的侵袭性感染，比氟康唑的疗效更好；对肺及颅内隐球菌病与氟康唑同样疗效。

【体内过程】①口服吸收迅速，生物利用度为96%，血药浓度达峰时间为1～2小时，血药峰浓度为2.1～4.8μg/ml。②食物可影响其吸收，宜在进食后1～2小时服用。②本药在体内分布广泛，表观分布容积可达2L/kg，在唾液中的浓度为血浆浓度的66%，可透过血脑屏障，脑脊液的浓度与血浆浓度相同。③药物通过细胞色素P450系统代谢，主要代谢酶为CYP2C19、CYP2C9和CYP3A4，可至少有8种代谢产物，血浆蛋白结合率为65%，$t_{1/2}$为5～6小时，主要是以代谢产物排出，仅1%～5%以原型药物由尿液中排出。肾功能不全者尚未发现有药动学改变。

【适应证】①口腔、咽喉、食管的白色念珠菌病和曲菌侵入性疾病。②HIV/AIDS者的机会性真菌感染。

【用法用量】①用于控制口腔、咽喉、食管的白色念珠菌病和曲菌侵入性疾病，每次200mg，每日2次口服。②每次3～6mg/kg，每日2次静脉注射，或先给予负荷量，维持治疗以口服给药替代。③对轻、中度肝硬化者，使用标准负荷剂量，维持剂量减半；对中重度肾功能损害者，口服代替静脉注射。

【不良反应】①常见转氨酶升高，发生率为10%～15%。②过敏反应、疼痛、瘙痒、红肿、皮疹，发生率为1%～5%。③短暂的与剂量相关的视觉障碍、视物模糊，发生率为8%～10%。

【禁忌证】对本药过敏者。

【药物相互作用】①本药经肝代谢，可使环孢素、他克莫司、泼尼松的血药浓度升高，另使苯妥英钠、利福平的血药浓度下降。②不宜与肝酶诱导剂如利福平、苯巴比妥、卡马西平联合应用。③奥美拉唑可轻度增加本药的血药浓度，本药可增强华法林延长凝血酶原时间，对雷尼替丁、西咪替丁、阿奇霉素未见明显的相互作用。与其他抗真菌药一样，本药与西沙必利、特非那丁、阿司咪唑、喹诺酮类抗感染药有相互作用。

【注意事项】①妊娠及哺乳期妇女、肝功能不全者慎用。②对视觉功能不全者需要监护。

【制剂与规格】①片剂：50mg；200mg。②注射用伏立康唑：50mg；100mg；200mg。

美帕曲星
Mepartricin

【其他名称】孟曲星、克霉灵、甲帕霉素。

【药理作用】①由链霉菌所产生的多烯类抗生素帕曲星经甲基化而得，再与十二烷基硫酸钠组成复合物。②对白色念珠菌有较强的抑制作用，其作用类似两性霉素B，与真菌细胞膜外层的甾醇结构结合，干扰真菌的正常代谢，破坏细胞膜的通透性，抑制真菌的繁殖。③美帕曲星对白色念珠菌有强大的抑制活性。对阴道滴虫也有杀灭作用。

【体内过程】口服吸收迅速，十二烷基磺酸钠促进美帕曲星透过肠道吸收进入血循环。在体内分布广，在肝、肾、肺有较高浓度，并由尿液中排泄，未吸收的药物则由粪便排出体外，停药后30小时从体内消除，在体内不蓄积。

【适应证】①白色念珠菌阴道炎和肠道念珠菌病。②阴道毛滴虫病或肠毛滴虫病。③阴道真菌感染。

【用法用量】①口服：每次10万单位，每日2次，间隔12小时，连续3天为1个疗程。对于复杂性病例，疗程可酌情延长。②阴道内用药：5万单位，放于阴道内，1～2次/天。

【不良反应】常见胃肠道反应，如恶心、呕吐、肠气胀等，餐后服用反应较轻。

【禁忌证】①本药过敏者。②妊娠期妇女。③儿童。

【注意事项】进食后不良反应可减轻，宜于餐后服用。

【制剂与规格】①肠溶片：5万U。②阴道栓剂：2.5万U。③乳膏剂：供黏膜用。④片剂：2.5万U；5万U。

第一篇

第 6 章 抗病毒药

一、广谱类抗病毒药

阿昔洛韦
Aciclovir

【其他名称】无环鸟苷。

【药理作用】①在体内转化为三磷酸化合物，干扰病毒DNA聚合酶，抑制病毒DNA的复制。对细胞的α-DNA聚合酶也有抑制作用，但程度较轻。②在DNA多聚酶作用下，与增长的DNA链结合，引起DNA链的延伸中断。③由于本药对病毒的特殊亲和力，故对正常的宿主细胞则很少引起代谢改变，对宿主细胞毒性低。④不仅有高度的抗病毒特性和低的毒性，还具有良好的眼内穿透力。⑤对单纯疱疹病毒Ⅰ型的活性比阿糖腺苷强160倍，比碘苷强10倍，比阿糖胞苷强2倍。⑥对单纯疱疹病毒Ⅱ型、水痘带状疱疹病毒、巨细胞病毒和EB病毒也有抑制作用。

【体内过程】①口服吸收率低。约15%~30%由胃肠道吸收。②广泛分布至各组织与体液中，包括脑、肾、肺、肝、小肠、肌肉、脾、乳汁、子宫、阴道黏膜与分泌物、脑脊液及疱疹液。在肾、肝和小肠中浓度高，脑脊液中浓度约为血药浓度的50%。③药物可通过胎盘屏障。在肝内代谢，大部分体内药物以原型自肾脏排泄，尿中尚有占总量14%的代谢物。部分药物随粪便排出。正常人的$t_{1/2}$为2~5小时；无尿者可延长到19.5小时。

【适应证】①单纯疱疹病毒感染。②带状疱疹。③免疫缺陷者水痘。④乙型病毒性肝炎。⑤急性视网膜坏死。

【用法用量】口服。①生殖器疱疹初治：每次200mg，每日5次，共5~10日；或每次400mg。每日3次，共5日。②带状疱疹：每次800mg，每日5次，共7~10日。③复发性感染的慢性抑制疗法：每次200mg，每日3次，共6个月。必要时剂量可加至每日5次，每次200mg，共6~12个月。④水痘：每次20mg/kg，每日4次，共5日，出现症状立即开始治疗。

静脉滴注。每天最高剂量为30mg/kg，或按体表面积1.5g/m^2。①重症生殖器疱疹初治：按体重每次5mg/kg（按阿昔洛韦计），每8小时1次，共5日；②免疫缺陷者皮肤黏膜单纯疱疹或严重带状疱疹：每次5~10mg/kg，每8小时1次，静脉滴注1小时以上，共7~10日；③单纯疱疹性脑炎：每次10mg/kg，每8小时1次，共10日；④乙型肝炎：每次7.5mg/kg，每日2次，维持滴注时间约2小时，连续应用10~30日；⑤急性视网膜坏死：每次按体重5~10mg/kg，每日3次，隔8小时滴注1次，静脉滴注1小时以上，连续给药7~10日。以后口服用药，参阅口服给药项。

局部外用。按体表面积每25cm^{2}用油膏长1.25cm。局部用药，每3小时1次，每日6次，共7日。经眼给药：0.1%溶液滴眼，每1~2小时1次或每日4~6次；或3%眼膏涂眼，每日4~6次。

肾功能不全时剂量：①生殖器疱疹起始或间歇治疗：肌酐清除率每分钟大于10ml时，剂量为20mg，给药间期为间隔4小时；肌酐清除率每分钟小于10ml时，剂量为150mg，给药间期为24小时。②生殖器疱疹慢性抑制疗法：肌酐清除率每分钟大于10ml时，剂量为400mg，给药间期为12小时。③带状疱疹：肌酐清除率每分钟大于25ml时，剂量为800mg，给药间期为4小时，肌酐清除率每分钟为10~25ml时，剂量为800mg，给药间期为8小时；肌酐清除率每分钟小于10ml时，剂量为800mg，给药间期为12小时。透析时剂量：一次血液透析可使血药浓度降低60%，因此血液透析后应补给一次剂量。

儿童口服给药：2岁以下小儿剂量尚未确立。静脉滴注：小儿最高剂量为每8小时按体表面积给予500mg/m^2。①重症生殖器疱疹初治：婴儿与12岁以下小儿，每8小时按体表面积给予250mg/m^2，共5日。②免疫缺陷者皮肤黏膜单纯疱疹：婴儿与12岁以下小儿，每8小时按体表面积给予250mg/m^2，共7日；12岁以上按成人量。③单纯疱疹性脑炎：每8小时按体重10mg/kg，共10日。④免疫缺陷者合并水痘：每8小时按体重10mg/kg或按体表面积500mg/m^2，共10日。③局部用药：小儿局部用药的用法与用量同成人。

【不良反应】①常见的不良反应：注射部位的炎症或静脉炎、皮肤瘙痒或荨麻疹。②少见的不良反应：口服给药皮肤瘙痒，长程给药偶见月经紊乱。注射给药特别静脉注射时，少见有急性肾功能不全、血尿和低血压。③罕见的不良反应：昏迷、意识模糊、幻觉、癫痫等中枢神经系统症状。④局部用药不良反应：出现轻度疼痛、灼痛和刺痛28%，瘙痒占4%，皮疹0.3%。⑤以下症状如持续存在或明显应引起注意：长期口服该品出现关节疼痛、腹泻、头痛、恶心、呕吐、晕眩（较短程用药为多）。长期用药少见有痤疮和失眠；短期用药少见有食欲减退。

【禁忌证】①对本药过敏者。②妊娠期妇女。

【药物相互作用】①与三氟腺苷合用时有明显的协同作用。②与膦甲酸钠联用时，能增强本药对HSV感染的抑制作用。③与阿糖腺苷合用时有协同作用，并使耐药性受到抑制。④与免疫增强剂（如聚肌苷酸-聚胞苷酸、左旋咪唑）联用治疗病毒性角膜炎时有协同作用。⑤与糖皮质激素联用治疗急性视网膜坏死综合征及带状疱疹时有协同作用。⑥与齐多夫定联用时可引起肾毒性，表现为深度昏睡和疲劳。⑦静脉给药时与干扰素或甲氨蝶呤（鞘内）合用，可能引起精神异常，应慎用。⑧静脉给药时与肾毒性药物合用可加重肾毒性，特别对肾功能不全者更易发生。⑨哌替啶与大剂量本药联用可发生哌替啶中毒。⑩合用丙磺舒可使本药的排泄减慢，半衰期延长，从而导致体内药物蓄积。

【注意事项】①肝、肾功能不全者、脱水者、精神异常者、脑水肿者慎用。②对疱疹病毒性脑炎及新生儿疱疹的疗效尚未能肯定。儿童中未发现特殊不良反应，但婴儿排泄功能低，需减量给药。③只能缓慢滴注（持续1～2小时），不可快速推注。④应摄入充足的水，防止药物沉积于肾小管内。用药过量的处理：无特殊解毒药，主要采用对症治疗和支持疗法：补给充足的水分以防止药物沉积于肾小管；血液透析有助于排泄血中的药物，对急性肾衰竭和血尿者尤为重要。⑤有交叉过敏。⑥老年人的用药剂量与用药间期需调整。⑦不可用于肌内或皮下注射。⑧静脉给药可引起肾小管阻塞，使血肌酐和尿素氮增高。但如剂量恰当、水分补给充足则一般不会引起。⑨新生儿不宜以含苯甲醇的稀释液配制静脉滴注液，否则易引起致命性的综合征，包括酸中毒、中枢抑制、呼吸困难、肾衰竭、低血压、癫痫和颅内出血等。⑩本药钠盐偏碱性，不宜和其他药物配伍使用。油膏仅用于皮肤，不能用于眼。涂药时需戴指套或手套。⑪如单纯疱疹患者应用本药后皮损不见改善者，应测试单纯疱疹病毒对本药的敏感性。⑫唇周单纯疱疹用霜剂或油膏效果很好。

【制剂与规格】①胶囊：0.2g。②片剂：0.1g；0.2g。注射剂（粉）：0.5g。③软膏：10g（0.3g）。④眼膏：3%。⑤滴眼液：8ml ：8mg。⑥霜剂：5%。

更昔洛韦
Ganciclovir

【其他名称】丙氧鸟苷、甘昔洛韦。

【药理作用】①鸟嘌呤类抗病毒药，与阿昔洛韦（ACV）是同系物，其抗病毒作用与阿昔洛韦相似，但作用更强，尤其对艾滋病患者的巨细胞病毒有强大的抑制作用。②进入细胞内后迅速被磷酸化形成单磷酸化合物，然后经细胞激酶的作用转化为三磷酸化合物，本药在已感染巨细胞病毒的细胞内，其磷酸化的过程较正常细胞中更快。③本药三磷酸盐可竞争性抑制DNA多聚酶，并掺入病毒及宿主细胞的DNA中，从而抑制DNA合成。本药对病毒DNA多聚酶的抑制作用比对宿主细胞DNA多聚酶强。

【体内过程】①口服吸收差。一次口服3g血药浓度峰值可达1～1.2mg/L，1小时内静脉滴注5mg/kg则为8.3～9mg/L。②空腹服药后，生物利用度为5%，进食后服药则为6%～9%。③本药在体内广泛分布于各种组织中，并可透过胎盘屏障及进入眼组织。在脑脊液内的浓度为同时期血药浓度的7%～67%，分布容积达0.74L/kg。蛋白结合率为1%～2%。③本药经静脉滴注的$t_{1/2}$为2.5～3.6小时，口服则为3.1～5.5小时，肾功能减退者可分别延长至9～30小时（静脉注射）和15.7～18.2小时（口服）。④药物在体内不代谢，主要以原型经肾排泄，可经血液透析或腹膜透析清除。

【适应证】①免疫缺陷患者包括艾滋病患者并发巨细胞病毒视网膜炎。②接受器官移植的患者预防巨细胞病毒病。③巨细胞病毒血清试验阳性的艾滋病患者预防发生巨细胞病毒疾病。④单纯疱疹病毒感染、带状疱疹、尖锐湿疣等。

【用法用量】成人静脉滴注：①诱导期：5mg/kg，每12小时1次，每次1小时以上，疗程14～21日。②维持期：5mg/kg，每日1次，每次1小时以上。③预防用药：5mg/kg，每12小时1次，每次至少1小时以上，连续7～14日，继以5mg/kg，每日1次，共7日。成人口服给药：维持期亦可采用口服剂，每日3次，每次1g与食物同服。

肾功能不全时剂量：静脉滴注：①诱导期：肌酐清除率为每分钟50～69ml时，每12小时静脉滴注2.5mg/kg；肌酐清除率为每分钟25～49ml时，每24小时静脉滴注2.5mg/kg；肌酐清除率为每分钟10～24ml时，每24小时1.25mg/kg；肌酐清除率小于每分钟10ml时，每周给药3次，每次1.25mg/kg于血液透析后给予。②维持期：肌酐清除率为每分钟50～69ml时，每24小时2.5mg/kg；肌酐清除率为每分钟25～49ml时，每24小时1.25mg/kg；肌酐清除率为每分钟10～24ml时，每24小时0.625mg/kg；肌酐清除率小于每分钟10ml，每周3次，每次0.625mg/kg于血液透析后给予。口服给药：①肌酐清除率为每分钟50～69ml时：每次1.5g，每日1次；或每次0.5g，每日3次。②肌酐清除率为每分钟25～49ml时：每次1g，每日1次；或每次0.5g，每日2次。③肌酐清除率为每分钟10～24ml时：每次0.5g，每日1次；④肌酐清除率小于每分钟10ml时：每周3次，每次0.5g，血液透析后给予。

老年人剂量：老年患者应根据其肾功能适当调整剂量。透析时剂量：血液透析患者用量每24小时不超过1.25mg/kg，每次透析后血药浓度约可减低50%，因此，在透析日宜在透析以后给药。

【不良反应】①骨髓抑制作用为常见的不良反应，用药后约40%的患者中性粒细胞数减低至1×10^9/L以下，约20%的患者血小板计数减低至50×10^9/L以下，此外可有贫血。②中枢神经系统症状如精神异常、紧张、震颤等，发生率约5%，偶有昏迷、抽搐等。③还可出现皮疹、药物热、恶心、呕吐、腹痛、食欲减退、肝功能异常等。④静脉给药时可发生静脉炎。

【禁忌证】①对本药过敏者。②严重中性粒细胞减少（少于0.5×10^9/L）或严重血小板减少（少于25×10^9/L）的患者。③妊娠期妇女。

【药物相互作用】①本药可使去羟肌苷的毒性增强，表现为神经障碍、痢疾、胰腺炎。②与两性霉素B、环孢素等肾毒性药物同用时，可加重肾功能损害，使本药经肾排出量减少而引起毒性反应。③与丙磺舒或抑制肾小管分泌的药物合用时，易产生毒性反应。④与影响造血系统的药物或骨髓抑制剂合用时，骨髓抑制作用增强。⑤与齐多夫定同用时可增强对造血系统的毒性。与亚胺培南-西司他丁同用时可发生全身抽搐。⑥与吗替麦考酚酯同用时，在肾功能损害的患者中两者的血药浓度有所升高。⑦本药和齐多夫定同用，易出现血液系统的毒性反应。⑧使用本药的同时进行放射治疗，可增强对骨髓的抑制作用。

【注意事项】①儿童和对阿昔洛韦过敏者慎用。②对其他鸟嘌呤类抗病毒药有交叉过敏。③哺乳期妇女在用药期间应停止哺乳。④对肾功能减退的患者，建议用药期间监测血药浓度。用药期间应经常检查血细胞数。育龄妇女应用本药时应采取有效避孕措施，育龄男性用本药时应采用避孕工具至停药后至少3个月。⑤由于本药可引起中性粒细胞减少和血小板减少，并易引起出血和感染，故用药期间应注意口腔卫生。⑥可静脉滴注给药，不可肌内注射。每次至少静脉滴注1小时以上，需给予充足水分以减少药物毒性。⑦严重艾滋病患者有患巨细胞病毒性疾病的危险，在对这些患者进行预防用药时，也可口服本药。⑧不能治愈巨细胞病毒感染，因此用于艾滋病患者合并巨细胞病毒感染时往往需长期维持用药，防止复发。⑨本溶液为碱性（pH 11），应注意避免药液与皮肤或黏膜接触或吸入。⑩注射给药只能缓慢滴注，持续1～2小时，不可快速推注。

【制剂与规格】①注射用更昔洛韦：125mg；250mg；500mg。②注射液：1ml：500mg。③胶囊（片剂）：250mg。④滴眼液：8ml：8mg。

伐昔洛韦
Valacyclovir

【其他名称】万乃洛韦、乏昔洛韦。

【药理作用】①本药为阿昔洛韦的前体药物，即阿昔洛韦与缬氨酸形成酯的盐酸盐。口服吸收后能迅速完全地转化为阿昔洛韦，在病毒感染细胞内，被脱氧苷激酶活化，进一步磷酸化为三磷酸酯，通过抑制DNA聚合酶，并在DNA聚合酶作用下，与增长的DNA链结合，终止病毒的复制，从而达到抗病毒作用。②本药抗病毒谱广，对带状疱疹病毒、单纯疱疹病毒、EB病毒以及巨细胞病毒等有较强的抑制作用，疗效显著。

【体内过程】口服吸收后在肝内迅速被水解酶水解成阿昔洛韦。本药生物利用度为65%，显著高于阿昔洛韦，进餐后服用不影响其生物利用度。本药和血浆蛋白结合率为13.5%～17.9%，可由乳汁分泌。广泛分布于全身14个组织，可达小肠、肝、肾等组织，尤以淋巴结、皮肤中的浓度为最高，在脑组织浓度最低。在肝及肠壁内进行分解代谢。由于快速分解为阿昔洛韦，$t_{1/2}$小于30分钟，而阿昔洛韦的半衰期在正常肾功能时约3小时。24小时后可以从所有组织中清除，48小时后全部剂量从尿和粪便中排除。代谢物主要从尿液中排除，其中阿昔洛韦占46%～59%，8-羟基阿昔洛韦占25%～30%。在口服和静脉注射相同的前体药后，未代谢的前体药分别占0.5%和6%，说明该药更适合于口服给药。血药浓度接近于静脉滴注阿昔洛韦，对肾脏的毒性作用亦较轻，可更快地缩短带状疱疹后遗神经痛的时间。

【适应证】①病毒性感染的疾病，如单纯疱疹、水痘、带状疱疹、初发及复发的生殖器疱疹、肝炎、病毒性脑膜炎等，预防艾滋病、器官移植患者的病毒感染。②在医生的指导下，可用于乙型病毒性肝炎、全身带状疱疹、原发性生殖器疱疹，带状疱疹等。

【用法用量】口服：①带状疱疹：每次0.3g，每日2次，连续10日，总用量6g（最小用量1.8g，疗程3日）。②单纯疱疹：每次0.3g，每日2次，连续7日，总用量4.2g（最小用量1.8g，疗程3日）。③生殖器疱疹：每次0.3g，每日2次，连续5～10日。④尖锐湿疣：每次0.3g，每日2次，连续9～27日。

【不良反应】参阅“阿昔洛韦”，但较轻。

【禁忌证】①对本药和阿昔洛韦过敏者。②妊娠期妇女。③2岁以下儿童。

【药物相互作用】①与西咪替丁合用，可增加本药中毒的危险性，肾功能不全时尤易发生。②与丙磺舒合用，可增加本药中毒的危险性，肾功能不全时尤易发生。

【注意事项】①肾功能不全者和哺乳期妇女慎用。免疫缺陷者不推荐使用。②有交叉过敏反应。③脱水、免疫缺陷者慎用。④服药期间宜多饮水，防止阿昔洛韦在肾小管内沉淀。

【制剂与规格】片剂（胶囊）：150mg；300mg。

喷昔洛韦
Penciclovir

【药理作用】①本药为无环核苷类抗病毒药，作用机制与阿昔洛韦相似，可抑制病毒DNA的合成及复制。②在体外对单纯疱疹病毒Ⅰ型和Ⅱ型、带状疱疹病毒及非淋巴细胞瘤病毒（EB病毒）均有效，且其三磷酸酯在施万（schwann）细胞中生存率极高，半衰期长，可保持长时间高效抗病毒作用，明显减少带状疱疹后神经痛的发生。③抑制单纯疱疹病毒（HSV）的有效浓度与阿昔洛韦相似，但耐阿昔洛韦的HSV对本药仍敏感，胸苷激酶突变HSV分离菌除外。

【体内过程】①在病毒感染细胞中，病毒胸腺嘧啶脱氧核苷激酶将本药磷酸化为喷昔洛韦单磷酸盐，然后细胞激酶将喷昔洛韦单磷酸盐转化为喷昔洛韦三磷酸盐。②口服难以吸收，外用几乎无全身吸收，即使外用剂量超过最大推荐剂量的60倍，其血药浓度和尿含量均低于可测极限。③静脉用药后70%以原型从尿中排出。口服清除$t_{1/2}$为2.2～2.3小时，静脉滴注为2小时。

【适应证】口唇或面部单纯疱疹、生殖器疱疹、水痘、带状疱疹。

【用法用量】外用：如有先兆或损害出现时，每日4～5次涂于患处，应尽早开始治疗。

【不良反应】①外用耐受性良好，不良反应发生率低，主要可引起头痛、恶心、腹泻等。②偶见局部灼热感、疼痛、瘙痒。

【禁忌证】对本药和泛昔洛韦过敏者。

【药物相互作用】①本药为泛昔洛韦的代谢物，与别嘌醇、西咪替丁、茶碱、地高辛等有潜在的相互作用。②与更昔洛韦（静脉滴注）或阿昔洛韦（口服或静脉滴注）合用，抗病毒作用相加，临床疗效可明显增强。

【注意事项】①严重艾滋病患者、骨髓移植患者、妊娠期和哺乳期妇女慎用。②静脉用药期间应监测肾功能。③因本药有刺激作用，故不应用于黏膜、眼内及眼周。

【制剂与规格】①注射剂：50mg。②乳膏：10g：0.1g。

泛昔洛韦
Famciclovir

【其他名称】法昔洛韦。

【药理作用】①是喷昔洛韦的前体药，可通过干扰病毒DNA聚合酶的活性抑制疱疹病毒DNA合成。由于激活本药的第一步是转化成单磷酸盐，而单磷酸盐易被胸苷激酶催化，故本药极易被病毒胸苷激酶催化，而不易被人体酶催化，因此几乎对人体DNA无影响。②大多数临床分离到的耐阿昔洛韦的单纯疱疹和水痘带状疱疹毒株同样也耐受喷昔洛韦。③体外实验证实，少数耐阿昔洛韦的毒株对喷昔洛韦敏感，且喷昔洛韦对乙肝病毒有活性。④体外抗病毒活性与阿昔洛韦相似，但喷昔洛韦在细胞内浓度高、半衰期长。其磷酸化率、稳定性、磷酸盐衍生物的浓度及对病毒DNA多聚酶的亲和力均高于阿昔洛韦。

【体内过程】①口服吸收迅速，口服后0.7～0.9小时血药浓度即达峰值。②吸收后通过去乙酰化和氧化作用在小肠壁和肝脏内迅速转变为喷昔洛韦，生物利用度为75%～77%。它在血浆中浓度很低，主要分布于组织中。③在体内的总蛋白结合率小于20%，分布容积在静脉给药后为1.08L/kg。④多数喷昔洛韦通过肾小管的分泌和肾小球的过滤以原型由尿排出，其中口服后最初6小时排出60%，总排出73%，静脉给药可排出94%。⑤口服后肾脏清除率为每小时27.7L，老年受试者的肾脏清除率较正常值低22%。此外，另有27%的喷昔洛韦可经粪便排出。⑥血清$t_{1/2}$约2.5小时，类似于阿昔洛韦，但前者的细胞内$t_{1/2}$要长10～20倍。⑦本药可被透析清除，血液透析后血药浓度减少76%。喷昔洛韦在血浆中的$t_{1/2}$为2～3小时，在水痘-带状疱疹病毒感染的细胞内$t_{1/2}$为7.2小时。⑧在母乳中的浓度可达血药浓度水平。喷昔洛韦以原型由尿中排出。

【适应证】①带状疱疹感染和复发性生殖器单纯疱疹感染。②复发性黏膜和皮肤单纯疱疹感染。

【用法用量】口服给药：①急性带状疱疹：应在出疹后的72小时内服用，推荐剂量为500mg，每日3次，连用7日。②生殖器疱疹：初发推荐剂量为每次250mg，每日3次，5日为1个疗程；复发推荐剂量每次125mg，每日2次，5日为1个疗程。③外用：0.1%～2.0%，涂搽患处。④肾功能不全时剂量：在治疗急性带状疱疹时，可适当延长两次给药的间隔时间，降低给药剂量。

【不良反应】①消化系统：恶心、腹泻、腹痛、消化不良、厌食、呕吐、便秘、胀气。②神经、精神系统：头痛、疲劳、疼痛。偶见头晕、失眠、嗜睡，感觉异常。③皮肤反应：皮疹、皮肤瘙痒。④生殖系统：动物实验发现有乳腺癌、睾丸变化及生殖力降低的情况发生。但在与安慰剂对比的临床试验中，本药的不良反应较少发生。

【禁忌证】①对本药或同类药物过敏者。②2岁以下儿童。

【药物相互作用】①与丙磺舒或其他主要由肾小管主动分泌清除的药物联用时，本药的血药浓度可升高。②与由醛氧化酶代谢的药物联用时可能发生相互作用。

【注意事项】①不推荐用于黏膜，因刺激作用，勿用于眼内及眼周。②严重艾滋病和骨髓移植患者应在医生指导下应用。③妊娠、哺乳期妇女在医生指导下使用。④儿童应在医生指导下使用。⑤老年患者勿过量用药。

【制剂与规格】片剂（胶囊）：10mg；25mg；125mg；250mg。

膦甲酸钠
Foscarnet Sodium

【其他名称】膦甲酸、膦甲酸三钠、羟基膦酸三钠。

【药理作用】本药为无机焦磷酸盐的有机同系物。在体外有抑制疱疹病毒DNA聚合酶的作用，包括细胞肥大病毒、单纯疱疹病毒HSV1和HSV2、人疱疹病毒HHV-6、EB病毒和水痘带状疱疹病毒。

【体内过程】本药的血浆蛋白结合率为14%～17%。平均血浆清除率为130ml/min或178ml/min。

【适应证】①艾滋病患者发生的巨细胞病毒性视网膜炎。②对阿昔洛韦耐药的免疫缺陷者（如HIV感染患者）的皮肤黏膜单纯疱疹病毒感染或带状疱疹病毒感染。

【用法用量】静脉滴注：初始剂量60mg/kg，每8小时1次，至少需1小时恒速滴入，用2～3周；剂量、给药间隔、连续应用时间须根据患者的肾功能与用药耐受程度予以调节。维持量为每日90～120mg/kg，静脉滴注2小时。

【不良反应】①较常见的有发热、乏力、寒战、衰弱、疼痛、毒血症。②头痛、感觉异常、头昏、肌不随意收缩、感觉减退、神经病、癫痫发作。③厌食、恶心、腹泻、呕吐、腹痛。④贫血、粒细胞减少、白细胞减少。⑤盐电解质失衡（包括低血钾、低血钙、低血镁、低磷酸盐血症或高磷酸盐血症）。⑥抑郁、精神错乱、焦虑；⑦咳嗽、呼吸闲难。⑧皮疹、多汗。⑨肾功能改变。⑩视觉异常等。

【禁忌证】①严重的肾功能不全及对本药过敏者。②妊娠期及哺乳期妇女。

【药物相互作用】①为避免局部刺激，禁止与其他药物或液体配伍。②与含钙的药物或两性霉素B有配伍禁忌。③与其他肾毒性药物合用可增加肾毒性。④与其他可降低血钙的药物合用也应慎重。⑤与戊烷脒注射剂联合静脉注射，可致低血钙、低血镁和肾毒性及贫血。⑥与齐多夫定同用可能加重贫血，但未发现加重骨髓抑制的表现。⑦不能与氨基糖苷类抗生素、两性霉素B或万古霉素等同时使用。

【注意事项】①儿童均应慎用。②使用期间密切监测肾脏功能，调整用药剂量。肾功能不全者，按肌酐消除率减量。

【制剂与规格】①注射液（5%葡萄糖或0.9%氯化钠）：250ml：6g；500ml：6g。②乳膏：5g：0.15g。

利巴韦林
Ribavirin

【其他名称】病毒唑、三氮唑核苷、三唑核苷、酰胺三唑核苷。

【药理作用】①广谱抗病毒药，作用机制尚未完全明确。为一种强的单磷酸次黄嘌呤核苷酸脱氢酶（IMP）抑制剂，抑制IMP，药物进入被病毒感染的细胞后迅速磷酸化，其产物作为病毒合成酶的竞争性抑制剂，抑制肌苷单磷酸脱氢酶、流感病毒RNA聚合酶和mRNA鸟苷转移酶，从而引起细胞内鸟苷三磷酸的减少，损害病毒RNA和蛋白合成，使病毒的复制与传播受抑。②不改变病毒的吸附、侵入和脱壳过程，也不诱导干扰素的产生。③体外具抑制呼吸道合胞病毒、流感病毒、腺病毒等多种病毒生长的作用，进入体内对呼吸道合胞病毒也可能具免疫作用及中和抗体作用。

【体内过程】①口服或吸入吸收迅速而完全，口服后1.5小时血药浓度达峰值，约1～2mg/L。小儿每日以面罩吸药2.5小时，共3日，平均血药浓度峰值为0.2mg/L；每日吸药20小时共5日，平均血药浓度峰值为1～7mg/L。②本药生物利用度约45%，在呼吸道分泌物中的浓度大多高于血药浓度，与血浆蛋白几乎不结合。③能进入红细胞内，积蓄量大且可积蓄数周。④长期用药后脑脊液内药浓度可达同时期血药浓度的67%。⑤药物可透过胎盘屏障，也能进入乳汁。⑥肝脏内代谢。口服和静脉给药消除$t_{1/2}$约为0.5～2小时，吸入给药约为9.5小时。主要经肾排泄。72～80小时尿排泄率为30%～55%，72小时粪便排泄率约15%。

【适应证】①腺病毒性肺炎的早期治疗及呼吸道合胞病毒（RSV）引起的病毒性肺炎与支气管炎。②流行性出血热和拉沙热。③滴眼液可治疗单纯疱疹病毒性角膜炎。④经静脉给药治疗由汉滩病毒引起的出血热伴肾病综合征。

【用法用量】①口服：每日400～1000mg，分4次口服。疗程7～14日。病毒性上呼吸道感染：每次150mg，每日3次，连用7日。皮肤疱疹病毒感染：每次300mg，每日3～4次，连用7日。②静脉滴注：每日500～1000mg，分2次给药，每次静脉滴注20分钟以上，疗程3～7日。③治疗拉沙热、流行性出血热等严重病例时，首剂静脉滴注2g，继以每8小时0.5～1g，共10日。④经眼给药：滴眼液浓度0.1%。⑤经鼻给药：滴鼻液浓度0.5%。⑥气雾吸入：每日吸入1g，此用法必须严格按照给药说明中所述气雾发生器的说明和给药方法进行。⑦儿童：6岁及6岁以上小儿每日按体重10mg/kg，分4次口服。疗程7～14日；6岁以下小儿口服剂量未定。按体重计：每日10～15mg/kg，分3～4次服，连用7日（颗粒剂）。按年龄计：0.5～1岁，每次50mg；2～5岁，每次100mg；6～12岁，每次150mg。均为每日3次，用温开水溶解后服用，疗程7日。静脉滴注：每日按体重计为10～15mg/kg，分2次给药。每次静脉滴注20分钟以上。疗程3～7日。气雾吸入：此用法必须严格按照给药说明中所述气雾发生器的说明和给药方法进行。给药浓度为20mg/ml，每日吸12～18小时，疗程3～7日。对于呼吸道合胞病毒性肺炎和其他病毒感染，也可持续吸药3～6日；或每日3次，每次4小时，疗程3日。滴鼻：用于防治流感，用0.5%溶液（以等渗氯化钠溶液配制），每小时1次。滴眼：治疗疱疹感染，浓度0.1%，每天数次。

【不良反应】①静脉或口服给药后较常见的不良反应有贫血、乏力等，停药后即消失。②较少见的不良反应有疲倦、头痛、失眠以及食欲减退、恶心等，多见于应用大剂量者。③少见的不良反应有结膜炎和低血压，表现为眼内异物感、怕光、瘙痒、红眼和水肿以及视物模糊、头晕、乏力等。④吸入用药时偶见皮疹，接触者可发生头痛、皮肤痒、皮肤发红、眼周水肿。⑤动物实验发现本药可诱发乳房、胰腺、垂体和肾上腺良性肿瘤，但对人体的致癌性并未肯定。⑥常见有口渴、思饮、腹泻、白细胞下降、血浆胆红素暂时性升高等，停药后恢复正常；剂量过大时可发生可逆性贫血；偶见转氨酶升高。

【禁忌证】①对本药过敏者。②自身免疫性肝炎患者。③妊娠期妇女及哺乳期妇女。④肌酐清除率低于50ml/min的患者禁用本药口服制剂。⑥严重心脏病患者。

【药物相互作用】①与干扰素α-2b联用比两药单用能更好地降低丙型肝炎病毒RNA的浓度；而两药联用的安全性与两种药物单用的安全性相近。②与齐多夫定合用时可抑制后者转变成活性型的磷酸齐多夫定，从而降低后者药效。如果必须使用本药，可用其他抗逆转录病毒制剂代替齐多夫定。

【注意事项】①心脏病患者慎用。②由于药物可沉淀在呼吸器上，妨碍安全、有效地通气，因此施行辅助呼吸的婴儿不应采用本药气雾剂。③老年人不宜使用本药。④少量药物可由乳汁排泄，故哺乳期妇女在用药期间需暂停哺乳。⑤口服或静脉给药引起血胆红素增高者可高达25%；大剂量可引起血红蛋白量下降；低血红蛋白病患者慎用。

【制剂与规格】①片剂：20mg；50mg；100mg。②颗粒剂：50mg（复合膜袋装）；150mg（胶囊装）。③注射液：1ml：100mg；2ml：250mg。④滴眼液：8ml：8mg。⑤滴鼻液：10ml：50mg。⑥气雾剂：10.5g（含利巴韦林0.075g）；150揿（每揿含利巴韦林0.5mg）。

干扰素
Interferon

【药理作用】①干扰素在病毒细胞表面与特殊膜受体结合发挥抗DNA和RNA作用，包括对某些酶的诱导作用，阻止受病毒感染细胞中病毒的复制，抑制这些细胞的增殖。②本药具有免疫调节作用，可增强巨噬细胞的吞噬作用，增强淋巴细胞对靶细胞的特殊细胞毒性。③抗病毒作用：其抗病毒活性不是杀灭而是抑制病毒，它一般为广谱病毒抑制剂，对RNA和DNA病毒都有抑制作用。当病毒感染的恢复期可见干扰素的存在，另一方面用外源性干扰素亦可缓解感染。④可以直接抑制肿瘤细胞增殖，或通过宿主机体的免疫防御干扰肿瘤的生长。⑤对体液免疫和细胞免疫均有调节作用，对巨噬细胞及NK细胞也有一定的免疫增强作用。

【体内过程】①口服不吸收，肌内注射或皮下注射α干扰素吸收率在80%以上，而IFN β、IFN γ 吸收率较低。静脉注射IFN α 后血清浓度30分钟达高峰，4~8小时后即检测不到。②干扰素在肌内注射或皮下注射后入血的速度较慢，需较长时间才能在血中检测到。肌内注射后t_{max}为5~8小时。一次肌内注射106U，血清浓度为100U/ml，这比在病毒感染时自然产生的干扰素量为高。③循环中的干扰素$t_{1/2}$为2~4小时。只有少量干扰素能进入血脑屏障，脑脊液内的浓度约为血内浓度的1/30。只用家兔研究过其排泄，排出量只有0.2%~2.0%。

【适应证】①恶性肿瘤：包括毛细胞白血病、慢性白血病、非霍奇金淋巴瘤、骨髓瘤、膀胱癌、卵巢癌、晚期转移性肾癌及胰腺恶性内分泌肿瘤、黑色素瘤和Kaposi肉瘤等。②与其他抗肿瘤药物并用。③作为放疗、化疗及手术的辅助治疗剂。④病毒性疾病。⑤病毒性皮肤病：如尖锐湿疣、单纯疱疹、生殖器疱疹及带状疱疹等。⑥皮肤肿瘤：如皮肤T细胞淋巴瘤（CTCL）、恶性黑素瘤、Kaposi肉瘤、日照性皮炎、基底细胞癌、鳞状细胞癌等。⑦某些炎症性皮肤病：如白塞病、遗传过敏性皮炎、瘢痕疙瘩、硬皮病、环状肉芽肿等。⑧眼部肿瘤。

【用法用量】皮下注射：①用于多发性骨髓瘤，初始剂量200万U/m^2，每周3次（或隔日1次）；根据耐受性可逐渐提高至最大耐受量500万~1000万U/m^2，每周3次。②用于毛细胞白血病，初始剂量200万U/m^2，每周3次（或隔日1次），剂量可根据耐受性调节；治疗1个月内可出现1个或几个血液学指标的正常化，粒细胞、血小板计数及血红蛋白3个指标的改善可能需要6个月以上，对脾未切除的患者与已切除患者同样有效。③用于慢性粒细胞性白血病，每日400万~500万U/m^2，病情控制后可改隔日1次。④用于慢性乙型肝炎，初始剂量为每周3500万U，每天500万U或隔日1000万U；也可先口服泼尼松每次60mg，每日1次，连续2周，随后每次40mg，每日1次，连续2周，然后每次20mg，每日1次共2周，再停药2周后开始以本药治疗，每天皮下注射500万U；上述任一方案均应给药4个月；用于慢性非甲非乙型肝炎，初始剂量每日100万~500万U，至少持续4个月。⑤用于慢性丁型肝炎，初始剂量500万U/m^2，每周3次，至少持续3~4个月。⑥用于恶性黑色素瘤，每次1000万U/m^2，每周3次（或隔日1次），显效的中位时间约为2个月。

静脉滴注：用于kaposi肉瘤，每天5000万U/m^2，静脉滴注30分钟，连续5日，至少间隔9日再开始下一个5日疗程。

局部注射：用于尖锐湿疣，先用乙醇垫清洗病灶，然后用30号细针于病灶底注射，隔日1次，每次注射含100万U本药的灭菌等渗注射剂0.1~0.5ml，连续3周，一次可处理5个病灶。每周最大剂量不应超过1500万U。

【不良反应】①全身反应：主要表现为流感样症状，即寒战、发热和不适。剂量超过44×10^{4}U/m^{2}时，注射2~6小时后即可出现发热。随着疗程延长，发热可逐渐减轻，一般7日后可停止发热。为避免发热，可预防性使用对乙酰氨基酚。若仍发热，与IFN α 含杂质有关，不宜再用。②骨髓抑制：在用药中可出现白细胞、血小板和网状红细胞减少。减少剂量在8.5×10^{4}U/m^{2}以下，可减轻骨髓抑制发生。③局部反应：部分患者在注射部位可出现红斑，并有压痛，24小时后即可消退。④其他：脱发、皮疹、血沉加快、嗜睡、一过性肝损伤。偶见过敏性休克，用药前应做过敏试验。⑤呼吸困难、肝功能降低、过敏反应、血肌酐升高、全身乏力、脱发、鼻塞、鼻出血、上皮萎缩、嗜睡甚至癫痫发作。⑥罕见有抑郁、意识障碍、体重减轻、皮疹、秃发、给药局部反应、感觉异常、呼吸困难、单纯疱疹、眼痛、心动过速、焦虑、瘙痒、咳嗽、高血压、感觉减退、腹痛、咽炎等。⑦心血管系统不良反应特别是心律失常似与原有心血管疾病及以前有心脏毒性的治疗有关。剂量大于每天1000万U时，出现转氨酶升高，粒细胞和血小板计数减少，停药或减量时可迅速恢复。其他尚有白细胞减少和血清肌酐、LDH、碱性磷酸酯酶上升。

【禁忌证】过敏者；严重心脏、肝脏或肾脏功能不全；骨髓抑制者。

【药物相互作用】①与阿糖腺苷合用，有协同抗病毒作用。②与阿昔洛韦、熊去氧胆酸、小柴胡合用，治疗病毒性肝炎或慢性乙型肝炎，疗效优于单用。③与苯丁酸氮芥、环磷酰胺、长春新碱等合用，可提高抗肿瘤疗效。④与柔红霉素合用，可增强抗白血病作用。⑤中药人参、黄芪、香菇、三七、知母及板蓝根注射剂、茵黄针剂等均有诱导机体产生干扰素作用，合用可提高滴度4倍以上。⑥与黄芪、5-碘去氧尿嘧啶合用，有相加性抑制腺病毒作用。⑦可抑制肝微粒体对药物的代谢，使双香豆素活性增强，两药合用应监测凝血状态。⑧本药使对乙酰氨基酚代谢毒性产物不能解毒，因而合用可加重肝损害。⑨吲哚美辛可预防性减少干扰素导致的寒战、发热等副作用，并可增加干扰素水平。⑩降低氨茶碱体内清除，合用有可能发生茶碱中毒，即恶心、呕吐、便秘、癫痫发作。⑪泼尼松等糖皮质激素有降低干扰素生物活性的作用，应予注意。⑫与高剂量阿地白介素合用，可增加超敏反应的风险，如红斑、瘙痒、低血压等。⑬与苯巴比妥合用时，因本药可抑制肝细胞色素酶P450系统，故会增加苯巴比妥的血清浓度而导致后者中毒。⑭与齐多夫定合用，可增加贫血、中性粒细胞减少症等血液毒性。⑮与活疫苗合用，会增加被活疫苗感染的机会。⑯麻醉药、催眠药和镇静药与本药合用时应谨慎。⑰与柔红霉素、长春碱、烷化剂、5-Fu、PDD等联合使用可提高疗效。

【注意事项】①妊娠期妇女、哺乳期妇女及18岁以下患者慎用。②有心脏病、心肌梗死或心律失常病史的患者慎用。用药前或用药中应作心电图检查。③晚期代偿性肝硬化、食管静脉曲张出血、腹水、血小板计数减少、总胆红素水平提高、凝血酶原时间延长或血浆白蛋白水平降低的患者在使用本药之前不应口服泼尼松，应慎用本药并严密监护。④用前须做过敏试验，以防发生过敏性休克。发生过敏反应，应立即停药。⑤中至重度不良反应可能需改变剂量方案，在某些情况下应停药。⑥某些患者的低血压可能与液体缺失有关。⑦中枢神经系统反应通常是可逆的，但某些患者可能需3周才能完全消失。⑧如发生中枢神经系统反应，可能需停药，本药大剂量偶尔导致癫痫发作。⑨本药应置2～8℃处保存。如发现冻干制剂萎缩、变色，液体制剂混浊、有异物或不溶性沉淀等均不宜使用。

【制剂与规格】注射剂（冻干粉）：100万U；300万U；500万U；1000万U；3000万U。

二、核苷类逆转录酶抑制剂

拉米夫定
Lamivudine

【其他名称】贺普丁、雷米夫定。

【药理作用】①本药是合成的二脱氧胞嘧啶核苷类抗病毒药物，对感染艾滋病病毒的患者，联合口服本药和齐多夫定，可明显而持久地增加CD_4^+细胞数，使病毒负荷减轻；与此相反，单独使用本药则可能产生急性艾滋病病毒耐药。②本药对体外及实验性感染动物体内的乙型肝炎病毒（HBV）均有较强的抑制作用，口服吸收后在肝细胞内转换成活性三磷酸盐，竞争性地抑制HBV-DNA聚合酶，同时终止DNA链的延长，从而抑制HBV的复制从而减少病毒的总负荷量；同时，本药可使血清转氨酶降至正常，并可显著改善肝脏的炎症性病变，抑制肝纤维化的进展。

【体内过程】口服后吸收良好，达峰时间0.5～1小时，生物利用度为80%～85%。食物可延缓本药吸收，但生物利用度不变。体内分布广泛，血浆蛋白结合率低。可通过血脑屏障进入脑脊液。拉米夫定90%以药物原型经肾脏排泄，仅5%～10%被代谢成反式硫氧化物的衍生物。消除$t_{1/2}$为5～7小时。患者肾功能不全会影响拉米夫定的排泄，对肌酐清除率＜30ml/min的患者，不建议使用该品。

【适应证】①与齐多夫定联合口服可用于艾滋病的辅助治疗。②乙型肝炎。③齐多夫定治疗无效或不能耐受齐多夫定的患者。

【用法用量】①慢性乙型肝炎，一日1次，100mg口服。②HIV感染，推荐剂量一次150mg，一日2次；或一次300mg，一日1次。

【不良反应】①常见有轻度头痛、头昏、恶心、呕吐、腹痛、腹泻及上呼吸道感染样症状。一般服药早期出现且很快自行缓解。②偶有皮疹。③长期应用存在耐药性问题。部分患者在长期接受治疗中可能出现HBV

反跳，即患者的血清HBV-DNA重新变成阳性。另有头痛、困倦、发热、畏寒、鼻塞、咳嗽、骨骼肌肉疼痛以及中性粒细胞减少等。

【禁忌证】①肾功能不全者。②对本药过敏者。③妊娠期妇女。

【药物相互作用】①与扎西他滨同用，因二者都是胞嘧啶类似物，细胞内磷酸化过程中会竞争相同的酶。②与具有相同排泄机制的药物（如甲氧苄啶）同用时，本药血药浓度可增加40%。③本药不能与更昔洛韦、膦甲酸钠和复方磺胺甲噁唑联合应用。

【注意事项】①未确诊或未治疗过的艾滋病病毒感染者、乙型肝炎引起的晚期肝病、糖尿病、胰腺炎患者慎用。②16岁以下患儿慎用本药。③对于有胰腺炎史或有其他发生胰腺炎危险因素的艾滋病儿童患者，仅在没有其他治疗方法可以选择时，才使用本药和齐多夫定，另加蛋白酶抑制剂，而且应特别谨慎。④用药期间应定期检测血清丙氨酸转氨酶和HBV-DNA。本药停药后，容易反跳，因此停药期间，每月复查血清转氨酶水平。⑤治疗过程中要监督患者的依从性。停止使用本药后，应对患者进行严密的观察，因为有少数患者可能有肝炎病情加重的危险。若发生肝炎恶化，应考虑重新开始使用本药治疗。⑥服用本药治疗期间，并不能防止乙肝病毒通过性接触或血源性传播方式感染其他人，故仍应采取适当防护措施。

【制剂与规格】①片剂（胶囊）：100mg。②口服溶液剂：240ml ：2.4mg。

齐多夫定
Zidovudine

【其他名称】叠氮胸苷、叠氮脱氧胸苷、叠氮脱氧苷。

【药理作用】①本药在人免疫缺陷病毒（HIV）感染细胞内，通过胸苷激酶、胸苷酸激酶的磷酸化作用，形成活化型三磷酸体。②竞争性抑制病毒逆转录酶，脱氧胸苷三磷酸代替病毒的DNA，中止DNA链的增长，从而阻抑病毒的复制。③对人的α-DNA聚合酶的影响小而不抑制人体细胞增殖。对HIV、人T细胞性Ⅰ型病毒有效，但对其他病毒无效。④HIV对本药易产生耐药性，产生耐药病毒变异株，但停药后又可恢复对本药的敏感性。

【体内过程】口服后吸收迅速，达峰时间为1小时。艾滋病和ARC患者口服本药2～15mg/kg时，血药峰浓度为0.5～14.4μg/ml。体内分布广，可透过血脑屏障。给药后4小时，脑脊液中浓度可达血浆浓度的50%～60%，分布容积为1.6L/kg，蛋白结合率为34%～38%。本药在肝脏内葡萄糖醛酸化为无活性代谢产物。口服$t_{1/2}$为1小时，约有14%的药物经肾小球滤过和肾小管渗透排泄，代谢物有74%由尿排出。反复应用可在体内蓄积。尿液中原型药物和代谢物的回收率分别为10%～20%和50%～80%。

【适应证】①艾滋病。②重症艾滋病相关综合征。③伴有卡氏肺孢子虫病的患者。③有贫血的病人可按一次100mg给药。

【用法用量】①每次200mg，每日4次口服。对症状轻或无症状者，每次100mg，每日4次口服，疗程均为6周以上。②注射剂以5%葡萄糖注射液稀释后静脉滴注1小时，切勿直接静脉注射。③有贫血的病人可按一次100mg给药。

【不良反应】①头痛、无力、发热、恶寒、感冒症状、背痛、胸痛、疲劳感等全身症状。②偶发白细胞和中性粒细胞减少、贫血、淋巴结肿胀。③消化道反应有食欲缺乏、腹泻、消化不良、腹痛、恶心、呕吐、便秘、肝炎、吞咽困难等。④过敏症状、发疹、痤疮、瘙痒、荨麻疹；骨骼肌疼痛、关节痛。⑤呼吸系统症状有咳嗽、鼻出血、咽喉炎、鼻炎等。⑥泌尿系统反应可出现无尿、多尿、排尿障碍、肾功能不全等。⑦眩晕、失眠、不安、感觉异常、嗜睡、抑郁、神经过敏、识别障碍等。⑧偶见肝功能异常，大剂量可致中枢抑制症状。⑨循环系统可见血管扩张、缺血性心功能不全。⑩味觉和听力障碍等。⑪罕见乳酸酸中毒。⑫骨髓抑制作用明显，约30%的患者出现贫血，45%的患者有中性粒细胞减少，故应定期检查血常规，出现贫血应适当减少用药量或停药。

【禁忌证】①妊娠期妇女。②儿童。③中性粒细胞少于0.75×10^9/L或血红蛋白少于7.5g/dl者。④对本药过敏者。

【药物相互作用】①乙酰氨基酚、阿司匹林、吲哚美辛、西咪替丁等都可抑制本药的葡萄糖醛酸化而降低清除，合用时毒性增强，应避免合用。②与丙磺舒合用，使本药的清除率减少，$t_{1/2}$约延长1.5倍，应延长用药间隔。③与对乙酰氨基酚并用，可引起中性粒细胞减少。乙酰氨基酚、阿司匹林、吲哚美辛等能竞争性地阻碍本药与葡糖醛酸结合，应避免并用。④与更昔洛韦合用可加重对骨髓的抑制。⑤与干扰素合用可加重粒细胞减少及肝毒性。

【注意事项】①肝、肾功能障碍及维生素B_{12}缺乏患者慎用。②可导致轻度贫血，当血红蛋白低于7.5～9.5g/dl和中性粒细胞减少（0.75×10^9~1.0×10^9/L）时应减少剂量（每日3次），严重贫血时停药，必要时输血。

【制剂与规格】①胶囊：0.1g。②注射液：10ml：0.1g；20ml：0.2g。③注射用齐多夫定：0.1g。

去羟肌苷
Didanosine

【其他名称】地达诺新、地丹诺辛。

【药理作用】①为HIV逆转录酶抑制剂，在体内生成三磷酸双脱氧腺苷而起作用，掺入病毒DNA，而使病毒的延长终止。②在体外对艾滋病病毒在H8细胞中比齐多夫定有更强大的活性和选择性。被认为是HIV感染的首选治疗药物。对齐多夫定已产生耐药性的HIV变异种可能有效，并可与齐多夫定等药物合用。

【体内过程】口服易吸收，平均绝对生物利用度为37%，与食物同服可减少其吸收达50%，因此应空腹时服用。有片剂和散剂两种剂型，但前者的生物利用度较后者高20%～25%。

【适应证】①HIV感染症。②对齐多夫定不能耐受者及治疗期间有明显的临床或免疫学上恶化的艾滋病患者。

【用法用量】①成人用药间隔12小时，每次400mg，空腹口服。其起始量如下：体重大于75kg者用本药片剂300mg或本药散剂375mg；体重50～74kg者用本药片剂200mg或本药缓冲粉250mg；体重35～49kg者用本药片剂125mg或本药缓冲粉167mg。②儿童用药间隔12小时，空腹给药。1岁以上每次250mg，以防止胃酸降解。1岁以下每次125mg。

【不良反应】①主要毒性胰腺炎和外周神经病。约9%的用药患者在推荐剂量或低于推荐剂量时发生胰腺炎。约34%的治疗患者在正常推荐剂量或低于推荐剂量情况下出现外周神经痛，且有神经痛或神经毒性药物治疗史的患者发生率较高，表现为麻刺感、灼烧感或疼痛、手脚麻木等。②有儿童用高于现行推荐剂量而出现视网膜失色素症的报道。③约33%用药者有头痛和腹泻。20%～25%患者出现恶心、呕吐、腹痛、焦虑、失眠、发热、药疹、瘙痒等反应。④10%～20%患者可出现忧郁、疼痛、便秘、皮疹、口炎、味觉障碍、肌痛、关节炎、肝药物代谢活性增强。高剂量比低剂量时不良反应高得多。

【禁忌证】①妊娠期和哺乳期妇女。②对本药及本药中任一成分过敏者。

【药物相互作用】①在服用2小时内应禁用四环素族、喹诺酮类或能与镁、铝配合的其他药物。②服用本药前24小时内避免用需在酸性介质中才能达到最佳吸收的酮康唑等药物。③本药片剂需充分咀嚼、碾碎或溶解在水中服用。缓冲粉末剂待用温开水完全溶解后立即服用，忌与果汁或其他酸性溶液相混合。

【注意事项】①服用本药或其他抗逆录酶病毒的药物可能继续得机会性感染，因此仍需由有经验的医师进行严密的临床观察。②服药时进餐会使本药吸收率下降50%。因此，必须空腹服用。除饮水外，服药前1小时或服药后2小时不要食用任何食物。③对患有糖尿病者常会伴发与剂量相关的外周神经病，应予注意。

【制剂与规格】片剂或散剂：25mg；50mg；100mg；150mg。

司他夫定
Stavudine

【其他名称】司坦夫定。

【药理作用】①本药为合成的胸苷类似物，在体内转化为三磷酸司他夫定而抑制HIV病毒的逆转录酶，从而抑制病毒DNA合成。②对HIV-1和HIV-2均有抑制作用。③对齐多夫定耐药的HIV-1仍对本药敏感。但对乙型肝炎病毒和病原性杆菌无抑制作用。④对儿童还未确认其安全性和有效性。

【体内过程】①本药口服吸收迅速，1小时后血药浓度达峰值。②生物利用度大于80%，与血浆蛋白结合很少。其体内代谢尚不明，约有40%经肾清除。消除$t_{1/2}$为0.9～1.6小时，肾功能降低时消除$t_{1/2}$相应延长。③在细胞内的$t_{1/2}$为3.0～3.5小时，高于血浆消除$t_{1/2}$，当血浆中司他夫定的药物浓度较低时，细胞内的药物浓度仍处于抑制HIV的有效浓度，因而司他夫定的血药浓度和临床疗效的关系不明显。④与其他的核苷酸类药物相比，司他夫定具有生物利用度高、患者个体之间的用药差异性较小等优点。

【适应证】①Ⅰ型HIV感染。②不能耐受齐多夫定和去羟肌苷或经二者治疗无效的艾滋病患者。

【用法用量】①每次40mg，每日口服2次。②儿童每日0.125～4mg/kg，分2～3次给予。

【不良反应】①恶心、头晕等。②对正常人骨髓粒细胞、吞噬细胞的细胞毒性比齐多夫定小20～100倍，主要不良反应为剂量依赖性的感染末梢神经病变，一般停药可消失，患者还可见肝脏毒性、胰腺炎及贫血等。

【禁忌证】对本药及本药中任一成分过敏者；妊娠期妇女。

【药物相互作用】不能与齐多夫定同时服用。

【注意事项】应用期间应定期检查肝功能。

【制剂与规格】胶囊：15mg；20mg；30mg；40mg。

阿巴卡韦
Abacavir

【其他名称】阿波卡韦、硫酸阿波卡韦。

【药理作用】①是一种核苷逆转录酶抑制剂，是无活性的前药，在人体内被细胞激酶转化为有活性的代谢产物三磷酸阿波卡韦，是脱氧三磷酸鸟苷（dGTP）的类似物，与后者竞争或整合嵌入病毒DNA，从两种途径抑制HIV逆转录酶的活性，使整合后的拟核苷物发生缺陷，阻止病毒DNA的复制。②对HIV有抑制作用。与大多数的核苷逆转录酶抑制剂包括拉米夫定、去羟肌苷、司坦夫定、扎西他滨联合应用，疗效有相加作用。与齐多夫定联合应用有协同作用。

【体内过程】口服后吸收迅速，平均绝对生物利用度为83%，食物对其吸收或利用几乎无影响，血药浓度达峰时间为1～1.8小时。在体内主要分布在血管外的组织，可透过血脑屏障，进入脑脊液。血浆蛋白结合率为50%。本药在肝通过乙醇脱氢酶和葡萄糖醛酸转移酶代谢，对细胞色素P450无影响，代谢物不具药物活性，主要由尿液和粪便中排出。尿液中约有1.2%为原型药物，30%为代谢产物，15%为未知产物。粪便中有16%为代谢物。血浆$t_{1/2}$为2～4小时。

【适应证】①艾滋病。②与拉米夫定和齐多夫定联合应用的三联疗法治疗HIV感染或进展性免疫缺陷患者以及HIV感染。

【用法用量】①成人：每次300mg，每日2次口服，或溶液剂每次15ml，每日2次。②儿童每次8mg/kg，每日2次。③肾功能不良的病人服用本药不必调整剂量，但晚期肾病患者应适量服用。

【不良反应】①常见过敏、恶心、疲劳、乏力、头痛、腹泻、腹痛、发热、皮疹、嗜睡、厌食、皮肤反应等。②可见淋巴结病、结缔组织炎、口腔溃疡等，但停药后可恢复。③偶见水肿、气短、味觉异常。④罕见乳酸中毒和肝肿大。⑤过敏反应可发生在口服后初始期6个月内或整个治疗期间。其所致的过敏症状类似流感，初始有发热、头痛、恶心、身体不适或皮疹等，较难诊断；但继续用药症状会呈进行性恶化，停药则缓解，严重的反应可在几小时内出现，发生低血压或死亡。超敏反应是本药较严重的不良反应，一旦发生，应立即停药。

【禁忌证】①对本药过敏者。②妊娠期和哺乳期妇女。③代谢性乳酸中毒者、严重肝肾疾病患者。

【药物相互作用】①不能与乙醇并用，后者可使本药血药浓度升高并影响本药的清除。②与拉米夫定和齐多夫定联合应用，不影响药物的代谢和血浆浓度。

【注意事项】①轻或中度肝疾病者慎用。肥胖者尤其是肥胖妇女在使用间期注意肝脏增大反应。②治疗初始期间应严密监测。

【制剂与规格】①片剂：300mg。②口服溶液剂：240ml：4800mg。

恩替卡韦
Entecavir

【其他名称】恩替卡韦分散片。

【药理作用】①是抗乙肝病毒的一线药物。为鸟嘌呤核苷类似物，在体内经磷酸化后转化为具有活性的三磷酸盐形式，可抑制乙型肝炎病毒（HBV）多聚酶和逆转录酶。②主要通过抑制HBV-DNA多聚酶的启动、抑制前基因组信使RNA的负链逆转录、抑制HBV-DNA正链的合成，从而抑制HBV复制。本药的作用机制与其他核苷类似物基本相同（除抑制HBV-DNA多聚酶的启动外）。

【体内过程】口服达峰时间为0.5～1.5小时。每日给药一次，6～10日后可达稳态。食物可减少本药的吸收。片剂（相对于口服溶液）的生物利用度为100%。药物吸收后广泛分布于各组织。血浆蛋白结合率约13%。62%～73%以原型经肾排泄，半衰期β相约128～149小时。

【适应证】有活动性病变的慢性成人乙型肝炎。

【用法用量】①推荐剂量成人和16岁及以上的青少年口服本药，每次0.5mg，每日1次。②老年患者可能有肾功能减退，需减量；可根据肾功能调整剂量。血液透析或非卧床持续性腹膜透析者，口服一次0.15mg，一日1次；对拉米夫定耐药者，口服一次0.3mg，一日1次。③血液透析者应于血液透析后给药。拉米夫定治疗时发生病毒血症或出现拉米夫定耐药突变的患者为每日1次，每次1mg。④肾功能不全时剂量：根据肌酐清除率调整剂量，推荐的调整方案参阅成人肾功能不全时剂量。血液透析或非卧床持续性腹膜透析患者，应根据肾功能调整剂量。⑤肝功能不全时无需调整剂量。

【不良反应】①中枢神经系统：可见头痛，头晕、嗜睡、失眠的发生率小于1%。②代谢和内分泌系统：高血糖症、空腹血糖升高、糖尿、脂酶及淀粉酶升高。单用核苷类药或与其他抗逆转录病毒药联用时，有乳酸性酸中毒的报道。③可见白蛋白、血小板降低。④胃肠道反应：恶心、呕吐、消化不良、腹泻的发生率小于1%，转氨酶升高。此外，可见中度腹痛、腹部不适、肝区不适。单用核苷类药或与其他抗逆转录病毒药联用时，有重度脂肪性肝肿大的报道。⑤泌尿生殖系统：可见血尿、血肌酐升高。⑥其他：疲劳、风疹和肌痛等。

【禁忌证】①过敏者。②妊娠期及哺乳期妇女。③16岁以下儿童安全尚未确定。

【药物相互作用】①主要经肾排泄，与其他经肾清除或对肾功能有影响的药物合用时应密切监测不良反应。②与拉米夫定、阿德福韦、特诺福韦合用时，未发现各自的稳态药动学改变。③食物影响药物吸收，生物利用度下降。故不应进食时服药，也不应餐后立即服药。

【注意事项】①患者应在有经验的医生指导下服用本药。②该品应空腹服用，餐前或餐后至少2小时。③接受肝移植者、脂肪性肝肿大者、肾功能损害者（肌酐清除率＜50ml/min）、乳酸性酸中毒者慎用。④16岁以下患儿用药的安全性和有效性尚不明确。⑤用药前后及用药时应当检查或监测肝脏功能。

【制剂与规格】片剂（胶囊）：0.5mg；1.0mg。

奥司他韦
Oseltamivir

【其他名称】奥塞米韦。

【药理作用】①是一种强效特异性流感病毒神经氨酸酶抑制药，通过改变病毒复制所必需的神经氨酸酶活性位点结构，从而阻止所有与临床相关的流感病毒A株或B株毒株的复制。②有高度特异性，对其他病毒、细菌或人类的神经氨酸酶几乎没有抑制作用。③不抑制机体对流感病毒感染的免疫反应。

【体内过程】①口服30分钟后，至少75%以羧酸盐的形式进入血液，2～3小时达血药浓度高峰，生物利用度很高。②可分布于感染的所有重要部位，除了肺脏外，可分布于中耳和上呼吸道鼻窦等。③其羧酸盐血药浓度与用药量成正比。体内外实验均证实本药羧酸盐血药浓度远远高于可对A型或B型流感病毒产生作用的浓度。④以原型由肾脏排泄，清除$t_{1/2}$较长，约7～9小时，其羧酸盐的肾清除率随肾功能的下降而降低。

【适应证】A型及B型流感。

【用法用量】①成人口服给药。每次75mg，每日2次，连用5日。肾功能不全时剂量：当出现严重的肾功能不全，肌酐清除率在每分钟10～30ml时，患者需要减少用量，建议每次75mg，每日1次。②儿童口服给药。

预防流感：13岁及13岁以上青少年用法用量同成人。治疗流感：本药已被批准用于出现流感症状不超过2天的1岁及1岁以上儿童；13岁及13岁以上青少年的用法用量同成人。13岁以下儿童的用量根据体重而定：体重≤15kg，每次30mg，每日1次；体重为15～23kg，每次45mg，每日1次；体重为23～40kg，每次60mg，每日1次；体重>40kg，每次75mg，每日2次。

【不良反应】尚不明确。

【禁忌证】对本药过敏者。

【药物相互作用】与丙磺舒合用会使本药羧酸盐的血药浓度提高2倍，但由于其安全浓度范围很大，当其与丙磺舒合用时不必调整其剂量。

【注意事项】①因使用扎那米韦或其他基于唾液酸的神经氨酸酶抑制剂而导致过敏反应或不良反应者慎用。②尽管本药对慢性心脏疾病、慢性呼吸性疾病、免疫缺陷患者的不良影响尚未完全明确，仍建议上述患者慎用本药。

【制剂与规格】胶囊（以奥司他韦计）：75mg。

三、非核苷类逆转录酶抑制剂

奈韦拉平
Nevirapine

【其他名称】奈维平、尼维拉平、奈维雷平。

【药理作用】①是一种非核苷类逆转录酶抑制剂，可抑制HIV逆转录酶。其结合部位为逆转录酶的P66亚基中的亲脂性袋状结构，与逆转录酶结合后可削弱逆转录酶的聚合作用，从而抑制HIV-1的复制。②其对核苷敏感的或耐核苷类药物的HIV病毒株均有抗毒活性。

【体内过程】口服吸收良好，生物利用度为80%～90%，血药浓度达峰时间为1小时，血浆蛋白结合率为16%～36%。与食物同服可延迟达峰时间，但生物利用度不变。可通过血脑屏障。仅5%～10%在肝脏被代谢为反式硫氧化物的衍生物，血浆$t_{1/2}$为5～7小时。主要以原型药物经肾排泄，由肾清除约占剂量的70%左右。肝肾功能不全者几不影响本药的代谢，对老年肾功能不全者其代谢尚无显著改变。

【适应证】①与其他核苷类逆转录酶抑制剂或非核苷类逆转录酶抑制剂联用治疗进展性HIV疾病。②慢性乙型肝炎。

【用法用量】①每次200mg，每日口服2次；或首服每日200mg，连续14日，后以每次200mg，每日2次。②2个月至8岁（不含8岁）儿童推荐剂量为最初14天内一日一次，每次4mg/kg；之后改为一日二次，每次7mg/kg。③8岁及以上儿童最初14天内一日一次，每次4mg/kg，之后一日二次，每次4mg/kg。

【不良反应】①常见皮疹、多形糜烂性红斑、发热、恶心、头痛、贫血、血小板减少、转氨酶和血清淀粉酶增高。②偶见疲劳、腹泻、呕吐、腹痛、失眠、咳嗽、鼻部症状。③皮疹常出现于治疗早期，严重者可危及生命。

【禁忌证】①妊娠及哺乳妇女。②对本药过敏者。

【药物相互作用】①本药可诱导肝药物代谢酶P450中CYP3A同工酶，可降低口服避孕药、其他蛋白酶抑制剂的血药浓度，不宜与上述药物联合应用。②与其他核苷类似物HIV药物联合应用，可降低皮疹的发生率。

【注意事项】①肾功能严重不全、乙型肝炎引起的晚期肝病、糖尿病、胰腺炎患者慎用。②与地拉韦定有交叉耐药性。③为减少发生皮疹的危险，初始剂量每次200mg，每日1次，如确认未发现皮疹，可使用维持剂量每次200mg，每日2次。

【制剂与规格】片剂：200mg。

依非韦伦
Efavirenz

【其他名称】依氟维纶。

【药理作用】①是一种半合成二脱氧核苷酸类似物，可抑制HIV-1逆转录酶，但对HIV-2病毒无活性。②通过与HIV-1逆转录酶上的特定位点可逆性结合，终止RNA和DNA依赖性DNA聚合酶的活性，阻止病毒的复制。③与齐多夫定、去羟肌苷、茚地那韦联合应用，对HIV-1逆转录有协同抑制作用。

【体内过程】口服吸收良好。与高脂肪食物同服可增加吸收，在剂量不超过1600mg时，血药峰浓度与药-时曲线下面积等参数随剂量而改变。HIV感染者每日服用剂量200mg、400mg或600mg后，血药浓度达峰时间为3～5小时，6～10日内达稳态浓度，峰浓度为4.05μg/ml。可通过血脑屏障，并微量进入脑脊液或乳汁中，浓度为血药浓度的0.26%～1.19%，血浆蛋白结合率为99.5%～99.75%。在肝经细胞色素P450系统代谢，CYP3A4和CYP2B6是主要的同工酶，长期服用可诱导自身代谢，使药物蓄积程度下降22%～42%，$t_{1/2}$缩短。本药血浆消除$t_{1/2}$在单剂量时为52～76小时，多剂量时为40～55小时。约14%～34%的药物以代谢物形式由尿液中排出，16%～61%以原型药物由粪便中排出。

【适应证】与其他核苷类和非核苷类逆转录酶抑制剂或蛋白酶抑制剂联用治疗HIV感染。

【用法用量】①口服：用于HIV感染，每次600mg，每日1次。②3岁以下儿童每次200～400mg，3岁以上儿童每次600mg，每日1次。③对初始治疗出现不良反应但又需维持治疗者可于睡前服用。

【不良反应】①常见眩晕、嗜睡、失眠、疲劳、多梦、思维异常、注意力分散、记忆力减退、焦虑、幻觉、欣快、皮疹、斑丘疹。②偶见口干、耳鸣、复视、嗅觉异常、恶心、呕吐、面色潮红、心悸、心动过速、关节疼痛、血栓性静脉炎、哮喘、脱发、肝炎、转氨酶和胆固醇增高。

【禁忌证】①对本药过敏者。②妊娠及哺乳期妇女。

【药物相互作用】①避免与阿司咪唑、西沙必利、咪唑达仑、三唑仑、麦角胺联合应用。②与苯巴比妥、苯妥英钠、克拉霉素、利福平等诱导剂合用，可增加本药的消除。③体外研究显示，本药抑制肝脏细胞色素P450系统CYP2C9、CYP2C19、CYP3A4、CYP2B6等同工酶，长期服用可诱导自身代谢，并使经上述酶代谢的药物血药浓度发生改变，需调整药物剂量。④与蛋白酶抑制剂沙奎那韦、茚地那韦、利托那韦有相互拮抗作用。

【注意事项】①肝、肾功能严重不全、老年人、乙型及丙型肝炎患者慎用。②患有精神疾病或滥用药物史者慎用。③如肝酶升高超过正常值的5倍，可考虑停药。④本药服用后约有52%的患者出现神经系统的精神症状，通常在服用后1～2日内开始，就寝前服用可增加耐受性，但与乙醇同时饮用可增加不良反应，当患者出现上述不良反应时应避免驾驶车辆和操作机械。⑤如出现皮疹伴随发热、脱皮或起疱，应及时停药或加服糖皮质激素和抗组胺药物。⑥与高脂肪食物同服，可使生物利用度相应增加50%，治疗期间应避免食用高脂肪食物。⑦与其他对肝损伤的药物同用可加重病情，尚需严密观察。⑧不易经过透析排除，一旦过量宜及时服用药用炭。

【制剂与规格】①胶囊：50mg；100mg；200mg。②片剂：600mg。

茚地那韦
Indinavir

【其他名称】依地那韦。

【药理作用】①是一种蛋白酶抑制药，具有抗HIV-1和HIV-2蛋白酶作用，但对HIV-1的选择性高达10倍。②与蛋白酶的活性部位可逆性结合，发挥竞争性抑制效应，从而阻止病毒前体多聚蛋白质的分裂并干扰新的病毒颗粒的成熟。这种病毒颗粒仍处于未成熟状态中，故延迟了HIV细胞间的蔓延。③蛋白酶抑制可阻止发生新的感染病灶。

【体内过程】口服后吸收迅速。单剂量800mg顿服，其生物利用度为65%，血药浓度达峰时间为1小时，血药峰浓度为8.98μg/ml。在体内分布较广泛，可透过血脑屏障并微量进入乳汁，血浆蛋白结合率为61%，血浆$t_{1/2}$相对较短，为1.8小时，用药后1～2小时可排出。在体内经肝代谢，与细胞色素P450异构酶CYP3A4氧化代谢过程中起重要的作用，因此与其他药物并用时应予注意。85%由粪便中排出，15%由尿液中排出。

【适应证】与抗逆病毒核苷类似药物联用治疗HIV-1感染的晚期或进展性免疫缺陷患者。

【用法用量】口服每次800mg，每日3次，餐前1小时或餐后2小时以凉开水送服。

【不良反应】①单用或联用一般耐受良好。常见疲乏、头痛、腹痛、腹泻、恶心、呕吐、反酸、厌食、胃肠不适、嗜睡、皮肤反应、味觉异常、眩晕、失眠、过敏、口干、多梦、尿痛、血尿、结晶尿、肌痛、肾石病、高胆红素血症、溶血性贫血和血液中其他化学变化，其中约10%患者出现间接胆红素升高，8%出现伴排尿困难的结晶尿，4%出现肾石病。②偶见转氨酶升高。

【禁忌证】①严重肝疾病患者。②妊娠期妇女。③对本药过敏者。

【药物相互作用】本药不能与阿普唑仑、阿司咪唑、卡马西平、酮康唑、咪达唑仑、美沙酮、苯巴比妥、苯妥英钠、利福喷汀、利福平、特非那定、三唑仑等药物联合应用。

【注意事项】①肾结石患者、轻度或中度肝疾病者慎用。②治疗期间应确保足够的水化疗法，增加进水量，每日须饮水在1500ml以上，使用本药的日剂量须在2400mg以上，既可抑制HIV的复制，又防止出现耐药性。③对肝功能不全者可调整剂量每次600mg，每日3次。

【制剂与规格】①胶囊：200mg；400mg。②片剂：200mg。

利托那韦
Ritonavir

【其他名称】雷托那韦。

【药理作用】①是一种可口服的HIV-1和HIV-2天门冬氨酸蛋白酶多肽无机物抑制剂。对HIV蛋白酶有选择性亲和作用，其抗人天门冬氨酸蛋白酶抑制作用甚微。②为蛋白酶抑制剂，可阻止HIV蛋白酶，该酶影响病毒的终末形成。③抑制HIV蛋白酶加工多聚蛋白，从而不能产生形态成熟的HIV颗粒，减缓HIV细胞之间的蔓延。因此，可阻止发生新的感染病灶，并延缓疾病的进展。④在体外，能拮抗所有HIV实验病毒株，同时具有抗齐多夫定敏感株或耐药病毒株的作用。

【体内过程】口服吸收较好，生物利用度为60%以上，单剂量400mg顿服，血药浓度达峰时间为2～4小时，血药峰浓度53μg/ml。其剂量与血药峰浓度和药-时曲线面积等参数呈非线性关系，可能与其可饱和的一过性代谢有关。进餐口服时血药峰浓度和药-时曲线面积可升高63%，浓度达峰时间延迟1.6小时。服用口服液1小时后饮用巧克力奶不会影响其吸收程度和速率。在血浆和淋巴结浓度高，血浆$t_{1/2}$为3～3.5小时，血浆蛋白结合率为98%。主要在肝代谢，通过细胞色素P450氧化酶系统异构酶CYP3A和CYP2D6代谢，生成至少5种代谢物，主要代谢物也具抗毒活性，剂量的87%由粪便中排出，12%由尿液中排出，其中各含原型药物为36%和3.5%。

【适应证】单独或与抗逆转录病毒的核苷类药物合用治疗晚期或非进行性的艾滋病。

【用法用量】口服：每次600mg，每日2次，宜与食物同服或餐后服用。或初始一次300mg，每日2次，每隔2天增加100mg，至一次600mg。

【不良反应】①常见发生胃肠不适、恶心、腹泻、腹痛、厌食、味觉异常、血管扩张、衰弱、无力、头痛、皮疹、荨麻疹、支气管痉挛、血管神经性水肿、出血或血肿、血液化学和血液学改变。②偶见血浆甘油三酯、尿酸、转氨酶升高、感觉异常、嗜酸粒细胞增多或过敏反应。

【禁忌证】①严重肝疾病患者。②妊娠及哺乳期妇女。③对本药过敏者。

【药物相互作用】①有抑制细胞色素系统的作用，为细胞色素P4503A及其他同工酶抑制剂，因此与许多具类似作用的药物有相互作用，可极大地提高被CYP3A及其他同工酶代谢药物的血药浓度。②不能与利福喷汀、镇静催眠药、沙奎那韦或其他蛋白酶抑制剂药物联合应用。③不能与细胞色素P450代谢药物联用，因其可引起心律失常、血恶液质、癫痫样发作或其他严重不良反应。④与免疫抑制剂、非镇静组胺拮抗剂、大环内酯类抗生素、钙拮抗剂、抗抑郁药、神经肽类、西沙必利、艾司唑仑、右丙氧酚、恩卡尼、阿司咪唑、特非那丁、麦角胺、抗真菌药、美沙酮、芬太尼、卡马西平、华法林、甲苯磺丁脲、吗啡、地昔帕明、口服避孕药和氨茶碱等同时使用时应谨慎。⑤口服液避免与甲硝唑合用。⑥可抑制其他HIV蛋白酶抑制剂的代谢，同时给予沙奎那韦、奈非那韦、茚地那韦，其药-时曲线下面积分别增加36倍、10倍和8倍，另与沙奎那韦、茚地那韦具有交叉耐药性。⑦与麦角胺或二氢麦角胺联合应用可引起急性麦角中毒，其特征为外周血管痉挛或肢端缺血。

【注意事项】①轻或中度肝疾病、腹泻者和12岁以下儿童慎用。②需在特殊监护下开始治疗。用于血友病患者治疗有自发性出血的现象，应注意对出血和血液变化的监测。③单独应用本药或与核苷类逆转录酶抑制剂联合应用，可使转氨酶超出正常上限的5倍，发生肝炎或黄疸。对乙型或丙型肝炎患者有使转氨酶升高的可能，对既往患有肝疾病、肝酶异常、肝炎的患者在服用时尤应注意。④服用本药的患者包括甘油三酯血症的患者有发生胰腺炎甚至死亡的危险，晚期HIV患者的发生率更大，如出现恶心、呕吐、腹部疼痛、血清脂肪酶和淀粉酶升高等症状者，应及时停药。⑤对接受本药治疗的并发糖尿病者会引发或加重糖尿病，会出现高血糖、酮症酸中毒，应调整胰岛素和口服降糖药的剂量。

【制剂与规格】①片剂：100mg（每片含利托那韦50mg）。②口服溶液：1ml：80mg；7.5ml：600mg。

奈非那韦
Nelfinavir

【其他名称】娜芙维亚、甲磺酸奈非那韦。

【药理作用】①为一非肽类HIV蛋白酶抑制剂，与HIV蛋白酶活性键点可逆性的结合，阻止HIV蛋白酶，影响病毒的终末形成。②对HIV-1有良好的抑制作用，治疗后可使HIV感染者HIV-RNA水平下降和CD_4细胞计数升高。③作用强于沙奎那韦，类似于茚地那韦、利托那韦。

【体内过程】口服吸收良好但较慢，生物利用度为40%～50%，血药浓度达峰时间为2～4小时，血药峰浓度为0.34～1.7μg/ml，若与食物同服吸收良好。在体内分布广泛，在多数组织中浓度高于血药浓度，尤以脾、肠系膜淋巴结浓度为最高。$t_{1/2}$为3.5～5小时，血浆蛋白结合率较高为98%。在肝氧化代谢，由细胞色素P450参与代谢，代谢物主要由粪便中排出，其中氧化代谢物为78%，原型药物为22%。极少量由尿液中排出，主要为原型药物。

【适应证】艾滋病、HIV-1感染。

【用法用量】①成人口服每次1.25g，一日2次，或一次750mg，一日3次，或连续21～28日。儿童每次20～30mg/kg，每日3次，于餐后服用。

【不良反应】本药的耐受性优于茚地那韦、利托那韦，常见发生胃肠不适、呕吐、恶心、腹泻、腹痛、腹胀、稀便、味觉异常、乏力、疲劳、精神紧张、皮疹、衰弱、头痛、精神不集中和血液学改变，如转氨酶升高、肌酐激酶增加、中性粒细胞减少、肝炎等。不良反应与剂量无关。

【禁忌证】①妊娠及哺乳期妇女。②对本药过敏者。

【药物相互作用】①与司坦夫定、拉米夫定、齐多夫定和扎西他滨联合应用可增加疗效。②不能与胺碘酮、阿普唑仑、阿司咪唑、卡马西平、酮康唑、氟康唑、伊曲康唑、红霉素、克拉霉素、咪达唑仑、美沙酮、苯巴比妥、苯妥英钠、利福喷汀、利福平、特非那定、三唑仑等药物联合应用。③与沙奎那韦联合应用可增加后者的血药浓度。

【注意事项】①轻度或中度肝疾病者慎用。②具有抑制细胞色素P450系统的作用，虽较弱但与许多具类似作用的药物有相互作用。

【制剂与规格】①片剂：100mg；250mg；500mg。②粉剂：1g：50mg。

沙奎那韦
Saquinavir

【其他名称】双喹纳韦、沙奎那维。

【药理作用】①为一种多肽类而强力的蛋白酶抑制剂，与苯丙氨酸-脯氨酸肽键过渡结构类似，抑制HIV-1和HIV-2蛋白酶介导的HIV多肽切割，对HIV-1和HIV-2蛋白酶及对齐多夫定耐药的HIV-1有强大的抗毒活性，对慢性感染细胞也具有抗病毒活性，抑制HIV-1的复制。②体外研究显示，本药可抑制HIV多聚蛋白而阻止病毒成熟颗粒的形成和减慢病毒复制的过程，长期使用能治愈被HIV感染的细胞。

【体内过程】①口服后吸收迅速，生物利用度较低，约为4%，与食物同服可提高生物利用度18倍，血药浓度达峰时间为3～4小时。②在稳态血药浓度下服用本药每次600mg，每日3次，血药峰浓度0.235μg/ml。③在肝脏经P450代谢为无活性的多种衍生物，$t_{1/2}$为12～14小时。口服剂量的88%由粪便中排出，1%由尿液中排出。

【适应证】①与抗逆病毒核苷类似药物联用治疗HIV-1感染的晚期或进展性免疫缺陷患者。②对齐多夫定耐药的艾滋病患者，或与齐多夫定、扎西他滨和去羟肌苷二联或三联应用。

【用法用量】①口服每次600mg，每日3次，进餐或餐后2小时服用。②与蛋白酶抑制剂联合应用每次400mg，每日2次。

【不良反应】常见的不良反应有疲劳、头痛、恶心、腹泻、胃肠不适、眩晕、失眠、嗜睡、皮疹、味觉异常、过敏、口干、尿痛、肌痛、肾石病、高胆红素血症和血液中其他化学变化

【禁忌证】①过敏者。②严重肝疾病患者。③妊娠及哺乳期妇女。

【药物相互作用】①与酮康唑、雷尼替丁合用，可相对提高其生物利用度。②与利福平、利福布汀合用则使其生物利用度和血药浓度降低。③与阿司咪唑、特非那定联合应用，可提高本药的血药浓度，不宜合用。

【注意事项】①肾结石患者、轻或中度肝疾病者慎用。②治疗期间应确保足够的水化疗法。

【制剂与规格】①胶囊（以沙奎那韦计）：200mg。②片剂：500mg。

四、其他

金刚烷胺
Amantadine

【其他名称】金刚胺、三环癸胺。

【药理作用】①阻止RNA病毒穿透宿主细胞。②阻止已穿透宿主细胞病毒的脱壳和释放核酸，干扰病毒的早期复制。③封闭宿主细胞膜上的病毒通道，阻止病毒穿入人体细胞。④临床上仅对A型流感病毒有作用。对亚洲A型流感病毒有抑制活性，使病毒增殖受到抑制，对已发病者及时用药也有效，可使患者在24小时内体温下降，约36小时内症状明显减轻。对亚洲B型流感病毒、麻疹病毒、腮腺炎病毒和单纯疱疹病毒无活性。⑤抗震颤麻痹。

【体内过程】①口服吸收迅速完全。②达峰时间为2～4小时，峰值血药浓度约为0.3μg/ml，每天服药者在2～3天内可达稳态浓度，其稳态血药浓度为0.2～0.9μg/ml。③吸收后可分布于唾液、鼻腔分泌液中。组织中（尤其是肺内）的含量高于血清的含量。可通过胎盘屏障，在体内分布以唾液、肺、肝、肾最高，易透过生物膜，可透过血脑屏障，脑脊液的药物浓度为血药浓度的60%。④在体内降解代谢的量极少，主要由肾脏排泄，90%以上以原型经肾小球滤过随尿排出，部分可被动再吸收。有肾功能障碍者易致蓄积中毒。在酸性尿中排泄率可迅速增加。也有少量由乳汁排泄。⑤血液透析仅可从血中清除少量药物（约4%）。肾功能正常者$t_{1/2}$为11～15小时，肾衰竭者为24小时，长期透析的患者$t_{1/2}$可达7～10日。

【适应证】①亚洲A－Ⅱ型流感病毒引起的呼吸道感染。②与抗生素合用，治疗败血症、病毒性肺炎，并有退热作用。③帕金森综合征及药物诱发的锥体外系反应。④抗精神病药引起的恶性综合征。

【用法用量】①抗病毒：每次200mg，每日1次；或每次100mg，每12小时1次。②应在接触患者前开始预防性服药，如接触后服药则至少应连用10日。在流感流行期间（大多为6～8周）每天均须服药，或合用灭活的甲型流感病毒疫苗，直至估计有免疫活性出现为止。③与灭活的甲型流感病毒疫苗同用时，在产生预防性抗体之前，本药应连续服用2～3周才可停药。但因疫苗只有70%～80%有效，故延长服药的时间对老年人或高危患者可能有益。④对流感的治疗，应于起病后24～48小时内开始，在症状消失后，本药尚应继续使用5日。⑤最大量为每日200mg。肾功能不全时应减量。⑥儿童口服给药：新生儿与1岁内婴儿不用；1～9岁儿童每8小时用1.5～3mg/kg，或每12小时用2.2～4.4mg/kg，也有推荐每12小时用1.5mg/kg。每天最大量不宜超过150mg；9～12岁儿童，每12小时口服100mg；12岁或12岁以上儿童：参阅成人用量。⑦治疗帕金森病参阅前面章节。

【不良反应】①较常见的有：抗胆碱作用导致幻觉、精神错乱，老年患者更易发生；中枢神经系统受刺激或中毒可引起情绪或其他精神改变。②较少见的有：排尿困难，亦由抗胆碱作用所致，以老年人居多；晕厥，常继发于直立性低血压。③极少见的有：言语不清、不能控制的眼球运动等，一般是中枢兴奋过度或中毒的表现，还可引起白细胞减少，导致咽喉炎及发热。④持续存在或比较顽固的有：注意力不能集中、头晕或头晕目眩、易激动、食欲缺乏、恶心、神

经质、皮肤出现紫红色网状斑点或网状青斑、睡眠障碍或恶梦（中枢神经系统受刺激或中毒）等常见；视物模糊、便秘、口鼻喉干燥、头痛、皮疹、疲劳、无力、呕吐等少见或极少见。⑤其他不良反应：严重者可致脑动脉硬化。癫痫患者应用时可诱发或加重癫痫发作。⑥长期治疗中常见的不良反应有：足部或下肢肿胀、不能解释的呼吸短促。还可出现体重迅速增加，可能由充血性心力衰竭所致。

【禁忌证】①1岁以下儿童、患有精神疾病的儿童。②过敏者。③妊娠及哺乳期妇女。

【药物相互作用】①有退热作用，与抗菌药合用疗效优于单用抗菌药。②其他抗帕金森药、抗组胺药、吩噻嗪类或三环类抗抑郁药与本药合用，可增强抗胆碱作用，特别是有精神错乱、幻觉及恶梦的患者更明显。③与中枢神经兴奋药合用时，可增强中枢神经的兴奋作用，严重者可引起惊厥或心律失常等不良反应。④与氨苯蝶啶合用，本药的肾脏清除率降低，中毒反应的发生率升高。如两药必须合用，应监测本药的毒性反应。⑤颠茄和本药均有抗胆碱作用，合用时可产生过度的抗胆碱作用。⑥与复方新诺明合用，可导致二者经肾小管分泌的量均减少，故可增加中枢毒性，出现失眠，精神错乱等症状。⑦槟榔有拟胆碱作用，与本药合用时两者的胆碱及抗胆碱作用相互拮抗，造成二者的效应降低。⑧溴哌利多可对抗本药的药理作用，故会降低本药的疗效。⑨佐替平可通过阻滞多巴胺受体而拮抗本药的药理作用。⑩不宜与乙醇同用，后者会加强中枢不良反应，出现头昏、晕厥、精神错乱及循环障碍等症状。⑪与肾上腺皮质激素联合应用宜慎重。

【注意事项】①末梢性水肿患者、肝脏疾病患者、有脑血管病或病史者、充血性心力衰竭患者、精神病或严重神经症患者、有癫痫病史者和反复发作的湿疹样皮疹病史慎用。②老年患者耐受性低，可出现幻觉、谵妄。③主要以原型随尿排出，有肾功能障碍者易致蓄积中毒，故应监测其血药浓度。血药浓度不得超过1.5～2.0μg/ml。④对每天用量超过200mg者，应严密观察，防止发生不良反应或中毒。注意监测血压、脉搏、呼吸及体温，特别在增加剂量后的数日内。⑤服药后不要开车或操作机器。⑥有研究结果提示：帕金森病患者每天用量超过200mg时，疗效不增加，但毒性却渐增。⑦每天最后一次服药应在下午4时前，以避免引起失眠。⑧对直立性低血压患者或老年人有肾清除率降低时，应酌情减量或停用本药。⑨大剂量用药（每日0.3g）可引起失眠、头痛、幻觉、言语不清、精神不安、运动失调、恶心、呕吐、腹痛、腹泻、便秘、口干、皮疹等。逾量中毒时可表现为严重的情绪或其他精神改变，严重的睡眠障碍或恶梦。当用量4倍于常用量时，可出现惊厥。⑩尚无特殊的解毒药，故过量时只能做对症与支持疗法。支持疗法包括立即洗胃、催吐，大量补液利尿，酸化尿液以增加本药的排泄率，同时监测血压、脉搏、呼吸、体温、电解质、尿pH值与排出量，必要时可导尿。按需分别给予镇静药、抗惊厥药、抗心律失常药，必要时可再加用其他药物。⑪控制中枢神经系统中毒的症状，可缓慢静脉注射毒扁豆碱，成人每间隔1～2小时给1～2mg，小儿每间隔5～10分钟给0.5mg，最大用量每小时可达2mg。⑫服药后不要突然停药，否则可使帕金森病的情况恶化。停药时应逐渐减量。⑬治疗期间不宜饮酒，嗜酒者易醉。

【制剂与规格】①片剂：100mg。②胶囊：100mg。③糖浆剂：1ml∶10mg；50ml∶0.5g。

第 7 章 抗寄生虫病药

一、抗疟药

（一）主要用于控制症状的抗疟药

氯喹
Chloroquine

【其他名称】氯化喹啉、磷酸氯喹啉、磷酸氯化喹啉。

【药理作用】①本药及其他4-氨基喹啉类抗疟药（哌喹、氨酚喹等）主要对疟原虫的红内期起作用。可能破坏疟原虫裂殖体DNA的复制与转录过程，从而干扰其繁殖或阻碍了其内吞作用，导致虫体因缺乏氨基酸而死亡。②控制疟疾症状发作。但对红外期无作用，不能阻止复发，不过因作用较持久，能使复发推迟（恶性疟因无红外期，故能被根治）；对配子体无直接作用。故既不能作病因预防，也不能阻断传播。③由于耐药性，疗效降低，需改用其他抗疟药或联合用药。④除抗疟外，对阿米巴滋养体也有较强的杀灭作用。⑤口服后肠壁组织浓度低，而肝、肺组织浓度高，故对阿米巴痢疾无效，而对阿米巴肝脓肿和肺脓肿等肠外阿米巴有显著疗效。

【体内过程】①口服吸收迅速而充分。服药后1～2小时血药浓度达峰值，生物利用度为89%，血浆蛋白结合率约为55%。②广泛分布于身体各组织，在肝、肾、肺、脾高度浓集，也较多分布于含黑色素细胞（如眼和皮肤中的细胞）。③本药有浓集于红细胞的特点，在红细胞中的浓度为血浆内浓度的10～20倍，而被疟原虫侵入的红细胞内的药物浓度，又比正常者高约25倍；还可通过胎盘屏障和血脑屏障，有较大分布容积（79～185L/kg），$t_{1/2}$为2.5～10天。④本药在肝脏代谢，主要代谢产物是去乙基氯喹，它仍有抗疟作用。⑤小部分（10%～15%）以原型经肾排泄，其排泄速度可因尿液酸化而加快，碱化而降低。约8%随粪便排泄。此外，本药也可由乳汁中排出。

【适应证】①疟疾急性发作。②预防性抑制疟疾症状发作。③阿米巴肝脓肿（肝阿米巴病）、华支睾吸虫病、肺并殖吸虫病（肺吸虫病）等。④红斑狼疮和类风湿性关节炎等结缔组织病及光敏性疾病（如日晒红斑症）。

【用法用量】成人：①控制疟疾发作：首剂1000mg，第2、3日各500mg。如与伯氨喹合用，只需第1日服本药1000mg。②预防性抑制疟疾症状发作：每周1次，每次500mg口服。③阿米巴肝脓肿：第1、2日，每日2～3次，每次服500mg；以后每日500mg，连用2～3周。④盘形红斑狼疮及类风湿性关节炎：开始每日1～2次，每次250mg。经2～3周后，如症状得到控制，改为每日2～3次，每次量不宜超过250mg，长期维持。⑤对系统性红斑狼疮：用糖皮质激素治疗症状缓解后，可加用本药以减少皮质激素用量。⑥静脉滴注：控制疟疾发作，每次2～3mg/kg。第1日1500mg，第2、3日各500mg，疗程3日，总量2500mg。第1日药量于12小时内全部输完。儿童口服给药：①控制疟疾发作：首剂16mg/kg（高热期酌情减量，分次服），6～8小时后及第2～3日各服8mg/kg。②预防性抑制疟疾症状发作：每周8mg/kg。

【不良反应】①口服一般可出现头昏、头痛、眼花、食欲减退、恶心、呕吐、腹痛、腹泻、皮疹、耳鸣、烦躁等，一般停药后可自行消失。②在治疗肺吸虫病、华支睾吸虫病及结缔组织疾病时，用药量大，疗程长，可能会有较重的反应，常见者为眼毒性。③因本药可由泪腺分泌，并由角膜吸收，在角膜上出现弥漫性白色颗粒，停药后可消失。④部分药物可在组织内蓄积，久服可致视网膜轻度水肿和色素聚集，出现暗点，影响视力，常为不可逆。⑤损害听力，妊娠妇女大量服用可造成小儿先天性耳聋、智力迟钝等。⑥偶可引起窦房结的抑制，导致心律失常、休克，严重时可发生阿-斯综合征，而导致死亡。⑦可导致药物性精神病。⑧尚可引起苔藓样、斑丘疹样、麻疹样等各种皮疹。长期治疗或大剂量用药的患者，皮肤或头发可出现灰色低色素或蓝黑色高色素等色素改变。⑨罕见溶血、再障、可逆性粒细胞缺乏症及血小板减少。

【禁忌证】①妊娠期妇女。②对本药过敏者。

【药物相互作用】①与甲氨蝶呤、环磷酰胺、环孢素有协同作用，并可减轻本药毒性。②与青蒿素交替应用可提高抗疟疗效，降低疟疾复燃率。③与伯氨喹合用时，部分患者可产生严重心血管系统不良反应。④与吲哚美辛联用于抗类风湿性关节炎，有协同作用，但毒性亦呈相加性。故联用时应监测血常规和肝功能。⑤与骨髓抑制药（抗肿瘤药、氯霉素）合用可加剧对骨髓的抑制。⑥洋地黄化后应用本药易引起心脏传导阻滞。⑦苯丙胺、甲状腺素类可加重本药的毒副作用，应避免联用。⑧对神经肌肉接头有直接抑制作用，链霉素可加重此不良反应。⑨与甲硝唑合用可发生急性肌张力障碍。⑩与氯丙嗪合用，可加重肝损害。⑪与肝素合用可增加出血的机会。青霉胺在抗风湿治疗中，与本药有拮抗作用。⑫与保泰松或金属制剂合用易引起药物性皮炎，应避免合用。⑬氨基糖苷类抗生素不宜与本药合用。⑭与甲氯喹合用可增加惊厥危险。⑮本药可减少氨苄西林的胃肠道吸收。⑯西咪替丁可减缓本药的代谢与排泄，而雷尼替丁无此作用。⑰与氯化铵合用可加速本药排泄而降低血药浓度。⑱抗酸药或白陶土可减少本药的吸收，因此它们应至少分开4小时服药。

【注意事项】①肝、肾功能不全者、心脏病患者、重型多形红斑患者、血卟啉病患者、银屑病患者和精神病患者需要慎用。②可由乳汁中排出，故哺乳期用药须权衡利弊。③对角膜和视网膜有损害，因此长期服用本药治疗以前，应先做眼部详细检查，排除原有病变，尤其是60岁以上患者宜勤检查，以防视力损害。

【制剂与规格】①磷酸氯喹片：75mg（相当于氯喹50mg）；100mg；250mg（相当于氯喹150mg）。②注射液：2ml：129mg（碱基80mg）；5ml：322mg（碱基200mg）。

奎宁
Quinine

【其他名称】硫酸奎宁。

【药理作用】①对各种疟原虫的红细胞内期裂殖体有杀灭作用，但不能杀灭恶性疟的配子体。②对各种疟原虫的无性期均有较强的杀灭作用。能与疟原虫的DNA结合，抑制DNA的复制和RNA的转录及蛋白质的合成，干扰疟原虫的生长、繁殖，但作用较氯喹为弱。③对中枢神经系统有抑制作用；有抑制心肌，减弱心肌收缩力，延长心肌不应期，减慢传导作用；有解热，增强子宫节律性收缩的作用。

【体内过程】①口服后主要在小肠上段迅速吸收，血药浓度约3小时达峰值，红细胞内的浓度仅为血浆内浓度的1/5。血药浓度为2～5mg/L时可降低间日疟原虫密度，5mg/L时可清除无性体，但浓度低于2mg/L则作用轻微。②蛋白结合率约80%。吸收后分布于全身组织，以肝脏浓度最高，肺、肾、脾次之，骨骼肌和神经组织中最少。③主要在肝脏氧化分解，迅速失活，其代谢物及少部分未被代谢的原型药经肾脏快速排泄，24小时后几乎全部排出，无蓄积性。$t_{1/2}$约11小时。在严重疟疾患者血中α-糖蛋白水平增高，奎宁与蛋白结合率增加，消除减慢，可延长半衰期。

【适应证】①耐氯喹和耐多种药物虫株所致的恶性疟。②间日疟。③脑型疟的抢救。

【用法用量】①成人：①治疗耐氯喹虫株所致的恶性疟，采用硫酸奎宁，每日3次，每次0.3～0.6g，14日为一疗程。②严重病例（脑型）可采用二盐酸奎宁，按体重5～10mg/kg（最高量500mg），加入氯化钠注射液500ml中静脉滴注，4小时滴完，12小时后重复一次，病情好转后改口服，一般3日。②小儿：治疗耐氯喹虫株所致的恶性疟时，小于1岁者每日给硫酸奎宁0.1～0.2g，分2～3次服；1～3岁，0.2～0.3g；4～6岁，0.3～0.5g；7～11岁，0.5～1g；疗程10日。重症患者应用二盐酸奎宁注射液剂量同成人。

【不良反应】①每日用量超过1g或连用较久，常致金鸡纳反应，有耳鸣、头痛、恶心、呕吐、视力听力减退等症状，严重者产生暂时性耳聋，停药后常可恢复。②24小时内给药剂量大于4g时，可直接损害神经组织和视力。③大剂量中毒时，除上述反应加重外，由于抑制心肌，扩张外周血管而致血压骤降，呼吸变慢变浅，发热、烦躁、谵妄等，多死于呼吸麻痹。④奎宁致死量约8g。少数患者对奎宁高度敏感，小量即可引起严重的金鸡纳反应。⑤少数恶性疟患者使用小量奎宁可发生急性溶血（黑尿热）致死。⑥奎宁还可引起皮疹、瘙痒、哮喘等。

【禁忌证】①妊娠期妇女禁用。②心肌病患者。

【药物相互作用】①尿液碱化药如碳酸氢钠等，可增加肾小管对本药的重吸收，导致本药血药浓度与毒性的增加。②奎尼丁与本药合用，金鸡纳反应可增加。③西咪替丁可减缓本药排泄，使 $t_{1/2}$延长49%，从而加重毒性反应。④与布克利嗪、赛克力嗪、美克利嗪、吩噻嗪类、硫杂蒽类、曲美苄胺合用可导致耳鸣、眩晕。⑤与强心苷合用后，部分患者血浆中的强心苷浓度明显升高（如地高辛血药浓度升高60%），易发生中毒反应。⑥降血糖药与本药联用可出现严重低血糖。⑦肌肉松弛药（如琥珀胆碱、筒箭毒碱等）与本药合用，可致呼吸抑制。⑧维生素K可增加本药的吸收。⑨与硝苯地平合用，游离的本药浓度增加。⑩可降低氟卡尼代谢率达19%。利福平可降低本药血药浓度和疗效。⑪制酸药及含铝制剂能延缓或减少本药的吸收。抗凝药与本药合用，抗凝作用可增强。

【注意事项】①妇女月经期及哺乳期妇女慎用。②对诊断有干扰：奎宁可干扰17-羟类固醇的测定。③哮喘患者、心房纤颤及其他严重心脏患者、G-6-PD缺乏者、重症肌无力、视神经炎患者均应慎用。

【制剂与规格】①片剂：硫酸奎宁0.3g；重硫酸奎宁0.12g；盐酸奎宁0.33g。②二盐酸奎宁注射液：1ml：0.25g；1ml：0.5g；10ml：0.25g。③复方奎宁注射液：2ml（盐酸奎宁0.136g，咖啡因0.034g，乌拉坦0.028g）。

甲氟喹
Mefloquine

【其他名称】甲氟喹羟哌啶、氟甲喹羟哌啶、甲氟喹啉。

【药理作用】①是奎宁的4-喹啉甲醇衍生物，对间日疟的红细胞外期虽无作用，但可杀灭恶性疟和间日疟原虫的无性红细胞型（杀灭血液增殖体），作用与奎宁近似，对恶性疟或间日疟所致的轻至中度急性疟疾有效。②抗虫谱与氯喹相同。

【体内过程】①口服吸收迅速，吸收率约为80%，血药浓度达峰时间为4～6小时，给药后2～12小时甲氟喹的血药浓度为1μg/ml。②在血浆中99%以上的甲氟喹与蛋白结合，然而，红细胞内或红细胞上的浓度约为血药浓度的170%。保留于红细胞的甲氟喹约半数与细胞膜相结合。③表观分布容积为27～50L/kg。甲氟喹以原型药物由尿液中排泄缓慢，初始4周内约仅排出给药剂量的5%。④主要经肝消除，口服后4小时从血中检出主要代谢物，数日后代谢物浓度可超过甲氟喹浓度，血药浓度-时间曲线下面积比原型药物大3.4倍，每周重复给药后，几个月后即达稳态血药浓度，长期治疗后对肝药酶的激发活性有抑制作用。$t_{1/2}$平均为17日。

【适应证】脑型疟疾（恶性疟）和间日疟。

【用法用量】①口服：用于治疗恶性疟疾，成人每次18～20mg/kg（或750～1250mg）顿服，但如剂量高于750mg，可首剂服用750mg，8小时后补充余量；儿童每次25mg/kg顿服。上述剂量1/2即可消除间日疟原虫，但需加用伯氨喹以灭休眠体。②对急性恶性疟者可先给予奎宁滴注，末次滴注后8～12小时再给甲氟喹。③用于预防恶性疟，成人每次250mg，每周1次，2个月后剂量减半；儿童4～6mg/kg，每周1次。

【不良反应】剂量低于1g耐受性好；1g以上时，不良反应较多。①常见恶心、呕吐、食欲缺乏、腹痛、腹泻、肌痛、头晕、耳鸣、皮疹等。②少见出现瘙痒、皮疹、疲乏、无力、脱发、情绪改变、白细胞减少、血小板减少、血细胞比容降低、转氨酶升高等，发生率小于1%。③部分患者中出现窦性心动过缓、视网膜变性、视网膜水肿、晶体混浊。

【禁忌证】①肝、肾功能不全者。②妊娠及哺乳期妇女。

【药物相互作用】①鉴于少数患者因用本药而发生无症状的心动过缓和Q-T间期延长，故不宜与β

受体阻滞药联合应用。②不宜与奎宁和奎尼丁合用，如因疟疾严重必须联合应用，与末剂应至少间隔12小时。③服用本药同时并用丙戊酸钠可使癫痫症状失控，血浆丙戊酸水平降低，应注意检测血浆丙戊酸水平并调整剂量。④用于间日疟时需与伯氨喹联合应用，以清除红细胞外型原虫，以防复发。

【注意事项】①过量使用会造成体内蓄积。长期应用宜定期检查肝功能、视力。②服用时不宜空腹，成人至少以240ml水送服。为预防疟疾应在进入疫区前1周开始服用。

【制剂与规格】片剂：50mg；250mg。

咯萘啶
Malaridine

【其他名称】磷酸咯萘啶。

【药理作用】①本药为苯并萘啶的衍生物，对人间日疟原虫和恶性疟原虫的裂殖体均有杀灭作用。②主要是破坏疟原虫复合膜的结构与功能以及食物泡的代谢活力。对伯氏疟原虫红内期超微结构的影响首先见于滋养体复合膜肿胀，呈多层螺纹膜变。食物泡融合，色素凝集，这些变化呈进行性加重；随后线粒体、内质网、核膜肿胀，核糖体致密，染色质聚集。先见滋养体结构瓦解，而后裂殖体受到破坏，达到迅速杀虫的作用。③具有双重作用靶点，作用优于咯啶，故对各种疟原虫的红内期无性体均有杀灭作用，亦对抗氯喹的恶性疟原虫有较强作用。

【体内过程】经动物实验观察，口服和肌内注射本药后，分别于1.4和0.75小时血药浓度达高峰。肌内注射生物利用度＞90%，口服则约为40%。$t_{1/2}$ 为2～3日。吸收后以肝内含量最高，从尿中排泄1%～2%。

【适应证】①各类疟疾。②脑型疟、凶险疟疾的危重患者。

【用法用量】①成人。口服：每次0.3g，第1日2次，第2、3日各服1次。静脉滴注：每次3～6mg/kg，加入5%葡萄糖注射液200～500ml中，于2～3小时滴毕。间隔6～8小时重复1次，12小时内总剂量相当于12mg/kg。肌内注射：每次2～3mg/kg，共给2次，间隔4～6小时。②小儿：口服总剂量为24mg/kg，分3次服。注射剂量参照成人。

【不良反应】①口服本药有部分患者有头晕、头痛、恶心、呕吐、胃部不适、稀便，但停药后可消失。②少数有心电图有轻度变化，可见窦性心动过缓，个别有心律不齐。③肌内注射部位稍有疼痛感，个别出现红肿、硬结，均可逐渐自行消失。少数有恶心、呕吐、头昏、头痛等。

【禁忌证】尚不明确。

【药物相互作用】与乙胺嘧啶、伯氨喹、周效磺胺合用有增效作用，不仅可减少复燃，且能防止或延缓抗药性的产生。

【注意事项】①严重心、肝、肾脏病患者慎用。②口服后尿会呈红色。片剂不宜嚼服。③不可静脉注射。

【制剂与规格】①肠溶片剂：0.1g。②注射液：2ml：80mg。

青蒿素
Artemisinin

【其他名称】黄蒿素。

【药理作用】①对间日疟，恶性疟特别是抢救脑型疟有良效，包括耐氯喹虫株的红内期无性生殖体有强大而快速的杀灭作用。但对细胞前期和红外期无效。②用于间日疟，其退热时间及疟原虫转阴时间都较氯喹短。③对间日疟原虫的近期复燃率比氯喹高20%～30%。④与伯氨喹合并应用，可使复燃率降至10%。⑤对血吸虫亦有杀灭作用；也可用于红斑狼疮的治疗。

【体内过程】①口服后由肠道迅速吸收，0.5～1小时后血药浓度达高峰。②药物广泛地分布于全身各组织，以肠、肝、肾的含量较多，并可透过血脑屏障，进入脑组织。③主要从肾及肠道排泄，24小时可排出84%，72小时仅有小量残留。栓剂吸收良好。血浆$t_{1/2}$为4～4.4小时。

【适应证】①各类疟疾。②系统性红斑狼疮与盘状红斑狼疮。

【用法用量】①口服：先服1g，6～8小时后再服0.5g，第2、3日各服0.5g，疗程3日，总量为2.5g。系统性红斑狼疮或盘状红斑狼疮，第1个月每次口服0.1g，一日2次；第2个月每次0.1g，每日3次；第3个月每次0.1g，每日4次。②直肠给药：首次0.6g，4小时后0.6g，第2、3日各服0.4g。③深部肌内注射：第1次200mg，6~8小时后再给100mg，第2、3日各肌内注射100mg，总剂量500mg，个别重症第4日再给100mg。或连用3日，每日肌内注射300mg，总量900mg。小儿15mg/kg，3日内注完。

【不良反应】①注射部位较浅时，易引起局部疼痛和硬块。②个别患者可出现一过性转氨酶升高及轻度皮疹。③少数患者用药后可出现轻度恶心、一过性里急后重、腹痛、腹泻等不良反应。

【药物相互作用】①与伯氨喹合用可根治间日疟。②与甲氧苄啶合用有增效作用，可减少近期复燃。

【注意事项】①妊娠早期妇女应慎用。②如塞肛后2小时内排便，应补用一次。③青蒿素治疗系统性红斑狼疮及盘状红斑狼疮均可获不同程度的缓解。治疗初期病情可能有所加重，全身出现蚁走感，半个月逐渐减轻，月余后一般情况改善。

【制剂与规格】①油注射液：2ml：30mg；2ml：50mg；2ml：100mg；2ml：200mg。②水混悬注射液：1ml：150mg；2ml：300mg。③片剂：20mg；50mg；100mg。④栓剂：400mg；600mg。

青蒿琥酯
Artesunate

【其他名称】青蒿酯。

【药理作用】①是青蒿素的水溶性衍生物，其抗疟作用及作用机制同青蒿素，能杀灭红内期的裂殖体。具有速效、高效、低毒等特点。②对疟原虫无性体有较强的杀灭作用，起效快，能迅速控制疟疾发作，但对恶性疟配子体无效。

【体内过程】①静脉注射后血药浓度很快下降。体内分布广，以肠、肝、肾中含量较高。②主要在体内代谢转化，仅有少量经肾及肠道排泄。$t_{1/2}$为30分钟左右。

【适应证】①脑型疟疾、黄疸型疟疾及各种危重疟疾的抢救。②间日疟及耐氯喹脑型疟疾（恶性疟）。

【用法用量】①成人：口服每次100mg，每日1次，第2日起每日2次，一次50mg，连服5日。②静脉注射：临用前加入5%碳酸氢钠注射液0.6ml，振摇2分钟，待完全溶解后，加5%葡萄糖注射液或葡萄糖氯化钠注射液5.4ml稀释，使每1ml溶液含青蒿琥酯10mg，缓慢静脉注射。首次60mg（或按体重1.2mg/kg），首次剂量后4、24、48小时各重复注射1次。危重者，首次剂量可加至120mg，3日为一疗程，总剂量为240~300mg。

【不良反应】推荐剂量未见不良反应。如使用过量（大于2.75mg/kg），可能出现外周网织细胞一过性降低。随着剂量加大，网织红细胞下降的幅度亦加大，持续时间亦延长。

【注意事项】①静脉注射速度为每分钟3~4ml。②本药溶解后应及时注射，如出现混浊则不可使用。③妊娠早期妇女慎用。

【制剂与规格】①片剂：50mg。②注射用青蒿琥珀酯：60mg。

蒿甲醚
Artemether

【其他名称】青蒿素甲醚、甲基还原青蒿素。

【药理作用】为青蒿素的脂溶性衍生物。抗疟作用为青蒿素的10~20倍。用药后2日内多数病例血中疟原虫转阴并退热。复燃率8%，较青蒿素低。余参阅“青蒿素”。

【体内过程】①口服易吸收，0.5小时达血药浓度峰值。肌内注射吸收快且完全。肌内注射10mg/kg，7小时后血药浓度达峰值，约为0.8mg/L。②体内分布广，以脑组织中最多，肝、肾次之。③总蛋白结合率为95.4%，分布容积为5.4~8.6L/kg，$t_{1/2}$约为13小时。药物主要经肠道排泄，其次经尿排泄。

【适应证】①各型疟疾，但主要用于抗氯喹恶性疟治疗和凶险型恶性疟的急救。②与伯氨喹合用可降低复燃率。

【用法用量】①成人口服给药：每日1次，每次80mg，首剂加倍，连服5～7日。②肌内注射：每日1次，每次80mg，首剂加倍，连用5日。③儿童肌内注射：每日1次，每次1.6mg/kg，首剂加倍，连用5日。

【不良反应】轻微，个别患者可出现血清转氨酶轻度升高或网织红细胞一过性减少。

【药物相互作用】本药与金硫葡糖都可诱导血液异常，而两药联用可增强该不良反应。

【注意事项】妊娠早期妇女慎用。

【制剂与规格】①胶囊：40mg；100mg。②片剂：40mg。③复方蒿甲醚片：每片含本芴醇0.12g、蒿甲醚0.02g。④注射液：1ml ：80mg；2ml ：200mg；1ml ：100mg。

双氢青蒿素
Dihydroartemisinin

【药理作用】①作用机制同青蒿素，对疟原虫无性体有强的杀灭作用，能迅速控制症状和杀灭疟原虫。②对各种疟原虫，包括对抗氯喹和哌喹虫株红内期无性体有强大的杀灭作用，能迅速控制症状和杀灭疟原虫。

【体内过程】①口服吸收良好，起效迅速。口服2mg/kg，达峰时间为1.33小时，峰值为0.71μg/ml。②分布广，血浆$t_{1/2}$为1.57小时，排泄和代谢皆迅速。

【适应证】各种类型疟疾的症状控制。尤其是对抗氯喹恶性及凶险型疟疾有较好疗效。

【用法用量】①成人：每日口服给药1次，每次60mg，首剂加倍。连服5～7日为1个疗程。②儿童：剂量按年龄递减（尚无明确的用药剂量），连用5～7日。

【不良反应】推荐剂量未见不良反应，少数病例有轻度网织红细胞一过性减少。在动物生殖毒性方面的研究证明，小鼠妊娠感应期给药，能增加胚胎吸收，但未见致畸作用。

【注意事项】妊娠期妇女慎用。

【制剂与规格】①片剂：20mg；40mg；50mg。②复方双氢青蒿素片：含双氢青蒿素40mg，磷酸哌喹320mg，甲氧苄啶90mg。③栓剂：10mg；20mg。

（二）主要用于控制复发和传播的抗疟药

伯氨喹
Primaquine

【其他名称】派马喹、伯喹、伯胺喹、伯氨喹啉、伯胺喹啉。

【药理作用】①机制尚不明确，可能与干扰DNA的合成有关。可使疟原虫线粒体形态发生改变，如出现肿胀、胞质空泡等，从而抑制线粒体的氧化作用，使疟原虫摄氧量显著减少。②在体内经过代谢，转变为具有较强氧化性的喹啉醌衍生物，能将红细胞内的还原型谷胱甘肽（GSH）转变为氧化型谷胱甘肽（GSSH）。当后者还原时，需要消耗还原型辅酶Ⅱ（NADPH）。由于疟原虫组织期在肝实质内发育本已消耗辅酶Ⅱ（NADP），而本药又干扰辅酶Ⅱ的还原过程，致使辅酶Ⅱ减少，因此能严重破坏疟原虫的糖代谢及氧化过程。③可杀灭间日疟、三日疟、恶性疟和卵形疟组织期的虫株，尤以间日疟为著；也可杀灭各种疟原虫的配子体，对恶性疟的作用尤强，但对红内期虫株的作用很弱。

【体内过程】①口服后在肠内吸收快而完全，生物利用度约96%，2～3小时内达血药浓度峰值。②主要分布在肝组织内，其次为肺、脑和心等组织。③$t_{1/2}$为3.7～7.4小时，大部分在体内代谢，仅1%由尿中排出，一般24小时内完全排泄。因血中浓度维持时间短，故需反复多次服药才能起效。

【适应证】间日疟等疟疾的根治，常与氯喹或乙胺嘧啶合用。

【用法用量】①成人根治间日疟：每次26.4～52.8mg（相当于伯氨喹15～30mg），每日1次，连服14日；或每日口服39.6mg（相当于伯氨喹22.5mg），分3次服，连服7日。服此药第1～3日，同服氯喹，或在第1、2日同服乙胺嘧啶。②控制疟疾传播：配合氯喹等消灭恶性疟配子体时，每日26.4mg（相当于伯氨喹15mg），连服3日。③儿童根治间日疟：按伯氨喹计，每日口服0.39mg/kg，连服14日。④消灭恶性疟配子体：剂量同根治间日疟，连服3日。

【不良反应】①毒性反应较其他抗疟药大。每天剂量超过30mg（基质）时，易发生疲乏、头晕、恶心、呕吐、腹痛等不良反应。②少数患者可出现药物热、粒细胞缺乏等，停药后即可恢复。③尚可引起高铁血红蛋白血症，出现发绀、胸闷等症状。④偶可发生腹部绞痛。⑤G-6-PD缺乏者服用本药时可发生急性溶血性贫血，这种溶血反应仅限于衰老的红细胞，并能自行停止发展，一般并不严重。⑥系统性红斑狼疮及类风湿性关节炎患者服用本药易发生粒细胞缺乏。

【禁忌证】①系统性红斑狼疮及类风湿性关节患者。②妊娠期妇女。

【药物相互作用】①本药作用于间日疟原虫的红外期，与作用于红内期的氯喹合用，可根治间日疟。②米帕林及氯胍可抑制本药的代谢，故本药与这两种药物合用时，本药的血药浓度可明显提高，维持时间也延长，毒性增加，但疗效未见增加。③本药与金硫葡糖都能导致血液异常，两者合用可加重这种不良反应。

【注意事项】①肝、肾、血液系统疾病患者、糖尿病患者和哺乳期妇女慎用。②用药期间应定期检查红细胞计数及血红蛋白量。

【制剂与规格】片剂：13.2mg（相当于伯氨喹7.5mg）；26.4mg（相当于伯氨喹15mg）。

（三）主要用于病因性预防的抗疟药

乙胺嘧啶
Pyrimethamine

【其他名称】达拉匹林、乙氨嘧啶、匹利沙明。

【药理作用】①本药化学结构和氯胍、环氯胍、甲氧苄啶（TMP）相似，都是二氢叶酸还原酶抑制剂，使二氢叶酸不能还原成四氢叶酸，最后使核酸合成减少，通过抑制细胞核的分裂而使疟原虫的繁殖受到抑制。②疟原虫的DNA合成主要发生在滋养体阶段，繁殖期合成甚少，故本药主要作用于进行裂殖体增殖的疟原虫，对已发育完成的裂殖体无效。

【体内过程】①口服吸收较慢但完全，6小时内血药浓度达峰值。持续时间可达48小时以上。②主要分布于红、白细胞及肺、肝、肾、脾等器官中，分布容积为0.68L/kg。③服药后5～7日内约有10%～20%的药物以原型经肾脏缓慢排泄，可持续30日以上。④本药还可随乳汁分泌，但从粪便仅排出少量。$t_{1/2}$为80～100小时。

【适应证】①疟疾的预防。②弓形虫病。③卡氏肺囊虫肺炎。

【用法用量】成人口服给药。①预防疟疾：应于进入疫区前1～2周开始服用，一般宜服至离开疫区后6～8周，每周25mg。耐氯喹的恶性疟：每日12.5mg，分2次服用，疗程3日。②治疗弓形体病：每日50～100mg，顿服，共1～3日（视耐受力而定），此后每日25mg，疗程4～6周。

儿童口服给药：①预防疟疾：每次0.9mg/kg，每周1次，最高剂量以成人量为限。②耐氯喹的恶性疟：每次0.3mg/kg，每日3次，疗程3日。③治疗弓形体病：每日1mg/kg，分2次服，服1～3日后改为每日0.5mg/kg，分2次服，疗程4～6周。④卡氏肺囊虫肺炎：每日口服25～50mg，并用磺胺嘧啶每日4g，疗程14～28日。

【不良反应】①排泄慢，一次误服过量或连续长期服用，均能引起毒性反应。每日25mg用至1周以上，即可出现叶酸缺乏现象，从而影响代谢较快的骨髓和消化道，出现骨髓抑制和消化道症状，导致巨幼红细胞性贫血和白细胞减少，及时停药可自行恢复。给予甲酰叶酸钙可改善骨髓功能。②成人如一次服150～200mg，即有中毒危险。出现恶心、呕吐、头痛、头晕等症状，重者昏迷、抽搐。6岁以下小儿有因顿服50～100mg而中毒致死者。

【禁忌证】妊娠期和哺乳期妇女。

【药物相互作用】①与金硫葡糖合用，可增加发生血液病的危险性。②磺胺类或砜类为二氢叶酸合成酶抑制药，甲氧苄啶为二氢叶酸还原酶抑制药，本药与这些药物合用，在叶酸代谢中发挥双重抑制作用，可增强预防效果并延缓耐药性的发生，但也可导致巨红细胞性贫血或全血细胞减少。③叶酸与本药有拮抗作用，合用时可降低本药的功效。④与劳拉西泮合用，可致肝功能损害。合并磺胺二甲氧嘧啶、砜类，可提高疗效并减少耐药性。

【注意事项】①因大剂量治疗弓形体病时可引起中枢神经系统毒性反应，意识障碍者慎用。②G-6-PD缺乏者服用后可能引起溶血性贫血。③巨细胞性贫血患者服用后可影响叶酸代谢。④肾功能不全者慎用。⑤大剂量治疗时每周应检测白细胞及血小板2次。⑥急救法：洗胃、催吐、大量饮用10%糖水或萝卜汁，静脉滴注葡萄糖注射剂及给予利尿药，痉挛、抽搐者注射硫喷妥钠。

【制剂与规格】①片剂：6.25mg；25mg。②膜剂：6.25mg。

磺胺多辛
Sulfadoxine

【其他名称】磺胺邻二甲氧嘧啶、周效磺胺。

【药理作用】①属长效磺胺类药，是广谱抗菌药，可全身应用。②作用机制与其他磺胺类药相似。③对溶血性链球菌、肺炎球菌、志贺菌属、金黄色葡萄球菌、大肠埃希菌、变形杆菌、铜绿假单胞菌、沙门菌等均有较强抗菌活性。此外，还具有抗疟原虫作用。

【体内过程】①口服吸收后，可广泛分布于红细胞、白细胞、肾脏、肺脏、肝脏和脾脏中，药物可透过胎盘屏障，乳汁中也可含有少量药物。②单剂口服本药0.5g后，2.5～6小时达血药浓度峰值，约为50～75μg/ml。③本药血浆蛋白结合率高，约为90%～95%，$t_{1/2}$平均为170小时。④本药乙酰化率较低，约为5%。主要以原型或代谢物经肾缓慢排泄，24小时可随尿液排出给药量的8%，7日后排出量为30%。

【适应证】①与乙胺嘧啶联合，防治耐氯喹的脑型疟疾（恶性疟疾）。②溶血性链球菌、肺炎球菌及志贺菌属等所致系统感染，但现已少用。

【用法用量】成人：①一般感染，首次剂量为1～1.5g，以后每次0.5～1g，每隔4～7日1次。②治疗恶性疟疾：可用本药1～1.5g与乙胺嘧啶50～75mg合用，每周1次。③短期预防恶性疟疾：可用本药0.5g与乙胺嘧啶25mg合用，每周1次。

儿童：首次剂量为30～40mg/kg，以后每次15～30mg/kg，每隔4～7日1次。

【不良反应】①过敏反应较常见，可出现药疹、渗出性多形红斑、剥脱性皮炎、大疱表皮松解萎缩性皮炎等；也可表现为光敏反应、药物热、关节及肌肉疼痛、发热等血清病样反应。②血液系统反应：缺乏G-6-PD者用药后易发生溶血性贫血及血红蛋白尿，在新生儿和小儿中尤为多见。也可出现粒细胞减少或缺乏症、血小板减少症及再生障碍性贫血。③胆红素脑病：由于本药与胆红素竞争蛋白结合部位，可致游离胆红素增高；游离胆红素进入中枢神经系统后可导致胆红素脑病。新生儿肝功能发育尚不完善，尤易发生。④肝脏损害：可发生黄疸、肝功能减退，严重者可发生急性重型肝炎。⑤肾脏损害：偶见结晶尿、血尿和管型尿，甚至出现间质性肾炎或肾小管坏死。⑥胃肠道反应：口服可见恶心、呕吐、食欲减退、腹泻等胃肠道症状，一般症状轻微，不影响继续用药。偶发伪膜性肠炎。

【禁忌证】①对本药或其他磺胺类药过敏者。②严重肝、肾功能损害者。③新生儿及2个月以下婴儿。

【药物相互作用】①与异烟肼、链霉素合用有协同抗菌作用。②增强甲苯磺丁脲的降血糖作用、华法林的抗凝血作用和增加甲氨蝶呤的游离浓度。③与磺吡酮同用时，磺吡酮可减少本药经肾小管的分泌，使血药浓度升高。④与光敏感药物同用可能发生光敏感反应的相加作用。⑤骨髓抑制药与本药同用可能增强骨髓抑制药对造血系统的不良反应。⑥本药与溶栓药物同用可能增强其毒性作用。⑦与肝毒性药物同用可能增高肝毒性的发生率。⑧与维生素C等酸性药物同用时，易导致结晶尿、血尿。⑨与尿碱化药同用可增强本药在碱性尿中的溶解度，使排泄增多。⑩避孕药（口服含雌激素者）与本药同用可降低避孕药药效，并增加经期外出血的危险。⑪乌洛托品在酸性尿中可分解产生甲醛，后者可与本药形成不溶性沉淀物，使发生结晶尿的危险性增加。⑫对氨基苯甲酸可代替本药被细菌摄取，两药同用可发生拮抗作用。

【注意事项】①G-6-PD缺乏者和血卟啉症患者慎用。②可经乳汁分泌，药物可能导致G-6-PD缺乏的新生儿发生溶血性贫血。③老年患者容易发生严重皮疹、骨髓抑制和血小板减少等不良反应。因此，老年患者宜避免应用，确有指征时需权衡利弊后决定。④对呋塞米、砜类、噻嗪类利尿药、磺脲类、碳酸酐酶抑制剂过敏者，对磺胺药也可能过敏。⑤用药中应进行常规肝、肾功能检查。接受较长疗程的患者应做全血常规检查；长疗程或高剂量治疗时应做定期尿液检查。

【制剂与规格】片剂：0.5g。

附

氨苯砜与其他药物联合用于预防间日疟。

二、抗阿米巴病药及抗滴虫药

依米丁
Emetine

【其他名称】吐根碱、吐根素。

【药理作用】①主要作用于肠道和肝脏组织的阿米巴原虫，对溶组织内阿米巴滋养体有直接杀灭作用。②其作用机制为抑制肽酰基-tRNA的移位反应，抑制肽链的延长，阻碍蛋白质的合成，从而干扰溶组织阿米巴滋养体的分裂与繁殖。但本药在治疗浓度对包囊无杀灭作用，故不能消除其传播感染能力。③在肝脏中的浓度明显超过肠壁中的浓度，可能是其对阿米巴肝炎或肝脓肿疗效高于阿米巴痢疾的原因。

【体内过程】皮下注射吸收良好。药物吸收后，大部分集中于肝脏，而肺、肾、脾、肠壁及脑等分布较少。主要由肾脏排泄，通常注射后20～40分钟即可出现于尿中。在体内有蓄积性，治疗结束后40～60日尿中仍有微量排泄。

【适应证】①急性阿米巴痢疾。②蝎子螫伤。

【用法用量】成人皮下注射：①阿米巴痢疾：每日1mg/kg，分1～2次作深部皮下注射，连用6～10日为1个疗程。如未愈，30日后再用第2个疗程。②蝎子螫伤：以3%～6%注射剂少量注入螫孔内即可。

【不良反应】本药治疗剂量的不良反应轻。用药后期可出现如下不良反应。①心血管系统：可表现为血压下降、心前区痛、脉细弱、心律失常、心力衰竭等。②消化系统：常见恶心、呕吐、腹痛、腹泻。③神经系统：常见肌无力，偶见周围神经炎。④其他：注射部位可出现蜂窝织炎。

【禁忌证】①重症心脏病患者、重度贫血患者和肝、肾功能明显减退者。②即将手术的患者、年老体弱者、妊娠期妇女和婴幼儿。

【注意事项】注射前、后2小时应检查心电图与血压有无变化。

【制剂与规格】注射剂：1ml∶30mg；1ml∶60mg。

噻克硝唑
Secnidazole

【其他名称】甲硝乙醇米唑、甲硝唑丙醇。

【药理作用】①本药为硝基咪唑类化合物，与甲硝唑、替硝唑具有相似的化学结构，生理活性也颇为相似。②本药进入易感的微生物细胞后，在无氧或少氧环境和较低的氧化还原电位下，其硝基易被电子传递蛋白还原成具细胞毒作用的氨基，抑制细胞DNA的合成，并使已合成的DNA降解，破坏DNA的双螺旋结构或阻断其转录复制过程，从而使病原体细胞死亡。

【体内过程】①口服吸收好，口服和静脉注射无显著性差异，生物利用度为100%，单剂量口服0.5～2g，峰浓度为35.7～46.3mg/L，达峰时间为1.42～3小时，24小时后血药浓度为17.8～20.8mg/L，48小时后为8.7～9.4mg/L，72小时后为3.9～4.8mg/L。②口服和静脉注射给药均能快速分布全身，在靶组织、器官内达到较高的血药浓度，10分钟后，可达最高血药浓度的一半。③本药主要在肝脏代谢，50%的药物以原型从肾排出。本药的$t_{1/2}$为17～29小时。

【适应证】阿米巴虫病、贾第虫病、毛滴虫病和细菌性阴道炎。

【用法用量】口服给药。成人：①治疗肠道阿米巴病、贾第鞭毛虫病、阴道毛滴虫病、细菌性阴道炎：每次2g，单次给药。②治疗肝阿米巴病：每次1.5g，每日1次，连用5日。

儿童：①治疗儿童肠道阿米巴病、贾第鞭毛虫病：每次30mg/kg，单次给药。②治疗肝阿米巴病：每次30mg/kg，每日1次，连用5日。

【不良反应】①本药耐受性好，不良反应发生率很低，且一般都较轻微。胃肠道反应：常见恶心、呕吐、上腹痛、食欲缺乏、口内金属或苦味、舌炎，发生率约为2%～29%，反应一般轻微，不需要停药。其发生率与甲硝唑和替硝唑相同。②中枢神经系统：有2%～12%的患者使用本药后可出现头痛、头昏和眩晕，罕见感觉异常和共济失调。③泌尿生殖系统：使用本药治疗慢性阿米巴病患者，偶尔可发生血尿素氮显著升高。④血液：偶见嗜酸性红细胞增多症和白细胞增多症，也有发生白细胞减少的报道。⑤皮肤：少数可见红斑、瘙痒、眼睑水肿和荨麻疹。

【禁忌证】①对硝基咪唑类过敏者。②妊娠初期及哺乳期妇女。③中枢神经系统疾病患者。

【药物相互作用】①与华法林同时使用可能引起低凝血因子Ⅱ反应。②与双硫仑同时使用可能引起谵妄或神志混乱。③与酒精同时使用时，与甲硝唑一样，有潜在的双硫仑样反应。

【注意事项】①少数饮酒患者服用本药后可出现头痛、潮红、呕吐和腹痛等症状，服用本药患者应避免接触酒精。在给予塞克硝唑治疗后，至少24小时内应避免饮酒，以免出现双硫仑样反应。②阴道炎及滴虫病患者服药期间应注意更换内裤，性伴侣应同时服药治疗并注意洗涤用品的消毒。③出现运动失调及其他中枢神经系统症状时应停药。④儿童患者使用本药剂量为30mg/kg，每日1次，并可根据年龄调整剂量。3岁以下儿童慎用或遵医嘱。⑤肝肾功能不全的老年患者应调整本药的剂量。⑥晚上服用本药可减少胃肠道不良反应。⑦贾第鞭毛虫病患者的所有家庭和社会成员接触者也应该接受治疗。

【制剂与规格】①片剂：0.5g。②颗粒剂：500mg；750mg。

二氯尼特

Diloxanide

【其他名称】安特酰胺、地洛奈特。

【药理作用】是二氯乙酰胺类衍生物，为一种新型的抗阿米巴病药，在体外，能直接杀灭阿米巴原虫，其有效浓度为0.01～0.1μg/ml。

【体内过程】口服后肠内吸收迅速，在动物实验中，约有60%～90%口服量的药物在48小时内从尿排出，在前6小时内排泄速度最快。

【适应证】溶组织阿米巴、滴虫、肠鞭毛虫、利什曼原虫病。

【用法用量】每次0.5g，每日3次口服，10日为1个疗程。

【不良反应】①不良反应轻微，胃肠道胀气，偶可有呕吐、瘙痒和荨麻疹等较常见。②可致血常规改变，白细胞减少。③个别病例发生蛋白尿。

【禁忌证】妊娠期妇女。

【注意事项】肝功能不良者应酌情减量。

【制剂与规格】片剂：0.25g；0.5g。

巴龙霉素

Paromomycin

【其他名称】巴母霉素、巴罗姆霉素。

【药理作用】属于氨基糖苷类抗生素，不仅有抑制大肠菌群间接产生抗阿米巴作用，而且还具有直接杀灭阿米巴滋养体的作用。尚有驱绦虫作用。

【体内过程】在胃肠很少被吸收，大部分自粪便排出。

【适应证】①急性阿米巴痢疾。②绦虫病。③肠道隐孢子虫病。④结肠手术前准备及肝昏迷等。

【用法用量】成人：①治疗阿米巴痢疾及肠道细菌感染：一次口服0.5～0.75g，每日4次，连服5～10日。②治疗绦虫病：每日按75mg/kg顿服，每次剂量不超过4g，5日为一疗程。小儿：治疗阿米巴痢疾，每日按30～50mg/kg，其他同成人。

【不良反应】①口服可引起食欲减退、恶心、呕吐、腹泻等，偶可引起吸收不良综合征。②少数患者有皮疹。②注射给药可损伤听力和肾脏。③长期口服可引起二重感染。

【禁忌证】肾功能不全及过敏者。

【注意事项】①长期口服可能引起吸收不良综合征和听力损害。②肌内注射毒性反应很强，可造成肾及听神经的损伤，不宜用于注射。③肝、肾功能不良、肠道溃疡、妊娠期妇女、老年人及听力下降者慎用。

【制剂与规格】片剂：0.1g（10万U）；0.25g（25万U）。

甲硝唑

Metronidazole

【其他名称】甲硝哒唑、甲硝基羟乙唑、灭滴唑。

【药理作用】①本药及硝咪唑类的替硝唑和奥硝唑有强大的杀灭滴虫作用和抗厌氧菌作用，为治疗阴道滴虫病的首选药物。②对肠道及组织内阿米巴原虫也有杀灭作用。③其优点是毒性小、疗效高、口服方便、适应范围广。

【体内过程】口服吸收良好，生物利用度可达90%～100%，t_{max}为1～2小时，血浆蛋白结合率约为10%～20%。有效血药浓度可维持12小时，药物可以原型由尿排出，亦可由阴道分泌液、乳汁、唾液中排出。$t_{1/2}$为8～14小时。

【适应证】滴虫病、阿米巴病、贾第鞭毛虫病和酒糟鼻。

【用法用量】①治滴虫病：成人一日3次，每次服200mg，另每晚以500mg栓剂放入阴道内，连用7～10日。为保证疗效，需男女同治。②治阿米巴病：成人一日3次，每次400～600mg（大剂量宜慎用），5～7日为一疗程。③治贾第鞭毛虫病：常用量每次400mg，一日3次，疗程5～10日。④治疗由厌氧菌引起的产后盆腔感染、败血症、骨髓炎等：一般200～400mg，一日600～1200mg。也可静脉滴注。⑤治酒糟鼻：口服2200mg，一日2～3次。配合1%甲硝唑霜外搽，一日3次。一疗程3周。

【制剂与规格】①注射剂：10ml：50mg；20ml ：100mg；100ml：500mg；250ml ：500mg；250ml ：1.25g。②片剂：0.2g；0.25g；0.5g。③葡萄糖注射液：250ml（甲硝唑0.5g与葡萄糖12.5g）。④胶囊：0.2g。⑤阴道泡腾片：0.2g。⑥栓剂：0.5g；1g。⑦霜剂（1%）：10g。

本药其余部分及替硝唑等硝基咪唑类药物参阅人工合成抗菌药部分。

乙酰胂胺

Acetarsol

【其他名称】阿西太松、乙酰胺酚胂酸。

【药理作用】本药为五价砷，对阴道滴虫及阿米巴原虫有抑制作用。

【适应证】阴道滴虫。

【用法用量】每晚塞入阴道1～2片，连用10～14日。用药后次晨坐浴。

【不良反应】局部有轻度刺激，可使分泌物增多。

【禁忌证】月经期间。

【注意事项】①本药因毒性较大，且有蓄积作用，故一般不内服。②用药期间禁止性交。

【制剂与规格】①片剂：0.25g。②复方片剂：每片含乙酰胂胺0.25g，硼酸0.03g。

三、抗血吸虫病药和抗丝虫病药

（一）抗血吸虫病药

吡喹酮

Praziquantel

【其他名称】环吡异喹酮。

【药理作用】①本药对血吸虫、绦虫、囊虫、华支睾吸虫、肺吸虫、姜片虫均有效。②对三种血吸虫的成虫均有明显的减虫作用。体外在浓度为0.3μg/ml时即能杀死虫体，使血吸虫肌细胞的通透性发生变化，导致虫体挛缩；在低浓度下可使虫体表皮产生空泡，妨碍葡萄糖的摄取，从而增加虫体对内源性糖原的消耗，使糖原明显减少或消失；在0.01μg/ml时可完全抑制虫卵的形成。对尾蚴、毛蚴有杀灭效力。③对绦虫的驱虫作用，是使虫体浆膜对钙离子通透性增加，引起肌肉极度挛缩与麻痹，从而使绦虫随肠蠕动，从粪便中排出。

【体内过程】①口服后吸收迅速，80%以上的药物可从肠道吸收。达到血药浓度峰值时间为0.5～1小时，体内分布以肝、肾、脂肪组织含量最高。②在体内转化和排泄较快，主要经肝代谢，$t_{1/2}$约为1.5小时。③服药后24小时内药物及其代谢物几乎全部排出，肾脏是排除本药的主要脏器。多次给药无蓄积作用。

【适应证】①血吸虫病。②寄生在血管内的日本、埃及和曼氏血吸虫病；寄生肝胆管内的华支睾吸虫、后睾吸虫和肝片吸虫病；寄生在肺部内的肺吸虫病；寄生于小肠的姜片虫，日本裂隙吸虫病等。③猪带绦虫、牛带绦虫、微小膜壳绦虫病，以及由幼虫所致的囊虫病和裂头蚴病。

【用法用量】①血吸虫病：一次10mg/kg，一日3次，急性血吸虫病，连服4日，慢性血吸虫病，连服2日。皮肤涂擦1‰浓度吡喹酮，12小时内对血吸虫尾蚴有可靠的防护作用。②脑囊虫病：每日20mg/kg，体重＞60kg者，以60kg计量，分3次服，9日为一疗程，总量180mg/kg，疗程间隔3～4个月。③肺吸虫病：每日75mg/kg，分3次服，3日为一疗程。④绦虫病、猪带和牛带绦虫病：按10mg/kg，清晨顿服，1小时后服用硫酸镁。微小膜壳绦虫和阔节裂头绦虫病按15～25mg/kg，顿服。⑤囊虫病：每日50～60mg/kg，3次分服，3～5日为一疗程。⑥姜片虫病：按10～15mg/kg，顿服。

【不良反应】①服首剂1小时后可出现头昏、头痛、乏力、腹痛、关节酸痛、腰酸、腹胀、恶心、腹泻、失眠、多汗、肌束震颤、早搏等，一般不需处理，于停药数小时至一二天内即消失。②成年患者服药后大多心率减慢，儿童则多数心率增快。③偶见心电图改变（房性或室性早搏、T波压低等），转氨酶升高，中毒性肝炎等。④可诱发精神失常及消化道出血；脑疝，过敏反应（皮疹、哮喘）等亦有所见。

【禁忌证】眼囊虫病患者。

【注意事项】①严重心、肝、肾病患者及有精神病史者慎用。②哺乳期妇女于服药期间，停药72小时内不宜喂乳。③治疗寄生于组织内的蠕虫如血吸虫、肺吸虫、囊虫等，由于虫体死后释放出大量的抗原物质，可引起发热、嗜酸粒细胞增多，皮疹等，偶可引起过敏性休克，必须注意观察。④弥漫型脑囊虫病患者需住院治疗，并给予地塞米松与脱水剂，以防治疗后偶可因颅内压增高、急性脑水肿，引起脑疝而死亡。

【制剂与规格】①片剂：0.2g。②缓释片：0.2g。③注射剂：10ml∶568mg。

（二）抗丝虫病药

乙胺嗪
Diethylcarbamazine

【药理作用】①本药对微丝蚴的作用显著，在体内大剂量时对丝虫成虫（除盘尾丝虫外）也有一定的杀灭作用，但抗成虫作用弱，需连续多年反复治疗才能根治。②对易感微丝蚴有两种作用：一方面，抑制虫体肌肉活动，使其固定不动，从而由寄居处脱开，迅速集中到肝脏的微血管内，经一定时间后，大部分在肝窦状隙内被吞噬细胞吞噬；另一方面，本药可改变微丝蚴体表的膜，使其更易遭受宿主防御功能的攻击和破坏。③对成虫杀灭作用机制不详。由肝脏的吞噬细胞将其消灭，对阴囊积液中的微丝蚴则无效。④大剂量长期疗程也能杀丝虫成虫。

【体内过程】①口服后易吸收，服单剂0.2～0.4g后1～2小时血药浓度达峰值，代谢快。②除脂肪组织外，药物在体内分布均匀。多次反复给药后，很少出现蓄积现象。③口服0.2g单剂后，药物的$t_{1/2}$为8小时，服药后48小时内以原药或代谢产物（70%以上）形式由肾脏排泄。

【适应证】①班氏丝虫、马来丝虫和罗阿丝虫感染，也用于盘尾丝虫病。②蛔虫感染。

【用法用量】餐后口服。①治疗班氏和马来丝虫病：国内目前常用治疗斑氏丝虫病及重度感染马来丝虫病总量4.2g，即每日0.6g，分2～3次服、7日为一疗程。间隔1～2个月，可应用2～3疗程。治疗马来丝虫病可用大剂量短疗程法，即1～1.5g，夜间顿服法，也可间歇服用2～3疗程。②治疗罗阿丝虫病宜用小剂量，每次按体重2mg/kg，每日3次，连服2～3周，必要时间隔3～4周可复治。③治疗盘尾丝虫病初期药物剂量宜小，按体重不超过0.5mg/kg，第1日1次，第2日2次，第3日增至1mg/kg，口服3次，如无严重反应，增至2mg/kg，日服3次，总疗程14日。如初治全身反应严重，可暂停用或减少剂量。必要时可给以肾上腺皮质激素。④预防：在丝虫病流行区，有将乙胺嗪掺拌入食盐中，制成“药盐”食用以杀死血液中微丝蚴，防治效果迅速可靠，为消灭丝虫病传染源的较好措施。

【不良反应】①乙胺嗪本身的毒性甚低，偶可引起食欲减退、恶心、呕吐、头晕、头痛、乏力、失眠等。②治疗期间的反应多由于大量微丝蚴和成虫杀灭后释放异性蛋白所致，可有畏寒、发热、头痛、肌肉关节酸痛、皮疹、瘙痒等。③偶见过敏性喉头水肿、支气管痉挛、暂时性蛋白尿、血尿、肝肿大和压痛等。④成虫死亡后尚可引起局部反应如淋巴管炎、淋巴结炎、精索炎、附睾炎等，并出现结节。⑤马来丝虫病患者出现的反应常较班氏丝虫病者为重，血中微丝蚴数多者反应也较重。盘尾丝虫病患者反应亦较严重。

【禁忌证】妊娠期及哺乳期妇女。

【注意事项】①用以治疗盘尾丝虫和罗阿丝虫感染时，应从小剂量开始，以减少因虫体破坏而引起的副作用。②重度感染的盘尾丝虫病患者，在接受单剂乙胺嗪后，可出现急性炎症反应综合征（Mazzotti反应），表现为发热、心动过速、低血压、淋巴结炎和眼部炎症反应，多由微丝蚴死亡引起。③在重度罗阿丝虫感染者采用乙胺嗪治疗后可发生脑病和视网膜出血等。预先给肾上腺皮质激素可减少副作用。④对有活动性肺结核、严重心脏病、肝脏病、肾脏病、急性传染病应暂缓治疗。对儿童有蛔虫感染者应先驱蛔虫。

【制剂与规格】片剂：50mg；100mg。

伊维菌素
Ivermectin

【其他名称】异阿凡曼菌素、伊维虫净。

【药理作用】①本药为广谱抗线虫新药，对微丝蚴有杀灭作用。其确切机制未明，可能作为神经递质γ-氨基丁酸（GABA）的激动剂，破坏GABA介导的中枢神经系统神经突触传递过程，导致虫体神经系麻痹而死亡。②对成虫无效，故不易根治盘尾丝虫病，但可影响盘尾丝虫微丝蚴在雌虫子宫内的正常发育，并抑制其从孕虫宫内释放。③对微丝蚴的作用较乙胺嗪缓慢而持久。能迅速减少患者皮肤内的微丝蚴数量，但对患者角膜和眼部前房内的微丝蚴作用较缓慢，故该部位的微丝蚴下降相当慢。

【体内过程】①口服达峰时间约4小时。在肝脏和脂肪组织中浓度很高，不能透过血脑屏障，故在哺乳动物含GABA的神经细胞中浓度很低。②$t_{1/2}$约为10～57小时，血浆蛋白结合率为93%。③主要在肝内代谢，服药后约12天内原型和其代谢物几乎完全随粪便排出体外，仅有口服剂量的1%～2%随尿液排出。

【适应证】①盘尾丝虫病。②粪圆线虫病。③蛔虫、鞭虫及蛲虫病。④罗阿丝虫病、原虫病、马来丝虫病、班氏丝虫病、组织线虫幼虫移行症及疥疮。

【用法用量】口服。①治疗盘尾丝虫病：一次0.15～0.2mg/kg，顿服，治疗间隔为3～12个月，视症状和微丝蚴重现时间而定。②治疗粪类圆线虫病：0.2mg/kg，顿服。通常情况下无需加量，但需随访以保证根治。③治疗蛔虫和蛲虫感染：0.05～0.2mg/kg，顿服。④治疗钩虫、鞭虫感染：0.2～0.4mg/kg，顿服。

【不良反应】未感染的人对本药耐受良好，盘尾丝虫病患者用药后不良反应短暂而轻微。①皮疹或瘙痒（皮内微丝蚴死亡所致）以及颈部、腋窝、腹股沟等部位的淋巴结肿痛。还可出现血红蛋白增多、凝血酶原时间延长及血肿。②可见腹痛、腹泻、食欲减退、便秘、恶心、呕吐等。可见转氨酶升高。③偶见心动过速，心电图异常改变。④罕见头晕、直立性低血压（昏厥）、发热、头痛、关节酸痛、乏力等。⑤视觉异常、眼睑水肿、前眼色素层炎、结膜炎、角膜炎、脉络膜视网膜炎或脉络膜炎。上述症状通常较轻微，不会导致失明，持续时间多不超过4日，不经糖皮质激素治疗可自行缓解。

【禁忌证】①对本药过敏者。②妊娠期及哺乳期妇女。③血脑屏障受损的患者如非洲锥虫病和脑膜炎患者。

【药物相互作用】①不宜与具有抑制中枢神经系统活性的药物合用。②不宜与P-糖蛋白抑制剂如吗啡、地高辛等合用。③与阿苯达唑联用可增强对马来丝虫病和班氏丝虫病的疗效。

【注意事项】①体重不足15kg的患儿使用该药的安全性和有效性尚未确定。②治疗粪圆线虫病后应检查大便以查证感染是否被根除。

【制剂与规格】①片剂：6mg。②注射液：1ml ∶10mg（1万U）。

四、抗肠蠕虫药

甲苯达唑
Mebendazole

【其他名称】苯甲酰咪胺甲酯、二苯酮胍甲酯、二苯酮咪胺酯、甲苯咪唑。

【药理作用】①是广谱驱肠虫药、具有显著的杀灭幼虫、抑制虫卵发育的作用。②体内或体外试验均证明能直接抑制线虫对葡萄糖的摄入，导致糖原耗竭，使虫体三磷酸腺苷形成减少，使它无法生存，但并不影响人体内血糖水平。③超微结构观察到，虫体被膜细胞及肠细胞胞浆中微管变性，使高尔基体内分泌颗粒聚集，产生运输堵塞，胞浆溶解、吸收，细胞完全变性，虫体死亡。

【体内过程】①口服吸收量约5%～10%，进食尤其是进食脂肪性食物可增加吸收。②在肝脏分布较多，口服后2～5小时血药浓度达峰值。但不到服药量的0.3%。健康人$t_{1/2}$为2.5～5.5小时，但肝功能不全患者可长达35小时。③口服后24小时内以原型或2-氨基代谢物形式随粪便排出。5%～10%自尿中排出。

【适应证】①蛲虫病、蛔虫病、钩虫病、鞭虫病、丝虫病、囊虫病（猪囊尾蚴病）、粪类圆线虫病及绦虫病。②包虫病和旋毛虫病。

【用法用量】口服：①治疗蛔虫、蛲虫病：200mg顿服。②治疗钩虫、鞭虫病：一次200mg，一日2次，连服3日；第一次治疗鞭虫及钩虫病未见效者。可于3周后再给予第2疗程。③治疗粪类圆线虫病，一次100mg，一日2次，连服3日。④治疗蛔、钩、鞭虫混合感染：复方甲苯咪唑片，每日2次，每次1片，连服3日；复方甲苯咪唑丸，每次20粒，每日2次，连服3日。⑤治疗绦虫感染：每次300mg，每日2次，连服3日。⑥治疗包虫病：每日50mg/kg，分3次服，疗程3个月。⑦治疗毛细线虫病：一般用法：400mg，每日1次，疗程20日。驱菲律宾毛细线虫：200mg，每日2次，连服20～30日。⑧外用：驱蛔虫、蛲虫：复方甲苯咪唑乳膏每次1支，一次性涂于腹部或大腿内侧皮肤上，涂药面积20cm×20cm。第3日重复1次。⑨儿童：4岁以上患儿口服，同成人；4岁以下患儿：剂量减半或遵医嘱。外用：用复方甲苯咪唑乳膏驱蛔虫、蛲虫，6岁以上患儿同成人；2～6岁患儿：每次1或0.5支，用法同成人。

【不良反应】①出现乏力、皮疹，可自行恢复。②偶见剥脱性皮炎、全身性脱毛症等、粒细胞或血小板减少，可自行恢复正常。③极少数患者有胃部刺激症状，如恶心、腹部不适、腹痛、腹泻等，可自行恢复正常。④在治疗包虫病时，囊壁破坏后囊液外流可致变态反应。用药期间可使转氨酶及血尿素氮增高。⑤可引起脑炎综合征，多为迟发反应。

【禁忌证】①妊娠期及哺乳期妇女。②肝肾功能不全患者及2岁以下小儿。

【药物相互作用】①西咪替丁可减慢本药的代谢，增加其血药浓度水平。②卡马西平可加速本药的代谢，减低其效力。③磷苯妥英或苯妥英钠加速本药的代谢，减低其效力。④甲苯达唑可促进胰岛素的分泌，从而有协同胰岛素和口服降糖药的作用。

【注意事项】①偶有蛔虫游走造成腹痛或吐蛔现象，与小剂量噻嘧啶合并应用后可避免发生，但均不影响治疗。②严重的不良反应多发生于剂量过大、用药时间过长、间隔时间过短或合用糖皮质激素的病例，应引起注意。

【制剂与规格】①片剂：50mg；100mg。②咀嚼片：50mg；100mg。③胶囊：50mg；100mg。④复方甲苯咪唑丸：每丸含甲苯咪唑5mg、盐酸左旋咪唑1.25mg。⑤复方甲苯咪唑片：每片含甲苯咪唑100mg、盐酸左旋咪唑25mg。⑥悬浮液：5ml：100mg；30ml：600mg。⑦复方甲苯咪唑乳膏：1000mg（含甲苯咪唑150mg、盐酸左旋咪唑100mg）。

阿苯达唑
Albendazole

【其他名称】丙硫达唑、丙硫咪唑、丙巯咪唑。

【药理作用】①在体内迅速代谢为亚砜和砜，不可逆地抑制寄生虫对糖原的吸收，同时抑制延胡索酸还原酶系统，阻碍三磷酸腺苷的产生,使寄生虫无法生存和繁殖。②是高效广谱驱虫药，系苯并咪唑类药物中杀虫作用最强的一种，作用机制与甲苯达唑相似，可引起虫体肠细胞内胞浆微管变性，并与其微管蛋白结合，造成细胞内运输阻塞，胞浆逐渐溶解，虫体死亡。③能完全杀死钩虫卵、鞭虫卵以及部分杀死蛔虫卵。④对寄生于人体内的蠕虫，如线虫类、绦虫类及吸虫类均有显著疗效，尤其对各种线虫疗效最好。⑤治疗旋毛虫病和包虫病，疗效优于甲苯达唑。

【体内过程】①口服后吸收缓慢，口服后2.5～3小时血药浓度达峰值。②生物利用度小于5%，吸收后分布于肝、肾、肌肉等组织，可透过血脑屏障。③$t_{1/2}$为8.3小时，在肝脏内转化为丙硫苯咪唑-亚砜与丙硫苯咪唑-砜，前者为杀虫成分。④原药与砜衍生物在血中的浓度极低，不能测出，而丙硫苯咪唑-亚砜的浓度变化很大，自0.04~0.55μg/ml不等，平均0.16μg/ml。原药及其代谢产物在24小时内有87%随尿排泄，肾脏清除率为每小时0.16～0.81L，13%经消化道排泄。$t_{1/2}$为8.5～10.5小时。

【适应证】①线虫病，如钩虫、蛔虫、鞭虫、蛲虫、旋毛虫等。②囊虫病和棘球蚴病（包虫病）。③华支睾吸虫和卫氏并殖吸虫病（并殖（肺）吸虫病）。

【用法用量】口服。①驱钩虫、蛔虫、蛲虫、鞭虫：0.4g顿服。②治疗囊虫病：每日15～20mg/kg，分2次服用。10日为一疗程。停药15～20日后，可进行第2疗程治疗。一般为2～3个疗程。必要时可重复治疗。皮肤型为15mg/kg，10日为1个疗程，一般需2～3疗程，每疗程间隙15～21日。脑型为每日18mg/kg，疗程同皮肤型。③粪类圆线虫病：每次400mg，每日2次，连服3日。④旋毛线虫病：每日600～800mg，分2次服，疗程1周。⑤包虫病：每日20mg/kg，分2次口服，疗程1个月，需多次治疗。一般需5个疗程以上。疗程间隔为7～10日。⑥牛肉绦虫感染：每次400mg，每日2次，连服3日。⑦猪肉绦虫感染：每日300mg，连服3日。⑧棘球蚴病：每日7～10mg/kg，每日2次，疗程1个月，每个疗程间歇半个月。⑨华支睾吸虫病：每日400mg，分2次或1次服用，7日为1个疗程；或者每日8mg/kg，顿服或每日2次，连服7日。⑩肺吸虫病：每日400mg，7日为1个疗程。⑪梨形鞭毛虫病：每日400mg，连服3日。⑫治疗猪囊尾蚴病：15～18mg/kg，日服2次，连服10日为1个疗程，间隔10～20日再重复疗程，一般为2～3个疗程。儿童：2岁以上12岁以下患儿用量减半。

【不良反应】在治疗剂量下很少引起全身性毒性反应，绝大多数患者对本药耐受好。①少数病例有轻度头痛、头昏、恶心、呕吐、腹泻、口干、乏力等不良反应，不需处理可自行消失。②治疗囊虫病时，如用药剂量较大，疗程较长，一般在服药后2～7日出现头痛、发热、皮疹、肌肉酸痛、视力障碍、癫痫发作等不良反应，这些反应与囊虫死亡释出异性蛋白等因素有关，反应程度与囊虫数量、寄生部位及机体反应有关。③治疗蛔虫病时，少数患者可出现蛔虫从口中吐出。④治疗包虫病时可出现囊壁破裂所致的严重变态反应。⑤治疗猪囊尾蚴病过程中，有时出现头晕、头痛、发热、荨麻疹等反应，其程度与囊虫数量、寄生部位及机体反应有关，重度感染患者须住院治疗，进行脑脊液及眼底检查，并密切观察。必要时酌情给予地塞米松、20%甘露醇等。

【禁忌证】①妊娠期妇女。②哺乳期妇女及2岁以下儿童。③有蛋白尿者、有癫痫病史者。④化脓性或弥漫性皮炎以及各种急性病患者。

【药物相互作用】①与西咪替丁、地塞米松或吡喹酮合用，可增加本药不良反应的发生率。②本药抑制茶碱的代谢，可致茶碱毒性反应。

【注意事项】①服药前不需空腹或清肠，可嚼服、吞服或研碎后与食物同服。②有严重肝、肾、心脏功能不全及活动性溃疡病患者慎用。③少数患者服药后可能在3～10日始出现驱虫效果。

【制剂与规格】①片剂：100mg；200mg；400mg。②胶囊：100mg；200mg。③颗粒剂：100mg；200mg。④口服液：10ml ：400mg。⑤干糖浆剂：200mg。⑥咀嚼片：100mg。⑦混悬剂：5ml ：100mg。

哌嗪
Piperazine

【其他名称】哌哔嗪、胡椒嗪、驱蛔灵。

【药理作用】①麻痹蛔虫肌肉，使蛔虫不能附着在宿主肠壁，肠蠕动时随粪便排出。对其他线虫病效果不显著。②其作用机制可能是阻断乙酰胆碱对蛔虫肌肉的兴奋作用，或兴奋交感神经，从而抑制肌肉活动；

或是改变虫体肌肉细胞膜对离子的通透性，影响自发冲动的传播。③抑制琥珀酸盐的产生，减少能量的供应。从而阻断神经肌肉接头，使冲动不能下达。

【体内过程】口服后胃肠吸收迅速，在体内部分被代谢，24小时几乎完全经肾脏排出。

【适应证】①肠蛔虫病，蛔虫所致的不完全性肠梗阻和胆道蛔虫病绞痛的缓解期。②蛲虫病。

【用法用量】枸橼酸哌嗪：①驱蛔虫，成人常用量为3～3.5g（或糖浆剂19～22ml），睡前1次服，连服2日。小儿每次按体重0.15g/kg（或糖浆剂0.6～1ml/kg），一日量不超过3g（糖浆剂不超过19ml），连服2日。②驱蛲虫，成人常用量为2～2.5g（或糖浆剂12～15ml），分2次服，连服7～10日。小儿每日按体重60mg/kg（或糖浆剂0.3～0.4ml/kg），分2次服，一日量不超过2g（糖浆剂不超过12ml），连服7～10日。磷酸哌嗪：①驱蛔虫，成人常用量为2.5～3g，睡前1次服，连服2日。小儿每次按体重80～130mg/kg，一日量不超过2.5g，连服2日。②驱蛲虫，成人常用量为1.5～2g，分2次服，连服7～10日。小儿每日按体重50mg/kg，分2次服，一日量不超过2g，连服7～10日。

【不良反应】①毒性低，不良反应较轻，偶有恶心、呕吐、腹泻、腹痛等反应。②流泪、流涕、咳嗽、眩晕、嗜睡、哮喘或荨麻疹等过敏反应。③如口服6g以上时，少数人则可发生震颤、共济失调、眼调节困难和遗忘等神经症状；也可引起锥体外系综合征。

【禁忌证】①对本药过敏者。②肝、肾功能不全者。③有癫痫病史患者。④有神经系统疾病者。⑤妊娠期前3个月。

【药物相互作用】①与硫氯酚或左旋咪唑合用有协同作用。②与恩波维胺合用有助于治疗蛔、蛲虫病混合感染。③与吩噻嗪类药物合用时毒性较各自单用时为高。④与噻嘧啶合用有拮抗作用。⑤与氯丙嗪同用，有可能引起抽搐，应避免合用。

【注意事项】①本药对人类，特别是儿童，有潜在神经肌肉毒性，应避免长期或过量使用。②营养不良或贫血者应先予以纠正。③可影响血清尿酸检测结果（使数值降低），对骨髓白细胞有促分裂活性，干扰诊断。

【制剂与规格】①片剂（枸橼酸）：0.25g；0.5g。②糖浆剂（枸橼酸）：100ml：16g。③片剂（磷酸）：0.2g；0.5g。

左旋咪唑
Levamisole

【其他名称】左咪唑、左旋驱虫净、左旋四咪唑、左旋噻咪唑。

【药理作用】①是四咪唑的左旋体，可选择性地抑制虫体肌肉中的琥珀酸脱氢酶，使延胡索酸不能还原为琥珀酸，从而影响虫体肌肉的无氧代谢，减少能量产生。②当虫体与之接触时，能使神经肌肉去极化，肌肉发生持续收缩而致麻痹；药物的拟胆碱作用有利于虫体的排出。③其活性约为四咪唑（消旋体）的1~2倍，但毒副作用则较低。④对虫体的微管结构可能有抑制作用。⑤免疫调节和免疫兴奋功能。

【体内过程】口服后迅速吸收，服用150mg后2小时内，血药浓度达峰值500mg/ml，$t_{1/2}$为4小时。在肝内代谢，本药及其代谢产物可自尿（大部分）、粪和呼吸道排出，乳汁中亦可测得。

【适应证】①蛔虫、钩虫、蛲虫和粪类圆线虫病，对丝虫和囊虫也有一定的抗虫作用。②与噻嘧啶合用可治疗严重的钩虫感染。③用于类风湿性关节炎、支气管哮喘及癌瘤患者的辅助免疫治疗。

【用法用量】①驱蛔虫：成人1.5～2.5mg/kg，饭后1小时顿服；小儿剂量为2～3mg/kg。②驱钩虫：1.5～2.5mg/kg，每晚1次，连服3日。③治疗丝虫病：4～6mg/kg，分2～3次服，连服3日。

【不良反应】①偶有头晕、恶心、呕吐、腹痛、食欲不振、发热、嗜睡、乏力、皮疹、发痒等不良反应，停药后能自行缓解。②个别患者可有白细胞减少症、剥脱性皮炎及肝功损伤。

【禁忌证】肝肾功能不全、肝炎活动期、妊娠早期或原有血吸虫病者。

【药物相互作用】①与噻嘧啶合用可治疗严重的钩虫感染，并可提高驱除美洲钩虫的效果。②与噻苯哒唑合用可治疗肠道线虫混合感染。③与枸橼酸乙胺嗪先后顺序应用可治疗丝虫感染。④不宜与四氯乙烯合用，以免增加其毒性。

【注意事项】①类风湿性关节炎患者服用本药后易诱发粒细胞缺乏症。②干燥综合征患者慎用。③类风湿性关节炎和干燥综合征患者接受本药治疗，第1周每日50mg、第2周每日100mg、第3周每日150mg后，多数发生副作用，如红斑丘疹、关节痛加重伴有肿胀、肌痛、流感样症群、失眠、神志混乱等，再予以攻击量后，上述症状又可重现。

【制剂与规格】①片剂：15mg；25mg；30mg；50mg。②肠溶片：25mg；50mg。③颗粒剂：10g：50mg。④糖浆剂：100ml：0.8g；500ml：4g；2000ml：16g。⑤搽剂：5ml：500mg。

噻嘧啶
Pyrantel

【其他名称】噻吩嘧啶、噻烯氢嘧啶、双羟萘酸噻嘧啶、双羟萘酸噻吩嘧啶。

【药理作用】①是去极化型神经肌肉阻滞药，有明显的烟碱样活性，能使蛔虫产生痉挛。②同时能持久抑制胆碱酯酶，对寄生虫的神经肌产生阻滞作用。其作用相当于1%乙酰胆碱。③可使虫体细胞去极化，增加峰电位频率，使虫体肌张力增加而不能自主活动。④作用迅速，先使虫体肌肉显著收缩，其后麻痹虫体使之止动，安全排出体外，不致引起胆道梗阻或肠梗阻。⑤对蛔虫、蛲虫或钩虫感染的疗效，比哌嗪、恩波吡维铵、苄酚宁等好，对鞭虫也有一定疗效，为广谱高效驱肠虫药。

【体内过程】①口服后在胃、肠道溶解度很小，很少能吸收。②原型药物在血浆中的含量低，口服后达到血药浓度峰值的时间为0.5～3小时，一次口服11mg/kg时，血药峰值浓度为0.05～0.13μg/ml。③大约7%以原型或代谢物自尿中排出，50%～75%以原型和代谢产物由粪便排出。

【适应证】①蛔虫病、蛲虫病和十二指肠钩虫病。②鞭虫病。

【用法用量】成人：①蛔虫病：一次按体重10mg/kg，顿服，疗程1~2日。②钩虫感染：剂量同蛔虫病，连服3日。③蛲虫感染：一日按体重5~10mg/kg，连服7日。小儿：①蛔虫病，每日按体重10mg/kg，睡前顿服，连服2日。②钩虫病，剂量同蛔虫病，连服3日。③蛲虫病，每日10mg/kg，睡前顿服，连服一周。

【不良反应】服后有轻度恶心、眩晕、腹痛，偶有呕吐、腹泻、畏寒等，一般不需处理。

【禁忌证】对本药过敏者、妊娠期妇女、1岁以下小儿、肝功能不全者、急性肝炎、急性肾炎和严重心脏病者。

【注意事项】①营养不良、贫血者应先给予支持疗法，然后再用本药。②服用本药无需空腹，也不需导泻。

【制剂与规格】①片剂：0.3g（相当于噻嘧啶0.104g）；0.36g（相当于噻嘧啶0.125g）。②软膏剂：3%。

氯硝柳胺
Niclosamide

【药理作用】①本药为水杨酰胺类衍生物，能抑制虫体细胞内线粒体的氧化磷酸化，阻断外源性葡萄糖的摄取，并增强虫体对蛋白水解酶的敏感性，从而杀死其头节和颈节。②是驱绦虫首选药物，对牛肉绦虫、猪肉绦虫、鱼绦虫均有高效。因其在肠中能保持高浓度，故可杀灭成虫，但对节片中的虫卵无作用。③对钉螺、螺卵、血吸虫毛蚴、尾蚴均有强大杀灭作用，作用缓慢而持久，在气温20℃以上灭螺效果好。其杀螺效力比五氯酚钠强10倍，与五氯酚钠合用可提高灭螺效果。

【体内过程】口服后不易吸收，在肠中保持高浓度。仅有20%～30%随尿排泄，其他主要经消化道排泄。

【适应证】①绦虫病（如牛肉绦虫、猪肉绦虫、短小膜壳绦虫、阔节裂头绦虫的感染）。②本药糊剂可预防日本血吸虫感染。

【用法用量】成人：①驱牛肉绦虫：每次1g，隔1小时再服1g，并可进食。②驱猪肉绦虫：第2次服药后2小时，必须服硫酸镁导泻。余同驱牛肉绦虫。③驱短小膜绦虫：首剂2g，继以每日1g，连服6日，必要时可间隔1个月后复治。

儿童：驱短小膜壳绦虫，服法同成人。①大于6岁者，每日2g。②2～6岁者，每日1g。③小于2岁者，每日0.5g。

预防日本血吸虫感染可用如下方式：①浸杀法稻田灭螺：根据水容积，2g/m^3。②喷洒法陆地灭螺：根据陆地面积，2g/m^2，配成0.2%浓度喷洒。③河边铲草皮浸杀法：沿河边先按2g/m^{2}喷药，然后将草皮和药一起铲入河边水中，可杀死水上水下钉螺。

【不良反应】偶可引起乏力、头晕、胸闷、胃肠道功能紊乱及发热、皮肤瘙痒等。

【禁忌证】妊娠期妇女。

【注意事项】①服药时，应将药片充分嚼碎后吞下，并应尽量少喝水，使药物能在十二指肠上部达到较高浓度。②服药前晚宜进软食。有慢性便秘者应给予泻药，使其排空后早餐空腹服药。③为防止服药后呕吐，使节片破裂后的虫卵倒流入胃及十二指肠内引起囊虫病，可于服药前加服镇吐药，服药后1~2小时再加服泻药硫酸镁，使绦虫节片在未被消化前排出。④如需重复治疗，须间隔3~4个月。⑤第二次服药后2小时，必须服硫酸镁导泻，以排除死去的成虫。

【制剂与规格】①片剂：0.5g。②糊剂（灭螺用）：50%。

第二篇
作用于中枢神经系统的药物

导　读

本篇主要介绍目前临床常用的作用于中枢神经系统药物。为便于临床使用，我们主要根据药理作用进行分类，包括：中枢神经兴奋药（第1章）、镇痛药（第2章）、抗癫痫药（第3章）、镇静药、催眠药和抗惊厥药（第4章）、抗震颤麻痹药（第5章）、抗精神病药（第6章）、抗焦虑药（第7章）、抗躁狂药（第8章）、抗抑郁药（第9章）、抗脑血管病药（第 10 章）、抗老年痴呆药和营养神经药物（第 11 章）、麻醉药及麻醉辅助药（第 12 章）。中枢神经系统药物大多用药时间长、副作用出现频率高，甚至可能出现不可逆的后遗症；有些药物过量服用，还能引起致死性中毒。因此，中枢神经系统药物使用中的安全性尤其需要高度重视。

第1章 中枢神经兴奋药

尼可刹米
Nikethamide

【其他名称】可拉明、二乙烟酰胺。

【药理作用】①直接兴奋延髓呼吸中枢。②兴奋颈动脉体和主动脉体的化学感受器，反射性兴奋呼吸中枢。③提高呼吸中枢对二氧化碳的敏感性，使呼吸加深加快。④对大脑皮质、脊髓和血管运动中枢有微弱兴奋作用。

【体内过程】吸收好、起效快、作用时间短暂，一次静脉注射只能维持作用5～10分钟，进入体内后快速分布至全身，体内代谢为烟酰胺，然后再被甲基化为*N*-甲基烟酰胺经尿排出。

【适应证】①中枢性呼吸抑制。②阿片类药物中毒。③麻醉药中毒。④巴比妥类药中毒（效果较差）。

【用法用量】皮下注射、肌内注射或静脉注射：①成人，常用量，一次0.25～0.5g，必要时1～2小时重复用药，极量一次1.25g。②小儿，常用量，6个月以下，一次75mg；1岁，一次0.125g；4～7岁，一次0.175g。

【不良反应】常见瘙痒、烦躁不安、抽搐、恶心、呕吐等。大剂量可引起血压升高、心悸、出汗、面部潮红、呕吐、震颤、心律失常、惊厥甚至昏迷。

【禁忌证】①抽搐。②惊厥。③重症哮喘。④呼吸道机械性梗阻。

【药物相互作用】与其他中枢兴奋药合用，可能会引起惊厥。

【注意事项】①妊娠及哺乳期妇女慎用。②作用时间短暂，一次静脉注射只能维持作用5～10分钟，应视病情间隔给药。③如出现惊厥，及时注射苯二氮䓬类或硫喷妥钠。④对于各种药物中毒所致呼吸抑制患者，应用前应先排出毒物，并确保呼吸道通畅。

【制剂与规格】注射液：1.5ml∶375mg；2ml∶500mg。

洛贝林
Lobeline

【其他名称】山梗菜碱、祛痰菜碱。

【药理作用】①兴奋颈动脉窦和主动脉体的化学感受器（均为N_1受体），反射性兴奋呼吸中枢。②反射性兴奋迷走神经中枢和血管运动中枢。③对自主神经节先兴奋后抑制。

【体内过程】作用维持时间约1小时。

【适应证】一氧化碳、阿片中毒等各种原因引起的中枢性呼吸抑制。

【用法用量】静脉注射：①成人，一次3mg；极量，一次6mg，一日20mg。②小儿，一次0.3～3mg，必要时每隔30分钟可重复使用；新生儿窒息可注入脐静脉3mg。皮下或肌内注射：①成人，一次3～10mg；极量，一次20mg，一日50mg。②小儿，一次1～3mg。

【不良反应】恶心、呕吐、呛咳、头痛、心悸等。

【药物相互作用】与碱性药物合用，产生山梗素沉淀；与尼古丁（N_1受体激动剂）合用，可出现恶心、出汗、心悸等症状。

【注意事项】剂量较大时，能引起心动过速、传导阻滞、呼吸抑制甚至惊厥。

【制剂与规格】注射液：1ml∶3mg；1ml∶10mg。

贝美格
Bemegride

【其他名称】乙甲哌啶二酮。

【药理作用】直接兴奋呼吸中枢和血管运动中枢，对抗巴比妥类及其他催眠药的作用。

【体内过程】作用维持10～20分钟。

【适应证】①巴比妥类、格鲁米特、水合氯醛等药物中毒。②加速硫喷妥钠麻醉后的恢复。

【用法用量】静脉滴注，静脉滴注：临用前将本药

50mg用5%葡萄糖注射液250～500ml稀释后静脉滴注，速度不宜过快，以免惊厥。静脉注射：每3～5分钟滴注50mg，直至病情改善为止。

【不良反应】①注射量大、速度过快可引起恶心、呕吐、反射增强、肌肉震颤及惊厥等。②迟发毒性表现为情绪不安、精神错乱、幻视等。

【禁忌证】吗啡中毒。

【注意事项】①静脉滴注时速度不可过快，以免惊厥。②注射时须准备短时巴比妥类药，以便惊厥时解救。③急性血卟啉症慎用，因可能诱发急性发作。

【制剂与规格】注射液：10ml ：50mg；20ml ：50mg。

咖啡因
Caffeine

【其他名称】咖啡碱。

【药理作用】①提高细胞内cAMP含量，兴奋大脑皮质，减少睡意。②大剂量兴奋呼吸中枢和血管运动中枢，加快呼吸，升高血压。③兴奋心脏，扩张血管，包括冠脉和肾血管。④舒张胆道和支气管平滑肌，有微弱利尿作用，还能刺激胃酸分泌。

【体内过程】快速分布至全身体液，进入中枢神经系统快，可分布至唾液和乳汁，可通过胎盘屏障。口服容易吸收，但不规则，$t_{1/2\alpha}$（分布相半衰期）约为3.5小时，$t_{1/2\beta}$（消除相半衰期）约为6小时。注射表观分布容积0.4～0.6L/kg，约为3～7小时。峰浓度与血药浓度随用量而异，经肝脏转化（去甲基及氧化），大部分以甲基尿酸和甲基黄嘌呤的形式由尿排出，约1%～2%为原型。

【适应证】①急性感染中毒、镇静催眠药、麻醉药、镇痛药、抗组胺药过量引起的呼吸、循环衰竭。②神经症，与溴化物合用（溴咖合剂），使大脑皮层兴奋-抑制过程恢复平衡。③与解热镇痛药配伍用于一般性头痛。④与麦角胺合用治疗偏头痛。⑤小儿注意缺陷多动障碍（ADHD）。⑥未成熟新生儿呼吸暂停或阵发性呼吸困难。

【用法用量】①口服。常用量：一次0.1～0.3g，一日0.3～1.0g；极量：一次0.4g，一日1.5g。②解救中枢抑制。肌内注射或皮下注射，常用量：一次1～2ml，一日2～4ml；极量：一次3ml，一日12ml。③调节大脑皮质活动：口服咖溴合剂，每次10～15ml，一日3次，餐后服。

【不良反应】①摄入超过1g，血药浓度达30μg/ml时，可致激动、不安、失眠、头痛、呕吐、烦躁不安、耳鸣、眼前闪光、肌肉震颤甚至精神错乱。②严重中毒可致脉搏加快、早搏、心悸及胸部压迫感。致死剂量一般为10g。③增加胃酸分泌，消化性溃疡患者不宜使用。④解救可滴注葡萄糖氯化钠注射液，及静脉注射20%甘露醇注射液，加快药物排泄；烦躁不安惊厥时，可用镇静药物；同时给予相应的对症治疗和支持疗法。

【禁忌证】胃溃疡患者。

【药物相互作用】①口服避孕药、西咪替丁、部分喹诺酮类抗菌药可减慢咖啡因的清除速率，导致作用增强和不良反应增加。②异烟肼、甲丙氨酯提高咖啡因的组织浓度达55%，可增加疗效。

【注意事项】①本药可通过胎盘屏障进入胎儿循环，也可进入乳汁，妊娠期和哺乳期妇女慎用。②长期使用可能出现耐受性。

【制剂与规格】①安钠咖片剂：咖啡因0.15g，苯甲酸钠0.15g。②安钠咖注射剂：1ml ：无水咖啡因0.12g与苯甲酸钠0.13g；2ml ：无水咖啡因0.24g与苯甲酸钠0.26g。③咖溴合剂：200ml ：安钠咖0.05～2g和溴化钠（或溴化钾）1.0～10g。

多沙普仑
Doxapram

【其他名称】吗乙苯吡酮、多普兰。

【药理作用】①一般剂量通过颈动脉窦化学感受器兴奋呼吸中枢。②大剂量直接兴奋延脑呼吸中枢与心血管运动中枢。③作用强于尼可刹米。

【体内过程】静脉注射后20～40秒起效，1～2分钟效应最显著，持续5～12分钟。在肝脏迅速代谢，代谢产物与小量原型药经肾脏排泄。$t_{1/2}$为3～4小时。

【适应证】呼吸衰竭、麻醉药中枢抑制药过量引起的呼吸抑制。

【用法用量】①静脉注射：按体重一次0.5～1.0mg/kg，不超过1.5mg/kg，如需重复给药，至少间隔5分钟。

总用量不宜超过2mg/kg。②静脉滴注：按体重一次0.5～1.0mg/kg，临用前加5%葡萄糖注射液或0.9%氯化钠注射液稀释至1mg/ml后静脉滴注，直至获得疗效，每小时用量不宜超过300mg，总量一日不超过3000mg。

【不良反应】①头痛、无力、呼吸困难、心律失常、恶心、呕吐、腹泻及尿潴留、胸痛、胸闷、血压升高，用药局部发生血栓性静脉炎等。②少见精神错乱、呛咳、眩晕、畏光、感觉奇热、多汗等。③过量的表现为惊厥、不自主震颤和反射亢进。

【禁忌证】癫痫、惊厥、严重肺部疾病、重度高血压、嗜铬细胞瘤、甲状腺功能亢进症、冠心病、颅内高压。

【药物相互作用】①碳酸氢钠可增加本药的血药浓度，其毒性增强。②与单胺氧化酶抑制剂、升压药合用可使升压作用显著。③肌松药可掩盖本药的升压作用。④与咖啡因、哌甲酯、匹莫林、肾上腺素受体激动剂具有协同作用。

【注意事项】①妊娠期妇女及哺乳期妇女慎用。②12岁以下儿童慎用。③用药时常规测定血压和脉搏，以防止药物过量。剂量过大时可引起血压升高、心率加快、甚至出现心律失常。④在使用氟烷、异氟烷等全麻药后10～20分钟，才能使用本药。⑤静脉滴注过快有引起溶血的危险。

【制剂与规格】注射液：1ml ：20mg；5ml ：100mg；20ml ：400mg。

莫达非尼
Modafinil

【药理作用】可能与脑中抑制性神经递质γ-氨基丁酸（GABA）的减少有关，也影响5-羟色胺和去甲肾上腺素等神经递质。

【体内过程】口服后2～4小时达血药峰浓度，分布容积约为0.8L/kg。$t_{1/2}$为11～15小时。主要代谢产物为无活性的莫达非尼酸和莫达非尼砜，通过肾脏排出。老年人用药清除率降低。

【适应证】发作性睡病和嗜睡症。

【用法用量】口服。一次50～100mg，一日1次，睡前1.5小时服用，每4～5天增加50mg，最大剂量一日200～400mg。

【不良反应】①头痛、头晕、发热、咽痛、乏力、神经质、紧张感、兴奋感、口干、恶心、腹泻、消化不良等。②偶见血压升高、心率加快、瘙痒、皮疹等。

【禁忌证】缺血性心脏病、左室肥大、二尖瓣脱垂、胸痛、有心电图异常史、心律不齐、妊娠期妇女、哺乳期妇女及儿童。

【注意事项】①慎用于高血压、不稳定型心绞痛、心肌梗死、肝硬化和精神病患者。②慎与抗惊厥药合用。③严重肝损害的患者剂量减半，肾功能不全和老年患者服用剂量要酌减。

【制剂与规格】片剂：20mg；100mg；200mg。

二甲弗林
Dimefline

【药理作用】对呼吸中枢兴奋作用较强，作用比尼可刹米强100倍，亦强于贝美格，苏醒率可达90%～95%。

【体内过程】本药起效迅速，维持时间较短，$t_{1/2}$约为2～3小时。

【适应证】①麻醉、催眠药物所引起的呼吸抑制。②手术、外伤等引起的虚脱和休克。③中枢性呼吸衰竭。

【用法用量】①肌内注射：一次8mg，临用前以注射用水2ml溶解。②静脉注射：一次8～16mg，临用前以5%葡萄糖注射液溶解并稀释，然后缓慢注射。③静脉滴注：用于重症患者，一次16～32mg，临用前加0.9%氯化钠注射液或5%葡萄糖注射液溶解并稀释，然后静脉滴注。

【不良反应】可见恶心、呕吐、皮肤烧灼感等。过量可致肌肉抽搐或惊厥，小儿尤易发生。

【禁忌证】有惊厥病史者、肝肾功能不全者、妊娠期妇女及哺乳期妇女。

【注意事项】①本药安全范围较窄，剂量把握不当易致抽搐或惊厥，应准备短效巴比妥类（如异戊巴比妥）做惊厥时急救用。②静脉注射速度必须缓慢，并应随时注意病情。③儿童、老年患者慎用。

【制剂与规格】注射液：2ml ：8mg。

第 2 章 镇痛药

吗啡
Morphine

【药理作用】激活中枢神经阿片受体，模拟内源性阿片肽的作用，包括强大镇痛作用、镇静、呼吸抑制、镇咳、兴奋平滑肌（致便秘）、扩张血管、镇吐。

【体内过程】本药皮下和肌内注射吸收迅速，皮下注射30分钟后即可吸收60%，吸收后迅速分布至肺、肝、脾、肾等各组织。成人中仅有少量吗啡透过血脑屏障，但已能产生高效的镇痛作用。可通过胎盘屏障到达胎儿体内。消除$t_{1/2}$1.7～3小时，蛋白结合率26%～36%。一次给药镇痛作用维持4～6小时。本药主要在肝脏代谢，60%～70%在肝内与葡萄糖醛酸结合，10%脱甲基成去甲基吗啡，20%为游离型。主要经肾脏排出，少量经胆汁和乳汁排出。

【适应证】①镇痛（限于创伤、手术、烧伤等引起的剧痛）。②心肌梗死。③心源性哮喘。④麻醉前给药。⑤重度癌痛（缓释、控释剂型）

【用法用量】常用量。①口服：一次5～15mg，一日15～60mg。②皮下注射：一次5～15mg，一日15～40mg。③静脉注射：5～10mg。

极量。①口服：一次30mg，一日100mg；②皮下注射，一次20mg，一日60mg。③硬膜外腔注射，一次极量5mg，用于手术后疼痛。

【不良反应】①常见：恶心、呕吐，便秘、排尿困难，思维混乱、头痛、失眠，肌肉不自主收缩，嗜睡，支气管痉挛、咳嗽减少、皮疹、寒战、瘙痒、出汗。②不常见：肝酶升高、胆部疼痛、胃肠功能紊乱、味觉反常、兴奋、烦躁不安、欣快、幻觉、情绪改变、感觉异常、呼吸抑制（降低脑干呼吸中枢对血液CO_2张力的敏感性，抑制脑桥呼吸调节中枢）、戒断综合征、尿潴留、体位性低血压（扩张外周血管），瞳孔缩小、视物模糊（兴奋动眼神经缩瞳核）。③连续使用3～5日即可产生耐药性，一周以上可致依赖性（成瘾性）。④急性中毒，昏迷、深度呼吸抑制，瞳孔极度缩小，血压下降，严重缺氧及尿潴留。呼吸麻痹是主要致死原因，抢救措施为人工呼吸、适量给氧以及静脉注射阿片受体阻断药纳洛酮。

【禁忌证】①分娩止痛和哺乳期妇女。②支气管哮喘及肺心病。③颅内压增高、肝功能减退。④未成熟新生儿和婴幼儿。⑤麻痹性肠梗阻。

【药物相互作用】①与中枢抑制药合用，可增强或延长吗啡的抑制作用。②与降压药合用，可能发生直立性低血压。③与M胆碱受体阻断药合用，加重便秘，可能发生麻痹性肠梗阻和尿潴留。④增强抗肿瘤药氮芥和环磷酰胺的毒性。⑤与香豆素类药物合用，增强抗凝作用。⑥与阿片受体拮抗剂纳洛酮或部分激动剂烯丙吗啡合用，可拮抗吗啡的作用。

【注意事项】①本药为国家特殊管理的麻醉药品，务必严格遵守国家对麻醉药品的管理条例。②根据WHO《癌症疼痛三阶梯止痛治疗指导原则》中关于癌症疼痛治疗用药个体化的规定，对癌症患者镇痛使用吗啡应由医师根据病情需要和耐受情况决定剂量。③未明确诊断的疼痛，尽可能不用本药，以免掩盖病情，贻误诊断。④能促使胆道括约肌收缩，引起胆管系的内压上升；可使血浆淀粉酶和脂肪酶均升高。⑤对血清碱性磷酸酶、丙氨酸转氨酶、门冬氨酸转氨酶、胆红素、乳酸脱氢酶等测定有一定影响，故应在本药停药24小时以上方可进行以上项目测定，以防可能出现假阳性。⑥吗啡注入硬膜外间隙或蛛网膜下腔后，应监测呼吸和循环功能，前者24小时，后者12小时。⑦老年慎用。

【制剂与规格】①注射液：0.5ml：5mg，1ml：10mg。②片剂：5mg；10mg；20mg；30mg。③缓释片：30mg。④控释片：10mg，30mg，60mg。

羟吗啡酮
Oxymorphone

【药理作用】激活中枢神经阿片受体，药理作用与吗啡相同，但无镇咳作用。肌内注射的等效镇痛效力为吗啡的10倍。口服效果差，为肌内注射的1/10～1/6。栓剂的效果为肌内注射的1/10。

【体内过程】注射后5～10分钟吸收，作用维持3～6小时，稳态分布容积是3.08L/kg。由肝脏代谢，$t_{1/2}$为1.3小时，口服10mg后5日内由尿排出49%。

【适应证】①镇痛，中度至重度疼痛，包括产科止痛。②麻醉辅助用药。③左心衰竭引起的肺水肿导致的呼吸困难。

【用法用量】①镇痛、产科镇痛：肌内注射0.5～1mg。②辅助麻醉肌内注射或皮下注射：每次1～1.5mg，作用维持4～6小时，此后可重复给药。③肛门用药：每4～6小时用量为5mg。

【不良反应】【禁忌证】【药物相互作用】【注意事项】参阅“吗啡”。

【制剂与规格】①注射液：1ml ：1mg；10ml ：15mg。②栓剂：5mg。

氢吗啡酮
Hydromorphone

【药理作用】与吗啡相似，镇痛作用比吗啡强。

【体内过程】肌内注射后5～10分钟起效，达峰时间30～60分钟，作用维持4～5小时；皮下注射后15分钟起效，达峰时间30～90分钟，作用维持4小时；静脉注射后10～15分钟起效，达峰时间15～30分钟，作用维持2～3小时。口服通常在30分钟内起效。吸收快，组织分布广泛，消除$t_{1/2}$为2.5小时，可通过胎盘屏障。在肝脏代谢，代谢产物无毒性。

【适应证】①镇痛，中度至重度疼痛。②镇咳。

【用法用量】①镇痛。静脉、肌内和皮下注射，每次1～1.5mg，每3～4小时给药一次。②直肠用药：每次3mg，每6～8小时用药一次。阿片耐受患者可给予较高剂量。

【不良反应】参阅“吗啡”。

【禁忌证】禁用于对氢吗啡酮过敏者，其余参阅“吗啡”。

【药物相互作用】【注意事项】参阅“吗啡”。

【制剂与规格】①注射液：2ml ：2mg；5ml ：5mg；10ml ：10mg；②栓剂：3mg。

左啡诺
Levorphanol

【其他名称】左吗喃、羟甲左吗喃。

【药理作用】与吗啡相似，镇痛作用比吗啡强。

【体内过程】口服有效，10～30分钟起效，维持8小时。皮下注射或肌内注射吸收迅速。达峰时间为60～90分钟。在肝脏代谢，$t_{1/2}$为12～16小时。由于半衰期超过镇痛作用有效时间，故重复用药间隔时间短时可致蓄积。

【适应证】①镇痛，重度疼痛。②辅助麻醉。

【用法用量】镇痛，止痛。①口服：每次1.5～4.5mg，每日1～2次。②肌内注射或皮下注射：一次2～3mg，每日1～2次。③缓慢静脉注射：一次1～2mg。用于辅助氧化亚氮麻醉，静脉注射0.25～0.5mg，根据需要可追加用量，但总量不超过1.5mg，每次1～1.5mg，每3～4小时给药一次。阿片耐受患者可给予较高剂量。

【不良反应】【禁忌证】【药物相互作用】【注意事项】参阅“吗啡”。

【制剂与规格】①注射剂：1ml ：2mg。②片剂：1.5mg；2.0mg。

可待因
Codeine

【其他名称】甲基吗啡。

【药理作用】与吗啡相似，总体上弱于吗啡。①镇痛作用为吗啡的1/12。②抑制延脑咳嗽中枢，抑制咳嗽反射。③呼吸抑制、致欣快和依赖性弱于吗啡。

【体内过程】口服有效，20分钟起效，生物利用度为40%～70%，一次口服后，约1小时血药浓度达峰值，与血浆蛋白结合率约为20%，$t_{1/2}$约为3～4小时。易透过血脑屏障和胎盘屏障，在肝内代谢，与葡萄糖醛酸结合，约15%脱去3位上的甲基转变为吗啡，部分脱去N位的甲基，形成去甲可待因。尚有小部分脱两个甲基而成为去甲吗啡。可待因的原型物及上述代谢产物经肾由尿排泄。

【适应证】①镇咳，较剧烈的频繁干咳，如痰量较多宜并用祛痰药。②镇痛，中度以上疼痛。③镇静，辅助局麻或全麻。

【用法用量】成人。①口服：一次15～30mg，一日2～3次；极量一次100mg，一日250mg。②皮下注射：一次15～30mg（仅供手术中使用）。儿童。口服：用于镇痛，一次按体重0.5～1mg/kg，一日3次；用于镇咳，用量按镇痛极量的1/3～1/2。

【不良反应】①常见幻觉、呼吸微弱/缓慢或不规则、心率或快或慢。②少见惊厥、耳鸣、震颤或不自主的肌肉运动、荨麻疹、瘙痒、皮疹或脸肿等过敏反应。③长期应用引起依赖性，依赖症状较吗啡弱，包括食欲减退、腹泻、牙痛、恶心呕吐、流涕、寒战、打喷嚏、打哈欠、睡眠障碍、胃痉挛、多汗、衰弱无力、心动过速、情绪激动或原因不明的发热。

【禁忌证】①对本药过敏者。②多痰。③婴幼儿、未成熟新生儿。

【药物相互作用】①与抗胆碱药合用加重便秘和尿潴留。②与肌松药合用加重呼吸抑制。③抑制抗病毒药齐多夫定代谢。④与美沙酮或其他吗啡类药物合用加重呼吸抑制。⑤与甲喹酮合用，可增强本药的镇咳和镇痛作用。⑥可增强解热镇痛药的镇痛作用。⑦与巴比妥类药物合用，加重中枢抑制作用。⑧与抗组胺药西咪替丁合用，可诱发精神错乱、定向力障碍及呼吸急促。

【注意事项】①因可透过胎盘屏障，引起婴儿成瘾，继而引起新生儿戒断症状，如过度啼哭、打喷嚏、打哈欠、腹泻、呕吐等，妊娠期妇女慎用，分娩应用可引起新生儿呼吸抑制。②可自乳汁排出，哺乳期妇女慎用。③支气管哮喘应慎用。④在未诊断明确的急腹症，可能因疼痛缓解掩盖病情引起误诊，应慎用。⑤久用可引起耐药性和成瘾性，也可引起便秘和尿潴留。⑥本药为国家特殊管理的麻醉药品，必须严格遵守国家对麻醉药品的管理条例使用和管理。⑦磷酸可待因缓释片必须整片吞服，不可截开或嚼碎。

【制剂与规格】①片剂：15mg；30mg。②缓释片：15mg；30mg。③糖浆：10ml：50mg；100ml：500mg。④注射液：1ml：15mg；1ml：30mg。

注：磷酸可待因-双氯芬酸钠复方片（氯芬待因片）：每片含磷酸可待因15mg，双氯芬酸钠25mg。适用于轻至中度疼痛，成人口服：一次1～2片，一日2～3次。

洛芬待因（布洛芬可待因）片：每片含布洛芬0.2g，磷酸可待因12.5mg。

哌替啶
Pethidine

【其他名称】度冷丁。

【药理作用】①与吗啡相似，为阿片受体激动剂，对μ受体选择性较高。②镇痛强度为吗啡的1/10～1/8。③呼吸抑制作用与吗啡相同。④依赖性较轻，致便秘作用较弱，无缩瞳作用。

【体内过程】人工合成品，非天然吗啡类。口服与注射均易吸收，为避免口服的首过效应和刺激性，常用肌内注射，生物利用度20%～40%。蛋白结合率为50%，$t_{1/2}$为0.5～4小时。分布至各组织，亦出现于乳汁与胎盘中。本药在人体仅5%以原型经肾排出，90%以上在肝脏中脱甲基化代谢为去甲哌替啶，此代谢物在肾脏的消除半衰期为15～40小时，因此肾功能障碍患者去甲哌替啶会有蓄积的倾向，有弱的镇痛作用和强的中枢神经兴奋作用，导致抽搐、震颤、肌痉挛、精神错乱、致幻、惊厥等中枢毒性反应。

【适应证】①各种剧痛，麻醉前用药，或局麻与静吸复合麻醉后辅助用药。②人工冬眠，与氯丙嗪、异丙嗪组成冬眠合剂。③心源性哮喘。

【用法用量】①镇痛。成人肌内注射，一次25～100mg，一日100～400mg；极量：一次150mg，一日600mg。成人静脉注射一次按体重以0.3mg/kg为限。口服，成人，一次50～100mg，一日200～400mg，极量一次150mg，一日600mg。小儿用药：一次按体重1.0～1.5mg/kg。②麻醉前用药：麻醉前30～60分钟肌内注射，按体重1.0～2.0mg/kg。麻醉维持中，按体重以1.2mg/kg计算60～90分钟用量，配成稀释液，成人每分钟静脉滴注1mg，小儿滴速相应减慢。③术后镇痛：硬膜外间隙注药，24小时总用量按体重2.1～2.5mg/kg为限。④晚期癌痛：可高于术后镇痛的剂量，应个体化用药，逐渐增加剂量。

【不良反应】本药的耐受性和成瘾程度介于吗啡与可待因之间，因代谢物蓄积毒性不连续使用。治疗剂量下可出现轻度的眩晕、出汗、口干、恶心、呕吐、心动过速及直立性低血压等。

【禁忌证】①脑外伤颅内高压、慢性阻塞性肺疾患、支气管哮喘、肺源性心脏病、排尿困难、严重肝功能减退。②严禁与单胺氧化酶抑制药合用。

【药物相互作用】①与异丙嗪合用出现呼吸抑制，引起休克。②与单胺氧化酶抑制药合用引起兴奋、高热、出汗、神志不清，严重呼吸抑制、惊厥、昏迷，甚至虚脱而死亡。③纳洛酮、尼可刹米、烯丙吗啡降低本药的镇痛作用。④巴比妥类、吩噻嗪类、三环类抗抑郁药、硝酸酯类抗心绞痛药可增强本药的作用。⑤本药可增强双香豆素类的抗凝作用。⑥与西咪替丁合用出现意识障碍、定向障碍和气喘。

【注意事项】①连续应用亦可成瘾，癌性疼痛治疗时慎用本药。②老年人、肝功能损伤、甲状腺功能不全患者等慎用。③与吩噻嗪类和中枢抑制药合用时，注意协同扩血管，引起血压下降的作用。④过量时可静脉注射纳洛酮（0.005～0.01mg/kg）解救，同时血液透析清除血中的药物及其代谢物。⑤由于代谢物去甲哌替啶的毒性，不宜长期使用本药。⑥慎用于妊娠期妇女、哺乳期妇女和儿童。1岁以内小儿一般不应静脉注射本药或行人工冬眠。

【制剂与规格】①片剂：25mg；50mg。②注射液：1ml：50mg；2ml：100mg。

阿尼利定
Anileridine

【其他名称】氨苄哌替啶、阿尼里丁。

【药理作用】与哌替啶同属哌啶类人工合成镇痛药，激动阿片受体，药理作用与哌替啶相似，镇痛作用更强。

【体内过程】阿尼利定可口服或静脉注射，15分钟内起效，作用可维持2～3小时。经肝脏代谢，50%以上以原型从尿中排出。

【适应证】①镇痛。②辅助麻醉。

【用法用量】①镇痛。口服，每次25mg；肌内注射或皮下注射25～50mg，必要时4～6小时重复用药。严重疼痛，每次肌内注射75～100mg，每日不超过200mg。②辅助麻醉。将本药的磷酸盐50～100mg加入5%葡萄糖注射液500ml中，先输注5～10mg，接着缓慢静脉滴注，每分钟0.6mg。

【不良反应】本药的不良反应、依赖性等同哌替啶。戒断症状与吗啡相似，但出现更早，持续时间短。

【注意事项】长期应用可产生依赖性。

【制剂与规格】①片剂：25mg。②注射液：1ml：5mg。

阿法罗定
Alphaprodine

【其他名称】甲替啶、安那度、安依痛。

【药理作用】本药结构类似于哌替啶，镇痛效力弱于哌替啶，特点是起效快、维持时间短，呼吸抑制作用轻微。

【体内过程】皮下注射后4～5分钟出现镇痛作用，持续1～2小时。本药易通过胎盘屏障。

【适应证】①中重度疼痛的短时间止痛，如外科五官小手术、分娩及泌尿科的器械检查等。②与阿托品合用用于胃肠道、泌尿道平滑肌痉挛性疼痛。

【用法用量】①皮下注射，每次10～20mg，一日20～40mg。②静脉注射，每次20mg，极量每次30mg，一日60mg。③儿童剂量每次0.2～0.4mg/kg。

【不良反应】轻微眩晕、无力或多汗等。

【禁忌证】①对本药过敏者。②妊娠期妇女和哺乳期妇女。

【药物相互作用】①与中枢神经系统抑制药合用，可能会导致呼吸抑制、血压下降、深度镇静或昏迷。②氯丙嗪可增强本药的镇痛作用。

【注意事项】①分娩时慎用，可能引起胎儿窒息。②有成瘾性，不宜长时间使用。③年老体弱者慎用。

【制剂与规格】注射液：1ml：10mg；1ml：20mg；1ml：40mg。

美沙酮
Methadone

【其他名称】美散痛。

【药理作用】选择性阿片μ受体激动剂。①镇痛作用略强于吗啡，止痛效果好，持续时间长。②呼吸抑制、缩瞳、镇咳作用与吗啡相似。③兴奋平滑肌，导致便秘和胆道痉挛，作用弱于吗啡。④反复使用后出现显著镇静作用。

【体内过程】口服与注射均吸收良好。口服利用度高，口服一次后1～5小时血药浓度达峰。血浆蛋白结合率为85%～90%。本药与脑组织的蛋白牢固结合，反复用药产生一定的蓄积作用，重复给药时需调节剂量。主要在肝脏代谢，从尿和粪便中排泄，约21%以原型从肾脏排出。$t_{1/2}$约为7.6小时。

【适应证】①慢性、中度至重度剧烈疼痛，主要用于癌症患者镇痛。②剧烈咳嗽。③阿片、吗啡及海洛因成瘾者的脱毒治疗。

【用法用量】①口服：用量约为吗啡剂量的一半，一般起始剂量成人一次5～10mg，对于慢性疼痛患者，随着用药时间延长和耐受形成，应逐渐增加剂量以达到有效镇痛效果，或遵医嘱。②肌内或皮下注射：一次2.5～5mg，一日10～15mg。极量一次10mg，一日20mg。

【不良反应】①主要有性功能减退、男性服用后精液少，且可有乳腺增生。女性与避孕药同用，可终日迷倦乏力，逾量可逐渐进入昏迷，并出现右束支传导阻滞、心动过速和（或）低血压。②亦有眩晕、恶心、呕吐、出汗、嗜睡等，也可引起便秘及药物依赖。

【禁忌证】①婴幼儿。②妊娠分娩期间。③呼吸功能不全者。

【药物相互作用】①苯妥英钠和利福平等肝药酶诱导剂加速本药的代谢。②本药可加强镇痛药、镇静催眠药、抗抑郁药的作用。③与抗高血压药合用，可使血压下降过快。④酸化尿液加快本药排泄，碱化尿液减少本药排泄。

【注意事项】①本药按麻醉药品管理。②不宜作静脉注射。③本药作为阿片类成瘾者戒断用药时，虽然戒断症状轻微，但依赖性显著，一般多采用维持治疗。

【制剂与规格】①片剂：2.5mg；5mg；10mg。②注射液：1ml：5mg。

阿法美沙醇
Levacetylmethadol

【其他名称】阿法芳沙朵、左醋美沙朵。

【药理作用】结构与美沙酮相似。①封闭或代替吗啡型阿片受体，抑制成瘾者的戒断症状。②长期口服本药，能产生足够的阻断常规剂量非肠道阿片类用药的耐受能力。

【体内过程】口服有效，蛋白结合率约为80%，有首过效应，经肝脏代谢为具有药理学活性的代谢产物去甲-LAAM以及二去甲-LAAM，药理活性强于母药，因此本药作用时间长，$t_{1/2}$约为2.6日。

【适应证】阿片类成瘾者的戒毒。

【用法用量】口服，成人一般每周3次，每周一、三、五或二、四、六用药，两种剂量表均有一个72小时的剂量间隔。在72小时之前的一次给药（当周二与周六间），可增加给药的剂量或加用小剂量的美沙酮。有些患者隔日给药法可能更好。本药不能每天给药，否则可能药物过量。多数患者用本药60～90mg，每周3次。临床最低剂量10mg，最高140mg，每周3次。

【不良反应】①胃肠道反应，如腹痛、便秘、腹泻、口干、恶心和呕吐。②呼吸道反应，如咳嗽、鼻炎、呵欠。③皮肤反应，如皮疹、出汗。④泌尿生殖系统反应，如射精困难、阳痿。⑤心脏影响，心电图Q-T间期延长。

【禁忌证】肝肾功能不良者、妊娠期妇女、哺乳期妇女及18岁以下成瘾者。

【药物相互作用】①与乙醇有协同作用，服药期间禁止饮酒。②肝药酶诱导剂利福平、苯巴比妥、苯妥英钠及卡马西平等，减低本药血药浓度，引起戒断症状。③肝药酶抑制剂西咪替丁、红霉素、酮康唑等，以及阿片受体拮抗剂纳洛酮或阿片受体亚型激动和拮抗混合制剂喷他佐辛等，可能诱发戒断症状。

【注意事项】①服药期间不得从事驾驶工作。②每天服用本药可能会引起蓄积或过量中毒。一旦过量，可使用纳洛酮解救。

【制剂与规格】口服液：1ml：10mg。

右丙氧芬
Dextropropoxyphene

【其他名称】达而丰、右旋达而丰。

【药理作用】右丙氧芬结构与美沙酮相似，主要激动阿片μ受体，可发挥弱的镇痛作用，无镇咳作用。

【体内过程】口服后迅速吸收，萘磺酸盐的吸收较盐酸盐慢，二者在肝均有首过效应，用药后达峰时间为1～2小时，$t_{1/2}$为6～12小时，并快速分布到肝、肺和脑，亦能透过胎盘屏障，大约80%的右丙氧芬及其代谢物结合到血浆蛋白。本药主要在肝内代谢为去甲右丙氧芬，为30～36小时。经尿排出。

【适应证】①慢性类风湿性关节炎。②偏头痛。

【用法用量】每次口服盐酸右丙氧芬65mg，或萘磺酸右丙氧芬100mg，4～6小时可重复给药。

【不良反应】①常见头晕、嗜睡、恶心、呕吐。②少见便秘、腹痛、皮疹、头痛。③偶见虚弱、欣快、发音困难和轻度视力障碍。④过量中毒表现为呼吸抑制、极端困倦乏力、随之昏迷、瞳孔缩小、局部或全身抽搐、心脏传导异常、心律失常、肺水肿，甚至出现呼吸暂停和心搏停止。过量中毒与去甲丙氧芬的蓄积有关。纳洛酮可以对抗呼吸抑制等作用，用于解救。

【禁忌证】①对本药过敏者。②哺乳期妇女。③儿童。

【药物相互作用】①与乙醇、镇静催眠药合用，可增强上述药物的作用，并已有致死的报道。②与口服抗凝药华法林合用，可增强其抗凝作用。③阿司匹林、对乙酰氨基酚可增强右丙氧芬的镇痛作用。④纳洛酮可对抗右丙氧芬的呼吸抑制作用。

【注意事项】①肝、肾功能不全者慎用。②在老年人，消除半衰期更长。③重复用药可出现蓄积。④大剂量用药可能发生去甲右丙氧芬中毒，用药期间应注意监测。

【制剂与规格】①胶囊（盐酸）：32mg；65mg。②片剂（萘磺酸）：50mg；100mg。

注：阿扎芬（Algaphan）片：盐酸右丙氧芬25mg，氨基比林300mg。

丁丙诺啡
Buprenorphine

【其他名称】叔丁啡、布诺啡。

【药理作用】本药为混合型阿片受体激动（μ受体）-拮抗剂（κ受体）。①镇痛作用，强于吗啡。②抑制呼吸作用，有升限，不随给药剂量增加而加重。③戒断症状较轻。

【体内过程】在肝脏有首过效应，口服生物利用度很低，舌下黏膜吸收较好，含片生物利用度为75%，含服8分钟内，口腔内药物有50%被黏膜吸收。注射给药吸收迅速，几分钟达到血药浓度高峰，血浆蛋白结合率为96%，$t_{1/2}$为3小时左右。主要在肝脏代谢，从粪便和胆汁排泄。

【适应证】①各种术后疼痛、癌性疼痛、外伤或烧伤后疼痛、肢体痛和心绞痛。②阿片类成瘾者脱毒治疗和维持治疗。

【用法用量】用于镇痛。①肌内注射或缓慢静脉注射：一次0.3～0.6mg，一日3～4次。单剂量作用可持续6～8小时。②舌下含服：一次0.4～0.8mg，每隔6～8小时1次。

【不良反应】①常见头晕、嗜睡、恶心、呕吐、出汗、低血压、缩瞳、肺通气不足。②其他中枢、心血管、呼吸、皮肤和眼部不良反应。

【禁忌证】①对本药过敏者。②轻微疼痛或疼痛原因不明者。

【药物相互作用】①与单胺氧化酶抑制剂有协同作用。②与中枢神经抑制药有增强作用。③合用地西泮可引起心肺虚脱。④合用口服抗凝药可出现紫癜。

【注意事项】①肝功能不全时，药物作用可延长，注意调整给药间隔时间。②妊娠期妇女、哺乳期妇女不宜应用。③颅脑外伤、呼吸抑制、老弱者慎用。④7岁以下儿童不宜使用。⑤因首过效应，适宜舌下含服或注射给药。⑥本药属于第一类精神药品，应按有关规定使用和管理。⑦与其他吗啡类药物合用，可能发生戒断症状。

【制剂与规格】①舌下含片：0.2mg；0.4mg。②注射液：1ml：0.15mg；1ml：0.3mg。

布托啡诺
Butorphanol

【其他名称】环丁羟吗喃、环丁甲二羟吗喃、环丁吗喃醇。

【药理作用】属于阿片受体激动-拮抗混合型镇痛药。①镇痛，效力为吗啡的3.5～7倍，可缓解中度和重度疼痛。②增加肺动脉压、肺血管阻力和心脏负荷。

【体内过程】口服可吸收，首过效应明显，肌内注射吸收迅速完全，10～15分钟起效，可持续3～4小时。口服后1～1.5小时，肌内注射后0.5～1小时可达血药峰浓度。稳态分布容积约为50L/kg，蛋白结合率约80%，$t_{1/2}$为2.5～4小时。主要在肝脏代谢为无活性的羟基布托啡诺，大部分随尿排出，少量由胆汁排出，本药可通过胎盘屏障，也可分泌至乳汁。

【适应证】各种癌性疼痛、手术后疼痛。

【用法用量】①静脉注射：一次1mg。②肌内注射：一次1～2mg。如需要，每3～4小时，可重复给药一次。单剂量不超过4mg。③鼻腔用药：通常每次1～2喷，每日3～4次，一般情况下初始剂量为1mg，60～90分钟重复喷一次，对剧烈疼痛每次可喷2mg，3～4小时后再重复喷药。④麻醉前用药，可于手术前60～90分钟肌内注射布托啡诺2mg。⑤老年人或肝肾功能不全者应减量。

【不良反应】①常见：嗜睡、恶心、出汗。②少见：头痛、眩晕、头昏、精神错乱。③偶见：幻觉、异常梦境、皮疹、心悸、神经质等。④呼吸抑制作用较吗啡轻，最大呼吸抑制在成人出现于剂量超过4mg时，抑制程度不随剂量增加而加重。纳洛酮可拮抗此作用。⑤对阿片类药物依赖的患者，使用本药可能诱发戒断症状。⑥鼻喷用药可常出现失眠和鼻充血。

【禁忌证】①对本药过敏者。②年龄小于18岁患者。③依赖那可汀的患者。

【药物相互作用】参阅“吗啡”。

【注意事项】①本药按第二类精神药品管理。②脑损害和颅内压升高的患者慎用或不用。③肝、肾疾病患者初始剂量间隔时间应延长至6～8小时，直至反应很好，随后的剂量随病人反应调整而不是按固定方案给药。④对有心肌梗死、心室功能障碍、冠状动脉功能不全的患者慎用。发生高血压时，应立即停药。⑤本药可致呼吸抑制，尤其是同时服用兴奋CNS药或患有CNS疾病或呼吸功能缺陷的患者，慎用。⑥服用本药时，禁止饮酒。⑦长期、频繁、大量使用酒石酸布托啡诺可能会产生生理依赖性和滥用。⑧妊娠期和哺乳期妇女慎用。⑨建议老年患者使用布托啡诺时，起始剂量减半，并且比正常人间歇延长2倍，随后的剂量和间歇时间根据患者的具体反应而定。⑩喷剂如48小时以上未使用，使用前应轻摇1～2下。

【制剂与规格】①注射液：1ml∶1mg。②鼻喷剂：2.5ml∶25mg，每喷含酒石酸布托啡诺1mg，每瓶25喷。

纳布啡
Nalbuphine

【其他名称】纳丁啡、环丁羟氢吗啡、环甲羟氢吗啡。

【药理作用】纳布啡是混合型阿片受体激动-拮抗剂，激动κ受体，拮抗或部分激动μ受体。①镇痛。②镇静。③弱的致幻作用。

【体内过程】口服用药有首过效应，健康人口服的生物利用度仅11.8%，约47分钟达血药浓度峰值，皮下或肌内注射后30分钟达峰值，$t_{1/2}$为3～5小时，在肝内代谢，原型药和代谢产物主要由粪便排出，少量由尿排泄。

【适应证】①中度至重度疼痛，如创伤、术后、癌症、肾或胆绞痛。②心肌梗死和心绞痛患者的止痛。③麻醉辅助用药。

【用法用量】①镇痛：肌内注射或静脉注射，每次10mg，必要时3～6小时重复，最大剂量每次20mg，每天160mg。②心肌梗死：缓慢静脉注射10～30mg，如需要，30分钟后再给20mg。③儿童初次最大剂量0.3mg/kg，如需要，可重复给1～2次。④麻醉辅助用药，术前给予0.1～0.2mg/kg；诱导麻醉的前10～15分钟内静脉注射0.3～1.0mg/kg，维持剂量是每隔半小时给药0.25～0.5mg/kg。

【不良反应】不良反应较少。①常见嗜睡、出汗、头痛、恶心、呕吐、眩晕、口干等。②偶见幻觉及其他拟精神反应。

【禁忌证】①对本药过敏者。②哺乳期妇女。

【药物相互作用】参阅“吗啡”。

【注意事项】①过量中毒时可使用纳洛酮治疗。②仅用于注射给药。③不宜长期用药，防止成瘾。④对近期使用过其他阿片类药物的成瘾患者，本药可引起戒断症状。

【制剂与规格】注射液：1ml：10mg；2ml：20mg。

氢可酮
Hydrocodone

【其他名称】二氢可待因酮。

【药理作用】与可待因相似。①镇痛。②镇咳。③镇静。

【体内过程】口服10mg氢可酮，平均峰血药浓度为23.6ng/ml。达峰时间是1.3小时，氢可酮可表现出复杂的代谢方式，包括*O*-位脱甲基化、*N*-位脱甲基化和6-位去酮基而变成相应的6α-和6β-羟基代谢物。

【适应证】①中度至重度疼痛。②咳嗽。

【用法用量】较少单独使用，一般包含于复合制剂中，如与解热镇痛药组成的复方治疗疼痛，与祛痰止喘药组成的复方治疗咳嗽。常用量5～10mg每次，每天15～30mg。根据患者的病情、程度和对药品的反应选择复方品种和调整剂量。

【不良反应】①常见头痛、头晕、嗜睡、恶心和呕吐，站立位明显，卧位可减轻。②偶见：咽干、胸闷、惊厥、震颤、精神抑郁、瘙痒、皮疹、肌肉强直等。

【药物相互作用】①与乙醇合用，协同增强中枢抑制作用。②合用单胺氧化酶抑制药，协同增强中枢抑制作用。③与镇静催眠药、三环类抗抑郁药合用，增强本药的镇静、镇痛和呼吸抑制作用。④与麻醉剂合用，增强中枢抑制作用。

【注意事项】①过量可使用纳洛酮解救。②老年人、衰弱患者、肝肾功能严重损害的患者使用本药时应注意观察。③下列情况慎用：甲状腺功能低下、艾迪生病、前列腺肥大、尿道梗塞患者。

【制剂与规格】①片剂：5mg。②氨酚氢可酮片：每片含重酒石酸氢可酮5mg、对乙酰氨基酚500mg。

羟考酮
Oxycodone

【其他名称】羟氢可待因酮、羟基二氢可待因酮。

【药理作用】属于阿片受体激动药，①镇痛，与吗啡相当。②镇咳。③镇静。

【体内过程】口服吸收迅速，1小时达最大效应，生物利用度为60%～87%。控释剂型达峰时间为2.1～3.2小时，生物利用度为50%～87%。总蛋白结合率为45%，可分布至骨骼肌、肝脏、肠道、肺、脾和脑组织。在肝脏代谢，代谢产物主要为去甲羟考酮，少量为羟吗啡酮，由尿排出体外，速释剂型$t_{1/2}$约3.2小时，控释剂型$t_{1/2}$约为4.5～8小时。肾功能不全时消除减慢，消除半衰期可延长1小时，肝功能不全时，消除半衰期可延长2小时。

【适应证】持续的中度到重度疼痛。

【用法用量】①初始用药剂量5mg，每12小时服用一次，继后，根据病情仔细滴定剂量或先用速效吗啡滴定剂量后转换为等效的本药，个体差异较大。②大多数患者的最高用药剂量为每12小时20mg，少数患者可能需要更高的剂量。③口服本药10mg，相当于口服吗啡20mg。

【不良反应】①常见：便秘、恶心、呕吐、嗜睡、头昏、瘙痒、头痛、多汗和乏力。②偶见：厌食、紧张、失眠、发热、精神错乱、腹泻、腹痛、血管舒张、感觉异常、皮疹、焦虑、欣快、呼吸困难、排尿困难、胆道痉挛、输尿管痉挛。③罕见：眩晕、抽搐、定向障碍、面部潮红、情绪改变、幻觉、支气管痉挛、嗳气、气胀、肠梗阻、味觉异常、言语障碍、震颤、戒断综合征、荨麻疹等。

【禁忌证】①对本药过敏、中重度肝功能障碍、重度肾功能障碍、慢性便秘、停用单胺氧化酶抑制药2周内、妊娠期或哺乳期妇女、手术前或手术后24小时内。②呼吸抑制、颅脑损伤、麻痹性肠梗阻、急腹症、胃排空延迟、慢性阻塞性呼吸道疾病、肺源性心脏病、慢性支气管哮喘、高碳酸血症。

【药物相互作用】①与中枢抑制药有协同作用，可将羟考酮剂量减量。②与中枢性肌松药合用时，呼吸抑制作用增强。③与抗抑郁药、降压药有叠加作用。

④纳洛酮合用时促进戒断反应出现。⑤与乙醇合用，增加中枢抑制作用。

【注意事项】①长期使用会产生对药物的耐受性和生理依赖性，突然停药发生戒断综合征。②服药期间不得从事驾驶汽车或操作机器等工作。③下列情况慎用：颅内高压、低血压、低血容量、胆道疾病、胰腺炎、肠道炎性疾病、前列腺肥大、肾上腺皮质功能不全、急性酒精中毒、慢性肝肾疾病和疲劳过度的年长或体弱患者、黏液水肿、震颤性谵妄、可能出现麻痹性肠梗阻者。④本药为国家特殊管理的麻醉药品，必须严格遵守国家对麻醉药品的管理条例，使用与管理。⑤缓释片必须整片吞服，不得掰开、咀嚼或研磨。

【制剂与规格】①控释片：5mg；10mg；20mg；40mg。②片剂：5mg。

芬太尼
Fentanyl

【药理作用】与吗啡相似，为强效中枢性镇痛药，效力为吗啡的80～100倍左右。

【体内过程】临床一般静脉注射给药，1分钟起效，4分钟达高峰，作用持续30～60分钟。肌内注射约7～8分钟起效，维持1～2小时，生物利用度为67%。血浆蛋白结合率为80%。主要经肝脏代谢，10%的代谢物与代谢产物由肾脏排出。$t_{1/2}$约为3.7小时。透皮贴剂持续72小时释放芬太尼，12～24小时达到稳定血药浓度。

【适应证】①麻醉前、中、后的镇静与镇痛。②麻醉前给药及麻醉诱导。③手术前、后及术中等各种剧烈疼痛。

【用法用量】肥胖患者应避免过量用药，应根据理想体重计算用量。①成人静脉注射：全麻时初量，小手术按体重1～2μg/kg（以芬太尼计，下同）；大手术按体重2～4μg/kg；体外循环心脏手术时按体重20～30μg/kg计算全量，维持量可每隔30～60分钟给予初量的一半或连续静脉滴注，一般每小时按体重1～2μg/kg；全麻同时吸入氧化亚氮按体重1～2μg/kg；局麻镇痛不全，作为辅助用药按体重1.5～2μg/kg。②成人麻醉前或手术后镇痛：按体重肌内或静脉注射0.7～1.5μg/kg。③儿童镇痛：2岁以下暂无规定，2～12岁按体重2～3μg/kg。④成人手术后镇痛：硬膜外给药，初始量0.1mg，加0.9%氯化钠注射液稀释到8ml，每2～4小时可重复，维持一次为初始量的1/2。

【不良反应】①严重：呼吸抑制、窒息、肌肉僵直及心动过缓，如不及时治疗，可发生呼吸停止、循环抑制及心脏停搏。②一般：眩晕、视物模糊、恶心、呕吐、低血压、胆道括约肌痉挛、喉痉挛及出汗等。③偶见：肌肉抽搐。④成瘾。

【禁忌证】①支气管哮喘、呼吸抑制、呼吸道梗阻。②对本药特别敏感的患者及重症肌无力患者。

【药物相互作用】①与中枢抑制药、其他麻醉性镇痛药以及全麻药有协同作用，合用时应慎重并适当调整剂量。②与肌松药合用时，肌松药剂量需减少。③与单胺氧化酶抑制药合用可发生严重并发症。④与阿托品合用可使便秘加重。⑤与纳曲酮合用，可发生急性戒断症状。⑥与钙离子通道拮抗药或肾上腺素β受体阻滞药合用，可引起严重的低血压，机制尚不清楚。

【注意事项】①肝、肾功能不良者慎用。②妊娠期妇女慎用。③下列情况慎用：心律失常、慢性梗阻性肺部疾患、呼吸储备力降低及脑外伤昏迷、颅内压增高、脑肿瘤等易陷入呼吸抑制的患者及运动员慎用。④老年人首次剂量应适当减量。⑤按麻醉药品管理。⑥本药务必在单胺氧化酶抑制药停用14日以上方可给药，且应先从小剂量（1/4常用量）开始，防止发生致死的不良反应。⑦硬膜外注入本药镇痛时，可有全身瘙痒，而且仍有呼吸频率减慢和潮气量减小的可能，处理应及时。⑧本药不是静脉全麻药，大量快速静脉注射时患者意识依然存在，常伴有术中知晓。⑨快速注射本药可引起胸壁、腹壁肌肉僵硬而影响通气。⑩本药有一定刺激性，不得误入气管、支气管及涂敷于皮肤上。

【制剂与规格】①注射液：1ml：0.05mg；2ml：0.1mg；10ml：0.5mg（均以芬太尼计）。②透皮贴剂：4.2mg（25μg/h）；8.4mg（50μg/h）；12.6mg（5μg/h）。

舒芬太尼
Sufentanil

【其他名称】噻哌苯胺、苏芬太尼、新芬太尼。

【药理作用】与芬太尼相似，镇痛作用比芬太尼强，起效快，恢复也比芬太尼快。是一种强效的阿片类镇痛药，也是一种特异性μ阿片受体激动药，对μ受体的亲和力比芬太尼强5～10倍。舒芬太尼在肝内经受广泛的生物转化，形成*N*-去烃基和*O*-去甲基的代谢物，经肾脏排出，其中去甲舒芬太尼有药理活性，效价约为舒芬太尼的1/10，亦即与芬太尼相当，这也是舒芬太尼作用持续时间长的原因之一。其镇痛作用，在用于平衡麻醉时，约为芬太尼的10倍；在作为主要麻醉剂和100%的氧同用时，约为芬太尼的5～7倍。而且有良好的血流动力学稳定性，可同时保证足够的心肌氧供应。当使用剂量达8μg/kg时，可致深度镇痛作用；当剂量≥8μg/kg，可达到深度麻醉。

【体内过程】口服经胃肠道吸收，但临床一般采用注射给药。静脉注射1分钟即起效，4分钟达高峰，维持30～60分钟。肌内注射时约7～8分钟发生镇痛作用，可维持1～2小时。肌内注射生物利用度67%，蛋白结合率80%，消除$t_{1/2}$约3.7小时。本药主要在肝脏代谢，代谢产物与约10%的原型药由肾脏排出。

【适应证】麻醉前、中、后的镇静与镇痛，是目前复合全麻中常用的药物。麻醉前给药及诱导麻醉，并作为辅助用药与全麻及局麻药合用于各种手术。手术前、后及术中等各种剧烈疼痛。

【用法用量】在平衡麻醉的维持时间内作为镇痛剂。在麻醉的诱导和麻醉时间的维持方面作为主要麻醉剂。和笑气/氧同用可以进行长达8小时的外科手术；1～2μg/kg，麻醉时间长约2小时；2～8μg/kg，麻醉时间长约8小时。和100%氧同用时8～30μg/kg，外加肌肉松弛药。

【不良反应】典型的阿片样症状。①常见：呼吸抑制、呼吸暂停、骨骼肌强直（胸壁肌强直）、肌阵挛、低血压、心动过缓、恶心、呕吐和眩晕、缩瞳和尿潴留。②少见：注射部位瘙痒和疼痛、喉痉挛、过敏反应和心搏停止。③偶见：术后恢复期的呼吸再抑制。

【禁忌证】①对本药或其他阿片类药物过敏者。②分娩期间或实施剖宫产手术期间婴儿剪断脐带之前，静脉内禁用本药。③新生儿、妊娠期和哺乳期的妇女。④前14日内用过单胺氧化酶抑制药者、急性肝卟啉症者、重症肌无力患者。⑤因用其他药物而存在呼吸抑制者或患有呼吸抑制疾病者。⑥低血容量、低血压患者。

【药物相互作用】①同时使用对中枢神经系统有抑制作用的药物（如巴比妥类、阿片类、镇静剂、神经安定剂、乙醇等），可导致本药对呼吸和中枢神经系统的抑制作用加强。②同时给予高剂量的本药和高浓度的笑气（氧化亚氮）时可导致血压、心率降低以及心输出量的减少。③麻醉或外科手术前两周，不应使用单胺氧化酶抑制药。④肝药酶CYP3A4抑制剂，如红霉素、酮康唑、伊曲康唑等，会抑制舒芬太尼代谢，延长呼吸抑制作用，如果必须与上述药物同时应用，应该对患者进行特殊监测，并且降低本药的剂量。⑤单胺氧化酶抑制剂（如苯乙肼、帕吉林等）：可通过抑制肝药酶系统阻滞舒芬太尼代谢灭活，引起严重的低血压、呼吸停止及休克。⑥阿片受体阻断剂（烯丙吗啡、纳洛酮等）：能拮抗舒芬太尼的呼吸抑制和镇痛作用。

【注意事项】①肝、肾功能不全者慎用本药。②在麻醉诱导期间可以加用氟哌利多，以防止恶心和呕吐的发生。③下列情况慎用：甲状腺功能低下、肺部疾患、老年人、肥胖、酒精中毒或使用过其他已知对中枢神经系统有抑制作用的药物的患者，在使用本药时均需特别注意，其用药量应酌情给予，建议对这些患者做较长时间的术后观察。④本药按麻醉药品管理。⑤大剂量给予本药以后可产生显著的呼吸抑制并持续至术后，可用特异性拮抗药纳洛酮逆转其呼吸抑制作用，必要时重复给药。⑥舒芬太尼可导致肌肉僵直，包括胸壁肌肉的僵直，可使用肌松药对抗之。⑦每次给药后，都应对患者进行足够时间的监测。⑧术前应给予适量抗胆碱药物，以避免心动过缓甚至心搏停止。⑨对接受过阿片类药物治疗或有过阿片类滥用史的患者，则可能需要使用较大的剂量。

【制剂与规格】注射液：1ml ：50μg；2ml ：100μg；5ml ：250μg。

阿芬太尼
Alfentanil

【其他名称】奥芬太尼、四唑芬太尼。

【药理作用】阿芬太尼为μ阿片受体激动剂，药理性质与作用机制与吗啡相似，包括：①镇痛，作用强度比芬太尼小1/4，起效时间比芬太尼快4倍，持续时间比芬太尼短1/3。②高剂量可引起睡眠，可用作麻醉诱导剂。

【体内过程】起效快，作用时间短，注射后1分钟镇痛作用最大，患者单次静脉注射100μg/kg剂量，分布半衰期为3.7分钟，消除半衰期为1～2小时，表观分布容积为91ml/kg，年龄超过40岁的患者，随年龄增加其清除率和从深部组织的再分布呈线性降低，血浆蛋白结合率92%。经肝脏代谢，肾脏排泄。

【适应证】①外科手术麻醉中的镇痛和辅助麻醉。②作为诱导麻醉剂和主要麻醉剂。

【用法用量】①短手术麻醉（<30分钟），一次注射3～5μg/kg。②中长手术麻醉（30～60分钟），注射20～50μg/kg。③45分钟以上的手术麻醉，连续输注50～75μg/kg，输注速度为每分钟0.5～3.0μg/kg。④常规输注速度为每分钟1～1.5μg/kg，可产生良好的镇痛效果，降低对手术应激的交感反应，促进术后恢复。⑤至少在手术结束之前10～15分钟中断输注药液。

【不良反应】典型的阿片样症状。①常见呼吸抑制或窒息，可使用纳洛酮对抗。②术后可能出现恶心、呕吐，建议在诱导麻醉和长时间的手术时于拔管前给予止吐药。③诱导麻醉阶段可能出现肌强直，可给予肌松药对抗，并且便于进行人工呼吸。

【禁忌证】①对阿芬太尼和其他阿片类药物过敏者。②对拟吗啡药明显不能耐受者。

【药物相互作用】参阅“芬太尼”。

【注意事项】①肝、肾功能受损者；头部损伤、颅内压增高者；肺部疾病、呼吸储备减少者；妊娠期妇女和婴儿慎用。②快速静脉注射本药，可增加肌肉强直的发生率，可通过预先应用苯二氮䓬类药物和肌松药来预防。③目前临床上一般不用于止痛，而作为静脉全麻药时对心血管系统影响小，一般不影响血压。

【制剂与规格】注射液：2ml : 1mg；10ml : 5mg。

瑞芬太尼
Remifentanil

【其他名称】雷米芬太尼。

【药理作用】是一种短效的μ阿片受体激动药，其效价与芬太尼相似。对μ受体有强亲和力，而对α受体和κ受体亲和力较弱。作用包括①镇痛。②呼吸抑制。③镇静。④肌张力增强。⑤心动过缓。

【体内过程】静脉注射迅速起效，t_{max}为1～3分钟，单次静脉注射的止痛作用持续3～10分钟。血浆蛋白结合率为92%，分布半衰期为1分钟，分布容积为30～60L。本药在组织和血液中很快被酯酶代谢，代谢产物无活性，全身清除率为40～60ml/（kg·分钟），在体内无蓄积，90%经肾脏排出。

【适应证】①全麻诱导。②全麻中维持镇痛。

【用法用量】①麻醉诱导：本药应与吸入麻醉药、催眠药一并给药，用于诱导麻醉，成人负荷剂量为0.5～1.0μg/kg，持续静脉滴注。也可在静脉滴注前给予0.5～1.0μg/kg的初始剂量静脉推注，推注时间应>60秒。②气管插管患者的麻醉维持，患者麻醉过浅时，每隔2～5分钟给予0.5～1.0μg/kg剂量静脉注射给药，以加深麻醉深度。

【不良反应】①常见恶心、呕吐、呼吸抑制、心动过缓、低血压和肌肉强直，停药或降低输注速度后几分钟内可消失。②少见寒战、发热、晕眩、视觉障碍、头痛、呼吸暂停、瘙痒、心动过速、高血压、激动、低氧血症、癫痫、皮肤潮红和过敏。③较少见便秘、腹部不适、口干、胃食管反流、吞咽困难、肠梗阻等。

【禁忌证】①对本药或其他芬太尼类药物过敏者。②重症肌无力及易致呼吸抑制患者。③支气管哮喘。④禁与血清、血浆等血液制品同一途径给药。

【药物相互作用】①瑞芬太尼与硫喷妥钠、异氟烷、丙泊酚等麻醉药有协同作用，合用时应将后者剂量减至原剂量的50%～75%。给药量应根据患者反应做个体化调整。②与巴比妥类药物、苯二氮䓬类药物（如咪达唑仑）、中枢性肌松药、水合氯醛、阿片类镇痛药等合用，可致呼吸抑制效应增强。③单胺氧化酶抑制剂（如苯乙肼、帕吉林等）：可通过抑制肝药酶系统阻滞瑞芬太尼代谢灭活，引起严重的低血压、呼吸停止及休克。④阿片受体阻断剂（烯丙吗啡、纳洛酮等）：能拮抗瑞芬太尼的呼吸抑制和镇痛作用。

【注意事项】①肝、肾功能受损的患者不需调整剂量。肝、肾功能严重受损的患者对瑞芬太尼呼吸抑制的敏感性增强，使用本药时应监测。②本药可通过胎盘屏障，妊娠期妇女应用时有引起新生儿呼吸抑制的危险；妊娠期妇女慎用。③本药可经母乳排泄，因而哺乳期妇女不推荐使用，如必须使用，医生应权衡利弊。④下列情况慎用：运动员、心律失常、慢性梗阻性肺部疾患、呼吸储备降低及脑外伤昏迷、颅内压增高、脑肿瘤等易陷入呼吸抑制的患者。⑤2～12岁儿童用药与成人一致。2岁以下儿童不推荐使用。⑥65岁以上老年患者用药时，初始剂量为成人剂量的一半，持续静脉滴注给药剂量应酌减。⑦按照麻醉药品管理。⑧在推荐剂量下，本药能引起肌强直，与给药剂量和给药速率有关。⑨本药务必在单胺氧化酶抑制药停用14日以上方可使用，而且应先试用小剂量。⑩本药能引起低血压和心动过缓，可预先给予适量的抗胆碱能药缓解这些反应。⑪配方中含有甘氨酸，因而不能于硬膜外和鞘内给药。⑫不能单独用于全麻诱导，即使大剂量也不能保证使意识消失。⑬单剂量注射时应缓慢给药，给药时间应不低于60秒。能引起剂量依赖性低血压和心动过缓，可以预先给予抗胆碱能药。

【制剂与规格】粉针剂：1mg；2mg；5mg。

喷他佐辛
Pentazocine

【其他名称】戊唑星、镇痛新。

【药理作用】本药为阿片受体的部分激动剂，作用包括①镇痛，效力为吗啡的1/3。②呼吸抑制作用，为吗啡的1/2。③肌张力增加。④与吗啡不同，可升高血压、加快心率。

【体内过程】肌内注射后15分钟血药浓度达高峰，静脉注射后2～3分钟血药浓度达高峰，$t_{1/2}$约为2小时。主要在肝脏代谢，经肾脏排泄，24小时约排出总量的60%。

【适应证】①各种疼痛，如癌性疼痛、创伤性疼痛、手术后疼痛等。②手术前或麻醉前给药，作为外科手术麻醉的辅助用药。

【用法用量】皮下、肌内注射或静脉给药，一次30mg，必要时每3～4小时一次或遵医嘱。静脉给药时，用注射用水稀释且滴速每分钟不超过5mg，一日最大剂量不超过240mg。

【不良反应】①常见视物模糊（过度缩瞳）、便秘、排尿困难、体位性低血压、嗜睡、头痛、眩晕、口干、食欲不振、恶心、呕吐、多汗等。②少见胸壁呼吸肌强直、惊厥、幻觉、耳鸣（中枢神经毒性）、神志模糊、抑郁、迟钝（中枢抑制过度）、荨麻疹、皮肤瘙痒、颜面红润微肿、支气管痉挛、喉痉挛、眼水肿等（组胺释放过多）。

【禁忌证】①呼吸抑制状态。②儿童、妊娠期妇女及哺乳期妇女。

【药物相互作用】①与吩噻嗪类中枢抑制药、三环类抗抑郁药以及硫酸镁合用时，呼吸抑制和低血压可更明显，便秘也增加，依赖性更容易产生。用量应彼此配合酌减。②与降压药合用可能造成体位性低血压。③与阿托品合用，会加重便秘。④本药可引起胃肠道蠕动徐缓，括约肌痉挛。⑤停用单胺氧化酶抑制药14～21日后，才可应用本类药，需先试用小量（1/4常用量），以免发生严重的，可致死的循环虚脱。

【注意事项】①长期使用可出现依赖性。有胆道疾病、药物依赖史和麻醉药依赖性的患者慎用。②对诊断的干扰：可促使脑压升高、胆管内压升高、血清酶测定结果假阳性。③下列情况慎用：哮喘急性发作、心律失常、惊厥、精神失常有自杀意图的、脑外伤颅内压升高或颅内病变。④老年和恶病质患者慎用。⑤对吗啡耐受的人，减弱使用本药时的镇痛作用，而可促使成瘾者产生戒断症状。

【制剂与规格】注射液：1ml ：30mg。

地佐辛
Dezocine

【药理作用】①镇痛，通过阿片κ受体部分激动，肌内注射10mg的镇痛效果与10mg吗啡或50～100mg哌替啶等效。②兴奋心血管系统，通过激动阿片σ受体。

【体内过程】注射本药可快速吸收，肌内注射后30分钟内生效，静脉注射后15分钟内生效，达峰时间为10～90分钟。在肝脏代谢，主要由尿液排出。$t_{1/2}$为2.2～2.8小时。表观分布容积为11.2L/kg，用药后8小时内剂量的80%以上由尿液中排出。

【适应证】急性疼痛，如术后中、重度疼痛，内脏绞痛及晚期癌痛。

【用法用量】①肌内注射：推荐成人单次剂量为5～20mg，应根据患者体重、年龄、疼痛程度、身体状况及服用其他药物的情况调节剂量。必要时每隔3～6小时给药一次，最高剂量20mg/次，一天最多不超过120mg。②静脉注射：初始剂量为5mg，以后每2～4小时给药2.5～10mg。

【不良反应】①恶心、呕吐、镇静及注射部位反应，发生率约为3%～9%。②头晕，发生率在1%～3%。③出汗、寒战、脸红、血红蛋白低、水肿、高血压、低血压、心律不齐、胸痛、苍白、血栓性静脉炎、口干、便秘、腹泻、腹痛、紧张、焦虑、神志不清、失眠、头痛、呼吸抑制、视物模糊、尿频、尿潴留、瘙痒、红斑，发生率<1%。

【禁忌证】对阿片类镇痛药过敏者。

【注意事项】①本药含有焦亚硫酸钠，硫酸盐对于某些易感者可能引起致命性过敏反应和严重哮喘。②本药具有阿片拮抗剂性质，对麻醉药有身体依赖性的患者不推荐使用。③本药为强效阿片类镇痛药，应在院内使用，以便及时发现呼吸抑制和进行适当的治疗。④对于脑损伤、颅内损伤或颅内压增高的患者，使用本药产生呼吸抑制可能会进一步增加脑脊液压力，对此类患者仅在必要时使用，需特别注意。⑤本药可引起呼吸抑制，患有呼吸抑制、支气管哮喘、呼吸梗阻的患者使用本药需要减量。⑥本药经过肝脏代谢和肾脏排泄，肝、肾功能不全者应用本药应降低剂量。⑦胆囊手术者慎用本药。⑧阿片类镇痛药、普通麻醉剂、镇静药、催眠药或其他中枢神经系统抑制药（包括酒精）与本药合用时会产生协同作用，药物剂量应减少。

【制剂与规格】注射液：1ml ：5mg；1ml ：10mg。

布桂嗪
Bucinnazine

【其他名称】布桂利嗪、布新拉嗪、丁酰肉桂哌嗪。

【药理作用】①镇痛，作用为吗啡的1/3，强于解热镇痛药。②其他：镇咳、中枢抑制作用。

【体内过程】口服后易吸收，口服后10～30分钟或皮下注射后10分钟起效，镇痛效果维持3～6小时。皮下注射后20分钟血药浓度达高峰。体内代谢有明显的种族差异，主要以代谢物的形式从尿与粪便中排出。

【适应证】偏头痛、三叉神经痛、牙痛、炎症性疼痛、神经痛、月经痛、关节痛、外伤性疼痛、手术后疼痛，以及癌症痛（属于二阶梯镇痛药）等。

【用法用量】①口服：成人一次30～60mg，一日3～4次。儿童一次1mg/kg，疼痛剧烈时用量可酌增。②皮下或肌内注射：成人一次50～100mg，一日1～2次。疼痛剧烈时用量可酌增。对于慢性中重度癌痛患者，剂量可逐渐增加。首次及总量可以不受常规剂量的限制。

【不良反应】①少数患者可见有恶心、眩晕或困倦、黄视、全身发麻感等，停药后可消失。②本药引起依赖性的倾向与吗啡类药相比为低，连续使用本药，可耐受和成瘾，故不可滥用。

【禁忌证】对本药过敏者。

【药物相互作用】不宜与抗高血压药联合应用，可致血压下降过快，引起昏厥。

【注意事项】①本药为国家特殊管理的麻醉药品，必须严格遵守国家对麻醉药品的管理条例，管理本类药品，防止滥用。②对内脏器官的止痛作用较差。③下列情况慎用：老年人、妊娠及哺乳期妇女、肝肾功能不全者。

【制剂与规格】①片剂：30mg。②注射液：1ml ：50mg；2ml ：100mg。

曲马多
Tramadol

【其他名称】曲拉马多、反胺苯环醇、曲马朵。

【药理作用】为阿片受体激动剂。①镇痛，作用稍弱。②镇咳，约为可待因的50%，无明显呼吸抑制作用。

③平滑肌解痉作用。④可抑制神经元突触对去甲肾上腺素的再摄取，并增加神经元外5-羟色胺浓度。

【体内过程】口服吸收迅速、完全，生物利用度高，注射后血浆蛋白结合率为4%，t_{max}为2小时，在肝内代谢，24小时内约有80%代谢物及原型药随尿排出，$t_{1/2}$约6小时。缓释剂型可延长体内药物治疗浓度的维持时间，减少血药浓度的波动。

【适应证】中度至重度疼痛。

【用法用量】①口服：一次50～100mg，一日2～3次。每日剂量不超过400mg。②肌内注射：一次50～100mg，必要时可重复。③静脉注射：一次100mg，缓慢注射或以一次5%～10%的葡萄糖注射液稀释后滴注，日剂量不超过400mg，14岁以上儿童用法用量同成人，1周岁以上儿童单次剂量为1～2mg/kg。④缓释片：吞服；勿嚼碎，视疼痛程度，一般从每次50mg半片开始服用，12小时服用一次，单次剂量为50～100mg，两次服药间隔不得少于8小时，每日最大剂量不超过400mg。⑤直肠给药：成人一次100mg，一日2次，日剂量不超过400mg。

【不良反应】①偶见出汗、恶心、呕吐、纳差、头晕、无力、思睡等。⑤罕见皮疹、心悸、体位性低血压，在患者疲劳时更易产生。

【禁忌证】酒精、安眠药、镇痛剂或其他精神药物中毒者。

【药物相互作用】①本药与乙醇、镇静剂、镇痛药或其他精神药物合用会引起急性中毒。②本药与中枢神经系统抑制剂（如地西泮）合用时应适当减量。与巴比妥类药物合用可延长作用时间。③接受单胺氧化酶抑制药治疗者，服用本药可能出现对中枢神经系统、循环系统、呼吸系统的严重影响。④与选择性5-羟色胺再摄取抑制剂同服，可导致血清素激活作用的增加（血清素综合征）。

【注意事项】①肝、肾功能不全者、心脏疾患者慎用。②有药物滥用倾向的患者不宜使用。③不能抑制吗啡的戒断症状，禁止作为阿片依赖患者的代用品。

【制剂与规格】①片剂：50mg。②注射液：2ml：100mg。③缓释片：100mg。④栓剂：100mg。

舒马普坦
Sumatriptan

【其他名称】舒马坦、舒马曲坦。

【药理作用】舒马普坦是血管5-羟色胺受体的选择性激动药，作用于人基底动脉和脑脊硬膜血管系统，引起血管收缩，该作用可能与其偏头痛缓解作用有关。

【体内过程】口服迅速吸收，有首过效应，生物利用度为15%。本药的血浆蛋白结合率较低，为14%～21%。本药主要通过单胺氧化酶A代谢，大部分（60%）是以代谢物形式通过肾排泄，40%在粪便中排泄，代谢物以非活性的吲哚乙酸或吲哚乙酸的葡萄糖醛酸酯为主，原型药只有约3%。$t_{1/2}$为2.5小时。

【适应证】成人有先兆或无先兆偏头痛的急性发作。

【用法用量】①口服：单次口服的推荐剂量为50mg，若服用一次后无效，不必再加服。如在首次服药后有效，但症状仍持续发作者可于2小时后再加服一次。若服药后症状消失，但之后又复发者，应待前次给药24小时后方可再次用药。单次口服的最大推荐剂量为100mg。24小时内的总剂量不得超过200mg。②皮下注射：成人每次6mg，症状复发或持续24小时内再次注射6mg，间隔需大于1小时。小儿每次0.1mg/kg，症状复发或持续24小时内再次注射0.1mg/kg。

【不良反应】①心脏不良反应：急性心肌梗死、致命性心律失常（如心动过速、心室颤动）、冠状动脉痉挛。②脑血管不良反应：脑出血、蛛网膜下腔出血、脑梗死。③血压升高。④过敏反应。⑤少见眩晕、倦怠、偏头痛、头痛、呕吐、唾液分泌减少等。⑦罕见诱发哮喘。

【禁忌证】①缺血性心脏病、缺血性脑血管病和缺血性外周血管病。②2周内使用过单胺氧化酶抑制剂的患者。③偏瘫所致头痛和椎基底动脉病变所致的头痛。④24小时内用过任何麦角胺类药物或包含麦角胺药物，亦不得与其他5-羟色胺受体激动剂合用。⑤严重肝功能损害。⑥对舒马普坦过敏者。⑦未经控制的高血压患者。

【药物相互作用】①含麦角胺的药物可能加剧血管痉挛反应。②单胺氧化酶抑制剂可增加舒马普坦的血药浓度。③与选择性5-羟色胺再摄取抑制剂（如氟西汀、氟伏沙明、帕罗西汀、舍曲林等）合用，偶尔会出现虚弱、反射亢进和共济失调。

【注意事项】①有潜在心脏病及其易感人群，肝、肾功能不全者，用本药出现过胸痛或有胸部紧迫感者，有癫痫病史或脑组织损伤者慎用。②有冠心病风险因素者，首次使用应在医生监护下进行。③用药后不宜驾驶或操作机器。④儿童、老年人、妊娠及哺乳期妇女不推荐使用。

【制剂与规格】①片剂：25mg；50mg；100mg。②注射剂：0.5ml ：600mg。

氟吡汀
Flupirtine

【其他名称】氟必定、氟吡啶。

【药理作用】与阿片类和非甾体抗炎药机制不同，可能与间接调控*N*-甲基-D-天冬氨酸（NMDA）受体有关，是一种选择性神经元钾通道开放剂，还能调节去甲肾上腺素能的疼痛下行调节通路。发挥镇痛、中枢性肌松、神经保护作用。

【体内过程】口服易吸收，服用后20～30分钟起效，达峰时间约为1.5～2.5小时，作用持续3～5小时。血浆蛋白结合率为84%，生物利用度约为84%，主要经肝脏代谢，经尿排泄。$t_{1/2}$为8小时。

【适应证】急性轻、中度疼痛：如运动性肌肉痉挛导致的疼痛。

【用法用量】①口服：一次100mg，一日3～4次。严重患者每次200mg，每日3次。最大剂量为每日600mg。小儿每次100mg，一日3次。②外用：栓剂，每次150mg，一日3～4次。严重者每日6次，最大剂量每日900mg，连续8日。小儿每次75mg，极量每日300mg。③年龄超过65岁，初次使用本药的老年患者，给药方案为每早晚各给予100mg氟吡汀，可根据疼痛的程度以及对药物的耐受情况适当增加本药的剂量。

【不良反应】①最常见疲倦，尤其是在接受治疗的初期。②常见头晕、恶心、呕吐、胃部不适、腹泻、便秘、出汗、入睡困难、口干、食欲减退。③少见精神混乱、视觉障碍、过敏反应。④极罕见肝酶升高和药物导致的肝炎。

【禁忌证】①胆汁淤积者。②肌无力患者。③对氟吡汀过敏者。④肝功能不全者。

【药物相互作用】与抗凝血药合用，可增强抗凝血作用。

【注意事项】①明显肾功能障碍的患者，每日最大剂量不超过300mg。②用药后不宜驾驶或操作机器。③接受本药治疗过程中，如接受尿液检查，会出现胆红素、粪胆色素原和蛋白尿检测的阳性结果。

【制剂与规格】胶囊：100mg。

奈福泮
Nefopam

【其他名称】平痛新、萘福泮、镇痛醚。

【药理作用】属于新型非麻醉性镇痛药，兼有轻度的解热和镇痛作用，结构属于环化邻甲基苯海拉明。对中、重度疼痛有效。肌内注射本药20mg相当于12mg吗啡的效应。对呼吸抑制较轻，对循环系统无抑制作用，无耐受性和依赖性。

【体内过程】①口服吸收迅速，t_{max}为1～3小时，首过效应明显。本药的血浆蛋白结合率为71%～76%。由肝代谢而失去药理活性，大部分经肾脏排泄，原型药不足5%，少量随粪便排出。$t_{1/2}$为4～8小时。②缓释剂型在体内缓慢吸收，给药后2～12小时内血药浓度维持在20～40ng/ml以上，12小时和16小时的浓度分别为普通片的1.43倍和1.62倍。③静脉注射后1.5小时达峰浓度，血浆蛋白结合率为71%～76%。

【适应证】①术后止痛、癌症痛、急性外伤痛。②急性胃炎、胆道蛔虫症、输尿管结石等内脏平滑肌绞痛。

【用法用量】①普通片：口服，每次20～60mg，每日3次。②缓释片：吞服，误嚼碎，成人一次1片，每日2次。③静脉滴注：缓慢，常用量一次20mg，必要时每6小时1次。

【不良反应】①常见嗜睡、恶心、出汗、头晕、头痛等，一般持续时间不长。②偶见口干、眩晕、皮疹。

【禁忌证】严重心血管疾病、心肌梗死或惊厥者。

【注意事项】①青光眼、尿潴留和肝、肾功能不全患者慎用。②静脉滴注时患者应躺下，滴注完后15分钟以后方可起身。

【制剂与规格】①片剂：20mg。②缓释片：30mg。③注射液：1ml ：20mg。

四氢帕马丁
Tetrahydropalmatine

【其他名称】延胡索乙素、四氢巴马汀。

【药理作用】为罂粟科植物延胡索中提取的生物碱，药理作用包括①镇痛作用，较哌替啶弱，强于解热镇痛药，对内脏钝痛效果好，对创伤性剧痛效果差。②镇静催眠作用。

【体内过程】口服吸收好，吸收率达50%～60%。注射后10～30分钟起效。作用持续2～5小时，在体内以脂肪组织中分布最多，肺、肝、肾次之，主要经肾脏排泄。

【适应证】①胃肠、肝胆系统疾病引起的疼痛。②产后宫缩痛、月经痛、人工流产疼痛。

【用法用量】①镇痛：口服，一次100～150mg，每日2～4次；皮下注射，一次60～100mg。②痛经：口服，一次50mg。③催眠与镇静：口服，一次100～200mg。

【不良反应】偶见眩晕、恶心。大剂量对呼吸中枢有一定抑制作用，有时还可引起锥体外系症状。

【禁忌证】对本药过敏者。

【注意事项】妊娠期妇女慎用。

【制剂与规格】①片剂：50mg。②注射液：2ml：60mg；2ml：100mg。

罗通定
Rotundine

【其他名称】左旋四氢帕马丁、左旋延胡索乙素。

【药理作用】为四氢帕马丁的左旋体，药理作用与四氢帕马丁相同，但作用较强。

【体内过程】参阅“四氢帕马丁”。

【适应证】①消化系统疾病引起的内脏痛、一般性头痛、月经痛、分娩后宫缩痛。②紧张性疼痛或因疼痛所致的失眠。

【用法用量】①口服：一次30～60mg，每日3次。②用于助眠：一次30～90mg，睡前服。③肌内注射：成人常用量，一次60～90mg。

【不良反应】偶见眩晕、嗜睡、乏力、恶心等。

【禁忌证】对本药过敏者。

【注意事项】①妊娠期妇女及哺乳期妇女使用应权衡利弊。②用于镇痛时，临床较多见患者出现嗜睡状态，因而驾驶、机械操作人员、运动员慎用。③本药曾发生过敏性休克与急性中毒反应，应引起重视。④本药与中枢神经系统抑制药合用时应慎重，必要时可适当调整剂量。

【制剂与规格】①片剂：30mg；60mg。②注射液：2ml ：60mg。

苯噻啶
Pizotifen

【药理作用】具有较强的抗5-羟色胺、抗组胺作用和较弱的抗乙酰胆碱作用。用于治疗偏头痛。

【体内过程】口服吸收良好，口服后，t_{max}为5～7小时。36%在24小时内排泄。本药的血浆蛋白结合率为90%。在体内广泛代谢，在120小时内60%从尿中排泄，24%从粪便中排泄。$t_{1/2}$为26小时。

【适应证】①偏头痛，可减轻症状和发作次数。②红斑性肢体痛、血管神经性水肿、慢性荨麻疹、皮肤划痕症及房性期前收缩等。

【用法用量】①口服：一次0.5～1mg，每日1～3次。为减轻嗜睡作用，第1～3日每晚服0.5mg，第4～6日第一日中、晚各服0.5mg，第7日开始一日早、中、晚各服0.5mg。如病情基本控制，可酌情递减剂量。每周递减0.5mg到适当剂量维持。如递减后，病情发作次数又趋增加，再酌情减量。②用于防治房性及室性早搏，每次0.5mg，每日3次。

【不良反应】①抗毒蕈碱样作用（及其罕见有闭角型青光眼）、困倦、食欲增加、体重增加。②偶见恶心、头晕。③罕见焦虑、攻击性和抑郁。④儿童可能出现中枢神经系统刺激症状。

【禁忌证】青光眼、前列腺增生。

【药物相互作用】①苯噻啶可使胍乙啶的降压作用降低。②苯噻啶可拮抗西沙必利的胃肠动力作用，使西沙必利疗效降低。③苯噻啶与普鲁卡因胺合用，可在房室结传导中附加抗迷走神经效应。

【注意事项】①驾驶员及高空作业者慎用。②长期使用应注意血常规变化。

【制剂与规格】片剂：0.5mg。

考拉托辛
Cobratoxin

【其他名称】克痛灵、克痛宁、眼镜蛇神经毒素、眼镜蛇毒。

【药理作用】由眼镜蛇毒分离提纯的一种低分子量蛋白质，具有箭毒样神经-肌肉阻断作用，阻断乙酰胆碱与神经肌肉接头处N型乙酰胆碱受体的结合，为非麻醉性镇痛药。镇痛效力强于吗啡，并且无成瘾性及耐受性。

【适应证】慢性疼痛、血管性头痛、三叉神经痛、坐骨神经痛、关节痛和晚期癌痛。

【用法用量】①肌内注射：第1次肌内注射0.5ml，0.5小时后如无不良反应再注射1.5ml，每日2ml，连续10日为1个疗程；间隔3日后可进行第2个疗程。第2疗程后，必要时可给予维持量，每次2ml，每周2次，一般应用1～2个疗程，最大剂量为每日6ml。

【不良反应】少见头晕、口干、一过性血压下降，一般无须特殊处理。

【禁忌证】①过敏体质。②妊娠期妇女。③青光眼。④高热者。

【注意事项】①治疗剂量较安全，剂量过大可引起膈肌麻痹而使呼吸抑制。②严重肾病、严重高血压、冠心病患者慎用。③个别患者初始应用本药后疼痛加重，但继续应用效果明显。④本药镇痛作用出现较慢，用药3～5日才充分发挥疗效。

【制剂与规格】注射液：2ml ：70μg。

酒石酸麦角胺
Ergotamine Tartrate

【其他名称】贾乃金、甲乃金。

【药理作用】①收缩血管平滑肌，使扩张的脑血管收缩，与5-羟色胺受体激活有关。②收缩子宫平滑肌。

【体内过程】口服难吸收，首过代谢较高，主要在肝内代谢，其代谢物主要随胆汁排出，仅有4%见于尿中。麦角胺可进入乳汁中，某些代谢产物也具有活性，消除呈双相。$t_{1/2}$分别为2小时和21小时。

【适应证】①偏头痛，减轻症状，但不能预防和根治。②神经性头痛。

【用法用量】①临床上常用与咖啡因组成的复合制剂，因为认为咖啡因有助于麦角胺吸收。②一般服用酒石酸麦角胺1～2mg，如有必要，1.5小时后可重复，24小时内不得超过6mg，在有效的24小时疗程之间至少应间隔4日不给药。

【不良反应】①麦角胺量大时可发生恶心、呕吐、上腹部不适、腹泻、肌无力甚至胸区痛。②四肢无力和肌肉痛，还可能发生指（趾）麻木或刺痛。③过敏者发生局部水肿和痒。

【禁忌证】对麦角胺过敏者、严重或未控制的高血压、严重或持久的脓毒血症、周围血管病、冠心病、心绞痛、甲状腺功能亢进、肝肾功能不全者、哺乳期妇女和妊娠期妇女。

【药物相互作用】①麦角胺与硝酸甘油、戊四硝酯、硝酸异山梨酯、单硝酸异山梨酯等合用时，麦角胺的生物利用度增加。②麦角胺与普萘洛尔、噻吗洛尔等合用，可导致外周缺血、可能机制为两类药有协同的血管收缩效应。③麦角胺与四环素、红霉素、克拉霉素等合用，可引起急性麦角中毒，表现出恶心、呕吐、血管痉挛等中毒症状，可能机制为减少麦角胺代谢，致其在体内蓄积所致。④麦角胺与多巴胺合用可导致外周血管痉挛，引起坏疽。⑤麦角胺与舒马普坦合用，可延长麦角胺血管痉挛作用。⑥麦角胺能阻滞他克莫司的代谢。⑦吸烟可加强酒石酸麦角胺的血管痉挛作用。

【注意事项】①老年人慎用。②本药在偏头痛刚发作时即服效果最佳，在有先兆时服用效果更佳，在偏头痛发作后不宜服用。③与咖啡因合用有协同作用，可提高疗效，减少不良反应。

【制剂与规格】①片剂：0.5mg；1mg。

注：麦角胺咖啡因片：每片含酒石酸麦角胺1mg，咖啡因100mg。

第 3 章 抗癫痫药

苯妥英钠
Phenytoin Sodium

【其他名称】大仑丁。

【药理作用】本药为抗癫痫药、抗心律失常药。①本药抗癫痫作用机制尚未阐明，一般认为，增加细胞钠离子外流，减少钠离子内流，而使神经细胞膜稳定，提高兴奋阈，减少病灶高频放电的扩散。②本药缩短动作电位间期及有效不应期，还可抑制钙离子内流，降低心肌自律性，抑制交感中枢，对心房、心室的异位节律点有抑制作用，提高房颤与室颤阈值。③通过稳定细胞膜作用及降低突触传递作用，而发挥抗神经痛及骨骼肌松弛作用。

【体内过程】口服吸收较慢，生物利用度约为79%。血浆蛋白结合率为88%～92%，约4～12小时血药浓度达峰值，有效血药浓度范围是10～20μg/ml。主要经肾排泄，碱性尿排泄较快。$t_{1/2}$为7～42小时，长期服用苯妥英钠的患者，可为15～95小时，甚至更长。

【适应证】①全身强直-阵挛性发作、复杂部分性发作（精神运动性发作、颞叶癫痫）、单纯部分性发作（局限性发作）和癫痫持续状态。②三叉神经痛，隐性营养不良性大疱性表皮松解，发作性舞蹈手足徐动症，发作性控制障碍（包括发怒、焦虑和失眠的兴奋过度等的行为障碍疾患），肌强直症及三环类抗抑郁药过量时心脏传导障碍。③洋地黄中毒所致的室性及室上性心律失常。

【用法用量】①抗癫痫：成人常用量：每日250～300mg，开始时100mg，每日2次，1～3周内增加至250～300mg，分3次口服，极量一次300mg，每日500mg。由于个体差异及饱合药动学特点，用药需个体化。应用达到控制发作和血药浓度达稳态后，可改用长效（控释）制剂，一次顿服。如发作频繁，可按体重12～15mg/kg，分2～3次服用，每6小时一次，第二日开始给予100mg（或按体重15～20mg/kg），每日3次直到调整至恰当剂量为止。②抗惊厥：5%葡萄糖注射液20～40ml缓慢静脉注射。150～250mg，每分钟不超过50mg，需要时30分钟后可再次静脉注射100～150mg，每日总量不超过500mg。③治疗三叉神经痛：每次100～200mg，每日2～3次。④抗心律失常：成人常用：100～300mg，一次服或分2～3次服用，或第一日10～15mg/kg，第2～4日7.5～10mg/kg，维持量2～6mg/kg。注射剂成人常用量：为中止心律失常以100mg缓慢静脉注射2～3分钟，根据需要每10～15分钟重复一次至心律失常中止，或出现不良反应为止，总量不超过500mg。

【不良反应】①常见齿龈增生，儿童发生率高，应加强口腔卫生和按摩齿龈。②长期服用后或血药浓度达30μg/ml可能引起恶心，呕吐甚至胃炎，饭后服用可减轻。③神经系统不良反应与剂量相关，常见眩晕、头痛，严重时可引起眼球震颤、共济失调、语言不清和意识模糊，调整剂量或停药可消失；较少见的神经系统不良反应有头晕、失眠、一过性神经质、颤搐、舞蹈症、肌张力不全、震颤、扑翼样震颤等。④可影响造血系统，致粒细胞和血小板减少，罕见再障；常见巨幼红细胞性贫血，可用叶酸加维生素B_{12}防治。⑤可引起过敏反应，常见皮疹伴高烧，罕见严重皮肤反应，如剥脱性皮炎，多形糜烂性红斑，系统性红斑狼疮和致死性肝坏死、淋巴系统霍奇金病等。一旦出现症状立即停药并采取相应措施。⑥小儿长期服用可加速维生素D代谢造成软骨病或骨质异常；妊娠期妇女服用偶致畸胎；可抑制抗利尿激素和胰岛素分泌使血糖升高，有致癌的报道。

【禁忌证】①对乙内酰脲类药过敏。②阿-斯综合征、二度、三度房室阻滞、窦房结阻滞、窦性心动过缓等心功能损害者。

【药物相互作用】①长期应用对乙酰氨基酚患者应用本药可增加肝脏中毒的危险，并且疗效降低。②为肝酶诱导剂，与皮质激素、洋地黄类（包括地高辛）、口服避孕药、环孢素、雌激素、左旋多巴、奎尼丁、土霉素或三环类抗抑郁药合用时，可降低这些药物的效应。③长期饮酒可降低本药的浓度和疗效，但服药同时大量饮酒可增加血药浓度；与氯霉素、异烟肼、保泰松、磺胺类合用可能降低本药代谢使血药浓度增加，增加本药的毒性；与抗凝剂合用，开始增加抗凝效应，持续应用则降低。④与含镁、铝或碳酸钙等合用时可能降低本药的生物利用度，两者应相隔2～3小时服用。⑤与降糖药或胰岛素合用时，因本药可使血糖升高，需调整后两者用量。⑥原则上用多巴胺的患者，不宜用本药。⑦本药与利多卡因或心得安合用时可能加强心脏的抑制作用。⑧虽然本药消耗体内叶酸，但增加叶酸反可降低本药浓度和作用。⑨苯巴比妥或扑米酮对本药的影响，变化很大，应经常监测血药浓度；与丙戊酸类合用有蛋白结合竞争作用，应经常监测血药浓度，调整本药用量。⑩与卡马西平合用，后者血药浓度降低。如合并用大量抗精神病药或三环类抗抑郁药可能癫痫发作，需调整本药用量。

【注意事项】①有酶诱导作用，可对某些诊断产生干扰，如地塞米松试验，甲状腺功能试验，使血清碱性磷酸酶、丙氨酸转氨酶、血糖浓度升高。②用药期间需检查血常规，肝功能、血钙、口腔、脑电图、甲状腺功能并经常随访血药浓度，防止毒性反应；其妊娠期每月测定一次、产后每周测定一次血药浓度以确定是否需要调整剂量。③下列情况应慎用：嗜酒，使本药的血药浓度降低；贫血，增加严重感染的危险性；心血管病（尤其老人）；糖尿病，可能升高血糖；肝、肾功能损害，改变本药的代谢和排泄；甲状腺功能异常者。

【制剂与规格】①片剂：50mg；100mg。②注射剂：2ml ：100mg；5ml ：250mg。

苯巴比妥
Phenobarbital

【药理作用】本药为镇静催眠药、抗惊厥药，是长效巴比妥类的典型代表。对中枢神经的抑制作用随着剂量加大，表现为镇静、催眠、抗惊厥及抗癫痫。大剂量对心血管系统、呼吸系统有明显的抑制。过量可麻痹延髓呼吸中枢致死。苯巴比妥使神经细胞的氯离子通道开放，细胞超极化，拟似γ-氨基丁酸（GABA）的作用。治疗浓度的苯巴比妥可降低谷氨酸的兴奋作用、加强γ-氨基丁酸的抑制作用，抑制中枢神经系统单突触和多突触传递，抑制癫痫灶的高频放电及其向周围扩散。可减少胃液分泌，降低胃张力。通过诱导葡萄糖醛酸转移酶，促进胆红素与葡萄糖醛酸结合，从而降低血浆中胆红素的浓度。可产生依赖性，包括精神依赖和身体依赖。

【体内过程】口服后在消化道吸收完全但较缓慢，0.5～1小时起效，一般2～18小时血药浓度达到峰值。血浆蛋白结合率约为40%。脑组织内浓度最高。$t_{1/2}$成人约为50～144小时，小儿约为40～70小时，肝肾功能不全时延长。大部分由肾脏排出，有27%～50%以原型从肾脏排出。可透过胎盘屏障和分泌入乳汁。

【适应证】①癫痫。②焦虑、失眠（睡眠时间短早醒患者）。③运动障碍。④高胆红素血症。⑤麻醉前用药。

【用法用量】①镇静、抗癫痫：一次15～30mg，每日2～3次，口服；或者100～200mg，肌内注射。癫痫持续状态时剂量加大，静脉注射一次200～300mg（速度不超过每分钟60mg），必要时6小时重复一次。②抗惊厥：每日90～180mg，可在晚上1次顿服，或每次30～60mg，每日3次；极量一次250mg，每日500mg。③催眠：30～100mg，晚上1次顿服；或者一次50～100mg，肌内注射。④抗高胆红素血症：每次30～60mg，每日3次。⑤麻醉前给药：每次100～200mg；术后应用，每次100～200mg，必要时重复，24小时内总量可达400mg；极量一次250mg，每日500mg。

【不良反应】①用于抗癫痫时最常见的不良反应为镇静，但随着疗程的持续，其镇静作用逐渐变得不明显。②可能引起微妙的情感变化，出现认知和记忆的缺损。③长期用药，偶见叶酸缺乏和低钙血症。④罕见巨幼红细胞性贫血和骨软化。⑤大剂量时可产生眼球震颤、共济失调和严重的呼吸抑制。⑥用本药的患者中约1%～3%的人出现皮肤反应，多见者为各种皮疹，严重者可出现剥脱性皮炎和多形红斑（或

Stevens–Johnson综合症），中毒性表皮坏死极为罕见。⑦有报道用药者出现肝炎和肝功能紊乱。⑧长时间使用可发生药物依赖，停药后易发生停药综合征。

【禁忌证】严重肺功能不全、肝硬化、血卟啉病史、贫血、哮喘史、未控制的糖尿病、过敏。

【药物相互作用】①本药为肝药酶诱导剂，提高药酶活性，长期用药不但加速自身代谢，还可加速其他药物代谢。如在应用氟烷、恩氟烷、甲氧氟烷等制剂麻醉之前有长期服用巴比妥类药物者，可增加麻醉剂的代谢产物，增加肝脏毒性的危险。巴比妥类与氯胺酮同时应用时，特别是大剂量静脉给药，增加血压降低、呼吸抑制的危险。②与口服抗凝药合用时，可降低后者的效应，这是由于肝微粒体酶的诱导，加速了抗凝药的代谢，应定期测定凝血酶原时间，从而决定是否调整抗凝药的用量。③与口服避孕药或雌激素合用，可降低避孕药的可靠性，因为酶的诱导可使雌激素代谢加快。④与糖皮质激素、洋地黄类药物（包括地高辛）、土霉素或三环类抗抑郁药合用时，可降低这些药物的效应，因为肝微粒体酶的诱导，可使这些药物代谢加快。⑤与环磷酰胺合用，理论上可增加环磷酰胺烷基化代谢产物，但临床上的意义尚未明确。⑥与奎尼丁合用时，由于增加奎尼丁的代谢而减弱其作用，应按需调整后者的用量。⑦与钙离子拮抗剂合用，可引起血压下降。⑧与氟哌丁醇合用治疗癫痫时，可引起癫痫发作形式改变，需调整用量。⑨与吩噻嗪类和四环类抗抑郁药合用时可降低抽搐阈值，增加抑制作用；与布洛芬类合用，可减少或缩短半衰期而减少作用强度。

【注意事项】①作抗癫痫药应用时，可能需10～30日才能达到最大效果，需按体重计算药量，如有可能应定期测定血药浓度，以达最大疗效。②肝功能不全者，用量应从小量开始。③长期用药可产生精神或躯体的药物依赖性，停药需逐渐减量，以免引起撤药症状。④与其他中枢抑制药合用，对中枢产生协同抑制作用，应注意。⑤下列情况慎用：轻微脑功能障碍（MBD）症、低血压、高血压、贫血、甲状腺功能低下、肾上腺功能减退、肝肾功能损害、高空作业、驾驶员、精细和危险工种作业者。

【制剂与规格】①片剂：15mg；30mg；100mg。②粉针剂：50mg；100mg；200mg。

扑米酮
Primidone

【其他名称】米苏林、美苏林、去氧苯巴比妥、扑痫酮。

【药理作用】本药为抗癫痫药。在体内的主要代谢产物为苯巴比妥共同发挥作用。体外电生理实验见其使神经细胞的氯离子通道开放，细胞超级化，拟似γ–氨基丁酸（GABA）的作用。在治疗浓度时可降低谷氨酸的兴奋作用、加强γ–氨基丁酸的抑制作用，抑制中枢神经系统单突触和多突触传递，导致整个神经细胞兴奋性降低，提高运动皮质电刺激阈。使发作阈值提高，还可以抑制致痫灶放电的传播。

【体内过程】口服胃肠道吸收较快，但慢于苯巴比妥。小儿的生物利用度约92%。口服3～4小时血药浓度达峰值（0.5～9小时），血浆蛋白率结合率较低，约为20%，分布广泛，体内分部广范，表观分布容积一般为0.6L/kg，$t_{1/2}$约10～15小时。由肝脏代谢为活性产物苯乙基二酰胺（PEMA）和苯巴比妥，前者$t_{1/2}$为24～48小时，后者$t_{1/2}$成人为50～144小时，小儿为40～70小时。成人被吸收的扑米酮15%～25%转化为苯巴比妥，服药一周血药浓度达稳态，血浆有效浓度为10～20μg/ml。给药后约20%～40%以扑米酮、30%以PEMA、25%以苯巴比妥的形式由肾排泄。可通过胎盘屏障、可分泌入乳汁。

【适应证】①癫痫强直–阵挛性发作（大发作），单纯部分性发作和复杂部分性发作。②特发性震颤和老年性震颤。

【用法用量】成人常用量：每日50mg开始，睡前服用；3日后改为每日2次，每次50mg；一周后改为每日3次，每次50mg；第10日开始改为每次250mg，每日3次，总量不超过每日1.5g；维持量一般为每次250mg，每日3次。

【不良反应】①患者不能耐受或服用过量可产生视力改变、复视、眼球震颤、共济失调、认识迟钝、情感障碍、精神错乱、呼吸短促或障碍。②少见的有儿童和老人者为异常的兴奋或不安等反常反应。③偶见有过敏反应（呼吸困难，眼睑肿胀，喘鸣或胸部紧迫感），粒细胞减少，再生障碍性贫血，红细胞发育不良，巨细胞性贫血。④发生手脚不灵活或引起行走不稳、关节挛缩、眩晕、嗜睡。少数患者出现性功能减退、头痛、食欲不振，疲劳感，恶心或呕吐，但继续服用往往会减轻或消失。可出现中毒性表皮坏死。

【药物相互作用】①饮酒、全麻药、具有中枢神经抑制作用的药、注射用硫酸镁与本药合用时可增加中枢神经活动或呼吸的抑制，用量需调整。②与抗凝药、皮质激素、洋地黄、地高辛、盐酸多西环素或三环类抗抑郁药合用时，由于苯巴比妥对肝酶的诱导作用，使这些药物代谢增快而疗效降低。③与单胺氧化酶抑制药合用时，本药代谢抑制可能出现中毒。④本药可减低维生素B_{12}的肠道吸收，增加维生素C由肾排出，由于肝酶的正诱导，可使维生素D代谢加快。⑤与垂体后叶素合用，有增加心律失常或冠脉供血不足的危险。⑥与卡马西平合用，由于两者相互的肝酶正诱导作用而疗效降低，应测定血药浓度。⑦与其他抗癫痫药合用，由于代谢的变化引起癫痫发作的形式改变，需及时调整用量。⑧与丙戊酸钠合用，本药血药浓度增加，同时丙戊酸半衰期缩短，应调整用量，避免引起中毒。⑨不宜与苯巴比妥合用。⑩与苯妥英钠合用时本药代谢加快。与避孕药合用时可致避孕失败。

【注意事项】①下列情况慎用：肝、肾功能不全者（可能引起本药在体内的积蓄）；有卟啉病者（可引起新的发作）；哮喘、肺气肿或其他可能加重呼吸困难或气道不畅等呼吸系统疾患；可引起轻微脑功能障碍的病情加重。②对巴比妥类过敏者对本药也可能过敏。③对诊断的干扰：血清胆红素可能降低，酚妥拉明试验可出现假阳性，如需作此试验需停药至少24小时，最好48～72小时。④个体间血药浓度差异很大，用药需个体化。⑤停药时用量应递减，防止重新发作。⑥治疗期间需按时服药，发现漏服应尽快补服，但距下次给药前1小时内则不必补服，勿一次服用双倍量。⑦用药期间应注意检查血细胞计数，定期测定扑米酮及其代谢产物苯巴比妥的血药浓度。

【制剂与规格】片剂：50mg；100mg；250mg。

乙琥胺
Ethosuximide

【其他名称】柴浪丁。

【药理作用】作用机制不详，可能是通过提高发作阈值，抑制皮质每秒3次的棘-慢波发放，有效阻断Ca^{2+}通道，调节细胞膜兴奋性，从而抑制运动皮质的神经传递。也可能是通过增强中枢抑制性递质γ-氨基丁酸的作用，直接或间接地增加脑内氯化物电导，增强细胞抑制而抗癫痫。

【体内过程】吸收快而完全。分布到除脂肪外的各组织。蛋白结合不显著，可通过血脑屏障进入脑脊液。成人一次口服750mg，2～4小时血药浓度可达15μg/ml，3～7小时作用达高峰，持续约为24小时，血药治疗浓度为40～100μg/ml。在肝内代谢，代谢产物无抗癫痫作用。成年人半衰期为50～60小时，小儿为30～36小时。由肾脏排泄，约10%～20%为原药，其余均为代谢产物。

【适应证】失神发作、癫痫小发作。

【用法用量】①成人常用量：口服，开始时每次0.25g，每日2次；4日后再增加0.25g，直到控制发作，总量可达每日1.5g。②小儿常用量：口服，6岁以下每次0.25g，每日1次，4～7日后可再增加0.25g，直到控制发作，总量可达每日1g，分次服用。6岁以上小儿用量与成人同。多数小儿常用有效量为每日按体重20mg/kg。

【不良反应】①不良反应少，常见的恶心、呕吐、上腹部不适，食欲减退；其次眩晕、头痛、嗜睡、幻觉及呃逆；偶见粒细胞减少、白细胞减少、再生障碍性贫血；有时会有肝、肾损害。故用药时需注意检查血常规及肝、肾功能。②少见副作用有运动障碍、人格改变、皮疹。③个别患者可出现荨麻疹、红斑狼疮等过敏反应，应立即停药。

【禁忌证】对琥珀酰亚胺类药物如甲琥胺及苯琥胺过敏者。

【药物相互作用】①与氟哌啶醇合用可改变癫痫发作的形式和频率，需调整本药的药用量，氟哌啶醇的血药浓度也可因而显著下降。②与三环类抗抑郁药以及吩噻嗪类和噻吨类抗精神病药合用，可降低抗惊厥效应，需调整用量。③本药能使诺米芬新的吸收减少，消除增快。④与其他抗惊厥药的相互作用不显著，偶有认为可能使苯妥英的血药浓度有所增加。⑤与卡马西平合用时，两者的代谢可能都加快，而血药浓度降低。⑥本药与碱性药物合用时，可使排泄减慢，使血药浓度增高；反之，与酸性药物合用时则可加速排泄降低疗效。⑦本药常与丙戊酸类药合用，无相互干涉的依据。但有报道，本药患者加用丙戊酸类药后乙琥胺药血浓度增高，半减期延长。⑧与异烟肼合用后，血药浓度也增高。

【注意事项】此药可诱发强直-阵挛发作。有贫血、肝功能损害和严重肾功能不全时，用药应慎重考虑。

【制剂与规格】①胶囊：250mg。②糖浆剂：100ml ：5g。

卡马西平
Carbamazepine

【其他名称】氨甲酰苯、氨甲酰氮、甲酰苯、酰胺咪嗪、卡巴咪嗪。

【药理作用】本药为抗惊厥药和抗癫痫药。卡马西平的药理作用表现为抗惊厥、抗癫痫、抗神经性疼痛、抗躁狂-抑郁症、改善某些精神疾病的症状、抗中枢性尿崩症，产生这些作用的机制可能分别为：①使用-依赖性地阻滞各种可兴奋细胞膜的Na^+通道，故能明显抑制异常高频放电的发生和扩散。②抑制T-型钙通道；③增强中枢的去甲肾上腺素能神经的活性。④促进抗利尿激素（ADH）的分泌或提高效应器对ADH的敏感性。

【体内过程】口服吸收缓慢、不规则。口服400mg后4～5小时血药浓度达峰值，血药峰值为8～12μg/ml，但个体差异很大。大剂量时达峰时间可达24小时。达稳态血药浓度的时间为8～55小时。生物利用度在58%～85%之间。迅速分布至全身组织，血浆蛋白结合率约76%。主要在肝脏代谢，可诱导肝药酶活性，加速自身代谢。代谢产物10,11-环氧化卡马西平的药理活性与原型药相似，其在血浆和脑内的浓度可达原型药的50%。单次给药时$t_{1/2}$为12～17小时。长期服用诱发自身代谢，$t_{1/2}$降为5～8小时。主要以无活性代谢物形式分别经尿和粪便排出72%和28%。本药能通过胎盘屏障、能分泌入乳汁。

【适应证】①复杂部分性发作（亦称精神运动性发作或颞叶癫痫）、全身强直-阵挛性发作、上述两种混合性发作或其他部分性或全身性发作。②三叉神经痛和舌咽神经痛发作，亦用作三叉神经痛缓解后的长期预防性用药。也可用于脊髓痨和多发性硬化、糖尿病性周围性神经痛、患肢痛和外伤后神经痛以及疱疹后神经痛。③躁狂-抑郁症。④中枢性部分性尿崩症。⑤对某些精神疾病包括精神分裂症性情感性疾病，顽固性精神分裂症及与边缘系统功能障碍有关的失控综合征。⑥不宁腿综合征（Ekbom综合征），偏侧面肌痉挛。⑦酒精癖的戒断综合征。

【用法用量】①抗癫痫及抗惊厥：开始每次0.1g，每日2～3次；第2日后每日增加0.1g，直到出现疗效为止；维持量根据调整至最低有效量，分次服用；注意个体化，最高量每日不超过1.2g。②镇痛：开始一次0.1g，每日2次；第二日后每隔一日增加0.1～0.2g，直到疼痛缓解，维持量每日0.4～0.8g，分次服用；最高量每日不超过1.2g。③尿崩症：单用时每日0.3～0.6g，如与其他抗利尿药合用，每日0.2～0.4g，分3次服用。④抗燥狂或抗精神病：开始每日0.2～0.4g，以后每周逐渐增加，通常成人的限量为1200mg，一般分3～4次服用。少数用至每天1600mg。

【不良反应】①较常见的不良反应是中枢神经系统的反应，表现为视物模糊、复视、眼球震颤。②因刺激抗利尿激素分泌引起水的潴留和低钠血症（或水中毒），发生率约10%～15%。③较少见的不良反应有变态反应，Stevens-Johnson 综合征或中毒性表皮坏死溶解症、皮疹、荨麻疹、瘙痒；儿童行为障碍，严重腹泻，红斑狼疮样综合征（荨麻疹、瘙痒、皮疹、发热、咽喉痛、骨或关节痛、乏力）。④罕见的不良反应有腺体病，心律失常或房室传导阻滞（老年人尤其注意），骨髓抑制，中枢神经系统中毒（语言困难、精神不安、耳鸣、颤、幻视），过敏性肝炎，低钙血症，直接影响骨代谢导致骨质疏松，肾脏中毒，周围神经炎，急性尿紫质病，栓塞性脉管炎，过敏性肺炎，急性间歇性卟啉病，可致甲状腺功能减退。曾有一例合并无菌性脑膜炎的肌阵挛性癫痫患者，接受本药治疗后引起脑膜炎复发。偶见粒细胞减少，可逆性血小板减少，再障，中毒性肝炎。

【禁忌证】①对本药过敏者。②严重肝脏疾病史者。③卟啉症。④骨髓抑制病史者。⑤房室传导阻滞者。⑥血清铁严重异常者。

【药物相互作用】①与对乙酰氨基酚合用，尤其是单次超量或长期大量，肝脏中毒的危险增加，有可能使后者疗效降低。②与香豆素类抗凝药合用，由于本药的肝酶的正诱导作用，使抗凝药的血浓度降低，半衰期缩短，抗凝效应减弱，应测定凝血酶原时间而调整药量。③与碳酸酐酶抑制药合用，骨质疏松的危险增加。④由于本药的肝酶诱导作用，与氯磺丙脲、氯贝丁酯、去氨加压素、赖氨加压素、垂体后叶素、加压素等合用，可加强抗利尿作用，合用的各药都需减量。⑤与含雌激素的避孕药、环孢素、洋地黄类（可能地高辛除外）、雌激素、左旋甲状腺素或奎尼丁合用时，由于卡马西平对肝药酶的诱导，这些药的效应都会降低，用量应作调整，改用仅含孕激素（黄体酮）的口服避孕药。与口服避孕药合用可能出现阴道大出血。⑥与多西环素（强力霉素）合用，后者的血药浓度可能降低，必要时需要调整用量。⑦红霉素与醋竹桃霉素以及右丙氧芬可抑制卡马西平的代谢，引起后者血药浓度的升高，出现毒性反应。⑧氟哌啶醇、洛沙平、马普替林、噻吨类或三环类抗抑郁药可增强卡马西平的代谢，引起后者血药浓度升高，出现毒性反应。⑨锂盐可以降低卡马西平的抗利尿作用。⑩与单胺氧化酶（MAO）抑制药合用，可引起高热或（和）高血压危象，严重惊厥甚至死亡，两药应用至少要间隔14日。当卡马西平用作抗惊厥剂时，MAO抑制药可以改变癫痫发作的类型。⑪卡马西平可以降低诺米芬辛的吸收并加快其消除。⑫苯巴比妥和苯妥英加速卡马西平的代谢，可将卡马西平的降至9～10小时。

【注意事项】①交叉过敏反应：对三环类抗抑郁药不能耐受的病人，对卡马西平可能也不能耐受。②本药能通过胎盘屏障，妊娠期妇女用药是否有致畸作用尚不清楚。③本药能分泌入乳汁，约为血药浓度的60%，哺乳期妇女不宜应用。④老年病人对本药敏感者多，可引起精神错乱或激动不安、焦虑、房室传导阻滞或心动过缓。⑤对诊断的干扰：可使血尿素氮、丙氨酸转氨酶、门冬氨酸转氨酶、碱性磷酸酶、血清胆红素、尿糖、尿蛋白含量测试值升高；甲状腺功能试验值降低；血钙浓度降低。⑥有心脏房室传导阻滞，血常规及血清铁严重异常，以及骨髓抑制等病史时，本药禁用。⑦下列情况应慎用：乙醇中毒；心脏损害，包括器质性心脏病和充血性心脏病；冠状动脉病；糖尿病；青光眼；对其他药物有血液方面不良反应史的病人（易产生卡马西平诱发骨髓抑制的危险）；肝病，因抗利尿激素分泌异常，以及其他内分泌紊乱，如垂体功能低下、甲状腺功能低下或肾上腺皮质功能减退，所引起的低钠血症可能加剧；尿潴留（可能加剧）；肾病。⑧用药期间注意随访检查：全血细胞计数，包括血小板和网织红细胞以及血清铁检查，在给药前检查一次，治疗开始后2～3年内注意复查；尿常规；血尿素氮；肝功能试验；眼科检查（包括裂隙灯、眼底镜和眼压计检查）；卡马西平血药浓度测定。

【制剂与规格】①片剂：100mg；200mg。②缓释片：200mg；400mg。③缓释胶囊：100mg；200mg。

丙戊酸钠
Sodium Valproate

【药理作用】抗癫痫作用可能与竞争性抑制γ-氨基丁酸转移酶，使其代谢减少而提高脑内γ-氨基丁酸的含量有关。对各种不同因素引起的惊厥均有不同程度的对抗作用。

【体内过程】口服吸收迅速而完全，1～2小时达血药浓度峰值。饭后服药吸收较慢，但不影响吸收总量。脑脊液中药物浓度为血药总浓度的10%～20%，血浆蛋白结合率为85%～95%，$t_{1/2}$为9～18小时。在肝内代谢，经肾脏排泄。肝损害患者的半衰期明显延长。

【适应证】①癫痫。②双相情感障碍的躁狂发作。

【用法用量】①抗癫痫：口服，小剂量开始，一次200mg，每日2～3次，逐渐增加至一次300～400mg，每日2～3次。注射剂，用于临时替代（例如等待手术时）：末次口服给药4～6小时后静脉给药，本药静脉注射剂溶于0.9%氯化钠注射液，或持续静脉滴注超过24小时，或在最大剂量范围内（通常平均剂量每日20～30mg/kg）分4次静脉滴注，每次时间需超过1小时。需要快速达到有效血药浓度并维持时：以15mg/kg剂量缓慢静脉推注，超过5分钟；然后以每小时1mg/kg

的速度静脉滴注，使血浆丙戊酸钠浓度达到75mg/L，并根据临床情况调整静脉滴注速度。一旦停止静脉滴注，需要立刻口服给药，以补充有效成分，口服剂量可以用以前的剂量或调整后的剂量，或遵医嘱。②抗躁狂：口服，小剂量开始，每次200mg，一日2～3次，逐渐增加至一次300～400mg，每日2～3次。最高剂量不超过每日1.6g。缓释片一次250mg，每日2次，并遵医嘱，根据病情、血药浓度逐渐加量，最高剂量不应高于普通片的每日最高剂量。

【不良反应】①在治疗开始时常见消化道紊乱（恶心、胃痛、消化不良等），但不需停药，通常可在数天内消失。②偶见过敏性皮疹、血小板减少或血小板聚集抑制引起异常出血、白细胞减少或中毒性肝损害。③少见便秘、嗜睡、眩晕、疲乏、头痛、震颤、共济失调、脱发、异常兴奋与烦躁不安等。

【禁忌证】①对本药过敏者。②白细胞减少与严重肝脏疾病者。③卟啉症。

【药物相互作用】①本药能抑制苯妥英钠、苯巴比妥、扑米酮、乙琥胺的代谢，使血药浓度升高。②本药与氯硝西泮合用可引起失神性癫痫状态，不宜合用。③制酸药可降低本药的血药浓度。④阿司匹林能增加本药的药效和毒性作用。⑤与抗凝药如华法林或肝素等，以及溶血栓药合用，出血的危险性增加。⑥与卡马西平合用，由于肝酶的诱导而致药物代谢加速，可使二者的血药浓度降低和半衰期缩短。⑦与氟哌啶醇及噻吨类、吩噻嗪类抗精神病药、三环类抗抑郁药、单胺氧化酶抑制药合用，可增加中枢神经系统的抑制，降低惊厥阈和丙戊酸的抗惊厥效应。

【注意事项】①肝、肾功能不全者应减量或慎用，血小板减少症患者慎用。用药期间应定期检查肝功能与白细胞、血小板计数。②出现意识障碍，肝功能异常，胰腺炎等严重不良反应，应停药。③本药发生不良反应往往与血药浓度过高（＞120μg/ml）有关，故建议有条件的医院，最好进行血药浓度检测。④用药期间避免饮酒。

【制剂与规格】①片剂：0.1g；0.2g。②缓释片：0.2g；0.5g。③口服溶液：300ml：12g；100ml：5g。④粉针剂：0.4g。

水合氯醛
Chloral Hydrate

【其他名称】水化氯醛、含水氯醛、水合三氯乙醛。

【药理作用】①镇静。②催眠。③抗惊厥。

【体内过程】消化道或直肠给药均能迅速吸收，1小时达血药浓度高峰，维持6～8小时。在肝脏迅速代谢成为具有活性的三氯乙醇，三氯乙醇进一步与葡糖醛酸结合而失活，经肾脏排出，无滞后作用与蓄积性。本药可通过胎盘屏障和分泌入乳汁。

【适应证】①失眠症。②癫痫持续状态。③抗惊厥。④麻醉前、手术前和睡眠脑电图检查前用药。

【用法用量】①催眠：每次0.5～1g，睡前15～30分钟服用。②镇静：每次0.25g，每日3次，饭后服用。③癫痫持续状态：常用10%溶液20～30ml，稀释1～2倍后一次灌入，方可见效。④基础麻醉：每次0.5～1g，术前30分钟服用。成人一次最大限量为2g。

【不良反应】①对胃黏膜有刺激，易引起恶心、呕吐。②大剂量能抑制心肌收缩力，缩短心肌不应期，并抑制延髓的呼吸及血管运动中枢。③对肝、肾有损害作用。④偶有发生过敏性皮疹，荨麻疹。⑤长期服用，可产生依赖性及耐受性，突然停药可引起神经质、幻觉、烦躁、异常兴奋，谵妄、震颤等严重撤药综合症。

【禁忌证】①对水合氯醛过敏者。②严重或明显的肝、肾功能损害患者。

【药物相互作用】①中枢神经抑制药、中枢抑制性抗高血压药（如可乐定、硫酸镁、单胺氧化酶抑制药、三环类抗抑郁药）与本药合用时可使水合氯醛的中枢性抑制作用更明显。②与抗凝血药同用时，抗凝效应减弱，应定期测定凝血酶原时间，以决定抗凝血药用量。③服用水合氯醛后静脉注射呋塞米注射液，可导致出汗、烘热（hotflashes）、血压升高。

【注意事项】①因对它的敏感性个体差异较大，剂量上应注意个体化。②胃炎及溃疡患者不宜口服。③直肠炎和结肠炎的病人不宜灌肠给药。

【制剂与规格】①溶液剂：10%；20%。②合剂：10%（60ml）。

奥卡西平
Oxcarbazepine

【药理作用】奥卡西平是卡马西平的10-酮基结构类似物，为新型抗癫痫药。本药主要通过其活性代谢产物10-单羟基代谢物（MHD）发挥作用。本药和MHD能阻滞电压敏感性钠通道，稳定过度兴奋性神经细胞膜，抑制神经元重复放电，减少突触冲动传递，这些作用对防止癫痫发作在整个大脑的扩散非常重要。另外，本药可增加钾通道传导性和调节高电位激活钙通道，这有助于抑制癫痫发作。

【体内过程】口服本药吸收完全，禁食时单剂口服本药片剂和口服液的达峰时间分别为4.5小时和6小时；原药和MHD的半衰期分别约为2和8小时。多剂服用本药2～3日MHD可达稳态血药浓度。MHD的表观分布容积为0.7～0.8L/kg。MHD与血浆蛋白结合的结合率约为40%。本药95%以上经肾脏从尿中排出；本药经大便排出不到4%。

【适应证】癫痫原发性全面强直-阵挛发作和部分性发作，伴有或不伴有继发性全面性发作。

【用法用量】抗癫痫：开始口服每天300mg，以后可逐渐增加剂量至600～2400mg，以达到满意疗效。

【不良反应】①用药开始时可能出现轻度的不良反应，如乏力、头晕、头痛、嗜睡等继续用药后这些不良反应可消失。②其他常见的不良反应有复视、胃肠功能障碍、皮疹、共济失调、眼震、感冒样综合征、易激惹等。③少见白细胞减少、粒细胞减少、荨麻疹、肝功能异常等。④低钠血症的出现率高于卡马西平。⑤有报道与本药有关的严重皮肤反应，包括Stevens-Johnson综合征和中毒性表皮坏死松解症。从小剂量开始使用本药，并缓慢慎重加量。

【禁忌证】①对本药过敏者。②房室传导阻滞者。

【药物相互作用】①本药与卡马西平合用时，本药代谢物MHD血药浓度降低30%～40%。②合用时可升高苯巴比妥、苯妥英钠的血药浓度，本药代谢物MHD血药浓度降低30%～40%。③合用时可抑制丙戊酸钠的代谢，使后者延迟至59～60小时。④本药可能降低激素避孕药效果，建议服用本药期间改用其他不含激素的避孕方法。

【注意事项】①本药可引起低钠血症，服药期间应定时检查血钠。若血钠＜125mmol/L，通过减量、停药或保守处理（如限制饮水）后血钠水平可恢复正常。②应逐渐减量至停药，以最大可能地避免癫痫发作频率增加。③本药可引起头晕和嗜睡，服用本药后不要驾驶汽车或操作机器。④肾损害患者应从常规起始剂量的一半开始服用，并逐渐缓慢加量。⑤对卡马西平过敏的患者只有在可能的益处大于潜在的危险时才可服用本药；如出现过敏反应迹象或临床症状，应立即停药。

【制剂与规格】①片剂：0.15g；0.3g；0.6g。②口服液：1ml：60mg。

拉莫三嗪
Lamotrigine

【其他名称】拉米克妥。

【药理作用】本药是一种电压性的钠离子通道阻滞剂。在培养的神经细胞中，它反复放电和抑制病理性释放谷氨酸，同时抑制谷氨酸诱发的动作电位的爆发。①情感稳定作用：可能与其抑制功能依赖性和电压敏感性的Na^+通道、Ca^{2+}通道和K^+通道以及抗点燃效应有关。此外，本药对5-HT_3受体有弱的阻断作用，对*N*-甲基-D-天冬氨酸（NDMA）受体有拮抗作用。②抗癫痫作用。

【体内过程】本药口服后吸收迅速而完全，约2.5小时达血药浓度峰值。生物利用度可达98%，血浆蛋白结合率约为55%，表观分布容积为0.92～1.22L/kg。本药主要在肝脏代谢为葡萄糖醛酸结合物，然后通过肾脏排泄（原型药物少于10%），2%通过粪便排泄。$t_{1/2}$是6.4～30.4小时，与酶诱导剂如卡马西平、苯妥英合用时，缩短到14小时左右，与酶抑制剂丙戊酸钠合用时，可延长至11.2～51.6小时，平均27小时。血液透析可少量清除本药。主要在肝脏代谢，绝大部分由肾脏排出，少部由粪便排出；可通过胎盘屏障及分泌入乳汁。

【适应证】①癫痫：简单部分性发作、复杂部分性发作、续发性全身强直-阵挛性发作和原发性全身强直-阵挛性发作。②合并有Lennox-Gastaut综合征的癫痫发作。③双相情感障碍的复发。

【用法用量】①单药治疗：初始剂量是25mg，每日一次，连服2周；随后用50mg，每日1次，连服2周。此后，每隔1～2周增加剂量，最大增加量为50～100mg，直至达到最佳疗效，通常达到最佳疗效的维持剂量为每日100～200mg，每日1次或分2次给药。但有些病人每日需服用500mg才能达到所期望的疗效。为降低发生皮疹的危险，初始剂量和随后的剂量递增都不要超过上述要求。②与丙戊酸钠合用时：前2周初始剂量为25mg，隔日服用；随后2周每日1次，每次25mg。此后，应每隔1～2周增加剂量，最大增加量为25～50mg，直至达到最佳的疗效。通常达到最佳疗效的维持量为每日100～200mg，一次或分两次服用。③与其他具酶诱导作用的抗癫痫药合用：初始剂量为50mg，每日1次，共2周；随后2周每日100mg，分2次服用。此后，每隔1～2周增加一次剂量，最大增加量为100mg，直至达到最佳疗效，通常达到最佳疗效的维持量是每日200～400mg，分2次服用。有些病人需每日服用本药700mg，才能达到所期望的疗效。④如病人所服用的抗癫痫药与拉莫三嗪的药代动力学相互作用目前尚不清楚时，所增加的剂量应该采用拉莫三嗪与丙戊酸钠合用时的推荐剂量。

【不良反应】①常见的不良反应包括：头痛、头晕、嗜睡、视物模糊、复视、共济失调、皮疹、便秘、恶心、呕吐等，发生率与给药剂量有关。②较少见的不良反应有变态反应、面部皮肤水肿、肢体坏死、腹胀、光敏性皮炎、食欲缺乏、体重减轻、自杀企图等。③罕见出现严重的致命危险的皮肤不良反应（如Stevens-Johnson综合征）、中毒性表皮坏死溶解（Lyell综合征）、弥漫性血管内凝血（DIC）和多器官衰竭。④有报道白细胞减少、血小板减少、精神病或精神症（攻击行为、焦躁、易激惹等）、抑郁以及致肌阵挛性癫痫加重。

【禁忌证】对本药过敏者。

【药物相互作用】①能够诱导肝药酶的抗癫痫药（例如苯妥英、卡马西平、苯巴比妥和扑痫酮）都能加强拉莫三嗪的代谢，而需增加使用剂量。②丙戊酸钠与拉莫三嗪竞争肝药物代谢，可降低拉莫三嗪的代谢。③对正服用卡马西平的病人，服用拉莫三嗪之后有中枢神经系统反应的报道，包括头晕、共济失调、复视、视物模糊和恶心，这些反应在减少卡马西平的剂量后通常都会消失。④对乙酰氨基酚可加速本药的排泄。⑤甲琥胺、奥卡西平、利托那韦可增加本药的代谢，减少其血药浓度，甚至丧失抗癫痫作用。⑥舍曲林可抑制本药的代谢，使之毒性增强、引起疲乏、镇静、意识混乱等。⑦与食物同服可避免引起胃部刺激。

【注意事项】①不宜突然停药，以避免引起癫痫反弹发作，应在两周内逐渐减少剂量，但服药时如出现皮疹等过敏反应，应立即停药。②妊娠期妇女用药的安全性尚不明确，应在权衡利弊后使用。本药可分泌入乳汁，其浓度可达血药浓度的40%～60%，哺乳期妇女用药应权衡利弊。③联合用药时需谨慎。④严重肝功能不全者慎用。

【制剂与规格】片剂：25mg；50mg；100mg；150mg；200mg。

左乙拉西坦
Levetiracetam

【药理作用】左乙拉西坦是一种吡咯烷酮衍生物。左乙拉西坦抑制海马癫痫样突发放电，而对正常的神经元兴奋性无影响，提示左乙拉西坦可能选择性地抑制癫痫样突发放电超同步性和癫痫发作的传播。

【体内过程】本药口服后迅速吸收，口服绝对生物利用度接近100%。给药1.3小时后，血药浓度达峰。本药易通过血脑屏障。血浆蛋白结合率小于10%。分布容积为0.5～0.7L/kg。主要代谢途径是通过水解酶的乙酰胺化（给药剂量的24%）。主要代谢产物UCBL057无药理活性。服药24小时后约93%的药物被排出，其中66%以原型经肾排出。消除$t_{1/2}$为6～8小时，老年患者延长至10～11小时。

【适应证】主要用于成人及4岁以上儿童癫痫患者部分性发作时的联合治疗。

【用法用量】起始治疗剂量为每次500mg，每日2次。根据临床效果及耐受性，每2～4周增加或减少每次500mg。每日2次。每日剂量可增加至每次1500mg，每日2次。

【不良反应】①最常见的不良反应有嗜睡，乏力和头晕，常发生在治疗的开始阶段。②上市后临床应用的数据：不良反应还有行为异常、攻击性、易怒、焦虑、错乱、幻觉、易激动、精神异常、自杀、自杀性意念、自杀企图、脱发、白细胞减少、嗜中性细胞减少、全血细胞减少、血小板减少等，但还没有足够数据，用于估计它们发生率或建立因果关系。

【禁忌证】对本药过敏或对吡咯烷酮衍生物过敏者。

【药物相互作用】治疗剂量范围内获得的高于C_{max}水平的浓度时左乙拉西坦及其主要代谢物，既不是人体肝脏细胞色素P450、环氧化水解酶或尿苷二磷酸-葡萄苷酶的抑制剂，也不是它们具有高亲合力的底物。因此，不易出现药代动力学相互作用。另外，左乙拉西坦不影响丙戊酸钠的体外葡萄苷酶作用。左乙拉西坦血浆蛋白结合率低（<10%），不易产生因与其他药物竞争蛋白结合位点所致临床显著性的相互作用。

【注意事项】①停用本药时应逐渐减量，以避免出现撤药症状。②使用本药期间应避免驾驶车辆及操作机械。③妊娠期妇女使用时必须权衡谨慎，权衡药物对胎儿的潜在危险。④动物实验表明本药可分泌入乳汁，哺乳期妇女用药应暂停哺乳。

【制剂与规格】片剂：0.25g；0.5g；1.0g。

托吡酯
Topiramate

【药理作用】托吡酯是一个由氨基磺酸酯取代单糖的新型抗癫痫药物，作用机制有：①选择性阻断电压依赖的钠通道，以限制反复电位放电；②增加γ-氨基丁酸（GABA）激活$GABA_A$受体的频率，加强氯离子内流，增强GABA的神经抑制作用；③可降低谷氨酸AMPA受体的活性，降低谷氨酸介导的神经兴奋作用。

【体内过程】口服后吸收迅速、完全，一般不受药物影响。2～3小时可达血药峰浓度。生物利用度约为80%。血浆蛋白结合率约为13%～17%。$t_{1/2}$为12～15小时。本药口服剂量的20%在体内被代谢，其他80%以原型药及其代谢产物主要从肾脏排出。但与肝酶诱导剂合用时，有50%的药被代谢。

【适应证】①癫痫单纯部分发作、复杂部分发作、全身强直阵挛发作、Lennox-Gastaut综合征、West综合征（婴儿痉挛症）。②偏头痛的预防。

【用法用量】口服。初始剂量为每晚25～50mg，随后每间隔1周或2周加量每日25～50mg（至100mg），分2次服用，直至症状控制为止。常用日剂量为200～400mg（分2次服用）。个别患者曾接受每日1600mg的剂量治疗。

【不良反应】主要为中枢神经系统不良反应，如头晕、疲劳、复视、眼震、嗜睡、情绪不稳、抑郁、共济失调、食欲减退、失语、注意力障碍、意识模糊。持续时间一般不超过4个月。较少见焦虑、失眠。不良反应的发生与用药剂量无关。曾有体重减轻、认知障碍、闭汗和高热、代谢性酸中毒、高氯血症、急性眼部症状（视敏度减退、急性近视、闭角型青光眼等）和过敏性皮疹等不良反应的报道。

【禁忌证】对本药过敏者。

【药物相互作用】①托吡酯与口服避孕药合用时，避孕药的疗效可能会降低，从而增加非月经性出血的可能。②苯妥英和卡马西平可降低托吡酯的血药浓度，而苯妥英血药浓度增高。

【注意事项】①慎用于妊娠期妇女和哺乳期妇女。②对伴有潜在肾病因素的患者，可能增加肾结石形成的风险，大量饮水可防止其发生。③中、重度肾功能受损的患者服用本药，清除率降低，达稳态血药浓度的时间较肾功能正常者延长一倍，因此在确定有效剂量的过程中应特别注意。④急性过量时，应尽快采取洗胃或诱发呕吐等胃排空法。非急性过量，采取血液透析可有效清除体内的托吡酯。

【制剂与规格】片剂：25mg；50mg；100mg。

加巴喷丁
Gabapentin

【药理作用】本药为人工合成的氨基酸，结构与GABA相近，但未发现它对经由GABA介导的神经抑制过程有何影响。一般认为，本药随Na^+通道经过肠黏膜和血脑屏障，结合于大脑皮层、海马和小脑，影响神经细胞膜的氨基酸转运而起到抑制作用。

【体内过程】口服易吸收，2～3小时达峰浓度，为

2～7μg/ml。脑脊液浓度约为稳态血药浓度的20%。生物利用度与剂量有关，口服单剂量300mg时，生物利用度为60%；但剂量增加时，生物利用度反而降低。广泛分布于全身，在胰腺、肾脏分布尤多。本药在体内不代谢，以原型经肾排出，其排泄率与肌酐清除率成正比。$t_{1/2}$为5～7小时，肾脏损伤时，其排泄减慢。血浆蛋白结合率低（<5%）。

【适应证】①部分性癫痫发作的辅助治疗。②成人疱疹后神经痛。

【用法用量】①抗癫痫：第1日0.3g，睡前服；第2日服用0.6g，分2次服；第3日服用0.9g，分3次服。此剂量随疗效而定，多数患者在0.9～1.8g之间有效，分3次服。②疱疹感染后神经痛：第1日一次性服用0.3g，第2日服用0.6g，分2次服完；第3日服用0.9g，分3次服完。随后，根据缓解疼痛的需要，可逐渐增加剂量至每天1.8g，分3次服用。

【不良反应】常见的不良反应有嗜睡、头晕、共济失调、疲劳。这些反应轻微，且继续服药可减轻。少见遗忘、忧郁、易激动和精神改变。罕见粒细胞减少症。有血管炎、过敏反应、下肢烧灼样痛、轻度躁狂、焦虑、不安、儿童学习困难和注意力缺陷、舞蹈样手足徐动、致癫痫恶化（尤肌阵挛性和失神发作）的报告。

【禁忌证】急性胰腺炎、对加巴喷丁过敏者、哺乳期妇女。

【药物相互作用】①加巴喷丁很少代谢，也不干扰其他一般合用的抗癫痫药物的代谢。②合用萘普生，本药的吸收增加12%~15%，而萘普生的药代动力学参数没有影响。③合用二氢可待因酮，可使二氢可待因酮的C_{max}和AUC降低，与所给二氢可待因酮的剂量呈依赖关系。

【注意事项】①过量的症状为严重腹泻、复视、严重的头晕、嗜睡、口齿不清。②慎用于失神发作、糖尿病、对本药过敏者、肾功能减退者和老年患者。③如换药或停药应逐渐减量，至少在1周内逐步进行。④最好不与抗酸药合用。服用抗酸药2小时后才能服用本药。⑤服用本药，避免驾驶及机械操作。

【制剂与规格】胶囊：0.1g；0.3g；0.4g。

噻加宾
Tiagabine

【药理作用】通过突触前神经元阻断GABA的再摄取，从而增强其在神经系统中的神经递质抑制活性。

【体内过程】本药口服吸收快，食物可降低其吸收速度，但不影响吸收量。服用后0.5～2小时可达血药浓度峰值，生物利用度90%～95%，蛋白结合率为96%。本药通过肝脏细胞色素P450酶系统代谢，给药量63%经粪便排出，25%经尿液排泄。平均消除$t_{1/2}$为5～8小时。

【适应证】成人及12岁以上的儿童难治性部分性癫痫发作。

【用法用量】初始剂量为每日12mg，分2次服用，每周增加12～24mg。有效剂量为一日24～60mg，分2~4次服用。

【不良反应】不良反应可见困倦、头晕、头痛、疲乏、咽炎、呕吐、腹泻、易怒、注意力不集中。少见有弱视、口炎、肌无力、肌痛、失眠、精神错乱、抑郁、瘙痒、共济失调、感觉障碍。罕见有健忘、情绪不稳、兴奋、眼震、皮疹等。

【禁忌证】①肝脏疾病。②12岁以下儿童。

【药物相互作用】依伐卡托与本药合用时，将通过影响肝药酶CYP3A4代谢来增加本药的水平或作用。避免合用或使用替代药物。

【注意事项】①用药期间不应突然停药。②单用或与非肝酶诱导药联用，均应从最低量开始给药。③妊娠期妇女、哺乳期妇女慎用。

【制剂与规格】片剂：5mg；10mg；15mg。

附

地西泮参阅本篇第4章镇静药、催眠药和抗惊厥药。
氯硝西泮参阅本篇第7章抗焦虑药。

第 4 章　镇静药、催眠药和抗惊厥药

地西泮
Diazepam

【其他名称】安定、苯甲二氮䓬。

【药理作用】通过结合脑内$GABA_A$受体上的苯二氮䓬（BDZ）结合位点，易化内源抑制性神经递质GABA的功能，增加氯离子通道的开放频度，为长效苯二氮䓬类药，随着用量的加大，可以出现一系列药理作用：①抗焦虑：小于镇静剂量即可发挥此作用。②镇静、催眠：激活上行网状激活系统内的GABA受体。③麻醉辅助：中枢性肌松和致遗忘作用。④抗惊厥：抑制皮质-丘脑和边缘系统的致痫灶引起的癫痫活动扩散。⑤骨骼肌松弛作用。主要抑制脊髓多突触传出通路和单突触传出通路。地西泮由于具有增强抑制性或阻断兴奋性突触传递作用而抑制多突触和单突触反射。苯二氮䓬类也可能直接抑制运动神经和肌肉功能。

【体内过程】口服吸收快而完全，口服后0.5～2小时血药浓度达峰值。直肠给药10～30分钟血药浓度达峰值。肌内注射吸收缓慢而且不规则，急需发挥疗效时应静脉注射，肌内注射20分钟内、静脉注射1～3分钟起效。肌内注射0.5～1.5小时、静脉注射0.25小时血药浓度达峰值，4～10日血药浓度达稳态，$t_{1/2}$为20～70小时，血浆蛋白结合率达97%。本药主要经肝脏代谢，代谢产物有去甲地西泮、去甲羟地西泮等，亦有不同程度的药理活性，去甲地西泮的$t_{1/2}$可达30～100小时，并且有肝肠循环，长期用药有蓄积作用。代谢产物可滞留在血液中数日至数周，停药后消除较慢。地西泮主要以代谢产物的游离或结合形式经肾排泄。

【适应证】①焦虑：广泛性焦虑和惊恐症。②镇静催眠。③抗惊厥。④家族性、老年性和特发性震颤。⑤麻醉前给药。⑥肌肉痉挛性疼痛。

【用法用量】①抗焦虑。成人：口服给药，每次2.5～10mg，每日2～4次。②镇静催眠。成人，口服给药，第一日1次10mg，每日3～4次，以后按需减少到每次2.5～5mg，每日3～4次。肌内或静脉注射：开始10mg，以后按需每隔3～4小时加5～10mg，24小时总量以40～50mg为限。③抗癫痫。癫痫发作：口服给药，每次2.5～10mg，每日2～4次。癫痫持续状态和严重复发性癫痫：静脉注射给药，起始10mg，每间隔10～15分钟可按需增加至最大剂量。④基础麻醉或静脉全麻。静脉注射：10～30mg。⑤儿童。口服用药:6个月以下不用,6个月以上儿童，每次2.5～10mg，每日2～4次，或者按体重40～200μg/kg或体表面积1.17～6mg/m²，一日3～4次，根据情况酌量增减，最大剂量不超过10mg。抗癫痫、癫痫持续状态和严重复发性癫痫：<5岁儿童：肌内或静脉注射，每2～5分钟0.2～0.5mg，最大限用量5mg；5岁以上儿童：肌内或静脉注射，每2～5分钟1mg，最大限用量10mg；重症破伤风解痉：<5岁儿童：1～2mg，必要时3～4小时重复注射，5岁以上注射一次5～10mg。儿童静脉注射宜缓慢，3分钟内不超过0.25mg/kg，间隔15～30分钟后可重复。新生儿慎用。⑥老年人或体弱者口服用药时需减量，肌内或静脉注射时用量减半，静脉注射宜缓慢，每分钟2～5mg。

【不良反应】①常见嗜睡、乏力、头昏、影响技巧性操作和驾驶安全；个别患者发生兴奋、多语、睡眠障碍甚至幻觉。②大剂量偶有共济失调。③注射过快抑制呼吸功能和循环系统功能。④偶见过敏反应，如皮疹、白细胞减少等。⑤数周或数月用药可产生依赖性，突然停药发生戒断症状，如失眠、兴奋、焦虑、震颤、惊厥。

【禁忌证】①对本药过敏者。②严重肝功能、呼吸功能不全者。③睡眠呼吸暂停综合征。④妊娠期妇女。⑤新生儿。

【药物相互作用】①与中枢抑制药合用可增加呼吸抑制作用。②与易成瘾和其他可能成瘾药合用时，成瘾的危险性增加。③与酒及全麻药、可乐定、镇痛药、

吩噻嗪类、单胺氧化酶A型抑制药和三环类抗抑郁药合用时，可彼此增效，应调整用量。④与抗高血压药和利尿降压药合用，可使降压作用增强。⑤与西咪替丁、普奈洛尔合用本药清除减慢，血浆半衰期延长。⑥与扑米酮合用由于减慢后者代谢，需调整扑米酮的用量。⑦与左旋多巴合用时，可降低后者的疗效。⑧与利福平合用，增加本药的消除，血药浓度降低。⑨异烟肼抑制本药的消除，致血药浓度增高。⑩与地高辛合用，可增加地高辛血药浓度而致中毒。

【注意事项】①对苯二氮䓬类药物过敏者，可能对本药过敏。②肝、肾功能损害者能延长本药清除半衰期。③癫痫患者突然停药可引起癫痫持续状态。④严重的精神抑郁可使病情加重，甚至产生自杀倾向，应采取预防措施。⑤避免长期大量使用而成瘾，如长期使用应逐渐减量，不宜骤停。⑥对本类药耐受量小的患者初用量宜小。⑦以下情况慎用：严重的急性乙醇中毒，可加重中枢神经系统抑制作用；重度重症肌无力，病情可能被加重；急性或隐性发生闭角型青光眼可因本药的抗胆碱能效应而使病情加重；低蛋白血症时，可导致易嗜睡、难醒；多动症者可有反常反应；严重慢性阻塞性肺部病变，可加重呼吸衰竭；外科或长期卧床病人，咳嗽反射可受到抑制；有药物滥用和成瘾史者。

【制剂与规格】①片剂：2.5mg；5mg。②注射液：2ml：10mg。

硝西泮

Nitrazepam

【其他名称】硝基安定。

【药理作用】参阅“地西泮”，作用时间短于地西泮。

【体内过程】口服快速吸收，生物利用度为78%，口服后1小时血药浓度达峰值，2～3日血药浓度达稳态，蛋白结合率约为85%，$t_{1/2}$为24～30小时，主要在肝脏经乙酰化代谢，然后与葡萄糖醛酸结合失活，大部分以代谢产物经肾排出，20%随粪便排出。总清除率为4L/h，表观分布容积约为175L。本药可通过胎盘屏障，并能从乳汁分泌。

【适应证】①失眠。②惊厥和癫痫。

【用法用量】口服：①用于失眠，成人一次5～10mg，睡前服用。②用于癫痫，每次5mg，每日3次（或渐增加至可以耐受的有效量），老年或体弱患者剂量减半。

【不良反应】①嗜睡、宿醉、头晕、视物不清、呼吸抑制、意识障碍、共济失调（尤其在老年人中）。②儿童大量服用可有黏液和唾液分泌增多。③长期使用可有轻度依赖性。④服用一段时间后突然停药，可出现反跳性失眠。⑤可出现记忆减退。

【禁忌证】①呼吸抑制。②急性肺动脉关闭不全。③严重肝损害。④睡眠呼吸暂停综合征。⑤显著的神经肌肉呼吸无力。

【注意事项】参阅“地西泮”。

【制剂与规格】片剂：5mg。

氟西泮

Flurazepam

【其他名称】氟安定。

【药理作用】参阅“地西泮”。

【体内过程】口服在胃肠中吸收充分，有明显首过效应，15～45分钟起效，0.5～1小时血药浓度达峰值。7～10日血药浓度达稳态。经肝脏代谢，主要代谢产物去甲基氟西泮，$t_{1/2}$长达30～100小时，代谢物缓慢自尿中排出体外。

【适应证】失眠，如入睡困难、夜间多梦、早醒，对反复发作的失眠或睡眠障碍以及需要睡眠休息的急慢性疾病均有疗效。

【用法用量】成人常用量：口服15～30mg，睡前服用。老年或体弱患者，从小量7.5mg开始，后按需调整。15岁以下儿童的效果和安全性尚未确定。

【不良反应】【禁忌证】参阅“硝西泮”。

【制剂与规格】胶囊：15mg；30mg。

奥沙西泮

Oxazepam

【其他名称】去甲羟基安定、氯羟氧二氮䓬。

【药理作用】本药为地西泮、氯氮䓬的主要活性代谢产物，是短效苯二氮䓬类药。作用机制与提高抑制性神经递质GABA的功能有关，具有抗焦虑、镇静催眠、肌肉松弛和抗惊厥作用。

【体内过程】口服吸收良好，2～3小时血药浓度达到峰值，能透过胎盘屏障，并能从乳汁中分泌。$t_{1/2}$为4～15小时，血浆蛋白结合率为86%～97%。在肝脏代谢，与葡萄糖醛酸结合，然后经肾排出。

【适应证】①焦虑障碍。②伴有焦虑的失眠。③戒酒伴发症状。

【用法用量】①抗焦虑：一次15～30mg，每日3～4次。老年人适当减量。②镇静催眠、急性酒精戒断症状：一次15～30mg，每日3～4次。③一般性失眠：15mg，睡前服。

【不良反应】①首次服用本药初期可能出现过敏反应。②常见的不良反应：嗜睡、便秘，剂量过大时共济失调、尿闭、皮疹、乏力、头痛。罕见的有中毒性肝炎、白细胞减少。③有依赖性，但较轻，长期应用后，停药可能发生撤药症状，表现为激动或忧郁。

【禁忌证】①对本药或其他BDZ类药物过敏者。②6岁以下儿童、妊娠期妇女、哺乳期妇女。

【药物相互作用】①与酒精、全麻药、可乐定、镇痛药、吩噻嗪类、单胺氧化酶A型抑制药和三环类抗抑郁药合用时，可彼此增效，应调整剂量。②与抗高血压药和利尿降压药合用，可使降压作用增强。③本药能降低卡马西平、左旋多巴、口服抗凝药、利福平的疗效，需调整剂量。④双硫仑、口服避孕药、异烟肼和西咪替丁能增加本药的血药浓度，进而引发毒性反应，应避免合用。⑤抗酸药可延长奥沙西泮的吸收。

【注意事项】①幼儿中枢神经系统对本药异常敏感。②老年人中枢神经系统对本药较敏感。③肝肾功能损害者能延长本药清除半衰期。④避免长期大量使用而成瘾，如长期使用应逐渐减量，不宜骤停。⑤严重急性乙醇中毒，可加重中枢神经系统抑制作用。

【制剂与规格】片剂：15mg；30mg。

劳拉西泮
Lorazepam

【其他名称】氯羟二氮䓬、氯羟去甲安定、洛拉酮。

【药理作用】为短效苯二氮䓬类，作用与地西泮类似。其抗焦虑作用较地西泮强5倍。可刺激杏仁核、下丘脑和皮质运动区，引起海马神经元抑制性放电活动，激活BDZ受体而加强GABA能神经传递。

【体内过程】胃肠道稳定吸收，生物利用度90%，2小时血药浓度达峰值，血浆蛋白结合率85%。可透过胎盘屏障，能从乳汁分泌。$t_{1/2}$为10～20小时，主要在肝脏与葡萄糖醛酸结合，经肾排出。

【适应证】①严重焦虑症、焦虑状态以及惊恐焦虑的急性期控制，适宜短期使用。②失眠。③癫痫。④癌症化疗时止吐（限注射剂），紧张性头痛，麻醉前及内镜检查前的辅助用药。

【用法用量】①口服。用于抗焦虑：成人一次1～2mg，每日2～3次；用于镇静催眠：睡前服2mg。年老体弱者应减量。12岁以下儿童安全性与剂量尚未确定。②肌内注射：抗焦虑、镇静催眠，按体重0.05mg/kg，总量不超过4mg。③静脉注射：用于癌症化疗止吐，在化疗前30分钟注射2～4mg，与奋乃静合用效果更佳，必要时重复给药；癫痫持续状态，按体重0.05mg/kg，一次不超过4mg，如10～15分钟后发作仍继续或再发，可重复注射0.05mg/kg，如再经10～15分钟仍无效，需采用其他措施，12小时内用量一般不超过8mg。

【不良反应】①常见镇静、眩晕、乏力、步态不稳。②少见头痛、恶心、激越、皮肤症状，一过性遗忘。一般发生在治疗之初，随着治疗的继续而逐渐减轻或消失。③静脉注射可发生静脉炎或形成静脉血栓。可能引起肝损害、尿素氮升高、药物热、幻视。

【禁忌证】①对本药或其他BDZ类药物过敏者、严重的呼吸困难者、重症肌无力者、闭角型青光眼。②妊娠期妇女及哺乳期妇女。

【药物相互作用】①与中枢抑制药如酒精、巴比妥类、抗精神病药、镇静/催眠药、抗焦虑药、抗抑郁药、麻醉性镇痛药、镇静性抗组胺药、抗惊厥药和麻醉剂联合使用时可使中枢神经系统抑制剂的作用增强。②与氯氮平合用可能产生显著的镇静、过量唾液分泌和运动失调作用。③与丙戊酸盐合用可能导致劳拉西泮血药浓度增加，清除率降低。当与丙戊酸盐合用时，应将劳拉西泮的给药剂量降低至原来剂量的50%。④与丙磺舒联合应用时，由于半衰期的延长和总清除率的降低，可能导致劳拉西泮起效更迅速或作用时间延长。当与丙磺舒合用时，需要将劳拉西泮的给药剂量降低至原来剂量的50%。⑤应用茶碱或氨茶碱可能降低包括劳拉西泮在内的苯二氮䓬类药物的镇静作用。

【注意事项】①本药按第二类精神药品管理。②本药不推荐用于原发性抑郁障碍的精神病患者。③呼吸功能不全（如COPD、睡眠呼吸暂停综合征）患者慎用。④服用本药者不能驾车或操纵精密仪器。⑤服用本药对乙醇及其他中枢神经抑制药的耐受性降低。⑥通常要求苯二氮䓬类药物的处方量仅为短期应用（如2~4周），连续服用的患者突然停药会出现戒断综合征（抽搐、震颤、腹部和肌肉痉挛、呕吐、多汗），故应先减量后再逐渐停药。⑦有药物或乙醇依赖倾向的患者服用本药时应严密监测，防止产生依赖性。⑧对体弱患者应酌情减少用量。⑨肝功能不全者偶可引起本药清除半衰期延长。⑩有些服用本药的患者出现白细胞减少，有些患者的乳酸脱氢酶水平升高，推荐长期用药的患者定期进行血细胞计数检查和肝功能检查。

【制剂与规格】①片剂：0.5mg；1mg；2mg。②注射液：1ml：2mg；1ml：4mg。

艾司唑仑
Estazolam

【其他名称】舒乐安定、艾司安定、去甲阿普唑仑、三唑氯安定。

【药理作用】本药为短效苯二氮䓬类药物，作用于苯二氮䓬受体，加强中枢神经内GABA受体作用，影响边缘系统功能；可明显缩短或取消NREM睡眠第四期，阻滞对网状结构的激活，能抑制中枢内癫痫病灶异常放电的扩散但不能阻止其异常放电；具有较强的镇静催眠、抗惊厥和抗焦虑作用，肌肉松弛作用较弱。

【体内过程】口服吸收快，口服后2～3小时达血药浓度峰值。$t_{1/2}$为10～24小时。蛋白结合率为93%。可通过胎盘屏障，也可从乳汁中分泌。经肝脏代谢，经肾排泄，排泄较慢。

【适应证】①失眠、焦虑、紧张、恐惧。②癫痫、惊厥。

【用法用量】口服。①抗焦虑、紧张、恐惧：一次1～2mg，每日3次。老年人开始用小剂量，根据病情调整剂量。②催眠：一次1～2mg，睡前服。口服后20～60分钟可入睡，维持5小时。③抗癫痫、抗惊厥：一次2～4mg，每日3次。④麻醉前给药：一次2～4mg，手术前1小时服。

【不良反应】本药不良反应较少，一般减量即可消失。①常见：口干、嗜睡、头昏、乏力等。②少见：大剂量可有共济失调、震颤。②罕见：皮疹，白细胞减少。③个别患者发生兴奋、多语、睡眠障碍，甚至出现幻觉。停药后，上述症状很快消失。④有依赖性，但较轻，长期应用后，停药可能发生撤药症状。⑤可能有引起异常睡眠行为的风险，包括睡行症、梦驾症或者明显睡眠状态下的其他潜在危险行为。

【禁忌证】对苯二氮䓬类药物过敏者、青光眼患者、重症肌无力者、中枢神经系统处于抑制状态的急性酒精中毒、肝肾功能损害、严重慢性阻塞性肺部病变患者。

【药物相互作用】①与中枢抑制药合用可增加呼吸抑制作用。②与其他易成瘾和可能成瘾药物合用，成瘾的危险性增加。③与酒、全麻药、可乐定、镇痛药、吩噻嗪类、单胺氧化酶A型抑制药和三环类抗抑郁药合用时，可彼此增效，应调整剂量。④与抗高血压药和利尿降压药合用，可使降压作用增强。⑤与西咪替丁、普萘洛尔合用，本药清除减慢，血浆半衰期延长。⑥与扑米酮合用由于减慢后者代谢，需调整扑米酮的用量。⑦与左旋多巴合用时，可降低后者的疗效。⑧与利福平合用，增加本药的消除，血药浓度降低。⑨异烟肼抑制本药的消除，致血药浓度增高。⑩与地高辛合用，可增加地高辛血药浓度而致中毒。

【注意事项】①用药期间不宜饮酒。②癫痫患者突然停药可导致癫痫发作。③严重的精神抑郁可使病情加重，甚至产生自杀倾向，应采取预防措施。④避免长期大量使用而成瘾，如需长期使用，应逐渐减量，不宜骤停，防止出现戒断综合征。⑤出现呼吸抑制或低血压常提示超量。⑥对本类药耐受量小的患者初用量宜小，逐渐增加剂量。

【制剂与规格】片剂：1mg；2mg。

阿普唑仑
Alprazolam

【其他名称】甲基三唑安定。

【药理作用】本药为苯二氮䓬类催眠镇静药物，具有抗焦虑、抗抑郁、镇静催眠等作用。该药作用于中枢神经系统的苯二氮䓬受体（BZR），BZR分为Ⅰ型和Ⅱ型，据认为Ⅰ型受体兴奋可以解释BZ类药物的抗焦虑作用，而Ⅱ型受体与该类药物的镇静和骨骼肌松弛等作用有关。

【体内过程】口服吸收快而完全，血浆蛋白结合率约为80%。口服后1～2小时可达血药峰浓度，2～3日血药浓度达稳态。$t_{1/2}$为11～15小时，老年人为19小时。经肝脏代谢，代谢产物α-羟基阿普唑仑也有一定的药理活性。经肾排泄，体内蓄积量极少，停药后清除快。

【适应证】①焦虑、紧张、激动。②失眠。③惊恐。④急性酒精戒断症状。⑤药源性顽固性呃逆。

【用法用量】口服。①抗焦虑：一次0.4mg，每日3次，根据个体情况调整剂量，最大剂量每日4mg。②抗抑郁：一般一次8mg，每日3次，需要时逐渐增加剂量，每日最大量可达10mg。③镇静、催眠：0.4～0.8mg，睡前服。④抗惊恐：每次0.4mg，每日3次，必要时可酌情增量。老年人：初始剂量每次0.2mg，每日3次，根据病情和对药物反应情况酌情增加。

【不良反应】①常见嗜睡、头昏、乏力等。②少见大剂量可有共济失调、震颤、尿潴留、黄疸。③罕见皮疹、光敏、白细胞减少。④偶见：兴奋、多语、睡眠障碍，甚至出现幻觉。停药后，上述症状很快消失。⑤有依赖性，长期应用后，停药可能发生撤药症状。⑥少数病人有口干、精神不集中、多汗、心悸、便秘或腹泻、视物模糊、低血压等。

【禁忌证】对本药过敏者；妊娠早期（孕头三个月）、哺乳期妇女、幼儿。青光眼患者、睡眠呼吸暂停综合征患者、严重呼吸功能不全者、严重肝功能不全者。

【药物相互作用】①与中枢抑制药合用可增加呼吸抑制作用。②与其他易成瘾和可能成瘾药物合用，成瘾的危险性增加。③与酒、全麻药、可乐定、镇痛药、吩噻嗪类、单胺氧化酶A型抑制药和三环类抗抑郁药合用时，可彼此增效，应调整剂量。④与抗高血压药和利尿降压药合用，可使降压作用增强。⑤与西咪替丁、普萘洛尔合用，本药清除减慢，血浆半衰期延长。⑥与扑米酮合用由于减慢后者代谢，需调整扑米酮的用量。⑦与左旋多巴合用时，可降低后者的疗效。⑧与利福平合用，增加本药的消除，血药浓度降低。⑨异烟肼抑制本药的消除，致血药浓度增高。⑩与地高辛合用，可增加地高辛血药浓度而致中毒。

【注意事项】①长期应用可致耐受性与依赖性，突然停药会产生戒断症状甚至癫痫发作。应逐渐停药，不可突停或减量过快。②对于老年人初始剂量宜小，根据需要和耐受性可逐渐增加剂量。③用药期间勿驾驶车辆或操作机器。④肝功能损害患者初始剂量宜小，根据需要和耐受性可逐渐增加剂量。⑤用药期间避免服用含乙醇的饮料。⑥如出现呼吸抑制，应减小剂量。肺功能不全患者慎用。⑦逾量或中毒表现：通常表现为中枢神经系统抑制，嗜睡、低血压、肌张力低下、共济失调，重者昏迷。主要用支持和对症治疗。⑧对其他苯二氮䓬类药物过敏者，可能对本药过敏。⑨慎用：重症肌无力、急性酒精中毒者。

【制剂与规格】片剂：0.4mg。

三唑仑
Triazolam

【其他名称】三唑安定、三唑苯二氮䓬。

【药理作用】本药为短效苯二氮䓬类。作用与地西泮类似。

【体内过程】口服吸收快而完全，2小时血药浓度达峰值。血浆蛋白结合率89%。$t_{1/2}$为1.5～5.5小时。在肝脏羟化代谢，主要以代谢物形式经肾脏排出。

【适应证】失眠，尤其适用于入睡困难、醒觉频繁和（或）早醒等睡眠障碍。

【用法用量】成人常用量0.25～0.5mg，睡前服。老年人及体弱者，初量0.125mg，按需增加剂量。

【不良反应】①常见头晕、头痛、倦睡等（宿醉现象）。②少见恶心、呕吐、头昏眼花、语言模糊、动作失调，警惕双硫仑反应。③个别患者发生兴奋、多语、睡眠障碍，甚至出现幻觉。停药后，上述症状很快消失。④与其他苯二氮䓬类相比，本药所致的记忆缺失较其他苯二氮䓬类药物更易发生。

【禁忌证】①对苯二氮䓬类药物过敏者。②急性闭角型青光眼。③睡眠呼吸暂停综合征和严重呼吸功能不全者。④严重肝功能不全者。⑤妊娠期妇女及哺乳期妇女。⑥15岁以下儿童。

【药物相互作用】①与中枢抑制药合用可增加呼吸抑制作用。②与其他易成瘾和可能成瘾药物合用，成瘾的危险性增加。③与酒精、全麻药、可乐定、镇痛药、吩噻嗪类、单胺氧化酶A型抑制药和三环类抗抑郁药合用时，可彼此增效，应调整剂量。阿片类镇痛药的用量至少应减至三分之一，而后按需逐渐增加。④与抗高血压药和利尿降压药合用，可使降压作用增强。⑤与西咪替丁、红霉素合用，可抑制本药在肝脏的代谢，引起血药浓度升高，必要时减少药量。⑥与扑米酮合用由于减慢后者代谢，需调整扑米酮的用量。⑦与左旋多巴合用时，可降低后者的疗效。⑧与利福平合用，增加本药的消除，血药浓度降低。⑨异烟肼抑制本药的消除，致血药浓度增高。⑩与地高辛合用，可增加地高辛血药浓度而致中毒。

【注意事项】①长期应用可致耐受性与依赖性，突然停药有戒断症状出现。②老年或体弱者应减半使用，需调整剂量以防共济失调或过度镇静。③用药期间不宜参加需要高度集中注意力，警觉度高的活动，如驾驶、高空作业等；④服药期间避免饮酒。

【制剂与规格】片剂：0.125mg；0.25mg。

咪达唑仑
Midazolam

【其他名称】咪唑安定、咪唑二氮䓬。

【药理作用】本药为超短效苯二氮䓬类。作用与地西泮类似。具有催眠、抗焦虑、解痉、肌肉松弛及顺行性遗忘作用。药效为地西泮的1.5～2倍，时效为地西泮的1/10。作用部位在苯二氮类受体，与受体的亲和力较高，约为地西泮的二倍。可引起脑血流降低，主要原因为降低脑组织代谢率，其次为收缩脑血管，并有明显的剂量依赖性。对脑缺氧有保护作用；可使血压下降，心率反射性增快，还使左室前负荷、肺毛细血管楔压和左室舒张末压降低，可能是对静脉血管的直接作用所致；有轻度呼吸抑制作用，降低潮气量，增快呼吸频率，缩短呼气时间。主要对呼吸中枢有抑制作用，不影响呼吸动力。和其他中枢抑制药合用时对呼吸抑制有协同作用。麻醉诱导时呼吸暂停的发生率为10%～77%。

【体内过程】本药口服与肌内注射均吸收迅速而完全，可分布于全身，分布容积为1～2L/kg，充血性心力衰竭的患者，分布容积会增加2～3倍，肥胖患者也会增加。本药的血浆蛋白结合率为97%，经肝脏代谢或与葡萄糖醛酸结合而失活，最后自肾脏排出。血药浓度可分为两个时相，分布时相为10分钟，消除时相为1.5～2.5小时，充血性心力衰竭的患者可延长2～3倍。长期用药无蓄积作用，药动学数据及代谢保持不变。

【适应证】①麻醉前给药，用于全麻诱导和维持。②椎管内麻醉及局部麻醉时的辅助用药。③ICU病人镇静。④失眠症的短期治疗，特别适用于入睡困难者或手术前及器械性诊断性检查前用药。

【用法用量】肌内注射及静脉给药：①麻醉前给药：麻醉诱导前20～60分钟使用，剂量为0.05～0.075mg/kg，肌内注射，老年患者剂量酌减；全麻诱导常用5～10mg（0.1～0.15mg/kg）。②局部麻醉或椎管内麻醉辅助用药，分次静脉注射0.03～0.04mg/kg。③ICU病人镇静：先静脉滴注2～3mg，继之以每小时0.05mg/kg静脉滴注维持。

口服：一般推荐每日1次，每次7.5mg，剂量范围7.5～15mg。①催眠：成人剂量范围：每晚睡前7.5～15mg，应从低剂量开始，治疗期限以数日至2周为宜；老年及虚弱病人：推荐剂量为7.5mg，每日1次。②手术及器械性诊断性检查前用药，应在操作前30～60分钟用药。

【不良反应】降低呼吸容量和呼吸频率，发生率约为10.8%～23.3%；静脉注射后，有15%患者可发生呼吸抑制。严重的呼吸抑制易见于老年人和长期用药的老年人，可表现为呼吸暂停、窒息、心跳暂停，甚至死亡。常见的不良反应有：①低血压，静脉注射的发生率约为1%；②急性谵妄、失定向、幻觉、焦虑、神经质或不安宁等。此外还有心跳增快、静脉炎、皮肤红肿、皮疹、过度换气、呼吸急促等。③肌内注射局部硬块、疼痛；静脉注射后，静脉触痛等。较少见的症状有：视物模糊、轻度头痛、头昏、咳嗽、飘飘然；肌肉和静脉发硬及疼痛；手脚无力、麻、痛或针刺样感等。

【禁忌证】①对苯二氮䓬类药物过敏者。②重症肌无力。④严重心、肺功能不全。⑤严重肝功能不全。⑥睡眠呼吸暂停综合征。⑦儿童患者。⑧精神分裂症患者。⑨严重抑郁状态患者。

【药物相互作用】①可增强催眠药、镇静药、抗焦虑药、抗抑郁药、抗癫痫药、麻醉药和镇静性抗组胺药的中枢抑制作用。②一些肝药酶抑制药，特别是细胞色素P450抑制药，如西咪替丁、雷尼替丁、红霉素、地尔硫䓬、酮康唑、维拉帕米等，可影响本药的药代动力学，使其镇静作用延长。③酒精可增强本药镇静作用。④与降压药合用时，如β受体阻滞药，可增强降压作用，因此应注意控制血压。⑤非去极化肌肉松弛药：增强肌肉松弛药作用。⑥与氯胺酮有协同作用，并能减轻不良反应。

【注意事项】①用作全麻诱导术后常有较长时间再睡眠现象，应注意保持患者气道通畅。②本药不能用5%葡聚糖注射液、生理盐水、碱性注射液稀释或混合。③长期静脉注射，突然撤药可引起戒断综合征，推荐逐渐减少剂量。④肌内或静脉注射后至少3小时不能离开医院或诊室，之后应有人陪伴才能离开。至少12个小时内不得开车或操作机器等。⑤慎用于体质衰弱或慢性病、肺阻塞性疾病、慢性肾衰、肝功能损害或充血性心衰患者，若使用本药应减小剂量并进行生命体征监测。⑥本药注射剂型只能一次性用于一个患者，用后剩余本药必须弃去。⑦为预防反跳性失眠发生，建议在睡眠障碍改善后逐渐减少用量，限定治疗时限。⑧对酒精和药物依赖者慎用。

【制剂与规格】①注射液：1ml：5mg；2ml：10mg；3ml：15mg。②片剂：7.5mg；15mg。

第 5 章 抗震颤麻痹药

左旋多巴
Levodopa

【其他名称】左多巴。

【药理作用】左旋多巴为体内合成DA的直接前体，可通过血脑屏障，在脑内脱羧成为DA而发挥药理作用。

【体内过程】口服后迅速由小肠吸收，0.5～2小时达峰值。一般$t_{1/2}$为1～3小时。胃液的酸度高、胃排空缓慢以及消化高蛋白饮食后都可延缓左旋多巴的吸收。本药被吸收后广泛分布于体内各种组织，但进入中枢神经系统仅有不到剂量的1%，绝大部分均在脑外代谢脱羧成DA。口服后有80%的本药于24小时内降解成DA代谢物由肾脏排泄。

【适应证】①帕金森病。②帕金森综合征。

【用法用量】开始一次250mg，每日2～4次，以后视病人的耐受情况，每隔3～7日每日增加125～500mg，直至最理想的疗效为止。成人每日最大量可用至6g，分4～6次服。脑炎后及老年患者对本药更敏感，应酌减剂量。

【不良反应】①常见：恶心，呕吐，直立性低血压，头、面部、舌、上肢和身体上部的异常不随意运动，精神抑郁，排尿困难。②较少见：高血压、心律失常、溶血性贫血。③有使用多巴胺受体激动剂类药物后出现病理性赌博、性欲增强和性欲亢进的病例报告。

【禁忌证】①严重精神疾患、糖尿病、严重心律失常、心力衰竭、闭角型青光眼、消化性溃疡、有惊厥史者。②妊娠期妇女及哺乳期妇女。

【药物相互作用】①本药与非选择性单胺氧化酶抑制剂合用可致急性肾上腺危象。②本药与罂粟碱或维生素B_6合用，可降低本药的药效。③本药与乙酰螺旋霉素合用，可显著降低本药的血药浓度，药效减弱。④本药与利血平合用，可抑制本药的作用，应避免合用。⑤本药与抗精神病药物合用，因为两者互相拮抗，应避免合用。⑥本药与甲基多巴合用，可增加本药的不良反应并使甲基多巴的抗高血压作用增强。

【注意事项】①高血压、心律失常、糖尿病、支气管哮喘、肺气肿，肝、肾功能障碍、尿潴留者慎用。②有骨质疏松的老年人，用本药治疗有效者，应缓慢恢复正常的活动，以减少引起骨折的危险。③用药期间需注意检查血常规、肝肾功能及心电图。

【制剂与规格】①片剂：0.25g。②胶囊：0.25g。

卡比多巴
Carbidopa

【其他名称】α-甲基多巴肼。

【药理作用】卡比多巴为外周脱羧酶抑制剂，不易进入中枢，仅抑制外周左旋多巴转化为多巴胺，使循环中左旋多巴含量增加，因而进入中枢的量也增多，左旋多巴在脑内经多巴胺脱羧酶作用转化为多巴胺而发挥药理作用，改善震颤麻痹症状。

【体内过程】口服吸收40%～70%，血浆蛋白结合率约36%，在肝内代谢，约50%～60%以原型或代谢产物从尿中排出。

【适应证】与左旋多巴联合应用，用于帕金森病和帕金森综合征。

【用法用量】口服，一次10mg，每日3～4次。每隔1～2日逐渐增加每日剂量，每日最大剂量可达100mg。

【不良反应】①常见有恶心，呕吐，直立性低血压，面部、舌、上肢和身体上部异常不随意运动，排尿困难，精神抑郁。②少见有高血压、心律失常。

【禁忌证】①严重精神病、严重心律失常、心力衰竭、青光眼、消化性溃疡、有惊厥史者。②妊娠期妇女、哺乳期妇女、儿童。

【注意事项】①用药期间需检查血常规，肝、肾功能及心电图。②高血压、心律失常、糖尿病患者慎用。

③有骨质疏松者用本药应缓慢恢复正常活动，以减少引起骨折危险。

【制剂与规格】片剂：25mg。

司来吉兰
Selegiline

【其他名称】丙炔苯丙胺。

【药理作用】本药为一种选择性B型单胺氧化酶（MAO-B）不可逆性抑制剂，可阻断多巴胺的代谢，抑制多巴胺的降解，也可抑制突触处多巴胺的再摄取而延长多巴胺作用时间。与左旋多巴合用时，可增强左旋多巴的作用，并可减轻左旋多巴引起的运动障碍（开关效应）。

【体内过程】本药口服后，血药浓度达峰时间为0.5～2小时，与血浆蛋白结合率为94%，由肾脏缓慢排泄。经肝脏首过效应后可产生多种代谢物，代谢产物主要由尿液排出，约15%经粪便排出。

【适应证】原发性帕金森病。单用治疗早期帕金森病或与左旋多巴或与左旋多巴及外周多巴脱羧酶抑制剂合用。

【用法用量】口服。开始剂量为早晨5mg。可增至每日10mg，早晨1次服用或分早、中2次服用。若患者在合用左旋多巴制剂时显示类似左旋多巴的不良反应，左旋多巴剂量应减量。

【不良反应】①可有口干、短暂血清转氨酶值上升及睡眠障碍。②由于本药能增加左旋多巴效果，左旋多巴副作用也会增加。加入本药给已服最大耐受剂量左旋多巴患者，可能出现不随意运动、恶心、激越、错乱、幻觉、头痛、体位性低血压及眩晕。排尿困难及皮疹也曾有报导。

【禁忌证】①对本药过敏者。②严重的精神病、严重的痴呆、迟发性异动症、有消化道溃疡以及病史者。③与左旋多巴合用时，甲状腺功能亢进、肾上腺髓质的肿瘤（嗜铬细胞瘤）、闭角型青光眼患者。

【药物相互作用】①本药与非选择性单胺氧化酶抑制剂合用可能引起严重低血压。②同期使用MAO-A（或MAO-B）抑制剂及酪胺类物质会轻度增加高血压反应。③与哌替啶有相互作用，由于有些相互作用可致命并且机制未被确定，应避免同时服用。④与氟西汀同时服用可产生严重反应，例如共济失调、震颤、高热、高血压或低血压、惊厥、心悸、流汗、脸红、眩晕及精神变化（激越、错乱及幻觉）。由于氟西汀及其代谢产物的半衰期较长，氟西汀停药至少5周后才能开始服用本药。本药及代谢物半衰期短，停药2周后开始服用氟西汀。本药与其他两种5-羟色胺重摄取抑制剂舍曲林及帕罗西汀同时服用也有类似报道，应避免同时服用。⑤与三环类抗抑郁药同用，曾报告有严重中枢神经症状，联用要谨慎。

【注意事项】①有不稳定高血压、心律失常、严重心绞痛或精神病以及前列腺肥大伴排尿困难者慎用。②若同时服用过大剂量（超过每天30mg）本药及高酪胺食品，可引发高血压。③不推荐妊娠期妇女及哺乳期妇女服用。

【制剂与规格】片剂：5mg。

雷沙吉兰
Rasagiline

【药理作用】结构与司来吉兰相似。本药为新型第二代炔丙胺，不仅能选择性、不可逆地抑制单胺氧化酶-B，还可通过刺激蛋白激酶C磷酸化、下调蛋白激酶C等多种神经保护途径来减少细胞死亡。

【体内过程】本药口服后在胃肠道吸收迅速，血药浓度达峰时间约为1小时，生物利用度36%，蛋白结合率为88%～94%，可通过血脑屏障。在肝脏广泛代谢，代谢产物主要随尿排泄，部分随粪便排泄。

【适应证】帕金森病，可单用或作为左旋多巴辅助用药。

【用法用量】单药治疗：每次1mg，每日1次。与左旋多巴联合治疗：起始剂量每次0.5mg，每日1次，维持剂量为0.5～1mg，每日1次。老年患者无需调整剂量。

【不良反应】①单用本药时，可见束支传导阻滞、高血压、心绞痛、关节痛、颈痛、关节炎、感觉异常、头晕、眩晕、抑郁、消化不良、食欲缺乏、尿急、鼻炎等。②与左旋多巴合用时，可见体位性低血压、心绞痛、颈痛、关节痛、腱鞘炎、感觉异常、头痛、幻觉、张力障碍、共济失调、食欲减退、消化不良、腹痛、便秘等。

【禁忌证】①对本药过敏者。②中度或重度肝功能不全患者。③嗜铬细胞瘤患者。④需要全麻的择期外科手术患者。

【药物相互作用】①与恩他卡朋合用，本药的清除率增加28%。②与苯丙胺、苯丙胺衍生物、赖右苯丙胺、具有间接或混合型的拟交感神经药合用，可使去甲肾上腺素浓度升高，导致高血压危象和（或）血清素综合征，故禁止合用，在停用本药至少14日后方可使用上述药物。③MAO抑制剂与三环类抗抑郁药合用时，可出现高血压危象、严重抽搐发作甚至死亡。④选择性5-羟色胺重吸收抑制药（如氟西汀、帕罗西汀、舍曲林等）可抑制血清素通过MAO的代谢，与本药合用时可能导致中枢神经系统毒性或血清素综合征及精神状态改变。⑤与吗啡、硫酸吗啡、曲马多合用，可能导致低血压和增强中枢神经系统和呼吸系统抑制作用。

【注意事项】①轻度肝功能不全患者慎用。②哺乳期妇女慎用。③服用MAO抑制剂期间避免食用富含酪胺的食物，并停用本药2周内都应限制酪胺的摄入。

【制剂与规格】①片剂：0.5mg；1mg。②胶囊：200mg。

恩他卡朋
Entacapone

【其他名称】恩托卡本、恩托卡朋。

【药理作用】本药属于儿茶酚-*O*-甲基转移酶（COMT）抑制剂，能减少外周左旋多巴脱解延长和增加左旋多巴的生物利用度，延长血浆中半衰期，提供更多的持续的左旋多巴进入脑内，增强左旋多巴的疗效。

【体内过程】口服吸收快，血药浓度达峰时间为0.4～0.9小时。体内分布呈双相性曲线，起始相$t_{1/2}$为0.3小时，终末相$t_{1/2}$为1.6～3.4小时，不易通过血脑屏障，故无中枢活性。约10%经肾脏排泄，90%经胆汁分泌排泄。未见体内蓄积。

【适应证】可作左旋多巴/苄丝肼或左旋多巴/卡比多巴的辅助用药，用于治疗以上药物不能控制的帕金森病及剂末现象（症状波动）。

【用法用量】每次服用左旋多巴/多巴脱羧酶抑制剂时给予本药0.2g，最大推荐剂量0.2g，每天10次（即2g/d）。对正在接受透析的患者，应延长用药间隔。

【不良反应】常见的不良反应是异动症，恶心、眩晕、呕吐、腹泻及尿液变色。可见体位性低血压，轻度血红蛋白下降。

【禁忌证】①肝功能损伤。②嗜铬细胞瘤。③有非创伤性横纹肌溶解症病史。

【药物相互作用】①与非选择性单胺氧化酶抑制药合用，可抑制COMT和MAO，减少儿茶酚胺代谢，应避免两者合用。②本药在胃肠道能与铁形成螯合物，与铁制剂的服药时间间隔至少应为2～3小时。③与多巴胺激动药（如溴隐亭）、司来吉兰、金刚烷胺合用，可使多巴胺能不良反应增加，合用时应调整剂量。

【注意事项】①不推荐妊娠及哺乳期妇女和18岁以下儿童使用。②本药在老年患者体内浓度更高，吸收更快。③有酒精中毒病史及肝损伤病史者、肝脏疾病患者、胆囊阻塞者、胆囊阻塞者慎用。

【制剂与规格】①片剂：200mg。②胶囊：200mg。

托卡朋
Tolcapone

【药理作用】托卡朋是一种选择性和可逆性的COMT抑制剂。COMT在大脑和外周中可将左旋多巴转化为无活性的3-氧位-甲基多巴。COMT抑制剂的作用环节既可以阻止左旋多巴在外周向3-氧位-甲基多巴转化，增加左旋多巴的入脑量，又可以阻断脑内多巴胺的代谢，延长其半衰期。

【体内过程】本药从胃肠道迅速吸收，口服给药后，2小时达血药浓度峰值，食物延迟并减少药物吸收，绝对生物利用度为65%，超过99%的本药与血浆蛋白结合，消除$t_{1/2}$约为2～3小时。

【适应证】为左旋多巴辅助用药，对左旋多巴治疗帕金森病时出现的“剂末药效减退”和“开关”现象有效。

【用法用量】口服，每次50～150mg，每日3次；每次一般不超过200mg。

【不良反应】①常见的不良反应有运动障碍、失眠、恶心、呕吐及肝损害，偶见体位性低血压。②个别患者出现严重肝损伤，甚至死亡。

【禁忌证】①患肝脏疾病以及目前SGPT/ALT或SGOT/AST超过正常值上限。②严重肾功能损害。③对本药过敏者。④具有非创伤性横纹肌溶解病史。⑤在某些疾病状态下曾出现过高热和意识模糊。

【药物相互作用】①本药对α-甲基多巴酚丁胺、阿扑吗啡和异丙肾上腺素等药物的作用仍未评估。应考虑在与本药合用时，减低这些药物的剂量。②本药对其他药物代谢的影响体外试验已经评价了本药与细胞色素P450（CYP）的异构酶相互作用的可能性。③鉴于华法林与本药合用的临床资料有限，当两药合用时应监测凝血参数。④当本药与左旋多巴、卡比多巴和去甲丙咪嗪合用时，其血压、脉率和去甲丙咪嗪的血药浓度无明显改变。不良反应的发生频率稍有增加。⑤本药不应与非选择性单胺氧化酶抑制剂（如苯乙肼及反苯环丙胺）合用。⑥本药不应同时加用单胺氧化酶A抑制剂和单胺氧化酶B抑制剂。

【注意事项】①服药期间应严密监测肝功能。②低血压/晕厥：本药可增加左旋多巴的生物利用度，因而可增加直立性低血压的发生率，需注意。③腹泻：服用本药后可能会出现不同程度的腹泻。④幻觉：在服用本药的患者中可能出现幻觉，需注意监测。一旦发生幻觉，可通过减少左旋多巴的用量达到改善，如仍无明显好转，则需停药。⑤运动障碍、肌张力降低、恶心及其他与左旋多巴有关的不良反应。服用本药时，患者会感觉与左旋多巴有关的不良反应加重。减少左旋多巴的剂量时，这些不良反应往往会减轻。若停用本药，医生应考虑增加患者每日左旋多巴的剂量，防止发生神经抑制性恶性综合征。⑦尿液变色：本药及其代谢物呈黄色，可引起患者尿色无害性加深。⑧在服用本药期间可能出现反应力下降，不要驾车或操作复杂机器。

【制剂与规格】片剂：100mg；200mg。

屈昔多巴

droxidopa

【药理作用】本药为无药理活性的去甲状腺素前体药，在体内由L-芳香氨酸脱羧酶直接代谢成去甲状腺素，广泛分布全身。

【体内过程】血药浓度达峰时间为1～4小时。表观分布容积约200L。通过儿茶酚胺途径代谢。$t_{1/2}$约2.5小时，通过肾消除。

【适应证】①改善由帕金森病引起的步态僵直和直立性头晕。②改善由Shy-Drager综合征或家族性淀粉样多神经病所致的直立性低血压、直立性头晕和昏厥。③改善血液透析患者由于直立性低血压引发的头晕和乏力。

【用法用量】①改善由帕金森病引起的步态僵直和直立性头晕：成人，通常起始剂量为100mg，每日1次，每隔一日剂量递增100mg，直至适宜的维持剂量，标准维持剂量为每次200mg，一日3次，根据患者年龄和症状可以增减用量，每日服药剂量不超过900mg。

②改善由Shy-Drager综合征或家族性淀粉样多神经病变所致的直立性低血压、直立性头晕或晕厥：成人通常起始剂量为200~300mg，每日2~3次口服，每隔数日或一周递增剂量100mg，直至适宜的维持剂量。标准维持剂量为每次100~200mg，一日3次，根据患者年龄和症状可以增减剂量，每日服药剂量不超过900mg。

③改善血液透析患者由于直立性低血压引发的头晕和乏力：成人，通常在血液透析前30~60分钟口服200~400mg。根据患者年龄和症状可以酌减剂量，最大服用量不超过400mg。

【不良反应】①严重不良反应：神经阻滞恶性综合征（<0.1%）、白细胞减少（<0.1%）、粒细胞缺乏症、嗜中性粒细胞减少和血小板减少。②其他不良反应（≥1%）：幻觉、头痛、头重感、恶心、血压升高等。

【禁忌证】①对本药过敏者。②闭角型青光眼。③吸入含卤素的麻醉剂（如氟烷）。④正使用儿茶酚胺制剂（如异丙肾上腺素）。⑤妊娠期妇女和准备妊娠的妇女。⑥血液透析患者伴严重外周血管损伤。⑦滥用可卡因、室性心动过速。

【药物相互作用】①含有卤素的吸入性麻醉剂可增强心肌细胞对去甲肾上腺素的敏感性。合用时可出现心动过速或室性纤颤，二者禁止合用。②合用儿茶酚胺制剂时，二者相加的刺激作用增加心脏的兴奋性，可导致心律失常和心脏传导阻滞，二者禁止合用。③单胺氧化酶抑制剂、丙咪嗪、阿米替林、脑下垂体激素、缩宫素、麦角胺、抗组胺药（非尼那敏、曲吡那敏）、甲磺酸氨甲氧苯嗪等药和本药合用时，增加本药的药物作用，并且可能出现血压不正常升高。④α受体阻滞药盐酸坦帕明、甲磺酸多沙唑嗪、舌根碱衍生物等药和本药合用时，可减弱本药作用。⑤左旋多巴和金刚烷胺可能增强本药的作用。⑥吩噻嗪、安定药和丁酰苯等可能降低药物的作用。

【注意事项】①下列患者慎用本药：高血压患者、动脉硬化患者、甲状腺功能亢进患者、严重肝功能或肾功能损伤、心脏病患者、严重肺部疾病、支气管哮喘、内分泌疾病、慢性开角型青光眼和重度糖尿病血透患者。②起始剂量从低剂量开始，密切观察患者的药物反应，谨慎地增至维持量。不必停用其他抗帕金森药或者血管压力药物。③因为可能出现过度压力反应，应尽量避免过量用药。④血液透析患者用药应注意以下几点：按照规定时间和剂量用药（血液透析前0.5～1小时口服），避免过量用药（如血液透析后加药）。⑤应考虑糖尿病的严重程度（包括外周循环状况、血压和血糖控制）与血管并发症的程度。

【制剂与规格】胶囊：100mg。

吡贝地尔
Piribedil

【其他名称】哌利必地。

【药理作用】本药为一种选择性多巴胺D_2、D_3受体激动剂，可刺激大脑黑质纹状体的D_2受体及中脑皮质、中脑边叶的D_2和D_3受体，提供有效的的多巴胺效应。

【体内过程】本药口服后经胃肠迅速吸收，血药浓度达峰时间1小时，此后血药浓度下降呈双相，$t_{1/2}$为1.6小时，本药的蛋白结合率低。约70%经尿液排出，25%经胆汁排泄。本药能逐渐释放活性成分，治疗作用可持续24小时以上。

【适应证】帕金森病、外周循环障碍。

【用法用量】帕金森病单独使用本药，每日150～250mg，分2～3次口服（饭后）。其他适应证每日50mg，餐后1次服用。严重病例可每日100mg，分2次服用。

【不良反应】①可见恶心、呕吐、消化不良、胀气、头晕、嗜睡、低血压、运动障碍、智力影响、体温过低、抑郁症或躁狂症。②偶见肝功能变化。③少见血压异常（体位性低血压）。④可能出现过敏反应。⑤有使用多巴胺受体激动剂类药品治疗帕金森病后出现病理性赌博、性欲增强和性欲亢进的报告，尤其在高剂量时，在降低治疗剂量或停药后一般可逆转。

【禁忌证】①对本药过敏者、心肌梗死及其他严重心血管病。②妊娠期妇女及哺乳期妇女。

【药物相互作用】①本药与金刚烷胺合用可引起心动过速。②与氯丙嗪合用，本药疗效降低。③本药与精神安定药（不包括氯氮平）等多巴胺受体拮抗作用相拮抗，两者不应合用。

【注意事项】①治疗帕金森病，剂量应逐渐增加。②本药餐后服用，整粒吞下，不可嚼碎。③老年患者对本药的中枢神经系统不良反应更敏感。④精神病及精神病样症状者、甲状腺疾病患者慎用。

【制剂与规格】①片剂：20mg。②缓释片：50mg。

普拉克索
Pramlpexole

【药理作用】本药是一种非麦角生物碱类多巴胺受体激动剂，与多巴胺受体D_2亚家族结合有高度选择性和特异性，并具有完全的内在活性，对其中的D_3受体有优先亲和力。普拉克索通过兴奋纹状体的多巴胺受体来减轻帕金森患者的运动障碍。

【体内过程】口服吸收迅速完全。绝对生物利用度高于90%，服药后1～3小时达到血药浓度峰值。单次用药作用持续8小时。本药很少经体内代谢，90%以原型经肾脏排泄。血浆消除$t_{1/2}$为8～14小时。

【适应证】特发性帕金森病，单独或与左旋多巴联用。

在疾病后期左旋多巴的疗效逐渐减弱或者出现变化和波动时（剂末现象或“开关”波动），需要应用本药。

【用法用量】按病情程度每日0.375～4.5mg，分3次服用。

【不良反应】①当本药每日剂量高于1.5mg时嗜睡的发生率增加。②与左旋多巴联用时最常见的不良反应是运动障碍。便秘、恶心和运动障碍往往随治疗进行逐渐消失。③治疗初期可能发生低血压，尤其本药药量增加过快时。

【禁忌证】对本药过敏者。

【药物相互作用】①西咪替丁可以使本药的肾脏清除率降低大约34%。当与本药同时应用时，应考虑降低本药剂量。②当本药与左旋多巴联用时，建议在增加本药的剂量时降低左旋多巴的剂量，而其他抗帕金森病治疗药物的剂量保持不变。③由于可能的累加效应，患者在服用本药的同时要慎用其他镇静药物或酒精。④本药应避免与抗精神病药物同时应用。

【注意事项】①当肾功能损害的帕金森病患者服用本药时，建议根据肾功能减少剂量。②幻觉为多巴胺受体激动剂和左旋多巴治疗的副作用。应告知患者可能会发生幻觉（多为视觉上的）。对于晚期帕金森病，联合应用左旋多巴，可能会在本药的初始加量阶段发生运动障碍。如果发生上述副作用，应该减少左旋多巴用量。③已经发生过嗜睡和（或）突然睡眠发作副作用的患者，必须避免驾驶或操作机器，而且应该考虑降低剂量或终止治疗。④由于多巴胺能治疗与体位性低血压发生有关，建议监测血压，尤其在治疗初期。

【制剂与规格】片剂：0.125mg；0.25mg；0.5mg；1mg；1.5mg。

罗匹尼罗
Ropinirole

【药理作用】本药是一种非麦角生物碱类多巴胺受体激动剂，能选择性激动D_2受体，具有直接激发纹状体多巴胺受体的作用。还可以作用于下丘脑和垂体，抑制泌乳素的分泌。

【体内过程】本药口服吸收迅速，给药后1～2小时平均血药浓度达峰。进食时服药，吸收的速度（而不是程度）可能会降低。生物利用度约为55%。广泛分布全身，血浆蛋白结合率约为40%。主要经过细胞色素P450同工酶 CYP1A2广泛地在肝脏代谢，以无活性的代谢产物从尿排泄。口服后不到10%的药物以原型排泄。消除半衰期约为6小时。

【适应证】帕金森病（尤其是早期帕金森病）。

【用法用量】①普通片剂：推荐起始剂量为每次0.25mg，每日3次。根据患者的疗效，每周增加0.25mg。如果需要，4周后每周增加的剂量可以调整为1.5mg/d，直到每天总量为9mg/d，然后每周增加3mg/d，直到每日总量24mg/d。超过24mg/d的剂量尚未进行临床研究。②缓释剂：本药的起始剂量为第1周2mg，每日1次；从治疗第2周开始将剂量上调至4mg每日1次。本药在4mg每日1次剂量下可能可以观察到治疗效果。患者应维持在本药有效控制症状的最低剂量上。如果在4mg/d的剂量下不能有效控制或维持症状，则可以逐渐增加剂量，每次增加日剂量2mg，每次增加剂量的时间间隔为一周或更长，直至达到8mg/d。如果在8mg/d的剂量下仍然不能有效控制症状或维持症状，可以继续增加剂量，每次增加日剂量2~4mg，每次增加剂量的时间间隔为2周或更长。本药的每日最大剂量为24mg。

【不良反应】与外周多巴胺能活性有关。最常见的不良反应是恶心、嗜睡、下肢水肿、腹痛、呕吐和惊厥。偶见症状性低血压和心动过缓。

【禁忌证】对本药过敏者。

【药物相互作用】①与精神安定药和其他具有中枢活性的多巴胺拮抗剂（如舒必利或甲氧氯普胺）合用，可使本药的作用降低。②雌激素能增加本药的血药浓度。

【注意事项】①日常活动中易产生困倦。如果患者在白天日常活动中出现明显的困倦和嗜睡（如谈话、吃饭等），应该停用本药（见剂量和用法部分）。如果决定继续使用本药，患者应避免开车或其他危险的活动。②妊娠期妇女及哺乳期妇女用本药，应权衡利弊。

【制剂与规格】①片剂：0.25mg；1mg；2mg；5mg。②缓释剂：2mg；4mg；8mg。

阿扑吗啡
Apomorphine

【其他名称】去水吗啡。

【药理作用】本药由吗啡分子中去除一个水分子而得，其结构与多巴胺相近，具有激动D_2多巴胺受体的作用，可用于治疗帕金森病，改善严重的“开关效应”。催吐作用，它可直接兴奋催吐化学敏感区，前庭中枢亦受到刺激，运动可增加本药的催吐作用。此外，阿扑吗啡尚有镇定作用。

【体内过程】用于催吐时，用药后成人于5～10分钟起效，小儿于1～2分钟起效，作用时间可持续60分钟；用于帕金森病时，5～25分钟起效，在5～30分钟内血药浓度达到峰值，单次给药作用时间可持续29～90分钟，多次给药作用时间可持续40分钟～2.5小时，生物利用度约为100%。在肝内代谢，由肾脏排泄，其中有极少量以原型排出。

【适应证】①帕金森病。仅用于其他药物，如多巴胺激动药或COMT抑制剂对“开关效应”无效时。②抢救意外中毒及不能洗胃的患者；常用于治疗石油蒸馏液吸入患者，如煤油、汽油、煤焦油、燃料油或清洁液等，以防止严重的吸入性肺炎。

【用法用量】①帕金森病：起始剂量2mg，皮下注射，可逐渐每次增加1mg剂量至6mg，每日3次。每日给药最多5次。在低活动期间不超过6mg，每天3～5次。②催吐：每次0.5～2mg，皮下注射，作用维持1～2小时。每次极量5mg。不得重复使用。

【不良反应】①中枢抑制的呼吸短促、呼吸困难或心动过缓；②用量过大可引起持续性呕吐；③昏睡、晕厥和直立性低血压等；④快速或不规则的呼吸、疲倦无力、颤抖或心率加快，以及中枢神经刺激反应。

【禁忌证】①心力衰竭或心衰先兆。②腐蚀性中毒。③张口反射抑制。④醉酒状态明显。⑤已有昏迷或有严重呼吸抑制。⑥阿片、巴比妥类或其他中枢神经抑制药所导致的麻痹状态。⑦癫痫发作先兆。⑧休克前期。

【药物相互作用】①先期服用止吐药，可降低阿扑吗啡的催吐效应。②对中枢神经系统起抑制作用的吩噻嗪类镇吐药与本药伍用，可导致严重的呼吸和循环抑制，产生不良反应或延长睡眠。③纳洛酮可以对抗本药的催吐作用对中枢神经与呼吸等的抑制。④在服用口服避孕药期间服用本药，可使本药镇静作用减弱。

【注意事项】①长期用药可引起Q–T间期延长、肾功能损害和精神症状。②皮下注射5～10分钟后先出现恶心、面色苍白、继而发生呕吐。③交叉过敏，对吗啡及其衍生物过敏的患者，对阿扑吗啡也常过敏。④禁用于士的宁或误吞入强酸或强碱等腐蚀剂的中毒，因其可加重士的宁中毒的程度，以及使受腐蚀的食管损害加剧。⑤对麻醉药物中毒的病人，由于中枢已被抑制，本药常难奏效，甚至可能加重其抑制作用，故不适用。⑥为提高疗效，注药前应先喝水，成人250ml。⑦给药过程中可出现血清催乳素浓度降低。⑧阿扑吗啡遇光易变质，变为绿色者即不能使用。

【制剂与规格】①注射剂：1ml ：5mg。②舌下片：2mg；3mg。

金刚烷胺
Amantadine

【其他名称】金刚胺、三环癸胺。

【药理作用】抗帕金森的作用可能是因本药能促进纹状体内多巴胺能神经末梢释放DA，并加强中枢神经系统的DA与儿茶酚胺的作用，以增加神经元的DA含量所致。抗病毒的机制似与阻止甲型流感病毒穿入呼吸道上皮细胞，剥除病毒的外膜以及释放病毒的核酸进入宿主细胞有关。对已经穿入细胞内的病毒亦有影响病毒初期复制的作用。

【体内过程】在胃肠道吸收迅速且完全，吸收后分布于唾液、鼻腔分泌液中。本药可通过胎盘屏障及血脑屏障。肾功能正常者$t_{1/2}$为11～15小时，肾功能衰竭者为24小时。长期透析的病人可达7～10日。主要由肾脏排泄，90%以上以原型经肾小球滤过随尿排出，部分可被动再吸收；在酸性尿中排泄率可迅速增加；也有少量由乳汁排泄。

【适应证】①帕金森病、帕金森综合征、药物诱发的锥体外系疾患，一氧化碳中毒后帕金森综合征及老年人合并有脑动脉硬化的帕金森综合征。②A型流感病毒所引起的呼吸道感染。

【用法用量】①帕金森病、帕金森综合征：一次100mg，每日1～2次，每日最大量为400mg。肾功能障碍者应减量。②抗病毒：一次200mg，每日1次；或一次100mg，每12小时1次，最大量为每日200mg。肾功能障碍者，应减少剂量。

【不良反应】①眩晕、失眠和神经质，恶心、呕吐、厌食、口干、便秘。②偶见抑郁、焦虑、幻觉、精神错乱、共济失调、头痛，罕见惊厥。③少见白细胞减少、中性粒细胞减少。

【禁忌证】对本药过敏者、哺乳期妇女。

【药物相互作用】①本药与乙醇合用，使中枢抑制作用加强。②本药与其他抗帕金森病药、抗胆碱药、抗组胺药、吩噻嗪类或三环类抗抑郁药合用，可使抗胆碱反应加强。③本药与中枢神经兴奋药合用，可加强中枢神经的兴奋，严重者可引起惊厥或心律失常。

【注意事项】①下列情况下应在严密监护下使用：有癫痫史、精神错乱、幻觉、充血性心力衰竭、肾功能不全、外周血管性水肿或直立性低血压的患者。②治疗帕金森病时不应突然停药。③用药期间不宜驾驶车辆，操纵机械和高空作业。④每日最后一次服药时间应在下午4时前，以避免失眠。⑤老人、妊娠期妇女慎用。

【制剂与规格】①片剂：100mg。②胶囊：100mg。③糖浆剂：60ml ：300mg。

苯海索
Trihexyphenidyl

【其他名称】安坦。

【药理作用】本药为中枢抗胆碱抗帕金森病药，作用在于选择性阻断纹状体的胆碱能神经通路，而对外周作用较小，从而有利于恢复帕金森病患者脑内多巴胺和乙酰胆碱的平衡，改善患者的帕金森病症状。

【体内过程】口服后吸收快而完全，可透过血脑屏障，口服1小时起效，作用持续6～12小时。服用量的56%随尿排出，肾功能不全时排泄减慢，有蓄积作用，并可从乳汁分泌。

【适应证】①帕金森病、帕金森综合征。②药物引起的锥体外系疾患。

【用法用量】①帕金森病：第一日1～2mg，以后每3～5日增加2mg至疗效最好而又不出现严重的副作用为止，一般每日不超过10mg，分3～4次服，须长期服用。②药物诱发的锥体外系反应：第一日2~4mg，以后视需要及耐受力逐渐增加至5～10mg。老年人患者本药可更敏感，应酌情减量。

【不良反应】①常见口干、视物模糊等。②偶见心动过速、恶心、呕吐、尿潴留、便秘等。③长期应用可出现嗜睡、抑郁、记忆力下降、幻觉、意识混浊。

【禁忌证】青光眼、尿潴留、前列腺肥大。

【药物相互作用】①本药与乙醇或其他中枢神经系统抑制药合用时，可使中枢抑制作用加强。②本药与金刚烷胺、抗胆碱药、单胺氧化酶抑制药帕吉林及丙卡巴肼合用时，可加强抗胆碱作用，并可发生麻痹性肠梗阻。③本药与单胺氧化酶抑制剂合用，可导致高血压。④本药与制酸药或吸附性止泻剂合用时，可减弱本药的效应。⑤本药与氯丙嗪合用时，后者代谢加快，可使其血药浓度降低。⑥本药与强心苷类合用可使后者在胃肠道停留时间延长，吸收增加，易于中毒。

【注意事项】①可抑制乳汁的分泌，妊娠及哺乳期妇女慎用。②老年人长期应用容易促发青光眼。伴有动脉硬化者，对常用量的抗震颤麻痹药容易出现精神错乱、定向障碍、焦虑、幻觉及精神病样症状。③下列情况应慎用：心血管功能不全者；迟发性多动症；锥体外系反应如由吩噻嗪类及利血平引起者，以及有精神病的患者；已有或倾向于有闭角型青光眼者；肝功能障碍；高血压可能加重；完全性或部分性肠梗阻或有此病史者；重症肌无力患者；中度或重度前列腺肥大或尿潴留患者；肾功能障碍者。

【制剂与规格】①片剂：2mg。②胶囊：5mg。

第6章 抗精神病药

氯丙嗪

Chlorpromazine Hyarochloride

【其他名称】氯普马嗪、氯硫二苯胺。

【药理作用】为吩噻嗪类之代表药物，抗精神病作用与阻断中脑边缘系统及中脑皮质通路的多巴胺受体（DA_2）有关。对多巴胺（DA_1）受体、5-羟色胺受体、M乙酰胆碱受体、α肾上腺素受体均有阻断作用。基于上述靶点，本药还具有镇吐、降温、降压、抗休克、治疗心衰等作用，并对内分泌系统有一定影响，如使催乳素抑制因子释放减少，出现乳房肿大、乳溢。抑制促性腺激素释放、促皮质素及促生长激素分泌，而导致延迟排卵。

【体内过程】口服及肌内注射吸收好，口服2~4小时，肌内注射15~20分钟血药浓度即可达峰值。本药有首过效应。血浆蛋白结合率约96%。易透过血脑屏障。颅内药物浓度高4~5倍。可通过胎盘屏障，进入胎儿体内。在肝脏代谢，主要以代谢物形式从尿和粪便中缓慢排出。$t_{1/2}$约为10~20小时，个体差异较大。

【适应证】①精神分裂症、躁狂症或其他精神病。②呕吐。③用于人工冬眠，低温麻醉、强化麻醉，中毒性休克伴高热、抽搐、烦躁不安。

【用法用量】①用于精神分裂症、躁狂症或其他精神病。口服：从小剂量开始，一次25~50mg，每日2~3次，每隔2~3日缓慢逐渐递增25~50mg，治疗量一日400~600mg。肌内注射：一次25~50mg，每日2次。静脉注射：小剂量起始25~50mg，每日1次，每隔1~2日增加25~50mg，治疗量每日100~200mg。②止吐。口服：一次12.5~25mg，每日2~3次。肌内或静脉注射：一次25~50mg。

【不良反应】①常见口干、上腹部不适、食欲减退、乏力及嗜睡。②可引起直立性低血压、心悸或心电图改变。③可出现锥体外系反应，如震颤、僵直、流涎、运动障碍、静坐不能、急性肌张力障碍。④长期大量服药可引起迟发性运动障碍。⑤可引起血浆泌乳素浓度增高，可能有关的症状为泌乳、男子女性化乳房、月经失调、闭经。⑥可引起中毒性肝损害或阻塞性黄疸。⑦少见骨髓抑制。⑧偶可引起癫痫、过敏性皮疹、剥脱性皮炎及恶性综合征。⑨可致光过敏皮肤色素沉着，应避免阳光暴晒。

【禁忌证】①昏迷、基底神经节病变、对吩噻嗪类药过敏者。②帕金森病、帕金森综合征、骨髓抑制、青光眼患者者、突然停用酒精者。

【药物相互作用】①与单胺氧化酶抑制剂、三环类抗抑郁药合用时，两者的抗胆碱作用增强，不良反应加重。②与碳酸锂合用，可引起血锂浓度增高，导致运动障碍、锥体外系反应加重、脑病及脑损伤等。③与乙醇或其他中枢神经抑制药合用时，中枢抑制作用加强。④与阿托品类药物合用，抗胆碱作用增强，不良反应加强。⑤与抗高血压药合用易致体位性低血压。⑥与舒托必利合用有发生室性心律失常的危险。⑦抗酸药及苯海索可降低本药的吸收。⑧苯巴比妥可诱导肝脏的微粒体酶，加快本药的排泄因而减弱其抗精神病作用。

【注意事项】①心血管疾病者慎用。②出现迟发性运动障碍，应停用所有的抗精神病药。③出现过敏性皮疹及恶性综合征应立即停药并进行相应的处理。④用药后引起直立性低血压应卧床，血压过低可静脉滴注去甲肾上腺素，禁用肾上腺素。⑤肝、肾功能不全者应减量。⑥癫痫患者慎用。⑦应定期检查肝功能与白细胞计数。⑧对晕动症引起的呕吐效果差。⑨用药期间不宜驾驶车辆、操作机械或高空作业。⑩不适用于有意识障碍的精神异常者。妊娠期妇女及6岁以下儿童慎用，哺乳期妇女停药。老人、小儿、妇女、急性感染、体质不佳者易出现锥体外系反应，应特别注意。

【制剂与规格】①片剂：12.5mg；25mg；50mg。②注射液：1ml：10mg；1ml：25mg；2ml：50mg。

奋乃静
Perphenazine

【其他名称】羟哌氯丙嗪、过二苯嗪、氯吩嗪、过非拉嗪。

【药理作用】为吩噻嗪类的哌嗪衍生物，药理作用与氯丙嗪相似，但其抗精神病作用、止吐作用较强，而镇静作用较弱。毒性较低。对多巴胺受体的作用与氯丙嗪相同，其锥体外系不良反应较明显。对去甲肾上腺素受体影响较小，故对血压影响不大。

【体内过程】口服吸收慢而不规则，生物利用度为20%，达峰时间为4～8小时。主要在肝脏代谢，在肝脏中有明显的首过效应并存在肝肠循环。肌内注射本药治疗急性精神病时10分钟起效，1～2小时达最大效应，作用可持续6小时。本药具有高度的亲脂性与蛋白结合率，可通过胎盘屏障进入胎儿，也可从母乳中排出。小儿与老年人对本药的代谢与排泄均明显降低。

【适应证】①偏执性精神病、反应性精神病、症状性精神病，单纯型及慢性精神分裂症。②呕吐、顽固性呃逆。

【用法用量】①治疗精神分裂症。口服：从小剂量开始，一次2～4mg，一日2～3次。以后每隔1～2日增加6mg，逐渐增至常用治疗剂量，一日20～60mg。维持剂量，一日10～20mg。肌内注射：一次5～10mg，隔6小时1次或根据需要和耐受逐步调整。静脉注射：一次5mg，用0.9%氯化钠注射液稀释至0.5mg/ml，注射速度每1分钟不超过1mg。②用于止吐。口服：一次2～4mg，一日2～3次。肌内注射：一次5mg。

【不良反应】①主要有锥体外系反应，如：震颤、僵直、流涎、运动迟缓、静坐不能、急性肌张力障碍等，一般服用苯海索可解除。长期大量服药可引起迟发性运动障碍。②可引起血浆中泌乳素浓度增加，可能有关的症状为：溢乳、男子女性化乳房、月经失调、闭经。可出现口干、视物模糊、乏力、头晕、心动过速、便秘、出汗等。③少见的不良反应有体位性低血压，粒细胞减少症与中毒性肝损害。偶见过敏性皮疹及恶性综合征。

【禁忌证】①对吩噻嗪类药过敏者、肝功能不全、昏迷。②骨髓抑制者、青光眼、基底神经节病变者、帕金森病及帕金森综合征。

【药物相互作用】①本药与乙醇或中枢神经抑制药，尤其是与吸入全麻药或巴比妥类等静脉全麻药合用时，可彼此增效。②可降低苯丙胺、胍乙啶、抗惊厥药和左旋多巴等的药效。③本药与锂剂合用可导致衰弱无力、运动障碍、锥体外系反应增强、脑病和脑损伤。④本药与氟西汀、帕罗西汀、舍曲林合用，可出现严重的急性帕金森综合征。⑤本药与抗胆碱药合用，效应彼此加强。⑥可逆转肾上腺素的作用而导致明显的低血压和心动过速。⑦本药与单胺氧化酶抑制药或三环类抗抑郁药合用时，两者的抗胆碱作用可相互增强并延长。

【注意事项】①严重心血管疾病者、癫痫患者、心血管疾病患者、青光眼患者慎用。②出现迟发性运动障碍，应停用所有的抗精神病药。③出现过敏性皮疹及恶性综合征应立即停药并进行相应的处理。④肝、肾功能不全者应减量。⑤妊娠期妇女慎用，哺乳期妇女使用本药期间应停止哺乳。⑥应定期检查肝功能与白细胞计数。⑦用药期间不宜驾驶车辆、操作机械或高空作业。

【制剂与规格】①片剂：2mg；4mg。②注射液：1ml ：5mg。

氟奋乃静
Fluphenazine Hycerochloride

【其他名称】羟哌氟丙嗪、氟丙嗪、氟吩嗪、氟非拉嗪。

【药理作用】为吩噻嗪类的哌嗪衍生物，药理作用与氯丙嗪相似。①抗精神病作用：主要与其阻断与情绪思维的中脑边缘系统及中脑-皮质通路的多巴胺受体（DA_2）有关。②镇吐作用：可抑制延脑催吐化学敏感区的多巴胺受体，产生镇吐作用。

【体内过程】口服可吸收，生物利用度为27%，达峰时间为2～4小时。肌内注射后1.5～2小时达血药峰浓度。可分布于脑脊液中。可通过胎盘屏障进入胎儿血液循环，亦可分泌入乳汁。$t_{1/2}$约12小时。小儿、老年患者对本药的代谢与排泄均降低。

【适应证】①妄想、紧张型精神分裂症、痴呆和中毒性精神病。②呕吐。

【用法用量】①精神分裂症及其他精神病性障碍。口服：成人常用量：一次2mg，一日1～2次，逐渐递增，日服总量可达20mg。肌内注射：一次2～5mg，一日1～2次。老年或体弱者，应从最小量开始，然后每日用量递增在1～2mg。②止吐。口服：成人常用量：一次2mg，一日1～2次。

【不良反应】①主要有锥体外系反应，如：震颤、僵直、流涎、运动迟缓、静坐不能、急性肌张力障碍等。长期大量服药可引起迟发性运动障碍。②可引起血浆中泌乳素浓度增加，可能症状为：溢乳、男子女性化乳房、月经失调、闭经。可出现口干、视物模糊、乏力、头晕、心动过速、便秘、出汗等。③少见的不良反应有直立性低血压，粒细胞减少症与中毒性肝损害。偶见过敏性皮疹及恶性综合征。

【禁忌证】【药物相互作用】参阅“奋乃静”。

【注意事项】①既往有抽搐史者慎用。②嗜铬细胞瘤、白细胞过低、血压过低、肝肾功能不全、心脑血管病及癫痫患者慎用。③妊娠期妇女慎用，哺乳期妇女应停止哺乳。

【制剂与规格】①片剂：2mg。②注射液：2ml ：10mg。

癸氟奋乃静
Fluphenazine Decanonate

【其他名称】氟奋乃静癸酸酯、氟癸酯。

【药理作用】为盐酸氟奋乃静的长效癸酸酯类化合物，基本药理作用同氟奋乃静，但持续作用较氟奋乃静长9～20倍。肌内注射后缓慢吸收，经酯解酶水解后释放出氟奋乃静，然后分布至全身而产生药理作用。

【体内过程】肌内注射后，一般于24～72小时开始出现治疗作用，第48～96小时药效最为明显，至第7～10日疗效可达最高峰，$t_{1/2}$为6～9日，一次注射可在体内维持2～4周或更长。

【适应证】同氟奋乃静。①对幻觉、妄想、木僵、淡漠、孤独和紧张性兴奋有较好疗效。②兴奋躁动、焦虑紧张。③对慢性精神分裂症可使淡漠和退缩减轻，改善与环境接触的反应。④精神分裂症缓解期的维持治疗。

【用法用量】深部肌内注射。首次剂量12.5～25mg，以后每2周肌内注射25mg。剂量宜从小剂量开始，最佳用药剂量和给药间隔可依据患者情况增加或减少。

【不良反应】参阅“氟奋乃静”。可出现锥体外系症状。

【禁忌证】①对本药过敏及严重抑郁症者。②昏迷、皮质下脑损伤、恶病质。③肝损害者、使用大剂量催眠药者。④12岁以下儿童。

【药物相互作用】①本药与乙醇或其他中枢神经系统抑制药合用，中枢抑制作用加强。②本药与抗高血压药合用易致体位性低血压的危险。③本药与舒托必利合用，有发生室性心律紊乱的危险，严重者可致尖端扭转心律失常。④本药与阿托品类药物合用，不良反应加强。⑤本药与锂盐合用，会引起意识丧失。

【注意事项】①可能发生锥体外系综合征。常在注射后第2～4日出现锥体外系反应，以后逐渐减轻。②嗜铬细胞瘤、癫痫患者慎用。③出现迟发性运动障碍、过敏性皮疹及恶性综合征应立即停药并进行相应的处理。④肝、肾功能不全者慎用。⑤应定期检查肝功能与白细胞计数。⑥用药期间不宜驾驶车辆、操作机械或高空作业。⑦妊娠期妇女慎用，哺乳期妇女应停止哺乳。⑧老年患者应减量。

【制剂与规格】注射液：1ml ：25mg。

棕榈哌泊噻嗪
Pipotiazine Palmitate

【其他名称】安棕酯、安乐嗪棕榈酸酯、安乐嗪、哌泊酯、哌泊嗪棕榈酸酯。

【药理作用】为哌泊噻嗪的长效酯化物。肌内注射后缓慢从注射部位扩散并分解出哌泊噻嗪而生效。故作用维持时间长，为长效抗精神病药，进入中枢后可拮抗多巴胺受体，并有抗组胺作用。对慢性精神病患者之退缩有显著激活作用。镇静、镇吐、抗胆碱和降压作用较弱，锥体外系作用较强。

【体内过程】肌内注射吸收良好。2～3日达血药浓度高峰，$t_{1/2}$为14日。

【适应证】非激越型精神分裂症，对具有妄想和幻觉症状的精神分裂症有较好疗效。

【用法用量】深部肌内注射：一般从50～100mg开始，然后根据治疗效果与耐受情况每2～3周增加25mg，维持量为50～200mg，每4周1次；巩固期患者可酌情减少用量或延长注射间隔时间。

【不良反应】①主要有锥体外系反应，常出现震颤、强直、静坐不能、动眼危相、反射亢进、流涎等症状，一般在继续治疗或减少剂量时可消除或好转，严重时可使用抗帕金森病药物。②偶引起严重失眠，可给予一般催眠药，禁用其他抗精神失常药。③可能出现迟发性运动障碍、口干、恶心、低血压、便秘、月经不调、乏力等不良反应。④个别患者可出现不完全性右束支传导阻滞等心血管系统障碍。

【禁忌证】①循环衰弱、意识障碍、严重抑郁患者、青光眼、皮质下脑损伤者及严重心、肝、肾功能不全者。②对吩噻嗪药物过敏者。

【注意事项】①使用本药应停用先前使用的抗精神病药。②定期测定肝功能和血常规。③55岁以上老年人宜从小剂量开始（25mg）。④妊娠期及哺乳期妇女慎用。

【制剂与规格】注射液：2ml ：50mg。

三氟拉嗪
Trifluoperazine Hydrochlorde

【其他名称】甲哌氟丙嗪、三氟比拉嗪、甲哌氟苯嗪、三氟哌丙嗪。

【药理作用】药理作用类似于盐酸氯丙嗪。①抗精神病作用：与其阻断脑内多巴胺受体有关，为强D_2与弱D_1受体拮抗药。②镇吐作用：抑制延脑催吐化学感受区的多巴胺受体及直接抑制呕吐中枢，产生强大镇吐作用。

【体内过程】口服易吸收，血药浓度达峰时间为1.5～6小时；与血浆蛋白高度结合，经肝脏代谢，主要代谢产物有药理活性；可进入乳汁。$t_{1/2}$约13小时。

【适应证】①精神病，对急、慢性精神分裂症，尤其对妄想型与紧张型较好。②呕吐。

【用法用量】①精神分裂症：口服，成人常用量，开始时2～5mg，一日1～2次，然后根据需要和耐受情况调整至每日15～40mg。②镇吐：口服，一次1～2mg，每日2次。

【不良反应】①锥体外系反应多见。②长期大量使用可发生迟发性运动障碍。③可发生心悸、失眠、乏力、口干、视物模糊、排尿困难、便秘、月经失调、可使早孕反应呈阳性等。④也可引起直立性低血压、白细胞减少等不良反应。⑤较少引起镇静、低血压、体温过低和抗胆碱样作用。

【禁忌证】①对吩噻嗪类药过敏者，血液病、骨髓抑制、基底神经节病变者。②青光眼、昏迷、帕金森病及帕金森综合征。③6岁以下儿童。

【药物相互作用】参阅“氯丙嗪”“奋乃静”。

【注意事项】①心血管疾病者应慎用。②出现迟发性运动障碍者应停用。③肝、肾功能不全者应减量或慎用。④癫痫与脑器质性疾病者慎用。⑤定期检查肝功能与白细胞计数。⑥妊娠期妇女慎用，哺乳期妇女应停止哺乳。⑦年老体弱者慎用。

【制剂与规格】①片剂：1mg；5mg。②注射剂（粉）：1mg。

硫利达嗪
Thioridazine Hydrochloride

【其他名称】甲硫哒嗪、甲硫哌啶、硫醚嗪。

【药理作用】为哌啶族吩噻嗪类抗精神病药的代表药，作用与氯丙嗪相似。其左旋体选择性地对D_2受体起拮抗作用，其右旋体选择性地对D_1受体起拮抗作用。止吐作用弱，镇静作用较强，并有中度的降压作用和抗胆碱作用，锥体外系反应较少。

【体内过程】口服易吸收，血药浓度达峰时间为2.5～4.5小时，血浆蛋白结合率大于95%，可透过血脑屏障，可通过胎盘屏障，也可进入乳汁，$t_{1/2}$为16小时。主要在肝脏代谢，主要的活性代谢产物由肾脏或胆汁排泄。

【适应证】①精神分裂症。②儿童多动症和行为障碍。

【用法用量】①精神分裂症：口服，开始时25～100mg，每日3次；严重病例每天800mg。治疗焦虑和紧张每天30～200mg。老年人应减少剂量。②儿童行为问题：分次口服，每天1mg/kg。

【不良反应】参阅“氯丙嗪”。①抗胆碱作用相对多见；心脏毒性、心电图改变常见，尤其常见Q-T间期延长，一旦出现应考虑换药及停用本药。②可见困倦、口干、视物模糊、眩晕、直立性低血压、鼻塞、过敏性皮炎、尿失禁、射精障碍、溢乳等症状。③镇静作用少见，锥体外系反应很少。

【禁忌证】①严重心血管疾病如心衰、心肌梗死、传导异常等，已有Q-T间期延长者。②昏迷、白细胞减少者。③对本药及吩噻嗪类过敏者。④2岁以下儿童。

【药物相互作用】①与碳酸锂合用，可导致运动障碍，锥体外系症状增加，脑病和脑损害、抽搐等不良反应。②与氯丙嗪、苯扎托品合用可引起肠麻痹、阿托品中毒样障碍，甚至可引起心脏骤停等。③与哌替啶合用，可致呼吸抑制、中枢神经抑制增强。④与甲泛葡胺、曲马多、佐替平合用，可增加癫痫发作的危险。

【注意事项】①有致直立性低血压的可能。②可致皮肤光敏性。③出现恶性症状群应立即停药并进行相应处理。④体育锻炼或炎热天气应慎用。⑤用药期间不宜驾驶车辆、操作机械或高空作业。⑥可能出现尿液颜色改变（粉红到红棕色）。⑦妊娠期妇女慎用，哺乳期妇女停止哺乳。

【制剂与规格】片剂：25mg；50mg。

氟哌啶醇
Haloperidol

【其他名称】氟哌醇、氟哌丁苯、卤吡醇、哌力多。

【药理作用】抗精神病药理作用机制与氯丙嗪类似。本药可以阻断脑内多巴胺D_2受体，从而抑制多巴胺神经元的效应，并可促进脑内多巴胺的转化，其阻断锥体外系多巴胺的作用较强，有很好的抗幻觉妄想和抗兴奋躁动作用。镇吐作用亦较强，但镇静作用弱。阻断α受体及抗胆碱作用较弱，心血管系统不良反应少。

【体内过程】口服吸收快，血浆蛋白结合率约92%，生物利用度为70%，达峰时间为3～6小时（口服）或10～20分钟（肌内注射），$t_{1/2}$约为12～38小时。经肝脏代谢，约15%经胆汁从粪便排泄，其余在5日内随尿排出，其中1%为原型物。

【适应证】①精神分裂症、躁狂症。②焦虑型神经症。③儿童抽动-秽语综合征。④呕吐及顽固性呃逆。

【用法用量】①用于精神病：口服，从小剂量开始，起始剂量一次2～4mg，每日2～3次。逐渐增加至常用量每日10～40mg，维持剂量每日4～20mg。②用于儿童抽动-秽语综合征：一次1～2mg，每日2～3次。③用于呕吐和焦虑：每日0.5～1.5mg。④肌内注射：每次5～10mg，每日2～3次。⑤静脉滴注：10～30mg加入250～500ml葡萄糖注射液内静脉滴注。

【不良反应】①多见锥体外系反应，长期应用可引起迟发性运动障碍。②尚可引起失眠、头痛、口干及消化道症状。③大剂量长期使用可引起心律失常、心肌损伤。

【禁忌证】①对本药过敏者、心肌损伤、心功能不全。②基底神经节病变、帕金森病、帕金森综合征、严重中枢神经抑制。

【药物相互作用】①与麻醉药、镇痛药、催眠药合用时，可互相增效，合并使用时应减量。②与氟西汀合用时，可加重锥体外系反应。③与甲基多巴合用时，能加重精神症状，应注意避免。④与抗高血压药合用时，可使血压过度降低。⑤并用苯巴比妥可使本药血药浓度下降。

【注意事项】①心脏病尤其是心绞痛、药物引起的急性中枢神经抑制、癫痫、肝功能损害、青光眼、重症肌无力、甲状腺功能亢进或毒性甲状腺肿、肺功能不全、肾功能不全、尿潴留者慎用。②应定期检查肝功能与白细胞计数。③用药期间不宜驾驶车辆、操作机械或高空作业。④妊娠期妇女慎用，哺乳期妇女应停止哺乳。

【制剂与规格】①片剂：2mg；4mg。②注射液：1ml：5mg。

癸酸氟哌啶醇
Haloperidol Decanoate

【其他名称】氟哌醇癸酸酯。

【药理作用】参阅“氟哌啶醇”。为氟哌啶醇经酯化而得的酯类化合物，是长效抗精神病药。

【体内过程】肌内注射后缓慢吸收，经酯解酶水解释放出氟哌啶醇而发挥作用，作用时间比氟哌啶醇长9～20倍，一般注射后24～72小时发挥作用，6日内作用明显，在体内可维持3～4周。

【适应证】急、慢性精神分裂症的维持治疗。

【用法用量】慢性精神分裂症的维持治疗深部肌内注射：轻、中症者常用剂量为每4周50～100mg及150～200mg；重症者一次250～300mg，根据病情调整剂量，一般每4周注射一次。个别患者需要剂量在300mg以上时，可以加量。

【不良反应】参阅“氟哌啶醇”。

【禁忌证】年老体弱、对口服抗精神病药物耐受差者应视为使用长效注射药物禁忌。伴有锥体或锥体外系症状的神经障碍。其余请参阅“氟哌啶醇”。

【药物相互作用】与吗啡及其衍生物或催眠药合用，可引起呼吸抑制。

【注意事项】①老年人应减量。②甲状腺功能亢进、使用锂盐者慎用。③有严重心血管疾病、有惊厥史且使用抗惊厥药者或脑电图异常者慎用。④存在已知变态反应或多种药物有过敏史者慎用。

【制剂与规格】注射液：1ml ：50mg。

氯普噻吨
Chlorprothixene

【其他名称】氯苯硫新、氯苯硫蒽、氯丙硫新、氯丙硫蒽、氯丙噻吨。

【药理作用】药理作用与氯丙嗪相似。其镇静、止吐作用在硫杂蒽类药物中最强。①本药通过拮抗脑内神经突触后D_1和D_2受体而改善精神症状，抗精神病作用不及氯丙嗪。②也可抑制脑干网状结构上行激活系统，引起镇静作用，镇静作用比氯丙嗪强。还可抑制延髓化学感受区而发挥止吐作用。③有较弱的抗抑郁及抗焦虑作用。

【体内过程】口服吸收快，达峰时间为1～3小时，$t_{1/2}$为30小时，肌内注射后作用持续时间可达12小时以上。主要在肝内代谢，大部分经肾脏排泄。

【适应证】①伴有焦虑或抑郁症的精神分裂症、更年期抑郁症。②焦虑、紧张、睡眠障碍。

【用法用量】①治疗精神分裂症、躁狂症，以及伴有兴奋或情感症状的其他精神障碍：口服，成人从小剂量开始，首次剂量25～50mg，每日2～3次，以后逐渐可增加至每日400～600mg。维持量为每日100～200mg。小儿6～12岁，一次10～25mg，每日3～4次。对兴奋躁动、不合作的患者可以肌内注射：一次30mg，每日2～3次。②抑郁、焦虑、紧张、睡眠障碍：每次口服12.5～100mg，每日2次。

【不良反应】①头晕、嗜睡、无力、体位性低血压和心悸、口干、便秘、视物模糊、排尿困难等抗胆碱能症状。②剂量偏大时可出现锥体外系反应，如震颤、僵直、流涎、运动迟缓、静坐不能、急性肌张力障碍。长期大量使用可引起迟发性运动障碍。大剂量时可引起癫痫大发作。③可引起血浆中泌乳素浓度增加，可能有关的症状为：溢乳、男子女性化乳房、月经失调、闭经。④可引起肝功能损害、粒细胞减少及及过敏性皮疹。⑤注射局部可见红肿、疼痛、硬结。

【禁忌证】①帕金森病、帕金森综合征及对本药过敏者。②基底神经节病变、骨髓抑制、青光眼、尿潴留、昏迷者。

【药物相互作用】①与三环类抗抑郁药或单胺氧化酶抑制药合用时，镇静和抗胆碱作用增强。②与抗胆碱药合用，可使两者的作用均增强。③与锂剂合用，可导致虚弱、运动障碍、锥体外系反应加重及脑损伤等。④可降低抗惊厥药物阈值，使抗惊厥药物作用降低。与曲马多、佐替平合用，发生惊厥的危险性增加。⑤与抗胃酸药或泻药合用时，本药的吸收减少。⑥与酒精合用，能引起过度镇静。

【注意事项】①妊娠期妇女慎用，哺乳期妇女应停止哺乳。②严重心血管或呼吸系统疾病者慎用。③出现迟发性运动障碍，应停用所有抗精神病药。④出现过敏性皮疹及恶性综合征应立即停药进行相应处理。⑤肝、肾功能不全者应减量。⑥癫痫患者慎用。⑦定期检查肝功能、白细胞计数和眼部。⑧用药期间勿驾驶车辆、操作机械或高空作业。

【制剂与规格】①片剂：12.5mg；15mg；25mg；50mg。②注射液：1ml：10mg；1ml：30mg；2ml：30mg。

舒必利
Sulpiride

【其他名称】硫苯酰胺。

【药理作用】本药为非典型抗精神病药。在下丘脑、脑桥和延脑能拮抗D_1、D_2受体，对D_3、D_4也有一定的拮抗作用。其抗木僵、退缩、幻觉、妄想的作用较强。具有情感激活作用。对精神分裂症的阴性症状有一定疗效并有一定的抗抑郁作用。抗胆碱作用较轻，无明显镇静和抗兴奋躁动作用。本药还具有很强的中枢性止吐和抑制胃液分泌作用。

【体内过程】口服吸收慢，达峰时间约2～6小时，生物利用度低，$t_{1/2}$为6～9小时。血浆蛋白结合率约40%，迅速分布到组织，可从乳汁分泌，但不易透过胎盘屏障，主要以原型药物从尿中排出，一部分从粪中排出。

【适应证】①精神分裂症单纯型、偏执型、紧张型、及慢性精神分裂症的孤僻、退缩、淡漠症状。对抑郁症状有一定疗效。②呕吐、酒精中毒性精神病、发育不全伴有人格障碍、胃及十二指肠溃疡。

【用法用量】用于精神分裂症等精神病性障碍的系统治疗：①口服，开始剂量为一次100mg，每日2～3次，逐渐增至治疗量一日600～1200mg，维持剂量为每日200～600mg。②肌内注射：每日100～600mg，分2次注射。③静脉滴注：每日100～200mg，稀释于葡萄糖氯化钠注射液中缓慢滴注，每日1次，可逐渐增量至每日300～600mg，每日不超过600mg，滴注时间不少于4小时。

治疗呕吐：口服，一次100～200mg，每日2～3次。

【不良反应】参阅“氯丙嗪”。①本药的锥体外系反应发生率与氯丙嗪相似，但通常较轻，催乳素水平升高及相关不良反应多见，镇静与抗胆碱作用较小。低血压等心血管反应罕见，在超剂量使用时可发生。②可致迟发性运动障碍。③可产生兴奋、激动与睡眠障碍或血压增高。

【禁忌证】嗜铬细胞瘤、高血压、对本药过敏、严重心血管或严重肝病。

【药物相互作用】除氯氮平外，几乎所有抗精神病药和中枢抑制药均与其存在相互作用，应充分注意。不得与减肥药、止咳药、抗感冒药、抗过敏药、止咳药合用。

【注意事项】①心血管疾病、癫痫患者慎用。②妊娠期妇女慎用，哺乳期妇女应停止哺乳。③肝、肾功能不全者应减量。④基底神经节病变、帕金森综合征、严重中枢神经抑制状态者慎用。⑤出现过敏性皮疹及恶性症状群应立即停药并进行相应处理。

【制剂与规格】①片剂：10mg；100mg。②注射液：2ml：50mg；2ml：100mg。

氯氮平
Clozapine

【其他名称】氯扎平、二氮杂。

【药理作用】①抗精神病作用：作用于中脑边缘系统的多巴胺受体，抑制多巴胺与D_1、D_2受体结合，对黑质纹状体的多巴胺受体影响较小，对D_4受体也有拮抗作用，故有较强的抗精神病作用而锥体外系反应少见，也不引起僵直反应，并有拮抗5-HT_2受体的作用。②镇静催眠作用：直接抑制中脑网状结构上行激活系统，具有强大的镇静催眠作用。③有抗胆碱作用：去甲肾上腺素能阻断作用，交感神经阻断作用，肌松作用和抗组胺作用。

【体内过程】口服吸收迅速而完全，生物利用度约50%。有首过效应，平均血药浓度达峰时间约2.5小时，$t_{1/2}$平均为9小时，血浆蛋白结合率高达95%，可进入乳汁，可通过血脑屏障。本药几乎完全在肝脏代谢，代谢产物由尿（20%）及粪便（80%）排出体外，连续用药8～10日达稳态。

【适应证】精神分裂症，尤其是其他抗精神病药治疗无效的难治性精神分裂症。

【用法用量】口服：从小剂量开始，首次剂量为一次25mg，每日2～3次，逐渐缓慢增加至常用治疗量每日200～400mg，极量可达每日600mg。维持量为每日100～200mg。

【不良反应】①镇静作用强和抗胆碱能不良反应较多，常见有头晕、无力、嗜睡、多汗、流涎、恶心、呕吐、口干、便秘、直立性低血压、心动过速。②常见食欲增加和体重增加。③心电图异常改变，脑电图改变或癫痫发作。④可引起血糖增高及脂代谢异常，故对于糖尿病患者及高脂血症患者慎用。⑤严重不良反应为粒细胞缺乏症及继发性感染。

【禁忌证】①中枢神经系统明显抑制、昏迷、谵妄者。②低血压、癫痫、青光眼、骨髓抑制或白细胞减少者。③严重心、肝、肾疾病及对本药过敏者。④妊娠期妇女，16岁以下儿童。

【药物相互作用】①与乙醇或与其他中枢神经系统抑制药合用可增加中枢抑制作用。②与抗高血压药合用有增加体位性低血压的危险。③与抗胆碱药合用可增加抗胆碱作用。④与地高辛、肝素、苯妥英、华法令合用，可加重骨髓抑制作用。⑤与碳酸锂合用，有增加惊厥、恶性综合征、精神错乱与肌张力障碍的危险。⑥与氟伏沙明、氟西汀、帕罗西汀、舍曲林等抗抑郁药合用可升高本药血药浓度，引起锥体外系反应。⑦与大环内酯类抗生素合用可使本药血药浓度升高，并有报道诱发癫痫发作。

【注意事项】①治疗头3个月内应坚持每1～2周检查白细胞计数及分类，以后定期检查。②应定期检查肝功能、血糖和心电图。③用药期间不宜驾驶车辆、操作机械或高空作业。④哺乳期妇女应停止哺乳。⑤尿潴留患者慎用。⑥用药期间出现不明原因发热，应暂停用药。

【制剂与规格】①片剂：25mg；50mg。②注射剂：2ml：25mg；2ml：50mg。

奥氮平
Olanzapine

【其他名称】奥拉扎平、奥兰扎平。

【药理作用】①抗精神病作用：本药为非典型抗精神病药，能显著抑制多巴胺受体（D_1、D_2、D_4），5-HT_{2A}、5-HT_{2C}受体，组胺受体，肾上腺受体的活性，作用类似于氯氮平；且对于黑质纹状体和边缘系统的作用不同，较少引起锥体外系反应。②抗躁狂作用：情感稳定作用：本药为非典型神经安定药，能与多巴胺受体、5-HT受体和胆碱受体结合，并具有拮抗作用。

【体内过程】口服吸收良好，5～8小时可达峰浓度，蛋白结合率为93%，不通过血脑屏障，$t_{1/2}$为30～38小时；主要由肝脏代谢，代谢产物从尿中排出；可从乳汁中分泌。

【适应证】①躁狂发作或混合发作。②难治性双相抑郁：本药与抗抑郁药联合可以增强对难治性双相抑郁的疗效。③双相障碍的维持治疗：单用或与心境稳定剂联合应用。④精神分裂症。⑤缓解精神分裂症及相关疾病常见的继发性情感症状。

【用法用量】①躁狂发作或混合发作。可单一用药：起始剂量为10～15mg，每日1次或分2次服用。根据患者的疗效和耐受情况可加至每日20mg。如与碳酸锂或丙戊酸盐等联合应用，在躁狂获得控制后逐渐停用；伴有精神病性症状的躁狂可持续联合应用。②本药与抗抑郁药联合可以增强对难治性双相抑郁的疗效，剂量范围每日2.5～10mg。③双相障碍的维持治疗：单用或与心境稳定剂联合应用，一般维持剂量范围每日5～15mg。④精神分裂症，口服，每日10～15mg。可根据患者情况调整剂量每天5～20mg。老年人、女性、非吸烟者、有低血压倾向者、严重肾功能损害或中度肝功能损害者，起始剂量为每日5mg，如需加量，剂量递增为每次5mg，递增1次间隔至少1周。

【不良反应】①常见的不良反应为嗜睡、体重增加、泌乳素增高。②少见的不良反应为头晕、头痛、口干、便秘、外周水肿、直立性低血压、迟发性锥体外系运动障碍、血脂及血糖浓度增高等。③罕见不良反应：光敏反应、肌酐磷酸激酶升高，恶性综合征、皮疹、肝炎和阴茎异常勃起。

【禁忌证】①对本药过敏者。②有窄角性青光眼危险者。

【药物相互作用】①吸烟或合并卡马西平可增加奥氮平的清除率。②服用奥氮平的同时服用乙醇可出现附加的药理学作用，如镇静作用加强。

【注意事项】①妊娠期妇女慎用，哺乳期妇女停止哺乳。②心脑血管疾病、低血压倾向、癫痫、前列腺肥大、麻痹性肠梗阻、肝功能损害、血细胞降低及骨髓抑制患者慎用。③用药期间避免驾驶车辆及从事机械操作。④痴呆有关的精神病或行为紊乱者慎用。④痴呆有关的精神病或行为紊乱者慎用。⑤糖尿病和存在糖尿病高危因素的患者定期进行血糖监测。

【制剂与规格】①片剂：2.5mg；5mg；7.5mg；10mg。②口崩片：5mg；10mg。

富马酸喹硫平
Quetiapine Fumarate

【其他名称】喹硫平、奎硫平。

【药理作用】是一种非经典抗精神病药物，对脑内多种神经递质受体有拮抗作用。可拮抗5-HT受体和多巴胺D_1、D_2受体。对组胺H_1受体和肾上腺素α_1受体亦有较高的亲和力，对α_2受体亲和力低，对毒蕈碱M受体和苯二氮䓬受体基本没有作用。

【体内过程】口服后吸收良好，代谢完全。血药浓度达峰时间为1.5小时，$t_{1/2}$为6～7小时。血浆蛋白结合率为83%，体内分布广，可进入乳汁。在肝脏代谢，生成失活代谢产物。主要以代谢产物排泄，73%随尿排出；20%随粪便排出

【适应证】①精神分裂症。②减轻与精神分裂症有关的情感症状，如抑郁、焦虑及认知缺陷症状。

【用法用量】口服。①成人：起始剂量为一次25mg，每日2次。每隔1～3日每次增加25mg，逐渐增至治疗剂量每日300～600mg，分2～3次服用。②老年人：用本药应慎重，推荐起始剂量应为每日25mg。每日增加剂量幅度为25～50mg，直至有效剂量，有效剂量可能需较一般成人低。

【不良反应】①常见的不良反应为嗜睡、头晕、虚弱、焦虑、发热、鼻炎、外周水肿、便秘、消化不良、口干、体重增加。②少见的不良反应为直立性低血压、心动过速、晕厥、锥体外系反应，长期应用可发生迟发性运动障碍。③罕见的不良反应为Q-T间期延长、高血糖、恶性综合征、白细胞减少、甘油三酯和胆固醇升高、血甲状腺素降低、转氨酶升高、癫痫发作、血管性水肿、阴茎异常勃起、眼晶状体改变。

【禁忌证】①对本药过敏者。②心血管疾病（心衰、心肌梗死、传导异常）、缺血性心脏病患者和脑血管疾病。③昏迷、白细胞减少、甲状腺疾病及癫痫。④肝、肾功能不全。⑤可能诱发低血压的状态（脱水、低血容量、抗高血压药物治疗）。

【药物相互作用】①与酮康唑、红霉素、氯氮平等肝药酶抑制剂合用，可使本药血药浓度升高。②与苯妥英、卡马西平、巴比妥类、利福平等肝药酶诱导剂合用，可降低本药的血药浓度。③与锂剂合用，可导致肌无力、锥体外系反应和脑损伤。④与左旋多巴、多巴胺受体激动剂合用会降低后两者的药效。⑤与抗高血压药物合用时有诱发体位性低血压的危险。⑥避免与含酒精的饮料同时服用。

【注意事项】①妊娠期妇女慎用，哺乳期妇女应停止哺乳。②用药期间避免驾车或进行机械操作。③建议逐步减药。④长期用药者应每半年检查有无白内障发生。

【制剂与规格】片剂：25mg；50mg；100mg；200mg。

利培酮
Risperidone

【其他名称】利司培酮、瑞斯哌酮、利哌利酮、利司环酮。

【药理作用】本药为苯丙异噁唑衍生物，是一种选择性单胺能拮抗剂，它与5-HT_2受体和多巴胺能D_2受体有很高的亲和力。本药也能结合α_1肾上腺素能受体、H_1组胺能受体和α_2肾上腺素能受体。本药是强有力的多巴胺D_2拮抗剂，可以改善精神分裂症的阳性症状，它对中枢系统的5-HT和多巴胺拮抗作用的平衡可以减少发生锥体外系副作用的可能。①情感稳定作用。②抗精神病作用。

【体内过程】口服可完全吸收，血药浓度达峰时间为1～2小时，血浆蛋白结合率为90%。在肝脏代谢，部分代谢产物为具有相同活性的9-羟-利培酮，消除$t_{1/2}$为3小时，而9-羟-利培酮为24小时，用药5～6日浓度达稳态，大部分从肾脏排泄，约14%经粪便排出。可通过胎盘屏障及分泌入乳汁。

【适应证】①精神分裂症以及其他各种精神病性状态的明显的阳性症状（如幻觉、妄想、思维紊乱、敌视、怀疑）和明显的阴性症状（如反应迟钝、情绪淡漠及社交淡漠、少语）。②与精神分裂症有关的情感症状（如抑郁、负罪感、焦虑）。

【用法用量】口服，每日1次或每日2次。起始剂量

1mg，在1周左右的时间内逐渐将剂量加大到每日2～4mg，第2周内可逐渐加量到每日4～6mg，此后，可维持此剂量不变，或根据个人情况进一步调整。一般情况下，最适剂量为每日2～6mg。每日剂量一般不超过10mg。

【不良反应】①常见不良反应是与剂量相关的锥体外系症状，体重增加，因泌乳素水平升高引发的闭经、溢乳和性功能障碍。②较少见的不良反应有焦虑、嗜睡、头晕、便秘、消化不良、恶心、鼻炎、皮疹等。③偶见迟发性运动障碍、肝功能异常、直立性低血压等。④罕见有轻度粒细胞减少/血小板减少报道。

【禁忌证】①对本药过敏者。②15岁以下儿童。

【药物相互作用】①吩噻嗪类药物、三环类抗抑郁药和一些β受体拮抗药会增加本药的血药浓度。②卡马西平及其他肝药酶诱导剂会降低本药活性成分的血药浓度，而肝药酶抑制药可引起本药的血药浓度升高。③本药可加重三环类抗抑郁药的不良反应。④与锂剂合用，会引起一系列脑病症状，锥体外系症状和运动障碍。⑤与曲马多、佐替平合用，可能会增加出现癫痫发作的风险。⑥与单胺氧化酶抑制药合用，可加重后者的不良反应。

【注意事项】①妊娠期及哺乳期妇女不宜使用。②帕金森综合征和癫痫患者应慎用。③老年人及心、肝、肾疾病患者应减少剂量。④用药期间避免驾车或进行机械操作。⑤有吸入性肺炎风险者慎用。⑥体温升高的患者慎用。⑦老年痴呆患者慎用。

【制剂与规格】①片剂：1mg；2mg；3mg；4mg。②口服液：30ml：30mg。③口腔崩解片：0.5mg；1mg；2mg。④胶囊：1mg。

齐拉西酮
Ziprasidone

【其他名称】甲磺酸齐拉西酮、吉布利酮。

【药理作用】是一种非典型抗精神病药。对多巴胺D_2和D_3受体、$5-HT_{2A}$、$5-HT_{2C}$、$5-HT_{1A}$、$5-HT_{1D}$受体、α_1受体具有较高亲和力，对H_1受体具有中等亲和力，对胆碱能受体未见亲和力。本药阻断多巴胺D_2受体、$5-HT_{2A}$、$5-HT_{1D}$受体，对$5-HT_{1A}$受体具有激动作用，并能抑制突触前膜对5-HT和NE的再摄取。本药的抗精神病作用可能与其阻断多巴胺D_2受体、$5-HT_2$受体有关。①情感稳定作用。②抗精神病作用。

【体内过程】口服吸收良好，食物可使本药的吸收增加约2倍，达峰时间为6～8小时（口服）或1小时（肌内注射）。血浆蛋白结合率99%。$t_{1/2}$约为7小时（口服）或2～5小时（肌内注射）。在肝脏代谢，从粪便和尿中排泄。

【适应证】①精神分裂症，也能改善分裂症伴发的抑郁症状。②情感性障碍的躁狂期。

【用法用量】精神分裂症等精神病性障碍：①餐时口服，成人开始剂量为一次20mg，每日2次。可视病情和耐受情况逐渐加到一次80mg，每日2次。剂量调整间隔一般不应少于2日。在维持治疗期间，应采用最低有效剂量，多数情况下，使用每次40～60mg，每日2次。②肌内注射（主要用于精神分裂症的激越期）：每次10～20mg，最大剂量为每日40mg。

双相情感障碍的急性躁狂发作或混合发作：初始剂量：一次20mg，每日2次，餐时口服。视病情可逐渐增加到一次80mg，每日2次。剂量调整间隔一般应不少于2日。如与碳酸锂或丙戊酸盐等联合应用，一般在躁狂获得控制后逐渐停用；伴有精神病性症状的躁狂可持续联合应用。

【不良反应】①常见失眠或困倦、无力、头痛、恶心、呕吐、便秘或腹泻、口干或流涎、流感样症状或呼吸困难、心动过速、血压升高或直立性低血压、头晕、激越、精神混乱、皮疹等。②部分患者用药后，出现心电图异常（Q-T间期延长），应监测心电图。③少见催乳素水平升高和体重增加。④罕见性功能障碍、阴茎异常勃起、胆汁淤积性黄疸、肝炎、抽搐、白细胞或血小板减少或增多、高脂血症、高血糖、甲状腺功能减退、体温调节功能破坏、恶性综合征等。⑤长期用药或剂量累积可出现锥体外系反应和迟发性运动障碍。

【禁忌证】①对本药过敏者。②有Q-T间期延长史、心律失常、近期出现急性心肌梗死、失代偿性心力衰竭者。

【药物相互作用】①本药可拮抗左旋多巴和多巴胺受体激动剂的作用。②与延长Q-T间期药物合用时，心脏毒性相加会导致Q-T间期延长、尖端扭转型心律失常、心脏停搏等。③与降压药合用时，应监测血压，防止血压过低。④卡马西平增加本药在体内代谢。⑤酮康唑等强效CYP3A4抑制剂会增加本药在血中的原药浓度。

【注意事项】①妊娠期妇女慎用，哺乳期妇女不应哺乳。②儿童及老年人慎用。③可能增加与阿尔茨海默病有关的老年精神病患者的死亡率。④心、脑血管疾病或有低血压易患因素患者慎用。⑤糖尿病或有易患因素者应监测血糖。⑥癫痫或癫痫发作阈值降低者慎用。⑦低血钾/镁者应在治疗前补充电解质。⑧有吸入性肺炎风险者慎用。⑨体温升高的患者慎用。

【制剂与规格】①片剂：20mg；60mg。②胶囊：20mg；40mg；60mg；80mg。③注射液：1ml ：10mg；1ml ：20mg。

帕利哌酮
Paliperidone

【其他名称】帕潘哌酮、9-羟基利培酮、2-氨基丁酸。

【药理作用】本药是利培酮的主要活性代谢产物。其抗精神病作用通过对中枢D_2受体和5-HT_{2A}受体拮抗联合介导。也是α_1和α_2受体以及H_1组胺受体的拮抗剂。对M受体、β_1和β_2受体无明显亲和力。

【体内过程】口服经胃肠道吸收，绝对生物利用度为28%，单次给药后血药浓度达峰时间为24小时。血浆蛋白结合率为74%，$t_{1/2}$为23小时。少量经肝脏代谢，血药浓度几乎不受CYP2D6代谢活性的影响，主要经尿液和粪便（约90%）排泄，其中59%为原型药，32%为代谢产物。

【适应证】①精神分裂症急性期。②精神分裂症、双向情感障碍的躁狂期及孤独症。

【用法用量】口服，成人剂量一次6mg，每日1次，早晨服药。需进行剂量增加时，推荐增量为每日增加3mg。每日最大推荐剂量为12mg。

【不良反应】①最常见的不良反应为神经系统障碍，可见头晕、头痛、嗜睡、锥体外系反应、帕金森综合征、肌痉挛、眼球震颤、癫痫发作、迟发性运动障碍。②体位性低血压，Q-T间期延长，心悸和局部缺血，心律失常。③高血糖症或糖尿病，体重增加，高催乳素血症。④过敏性反应和血管性水肿、血小板减少性紫癜。⑤上腹痛、口干、舌肿、唾液分泌增多。⑥罕见胃肠道阻塞。

【禁忌证】对帕利哌酮、利培酮或本药过敏者。

【药物相互作用】①与能够延长Q-T间期的药物合用，会增加致心律失常的风险。②与其他可引起体位性低血压的药物合用，可能有累积效应。③与其他作用于中枢神经系统的药物合用时应慎重。本药可能会拮抗左旋多巴和其他多巴胺受体激动药的作用。

【注意事项】①妊娠期妇女慎用，哺乳期妇女应停止哺乳。②老年人、心律失常者慎用。③增加阿尔茨海默病相关精神病老年患者的死亡率。④癫痫、心血管或脑血管疾病患者慎用。⑤低血钾/镁的患者应在治疗前补充电解质。⑥先天性长Q-T间期患者慎用。⑦糖尿病患者应监测血糖。⑧体温升高患者慎用。⑨有吸入性肺炎风险的患者慎用。⑩严重胃肠道狭窄或无能力吞服整片药片的患者慎用。

【制剂与规格】缓释片：3mg；6mg；9mg。

五氟利多
Penfluridol

【药理作用】本药为二苯丁基哌啶类衍生物，是口服长效抗精神病药。抗精神病作用与其阻断脑内多巴胺D_2受体有关，还可阻断神经系统α受体，抗精神病作用强而持久。亦有镇吐作用，但镇静作用较弱，对心血管功能影响较轻。

【体内过程】口服吸收缓慢，8～16小时血药浓度达峰值，7日后仍可自血中检出。吸收后贮存于脂肪组织，缓慢释放，逐渐透入脑组织。大部分以原型从粪便中排出，少量经尿排出。

【适应证】精神分裂症。

【用法用量】口服，治疗剂量范围20～120mg，每周1次。从每周10～20mg开始，逐渐增量，每1周或2周增加10～20mg。通常治疗量为一周30～60mg，待症状消失用原剂量继续巩固3个月，维持剂量每周10～20mg。

【不良反应】①主要为锥体外系反应。②长期大量使用可出现迟发性运动障碍。③可有口干、失眠、乏力、焦虑或抑郁反应等。④偶见皮疹、白细胞减少、抽搐、转氨酶一过性改变。

【禁忌证】①基底神经节病变、帕金森病、帕金森综合征。②骨髓抑制及对本药过敏者。

【药物相互作用】①与乙醇或其他中枢神经系统抑制药合用，中枢抑制作用增强。②与抗高血压药合用，有增加直立性低血压的危险。③与其他抗精神病药合用，有发生锥体外系反应的危险性。

【注意事项】①妊娠期妇女慎用，哺乳期妇女停止哺乳。②肝、肾功能不全者慎用。③儿童、老人酌减用量。④用药期间不宜驾驶车辆、操作机械或高空作业。⑤应定期检查肝功能和白细胞计数。

【制剂与规格】片剂：5mg；10mg；20mg。

阿立哌唑
Aripiprazole

【药理作用】①抗精神病作用。②抗躁狂：情感稳定作用。对多巴胺能神经系统具有双向调节，是多巴胺递质的稳定剂。与多巴胺D_2和D_3受体、5-HT_{1A}及5-HT_{2A}受体有很高的亲和力，与多巴胺D_4受体、5-HT_{2C}、5-HT_7受体、α_1受体、H_1受体及5-HT再摄取位点具有中度亲和力。通过对多巴胺D_2受体和5-HT_{1A}受体的部分激动作用及对5-HT_{2A}受体的阻断作用来产生抗精神病作用。

【体内过程】口服吸收良好，血药浓度达峰时间为3～5小时，生物利用度为87%，血清蛋白结合率为99%，$t_{1/2}$为75小时，在肝脏代谢，主要从粪便和尿液排出；能通过胎盘屏障，可分泌入乳汁。

【适应证】①精神分裂症。②急性躁狂发作或混合发作。③双相情感障碍。

【用法用量】①治疗精神分裂症等精神病性障碍。口服：起始剂量每日5～10mg，2周后根据个体的疗效和耐受情况增加剂量，速度不宜过快。有效剂量范围为每日10～30mg。②急性躁狂发作或混合发作。口服，起始剂量5mg，剂量范围为每日15～30mg，每日1次或分2次服用，可根据个体的疗效和耐受情况选择合适剂量。③双相情感障碍的维持治疗。单用或与碳酸锂、丙戊酸盐等心境稳定剂联合应用，一般维持剂量为每日5～20mg。

【不良反应】①常见不良反应：胃肠道功能紊乱、头痛、乏力、焦虑、失眠、困倦、视物模糊、直立性低血压。②少见不良反应：锥体外系反应、催乳素水平升高和体重增加、心动过速和癫痫。③罕见不良反应：流涎、胰腺炎、胸痛、激越、言语障碍、自杀观念、横纹肌溶解、迟发性运动障碍、恶性综合征、心动过缓、室性心律失常、Q-T间期延长、心搏停止、猝死。

【禁忌证】对本药过敏者。

【注意事项】①妊娠期妇女慎用，哺乳期妇女应停止哺乳。②心脑血管疾病患者或诱发低血压的情况（脱水、血容量过低和降压药治疗）慎用。③癫痫病史或癫痫阈值较低的情况慎用。

【制剂与规格】①片剂：5mg；10mg；15mg。②口崩片：5mg；10mg；20mg。③胶囊：5mg。

第 7 章 抗焦虑药

氯硝西泮
Clonazepam

【其他名称】氯硝安定、氯硝基安定、氯安定。

【药理作用】本药为中效BDZ类药物，其抗惊恐和抗惊厥作用可能与提高抑制性递质GABA活性有关，由于加速神经细胞的氯离子内流，使细胞超级化，使神经细胞兴奋性降低。同时它还对谷氨酸脱羧酶有一定作用，因而具有广谱抗癫痫作用。本药还具抗焦虑、催眠及中枢性肌肉松弛作用。其抗惊厥作用比地西泮强5倍，而镇静催眠作用相似。

【体内过程】口服吸收良好，口服30～60分钟起效，达峰时间为1～2小时，绝对生物利用度为90%。血浆蛋白结合率85%，$t_{1/2}$为20～40小时。可通过胎盘屏障，也可进入乳汁。肝内代谢，主要以代谢产物的形式从尿排出。

【适应证】①癫痫和惊厥，对小发作和肌阵挛发作疗效最佳。静脉注射治疗癫痫持续状态。②焦虑状态和失眠。③舞蹈症、药物引起的多动症、慢性多发性抽搐、僵人综合征、各类神经痛。

【用法用量】①口服：成人初始剂量每天1mg，2～4周逐渐增量至每天4～8mg，3～4次服用。儿童，5岁以下初始剂量每天0.25mg，5～12岁每天0.5mg，分3～4次服用，逐渐增加剂量到每天1～3mg（5岁以下）和3～6mg（5～12岁）。②肌内注射：一次1～2mg，每日2～4mg。③静脉注射：癫痫持续状态，成人一次1～4mg；儿童一次0.01～0.1mg/kg，注射速度要缓慢。或将4mg本药溶于500ml 0.9%氯化钠注射液，以能够控制惊厥发作的速度而缓慢滴注。

【不良反应】①常见的不良反应有异常的兴奋、神经过敏易激惹、肌力减退。②较少发生的有行为障碍、思维不能集中、易暴怒、精神错乱、幻觉、精神抑郁；③罕见的有皮疹或发痒、咽痛、发热或出血异常、瘀斑或极度地疲乏或乏力。④持续出现需注意的有：较多见的为不灵活、步态不稳、嗜睡，与用量有关，在治疗开始时最严重，继续服用会逐渐消失；少见的为视物模糊、便秘、腹泻、眩晕或头昏、头痛、气管分泌增多或流涎、恶心、呕吐、排尿障碍、语言不清、口干。⑤持续的精神错乱、严重的嗜睡、抖动、持续的语言不清、蹒跚、异常的心跳减慢、呼吸短促或困难，以及严重乏力，均可能为药物过量的症状，需引起注意。⑥长期用药有耐受性和依赖性。

【禁忌证】①对本药及BDZ类药物过敏者、青光眼。②妊娠期妇女、新生儿。

【药物相互作用】①与地高辛合用，可增加地高辛血药浓度而致中毒。②与乙醇、全麻药、可乐定、镇痛药、吩噻嗪类、单胺氧化酶A型抑制药和三环类抗抑郁药合用时，可彼此增效，应调整用量。③与左旋多巴合用，可降低后者的疗效。④与西咪替丁、普萘洛尔合用本药清除减慢，血浆半衰期延长。⑤与扑米酮合用由于减慢后者代谢，需调整扑米酮的用量。⑥与抗高血压药和利尿降压药合用，可使降压作用增强。⑦与利福平合用，增加本药的消除，血药浓度降低。⑧异烟肼抑制本药的消除，致血药浓度增高。⑨与中枢抑制药合用可增加呼吸抑制作用。⑩与易成瘾和其他可能成瘾药合用时，成瘾的危险性增加。

【注意事项】①对苯二氮䓬类药过敏者，对本药也可能过敏。②下列情况应慎用：有生命体征受抑制的急性乙醇中毒，可加重中枢神经抑制作用；有滥用药或成瘾史者，易产生耐药性或成瘾性；肝功能损害，可延长消除期，多动症者可有反常反应；低蛋白血症，易产生嗜睡；重症肌无力，病情可能加重；急性或易发生的闭角型青光眼，因本药可有抗胆碱能效应，病情可加重；严重慢性阻塞性肺部疾病，可加重呼吸衰竭；肾功能损害，可延长消除期；外科或长期卧床病人，咳嗽反射可受到抑制。③能分泌入乳汁，新生儿代谢这类药较成人慢，可使本药在体内蓄积，引起婴儿嗜睡、吮乳困难和体重下降。④儿童，尤其是幼儿，中枢神经系统对苯二氮䓬类更为敏感，由于不能将这类药降解成为无活性的代谢物，新生儿可产生持续性中枢神经系抑制，长期应用有可能对躯体和神经发育有影响。⑤老年人中枢神经系统对本药也较为敏感，注射用药时更易产生呼吸困难、低血压、心动过缓甚至心跳停止。

【制剂与规格】①片剂：0.5mg；1mg；2mg。②注射液：1ml ：1mg；2ml ：2mg。③栓剂（胶囊）：2mg。

丁螺环酮
Buspirone

【其他名称】希司必隆、布斯哌隆、螺氮癸嘧哌嗪。

【药理作用】①抗焦虑作用：通过激动5-HT_{1A}受体发挥抗焦虑作用。②抗抑郁作用：本药能减少体内5-HT受体敏感性而具有一定抗抑郁作用。不具有抗惊厥及肌肉松弛作用，无明显的镇静与躯体依赖作用。

【体内过程】口服吸收快，40～90分钟达血药浓度峰值。血浆蛋白结合率为95%。$t_{1/2}$为2～3小时。在肝内代谢，其代谢产物为5-羟基丁螺环酮和1-（2-嘧啶基）-哌嗪，仍有一定生物活性。口服后，约60%由肾脏排泄，40%由粪便排出。只有少量以原型自肾脏排出，大部分以代谢物排出。

【适应证】广泛性焦虑症。

【用法用量】口服，开始剂量为每次5mg，每日3次，以后每2～3日增加5mg。一般有效剂量为每日20～30mg。如果每日用至60mg仍无效时，可能再加量亦无效，不应再用。本药无依赖性，停药时无需小心减量。

【不良反应】①常见恶心、头晕、目眩、耳鸣、头痛、神经过敏、兴奋、咽喉痛、鼻塞等。其他不良反应可有心动过速、困倦、疲劳和出汗。较大剂量时可出现烦躁不安。②少见视物不清、注意力涣散、萎靡、口干、肌肉痛、肌肉痉挛、抽动、耳鸣等。③罕见胸痛、抑郁、肌无力等。④大剂量时能升高催乳素、生长激素浓度；可能诱发躁狂。⑤有轻度抗抑郁作用，大剂量可出现恶劣心境。

【禁忌证】①对本药过敏、白细胞减少、重症肌无力、闭角型青光眼。②儿童、妊娠期、哺乳期妇女。

【药物相互作用】①本药与单胺氧化酶抑制剂合用可致血压增高。②与CYP3A4抑制剂合用，可增加本药的血药浓度，从而增加不良反应的发生率。③与CYP3A4诱导剂合用，可能会使本药的药效降低。与利福平合用，可能降低本药的血药浓度和抗焦虑作用。④与氟西汀合用，可能抑制本药的5-HT能作用，使焦虑症状加重。⑤与西酞普兰合用，可使5-HT重吸收受抑制，从而出现5-HT综合征（高血压、高热、肌痉挛、腹泻等）。

【注意事项】①肝肾功能不全者、肺功能不全者慎用，如必须使用应调整剂量。②用药期间应定期检查肝功能与白细胞计数。③用药期间不宜驾驶车辆、操作机械或高空作业。服药期间勿饮酒。

【制剂与规格】片剂：5mg；10mg。

枸橼酸坦度螺酮
Tandospirone Citrate

【其他名称】坦度螺酮、坦达匹隆、坦多吡酮、坦道匹朗。

【药理作用】抗焦虑作用：作用于5-HT受体，在脑内与5-HT_{1A}受体选择性结合，主要作用部位集中在情感中枢的海马、杏仁核等大脑边缘系统以及投射5-HT能神经的中缝核。药物通过激动5-HT_{1A}自身受体，调节从中缝核投射至海马的5-HT，抑制行动抑制系统的5-HT效应，发挥抗焦虑作用。

【体内过程】口服吸收迅速，血药浓度达峰时间为0.8～1.4小时，$t_{1/2}$为1.2～1.4小时。主要经肝脏代谢，70%经肾脏排出，21%经粪便排出。

【适应证】神经症所致的焦虑状态，如广泛性焦虑症；原发性高血压、消化性溃疡等躯体疾病伴发的焦虑状态。

【用法用量】口服，成人常用量一次10～20mg，每日3次，每日最大剂量不超过60mg。老年人起始用量推荐一次5mg，再酌情调整至适当剂量。

【不良反应】不良反应较少。主要的不良反应有嗜睡、步态蹒跚、恶心、倦怠感、情绪不佳、食欲下降等。其他不良反应有心悸、血尿素氮升高、视物模糊、皮疹、瘙痒、荨麻疹、多汗、面色潮红等。严重不良反应有肝功能异常、黄疸、5-HT综合征。应定期检查肝功能。

【禁忌证】①对坦度螺酮或1-嘧啶基-哌嗪有过敏史者。②妊娠期妇女、哺乳期妇女。

【药物相互作用】①本药与钙离子拮抗剂（如维拉帕米、地尔硫䓬等）合用，可能增强后者的降压作用。②与丁酰苯类药物（如氟哌啶醇等）合用，可增强锥体外系症状。其余请参阅“丁螺环酮”。

【注意事项】①儿童慎用，老年人宜从小剂量用起。②严重呼吸功能衰竭及严重心脏、肝脏、肾脏病患者慎用。③焦虑神经症病程3年以上，长期应用BDZ类药物出现耐受者，可能疗效差。每天用药剂量达60mg仍未见明显疗效时，应停药。④本药与BDZ类药物之间没有交叉依赖性，用本药替换BDZ类时，BDZ类要逐渐减量，以免出现停药反应。⑤本药可引起嗜睡、眩晕等，故应嘱患者在服用本药过程中不得从事伴有危险的机械性作业。⑥可能对催乳素、促性腺激素或睾酮有兴奋作用。

【制剂与规格】片剂：5mg；10mg。

附

阿普唑仑、劳拉西泮、艾司唑仑、地西泮、奥沙西泮

参阅本篇第4章镇静药、催眠药和抗惊厥药。

第 8 章　抗躁狂药

碳酸锂
Lithium Carbonate

【药理作用】本药能抑制神经末梢Ca^{2+}依赖性的去甲肾上腺素和多巴胺释放，促进神经细胞对突触间隙中去甲肾上腺素的再摄取，增加其转化和灭活，从而使去甲肾上腺素浓度降低，还可促进5-HT合成和释放，有助于情绪稳定。

【体内过程】口服吸收快而完全，0.5～2小时达峰值浓度，生物利用度为100%，$t_{1/2}$为20～24小时；本药不与血浆和组织蛋白结合，在体内不降解，可通过胎盘屏障及从乳汁中分泌，主要由肾脏排出。

【适应证】①躁狂症，对躁狂和抑郁交替发作的双相情感性精神障碍有很好的治疗和预防复发作用。②难治性抑郁（增效剂）。③分裂情感性精神病。

【用法用量】口服，每日1000～2000mg，分2～3次服用，剂量应渐增，以减少毒副作用；维持量为每日500～1000mg；剂量调整参照血锂浓度进行调整。急性治疗最佳血锂浓度为0.8～1.2mmol/L，维持治疗浓度0.4～0.8mmol/L，1.4mmol/L为有效血浓度上限，1.5mmol/L为中毒血浓度。

【不良反应】①常见：口干、烦渴、多饮、多尿、便秘、腹泻、恶心、呕吐、上腹痛、白细胞升高。②少见：皮疹，T波倒置或平坦，停药可恢复。③长期治疗可能出现低钾、甲状腺肿，多尿等。

【禁忌证】①肾功能不全者。②严重心脏疾病者。③妊娠期妇女、哺乳期妇女。④重症肌无力，帕金森病和癫痫。⑤严重感染、衰弱，尿潴留，低钠饮食者。

【药物相互作用】①本药与氨茶碱、咖啡因或碳酸氢钠合用，可增加本药的尿排出量，降低血药浓度和药效。②本药与氯丙嗪及其他吩噻嗪衍生物合用时，可使氯丙嗪的血药浓度降低。③本药与碘化物合用，可促发甲状腺功能低下。④本药与去甲肾上腺素合用，后者的升压效应降低。⑤本药与肌肉松弛药（如琥珀胆碱等）合用，肌松作用增强，作用时效延长。⑥本药与吡罗昔康合用，可导致血锂浓度过高而中毒。

【注意事项】①因治疗浓度与中毒浓度十分接近，所以治疗期间应密切观察，定期检测血锂浓度，根据血锂浓度谨慎调节剂量。②用药期间应保持正常食盐摄入量。③脑器质性疾病、严重躯体疾病慎用。

【制剂与规格】①片剂：100mg；125mg；250mg；500mg。②缓释片剂：300mg。胶囊：250mg，500mg。

附

丙戊酸钠、卡马西平参阅本篇第3章抗癫痫药。

利培酮、奥氮平、拉莫三嗪、富马酸喹硫平、齐拉西酮参阅本篇第6章抗精神病药。

第 9 章 抗抑郁药

一、三环类

阿米替林
Amitriptyline

【其他名称】阿密替林、氨三环庚素。

【药理作用】①本药为三环类抗抑郁药，主要通过抑制突触前膜5-羟色胺和去甲肾上腺素的再摄取，增强中枢对5-羟色胺及去甲肾上腺素能神经的功能，发挥抗抑郁作用。②同时可阻断组胺H_1受体和M胆碱受体，具有抗焦虑、镇静及抗胆碱作用。

【体内过程】口服吸收完全，口服达峰时间约4小时，血浆蛋白结合率为90%，$t_{1/2}$为32～40小时。主要在肝脏代谢，活性代谢产物为去甲替林，自肾脏排泄，可分泌入乳汁。

【适应证】①抑郁症、焦虑症、慢性疼痛。②儿童多动症。③儿童遗尿症。

【用法用量】口服。①成人常用量：开始一次25mg，每日2～3次，然后根据病情和耐受情况逐渐增至一日150～250mg，每日3次，最高剂量一日不超过300mg，维持量为每日50～100mg。②儿童多动症：7岁以上每次10～25mg，每日2～3次。③儿童遗尿症：睡前顿服10～25mg。

【不良反应】①对全身各系统均有可能发生影响，治疗初期可能出现抗胆碱能反应，如多汗、口干、视物模糊、排尿困难、便秘等；心血管系统：可引发心悸、心律失常、传导阻滞、心电图改变、室性期前收缩；血液系统：偶见再生障碍性贫血、全血细胞减少、血小板减少、紫癜等；内分泌系统：乳房增大、溢乳、甲状腺功能亢进症、抗利尿激素分泌异常；生殖/遗传系统：可致性功能障碍；神经系统：可出现头痛、嗜睡、震颤、癫痫样发作、定向障碍、感觉障碍、调节反射异常等。②过敏反应：可出现荨麻疹、血管神经性水肿、光过敏等。③可发生直立性低血压。④偶见癫痫发作、骨髓抑制及中毒性肝损害等。

【禁忌证】①严重心脏病、急性心肌梗死恢复期、癫痫、青光眼、麻痹性肠梗阻，重症肌无力，前列腺增生伴尿潴留、甲状腺功能亢进症、肝功能损害。②对三环类抗抑郁药物过敏者。

【药物相互作用】①本药与舒托必利合用，有增加室性心律失常的危险，严重可致尖端扭转心律失常。②本药与乙醇或其他中枢神经系统抑制药合用，中枢神经抑制作用增强。③本药与肾上腺素、去甲肾上腺素合用，易致高血压及心律失常。④本药与可乐定合用，后者抗高血压作用减弱。⑤本药与抗惊厥药合用，可降低抗惊厥药的作用。⑥本药与氟西汀或氟伏沙明合用，可增加两者的血药浓度，出现惊厥，不良反应增加。⑦本药与阿托品类合用，不良反应增加。⑧与单胺氧化酶合用，可发生高血压。

【注意事项】①肝、肾功能严重不全、前列腺肥大、老年或心血管疾病、严重肾功能不全、支气管哮喘患者慎用，使用期间监测心电图。②患者有转向躁狂倾向时应立即停药。③用药期间不宜驾驶车辆、操作机械或高空作业。④妊娠期妇女慎用，哺乳期妇女使用期间应停止哺乳。

【制剂与规格】片剂：10mg；25mg。

丙米嗪
Imipramine

【其他名称】米帕明、依米帕明、丙帕明。

【药理作用】①本药为三环类抗抑郁药，主要通过阻断中枢神经系统对去甲肾上腺素和5-羟色胺的再摄取，从而升高突触间隙中神经递质浓度，发挥抗抑郁作用。②本药还有抗胆碱、镇静和抗利尿激素的作用。

【体内过程】口服吸收好，血浆蛋白结合率为60%～96%，达峰时间为1小时，$t_{1/2}$为6～20小时。在体内分布广泛，以脑、肾和肝中居多。主要在肝脏代谢，主要代谢酶是CYP2D6，主要活性代谢产物为去甲丙米嗪。单次口服剂量的70%以上经尿液排出，22%经由粪便排出体外。还可随乳汁泌出。

【适应证】抑郁症、焦虑症及惊恐障碍、儿童遗尿症。

【用法用量】①口服常用量：开始一次25～50mg，一日2次，早上与中午服用，晚上服药易引起失眠，不宜晚上使用。以后逐渐增加至一日总量100～250mg。最高剂量每日不超过300mg。维持量每日50～150mg。②治疗儿童遗尿症：6岁以上，每次12.5～25mg，每晚1次，睡前1小时服用。12岁以下最大剂量为50mg，12岁以上75mg。

【不良反应】①常见不良反应有：血液系统表现为严重时可见异常出血、皮肤黄染；心血管系统：心动过速、心肌损害、直立性低血压；消化系统：便秘、腹泻、恶心、呕吐、食欲减退；神经系统：视物模糊、眩晕、失眠、疲劳、嗜睡，严重可出现惊厥、意识障碍；泌尿生殖系统：尿潴留、性功能减退、乳房肿痛；过敏反应：可致光敏感性增强。②少见不良反应有：多汗、失眠、激越、麻痹性肠梗阻、尿潴留、谵妄、心律失常、迟发性运动障碍、闭经、肝功异常等。

【禁忌证】①对三环类药物过敏者。②妊娠期妇女。③严重心脏病、青光眼、肝功能损害、高血压。

【药物相互作用】①与单胺氧化酶抑制剂合用，可升高三环类的血药浓度，引起狂躁状态。②与锂盐合用，可增加锂盐对中枢神经系统的毒性，出现肌阵挛、严重震颤等症状。③与苯二氮䓬药合用，可影响运动功能，有时会出现错乱功能。④与巴比妥类、非巴比妥类、抗癫痫药之间的合用，可加快肝脏代谢，从而降低三环类药的治疗效果。

【注意事项】①宜缓慢撤药。②用药期间不宜驾驶车辆、操作机械或高空作业。③慎用：儿童、癫痫、前列腺炎、膀胱炎、严重抑郁症、支气管哮喘、甲状腺功能亢进症、哺乳期妇女。

【制剂与规格】片剂：12.5mg；25mg；50mg。

氯米帕明
Clomipramine

【其他名称】氯丙米嗪。

【药理作用】①本药为三环类抗抑郁药，主要通过阻断中枢神经系统去甲肾上腺素和5-羟色胺的再摄取，发挥抗抑郁及抗焦虑作用。②亦有镇静和抗胆碱能作用，其抗胆碱作用中等，镇静作用弱。

【体内过程】口服吸收快而完全，口服达峰时间为2～6小时，$t_{1/2}$为21小时，生物利用度20%～78%，可广泛分布至全身，并能透过胎盘屏障。在肝脏代谢，活性代谢物为去甲氯米帕明，由尿液及粪便排出。

【适应证】抑郁症、强迫症、恐惧症、厌食症、焦虑症。

【用法用量】①口服，初始剂量一次25mg，每日2～3次。1～2周内缓慢增加至治疗量每日150～250mg，最高剂量每日不超过300mg，最好能根据血药浓度调整剂量。②治疗抑郁症：浓度为总浓度（氯米帕明+去甲氯米帕明）大于160～200ng/ml。③治疗强迫症：口服每次50～100mg，每日2～3次。极量每日300mg。

【不良反应】①治疗初期可能出现抗胆碱能反应，如多汗、口干、视物模糊、排尿困难、便秘等。②中枢神经系统不良反应可出现嗜睡、震颤、眩晕、直立性低血压。③偶见癫痫发作、心电图异常、骨髓抑制或中毒性肝损害等。

【禁忌证】①严重心脏病、低血压、白细胞过低、癫痫、青光眼、尿潴留。②对三环类药物过敏者。

【药物相互作用】①本药与舒托必利合用，有增加室性心律失常的危险，严重者可致尖端扭转心律失常。②本药与乙醇或其他中枢神经系统抑制药合用，中枢神经抑制作用增强。③本药与肾上腺素、去甲肾上腺素合用，易致阵发性高血压及心律失常。④本药与可乐定合用，后者抗高血压作用减弱。⑤本药与抗惊厥药合用，可降低抗惊厥药的作用。⑥本药与氟西汀或氟伏沙明合用，可增加两者的血药浓度，出现惊厥，不良反应增加。⑦本药与阿托品类合用，不良反应增加。

【注意事项】①肝肾功能不全、前列腺肥大、老年及心血管病患者慎用。②用药期间和用药前后应检测血常规、血压、心电图。用药期间监测血药浓度，根据血药浓度调整剂量。③不得与单胺氧化酶合用。④用药期间不宜驾驶车辆、操作机械或高空作业。

【制剂与规格】①片剂：10mg；25mg；50mg；100mg。②胶囊：10mg；25mg；50mg。③注射剂（粉）：25mg。

多塞平
Doxepin

【药理作用】①本药为三环类抗抑郁药，通过抑制中枢神经系统对5-羟色胺及去甲肾上腺素的再摄取，从而使突触间隙中神经递质浓度增高而发挥抗抑郁作用。②同时具有抗焦虑、镇静、抗过敏、肌松及抗胆碱作用。

【体内过程】口服吸收好，血浆蛋白结合率为76%，达峰时间为2～4小时，$t_{1/2}$为8～25小时，可透过血脑屏障及胎盘屏障。在肝内经首过代谢，活性代谢产物为去甲基化物。代谢物自肾脏排泄。

【适应证】抑郁症及各种神经症，亦可用于镇静和催眠。

【用法用量】口服常用量：开始一次25mg，每日2～3次，以后逐渐增加至每日总量150～300mg。最高剂量每日不超过300mg。宜在餐后服用，以减少胃部刺激。

【不良反应】①常见不良反应有：口干、视物模糊、便秘、嗜睡、失眠、食欲下降、多汗乏力等。②严重不良反应有：兴奋焦虑、意识障碍、耳鸣脱发、震颤、心悸、排尿困难、痉挛、惊厥、癫痫、紫癜等。

【禁忌证】严重心脏病、癫痫、青光眼、尿潴留、甲状腺功能亢进症、急性心肌梗死恢复期、支气管哮喘、前列腺肥大、躁狂患者及对三环类药物过敏者。

【药物相互作用】①本药与舒托必利合用，有增加室性心律失常的危险，严重者可致尖端扭转心律失常。②本药与乙醇或其他中枢神经系统抑制药合用，中枢神经抑制作用增强。③本药与肾上腺素、去甲肾上腺素合用，易致高血压及心律失常。④本药与可乐定合用，后者抗高血压作用减弱。⑤本药与抗惊厥药合用，可降低抗惊厥药的作用。⑥本药与氟西汀或氟伏沙明合用，可增加两者的血药浓度，出现惊厥，不良反应增加。⑦本药与阿托品类合用，不良反应增加。⑧与单胺氧化酶合用，可发生高血压。

【注意事项】①妊娠期妇女、哺乳期妇女、儿童、肝功能损害者慎用。②用药期间不宜驾驶车辆、操作机械或高空作业。③老年患者从小剂量开始，视病情酌减用量。

【制剂与规格】片剂：10mg；25mg；50mg；100mg。

噻奈普汀
Tianeptine

【药理作用】是一种新型三环类抗抑郁药。能增强5-羟色胺的再摄取，降低边缘系统和前额叶5-羟色胺浓度，同时增加伏隔核附近多巴胺的浓度，从而发挥抗抑郁作用。

【体内过程】口服吸收迅速完全，血浆蛋白结合率为94%，$t_{1/2}$为2.5小时。主要代谢产物和少量原药自尿液排出。

【适应证】抑郁症、焦虑症。

【用法用量】口服每次12.5mg，每日3次，在早、中、晚主餐前服用。慢性酒精中毒者，无论是否存在肝硬化，均不需调整剂量。70岁以上的老人和存在肾功能不全的患者，每日最高剂量25mg。

【不良反应】通常是轻度上腹不适、腹痛、口干、厌食、恶心、呕吐、便秘、气胀；失眠、瞌睡、恶梦、乏力；心动过速、期前收缩、胸骨后疼痛；眩晕、头痛、晕厥、震颤、发热脸红；呼吸困难、咽部发痒；肌痛、腰痛等。

【禁忌证】对本药过敏者、15岁以下的儿童、妊娠期妇女、哺乳期妇女。

【药物相互作用】①与非选择性单胺氧化酶抑制剂（MAOI）类药物合用，可能引起心血管病发作或增加发生阵发性高血压、高热、抽搐、死亡的危险。使用MAOI的患者必须停药2周后方能服用本药；而停用本药24小时后即可使用MAOI。②水杨酸可以降低本药的血浆蛋白结合率，故同时服用高剂量水杨酸时推荐减少本药的用量。

【注意事项】①肾功能不全、心血管疾病、双相情感障碍、三环类药物过敏史、老年患者慎用。②应逐渐减量停药，避免出现撤药反应。③机动车驾驶及机器操作者慎用。

【制剂与规格】片剂：12.5mg。

二、四环类

马普替林
Maprotiline

【其他名称】麦普替林。

【药理作用】本药为四环类抗抑郁药，能阻断中枢神经突触前膜对去甲肾上腺素的再摄取，突触间隙中去甲肾上腺素浓度增高，使突触前膜α_2受体下调，后膜α_1作用加强，产生抗抑郁作用，兼具抗焦虑作用。本药不能阻断5-羟色胺的再摄取。

【体内过程】口服、注射均能迅速吸收，口服达峰时间12小时，血浆蛋白结合率为88%，$t_{1/2}$为27～58小时。主要经肝脏代谢，大部分自尿中排出，少部分由粪便排出。

【适应证】抑郁症、焦虑症及精神分裂症后抑郁。

【用法用量】口服常用量：开始一次25mg，每日2～3次，根据病情需要隔日增加25～50mg。有效治疗量一般为每日75～200mg，最高剂量每日不超过225mg，需注意不良反应的发生。维持剂量每日50～150mg，分1～2次口服。

【不良反应】①常见口干、便秘、排尿困难、眩晕、视物模糊与心动过速等抗胆碱能症状，程度较轻，多发生于服药的早期。②中枢神经系统不良反应可出现嗜睡，失眠或激动，用药早期可能增加患者自杀的危险性。③皮疹，直立性低血压及延长Q-T间期。④偶见癫痫发作及中毒性肝损害。

【禁忌证】癫痫、青光眼、尿潴留、近有心肌梗死发作史及对本药过敏者，6岁以下儿童及妊娠、哺乳期妇女。

【药物相互作用】本药不得与单胺氧化酶抑制剂合用，应在停用单胺氧化酶抑制剂后14日，才能使用本药。

【注意事项】①肝、肾功能严重不全、前列腺肥大、老年或心血管疾患者慎用，使用期间应监测心电图。②使用本药初期，对有自杀倾向患者应密切监护。③患者有转向躁狂倾向时应立即停药。④用药期间不宜驾驶车辆、操作机械或从事高空作业。

【制剂与规格】片剂：10mg；25mg；50mg；75mg。

三、选择性5-HT再摄取抑制剂

氟西汀
Fluoxetine

【其他名称】氟苯氧丙胺。

【药理作用】①本药是一种选择性5-羟色胺再摄取抑制剂（SSRI），可选择性地抑制5-HT转运体，阻断突触前膜对5-羟色胺的再摄取，延长和增强5-羟色胺的作用，从而发挥抗抑郁作用。②对肾上腺素能、组胺能、胆碱能受体的亲和低，作用较弱，因而产生的不良反应少。

【体内过程】口服后从胃肠道吸收良好，进食不影响药物吸收，达峰时间6～8小时，生物利用度70%。血浆蛋白结合率为94%，经肝脏CYP2D6代谢，生成去甲氟西汀，亦有抗抑郁作用，氟西汀为1～3天，去甲氟西汀为4～16日。80%经尿排泄，15%经粪便排泄。

【适应证】抑郁症、神经性贪食症和强迫症。

【用法用量】①抑郁症：起始剂量为每日20mg。一般4周后才能显效，若临床症状没有改善，可考虑增加剂量，逐渐增加剂量，最大推荐剂量每日80mg。维持治疗每日20mg。②神经性贪食症：建议治疗剂量为每日60mg。③强迫症：每日剂量为每日20～60mg。以上任何状况下治疗剂量均不能超过每日80mg，老年患者，肝、肾功能损害者用药量应减少。

【不良反应】常见不良反应为肠胃道不适、厌食、恶心、腹泻、神经失调、头痛、精神紧张、失眠、昏昏欲睡及倦怠、流汗、颤抖及目眩或头重脚轻感等。

【禁忌证】对本药过敏者、妊娠期妇女、哺乳期妇女。

【药物相互作用】①禁忌合用MAOIs类药物，有可能增加5-羟色胺综合征风险（临床表现为高热、肌肉强直、肌痉挛、精神症状，甚至会出现生命体征的改变）。②与其他5-羟色胺活性药物（如曲马多、曲坦类、锂盐、色氨酸、圣约翰草、其他SSRIs、双递质抗抑郁药、三环类抗抑郁药）合用可能增加5-羟色胺综合征的风险。与曲坦类药物合用增加冠状动脉血管收缩和高血压的风险。③与CYP2D6或者其他CYP同工酶的抑制剂或作用底物（如西咪替丁、阿米替林、奋乃静、马普替林、丙咪嗪、利托那韦、丁螺环酮、阿普唑仑等）合用可使本药血药浓度升高。④与CYP诱导剂（如卡马西平、苯巴比妥、苯妥英等）合用，会降低本药的血药浓度与药效。⑤合用口服抗凝剂会导致出血风险增加。⑥与降糖药物合用，可能出现低血糖，停药后继而出现高血糖。应调整胰岛素和口服降糖药的剂量。

【注意事项】①癫痫、双相情感障碍病史、急性心肌梗死、有自杀倾向、有出血倾向者慎用。肝、肾功能损害的患者剂量应适当减少。②儿童慎用。③换药时（尤其换用MAOI）本药清洗期不小于2周。④用药期间不宜参加需要高度集中注意力、警觉度高的活动，如驾驶、高空作业等。

【制剂与规格】①片剂：10mg；20mg。②分散片：20mg。③胶囊：10mg；20mg。

帕罗西汀
Paroxetine

【其他名称】帕罗克赛、氟苯哌苯醚。

【药理作用】本药为选择性5-羟色胺再摄取抑制剂，阻断突触前膜对5-羟色胺的再摄取，延长和增加5-羟色胺的作用，从而产生抗抑郁作用。除微弱的抑制去甲肾上腺素和多巴胺的再摄取外，对其他递质无明显影响。

【体内过程】口服可完全吸收，不受抗酸药物或食物的影响，生物利用度50%，有首过效应。$t_{1/2}$为24小时。血浆蛋白结合率为95%，可分布于全身各组织、器官，亦可通过乳汁分泌。在肝脏代谢，约2%以原型由尿排出，其余以代谢产物形式从尿中排出，小部分（约36%）从粪便排泄。

【适应证】抑郁症、强迫症、伴有或不伴有广场恐怖的惊恐障碍，社交恐怖及社交焦虑症。

【用法用量】①治疗抑郁症：口服一次20mg，每日1次，某些患者需要加量，每周以10mg量递增，每日最大剂量可达50mg。②治疗强迫症：开始剂量为一日20mg，依病情逐渐以每周增加10mg为阶梯递增，治疗剂量范围为每日20～60mg，分次口服。③治疗惊恐障碍与社交焦虑障碍：开始剂量为每日10mg，依病情逐渐以每周增加10mg为阶梯递增，治疗剂量范围为每日20～50mg，分次口服。

【不良反应】①常见恶心、厌食、腹泻、头痛、不安、无力、嗜睡、失眠、头晕，性功能减退等。②少见过敏性皮疹、低血压等。③突然停药可见撤药综合征，如失眠、焦虑、恶心、出汗、眩晕或感觉异常等。

【禁忌证】对本药过敏者。

【药物相互作用】①本药与色氨酸合用，可造成高血清素综合征，表现为躁动、不安及胃肠道症状。重者可出现肌张力增高、高热或意识障碍。②服用本药的患者应避免饮酒。③服用本药前后2周内不能使用单胺氧化酶抑制剂，在停用单胺氧化酶抑制剂2周后，开始服用本药时应慎重，剂量应逐渐增加。④本药和锂盐合用时应慎重。⑤与苯妥英钠及其他抗惊厥药合用时，会降低本药的血浓度。⑥本药与华法令合用，可导致出血增加。⑦本药与三环类抗抑郁药阿米替林、丙咪嗪合用，可使后者的血浓度增高。

【注意事项】①有癫痫史、双相情感障碍病史、近期发生心肌梗死、心脏疾病、肝肾功能不全、有自杀倾向、有出血倾向者慎用。②儿童、妊娠期妇女及哺乳期妇女慎用。③停药应慎重，逐渐减量，切忌突然停药。④用药期间不宜参加需要高度集中注意力、警觉度高的活动，如驾驶、高空作业等。

【制剂与规格】片剂：20mg。

舍曲林
Sertraline

【其他名称】珊特拉林、氯苯萘胺。

【药理作用】①本药为选择性5-羟色胺再摄取抑制剂。通过阻断突触前膜对5-羟色胺的再摄取，延长和增加5-羟色胺的作用，从而产生抗抑郁作用。②本药还抑制缝际区5-羟色胺神经放电，由此增强蓝斑区的活动，形成了突触后膜β受体与突触前膜α_2受体的低敏感化。③本药不增强儿茶酚胺活性，对胆碱能受体、5-羟色胺受体、多巴胺能受体、肾上腺素能受体、组胺受体、GABA或苯二氮䓬受体均没有亲和性。

【体内过程】口服易吸收，血药浓度达峰时间为6～8小时，$t_{1/2}$约24～26小时，血浆蛋白结合率为98%。在肝脏代谢，代谢产物具有药理活性，其为62～104小时，最终代谢产物无活性，主要由尿和粪便排出。

【适应证】抑郁症和强迫症。

【用法用量】①治疗抑郁症：一次50mg，每日1次，治疗剂量范围为每日50～200mg。②治疗强迫症：开始剂量为一次50mg，每日1次，逐渐增加至每日100～200mg，分次口服。最大剂量每日200mg。

【不良反应】①常见困倦、恶心、呕吐、口干、头晕、嗜睡、紧张、失眠、震颤、多汗、无力等。②少见直立性低血压、肝功能改变、性功能障碍等。

【禁忌证】对本药或其中任何一成分已知或可疑过敏者禁用。

【药物相互作用】①本药与单胺氧化酶抑制剂合用，可出现严重反应，在停用单胺氧化酶抑制剂14日内，不能服用本药；停用本药后也需14日以上才能开始单胺氧化酶抑制剂的治疗。②本药与色氨酸或芬氟拉明合用时，可使中枢神经系统对5-羟色胺的再摄取增加，出现药效学相互作用。③在舍曲林治疗期间不宜饮酒。④本药与西咪替丁合用，可降低舍曲林的清除。⑤本药与华法林合用，可延长凝血酶原时间。⑥本药与锂盐合用时，可能存在药效学相互作用，应慎用。

【注意事项】①有癫痫史、双相情感障碍病史、近期发生心肌梗死、心脏疾病、肝肾功能不全、有自杀倾向、有出血倾向者慎用。②妊娠期妇女、哺乳期妇女慎用。③老年人血浆清除率下降，应减量。④用药期间不宜参加需要高度集中注意力、警觉度高的活动，如驾驶、高空作业等。

【制剂与规格】片剂：50mg；100mg。

马来酸氟伏沙明

Fluvoxamine Maleate

【其他名称】氟伏草胺、三氟戊肟胺、氟戊肟胺。

【药理作用】本药为选择性5-羟色胺再摄取抑制剂，可选择性抑制5-羟色胺转运体，阻断突触前膜对5-羟色胺的再摄取，对去甲肾上腺素及多巴胺影响很弱。其优点在于既无兴奋、镇静作用，又无抗胆碱、抗组胺作用，亦不影响MAO活性，对心血管系统无影响。

【体内过程】口服后完全吸收，口服达峰时间3～8小时，血浆蛋白结合率约为77%。单次用药$t_{1/2}$为13～15小时，连续用药后为17～22小时，用药10～14日后可达稳态血药浓度。主要在肝脏代谢，代谢产物无活性，经肾脏排泄。

【适应证】抑郁症、强迫症和焦虑症。

【用法用量】①抗抑郁：常用起始剂量为每日50～100mg，晚上1次服用。每4～7日增加50mg，且可根据个人反应调节。若每日剂量超过150mg，可分次服用。最大剂量每日300mg。维持剂量一般为每日50～100mg。②强迫症：初始剂量为每日50mg，睡前服，连服3～4日，再逐渐增加。常规剂量为每日100～300mg。最大剂量为每日300mg。

【不良反应】①常见不良反应为困倦、恶心、呕吐、口干、过敏、嗜睡、紧张、失眠、震颤、多汗、无力等。②少见不良反应有直立性低血压、肝功能改变、性功能障碍等。

【禁忌证】对本药过敏者。禁止与替扎尼定、硫利达嗪、阿洛司琼、匹莫齐特和单胺氧化酶抑制剂合用。

【药物相互作用】参阅“氟西汀”。

【注意事项】①有癫痫、双相情感障碍、心脏病病史，有自杀倾向、出血倾向者慎用。肝、肾功能损害的患者，适当减量。②儿童、妊娠期妇女、哺乳期妇女慎用。③停药时应慎重，逐渐减量，忌突然停药。④用药期间不宜参加需要高度集中注意力、警觉度高的活动，如驾驶、高空作业等。

【制剂与规格】片剂：50mg。

氢溴酸西酞普兰
Citalopram Hydrobromide

【其他名称】氰酞氟苯胺。

【药理作用】本药为强选择性5-羟色胺再摄取抑制剂，可选择性抑制5-羟色胺转运体，阻断突触前膜对5-羟色胺的再摄取，延长和增加5-羟色胺的作用，从而产生抗抑郁作用。对胆碱能毒蕈碱受体，组胺受体和α受体无抑制作用。

【体内过程】口服吸收良好，不受食物影响，生物利用度约80%。服药后在2～4小时内达到血药浓度峰值，血浆蛋白结合率低于80%。$t_{1/2}$为24～36小时。在肝脏代谢，主要代谢酶为CYP3A4与CYP2C19。经肾脏排泄。

【适应证】抑郁症、强迫症及其相关症状的治疗。

【用法用量】口服，起始剂量为每日20mg，常用有效量为每日20～40mg。疗效不佳者可增加剂量，最高剂量每日60mg。

【不良反应】①常见腹泻、恶心、多汗、口干、头痛、头晕、晕厥、失眠、嗜睡、震颤、幻觉、性功能障碍、鼻炎、疲劳等。②少见心肌梗死、尖端扭转型室性心动过速、脑血管意外、白细胞减少、癫痫发作。③罕见贫血、白细胞增多、紫癜、淋巴结病、抑郁加重、鼻出血、自杀观念、自杀等。

【禁忌证】对本药过敏者。禁与单胺氧化酶抑制剂合用。

【药物相互作用】参阅“氟西汀”。

【注意事项】①有癫痫史、双相情感障碍病史、近期发生心肌梗死、心脏疾病、肝、肾功能不全、有自杀倾向、有出血倾向者慎用。②妊娠期、哺乳期妇女不宜使用。③老年人血浆清除率下降，应减量。④用药期间不宜参加需要高度集中注意力、警觉度高的活动，如驾驶、高空作业等。

【制剂与规格】①片剂：20mg。②胶囊：20mg。

艾司西酞普兰
Escitalopram

【药理作用】本药是西酞普兰（外消旋体）的左旋对映体，可选择性地抑制5-羟色胺转运体，在体内对5-HT再摄取的抑制作用是外消旋体的5～7倍。可延长和增加5-HT的作用，从而产生抗抑郁作用。具有极高选择性，对5-HT_{1A}、5-HT_{2A}受体、肾上腺素能受体、多巴胺受体、组胺受体、GABA受体、苯二氮䓬类受体及阿片类受体等均无亲和力或仅有弱亲和力。

【体内过程】口服吸收良好，且不受食物影响，生物利用度为80%。多次给药后达峰时间平均4小时，蛋白结合率约为56%，$t_{1/2}$为30小时。在肝脏代谢，主要从尿液排泄。

【适应证】①抑郁症。②广泛性焦虑、广场恐怖症、惊恐障碍等神经症。

【用法用量】口服。①治疗抑郁症：每日10mg，每日1次，根据患者的临床情况最大剂量可增加至每日20mg。通常2～4周可控制抑郁症状，症状缓解后需巩固维持治疗至少6个月。②治疗广泛性焦虑、广场恐怖症、惊恐障碍等神经症：初始剂量为每日5mg，持续1周后可增加至每日10mg。根据患者的个体反应，剂量可增至每日20mg。老年患者：推荐半量使用本药，最大剂量也不应超过每日20mg。肝功能不全者：建议起始剂量每日5mg，持续2周后，可根据患者的个体反应，剂量增加至每日10mg。

【不良反应】①常见腹泻、恶心、多汗、口干、头痛、头晕、晕厥、失眠、嗜睡、震颤、幻觉、性功能障碍、鼻炎、疲劳等。②少见心肌梗死、尖端扭转型室性心动过速、脑血管意外、白细胞减少、癫痫发作、贫血、白细胞增多、紫癜、淋巴结病、抑郁加重、鼻出血、自杀观念、自杀等。

【禁忌证】对西酞普兰、艾司西酞普兰过敏者。禁止与非选择性、不可逆性单胺氧化酶抑制剂合用。

【药物相互作用】参阅“氟西汀”。

【注意事项】①有癫痫史、双相情感障碍病史、近期发生心肌梗死、心脏疾病、肝肾功能不全、有自杀倾向、有出血倾向者慎用。②妊娠期妇女、哺乳期妇女不宜使用。③老年人血浆清除率下降，应减量。④用药期间不宜参加需要高度集中注意力、警觉度高的活动，如驾驶、高空作业等。

【制剂与规格】片剂：5mg；10mg；20mg。

阿戈美拉汀
Agomelatine

【药理作用】本药是一种褪黑素受体激动剂和5-HT_{2C}受体拮抗剂，能特异性地增加前额皮质去甲肾上腺素和多巴胺的释放，对睡眠具有正向的时相调整作用，诱导睡眠时相提前，降低体温，引发类褪黑素作用。

【体内过程】口服吸收快速且良好，口服达峰时间约1～2小时，血浆蛋白结合率为95%，$t_{1/2}$为1～2小时。主要在肝脏代谢，代谢产物主要为羟化阿戈美拉汀和去甲基阿戈美拉汀，自肾脏排泄，目前尚不清楚是否可分泌入乳汁。

【适应证】成人抑郁症。

【用法用量】口服成人常用量：开始一次25mg，每日1次，睡前口服，然后根据病情和耐受情况逐渐增至一日50mg，每日1次。

【不良反应】①神经系统：头疼、头晕、嗜睡、失眠、偏头痛常见，感觉异常不常见。②胃肠系统：恶心、腹泻、便秘、上腹部疼痛常见。③视觉障碍：视物模糊不常见。④皮肤及皮下组织不适：多汗常见，湿疹不常见，红斑疹罕见。⑤肌肉骨骼和结缔组织：背痛常见。⑥全身性疾病及给药部位不适：疲劳常见。⑦肝胆系统障碍：常见血清转氨酶升高，肝炎罕见。⑧精神障碍：焦虑常见，自杀念头或自杀行为未知。

【禁忌证】①乙肝病毒携带者、丙肝病毒携带者、肝功能损害者。②对活性成分或任何赋形剂过敏者。

【药物相互作用】①本药主要经CYP1A2（90%）和CYP2C9/19（10%）代谢。与这些酶有相互作用的药物可能会降低或提高本药的生物利用度。强效CYP1A2抑制剂（如伏氟沙明、环丙沙星）可明显抑制本药的代谢，增加本药的血药浓度。因此，本药禁止与之联合使用。②与雌激素（中度CYP1A2抑制药）合用时，本药的血药浓度可升高数倍。

【注意事项】①不推荐用于18岁以下抑郁症患者；老年抑郁症患者应慎用，不应用于治疗伴有痴呆的老年抑郁症患者；妊娠期妇女慎用，哺乳期妇女使用期间应停止哺乳。②慎用于有躁狂症或轻度躁狂症发作史的患者，当患者出现了躁狂症状时，应该停止使用本药。③对于有严重自杀意念的高风险患者，在治疗过程中，特别是治疗早期及改变剂量后应对患者严密观察。④使用本药可能会发生血清转氨酶的升高，在开始应用本药治疗前，所有患者都应进行肝功能监测，并在治疗期间定期复查，发生血清转氨酶水平升高的患者应在48小时内进行复查。如血清转氨酶水平升高超过正常上限的3倍以上应停止用药，并定期进行肝功能检查。患者出现任何提示有肝功能损害的症状时应进行肝功能检查，如出现黄疸应停止用药。过量饮酒或正接受可能引起肝损害药物的患者应慎用本药。⑤有罕见的遗传性半乳糖不耐受，Lapp乳糖酶缺乏或葡萄糖半乳糖吸收不良的患者禁用本药。⑥应注意对驾驶和操作机械能力的可能影响。

【制剂与规格】片剂：25mg。

四、选择性5-HT和去甲肾上腺素（NE）再摄取抑制剂（SNRIs）

文拉法辛
Venlafaxine

【其他名称】万拉法新。

【药理作用】本药为5-羟色胺和去甲肾上腺素的再摄取强抑制剂，使突触间隙中这两种单胺递质浓度增高，发挥抗抑郁作用。对多巴胺的再摄取抑制作用较弱，但强于丙米嗪和去甲丙米嗪。

【体内过程】口服易吸收，血浆蛋白结合率27%～30%，经肝脏代谢，代谢产物具有活性，本药及其代谢产物的$t_{1/2}$分别为5小时和11小时，代谢产物主要经肾脏排泄，亦可随乳汁泌出。

【适应证】抑郁症及焦虑症。

【用法用量】起始剂量为每日75mg，分2～3次口服。根据病情可逐渐加量，每日最大剂量为225mg，加量间隔不少于4日；缓释制剂可每日只服用1次。

【不良反应】①常见不良反应有：胃肠道不适如恶心、厌食、腹泻等。亦可出现头痛、不安无力、嗜睡、失眠、头晕或震颤等。②少见不良反应有：过敏性皮疹及性功能减退。可引起血压升高，且与剂量呈正相关。大剂量时可诱发癫痫。突然停药可见撤药综合征如失眠、焦虑、恶心、出汗、震颤、眩晕或感觉异常等。

【禁忌证】对本药过敏者，正在服用单胺氧化酶抑制剂的患者。

【药物相互作用】①与选择性5-羟色胺再摄取抑制剂或与单胺氧化酶抑制剂合用时，可引起高血压、僵硬、肌阵挛、不自主运动、焦虑不安、意识障碍乃至昏迷和死亡。因此，在由一种药物转换为另一种药物治疗时，需7～14日的洗净期。②与奎尼丁合用时，可使本药血药浓度升高。③与β受体阻滞药普萘洛尔、美多洛尔、噻吗咯尔或与三环类抗抑郁药阿米替林、氯米帕明、丙咪嗪或与抗心律失常药普鲁帕酮，可待因和美沙芬等合用，可竞争性地抑制本药的代谢。④与西米替丁合用时，可使本药清除率降低。

【注意事项】①闭角型青光眼、癫痫患者慎用。②严重心脏疾患、高血压、甲状腺疾病、血液病患者慎用。③肝、肾功能不全者慎用或减少用量。④用药过程中应监测血压，血压升高应减量或停药。⑤停用时应逐渐减少剂量。⑥患者出现有转向躁狂发作倾向时应立即停药。⑦用药期间不宜驾驶车辆、操作机械或高空作业。⑧妊娠期妇女及哺乳期妇女、儿童及老年患者慎用。

【制剂与规格】①片剂：25mg；37.5mg；75mg；100mg。②胶囊：12.5mg；25mg；50mg。③缓释胶囊：75mg；150mg。

米氮平
Mirtazapine

【其他名称】米塔扎平。

【药理作用】本药为强有力的肾上腺素α_2受体阻滞药和5-羟色胺受体拮抗剂，能增强去甲肾上腺素能及5-羟色胺能的神经传导。通过拮抗5-HT_2受体发挥抗焦虑和抑郁的作用，并改善睡眠、增加食欲。通过拮抗5-HT_3受体发挥止吐作用。本药有较强的抗组胺H_1受体的活性，因此具有一定的镇静作用。与毒蕈碱受体的亲和力较小，故抗胆碱作用较小。

【体内过程】口服吸收快，生物利用度约50%，达峰时间约2小时，约85%与蛋白结合，$t_{1/2}$为20～40小时。主要在肝脏代谢，部分原型药与代谢产物75%从尿中排泄，15%从粪便排泄。

【适应证】抑郁症和焦虑症。

【用法用量】治疗起始剂量为15mg，每日临睡前服用。也可分次服用（如早晚各1次）。可根据病情逐渐增加至每日15～45mg。

【不良反应】嗜睡、食欲增加，体重增加、头晕、水肿、直立性低血压、震颤、肌痉挛、转氨酶升高及皮疹等。

【禁忌证】对本药过敏者。禁止与单胺氧化酶抑制剂合用。

【药物相互作用】①米氮平可加重酒精对中枢的抑制作用，因此在治疗期间应禁止饮酒。②2周之内或正在使用单胺氧化化酶抑制剂的患者不宜使用米氮平。③米氮平可能加重苯二氮䓬类的镇静作用，两药合用时应予以注意。

【注意事项】①为避免出现撤药反应，应于症状控制后4～6个月逐渐停药。②本药可引起镇静、安眠作用，故从事高度集中活动和工作的人慎用。③慎用于粒细胞缺乏、心绞痛、心血管意外、脱水、癫痫、高胆固醇血症、心肌梗死患者及肝肾功能不全者。④妊娠期妇女、哺乳期妇女、儿童不宜使用。

【制剂与规格】片剂：15mg；30mg。

度洛西汀
Duloxetine

【药理作用】本药是一种选择性5-羟色胺与去甲肾上腺素再摄取抑制剂（SSNRI）。其增强中枢神经系统5-羟色胺与去甲肾上腺素功能。本药是神经元5-羟色胺与去甲肾上腺素再摄取的强抑制剂，对多巴胺再摄取的抑制作用相对较弱。

【体内过程】口服吸收完全，给药6小时后达血药浓度高峰。口服生物利用度高于70%，总蛋白结合率>90%。$t_{1/2}$为12小时，口服剂量的70%经肾代谢，20%经粪便排出体外。

【适应证】抑郁症、焦虑症。

【用法用量】起始剂量每次口服30mg，每日1次。可加量至每日60mg。

【不良反应】①心血管系统：可引起血压轻度上升及心率下降，甚至血压持续上升。②中枢神经系统：可见失眠、头痛、嗜睡、晕眩、震颤及易激惹。③代谢/内分泌系统：可见体重下降。④泌尿生殖系统：可见排尿困难及男性性功能障碍（如射精障碍、性欲下降、勃起障碍、射精延迟、达高潮能力障碍）。⑤胃肠道：可见恶心、腹泻、便秘、口干、纳差及味觉改变。⑥血液：较少见贫血、白细胞减少、白细胞计数升高、淋巴结病及血小板减少。⑦皮肤：常见盗汗、瘙痒及皮疹。较少见痤疮、脱发、冷汗、瘀斑、湿疹、红斑、颜面部水肿及光敏反应。⑧视觉障碍：可见视物模糊。

【禁忌证】对本药过敏者、未经治疗的闭角型青光眼。

【药物相互作用】①本药通过两种肝药酶CYP2D6和CYP1A2代谢，中度抑制CYP2D6，但不抑制也不诱导CYP1A2和CYP3A4。与其他主要通过CYP2D6代谢，且治疗窗狭窄的药物（如TCAs、Ⅰc类抗心律失常药物、吩噻嗪）时，应谨慎。②因为本药与血浆蛋白高度结合，与其他高血浆蛋白结合率药物合用时，可能会增加其他药物的游离浓度，致发生药物不良反应。③本药禁止与单胺氧化酶抑制剂联用，也不可以在单胺氧化酶抑制剂停药14日内使用本药；根据本药的半衰期，停用本药后至少5日，才能开始使用单胺氧化酶抑制剂。

【注意事项】①癫痫患者、胃肠道排空慢、有直立性低血压或晕厥病史者、躁狂或有躁狂病史者（特别是双相情感障碍）者、自杀倾向的抑郁症患者、肾功能不全者慎用。②可能发生镇静效果，故从事注意力高度集中的机械操作、高空作业及驾驶者应慎用。③对于老年患者中个体化调整剂量时，增加剂量时应该额外小心。儿童使用须权衡临床需要和潜在风险。

【制剂与规格】①肠溶胶囊：30mg；60mg。②肠溶片剂：20mg。

米那普仑
Milnacipran

【药理作用】米那普仑是神经元去甲肾上腺素和5-羟色胺再摄取强抑制剂，对多巴胺或其他神经递质的摄取无直接影响。米那普仑在体外对5-羟色胺受体（5-HT_{1-7}）、α和β肾上腺素受体，毒蕈碱（M_{1-5}）、组胺（H_{1-4}）、多巴胺（D_{1-5}）、阿片、苯二氮䓬和γ-氨基丁酸（GABA）受体无明显亲和力。因此，米那普仑与三环类抗抑郁药相比无抗胆碱能作用、镇静作用和心血管不良反应。米那普仑对Ca^{2+}、K^+、Na^+和Cl^-通道无明显亲和力而且不抑制单胺氧化酶（MAO-A和MAO-B）或胆碱酯酶活性。

【体内过程】口服吸收良好，不受食物影响。给药后2～4小时内达到最高血药浓度，绝对生物利用度约85%～90%。血浆蛋白结合率为13%。米那普仑及其代谢物主要通过肾脏排泄。

【适应证】①抑郁症。②纤维肌痛。

【用法用量】①口服，推荐剂量为每日100mg（一次50mg，每日2次）。②根据疗效和耐受性，可按照以下方案调整给药。第1日：12.5mg，用药1次；第2~3日：一次12.5mg，每日2次；第4～7日：一次25mg，每日2次；第7日后：一次50mg，每日2次。根据个体患者反应，剂量可增加至每日200mg（一次100mg，每日2次）。

【不良反应】①便秘、潮热、多汗、呕吐、心悸、心率增加、口干和高血压。②体重减轻。③男性患者：排尿困难，射精障碍、勃起功能障碍、射精失败、性欲减退、前列腺炎、阴囊痛、睾丸痛、睾丸肿、尿急、尿潴留、尿道痛和尿流量减低。④白细胞减少、中性粒细胞减少、血小板减少。

【禁忌证】①服用单胺氧化酶抑制剂的患者。②未控制的窄角型青光眼。

【药物相互作用】①与单胺氧化酶抑制剂联用可能产生致命反应，包括体温过高、僵硬、肌阵挛、自主神经失调、生命体征快速波动、极度焦虑不安以致谵妄和昏迷。②与SNRIs、SSRIs或其他可能影响5-羟色胺神经递质系统的药物（如曲坦类、锂制剂、色氨酸、抗精神病药和多巴胺拮抗剂等药物）同时使用时，可能引起5-羟色胺综合征或神经阻滞药恶性综合征。③与其他的5-羟色胺再摄取抑制剂同时给药可能致高血压和冠状动脉血管收缩。④与肾上腺素和去甲肾上腺素同时使用可能引起阵发性高血压和心律失常。

⑤与氯米帕明、地高辛联合使用，可能导致体位性低血压。⑥与可乐定同时给药可能抑制可乐定的抗高血压作用。

【注意事项】①使用本药治疗前和治疗后应定期测定心率。当接受本药治疗时，若患者的心率持续增加，应考虑减低剂量或停药。②有癫痫发作史、躁狂史患者患者慎用本药。③用本药长期治疗后应逐渐减小剂量且不要突然停药。

【制剂与规格】片剂：12.5mg；25mg；50mg；100mg。

曲唑酮
Trazodone

【其他名称】曲拉唑酮、苯哌丙吡唑酮、氯哌三唑酮。

【药理作用】本药为三唑吡啶衍生物，能选择性抑制突触前膜对5-羟色胺的再摄取，也能微弱地阻止去甲肾上腺素的再摄取，但对多巴胺、组胺和乙酰胆碱无作用，亦不抑制脑内MAO的活性。此外，本药还能拮抗5-HT_{2A}受体或5-HT_{2C}受体，抑制受体对5-HT的负反馈调节，增加5-HT的释放，达到抗抑郁的目的。

【体内过程】口服易吸收，蛋白结合率为89%～95%，口服达峰时间约为1～1.5小时，经肝脏代谢，其代谢产物仍有明显的活性，活性比母体更大，且在脑内浓度高于血药浓度，故其药物半衰期呈两相，初始相为3～6小时，缓慢相为5～9小时。代谢产物最后经肾脏排出。

【适应证】抑郁症、焦虑症、睡眠障碍，药物依赖戒断后的焦虑烦躁状态。

【用法用量】口服。成人初始剂量每日50～100mg，分次服用，然后每3～4日可增加50mg。门诊患者最大剂量为每日400mg，住院患者较严重者剂量可达每日600mg。老年人从每次25mg开始，每日2次，经3～5日逐渐增加至每次50mg，每日3次，很少超过每日200mg。本药一般在连续用药2周内起到明显效果。一旦有足够的疗效，可逐渐减量。

【不良反应】①常见嗜睡，偶见疲乏、头晕、头疼、失眠、紧张和震颤等；以及视物模糊、口干、便秘。②少见直立性低血压和心动过速、恶心、呕吐和腹部不适。③罕见粒细白减少。

【禁忌证】①对本药过敏者。②严重的心脏病或心律不齐、意识障碍者。

【药物相互作用】①本药与地高辛或苯妥英合用，可使地高辛或苯妥因的血药浓度水平升高。②本药可能会加强对酒精、巴比妥类药和其他中枢神经抑制剂的作用。③本药与MAOI之间的相互作用目前尚不清楚，若刚停药后就服用本药或与其同时服用，则应从低剂量开始，直到临床疗效的产生。④本药与降压药合用，需要减少降压药的剂量。

【注意事项】①癫痫、严重肝功能不全、肾功能不全、急性心肌梗死恢复期慎用。②老年患者用量宜酌减，日剂量不大于200mg。③突然停药可发生胃肠道症状，如恶心、呕吐、腹泻、腹痛等。④用药期间不宜参加需要高度集中注意力、警觉度高的活动，如驾驶、高空作业等。⑤妊娠期妇女、哺乳期妇女、儿童不宜使用。

【制剂与规格】片剂：50mg；100mg。

甲磺酸瑞波西汀
Reboxetine Mesylate

【其他名称】吗啉甲磺酸盐。

【药理作用】本药为选择性去甲肾上腺素（NE）再摄取抑制剂，通过对NE再摄取的选择性阻滞，提高中枢NE的活性，从而改善患者的情绪。对5-羟色胺、多巴胺重吸收位点没有亲和力，对毒蕈碱、组胺或肾上腺素受体几无亲和作用。

【体内过程】口服吸收迅速，2小时即达到最高血药浓度，若同时进食，会使达峰时间延迟2～3小时，但生物利用度不受影响。$t_{1/2}$约13小时，血浆蛋白结合率约为97%，本药口服后以原药形式存在于血浆中，大部分（76%）由尿液排出。

【适应证】抑郁症、焦虑症。

【用法用量】口服，一次4mg，每日2次。2～3周逐渐起效。用药3～4周后视需要可增至每日12mg，分3次服用。每日最大剂量不得超过12mg。

【不良反应】口干、便秘、多汗、失眠、勃起困难、排尿困难、尿潴留、心率加快、静坐不能、眩晕或直立性低血压。

【禁忌证】①妊娠、分娩、哺乳期妇女。②对本药过敏者。③肝、肾功能不全。④有惊厥史者，如癫痫。⑤闭角型青光眼。⑥前列腺增生引起的排尿困难者。⑦血压过低，心脏病，如近期发生心血管意外事件。

【药物相互作用】①本药主要经CYP3A4同工酶代谢，能减少CYP3A4活性的药物，如抗真菌剂酮康唑、氟康唑可能增加本药的血药浓度。②本药与下列药物可能有相互作用：唑类抗真菌药，如氟康唑、酮康唑；抗生素，如红霉素；用于治疗偏头痛或帕金森病的麦角衍生物；单胺氧化酶抑制剂，如吗氯贝胺、苯乙肼；三环类抗抑郁药，如丙咪嗪、氯丙嗪、奈法唑酮；选择性5-羟色胺重吸收抑制剂，如氟伏沙明、锂；去钾利尿药，如噻嗪类；抗心律失常药，如普萘洛尔、阿普洛尔、氟哌酰胺；免疫抑制剂，如环孢菌素；降压药以及美沙酮、利多卡因等药物。

【注意事项】①本药停用7日以内不宜使用MAOI。②停用MAOI不超过2周者，亦不宜使用本药。③服用本药后不会立即减轻症状，通常症状的改善会在服药后几周内出现，因此，即使服药后没有立即出现病情好转也不应停药，直到服药几个月后医生建议停药为止。④坚持每日服药是十分必要的，但如果错过一次服药，可在下一个用药时间继续服用下一个剂量即可。

【制剂与规格】①片剂：4mg。②胶囊：4mg。

第10章 抗脑血管病药

一、抗血小板聚集药

阿司匹林
Aspirin

【其他名称】乙酰水杨酸。

【药理作用】原为解热镇痛抗炎药，后发现它还有抗血小板活性，可抑制血小板的释放反应（如肾上腺素、胶原、凝血酶等引起的释放）和聚集反应（第二相聚集）。在体内延长出血时间，减少血栓形成。抗血小板作用机制在于使血小板的环氧化酶（即PG合成酶）乙酰化，从而抑制了环内过氧化物的形成，TXA_2的生成也减少。另外，它还可使血小板膜蛋白乙酰化，并抑制血小板膜酶，这也有助于抑制血小板功能。

【体内过程】本药吸收后，大部分在肝内水解为水杨酸。水杨酸的血浆蛋白结合率为65%～90%。水杨酸盐结合率为65%～90%。可分布于全身各组织，也能渗入关节腔和脑脊液。水杨酸代谢成水杨尿酸及葡糖醛酸结合物，小部分氧化为龙胆酸。游离水杨酸及结合的代谢物从肾脏排泄。在碱性尿中排泄速度加快；还可通过乳汁排泄。

【适应证】①慢性稳定型心绞痛、心肌梗死的一级和二级预防；脑梗死、脑卒中或短暂性脑缺血发作后脑梗死的二级预防；预防瓣膜修补术或冠脉搭桥术后的血栓形成。②冠状粥样硬化性心脏病如心绞痛、心肌梗死和缺血性脑血管病如急性脑卒中、短暂性脑缺血发作。

【用法用量】预防用，一般每日75～150mg；急性期治疗用，一般每日150～300mg。急性期后可改为预防剂量每日50～150mg。

【不良反应】①常见的不良反应为肠道反应，如腹痛和肠道稍微出血，偶然出现恶心、呕吐和腹泻。②胃出血和胃溃疡以及主要在哮喘患者出现的过敏反应，极少见。③个别病例出现肝肾功能障碍、低血糖及严重的皮肤病变。④小剂量阿司匹林能减少尿酸的排泄，对易感者可引起痛风发作。⑤有极少数会由于长期服用导致胃肠出血而引起贫血，出现黑便。⑥出现眩晕和耳鸣时可能为严重的中毒症状。

【禁忌证】①对本药过敏者。②活动性溃疡病或其他原因引起的消化道出血；血友病或血小板减少症；有阿司匹林或其他非甾体抗炎药过敏史者，尤其是出现哮喘、神经血管性水肿或休克者。

【药物相互作用】①本药可增加以下药物的作用：抗凝血药、某些降血糖药、甲氨蝶呤、地高辛、巴比妥类、锂、某些镇痛药、抗炎药和抗风湿药、某些抗生素、三碘甲状腺氨酸等，可增强含可的松或可的松类似物的药物或同时饮酒时引起的胃肠道出血危险。②本药可减弱以下药物的作用：某些可减弱以下药物的作用：某些利尿药、降压药、促尿酸排泄的抗痛风药。

【注意事项】①交叉过敏反应。对本药过敏时也可能对另一种非甾体抗炎药过敏。但非绝对，必须警惕交叉过敏的可能性。②下列情况应慎用：有哮喘及其他过敏性反应时；葡萄糖-6-磷酸脱氢酶（G-6-PD）缺陷者；痛风；肝功能减退时可加重肝脏毒性反应，加重出血倾向，肝功能不全和肝硬变患者易出现肾脏不良反应；心功能不全或高血压。大量用药时可能引起心力衰竭或肺水肿；肾功不全时有加重肾脏毒性的危险；血小板减少者。③长期用药时，应定期检查血小板计数和功能、红细胞压积、肝功能及血清水杨酸含量。

【制剂与规格】①片剂：25mg；100mg。②肠溶片：25mg；50mg；100mg。③泡腾片：100mg。

氯吡格雷
Clopidogrel

【药理作用】氯吡格雷是一种血小板聚集抑制剂，选择性地抑制二磷酸腺苷（ADP）与它的血小板受体的结合及继发的ADP介导的糖蛋白GPⅡb/Ⅲa复合物的活化，因此可抑制血小板聚集。氯吡格雷必须经生物转化才能抑制血小板的聚集。氯吡格雷还能阻断其他激动剂通过释放ADP引起的血小板聚集。氯吡格雷对血小板ADP受体的作用是不可逆的。

【体内过程】口服吸收迅速，血浆中蛋白结合率为90%，在肝脏代谢，主要代谢产物无抗血小板聚集作用。

【适应证】因血小板高聚集引起的心、脑及其他动脉循环障碍疾病，如近期发作的脑卒中、心肌梗死和确诊的外周动脉疾病。

【用法用量】每日1次，每次75mg，首剂可为300mg。

【不良反应】常见的不良反应为消化道出血、中性粒细胞减少、腹痛、食欲减退、胃炎、便秘、皮疹等。偶见血小板减少性紫癜。

【禁忌证】①对本药过敏者。②严重的肝脏损害。③活动性病理性出血，如消化性溃疡或颅内出血。

【药物相互作用】①与阿司匹林、萘普生合用，可能增加胃肠道出血的潜在危险，合用时应谨慎。②与华法林、肝素、溶栓药合用，可增加出血的危险，故不推荐与这些药物联用。

【注意事项】①老年患者无需调整剂量。②可经乳汁分泌，故妊娠期妇女及哺乳期妇女用药应权衡利弊。③肝、肾功能损害者慎用。

【制剂与规格】片剂：25mg；75mg。

奥扎格雷
Ozagrel

【药理作用】本药为高效、选择性血栓素合成酶抑制剂，通过抑制血栓烷A_2（TXA_2）的产生及促进前列环素（PGI_2）的生成而改善两者间的平衡失调，具有抗血小板聚集和扩张血管作用。能抑制大脑血管痉挛，增加大脑血流量，改善大脑内微循环障碍和能量代谢异常，从而改善蛛网膜下腔出血术后患者的大脑局部缺血症状和脑血栓（急性期）患者的运动失调。

【体内过程】本药静脉滴注后，血药浓度-时间曲线符合二室开放模型，$t_{1/2\beta}$为1.22小时，$t_{1/2}$最长为1.93小时，血药浓度可测到停药后3小时。停药24小时几乎全部药物经尿排出体外。

【适应证】急性血栓性脑梗死和脑梗死所伴随的运动障碍。

【用法用量】成人一次40～80mg，每日1～2次，溶于500ml 0.9%氯化钠注射液或5%葡萄糖注射液中，连续静脉滴注，2周为一疗程。

【不良反应】胃肠道反应和过敏反应，如恶心、呕吐、荨麻疹、皮疹等，经适当处理后得到缓解。少数可出现GPT、BUN升高，颅内、消化道、皮下出血及血小板减少等。

【禁忌证】①出血性脑梗塞，或大面积脑梗塞深度昏迷。②严重心、肺、肝、肾功能不全，如严重心律不齐、心肌梗死。③血液病或有出血倾向。④严重高血压，收缩压超过26.6kPa（200mmHg）以上。⑤对本药过敏者。

【药物相互作用】本药与抗血小板聚集剂、血栓溶解剂及其他抗凝药合用，可增强出血倾向，应慎重合用，必要时适当减量。

【注意事项】本药避免与含钙输液（格林溶液等）混合使用，以免出现白色混浊。

【制剂与规格】①粉针剂：20mg；40mg；80mg。②注射剂：1ml∶20mg；2ml∶40mg；4ml∶80mg。

二、纤维蛋白溶解药

尿激酶
Urokinase

【其他名称】尿活素。

【药理作用】本药直接作用于内源性纤维蛋白溶解系统，能催化裂解纤溶酶原成纤溶酶，后者不仅能降解纤维蛋白凝块，亦能降解血循环中的纤维蛋白原、凝血因子Ⅴ和凝血因子Ⅷ等，从而发挥溶栓作用。本药对新形成的血栓起效快、效果好。本药还能提高血管ADP酶活性，抑制ADP诱导的血小板聚集，预防血栓形成。

【体内过程】静脉给药后经肝脏快速清除，血浆半衰期≤20分钟。少量药物经胆汁和尿液排出。肝硬化等肝功能受损患者其半衰期延长。

【适应证】①症状短于3～6小时的急性期脑血管栓塞、急性广泛性肺栓塞、胸痛6～12小时内的冠状动脉栓塞和心肌梗死、视网膜动脉栓塞和其他外周动脉栓塞症状严重的髂-股静脉血栓形成者。②人工心瓣膜手术后预防血栓形成、保持血管插管和胸腔及心包腔引流管的通畅等。

【用法用量】本药临用前应以0.9%氯化钠注射液或5%葡萄糖注射液配制。①3～6小时内的缺血性脑卒中：100万～150万U，溶于0.9%氯化钠注射液100～200ml，持续静脉滴注30分钟。②肺栓塞：初次剂量4400U/kg，用0.9%氯化钠注射液或5%葡萄糖注射液溶解，以90ml/h速度在10分钟内滴完；其后以每小时4400U/kg的给药速度，连续静脉滴注12小时；也可按15 000U/kg的给药剂量用0.9%氯化钠注射液配制后经肺动脉内注入。必要时，可根据病情调整剂量，间隔24小时重复给药1次，最多使用3次。③心肌梗死：建议以0.9%氯化钠注射液配制后，按6000U/min的给药速度冠状动脉内连续滴注2小时，滴注前应先行静脉给予肝素2500～10 000U。也可将本药200万～300万U配制后静脉滴注，45～90分钟滴完。④外周动脉血栓：以2500U/ml的浓度用0.9%氯化钠注射液配制本药，4000U/min的给药速度经导管注入血凝块，每2小时夹闭导管1次；注入速度可调整为1000U/min，直至血块溶解。⑤防治心脏瓣膜替换术后的血栓形成：血栓形成是心脏瓣膜术后最常见的并发症之一。可用本药4400U/kg，用0.9%氯化钠注射液配制后10～15分钟滴完。然后以4400U/（kg·h）静脉滴注维持。当瓣膜功能正常后即停止用药；如用药24小时仍无效或发生严重出血倾向应停药。⑥脓胸或心包积脓用抗生素和脓液引流术治疗时，常因纤维蛋白形成凝块而阻塞引流管。此时可胸腔或心包腔内注入灭菌注射用水配制本药（5000U/ml）1万～25万U，既可保持引流管通畅，又可防止胸膜或心包粘连或形成心包缩窄。⑦眼科用于溶解眼内出血引起的前房血凝块，可使血块崩解，有利于手术取出。常用量为5000U，用2ml 0.9%氯化钠注射液配制冲洗前房。

【不良反应】①最常见的不良反应是出血倾向。以注射或穿刺局部血肿最为常见。其次为组织内出血，发生率5%～11%，多轻微，严重者可致脑出血。②本药用于冠状动脉再通溶栓时，常伴随血管再通后出现房性或室性心律失常，发生率高达70%以上。需严密进行心电监护。③本药抗原性小，体外和皮内注射均未检测到抗体生成，过敏反应发生率极低。但有报道，曾用过链激酶治疗的病人使用本药后少数人引发支气管痉挛、皮疹和发热。也可能会出现头痛、头重感、食欲不振、恶心、呕吐等胃肠症状。

【禁忌证】①急性内脏出血、急性颅内出血、陈旧性脑梗死、近两个月内进行过颅内或脊髓内外科手术、颅内肿瘤、动静脉畸形或动脉瘤、出血素质、严重难控制的高血压。②延长的心肺复苏术、严重高血压、近4周内的外伤、3周内手术或组织穿刺、妊娠、分娩后10天、活跃性溃疡病及重症肝脏疾患。

【药物相互作用】本药与其他药物的相互作用尚无报道。鉴于本药为溶栓药，因此，影响血小板功能的药物，如阿司匹林、吲哚美辛、保泰松等不宜合用。肝素和口服抗凝血药不宜与大剂量本药同时使用，以免增加出血危险。

【注意事项】①应用本药前，应测定病人红细胞压积、血小板计数、凝血酶时间（TT）、凝血酶原时间（PT）、激活的部分凝血致活酶时间（APTT）。TT和APTT应小于延长时间的2倍。②用药期间应密切观察病人反应，如脉率、体温、呼吸频率和血压、出血倾向等，至少每4小时记录1次。如发现过敏症状如：皮疹、寻麻疹等立即停用。③静脉给药时，要求穿刺一次成功，以避免局部出血或血肿。④动脉穿刺给药时，给药毕，应在穿刺局部加压至少30分钟，并用无菌绷带和敷料加压包扎，以免出血。⑤下述情况使用本药风险较大，应权衡利弊后慎用：10日内分娩、作过组织活检、静脉穿刺、大手术的病人及严重胃肠道出血病人；极有可能出现左心血栓的病人，如二尖瓣狭窄伴心房纤颤；亚急性细菌性心内膜炎患者；继发于肝肾疾病而有出血倾向或凝血障碍的病人；妊娠期妇女、脑血管病患者和糖尿病性出血性视网膜病患者；本药不得用酸性溶液稀释，以免药效下降。

【制剂与规格】注射剂：500U；1000U；5000U；1万U；2万U；5万U，10万U；20万U；25万U；50万U；100万U；150万U；250万U。

阿替普酶
Alteplase

【其他名称】重组组织型纤溶酶原激活剂、重组人组织型纤溶酶原激活剂、组织纤溶酶原激活剂、组织型纤维蛋白溶解酶原激活剂、组织纤维蛋白溶解酶原激活剂。

【药理作用】本药是一种糖蛋白，含526个氨基酸。可通过其赖氨酸残基与纤维蛋白结合，并激活与纤维蛋白结合的纤溶酶原转变为纤溶酶，这一作用较其激活循环中的纤溶酶原显著增强。由于本药选择性地激活与纤维蛋白结合的纤溶酶原，因而不产生应用链激酶时常见的出血并发症。此外，体外研究表明，本药还可抑制血小板活性。

【体内过程】静脉注射后本药迅速自血中消除，用药5分钟后，总药量的50%自血中消除。用药10分钟后体内剩余药量仅占总给药量的20%，用药20分钟后仅剩余10%。主要在肝脏代谢。

【适应证】①急性缺血性脑卒中。②急性心肌梗死。③肺栓塞。④深静脉血栓及其他血管疾病。

【用法用量】①血性脑卒中:推荐剂量为0.9mg/kg，最大剂量为90mg。先将剂量的10%静脉推入，剩余剂量在超过60分钟时间内静脉滴注。②心肌梗死: 对于发病后6小时内给予治疗的患者，应采取90分钟加速给药法（15mg静脉注射，其后30分钟内静脉滴注50mg，剩余35mg在60分钟内静脉滴注，最大剂量达100mg）；对于发病后6~12小时内给予治疗的患者，应采取3小时给药法（10mg静脉注射，其后1小时内静脉滴注50mg，剩余40mg在2小时内静脉滴注，最大剂量达100mg）。③肺栓塞: 应在2小时内给予100mg。最常用的给药方法为:10mg在1~2分钟内静脉注射，90mg在2小时内静脉滴注。体重不足65公斤的患者，给药总剂量不应超过1.5mg每公斤体重。

【不良反应】①本药不良反应较少。可有凝血障碍和出血、血细胞比容及血红蛋白降低、注射部位出血。②偶见心律失常、体温升高。③罕见血压下降、颅内出血、腹膜后出血、便血、血尿等。

【禁忌证】出血性疾病、近10日内进行过大手术或发生严重创伤、颅内肿瘤、动静脉畸形或动脉瘤、未能控制的严重原发性高血压、急性缺血性脑卒中可能伴有蛛网膜下腔出血或癫痫发作、脑出血或2月内曾进行过颅脑手术者。

【药物相互作用】①与其他影响凝血功能的药（包括香豆素类、肝素）合用，可显著增加出血的危险性。②与依替贝肽合用，因具有协同的抗凝作用，从而可增加出血的危险性。③与硝酸甘油合用，因后者可增加肝脏的血流量，从而增加本药的清除率，使本药的血浆浓度降低及冠状动脉的再灌注减少、再灌注时间延长、血管再闭塞的可能性增加。

【注意事项】①如发现出血迹象，应停药。②妊娠期及产后二周以及70岁以上患者应慎用。③曾服用口服抗凝剂者用本药出血的危险性增加。④用药期间监测心电图。⑤不能与其他药配伍静脉滴注，也不能与其他药共用一个静脉滴注器具。

【制剂与规格】粉针剂：20mg；50mg。

三、降低纤维蛋白原药

降纤酶
Defibrinogenase

【其他名称】去纤酶。

【药理作用】本药是从长白山白眉蝮蛇或尖吻蝮蛇蛇毒中提取的丝氨酸蛋白酶单成分制剂。具有纤维蛋白蛋白水解活性，能使血浆纤维蛋白原和纤维蛋白溶解，故能溶解血栓。此外，还能降低血液黏度，延长凝血酶原时间和凝血时间，但对其他凝血因子及血小板数量无明显影响。应用1~3日后，血浆纤维蛋白原减少，优球蛋白溶解时间缩短，降低全血黏度，凝血酶原时间和凝血时间延长，停用后3~12日恢复正常。本药对出血时间无影响。

【适应证】①急性脑梗死，包括脑血栓、脑栓塞，短暂性脑缺血发作，以及脑梗死再复发的预防。②心肌梗死，不稳定性心绞痛以及心肌梗死再复发的预防。③四肢血管病，包括股动脉栓塞，血栓闭塞性脉管炎，雷诺病。④血液呈高黏状态、高凝状态、血栓前状态。⑤突发性耳聋。⑥肺栓塞。

【用法用量】静脉滴注。临用前，用注射用水或0.9%氯化钠注射液适量使之溶解，加入至无菌0.9%氯化钠注射液100～250ml中，静脉点滴1小时以上。①急性发作期：一次10U，每日1次，连用3～4日；②非急性发作期：首剂量10U，维持剂量5～10U，一日或隔日1次，两周为一个疗程。

【不良反应】个别患者用药后可能出现少量瘀斑、鼻血或牙龈出血或有一过性ALT或AST轻度上升，停药后自行消失。

【禁忌证】①具有出血疾病史者。②手术后不久者。③有出血倾向者。④正在使用具有抗凝作用及抑制血小板功能药物（如阿司匹林）者。⑤正在使用具有抗纤溶作用制剂者。⑥重度肝或肾功能障碍及其他如乳头肌断裂、心室中隔穿孔、心源性休克，多脏器功能衰竭症者。⑦对本药有过敏史者。

【药物相互作用】使用本药应避免与水杨酸类药物（如阿司匹林）合用。抗凝血药可加强本药作用，引起意外出血；抗纤溶药可抵消本药作用，禁止联用。

【注意事项】①有药物过敏史者、有消化道溃疡病史者、患有脑血栓后遗症者、70岁以上高龄患者、妊娠期妇女及哺乳期妇女慎用。②如患者动脉或深部静脉损伤时，该药有可能引起血肿。因此，使用本药后，临床应避免进行如星状神经节封闭、动脉或深部静脉等的穿刺检查或治疗。对于浅表静脉穿刺部位有止血延缓现象发生时，应采用压迫止血法。③本药必须用足够量的输液稀释，并立即使用。④注意静脉点滴速度（点滴速度过快时，患者易有胸痛、心悸等不适症状）。⑤本药具有降低纤维蛋白原的作用，用药后可能有出血或止血延缓现象。因此，治疗前及给药期间应对患者进行血纤维蛋白原和其他出血及凝血功能的检查，并密切注意临床症状。给药治疗期间一旦出现出血和可疑出血时，应中止给药，并采取输血或其他措施。

【制剂与规格】①粉针剂：5U；10U。②注射剂：1ml ：5U；2ml ：20U。

巴曲酶
Batroxobin

【其他名称】凝血酶样酶、去纤维蛋白酶。

【药理作用】本药能降低血中纤维蛋白原的含量。静脉给药后，能降低全血黏度、血浆黏度，使血管阻力下降，增加血流量。

【体内过程】静脉滴注给药，每次10BU，隔日1次，共3次，测定半衰期：首次给药为5.9小时，第二次给药为3.0小时，第三次给药为2.8小时。与初次给药相比，第二次给药后的半衰期随纤维蛋白原浓度的下降而缩短，在纤维蛋白原浓度恢复后给药半衰期与初次给药相同。在肝、肾中分布较高，血液、脾、肺中亦有分布，脑、脂肪、肌肉中分布较低。静脉给药后，大部分代谢产物由尿排出。

【适应证】①急性缺血性脑血管病（包括短暂性脑缺血发作）。②慢性动脉闭塞症（如闭塞性血栓脉管炎、闭塞性动脉硬化症）伴缺血症状。③突发性耳聋。④振动病患者的末梢循环障碍。

【用法用量】成人首次剂量通常为10BU，维持量可视病人情况酌情给予，一般为5BU，隔日1次，药液使用前用100ml以上的0.9%氯化钠注射液稀释，静脉点滴1小时以上。下列情况首次使用量应为20BU，以后维持量可减为5BU：①给药前血纤维蛋白原浓度达400mg/dl以上时。②突发性耳聋的重症患者。

通常疗程为一周，必要时可增至3周；慢性治疗可增至6周，但在延长期间内每次用量减至5BU，隔日静脉点滴。

急性脑梗死患者：首次剂量为10BU，另2次各为5BU，隔日1次，共3次。使用前用250ml 0.9%氯化钠注射液稀释，静脉点滴1小时以上。此后应有其他治疗脑梗死药物继续治疗。

【不良反应】多为轻度，主要为注射部位出血、创面出血、头痛、头晕耳鸣，偶有轻度皮下瘀斑、鼻衄、恶心、呕吐、上腹不适、皮疹、发热、血ALT、AST、BUN、Cr升高及尿潜血阳性。罕有引起休克的情况，故应仔细观察病情，发现异常时终止给药，并采取输血等妥当的措施。

【禁忌证】①有出血患者（出凝血障碍性疾病、血管障碍所致出血倾向，活动性消化道溃疡，疑有颅内出血者等）。②新近手术患者。③有出血可能的患者（内脏肿瘤、消化道憩室炎、亚急性细菌性心内膜炎、重症高血压、重症糖尿病者等）。④正在使用具有抗凝作用及抑制血小板功能药物（如阿司匹林）者和正在使用抗纤溶性制剂者。⑤用药前血纤维蛋白原浓度低于100mg/dl者。⑥重度肝或肾功能障碍及其他如乳头肌断裂、心室中隔穿孔、心源性休克、多脏器功能衰竭症者。⑦对本药过敏者。

【药物相互作用】①与抗凝剂及血小板抑制剂（如阿司匹林等）合用可能会增加出血倾向或使止血时间延长。②本药能生成desA纤维蛋白聚合物，可能引起血栓、栓塞症，所以，与溶栓剂合用应特别注意。

【注意事项】①本药具有降低纤维蛋白原的作用，用药后可能有出血或止血延缓现象。因此，治疗前及治疗期间应对患者进行血纤维蛋白原和血小板凝集情况的检查，并密切注意临床症状。首次用药后第一次血纤维蛋白原低于100mg/dl者，给药治疗期间出现出血或可疑出血时，应终止给药，并采取输血或其他措施。②如患者有动脉或深部静脉损伤时，该药有可能引起血肿。因此，使用本药后，临床上应避免进行星状神经节封闭、动脉或深部静脉等的穿刺检查或治疗。对于浅表静脉穿刺部位有止血延缓现象发生时，应采用压迫止血法。③手术或拔牙时，患者应将使用本药的情况告知医生。用药期间应避免从事可能造成创伤的工作。④下列患者慎用：有消化道溃疡史者；患有脑血管病后遗症者；70岁以上高龄患者。⑤妊娠期妇女，应在治疗上的有益性大于危险性时才能使用。使用本药时应避免与水杨酸类药物合用。哺乳期一般应避免使用本药，如果必须使用本药应停止哺乳。

【制剂与规格】注射剂：0.5ml ：5BU；1ml ：10BU。

蚓激酶
Lumbrokinase

【药理作用】蚓激酶是一种蛋白水解酶。具有溶解血栓的作用。

【适应证】缺血性脑血管病。可使过高的凝血因子和血小板凝聚率降低、改善症状并防止病情发展。

【用法用量】口服。一次60万U，每日3次，连用3～4周为1个疗程。可连服2～3个疗程，也可连续服用至症状好转。

【不良反应】个别患者出现头痛、头晕、皮疹、皮肤瘙痒、嗜酸粒细胞增多、消化道反应（如恶心、呕吐、胃部不适、稀便次数增多等）。

【禁忌证】对本药过敏者。

【药物相互作用】与抑制血小板功能的药物有协同作用，使后者的抗凝作用增强。

【注意事项】有出血倾向者、妊娠期妇女、儿童及哺乳期妇女慎用。

【制剂与规格】①肠溶片：30万U。②肠溶胶囊：30万U；60万U。

四、抗凝血药

低分子量肝素钠
Low Molecular Weight Heparin Sodium

【其他名称】低分子肝素钠、达肝素钠、依诺肝素钠。

【药理作用】低分子量肝素钠具有抗凝血酶Ⅲ（ATⅢ）依赖性抗Ⅹa因子活性，对体内、外血栓，动、静脉血栓的形成有抑制作用。本药能刺激内皮细胞释放组织因子凝血途径抑制物，和纤溶酶原活化物，分子量大于6000D制剂影响凝血功能，APTT略延长。本药不作为溶栓药，但对溶栓药有间接协同作用。产生抗栓作用时，出血可能性小。

【体内过程】本药的药代动力学由其血浆抗Ⅹa因子活性确定。皮下注射后3小时达到血药浓度峰值，然后下降，但至24小时仍可监测，$t_{1/2}$约3.5小时，用药期间抗Ⅱa因子活性低于抗Ⅹa因子活性，皮下注射生物利用度接近98%。

【适应证】①血液透析时预防血凝块形成。②预防深部静脉血栓形成。③易栓症或已有静脉血栓塞症的妊娠期妇女。

【用法用量】①血透时预防血凝块形成：应根据患者情况和血透技术条件选用最佳剂量。②预防深部静脉血栓形成：手术前1～2小时注射2500 AXaIU，手术后每天皮下注射2500AXaIU，术后连续用药5日。

【不良反应】偶见轻微出血，血小板减少，过敏反应，注射部位轻度血肿和坏死。

【禁忌证】对本药过敏者、急性细菌性心内膜炎、血小板减少症、事故性脑血管出血。

【药物相互作用】本药与非甾体抗炎药、水杨酸类药、口服抗凝药、影响血小板功能的药物和血浆增容剂（右旋糖酐）等药物分别同时使用时，应注意观察，因这些药物能增加出血危险性。

【注意事项】①不能用于肌内注射（肌内注射可致局部血肿）。硬膜外麻醉方式者术前2～4小时慎用。②下列情况慎用：有出血倾向及凝血机制障碍者包括胃、十二指肠溃疡，中风，严重肝、肾疾病，严重高血压，视网膜血管性病变。本药不宜用为体外循环术中抗凝剂。③注意定期血小板计数及必要时监测血浆抗Xa因子活性测定。④低分子量肝素钠有多种，各商品剂的制备不同，使各种商品的平均分子量、抗Xa：抗Ⅱa比值不同，因而使每一商品制剂的低分子肝素钠的临床效果，适应证及安全性有差异，使用时应注意各种参数的说明。

【制剂与规格】①注射剂：0.2ml：2500 AXaIU；0.3ml：3200 AXaIU；0.4ml：4250 AXaIU；5000AXaIU，0.5ml：2500 AXaIU；5000 AXaIU；0.6ml：6400 AXaIU；1ml：2500 AXaIU；5000 AXaIU；0.5ml：5000 AXaIU（预充式注射器）；1ml：5000 AXaIU（预充式注射器）。②粉针剂：2500 AXaIU；5000 AXaIU。

低分子量肝素钙

Low Molecular Weight Heparin Calcium

【其他名称】低分子肝素钙、那曲肝素。

【药理作用】本药是抗凝血酶Ⅲ（ATⅢ）依赖性抗血栓形成药，其药理作用与普通肝素钠基本相似。本药对体内、外血栓，动、静脉血栓的形成有抑制作用，本药能刺激内皮细胞释放组织因子凝血途径抑制物，和纤溶酶原活化物，不被血小板第Ⅳ因子中和，对血小板功能亦无明显影响。本药对血栓溶解有间接协同作用，可用于治疗已形成的深部静脉血栓。

【体内过程】本药的药代动力学参数由测定血浆抗因子Xa活性来确定，皮下注射后3小时达到血药浓度峰值，随后逐渐下降，直至用药后24小时仍可监测到，消除$t_{1/2}$约3.5小时（静脉注射为2.2小时）。皮下注射的生物利用度98%，皮下注射或静脉注射本药后导致血浆抗因子Xa活性剂量依赖地增加，多数情况下不存在明显的个体差异，故能按体重给药。静脉注射的最高血浆抗因子Xa活性大约是皮下注射的3倍。本药在肝脏代谢，主要由肾脏消除。本药不能透过胎盘屏障。

【适应证】深部静脉血栓，也可用于血液透析时预防血凝块形成。

【用法用量】本药给药途径为腹壁皮下注射（注射剂量以“AXaIU抗因子Xa活性国际单位IU”表示）。①血液透析时：预防血凝块形成应根据患者情况和血透技术条件选用最佳剂量。每次血透开始时应从血管通道动脉端注入本药单一剂量。对没有出血危险的患者，可根据其体重使用下列起始剂量：体重小于50kg、50～69kg、≥70kg者分别给予0.3ml、0.4ml、0.6ml，腹壁皮下注射。对于有出血倾向的患者应适当减小上述推荐剂量。若血透时间超过4小时，应根据最初血透观察到的效果进行调整，再给予小剂量本药。②预防血栓形成：对于普通手术，每日0.3ml，皮下注射通常至少持续7日。首剂在术前2～4小时给予（但硬膜下麻醉方式者术前2～4小时慎用）。对于骨科手术（常规麻醉），第一日术前12小时，术后12小时及24小时各皮下注射给药40AXaIU/kg。术后第2日、第3日每日给药40AXaIU/kg，术后第4日起每日给药60AXaIU/kg。至少持续10日。③深部静脉血栓治疗：应根据患者体重及血栓或出血的高危情况确定，一般每日用量为184～200AXaIU/kg，分2次给予（即92～100AXaIU/kg，bid），每12小时给药1次，持续10日。

【不良反应】①出血倾向低，但用药后仍有出血的危险。②本药偶可发生过敏反应（如皮疹、荨麻疹）。③罕见中度血小板减少症和注射部位轻度血肿和坏死。

【禁忌证】①对本药过敏者。②急性细菌性心内膜炎。③血小板减少症，在用本药时体外凝集反应阳性者。

【药物相互作用】本药与非甾体抗炎药、口服抗凝药、影响血小板功能的药物和血浆增容剂（右旋糖酐）分别同时应用时须注意，因这些药物可加重出血危险性。

【注意事项】①不能用于肌内注射（肌内注射可致局部血肿）。硬膜外麻醉方式者术前2～4小时慎用。②对下列患者要慎用并注意监护（因为可能发生过敏反应或出血）：有过敏史者；有出血倾向及凝血机制障碍者，如胃、十二指肠溃疡，中风，严重肝、肾疾患，严重高血压，视网膜血管性病变，先兆流产；已口服足量抗凝药者。本药不宜用为体外循环术中抗凝剂。③治疗前应进行血小板计数，本药较少诱发血小板减少症，但仍有可能在用药5～8日后发生，故应在用药初1个月内定期血小板计数。

【制剂与规格】①注射剂：0.2ml：2050 AXaIU；0.3ml：3075 AXaIU；0.4ml：4100AXaIU；0.6ml：6150AXaIU；1ml：10 250AXaIU。②粉针剂：2500AXaIU；5000 AXaIU。

华法林钠
Warfarin Sodium

【其他名称】华法令、苄丙酮香豆素。

【药理作用】本药为双香豆素类中效抗凝剂。其作用机制为竞争性对抗维生素K的作用，抑制肝细胞中凝血因子的合成，还具有降低凝血酶诱导的血小板聚集反应的作用，因而具有抗凝和抗血小板聚集功能。

【体内过程】本药口服胃肠道吸收迅速而完全，生物利用度高达100%。吸收后与血浆蛋白结合率达98%～99%，能透过胎盘屏障，母乳中极少。主要由肺、肝、脾和肾中储积。由肝脏代谢，代谢产物由肾脏排泄。服药后12～18小时起效，36～48小时达抗凝高峰，维持3～6日，$t_{1/2}$约37小时。

【适应证】血栓栓塞性疾病，防止血栓形成与发展。

【用法用量】①一般用法第1～3日，每日3～4mg（老年或糖尿病患者半量），3日后可给予维持剂量，每日2.5～5mg，调整剂量使国际标准化比值（INR）达2～3。因本药起效缓慢，治病初3日内，由于血浆抗凝蛋白细胞被抑制可以存在短暂高凝状态，如需立即产生抗凝作用，可在开始时应用肝素，待本药充分发挥抗凝效果后再停用肝素。②深静脉血栓或肺栓塞。开始2日：每日3～4.5mg，第3日根据凝血酶时间（PT）调整剂量或使用维持剂量。维持量每日2～8mg，每月测定PT 1～2次，INR要求达2～3，深静脉血栓或肺栓塞复发者要求INR达3～4。③缺血性脑卒中或短暂性脑缺血发作（TIA）：应用本药抗凝减少TIA发作，使INR达2～3，但不降低与TIA相关的死亡率，故这类患者不宜采用本药作为长期治疗。对进展性缺血性脑卒中患者采用抗凝治疗必须个体化。④左房室瓣病或心房颤动伴栓塞：采用小剂量本药抗凝，使INR为1.5～3。

【不良反应】过量易致各种出血。早期表现有瘀斑、紫癜、牙龈出血、鼻衄、伤口出血经久不愈，月经量过多等。出血可发生在任何部位，特别是泌尿和消化道。肠壁血肿可致亚急性肠梗阻，也可见硬膜下颅内血肿和穿刺部位血肿。偶见不良反应有恶心、呕吐、腹泻、瘙痒性皮疹，过敏反应及皮肤坏死。大量口服甚至出现双侧乳房坏死，微血管病或溶血性贫血以及大范围皮肤坏疽；一次量过大尤其危险。

【禁忌证】肝肾功能损害、严重高血压、凝血功能障碍伴有出血倾向、活动性溃疡、外伤、先兆流产、近期手术者。妊娠期妇女。

【药物相互作用】①增强本药抗凝作用的药物有：阿司匹林、水杨酸钠、胰高血糖素、奎尼丁、吲哚美辛、保泰松、奎宁、依他尼酸、甲苯磺丁脲、甲硝唑、别嘌呤醇、红霉素、氯霉素、某些氨基糖苷类抗生素、头孢菌素类、苯碘达隆、西咪替丁、氯贝丁酯、右旋甲状腺素、对乙酰氨基酚等。②降低本药抗凝作用的药物：苯妥英钠、巴比妥类、口服避孕药、雌激素、考来烯胺、利福平、维生素K类、氯噻酮、螺内酯、扑痛酮、皮质激素等。③不能与本药合用的药物：盐酸肾上腺素、阿米卡星、维生素B_{12}、间羟胺、缩宫素、盐酸氯丙嗪、盐酸万古霉素等。④本药与水合氯醛合用，其药效和毒性均增强，应减量慎用。⑤维生素K的吸收障碍或合成下降也影响本药的抗凝作用。

【注意事项】①老年人或妇女月经期应慎用。②个体差异较大，治疗期间应严密观察病情，并依据凝血酶原时间值调整用量。治疗期间还应严密观察口腔黏膜、鼻腔、皮下出血及大便隐血、血尿等，用药期间应避免不必要的手术操作。③若发生轻度出血，或凝血酶原时间已显著延长至正常的2.5倍以上，应即减量或停药。严重出血可静脉注射维生素K_1控制出血，必要时可输全血、血浆或凝血酶原复合物。④由于本药系间接作用抗凝药，半衰期长，给药5～7日后疗效才可稳定，因此，维持量足够与否务必观察5～7日后方能定论。⑤严格掌握适应证，在无凝血酶原测定的条件时，切不可滥用本药。

【制剂与规格】片剂：1mg；2.5mg；3mg；5mg。

达比加群酯
Dabigatran Etexilate

【药理作用】本药为一种小分子前体药物，在体内经过代谢后形成活性分子达比加群。后者为强效的、竞争性的、可逆性的凝血酶直接抑制剂。静脉输注达比加群或口服本药均具有抗凝、抗血栓作用。

【体内过程】口服易吸收，生物利用度为6.5%，给药后0.5～2小时达到血药峰浓度。食物不影响生物利用度，但推迟血药浓度达峰时间2小时。血浆蛋白结合率为25%～30%。平均消除$t_{1/2}$为12～14小时。约85%以活性药物原型的形式直接通过尿液排泄，约6%从粪便排出。

【适应证】预防存在以下一个或多个危险因素的成人非瓣膜性房颤患者的卒中和全身性栓塞（SEE）：先前曾有卒中、短暂性脑缺血发作或全身性栓塞左心室射血分数<40%伴有症状的心力衰竭，且伴有以下任一疾病：糖尿病、冠心病或高血压。

【用法用量】成人的推荐剂量为每日口服300mg，每日2次。应维持终生治疗。

【不良反应】最常见（>15%）的是胃炎样症状和出血。

【禁忌证】①活动性病理性出血。②对本药严重超敏性反应史。③机械性人工心脏瓣膜。

【药物相互作用】①外排转运蛋白P-gp诱导剂利福平，避免与本药共同给药。②外排转运蛋白P-gp抑制剂决奈达隆和全身性酮康唑在患者有中度肾受损：考虑减低本药剂量至75mg，每日2次。③外排转运蛋白P-gp抑制剂在有严重肾受损患者（CrCl <30ml/min）：建议不使用本药。

【注意事项】①以下情况需慎用：先天性或后天性出血障碍、血小板减少症、血小板功能障碍、活动期胃溃疡性疾病、近期手术或创伤、近期的颅内或脑内出血、近期接受脑、脊柱或眼科手术、细菌性心内膜炎患者、妊娠期妇女或哺乳期妇女。②由于缺乏安全性和疗效方面的数据，不推荐用于18岁以下的青少年或儿童。③对于老年人（>75岁）需调整剂量。

【制剂与规格】胶囊：110mg；150mg。

利伐沙班
Rivaroxaban

【药理作用】本药是一种高选择性，直接抑制因子Ⅹa的口服抗凝药物。通过抑制因子Ⅹa可以中断凝血瀑布的内源性和外源性途径，抑制凝血酶的产生和血栓形成。利伐沙班并不抑制凝血酶（活化因子Ⅱ），也并未证明其对于血小板有影响。在人体中观察到了利伐沙班对因子Ⅹa活性呈剂量依赖性抑制的作用。

【体内过程】口服易吸收，生物利用度高（估算为80%～100%），血浆蛋白结合率为92%。给药后2～4小时出现峰浓度。接近90%的药物在血浆中以原型存在，无主要或活性代谢物，约有2/3通过CYP3A4/5和CYP2J2和不依赖CYP机制进行代谢降解，由肾脏和粪便排出。其余1/3以活性药物原型的形式直接通过尿液排泄。平均消除$t_{1/2}$为7～11小时。

【适应证】择期髋关节或膝关节置换手术成年患者，以预防静脉血栓形成。

【用法用量】推荐剂量为口服10mg，每日1次。如伤口已止血，首次用药时间应于手术后6～10小时之间进行。治疗疗程长短依据每个患者发生静脉血栓栓塞事件的风险而定，即由患者所接受的骨科手术类型而定。对于接受髋关节大手术的患者，推荐一个治疗疗程为服药5周。对于接受膝关节大手术的患者，推荐一个治疗疗程为服药2周。如果发生漏服一次用药，患者应立即服用，并于次日继续每天服药1次。患者可以在进餐时服用，也可以单独服用。

【不良反应】①主要不良反应是出血，常见术后伤口出血，少见胃肠道出血、血尿症、生殖道出血、低血压、鼻出血等。出血可能并发贫血，表现为虚弱、无力、苍白、头晕、头痛或原因不明的肿胀。②肝损害，常见γ-谷氨酰转肽酶升高，转氨酶升高。

【禁忌证】对本药过敏者。明显活动性出血者。具有凝血异常和临床相关出血风险的肝病患者。妊娠期妇女及哺乳期妇女。

【药物相互作用】①吡咯-抗真菌剂（如酮康唑、伊曲康唑、伏立康唑和泊沙康唑）或HIV蛋白酶抑制剂可使本药血药浓度升高。②抗凝药物如非甾体抗炎药、血小板聚集抑制剂或其他抗血栓药通常会提高出血风险。

【注意事项】①在重度肾损害（肌酐消除率＜30ml/min）和中度肝损害（ChindPughB类）的肝硬化患者中，本药的血药浓度可能显著升高，进而导致出血风险升高。②以下情况需慎用：先天性或后天性出血障碍，没有控制的严重动脉高血压，活动期胃肠溃疡性疾病、近期胃肠溃疡、血管原性视网膜病、近期的颅内或脑内出血、脊柱内或脑内血管异常，近期接受脑、脊柱或眼科手术，同时使用能增加出血风险药物的患者。③由于缺乏安全性和疗效方面的数据，不推荐用于18岁以下的青少年或儿童。④对于老年患者（>65岁）无需调整剂量。

【制剂与规格】片剂：10mg。

五、脑血管舒张药

氟桂利嗪
Flunarizine

【药理作用】本药是一种钙通道阻断剂。能防止因缺血等原因导致的细胞内病理性钙超载而造成的细胞损害。①缓解血管痉挛，对血管收缩物质引起的持续性血管痉挛有持久的抑制作用，尤其对基底动脉和颈内动脉明显，其作用比桂利嗪强15倍。②前庭抑制作用，能增加耳蜗小动脉血流量，改善前庭器官循环。③抗癫痫作用，本药可阻断神经细胞的病理性钙超载而防止阵发性去极化，细胞放电，从而避免癫痫发作。④保护心肌，明显减轻缺血性心肌损害。⑤氟桂利嗪尚有改善肾功能作用，可用于慢性肾功能衰竭；另外本药还有抗组织胺作用。

【体内过程】本药口服2～4小时达血药浓度峰值，$t_{1/2}$为2.4～5.5小时，体内主要分布于肝、肺、胰、并在骨髓、脂肪中积蓄。连服5～6周达稳态血药浓度，90%与血浆蛋白结合，可通过血脑屏障，并可随乳汁分泌。绝大部分经肝脏代谢，并由消化道排泄。经胆汁进入肠道，经粪便排泄。

【适应证】①偏头痛和（或）丛集性头痛。②慢性每日头痛。③脑血供不足、脑卒中恢复期、脑动脉硬化症、蛛网膜下隙出血后血管痉挛、前庭性眩晕、耳鸣和间歇性跛行等周围性血管病。④癫痫辅助治疗。

【用法用量】①脑动脉硬化，脑梗死恢复期：每日5～10mg。②中枢性和外周性眩晕者，椎动脉供血不足者：每日10～20mg，分2次服用，2～8周为1个疗程。③特发性耳鸣者：一次10mg，每晚服用1次，10日为1个疗程。④间歇性跛行：每日10～20mg，分2次服用。⑤偏头痛预防：5～10mg，每日1次，睡前服用。

【不良反应】①中枢不良反应：嗜睡和疲惫感为最常见。长期服用者可出现抑郁症，以女性患者较常见。锥体外系反应，表现为运动徐缓、震颤、强直，静坐不能，下颌不自主运动等。多数在用药3周后出现，停药后消失。老年人中容易发生。少数患者可出现头痛、失眠、焦虑、虚弱等症状。②消化道不良反应口干、恶心、胃部烧灼感，胃纳亢进，进食量增加，体重增加等。③其他少数患者可出现皮疹、多形性红斑、卟啉病、溢乳、肌肉酸痛、复视、视物模糊等。这些症状多数为短暂性。

【禁忌证】①对氟桂利嗪、桂利嗪或其制剂中的成分过敏者。②有抑郁症病史者。③有锥体外系症状者。

【药物相互作用】①与乙醇、镇静催眠药合用时，镇静作用增加。②与苯妥英钠、卡马西平、丙戊酸钠等药酶诱导药合用时，可以加快氟桂利嗪的代谢，使其血浓度降低，可能需要增加使用剂量。③肿瘤患者进行放射治疗时应用氟桂利嗪，对肿瘤细胞的杀伤力可提高10～20倍。④在应用抗癫痫药物治疗的基础上加用氟桂利嗪可以提高抗癫痫疗效。

【注意事项】①服药后疲惫症状逐步加重者应当减量或停药。②严格控制药物应用剂量，当维持剂量达不到治疗效果或长期应用出现锥体外系反应时，应当减量或停药。③妊娠期妇女使用对胎儿的危害不能排除。④哺乳期妇女，由于本药随乳汁分泌，哺乳期妇女使用对乳儿可能有危害不能排除。⑤驾驶员和机器操作者慎用，以免发生意外。⑥肝功能不全者慎用。

【制剂与规格】①胶囊：5mg。②片剂：5mg。③口服溶液：10ml：10mg。

尼莫地平
Nimodipine

【其他名称】尼莫同、硝苯吡酯。

【药理作用】尼莫地平是一种钙通道阻断剂。正常情况下，血管平滑肌的收缩依赖于Ca^{2+}进入细胞内，引起跨膜电流的去极化。尼莫地平通过有效地阻止Ca^{2+}进入细胞内、抑制血管平滑肌收缩，达到解除血管痉挛之目的。尼莫地平对脑动脉的作用远较全身其他部位动脉的作用强许多，并且由于它具有很高的亲脂性特点，易透过血脑屏障。

【体内过程】本药口服吸收后，3～4小时血药浓度达高峰，消除$t_{1/2}$为3～5小时，在肝脏和脂肪组织中浓度最高，在肝脏内93%～95%的药物被代谢，代谢产物主要由胆汁排出，一部分由肾排出。本药静脉滴注0.03mg/kg，分布容积0.9L/kg，总清除率0.8L/（kg·h），分布半衰期7.3分钟，消除半衰期1.1小时。血药浓度下降快，代谢产物几无活性，随粪便、尿液排出体外。

【适应证】蛛网膜下隙出血后的脑血管痉挛、急性脑血管病恢复期。

【用法用量】①缺血性脑血管病：口服每日30～120mg，分3次服用，连服1个月。②偏头痛：口服一次40mg，每日3次，12周为一疗程，有效率达88%，约有一半病例可基本痊愈或显效，对血管性、紧张性和丛集性以及混合型头痛等均能减轻疼痛程度，减少发作频率和持续时间，并能防止先兆症状的出现。③蛛网膜下隙出血所引起的脑血管痉挛：口服一次40～60mg，每日3～4次，3～4周为一疗程，如需手术的患者，手术当天停药，以后可继续服用。静脉滴注。临用前取尼莫地平注射液4mg注入500ml 5%葡萄糖或葡萄糖生理盐水中，混合均匀后避免阳光直射并立即滴注。治疗开始每小时滴注0.5mg，若耐受良好，2小时后剂量可增至每小时1mg。体重70kg以上病人，宜从每小时1mg起始，2小时后如无不适可增至每小时2mg。日用量根据病情及病人耐受程度由医生掌握。如病人出现血压下降，可根据下降情况适当降低剂量，如有必要应考虑停药。5~14日为一疗程，之后可改用片剂口服，每次60mg，一日4次，连服7日。④突发性耳聋：口服每日40～60mg，分3次服用，5日为一疗程，一般用药3～4疗程。⑤轻、中度高血压病高血压病合并有上述脑血管病者，可优先选用。口服开始一次40mg，每日3次，一日最大剂量为240mg。

【不良反应】蛛网膜下隙出血者应用尼莫地平治疗时约有11.2%的患者出现不良反应。①最常见血压下降，血压下降的程度与药物剂量有关；肝炎；皮肤刺痛；腹泻、胃绞痛、胃肠道出血；血小板减少；恶心、呕吐；个别患者可发生ALP、LDH、AKP、血糖升高以及血小板数升高。②严重的不良反应：心力衰竭、心律失常（罕见）。

【禁忌证】严重肝功能损害。

【药物相互作用】①高血压患者应用尼莫地平可起到降压作用，可增强其他药物（如抗高血压药、抗精神病药等）的降压作用。②与其他钙通道阻断剂联合用时可增加钙离子阻滞作用。③当尼莫地平每日90mg与西咪替丁每日1g合用1周以上者，尼莫地平血浓度可增加50%，与西咪替丁抑制肝药酶有关。④与胺碘酮合用，由于两者的代谢均通过CYP3A4进行，钙通道阻断剂的活性因代谢被抑制而增加，出现心动过缓和房室传导阻滞的风险增加。⑤与芬太尼合用，可出现严重的低血压。

【注意事项】①静脉注射或口服均可引起血压降低。蛛网膜下隙出血患者使用本药，可增加低血压的风险。在高血压合并蛛网膜下隙出血或脑梗死患者中，应注意减少或暂时停用降血压药物，或减少尼莫地平的用药剂量。②静脉滴注或口服均可产生假性肠梗阻，表现为腹胀、肠鸣音减弱。当出现上述症状时应当减少用药剂量和保持观察。③肝功能损害者尼莫地平的代谢下降，应当慎用。④不推荐尼莫地平与抗癫痫药物同时服用。⑤儿科患者使用的安全性和有效性未建立。⑥尼莫地平静脉滴注应用缓慢输液泵与普通输液一起，以二路形式缓慢输入，滴速要慢，滴入太快会出现头痛，并且脸色潮红。蛛网膜下隙出血者静脉滴注尼莫地平时，5%发生血压下降，其中有1%可能由此而不能应用此药。静脉滴注时应避光。

【制剂与规格】①片剂：20mg；30mg。②胶囊：20mg；30mg。③缓释片（胶囊）：60mg。④注射剂：10ml：2mg；20ml：4mg；40ml：8mg；50ml：10mg；100ml：20mg。⑤粉针剂：2mg；4mg；8mg；10mg。

桂哌齐特
Cinepazide

【药理作用】①本药为钙通道阻断剂，通过阻止Ca^{2+}跨膜进入血管平滑肌细胞内，使血管平滑肌松弛，脑血管、冠状血管和外周血管扩张，从而缓解血管痉挛、降低血管阻力、增加血流量。②本药能抑制磷酸二酯酶，使cAMP数量增加。③本药还能提高红细胞的柔韧性和变形性，提高其通过细小血管的能力，降低血液的黏性，改善微循环。④本药通过提高脑血管的血流量，改善脑的代谢。

【体内过程】本药吸收迅速，正常人口服200mg后约30～45分钟可达最大血药浓度3.6～8.3mg/ml；人静脉、肌内注射和口服后的血浆药物$t_{1/2}$分别为30、60和75分钟，尿药半衰期在100～120分钟之间。本药主要以原型从尿中排出，正常人口服200或400mg，在24小时后尿药排泄率约为口服剂量的50% ～70%。此外，本药在体内可转化为不同程度的去甲基代谢物。

【适应证】①脑动脉硬化、一过性脑缺血发作、脑血栓形成、脑栓塞、脑出血后遗症和脑外伤后遗症。②冠心病、心绞痛，如用于治疗心肌梗死，应配合有关药物综合治疗。③下肢动脉粥样硬化病、血栓闭塞性脉管炎、动脉炎、雷诺病等。

【用法用量】一次320mg，溶于500ml 5%的葡萄糖注射液或0.9%氯化钠注射液中，静脉滴注，速度为100ml/h；每日1次。

【不良反应】①粒性白细胞减少：偶尔发生粒性白细胞减少，如有发热、头痛、无力等症状出现时，应立即停止用药，并进行血液检查。②有时会发生白细胞减少，偶尔发生血小板减少时，应仔细观察症状并立即停药。③有时有腹泻、腹痛、便秘、胃痛、胃胀等肠胃道功能紊乱等副作用。④有时会头痛、头晕、失眠、神经衰弱等症状，偶尔有瞌睡症状。⑤有时会出现皮疹、发痒、发疹症状。⑥有时会出现肝酶值升高，如AST、ALT、BUN，偶有ALP升高。

【禁忌证】①对本药过敏者。②急性心肌梗死、心绞痛、甲状腺功能亢进、阵发性心动过速者。③脑出血及有出血倾向或近期有大量失血者；分娩后的产妇和严重动脉出血的者。④严重肾功能不全者（肌酐清除率$<$30ml/min）。

【注意事项】①服本药过程中要定期进行血液学检查。②服本药期间，考虑临床效果及副作用的程度再慎重决定，给药1～2周后，若未见效果可停止服用。③有白细胞减少症状病史的人禁用。④由于存在引发颗粒性白细胞缺乏症的可能，建议使用过程中注意观察是否有炎症、发热、溃疡和其他可能由于治疗引发的症状。一旦此类症状发生应停止用药。

【制剂与规格】注射剂：2ml：80mg；10ml：320mg。

丁咯地尔
Buflomedil

【其他名称】甲氧吡啶苯。

【药理作用】本药为α肾上腺素受体阻滞药，能松弛血管平滑肌、扩张血管，减少血管阻力，有较弱的钙拮抗作用。本药还有改善红细胞变形性、抑制血小板聚集，改善微循环，增加氧分压的作用。

【体内过程】口服后1.5～4小时达血药浓度高峰，生物利用度为50%～80%，血浆蛋白结合率在60% ～80%之间。在肝脏代谢，发生首过消除。消除$t_{1/2}$为2～3小时。慢性肾衰者消除半衰期为5.4小时；

慢性肝功能不全者消除半衰期为7.2小时。本药经静脉输注后，广泛分布于组织和体液，经肝脏代谢，消除半衰期约3小时，主要以原型和芳香环去甲基代谢物由尿排出。盐酸丁咯地尔的血清蛋白结合率与血药浓度有关：血药浓度为0.5mg/L时，血清蛋白结合率为81%；血药浓度为5mg/L时，血清蛋白结合率为25%。

【适应证】①间歇性跛行、雷诺症，Burger综合征、血管性痉挛。②血管性痴呆。

【用法用量】①口服。肾功能正常者：每天300～600mg，至少分2次服用。每天最多不可超过600mg。轻度和中度肾功能不全者（30ml/min＜肌酐清除率＜80ml/min）：用量必须减半，每次150mg，早晚各一次服用。每天用量不得超过300mg。②肌内注射：50mg每次，每日3次。③静脉注射：每次100mg。④静脉滴注：每日1次，每次0.1～0.2g稀释于250～500ml葡萄糖注射液或0.9%氯化钠注射液，静脉缓慢滴注，或遵医嘱。

【不良反应】①常见的不良反应有胃肠不适、头痛、头晕和肢体皮肤刺痛灼热感等。②过量使用或肾功能不全者使用会导致严重的神经和心血管不良反应。神经系统不良反应为：痉挛、癫痫发作、肌阵挛等。心血管不良反应为：心动过速，低血压，心律不齐，血液循环停止。

【禁忌证】对本药过敏者、急性心肌梗死、心绞痛、甲状腺功能亢进、阵发性心动过速、脑出血、有其他出血倾向或近期内大量失血患者。严重肾功能不全者（肌酐清除率＜30ml/min）。

【药物相互作用】与降压药合用，降压作用增强，可导致低血压。

【注意事项】①丁咯地尔使用有一定的危险性，不能超过最大用量使用。②肝、肾功能不全患者慎用本药，必须使用本药时应减少剂量或遵医嘱。③由于本药通过肾脏排泄，因此使用前必须检查肌酐清除率，使用中进行定期检查：肾功能正常者至少每年检查1次；肌酐清除率低于正常的患者、65岁以上和体重不足50kg患者至少每年2次。④正在服用降压药患者慎用本药。⑤本药可引起头晕、嗜睡等症状，驾驶车辆及操作机械者不宜服用本药。⑥注射剂和口服剂不能同时使用。⑦妊娠期妇女、哺乳期妇女和儿童用药安全尚不明确，慎用。

【制剂与规格】①片剂：0.15g。②胶囊：0.15g。③缓释片：0.6g。④注射剂：5ml ：50mg。

前列地尔
Alprostadil

【其他名称】前列地尔E_1。

【药理作用】本药有抑制血小板聚集、血栓素A_2生成、动脉粥样脂质斑块形成及免疫复合物的作用，并能扩张外周和冠脉血管。

【体内过程】本药静脉注射后，与血浆蛋白微弱地结合，$t_{1/2}$为5～10分钟。在体内代谢完全，剂量的68%经肝脏首过效应代谢，以代谢物形式经肾排泄。

【适应证】①慢性动脉闭塞症（血栓闭塞性脉管炎、闭塞性动脉硬化症等）引起的四肢溃疡及微小血管循环障碍引起的四肢静息疼痛，改善心脑血管微循环障碍。②脏器移植术后抗栓治疗，用以抑制移植后血管内的血栓形成。③动脉导管依赖性先天性心脏病，用以缓解低氧血症，保持导管血流以等待时机手术。④慢性肝炎。

【用法用量】成人每日1次，把1～2ml（前列地尔5～10μg）加入10ml 0.9%氯化钠注射液（或5%的葡萄糖注射液）缓慢静脉注射，或直接入小壶缓慢静脉滴注。

【不良反应】①休克：为最严重反应，但偶见。注射时应注意观测，发现异常立即停药，并采取相应措施。②注射部位：偶见发红、硬结、瘙痒或局部血管疼痛。③循环系统：有时发现胸闷、面红、心悸、头晕或血压下降，一旦出现，停药即消失。心衰患者可能加重心衰症状。④消化系统：可出现食欲不振、呕吐、腹胀、便秘等症状，偶有ALT、AST上升等肝功能异常。⑤精神和神经系统：头晕、头痛、疲劳，偶见发麻。⑥皮肤：偶见荨麻疹或皮疹、瘙痒感。⑦血液系统：偶见白细胞减少、嗜酸细胞增多。

【禁忌证】①对本药过敏者。②严重心衰或心功能不全患者。③妊娠期妇女。

【药物相互作用】①本制剂不能与输液以外的药品相混合使用，如避免与血浆增容剂（右旋糖酐、明胶制剂）等混合。②本药稀释后2小时内必须使用，残留液不能再用；不能使用冻结的药品。③本药与磷酸二酯酸抑制剂有很好的协同作用，可相互加强疗效、细胞内cAMP倍增。④本药可增强降压药和血小板聚集抑制剂的作用。

【注意事项】①下列患者慎用：心功能不全、青光眼或眼压增高、活动性胃溃疡、间质性肺炎者曾报道使病情恶化。②本药仅是对症治疗，缓解慢性动脉闭塞症或脉管炎的临床症状，如静息性肢痛或慢性下肢溃疡的促进愈合。停药后有复发的可能性。③注射时，局部有疼痛、肿胀感觉，若有发热、瘙痒感时，应及时减慢输入速度。

【制剂与规格】①注射液：1ml ：5μg；2ml ：10μg。②注射用前列地尔：20μg；100μg。

尼麦角林
Nicergoline

【其他名称】麦角溴烟酯。

【药理作用】本药为半合成麦角碱衍生物。具有α受体阻滞作用和扩血管作用。可加强脑细胞能量的新陈代谢，增加氧和葡萄糖的利用。促进神经递质多巴胺的转换而增加神经的传导，加强脑部蛋白质的合成，改善脑功能。

【体内过程】口服吸收迅速，生物利用度为90%～100%，1.5～2小时内血药浓度达峰值，消除$t_{1/2}$为2.5小时，血浆蛋白结合率>90%。主要由肝脏代谢。约80%经肾脏排出，10% ～20%从粪便排出。

【适应证】①脑动脉硬化及脑中风后遗症引起的意欲低下和情感障碍（反应迟钝、注意力不集中、记忆力衰退、缺乏意念、忧郁、不安等）。②血管性痴呆。

【用法用量】①口服：勿咀嚼。每日20～60mg，分2～3次服用。连续给药足够的时间，至少六个月；由医生决定是否继续给药。②肌内注射：每次2～4mg，每日2次。③静脉滴注：每日4～8mg，溶于100ml 0.9%氯化钠注射液或葡萄糖注射液缓慢滴注。

【不良反应】未见严重不良反应的报道。可有低血压、头晕、胃痛、潮热、面部潮红、嗜睡、失眠等。临床试验中，可观察到血液中尿酸浓度升高，但是这种现象与给药量和给药时间无相关性。已有肺间质、心肌、心脏瓣膜和腹膜后纤维化的报道。

【禁忌证】①近期心肌梗死、急性出血、严重的心动过缓、直立性调节功能障碍、出血倾向。②对本药过敏者。③妊娠期妇女及哺乳期妇女。

【药物相互作用】①尼麦角林片可能会增强降压药的作用，合用时应慎重。②由于尼麦角林是通过CYTP450 2D6代谢，不排除与通过相同代谢途径的药物有相互作用。③本药可增强肾上腺素α受体阻滞药或β受体阻滞药对心脏的抑制作用，禁止合用。

【注意事项】①通常本药在治疗剂量时对血压无影响，但对敏感患者可能会逐渐降低血压。②慎用于高尿酸血症的患者或有痛风史的患者。③肾功能不全者应减量。④服药期间禁止饮酒。

【制剂与规格】①片剂：10mg；30mg。②胶囊：15mg；30mg。③注射剂：1ml ：2mg；2ml ：4mg。

己酮可可碱
Pentoxifylline

【其他名称】己酮可可豆碱。

【药理作用】本药为非特异性外周血管扩张药。其代谢产物具有改善血液黏度和改善微循环作用。可增加组织携氧能力；改善红细胞变形能力，还可抑制中性细胞黏附与激活，对缺血性脑卒中及周围血管病起到治疗作用。

【体内过程】口服后，迅速而完全地肠道吸收，并且第一时相的各种代谢产物在血浆中迅速出现，达峰浓度在1小时之内，但肝首过效应明显。$t_{1/2}$为0.4～0.8小时，但其代谢产物的半衰期为1～1.6小时。口服后从尿中排出。多剂量给药试验提示没有蓄积作用，亦不诱导细胞色素C酶系统。饱餐后可影响药物的吸收速度，但不改变可完全吸收的特性。

【适应证】脑血管障碍或脑卒中后引起的后遗症，伴有间歇性跛行的慢性闭塞性脉管炎，血管性头痛。

【用法用量】口服：一次100～400mg，一日3次。缓释片，一次400mg，一日1次。静脉滴注：平卧位。初次剂量为己酮可可碱0.1g，于2～3小时内输入，最大滴速不可超过每小时0.1g。根据患者耐受性可每次增加

0.05g，但每次用药量不可超过0.2g，每日1～2次。每日最大剂量不应超过0.4g。

【不良反应】①常见的不良反应：恶心、头晕、头痛、畏食、消化不良、腹胀、呕吐等，其发生率均在5%以上，最多达30%左右。②较少见的不良反应：水肿、低血压，焦虑、抑郁、精神错乱、抽搐，厌食、便秘、口干、口渴，味觉减退、唾液增多，皮疹，视物模糊、结膜炎、中央盲点扩大，白细胞减少，肌肉酸痛，颈部淋巴结炎和体重改变等。③偶见的不良反应：心绞痛或胸痛，心律不齐，黄疸，肝炎，肝功能异常，血液纤维蛋白原降低，白细胞减少、血小板减少、再生障碍性贫血和白血病等。④过量反应：常在服药后4～5小时出现，主要表现为潮红、血压降低、抽搐、嗜睡，甚至昏迷。过量反应时应注意维持血压和补充液体，所有过量患者均可完全恢复。

【禁忌证】①对本药或甲基黄嘌呤过敏。②近期脑出血或视网膜出血。

【药物相互作用】①与抗血小板药或抗凝药合用时，凝血时间延长，出血危险性增加，故与华法林合用时应减少华法林的剂量；②与茶碱类药物合用时有协同作用，将增加茶碱的作用及不良反应，因此必须调整二者的剂量；③与β受体阻断药、强心苷、利尿药及抗心律失常药合用时未见明显的药物相互作用，但可轻度加重血压下降，应予注意；④糖尿病患者大剂量注射本药可增加口服降糖药、胰岛素的作用。

【注意事项】①使用本药有增加出血的风险。②凝血功能障碍性疾病者慎用。③近期有手术者慎用。④妊娠期妇女慎用。⑤哺乳期妇女使用可能对乳儿有危害。

【制剂与规格】①肠溶片（胶囊）：0.1g。②缓释片：0.4g。③注射液：2ml ：0.1g；5ml ：0.1g。

丁苯酞
Butylphthalide

【药理作用】本药对急性缺血性脑卒中患者中枢神经功能的损伤有改善作用，可促进患者功能恢复。本药可阻断缺血性脑卒中所致脑损伤的多个病理环节，具有较强的抗脑缺血作用。本药可能通过降低花生四烯酸含量，提高脑血管内皮一氧化氮和前列环素的水平，抑制谷氨酸释放，降低细胞内钙浓度，抑制氧自由基和提高抗氧化活性。

【体内过程】口服本药100、200、400mg，平均达峰时间分别为0.88、1.25和1.25小时，峰浓度分别为78.7、204.7和726.6ng/ml，消除半衰期分别为12.46、11.48和7.52小时。在胃、脂肪、脑等组织中本药的含量较高。本药在体内有70%以代谢产物形式从粪、尿中排出，有4%以原型从粪、尿中排出。

【适应证】轻、中度急性缺血性脑卒中。

【用法用量】口服，一次0.2g，每日3～4次，10～12日为1个疗程。

【不良反应】少数人可见转氨酶轻度升高，偶见恶心、腹部不适、精神症状（轻度幻觉），停药后可恢复正常。在Ⅱ、Ⅲ期临床试验中，与药物相关的不良反应有：丙氨酸转氨酶升高、天门冬氨酸转氨酶升高、轻度幻觉、消化道不适。

【禁忌证】①对本药过敏者及对芹菜过敏者。②有严重的出血倾向者。

【注意事项】①餐后服用影响药物吸收，建议餐前服用。②用药过程中需注意肝功能变化。肝、肾功能不全及有幻觉的精神症状者慎用。③不推荐出血性脑卒中患者使用。④吞咽功能障碍者，不宜服用。

【制剂与规格】胶囊：0.1g。

长春西汀
Vinpocetine

【其他名称】长春西丁。

【药理作用】本药为脑血管扩张药，能抑制磷酸二酯酶活性，增加血管平滑肌松弛的信使cGMP的作用，选择性地增加脑血流量，此外还能抑制血小板凝集，降低人体血液黏度，增强红细胞变形力，改善血液流动性和微循环，促进脑组织摄取葡萄糖，增加脑耗氧量，改善脑代谢。

【体内过程】本药口服5mg，1小时后达峰浓度，$t_{1/2}$为4～6小时。在肝脏内代谢，代谢产物为类似长春西汀药效的阿朴长春胺酸，且浓度高于原型药。本药在体内无蓄积倾向。

【适应证】脑梗死后遗症、脑出血后遗症、脑动脉硬化症等。突发性耳聋、视盘炎、视网膜挫伤，降低血液黏稠度、改善耳部和眼底血液循环。改善骨折或外伤后组织水肿。

【用法用量】①静脉滴注：可用本药20～30mg加入0.9%氯化钠注射液250～500ml或5%葡萄糖注射液250～500ml内，缓慢滴注（滴注速度不能超过80滴/分钟），最大剂量1mg/（kg·d）。配好的输液须在3小时内使用。静脉滴注治疗后，推荐口服片剂继续治疗。肝、肾疾病患者不必进行剂量调整。②口服给药：成人一次5mg，每日3次，或遵医嘱服用。

【不良反应】①过敏：有时可出现皮疹、荨麻疹、瘙痒等过敏症状，若出现此症状应停药。②精神神经系统：可能会出现睡眠障碍（失眠，嗜睡）、头痛、眩晕、乏力和出汗，偶尔出现四肢的麻木感。③消化道：有时恶心、呕吐、胃灼热和口干，偶尔出现腹痛、腹泻、食欲不振等症状。④循环系统：主要是血压下降，潮红，静脉炎。有时可出现头晕等症状。偶尔出现ST段压低，Q-T间期延长、心动过速和期前收缩，与本药治疗的关系仍未确证。⑤血液：有时出现白细胞减少。⑥肝脏：有时可出现转氨酶升高，偶尔可出现碱性磷酸酶升高等。⑦肾脏：偶尔可出现血尿素氮升高。

【禁忌证】对本药过敏者、颅内出血急性期、严重心脏缺血性疾病、严重心律失常者。儿童、妊娠期妇女及哺乳期妇女。

【药物相互作用】①临床试验中当长春西汀与β受体阻断药（如氯拉洛尔、吲哚洛尔）、氯帕胺、格列本脲、地高辛、醋硝香豆素或氢氯噻嗪联合用药时，未观察到与这些药物之间的相互作用。②长春西汀与甲基多巴胺联合用，偶见其降压作用轻微增强，所以合用时应监测血压。③虽然临床研究中未发现长春西汀与作用于神经系统药物、抗心律失常药物、抗凝血药物相互作用，但仍建议联合用药时应注意观察。

【注意事项】①本药不可以肌内注射，未经稀释不可静脉使用。②不可用含氨基酸的输液稀释。③该注射剂与肝素不相容，故建议两者不要在同一注射器中混合，但可以同时进行抗凝治疗。④如与抗心律失常药联用，或有颅内压升高，心律失常和Q-T间期延长综合征，应全面权衡应用本药的利益风险。对于Q-T间期延长综合征或伴随药物治疗引起的Q-T间期延长的患者，建议进行心电图监控。⑤由于本注射剂中含有山梨醇，糖尿病患者在治疗过程中应控制血糖水平，对果糖不耐受或1，6-二磷酸果糖酶缺乏的患者应避免使用。⑥适应证人群主要为老年人。

【制剂与规格】①片剂：5mg。②注射剂：2ml：10mg；2ml：20mg；5ml：30mg。③粉针剂：5mg；10mg；20mg；30mg。

依达拉奉
Edaravone

【药理作用】一种脑保护剂（自由基清除剂）。脑梗死急性期患者给予依达拉奉，可阻止脑水肿和脑梗死的进展，并缓解所伴随的神经症状，抑制迟发性神经元死亡。依达拉奉可清除自由基，抑制脂质过氧化，从而抑制脑细胞、血管内皮细胞、神经细胞的氧化损伤。

【体内过程】成年人以0.5mg/kg体重剂量，每日2次，静脉滴注给药2日，消除$t_{1/2}$分别为2.27小时和1.84小时。两者血浆中药物浓度几乎都同样消失，没有蓄积性。在血浆中的代谢物为硫酸络合物、葡萄糖醛酸络合物。在尿中主要代谢物为葡萄糖醛酸络合物、硫酸络合物。

【适应证】急性脑梗死所致的神经症状、日常生活活动能力和功能障碍。

【用法用量】一次30mg，临用前加入适量0.9%氯化钠注射液中稀释后静脉滴注，30分钟内滴完。每日2次，14日为一个疗程。尽可能在发病后24小时内开始给药。

【不良反应】①偶见胃肠道反应（恶心及便秘）、过敏反应（潮红、头痛）。②静脉滴注后偶可见心血管系统反应（心律失常等）、肝脏毒性反应、急性脑水肿。

【禁忌证】①重度肾功能衰竭。②对本药过敏者。

【药物相互作用】①与头孢唑林钠、哌拉西林钠、头孢替安钠等抗生素合用时，有致肾功能衰竭加重的可能，因此合并用药时需进行多次肾功能检测等观察。②本药原则上必须用0.9%氯化钠注射液稀释（与各种含有糖分的输液混合时，可使依达拉奉的浓度降低）。③不可和高能量输液、氨基酸制剂混合或由同一通道静脉滴注（混合后可致依达拉奉的浓度降低）。④勿与抗癫痫药（地西泮、苯妥英钠等）混合（产生浑浊）。⑤勿与坎利酸钾混合（产生浑浊）。

【注意事项】①轻、中度肾功能损害、肝功能损害、心脏病患者慎用，在使用前、使用本药期间，需要检测肾功能。②高龄（80岁以上）患者慎用。③最好在脑梗死48小时之内开始使用。④静脉滴注时避免漏于血管外。⑤不推荐儿童使用。

【制剂与规格】注射剂：5ml：10mg；10ml：15mg；20ml：30mg。

六、脱水、降颅压药

甘露醇、甘油果糖参阅第八篇第1章利尿药。

第 11 章　抗老年痴呆药和营养神经药物

一、抗老年痴呆药

石杉碱甲
Huperzine A

【药理作用】本药为胆碱酯酶抑制剂，对真性胆碱酯酶具有选择性抑制作用，易通过血脑屏障。具有促进记忆再现和增强记忆保持的作用。

【体内过程】口服吸收迅速而完全，分布亦快，分布相$t_{1/2}$为9.8分钟，生物利用度高，排泄缓慢，消除相$t_{1/2}$为247.5分钟，主要通过尿液以原型及代谢产物形式排出体外。

【适应证】①良性记忆障碍。②阿尔茨海默病、血管性痴呆和脑器质性病变引起的记忆障碍。③重症肌无力。

【用法用量】（1）良性记忆障碍：每日0.1～0.2mg，分2次服用。一日量不得超过0.45mg：当剂量超过每次0.25mg时，记忆功能反而减退。或一次0.2mg，每日1次，肌内注射。

（2）阿尔茨海默病、血管性痴呆和脑器质性病变引起的记忆障碍：每日0.1～0.2mg，分2次服用。一日量不得超过0.45mg。

（3）重症肌无力：一次0.2～0.4mg，每日1～2次，肌内注射。

【不良反应】一般不明显，剂量过大时可引起头晕、恶心、胃肠道不适、乏力等反应，一般可自行消失，反应明显时减量或停药后缓解、消失。

【禁忌证】①对本药过敏者。②心动过缓、低血压、心绞痛、癫痫、哮喘、肾功能不全、机械性肠梗阻、尿路梗阻者。

【药物相互作用】本药慎与碱性药物配伍。

【注意事项】①有严重心动过缓、低血压、心绞痛、哮喘以及肠梗阻患者不宜使用。②如果出现不良反应，减少剂量后症状可缓解或消失；严重者需先停药，再用阿托品对抗其症状。③本药用量有个体差异，一般应从小剂量开始，逐渐增量。

【制剂与规格】①片剂：0.05mg。②胶囊：0.05mg。③注射剂：1ml ：0.2mg。

多奈哌齐
Donepezil

【其他名称】多那喜、安理申。

【药理作用】本药可能通过增强胆碱能神经的功能发挥治疗作用，可逆性地抑制乙酰胆碱酯酶对乙酰胆碱的水解，从而提高乙酰胆碱的浓度。

【体内过程】口服后吸收良好，食物及服药时间对本药吸收无影响。生物利用度为100%，3～4小时达血浆峰浓度，消除$t_{1/2}$约70小时。平均在起始治疗三周内达稳态血药浓度。血浆蛋白结合率约95%。药物主要由肝细胞色素P450酶系中3A4和2D6代谢，主要经肾脏排泄，少量以原药形式随尿排出。

【适应证】轻至中度认知障碍的阿尔茨海默病。

【用法用量】口服，初始用量每次5mg，每日1次，睡前服用；并至少将初始剂量维持1个月以上，才可根据治疗效果增加剂量至每次10mg，仍每日1次。

【不良反应】①常见的不良反应：腹泻、恶心、呕吐、厌食、疲乏和头晕。②其他的不良反应：有腹痛、消化不良、头痛、嗜睡、失眠、出汗、震颤、晕厥、肌肉痉挛。③罕见：如心绞痛、窦房传导阻滞、房室传导阻滞、心动过缓、血肌酸激酶轻度增高、消化道溃疡、胃肠出血、锥体外系症状、癫痫发作。

【禁忌证】对本药或六氢吡啶类衍生物过敏者。

【药物相互作用】①与琥珀酰胆碱合用，由于协同效应，神经肌肉阻断的作用延长。②与卡巴胆碱合用，胆碱能作用叠加，出现胆碱能不良反应（心动过缓、支气管痉挛、多汗、腹泻、呕吐）的风险增加。③与酮康唑、伊曲康唑、红霉素等可抑制CYP3A4的药物，或与氟西汀、奎尼丁等可抑制CYP2D6的药物合用，本药的血浓度增加。④与利福平、苯妥英钠、卡马西平等药酶诱导药合用，本药的血浓度降低。⑤与洋地黄、华法林合用时要注意剂量。

【注意事项】①下列患者慎用：哮喘或阻塞性肺病、心脏传导异常、胃肠道疾病或有溃疡性疾病史、有癫痫史。②慢性肝硬化患者本药清除时间减慢20%，但年龄与种族不影响药物代谢。③妊娠期妇女及哺乳期妇女慎用本药。④本药过量会引起胆碱能危象，表现为严重的恶心、呕吐、流涎、出汗、心动过缓、低血压、呼吸抑制、惊厥等。给予阿托品类抗胆碱药治疗。

【制剂与规格】①片剂：2.5mg；5mg；10mg。②胶囊：5mg。

利凡斯的明
Rivastigmine

【其他名称】卡巴拉汀。

【药理作用】本药是一种氨基甲酸类选择性作用于脑内的乙酰和丁酰胆碱酯酶抑制剂，通过延缓功能完整的胆碱能神经元所释放的乙酰胆碱的降解而促进胆碱能神经传导。本药可以改善阿尔茨海默病患者胆碱能介导的认知功能障碍。

【体内过程】单次口服本药3mg几乎完全（>96%）迅速吸收，约1小时达到血药浓度高峰。本药与食物同服可使其吸收t_{max}延长96分钟，使其C_{max}降低、AUC增加近30%。血浆半衰期约1小时。与血浆蛋白结合力较弱（约40%），易通过血脑屏障。在肝脏内主要通过胆碱酯酶代谢，而大部分细胞色素P450同工酶很少参与重酒石酸卡巴拉汀代谢。其代谢产物主要通过肾脏排泄。

【适应证】轻至中度认知障碍的阿尔茨海默病。

【用法用量】起始剂量：1.5mg，每日2次。递增剂量：推荐起始剂量为1.5mg，每日2次；如患者服用至少4周以后对此剂量耐受良好，可将剂量增至3mg，每日2次；当患者继续服用至少4周以后对此剂量耐受良好，可逐渐增加剂量至4.5mg，以至6mg，每日2次。倘若治疗中出现副作用（如恶心、呕吐、腹痛或食欲减退等）或体重下降，应将每日剂量减至患者能够耐受的剂量为止。维持剂量：1.5～6mg/次，每日2次。获得最佳疗效的患者应维持其最高的、且耐受良好的剂量。最高推荐剂量：6mg/次，每日2次。

【不良反应】轻至中度的不良反应，通常不予处理即可自行消失。发生的频率与程度常随服药剂量的递增而增多或加重。常见的不良反应有恶心、呕吐、腹泻、腹痛、食欲不振、头晕、头痛。女性患者对恶心、呕吐、食欲减退和体重下降更为敏感。

【禁忌证】对本药及氨基甲酸衍生物过敏者。

【药物相互作用】①与其他类的胆碱酯酶抑制剂、拟胆碱药及除极化型肌松药合用时，可增强其作用，出现协同效应。②与抗胆碱能药物合用可能干扰其疗效。③尼古丁能够使本药的消除增加23%。

【注意事项】①病态窦房结综合征、严重心律失常、消化性溃疡活动期、呼吸系统疾病、尿道梗阻、癫痫患者慎用。②如果患者在增加剂量后出现严重不良反应而不能耐受，可以停药数天后，再从小剂量给药，逐渐增加剂量至患者能够耐受的最佳剂量。③麻醉期间使用，可加重琥珀酰胆碱的肌肉松弛作用。④本药可加重或诱导锥体外系症状，包括发生率上升和震颤程度增加。⑤本药可损害动作执行的能力，对驾驶或操作机械设备的正确性造成影响。⑥体重较轻者，出现不良反应的风险增加。⑦抽烟患者口服本药，清除率增加23%。⑧妊娠期妇女慎用。⑨哺乳期妇女使用可能对乳儿有风险。

【制剂与规格】胶囊：1.5mg；3mg；4.5mg；6mg。

加兰他敏
Galantamine

【药理作用】本药为第二代乙酰胆碱酯酶抑制药。可透过血脑屏障，对抗非去极化型肌松药。对运动终板上的胆碱受体也有直接兴奋作用，可改善神经肌肉传导，并有一定的中枢拟胆碱作用。

【体内过程】口服吸收迅速、完全，口服后45分钟血浆药物浓度达峰值，$t_{1/2}$为5.7小时，部分经肝脏代谢，部分经肾以原型排泄。

【适应证】①轻、中度阿尔茨海默病。②重症肌无力、进行性肌营养不良症、脊髓灰质炎后遗症及儿童脑型瘫痪、外伤性感觉运动障碍、多发性周围神经病。③拮抗氯化筒箭毒碱。

【用法用量】（1）轻、中度阿尔茨海默病：口服，第1周，一次4mg，每日2次；第2周，一次8mg，每日2次；第3周，一次12mg，每日2次。以后维持该剂量。（2）重症肌无力、肌营养不良症、多发性周围神经病：口服，一次10mg，每日3次。皮下或肌内注射：每日2.5～10mg，每日1次。

（3）拮抗氯化筒箭毒碱：肌内注射起始剂量5～10mg，5或10分钟后按需要可逐渐增加至10～20mg。应用剂量应由小逐渐增大，以减轻不良反应。

【不良反应】①主要不良反应表现为治疗早期（2～3周）患者可有恶心、呕吐及腹泻等胃肠道反应，稍后即消失。②治疗量偶可致过敏反应。

【禁忌证】对本药过敏者。

【药物相互作用】①与奎尼丁、氟西汀、帕罗西汀等可抑制CYP2D6的药物或与酮康唑等可抑制CYP3A4的药物合用，本药的血浓度增加。合用时，加兰他敏的剂量要降低。②与β受体阻断药等可显著降低心率的药物合用，出现心动过缓和房室传导阻滞的风险增加。③与非甾体抗炎药合用，出现活动性溃疡或隐匿性胃肠道出血的风险增加。

【注意事项】①应用时应由小剂量逐渐增大，以避免引起不良反应。②由于本药的拟胆碱作用，可引起膀胱流出梗阻。③癫痫、运动功能亢进、机械性肠梗阻、心绞痛、心脏传导障碍、心动过缓、支气管哮喘和梗阻性肺病等患者慎用。④有溃疡史或有易患因素者，出现活动性溃疡或隐匿性胃肠道出血的风险增加。⑤中度肝或肾功能损害者宜减量慎用，严重肝或肾功能损害者不推荐使用。⑥可增加认知损害患者的死亡率。⑦妊娠期妇女慎用。⑧哺乳期妇女使用可能对乳儿有风险。

【制剂与规格】①片剂：4mg；5mg；8mg。②注射剂：1ml ：1mg；1ml ：2.5mg；1ml ：5mg。

美金刚
Memantine

【其他名称】美金胺、二甲金刚胺。

【药理作用】本药是一种电压依赖性、中等程度亲和力的非竞争性N-甲基-D-天冬氨酸（NMDA）受体拮抗剂。它可以阻断谷氨酸浓度病理性升高导致的神经元损伤。在谷氨酸释放减少的情况下，可改善神经传递，并激活神经元；在谷氨酸突触前释放增多的病理下，阻止神经元发生钙离子内流过度。

【体内过程】口服吸收充分，绝对生物利用度约为100%，达峰时间为3～8小时，食物不影响美金刚的吸收。血浆蛋白结合率为45%，约80%以原型存在，主要经肾脏排泄。消除半衰期为60～100小时。

【适应证】中至重度阿尔茨海默病。

【用法用量】中至重度阿尔茨海默病：首次起始一次5mg，每日1次，之后以5mg的幅度递增，剂量递增最短间隔时间为1周，靶剂量为一日20mg，分两次服用。

【不良反应】①常见不良反应：幻觉、意识混沌、头晕、头痛和疲倦。②少见的不良反应：焦虑、肌张力增高、呕吐、膀胱炎和性欲增加。③有癫痫发作的报告，多发生在有惊厥病史的患者。

【禁忌证】①对本药或金刚烷胺过敏者。②妊娠期妇女、哺乳期妇女。

【药物相互作用】①在合并使用NMDA拮抗剂时，左旋多巴、多巴胺受体激动剂和抗胆碱能药物的作用可能会增强，巴比妥类和神经阻滞剂的作用有可能减弱。②与抗痉挛药物（如丹曲林或巴氯芬）合用时可以改变这些药物的作用效果，因此需要进行剂量调整。③避免与金刚烷胺、氯胺酮、右美沙芬合用。④与苯妥英合用可能风险增加。⑤西咪替丁、雷尼替丁、普鲁卡因胺、奎尼丁、奎宁等可能与美金刚产生相互作用，有导致血浆浓度升高的潜在风险。⑥与氢氯噻嗪合用时有可能使氢氯噻嗪的血清水平降低。⑦与碱化尿液的药物合用时，会导致本药肾清除率下降。

【注意事项】①有严重精神错乱者、有癫痫病史者、肝功能损害、肾功能不全者慎用。②心肌梗死、失代偿性充血性心力衰竭、尿液pH升高和未有效控制的高血压患者服用本药时应密切观察。

【制剂与规格】①片剂：5mg；10mg。②胶囊：10mg。

二、营养神经药物

胞磷胆碱钠
Citicoline

【其他名称】胞二磷胆碱钠、胞胆碱。

【药理作用】本药为核苷衍生物，通过降低脑血管阻力，增加脑血流而促进脑物质代谢，改善脑循环。另外，它可增强脑干网状结构上行激活系统的功能，增强锥体系统的功能，改善运动麻痹，对促进大脑功能的恢复和促进苏醒有一定作用。

【体内过程】胞磷胆碱钠注射给药后血药浓度迅速下降，30分钟降至注入时的1/3，1~2小时基本稳定，分布以肝内最多，占10%，大部分于2小时内排入尿中，本药较难通过血脑屏障，进入脑内的药物很少，仅占0.1%，但药物在脑内停留时间很长，注射后3小时内药物浓度达峰值，并在24小时内保持不变；而且损伤脑比正常脑、受损半脑比未受损半脑的胞磷胆碱含量明显升高。

【适应证】①大面积脑梗死所致的昏迷和意识障碍、脑卒中后遗偏瘫患者肢体功能的恢复。②急性颅脑外伤和脑手术后的意识障碍。

【用法用量】静脉滴注：每日0.25~0.5g，用5%或10%葡萄糖注射液稀释后缓缓滴注，每5~10日为一疗程。单纯静脉注射：每次100~200mg。肌内注射：每日0.1~0.3g，分1~2次注射。口服：每次0.2g，每日3次。用于维持期治疗可为一次0.1g，每日3次口服。

【不良反应】①全身：偶见发热、倦怠、过敏样反应，严重者有过敏性休克的报告。②心血管系统：偶见暂时性血压下降、心动过缓和心动过速。③消化系统：偶见恶心、呕吐、食欲不振、胃痛、胃烧灼感、腹泻和肝功能异常。④呼吸系统：有发生过敏性哮喘的报告，严重者可出现呼吸困难和喉水肿。⑤神经系统：偶见眩晕、震颤、头痛、失眠、兴奋、烦躁不安和痉挛。⑥皮肤五官：偶见皮疹及一过性复视。

【禁忌证】对本药过敏者。

【药物相互作用】本药用于震颤麻痹病人时，不宜与左旋多巴合用，否则可引起肌僵直恶化。

【注意事项】①有药物过敏史的患者慎用。②对伴有脑出血、脑水肿和颅压增高的严重急性颅脑损伤患者慎用。③癫痫及低血压患者慎用。④静脉注射时应尽量放慢给药速度。⑤肌内注射一般不采用，若用时应经常更换注射部位。⑥妊娠期及哺乳期妇女慎用。⑦儿童及老年用药应根据病情和年龄适当调整剂量。

【制剂与规格】①注射液：2ml：250mg；5ml：500mg。②片剂：0.2g。③胶囊：0.1g。

甲氯芬酯
Meclofenoxate

【其他名称】氯酯醒。

【药理作用】本药能促进脑细胞的氧化还原代谢，增加对糖类的利用，对中枢抑制患者有兴奋作用。

【适应证】外伤性昏迷、新生儿缺氧症、儿童遗尿症、意识障碍、老年性精神病、乙醇中毒及某些中枢和周围神经症状。

【用法用量】① 口服：成人：一次0.1~0.2g，一日3次，至少服用1周。儿童：一次0.1g，一日3次，至少服用1周。②静脉注射或静脉滴注：成人一次0.1~0.25g，一日3次，临用前用注射用水或5%葡萄糖注射液稀释成5% ~10%溶液使用。儿童一次60~100mg，一日2次，可注入脐静脉。③肌内注射：成人昏迷状态一次0.25g，每2小时1次。新生儿缺氧症一次60mg，每2小时1次。

【不良反应】注射时偶有血管痛，血压变动和失眠现象。

【禁忌证】精神兴奋过度、高血压及有明显炎症者。

【注意事项】本药水溶液易水解，宜临用前配制。

【制剂与规格】①胶囊：0.1g；0.2g。②粉针剂：0.1g；0.25g。

艾地苯醌
Idebenone

【其他名称】羟癸甲氧醌。

【药理作用】本药为脑代谢、精神症状改善药，为醌类衍生物，辅酶Q_{10}的类似物。可激活脑线粒体呼吸活性，改善脑缺血的脑能量代谢，改善脑内葡萄糖利用率，使脑内ATP产生增加，抑制脑线粒体生成过氧化脂质，抑制脑线粒体膜脂质过氧化作用所致的膜障碍。

【体内过程】口服吸收良好，3小时达血药浓度峰值，$t_{1/2}$约为8小时。24小时内尿中排泄为32%，而且大部分为代谢产物。连续用药在体内无蓄积。

【适应证】慢性脑血管病及脑外伤等所引起的脑功能损害。能改善主观症状、语言、焦虑、抑郁、记忆减退、智能下降等精神行为障碍。

【用法用量】成人每次30mg，每日3次，饭后服用。

【不良反应】不良反应发生率在3%左右，主要有过敏反应、皮疹、恶心、食欲不振、腹泻、兴奋、失眠、头晕等。偶见白细胞减少、肝功能损害。

【禁忌证】对本药过敏者。

【注意事项】长期服用，要注意检查肝功能。

【制剂与规格】片剂：30mg。

吡拉西坦
Piracetam

【其他名称】吡咯乙酰胺、乙酰胺吡咯烷酮。

【药理作用】本药为吡咯烷酮类药物，为中枢递质γ-氨基丁酯的环化衍生物。为脑代谢改善药，具有促进脑内代谢作用，具有激活、保护和修复大脑神经细胞的作用。可以对抗由物理因素、化学因素所致的脑功能损伤。对缺氧所致的逆行性健忘有改进作用。可以增强记忆，提高学习能力。

【体内过程】口服易吸收，生物利用度大于90%，30～40分钟后血药浓度达峰值。消除半衰期4～6小时，血浆蛋白结合率30%。易透过血脑屏障，到达脑和脑脊液；易通过胎盘屏障。90%以上以原型从尿和粪便中排泄。

【适应证】①急、慢性脑血管病，脑外伤，各种中毒性脑病等多种原因所致的记忆减退及轻、中度脑功能障碍。②儿童智能发育迟缓。

【用法用量】①口服：一次1.0～2.0g，每日3次。但由于消化道反应明显，国内常用一次0.8～1.6g，每日3次，3～6周为1个疗程。②肌内注射：每次1g，一日2～3次。③静脉注射：每次4～6g，一日2次。④静脉滴注，每次4～8g，一日1次，用5%或10%葡萄糖注射液或氯化钠注射液稀释至250ml后使用。

【不良反应】①中枢神经系统的不良反应包括神经质、易兴奋、头晕、头痛、睡眠障碍、精神错乱和嗜睡。这些症状均不严重，且与服用剂量大小无关。②消化道症状有恶心、胃部不适、胃纳差、腹胀、腹痛，为常见的不良反应。症状的轻重与服药剂量直接相关。③轻度肝功能损害罕见，表现为轻度转氨酶升高。

【禁忌证】①对吡拉西坦过敏者。②亨廷顿病。

【药物相互作用】用华法林抗凝治疗，产生稳定的抗凝作用后，如再加用本药，可使凝血酶原时间延长。

【注意事项】①肾功能不全可能需调整剂量。②在接受抗凝治疗的患者中，同时应用吡拉西坦时应特别注意出凝血时间，防止出血危险，并调整抗凝药剂量和用法。

【制剂与规格】①片剂：0.2g；0.4g。②胶囊：0.2g；0.4g。③注射液：5ml：1g；20ml：4g；20ml：8g。

茴拉西坦
Aniracetam

【其他名称】阿尼西坦。

【药理作用】本药为脑功能改善药，是γ-氨基丁酸（GABA）的环化衍生物。本药通过血脑屏障选择性作用于中枢神经系统。本药能对抗缺氧引起的记忆减退，能改善某些原因引起的记忆障碍。

【体内过程】口服吸收后，血中原药消除半衰期平均20～30分钟，2小时后血药浓度已难测出。

【适应证】①轻中度学习、记忆和认知功能障碍的血管性痴呆和阿尔茨海默病。②脑卒中后不同程度的轻、中度认知和行为障碍。③中老年良性记忆障碍。④儿童脑功能发育迟缓者。

【用法用量】一次100～200mg，口服，每日3次。

【不良反应】本药不良反应较少，偶见口干、厌食、便秘、头昏、嗜睡，停药后消失。

【禁忌证】对本药过敏或对其他吡咯烷酮类药物不能耐受者。

【注意事项】①有明显肝功能异常者应适当调整给药剂量。②肾功能不全者慎用。③亨廷顿病患者慎用（可能加重症状）。

【制剂与规格】①片剂：50mg；100mg。②颗粒剂：100mg；200mg。③胶囊：100mg；200mg。

奥拉西坦
Oxiracetam

【其他名称】脑复智、欧来宁。

【药理作用】本药为新一代脑代谢改善药，属新型吡咯烷酮类（γ-氨基丁酸的环形衍生物）。可促进磷酰胆碱和磷酰乙醇胺合成，提高大脑中ATP/ADPA的比值，使大脑中蛋白质和核酸的合成增加，具有促进脑内代谢作用。可以对抗由物理、化学因素所致的脑功能损伤和记忆障碍。对缺氧所致的逆行性健忘有改进作用。可改善老年性痴呆和记忆障碍症患者的记忆和学习功能。

【体内过程】本药口服吸收迅速并分布于全身体液。达峰时间约1小时，$t_{1/2}$为3～5小时，药物消除迅速，约40%的原型药在服药后48小时内经尿排出。

【适应证】轻中度血管性痴呆、老年性痴呆以及脑外伤等症引起的记忆与智能障碍。

【用法用量】口服：每次0.8g，每日2次；重症者每日2～8g。静脉滴注：每次4～6g，每日1次，可酌情减量，用前加入到100～250ml静脉滴注液中，摇匀。用药疗程2～3周。

【不良反应】少见。偶见皮肤瘙痒、恶心、精神兴奋、头晕、头痛、睡眠紊乱，但症状较轻，停药后可自行恢复。

【禁忌证】对本药过敏者、严重肾功能损害者。妊娠期妇女和哺乳期妇女。

【注意事项】①轻、中度肾功能不全者应降低剂量，慎用。②患者出现精神兴奋和睡眠紊乱时，应减量。

【制剂与规格】①片剂：0.4g。②注射液：5ml：1g。

二氢麦角碱
Dihydroergotoxine

【其他名称】甲磺酸双氢麦角碱、甲磺酸二氢麦角碱。

【药理作用】对多巴胺和5-羟色胺受体有激动效应和对α肾上腺素受体有阻滞效应。改善受损害的脑代谢功能，并缩短脑循环时间，此效应反映在脑电活性的改变，在脑电图的功率谱上有显著变化。

【体内过程】口服吸收迅速，约1.5小时达到最大血药浓度。由于首过效应，仅25%～50%进入血液循环，半衰期约为4小时。血浆蛋白结合率为81%。在肝脏内代谢，主要代谢酶是CYP3A4，代谢产物多为相应的羟化物。主要随胆汁经粪便排泄，以原型及其代谢物形式随尿液排出量仅为摄入原剂量的2%。

【适应证】脑供血不足、脑动脉硬化、脑梗死后遗症、血管性痴呆、与老龄化相关的轻度认知功能障碍、老年痴呆引起的认知障碍、脑外伤后遗症等。

【用法用量】口服：成人一次1～2mg，每日3次，建议舌下含化，12周为1个疗程。肌内注射或皮下注射：每次0.15～0.3mg，每日1～2次。静脉滴注：每次0.3mg，溶于250～500mg静脉滴注液中，每日1～2次。

【不良反应】常见的不良反应有恶心、消化道不适。其他不良反应有体位性低血压、心动过缓，皮疹、潮红，视物模糊，鼻充血、流涕增多、呼吸困难，呕吐、食欲减退、口干、腹胀、腹痛、便秘，可能出现肝功能异常，失眠、头痛、眩晕等。长期大量服用本药可引起结缔组织纤维化的病例报道，并伴有背部疼痛及下尿路梗阻症状。

【禁忌证】①对本药有过敏史者。②急、慢性精神病，有体位性低血压或低血压病史，严重心动过缓，严重肝功能不全。

【药物相互作用】①与CYP3A4的抑制剂合用，可升高本药的血药浓度。②与多巴胺类药物及激动剂、5-羟色胺类药物及激动剂合用，可能导致多巴胺与5-羟色胺在体内浓度增高，出现相叠加的血管收缩作用，可出现周围血管痉挛、四肢及其他组织缺血的危险。③与硝酸酯类药物合用，可能使后者血药浓度增高，且二者均具有血管舒张作用，可能导致血压偏低或过低。④抗凝药可能降低本药的药物活性。⑤与吩噻嗪类药物合用，可加重低血压反应。⑥与降压药合用，可能降低本药的活性，并加重低血压反应。

【注意事项】①心率稍慢、轻中度肝功能不全者应慎用。②不推荐妊娠期及哺乳期妇女使用。③用药前后应监测血压。④为减轻首关消除，建议舌下含服。静脉滴注速度要慢，静推速度也宜缓慢进行，防止血压骤然降低。⑤已有纤维化反应的报道，如肺间质、心肌、心脏瓣膜和腹膜后纤维化，其与对5-羟色胺2β受体产生激动作用有关。有纤维化风险的者，慎用该产品。

【制剂与规格】①片剂：1mg；1.5mg。②缓释片：2.5mg。③缓释胶：2.5mg。④注射剂：1ml ：0.3mg。

单唾液酸四己糖神经节苷脂
Monosialotetrahexosyl Ganglioside

【药理作用】本药系自猪脑中提取制得，具有与神经细胞膜结合，促进神经修复作用。作用机制是促进神经重塑（包括神经细胞的存活、轴突生长和突触生长），提高神经细胞的存活率，改善神经传导速度，促进脑电活动恢复。对损伤后继发神经退化有保护作用。对脑血流动力学参数的改善和损伤后脑水肿的减轻有良好的影响。能维持细胞膜上Na^+，K^+-ATP酶和Ca^{2+}，Mg^{2+}-ATP酶的活性，从而减轻脑水肿，维持细胞内外离子平衡，防止细胞内钙离子积聚。

【体内过程】给药后2小时在脑和脊髓测得放射性高峰，4～8小时后减半。药物的清除缓慢，主要通过肾脏排泄。

【适应证】①血管性或外伤性中枢神经系统损伤。②帕金森病。

【用法用量】（1）血管性或外伤性中枢神经系统损伤每日20～40mg，一次或分次肌内注射或缓慢静脉滴注。急性期：每日100mg，静脉滴注；2～3周后改为维持量，每日20～40mg，一般6周。

（2）帕金森病首剂量500～1000mg，静脉滴注；第2日起每日200mg，皮下、肌内注射或静脉滴注，一般用至18周。

【不良反应】①皮肤及其附件损害：斑丘疹、红斑疹、急性荨麻疹、水疱疹、皮肤瘙痒等。②全身性损害：寒战、发热、乏力、面色苍白、水肿、过敏样反应、过敏反应、过敏性休克等。③呼吸系统损害：胸闷、呼吸困难、咳嗽等。④神经系统损害及精神障碍：头晕、头痛、眩晕、局限性抽搐、局部麻木、精神障碍、吉兰-巴雷综合征等。⑤胃肠系统损害：恶心、呕吐、腹泻、腹痛、胃部不适等。⑥心血管系统损害：心悸、心动过速、发绀、潮红、血压升高，血压降低、静脉炎等。⑦其他：注射部位疼痛、肝功能异常等。

【禁忌证】①对单唾液酸四己糖神经节苷脂钠过敏或其辅料过敏者；②遗传性糖脂代谢异常（神经节苷脂累积病，如：家族性黑朦性痴呆、视网膜变性病）患者；③急性炎症性脱髓鞘性多发性神经病（又称吉兰-巴雷综合征）患者。

【注意事项】①轻中度肝、肾功能障碍者。②对妊娠期妇女、哺乳期妇女及儿童的安全性及有效性尚不明确，不推荐使用本药。③可能与使用神经节苷脂产品相关的吉兰-巴雷综合征病例报道。若患者在用药期间（一般在用药后5~10天内）出现持物不能、四肢无力、弛缓性瘫痪等症状，应立即就诊。吉兰-巴雷综合征患者禁用本药，自身免疫性疾病患者慎用本药。④使用本药可能出现寒战、发热症状，并可能伴有皮疹、呼吸困难、心悸、呕吐等。输液过程中应尽量减慢滴速，注意对患者进行监护，出现上述症状应立即停药救治。

【制剂与规格】注射液：2ml ：20mg；2ml ：40mg；5ml ：100mg。

小牛血去蛋白提取物
Deproteinized Hemoderivative of Calf Blood

【药理作用】本药为不含蛋白质的小牛血液提取物，含有低分子肽和核酸衍生物。能改善氧和葡萄糖的吸收和利用（不依赖于胰岛素），从而提高ATP的周转，为细胞提供较高的能量。在脑功能降低（低血氧）和能量需求增加（修复、再生）等情况下，本药可增进与能量有关的功能代谢，保持细胞功能，促使供血量增加。在外周组织中亦可起到改善微循环，提高组织细胞再生修复能力，增强受损组织细胞对能量的利用，因而可以使胶原纤维重组，减少或避免瘢痕形成。在眼和口腔部位外用时，由于黏性凝胶或唾液作用，可在角膜，或口腔部位形成均匀而持久的保护膜，以利于药物作用于局部，进一步增强药效。

【体内过程】尚不明确。

【适应证】①脑卒中、脑外伤、周围血管病及腿部溃疡。②皮移植术、烧伤、烫伤、糜烂、创伤、压疮的伤口愈合；放射所引起的皮肤、黏膜损伤。③角膜溃疡、角膜损伤、酸或碱引起的角膜灼伤、大疱性角膜炎、神经麻痹性角膜炎、角膜或结膜变性。

【用法用量】口服：每次1～2片，每日3次，整片吞服，一疗程4～6周。静脉注射或缓慢肌内注射：初期每天10～20ml，进一步治疗剂量每天5ml。静脉滴注：10～50ml加入静脉滴注液250ml中滴注。皮肤外用：在保证创口或创面清洁的情况下外用。轻者可每日1次，涂于创面处；重者可每日2～6次，或酌情增加次数。眼外科用药：滴于眼部患处，每次1滴，一日3～4次，或视病情而定。口腔外用：涂抹于患处每日3～5次，其中1次在睡前使用。

【不良反应】①偶见过敏反应（例如荨麻疹、皮肤潮红、药物热、休克等）。②较大剂量可引起胃部不适。③外用时可出现局部刺激或灼烧感。

【禁忌证】①对本药或同类物质有过敏者。②严重肾功能不全者。

【注意事项】①糖尿病患者慎用。②妊娠期妇女、哺乳期妇女慎用。③肌内注射时要缓慢，每次不超过5ml。静脉滴注时，滴速应小于每分钟2ml。④输液不应与其他药物配伍。外用于皮肤创口、创面时，若出现患处分泌物增多，可酌情增加更换敷料的次数，务必保证患处的清洁干燥，防止不必要的感染发生。

【制剂与规格】①片剂：200mg。②注射剂：2ml：80mg；5ml：200mg；10ml：400mg。③软膏：10%（20g：2.0g）。④眼凝胶制剂：20%（5g：1g）。⑤口腔膏：5%（5g：0.25g）。

脑蛋白水解物

Cerebroprotein Hydrolysate

【药理作用】本药为一种大脑所特有的肽能神经营养药物。能以多种方式作用于中枢神经，调节和改善神经元的代谢，促进突触的形成，诱导神经元的分化，并进一步保护神经细胞免受各种缺血和神经毒素的损害。本药可促进脑内蛋白质的合成，影响呼吸链，具有抗缺氧的保护能力，改善脑内能量代谢。激活腺苷酸环化酶和催化其他激素系统。提供神经递质、肽类激素及辅酶前体。

【体内过程】本药可透过血脑屏障进入神经细胞，氨基酸在脑内迅速代谢，$t_{1/2}$由数秒至数小时。

【适应证】①伴注意及记忆力障碍的器质性脑病性综合征。②原发性痴呆、血管性痴呆、混合型痴呆。③卒中、颅脑手术后的脑功能障碍。④脑挫伤或脑震荡后遗症。⑤脑血管代偿功能障碍。⑥神经衰弱及衰竭症状。

【用法用量】①静脉滴注：一般使用10ml，稀释于250ml 0.9%氯化钠注射液中缓慢滴注，一日1次。60～120分钟滴完，可连续使用10～14天为一疗程，一疗程最好连续注射，参考年龄、病情以决定疗程长短及剂量。②皮下注射不超过2ml，肌内注射不超过5ml。

【不良反应】偶有过敏反应发生，表现为发热、寒战、转氨酶升高及过敏性皮疹等。

【禁忌证】①癫痫。②严重肾功能不良者。③妊娠期妇女、哺乳期妇女。④对本药过敏者。

【药物相互作用】①蛋白水解物注射液不能与氨基酸注射液在同一瓶中输注，当同时应用氨基酸输液时，应注意可能出现氨基酸不平衡。②同用抗抑郁药治疗可发生不良的相互作用，导致不适当的精神紧张。此时建议减少抗抑郁药剂量。③同时服用单胺氧化酶抑制剂，二者药效有相加作用。④与胞磷胆碱、复方丹参、维生素B_{12}等合用，具有协同作用，可能会相互提高疗效。

【注意事项】①严格按照说明书规定的适应证及用法用量使用。②用药前应仔细询问用药史和过敏史，过敏体质者慎用。③药品稀释应严格按照说明书的要求配制。④禁混合配伍，谨慎联合用药。⑤本药不良反应包括过敏性休克，应在有抢救条件的医疗机构使用。

【制剂与规格】①注射液：1ml；2ml；5ml；10ml；20ml。②片剂：162mg。

利鲁唑
Riluzole

【药理作用】本药属于苯并噻唑类抗谷氨酸药物。其作用机制包括：抑制谷氨酸释放；抑制并稳定电压依赖性钠离子通道；干预兴奋性氨基酸所引起的胞内信号转导；抑制钙离子内流；抑制DMDA受体功能；提高神经营养因子表达量。通过上述机制起到：神经元保护作用，特别是对由于兴奋性神经递质介导的多种神经元损伤有保护作用；降低肌萎缩侧索硬化动物模型中脊髓前角运动神经元的损伤率。

【体内过程】口服吸收良好，约为90%，生物利用度约为60%，高脂饮食降低药物吸收。服药后1～1.5小时达最大血浆浓度，平均消除半衰期12小时（9～15小时），血浆蛋白结合率大约为96%。在体内分布广泛，可通过血脑屏障。在肝内代谢，主要代谢酶为CYP1A2。由于CYP1A2活性差异，个体间本药消除速率有显著差异。代谢物经尿的总排泄率约为90%。部分经粪便排出。

【适应证】肌萎缩侧索硬化症。

【用法用量】口服，一次50mg，每日2次，增加每日给药剂量不会增加药效，但增加不良反应。如漏服一次，按原计划服用。应在餐前1小时或餐后2小时服药，以降低食物对本药生物利用度的影响。

【不良反应】本药常见的不良反应为疲劳、胃部不适及血浆转氨酶水平升高。其他不良反应较少见：胃疼、头疼、呕吐、心跳增加、头晕、嗜睡、过敏反应或胰腺炎症（胰腺炎）。偶见中性粒白细胞减少症。

【禁忌证】①对本药及其主要成分过敏者。肝功能不正常或转氨酶水平异常增高者。②妊娠期及哺乳期妇女。

【药物相互作用】①CYP1A2抑制剂（咖啡因、非那西汀、茶碱、阿咪替林及喹诺酮类药物）可能减少本药的消除。②CYP1A2诱导剂（吸烟、利福平、奥美拉唑）可能增加本药的消除。

【注意事项】①肝脏疾病患者慎用，定期检查肝功能。②服用本药时应禁止过度饮酒。③对可能出现的粒细胞减少不良反应，须监测血红蛋白、血细胞压积、血细胞计数。④服用本药后如感到眩晕或头晕，不应驾驶或操作机器。

【制剂与规格】①片剂：50mg。②胶囊：50mg。

第12章 麻醉药及麻醉辅助药

一、吸入麻醉药

氧化亚氮
Nitrous Oxide

【其他名称】笑气。

【药理作用】氧化亚氮（N_2O）麻醉作用极弱，吸入30%～50%有镇痛作用，80%以上产生麻醉作用。最低肺泡有效浓度为105%。用药后大脑皮质很快被抑制，镇痛作用明显。对皮质下中枢也有所影响，延髓中枢不受抑制。对呼吸道无刺激，对呼吸无明显抑制。不抑制心血管系统，对心输出量、心率、血压无影响。对心、肺、肝、肾等重要脏器功能无损害。

【体内过程】在体内不经任何生物转化或降解，绝大部分仍以原药随呼气排出体外，仅小量由皮肤蒸发，无蓄积作用。吸入体内只需要30～40秒即产生镇痛作用，镇痛作用强而麻醉作用弱，患者处于清醒状态（而不是麻醉状态），手术后恢复快。

【适应证】全身麻醉维持及镇痛。

【用法用量】吸入：由于麻醉效能弱，必须合并使用其他吸入麻醉药或静脉麻醉药。在麻醉维持期吸入浓度以50%～70%为宜，还必须同时吸入25%～30%以上的氧气，以防止发生低氧血症。

【不良反应】N_2O本身并无毒性，但在使用时注意不要发生缺氧。如使用不当可致以下不良反应：为治疗破伤风、癌症镇痛等连续吸N_2O 3～4日以上的患者对骨髓有抑制作用。骨髓涂片出现渐进性红细胞再生不良，与恶性贫血时的骨髓改变相似。因此吸入50% N_2O只限于48小时以内。

【禁忌证】肠梗阻、气肿、气胸及脑室造影等患者。

【注意事项】停止吸入后，由于血液和组织中的N_2O大量溢出，冲淡了肺泡气中氧的浓度，导致短时间的缺氧，称弥散性缺氧，尤其在停药后5分钟内最危险，所以应继续给纯氧吸入5～10分钟以避免缺氧；如有呼气末麻醉气体监测时，应在其浓度低于20%方可吸空气。

【制剂与规格】贮于耐压钢筒内，用蓝色油漆作为色标。

异氟烷
Isoflurane

【其他名称】异氟烷、活宁。

【药理作用】异氟烷对中枢神经系统下行性抑制随剂量增加而加深。恢复期有2～3小时智力迟钝及失去精确辨别能力，所以不适于门诊患者。异氟烷增加脑血流量程度小，适合神经外科麻醉。对循环系统的抑制较轻，引起血压下降的主要原因为周围血管阻力下降。浅麻醉时不抑制心肌，深麻醉时，每搏量有所下降，但心率增加，心律稳定。对呼吸的抑制与剂量有关，能严重地抑制通气量，使$PaCO_2$升高，在较高浓度时可发生呼吸停止。对肝脏无毒性。可降低肾血流量、肾小球滤过率及尿量。麻醉后无肾功能损害。能产生足够的肌肉松弛，由于本身有良好的肌松作用并可免用或少用肌肉松弛药，适用于重症肌无力患者的麻醉。

【体内过程】异氟烷在人体中的代谢相对较少。术后仅0.17%异氟烷以代谢产物的形式经尿排出。血清有机氟的峰浓度出现在麻醉后4小时，通常平均小于5μmol/L。反应使用异氟烷后无肾功能损害表现。

【适应证】全身麻醉维持。

【用法用量】专用蒸发器。麻醉作用强，诱导和苏醒迅速。术后恶心、呕吐少见，对心肌收缩力影响轻微，并可反复多次使用。

【不良反应】对呼吸道有刺激性，诱导期有咳嗽、屏气，故一般不用于诱导麻醉。苏醒期偶可出现肢体活动或寒战。

【药物相互作用】增强肌肉松弛药作用，并延长非去极化肌肉松弛药作用时间。

【注意事项】随着麻醉加深可有明显的呼吸抑制

【制剂与规格】100ml/瓶；250ml/瓶。

七氟烷
Sevoflurane

【药理作用】以浓度依赖方式抑制中脑网状结构神经元。有轻度增加脑血流及颅内压的作用。麻醉作用较强，诱导和苏醒迅速。对心血管系统的影响轻微，对心肌抑制与剂量相关并易于调整。对心肌传导系统无影响，也不增加心肌对外源性儿茶酚胺的敏感性。不加快心率，深麻醉时心率减慢。其血管扩张作用强于心肌抑制作用。对呼吸道无刺激性，也不增加呼吸道分泌物，可松弛气管平滑肌，抑制乙酰胆碱、组胺引起的支气管收缩，故可用于哮喘患者的麻醉。

【体内过程】七氟烷最小肺泡内浓度（MAC），在氧及氧化亚氮的混合气体中为0.66%；在纯氧中为1.7%；与恩氟烷相似。其半数致死浓度（LC_{50}）/MAC比恩氟烷大。以2%～4%浓度进行诱导麻醉、以3%维持时，吸入后10～15分钟血药浓度达稳态，约360μmol/L；停药5分钟后则约为90μmol/L；停药60分钟后为约15μmol/L。血浆消除呈三相：2.7分钟、9.04分钟、30.7分钟。血/气分配系数为0.63（恩氟烷者为1.9，氟烷者为3.2）。本药主要经呼气排泄，停止吸入1小时后约40%以原型经呼气排出。它在体内可被代谢为无机氟由尿排出，按尿中氟量计，其代谢率为2.89%，比恩氟烷者（0.96%）高，比氟烷（15.7%）低。

【适应证】全身麻醉诱导及维持。

【用法用量】用专用蒸发器。可用面罩诱导，也可用静脉诱导后以七氟烷维持。面罩诱导时数次呼吸后意识即可消失，平均诱导时间不超过10分钟，诱导过程平稳，呛咳、屏气等反应的发生率明显低于其他吸入麻醉药。维持浓度，使用面罩的患者为2.5%～4.5%，气管插管患者为1.5%～2.5%，维持期血压平稳，麻醉深浅易调节，术中血气、心电图等均无明显改变。麻醉后清醒较迅速，成人平均10分钟，小儿8.6分钟。苏醒过程较平稳；恶心发生率较高分别为25%和18%，个别病例有一过性躁动。

【不良反应】对肝、肾功能有一定影响。产科麻醉可能使子宫肌肉收缩弛缓。

【禁忌证】疑有恶性高热的遗传易感者。

【药物相互作用】增强肌肉松弛药作用，并延长非去极化肌肉松弛药作用时间。

【注意事项】妊娠期妇女慎用。

【制剂与规格】250ml/瓶；120ml/瓶；100ml/瓶。

地氟烷
Desfulrane

【其他名称】脱氟烷、脱氟烷、地氟烷。

【药理作用】属于氟化甲基乙基醚类药物，随着药物的吸入而产生可逆性意识消失，疼痛感觉消失、随意运动功能的抑制、自主神经反射减弱，以及呼吸和心血管系统兴奋性的抑制。地氟烷是只含氟的卤素的化合物，它的结构提示其血/气分布系统（0.42）较低，甚至比氧化亚氮的血/气分布系统（0.46）还要低，说明随吸入浓度的变化，其临床效应的变化很快，麻醉苏醒迅速。动物研究表明地氟烷的诱导和苏醒较快，麻醉期间脑电图无癫痫波或其他不良活动，与常用的辅助药物一起并不产生不良的脑电图变化。本药的药物效应与吸入浓度成比例，其主要的不良反应是其药理作用的伸展。

【体内过程】本药是一个挥发性卤化麻醉新药，结构不同于异氟烷。异氟烷含有氯元素，本药为以氟代替氯。本药在血液内气体溶解度为0.41，因此它比其他卤化的挥发性麻醉药更迅速地进入人体。但是本药的刺激味及其呼吸道应激性减慢了本药的吸入。本药肺泡最低有效浓度（MAC）为6%～7%。本药MAC在婴儿体内较高，并随年龄增长而降低。麻醉恢复较其他挥发性麻醉药快。

【适应证】成人全麻的诱导和维持、小儿全麻的维持。

【用法用量】有一定的神经-肌肉阻滞作用，能提供良好的肌肉松弛。麻醉时应有专用蒸发器方可使用。单独应用诱导时吸入浓度应小于6%，如大于7%常发生刺激性咳嗽或屏气，维持麻醉用3%～4%浓度，麻醉后苏醒迅速，如同氧化亚氮，且醒后头脑清晰，立即恢复定向力，大大缩短术后监护时间。对循环功能干扰小，更适合心血管手术麻醉。也常用作小儿、老年患者麻醉及门诊手术麻醉。可单独使用或加用60%氧化亚氮，并可用于静吸复合全麻。最大的优点是起效和苏醒迅速。

【不良反应】深麻醉时可出现心率加快。有诱发恶性高热的可能。

【禁忌证】疑有恶性高热的遗传易感者。

【药物相互作用】增强肌肉松弛药作用并延长非去极化肌肉松弛药作用时间。

【注意事项】可升高颅内压，对呼吸的抑制与异氟烷相似。

【制剂与规格】溶液剂：240ml/瓶。

二、麻醉性镇痛药

枸橼酸芬太尼
Fentanyl Citrate

【药理作用】芬太尼为阿片受体激动剂，属强效麻醉性镇痛药，药理作用与吗啡类似。其镇痛效力约为吗啡的80～100倍。镇痛作用产生快，持续时间短，不释放组胺、对心血管功能影响小，能抑制气管插管时的心血管反应，不良反应较吗啡少。其镇痛时间虽短，但清除半衰期长，反复用药有蓄积作用。因此，临床重复应用时应注意给药剂量和间隔。

【体内过程】口服经胃肠道吸收，但临床一般采用注射给药。静脉注射1分钟即起效，4分钟达高峰，维持30～60分钟。肌内注射时7～8分钟镇痛作用起效，可维持1～2小时。肌内注射生物利用度67%，蛋白结合率80%，消除$t_{1/2}$约3.7小时。本药主要在肝脏代谢，代谢产物与约10%的原型药由肾脏排出。

【适应证】各种疼痛及外科、妇科等手术后和手术过程中的镇痛。手术后出现的谵妄麻醉辅助用药。与氟呱啶配伍制成“安定镇痛剂”。

【用法用量】（1）用于各种剧痛及外科、妇科等手术过程中和手术后的镇痛，防止或减轻手术后出现的谵妄：肌内注射0.05～0.1mg，可控制手术后疼痛、烦躁和呼吸急迫。必要时可于1～2小时后重复给药。一次肌内注射0.1mg，15分钟起效，维持1～2小时。（2）作为麻醉辅助药麻醉前给药：0.05～0.1mg于手术前30～60分钟肌内注射。诱导麻醉：3～5μg/kg缓慢静脉注射。危重患者、年幼及年老体弱患者的用量酌减。维持麻醉：每小时1～2μg/kg。芬太尼静脉麻醉目前仍广泛用于体外循环、心内直视手术，其诱导剂量为10～20μg/kg，维持量为30～50μg/kg。（3）芬太尼与氟哌利多以1∶50的比例配伍制成神经安定镇痛合剂（芬太尼0.1mg，氟哌利多5mg）用于大面积换药及进行小手术。

【不良反应】芬太尼不良反应小，有眩晕、恶心、呕吐、反应迟钝及胆道括约肌痉挛，约1小时后自行缓解。还可引起视觉模糊、发痒和欣快感。芬太尼麻醉后常使心率减慢。芬太尼的呼吸抑制比吗啡更明显，且剂量稍大，注射速度过快可能引起胸壁肌肉僵直加重呼吸抑制。芬太尼有较弱成瘾性。

【禁忌证】支气管哮喘、呼吸抑制、对本药特别敏感者、重症肌无力者。

【药物相互作用】①单胺氧化酶抑制剂（如苯乙肼、帕吉林等）：可通过抑制肝药酶系统阻滞芬太尼代谢灭活，引起严重的低血压、呼吸停止及休克。②中枢抑制剂（巴比妥类、苯二氮䓬类、吸入麻醉剂）：可加强芬太尼药理作用，合用时其用量应减少1/4～1/3。③阿片受体阻断剂（烯丙吗啡、纳洛酮等）：能拮抗芬太尼的呼吸抑制和镇痛作用。

【注意事项】心律失常、肝肾功能不全、慢阻肺及颅脑肿瘤或颅脑外伤引起昏迷者慎用。反复注射或大剂量注射后，可在用药后3～4小时出现延迟性呼吸抑制，应引起警惕。妊娠期妇女慎用。

【制剂与规格】①注射剂：2ml ∶0.1mg；10ml ∶0.5mg。②外用贴剂：2.5mg；5mg。

附

吗啡、瑞芬太尼、舒芬太尼参阅本篇第2章镇痛药。

三、静脉麻醉药

氯胺酮
Ketamine

【其他名称】凯他敏。

【药理作用】选择性抑制丘脑的内侧核，阻滞脊髓至网状结构的上行传导，兴奋边缘系统，并对中枢神经和脊髓中的阿片受体有亲和力。抑制兴奋性神经递质（乙酰胆碱、L-谷氨酸）及NMDA受体；阻滞脊髓至网状结构对痛觉传入的信号及与阿片受体的结合，而对脊髓丘脑传导无影响，故对内脏疼痛改善有限。麻醉后出现睁眼凝视及眼球震颤，肢体肌力增强，呈木僵状态；眼泪、唾液分泌增多，术前用抗胆碱药可避免或减少发生。交感神经和循环有兴奋作用，表现在血压升高、心率加快、眼内压和颅内压均升高、肺动脉压及心排出量高。但它对心肌有直接抑制作用，在循环衰竭患者更为突出。大剂量应用时，可出现呼吸抑制和呼吸暂停。在麻醉恢复期常有恶心、呕吐发生。可使儿茶酚胺增高、血糖上升、内分泌亢进。不影响子宫收缩，但在剖宫产时，应用本药，因血压升高而致出血量较多。代谢主要在肝内进行，转化成去甲氯胺酮，其作用强度为氯胺酮的1/5 ~ 1/3，使得神志恢复后仍有较长时间的嗜睡状态，再逐步代谢成无活性的化合物经肾排出，仅有2.5%的氯胺酮原型经尿排出。重复给药时，自我诱发的酶诱导能使此药产生耐药性。

【体内过程】本药进入血循环后大部分进入脑组织，然后再分布于全身组织中，肝、肺和脂肪内的药物浓度也高。本药$t_{1/2\alpha}$为2 ~ 11分钟，$t_{1/2\beta}$为2 ~ 3小时。主要在肝内进行生物转化成去甲氯胺酮，再逐步代谢成无活性的化合物经肾排出，仅有2.5%以原型随尿排出。

【适应证】表浅、短小手术麻醉、不合作小儿的诊断性检查麻醉及全身复合麻醉。难治性抑郁症。

【用法用量】由于氯胺酮是一种具有深度镇痛，且对呼吸和循环影响轻的静脉全麻药。目前主要用于各种体表或短小手术，烧伤清创、麻醉诱导、小儿基础麻醉等。通常与其他镇静药物复合应用。临床剂量：单次静脉注射1 ~ 2mg/kg，肌内注射4 ~ 6mg/kg分别于30秒及3 ~ 5分钟意识消失，必要时追加半量或全量。静脉滴注用0.1%溶液，滴速每分钟10 ~ 30μg/kg。

【不良反应】部分患者苏醒期有精神激动和梦幻现象。如谵妄、狂躁、呻吟、精神错乱和肢体乱动。主观有飘然感或肢体离断感。服用氟哌利多、地西泮及吩噻嗪类药可预防。一过性失明一般发生在刚苏醒时，持续15 ~ 30分钟，一般均可自愈。术中常有泪液、唾液分泌增多，血压、颅压及眼压升高。不能自控的肌肉收缩偶见。偶有呼吸抑制或暂停、喉痉挛及气管痉挛。

【禁忌证】顽固、难治性高血压、严重的心血管疾病及甲状腺功能亢进症。

【药物相互作用】①地西泮、咪达唑仑、异丙嗪、氟哌利多等：延长氯胺酮的消除半衰期，延迟苏醒；减少不良反应。②氧化亚氮：减少氯胺酮用量。③甲状腺素：可引起血压过高和心动过速。

【注意事项】对于心功能障碍和血容量不足的患者，可引起严重的循环抑制，因此在应用前应补充血容量、改善心肌功能、纠正水电解质的紊乱。为了减少气管内黏液分泌，用药前可给阿托品或莨菪碱。颅内压增高、脑出血、青光眼患者不宜使用。

【制剂与规格】注射剂：2ml ：100mg；10ml ：100mg；20ml ：200mg。

羟丁酸钠
Sodium Oxybate

【其他名称】γ-羟基丁酸钠。

【药理作用】对中枢神经活动的抑制，主要是由于兴奋γ-氨基丁酸受体，而引起生理样睡眠，脑电图也显示生理睡眠波形。轻度兴奋循环系统，血压稍升高，脉搏有力、减慢，心排血量变化不明显。用药后肤色红润，毛细血管扩张充盈良好。不抑制呼吸，呼吸中枢保持对二氧化碳变化的敏感性，注药后呼吸频率略慢，潮气量稍增大，每分钟通气量不变或稍增加。但反复用药或剂量较大时可见呼吸减慢至10～12次/分钟，甚至更慢。在体弱、老年和小儿静脉注射过快，用量较大或与麻醉性镇痛药复合应用，更易发生呼吸抑制。使咽喉反应迟钝，气管反射减弱，嚼肌和下颌比较松弛，有利于气管插管和在浅麻醉下耐受留置气管导管。

【体内过程】本药组织分布很广，通过血脑屏障需一定时间，且脑组织中浓度仅及血浆中浓度的50%，静脉注射后10～15分钟才显效，因而起效慢。此后，血中浓度逐渐升高达峰值，45分钟中枢抑制作用才最明显，静脉注射后30分钟，一般在血浆中即可测到代谢物，60分钟后血中浓度开始下降，作用时间约2小时。80%～90%在体内分解代谢，进行氨基转换，参与三羧酸循环，最后氧化成水和二氧化碳，后者随呼气排出体外。10%～20%在4～6小时内随尿排出。

【适应证】静脉全麻药。常与全麻药或麻醉辅助药合用。复合全麻的诱导和维持。

【用法用量】用于麻醉诱导和维持：60～80mg/kg，小儿最多100mg/kg，成人诱导量约2～5g，25%溶液单次静脉注射或静脉滴注。手术时间长者每隔1～2小时可追加1～2g。注射速度应慢于每分钟1g。

【不良反应】①麻醉诱导与苏醒过程中可引起锥体外系症状。②用药后呼吸分泌物增加。③能抑制呼吸，出现呼吸频率减慢。

【禁忌证】有癫痫史、原因不明惊厥、慢性酒精中毒及完全性房室传导阻滞、心动过缓者。

【药物相互作用】①麻醉性镇痛药：增强其呼吸抑制作用，联合用药时应予注意。②非去极化肌肉松弛药：可稍增强肌肉松弛作用。③阿托品：可减少其对副交感神经兴奋作用，防止心率减慢发生。④巴比妥类及苯二氮䓬类药：可减少锥体外系症状。

【注意事项】①可出现血清钾一过性下降,对于低血钾患者应纠正后方能使用，在术中应监测心电图，如有U波出现应及时处理。②快速、大剂量静脉注射可引起心率减慢,有传导阻滞患者及心率低于每分钟50次患者慎用。③严重高血压患者慎用。

【制剂与规格】注射剂：10ml ：2.5g。

丙泊酚
Propofol

【其他名称】异丙酚。

【药理作用】通过激活GABA受体-氯离子通道大分子复合物，发挥镇静催眠作用。临床剂量时，增加氯离子传导，大剂量时使GABA受体脱敏感，从而抑制中枢神经系统，产生镇静、催眠效应。能抑制咽喉反射，有利于插管，很少发生喉痉挛。对循环系统有抑制作用，作全麻诱导时，可引起血压下降，心肌血液灌注及氧耗量下降，外周血管阻力降低，心率无明显变化。丙泊酚可使血压下降25%～40%，用于年老体弱、心功能不全患者血压下降尤为明显，剂量应酌减，静脉注射速度应减慢。对呼吸也有明显的抑制作用，可抑制二氧化碳的通气反应，表现为潮气量减少，清醒状态时可使呼吸频率增加，静脉注射常发生呼吸暂停，对支气管平滑肌无明显影响。能降低颅内压及眼压，减少脑耗氧量和脑血流量，术后恶心呕吐少见，镇痛作用很微弱。与其他中枢神经抑制药并用时有协同作用。应用时可使血浆皮质激素浓度下降，但肾上腺皮质对外源性皮质激素反应正常。麻醉诱导时产生不自主的肌肉运动、抽搐，浅麻醉时更为明显。

【体内过程】丙泊酚是一种起效迅速（约30秒）、短效的全身麻醉药。通常从麻醉中复苏是迅速的。丙泊酚单次剂量后或输注终止后，可用三室开放模型来描述。首相具有迅速分布（半衰期2～4分钟）及迅速消除（半衰期30～60分钟）的特点。丙泊酚分布广泛，并迅速从机体消除（总体消除率1.5～2L／min）。主要通过肝脏代谢，形成双异丙酚和相应的无活性的醌醇结合物，该结合物从尿中排泄。当用丙泊酚维持麻醉时，血药浓度逐渐接近已知给药速率稳态值。当丙泊酚的输注速率在推荐范围内，它的药物动力学是线性的。

【适应证】诱导和维持全身麻醉。加强监护病人接受机械通气时的镇静。麻醉下实行无痛人工流产手术。

【用法用量】麻醉诱导静脉注射用量1.5～2.5mg/kg，必要时再追加1/3量。丙泊酚2mg/kg，30秒内注射完，眼睫毛反射消失时间约57秒，起效时间与注射速度有关，注射速度快效果出现快所需剂量小。如先静脉注射地西泮0.1mg/kg，眼睫毛反射消失时间缩短为39.3秒左右。老年人诱导剂量推荐为1～1.5mg/kg。麻醉维持时需合并应用镇痛药和肌肉松弛药。麻醉诱导后2分钟开始，每隔3分钟重复给予1/4诱导量（25～50mg），如间隔时间超过6分钟，血药浓度波动大，成人每小时连续静脉滴注4～12mg/kg基本上可维持较满意的麻醉水平，如同时每小时静脉滴注芬太尼8μg/kg，可减至4mg/kg。3岁以上小儿每小时可用9～15mg/kg静脉滴注。3岁以下小儿慎用。椎管内麻醉辅助用药及ICU患者镇静均先给0.2～0.7mg/kg负荷量，后每小时用0.5mg/kg连续静脉滴注，要使记忆消失，剂量应达每小时2mg/kg。

【不良反应】剂量依赖性呼吸与循环抑制，并与注速成正相关。呼吸抑制常引起呼吸暂停，特别与芬太尼合用时更易发生。偶见诱导时癫痫样抽动，发生率约1%。用药后有时有精神错乱，体表异感，幻觉等。

【禁忌证】妊娠期妇女及产妇。对丙泊酚或其中的乳化剂成分过敏者。

【药物相互作用】①苯二氮䓬类：合用延长睡眠时间。②阿片类药物：增加其呼吸抑制作用。③吸入麻醉药、肌肉松弛药：相互间无相关作用。

【注意事项】注射部位疼痛发生率为10%～58%；如先注射2%利多卡因2ml后，再注射本药基本上可消除疼痛；也可以以20：1的比例2%的利多卡因注射液混合使用。

【制剂与规格】注射剂：20ml：200mg；50ml：500mg。

依托咪酯
Etomidate

【其他名称】乙咪酯、甲苄咪唑、甲苄咪酯。

【药理作用】①中枢神经系统：静脉注射后一次臂-脑循环即迅速入睡，效力比硫喷妥钠强12倍。该药仅能催眠，无镇痛作用，但有加强其他麻醉药的镇痛作用。用药后安静、舒适、无兴奋挣扎且有遗忘现象。在临床剂量范围内（0.1～0.4mg/kg）7～14分钟自然苏醒。依托咪酯可减少脑血流量，降低颅内压，并可制止脑缺氧引起的抽搐。②注射后常有心率减慢，收缩压轻度升高，脉压变大，心排血量无变化或略有增加，周围阻力稍减小，心肌收缩力不受影响，对心功能不全或心脏储备功能较差者仍可应用。对心血管影响轻微是依托咪酯的特殊优点。③常用剂量很少发生呼吸抑制或通气不足，较大剂量时偶可使呼吸暂停。麻醉诱导时有时发生咳嗽和呃逆，持续时间短，一般不影响麻醉过程。④对肝、肾功能无明显影响。依托咪酯降低眼内压显著，适宜眼科手术。

【体内过程】静脉注射后，迅速分布至脑和其他组织，通常在1分钟以内起效。保持催眠最低血药浓度一般应在0.2μg/ml以上，单次注药，血药浓度在30分钟内迅速降低。本药呈三室分布，血浆蛋白结合率较高，78%与白蛋白结合，白蛋白减少，则游离部分增多，3%与球蛋白结合。V_d高达24.2L/kg。$t_{1/2\alpha}$ 2.81分钟，$t_{1/2\gamma}$ 32.1分钟，作用时效30～75分钟，$t_{1/2\beta}$ 28.7分钟，本药在肝和血浆中主要被酯酶迅速水解，初30分钟内水解最快，但6小时仍未完全，代谢物80%为消旋-1-（α-甲苄基）-咪唑-5羧酸酯，有64.3%与血浆蛋白结合，药理上无效。排泄的第一天为用量的75%经肾由尿排出，13%从胆汁排出。其中85%为代谢物，3%为原药。

【适应证】诱导和维持全身麻醉。

【用法用量】麻醉诱导常用量0.3mg/kg，年老体弱和危重患者可减至0.1mg/kg。注药速度为30～60秒。麻醉维持麻醉诱导后可连续每小时静脉滴注0.12～0.2mg/kg，同时静脉注射氟哌利多、芬太尼合剂或吸入全麻药。多次用药无明显蓄积，睡眠持续时间稍有延长。门诊手术麻醉如内窥镜检查、扁桃体摘除、人工流产、电击除颤和拔牙等，患者苏醒早，无后遗作用。此外还适用于心功能不全的心血管手术。

【不良反应】注射部位疼痛发生率约20%，主要是药液偏酸，注药前1～2分钟先静脉注射芬太尼，或于药液内加入少量利多卡因可减少或减轻疼痛，肘静脉注射疼痛发生率低于手背静脉。肌震颤或阵挛发生率32%，肌震颤时血钾升高，脑电未见癫痫波，肌震颤程度与用药总量和注射速度有关，先静脉注射小量氟哌利多或芬太尼可减少发生率。局部静脉炎发生率8%，随用量增加而增高，可能与渗透压有关。术后恶心、呕吐发生率约30%。抑制肾上腺皮质的应激反应。给药后体内皮质激素释放减少，有免疫抑制、脓毒血症及进行性器官移植的患者禁用或慎用。

【禁忌证】对其过敏或脂肪乳过敏者，重症糖尿病、高钾血症。

【药物相互作用】①与任何降压药合用（如中枢性抗高血压药可乐定、钙通道阻滞剂等）可导致血压剧降，应避免伍用。②芬太尼：可出现不能自制的肌肉僵直或阵挛，地西泮可减少其发生。

【注意事项】不宜稀释使用。给药后有时可发生恶心呕吐，麻醉前给予东莨菪碱或阿托品以预防误吸。与任何中枢性抑制剂并用，用量应酌减。麻醉前应用氟哌利多或芬太尼可减少肌阵挛的发生。

【制剂与规格】注射剂：10ml ：20mg。

附

咪达唑仑参阅本篇第4章镇静药、催眠药和抗惊厥药。

四、肌肉松弛药

氯化琥珀胆碱
Suxamethonium Chloride

【其他名称】司可林。

【药理作用】为典型去极化型肌松药，起效快，时效短，肌松佳。对于喉头及气管肌麻痹尤为彻底，非其他肌肉松弛药可比拟。对中枢神经系统无作用，在常用剂量范围一般患者不产生严重心血管反应，但常伴有轻度心率增快及血压升高，有时还可诱发心律失常。琥珀胆碱毒性低、组胺释放少，不透过胎盘屏障。临床使用必须作气管插管，行人工通气。

【体内过程】口服不易吸收，静脉注射后一分钟内出现肌松作用，并迅速被血浆中的假胆碱酯酶水解，只有10%左右到达受体部位。水解过程分两步进行，首先分解成琥珀单胆碱，肌松作用大为减弱，然后又缓慢分解成为琥珀酸和胆碱，肌松作用消失。有10%以原型经肾随尿排出。血浆半衰期2~4分钟。本药不易透过胎盘屏障。

【适应证】全麻下气管内插管、内窥镜的检查、破伤风或电休克惊厥。

【用法用量】静脉注射1~1.5mg/kg、最大2mg/kg，注药后20秒后出现肌震颤，60秒左右即肌肉松弛即可进行插管操作，呼吸停止可持续4~5分钟。肌肉松弛5~10分钟。不合作儿童或成人静脉穿刺困难时，也可肌内注射，1.5~2mg/kg，2~8分钟后出现肌肉松弛，维持20分钟。肌内注射时宜用注射用水稀释至10mg/ml以利吸收。

【不良反应】①肌肉痛主要发生在肌肉发达的青壮年患者，与肌肉震颤导致肌肉局部创伤，乳酸堆积有关，发生率约40%，以躯干、肩及腹壁为重，四肢较轻。②高钾血症正常人静脉注射琥珀胆碱后，可使血清钾升高0.5 ~ 0.75mmol/L。③眼内压增高。④胃内压升高原因为肌肉震颤导致腹壁肌肉收缩所致，容易导致反流误吸。⑤恶性高热。⑥颅内压升高原因与胸腹腔内压力升高影响颈静脉回流有关，此外也可能与局部血管扩张，颅内血管容积增加有关。

【禁忌证】严重创伤如多发性骨折、四肢挤压伤、严重烧伤。在上或下运动神经元病变及脊髓病变引起截瘫、腹腔内严重感染1周以上的患者。肾功能衰竭及尿毒症。糖尿病。穿透性眼损伤及青光眼。恶性高热遗传史。

【药物相互作用】①氨基苷类抗生素，单胺氧化酶抑制剂：增强其作用。②抗胆碱酯酶药。③环磷酰胺、氮芥、噻替哌等抗肿瘤药：增强其作用。④碱性药物如硫喷妥钠：减低药效。

【注意事项】非典型神经肌肉阻滞如大剂量或反复多次用药，可发生Ⅱ相阻滞，静脉滴注总量超过1g容易发生，总量在0.5g以下发生机会较少。在严重肝脏疾病、饥饿、妊娠末期及产后期、慢性肾功能衰竭及血液透析后的患者其正常血浆胆碱酯酶浓度或活性较低；长期接触抗胆碱酯酶杀虫剂者，以及曾用过细胞毒性药、单胺氧化酶抑制药及抗胆碱酯酶药如新斯的明的患者；也有血浆胆碱酯酶量正常而活性降低以及遗传因素引起不正常的抑制胆碱酯酶活性等，均可影响琥珀胆碱水解，使肌松作用延长。

【制剂与规格】注射剂：1ml ：50mg；2ml ：100mg。

维库溴铵
Vecuronium Bromide

【其他名称】维库罗宁、万可罗宁、万可松、仙林。

【药理作用】为单季铵甾类中效非去极化型肌松药。通过与乙酰胆碱竞争位于横纹肌运动终板的烟碱样受体而阻断神经末梢与横纹肌之间的传导。对神经肌肉接头后受体有高亲和力。反复用药无蓄积性，组胺释放作用极微，也无神经节阻滞作用，仅当用量高达肌松剂量20倍时方出现解迷走神经效应。

【体内过程】静脉注射后体内迅速分布，主要分布于细胞外液，大约2分钟。主要经肝脏代谢为3-羟基衍生物约5%，保留部分活性（约为原型药物的50%），药物原型和代谢物主要由胆汁排泄。40%～80%以单季铵形式经胆汁排泄，15%～30%经肾排泄。消除半衰期为30～80分钟。肾功能衰竭时可通过肝脏消除来代偿。心血管疾病、高龄、水肿等导致分布容量增加，均可延长起效时间。

【适应证】全麻时的气管插管及手术中的肌肉松弛。

【用法用量】用于气管插管与肌松维持：气管插管时用量0.08~0.12mg/kg，3分钟内达插管状态；肌肉松弛维持在神经安定镇痛麻醉时为0.05mg/kg，吸入麻醉为0.03mg/kg。1岁以下婴儿对本药较敏感，应试小量，肌张恢复所需时间比成人长1.5倍。特别是对4个月以内婴儿，首次剂量0.01~0.02mg/kg即可。5个月至1岁的婴幼儿所需剂量与成人相似，但由于作用和恢复时间较成人和儿童长，维持剂量应酌减。肥胖患者用量酌减；剖腹产和新生儿手术不应超过0.1mg/kg。

【不良反应】支气管痉挛及过敏反应，但很少见。

【禁忌证】对维库溴铵或溴离子有过敏史者。

【药物相互作用】①吸入麻醉药：增强其肌松作用并延长作用时间。②其他非去极化型肌肉松弛剂：增强其肌松作用。③大剂量氯胺酮、芬太尼、依托咪酯及异丙酚等：增强其肌松作用并延长作用时间。④氨基糖苷类抗生素，单胺氧化酶抑制剂：延长作用时间。

【注意事项】肝肾功能不全者肌松作用时间会延长。

【制剂与规格】粉针剂：4mg。

哌库溴铵
Pipecuronium Bromide

【其他名称】匹布可罗宁、必可松、阿端。

【药理作用】哌库溴铵是长效非去极化肌肉松弛药，作用机制同潘库溴铵，可竞争性作用于运动终板胆碱受体。与去极化型肌松药如琥珀酰胆碱不同，哌库溴铵不会引起肌颤。哌库溴铵无激素活性。应用胆碱酯酶抑制剂如新斯的明、吡啶斯的明等，可消除哌库溴铵的神经肌肉阻断作用。

【体内过程】哌库溴铵的消除半衰期平均为121分钟，血浆清除率大约为2.4ml（min·kg），在体内哌库溴铵主要以哌库溴铵的原型通过肾脏排泄。维持剂量在0.01～0.02mg/kg之间，当按25%的恢复控制肌颤程度重复给予维持剂量其蓄积作用可以忽略不计或无蓄积作用。

【适应证】全身麻醉过程中肌肉松弛，多用于时间较长的手术的麻醉。

【用法用量】0.05mg/kg静脉注射需5～6分钟才能插管，如将剂量增至0.08～0.12mg/kg（临床常用剂量）2～3分钟就可插管，但作用时间可延长到80～120分钟。维持肌松：静脉注射0.02~0.03mg/kg。反复使用有蓄积作用。

【不良反应】无明显不良反应；过敏反应极为罕见。

【禁忌证】对哌库溴铵或溴离子有过敏史者。

【药物相互作用】①吸入麻醉药：增强其肌松作用并延长作用时间。②其他非去极化类肌肉松弛剂：增强其肌松作用。③大剂量氯胺酮、芬太尼、依托咪酯及异丙酚等：增强其肌松作用并延长作用时间。④氨基糖苷类抗生素，单胺氧化酶抑制剂：延长作用时间。

【注意事项】肝肾功能不全者肌松作用时间会延长。

【制剂与规格】粉针剂：4mg。

罗库溴铵
Rocuronium Bromide

【其他名称】爱可松。

【药理作用】罗库溴铵是一起效迅速、中等时效的甾体类非去极化型肌肉松弛药。具有该类药物所有的药理作用特性（箭毒样作用）。通过与运动终板处N型乙酰胆碱受体竞争性结合产生作用。其作用可被抗胆碱酯酶药拮抗。静脉麻醉时ED_{90}约为0.3mg/kg。

【体内过程】快速静脉注射罗库溴铵后，其血浆浓度-时间关系呈三个指数时相。正常成年人中，分布半衰期为73分钟。稳态（表观）分布容积为203ml/kg，血浆清除率为3.7ml（kg·min）。为便于机械通气，当连续输注20小时或更长时间后，平均清除半衰期和平均稳态（表现）分布容积增高。罗库溴铵经尿和胆汁中排泄。12～24小时内经尿排泄约占40%。43%经粪便排出。

【适应证】作为全身麻醉的辅助剂进行常规的气管内插管并使骨骼肌在手术或机械呼吸时放松以便于手术操作。

【用法用量】标准插管剂量0.6mg/kg，60秒内在几乎所有患者中可提供满意的插管条件,其中80%为优，作用时间为20～40秒。在成人静脉麻醉下维持该水平肌松时的滴注速率范围为5～10μg/（kg·min），吸入麻醉下5～6μg/（kg·min）。单次追加维持剂量为0.15mg/kg，长时间吸入麻醉患者可适当减少至0.075～0.1mg/kg。

【不良反应】过敏反应极为罕见。临床研究发现快速静脉注射罗库溴铵0.3～0.9mg/kg后，平均血浆组胺水平可见轻微增高。

【禁忌证】对罗库溴铵或溴离子有过敏反应者。

【药物相互作用】①吸入麻醉药：增强其肌松作用并延长作用时间。②其他非去极化型肌肉松弛药：增强其肌松作用。③大剂量氯胺酮、芬太尼、依托咪酯及异丙酚等：增强其肌松作用并延长作用时间。④氨基糖苷类抗生素，单胺氧化酶抑制剂：延长作用时间。

【注意事项】由于本药自尿和胆汁排泄，因此对临床明显肝脏和（或）胆道疾病和（或）肾衰的患者应用罗库溴铵应慎重。该类患者采用罗库溴铵0.6mg/kg的剂量时，药物作用时效可延长。在患有神经肌肉疾病或脊髓灰质炎的患者，由于其对肌肉松弛药的反应明显改变，而且其改变程度和方向变化很大，应用罗库溴铵时应特别慎重。患重症肌无力或肌无力综合征患者中，应用小剂量罗库溴铵便可能产生很强的作用，应用时应根据反应调整剂量。

【制剂与规格】注射剂：5ml ：50mg；10ml ：100mg。

苯磺酸阿曲库铵
Atracurium Besylate

【其他名称】阿曲可林、卡肌宁。

【药理作用】为中效、非去极化型、苄异喹啉酯结构的骨骼肌松弛药。阿曲库铵的体内过程符合开放型二室模型。消除途径不同于其他肌肉松弛药。它通过霍夫曼消除反应和酯解反应而分解（非酶分解）。霍夫曼反应为一纯化学过程，肝肾功能，假性胆碱酯酶活性等生物学过程对其均无影响；酯解反应则由目前未明的血浆非特异性酯酶催化。主要代谢产物为N-甲四氢罂粟碱，碱性环境和温度升高有利于此反应的进行。因此对贮药的环境温度和时限都应注意，以免影响药效。肌松作用起效较快，但作用时间较短，反复用药无蓄积性。神经节阻滞作用轻微，解迷走神经效应微弱，用后心率无变化，偶见心动过缓。阿曲库铵的主要代谢产物N-甲四氢罂粟碱有中枢兴奋效应和抑制心血管的作用。

【体内过程】本药是一合成双季铵酯型的苄异喹啉化合物，为中效非去极化型肌松药，起效快。静脉注射后1～2分钟显效，3～5分钟肌松作用达高峰，作用时间可维持15分钟。常用剂量不影响心、肝、肾功能，亦无明显的神经节阻断作用，不产生心动过缓等迷走神经兴奋的症状，组胺释放的作用较小。肌松效能约为氯化筒箭毒碱的1/2，可替代琥珀胆碱进行气管内插管术，并可作为肌松维持以及便于机械通气实施。

【适应证】作为肌松维持以便于机械通气。适用于肝肾功能不全、黄疸患者、嗜铬细胞瘤手术和门诊手术。

【用法用量】①气管插管：静脉注射0.5～0.6mg/kg，1分钟后开始起效，2～4分钟达高峰，可完成气管插管。作用持续30分钟左右。②维持肌松：追加量为首剂的1/3～1/2。由于阿曲库铵无蓄积作用，适于静脉连续点滴给药。点滴速度每分钟5～10μg/kg即可使肌力抑制90%，停药后肌张力迅速恢复，不受点滴时间长短和总剂量大小的影响。

【不良反应】由于阿曲库铵有轻度的神经节阻滞作用及组胺释放作用，用药可并发低血压、荨麻疹、皮疹、局部红斑及支气管痉挛发作。

【禁忌证】阿曲库铵、苯磺酸过敏者。

【药物相互作用】①吸入麻醉药：增强其肌松作用并延长作用时间。②其他非去极化型肌肉松弛药：增强其肌松作用。③大剂量氯胺酮、芬太尼、依托咪酯及异丙酚等：增强其肌松作用并延长作用时间。④氨基糖苷类抗生素，单胺氧化酶抑制剂：延长作用时间。⑤长期使用苯妥英钠和卡马西平：减弱其作用。

【注意事项】有重症肌无力，神经-肌肉疾病，严重电解质紊乱的患者中使用要小心。患有严重心血管疾病者，对本药产生暂时性低血压反应较为敏感，故建议作分次缓慢静脉注射。

【制剂与规格】注射剂：2.5ml ：25mg；5ml ：50mg。

顺苯磺酸阿曲库铵
Cisatracurium Besilate

【其他名称】顺式阿曲库铵。

【药理作用】本药是阿曲库铵的右旋异构体；为中效、非去极化型、具苄异喹啉酯结构的骨骼肌松弛药。本药与剂量依赖的组胺释放无关，甚至在剂量高达ED_{95}的8倍时亦是如此。其在运动终板上与胆碱能受体结合，以拮抗乙酰胆碱的作用，从而产生竞争性的神经肌肉传导阻滞作用。这种作用很容易被抗胆碱酶药物如新斯的明或依酚氯铵拮抗。当以静脉药物麻醉时，ED_{95}大约为0.05mg/kg。以吸入麻醉时，儿童ED_{95}为0.04mg/kg。

【体内过程】本药主要是通过在生理pH及体温下发生的Hofmann清除（化学过程）而降解为劳丹素和单季铵盐丙烯酸盐代谢物，后者通过非特异性酶水解而形成单季铵盐乙醇代谢物。本药的清除具有较强的器官依赖性。肝和肾为代谢物的主要清除途径。这些代谢物不具有神经肌肉传导阻滞作用。

【适应证】手术和其他操作以及重症监护。作为全麻的辅助用药或在重症监护病房（ICU）起镇静作用，它可以松弛骨骼肌，使气管插管和机械通气易于进行。

【用法用量】气管插管：用于成人插管的剂量为每千克体重0.15mg。用丙泊酚诱导麻醉后，按此剂量给药，120秒后即可达到良好至极佳的插管条件。追加使用本药可以维持对神经肌肉的阻滞作用，连续追加剂量不会引起蓄积效应。肝肾功能不全及年老体弱者无须减量。

【不良反应】皮肤潮红或皮疹、心动过缓、低血压和支气管痉挛。

【禁忌证】对顺阿曲库铵、阿曲库铵或苯磺酸过敏者。妊娠期妇女。

【药物相互作用】①吸入麻醉药：增强其肌松作用并延长作用时间。②其他非去极化型肌肉松弛药：增强其肌松作用。③大剂量氯胺酮、芬太尼、依托咪酯及异丙酚等：增强其肌松作用并延长作用时间。④氨基糖苷类抗生素，单胺氧化酶抑制剂，利尿药，抗心律不齐药物：延长作用时间。⑤长期使用苯妥英钠和卡马西平：减弱其作用。

【注意事项】对于其他神经肌肉阻滞药过敏的患者在使用本药时应引起高度重视。重症肌无力及其他形式的神经肌肉疾病患者对非去极化型肌松药的敏感性显著增高。这些患者使用本药的推荐起始剂量为小于0.02mg/kg。严重的酸碱失调和（或）血浆中电解质紊乱可增加或降低对神经肌肉阻滞剂的敏感性。

【制剂与规格】注射液：2.5ml ：5mg；10ml ：20mg；5ml ：10mg；30ml ：150mg。

舒更葡糖
Sugammadex

【其他名称】舒更葡糖钠。

【药理作用】是一种修饰的γ环糊精。它与神经肌肉阻断药罗库溴铵和维库溴铵形成复合物，减低结合至神经肌肉接头中烟碱胆碱能受体可得到神经肌肉阻断药的量。这导致被罗库溴铵和维库溴铵诱导的神经肌肉阻断的逆转。

【体内过程】舒更葡糖的稳态分布容积为11～14L，舒更葡糖和罗库溴铵的复合物也不结合至血浆蛋白或红细胞。舒更葡糖的消除$t_{1/2}$约2小时，估算的血浆清除率约88ml/min。有轻度，中度和严重肾受损患者中舒更葡糖的半衰期分别是4、6、19小时。

【适应证】在成人中拮抗罗库溴铵或维库溴铵诱导的神经肌肉阻滞。在儿童和青少年中，仅推荐本药用于常规拮抗罗库溴铵诱导的阻滞。

【用法用量】本药的给药剂量和时间应基于肌颤搐反应监测结果和自发恢复程度。本药可用于拮抗罗库溴铵或维库溴铵诱导的不同程度的神经肌肉阻滞。成人：①常规拮抗：当罗库溴铵或维库溴铵诱导的神经肌肉阻滞自发恢复到至少至T2重现时，推荐按照2mg/kg的剂量进行拮抗，T4/T1恢复到0.9的中位时间约为2分钟。当罗库溴铵或维库溴铵诱导的神经肌肉阻滞恢复到至少1～2个强直刺激后计数（PTC）时，推荐按照4mg/kg的剂量进行拮抗，T4/T1恢复到0.9的中位时间约为3分钟。使用推荐剂量常规拮抗罗库溴铵诱导的神经肌肉阻滞，T4/T1恢复到0.9的中位时间略短于维库溴铵。②再次给药：对给予本药2mg/kg或4mg/kg的初始剂量后，出现术后神经肌肉阻滞重现的例外情况时，推荐再次给予本药4mg/kg。③对于严重肾功能损害患者（包括需要透析的患者）肌酐清除率＜30ml/min不推荐使用本药。对于轻度和中度肾功能损害患者（30ml/min≤肌酐清除率＜80ml/min）：推荐剂量与无肾功能损害的成人相同。④老年患者推荐使用成人的推荐剂量。⑤肥胖患者按照成人推荐剂量根据实际体重计算。⑥严重肝功能损害患者或肝功能损害伴凝血障碍的患者应慎用本药。对于轻度至中度肝功能损害患者，无需调整剂量。⑦心脏病患者、肺病患者无需做出剂量调整。⑧对于儿童和青少年，在罗库溴铵诱导的神经肌肉阻滞至T2重现时进行常规拮抗的推荐剂量为2mg/kg，可将100mg/ml的本药稀释至10mg/ml使用。暂不推荐本药用于足月新生儿和婴幼儿。

【不良反应】最常见药物相关临床不良事件为切口部位疼痛、低血压、头晕头痛、发热以及恶心呕吐。过敏反应，其伴发的症状包括：潮红、荨麻疹、红斑疹、（重度）低血压、心动过速、舌肿胀、咽肿胀、支气管痉挛和肺阻塞事件。重度超敏反应可能致死。

【禁忌证】对本药过敏者。

【注意事项】对于接受神经肌肉阻滞药物麻醉的患者，建议术后即刻进行监测，以及时发现包括神经肌肉阻滞重现在内的非预期事件。

【药物相互作用】某些药物（包括激素、避孕药、托瑞米芬、夫西地酸）可能影响其他药物有效性的相互作用。

【规格和剂量】注射剂：2ml：200mg；5ml：500mg。

五、局部麻醉药

氯普鲁卡因
Chloroprocaine Hydrochloride

【药理作用】本药属酯类局部麻醉药，依靠浓度梯度以弥散方式穿透神经细胞膜，在细胞膜内侧阻断钠离子通道，增加了神经电兴奋的阈值、使动作电位降低、不应期延长，减慢了神经冲动的传递，从而阻滞神经冲动的产生与传导。随着药物浓度增加，其相关功能受影响，出现局部麻醉作用。神经功能的消失依次为：痛觉、温觉、触觉、本体感受和骨骼肌张力。本药经局部血管吸收可能产生心血管及中枢神经系统效应，在通常治疗剂量下，血液中达到的药物水平对心脏传导、兴奋性、不应性、心肌收缩以及外周血管阻力等影响很小。但在中毒血药浓度下，本药可使心脏传导和兴奋性下降，导致房室传导阻滞并进而心脏停搏；此外，还可发生心肌收缩抑制和外周血管扩张，导致心输出和血压下降。本药在中毒浓度下所产生的中枢神经系统副作用包括：兴奋、抑制或两者兼有。中枢兴奋表现为：坐立不安、震颤、战栗，可进一步发展为惊厥。中毒剂量下可发生中枢抑制和昏迷，进一步发展可产生呼吸抑制。本药可在不出现前期中枢兴奋的情况下产生延髓或更高中枢的抑制。

【体内过程】本药水解生成β-二乙氨基乙醇及2-氯-4-氨基苯甲酸，后者可抑制磺胺类药物的活性。本药的组织分布与给药途径有关，理论上可分布于机体各器官组织，但在肝、肺、心及脑具有较高的药物浓度。局麻药的药代动力学参数会受下列因素的影响：患者的肝肾功能、给药局部是否应用肾上腺素、尿液的pH、肾血流量、给药部位及途径、年龄等。本药的半衰期成人男性为21秒，女性为25秒，新生儿为43秒。肾脏是主要排泄器官，尿量与尿pH影响药物排泄。

【适应证】局部浸润麻醉、周围神经阻滞麻醉、骶管和硬膜外麻醉。

【用法用量】浸润麻醉用0.5%~1%浓度，神经阻滞麻醉用1%~2%的浓度。麻醉可持续30~60分钟。本药可单次或连续给药，与其他局麻药一样，其剂量随麻醉方法、组织的血管分布、肌肉需要松弛的程度、麻醉时间、患者的身体状况有关。一般采用最小有效剂量与浓度。在儿童、老年人及心肝病患者应减量使用。不加入肾上腺素时最大单次给药剂量为11mg/kg，总剂量不超过800mg；加肾上腺素时最大单次给药剂量为14mg/kg，总剂量不超过1000mg。

【不良反应】单位时间内用药过量或意外血管内给药，可产生毒性反应。毒性反应主要影响神经系统、心血管系统及呼吸系统。可分为兴奋型与抑制型两种。兴奋型可出现精神紧张、多语好动、心率加快、较重时出现呼吸急促、烦躁不安、血压升高、紫绀、肌肉震颤、严重者惊厥。可因呼吸肌痉挛而致呼吸停止。抑制型表现为神志淡漠、嗜睡、较重时呼吸慢、脉徐、血压下降、严重者心跳停止。特别注意此型易被误诊。本药可能有过敏反应。

【禁忌证】对酯类局部麻醉药过敏者。禁用于蛛网膜下隙阻滞麻醉。

【药物相互作用】①当本药与丁哌卡因或依替杜卡因混合应用时，后者有可能抑制本药的代谢，其所引起的神经毒性，可能与干扰神经的能量供求平衡有关。②由于本药可能合并肾上腺素使用，若患者同时使用单胺氧化酶抑制剂、三环类抗抑郁剂、吩噻嗪可能导致严重的低血压或高血压，因而应避免同时用药。③本药合并血管加压类药（如产科用于升压）或麦角类催产药可能导致严重的高血压及心血管意外。④代谢产物对氨基邻氯苯甲酸可抑制磺胺药的活性，因此需用磺胺类药物治疗的患者不能使用本药。

【注意事项】①可能出现过敏，用药前应询问患者对酯类局麻药的过敏史，如对普鲁卡因过敏者，禁用本药；如系过敏体质者，因进行皮试。②为避免注入血管，注射给药时应采用回抽法，确认无血液回流方可推注药液。局麻药的合并用药可能导致药效增加，此时应适当减少用药剂量。③本药毒性较小，但常规剂量并不能保证不发生毒性反应，因此用药时应提高对毒性反应的警惕，并准备复苏设备。注意避免误注入蛛网膜下隙内，否则可能引起严重的神经并发症。④严重肝、肾疾患慎用。

【制剂与规格】注射剂：2ml ：40mg；10ml ：100mg；10ml ：200mg。

利多卡因
Lidocaine

【其他名称】赛罗卡因。

【药理作用】利多卡因为酰胺类中时效局麻药。麻醉性能强，起效快，弥散广。吸收入血或静脉给药对中枢神经系统有明显的兴奋和抑制双重作用。血药浓度较低时，患者表现镇静和思睡，痛阈提高，并能有效地抑制咳嗽反射。因而利多卡因静脉滴注可用于全身麻醉。在亚中毒浓度时有抗惊厥作用，当血药浓度超过5μg/ml时，可出现毒性反应症状，甚至引起惊厥。还具有抗心律失常作用，详见第四篇第3章抗心律失常药。

【体内过程】本药注射后，组织分布快而广，能透过血脑屏障和胎盘屏障。本药麻醉强度大、起效快、弥散力强，药物从局部消除约需2小时，加肾上腺素可延长其作用时间。大部分先经肝微粒酶降解为仍有局麻作用的脱乙基中间代谢物单乙基甘氨酰胺二甲苯，毒性增高，再经酰胺酶水解，经尿排出，约用量的10%以原型排出，少量出现在胆汁中。

【适应证】浸润麻醉、硬膜外麻醉、表面麻醉（包括在胸腔镜检查或腹腔手术时作黏膜麻醉用）及神经传导阻滞。急性心肌梗死后室性早搏和室性心动过速洋地黄类中毒、心脏外科手术及心导管引起的室性心律失常。

【用法用量】表面麻醉用2%～4%溶液，不超过100mg。局部浸润用0.25%～0.5%溶液，一次最大量400mg，维持120～300分钟。神经阻滞用1%～2%溶液，起效5～10分钟维持60～120分钟，一次量400mg。硬膜外阻滞用1%～2%溶液，起效5～10分钟维持40～60分钟，一次量400mg，加用1：20万肾上腺素后可达500mg。利多卡因不用于蛛网膜下隙阻滞。抗心律失常：每次静脉注射1～3mg/kg，注射速度可较快。若无效，10～15分钟可再注射同量1次，同时取100mg，加于5%～10%葡萄糖注射液100～200ml静脉滴注，一次治疗总量4～6mg/kg。

【不良反应】可作用于中枢神经系统，引起嗜睡、感觉异常、肌肉震颤、惊厥昏迷及呼吸抑制等不良反应。可引起低血压及心动过缓。血药浓度过高，可引起心房传导速度减慢、房室传导阻滞以及抑制心肌收缩力和心输出量下降。

【禁忌证】对酰胺类局麻药过敏者。阿-斯综合征（急性心源性脑缺血综合征）、预激综合征、严重心传导阻滞（包括窦房、房室及心室内传导阻滞）患者静脉禁用。

【药物相互作用】①西咪替丁以及肾上腺素β受体阻滞药（普萘洛尔、美托洛尔、纳多洛尔等）：利多卡因肝脏代谢受抑制，血浓度增加，可发生心脏和神经系统不良反应。应调整剂量，并应心电监护及监测血药浓度。②巴比妥类药物：合用可引起心动过缓，窦性停搏。

【注意事项】①防止误入血管，注意局麻药中毒症状的诊治。②肝肾功能障碍、肝血流量减低、充血性心力衰竭、严重心肌受损、低血容量及休克等患者慎用。③对其他局麻药过敏者，可能对本药也过敏，但利多卡因与普鲁卡因胺、奎尼丁间尚无交叉过敏反应的报道。④本药严格掌握浓度和用药总量，超量可引起惊厥及心搏骤停。⑤体内代谢较慢，有蓄积作用，可引起中毒而发生惊厥。⑥某些疾病如急性心肌梗死患者常伴有α_1-酸性蛋白及蛋白率增加，利多卡因蛋白结合也增加而降低了游离血药浓度。⑦用药期间应注意检查血压、监测心电图，并备有抢救设备；心电图P-R间期延长或QRS波增宽，出现其他心律失常或原有心律失常加重者应立即停药。

【制剂与规格】①注射剂：2ml ：40mg；5ml ：100mg；10ml ：200；20ml ：400mg。②胶浆剂：2%。③气雾剂：2%；4%。

丁卡因
Tetracaine

【其他名称】地卡因、的卡因、邦妥卡因、潘托卡因。

【药理作用】为酯类长效局麻药；麻醉效能强，毒性也大。脂溶性高，穿透性强，表面麻醉效果好。不推荐用于局部浸润麻醉。对中枢神经系统有明显抑制作用。对心脏有奎尼丁样作用，对心肌抑制作用较强，对心脏毒性较大，严重时可引起心脏泵衰竭、室颤或心脏停搏。对血管平滑肌有直接松弛作用。主要由血浆胆碱酯酶水解，代谢速度较慢，部分经胆道排到肠道，重吸收回血液进行水解。

【体内过程】本药在体内大部分经肝脏代谢为对-丁氨基苯甲酸与二甲氨基乙醇，然后再经降解或结合后随尿排出。局麻作用迅速，浸润麻醉15分钟，蛛网膜下隙10分钟起效，峰效应时间15分钟～1小时，作用持续时间浸润麻醉2～3小时，蛛网膜下隙1.25～3小时。被血浆胆碱酯酶水解失活。

【适应证】黏膜表面麻醉、传导阻滞麻醉、硬膜外麻醉和蛛网膜下隙麻醉。眼科表面麻醉。

【用法用量】表面麻醉有效浓度为1%溶液，用于眼科、耳鼻喉科黏膜麻醉，一次剂量不超过30ml。神经阻滞及硬膜外阻滞常用0.15%～0.3%溶液，但很少单独应用，常与2%利多卡因混合使用，以求得速效和长时间的阻滞，成人一次剂量不超过100mg。脊髓麻醉用0.3%～0.5%溶液，用量为10mg左右。

【不良反应】毒性反应：常由于剂量大、吸收快或操作不当引起，如误注入血管使血药浓度过高等。用药过量的中毒症状表现为：头昏、目眩，继之寒战、震颤、恐慌，最后可致惊厥和昏迷，并出现呼吸衰竭和血压下降，需及时抢救。变态反应：对过敏患者可引起猝死，即使表面麻醉时也需注意。还可产生皮疹或荨麻疹，颜面、口或（和）舌咽区水肿等。

【禁忌证】禁忌静脉注射或滴注。对酯类局麻药过敏者。

【药物相互作用】与利多卡因合用：起效快，时效长。

【注意事项】大剂量可导致心脏传导系统和中枢神经系统抑制。

【制剂与规格】①注射剂：2ml ：20mg。②注射用粉末：50mg。

布比卡因
Bupivacaine

【其他名称】丁吡卡因、丁哌卡因、麻卡因。

【药理作用】为酰胺类长效局麻药。麻醉性能强，作用时间长。对运动神经的阻滞与药物浓度有关，浓度在0.25%～0.5%时对感觉神经阻滞良好，但几乎无肌松作用，0.75%溶液可产生较好的运动神经阻滞。其镇痛作用时间比利多卡因长4倍，比丁卡因长25%。安全剂量为＜2mg/kg。胎儿、母血的浓度比率为0.30～0.44，故对产妇的应用较为安全，对新生儿无明显抑制。

【体内过程】一般在给药5～10分钟作用开始，15～20分钟达高峰，维持3～6小时或更长时间。本药血浆蛋白结合率约95%。大部分经肝脏代谢后经肾脏排泄，仅约5%以原型随尿排出。

【适应证】局部浸润麻醉、外周神经阻滞和椎管内阻滞。

【用法用量】局部浸润较少用，0.1%～0.25%溶液，用于局部伤口止痛。神经阻滞用0.25%～0.5%溶液，显效时间7～12分钟，维持3～6小时，臂丛神经阻滞最长可达12小时以上。硬膜外阻滞用0.5%～0.75%溶液，需肌肉松弛最好用0.75%溶液，但应注意蓄积中毒。高浓度溶液起效时间约7分钟，15～25分钟达高峰，维持达3小时左右。蛛网膜下隙阻滞10～15mg，配成重比重（0.75%布比卡因2ml加10%葡萄糖注射液1ml）溶液，起效时间3分钟，持续时间长达3小时以上。

【不良反应】个别病例出现肌肉痉挛，低血压症状，精神兴奋主要见于剂量应用太大或使用不当所致，中毒反应似其他局麻药，有头昏、舌、口周围麻木、耳鸣飘忽感、兴奋、肌肉震颤、血压下降、心搏骤停等，复苏困难。巴比妥类及苯二氮䓬类药可降低毒性反应发生。

【禁忌证】对酰胺类局麻药过敏者。低血浆蛋白、肝肾功能减退、酸中毒、缺氧患者、妊娠期妇女。

【药物相互作用】①与利多卡因合用：起效快，时效长。②碱性药物：产生沉淀，失效。

【注意事项】布比卡因毒性较强，尤以心脏毒性最值得注意。其引起循环虚脱和惊厥的剂量比值较小，心脏毒性症状出现较早，往往循环虚脱与惊厥同时发生，一旦心脏停搏，复苏甚为困难。布比卡因中毒时易引起严重的室性心律失常，且不能用利多卡因治疗。

【制剂与规格】注射剂：5ml：12.5mg；5ml：25mg；5ml：37.5mg。

左旋布比卡因
Levobupivacaine

【其他名称】左布比卡因。

【药理作用】同布比卡因，为新型的长效酰胺类局麻药，是盐酸布比卡因纯左旋异构体溶液，毒性较布比卡因低，作用时间长，心脏毒性低。

【体内过程】硬膜外给药后约30分钟血药浓度达峰值，剂量为150mg时平均C_{max}达到1.2μg/ml，本药在血药浓度为0.1～1μg/ml时，约有97%与血浆蛋白结合，在0.01～0.1μg/ml与人的血细胞结合为0～2%，在血药浓度为10μg/ml时与血细胞结合增加到32%。静脉给药后，左布比卡因分布容积为67L。左布比卡因在肝脏代谢降解，在尿、便中难以查到原型药物。在体内生物半衰期为3.3小时，血浆清除率为39L/h，血浆消除半衰期为1.3小时。

【适应证】外科硬膜外隙阻滞麻醉。

【用法用量】硬膜外隙阻滞麻醉。0.5%～0.75% 10～20ml中度至全部运动阻滞。

【不良反应】同布比卡因。

【禁忌证】肝、肾功能严重不全，低蛋白血症，对本药过敏患者或对酰胺类局麻药过敏者。

【药物相互作用】同布比卡因。

【注意事项】过量可导致低血压、抽搐、心搏骤停、呼吸抑制及惊厥。不宜静脉内注射用药，所以在注射时，回抽血液以确认不是血管内注射是必需的。不用于蛛网膜下隙阻滞。对有肝脏疾病者慎用。

【制剂与规格】注射剂：5ml ：37.5mg。

罗哌卡因
Ropivacaine

【其他名称】耐乐品、罗吡卡因。

【药理作用】为酰胺类局麻药，可能通过升高神经动作电位的阈值，延缓神经冲动的扩布，降低动作电位升高的速度，发挥阻断神经冲动的产生和传导的作用。麻醉作用的产生与神经纤维的轴径、髓鞘形成和传导速度有关。

【体内过程】罗哌卡因从硬膜外的吸收是完全的，呈双相性，快相半衰期为14分钟，慢相终末半衰期约为4小时。罗哌卡因易于透过胎盘，相对非结合浓度而言很快达到平衡。罗哌卡因主要是通过芳香羟基化作用而充分代谢，静脉注射后总剂量的86%通过尿液排出体外。

【适应证】硬膜外麻醉、区域阻滞、急性疼痛控制。

【用法用量】本药仅供有区域麻醉经验的临床医生或在其指导下使用。区域阻滞麻醉和硬膜外麻醉：0.5%～1%溶液。一次最大剂量为200mg。区域阻滞镇痛：0.2%溶液。

【不良反应】与其他局麻药相似。

【禁忌证】对酰胺类局麻药过敏者。

【药物相互作用】接受其他局麻药或与酰胺类结构相关的药物治疗的患者如同时使用罗哌卡因注射液应小心谨慎，因为毒性作用是可以累加的。

【注意事项】罗哌卡因在肝脏代谢，所以严重肝病患者应慎用，由于药物排泄延迟，重复用药时需减少剂量。通常情况下肾功能不全患者如用单一剂量或短期治疗不需调整用药剂量。慢性肾功能不全患者伴有酸中毒及低蛋白血症，发生全身性中毒的可能性增大。

【制剂与规格】注射剂：2ml：20mg；10ml：75mg；10ml ：100mg。

第三篇

自主神经系统用药

导　读

本篇收录拟胆碱药和抗胆碱药（第1章）以及拟肾上腺素药和抗肾上腺素药（第2章）。拟胆碱药是指作用与胆碱能系统递质乙酰胆碱相似的药物，按作用方式不同，分为直接激动胆碱受体的胆碱受体激动药和间接发挥拟胆碱作用的胆碱酯酶抑制药。抗胆碱药是指能与胆碱受体结合但不产生拟胆碱作用，却妨碍乙酰胆碱或胆碱受体激动药与胆碱受体的结合，从而产生抗胆碱作用的药物，按对M和N受体选择性的不同，分为M胆碱受体阻滞药和N胆碱受体阻滞药（神经节胆碱受体阻断药以及神经肌肉接头胆碱受体阻滞药）。拟肾上腺素药是一类化学结构和药理作用与内源性递质肾上腺素和去甲肾上腺素相似的药物，主要通过激活突触前膜、后膜或靶细胞上的肾上腺素受体或促进去甲肾上腺素能神经末梢释放神经递质而发挥广泛的药理作用。抗肾上腺素药是指对肾上腺素受体有较强的亲和力，但缺乏或仅有微弱的内在活性，同时会妨碍神经递质或拟肾上腺素药与受体的结合，从而拮抗递质和拟肾上腺素药作用的药物。本篇的药物依其影响的递质和受体所在部位的不同，对自主神经系统发挥广泛的药理作用。

第1章 拟胆碱药和抗胆碱药

一、拟胆碱药

毒扁豆碱
Physostigmine

【药理作用】①间接拟胆碱作用：有可逆性抗胆碱酯酶的作用，使胆碱能神经末梢所释放的乙酰胆碱不易被胆碱酯酶灭活而积聚，作用于M、N胆碱受体呈现与完全拟胆碱药类似的作用，即使瞳孔缩小、流涎、胃肠蠕动增强、心率减慢等。本药对中枢神经系统的作用是小剂量时兴奋，大剂量时抑制，故已较少作全身给药，只用于眼科。治疗原发性闭角型青光眼，药效比毛果芸香碱强而持久。②解救三环类抗抑郁药和苯二氮䓬类药过量：机制尚不明确，可能通过非特异性胆碱能效应，使多巴胺受体的活动恢复正常而觉醒。

【体内过程】本药易从胃肠道、皮下组织及黏膜吸收，滴眼易透过角膜，吸收后易透过血脑屏障，大部分在体内为胆碱酯酶水解失活，经肾排出量很少。

【适应证】①治疗原发性闭角型青光眼。②催醒。③拮抗东莨菪碱中毒。

【用法用量】①治疗原发性闭角型青光眼：用0.2%～0.5%溶液滴眼。②催醒：肌内注射或静脉注射0.5～2mg。③拮抗东莨菪碱中毒：静脉注射3～4mg，如15分钟后效果不够满意，可重复注射1.5～2mg，但当出现下列任何一个症状时，即脉搏小于每分钟60次、心律失常或面部肌肉抽搐，应对症处理，不再追加。

【不良反应】①用药后可出现瞳孔缩小及调节痉挛，可使视力下降，产生暂时性近视，并可出现眼痛、眉弓部疼痛等症状。②长期用可引起强直性瞳孔缩小、虹膜后粘连、虹膜囊肿、白内障及近视程度加深等。③频繁点眼可因过量吸收引起全身毒性反应，如出汗、流涎、恶心、呕吐、支气管痉挛和肺水肿等。④静脉注射太快容易出现心动过速、唾液多、呼吸窘迫和（或）惊厥。

【禁忌证】①老年白内障；②视网膜脱离；③急性结膜炎与角膜炎；④急性虹膜炎；⑤支气管哮喘；⑥胃溃疡。

【药物相互作用】尚不明确。

【注意事项】①滴眼剂滴眼时需用手指压迫内眦，以免药液流入鼻腔吸收引起全身不良反应。②用药时应注意掌握剂量，本药吸收作用的选择性差，不良反应多。③本药能加重支气管哮喘、心血管病、糖尿病、坏疽、肠道或尿路梗阻以及帕金森病的症状。

【制剂与规格】①注射剂：1ml：0.5mg。②眼膏：0.25%；0.5%。

新斯的明
Neostigmine

【其他名称】普洛斯的明、普洛色林。

【药理作用】抗胆碱酯酶药。①通过抑制胆碱酯酶活性而发挥完全拟胆碱作用；②能直接激动骨骼肌运动终板上烟碱样受体（N_2受体）。其作用特点为对腺体、眼、心血管及支气管平滑肌作用较弱，对胃肠道平滑肌能促进胃收缩和增加胃酸分泌，并促进小、大肠，尤其是结肠的蠕动，从而防止肠道迟缓、促进肠内容物向下推进。本药对骨骼肌兴奋作用较强，但对中枢作用较弱。

【体内过程】本药注射后消除迅速，肌内注射给药后平均半衰期0.89～1.2小时。在婴儿和儿童中消除半衰期明显较成人为短，但其治疗作用持续时间未必明显缩短。肾功能衰竭病人其半衰期明显延长。本药既可被血浆中胆碱酯酶水解，亦可在肝脏中代谢。用药量的80%可在24小时内经尿排出。其中原型药物占给药量50%，15%以3-羟基苯-3-甲基铵的代谢物排出体外。本药血清蛋白结合率为15%～25%，但进入中枢神经系统的药量很少。

【适应证】用于手术结束时拮抗非去极化型肌肉松弛药的残留肌松作用，用于重症肌无力，手术后功能性肠胀气及尿潴留等。

【用法用量】常用量，皮下或肌内注射一次0.25～1mg，每日1～3次。极量，皮下或肌内注射一次1mg，每日5mg。

【不良反应】①本药可致药疹。②大剂量时可引起恶心、呕吐、腹泻、流泪、流涎等。③严重时可出现共济失调、惊厥、昏迷、语言不清、焦虑不安、恐惧甚至心脏停搏。

【禁忌证】①对过敏体质者禁用。②癫痫、心绞痛、室性心动过速、机械性肠梗阻或泌尿道梗阻及哮喘患者禁用。③心律失常、窦性心动过缓、血压下降、迷走神经张力升高者禁用。

【药物相互作用】①去极化型肌肉松弛药：不宜合用。②奎尼丁能使本药作用减弱，不宜合用。③阿托品：掩盖本药过量出现的一些中毒症状。

【注意事项】①过量，常规给予阿托品对抗之。②甲状腺功能亢进症和帕金森症等患者慎用。③妊娠期妇女及哺乳期妇女用药尚不明确。

【制剂与规格】注射剂：1ml ：0.5mg；2ml ：1mg。

溴吡斯的明
Pyridostigmine Bromide

【其他名称】吡啶斯的明。

【药理作用】为可逆性的抗胆碱酯酶药，能抑制胆碱酯酶的活性，使胆碱能神经末梢释放的乙酰胆碱破坏减少，突触间隙中乙酰胆碱积聚，出现毒蕈碱样（M）和烟碱样（N）胆碱受体兴奋作用。对运动终板上的烟碱样胆碱受体（N_2受体）有直接兴奋作用，并能促进运动神经末梢释放乙酰胆碱，从而提高胃肠道、支气管平滑肌和全身骨骼肌的肌张力，作用虽较溴化新斯的明弱但维持时间较久。

【体内过程】口服后胃肠道吸收差，生物利用度为11.5%～18.9%。健康志愿者口服60mg后达峰时间为1～5小时，半衰期约为3.3小时，可被血浆胆碱酯酶水解，也在肝脏代谢，可进入胎盘，但不易进入中枢神经系统。本药主要以原型药物与代谢物经尿排泄，微量从乳汁排泄。

【适应证】本药用于重症肌无力，手术后功能性肠胀气及尿潴留等。

【用法用量】用于重症肌无力，手术后功能性肠胀气及尿潴留等。①普通片剂：一般成人为60～120mg，每3～4小时口服一次。②缓释片：治疗严重重症肌无力，成人一次180～540mg，每日1～2次，间隔不得短于6小时，由于缓释片的用量大，毒性危象的发生也较多。③糖浆剂：成人初量60～120mg，每3～4小时1次，用量按需调整，维持量一般每日60mg。④注射剂：肌内或静脉注射，成人一次2mg，每2～3小时1次，按需延长间隔时间。

【不良反应】①常见的有腹泻、恶心、呕吐、胃痉挛、汗及唾液增多等，较少见的有尿频、缩瞳等。②接受大剂量治疗的重症肌无力患者，常出现精神异常。

【禁忌证】心绞痛、支气管哮喘、机械性肠梗阻、尿路梗阻者禁用。

【药物相互作用】同新斯的明。

【注意事项】①心律失常、房室传导阻滞、术后肺不张或肺炎及妊娠期妇女慎用。②本药吸收、代谢、排泄存在明显的个体差异，其药量和用药时间应根据服药后效应而定。③哺乳期妇女使用对乳儿的危害不能排除。

【制剂与规格】①糖浆剂：1.2%，1ml ：12mg。②缓释片：180mg。③注射剂：1ml ：5mg；2ml ：10mg。④片剂：60mg。

氢溴酸加兰他敏
Galanthamine Hydrobromide

【其他名称】加兰他敏。

【药理作用】本药为可逆性胆碱酯酶药，作用与新斯的明类似，可改善神经肌肉接头的传导。本药可透过血脑屏障，故对中枢胆碱酯酶的抑制作用比较强。其毒蕈碱样作用微弱，患者较易耐受。

【体内过程】本药口服吸收快，1小时左右达峰浓度，终末半衰期为7~8小时，与食物同服，吸收速度减慢，但总吸收量不受影响。本药可透过血脑屏障，脑内药物浓度为血浆3倍，药物的组织分布依次为肾、肝、脑，主要通过肾脏排出体外。

【适应证】①重症肌无力、脊髓灰质炎后遗症以及拮抗氯化筒箭毒碱及类似药物的非去极化肌松作用。②轻、中度阿尔茨海默病。

【用法用量】①重症肌无力、进行性肌营养不良、脊髓灰质炎后遗症、儿童脑型麻痹、因神经系统疾患所致感觉或运动障碍、多发性神经炎。肌内注射或皮下注射：每次2.5～10mg，小儿按体重每次0.05～0.1mg/kg，每日1次，1个疗程2～6周。②拮抗氯化筒箭毒碱：肌内注射起始剂量5～10mg，5或10分钟后按需要可逐渐增加至10～20mg。应用剂量应由小逐渐增大，以减轻不良反应。③轻、中度阿尔茨海默病：口服，第1周：一次4mg，每日2次；第2周：一次8mg，每日2次；第3周：一次12mg，每日2次。以后维持该剂量。

【不良反应】敏感性增高或超量时可有流涎、心动过缓、头晕和腹痛等反应，过量可用阿托品对抗。

【禁忌证】①癫痫。②机械性肠梗阻。③支气管哮喘。④心绞痛和心动过缓。

【药物相互作用】①奎尼丁、氟西汀、帕罗西汀等可抑制CYP2D6的药物：本药血药浓度增加。②酮康唑等可抑制CYP3A4的药物：本药血药浓度增加。③β受体阻滞药等可显著降低心率的药物：增加心动过缓和房室传导阻滞的风险。④非甾体抗炎药：增加活动性溃疡或隐匿性胃肠道出血的风险。

【注意事项】①应用时应由小剂量逐渐增大，以避免不良反应。②由于本药的拟胆碱作用，可引起膀胱流出梗阻。③有溃疡史或有易患因素者，出现活动性溃疡或隐匿性胃肠道出血的风险增加。④中度肝或肾功能损害者宜减量慎用，严重肝或肾功能损害者不推荐使用。⑤有报道可增加认知损害患者的死亡率。⑥癫痫、运动功能亢进、机械性肠梗阻、心绞痛、心脏传导障碍、心动过缓、支气管哮喘和梗阻性肺病等患者慎用。⑦哺乳期妇女使用可能对乳儿有风险。

【制剂与规格】①片剂：4mg；5mg；8mg。②注射剂：1ml：1mg；1ml：2.5mg；1ml：5mg。

依酚氯铵
Edrophonium Chloride

【药理作用】本药为可逆性胆碱酸酶抑制药，亦直接作用于运动终板。可逆性抗胆碱酯酶作用较溴新斯的明弱，作用出现快，维持时间短。

【体内过程】本药口服后胃肠道吸收慢，肌内注射吸收快。药物起效时间：肌内注射2～10分钟，静脉注射0.5～1分钟；作用持续时间：肌内注射0.1～0.5小时；静脉注射0.1～0.2小时。本药血浆蛋白结合率低，能迅速被血浆或肝内酯酶分解。半衰期α相为0.5～2分钟，β相为24～45分钟。

【适应证】①非去极化型骨骼肌松弛药（筒箭毒碱、汉肌松、三碘季胺酚）的拮抗剂。②重症肌无力之诊断剂。③阵发性心动过速。

【用法用量】（1）重症肌无力的诊断①肌内注射10mg，重症肌无力病人此时应出现肌力改善，约可维持5分钟。②静脉注射：先静脉注射2mg，如15～30秒钟无效，再静脉注射8mg。重症肌无力病人此时应出现肌力改善，约可维持5分钟。

（2）鉴别重症肌无力危象与胆碱能危象：静脉注射本药1～2mg，并密切注意病人的反应，出现肌力改善者属于重症肌无力危象，进一步肌力减退者为胆碱能危象。对于前者应继续给予抗胆碱酯酶药；对于后者则需立即停药，必要时施行人工呼吸。

（3）拮抗非去极化肌松药：先静脉注射10mg，如30～45秒钟无效可重复。

（4）抗心律失常：静脉注射5～10mg，按需每10分钟重复给药。

【不良反应】本药不良反应少。①流涎、支气管痉挛、心动过缓、心律失常等。②过量中毒可用阿托品对抗救治。

【禁忌证】支气管哮喘、机械性肠梗阻、尿路梗阻、心脏病。

【药物相互作用】洋地黄类药：增强迷走神经样作用，慎用或禁用。

【注意事项】参阅新斯的明。

【制剂与规格】注射剂：1ml：10mg；10ml：0.1g。

二、抗胆碱药

阿托品
Atropine

【药理作用】本药为典型的M胆碱受体阻断药。①一般剂量时解除胃肠平滑肌痉挛、抑制腺体分泌、扩大瞳孔、升高眼压、眼调节麻痹、心率加快、支气管扩张等。②大剂量时能作用于血管平滑肌，扩张血管、解除痉挛性收缩，改善微循环。对心脏、肠和支气管平滑肌作用比其他颠茄生物碱更强更持久。

【体内过程】口服吸收迅速，1小时后血药浓度达峰值。生物利用度约为80%。半衰期约为2.5小时，V_d为2～4L/kg。吸收后药物广泛分布于全身组织，可通过血脑屏障及胎盘屏障，作用维持3～4小时。肌内注射约80%药物在12小时内经肾排泄，其中1/3为原型药物，其余为水解产物游离阿托品碱基和与葡萄糖醛酸结合的代谢产物。阿托品通过房水循环排出较慢，故滴眼后，其作用可持续数天至1周。

【适应证】①缓解内脏绞痛。②抢救感染中毒性休克。③麻醉前给药。④散瞳和调节麻痹，治疗角膜炎和虹膜睫状体炎。⑤阿–斯综合征。⑥解救有机磷中毒。

【用法用量】①皮下、肌内或静脉注射：成人常用量，每次0.3～0.5mg，一日0.5～3mg；极量，一次2mg。②抗心律失常：成人静脉注射0.5～1mg，按需可1～2小时一次，最大量为2mg。③解毒：用于锑剂引起的阿–斯综合征，静脉注射1～2mg，15～30分钟后再注射1mg，如患者无发作，按需每3～4小时皮下或肌内注射1mg；用于有机磷中毒时，肌内注射或静脉注射1～2mg（严重有机磷中毒时可加大5～10倍），每10～20分钟重复，直到青紫消失，继续用药至病情稳定，然后用维持量，有时需2～3天。④抗休克改善循环：成人一般按体重0.02～0.05mg/kg，用50%葡萄糖注射液稀释后静脉注射或用葡萄糖水稀释后静脉滴注。⑤麻醉前用药：成人术前0.5～1小时，肌内注射0.5mg。

【不良反应】①常有口干、眩晕。②严重时瞳孔散大、皮肤潮红、心率加快、兴奋、烦躁、谵语、惊厥等症状。

【禁忌证】青光眼及前列腺肥大者禁用，高热者禁用。

【药物相互作用】①尿碱化药包括含镁或钙的制酸药、碳酸酐酶抑制药、碳酸氢钠、枸橼酸盐等：阿托品排泄延迟，作用时间和（或）毒性增加。②金刚烷胺、吩噻嗪类药、其他抗胆碱药、扑米酮、普鲁卡因胺、三环类抗抑郁药：阿托品的毒副反应可加剧。③单胺氧化酶抑制剂（呋喃唑酮、丙卡巴肼等）：加强本药抗M胆碱作用的不良反应。④拮抗甲氧氯普胺的促进肠胃运动作用。

【注意事项】①对其他颠茄生物碱不耐受者，对本药也不耐受。②妊娠期妇女静脉注射阿托品可使胎儿心动过速。③本药可分泌入乳汁，并有抑制泌乳作用，哺乳期妇女慎用。④老年人容易发生抗M胆碱样不良反应，如排尿困难、便秘、口干（特别是男性），也易诱发青光眼。⑤下列情况应慎用：脑损害，尤其是儿童；心脏病，特别是心律失常、充血性心力衰竭、冠心病、二尖瓣狭窄等；反流性食管炎、食管与胃的运动减弱、下食管括约肌松弛，可使胃排空延迟，从而促成胃潴留，并增加胃–食管反流；溃疡性结肠炎，用量大时肠能动度降低，可导致麻痹性肠梗阻，并可诱发加重中毒性巨结肠症；前列腺肥大引起的尿路感染（膀胱张力减低）及尿路阻塞性疾病，可导致完全性尿潴留。

【制剂与规格】①片剂：0.3mg。②注射剂：1ml：0.5mg；1ml：5mg；2ml：1mg；2ml：10mg。

颠茄
Belladonna

【药理作用】抗胆碱作用同阿托品，但药效较弱，可解除平滑肌痉挛，并有止痛及抑制腺体分泌的作用。

【适应证】用于胃及十二指肠溃疡，胃肠道、肾、胆绞痛等。

【用法用量】①酊剂：每次服0.3～1ml，一日3次。极量：一次1.5ml，每日4.5ml。②片剂：每次服10～30mg，每日30～90mg。极量：1次50mg，每日150mg。

【不良反应】可有口干、头昏、视物模糊、面红、疲乏等反应。停药后可自行消失。

【禁忌证】①出血性疾病（脑出血急性期等）禁用。②青光眼患者禁用。

【药物相互作用】①本药与尿碱化药（碳酸氢钠）、碳酸酐酶抑制药（乙酰唑胺）同用时，则本药的排泄延迟，疗效和毒性都可因此而加强。②本药与金刚烷胺、美克洛嗪、吩噻嗪类药（氯丙嗪、奋乃静）、阿托品类药、普鲁卡因胺、三环类抗抑郁药等同用时，本药的不良反应可加剧。③本药与抗酸药、吸附性止泻药等同用时，本药的吸收减少，疗效减弱。必需同用时可间隔一小时以上。④本药可减弱甲氧氯普胺、多潘立酮的作用。

【注意事项】酊剂浓度、用量不可过大，以免发生阿托品化现象。

【制剂与规格】①酊剂：含生物碱0.03%。②片剂：含颠茄浸膏10mg。

山莨菪碱
Anisodamine Hydrobromide

【其他名称】654-1（天然品左旋体）、654-2（人工合成的消旋体）、氢溴酸山莨菪碱、消旋氢溴酸山莨菪碱。

【药理作用】对抗乙酰胆碱所致的平滑肌痉挛和心血管抑制作用，效果弱于阿托品。大剂量也能解除微血管痉挛，改善微循环。抑制唾液分泌、散瞳作用是阿托品的1/10，腺体分泌作用为阿托品1/20～1/10。不易透过血脑屏障，中枢兴奋作用弱。

【体内过程】口服吸收较差，口服30mg后组织内药物浓度与肌内注射10mg者相近。静脉注射后1～2分钟起效，自肾排出，$t_{1/2}$约40分钟，无蓄积作用。

【适应证】①感染中毒性休克：如暴发型脑膜炎球菌性脑膜炎（流行性脑脊髓膜炎）、中毒性痢疾等，需与抗菌药物合用。②血管痉挛和栓塞引起的循环障碍：脑血栓形成、脑梗死、瘫痪、脑血管痉挛、血管神经性头痛、闭塞性血栓性脉管炎等。③平滑肌痉挛：胃溃疡、十二指肠溃疡及胆管、胰管、输尿管痉挛引起的绞痛。④各种神经痛：如三叉神经痛、坐骨神经痛等。⑤眩晕病。⑥眼底疾病：中心性视网膜炎、原发性视网膜色素变性、视网膜动脉血栓等。⑦突发性耳聋。配合新针疗法可治疗其他耳聋（小剂量穴位注射）。⑧也用于有机磷中毒，但效果不如阿托品好。⑨配制成滴眼液可用于因睫状肌痉挛所造成的假性近视。⑩用于迷走神经兴奋性增高所致的缓慢性心律失常。

【用法用量】①感染中毒性休克：如爆发型流行性脑脊髓膜炎、中毒性痢疾等（需与抗菌药物合用）。静脉注射每次10～40mg，需要时每隔10～30分钟可重复给药，情况不见好转可加量。病情好转应逐渐延长给药间隔时间，直至停药。②治疗脑血栓：加入5%葡萄糖注射液中静脉滴注，每日30～40mg。③治疗严重三叉神经痛：一次5～10mg，每日1～2次，有时需加大剂量至每次5～20mg，肌内注射。④治疗血栓闭塞性脉管炎：每次静脉注射10～15mg，每日1次。⑤治疗一般慢性疾病，如解除平滑肌痉挛，眩晕病，眼底疾患（中心性视网膜炎、视网膜色素变性、视网膜动脉血栓等）：每次肌内注射5～10mg，每日1～2次。⑥口服：每日3次，一次5～10mg。

【不良反应】①常见：口干、面红、视物模糊等。②少见：心跳加快、排尿困难等。上述症状多在1～3小时内消失。用量过大时可出现阿托品样中毒症状。

【禁忌证】①颅内压增高、脑出血急性期禁用。②青光眼禁用。③幽门梗阻、肠梗阻禁用。④前列腺肥大禁用。⑤反流性食管炎禁用。⑥重症溃疡性结肠炎慎用。

【药物相互作用】①金刚烷胺、吩噻嗪类、三环类抗抑郁药、扑米酮、普鲁卡因胺等抗胆碱药：增加不良反应。②单胺氧化酶制剂（呋喃唑酮、甲基苄肼）：加强抗毒蕈碱作用的不良反应。③红霉素：增加红霉素在胃内停留时间，降低疗效。④对乙酰氨基酚：使对乙酰氨基酚吸收延迟。⑤地高辛、呋喃妥因：使地高辛、呋喃妥因药物吸收增加。⑥硝酸甘油、戊四硝酯、硝酸异山梨酯：减少唾液分泌，使舌下含化片崩解减慢，影响吸收，作用减弱。⑦抗结核药：减少肝损害。⑧去甲肾上腺素：拮抗血管痉挛。

【注意事项】①急腹症诊断未明确时，不宜轻易使用。②夏季用药时，因其闭汗作用，可使体温升高。③静脉滴注过程中若出现排尿困难，对于成人可肌内注射新斯的明0.5～1.0mg，或氢溴酸加兰他敏2.5～5mg，以解除症状。④若口干明显时可口服酸梅或维生素C，使症状得以缓解。⑤应用本药治疗抗感染性休克的同时，其他治疗措施不能减少（如抗菌药物的使用等）。

【制剂与规格】①片剂：5mg；10mg。②注射剂：1ml：5mg；1ml：10mg；1ml：20mg。

丁溴东莨菪碱
Scopolamine Butylbromide

【药理作用】本药为M胆碱受体阻滞药。①其外周作用与阿托品相似，仅在作用程度上略有不同：本药对平滑肌解痉作用较阿托品为强，能选择性地缓解胃肠道、胆道及泌尿道平滑肌痉挛和抑制其蠕动，亦可用于解除血管平滑肌痉挛及改善微循环；其对心脏、眼平滑肌（散瞳及调节麻痹）和唾液腺等腺体分泌的抑制作用较阿托品弱。②其中枢作用主要有：对呼吸中枢具有兴奋作用；抗眩晕及抗震颤麻痹作用较阿托品强；但对中枢神经系统具有显著的镇静作用，应用较大剂量后多可产生催眠作用。因此，应用本药很少出现类似阿托品引起的中枢神经兴奋、散瞳、抑制唾液分泌等副反应。

【体内过程】本药口服吸收差，肌内注射或静脉注射后吸收迅速。静脉注射后2～4分钟、皮下或肌内注射后8～10分钟、口服后20～30分钟起效，药效维持时间约2～6小时。有肝肠循环，不易透过血脑屏障。几乎全部在肝脏代谢，主要随粪便排泄，小部分以原型经肾脏排泄。

【适应证】①用于胃、十二指肠、结肠内窥镜检查的术前准备，内镜逆行胰胆管造影，和胃、十二指肠、结肠的低张气钡双重造影或腹部CT扫描的术前准备，可减少或抑制胃肠道蠕动。②用于各种病因引起的胃肠道痉挛、胆绞痛、肾绞痛或胃肠道蠕动亢进等。

【用法用量】①口服：成人每次10～20mg，每日3次；或每次10mg，每日3～5次。②肌内注射、静脉注射：溶于5%葡萄糖注射液或氯化钠注射液中，成人每次10～20mg，或一次用10mg，间隔20～30分钟后再用10mg。

【不良反应】可出现口渴、视力调节障碍、嗜睡、心悸、面部潮红、恶心、呕吐、眩晕、头痛等反应。

【禁忌证】严重心脏病、器质性幽门狭窄或麻痹性肠梗阻患者禁用。

【药物相互作用】①其他抗胆碱能药、吩噻嗪类等药物：增加毒性。②甲氧氯普胺、多潘立酮等：拮抗甲氧氯普胺、多潘立酮等的促胃肠动力作用。③某些抗心律失常药（如奎尼丁、丙吡胺等）：增强本药的抗胆碱能效应。④拟肾上腺素能药物（如右旋苯丙胺5mg）：可增强止吐作用，减少本药的嗜睡作用，但口干更显著。⑤三环类抗抑郁药（阿米替林等）：加剧口干、便秘、视物模糊等不良反应，可使老年患者发生尿潴留，诱发急性青光眼及麻痹性肠梗阻等。故而禁止这两种药物合用。⑥地高辛、呋喃妥因、维生素B_2等：增加地高辛、呋喃妥因、维生素B_2等的吸收。⑦硝酸甘油：因唾液减少使硝酸甘油舌下含服时崩解减慢，从而影响其吸收，作用有可能推迟及（或）减弱。

【注意事项】①出现过敏反应时应停药。②对于血压偏低者应用本药，应注意防止产生体位性低血压。③皮下或肌内注射时要注意避开神经与血管，如需反复注射，应不在同一部位，宜左右侧交替注射。④禁与碱、碘及鞣酸配伍。⑤青光眼、前列腺肥大患者慎用。⑥妊娠期妇女及哺乳期妇女用药尚不明确。

【制剂与规格】①胶囊：10mg。②注射剂：1ml：20mg。③粉针剂：20mg。

第 2 章 拟肾上腺素药和抗肾上腺素药

一、拟肾上腺素药

（一）α受体和β受体激动药

肾上腺素
Adrenaline

【其他名称】肾上腺素、副肾素、副肾碱。

【药理作用】①兼有α受体和β受体激动作用。②激动α受体，可引起皮肤、黏膜、内脏血管收缩。激动β受体，可引起冠状血管扩张、骨骼肌、心肌兴奋、心率增快、支气管平滑肌、胃肠道平滑肌松弛。③对血压的影响与剂量有关，常用剂量使收缩压上升而舒张压不升或略降，大剂量使收缩压、舒张压均升高。

【体内过程】口服后有明显的首过效应，肌内注射吸收较皮下注射为快。本药可通过胎盘，不易透过血脑屏障。皮下注射6～15分钟起效，作用维持1～2小时，肌内注射作用维持80分钟左右。仅少量原型药物由尿排出。

【适应证】①支气管痉挛所致严重呼吸困难。②过敏性休克（抢救用药）。③延长浸润麻醉用药的作用时间。④心脏骤停（抢救用药）。

【用法用量】常用量：皮下注射，一次0.25～1mg；极量：皮下注射，一次1mg。①抢救过敏性休克：如青霉素等引起的过敏性休克。由于本药具有兴奋心肌、升高血压、松弛支气管等作用，故可缓解过敏性休克的心跳微弱、血压下降、呼吸困难等症状。皮下注射或肌内注射0.5～1mg，也可用0.05~0.1mg缓慢静脉注射（以0.9%氯化钠注射液稀释到10ml），如疗效不好，可改用4～8mg静脉滴注（溶于5%葡萄糖液500～1000ml）。②抢救心脏骤停：可用于麻醉和手术中的意外、药物中毒或心脏传导阻滞等原因引起的心脏骤停，以0.25～0.5mg以10ml 0.9%氯化钠注射液稀释后静脉或心内注射，同时进行心脏按压、人工呼吸、纠正酸中毒。对电击引起的心脏骤停，亦可用本药配合电除颤仪或利多卡因等进行抢救。③治疗支气管哮喘：效果迅速但不持久。皮下注射0.25～0.5mg，3～5分钟见效，但仅能维持1小时。必要时每4小时可重复注射一次。④与局麻药合用：加少量（约1：200 000～500 000）于局麻药中（如普鲁卡因），在混合药液中，本药浓度为2～5μg/ml，总量不超过0.3mg，可减少局麻药的吸收而延长其药效，并减少其毒副作用，亦可减少手术部位的出血。⑤治疗鼻黏膜和齿龈出血：将浸有1：20 000～1：1000溶液的纱布填塞出血处。⑥治疗荨麻疹、枯草热、血清反应等：皮下注射1：1000溶液0.2～0.5ml，必要时再以上述剂量注射一次。

【不良反应】①心悸、头痛、血压升高、震颤、无力、眩晕、呕吐、四肢发凉。②有时可有心律失常，严重者可由于心室颤动而致死。③用药局部可有水肿、充血、炎症。

【禁忌证】高血压、器质性心脏病、冠状动脉疾病、糖尿病、甲状腺功能亢进、洋地黄中毒、外伤性及出血性休克、心源性哮喘。

【药物相互作用】①α受体阻滞药以及各种血管扩张药可对抗本药的加压作用。②与全麻药合用，易产生心律失常，直至室颤。用于指、趾部局麻时，药液中不宜加用本药，以免肢端供血不足而坏死。③与洋地黄、三环类抗抑郁药合用，可致心律失常。④与麦角制剂合用，可致严重高血压和组织缺血。⑤与利血平、胍乙啶合用，可致高血压和心动过速。⑥与β受体阻滞药合用，两者的β受体效应互相抵消，可出现血压异常升高、心动过缓和支气管收缩。⑦与其他拟交感胺类药物合用，心血管作用加剧，易出现副作用。⑧与硝酸酯类合用，本药的升压作用被抵消，硝酸酯类的抗心绞痛作用减弱。

【注意事项】①下列情况慎用：器质性脑病、心血管病、青光眼、帕金森病、噻嗪类引起的循环虚脱及低血压、精神神经疾病、运动员。②用量过大或皮下注射时误入血管后，可引起血压突然上升而导致脑溢血。③每次局麻使用剂量不可超过300mg，否则可引起心悸、头痛、血压升高等。④与其他拟交感药有交叉过敏反应。⑤可透过胎盘。⑥抗过敏休克时，需补充血容量。

【制剂与规格】注射剂：0.5ml ：0.5mg；1ml ：1mg。

重酒石酸去甲肾上腺素
Noradrenaline Bitartrate

【其他名称】去甲肾上腺素。

【药理作用】①本药激动肾上腺素α受体，同时也激动β_1受体。②通过激动α受体，可引起血管极度收缩，使血压升高，冠状动脉血流增加；通过激动β_1受体，使心肌收缩加强，心排出量增加。③用量按每分钟0.4μg/kg时，以β_1受体激动为主；用较大剂量时，以α受体激动为主。

【体内过程】皮下注射后吸收差，且易发生局部组织坏死。临床上一般采用静脉滴注，静脉给药后起效迅速，停止滴注后作用时效维持1～2分钟，主要在肝内代谢成无活性的代谢产物。经肾排泄，仅微量以原型排泄。

【适应证】①急性心肌梗死、体外循环等引起的低血压。②血容量不足所致的休克、低血压或嗜铬细胞瘤切除术后的低血压。③椎管内阻滞时的低血压及心跳骤停复苏后血压维持。

【用法用量】（1）滴注：用5%葡萄糖注射液或葡萄糖氯化钠注射液稀释后静脉滴注。①成人常用量：开始以每分钟8～12μg速度滴注，调整滴速以达到血压升到理想水平；维持量为每分钟2～4μg。在必要时可按医嘱超越上述剂量，但需注意保持或补足血容量。②小儿常用量：开始按体重以每分钟0.02～0.1μg/kg速度滴注，按需要调节滴速。

（2）口服：治疗上消化道出血，每次服注射液1～3ml（2～6mg），每日3次，加入适量冷盐水服下。

【不良反应】①药液外漏可引起局部组织坏死。②本药强烈的血管收缩作用可以使重要脏器器官血流减少，肾血流锐减后尿量减少，组织供血不足导致缺氧和酸中毒；持久或大量使用时，可使回心血流量减少，外周血管阻力升高，心排血量减少，后果严重。③应重视的反应包括静脉输注时沿静脉径路皮肤发白，注射局部皮肤破溃，皮肤发绀，发红，严重眩晕，上述反应虽属少见，但后果严重。④个别患者因过敏而有皮疹、面部水肿。⑤在缺氧、电解质平衡失调、器质性心脏病患者中或逾量时，可出现心律失常；血压升高后可出现反射性心率减慢。⑥以下反应如持续出现应注意：焦虑不安、眩晕、头痛、、皮肤苍白、心悸、失眠等。⑦逾量时可出现严重头痛及高血压、心率缓慢、呕吐、抽搐。

【禁忌证】①禁止与含卤素的麻醉剂和其他儿茶酚胺类药合并使用。②可卡因中毒及心动过速患者。

【药物相互作用】①与全麻药如三氯甲烷、环丙烷、氟烷等同用，可使心肌对拟交感胺类药反应更敏感，容易发生室性心律失常，不宜同用，必须同用时应减量给药。②与β受体阻断药同用，各自的疗效降低，β受体阻滞后α受体作用突出，可发生高血压，心动过缓。③与降压药同用可抵消或减弱降压药的作用，与甲基多巴同用还使本药加压作用增强。④与洋地黄类同用，易致心律失常，需严密注意心电监测。⑤与其他拟交感胺类同用，心血管作用增强。⑥与麦角制剂如麦角胺、麦角新碱或缩宫素同用，促使血管收缩作用加强，引起严重高血压，心动过缓。⑦与三环类抗抑郁药合用，由于抑制组织吸收本药或增强肾上腺素受体的敏感性，可加强本药的心血管作用，引起心律失常、心动过速、高血压或高热，如必须合用，则开始本药用量需小，并监测心血管作用。⑧与甲状腺激素同用使二者作用均加强。⑨与妥拉唑林同用可引起血压下降，继以血压过度反跳上升，故妥拉唑林逾量时不宜用本药。

【注意事项】①缺氧、高血压、动脉硬化、甲状腺功能亢进症、糖尿病、闭塞性血管炎、血栓病患者慎用。②用药过程中必须监测动脉压、中心静脉压、尿量、心电图。

【制剂与规格】注射液：1ml ：2mg（以酒石酸盐计）；2ml：10mg（以酒石酸盐计）。

附

多巴胺参阅第四篇第1章治疗慢性心功能不全药物。

麻黄碱参阅第五篇第3章平喘药。

（二）α受体激动药

重酒石酸间羟胺
Metaraminol Bitartrate

【其他名称】阿拉明。

【药理作用】①本药主要作用于α受体，直接兴奋α受体，相比去甲肾上腺素作用弱但较持久，对心血管的作用与去甲肾上腺素相似。能收缩血管，持续升高收缩压和舒张压，也可增强心肌收缩力，正常人心输出量变化不大，但能使休克患者的心输出量增加。②对心脏的兴奋作用不显著，较少引起心律失常，无中枢神经兴奋作用。③由于其升压作用可靠，维持时间较长，较少引起心悸或尿量减少等反应。④连续给药时，因本药间接在肾上腺素神经囊泡中取代递质，可使递质减少，内在效应减弱，故不能突然停药，以免发生低血压反跳。

【体内过程】肌内注射10分钟或皮下注射5～20分钟后血压升高，持续约1小时。静脉注射1～2分钟起效，持续约20分钟。不被单胺氧化酶破坏，作用较久。主要在肝内代谢，代谢物多经胆汁和尿排出。

【适应证】①椎管内阻滞麻醉时发生的急性低血压。②出血、药物过敏、手术并发症及脑外伤或脑肿瘤合并休克而发生的低血压。③心源性休克或败血症所致的低血压。

【用法用量】（1）成人：①肌内或皮下注射，2～10mg/次（以间羟胺计），由于最大效应不是立即显现，在重复用药前对初始量效应至少观察10分钟。②静脉注射：初量0.5～5mg，继而静脉滴注，用于重症休克。③静脉滴注：将间羟胺15～40mg加入5%葡萄糖液或氯化钠注射液500ml中滴注，调节滴速以维持合适的血压。④成人极量一次100mg（每分钟0.3～0.4mg）。

（2）小儿：①肌内或皮下注射：按0.1mg/kg，用于严重休克。②静脉滴注0.4mg/kg或按体表面积12mg/m^2，用氯化钠注射液稀释至每25ml中含间羟胺1mg的溶液，滴速以维持合适的血压水平为度。③配制后应于24小时内用完，滴注液中不得加入其他难溶于酸性溶液配伍禁忌的药物。

【不良反应】①心律失常，发生率随用量及患者的敏感性而异。②升压反应过快过猛可致急性肺水肿、心律失常、心跳停顿。③过量的表现为抽搐、严重高血压、严重心律失常，此时应立即停药观察，血压过高者可用5～10mg酚妥拉明静脉注射，必要时可重复。④静脉滴注时药液外溢，可引起局部血管严重收缩，导致组织坏死糜烂或红肿硬结形成脓肿。⑤长期使用骤然停药时可能发生低血压。

【药物相互作用】①与环丙烷、氟烷或其他卤化羟类麻醉药合用，易致心律失常。②与单胺氧化酶抑制剂并用，使升压作用增强，引起严重高血压。③与洋地黄或其他拟肾上腺素药并用，可致异位心律。④不宜与碱性药物共同滴注，因可引起本药分解。

【注意事项】①甲状腺功能亢进、高血压、冠心病、充血性心力衰竭、糖尿病患者和疟疾病史者慎用。②血容量不足者应先纠正后再用本药。③本药有蓄积作用，如用药后血压上升不明显，须观察10分钟以上再决定是否增加剂量，以免贸然增量致使血压上升过高。④给药时应选用较粗大静脉注射，并避免药液外溢。⑤短期内连续应用，出现快速耐受性，作用会逐渐减弱。

【制剂与规格】注射液：1ml：10mg间羟胺（相当于重酒石酸间羟胺19mg）；5ml：50mg间羟胺（相当于重酒石酸间羟胺95mg）。

萘甲唑啉
Naphazoline

【其他名称】萘唑啉。

【药理作用】拟肾上腺素作用，非选择性激动α受体，具有收缩血管作用，导致黏膜充血减轻。

【体内过程】使用滴眼液后5分钟眼充血减轻，单次给药作用持续8小时，多次给药持续6小时；滴眼后

20～30分钟达血药峰浓度。使用鼻用溶液后，局部吸收好，可经鼻黏膜和消化道吸收。本药主要分布于血液中，经肾脏排泄，半衰期在不同患者间个体差异较大。

【适应证】用于过敏性及炎症性鼻充血、急慢性鼻炎、眼充血等，对细菌性、过敏性结膜炎亦有效，并能减轻眼睑痉挛。

【用法用量】①治疗鼻充血：用0.05%～0.1%溶液，每侧鼻孔滴2～3滴。②治疗眼充血：用其滴眼液，每次1～2滴。

【不良反应】局部用药不良反应较轻。过量和长期使用可引起眼部或鼻部和全身不良反应。①眼部：结膜反应性充血和刺激症状。尤其是高浓度用于老年人时，可引起瞳孔散大和视物模糊。②鼻部：滴药过频易致反跳性鼻充血，久用可致药物性鼻炎。③全身反应：头晕、头痛、出汗、恶心、精神过敏、体温下降、心跳减慢、困倦、虚弱等。本药可引起血糖轻微升高。

【禁忌证】禁用于：萎缩性鼻炎、闭角型青光眼、心律失常和高血压、甲状腺功能亢进、对本药过敏者。

【药物相互作用】不能与单胺氧化酶抑制剂或拟交感药物合用。

【注意事项】①药液过浓，滴药过多，或误吞药液，均可引起中毒，对小儿尤须小心（以0.1%本药溶液给新生儿滴鼻，曾引起中毒），宜用0.05%或更稀的溶液。滴药的间隔时间，最好不少于4～6小时。②不宜长期使用，否则可能引起萎缩性鼻炎。③溶液须避光贮存。

【制剂与规格】①滴鼻剂：10ml：0.05%；10ml：0.1%。②滴眼液：10ml：1.2mg。

米多君
Midodrine

【其他名称】管通。

【药理作用】米多君是一种前体药物，口服给药后转化为其活性代谢产物脱甘氨酸米多君，脱甘氨酸米多君是一种选择性α_1肾上腺素受体激动剂，对心肌β肾上腺素受体无活性，通过收缩动脉和静脉而升高血压。

【体内过程】口服后吸收迅速，给药30分钟后血药浓度达峰值。口服后迅速彻底被清除出血浆，消除半衰期为0.49小时，脱甘氨酸米多君的消除半衰期约为3小时。本药主要分布于肾脏、肝脏和肾上腺髓质。米多君口服后不易透过血脑屏障。脱甘氨酸米多君主要在尿中排泄。

【适应证】低血压，尤其是体位性低血压。女性压力性尿失禁。

【用法用量】口服：初剂量为一次2.5mg，一日2～3次。必要时可逐渐增加到一次10mg，一日3次的维持剂量。

【不良反应】①瘙痒、仰卧高血压（收缩期血压可上升至200mmHg以上）、感觉异常、尿频、排尿困难、尿潴留、寒战、皮疹等。②心率每分钟可少于60次，罕见心律不齐。

【禁忌证】禁用于：严重性心脏疾病、急性肾病、尿潴留、嗜铬细胞瘤、甲状腺毒症。

【药物相互作用】①与双氢麦角碱合用引起血压极度升高，两者使用属禁忌。②与肾上腺素、去氧肾上腺素、伪麻黄碱合用增加升压作用。③三环类抗抑郁药：抑制去甲肾上腺素再摄取，致高血压、心律失常和心动过速。④洋地黄毒苷、β受体阻滞药、精神药物：增加心动过缓、房室传导阻滞和心律失常风险。⑤血管收缩药（包括感冒药等非处方药）：引起血压升高。⑥盐皮质激素或氟氢可的松类药：可能使眼内压增高。

【注意事项】①可引起仰卧位血压显著上升，仅用于标准的临床治疗后生活仍受到相当损害的患者；②开始治疗前应进行评估出现仰卧位或坐位高血压的可能性。如出现提示高血压的症状（如心脏方面的感觉、头痛、视力障碍），必须停止治疗。仰卧位高血压可通过减少剂量来避免。③肺源性心脏病患者应谨慎监测。对患有青光眼或眼内压增高危险的患者以及同时使用盐皮质激素类药患者应谨慎用药。④糖尿病、肝功能不全、尿潴留患者慎用。⑤哺乳期妇女使用对乳儿的危害不能排除。⑥妊娠期妇女慎用。

【制剂与规格】片剂：2.5mg。

（三）β受体激动药

异丙肾上腺素
Isoprenaline

【其他名称】喘息定、硫酸异丙肾上腺素、盐酸异丙肾上腺素、异丙基去甲肾上腺素、异丙肾、治喘灵。

【药理作用】①作用于心脏$β_1$受体，使心收缩力增强，心率加快，传导加速，心输出量和心肌耗氧量增加。②作用于血管平滑肌$β_2$受体，使骨骼肌血管明显舒张，肾、肠系膜血管及冠脉亦不同程度舒张，血管总外周阻力降低。其心血管作用导致收缩压升高，舒张压降低，脉压差变大。③作用于支气管平滑肌$β_2$受体，使支气管平滑肌松弛。④促进糖原和脂肪分解，增加组织耗氧量。

【体内过程】静脉注射后，作用维持不到1小时。$t_{1/2}$根据注射的快慢为1分钟至数分钟。静脉注射后40%～50%以原型排出。

【适应证】①心源性或感染性休克。②完全性房室传导阻滞、心搏骤停。③支气管哮喘急性发作（详见第五篇呼吸系统用药）。

【用法用量】①救治心脏骤停，心腔内注射0.5～1mg。②三度房室传导阻滞，心率每分钟不及40次时，可以本药0.5～1mg加在5%葡萄糖注射液200～300ml内缓慢静脉滴注。③支气管哮喘急性发作（详见第五篇呼吸系统用药）。

【不良反应】常见的不良反应有：口咽发干、心悸不安；少见的不良反应有：头晕、目眩、面潮红、恶心、心率增速、震颤、多汗、乏力等。

【禁忌证】①心绞痛。②心肌梗死。③甲状腺功能亢进。④嗜铬细胞瘤。

【药物相互作用】①与其他拟肾上腺素药物合用可增效，但不良反应也增多。②并用普萘洛尔时本药的作用受到拮抗。

【注意事项】①心律失常并伴有心动过速，心血管疾患，包括心绞痛、冠状动脉供血不足，糖尿病，高血压，甲状腺功能亢进，洋地黄中毒所致的心动过速慎用。②遇有胸痛及心律失常应及早重视。③交叉过敏，患者对其他肾上腺能激动药过敏者，对本药也常过敏。

【制剂与规格】①片剂：10mg。②气雾剂：每瓶总量14g，内含盐酸异丙肾上腺素35mg，每瓶可喷吸200次左右。③注射液：2ml ：1mg。

附

多巴酚丁胺参阅第四篇第1章治疗慢性心功能不全药物。

二、抗肾上腺素药

（一）α、β受体阻滞药

阿罗洛尔、拉贝洛尔、卡维地洛参阅第四篇第5章抗高血压药物。

（二）α受体阻滞药

酚妥拉明
Phentolamine

【其他名称】甲苄胺唑啉。

【药理作用】①降压作用：本药为非选择性α受体阻断药，引起血管扩张、血压降低。②心脏兴奋作用，因其降低血压，反射性地引起交感神经兴奋，另外，还会阻断去甲肾上腺素能神经末梢突触前膜的$α_2$受体，促进去甲肾上腺素释放发挥作用。

【体内过程】酚妥拉明与人体血清蛋白结合率为54%，不遵循第一级动力学规律，经2～4小时后，其浓度已降低到峰值的约15%。作用温和，维持时间短暂。

【适应证】①肺充血或肺水肿伴发的急性心力衰竭。②血管痉挛性疾病、手足发绀症。③感染性中毒性休克。④嗜铬细胞瘤的诊断试验。⑤对抗去甲肾上腺素引起的皮肤缺血、疼痛和坏死。

【用法用量】①控制嗜铬细胞瘤引起的高血压危象：外科手术前，或在引入麻醉剂、插管术期间，或外科切除肿瘤期间，静脉注射2～5mg本药，有需要可重复注射。此时同时须监视血压变化。②诊断嗜铬细胞瘤：静脉注射5mg本药，注射后3分钟内每30秒钟记录一次血压，其后7分钟内每隔60秒记录一次血压。如在2～4分钟内收缩压/舒张压降低达（35/25mmHg）提示阳性反应，可能存在嗜铬细胞瘤。典型阳性反应降低达（60/25mmHg）。③治疗血管痉挛性疾病：肌内注射或静脉注射。每次5～10mg，20～30分钟后可按需重复给药。④抗休克：以0.3mg/min的剂量进行静脉滴注。⑤预防在静脉注射去甲肾上腺素时因药液外溢出现的皮肤坏死。在12小时内，将本药（10mg溶于10～20ml 0.9%氯化钠注射液中）进行局部浸润注射。

【不良反应】不良反应有体位性低血压、鼻塞、瘙痒、恶心、呕吐等。静脉给药可引起严重的心动过速、心绞痛和体位性低血压。偶见急性或长时间的低血压。

【禁忌证】①低血压。②严重动脉硬化。③心绞痛、心肌梗死或冠心病。④肾功能减退。⑤对酚妥拉明过敏。⑥对亚硫酸酯过敏。

【药物相互作用】抗高血压药：增加降血压作用。神经松弛剂（主要镇静剂）：可增加本药的降压作用。

【注意事项】①使用期间监测患者血压，保证适合的剂量和治疗时间。②使用本药后引起低血压可发生心肌梗死、脑血管痉挛和脑血管闭塞。③注射剂中存在的亚硫酸酯可引起哮喘患者发生急性气喘、休克等过敏反应。④本药可引起心动过速及心律不齐。⑤本药对胃肠道有刺激作用，因此胃炎和消化性溃疡患者需慎用。⑥妊娠头3个月不能使用该药。整个妊娠期间应考虑利弊。哺乳期间不要使用酚妥拉明。⑦肾损害患者慎用。

【制剂与规格】①片剂：25mg。②注射剂：1ml：5mg，1ml：10mg。

酚苄明

Phenoxybenzamine

【其他名称】苯苄胺、双苄胺、盐酸酚苄明、氧苯苄胺、酚苄胺、竹林胺。

【药理作用】①治疗高血压、周围血管疾病：拮抗α_1、α_2受体，引起血管扩张、血压降低，使全身动脉压平均值和全身血管阻力平均值暂时下降。作用较酚妥拉明持久，用药1次其作用可持续3～4日。②治疗早泄：可拮抗α受体而抑制输精管、精囊及射精管的蠕动，使精液不排入尿道，从而使射精的副交感神经刺激延迟，因而性交时间延长，可用于治疗早泄。③治疗前列腺增生症：前列腺增生组织的平滑肌及前列腺腺体外膜均有大量的α受体，受交感神经的兴奋刺激引起前列腺腺体收缩，从而使前列腺段尿道关闭压增大，形成梗阻。膀胱括约肌α受体兴奋引起括约肌收缩，但膀胱逼尿肌主要为β受体支配，不受α受体阻滞药的影响。酚苄明为肾上腺素α受体阻滞药，可松弛前列腺平滑肌及膀胱括约肌，缓解尿道梗阻，使排尿困难症状得以改善。此外，本药还能抑制5α还原酶的活性，使双氢睾丸酮生成减少，阻止前列腺增生的进一步发展。

【体内过程】口服吸收不完全，约30%从胃肠道吸收。因局部刺激强，不作皮下或肌内注射，可采用静脉注射。口服后数小时开始作用，持续3～4日。静脉注射后1小时作用达高峰。半衰期约为24小时。在肝内代谢，多数在24小时内从肾及胆汁排出，少量在体内保留数日。

【适应证】①外周血管痉挛性疾病。②休克。③嗜铬细胞瘤。④良性前列腺增生症所致的排尿困难。⑤防治尿潴留。

【用法用量】①治疗血管痉挛性疾患：口服，开始时每日1次，每次10mg，一日2次，隔日增加10mg；维持量，一次20mg，一日2次。用于治疗周围血管病和嗜铬细胞瘤术前准备或非手术治疗。②治疗休克：静脉滴注，0.5～1mg/kg，加入5%葡萄糖注射液250～500ml中静脉滴注（2小时滴完），一日总量不超过2mg/kg。③用于嗜铬细胞瘤：术前应用3日，必要时麻醉诱导时给药1次。剂量同休克治疗。④小儿常用量口服，开始按体重0.2mg/kg，每日2次，或按体表面积6～10mg/m^2，每日1次，以后每隔4日增量一次，直至疗效出现；维持量一日按0.4～1.2mg/kg或按体表面积12～36mg/m^2，分3～4次口服。

【不良反应】①常见：直立性低血压、鼻塞、口干、瞳孔缩小、反射性心跳加快和胃肠刺激。②少见：神志模糊、倦怠、头痛、阳痿、易睡；偶可引起心绞痛和心肌梗死。

【禁忌证】①低血压。②心绞痛。③心肌梗死。④对本药过敏者。

【药物相互作用】①拟交感胺类药：升压效应减弱或消失。②胍乙啶：易发生直立性低血压。③二氮嗪：拮抗二氮嗪的抑制胰岛素释放作用。④左旋去甲肾上腺素：阻断左旋去甲肾上腺素引起的体温过高。⑤利血平：阻断利血平引起的体温过低。

【注意事项】①肾、冠脉功能不全及脑血管病患者慎用。②动物实验证明，长期口服可引起胃肠道癌。③用药期间须定时测血压。④妊娠期妇女只有非常必要时才能使用。哺乳期妇女建议选择停药或者停止哺乳。⑤如药物过量引起了直立性低血压、头晕、疲劳、心动过速、呕吐、嗜睡或休克，应立即停药，同时给予抗休克治疗。严重低血压反应，常用升压药无效，需静脉输注去甲肾上腺素重酒石酸盐，拮抗盐酸酚苄明的α受体拮抗作用，肾上腺素可能加剧低血压，应禁用。

【制剂与规格】①片剂：5mg；10mg。②注射剂：1ml：10mg。

妥拉唑林
Tolazoline

【其他名称】妥拉苏林、苄唑啉。

【药理作用】①为α肾上腺素能受体阻滞药，能减弱或取消肾上腺素、去甲肾上腺素的血管收缩作用，使周围小动脉扩张，兴奋心肌及增加胃液分泌。②与酚妥拉明作用相似，对α受体阻断较弱，而组胺样作用和拟胆碱作用较强。③使心收缩力加强和心率加快，心输出量增加。

【体内过程】本药肌内注射后吸收迅速，可于30～60分钟达最大作用，持续数小时。主要以原型经肾脏排出。

【适应证】①用于外周血管痉挛性疾病，如雷诺病、静脉炎、动脉内膜炎、手足发绀症、硬皮症、高血压、动脉硬化，也可用于血栓闭塞性脉管炎。②用于肾上腺嗜铬细胞瘤的诊断及其骤发的高血压危象和手术前治疗。③用于休克治疗，常用于治疗感染性休克和心源性休克。④眼科常用于治疗视网膜中央动脉痉挛或栓塞、视网膜色素变性、黄斑变性、视网膜脉络膜炎、视神经炎等。亦用作青光眼的激发试验。

【用法用量】口服，每次25mg，一日3～4次；肌内注射或皮下注射，一次25mg；结膜下注射，每日或隔日一次，每次10mg；球后注射每日或隔日一次，每次10～25mg。

【不良反应】①常见：胃肠道出血（可致命），低氯性碱中毒，体循环低血压，急性肾功能不全，血小板减少。②较少见：腹泻、恶心、呕吐；增加竖毛活动，引发起鸡皮现象；皮肤潮红，反射性心动过速。③罕见：瞳孔扩大。动脉内注射时，注射肢体有烧灼感。

【禁忌证】①胃溃疡。②冠状动脉病患者。③低血压。④脑血管意外。⑤对本药过敏者。

【药物相互作用】①多巴胺：拮抗大剂量多巴胺所致的收缩外周血管作用。②麻黄碱、间羟胺：降低升压作用。③肾上腺素或去甲肾上腺素：大剂量本药可导致反常性血压下降，随后发生反跳性的剧烈升高。

【注意事项】①药物过量会发生低血压，应让患者取头低位平卧休息，必要时输注电解质溶液，并用其他升压药对症治疗。②下列情况慎用：低血压；二尖瓣狭窄；肾功能障碍，尿量减少；酸中毒；消化性溃疡。③本药主要经肾脏排泄，肾功能障碍时应减量。

【制剂与规格】①片剂：25mg。②注射剂：1ml：25mg。

乌拉地尔
Urapidil

【其他名称】芳哌嘧啶二酮。

【药理作用】①外周作用：阻断突触后膜$α_1$受体，抑制儿茶酚胺的缩血管作用，从而降低外周血管阻力和心脏负荷。②中枢作用：通过兴奋5-羟色胺-1A受体，调节循环中枢的活性，防止因交感反射引起的血压升高及心率加快。

【体内过程】静脉注射乌拉地尔后，分布相半衰期约为35分钟，血浆清除半衰期为2.7小时，蛋白结合率80%。50%～70%的乌拉地尔通过肾脏排泄，其余由胆道排出。排泄物中约10%为药物原型，其余为代谢产物。

【适应证】心脏病、扩张性心肌病、肾性高血压或肾透析引起的急性左心衰竭或慢性心衰病情加重者。

【用法用量】（1）治疗高血压危象，重度和极重度高血压以及难治性高血压：静脉注射，缓慢静脉注射10～50mg乌拉地尔，监测血压，降压效果通常在5分钟内显示，若效果不满意，可重复用药。持续静脉滴注，250mg乌拉地尔加入到静脉输液中，如0.9%氯化钠注射液、5%或10%葡萄糖注射液、5%果糖或含0.9%氯化钠的右旋糖酐40；如果使用输液泵，20ml注射液相当于100mg乌拉地尔注入输液泵，再将上述液体稀释到50ml。最大药物浓度为每毫升4mg乌拉地尔。起始输入速度可达2mg/min，根据患者血压调整输入速度。

（2）围手术期高血压：静脉注射25mg乌拉地尔，2分钟后如血压下降，可静脉点滴维持血压，在最初1～2分钟内剂量可达6mg，然后减量。如2分钟后血压未下降，可重复给药。

（3）高血压：口服，开始一次60mg，早晚各一次，如血压下降，可改为每次30mg。维持量最大每日180mg。

【不良反应】①偶见头痛、头晕、恶心、呕吐、疲乏、出汗、心悸、心律失常、呼吸困难等，原因多为血压降得太快所致，通常在数分钟内即可消失，一般无须中断治疗。②体位性低血压较哌唑嗪少，无首剂效应。③过敏反应（如瘙痒、皮肤发红、皮疹等）较少见。

【禁忌证】①对本药过敏者。②主动脉峡部狭窄或动静脉分流的患者。③哺乳期妇女。

【药物相互作用】①同时使用α受体阻断剂、血管舒张剂或其他抗高血压药：增强本药的降压作用。②西咪替丁：可使本药血药浓度升高，最高达15%。③ACEI无合用信息，暂不推荐联合治疗

【注意事项】①静脉输液时患者应取卧位，从毒理学考虑，疗程一般不超过7天。②配制好的溶液化学和物理稳定性为15～25℃时50小时，从微生物学角度来看，配置好的溶液应立即使用。③机械功能障碍引起的心力衰竭，例如大动脉或者二尖瓣狭窄、肺栓塞或者由于心包疾病引起的心功能损害慎用本药。血压骤然下降可能引起心动过缓甚至心脏停搏。④儿童、老年患者、肝功能障碍患者、中度到重度肾功能不全患者需要特别注意。⑤妊娠期妇女仅在绝对必要的情况下方可使用。

【制剂与规格】①缓释胶囊：30mg；60mg。②注射剂：5ml ：25mg；10ml ：50mg。

附

哌唑嗪参阅第四篇第4章常用的扩张血管药物。

特拉唑嗪、多沙唑嗪参阅第四篇第5章抗高血压药物。

（三）β受体阻滞药

阿替洛尔

Atenolol

【其他名称】氨酰心安。

【药理作用】①治疗高血压：选择性β_1肾上腺素受体阻断药，通过中枢、肾上腺素能神经元阻滞、抑制肾素释放以及心排出量降低等作用，降低血压。②治疗心绞痛：降低心肌耗氧量，大规模试验证实可减少急性心肌梗死0～7天的死亡率。

【体内过程】口服吸收快，但不完全，口服吸收50%，于2～4小时达峰浓度，口服后作用持续时间较长，可达24小时，广泛分布于各组织，血浆半衰期为6～7小时，主要以原型自尿排出。肾功能受损时半衰期延长，可在体内蓄积。血浆透析时可予清除。本药脂溶性低，对脑部组织的渗透很低，血浆蛋白结合率极低。

【适应证】高血压、心绞痛、心肌梗死、心律失常、甲状腺功能亢进、嗜铬细胞瘤。

【用法用量】口服。成人开始每次6.25～12.5mg，一日两次，按需要量及耐受量渐增至50～200mg。肾功能损害时，肌酐清除率小于15ml/（min·1.73m^2）者，每日25mg；15～35ml/（min·1.73m^2）者，每日最多50mg。

【不良反应】①在心肌梗死患者中，最常见的不良反应为低血压、心动过缓。②其他反应可有头晕、四肢冰冷、疲劳、乏力、胃肠不适、精神抑郁、脱发、血

小板减少症、牛皮癣样皮肤反应、皮疹、干眼等，罕见心脏传导阻滞。

【禁忌证】二度、三度心脏传导阻滞，心源性休克者，病态窦房结综合征及严重窦性心动过缓。

【药物相互作用】①其他抗高血压药物：加强其降压效果。②Ⅰ类抗心律失常药、维拉帕米、麻醉剂：增加心脏传导阻滞风险。③可乐定：加剧停用可乐定引起的高血压反跳。

【注意事项】①临床效应与血药浓度可不完全平行，剂量调解以临床效应为准。②肾功能损害时剂量须减少。③有心力衰竭症状者使用本药时，给予洋地黄或利尿药合用，如心力衰竭症状仍存在，应逐渐减量使用。④本药的停用过程至少3天，常可达2周，如有撤药症状，如心绞痛发作，则暂时继续给药，待稳定后逐渐停药。⑤与饮食共进不影响其生物利用度。⑥本药可改变因血糖降低而引起的心动过速。⑦慢性阻塞性肺病的高血压患者慎用。⑧可使末梢动脉血循环失调。⑨妊娠妇女较长时间服用本药，与胎儿宫内生长迟缓有关。哺乳期妇女服用时应谨慎。⑩患者可能对用于治疗过敏反应常规剂量的肾上腺素无反应。

【制剂与规格】片剂：12.5mg；25mg；50mg；100mg。

噻吗洛尔
Timolol

【其他名称】噻吗心安。

【药理作用】①治疗高血压：本药为β肾上腺素受体阻断药，作用强度为普萘洛尔的8倍，对轻、中度高血压疗效较好，无明显不良反应，可与利尿药合用。②治疗心肌梗死：本药无选择性，无内在拟交感活性，无直接抑制心脏作用。心梗患者长期服用可降低再梗死发生率和死亡率。③治疗青光眼：本药无膜稳定作用，无局部麻醉作用，可减少房水生成，明显降低眼压，特别是对原发性开角型青光眼有良好作用。

【体内过程】口服达峰时间为2小时，血浆半衰期约5小时。滴眼剂滴眼后20分钟眼压即开始下降，经1～2小时达最大效应，作用可持续24小时。对瞳孔大小、光反应及视力无影响。

【适应证】高血压、心绞痛、心动过速及青光眼。

【用法用量】①治疗高血压、预防心肌梗死再发：口服，每次5～10mg，每日2～3次。②治疗青光眼：0.25%滴眼剂，每次1滴，一日2次。如疗效不佳，可改用0.5%滴眼剂，每次1滴，每日1～2次。

【不良反应】可产生心动过缓、支气管痉挛等症状。

【禁忌证】①心功能不全、窦性心动过缓、房室传导阻滞、哮喘。②滴眼时，对本药过敏者及心动过缓者。

【药物相互作用】参阅普萘洛尔。

【注意事项】①哮喘和心力衰竭者慎用。②滴眼时可被吸收而产生全身作用，故不宜与其他β受体阻滞药合用。③可从乳汁分泌，故哺乳期妇女慎用。④肾功能损害时须减少剂量。

【制剂与规格】①片剂：2.5mg；5mg。②滴眼剂：5ml ：12.5mg；5ml ：25mg。

附

普萘洛尔、美托洛尔、艾司洛尔、比索洛尔参阅第四篇第2章抗心律失常药。

第四篇 心血管系统用药

导　读

本篇收录治疗慢性心功能不全的药物（第1章）、抗心律失常药（第2章）、抗心绞痛药（第3章）、常用的扩张血管药（第4章）、抗高血压药（第5章）、调节血脂药及抗动脉粥样硬化药（第6章）。治疗慢性心功能不全的药物主要通过改善心排出量、减慢心率、抑制神经内分泌的过度激活状态、增加心收缩力、减少回心血量等方面发挥作用，包括血管紧张素转换酶抑制药、血管紧张素Ⅱ受体阻断药，受体阻滞药、利尿药等。抗心律失常药可延长各部心肌组织的动作电位及有效不应期，分为：I类钠通道阻滞药、II类药物-β受体阻滞药、III类延长动作电位时程药、IV类钙通道阻断药。目前抗心绞痛的药物主要是通过扩张血管、营养心肌等方面改善冠脉供血，达到抗心绞痛的作用。血管扩张药物包括直接松弛血管平滑肌、α肾上腺素受体阻断药、钙通道阻断药及血管紧张素转换酶抑制药（ACEI）等，广泛用于与各种缺血性疾病、高血压、心力衰竭、勃起障碍等疾病。抗高血压药分钙通道阻断药（CCB）、ACEI类、血管紧张素受体拮抗药（ARB）、利尿药、抗肾上腺素药（α/β受体阻滞药）、以及中枢作用药物、直接血管扩张药物、肾素抑制药及其他新型降压药物。调节血脂药及抗动脉粥样硬化药，以降低胆固醇为主，用药以他汀类药物为基础。

第 1 章 治疗慢性心功能不全药物

一、血管紧张素转换酶抑制药

卡托普利、依那普利、培哚普利、贝那普利、咪达普利、赖诺普利等参阅本篇第5章抗高血压药物。

二、血管紧张素Ⅱ受体阻断药

氯沙坦、缬沙坦、厄贝沙坦、替米沙坦、奥美沙坦、坎地沙坦等参阅本篇第5章抗高血压药物。

三、β受体阻断药

普萘洛尔、美托洛尔、比索洛尔、卡维地洛、拉贝洛尔等参阅本篇第5章抗高血压药物。

四、利尿药

参阅第八篇第1章利尿药。

五、强心药物

（一）强心苷类

地高辛
Digoxin

【其他名称】狄戈辛。

【药理作用】①本药通过选择性地抑制心肌细胞膜上的Na^{+}-K^{+}-ATP酶，使心肌细胞内Ca^{2+}浓度增高，激动心肌收缩蛋白从而增加心肌收缩力。②由于其正性肌力作用，消除交感神经张力的反射性增高，并增强迷走神经张力，因而减慢心率。③通过对心肌电活动的直接作用和对迷走神经的间接作用，降低窦房结自律性；提高浦肯野纤维自律性；减慢房室结传导速度，延长其有效不应期，导致房室结隐匿性传导增加，可减慢心房纤颤或心房扑动的心室率；可缩短心房有效不应期，可促使心房扑动转为心房纤颤；缩短浦肯野纤维有效不应期。

【体内过程】口服主要经小肠上部吸收，吸收不完全，也不规则，口服吸收率约75%，生物利用度：片剂为60%～80%，口服起效时间0.5～2小时，血浆浓度达峰时间2～3小时，获最大效应时间为4～6小时。地高辛消除$t_{1/2}$平均为36小时。静脉注射起效时间5～30分钟，达峰时间1～4小时，持续时间6小时。注射给药易致不良反应，故仅适用于严重心衰需要立即治疗的患者。

【适应证】①高血压、瓣膜性心脏病、先天性心脏病等急性和慢性心功能不全。②控制伴有快速心室率的心房颤动、心房扑动患者的心室率及室上性心动过速。

【用法用量】口服：成人：常用0.125～0.5mg，每日一次，7天可达稳态血药浓度；若达快速负荷量，可每6～8小时给药0.25mg，总剂量每日0.75～1.25mg；维持量，每日一次0.125～0.5mg。小儿：本药总量，早产儿0.02～0.03mg/kg；1月以下新生儿：0.03～0.04mg/kg；1月～2岁，0.05～0.06mg/kg；2～5岁，0.03～0.04mg/kg；10岁或10岁以上，照成人常用量；本药总量分3次或每6～8小时给予。维持量为总量的1/5～1/3，分2次，每12小时1次或每日1次。在小婴幼儿（尤其早产儿）需仔细滴定剂量和密切监测血药浓度和心电图。病情不急而又易中毒着者，可逐日按5.5μg/kg给药。

【不良反应】①常见的不良反应：心律失常、胃纳不佳或恶心、呕吐、下腹痛、异常的无力、软弱。②少见的反应：视物模糊或“色视”、腹泻、中枢神经系统反应如精神抑郁或错乱。③罕见的反应：嗜睡、头痛及皮疹、荨麻疹。④促心律失常最常见者为室性早搏。其次为房室传导阻滞，阵发性或加速性交界性心动过速，阵发性房性心动过速伴房室传导阻滞，室性心动过速、窦性停搏、心室颤动等。儿童中心律失常比其他反应多见，但室性心律失常比成人少见。新生儿可有P–R间期延长。

【禁忌证】①与钙注射剂合用。②任何洋地黄类制剂中毒。③室性心动过速、心室颤动。④梗阻性肥厚型心肌病。⑤预激综合征伴心房颤动或扑动。

【药物相互作用】①与两性霉素B、糖皮质激素或失钾利尿药如布美他尼、依他尼酸等同用时，可引起低血钾而致洋地黄中毒。②与制酸药（尤其三硅酸镁）或止泻吸附药如白陶土、果胶、考来烯胺和其他阴离子交换树脂、柳氮磺吡啶或新霉素、对氨水杨酸同用时，可抑制强心苷吸收而导致强心苷作用减弱。③与抗心律失常药、钙盐注射剂、可卡因、泮库溴胺（肌松药）、萝芙木碱、琥珀胆碱或拟肾上腺素类药同用时，可因作用相加而导致心律失常。④有严重或完全性房室传导阻滞且伴正常血钾者的应用洋地黄患者不应同时应用钾盐，但噻嗪类利尿药与本药同用时，常须给予钾盐，以防止低钾血症。⑤β受体阻断药与本药同用，有导致房室传导阻滞发生严重心动过缓的可能，应重视。但并不排除β受体阻断药用于洋地黄不能控制心室率的快速型室上性心律失常。⑥与奎尼丁同用，可使本药血药浓度提高约一倍，提高程度与奎尼丁用量相关，甚至可达到中毒浓度，即使停用地高辛，其血药浓度仍继续上升，这是奎尼丁从组织结合处置换出地高辛，减少其分布容积之故。两药合用时应酌减地高辛用量1/2～1/3。⑦与维拉帕米、地尔硫䓬、胺碘酮合用，由于降低肾及全身对地高辛的清除率而提高其血药浓度，可引起严重心动过缓。⑧螺内酯可延长本药$t_{1/2}$，需调整剂量或给药间期，随访监测本药的血药浓度。⑨血管紧张素转换酶抑制剂及其受体拮抗剂可使本药血药浓度增高。⑩依酚氯胺与本药合用可致明显心动过缓。⑪吲哚美辛可减少本药的肾清除，使本药$t_{1/2}$延长，有中毒危险，需监测血药浓度及心电图。⑫与肝素同用，由于本药可能部分抵消肝素的抗凝作用，需调整肝素用量。⑬洋地黄化时静脉用硫酸镁应极其谨慎，尤其是也静脉注射钙盐时，可发生心脏传导阻滞。⑭红霉素由于改变胃肠道菌群，可增加本药在胃肠道的吸收。⑮甲氧氯普胺因促进肠道运动而减少地高辛的生物利用度约25%。普鲁本辛因抑制肠道蠕动而提高地高辛生物利用度约25%。

【注意事项】①不宜与酸、碱类配伍。②慎用：低钾血症、不完全性房室传导阻滞、高钙血症、甲状腺功能低下、缺血性心脏病、心肌梗死、心肌炎、肾功能损害。③用药期间应注意随访检查：血压、心率及心律、心电图、心功能监测、电解质（尤其钾、钙、镁）、肾功能，疑有洋地黄中毒时，应作地高辛血药浓度测定。过量时，由于蓄积性小，一般于停药后1～2天中毒表现可以消退。④应用时注意监测地高辛血药浓度。⑤应用本药剂量应个体化。⑥本药可通过胎盘，故妊娠后期母体用量可能增加，分娩后6周须减量。本药可排入乳汁，哺乳期妇女应用须权衡利弊。⑦新生儿对本药的耐受性不定，其肾清除减少；早产儿与未成熟儿对本药敏感，按其不成熟程度而减小剂量。按体重或体表面积，1月以上婴儿比成人用量略大。⑧老年人肝肾功能不全，表观分布容积减小或电解质平衡失调者，对本药耐受性低，必须减少剂量。

【制剂与规格】片剂：0.25mg。

去乙酰毛花苷
Deslanoside

【其他名称】西地兰D、毛花强心丙。

【药理作用】作用机制同地高辛。本药为快速强心苷，能加强心肌收缩力，减慢心率和传导，对冠状动脉收缩作用及心脏传导系统作用很小。对老年性心功能不全的治疗作用良好，见效快，但对室上性心律失常引起的心动过速，疗效不如洋地黄。

【体内过程】为一种速效强心苷，其作用较洋地黄、地高辛快，但比毒毛花苷K稍慢。静脉注射可迅速分布到各组织，10～30分钟起效，1～3小时作用达高峰，作用持续时间2～5小时。蛋白结合率低，为25%。$t_{1/2}$为33～36小时。3～6日作用完全消失在体内转化为地高辛，经肾脏排泄。由于排泄较快，蓄积性较小。

【适应证】①急、慢性心功能不全。②控制伴快速心室率的心房颤动、心房扑动患者的心室率。③终止室上性心动过速（已少用）。

【用法用量】①成人：用5%葡萄糖注射液稀释后缓慢注射，首剂0.4～0.6mg，以后每2～4小时可再给0.2～0.4mg，总量1～1.6mg。②小儿：按下列剂量分2～3次间隔3～4小时给予。③早产儿和足月新生儿或肾功能减退、心肌炎患儿，肌内或静脉注射按体重0.022mg/kg，2周～3岁，按体重0.025mg/kg。本药静脉注射获满意疗效后，可改用地高辛常用维持量以保持疗效。

【不良反应】【禁忌证】见地高辛。

【药物相互作用】禁止与钙盐注射剂、舒托必利合用。不宜与溴苄胺、米多君合用。与胺碘酮合用时要进行临床及心电图监测。与钙盐（口服）合用时需监测血钙。与降血钾药合用时要注意监测血钾及心电图。

【注意事项】①以下情况慎用：低钾血症、不完全性房室传导阻滞、高钙血症、甲状腺功能低下、缺血性心脏病、急性心肌梗死早期、心肌炎活动期、肾功能损害。②用药期间应注意随访检查：血压、心率及心律、心电图、心功能监测、电解质（尤其钾、钙、镁）、肾功能；疑有洋地黄中毒时，应作地高辛血药浓度测定。③过量时，由于蓄积性小，一般于停药后1～2天中毒表现可以消退。④可通过胎盘，故妊娠后期母体用量可能适当增加，分娩后6周减量。本药可排入乳汁，哺乳期妇女应用须权衡利弊。⑤新生儿对本药的耐受性不定，其肾清除减少；早产儿与未成熟儿对本药敏感，按其不成熟程度而减小剂量。按体重或体表面积，1月以上婴儿比成人用量略大。

【制剂与规格】注射液：1ml ：0.2mg；2ml ：0.4mg。

（二）非苷类正性肌力药物

1. 儿茶酚胺类

多巴酚丁胺
Dobutamine

【药理作用】①正性肌力作用：主要作用于心脏β_1受体，对β_2及α受体作用相对较小。②增强心肌收缩和增加搏出量，使心排血量增加。③可降低外周血管阻力，但收缩压和脉压一般保持不变，或仅因心排血量增加而有所增加。④能降低心室充盈压，促进房室结传导。⑤心肌收缩力有所增强，冠状动脉血流及心肌耗氧量常增加。⑥由于心排血量增加，肾血流量及尿量常增加。⑦与多巴胺不同，多巴酚丁胺并不间接通过内源性去甲肾上腺素的释放，而是直接作用于心脏。

【体内过程】口服无效，静脉注入1～2分钟内起效，如缓慢滴注可延长到10分钟，一般静脉注射后10分钟作用达高峰，持续数分钟。表观分布容积为0.2L/kg，清除率为每小时244L，$t_{1/2}$约为2分钟，在肝脏代谢成无活性的化合物。代谢物主要经肾脏排出。

【适应证】①急性心肌梗死并发的左心功能不全。②各种心脏病引起的难治或顽固性心功能不全。③心脏手术后低心排血量综合征。④舒张性心功能不全。⑤伴有房室传导阻滞的心功能不全及病窦综合征并心功能不全。

【用法用量】成人：将多巴酚丁胺加于5%葡萄糖液或0.9%氯化钠注射液中稀释后，以滴速每分钟2.5～10μg/kg给予，在每分钟15μg/kg以下的剂量时，心率和外周血管阻力基本无变化；偶用每分钟＞15μg/kg。儿童用量宜减。

【不良反应】①可有心悸、恶心、头痛、胸痛、气短等。②可出现收缩压增加10～20mmHg，少数升高50mmHg或更多。

【禁忌证】对本药过敏者。

【药物相互作用】①与全麻药尤其环丙烷、氟烷等同用，室性心律失常发生的可能性增加。②与β受体阻断药同用，可拮抗本药对β_1受体的作用，导致α受体作用占优势，外周血管的总阻力加大。③与硝普钠同用，可导致心排血量微增，肺楔嵌压略降。④本药不得与碳酸氢钠等碱性药物混合使用。

【注意事项】①对其他拟交感药过敏，可能对本药也敏感。②梗阻性肥厚型心肌病不宜使用，以免加重梗阻。③下列情况应慎用：心房颤动，多巴酚丁胺能加快房室传导，心室率加速，如须用本药，应先给予洋地黄类药；高血压可能加重；严重的机械梗阻，如重度主动脉瓣狭窄，多巴酚丁胺可能无效；低血容量时应用本药可加重，故用前须先加以纠正；室性心律失常可能加重；心肌梗死后，使用大量本药可能使心肌耗氧量增加而加重缺血。用药期间应定时或连续监测心电图、血压、心排血量，必要或可能时监测肺楔嵌压。④本药$t_{1/2}$短，所以必须以连续静脉输注方式给药。滴速过快可引起血压下降。长期静脉滴注可产生耐药性。

【制剂与规格】注射液：2ml：20mg；5ml：250mg。

多巴胺

Dopamine

【其他名称】3-羟酪胺、儿茶酚乙胺。

【药理作用】本药直接激动多巴胺受体（D_1）、α和β受体，对β受体作用较弱，小剂量多巴胺主要兴奋D_1受体，特别是肾和肠系膜及冠状动脉血管的D_1受体，使上述血管舒张，血流量增加。当静脉滴注每分钟1~5μg/kg时，肾血流增加，血压和总外周血管阻力不变或稍降低。滴注中等剂量（每分钟5~10μg/kg时），可兴奋D_1和β受体，使心率、心肌收缩力和心输出量增加，心肌耗氧量轻度增加，同时，皮肤和黏膜血管收缩，肠系膜和冠状动脉扩张，血流增加，血压和总外周阻力升高或不变。滴注大剂量（每分钟10μg/kg）时，由于α受体兴奋占优势，外周血管、肾和肠系膜动脉和静脉均收缩，使血压和外周总阻力增加，肾血流降低，尿量减少。

【体内过程】口服无效，静脉滴入后在体内分布广泛，不易通过血脑屏障。静脉注射5分钟内起效，持续5～10分钟，作用时间的长短与用量不相关。在体内很快通过单胺氧化酶及儿茶酚氧位甲基转移酶（COMT）的作用，在肝、肾及血浆中降解成无活性的化合物。一次用量的25%左右，在去甲肾上腺素能神经末梢代谢成去甲基肾上腺素。$t_{1/2}$约为2分钟。经肾排泄，约80%在24小时内排出，尿液内以代谢物为主，极小部分为原型。

【适应证】①各种低血压。②心肌梗死、创伤、内毒素败血症、心脏手术、肾功能衰竭、心功能不全等引起的休克综合征。③心功能不全及休克，特别对伴有肾功能不全、心输出量降低、周围血管阻力增高而已补充血容量的患者。

【用法用量】成人静脉注射，开始时每分钟按体重1～5μg/kg，10分钟内以每分钟1～4μg/kg速度递增，以达到最大疗效。①慢性顽固性心力衰竭，静脉滴注开始时，按体重0.5～2μg/（kg·min）逐渐递增。多数患者按1～3μg/（kg·min）给予即可生效。②闭塞性血管病变患者，静脉滴注开始时按1μg/（kg·min），逐增至5～10μg/（kg·min），直到20μg/（kg·min），以达到最满意效应。③如危重病例，先按5μg/（kg·min）滴注，然后以5～10μg/（kg·min）递增至20～50μg/（kg·min），以达到满意效应。或本药20mg加入5%葡萄糖注射液200～300ml中静脉滴注，开始时按75～100μg/min滴入，以后根据血压情况，可加快速度和加大浓度，但最大剂量不超过每分钟500μg。

【不良反应】①常见的有胸痛、呼吸困难、心悸、心律失常、全身软弱无力感。②心跳缓慢、头痛、恶心呕吐者少见。③长期应用大剂量或小剂量用于外周血管病患者，出现的反应有手足疼痛或手足发凉；外周血管长时期收缩，可能导致局部坏死或坏疽；过量时可出现血压升高，此时应停药，必要时给予α受体阻断药。

【禁忌证】对盐酸多巴胺过敏者。

【药物相互作用】①与硝普钠、异丙肾上腺素、多巴酚丁胺合用，注意心排血量的改变，比单用本药时反应不同。②大剂量多巴胺与α受体阻断药如酚苄明、酚妥拉明、妥拉唑林等同用，后者的扩血管效应可被本药的外周血管的收缩作用拮抗。③与全麻药（尤其是环丙烷或卤代碳氢化合物）合用由于后者可使心肌对多巴胺异常敏感，引起室性心律失常。④与β受体阻断药同用，可拮抗多巴胺对心脏的$β_1$受体作用。⑤与硝酸酯类同用，可减弱硝酸酯的抗心绞痛及多巴胺的升压效应。⑥与利尿药同用，一方面由于本药作

第四篇

用于多巴胺受体扩张肾血管，使肾血流量增加，可增加利尿作用；另一方面本药自身还有直接的利尿作用。⑦与胍乙啶同用时，可加强多巴胺的加压效应，使胍乙啶的降压作用减弱，导致高血压及心律失常。⑧与三环类抗抑郁药同时应用，可能增加多巴胺的心血管作用，引起心律失常、心动过速、高血压。⑨与单胺氧化酶抑制剂同用，可延长及加强多巴胺的效应；已知本药是通过单胺氧化酶代谢，在给多巴胺前2～3周曾接受单胺氧化酶抑制剂的患者，初量至少减到常用剂量的1/10。⑩与苯妥英钠同时静脉注射可产生低血压与心动过缓。在用多巴胺时，如必须用苯妥英钠抗惊厥治疗时，则须考虑两药交替使用。

【注意事项】①对其他拟肾上腺素类药高度敏感的患者，可能对本药也异常敏感。②妊娠期妇女慎用。③哺乳期妇女慎用。④下列情况应慎用：嗜铬细胞瘤患者不宜使用；闭塞性血管病（或有既往史者），包括动脉栓塞、动脉粥样硬化、血栓闭塞性脉管炎、冻伤、糖尿病性动脉内膜炎、雷诺病等；对肢端循环不良的患者，须严密监测，注意坏死及坏疽的可能性；频繁的室性心律失常时应用本药也须谨慎。⑤在滴注本药时须进行血压、心排血量、心电图及尿量的监测。⑥应用多巴胺治疗前必须先纠正低血容量；在滴注前必须稀释，稀释液的浓度取决于剂量及个体需要的液量，若不需要扩容，可用0.8mg/ml溶液，如有液体潴留，可用1.6～3.2mg/ml溶液。中、小剂量对周围血管阻力无作用，用于处理低心排血量引起的低血压；较大剂量则用于提高周围血管阻力以纠正低血压；选用粗大的静脉作静脉注射或静脉滴注，以防药液外溢，及产生组织坏死；如确已发生液体外溢，可用5～10mg酚妥拉明稀释溶液在注射部位作浸润；静脉滴注时应控制每分钟滴速，滴注的速度和时间需根据血压、心率、尿量、外周血管灌流情况、异位搏动出现与否等而定，可能时应做心排血量测定；休克纠正时即减慢滴速；遇有血管过度收缩引起舒张压不成比例升高和脉压减小、尿量减少、心率增快或出现心律失常，滴速必须减慢或暂停滴注；如在滴注多巴胺时血压继续下降或经调整剂量仍持续低血压，应停用多巴胺，改用更强的血管收缩药；突然停药可产生严重低血压，故停用时应逐渐递减。

【制剂与规格】注射剂：2ml ：20mg。

2. 磷酸二酯酶抑制药

米力农
Milrinone

【其他名称】甲氰吡酮、米利酮、甲腈联吡啶酮。

【药理作用】本药是磷酸二酯酶抑制剂，兼有正性肌力作用和血管扩张作用。本药对伴有传导阻滞的患者较安全。

【体内过程】静脉给药5～15分钟起生效，清除$t_{1/2}$为2～3小时。

【适应证】对洋地黄、利尿药、血管扩张剂治疗无效或效果欠佳等各种原因引起的急、慢性顽固性心功能不全。

【用法用量】①静脉注射：负荷量25～75μg/kg，5～10分钟缓慢静脉注射，以后每分钟0.25～1.0μg/kg维持。每日最大剂量不超过1.13mg/kg。②口服：一次2.5～7.5mg，每日4次。

【不良反应】①少数有头痛、室性心律失常、无力、血小板计数减少等。②长期口服因副作用大，可导致远期死亡率升高，已不再应用。

【禁忌证】对本药过敏者禁用。

【药物相互作用】①与丙吡胺同用可导致血压过低。②与速尿混合立即产生沉淀。③与硝酸酯类合用有相加效应。④本药有加强强心苷类药物的正性肌力作用，故应用期间不必停用洋地黄。⑤本药以0.9%氯化钠注射液稀释后使用，不能用含右旋糖酐或葡萄糖的溶液稀释。

【注意事项】①用药期间应监测心率、心律、血压、必要时调整剂量。②不宜用于严重瓣膜狭窄病变及梗阻性肥厚型心肌病患者。急性缺血性心脏病患者慎用。③合用强利尿药时，可使左室充盈压过度下降，且易引起水、电解质失衡。④对房扑、房颤患者，因可增加房室传导作用导致心室率增快，宜先用洋地黄制剂控制心室率。⑤低血压、心动过速、急性心肌梗死早期患者慎用。⑥肝肾功能损害者慎用。⑦妊娠期妇女、哺乳期女性及儿童慎用。

【制剂与规格】乳酸盐注射剂：5ml ：5mg；10ml ：10mg；20ml ：20mg。

（三）钙增敏药

左西孟旦
Levosimendan

【药理作用】本药是钙离子增敏药，以钙离子浓度依赖的方式与心肌肌钙蛋白结合而产生正性肌力作用，增强心肌收缩力，但并不影响心室舒张；同时本药可通过使ATP敏感的K^+通道开放而产生血管舒张作用，使得冠状动脉阻力血管和静脉容量血管舒张，从而改善冠脉的血流供应，另外它还可抑制磷酸二酯酶Ⅲ。在心衰患者中，左西孟旦的正性肌力和扩血管作用可以使心肌收缩力增强，降低前后负荷，而不影响其舒张功能。

【体内过程】口服迅速吸收，生物利用度高。97% ~ 98%的左西孟旦与血浆蛋白结合。在停止注射左西孟旦后大约2天，可以达到血浆峰浓度。药物也分布到消化道、肝脏、肾脏，较难透过血脑屏障。药物在人体内代谢完全，主要通过尿和胆汁两条途径排泄，在尿液和粪便中仅测到微量原型药物。

【适应证】传统治疗（利尿药、血管紧张素转换酶抑制剂和强心苷类）疗效不佳，并且需要增加心肌收缩力的急性失代偿性心力衰竭的短期治疗。

【用法用量】①口服：每次1 ~ 4mg，每日2 ~ 4次。②静脉滴注：以5%葡萄糖液稀释，起始以12 ~ 24μg/kg负荷剂量静脉注射10分钟，而后以每分钟0.1μg/kg的速度滴注。用药30 ~ 60分钟后，观察药物的疗效，滴注速度可调整为每分钟0.2 ~ 0.5μg/kg。建议进行6 ~ 24小时的输注。

【不良反应】①临床中最常见的不良反应是头痛、低血压和室性心动过速。②常见的不良反应有低钾血症、失眠、头晕、心动过速、室性早搏、心衰、心肌缺血、早搏、恶心、便秘、腹泻、呕吐、血红蛋白减少。

【禁忌证】对本药过敏的患者。显著影响心室充盈或（和）射血功能的机械性阻塞性疾病。严重的肝、肾功能损伤的患者。严重低血压和心动过速患者。有尖端扭转型室性心动过速病史的患者。

【药物相互作用】①由于左西孟旦有引起低血压的风险，与其他血管活性药物同时输注时应谨慎。②健康志愿者同时使用左西孟旦与单硝酸异山梨酯时发生体位性低血压的反应明显增强。

【注意事项】①左西孟旦初期的血液动力学效应可能引起心收缩压和舒张压的降低，因此，对于基础收缩压或舒张压较低的患者，或存有低血压风险的患者应谨慎使用，推荐使用较保守的剂量范围，应根据患者的自身状况和反应来调整剂量和用药时间。②左西孟旦用药前应纠正严重的血容量减少症状，如果出现血压或心率过度变化，应降低输注速率或停止输注。③本药血流动力学效应确切的持续时间尚未确定，一般持续7 ~ 10天。部分归因于活性代谢物的存在，其在停止输注后48小时达到最大血药浓度。输注结束后，无创监测至少应持续4 ~ 5天，监测应持续到血压降到最低值并开始升高。如果出现血压持续下降的迹象则需监测5天以上，如果患者的临床症状稳定，监测期可少于5天。④轻中度肾功能损伤和肝功能损伤患者需要延长监测期。⑤本药可能会引起血钾浓度的降低，因此在用药前应纠正患者的血钾浓度异常且在治疗中应监测血钾浓度。⑥同其他治疗心衰药物同时应用时，输注左西孟旦可能会引起血红蛋白和红细胞压积降低，因此缺血性心脏病合并贫血的患者应谨慎使用。⑦心动过速、心房颤动或致命性心律失常的患者应谨慎使用本药。⑧重复使用本药的经验有限。⑨左西孟旦与其他心血管活性药物包括血管收缩剂（地高辛除外）共同使用的经验有限。⑩应对患者进行获益风险评价后确定用药方案。⑪对于冠状动脉缺血发病期、任何原因的长Q-Tc间期患者，或同时使用延长Q-Tc间期药物者，应谨慎使用本药，并应进行心电图监测。⑫左西孟旦用于心源性休克的研究尚未进行。⑬由于用于儿童和18岁以下青少年的经验非常有限，因此，本药不能用于儿童。

【制剂与规格】①片剂：1mg。②注射液：5ml ：12.5mg；10ml ：25mg。

第四篇

六、血管扩张药

硝酸甘油
Nitroglycerin

【药理作用】①主要药理作用是松弛血管平滑肌。硝酸甘油释放一氧化氮（NO），NO激活鸟苷酸环化酶，使血管平滑肌内的环鸟苷酸增多，导致肌球蛋白轻链去磷酸化，引起血管扩张。②硝酸甘油扩张动静脉血管床，以扩张静脉为主，其作用强度呈剂量相关性。对心外膜冠状动脉分支也有扩张作用。③治疗剂量可降低收缩压、舒张压和平均动脉压，有效冠状动脉灌注压常能维持，但血压过度降低或心率增快使舒张期充盈时间缩短时，有效冠状动脉灌注压则降低。④本药使增高的中心静脉压与肺毛细血管楔嵌压、肺血管阻力与体循环血管阻力降低。

【体内过程】舌下含服立即吸收，生物利用度80%；而口服因肝脏首过效应，生物利用度仅为8%。舌下给药2～3分钟起效、5分钟达到最大效应，血药浓度峰值为2～3ng/ml，作用持续10～30分钟，$t_{1/2}$为1～4分钟。血浆蛋白的结合率约为60%。主要在肝脏代谢，中间产物为二硝酸盐和单硝酸盐，终产物为丙三醇。两种主要活性代谢产物1，2-和1，3-二硝酸甘油与母体药物相比，作用较弱，$t_{1/2}$更长。代谢后经肾脏排出。

【适应证】①冠心病。②心绞痛。③心功能不全。

【用法用量】片剂：成人一次用0.25～0.5mg舌下含服。每5分钟可重复1片，直至疼痛缓解。如果15分钟内总量达3片后疼痛持续存在，应立即就医。在活动或大便之前5～10分钟预防性使用，可避免诱发心绞痛。气雾剂：心绞痛发作时，向口腔舌下喷射1～2次，相当于硝酸甘油0.5～1mg。甘油膜：每次1格，舌下含服。注射液：用5%葡萄糖注射液或0.9%氯化钠注射液稀释后静脉滴注，开始剂量为5μg/min，最好用输液泵恒速输入。用于降低血压或治疗心功能不全，可每3～5分钟增加5μg/min，如在20μg/min时无效可以10μg/min递增，以后可20μg/min，最大剂量不超过200μg/min。

【不良反应】①头痛：可于用药后立即发生，可为剧痛和呈持续性。②偶可发生眩晕、虚弱、心悸和其他体位性低血压的表现，尤其在直立、制动的患者。③治疗剂量可发生明显的低血压反应，表现为恶心、呕吐、虚弱、出汗、苍白和虚脱。④面红、药疹和剥脱性皮炎。

【禁忌证】①心肌梗死早期（有严重低血压及心动过速时）、急性循环衰竭、严重贫血、肥厚梗阻性心肌病、缩窄性心包炎、心包填塞、青光眼、颅内压增高、脑出血或头颅外伤、严重肝肾功能损害、已知对硝酸甘油过敏的患者。②使用枸橼酸西地那非的患者。③妊娠期妇女。

【药物相互作用】①中度或过量饮酒时，可致低血压。②与降压药或血管扩张药合用可增强硝酸盐的致体位性低血压作用。③阿司匹林可减少舌下含服硝酸甘油的清除，并增强其血流动力学效应。④使用长效硝酸盐可降低舌下用药的治疗作用。⑤枸橼酸西地那非加强有机硝酸盐的降压作用。⑥与乙酰胆碱、组胺及拟肾上腺素类药合用时，疗效可能减弱。

【注意事项】①应使用能有效缓解急性心绞痛的最小剂量，过量可能导致耐受现象。片剂用于舌下含服，不可吞服。②小剂量可能发生严重低血压，尤其在直立位时。舌下含服用药时患者应尽可能取坐位，以免因头晕而摔倒。③应慎用于血容量不足或收缩压低的患者。④诱发低血压时可合并反常性心动过缓和心绞痛加重。⑤可使肥厚梗阻型心肌病引起的心绞痛恶化。⑥可发生对血管作用和抗心绞痛作用的耐受性。⑦如果出现视物模糊或口干，应停药。剂量过大可引起剧烈头痛。⑧静脉滴注时，由于许多塑料输液器可吸附硝酸甘油，因此应采用不吸附本药的输液装置，如玻璃输液瓶等，采用避光措施。

【制剂与规格】①片剂：0.3mg；0.5mg。②气雾剂：15g（含硝酸甘油0.1g）。③甘油膜剂：每格含硝酸甘油0.5mg。④注射液：1ml ：1mg；1ml ：2mg；1ml ：5mg；1ml ：10mg。

硝酸异山梨酯
Isosorbide Dinitrate

【其他名称】二硝酸异山梨醇、消心痛。

【药理作用】①使心肌耗氧量减少，供氧量增多，心绞痛得以缓解。②余同硝酸甘油。

【体内过程】口服吸收完全，平均生物利用度为20%～25%；舌下含服生物利用度40%～60%，肝脏首过效应明显。血药浓度达峰时间为1小时，一次用药作用持续2～4小时。吸收后的分布容积为2～4L/kg，清除率为2～4L/min，$t_{1/2}$约1小时。静脉注射后约9分钟内分布到总体液中，分布容积为0.6～0.7L/kg。血浆蛋白结合率小于5%，平均清除$t_{1/2}$为4～5小时。老年人、肝功能或肾功能损害及心功能不全患者的清除率与健康年轻人无区别。主要经肝脏代谢，降解为两种代谢物2-单硝酸异山梨醇酯（15%～25%）和5-单硝酸异山梨醇酯（75%～85%），两者均有生物活性。5-单硝酸酯的活性更强，$t_{1/2}$为5小时，在血清中脱硝后形成异山梨醇（大约37%）和右旋山梨醇（大约7%），由尿中排出，此外25%以葡萄糖醛酸形式排出，2%以原型排出，粪便中排出<1%。5-单硝酸酯的代谢产物均无扩血管作用。

【适应证】①冠心病。②心绞痛。③急性心肌梗死后持续心绞痛。④慢性心功能不全。⑤肺动脉高压。

【用法用量】治疗心绞痛也可舌下含服，首次剂量2.5～5mg。口服预防心绞痛，一次5～10mg，一日2～3次，一日总量10～30mg。由于个体反应不同，需个体化调整剂量。缓释片：一日20～40mg，一日2次。由于个体反应不同，需个体化调整剂量。注射液：用5%葡萄糖注射液稀释后从1～2mg/h开始静脉滴注，根据患者的反应调整剂量，最大剂量为8～10mg，用药期间须密切观察患者的心率及血压。由于个体反应不同，需个体化调整剂量。气雾剂向口腔喷入3～4次可达到剂量2.5mg，每次间隔30秒。

【不良反应】与硝酸甘油类似。①用药初期可能会出现硝酸酯引起的血管扩张性头痛，还可能出现面部潮红、眩晕、晕厥、体位性低血压和反射性心动过速。②偶见血压明显降低、心动过缓和心绞痛加重，罕见虚脱及晕厥。③药物过量可表现为口唇指甲发绀、眩晕、头胀、气短、明显乏力、心率快而弱、发热，甚至抽搐等。

【禁忌证】①急性循环衰竭（休克、循环性虚脱）。②严重低血压（收缩压<90mmHg）。③急性心肌梗死伴低充盈压（除非在有持续血流动力学监测的条件下）。④肥厚梗阻型心肌病。⑤缩窄性心包炎或心包填塞。⑥严重贫血。⑦青光眼。⑧颅内压增高。⑨原发性肺动脉高压。⑩对硝基化合物过敏者。

【药物相互作用】①与其他血管扩张剂、钙拮抗剂、抗高血压药、三环抗抑郁药及酒精合用，可强化本类药物的降血压效应。②可加强二氢麦角碱的升压作用。③同时使用糖皮质激素可降低本药的疗效。④拟肾上腺素类药物（如去氧肾上腺素、去甲肾上腺素、肾上腺素或麻黄碱）可降低本药的抗心绞痛效应。⑤酒精可加重本药的不良反应。

【注意事项】①低充盈压的急性心肌梗死患者，应避免收缩压低于90mmHg。脑出血或头颅外伤、主动脉或二尖瓣狭窄、心包填塞、体位性低血压及肾功能不全慎用。不应突然停止用药，以避免反跳现象。②甲状腺功能亢进、孕妇和哺乳期妇女慎用。③心肌梗死伴高血压、心动过速或心力衰竭、胃肠高动力或吸收不良综合征患者慎用缓释剂。

【制剂与规格】①片剂：2.5mg；5mg；10mg。②缓释片：20mg。③注射剂：5ml：5mg；10ml：10mg；20ml：25mg；100ml：10mg；200ml：20mg。

单硝酸异山梨酯
Isosorbide Mononitrate

【其他名称】异乐定、5-单硝酸异山梨酯、长效心痛治。

【药理作用】①新一代长效硝酸酯类抗心绞痛药，作用机制与硝酸甘油相同，但作用时间较长。主要扩张周围静脉，使血液贮集于外周，减少回心血量，降低左心室舒张末压和舒张期冠脉血流阻力。②扩张周围小动脉，使外周阻力和血压下降，减少心肌耗氧量。其扩张动、静脉血管的作用可减轻心脏前、后负荷而

第四篇

用于治疗心功能不全。③扩张冠状小动脉，使心肌缺血区血流重新分布，缓解心绞痛。

【体内过程】口服在胃肠道完全吸收，无肝脏首过效应，生物利用度近100%，血清浓度达峰时间在服药后30～60分钟。片剂的作用时间6小时，平均清除$t_{1/2}$为4～5小时。老年人、肝功能或肾功能损害及心功能不全患者的清除率与健康年轻人无区别。在血清中脱硝基后形成异山梨醇（大约37%）和右旋山梨醇（大约7%），由尿中排出，此外25%以葡糖醛酸形式排出，2%以原型排出，粪便中排出＜1%。代谢产物均无扩血管作用。

【适应证】①冠心病。②心绞痛的预防。③心肌梗死后持续心绞痛。④慢性心功能不全。

【用法用量】片剂：口服一次10～20mg，一日2～3次，严重病例可用40mg，一日2～3次。

【不良反应】①用药初期可能会出现硝酸酯引起的血管扩张性头痛，通常连续服用数日后，症状可消失。②还可能出现面部潮红、眩晕、体位性低血压和反射性心动过速。③偶见血压明显降低、心动过缓、心绞痛加重和晕厥。

【禁忌证】①急性循环衰竭、严重低血压（收缩压＜90mmHg）。②急性心肌梗死伴低充盈压（除非在有持续血流动力学监测的条件下）。③肥厚梗阻型心肌病。④缩窄性心包炎或心包填塞。⑤严重贫血。⑥青光眼。⑦颅内压增高。⑧对硝基化合物过敏者。

【药物相互作用】①与其他血管扩张剂、钙拮抗剂、β受体阻滞药、抗高血压药、三环抗抑郁药及酒精合用，可强化本类药物的降血压效应。②本药可使二氢麦角碱的血药浓度升高，降压作用加强。③与乙酰胆碱、组胺合用时，疗效可减弱，④拟肾上腺素类药（如去氧肾上腺素、去甲肾上腺素、肾上腺素或麻黄碱）可降低本药的抗心绞痛效应。

【注意事项】以下患者慎用：①急性心肌梗死患者，应避免收缩压低于90mmHg。②主动脉或二尖瓣狭窄、体位性低血压及肾功能不全者。

【制剂与规格】①普通片：10mg；20mg；40mg。②缓释片：40mg；50mg；60mg。③缓释胶囊：50mg。④胶丸剂：10mg；20mg。⑤注射：2ml ：25mg。

硝普钠

Sodium Nitroprusside

【其他名称】亚硝基铁氰化钠。

【药理作用】①本药为一种速效和短时作用的血管扩张药。②通过血管内皮细胞产生NO，对动脉和静脉平滑肌均有直接扩张作用，但不影响子宫、十二指肠或心肌的收缩。③血管扩张使周围血管阻力减低，因而有降压作用。④血管扩张使心脏前、后负荷均减低，心排血量改善，故对心力衰竭有益。⑤后负荷减低可减少瓣膜关闭不全时主动脉和左心室的阻力而减轻反流。

【体内过程】静脉滴注后立即达血药浓度峰值，其水平随剂量而定。本药由红细胞代谢为氰化物，在肝脏内氰化物代谢为硫氰酸盐，代谢物无扩张血管活性；氰化物也可参与维生素B_{12}的代谢。本药给药后几乎立即起作用并达作用高峰，静脉滴注停止后维持1～10分钟。肾功能正常者$t_{1/2}$为7天（由硫氰酸盐测定），肾功能不良或血钠过低时延长，经肾排泄。

【适应证】①高血压急症（如高血压危象、高血压脑病、恶性高血压、嗜铬细胞瘤手术前后阵发性高血压等的紧急降压，及外科麻醉期间进行控制性降压）。②急性心功能不全（包括急性肺水肿。亦用于急性心肌梗死或瓣膜闭不全时的急性心功能不全）。

【用法用量】用前将本药50mg溶解于5ml 5%葡萄糖注射液中，再稀释于250～1000ml 5%葡萄糖注射液中，在避光输液瓶中静脉滴注。成人：静脉滴注，开始每分钟按体重0.5μg/kg。根据治疗反应以每分钟0.5μg/kg递增，逐渐调整剂量，常用剂量为每分钟按体重3μg/kg，极量为每分钟按体重10μg/kg。小儿：静脉滴注，每分钟按体重1.4μg/kg，按效应逐渐调整用量。

【不良反应】①本药毒性反应来自其代谢产物氰化物和硫氰酸盐，氰化物是中间代谢物，硫氰酸盐为最终代谢产物，如氰化物不能正常转换为硫氰酸盐，则硫氰酸盐血浓度虽正常也可发生中毒。②麻醉中控制降压时突然停用本药，尤其血药浓度较高而突然停药时，可能发生反跳性血压升高。③以下三种情况出现不良反应：血压降低过快过剧，出现眩晕、大汗、头痛、肌肉颤搐、神经紧张或焦虑，烦躁、胃痛、反射性心动过速或心律失常，症状的发生与静脉给药速度有关，与总量关系不大；硫氰酸盐中毒或逾量时，可出现运动失调、视物模糊、谵妄、眩晕、头痛、意识丧失、恶心、呕吐、耳鸣、气短；皮肤：光敏感与疗程及剂量有关，皮肤石板蓝样色素沉着，停药后经较长时间（1～2年）才渐退。其他过敏性皮疹，停药后消退较快。④氰化物中毒或超量时，可出现反射消失、昏迷、心音遥远、低血压、脉搏消失、皮肤粉红色、呼吸浅、瞳孔散大。

【禁忌证】代偿性高血压如动静脉分流或主动脉缩窄者。

【药物相互作用】①与其他降压药同用可使血压剧降。②与多巴酚丁胺同用，可使心排血量增多而肺毛细血管嵌压降低。③与拟肾上腺素类药物同用，本药降压作用减弱。

【注意事项】①本药对光敏感，溶液稳定性较差，滴注溶液应新鲜配制并注意避光。新配溶液为淡棕色，如变为暗棕色、橙色或蓝色，应弃去。溶液的保存与应用不应超过24小时。溶液内不宜加入其他药品。②对诊断的干扰：用本药时血二氧化碳分压、pH、碳酸氢盐浓度可能降低；血浆氰化物、硫氰酸盐浓度可能因本药代谢后产生而增高，本药逾量时动脉血乳酸盐浓度可增高，提示代谢性酸中毒。③下列情况慎用：脑血管或冠状动脉供血不足时，对低血压的耐受性降低。麻醉中控制性降压时，如有贫血或低血容量应先予纠正再给药。脑病或其他颅内压增高时，扩张脑血管可进一步增高颅内压。肝功能损害时，可能本药加重肝损害。甲状腺功能过低时，本药的代谢产物硫氰酸盐可抑制碘的摄取和结合，因而可能加重病情。肺功能不全时，本药可能加重低氧血症。维生素B_{12}缺乏时使用本药，可能使病情加重。④应用本药过程中，应经常测血压，最好在监护室内进行；肾功能不全而本药应用超过48～72小时者，警惕血浆中氰化物或硫氰酸盐中毒，保持硫氰酸盐不超过100μg/ml；氰化物不超过3μmol/ml。⑤药液有局部刺激性，谨防外渗。⑥少壮男性患者麻醉期间用本药作控制性降压时，需要用大量，甚至接近极量。⑦如静脉滴注已达每分钟10μg/kg，经10分钟而降压仍不满意，应考虑停用本药，改用或加用其他降压药。⑧左心衰竭时应用本药可恢复心脏的泵血功能，但伴有低血压时，须同时加用心肌正性肌力药如多巴胺或多巴酚丁胺。⑨用本药过程中，偶可出现明显耐药性，此应视为中毒的先兆征象，此时减慢滴速，即可消失。

【制剂与规格】注射剂：每支50mg。

肼苯哒嗪
Hydralazine

【其他名称】肼苯达嗪、肼肽嗪、盐酸肼屈嗪、盐酸肼苯哒嗪、盐酸肼酞嗪。

【药理作用】本药能直接扩张周围血管，以扩张小动脉为主，降压作用强，降低外周总阻力而降压；扩张冠状动脉、肾、脑和内脏动脉的作用突出。对心肌有直接正性肌力作用，有直接或由于组胺释放而兴奋β受体作用。降舒张压的作用较降收缩压更强。

【体内过程】口服后很快吸收，血药浓度在口服后约1小时达峰值。药物可经多种途径代谢，但主要为乙酰化。$t_{1/2}$为2～8小时，患者服后乙酰化快者的生物利用度较乙酰化慢者为低，静脉注射后15%以原型从尿中排出。

【适应证】①心力衰竭。②高血压。

【用法用量】口服起始剂量为10mg/次，3～4次/天，以后可逐渐增加。一般口服不宜超过150mg/d。

【不良反应】常见：有头痛、面红、心悸、心绞痛、恶心、腹泻、结膜炎、寒颤、发热、眩晕、呼吸困难、乏力、肌肉痉挛、鼻塞、周围神经炎、荨麻疹。偶尔发生肝炎、浮肿、尿潴留、肠麻痹、抑郁、焦虑不安、震颤。罕见：长期大剂量使用，可引起类风湿关节炎和红斑狼疮。

【禁忌证】冠状动脉病变、脑血管硬化、心动过速及心绞痛患者。

【药物相互作用】①与非甾体抗炎药同用可使降压作用减弱。②拟肾上腺素类药物与本药同用可使本药的降压作用降低。③与二氮嗪或其他降压药同用可使降压作用加强。

【注意事项】本药易产生耐药性。

【制剂与规格】①片剂：10mg；25mg；50mg。②注射液：20mg/ml。

第四篇

七、其他药物

托伐普坦
Tolvaptan

【药理作用】是选择性的血管加压素V2受体拮抗剂，其代谢产物与托伐普坦相比，对人体血管加压素V2受体的拮抗作用很微弱。给予托伐普坦后，天然精氨酸血管加压素的血浆浓度会升高。

【体内过程】服用量的40%以上被吸收，并以托伐普坦和代谢物的形式存在。服药2～4小时，血药浓度达峰。饮食并不影响托伐普坦的生物利用度。托伐普坦的血浆蛋白结合率较高（99%），表观分布容积约为3L/kg。托伐普坦多数通过非肾脏代谢途径消除，并主要通过CYP3A代谢。口服后的清除率约为4ml/（kg·min），且末期的消除$t_{1/2}$约为12小时。

【适应证】高容量性和正常容量性低钠血症，包括伴有心力衰竭、肝硬化以及抗利尿激素分泌异常综合征的患者。

【用法用量】成人：通常的起始剂量是15mg，每日1次。服药至少24小时以后，可将服用剂量增加到30mg，每日1次。根据血清钠浓度，可增加至60mg，每日1次。在初次服药和增加剂量期间，要经常检测血电解质和血容量的变化情况，应避免在治疗初的24小时内限制液体摄入。指导服用本药的患者，口渴时应及时饮水。

【不良反应】①常见的不良反应包括口渴、口干、乏力、便秘、尿频或多尿以及高血糖。②少见的有恶心、口渴、口干、多尿和尿频。

【禁忌证】①急需升高血钠浓度。②对口渴不敏感或对口渴不能正常反应的患者。③低容量性低钠血症。④与强效CYP3A抑制剂合并应用。⑤无尿症患者。⑥对本药任何成分过敏者。

【药物相互作用】①酮康唑及其他强效CYP3A抑制剂：本药不能与酮康唑等强效CYP3A抑制剂联合应用，如克拉霉素、伊曲康唑、泰利霉素、沙奎那韦、尼菲那韦、利托那韦、奈法唑酮，托伐普坦的暴露量会进一步增高。②中效CYP3A抑制剂：应避免本药与中效CYP3A抑制剂合并应用。③西柚汁：服用托伐普坦时如饮用西柚汁，本药的暴露量升高1.8倍。④P糖蛋白抑制剂：使用环孢素等P糖蛋白抑制剂的患者若合并应用托伐普坦，应根据疗效减少托伐普坦的用量。⑤利福平及其他CYP3A诱导剂：利福平是CYP3A和P糖蛋白的诱导剂。常用剂量的托伐普坦与利福平或其他诱导剂（利福布汀、利福喷汀、巴比妥类药物、苯妥英、卡马西平、圣约翰草等）合并应用，则不能得到期待的疗效。⑥托伐普坦与地高辛合并应用，可致地高辛的暴露量升高1.3倍。

【注意事项】①过快纠正低钠血症的血清浓度［>12mEq/（L·d）］有发生渗透性脱髓鞘综合征的风险。对于服用本药血清钠浓度升高过快的患者，需要停止或中断服药，并应考虑给予低渗液体。②在长期、高剂量使用托伐普坦的研究中观察到托伐普坦引起的肝损伤。③对于肝硬化患者，只有判定治疗获益大于风险时才能使用本药。④服用托伐普坦后，可出现明显排水利尿作用。⑤不推荐与高渗盐水合并应用。⑥可能导致血清钾浓度升高。⑦必须确保排尿量，有部分排尿困难的患者，例如前列腺肥大或者有排尿疾患的患者发生急性尿潴留的风险升高。⑧血糖浓度升高的糖尿病患者（例如超过300mg/dl）可能出现假性低钠血症。托伐普坦可能引起高血糖。⑨本药含有辅料乳糖，有罕见的遗传性半乳糖不耐受、缺少乳糖酶或者葡萄糖-半乳糖吸收不良的患者不应服用本药。⑩患者停止服用本药后，应指导患者重新限制液体摄入，并检测血清钠浓度及血容量的变化。如果血清钠水平不能得到适当的改善，应考虑用其他治疗方法替换托伐普坦治疗或者在托伐普坦治疗的基础上再增加其他治疗。对于血清钠水平有适当改善的患者，应该定期监测其基础疾病和血清钠水平，以评价是否需要进一步给予托伐普坦治疗。在低钠血症的情况下，治疗持续时间取决于基础疾病及其治疗情况。⑪不推荐本药用于18岁以下的儿童及青少年。

【制剂与规格】片剂：15mg；30mg。

伊伐布雷定
Ivabradine

【药理作用】伊伐布雷定是一种单纯降低心率的药物，通过选择性和特异性抑制心脏起搏而降低心率。伊伐布雷定只特异性对窦房结起作用，对心房、房室或者心室传导时间未见明显影响，对心肌的收缩性或者心室复极化未见明显影响。伊伐布雷定还通过减少视网膜对亮光刺激的反应参与视觉系统的瞬时分辨力的调节。

【体内过程】口服给药后，迅速、完全地被吸收，血浆药物浓度达峰时间约为1小时。由于在肠道和肝脏中的首过效应，薄膜衣片的绝对生物利用度约为40%。食物会导致本药吸收延迟约1小时，并使血浆药物浓度增加20%至30%。伊伐布雷定在肝脏和肠道通过细胞色素P4503A4（CYP3A4）的氧化作用被广泛代谢。伊伐布雷定的血浆清除$t_{1/2}$为11小时。总清除率约为400ml/min，肾清除率为70ml/min。经粪便和尿液排泄的代谢物的量相似，约4%口服剂量的药物以原型经尿排出。

【适应证】窦性心律且心率≥75次/分钟、伴有心脏收缩功能障碍的 NYHA Ⅱ～Ⅳ级慢性心力衰竭，与标准治疗包括β受体阻断药联合用药，或者用于禁忌或不能耐受β受体阻断药治疗时。

【用法用量】①口服，一日两次，早、晚进餐时服用。②本药起始治疗仅限于稳定性心力衰竭患者。建议在有慢性心功能不全治疗经验的医生指导下使用。③通常推荐的起始剂量为5mg，一日两次。治疗2周后，如果患者的静息心率持续高于60次/分钟，将剂量增加至7.5mg，一日两次；如果患者的静息心率持续低于50次/分钟或出现与心动过缓有关的症状，例如头晕、疲劳或低血压，应将剂量下调至2.5mg，一日两次；如果患者的心率在50~60次/分钟之间，应维持5mg，一日两次。④治疗期间，如果患者的静息心率持续低于50次/分钟，或者出现与心动过缓有关的症状，应将7.5mg或5mg一日两次的剂量下调至下一个较低的剂量。如果患者的静息心率持续高于60次/分钟，应将2.5mg或5mg一日两次的剂量上调至上一个较高的剂量。如果患者的心率持续低于50次/分钟或者心动过缓症状持续存在，则必须停药。

特殊人群：①肾功能不全患者：肾功能不全且肌酐清除率大于15ml/min的患者无需调整剂量。②尚无肌酐清除率低于15ml/min的患者使用本药的临床资料，此类人群用药时需谨慎。③肝损害患者：轻度肝损害患者无需调整剂量，中度肝损害患者使用本药时需谨慎。重度肝功能不全患者禁用本药。

【不良反应】（1）很常见（≥1/10）：闪光现象（光幻视）。

（2）常见：①头痛，通常发生于治疗的第一个月。②头晕，可能与心动过缓有关。③视物模糊。④心动过缓。⑤一度房室传导阻滞。⑥室性期前收缩。⑦心房颤动。⑧血压控制不佳。

（3）少见：①嗜酸性细胞增多症；高尿酸血症。②无力、疲劳、低血压、晕厥，可能与心动过缓有关。③复视。④视觉障碍。⑤眩晕。⑥心悸、室上性期前收缩；⑦血肌酐升高。⑧呼吸困难。⑨恶心、便秘、腹泻。⑩血管性水肿、皮疹。⑪肌肉痉挛。⑫心电图Q-T间期延长。

（4）罕见：①红斑、瘙痒、荨麻疹。②全身不适，可能与心动过缓有关。

极罕见：①二度房室传导阻滞。②三度房室传导阻滞。③病态窦房结综合征。

【禁忌证】①对本药过敏。②治疗前静息心率低于每分钟70次。③心源性休克。④急性心肌梗死。⑤重度低血压（<90/50mmHg）。⑥重度肝功能不全。⑦病窦综合征。⑧窦房传导阻滞。⑨不稳定或急性心功能不全。⑩依赖起搏器起搏者。⑪不稳定性心绞痛。⑫三度房室传导阻滞。

【药物相互作用】①不推荐的合并用药：延长Q-T间期的药物，包括延长Q-T间期的心血管药物（例如奎尼丁，丙吡胺，苄普地尔，索他洛尔，伊布利特，胺碘酮）和延长Q-T间期的非心血管药物（例如匹莫齐特，齐拉西酮，舍吲哚，甲氟喹，卤泛群，喷他脒，西沙必利，注射用红霉素）。②须慎重的合并用药：排钾性利尿药（噻嗪利尿药和髓袢利尿药）：低钾血症会增加心律失常的危险。③禁止的合并用药：禁止与强效 CYP3A4抑制剂合并使用，例如唑类抗真菌药物（酮康唑，伊曲康唑）、大环内酯类抗生素（例如克拉霉素，口服红霉素，交沙霉素，泰利霉素）、HIV蛋白酶抑制剂（奈非那韦，利托那韦）和萘法唑酮。④本药与西柚汁同服会导致伊伐布雷定的暴露量增加2倍。因此，应该避免西柚汁的摄入。

【注意事项】①低血压患者：轻度至中度低血压患者使用本药的数据有限，这些患者应慎用伊伐布雷定。重度低血压（血压 <90/50mmHg）。②心房颤动：非紧急的心脏电复律应考虑在末次服药24小时之后进行。先天性 Q-T综合征或者使用延长 Q-T间期药物的患者应避免使用本药。③伊伐布雷定导致的心率减慢可加重 Q-T间期延长，继而引发严重心律失常，特别是尖端扭转型室性心动过速。④本药含乳糖，患有罕见的遗传性半乳糖不耐受症、原发性肠乳糖酶缺乏或葡萄糖-乳糖吸收不良的患者不应使用本药。⑤伊伐布雷定会导致暂时的闪光现象，主要为光幻视，在光强度可能突然发生变化的情况下驾驶或者操作机器，特别是在夜间驾驶时，有可能发生光幻视，应予以重视。⑥妊娠期及哺乳期妇女禁用。⑦老年用药：75岁或以上的老年患者，应考虑以较低的起始剂量开始给药（2.5mg，即半片5mg片剂，一日两次）。必要时调整剂量。

【制剂与规格】片剂：5mg；7.5mg。

第 2 章 抗心律失常药

一、I类 钠通道阻断药

奎尼丁
Quinidine

【药理作用】①直接抑制细胞膜钠离子的跨膜运动，影响动作电位0相从而抑制心肌的自律性，特别是异位兴奋点的自律性，降低传导速度，延长有效不应期，减低兴奋性，对心房不应期的延长较心室明显，缩短房室交界区的不应期，提高心房心室肌的颤动阈。②抑制钙离子内流，降低心肌收缩力。③通过抗胆碱能作用间接对心脏产生影响。④大剂量可阻断α受体，产生扩血管作用及低血压。

【体内过程】口服后吸收快而完全。生物利用度个体差异大，为44%～98%。由于与蛋白亲和力强，正常人蛋白结合率为80%～88%。$t_{1/2}$为6～8小时，小儿为2.5～6.7小时；肝功能不全者延长。主要经肝脏代谢，部分代谢产物具有药理活性。以原型随尿排出的量约占用量18.4%，主要通过肾小球滤过，酸性尿液中排泄量增加。粪便约可排出5%，乳汁及唾液也有少量排出。

【适应证】心房颤动或心房扑动经电转复后的维持治疗。

【用法用量】①转复房颤或房扑：第1日0.2g，每2小时1次，连续5次；如无不良反应，第2日增至每次0.3g，第3日每次0.4g，每2小时1次，连续5次。每日总量不宜超过2g。②房扑或房颤转复后窦性心律的维持用量：一次0.2～0.4g，每日3～4次。

【不良反应】①常见恶心、呕吐、痛性痉挛、腹泻、食欲下降、小叶性肝炎及食道炎等胃肠道不良反应。②心脏停搏及传导阻滞等促心律失常作用，作用与剂量相关；也可发生室性早搏、室性心动过速及室颤，作用与剂量无关。③金鸡纳反应：可产生耳鸣、胃肠道障碍、心悸、惊厥、头痛及面红。视力障碍如视物模糊、畏光、复视、色觉障碍、瞳孔散大、暗点及夜盲。听力障碍、发热、局部水肿、眩晕、震颤、兴奋、昏迷、忧虑，甚至死亡。一般与剂量有关。④特异质反应：头晕、恶心、呕吐、冷汗、休克、青紫、呼吸抑制或停止。与剂量无关。⑤过敏反应：各种皮疹，尤以荨麻疹、瘙痒多见，发热、哮喘、肝炎及虚脱。与剂量无关。⑥使重症肌无力加重。使CPK酶增高。⑦血液系统：血小板减少、急性溶血性贫血、粒细胞减少、白细胞分类左移、中性粒细胞减少。

【禁忌证】①对该药过敏者或曾应用该药引起血小板减少性紫癜者。②没有起搏器保护的二度或三度房室传导阻滞、病态窦房结综合征。

【药物相互作用】①与其他抗心律失常药合用时可致作用相加，维拉帕米、胺碘酮可使本药血药浓度上升。②与口服抗凝药合用可使凝血酶原进一步减少，也可减少本药与蛋白的结合。故需注意调整合用时及停药后的剂量。③苯巴比妥及苯妥英钠可以增加本药的肝内代谢，使血浆$t_{1/2}$缩短，应酌情调整剂量。④本药可使地高辛血清浓度增高以致达中毒水平，也可使洋地黄毒苷血清浓度升高，故应监测血药浓度及调整剂量。在洋地黄过量时本药可加重心律失常。⑤与抗胆碱药合用，可增加抗胆碱能效应。⑥能减弱拟胆碱药的效应，应按需调整剂量。⑦本药可使神经肌肉阻断药尤其是筒箭毒碱、琥珀胆碱及泮库溴铵的呼吸抑制作用增强及延长。⑧尿的碱化药如乙酰唑胺、大量柠檬汁、抗酸药或碳酸氢盐等，可增加肾小管对本药的重吸收，以至常用量就出现毒性反应。⑨与降压药、扩血管药及β受体阻断药合用，本药可加剧降压及扩血管作用；与β受体阻断药合用时还可加重对窦房结及房室结的抑制作用。⑩利福平可增加本药的代谢，使血药浓度降低。⑪异丙肾上腺素可能加重本药过量所致的心律失常，但对Q-T间期延长致的扭转性室速有利。

【注意事项】①转复心房扑动或心房颤动时，应先用强心苷或β受体阻断药，以免室率过快。②当每日口服量超过1.5g时，或给有不良反应的高危患者用药，应住院，监测心电图及血药浓度。每天超过2g时应特别注意心脏毒性。③对于可能发生完全性房室传导阻滞（如地高辛中毒、二度房室传导阻滞、严重室内传导障碍等）而无起搏器保护的患者，要慎用。④加强心电图检测，QRS间期超过药前20%应停药。⑤长期用药需监测肝、肾功能，若出现严重电解质紊乱或肝、肾功能异常时需立即停药。⑥幼儿单次口服奎尼丁超过5g可引起死亡。药物过量急性期最常见的是室性心律失常和低血压。⑦妊娠期妇女中应用该药的安全性和有效性没有相应研究证实。仅用于必须使用奎尼丁的妊娠期妇女。该药可通过胎盘屏障。该药在母乳中的含量略低于其母体血清含量。⑧奎尼丁在老年人及儿童中应用的安全性和有效性尚无定论。

【制剂与规格】片剂：0.2g。

普鲁卡因胺

Procainamide Hydrochloride

【其他名称】普鲁卡因酰胺、奴佛卡因胺。

【药理作用】本药为ⅠA类抗心律失常药物，对心脏自律性、传导性、兴奋性及膜反应作用类似奎尼丁。①可增加心房的有效不应期，降低心房、浦肯野纤维和心室肌的传导速度，通过升高阈值而降低心房、浦肯野纤维、乳头肌和心室的兴奋性，延长不应期及抑制舒张期除极，降低自律性。②对心肌收缩性的抑制作用较弱，可轻度减低心输出量。③间接抗胆碱作用弱于奎尼丁，小量即可使房室传导加速，用量偏大则直接抑制房室传导。④有直接扩血管作用，但不阻断α受体。⑤其代谢产物N-乙酰普鲁卡因胺具有药理活性。

【体内过程】本药吸收较快而完全。蛋白结合率为15%～20%。$t_{1/2}$为2～3小时，因乙酰化速度而异，心、肾功能衰竭者可延长。约25%经肝脏代谢成N-乙酰普鲁卡因胺。饮酒可增加原型药的乙酰化，促进清除。N-乙酰普鲁卡因胺的$t_{1/2}$约为6小时。静脉注射后即刻起效。有效血药浓度2～10mg/ml，中毒血药浓度12mg/ml以上。该药30%～60%以原型经肾排出，N-乙酰普鲁卡因胺主要经肾清除，原药的6%～52%以乙酰化形从肾清除。

【适应证】危及生命的室性心律失常。

【用法用量】口服制剂：一次0.25～0.5g，每4小时1次。静脉制剂注：一次0.1g，静脉注射5分钟，必要时每隔5～10分钟重复一次，总量按体重不得超过10～15mg/kg；或者10～15mg/kg静脉滴注1小时，然后以每小时按体重1.5～2mg/kg维持。

【不良反应】①心血管：产生心脏停搏、传导阻滞及室性心律失常。心电图出现QRS波增宽、P-R及Q-T间期延长，诱发多型性室性心动过速（扭转型室性心动过速）或室颤，但较奎尼丁少见。快速静脉注射可使血管扩张产生严重低血压、室颤、心脏停博。血药浓度过高可引起心脏传导异常。②胃肠道：大剂量较易引起厌食、恶心、呕吐、腹泻、口苦、肝肿大、转氨酶升高等。③过敏反应：少数人可有荨麻疹、瘙痒、血管神经性水肿及斑丘疹。④红斑狼疮样综合征：主要见于长期服药者，静脉用药少见。⑤神经：少数人可有头晕、精神抑郁及伴幻觉的精神失常。⑥血液：溶血性或再生不良性贫血、粒细胞减少、嗜酸性细胞增多、血小板减少及骨髓肉芽肿，血浆凝血酶原时间及部分凝血活酶时间延长。⑦肝肾：偶可产生肉芽肿性肝炎及肾病综合征。⑧肌肉：偶可出现进行性肌病及Sjogren综合征。⑨用量＞12μg/ml时产生毒性反应。

【禁忌证】①病态窦房结综合征、二或三度房室传导阻滞。②对本药过敏者。③红斑狼疮。④重症肌无力。⑤低钾血症。

【药物相互作用】①与其他抗心律失常药物、抗毒蕈碱药物合用时，效应相加。②与降压药合用，尤其静脉注射本药时，降压作用可增强。③与拟胆碱药合用时，本药可抑制这类药对横纹肌的效应。④与神经肌肉阻断药合用时，神经肌肉接头的阻滞作用增强，时效延长。

【注意事项】①交叉过敏反应：对普鲁卡因及其他有关药物过敏者，可能对本药也过敏。老年人及肾功能受损者应酌情调整剂量。②用药期间一旦心室率明显减低，应立即停药。③下列情况应慎用：过敏患者，尤以对普鲁卡因及有关药过敏者；支气管哮喘；肝功或肾功能障碍；低血压；强心苷中毒；心脏收缩功能明显降低者。④对诊断的干扰：因本药有抗胆碱作用而干扰依酚氯铵的诊断试验；会导致碱性磷酸酶、胆红素、乳酸脱氢酶及门冬氨酸转氨酶升高；导致心电图QRS波增宽、P-R及Q-T间期延长、QRS及T波电压降低。⑤血液透析可清除本药。⑥本药可透过胎盘屏障在胎儿体内蓄积，妊娠期及哺乳期妇女应用时须权衡利弊。⑦老年患者用药应酌情减量。

【制剂与规格】①片剂：0.25g。②注射液：1ml：0.1g；2ml：0.2g；5ml：0.5g；10ml：1g。

利多卡因
Lidocaine

【药理作用】本药属于ⅠB类抗心律失常药物。在低剂量时，可促进心肌细胞内K^+外流，降低心肌的自律性，而具有抗室性心律失常作用。

【体内过程】本药注射后，组织分布快而广，能透过血脑屏障和胎盘。大部分先经肝微粒酶降解，经尿排出，约用量的10%以原型排出，少量出现在胆汁中。

【适应证】①急性心肌梗死后室性早搏和室性心动过速。②强心苷类药物中毒、心脏外科手术及心导管引起的室性心律失常。

【用法用量】①静脉注射：1～1.5mg/kg（一般用50～100mg）作首次负荷量静脉注射2～3分钟，必要时每5分钟后重复静脉注射1～2次，但1小时之内的总量不得超过300mg；②静脉滴注：以5%葡萄糖注射液配成1～4mg/ml药液滴注或用输液泵给药，在用负荷量后可继续以每分钟1～4mg速度静脉滴注维持。老年人、心力衰竭、心源性休克、肝血流量减少、肝或肾功能障碍时应减少用量。以每分钟0.5～1mg静脉滴注。即可用本药0.1%溶液静脉滴注，每小时不超过100mg。

【不良反应】①可作用于中枢神经系统，引起嗜睡、感觉异常、肌肉震颤、惊厥昏迷及呼吸抑制等不良反应。②可引起低血压及心动过缓。血药浓度过高，可引起心房传导速度减慢、房室传导阻滞以及抑制心肌收缩力和心输出量下降。

【禁忌证】①病态窦房结综合征；二或三度房室传导阻滞。②对本药过敏者。③红斑狼疮。④重症肌无力。⑤低钾血症。

【药物相互作用】①与西咪替丁以及与β受体阻断药合用，利多卡因经肝脏代谢受抑制，可发生心脏和神经系统不良反应。应调整利多卡因剂量，并应心电图监护及监测利多卡因血药浓度。②巴比妥类药物可促进利多卡因代谢，两药合用可引起心动过缓，窦性停搏。③与普鲁卡因胺合用，可产生一过性谵妄及幻觉，但不影响本药血药浓度。④异丙基肾上腺素因增加肝血流量，可使本药的总清除率升高；去甲肾上腺素因减少肝血流量，可使本药总清除率下降。⑤与下列药品有配伍禁忌：苯巴比妥、硫喷妥钠、硝普钠、甘露醇、两性霉素B、氨苄西林、美索比妥、磺胺嘧啶钠。

【注意事项】①肝肾功能障碍、肝血流量减低、充血性心力衰竭、严重心肌受损、低血容量及休克等患者慎用。②由于利多卡因同时是局麻药，对其他局麻药过敏者，可能对本药也过敏，但利多卡因与普鲁卡因胺、奎尼汀间尚无交叉过敏反应的报道。③本药严格掌握浓度和用药总量，超量可引起惊厥及心跳骤停。④其体内代谢较普鲁卡因慢，有蓄积作用，可引起中毒而发生惊厥。⑤用药期间应注意检查血压、监测心电图，并备有抢救设备；心电图P-R间期延长或QRS波增宽，出现其他心律失常或原有心律失常加重者应立即停药。⑥本药透过胎盘，且与胎儿蛋白结合高于成人，故应慎用。⑦新生儿用药可引起中毒，早产儿较正常儿$t_{1/2}$长（3.16小时：1.8小时），故应慎用。⑧老年人用药应根据需要及耐受程度调整剂量，>70岁患者剂量应减半。

【制剂与规格】注射液：5ml：50mg；5ml：100mg；10ml：200mg；20ml：400mg。

美西律
Mexiletine Hydrochoride

【药理作用】①属ⅠB类抗心律失常药，可以抑制心肌细胞钠内流，降低动作电位0相除极速度，缩短浦氏纤维的有效不应期。②在心脏传导系统正常的患者中，美西律对心脏冲动的产生和传导作用不大，临床试验中未发现美西律引起二度或三度房室传导阻滞。③该药具有抗心律失常、抗惊厥及局部麻醉作用。对心肌的抑制作用较小。美西律的有效血药浓度0.5～2μg/ml，中毒血药浓度与有效血药浓度相近，为2μg/ml以上。

【体内过程】①美西律口服后在胃肠道吸收良好。生物利用度为80%～90%。②$t_{1/2}$为10～12小时。长期服药者为13小时，急性心肌梗死者为17小时，肝功能受损者也可延长。血浆蛋白结合率为50%～60%。③美西律在肝脏代谢成多种产物，药理活性很小。④约10%经肾排出。

【适应证】①口服制剂主要用于快速型室性心律失常，如室性早博、室性心动过速。②注射制剂主要用于急性室性心律失常，如持续性室性心动过速。应避免用于无症状的室性早博。

【用法用量】口服制剂：首次200～300mg，必要时2小时后再服100～200mg。一般维持量每日约400～800mg，分2～3次服。成人极量为每日1200mg，分次口服。注射制剂：开始量100mg，加入5%葡萄糖液20ml中，缓慢静脉注射3～5分钟。如无效，可在5～10分钟后再给50～100mg一次。然后以1.5～2mg/min的速度静脉滴注3～4小时后滴速减至0.75～1mg/min，并维持24～48小时。

【不良反应】①胃肠反应：最常见。包括恶心、呕吐等，有肝功能异常的报道。②神经：为第二位常见不良反应。包括头晕、震颤（最先出现手细颤）、共济失调、眼球震颤、嗜睡、昏迷及惊厥、复视、视物模糊、精神失常、失眠。③心血管：窦性心动过缓及窦性停博一般较少发生。偶见胸痛，促心律失常作用如室性心动过速，低血压及心力衰竭加剧。治疗包括停药、用阿托品、升压药、起搏器等。④过敏反应：皮疹。⑤极个别有白细胞及血小板减少。

【禁忌证】①心源性休克。②有二或三度房室传导阻滞、病窦综合征者。

【药物相互作用】①美西律与奎尼丁、普萘洛尔或胺碘酮合用治疗效果更好。可用于单用一种药物无效的顽固性室性心律失常。②如果苯妥英钠或其他肝药酶诱导剂如利福平和苯巴比妥等与美西律合用，可以降低美西律的血药浓度。③苯二氮䓬类药物不影响美西律的血药浓度。④作为ⅠB类药物美西律和地高辛、利尿药和普萘洛尔合用不影响心电图P-R、QRS和Q-T间期。⑤在急性心肌梗死早期，吗啡使本药吸收延迟并减少，可能与胃排空延迟有关。⑥制酸药可减低口服本药时的血药浓度，但也可因尿pH增高，血药浓度升高。

【注意事项】①有临床试验表明在一度房室传导阻滞的患者中应用较安全，但要慎用。②美西律可引起严重心律失常，多发生于恶性心律失常患者。③在低血压和严重充血性心力衰竭患者中慎用。④肝功能异常者慎用。⑤室内传导阻滞或严重窦性心动过缓者慎用。⑥用药期间注意监测血压、心电图。⑦美西律的有效血药浓度0.5～2μg/ml，中毒血药浓度与有效血药浓度相近，为2μg/ml以上。因此要注意监测血药浓度。

【制剂与规格】①口服制剂：50mg；100mg。②注射液：2ml：100mg。

普罗帕酮
Propafenone

【其他名称】心律平。

【药理作用】①本药属于IC类（即直接作用于细胞膜）的抗心律失常药。可降低收缩期的去极化作用，因而延长传导，动作电位的持续时间及有效不应期也稍有延长，并可提高心肌细胞阈电位，明显减少心肌的自发兴奋性。②它既作用于心房、心室，也作用于兴奋的形成及传导。③抗心律失常作用与其膜稳定作用及竞争性β阻断作用有关。④它尚有微弱的钙拮抗作用（比维拉帕米弱100倍），尚有轻度的抑制心肌作用，增加末期舒张压，减少搏出量，其作用均与用药的剂量成正比。⑤离体实验表明普罗帕酮能松弛冠状动脉及支气管平滑肌。

【体内过程】①口服后自胃肠道吸收良好，其生物利用度呈剂量依赖性。②本药与血浆蛋白结合率高，达93%，剂量增加，生物利用度还会提高。③该药$t_{1/2}$为3.5～4小时。④本药经肾脏排泄，主要为代谢产物，小部分（$<1\%$）为原型物。不能经过透析排出。

【适应证】①阵发性室性心动过速。②室上性心动过速（包括伴预激综合征）。

【用法用量】口服制剂：1次100～200mg，一日3～4次。治疗量，一日300～900mg，分4～6次服用。维持量一日300～600mg，分2～4次服用。注射制剂：成人常用量1～1.5mg/kg或以70mg加5%葡萄糖液稀释，于10分钟内缓慢注射，必要时10～20分钟重复一次，总量不超过210mg。静脉注射起效后改为静脉滴注，滴速0.5～1.0mg/分钟或口服维持。

【不良反应】①早期的不良反应有头痛，头晕、其后可出现胃肠道障碍如恶心、呕吐、便秘等。②也有出现房室阻断症状。③少见的有连续服用两周后出现胆汁郁积性肝损伤的报道，停药后2～4周各酶的活性均恢复正常。④多见口干，舌唇麻木，可能是由于其局麻有关。⑤有些患者服用本药可致肝功能损害。

【禁忌证】①严重心功能不全、心源性休克、严重低血压。②无起搏器保护的窦房结功能障碍、严重房室传导阻滞、双束支传导阻滞患者。③对该药过敏者。

【药物相互作用】①与奎尼丁合用可以减慢代谢过程。②普罗帕酮可以增加血清地高辛浓度，并呈剂量依赖型。③与普萘洛尔、美托洛尔合用可以显著增加其血浆浓度和清除$t_{1/2}$，而对普罗帕酮没有影响。④与华法林合用时，可增加华法林血药浓度和凝血酶原时间。⑤与西咪替丁合用可使普罗帕酮血药稳态水平提高，但对其电生理参数没有影响。

【注意事项】①心肌严重损害者慎用。②严重的心动过缓，肝、肾功能不全，明显低血压患者慎用。③如出现窦房性或房室性传导高度阻滞时，可静脉注射乳酸钠、阿托品、异丙肾上腺素或间羟肾上腺素等解救。④在妊娠期妇女中应用的安全性和有效性尚不确定，因此仅用于药物作用对胎儿有利的情况下。尚不知该药是否存在于母乳，建议哺乳期妇女停用。⑤该药在老年患者中应用并无与年龄相关的副作用增加现象。

【制剂与规格】①片剂：50mg；100mg；150mg。②注射液：5ml ：17.5mg；10ml ：35mg。

莫雷西嗪
Moracizine Hydrochloride

【药理作用】本药属I类抗心律失常药。它可抑制快Na^+内流，具有膜稳定作用，缩短2相和3相复极及动作电位时间，缩短有效不应期。对窦房结自律性影响很小，但可延长房室及希浦系统的传导。

【体内过程】口服生物利用度38%。饭后30分钟服用影响吸收速度，使峰浓度下降，但不影响吸收量。蛋白结合率约95%。约60%经肝脏生物转化，至少有2种代谢产物具药理活性，$t_{1/2}$为1.5～3.5小时。服用剂量的56%从粪便排出。

【适应证】室性心律失常，包括室性早搏及室性心动过速。

【用法用量】成人常用量150～300mg，每8小时一次，极量为每日900mg。

【不良反应】有头晕、恶心、头痛、乏力、嗜睡、腹痛、消化不良、呕吐、出汗、感觉异常、口干、复视等。致心律失常作用的发生率约3.7%。

【禁忌证】①心源性休克。②无起搏器保护的二度或三度房室传导阻滞及双束支传导阻滞者。③对该药过敏者。

【药物相互作用】①西咪替丁可使本药血药浓度增加1.4倍，同时应用时本药应减少剂量。②本药可使茶碱类药物清除增加，$t_{1/2}$缩短。③其与华法林共用时可改变后者对凝血酶原时间的作用。在华法林稳定抗凝的患者开始用本药或停用本药时应进行监测。

【注意事项】①由于CAST试验证实本药在心肌梗死后无症状的非致命性室性心律失常患者中可增加两周内的死亡率，长期应用也未见到对改善生存有益，故应慎用于此类患者。②下列情况应慎用：一度房室阻滞和室内阻滞、肝或肾功能不全、严重心衰。③用药期间应注意随访检查：血压、心电图、肝功能。④本药可通过乳汁排泄。

【制剂与规格】50mg。

二、II类β肾上腺素受体阻断药

艾司洛尔
Esmolol

【药理作用】①超短效选择性的β_1受体阻断药，静脉注射后数秒钟即出现β受体阻断效应，作用时间短。

第四篇

电生理效应与美托洛尔相似。其主要作用于心肌的β₁受体：降低心率，降低窦房结自律性，延长窦房结恢复时间。②大剂量时对气管和血管平滑肌的β₂肾上腺素受体也有阻断作用。③在治疗剂量无内在拟交感作用或膜稳定作用。

【体内过程】①本药在体内代谢迅速，主要受红细胞胞浆中的酯酶作用，使其酯键水解而代谢。②其在人体的总清除率约每小时20L/kg，大于心输出量，所以本药的代谢不受代谢组织（如肝、肾）的血流量影响。③本药的$t_{1/2}$约9分钟。④本药在体内代谢为酸性代谢产物和甲醇，其酸性代谢产物在动物体内的活性仅为原型药物的1/1500，所以在正常人体内无β肾上腺素受体阻滞作用。⑤73%～88%的药物以酸性代谢产物形式由尿排出，仅2%以原型由尿排出。

【适应证】①心房颤动、心房扑动时控制心室率。②围手术期高血压。③窦性心动过速。

【用法用量】①控制心房颤动、心房扑动时心室率：成人先静脉注射负荷量：0.5mg/（kg·min），约1分钟，随后静脉点滴维持量：自0.05mg/（kg·min）开始，4分钟后若疗效理想则继续维持，若疗效不佳可重复给予负荷量并将维持量以0.05mg/（kg·min）的幅度递增。②窦性心动过速：1mg/kg 30秒内静脉注射，继续予0.15mg/（kg·min）静点，最大维持量为0.3mg/（kg·min）。

【不良反应】①发生率>1%的不良反应：注射时低血压；注射部位反应包括炎症和不耐受、恶心、眩晕、嗜睡。②发生率为1%的不良反应：外周缺血、神志不清、头痛、易激惹、乏力、呕吐。③发生率<1%的不良反应：偏瘫、无力、抑郁、思维异常、焦虑、食欲缺乏、轻度头痛、癫痫发作、气管痉挛、打鼾、呼吸困难、鼻充血、干啰音、湿啰音、消化不良、便秘、口干、腹部不适、味觉倒错、注射部位水肿、红斑、皮肤褪色、烧灼感、血栓性静脉炎和外渗性皮肤坏死、尿潴留、语言障碍、视觉异常、肩胛中部疼痛、寒战、发热。

【禁忌证】①支气管哮喘或有支气管哮喘病史、严重慢性阻塞性肺病。②窦性心动过缓、二度至三度房室传导阻滞。③难治性心功能不全、心源性休克。④对本药过敏者。

【药物相互作用】①与交感神经节阻断剂合用，会有协同作用，应防止发生低血压、心动过缓、晕厥。②与华法林合用，本药的血药浓度似会升高；与地高辛合用时，地高辛血药浓度可升高10%～20%；与吗啡合用时，本药的稳态血药浓度会升高46%；与琥珀胆碱合用可延长琥珀胆碱的神经肌肉阻滞作用5～8分钟。③降低肾上腺素的药效。④与异搏定合用于心功能不良患者会导致心脏停搏。

【注意事项】①高浓度给药（>10mg/ml）会造成严重的静脉反应，包括血栓性静脉炎，20mg/ml的浓度在血管外可造成严重的局部反应，甚至坏死，故应尽量经大静脉给药。②本药酸性代谢产物经肾消除，$t_{1/2}$约3.7小时，肾病患者则约为正常的10倍，故肾衰患者使用本药需注意监测。③糖尿病患者应用时应小心，因本药可掩盖低血糖反应。④用药期间需监测血压、心率、心功能变化。⑤妊娠期及哺乳期妇女应慎用。⑥老年人应用需慎重。

【制剂与规格】①片剂：200mg。②注射剂：2ml：200mg。

普萘洛尔
Propranolol

【其他名称】心得安。

【药理作用】①降低窦房结、心房、浦肯野纤维自律性，此作用在运动及情绪激动时尤为明显，也能降低儿茶酚胺所致的迟后除极而防治触发活动。②在其阻断β受体的浓度时，并不影响传导速度，但当血药浓度超过100ng/ml时，由于膜稳定作用，可降低0相上升速率，明显减慢房室结及浦肯野纤维的传导。③治疗量缩短APD和ERP，高浓度时则使之延长。对房室结ERP有明显的延长作用。

【体内过程】①本药口服后胃肠道吸收较完全，广泛地在肝内代谢，生物利用度约30%。②$t_{1/2}$为2～3小时，血浆蛋白结合率90%～95%。③经肾脏排泄，主要为代谢产物，小部分（<1%）为母药。不能经透析排出。

【适应证】①快速型室上性心律失常、室性心律失常，特别是与儿茶酚胺有关或强心苷中毒引起心律失常。②配合α受体阻断药用于嗜铬细胞瘤引起的心动过速。

③甲状腺功能亢进症的心率过快、甲状腺危象。④高血压。⑤劳累型心绞痛、心肌梗死。⑥肥厚型心肌病。

【用法用量】①心律失常：每日10～30mg，日服3～4次。饭前、睡前服用。②嗜铬细胞瘤：10～20mg，每日3～4次。术前用三天，一般应先用α受体阻断药，待药效稳定后加用普萘洛尔。③高血压：口服，初始剂量10mg，每日3～4次，可单独使用或与利尿药合用。剂量应逐渐增加，日最大剂量200mg。④心绞痛：开始时5～10mg，每日3～4次；每3日可增加10～20mg，可渐增至每日200mg，分次服。⑤心肌梗死：每日30～240mg，日服2～3次。⑥肥厚型心肌病：10～20mg，每日3～4次。按需要及耐受程度调整剂量。

【不良反应】①中枢神经系统不良反应：眩晕、神智模糊（尤见于老年人）、精神抑郁、反应迟钝等。②心率过慢（＜50次/分钟）。③较少见的有支气管痉挛及呼吸困难、充血性心力衰竭。④更少见的有发热和咽痛（粒细胞缺乏）、皮疹、出血倾向（血小板减小）。⑤须格外警惕雷诺征样四肢冰冷、腹泻、倦怠、眼口或皮肤干燥、恶心、指趾麻木、异常疲乏等。

【禁忌证】①支气管哮喘或有支气管哮喘病史、严重慢性阻塞性肺病。②窦性心动过缓、二度、三度房室传导阻滞。③重度或急性心功能不全、心源性休克。

【药物相互作用】①与利血平合用，可导致体位性低血压、心动过缓、头晕、晕厥。与单胺氧化酶抑制剂合用，可致极度低血压。②与强心苷合用，可发生房室传导阻滞而使心率减慢，需严密观察。③与钙通道阻断药合用，特别是静脉注射维拉帕米，要十分警惕本药对心肌和传导系统的抑制。④与肾上腺素、苯福林或拟交感胺类合用，可引起显著高血压、心率过慢，也可出现房室传导阻滞。⑤与异丙肾上腺素或黄嘌呤合用，可使后者疗效减弱。⑥与氟哌啶醇合用，可导致低血压及心脏停博。⑦与氢氧化铝凝胶合用可降低普萘洛尔的肠吸收。⑧酒精可减缓本药吸收速率。⑨与苯妥英、苯巴比妥和利福平合用可加速本药清除。⑩与氯丙嗪合用可增加两者的血药浓度。⑪与安替比林、茶碱类和利多卡因合用可降低本药清除率。⑫与西咪替丁合用可降低本药肝代谢，延缓消除，增加普萘洛尔血药浓度。⑬可影响血糖水平，故与降糖药同用时，需调整后者的剂量。⑭与甲状腺素合用导致T_3浓度的降低。

【注意事项】①本药口服可空腹或与食物共进，后者可延缓肝内代谢，提高生物利用度。②β受体阻断药的耐受量个体差异大，用量必须个体化。首次用本药时需从小剂量开始，逐渐增加剂量并密切观察反应以免发生意外。③长期用本药者撤药须逐渐递减剂量，至少经过3天，一般为2周；冠心病患者使用本药不宜骤停，否则可出现心绞痛、心肌梗死或室性心动过速；甲亢患者用本药也不可骤停，否则使甲亢症状加重。④本药可引起糖尿病患者血糖降低，但非糖尿病患者无降糖作用。故糖尿病患者应定期检查血糖。⑤服用本药期间应定期检查血常规、血压、心功能、肝肾功能等。⑥对诊断的干扰：可致血尿素氮、脂蛋白、肌酐、钾、甘油三酯、尿酸等都有可能提高，而血糖降低。但糖尿病患者有时会增高。肾功能不全者本药的代谢产物可蓄积于血中，干扰测定血清胆红质的重氮反应，出现假阳性。⑦下列情况慎用本药：过敏史、慢性心功能不全、糖尿病、肺气肿或非过敏性支气管哮喘、肝功能不全、甲状腺功能低下、雷诺综合征或其他周围血管疾病、肾功能衰退等。⑧不宜作为妊娠期妇女第一线治疗用药。本药可少量从乳汁中分泌，故哺乳期妇女慎用。⑨因老年患者对药物代谢与排泄能力低，使用本药时应适当调节剂量。⑩儿童一般按体重每日0.5～1.0mg/kg，分次口服。

【制剂与规格】①片剂：10mg。②缓释片或胶囊：40mg。③注射剂：5ml ：5mg。

醋丁洛尔
Acebutolol

【其他名称】醋丁酰心安。

【药理作用】①属于中长效的选择性肾上腺素β_1受体阻断药，故可减慢心率、抑制心收缩力、降低自律性和延缓房室传导等。②产生内在拟交感活性是阻滞β受体剂量的2～3倍。其减慢静息时的心率较普萘洛尔为小。③中度亲脂性药物，醋丁洛尔对正常人的代谢无明显影响。

【体内过程】肠道吸收，2～4小时血浆浓度达峰。

第四篇

84%与血浆蛋白结合。血浆$t_{1/2}$为3～6小时。其代谢产物二醋洛尔有选择性β受体阻断作用，在血浆$t_{1/2}$超过12小时。

【适应证】①窦性心动过速、房性或室性早搏、心房颤动、心房扑动等。②心绞痛、高血压及心律失常。

【用法用量】开始每次400mg，每日1次；必要时增加至每次400mg，每日2次。静脉注射：1次10～20mg。

【不良反应】不良反应较小，个别患者有心力衰竭等出现，对心功能明显受损，高度房室传导阻滞者不宜使用。

【禁忌证】【药物相互作用】同普萘洛尔。

【注意事项】同普萘洛尔。

【制剂与规格】①片剂：400mg。②胶囊：200mg。③注射液：5ml ：25mg。

索他洛尔
Sotalol

【其他名称】盐酸索他洛尔。

【药理作用】①本药兼有第Ⅱ类和第Ⅲ类抗心律失常药物特性，是非选择性β受体阻断药，无内在拟交感活性。②同时由于能选择性阻断I_{kr}（延迟整流钾电流），明显延长APD及ERP。③延长心肌动作电位、Q-T间期、抑制窦房结、房室结传导时间，并延长房室旁路的传导。

【体内过程】①口服吸收近100%，2～3小时血药浓度达峰值水平，无肝脏首过效应，生物利用度达95%。②$t_{1/2}$为15～20小时，肾功能受损$t_{1/2}$明显延长。③主要由肾脏排泄。

【适应证】①转复律，预防室上性心动过速。②心房扑动、心房颤动。③各种室性心律失常，包括室性早搏、持续性及非持续性室性心动过速。

【用法用量】①口服每日80～160mg，分二次服用，从小剂量开始，逐渐加量。②室性心动过速可每日160～480mg。

【不良反应】①本药严重的不良反应是致心律失常作用，可表现为原有心律失常加重或出现新的心律失常，严重时可出现扭转性室性心动过速、多源性室性心动过速、心室颤动，多与剂量大、低钾、Q-T间期延长、严重心脏病变等有关。②与β受体阻断药作用相关的有心动过缓、低血压、支气管痉挛。③大剂量可出现乏力、气短眩晕、恶心、呕吐皮疹等。

【禁忌证】①心动过缓（心率<60次/分）、病态窦房结综合征、二度、三度房室传导阻滞、室内传导阻滞。②低血压、未控制心衰、休克。③Q-T间期延长。④过敏者。

【药物相互作用】①与ⅠA、Ⅱ、Ⅲ类等其他抗心律失常药同用时有协同作用。②与钙通道阻断药同用时可加重传导阻滞，进一步抑制心室功能，降低血压。③与儿茶酚胺类药物（如利血平、胍乙啶）同用产生低血压和严重心动过缓。④有血糖增高，需增加胰岛素和降糖药的报道。

【注意事项】①用药前及用药过程要检测血中电解质水平，注意有无低血钾、低血镁，需及时纠正。②用药过程需注意心率及血压变化。③应监测心电图QTc变化，QTc>500ms应停药。④肾功能不全，需慎用或减量。⑤妊娠期及哺乳妇女慎用。

【制剂与规格】①片剂：40mg。②注射液：2ml ：20mg。

附

美托洛尔、比索洛尔参阅参阅本篇第5章抗高血压药物。

三、Ⅲ类 延长动作电位时程药

胺碘酮
Amiodarone

【其他名称】乙胺碘呋酮、可达隆。

【药理作用】胺碘酮是含碘的苯呋喃类化合物，结构与甲状腺素相似。对心脏有直接作用，也通过非竞争性阻断交感神经而起间接作用。具有抗心律失常和抗心绞痛作用。长期应用的主要电生理作用是延长所有心肌组织（窦房结、心房、房室结、心室、希浦系统及旁路）的动作电位时程和不应期，抑制窦房结的自律性，并抑制心房、房室结、希浦系统及心室的传导。静脉注射给药主要的电生理作用是减慢房室结的传导和延长不应期。本药能阻止外周甲状腺素（T4）转变成活性代谢产物T3，使血浆T4增加。长期服用可出现轻度心率减慢，冠状动脉和总外周阻力降低。静脉注射给药有明显的负性肌力作用。

【体内过程】①口服吸收迟缓且不规则。生物利用度约为50%，表观分布容积大约60L/kg，主要分布于脂肪组织及含脂肪丰富的器官。其次为心、肾、肺、肝及淋巴结。最低的是脑、甲状腺及肌肉。②在血浆中62.1%与白蛋白结合，33.5%可能与β脂蛋白结合。③主要在肝内代谢消除，代谢产物为去乙基胺碘酮。④单次口服800mg时$t_{1/2}$为4.6小时（组织中摄取），长期服药$t_{1/2}$为13～30天。终末血浆清除$t_{1/2}$可达40～55天。⑤原药在尿中未能测到，尿中排碘量占总含碘量的5%，其余的碘经肝肠循环从粪便中排出。血液透析不能清除本药。

【适应证】①危及生命的阵发性室性心动过速及室颤的预防。②其他药物无效的阵发性室上性心动过速、阵发性心房扑动、心房颤动，包括合并预激综合征者及持续性心房颤动、心房扑动电转复后的维持治疗。③持续房颤、房扑时心室率的控制，尤其是伴有血流动力学障碍时。

【用法用量】①口服常用量：治疗室上性心律失常，每日0.4～0.6g，分2～3次服，1～2周后根据需要改为每日0.2～0.4g维持，部分患者可减至0.2g，每周5天或更小剂量维持；治疗严重室性心律失常，每日0.6～1.2g，分3次服，1～2周后根据需要逐渐改为每日0.2～0.4g维持。②静脉应用：负荷量按体重3mg/kg，然后以1～1.5mg/min维持，6小时后减至0.5～1mg/min，一日总量1200mg。以后逐渐减量，静脉滴注胺碘酮最好不超过3～4天。

【不良反应】①肺脏：肺部不良反应多发生在长期大量服药者（一日0.8～1.2g）。主要产生过敏性肺炎，肺间质或肺泡纤维性肺炎，肺泡及间质有泡沫样巨噬细胞及2型肺细胞增生，并有纤维化，小支气管腔闭塞。临床表现有气短、干咳及胸痛等，限制性肺功能改变，血沉增快及血液白细胞增高，严重者可致死。需停药并用肾上腺皮质激素治疗。②甲状腺：甲状腺功能亢进，可发生在用药期间或停药后，除突眼征以外可出现典型的甲亢征象，也可出现新的心律失常，T3、T4均增高，TSH下降。发病率约2%，停药数周至数月可完全消失，少数需用抗甲状腺药、普萘洛尔或肾上腺皮质激素治疗；甲状腺功能低下，发生率1%～4%，老年人较多见，可出现典型的甲状腺功能低下征象，TSH增高，停药后数月可消退，但黏液性水肿可遗留不消，必要时可用甲状腺素治疗。③心血管系统：较其他抗心律失常药对心血管的不良反应要少。主要有窦性心动过缓、窦性停搏或窦房阻滞；房室传导阻滞；偶有Q-T间期延长伴扭转性室性心动过速，主要见于低血钾和并用其他延长Q-T的药物时。④胃肠道：便秘，少数人有恶心、呕吐、食欲下降，负荷量时明显。⑤眼部：服药3个月以上者在角膜中基底层下1/3有黄棕色色素沉着，与疗程及剂量有关，儿童发生较少。这种沉着物偶可影响视力，但无永久性损害。少数人可有光晕，极少因眼部副作用停药。⑥神经系统：不多见，与剂量及疗程有关，可出现震颤、共济失调、近端肌无力、锥体外体征，服药1年以上者可有周围神经病，经减药或停药后渐消退。⑦皮肤：光敏感与疗程及剂量有关，皮肤石板蓝样色素沉着，停药后经较长时间（1～2年）才渐退。其他过敏性皮疹，停药后消退较快。⑧肝脏：肝炎或脂肪浸润，转氨酶增高，与疗程及剂量有关。⑨其他：偶可发生低血钙及血清肌酐升高。

【禁忌证】①严重窦房结功能异常者。②二度或三度房室传导阻滞者。③心动过缓引起晕厥者。④肺间质纤维化者。⑤对本药过敏者。

【药物相互作用】①增强其他抗心律失常药对心脏的作用。本药可增高血浆中奎尼丁、普鲁卡因胺、氟卡尼及苯妥英的浓度。与Ia类药合用可加重Q-T间期延长，极少数可致扭转型室速，故应特别小心。从加用本药起，原抗心律失常药应减少30%～50%剂量，并逐渐停药，如必须合用则通常推荐剂量减少一半。②与β受体阻断药或钙通道阻断药合用可加重窦性心动过缓、窦性停搏及房室传导阻滞。如果发生则本药或前两类药应减量。③增加华法林的抗凝作用，该作用可自加用本药后4～6天，持续至停药后数周或数月。合用时应密切监测凝血酶原时间，调整抗凝药的剂量。④增加血清地高辛浓度，亦可能增高其他洋地

第四篇

黄制剂的浓度达中毒水平，当开始用本药时洋地黄类药应停药或减少50%，如合用应仔细监测其血清中药浓度。本药有加强洋地黄类药对窦房结及房室结的抑制作用。⑤增加日光敏感性药物作用。⑥与排钾利尿药合用，可增加低血钾所致的心律失常。⑦可抑制甲状腺摄取I^{123}、I^{133}及^{99}mTc。

【注意事项】①对碘过敏者对本药可能过敏。②对诊断的干扰：心电图变化：例如P-R及Q-T间期延长，服药后多数患者有T波减低伴增宽及双向，出现U波，此并非停药指征；极少数有转氨酶及碱性磷酸酶增高；甲状腺功能变化，本药抑制周围T4转化为T3，导致T4及rT3增高和血清T3轻度下降，甲状腺功能检查通常不正常，但临床并无甲状腺功能障碍。甲状腺功能检查不正常可持续至停药后数周或数月。③下列情况应慎用：窦性心动过缓、Q-T延长综合征、低血压、肝功能不全、肺功能不全、严重心功能不全。④多数不良反应剂量有关，故需长期服药者尽可能用最小有效维持量，并应定期随诊。长期服药，应监测心电图和24小时动态心电图，间断复查肺功能、胸部X射线片或胸部CT扫描、眼科检查、甲状腺功能及肝功能。胺碘酮的应用剂量越低越好，可每周服药5天停药2天。⑤本药口服作用的发生及消除均缓慢，临床应用根据病情而异。对危及生命的心律失常宜用短期较大负荷量，必要时静脉负荷。而对于非致命性心律失常，应用小量缓慢负荷。⑥因$t_{1/2}$长，故停药后换用其他抗心律失常药时应注意相互作用。⑦可以通过胎盘进入胎儿体内，故妊娠期妇女慎用；另外本药可从乳汁中分泌，服用本药者不宜哺乳。⑧儿童中应用胺碘酮的安全性和有效性尚不明确。⑨老年人口服胺碘酮需严密监测心电图、肺功能。

【制剂与规格】①片剂：0.2g。②胶囊：0.2g；0.4g。③注射液：3ml ：0.15g。

伊布利特
Ibutilide

【药理作用】①属于Ⅲ类抗心律失常药物，具有延长离体或在体心肌细胞的动作电位，延长心房和心室的不应期的作用。②通过激活缓慢内向电流（主要是钠电流）使复极延迟即伊布利特能延长心房和心室肌细胞的动作电位时程和不应期。

【体内过程】①口服有较强的首过效应，生物利用度低，故采用静脉滴注。②静脉应用后，迅速分布于细胞外液。41%的药物与血浆蛋白结合，伊布利特大部分在肝脏代谢。代谢产物共8个，除其中一个代谢产物有活性外，其余7个均无活性。③伊布利特$t_{1/2}$为3～6小时，主要通过尿液排出体外。

【适应证】近期发作的房颤或房扑转复窦性心律。

【用法用量】①对体重 >60kg的患者，推荐剂量为1mg在10分钟内静脉滴注完。如无效，相隔10分钟后再以相同剂量静脉滴注。②对体重<60kg患者，二次剂量均应为0.01mg/kg。

【不良反应】有时可有以下不良反应：①快速型心律失常：起尖端扭转型室速、持续单形态室速、非持续单形态室速、窦性心动过速、室上性心动过速、室性期前收缩、室上性期前收缩。②缓慢型心律失常：窦性心动过缓、房室传导阻滞、束支传导阻滞、Q-T间期延长等。③低血压、高血压、充血性心衰、晕厥，肾衰。④其他不良反应为恶心、头痛。

【禁忌证】对本药成分有过敏史者。

【药物相互作用】①由于室性心律失常有可能掩盖地高辛过量引起的心脏毒性，血浆地高辛浓度高于或怀疑高于正常水平的患者使用伊布利特应谨慎。②β受体阻断药和钙通道阻断药对伊布利特无影响。③伊布利特与酚噻嗪类、三环类抗抑郁药、四环类抗抑郁药、抗组胺药等能延长Q-T间期的药物合用，导致心律失常的危险性增加。

【注意事项】①用药前应检查患者血清钾、镁浓度，并开始抗凝治疗。②患者应该住院治疗，并进行连续心电监护，至少应监护4小时或至Q-T间期恢复到基线值。③肝功能异常患者，使用伊布利特时，其清除率减低，药物作用时间延长。④使用伊布利特后至少4小时内不得并用其他延长Q-T间期的药物。⑤儿童用药安全性尚未评价。⑥老年人由于肝肾、心脏功能降低，用药剂量应谨慎，从低剂量开始。⑦伊布利特可用5%葡萄糖或0.9%氯化钠注射液稀释。稀释液可室温放置24小时或2～8℃放置48小时。

【制剂与规格】①片剂：0.2g。②胶囊：0.2g；0.4g。③注射液：10ml ∶1mg。

多非利特
Dofetilide

【其他名称】多非莱德。

【药理作用】①为钾离子通道阻断药，能选择性阻断心脏钾离子通道的快速部分Ikr，不阻滞其他钾离子电流复极化，延长动作电位时程。②不影响心脏传导速度或窦房结功能，对钠离子通道、α或β肾上腺素能受体没有作用。

【体内过程】①多非利特口服吸收完全，分布容积为3.1～4.0L/kg，血浆蛋白结合率为60%～70%，生物利用度为90%。②$t_{1/2}$为7～13小时，肾功能受损者$t_{1/2}$延长。静脉注射后总的血浆清除率接近每小时22L。③多非利特50%～60%以原型经肾排泄，部分可经肝脏代谢失活。

【适应证】心房纤颤、心房扑动、室上性心动过速。

【用法用量】①口服，每次0.125～0.5mg，每日2次。首次服用本药最好住院，并以肌酐清除率调整剂量。肌酐清除率为20～40ml/min时，每次0.125mg，每日2次；肌酐清除率为40～60ml/min时，每次0.25mg，每日2次；肌酐清除率大于60ml/min时，每次0.5mg，每日2次。②静脉用药：急性发作时应静脉给药，剂量为4～8μg/kg。

【不良反应】①会引起室性心律失常，可诱发尖端扭转型室性心动过速。②本药不良反应有呼吸道感染或呼吸困难、面部浮肿、荨麻疹、头痛、眩晕、心动过速、腹泻、恶心、呕吐、食欲不振。

【禁忌证】①有期前收缩或束支阻滞、先天性Q-T间期延长、有多源性室速。②低钾血症、低镁血症患者。③妊娠期及哺乳期妇女。④肌酐清除率小于20ml/min时。

【药物相互作用】①西咪替丁、酮康唑、甲氧苄啶及其复方制剂等可抑制多非利特经肾分泌而增加其作用。②维拉帕米可增加多非利特的吸收从而提高多非利特的峰浓度。③多非利特不能与丙氯拉嗪和甲地孕酮合用。④服用Ⅲ类或Ⅰ类抗心律失常药物改用多非利特的患者，应停用此类药物3个$t_{1/2}$。⑤患者从胺碘酮改用多非利特时，胺碘酮血药浓度应低于0.3μg/ml或停用3个月以上方可使用多非利特。⑥多非利特可与β受体阻断药和硫氮䓬酮合用。⑦多非利特不影响地高辛的药代动力学和华法林的药效学。

【注意事项】①本药可餐前或餐后服用，但应在每日的同一时间服用。②服用本药期间勿漏服、随意增加药品剂量、突然停药。③首次服用本药2～3小时后，应再测定Q-T间期，若Q-T间期在原来基础上＞15%或＞500ms则应减量；在二次给药后的任何时候Q-T间期超过500ms（室性传导异常的患者可达550ms），就应停用本药，并严密监测直至Q-T间期恢复正常。④肾功能不全或正进行肾透析的患者慎用。⑤肝功能不全患者慎用。

【制剂与规格】①口服制剂：125μg；250μg；500μg。②静脉制剂：粉剂，需要溶媒溶解。

四、Ⅳ类 钙通道阻断药

维拉帕米
Verapamil

【其他名称】异搏定、凡拉帕米。

【药理作用】①盐酸维拉帕米为钙通道阻断药，作用于慢反应细胞（如窦房结和房室结），可减慢心率、降低房室结传导速度，延长ERP。②可能缩短附加旁路通道的前向有效不应期。③扩张心脏正常部位和缺血部位的冠状动脉主干和小动脉，拮抗自发的或麦角新碱诱发的冠状动脉痉挛，增加了冠状动脉痉挛患者心肌氧的供给，解除和预防冠状动脉痉挛；减少总外周阻力，降低心肌耗氧量。④通过降低体循环的血管阻力产生降低血压作用。⑤减轻后负荷，抑制心肌收缩，可改善左室舒张功能。在严重左室功能不全的患者（例如肺楔压大于20mmHg或射血分数小于30%），或服用β受体阻断药或其他心肌抑制药物的患者，可能出现心功能恶化。⑥局部麻醉作用是普鲁卡因等摩尔的1.6倍。

【体内过程】①口服后90%以上被吸收。有首过效应。生物利用度仅有20%～35%。血浆蛋白结合率约为90%。②平均$t_{1/2}$为2.8～7.4小时，在增量期可能延长。长期口服（间隔6小时给药至少10次）$t_{1/2}$增加至4.5～12.0小时。③健康人口服大部分在肝脏代谢。尿中可检测到13种代谢产物；除去甲维拉帕米外，所有代谢产物都是微量的。④静脉注射后2分钟（1～5分钟）开始发挥抗心律失常作用，2～5分钟达最大作用，作用持续约2小时。血流动力学作用3～5分钟开始，约持续10～20分钟。维拉帕米静脉注射后代谢迅速，大部分在肝脏代谢。清除呈双指数型，分为早期快速分布相（$t_{1/2}$约为4分钟）和终末缓慢清除相（$t_{1/2}$为2～5小时）。⑤5天内大约70%以代谢物由尿中排泄，16%或更多由粪便清除，3%～4%以原型由尿排出。维拉帕米在肝功能不全的患者代谢延迟，清除$t_{1/2}$延长至14～16小时，表观分布容积增加，血浆清除率降低至肝功能正常人的30%。

【适应证】①阵发性室上性心动过速的转复律。②心房扑动或心房颤动心室率的暂时控制。心房扑动或心房颤动合并房室旁路通道（预激综合征和LGL综合症）时除外。③心绞痛、高血压。

【用法用量】①口服：慢性心房颤动服用洋地黄治疗的患者，每日总量为240～320mg，每日分三次或四次口服。预防阵发性室上性心动过速（未服用洋地黄的患者）成人的每日总量为240～480mg，一日三次或四次口服。年龄1～5岁：每日量4～8mg/kg，一日分三次口服；或每隔8小时口服40～80mg。＞5岁：每隔6～8小时口服80mg。②静脉用药：本药注射液与林格液、5%葡萄糖注射液或氯化钠注射液均无配伍禁忌；一般起始剂量为5～10mg（或按0.075～0.15mg/kg体重），稀释后缓慢静脉推注至少2分钟。如果初反应不令人满意，首剂15～30分钟后再给一次5～10mg或0.15mg/kg体重。静脉滴注给药，每小时5～10mg，加入氯化钠注射液或5%葡萄糖注射液中静脉滴注，一日总量不超过50～100mg。

心绞痛：一般剂量为口服每次80～120mg，一日三次。原发性高血压：一般起始剂量为80mg，口服，一日3次。使用剂量可达每日360～480mg。0～1岁幼儿起始剂量0.1～0.2mg/kg体重（通常单剂0.75～2mg），持续心电监测下，稀释后静脉推注至少2分钟。如果初反应不令人满意，持续心电监测下，首剂30分钟后再给0.1～0.2mg/kg体重（通常单剂0.75～2mg）；1～15岁儿童用药：0.1～0.3mg/kg体重（通常单剂2～5mg），总量不超过5mg，静脉推注至少2分钟。如果初反应不令人满意，首剂30分钟后再给一次0.1～0.3mg/ kg体重（通常单剂2～5mg）。

【不良反应】少见。①发生率在1%～10%的不良反应：便秘、眩晕、恶心、低血压、头痛、外周水肿、充血性心力衰竭、窦性心动过缓、一度、二度或三度房室阻滞、皮疹、乏力、心悸、转氨酶升高、伴或不伴碱性磷酸酶和胆红素的升高。②发生率＜1%的不良反应：低血压、心动过速、潮红、溢乳、牙龈增生、非梗阻性麻痹性肠梗阻等。

【禁忌证】①重度充血性心力衰竭（继发于室上性心动过速且可被维拉帕米纠正者除外）。②严重低血压（收缩压小于90mmHg）或心源性休克。③病窦综合征（已安装并行使功能的心脏起搏器患者除外）。④二度或三度房室阻滞（已安装并行使功能的心脏起搏器患者除外）。⑤心房扑动或心房颤动患者合并有房室旁路通道。⑥已用β受体阻断药或强心苷中毒。⑦室性心动过速。⑧对盐酸维拉帕米过敏者。

【药物相互作用】①苯巴比妥可能增加维拉帕米的清除率。②异烟肼可能显著降低维拉帕米的生物利用度。③ β受体阻断药合用可能增强对房室传导的抑制作用。④与其他降血压药（如血管扩张剂、利尿药等）合用时，降压作用叠加，应适当监测接受这类联合治疗的患者。⑤与胺碘酮合用可能增加心脏毒性。⑥维拉帕米可增加卡马西平、环胞素的血药浓度。⑦增加患者对锂的敏感性（神经毒性），两药合用时需密切监测。⑧吸入性麻醉剂通过减少钙离子内流抑制心血管活动，与维拉帕米同时使用时，需仔细调整两药剂量，避免过度抑制心脏。⑨避免同时使用丙吡胺。⑩维拉帕米可能增强神经肌肉阻断药的活性。联合使用时维拉帕米或神经肌肉阻断药减量。

【注意事项】①维拉帕米影响房室结和窦房结，罕见导致二度或三度房室传导阻滞、心动过缓，更甚者心脏停搏，易发生在病窦综合征患者，这类疾病老年人多发。需立即采取适当的治疗。②房室旁路通道合并心房扑动或心房颤动患者静脉用维拉帕米治疗，会通过加速房室旁路的前向传导，引起心室率加快，甚至诱发心室颤动。③静脉注射维拉帕米引起的血压下降一般是一过性和无症状的，但也可能发生眩晕。静脉注射维拉帕米之前静脉给予钙剂可预防该血流动力学反应。④轻度心功能不全的患者如有可能必须在使用维拉帕米治疗之前已由强心苷类药物或利尿药所控制。中到重度心功能不全者可能会出现心功能急剧恶化。⑤严重肝、肾功能不全可能不增强维拉帕米的药效，但可能延长其作用时间。反复静脉给药可能会导致蓄积，产生过度药效。如果必须重复静脉给药，必须严密监测血压和P-R间期或药效过度的其他表现。⑥静脉给维拉帕米可诱发呼吸肌衰竭，肌肉萎缩患者慎用。⑦静脉给维拉帕米升高幕上肿瘤患者的颅内压。颅内压增高者应用时小心。⑧维拉帕米可通过胎盘。仅用于明确需要且利大于对胎儿的危害的妊娠期妇女。维拉帕米可分泌入乳汁，服用维拉帕米期间应中断哺乳。

【制剂与规格】①口服制剂：40mg。②缓释制剂：120mg；240mg。③注射用药：2ml ：5mg。

地尔硫䓬
Diltiazem

【其他名称】合心爽、硫氮䓬酮、哈氮䓬。

【药理作用】①本药为钙通道阻断药，其作用与心肌与血管平滑肌除极时抑制钙离子内流有关。②有负性肌力作用，并可减慢窦房结和房室结的传导。③可以有效地扩张心外膜和心内膜下的冠状动脉，缓解自发性心绞痛或由麦角新诱发冠状动脉痉挛所致心绞痛；通过减慢心率和降低血压，减少心肌需氧量，增加运动耐量并缓解劳力型心绞痛。④使血管平滑肌松弛，周围血管阻力下降，血压降低。其降压的幅度与高血压的程度有关，血压正常者仅使血压轻度下降。

【体内过程】①口服后通过胃肠道吸收较完全（达80%），有较强的首过效应，生物利用度为40%。②在体内代谢完全，仅2% ~ 4%原药由尿液排除。③血浆蛋白结合率70% ~ 80%。血浆清除$t_{1/2}$为3.5小时。④静脉注射分布相为1.9小时。

【适应证】①控制心房颤动的心室率。②稳定型心绞痛和变异型心绞痛。③高血压。④肥厚性心肌病。

【用法用量】①口服：起始剂量每次30mg，每日4次，餐前及睡前服药，每1 ~ 2天增加一次剂量，直至获得最佳疗效。平均剂量范围为90 ~ 360mg/d。②静脉用药：初次为10mg，临用前用氯化钠注射液或葡萄糖注射液溶解、稀释成1%浓度，在3分钟内缓慢注射，或按0.15 ~ 0.25mg/kg体重计算剂量，15分钟后可重复，也可按每分钟5 ~ 15μg/kg体重静脉滴注。

【不良反应】常见：浮肿、头痛、恶心、眩晕、皮疹、无力。罕见：①心血管系统：房室传导阻滞、心动过缓、束支传导阻滞、充血性心衰、心电图异常、低血压、心悸、晕厥、心动过速、室性早搏。②神经系统：多梦、遗忘、抑郁、步态异常、幻觉、失眠、神经质、感觉异常、性格改变、嗜睡、震颤。③消化系统：厌食、便秘、腹泻、味觉障碍、消化不良、口渴、呕吐、体重增加、碱性磷酸酶、乳酸脱氢酶、天门冬氨基转氨酶、丙氨酸转氨酶轻度升高。④皮肤：瘀点、光敏感、瘙痒、荨麻疹。⑤其他：弱视、CPK升高、口干、呼吸困难、鼻出血、易激惹、高血糖、高尿酸血症、阳痿、肌痉挛、多尿、夜尿增多、耳鸣、骨关节痛、脱发、多形性红斑、锥体外系综合征、齿龈增生、溶血性贫血、出血时间延长、白细胞减少、紫癜、视网膜病变、血小板减少、剥脱性皮炎。

【禁忌证】①病窦综合征（已安装并行使功能的心脏起搏器患者除外）。②二度或三度房室阻滞（已安装并行使功能的心脏起搏器患者除外）。③急性心肌梗死或重度充血性心力衰竭。④严重低血压（收缩压小于90mmHg）或心源性休克。⑤对本药过敏者。

【药物相互作用】①与β受体阻断药合用耐受性良好。本药可增加普萘洛尔生物利用度近50%，因而在开始或停止两药合用时需调整普萘洛尔剂量。②由于西米替丁抑制细胞色素P450氧化酶影响本药首过代谢，可明显增加本药血药浓度峰值及药时曲线下面积。雷尼替丁仅使本药血药浓度轻度升高。③可使地高辛血药浓度增加20%，在开始、调整和停止本药治疗时应监测地高辛血药浓度，以免地高辛过量或不足。④麻醉药对心肌收缩、传导、自律性都有抑制，并有血管扩张作用，可与本药产生协同作用。因此，两药合用时须仔细调整剂量。

【注意事项】①本药可延长房室结不应期，罕见情况下此作用可异常减慢心率（特别在病态窦房结综合症

第四篇

患者）或致二度或三度房室传导阻滞。本药与β受体阻断药或强心苷合用可导致对心脏传导的协同作用。②有负性肌力作用，与β受体阻断药合用须谨慎。③偶可致症状性低血压。④本药罕见出现急性肝损害，表现为碱性磷酸酶、乳酸脱氢酶、天门冬氨基转氨酶、丙氨酸氨基转氨酶明显增高及其他急性肝损害征象。停药可恢复。⑤在肝脏代谢，由肾脏和胆汁排泄，长期给药应定期监测肝、肾功能。肝、肾功能受损者应用本药应谨慎。⑥有少数报道皮肤反应可进展为多型红斑和（或）剥脱性皮炎。如果皮肤反应为持续性应停药。⑦由于可能与其他药物有协同作用，同时使用对心脏收缩和（或）传导有影响的药物时应谨慎，并仔细调整所用剂量。⑧在体内经细胞色素P450氧化酶进行生物转化，与经同一途径进行生物转化的其他药物合用时可导致代谢的竞争抑制。故在开始或停止同时使用本药时，对相同代谢途径的药物剂量，特别是治疗指数低的药物或有肝、肾功能受损的患者，须加以调整以维持合理的血药浓度。⑨妊娠期及哺乳期妇女慎用。

【制剂与规格】①片剂：4mg；5mg；30mg；60mg；90mg。②缓释片或胶囊：90mg。③注射液：10mg；50mg。

五、其他抗心律失常药物

腺苷
Adenosine

【药理作用】①对心脏有负性变时、变力和变传导作用。作用机制是降低窦房结和浦肯野纤维自律性、抑制房室结传导、使心房动作电位缩短并超极化、拮抗异丙肾上腺素对心室肌细胞动作电位的影响等。可产生一过性房室传导阻滞，从而打断室上性心动过速在房室结的折返环。②可通过激活嘌呤受体松弛血管平滑肌，导致血管扩张。

【体内过程】①腺苷静脉注射给药后，很快进入血液循环中，并被清除细胞摄取，主要由红细胞和血管内皮细胞摄取。细胞内的腺苷很快被代谢，或经腺苷激酶磷酸化而成单磷酸腺苷，或经细胞内的腺苷脱氨酶脱氨而成肌苷；细胞外的腺苷$t_{1/2}$小于10秒，主要由细胞摄取而清除，其余部分可通过腺苷脱氨的形式进行脱氨。②由于腺苷的激活与灭活均不通过肝肾代谢，因此肝、肾功能衰退不改变腺苷的药效和耐受性。

【适应证】①阵发性室上性心动过速。②诊断心房活动。

【用法用量】快速静脉注射（1～2秒内完成），成人初始剂量3mg，第二次给药剂量6mg，第三次给药剂量12mg每次间隔1～2分钟，若出现高度房室阻滞不得再增加剂量。

【不良反应】①面部潮红、呼吸困难、支气管痉挛、胸部紧压感、恶心和头晕等较常见。②较罕见的不良反应有不适感，出汗，心悸，过度换气，头部压迫感，焦虑，视物模糊，烧灼感，心动过缓，心脏停搏，胸痛，头痛，眩晕，手臂沉重感，手臂、背部、颈部疼痛，金属味等，这些不良反应呈轻度，持续时间短（常短于1分钟），并且患者通常能很好耐受。③严重心动过缓，并且有些患者需要临时起搏。诱发的心动过缓可引起心室应激性异常，包括心室颤动和扭转性室速。腺苷的作用不被阿托品阻断。

【禁忌证】①无起搏器保护的病态窦房结综合征、二度或三度房室传导阻滞。②有支气管狭窄或支气管痉挛的肺部疾病（例如哮喘）。③对腺苷有过敏反应者。

【药物相互作用】①其他作用于心脏的药物（如β肾上腺素受体阻断药、强心苷、钙通道阻断药），腺苷受体拮抗剂（如咖啡因、茶碱），腺苷作用增强剂（如潘生丁），一般不宜在至少5个$t_{1/2}$内使用。②潘生丁可使腺苷的作用增加4倍，故建议腺苷不应用于接受潘生丁治疗的患者。如果必须用腺苷，应酌情减少剂量。

【注意事项】①房颤、房扑及有旁路传导的患者可能增加异常旁路的下行传导。由于可能有引起尖端扭转性室速的危险。②对Q-T期间延长的患者，应慎用腺苷。③慢性阻塞性肺疾患，腺苷可能促使或加重支气管痉挛。④妊娠期妇女、儿童慎用。

【制剂与规格】注射液：2ml ：6mg。

阿托品
Atropine

【药理作用】①为非选择性M胆碱受体阻断药，有心率加快、抑制腺体分泌、扩大瞳孔、升高眼压、调节麻痹及支气管扩张等抗M胆碱受体作用。②大剂量时能作用于血管平滑肌，扩张血管、解除痉挛性收缩，改善微循环。

【体内过程】①易从胃肠道及其他黏膜吸收。也可从眼或少量从皮肤吸收。口服1小时后即达峰效应，$t_{1/2}$为3.7～4.3小时。血浆蛋白结合率为14%～22%，可透过血脑屏障，也能通过胎盘。②肌内注射后15～20分钟血药浓度峰值。③一次剂量的一半经肝代谢，其余半数以原型经肾排出。在包括乳汁在内的各种分泌物中都有微量出现。

【适应证】迷走神经过度兴奋所致的窦房阻滞、房室阻滞等缓慢型心失常、继发于窦房结功能低下而出现的室性异位节律。

【用法用量】①抗心律失常：成人静脉注射0.5～1mg，按需可1～2小时一次，最大量为2mg。②皮下、肌肉或静脉注射成人常用量：每次0.3～0.5mg，一日0.5～3mg；极量：一次2mg。儿童皮下注射：每次0.01～0.02mg/kg，每日2～3次。③静脉注射：用于治疗阿斯综合征，每次0.03～0.05mg/kg，必要时15分钟重复1次，直至面色潮红、循环好转、血压回升、延长间隔时间至血压稳定。

【不良反应】有明显剂量反应。①0.5mg，轻微心率减慢，略有口干及少汗。②1mg，口干、心率加速、瞳孔轻度扩大。③2mg，心悸、显著口干、瞳孔扩大，有时出现视物模糊。④5mg，上述症状加重，并有语言不清、烦躁不安、皮肤干燥发热、小便困难、肠蠕动减少。⑤10mg以上，上述症状更重，脉速而弱，中枢兴奋现象严重，呼吸加快加深，出现谵妄、幻觉、惊厥等。⑥严重中毒时可由中枢兴奋转入抑制，产生昏迷和呼吸麻痹等。

【禁忌证】①青光眼。②前列腺肥大。③高热。

【药物相互作用】①与尿碱化药包括含镁或钙的制酸药、碳酸酐酶抑制药、碳酸氢钠、枸橼酸盐等伍用时，阿托品排泄延迟，作用时间和（或）毒性增加。②与金刚烷胺、吩噻嗪类药、其他抗胆碱药、扑米酮、普鲁卡因胺、三环类抗抑郁药伍用，阿托品的毒副反应可加剧。③与单胺氧化酶抑制剂（包括呋喃唑酮、丙卡巴肼等）伍用时，可加强抗M胆碱作用的副作用。④与甲氧氯普胺并用时，后者的促进肠胃运动作用可被拮抗。

【注意事项】①对其他颠茄生物碱不耐受者，对本药也不耐受。②本药可分泌入乳汁，并有抑制泌乳作用。③婴幼儿对本药的毒性反应极有敏感，特别是痉挛性麻痹与脑损伤的小儿，反应更强，环境温度较高时，因闭汗有体温急骤升高的危险，应用时要严密观察。④老年人容易发生抗M胆碱样副作用，如排尿困难、便秘、口干（特别是男性），也易诱发未经诊断的青光眼，一经发现，应即停药。本药对老年人尤易致汗液分泌减少，影响散热，故夏天慎用。⑤下列情况应慎用：脑损害，尤其是儿童；心脏病，特别是快速心律失常、充血性心力衰竭、冠心病、二尖瓣狭窄等；反流性食管炎、食管与胃的运动减弱、下食管扩约肌松弛，可使胃排空延迟，从而促成胃潴留，并增加胃-食管的反流。⑥溃疡性结肠炎，用量大时肠能动度降低，可导致麻痹性肠梗阻，并可诱发加重中毒性巨结肠症。⑦前列腺肥大引起的尿路感染（膀胱张力减低）及尿路阻塞性疾病，可导致完全性尿潴留。⑧对诊断的干扰：酚磺酞试验时可减少酚磺酞的排出量。⑨有关本药对妊娠期妇女的安全性尚不明确，妊娠期妇女使用需考虑用药的利弊。本药可分泌至乳汁，并有抑制泌乳作用，哺乳期妇女慎用。

【制剂与规格】注射液：1ml ：0.5mg；2ml ：1mg；1ml ：5mg。

门冬氨酸钾镁
Potassium Magnesium Aspartate

【药理作用】门冬氨酸作为体内草酰乙酸的前体，在三羧酸循环中起重要作用，并参与鸟氨酸循环，使氨和二氧化碳结合生成脲素。对细胞亲和力强，可作为钾、镁离子的载体，助其进入细胞内，提高细胞内钾、镁的浓度。

【体内过程】经肾脏代谢排出体外。

第四篇

【适应证】①低钾血症、低钾及洋地黄中毒引起的心律失常。②电解质补充。③病毒性肝炎、肝硬化和肝性脑病。

【用法用量】静脉滴注一次10～20ml，加入5%或10%葡萄糖注射液250~500ml中缓慢缓慢滴注，一日1次；口服常用量：一次2~4片，一日3次；预防量：一次1~2片，一日3次。

【不良反应】①滴注太快时可能出现恶心、呕吐、血管疼痛、面色潮红、血压下降等症状。②极少数可出现心率减慢，减慢滴速或停药后即可恢复。

【禁忌证】高血钾、高血镁、肾功能不全及房室传导阻滞者。

【药物相互作用】不宜与保钾性利尿药合用。

【注意事项】①本药未经稀释不得进行注射；滴注速度应缓慢。②用于防治低钾血症时，需同时随访血镁浓度。

【制剂与规格】①为复方制剂，注射液：20ml，每1ml中含门冬氨酸应为79～91mg、钾10.6～12.2mg、镁3.9～4.5mg。②片剂：无水门冬氨酸钾79mg，无水门冬氨酸镁70mg。

附

去乙酰毛花苷参阅本篇第1章治疗慢性心功能不全药物。

第 3 章 抗心绞痛药

一、硝酸酯类

硝酸甘油、硝酸异山梨酯参阅本篇第1章治疗慢性心功能不全药物。

二、β 肾上腺素受体阻断药

美托洛尔、阿替洛尔、索他洛尔和醋丁洛尔，参阅本篇第2章抗心律失常药以及第5章抗高血压药物。

三、钙通道阻断药

地尔硫䓬、维拉帕米参阅本篇第2章抗心律失常药物。

四、其他抗心绞痛药

尼可地尔
Nicorandil

【其他名称】硝烟酯、硝酸乙氧烟酰胺。

【药理作用】本药属硝酸酯类化合物，也是ATP敏感的钾离子通道开放剂，具有阻止细胞内钙离子释放，增加细胞膜对钾离子的通透性，扩张冠状血管，持续性增加冠状动脉血流量，抑制冠状动脉痉挛的作用。在扩张冠状血管时，并不影响血压、心率、心肌收缩力以及心肌耗氧量。本药还具有抑制血小板聚集防止血栓形成的作用。

【体内过程】口服吸收快而完全，生物利用度为75%，服药后0.5～1小时血药浓度达峰值，$t_{1/2}$约为1小时。主要分布在肝、心、肾、肾上腺及血液中。在体内经水解脱去硝基，代谢产物药理活性很小，主要从尿中排泄。

【适应证】①冠心病。②心绞痛。③对伴有心房颤动、心脏扩大的心绞痛，对其他抗心绞痛药物需慎用的患者，可选用本药。

【用法用量】口服：一次5mg，一日3次；症状改善不明显时可增加剂量：一次10mg，一日3次。

【不良反应】①常见有头痛、头晕、耳鸣、失眠等反应，服用阿司匹林可减轻症状，否则应停药；出现皮疹等过敏反应时应停药。②胃肠症状：腹痛、腹泻、食欲不振、消化不良、恶心、呕吐、便秘等，偶见口角炎，可有转氨酶升高。③心血管系统：心悸、乏力、颜面潮红、下肢浮肿，还可引起反射性心率加快，严重低血压等反应。

【禁忌证】①青光眼。②严重肝、肾疾病。③对本药过敏者。

【注意事项】①性状发生改变时，禁止使用。②因老年患者的生理功能一般较弱，容易出现副作用，应慎用，可从小剂量开始。

【制剂与规格】①片剂：5mg。②胶囊：5mg。③针剂：5mg；10mg。

曲匹地尔
Trapidil

【其他名称】立欣。

【药理作用】可抑制cAMP磷酸二酯酶的活性，扩张冠状动脉作用强于硝酸甘油，利于侧支循环建立；抑制血栓素A_2（TXA_2）的合成，促进前列环素的生成，可扩张末梢动脉及静脉抑制血小板的聚集，可防止花生四烯酸及血小板自身诱发的血小板聚集，对已形成的聚集起解聚作用；本药还可竞争性拮抗血小板衍生生长因子受体，抑制平滑肌细胞增生。

【体内过程】①口服后血中浓度迅速上升，达峰时间为2小时，$t_{1/2}$为12小时，尿中可检出代谢产物，72小时后尿中排泄物为投药量的30%。②可进入胎盘，当高剂量（240mg/kg）服用时抑制胎儿发育，本药可从乳汁中分泌，进入婴儿体内，影响胎儿发育。

【适应证】①冠心病。②心绞痛。③心肌梗死。

【用法用量】口服，一次50～100mg，一日3次，或遵医嘱。

【不良反应】①可引起血压下降等不良反应。偶有头痛、恶心、心悸发生，减量或停药后可自行缓解。②当皮肤黏膜、眼症候群发生时应立即停止使用，并在医师指导下作相应处置。

【禁忌证】①颅内出血未止。②对本药过敏者。③妊娠期及哺乳期妇女。

【注意事项】肝病患者慎用，用药后血清转氨酶若异常上升时，即停止服用。

【制剂与规格】片剂：50mg。

曲美他嗪

Trimetazidine

【其他名称】万爽力。

【药理作用】①本药作为较强的抗心绞痛药，起效较硝酸甘油慢，但持续时间较长。具有对抗肾上腺素、去甲肾上腺素及加压素的作用，能降低血管阻力，增加冠脉血流及周围循环血量，促进心肌代谢及心肌能量的产生。②减低心脏工作负荷，降低心肌耗氧及能量的消耗，从而改善心肌氧的供需平衡。保护细胞在缺氧或缺血情况下的能量代谢，阻止细胞内ATP水平的下降，从而保证了离子泵的正常功能和透膜钠–钾流的正常运转，维持细胞内环境的稳定。③增加强心苷的耐受。④减少缺血时和心肌再灌注时出现的多核中性粒细胞的移动和浸润，缩小心肌梗死的面积。

【体内过程】口服给药后，曲美他嗪吸收迅速，2小时内即达到血浆峰浓度。$t_{1/2}$约为6小时。单剂口服曲美他嗪20mg后，血浆峰浓度约为55ng/ml。重复给药后，24～36小时达到稳态浓度，并且在整个治疗中保持非常稳定。表观分布容积为4.8ml/kg，提示其具有良好的组织弥散性。蛋白结合率低，体外测定为16%。主要通过尿液以原型清除。

【适应证】对一线抗心绞痛疗法控制不佳或无法耐受的稳定型心绞痛。

【用法用量】口服：每次20～60mg，一日3次，饭后服用，总剂量每日不超过180mg。3个月后评价治疗效果，若无治疗作用可停药。

【不良反应】①罕见胃肠道不适（恶心、呕吐）。②过敏反应。

【禁忌证】①对本药过敏者。②妊娠期及哺乳期妇女。③帕金森病、帕金森综合征、震颤、不宁腿综合征以及其他相关的运动障碍者。④严重肾功能损害者（肌酐清除率<30ml/min）。⑤新近心肌梗死患者。

【注意事项】①此药不作为心绞痛发作时的对症治疗用药，也不适用于对不稳定心绞痛或心肌梗死的初始治疗。②此药不应用于入院前或入院后最初几天的治疗。心绞痛发作时，对冠状动脉病况应重新评估，并考虑治疗的调整（药物治疗和可能的血运重建）。

【制剂与规格】片剂：20mg；30mg。

第 4 章 常用的扩张血管药物

一、直接松弛血管平滑肌药物

罂粟碱
Papaverlne

【其他名称】帕帕非林。

【药理作用】①本药为阿片中异喹啉类生物碱之一。②直接作用于平滑肌细胞，抑制磷酸二酯酶，增加细胞内cAMP的浓度，直接松弛肺动脉、冠状动脉等大血管的平滑肌；大剂量的罂粟碱可引起低血压和心动过速。③抑制心脏传导，直接作用于心肌细胞，延长不应期；对中枢神经系统没有作用。

【体内过程】口服易吸收，但差异大，生物利用度约54%。本药血浆蛋白结合率近90%。主要在肝内代谢为4-羟基罂粟碱葡糖醛酸盐，一般以代谢产物形式经肾排泄，可经透析被清除。$t_{1/2}$为0.5～2小时，但有时也长达24小时。

【适应证】①脑血栓、肺栓塞。②肢端动脉痉挛症（雷诺病）、动脉栓塞性疼痛。③勃起障碍。

【用法用量】成人：每次30～60mg，每日3次口服；肌内注射：每次30mg，每天90～120mg；静脉注射：每次30～120mg，每3小时1次，用5%的葡萄糖稀释后缓慢注射，注射时间不少于1～2分钟，用于心脏停搏时，两次之间要相隔10分钟。

儿童：每次1.5mg/kg，每日4次肌内注射；静脉注射：每次1.5mg/kg，每日4次。

勃起障碍：阴茎内注射，初始剂量是7.5mg，再根据药物反应增加至30～60mg。建议注射一周不超过3次，也不能连续2天注射。

【不良反应】①常见黄疸、肝功异常和肝毒性，腹部不适、恶心、呕吐、食欲缺乏、便秘和腹泻。②心率增加和血压升高。③可引起嗜睡、眩晕和头痛，减少用量可缓解。④偶见血小板减少。⑤可出现皮疹与瘙痒、注射部位不适、化脓性肉芽肿等。⑥罕见阴茎海绵体腔内注射引起持续性阴茎勃起，应就医治疗。

【禁忌证】①对本药过敏。②完全性房室传导阻滞。③出血或有出血倾向者。④帕金森病、颅内高压。

【药物相互作用】①与左旋多巴合用时，可减弱后者的疗效，本药能阻断多巴胺受体。②与烟碱合用，吸烟时可因烟碱作用，使本药的疗效降低。③碘克沙酸可与罂粟碱形成一种糊状沉淀，沉积在阴茎上，引起严重后果。

【注意事项】①与溴碘和碘化物有配伍禁忌。②有成瘾性，不宜久用。③心绞痛、脑卒中、青光眼、肝、肾功能不全、胃肠蠕动减弱、新近心梗或卒中患者慎用。④随访检查肝肾功。⑤妊娠期、哺乳期妇女、老年人慎用。⑥出现肝功能异常时，应立即停药。静脉注射过快、过量可导致房室传导阻滞、心室颤动甚至死亡，应充分稀释后缓慢滴注或推注。

【剂型与规格】①片剂：30mg。②针剂：30mg。

烟酸
Nicotinic Acid

【其他名称】尼古丁酸。

【药理作用】①本药属于B族维生素。大剂量烟酸有明显的调节血脂作用，可迅速降低血甘油三酯和VLDL-C、LDL-C。②烟酸还有周围血管扩张作用，口服后数分钟即可见效，可维持数分钟至1小时。③烟酸缺乏时，可产生糙皮病。

【体内过程】口服后30～60分钟达血浆峰浓度，胃肠道吸收，广泛分布于机体组织。大剂量口服时，主要代谢产物为烟尿酸、N-甲基烟酣胺及2-吡啶酮衍生物。2/3以原型自尿排泄。$t_{1/2}$约45分钟。

【适应证】①血管扩张药，治疗血管性偏头痛、头痛和预防脑动脉血栓形成。还可用于治疗肺栓塞、内耳眩晕症、冻伤、中心性视网膜脉络膜炎等。②雷诺综合征、网状青斑、肢端青紫症、闭塞性动脉硬化、闭塞性血栓性脉管炎、冻疮、寒冷性多形红斑等。③防治糙皮病等烟酸缺乏，对烟酸缺乏目前多用烟酰胺。

【用法用量】①糙皮病：口服每次50～100mg，每日3～4次。②抗高脂血症：开始口服100mg，一日3次，4～7天后可增加至每次1～2g，每天3次。③遗传性烟酸缺乏症（Hartnup病）：每天50～200mg。④脑血管疾病：50～200mg，加于5%～10%葡萄糖液100～200ml中静脉滴注，一日1次。

【不良反应】①常见开始用药2周内，皮肤潮红、瘙痒、色素沉着。②可引起食欲缺乏、腹泻。③血糖、尿酸增高，甚至出现痛风性关节炎。④偶见肝功能损害、黄疸。⑤可出现心律失常，多为房性。⑥罕见严重的血管反应如发热、头昏、头跳痛、眩晕、无力、晕厥。

【禁忌证】①痛风、动脉出血、低血压、高尿酸血症、肝功能损害者、糖尿病、恶性心律失常者、有过敏史者。②消化性溃疡患者。

【药物相互作用】①口服异烟肼时应适量补充烟酸。②与血管扩张剂不宜合用。

【注意事项】①动脉出血、糖尿病、青光眼、高尿酸血症、低血压、肝病慎用此药。②妊娠期妇女、哺乳期妇女、老年人慎用。③在服药过程中，有皮肤潮红、热感、瘙痒，有时可引起荨麻疹、恶心、轻度肝功能减退等，饭后服可减少副作用，应定期复查肝功能、血糖及尿酸等，明显异常时应减量或停药。

【制剂与规格】①片剂：50mg；100mg。②针剂：50mg；100mg。

前列地尔
Alprostadil

【其他名称】前列腺素E_1。

【药理作用】①抑制血小板聚集，抑制血小板血栓素A_2（TXA_2）合成而抑制血小板聚集并舒张血管。②扩张血管，直接作用于血管平滑肌，抑制血管交感神经末梢释放去甲肾上腺素，使血管平滑肌舒张，外周阻力降低，血压下降，增加冠脉及末梢血流量，改善末梢循环。③抑制动脉粥样硬化，提高动脉组织内cAMP水平、降低血脂、抑制平滑肌细胞增生等，抑制斑块形成，缩小斑块面积。④保护缺血性心肌，对急性心肌缺血和心肌梗死有明显保护作用，能缩小心肌梗死范围，减少心肌组织内肌酸磷酸激酶的释放，减轻ST段的抬高。

【体内过程】静脉注射后，与血浆蛋白结合微弱，在体内代谢完全，转变成15-氧代前列腺素E_1等，68%经肝首过代谢，以代谢物形式经肾排泄。其脂肪乳剂$t_{1/2}$较长，且容易分布于严重阻塞的血管内。$t_{1/2}$为5～10分钟。

【适应证】①心绞痛、心肌梗死、脑梗死、血管闭塞性脉管炎、慢性动脉闭塞症。②视网膜中央静脉血栓。③新生儿先天性紫绀性心脏病。④血管外科手术和体外循环时防止血栓形成。⑤局部注射治疗勃起功能障碍。

【用法用量】①心绞痛：先用2ml 0.9%氯化钠注射液溶解后，每天100μg加入5%葡萄糖250ml中静脉滴注。②心肌梗死：每日100～200μg，重症可用400μg加入5%葡萄糖250ml中静脉滴注，疗程为7～10天。

【不良反应】①全身不良反应发生率低于1%，可有头痛、食欲减退、恶心、腹泻、低血压、心动过速、睾丸痛、睾丸肿胀、尿频、尿急、排尿困难、室上性早搏、眩晕等，减慢滴注速度，反应可望减轻。②偶见注射局部可有胀痛、发红、发热、麻木、瘙痒和感染等，阴茎海绵体注射后可出现阴茎疼痛（约34%）；阴茎持续勃起（持续4～6小时）的发生率为2%、异常勃起（持续6小时或以上）的发生率为0.5%；阴茎局部还可出现注射部位淤血，阴茎水肿和纤维化。

【禁忌证】①严重心功能不全。②妊娠期妇女。③对本药过敏者。

【药物相互作用】可增强抗高血压药、血管扩张剂和抗凝剂的作用。

【注意事项】①本药可增强降压药和血小板聚集抑制剂的作用，与华法林、肝素等联合应用时慎用。②注射液需在用前新鲜配制。③哺乳期妇女及眼压增高者慎用。③用药期间注意检查肝功能、体温和白细胞变化。

【制剂与规格】注射剂：1ml ：5μg；2ml ：10μg。

倍他司汀
Betahistine

【其他名称】培他啶、盐酸培他司汀、倍他司汀二盐酸盐。

【药理作用】①组胺受体激动药，能选择性作用于H_1受体，具有扩张毛细血管、舒张前毛细血管括约肌、增加前毛细血管微循环血流量、降低内耳静脉压和促进内耳淋巴吸收、增进内耳动脉血流量的作用。②还通过抑制H_3受体，抑制组胺的负反馈调节，其刺激胃酸分泌的作用甚微。

【体内过程】口服给药后3～5小时血药浓度达到峰值，口服后吸收很快且完全，在肝脏广泛代谢，口服给药后绝大多数的倍他司汀在3天内以代谢物的形式从尿液中排出体外，母体药物$t_{1/2}$为3.5小时。

【适应证】①梅尼埃症（内耳眩晕症）、脑血管病引起的中枢性眩晕。②脑缺血性疾病及脑动脉硬化。③头痛。④压疮。

【用法用量】梅尼埃症：①口服：每次4～8mg，一日2～4次，每天最高量不超过48mg。②静脉滴注：每天20～40mg，一日1次。

【不良反应】可有口干、恶心、胃部不适、心悸、皮肤瘙痒等不良反应。

【禁忌证】①嗜铬细胞瘤。②对本药过敏者。

【药物相互作用】服用抗组胺药可阻滞本药的部分或全部作用。

【注意事项】①对消化性溃疡、支气管哮喘患者慎用。②肝脏疾病者慎用。③如出现明显不良反应，须立即停药。

【制剂与规格】①片剂：4mg。②针剂：2mg；4mg。

长春西汀
Vinpocetine

【其他名称】注射用长春西汀。

【药理作用】扩张脑血管、增强代谢活性的作用。长春西汀能增加脑部血流，而对外周血流没有明显的影响。

【体内过程】口服达峰时间为0.75～1.5小时，健康人口服10mg后，峰浓度范围为：5ng/ml到20～60ng/ml，重复给药未发现药物蓄积。口服生物利用度7%～57%，进食对吸收的影响明显（和食物一起服用的生物利用度为60%～100%）分布$t_{1/2}$为0.14小时。药物不被血浆中的酯酶水解，肝脏代谢，代谢产物Apovin-caminic酸（VAV）无活性。肾脏排泄量不明确，仅小量以原型从尿中排出，大部分在24小时内以VAV及其他代谢产物的形式排出。母体化合物清除$t_{1/2}$为1～2.5小时。口服长春西汀后清除$t_{1/2}$为1～2小时；静脉给药后$t_{1/2}$为2～2.5小时；代谢产物的$t_{1/2}$为2小时。

【适应证】①因脑栓塞、脑出血后遗症、脑动脉硬化症等引起的眩晕、头昏、头痛、记忆力减退、行动障碍、语言障碍。②视网膜和脉络膜血管硬化及血管痉挛。③老年性耳聋、眩晕等。

【用法用量】脑血液循环障碍：①口服：每次5～10mg，一日3次。②静脉滴注：每次10mg，一日3次，或以氯化钠注射剂稀释5倍静脉滴注。

【不良反应】①偶见皮疹、荨麻疹、瘙痒等过敏症状，若出现此症状应停药。②偶见恶心、呕吐，头痛、眩晕，食欲不振、腹痛、腹泻等。③偶见转氨酶、碱性磷酸酶升高、黄疸等。

【禁忌证】①对本药过敏者。②颅内出血尚未完全止血的患者。③妊娠期及哺乳期妇女。④严重缺血性心脏病、严重心律失常者。

【药物相互作用】不能与肝素同时应用，合用华法林与长春西汀，应常规监测INR值，必要时可将华法林的剂量稍作调整。

【注意事项】①非器质性精神病、癫痫患者慎用。出现过敏反应应立即停药。②老年人慎用。

【制剂与规格】①片剂：5mg。②注射剂：2ml ：10mg。

地芬尼多
Difenidol

【其他名称】眩晕停、盐酸地芬尼多。

【药理作用】①强效抗晕止吐药，能扩张已痉挛的血管，增加椎基底动脉血流量，调节前庭神经系统，抑制呕吐中枢和（或）延脑催吐化学感受区，从而发挥

第四篇

抗眩晕及镇吐的作用。②有轻微外周性抗M胆碱受体作用，大剂量可使血压下降，但无明显镇静催眠或过度兴奋等不良反应。

【体内过程】口服给药后1小时、直肠给药后2小时、肌内注射后0.5小时，血药浓度可达峰值。生物利用度可达91.5%，在体内分布广泛，其浓度由高到低依次为心、肝、脾、肺、肾、脑及肌肉。主要代谢产物为无活性的N-（4，4-联苯基-4-羟丁基）-δ-氨基戊酸。约90%以上经肾脏排泄。消除$t_{1/2}$为9.15小时。

【适应证】①眩晕症。②晕动病。

【用法用量】眩晕：①口服给药：每次25～50mg，一日3次。儿童（6个月以上）每次0.9mg/kg，每天3次。②肌内注射：每次20～40mg，一日4次。③静脉注射：每次20mg，必要时每小时重复1次。④直肠给药：每次50mg，每4～6小时1次。

【不良反应】①常见幻觉、意识模糊、精神错乱或定向力障碍，一般在治疗开始两天内出现，在停药后2～3天内逐渐消失。②可引起嗜睡、不安、抑郁、睡眠障碍、头昏或头痛。③偶见一过性低血压、心悸等。④偶见口干、恶心、食欲减退、消化不良或胃灼热感。

【禁忌证】①对本药过敏者。②6个月以内婴儿。③妊娠期妇女。④肾功能不全者。

【药物相互作用】地芬尼多可降低阿扑吗啡治疗中毒时的催吐作用。

【注意事项】①预防晕动病应在出发前30分钟服用。②用药期间出现精神错乱应中止治疗。③慎用：青光眼、胃溃疡、胃肠道或泌尿生殖道梗阻性疾病、窦性心动过速。④用药期间注意观察毒性反应。

【制剂与规格】①片剂：25mg。②注射剂：1ml：10mg。

西地那非
Sildenafil

【其他名称】万艾可。

【药理作用】①本药为环磷酸鸟苷（cGMP）特异性5型磷酸二酯酶（PDE_5）的选择性抑制药，是治疗阴茎勃起功能障碍（ED）的口服药物。②增强抗血小板聚集、抑制血小板血栓形成以及舒张周围血管的作用。

【体内过程】口服后吸收迅速，10～40分钟起效，绝对生物利用度约为40%。空腹口服30～120分钟后达血药浓度峰值，餐后口服90～180分钟达高峰。本药及其主要循环代谢产物（N-去甲基化物）均约有96%与血浆蛋白结合，蛋白结合率与药物总浓度无关。其主要代谢产物（N-去甲基化物）具有与本药相似性，其血浆浓度约为西地那非的40%，因此本药的药理作用大约有20%来自于其代谢产物。本药及其代谢产物的消除半衰期约为4小时，给药量的80%主要以代谢产物的形式经粪便排泄，13%经肾排泄。

【适应证】阴茎勃起功能障碍（ED）。

【用法用量】阴茎勃起功能障碍：成人口服：推荐剂量为50mg，在性活动前约1小时按需服用，服药后需有性刺激。一天剂量可于25～100mg之间调整。患肝功能不全等肝功能损害者，起始剂量为25mg。65岁以上老人的起始剂量为25mg。

【不良反应】①偶见尿道感染、膀胱炎、夜尿增多、尿频、尿失禁、异常射精、生殖器水肿、缺乏性高潮等。②偶见消化不良、腹泻、呕吐、吞咽困难、肝功能异常、直肠出血等。③偶见头痛、贫血、白细胞减少、痛风、糖尿病、高尿酸血症。④罕见哮喘、咽喉炎、鼻窦炎、支气管炎、咳嗽、呼吸困难等。⑤罕见：心肌梗死、心源性猝死、心力衰竭、心律失常、低血压、脑出血、脑血栓形成。

【禁忌证】①对本药过敏者。②正在使用硝酸甘油、硝普钠或其他含有机硝酸盐者。

【药物相互作用】①与酮康唑、伊曲康唑、红霉素、西咪替丁，可使其清除率降低。②利福平可降低本药血浆水平。③与α受体阻滞药（如多沙唑嗪）合用，可能会引起某些患者的低血压症状。④与有机硝酸酯类合用时，本药可使血压极度下降，应禁止合用。

【注意事项】①本药治疗阴茎勃起功能障碍的同时，应对其相关病因进行治疗，在没有性刺激时，本药的推荐剂量不起作用。②慎用：近6个月内曾发生心肌梗死、脑卒中、休克或致死性心律失常；出血性疾病或处于消化性溃疡活动期的患者。阴茎解剖畸形者（如阴茎弯曲、阴茎海绵体纤维变性或硬结）慎用。③本药不适用于儿童、妇女。④老年（65岁以上）对本药的清除率降低，故本药起始剂量应减小。⑤在性活动开始时，若出现心绞痛、头晕、恶心等症状，须终止性活动。⑥用药后若阴茎持续勃起超过4小时，应给予相应治疗；若异常勃起未得到及时处理，阴茎组织可能受到损害并导致永久性的勃起功能丧失。

【制剂与规格】片剂：25mg；50mg；100mg。

二、α肾上腺素受体阻断药

酚妥拉明
Phentolamine

【其他名称】利其丁、酚胺唑啉。

【药理作用】①非选择性α_1和α_2受体阻断药，通过阻断血管中α_1和α_2受体，因而引起血管扩张和血压降低，以小动脉为主，静脉次之，使体循环和肺循环阻力下降，动脉压降低。②突触前膜α_1受体的阻断作用，导致增加神经元的去甲肾上腺素的释放，可增强心肌收缩力和速率。

【体内过程】口服疗效较差，可能与首过效应有关；静脉注射迅即生效，停止静脉注射后，作用在数分内即可消失。静脉输注10mg，峰值血浓度为0.11μg/ml。血清蛋白结合率为54%。能产生广泛的代谢变化，13%以原型物从尿液中排出。明显的代谢产物是羟基苯衍生物，它占剂量的17%。口服酚妥拉明对代谢的影响较静脉注射大。尿中的排泄物和代谢物占剂量的70%，粪中占3%。

【适应证】①急性左心功能不全、肺水肿。②肺源性心脏病合并心功能不全。③高血压危象。④嗜铬细胞瘤的诊断试验。

【用法用量】①血管痉挛性疾病：肌内注射或静脉注射：每次5mg，一日1～2次；口服：每次25～100mg，一日4～6次。②心衰和休克：以每分钟0.3mg剂量静脉滴注，对严重肺水肿者可每次0.5～1mg静脉注射，在严密监测血流动力学改变下，每10～15分钟重复1次直至症状改善后改为每分钟0.5～1mg持续静脉滴注，稳定后改为口服血管扩张剂。③诊断嗜铬细胞瘤：静脉注射5mg，注射后30秒钟测血压一次，可连续测10分钟，如在2～4分钟内血压降低35/25mmHg以上时为阳性结果。④控制高血压危象：静脉注射2～5mg，若有需要则重复注射，同时须监测血压变化。

【不良反应】动脉血压过低、反射性心动过速、心律不齐、全身静脉容量增大和可能出现休克，可伴随头痛、过度兴奋、视觉障碍、出汗、呕吐、腹泻和低血糖。

【禁忌证】①对本药过敏，对亚硫酸酯过敏者，忌与铁剂配伍。②低血压、严重动脉硬化、心绞痛、心肌梗死、胃及十二指肠溃疡。③肾功能不全。④儿童、高龄老年人。

【药物相互作用】①本药与其他血管扩张剂合用会增加低血压危象。②与多巴胺或多巴酚丁胺合用，可使心率增快更明显。③可增加其他抗高血压药物的降血压作用，与神经松弛剂（主要是镇静剂）合用可能增加α受体阻断药的降血压作用。

【注意事项】①应用期间应监护患者的血压、心率。发现心动过速或血压低于10.7kPa时应及时停药。②冠心病、脑血管病、胃炎或胃溃疡患者慎用。③妊娠期妇女慎用。

【制剂与规格】①片剂：25mg。②针剂：10mg。

哌唑嗪
Prazosin

【其他名称】脉宁平、哌唑静。

【药理作用】①为选择性突触后膜α_1受体阻断药、能拮抗α_1受体激动药引起的血管收缩和血压升高等反应。对α_2受体的阻滞作用很弱，本药降压时很少引起反射性心动过速。本药不增加肾素的分泌，对肾血流量与肾小球滤过率影响也小。本药既能扩张容量血管，降低心脏前负荷，又能扩张阻力血管，降低心脏后负荷，从而使左心室舒张末期压下降，心功能改善，故可用于治疗心力衰竭。②长期服用能改善脂质代谢，降低甘油三酯和低密度脂蛋白，可升高高密度脂蛋白和高密度脂蛋白/胆固醇比值。③能阻滞前列腺、尿道和膀胱颈的α_1受体，从而减轻前列腺肥大患者的排尿困难症状。

【体内过程】本药口服吸收完全，生物利用度50%～85%，血浆蛋白结合率高达97%。本药口服后2小时起降压作用，血药浓度达峰时间为1～3小时，$t_{1/2\beta}$为2～3小时，心力衰竭时$t_{1/2\beta}$延长达6～8小时。持续作用10小时。本药主要通过去甲基化和共价键结合形式在肝内代谢，随胆汁与粪便排泄，尿中仅占6%～10%。5%～11%以原型排出，其余以代谢物排出。心力衰竭时，清除率比正常为慢，不能被透析清除。

【适应证】①轻、中度高血压，嗜铬细胞瘤患者手术前亦可用本药控制血压。②慢性心功能不全、心肌梗死后心力衰竭。

【用法用量】①高血压：口服给药：每次0.5～1mg，一日3次，睡前服用，逐渐按疗效调整为每天6～15mg，2～3次服用。②慢性心功能不全：开始每次0.5～1mg，一日1.5～3mg，维持量通常为一日4～20mg，分次服用。

【不良反应】①常见：体位性低血压，容易在服首剂后0.5～2小时出现，加大剂量时也可发生，表现为从卧位或坐位起立时发生眩晕、头昏，甚至晕厥，运动可使反应加重，老年人更易发生。②偶见：心绞痛、心悸、心动过速；食欲缺乏、胃肠不适；手足麻木、头痛、失眠、嗜睡、情绪改变、幻觉及多梦等。③偶见尿频及尿失禁、阳痿，偶有发生阴茎异常勃起。④罕见：过敏反应：急性多发性关节炎、结节性红斑、反复发作性荨麻疹、面部水肿及哮喘。

【禁忌证】对哌唑嗪过敏者。

【药物相互作用】①与钙通道阻断药、利尿药同用，降低剂量。②与非甾体类抗炎药同用，尤其与吲哚美辛同用，可使本药的降压作用减弱。

【注意事项】①首次服用或迅速加量时易致体位性低血压，故首剂宜睡前服用。②长期应用可产生耐药性，精神病患者，重度心功能不全者慎用。③本药可影响驾车和操作机械的能力。④妊娠期妇女、哺乳期妇女、老年人慎用。

【制剂与规格】片剂：1mg；2mg；5mg。

尼麦角林
Nicergoline

【其他名称】抑血凝、麦角溴烟脂。

【药理作用】①血管扩张，增加脑血流量，改善在脑缺氧和缺血期间能量代谢，还可改善睡眠。可改善慢性脑功能不全所产生的诸如行动不便、言语障碍等症状，以及耳鸣、头晕目眩、感觉迟钝、视力减退、头痛、失眠、记忆力衰退、注意力不集中、精神抑郁、不安或激动等症状。②抑制血小板的聚集。③交感神经阻滞，是α受体阻断药。可降低动脉血压，导致心动过缓和血压降低。

【体内过程】口服给药1.5小时后达到最大的血药浓度，3～4.5小时血药浓度达峰值。口服生物利用度高，为90%～100%。蛋白结合率82%～87%，肾脏排泄66%～80%，24小时内60%从尿中排出，是否从乳汁中分泌尚不清楚。粪便排泄10%～20%。尼麦角林应该饭前服用以增加吸收，或进餐时同时服用以减少对胃的干扰。

【适应证】脑血管疾病及下肢闭塞性血栓性脉管炎。

【用法用量】脑血管疾病：静脉滴注，每次2～4mg，溶于100ml氯化钠注射剂中，缓慢滴注，一日1～2次。

【不良反应】①常见出汗、睡眠障碍、头昏眼花、失眠、烦躁不安、面红和食欲增加。②偶见恶心、腹泻、低血压伴昏厥、心动过缓、大多数反应是轻微而短暂的。③偶见胸膜-肺病变，如胸膜增厚或渗出，苔藓样皮疹、红斑和荨麻疹。④罕见过敏反应、射精困难。

【禁忌证】①对本药过敏、急性出血、低血压、近期发生的心肌梗死及严重心动过缓。②妊娠及哺乳期妇女。

【药物相互作用】①禁止与α或β受体阻滞药同时使用。②慎用：与抗凝药、抗血小板药或与高血压药同时使用时。和硝酸酯类联用可能增强口服二氢麦角胺收缩血管的作用。③艾法韦仑类可能会增强本药的药理和毒性作用。④大环内酯类药物可能增强本药的毒性作用，可能发生外周血管收缩，引起四肢缺血和发绀。⑤舒马坦类和本药的血管收缩作用可能相加。

【注意事项】①应饭前服用以增加吸收，或进餐时服用以减轻刺激。②慎用：血压偏低者。静脉滴注、肌内注射后平卧休息片刻。③老年人慎用。

【制剂与规格】①片剂：5mg；10mg。②注射剂：1ml ：2.5mg。

三、钙通道阻断药

尼莫地平
Nimodipine

【其他名称】硝苯甲氧乙基异丙啶、尼达尔、尼莫通。

【药理作用】①二氢吡啶类钙通道阻断药，作用与硝苯地平相似，效力弱于硝苯地平。尼莫地平为选择性地作用于脑血管平滑肌的钙通道阻断药，作用于脑血管平滑肌，呈脂溶性，易通过血脑屏障，与中枢神经的特异受体结合，扩张脑血管，增加脑血流量，并可拮抗5-HT、花生四烯酸、TXA_2等所致的脑血管痉挛，有效地预防和治疗因蛛网膜下隙出血引起的脑血管痉挛造成的脑组织缺血性损害。对外周血管的作用较小，可同时增加冠脉血流量，降低血压，但降压的同时不降低脑血流量。②抗抑郁和改善意识、记忆功能，对老年性抑郁症疗效尤佳。③能阻断或防止肿瘤细胞与血小板的交互作用和聚合作用，显著降低癌细胞的代谢，阻止癌细胞的扩散。

【体内过程】口服吸收迅速，在肝脏有较显著的首过效应，生物利用度仅为5%～10%，血浆药物浓度达峰时间为0.5～1.5小时。在肝脏和脂肪组织分布浓度最高，脑脊液的药物浓度仅为血浆平均浓度的1/10，血浆$t_{1/2}$为1.5～2小时，血浆蛋白结合率99%。93%～95%在肝脏代谢，代谢产物主要由胆汁排泄，少量约15%由肾脏排泄。

【适应证】①脑血管疾病，如蛛网膜下隙出血、脑供血不足、脑血管痉挛、脑卒中和偏头痛等。②突发性耳聋。③冠状粥样硬化性心脏病心绞痛。

【用法用量】①缺血性脑血管病：每日80～120mg口服，一日3次，连服1个月。②蛛网膜下隙出血引起的脑血管痉挛，每次40～60mg，一日3～4次。③突发性耳聋，每日40～60mg，一日3次，5日为1疗程。④高血压，开始每次40mg，一日3次，日最大剂量240mg。

【不良反应】①常见低血压，其发生与剂量相关，调整剂量可好转。②偶见恶心、腹泻、呕吐和胃肠出血，碱性磷酸酶、丙氨酸转氨酶升高，肝炎、黄疸。③偶见皮疹、瘙痒、皮肤刺痛。④罕见头痛、头昏，血小板减少和贫血。

【禁忌证】扩散性脑水肿、颅内压显著升高、年老多病者、严重心血管功能障碍、严重低血压者（收缩压小于90mmHg）、妊娠期及哺乳期妇女、严重肝功能损害。

【药物相互作用】①与其他作用于心血管的钙通道阻断药联用，可增强其他钙通道阻断药的作用。②丹曲林可增强本药的毒性，与西咪替丁、地拉夫定联用，可升高本药的血药浓度。③与α_1受体阻滞药联用，可增强降血压作用。④与β受体阻滞药联用，可能引起低血压、心动过缓。⑤口服抗凝药联用，可增加发生胃肠道出血的危险性。⑥与胺碘酮联用，可能引起房室传导阻滞或窦性心动过缓。⑦与肾毒性药物如氨基糖苷类、头孢菌素类、速尿等联用，可能引起肾功能减退。⑧食时服用本药可降低药效。⑨与他降压药合用有增强作用。

【注意事项】偶见一过性消化道不适、头晕、嗜睡、皮肤瘙痒，但反应轻微，一般不需停药。

【制剂与规格】①片剂：20mg。②控释片：60mg。③注射剂：4mg。

四、血管紧张素转换酶抑制剂（ACEI）

参阅本篇第5章抗高血压药物。

第四篇

第 5 章 抗高血压药物

一、钙通道阻断药

（一）二氢吡啶类钙通道阻断药

硝苯地平
Nifedipine

【其他名称】心痛定

【药理作用】①为二氢吡啶类钙通道阻断药，可选择性抑制钙离子经细胞膜流入血管平滑肌和心肌细胞，降低细胞内钙离子水平，从而改变心肌电生理、抑制心肌收缩性和舒张血管，降低血压。②能同时舒张正常供血区和缺血区的冠状动脉，拮抗自发的或麦角新碱诱发的冠状动脉痉挛，增加冠状动脉痉挛患者心肌氧的供给，解除和预防冠状动脉痉挛。③可抑制心肌收缩，降低心肌代谢，减少心肌耗氧量。④舒张外周阻力血管，降低外周阻力，可使收缩血压和舒张血压降低，减轻心脏后负荷。

【体内过程】口服或舌下含服均可吸收，且吸收良好，吸收率为90%，生物利用度约65%，舌下给药后2～3分钟产生效应，血浆药物浓度t_{max}为10分钟，喷雾给药后10分钟产生效应，血浆药物浓度达峰时间1小时，3小时作用消退，口服后15分钟产生效应，血浆药物浓度t_{max}为1～2小时。血浆$t_{1/2}$为4～6小时，血浆蛋白结合率90%。硝苯地平控释片为推拉渗透泵，使药物恒定释放16～18小时，血浆药物浓度平稳地维持24小时以上，血浆药物浓度达峰时间为6小时，人体口服单剂的生物利用度为65%，但多次口服达稳态时为86%。主要在肝脏代谢，代谢产物90%经肾脏排泄，只有微量的原型药物在尿中出现，15%自粪便排泄。

【适应证】①高血压。②心绞痛（短效硝苯地平不主张在心绞痛患者使用）。

【用法用量】硝苯地平的剂量应视患者的耐受性和对心绞痛的控制情况逐渐调整。过量服用硝苯地平可导致低血压，原则上不主张用短效制剂。普通片建议从小剂量开始服用，一般起始剂量每次10mg，一日3次口服；常用的维持剂量为口服每次10～20mg，一日3次。部分有明显冠脉痉挛患者，可用至每次20～30mg，一日3～4次。最大剂量每日不宜超过120mg。通常调整剂量需7～14天。如果患者症状明显，病情紧急，剂量调整期可缩短。在严格监测下的住院患者，可根据心绞痛或缺血性心律失常的控制情况，每隔4～6小时增加1次，每次10mg。

硝苯地平缓释片：口服每次10～20mg，一日3次，极量每次40mg。

硝苯地平控释片：除非特殊医嘱，成年人推荐剂量为每次 1 片或遵医嘱用。必须整片吞服，切勿嚼碎，服药时间不受就餐时间的限制。每次服药应间隔12小时以上。

【不良反应】①不良反应很轻，初服者脸部潮红。②眩晕、头痛、无力、恶心食欲缺乏、口干、心悸等，久用可致水钠潴留，下肢水肿。与利尿药合用可减轻水钠潴留。③有时可致心动过速，与普萘洛尔合用可避免之。

【禁忌证】①对硝苯地平过敏。②严重主动脉狭窄。③不稳定心绞痛。④急性心肌梗死（发作4周内）。⑤低血压。⑥心源性休克。⑦脑水肿、颅内压增高。⑧重度主动脉瓣狭窄、肥厚梗阻型心肌病。⑨妊娠前3个月、儿童。

【药物相互作用】①β受体阻断药与本药合用，绝大多数患者有较好的耐受性和疗效，但个别患者可能诱发和加重低血压、心力衰竭和心绞痛。②本药可能增加血地高辛浓度，提示在初次使用、调整剂量或停用本药时应监测地高辛的血药浓度。③蛋白结合率高的药物如双香豆素类、苯妥英钠、奎尼丁、奎宁、华法林等与本药同用时，这些药的游离浓度常发生改变。

④西咪替丁与本药同用时，本药的血浆峰浓度增加，注意调整剂量。

【注意事项】①对妊娠期妇女无详尽的临床研究资料。临床上有硝苯地平用于高血压的妊娠期妇女的情况。②老年人使用硝苯地平时半衰期延长，应用时注意调整剂量。③硝苯地平可分泌入乳汁，哺乳妇女应停药或停止哺乳。④肝、肾功能不全、正在服用β受体阻断药者应慎用，宜从小剂量开始，以防诱发或加重低血压，增加心绞痛、心力衰竭，甚至心肌梗死的发生率。慢性肾衰患者应用本药时偶有可逆性血尿素氮和肌酐升高，与硝苯地平的关系尚不明确。⑤对诊断的干扰应用本药时偶可有碱性磷酸酶、肌酸磷酸激酶、乳酸脱氢酶、血清转氨酶升高，一般无临床症状，但曾有报道胆汁淤积和黄疸；血小板聚集度降低，出血时间延长；直接Coombs实验阳性伴/不伴溶血性贫血。⑥长期给药不宜骤停，以避免发生停药综合症而出现反跳现象。

【制剂与规格】①普通片剂：5mg；10mg。②缓释片：10mg；20mg。③控释片：20mg；30mg；60mg。

氨氯地平
Amlodipine

【其他名称】苯磺酸氨氯地平、安洛地平、阿洛地平。

【药理作用】①扩张外周小动脉，使外周阻力（后负荷）降低，降低血压，从而减少心肌耗能和氧需求。②扩张正常和缺血区的冠状动脉及冠状小动脉，增加冠脉痉挛（变异型心绞痛）患者的心肌供氧。

【体内过程】口服后6～12小时后血药浓度达峰值，血清$t_{1/2}$为35～50小时，97.5%与血浆蛋白结合。氨氯地平大部分在肝脏代谢，原型药排泄<10%（其中尿中约5%），肾清除是代谢物主要排泄途径（60%），随粪便排泄20%～25%，肝功能不全的患者半衰期可长达60小时。

【适应证】①高血压。②慢性稳定性心绞痛或血管痉挛性心绞痛。

【用法用量】初始每次5mg，每天1次；最大可增至每次10mg，每天1次。

【不良反应】头痛、轻中度水肿、疲倦、恶心、面红、心悸和头晕。

【禁忌证】①对氨氯地平过敏。②严重低血压。

【药物相互作用】①与胺碘酮联用可进一步抑制窦性心律或加重房室传导阻滞，病窦综合综合征以及不完全性房室传导阻滞的患者应避免两药同用。②与β受体阻滞药联用可有效地治疗心绞痛或高血压，但合用二氢吡啶类钙通道阻断药与β受体阻滞药可能导致严重低血压或心动过缓，在左室功能下降、心律失常或主动脉狭窄的患者更明显。如需两药联用，应仔细监测心脏功能，特别是有潜在心力衰竭的患者。③沙奎那韦可抑制细胞色素P450 3A，可使氨氯地平代谢减少，血药浓度升高，毒性增强。④使用芬太尼麻醉时，钙通道阻断药（包括氨氯地平）和β受体阻断药合用可导致严重低血压。⑤地拉费定是细胞色素P450 3A4的抑制药，可减少许多二氢吡啶类钙通道阻断药的代谢。氨氯地平如与其合用，可引起血药浓度升高，毒性增强。⑥奎奴普汀/达福普汀可抑制氨氯地平经细胞色素P450 3A4介导的代谢，增强氨氯地平毒性，必要时应减少用量。⑦氟康唑、依曲康唑、酮康唑可抑制与二氢吡啶类钙通道阻断药代谢有关的细胞色素P450 3A4同工酶系统。氨氯地平如与其合用，可使血药浓度升高，不良反应增加。⑧钙通道阻断药可增强丁咯地尔的降血压效应，氨氯地平与丁咯地尔合用时应注意。⑨其他：氨氯地平可增加环孢素的血药浓度，导致环孢素毒性增加（如出现肾衰竭、胆汁淤积和麻痹），如合用应监测环孢素的血药浓度，相应调整用量；与锂剂同用，可引起神经中毒，出现恶心、呕吐、腹泻、共济失调、震颤和（或）麻木，故须注意；与非甾体抗炎药、口服抗凝药合用，有增加胃肠道出血的可能，非甾体抗炎药尤其吲哚美辛还可减弱氨氯地平的降压作用，可能由于抑制前列腺素合成和（或）引起水钠潴留；萘夫西林可诱导细胞色素P450 3A酶系统，降低氨氯地平疗效；利福平可诱导一些钙通道阻断药的代谢，虽然目前尚无与氨氯地平发生相互作用的报道，但如合用，氨氯地平的疗效可能会下降；拟交感胺可减弱氨氯地平的降压作用；与雌激素同用可增加液体潴留而增高血压；麻黄含有麻黄碱和伪麻黄碱，对正常个体血压的影响不确定，可降低抗高血压药的疗效。使用氨氯地平治疗的高血压患者应避免服用含麻黄制剂；磺吡酮可使氨氯地平蛋白结合增加，引起血药浓度变化；氨氯地平对地高辛的肾脏清除和地高辛血药浓度无明显的影响；葡萄柚汁可增加氨氯地平的血药浓度，故不宜服用。橙汁的营养成分与柚汁基本相同，而对氨氯地平的代谢无影响，可以服用。但也有研究表明，同时饮葡萄柚汁对氨氯地平的药动学并无显著影响。

【注意事项】①儿童服用本药的安全性和疗效尚未确定，不宜使用。②妊娠期和哺乳妇女慎用，哺乳妇女需服本药，应停止哺乳。③肝功能损害时药物代谢下降，半衰期延长，需慎用。④由于药物可引起血压降低，因此主动脉狭窄患者慎用；心功能不全，特别是与β受体阻滞药合用时慎用。⑤氨氯地平可与其他抗高血压药如噻嗪类利尿药，β受体阻断药或血管紧张素转换酶抑制药合用。⑥氨氯地平对β受体阻断药突然停药引起的撤药反跳现象没有保护作用，停用β受体阻断药应缓慢。⑦硝酸甘油或长效硝酸酯类与氨氯地平合用可增强抗心绞痛作用。虽无反跳现象报道，但停药时也应在医师指导下逐渐减量。⑧外科手术前无须停药，但麻醉师须了解患者的服药情况。⑨服药后如出现持续性皮肤反应，应停药。

【制剂与规格】片剂：2.5mg；5mg；10mg。

左旋氨氯地平
Levamlodipine

【其他名称】苯磺酸左旋氨氯地平、马来酸左旋氨氯地平。

【药理作用】本药为二氢吡啶类钙通道阻断药。心肌和血管平滑肌的收缩依赖于细胞外钙离子通过特异性离子通道进入细胞。本药选择性抑制钙离子跨膜进入血管平滑肌细胞和心肌细胞，对血管平滑肌的作用大于心肌。

【体内过程】左旋氨氯地平口服后吸收完全但缓慢，绝对生物利用度为64%～90%。$t_{1/2}$为49.6小时。t_{max}为6～12小时。循环中的药物约95%以上与血浆蛋白结合。左旋氨氯地平10%以原型、60%以代谢物的形式从尿中排出。

【适应证】高血压、心绞痛。

【用法用量】高血压和心绞痛：初始剂量为2.5mg，一天1次；根据患者的临床反应，可将剂量增加，最大可增至5mg，一天1次。左旋氨氯地平与氢氯噻嗪类利尿药、β受体阻断药和血管紧张素转换酶抑制剂合用时不需调剂量。

【不良反应】①较少见的副反应是头痛、水肿、疲劳、失眠、恶心、腹痛、面红、心悸和头晕。②极少见的副反应为瘙痒、皮疹、呼吸困难、无力、肌肉痉挛和消化不良。③与其他钙通道阻断药相似，极少有心肌梗死和胸痛的不良反应报道，而且这些不良反应不能与患者本身的基础疾病明确区分。

【禁忌证】对二氢吡啶类钙通道阻断药过敏者。

【药物相互作用】①阿伐他汀、地高辛、乙醇：左旋氨氯地平不影响它们的药代动力学。②原发性高血压患者单剂服用昔多芬，对左旋氨氯地平的药代动力学没有影响。两药合用时独立产生降压效应。③左旋氨氯地平不改变华法林的凝血酶原作用时间。④地高辛、芬妥因和华法林：与左旋氨氯地平合用对血浆蛋白结合率没有影响。⑤吸入烃类与左旋氨氯地平合用可引起低血压。⑥非甾体抗炎药，尤其吲哚美辛可减弱左旋氨氯地平的降压作用。⑦β受体阻断药与左旋氨氯地平合用耐受性良好，但可引起过度低血压，罕见加重心力衰竭。⑧其他：雌激素：合用可引起体液潴留而增高血压；磺吡酮：合用可增加左旋氨氯地平的蛋白结合率，产生血药浓度变化；锂：合用可引起神经中毒，出现恶心、呕吐、腹泻、共济失调、震颤和（或）麻木，需慎重；拟肾上腺素类药：可减弱左旋氨氯地平降压作用；舌下硝酸甘油和长效硝酸酯制剂：与左旋氨氯地平合用可加强抗心绞痛效应。虽未报道有反跳作用，但停药时应在医师指导下逐渐减量。

【注意事项】①尚无本药用于儿童的资料。②老年人对左旋氨氯地平的清除率降低，药时曲线增加40%～60%，需采用较低的起始剂量。③左旋氨氯地平只在非常必要时方可用于妊娠期妇女。服药的哺乳期妇女应中止哺乳。④严重肝功能不全患者应慎用左旋氨氯地平；肾衰竭患者的起始剂量可以不变。⑤左旋氨氯地平对突然停用β受体阻断药所产生的反跳症状没有保护作用。因此，停用β受体阻断药仍需逐渐减量。⑥药物过量可导致外周血管过度扩张，引起低血压，还可能出现反射性心动过速。发生药物过量后，必须监测血压，同时进行心脏和呼吸监测。一旦发生低血压，则采取支持疗法，包括抬高肢体和根据需要扩容。如果这些手段无效，在循环血容量和尿量允许的情况下可以考虑给予升压剂（如去氧肾上腺肾上腺肾上腺素）。静脉给予葡萄糖酸酸酸钙有助于逆转钙拮抗作用。由于左旋氨氯地平与血浆蛋白高度结合，透析处理没有作用。

【制剂与规格】片剂：2.5mg；5mg。

非洛地平
Felodipine

【其他名称】二氯苯比啶。

【药理作用】①为新型二氢吡啶类钙通道阻断药，对小动脉平滑肌有高度的选择性，通过降低外周血管阻力而降低动脉压，在治疗剂量范围内对心肌收缩力和心脏传导无直接作用。②对静脉平滑肌和肾上腺素能血管张力调节无影响，故不引起体位性低血压。③对血管与心脏的选择性比为100∶1。对收缩压和舒张压均有降低作用。

【体内过程】本药口服吸收完全并经历广泛首过效应，生物利用度约为20%。血药浓度t_{max}出现在服药后2.5～5小时。本药的血浆蛋白结合率＞99%。大部分在肝脏代谢，代谢物无活性，约70%通过尿排出，其余通过粪便排出。临床应用为非洛地平的缓释剂型，口服100%吸收完全，生物利用度约为15%，不受食物影响。血药浓度t_{max}为2～8小时。血浆$t_{1/2}$为20～25小时。

【适应证】高血压。

【用法用量】初始剂量为每次2.5mg，每日1次，维持量为每日5～10mg，必要时可进一步加量或用其他降压药。

【不良反应】①常见不良反应往往出现轻微至中度的踝部水肿。②偶见面部潮红、头痛、心悸、头晕、乏力，呕吐，反应一般轻微且短暂。③有明显牙龈炎或牙周炎的患者可出现牙龈轻度肿大，应注意口腔卫生。

【禁忌证】①对非洛地平过敏。②严重低血压。③主动脉狭窄。④妊娠期妇女。

【药物相互作用】①胺碘酮与钙通道阻断药联用可进一步减慢窦性心率，加重房室传导阻滞。因此窦性心动过缓或存在房室传导阻滞的患者应避免非洛地平与胺碘酮合用。②与β受体阻断药同时使用耐受良好，对治疗心绞痛与高血压有利。但在左室功能不全、心律失常或主动脉瓣狭窄的患者联用β受体阻断药与二氢吡啶类钙通道阻断药容易引起明显低血压和心脏抑制。如要联用，应仔细监测心功能，特别是有潜在心力衰竭的患者。③西咪替丁可增加非洛地平的曲线下面积和最大血药浓度。④地拉费定可抑制非洛地平由细胞色素P450 3A4介导的代谢，使非洛地平的血药浓度升高，毒性增强。⑤在使用芬太尼麻醉时，合用钙通道阻断药（如非洛地平）与β受体阻断药可引起严重低血压。估计相互作用可能发生时，应补充液体。⑥红霉素可抑制非洛地平的代谢，使其血药浓度升高，毒性增强。⑦三唑类（伊曲康唑、氟康唑）及咪唑类（酮康唑）抗真菌药可抑制细胞色素P450 3A4酶系统，降低非洛地平的代谢，使其血浆浓度增高，毒性增强。⑧与镁剂合用时，可引起明显低血压和神经肌肉阻滞。如合用应密切监测血压。⑨其他：钙通道阻断药（如非洛地平）与咪贝弗雷地合用可引起严重心动过缓和低血压。奎奴普汀/达福普汀是一个细胞色素P450 3A4酶抑制剂，可升高许多钙通道阻断药的血药浓度。非洛地平如与其合用，应监测不良反应，必要时减小用量。虽然目前尚无非洛地平与沙奎那韦相互作用的报道，但沙奎那韦对肝脏细胞色素P450 3A4酶族有抑制作用，可能减少非洛地平的代谢，使血药浓度升高，毒性增强。钙通道阻断药可增强丁咯地尔的降压作用，非洛地平与丁咯地尔联用时应注意。可引起地高辛血药浓度短暂性升高。可使环孢素血药浓度升高，应予以注意。钙通道阻断药可增加非甾体抗炎药或口服抗凝药引起胃肠出血的危险性，合用时应密切监测胃肠出血征象。卡马西平可增加非洛地平的代谢，降低疗效。苯妥英钠、磷苯妥英钠或苯巴比妥可诱导非洛地平的代谢，降低疗效。奥卡西平可增加非洛地平的代谢，降低疗效。虽然目前尚无非洛地平与利福平发生相互作用的报道，但利福平可诱导肝脏细胞色素P450的代谢，因此可能使非洛地平血药浓度降低，疗效下降。麻黄含有麻黄碱和伪麻黄碱，可降低抗高血压药疗效。使用非洛地平治疗的高血压患者应避免同时服用含麻黄制剂。非洛地平可减少茶碱的吸收，降低茶碱疗效。停用非洛地平时要注意茶碱的剂量，尤其是茶碱血浓度较高时。葡萄柚汁中的黄酮类化合物可抑制非洛地平的代谢，使非洛地平血药浓度升高，毒性增强。

【注意事项】①服药后如果出现持续性皮肤反应，应停药。②老年人（65岁以上）或肝功能不全患者宜从低剂量（一次2.5mg，一日1次）开始治疗，并在调整剂量过程中密切监测血压。肾功能不全患者一般不需要调整建议剂量。③药物过量及其处理：非洛地平过量可引起外周血管过度扩张，伴显著低血压，有时还可引起心动过缓。过量的处理：如出现严重低血压，应平卧、抬高下肢。如伴心动过缓，可静脉给予阿托品0.5～1.0mg。如效果不好，应输注葡萄糖、盐水和右旋糖酐扩充血容量。如上述措施仍不够时应考虑给予α肾上腺素受体作用为主的拟交感胺类。④以下情况慎用：心绞痛患者在开始用药或增加用量时可能出现心绞痛加重，因此应谨慎；充血性心力衰竭，尤其是使用β受体阻断药的患者应慎用；低血压；肝功能障碍；胃肠动力增强或胃肠道梗阻患者慎用缓释剂型。⑤非洛地平缓释剂不能掰开、咀嚼或粉碎服用。⑥保持良好的口腔卫生可减少齿龈增生发生率及其严重性。

【制剂与规格】片剂：2.5mg；5mg；10mg。

拉西地平
Lacidipine

【药理作用】①本药为二氢吡啶类钙通道阻断药，具高度选择性作用于平滑肌的钙通道，主要扩张周围动脉，减少外周阻力，降压作用强而持久。②对心脏传导系统和心肌收缩功能无明显影响。并可改善受损肥厚左室的舒张功能，及抗动脉粥样硬化作用。③可使肾血流量增加而不影响肾小球滤过率，可产生一过性但不明显的利尿和促尿钠排泄作用，因此能防止移植患者出现环孢素A诱发的肾脏灌注不足。④本药为高度脂溶性，它在脂质部分沉积并在清除阶段不断释放到结合部位。这一特点使本药明显不同于其他钙通道阻断药阻断药，其他钙通道阻断药脂溶性低因而作用时间短。

【体内过程】本药口服从胃肠道吸收迅速，吸收后95%药物与蛋白结合，主要是白蛋白及α_1-糖蛋白。本药经肝脏代谢，代谢产物主要为吡啶类似物及羧酸类似物，2种为吡啶类，2种为羧酸类，由于肝脏广泛首过效应，生物利用度为2%～9%。$t_{1/2}$为12～15小时。主要通过胆道从粪便排出。其粪便排泄物中基本为代谢物。

【药物相互作用】①与β受体阻断药和利尿药合用，降压作用可加强。②与西咪替丁合用，可使本药血药浓度增高。③与地高辛合用，地高辛峰值水平可增加17%，对24小时平均地高辛水平无影响。④与普萘洛尔合用，可轻度增加两者药时曲线下面积（AUC）。⑤与华法林、甲苯磺丁脲、双氯芬酸、环孢菌素、安替比林等无特殊交叉反应。

【适应证】高血压。

【用法用量】（1）高血压：初始剂量为每日一次，每次2mg。每日应在同一时间服用，最好是在早晨。对于高血压的治疗方案应根据病情的严重程度及个体的差异来调整。当给予初始剂量后充分的时间内未达到有效治疗效果时，剂量可增至每日每次4mg，如果必要，可增至每日每次6mg。实际上，该剂量调整时间相隔不应少于3～4周，除非病情较重，需要迅速增加剂量。每日应在同一时间服用本药，最好是在早晨，可与食物或不与食物同服。

（2）肝病：初始剂量为2mg每日1次。

（3）肾脏损伤：因拉西地平不经肾脏排泄，因此对于肾损伤患者无需调整剂量。

【不良反应】①最常见的有头痛，皮肤潮红，水肿，眩晕和心悸。②少见无力，皮疹（包括红斑和瘙痒），胃纳不佳，恶心，多尿。③极少数有胸痛和齿龈增生。

【禁忌证】对本药过敏者。

【注意事项】①虽然本药不影响传导系统和心肌收缩，但理论上钙通道阻断药影响窦房结活动及心肌储备，应予注意。窦房结活动不正常者尤应关注，有心脏储备较弱患者亦应谨慎。②老年人初始剂量为2mg，每日1次，必要时可增至4mg及6mg，每日1次。可以长期连续用药。③妊娠期妇女应慎用。本药及其代谢物由乳汁排出，应用本药最好不授乳或停用本药。本药有引起子宫肌肉松弛的可能性，临娩妇女应慎用。④肝功能不全者需减量或慎用，因其生物利用度可能增加，而加强降血压作用。

【制剂与规格】片剂：2mg；4mg。

尼卡地平
Nicardipine

【其他名称】硝苯苄胺啶、佩尔地平、硝苯苄啶、硝苯乙比啶、硝比胺甲酯。

【药理作用】为第二代新型双氢吡啶类钙通道阻断药，作用与硝苯地平相似，通过抑制钙离子内流，抑制磷酸二酯酶使细胞cAMP水平上升，血管扩张，产生明显的血管扩张作用，特别是选择性地作用于脑血管和冠状动脉。主要扩张动脉血管，显著降低心室后负荷，而静脉扩张作用甚微。另外，尼卡地平还有抑制血小板聚集和血栓形成作用。口服90%以上被吸收，部分药物可首次通过肝脏消除（首过效应），生物利用度60%以上，食物可降低其生物利用度。

【体内过程】口服后30分钟生效，1小时血药浓度达高峰，最大效应30分钟至1.5小时，维持3小时。90%以上的药物与血浆蛋白结合，大部分药物经肝脏代谢灭活，血浆$t_{1/2}$约5小时。代谢产物或原型由肾脏排泄，小部分随粪便排出。

【适应证】高血压、脑血管供血不足、冠状粥样硬化性心脏病稳定型心绞痛和变异型心绞痛。

【用法用量】（1）高血压：口服，起始剂量每次20mg，一日3次，可随反应调整剂量至每次40mg，一日3次。增加剂量前至少连续给药3日以上，以保证达到稳态血药浓度。可与利尿药、β受体阻断药等抗高血压药物合用，或遵医嘱。

（2）心绞痛：口服，起始剂量20mg/次，一日3次，可随反应调整剂量至一次40mg，一日3次。

【不良反应】①较常见有脚肿、头晕、头痛、脸红，均为血管扩张的结果。较少见者有心悸、心动过速、心绞痛加重，常由反射性心动过速引起，减小剂量或加用β受体阻断药可以纠正。②少见者有恶心、口干、便秘、乏力、皮疹等。偶见血尿素氮、肌酐值上升、血清胆红素、转氨酶、血清胆红素、碱性磷酸酯酶上升。③罕见粒细胞减少，异常时应停药。

【禁忌证】①颅内出血或尚未止血患者，脑出血急性发作期颅内压亢进者。②过敏者。③主动脉瓣狭窄。④妊娠期、哺乳期妇女。

【药物相互作用】①尼卡地平与β受体阻断药同用耐受良好，对治疗心绞痛与高血压有利，但也可造成明显低血压和心脏抑制，尤其在左室功能不全，心律失常或主动脉瓣狭窄的患者更容易出现。临床上需要联合用药时，应密切观察心脏功能。②尼卡地平与胺碘酮合用可加重房室传导阻滞，减慢窦性心律。病窦综合综合征或不完全性房室传导阻滞的患者应避免二药合用。③与硝苯地平类似，尼卡地平与镁剂合用时也可引起明显的低血压和神经肌肉阻滞。合用时应密切监测血压。④在芬太尼麻醉时，合用β受体阻断药与钙通道阻断药可引起低血压，估计可能发生相互作用时，应补充液体。⑤西咪替丁可使尼卡地平的血药浓度增高。其他H_2受体阻断药与尼卡地平的相互作用尚不清楚。⑥地拉费定可减少尼卡地平的代谢，增加血药浓度。合用时应监测尼卡地平的副作用，必要时减少用量。⑦氟康唑、酮康唑、依曲康唑可抑制细胞色素CYP 3A4酶系统，降低尼卡地平的代谢，使尼卡地平血浆浓度增高，毒性增强。⑧奎奴普汀/达福普汀是一个细胞色素CYP 3A4酶抑制药，可增加尼卡地平的血药浓度。如合用应监测尼卡地平的不良反应，必要时减小用量。⑨其他：虽然目前尚无与沙奎那韦或安普那韦发生相互作用的报道，但基于二者对肝脏细胞色素P450 3A4酶族的抑制作用，可能减少尼卡地平代谢，使血药浓度升高，毒性增强。某些钙通道阻断药可增加洋地黄制剂的血药浓度，虽然尼卡地平一般不改变地高辛的血浆水平，但同时应用时，仍应注意监测；尼卡地平与环孢素合用时，可使环孢素血药浓度增高，应予以注意；尼卡地平与非甾体抗炎药或口服抗凝药合用，可增加胃肠出血的可能性，合

第四篇

用时应密切监测有无胃肠出血的征象；免疫抑制剂他克莫司主要在肠壁及肝脏通过细胞色素P450 3A4代谢。与尼卡地平合用可引起他克莫司代谢降低，血药浓度增高，毒性增强。西罗莫司与尼卡地平合用也应注意；钙通道阻断药可增强非去极化型肌松药如维库溴铵的神经肌肉阻滞作用，合用时维库溴铵用量应减小；目前尚无与利福平相互作用的报道，但利福平可诱导肝脏P450的代谢，可能降低尼卡地平的血药浓度，使尼卡地平疗效降低；麻黄含有麻黄碱和伪麻黄碱，可降低抗高血压药的疗效。使用尼卡地平治疗的高血压患者应避免使用含麻黄制剂；在体外，治疗浓度的呋塞米、普萘洛尔、双嘧达莫、华法林、奎尼丁、萘普生加于人体血浆中不改变尼卡地平的蛋白结合率。

【注意事项】①突然停药可引起心绞痛发作加重，因此撤药应缓慢进行。②由于老年人脏器功能下降，尼卡地平开始剂量宜小。③最大降压作用出现在血药峰浓度时，故宜在给药后1～2小时测血压；为了解血压反应是否合适，则宜在谷血药浓度（给药后8小时）测血压。④肝功能不全、肾功能不全、低血压、青光眼、有卒中史、充血性心力衰竭，尤其是在合并β受体阻断药治疗时慎用；胃肠高动力状态或胃肠道梗阻时慎用缓释剂型；嗜铬细胞瘤或门脉高压患者慎用注射剂。⑤服药期间须定期测量血压、心电图，尤其在治疗早期调整剂量的过程中。注意避免发生低血压。⑥其他：尼卡地平不能防止突然撤除β阻断药带来的危险。β受体阻断药在撤药时，即使使用了尼卡地平，β受体阻断药仍应逐渐减少用量，撤药时间不要短于8～10天，尼卡地平也曾用于充血性心力衰竭，初步结果见后负荷减低而不影响心肌收缩力，但须注意其负性肌力作用，尤其在与β受体阻断药合用时过量可引起显著低血压与心动过缓，伴倦怠、神志模糊、语言不清。处理应密切监测心、肺功能，给予血管收缩药，葡萄糖酸酸酸钙以纠正症状。

【制剂与规格】①片剂：（尼卡地平）10mg；20mg；40mg。②缓释片：20mg；40mg。③胶囊：20mg；30mg；40mg；60mg。④缓释胶囊：40mg。⑤注射剂：2ml ：2mg；5ml ：5mg；10ml ：10mg。

尼群地平
Nitrendipine

【其他名称】硝苯甲乙吡啶、硝苯乙吡啶、硝苯乙甲酯、舒麦特、尼群的平、硝苯甲乙比啶。

【药理作用】①化学结构与硝苯地平类似，是一种二氢吡啶类钙通道阻断药。能抑制血管平滑肌细胞及心肌细胞的跨膜钙离子内流，但以血管作用为主，故血管选择性较强。②可引起全身血管扩张（包括冠状动脉、肾小动脉），产生以降低舒张压为主的作用。③降低心肌耗氧量，对缺血性心肌有保护作用。与地尔硫䓬、维拉帕米和硝苯地平不同，尼群地平对窦房结或房室结的传导无影响。

【体内过程】口服吸收良好，达90%以上。食物能增加尼群地平的吸收。血浆蛋白结合率大于90%。口服后30分钟收缩压开始下降，60分钟舒张压开始下降，降压作用在口服后1～2小时最大，持续6～8小时。尼群地平口服后约1.5小时血药浓度达峰值。生物利用度约30%。$t_{1/2}$为2小时。在肝内代谢，70%经肾排泄，8%随粪便排出。

【适应证】①冠状粥样硬化性心脏病、心绞痛。②高血压。③心功能不全。

【用法用量】成人常用量：开始一次口服10mg，每日1次，以后可根据情况调整为20mg，每日2次。

【不良反应】可有头痛、眩晕、心悸、面部潮红、口干、恶心、踝部水肿、轻度反射性心率加快。停药后可消失。

【禁忌证】①妊娠期及哺乳期妇女。②对尼群地平过敏。③严重主动脉瓣狭窄。

【药物相互作用】①与胺碘酮联用可进一步抑制窦性心律或加重房室传导阻滞，病窦综合综合征以及不完全性房室传导阻滞的患者应避免两药同用。②与β受体阻断药联用可减轻尼群地平降压后发生的心动过速，有效地治疗心绞痛或高血压。但合用二氢吡啶类钙通道阻断药与β受体阻断药可能导致严重低血压或心动过缓，在左室功能下降、心律失常或主动脉狭窄的患者更明显。如需两药联用，应仔细监测心脏功能，特别是有潜在心力衰竭的患者。③西咪替丁可引起尼群地平血药浓度升高，可能是肝脏代谢改变和H_2受体阻断继发胃酸分泌减少，胃内pH升高，增加尼群地平生物利用度所致。④沙奎那韦可抑制细胞色素P450 3A4，减少尼群地平代谢，血药浓度升高，毒性增强。⑤尼群地平可增加环孢素的血药浓度，导致环孢素A毒性增加（如出现肾衰竭、胆汁淤积和麻痹）。如合用应监测环孢素的血药浓度，相应调整用量。⑥其他：与地高辛同用，地高辛血药浓度可能增高；与非甾体抗炎药、口服抗凝药合用，有增加胃肠道出血的可能；利福平可诱导一些钙通道阻断药的代谢，虽然目前尚无与尼群地平发生相互作用的报道，但如合用，尼群地平的疗效可能会下降；麻黄含有麻黄碱和伪麻黄碱，可降低抗高血压药疗效。使用尼群地平治疗的高血压患者应避免服用含麻黄制剂；葡萄柚汁可抑制细胞色素P450 3A4，降低尼群地平的代谢，使尼群地平的曲线下面积增加，血浆峰浓度升高。故使用尼群地平治疗的患者应避免服用葡萄柚汁。

【注意事项】①服用尼群地平期间，持续皮肤反应发展成多形红斑或剥脱性皮炎时，应停药。②老年人应用尼群地平时血药浓度较高，虽半衰期未延长，仍宜适当减小剂量。③可引起血碱性磷酸酶升高。④用药前后及用药时应当检查或监测：血电解质和血脂；定期检测血压、心率、心电图、动态心电图；肝功能及肾功能。⑤以下慎用：肝、肾功能不全时慎用。肾功能不全时尼群地平降压有效，剂量可按常用量或略减小；心绞痛患者在钙通道阻断药开始使用或增加用量时可能出现心绞痛加重；低血压患者在开始用药时或在与β受体阻断药合用时；心功能不全患者；胃肠道梗阻及胃肠运动过强时慎用缓释剂型。

【制剂与规格】①片剂：10mg。②胶囊：10mg。

尼莫地平
Nimodipine

【其他名称】硝苯甲氧乙基异丙啶、尼莫通、尼膜同、硝苯吡酯、硝苯比酯、硝吗比啶。

【药理作用】尼莫地平为双氢吡啶类钙通道阻断药，作用与硝苯地平相似，但其效力弱于硝苯地平。①尼莫地平为选择性地作用于脑血管平滑肌的钙拮抗剂，作用于脑血管平滑肌，呈脂溶性，易通过血脑屏障，与中枢神经的特异受体结合，扩张脑血管，增加脑血流量，并可拮抗5-HT、花生四烯酸、TXA2等所致的脑血管痉挛，有效地防止或逆转实验犬蛛网膜下隙出血所引起的脑血管痉挛造成的脑组织缺血性损害。②对外周血管的作用较小，对缺血性脑损伤有保护作用，尤其对缺血性脑血管痉挛的作用更明显。尼莫地平在增加剂量后，可同时增加冠脉血流量，降低血压，但降压的同时不降低脑血流量。③尼莫地平对神经元有直接作用，改变神经元的功能，具有神经和精神药理活性。对缺氧和电休克引起的记忆障碍有改善作用。尚有对抗抑郁和改善意识和记忆功能，对老年性抑郁症疗效尤佳，促智作用比吡拉西坦和长春胺分别强60和1000倍。④同时能阻止脑梗死区细胞外Ca^{2+}内流，缩小脑梗死区域。⑤能阻断或防止肿瘤细胞与血小板的交互作用和聚合作用，显著降低癌细胞的代谢，阻止癌细胞的扩散。

【体内过程】口服吸收迅速，在肝脏有较显著的首过效应，生物利用度仅为5%～10%，血浆药物浓度t_{max}为0.5～1.5小时。在肝脏和脂肪组织分布浓度最高，脑脊液的药物浓度仅为血浆平均浓度的1/10，血浆$t_{1/2}$为2～5小时，血浆蛋白结合率99%。易通过血脑屏障。93%～95%在肝脏代谢，代谢产物主要由胆汁排泄，少量约15%由肾脏排泄。

【适应证】①脑血管疾病，如蛛网膜下隙出血、脑供血不足、脑血管痉挛、脑卒中和偏头痛。②冠状动脉粥样硬化性心脏病、心绞痛。③突发性耳聋、老人记忆减退及预防阿尔茨海默病。

【用法用量】（1）动脉瘤性蛛网膜下隙出血：除非特殊处方，否则推荐采用下述用法用量。使用尼莫地平注射液治疗5～14天，继以尼莫地平片，每次60mg，每日6次，服用7天。连续服药间隔不少于4小时。发生不良反应的患者，应减量或中断治疗。严重的肝功能不良，尤其是肝硬化，由于首过效应的降低和代谢清除率的下降，导致尼莫地平生物利用度的升高，疗效和副作用尤其是血压下降就会更明显。在这种情况下，根据血压情况适当减量，如有必要，也应考虑中断治疗。

（2）老年性脑功能障碍：除非特殊处方，推荐剂量为

第四篇

每次30mg，每日3次。口服尼莫地平片数月后，必须重新评价是否仍存在治疗的适应证。

（3）轻、中度高血压：初始剂量为每日40～60mg，每日分3次，最大剂量为每日240mg，分3～4次口服，连服1个月。

【不良反应】①在心脏瓣膜置换术围手术期间使用尼莫地平，可引起严重出血。尼莫地平引起血小板减少和贫血罕见，有个别患者可引起弥散性血管内凝血。②心血管系统：口服尼莫地平常见的不良反应是低血压，其发生与剂量相关，蛛网膜下隙出血患者使用尼莫地平，有5%出现血压下降。其他心血管不良反应包括水肿、心悸、潮红、出汗和血压升高。③中枢神经系统：尼莫地平通常耐受性好，少数患者可引起头痛、抑郁。极少数患者可出现头昏和眩晕。④内分泌、代谢：口服尼莫地平可引起空腹血糖及乳酸脱氢酶水平升高，还可引起低钠血症。⑤胃肠道系统：尼莫地平的胃肠道不良反应有恶心、腹部痉挛，均较轻微。其他不良反应包括腹泻、呕吐和胃肠出血。⑥肝胆系统：个别患者可出现肝炎和黄疸，碱性磷酸酶和丙氨酸转氨酶升高。⑦呼吸系统：可引起咽炎、喘息。个别患者首次用药后可出现急性低氧血症。⑧皮肤系统：可引起皮疹、瘙痒、皮肤刺痛。注射部位可出现静脉炎。⑨肌肉、骨骼系统：偶可引起肌痛、经期不适。⑩其他：可引起耳鸣、面红、口唇麻木等症状，一般不需停药。

【禁忌证】扩散性脑水肿或颅内压显著升高、年老多病者、严重心血管功能障碍者、严重低血压者（收缩压小于90mmHg）、妊娠期及哺乳期妇女、严重肝功能损害者。

【药物相互作用】①与其他作用于心血管的钙拮抗药联用，可增强其他钙拮抗药的作用。②丹曲林可增强尼莫地平的毒性。③与西咪替丁联用，尼莫地平的血浆浓度可升高50%，这是由于西咪替丁抑制了肝药酶的缘故。④地拉夫定可升高尼莫地平的血药浓度。⑤与α_1受体阻断药联用，可增强降血压作用。⑥与β受体阻断药联用，可能引起低血压、心动过缓。⑦与口服抗凝药联用，可增加发生胃肠道出血的危险性。⑧与芬太尼联用，可能引起严重低血压。⑨与胺碘酮联用，可能引起房室传导阻滞或窦性心动过缓。⑩其他：抗癫痫药苯巴比妥。苯妥英或卡马西平，能显著降低口服尼莫地平的生物利用度；与肾毒性药物如氨基糖苷类、头孢菌素类、速尿等联用，可能引起肾功能减退；利福平可降低尼莫地平疗效；双喹脲甲硫酸盐可增加尼莫地平的毒性；进食时服用尼莫地平可降低药效；葡萄柚汁可增加尼莫地平的生物利用度；与其他降压药合用有增强作用。

【注意事项】①有严重心血管功能障碍及严重低血压者慎用。②年老多病者慎用。③肾功能严重损害（肾小球滤过率<20ml/分）患者慎用。

【制剂与规格】①片剂：20mg；30mg。②胶囊：20mg；30mg。③注射剂：50ml ：10mg；100ml ：20mg。

西尼地平
Cilnidipine

【药理作用】西尼地平是第三代二氢吡啶类钙通道阻断药，除了和大多数钙通道阻断药一样作用于L型钙通道外，还能作用于交感神经末稍的N型钙通道，抑制交感神经激活，因此，原发性高血压患者使用时不会出现心率增加的现象。西尼地平的降压活性与硝苯地平、尼卡地平相似，但起效慢，作用维持时间长，对心肌抑制较弱，并且有较强的扩张冠脉作用。此外，西尼地平还能降低脂质过氧化酶浓度，提示西尼地平可能具有抗动脉硬化的作用。

【体内过程】西尼地平口服体内血浆蛋白结合率为99.3%，血浆$t_{1/2}$为2.1～2.5小时，药效持续时间约为24小时，代谢产物从尿中排出。

【适应证】原发性高血压、肾性高血压和心绞痛。

【用法用量】原发性高血压：成年人的初始剂量为每次5mg，每天一次，早饭后服用。根据患者的临床反应，可将剂量增加，最大可增至每次10mg，每日一次，早饭后服用。

【不良反应】西尼地平不良反应较轻，少数患者有面部潮红、头晕、恶心的表现。在上市前的临床研究中，头痛发生率为3.7%。

【禁忌证】①对西尼地平过敏者。②高度主动脉瓣狭窄。③妊娠期妇女。

【药物相互作用】①麻黄碱、伪麻黄碱和育亨宾可能减低钙通道阻断药的降血压作用。②圣约翰草可增加钙通道阻断药的降压作用。

【注意事项】①心功能不全患者慎用。②肝、肾疾病患者慎用。③老年患者慎用。

【制剂与规格】①片剂：5mg；10mg。②胶囊：5mg。

马尼地平
Manidipine

【药理作用】为二氢吡啶类钙通道阻断药。其作用较尼卡地平及硝苯地平强而维持时间长。马尼地平对阻力血管具选择性，能扩张肾血管，对心肌及传导抑制作用较少，对血脂无不良影响。

【体内过程】口服吸收迅速，达峰时间为1～2小时，峰浓度与药时曲线下面积随剂量而增加。血浆蛋白结合率达97%。$t_{1/2}$为5小时。

【适应证】高血压，尤其适用于低肾素型高血压患者。

【用法用量】口服，每次5mg，每日1次起用，可逐步增至10～20mg，每日1次。

【不良反应】①主要有皮疹、瘙痒、面红、潮热、心悸、头晕、头痛、头重、麻木感、恶心、呕吐、胃部不适、腹胀、便秘、口渴、倦怠感、乏力、浮肿、尿频等。②偶可见转氨酶、碱性磷酸酶、尿素氮及肌酐升高，白细胞减少，总胆固醇、尿酸及甘油三酯升高。

【禁忌证】①妊娠期及哺乳期妇女。②心源性休克。

【药物相互作用】马尼地平可能增强羟基洋地黄和西咪替丁作用。

【注意事项】①严重肝功能减退者慎用。②老年人宜从低剂量开始服用。③高空作业及驾车者慎用。

【制剂与规格】片剂：5mg。

佩尔地平
Perdipine

【其他名称】尼卡地平、硝苯苄胺啶、硝苯苄啶、佩尔地喷、硝苯乙比啶、硝比胺甲酯。

其余参阅尼卡地平。

贝尼地平
Benidipine

【其他名称】苄尼地平

【药理作用】通过与细胞膜膜电位依赖性钙通道的二氢吡啶受体（DHP）结合阻止钙离子流入细胞内，从而扩张冠状动脉和外周血管，能降低血压和增加冠脉流量，作用比硝苯地平强。

【体内过程】口服后吸收迅速，但生物利用度较低，仅10%左右在肝代谢，$t_{1/2}$约2小时。

【适应证】高血压、心绞痛。

【用法用量】（1）原发性高血压：以盐酸贝尼地平计，成人用量通常为1日1次，1次2～4mg，早饭后口服，并应根据年龄及症状适宜增减。效果不佳时，可增至1日1次，1次8mg。

（2）心绞痛：成人用量通常为1日2次，1次4mg，早晚各一次，饭后口服，并应根据年龄及症状适当增减。

【不良反应】该药副作用的发生率为6.7%，其症状有心悸、颜面潮红、手颤、头重感、头痛等。对70岁以上高龄患者副作用的发生率为4%，包括颜面潮红、头重感、目眩、手颤、皮炎。

【禁忌证】①心源性休克者。②妊娠期妇女。

【药物相互作用】①增强其他降压药作用，可能引起血压过度降低。②抑制肾小管的地高辛分泌，使血中地高辛浓度上升。有可能引起洋地黄中毒。③西咪替丁抑制肝微粒体的钙通道阻断药代谢酶，同时降低胃酸，增加药物吸收。有可能使血压过度降低。④利福平诱导肝脏的药物代谢酶，促进钙通道阻断药代谢，可降低贝尼地平的血药浓度，使降压作用减弱。⑤柚子汁抑制本药在肝脏的代谢，使本药的血药浓度升高。

【注意事项】①有时会出现降压作用引起的眩晕等，因此从事高空作业、驾驶汽车等具有危险性的机械操作时应予以注意。②有可能引起血压过度降低，出现一过性意识消失等。若出现此类症状，应停药并予以适当处置。③老年患者慎用。④严重肝功能损害患者慎用。⑤血压过低患者慎用。⑥心源性休克患者有可能使症状恶化。⑦停用本药时，应逐渐减量并注意观察。另外，应嘱患者不可自行停药。⑧进行持续性门诊腹膜透析的患者，有时透析排液呈白浊状，故应注意与腹膜炎等的鉴别。

【制剂与规格】片剂：2mg；4mg；8mg。

乐卡地平
Lercanidipine

【其他名称】盐酸乐卡地平。

【药理作用】为第三代二氢吡啶类钙通道阻断药，通过可逆地阻滞血管平滑肌细胞膜Ca^{2+}内流，扩张外周血管而降低血压。有较强的血管选择性，起效平缓，降压作用强，作用时间长。乐卡地平在治疗剂量时不干扰高血压患者的正常心脏兴奋性和传导性。同时，乐卡地平还具有抗动脉粥样硬化和保护终末器官作用。亲脂性较高，因此起效时间较慢，而作用持续时间较长。

【体内过程】乐卡地平口服吸收迅速，食物可增加乐卡地平的吸收，吸收后广泛分布于组织与器官中，血浆蛋白结合率约98%。一般在服药后1.5～3小时达血药浓度峰值。乐卡地平主要由CYP3A4代谢，具有广泛首过效应，在肝内代谢转化为非活性产物，药物呈双相消除，乐卡地平血浆$t_{1/2}$为2.8～3.7小时。50%由粪便排出，44%由尿排出。

【适应证】轻、中度原发性高血压。

【用法用量】原发性高血压：每日一次，餐前15分钟口服。推荐剂量为每次10mg。根据患者的个体反应可增至每次20mg。

【不良反应】①常见不良反应是头痛、面红、无力、心悸及踝关节水肿，3%～5%患者因此停药。②偶见胃肠道反应、皮疹、疲劳、嗜睡、肌肉痛。③极偶然可能出现低血压。

【禁忌证】①对二氢吡啶类药物过敏。②18岁以下。③严重肝、肾功能不全。④不稳定性心绞痛、左心室传出通道阻滞、未经治疗的心功能不全、一个月内发生过心肌梗死。⑤妊娠及哺乳期妇女。

【药物相互作用】①与β受体阻断药合用，可引起低血压和（或）心动过缓。②与胺碘酮合用可引起房室传导阻滞、窦性心动过缓和（或）增加心脏毒性。③与表柔比星有协同作用，合用可增加心脏毒性，可能引起心功能不全。④育亨宾、麻黄碱和伪麻黄碱拮抗乐卡地平的降压作用。

【注意事项】①本药与肝药酶抑制剂，如酮康唑、依曲康唑、红霉素、氟西汀；或肝药酶诱导剂如苯妥英、依曲康唑、红霉素、氟西汀及肝药酶底物如特非那定、阿司咪唑、环孢素、胺碘酮、奎尼丁、地西泮、咪达唑仑、普萘洛尔和美托洛尔合用时应谨慎。②不能与葡萄柚汁合用，以免因血药浓度升高而产生不良反应。③服用乐卡地平时应戒酒。

【制剂与规格】片剂：10mg。

（二）非二氢吡啶类钙通道阻断药

维拉帕米和地尔硫䓬参阅本篇第2章抗心律失常药。

二、血管紧张素转化酶抑制剂

卡托普利
Captopril

【药理作用】①降压作用：作为竞争性血管紧张素转化酶抑制剂，使血管紧张素Ⅰ不能转化为血管紧张素Ⅱ，从而舒张血管，降低外周血管阻力，并通过抑制醛固酮分泌，减少水钠潴留。还可通过抑制缓激肽的降解而扩张外周血管。②对心力衰竭患者，本药也可降低肺毛细血管楔嵌压力及肺血管阻力，改善心排出量及运动耐受。③抑制心肌和血管重构，提高心脏和血管的顺应性，改善心脏功能。

【体内过程】卡托普利片口服后吸收迅速，吸收率在75%以上。口服后15分钟起效，1～1.5小时达血药峰浓度。持续6～12小时。血循环中卡托普利片的25%～30%与蛋白结合。半衰期短于3小时，肾功能损害时会产生药物潴留。降压作用为进行性，约数周达最大治疗作用。在肝内代谢为二硫化物等。卡托普利片经肾脏排泄，40%～50%以原型排出，其余为代谢物，可在血液透析时被清除。卡托普利片不能通过血脑屏障。卡托普利片可通过乳汁分泌，可以通过胎盘。

【适应证】高血压、心力衰竭。

【用法用量】成人常用量：①高血压，口服一次12.5mg，每日2～3次，按需要1～2周内增至50mg，疗效仍不满意时可加用其他降压药。②心力衰竭，开始一次口服12.5mg每日2～3次，必要时逐渐增至50mg，每日2～3次，若需进一步加量，宜观察疗效2周后再考虑；对近期大量服用利尿药，处于低钠/低血容量，而血压正常或偏低的患者，初始剂量宜用6.25mg每日3次，以后通过测试逐步增加至常用量。小儿常用量：降压与治疗心力衰竭，均开始按体重0.3mg/kg，每日3次，必要时，每隔8～24小时增加0.3mg/kg，求得最低有效量。

【不良反应】①较常见的有：皮疹、心悸、心动过速、胸痛、咳嗽、味觉迟钝。②较少见有：蛋白尿、眩晕、头痛、昏厥、血管性水肿、心率快而不齐、面部潮红或苍白。③少见的有：白细胞与粒细胞减少，有发热、寒战，白细胞减少与剂量相关，治疗开始后3～12周出现，以10～30天最显著，停药后持续2周。

【禁忌证】①肾功能不全、严重自身免疫性疾病。②妊娠期及哺乳期妇女、高血钾、过敏体质者。③中性白细胞减少、粒细胞缺乏症。④双侧肾动脉狭窄或类似病变、低血压、严重主动脉狭窄或梗阻性心肌病。

【药物相互作用】①与利尿药同用使降压作用增强，但应避免引起严重低血压，故原用利尿药者宜停药或减量。本药开始用小剂量，逐渐调整剂量。②与其他扩血管药同用可能致低血压，如拟合用，应从小剂量开始。③与潴钾药物如螺内酯、氨苯蝶啶、阿米洛利同用可能引起血钾过高。④与内源性前列腺素合成抑制剂如吲哚美辛同用，将使本药降压作用减弱。⑤与其他降压药合用，降压作用加强；与引起肾素释出或影响交感活性的药物呈相加作用；与β受体阻断药呈小于相加的作用。

【注意事项】①药物对儿童仅限于其他降压治疗无效时应用。②老年人对降压作用较敏感，应用时须酌减剂量。③用药时蛋白尿若渐增多，暂停药或减少用量；用药时若白细胞计数降低，暂停药可以恢复；在手术或麻醉时用卡托普利如发生低血压，可用扩容纠正；血管性水肿一旦出现应立即停药，并迅速加以处理，皮下注射1∶1000的肾上腺素注射剂0.3～0.5ml；过量可致低血压，处理应立即停药，并扩容以纠正，成人还可用血液透析清除。④肾功能差者应采用小剂量或减少给药次数，缓慢递增。若须同时用利尿药，建议用呋塞米而不用噻嗪类。血尿素氮和肌酐增高时，卡托普利应减量，同时应停用利尿药。⑤以下慎用：低血压，如因充血性心力衰竭、血容量不足等引起者；粒细胞减少，如因自身免疫性疾病、胶原性血管病、发热性疾病、使用免疫抑制药治疗引起者；脑动脉或冠状动脉供血不足，可因血压降低而加剧缺血；血钾过高；肾功能障碍；肝功能障碍；单侧或双侧肾动脉狭窄；主动脉瓣狭窄，用药后可能使冠状动脉灌注减少；严格饮食限制钠盐或进行透析者，首剂可能引发突然而严重的低血压；母乳喂养期间。⑥给药剂量须循个体化原则，按疗效而予以调整。服药时间最好在餐前1小时。⑦开始用药前建议停用其他降压药1周。对恶性或重度高血压，在停用其他药物后立即给予卡托普利最小剂量，在密切观察下每24小时递增剂量，直到疗效充分或达最大剂量。⑧药物对检验值或诊断的影响：尿醋酮试验假阳性；血尿素氮，肌酐浓度增高，常为暂时性，在患有肾病或长期严重高血压而血压迅速下降后易出现；偶有转氨酶增高；血钾轻度增高，尤其有肾功能障碍者；血钠降低。

【制剂与规格】①片剂：12.5mg；25mg。②注射液：1ml ∶25mg；2ml ∶50mg。

依那普利
Enalapril

【其他名称】丁脂脯酸、恩纳普利、苯脂丙脯酸、苯酯丙脯氨酸、马来酸依拉普利、马来酸依那普利。

【药理作用】为含羧基类ACEI，口服后在体内水解成依那普利拉，强烈抑制血管紧张素转换酶，引起降压。

【体内过程】口服吸收良好，在体内经代谢脱去乙酰基而生成二羧酸代谢产物依那普利拉，然后发挥作用。口服后C_{max}为1小时，其代谢物在2～4小时达血药浓度高峰，持续时间长，至少24小时。61%经尿排泄，33%经粪排泄。肾损害者及老年人排泄减慢，可引起蓄积，宜减量。

【适应证】①高血压。②慢性心功能不全。

【用法用量】口服。开始剂量为一日5～10mg，分1～2次服，肾功能严重受损患者（肌酐清除率低于30ml/min）为一日2.5mg。根据血压水平，可逐渐增加剂量，一般有效剂量为一日10～20mg，一日最大剂量一般不宜超过40mg。本药可与其他降压药特别是利尿药合用，降压作用明显增强，但不宜与潴钾利尿药合用。

【不良反应】因不含巯基故较少引起卡托普利样不良反应。不良反应有皮疹及味觉异常、干咳。

【禁忌证】①单侧或双侧肾动脉狭窄。②妊娠期妇女。③既往使用过本药发生血管神经性水肿者。④血肌酐>3mg/dl。⑤高血钾。

【药物相互作用】①与其他降压药同用时降压作用加强，其中与引起肾素释放或影响交感活性的药物同用呈较大的相加作用，与β受体阻断药同用不会加强其降压效应。②与利尿药同用降压作用增强，可引起严重低血压。在开始治疗前利尿药应停用或减量，依那普利开始剂量宜小，以后再根据血压情况逐渐调整。③与排钾利尿药同用可减少钾丢失，但与保钾性利尿药，补钾药及钾盐制剂同用可引起血钾明显增高。接受依那普利治疗的心衰患者一般不要使用保钾性利尿药。④与锂同用可致锂中毒，停药后毒性反应可消失。⑤卡托普利与别嘌醇同用可引起超敏反应。使用依那普利时也应注意。⑥硫唑嘌呤与ACEI合用可加重骨髓抑制。⑦非胰岛素依赖性糖尿病高血压伴肾功能不全的患者同时使用依那普利和二甲双胍后可引起高钾性乳酸酸中毒。⑧依那普利与地高辛、咪贝地尔、司维拉姆、坦洛新等无明显相互作用。

【注意事项】①给药剂量须遵循个体化原则，按疗效予以调整。②服用依那普利的患者在手术或麻醉时如发生低血压，可用扩容纠正；若出现白细胞计数降低，应停药。一般停药后可恢复；血管性水肿一旦出现应立即停药，并迅速加以处理，皮下注射1∶1000的肾上腺素注射剂0.3～0.5ml。③药物对老人的影响：老年人对降压作用较敏感，应用时须酌减剂量。④肝功能障碍、肾功能不全者慎用。肾功能差的患者应使用小剂量或减少给药次数或增加给药间隔，缓慢增加用量。若须同时用利尿药，建议用呋塞米而不用噻嗪类。如血尿素氮和肌酐增高或蛋白尿渐加重时，依那普利应减量或在减量的同时停用利尿药。⑤用药前后及用药时应当检查或监测：肾功能及尿蛋白检查，每月一次；有肾病或胶原性血管病者应定期检查白细胞计数。⑥用血管紧张素转换酶抑制药治疗的患者，在采用高通透性膜（聚丙烯腈）进行血液透析时，曾发生低血压反应，应避免联合应用。

【制剂与规格】片剂：2.5mg；5mg；10mg；20mg。

贝那普利
Benazepril

【其他名称】苯那普利、盐酸贝那普利、苯扎普利、盐酸苯那普利。

【药理作用】贝那普利是一个前体药物，在肝内水解成有活性的代谢产物贝那普利拉。后者是一种不含巯基ACE抑制剂，能抑制血管紧张素Ⅰ转换为血管紧张素Ⅱ，结果使血管阻力降低，醛固酮分泌减少。也可抑制缓激肽的降解，降低血管阻力，使血压下降。心功能不全时贝那普利能扩张动脉与静脉，降低周围血管阻力及肺毛细血管楔压，从而改善心排血量，提高患者的运动耐量，因而可用于心功能不全的治疗。

【体内过程】口服10mg后30～60分钟起效；1.5小时达峰浓度，呈双相消除，药物在24小时内多数变为代谢物。尿中原型药仅有少量，部分药物由胆汁排泄，多次给药有一定的蓄积作用。重复用药一周达降压最大效果。

【适应证】高血压、心功能不全。

【用法用量】（1）原发性高血压：未用利尿药者开始治疗时每日推荐剂量为10mg，每天一次，若疗效不佳，可加至每日20mg。必须根据血压的反应来对使用剂量进行调整，通常应该每隔1~2周调整一次。对某些患者，在给药间隔末期，降压作用可能减弱，此类患者，每日总的剂量应均分成两次服用，或加用利尿药。本药治疗高血压的每日最大推荐剂量为40mg，一次或均分为两次服用。肌酐清除率≥30ml/min患者服常用剂量即可。而<30ml/min患者，最初每日剂量为5mg，必要时，剂量可加至每日10mg。

（2）心功能不全：推荐的初始剂量为2.5mg，一天一次。由于会出现首剂后血压急剧下降的危险，当患者第一次服用本药时需严密监视。根据患者的临床反应，可以在适当的时间间隔内将剂量调整为10mg，一天1次，甚至20mg，一天1次。对于前期正在使用利尿药治疗的患者，特别是钠丢失和（或）体液丢失过多的患者，在加用本药时，建议给药时应特别谨慎，并应进行专门监测。根据临床情况，在本药初始治疗之前，可能需要考虑利尿治疗药物减量或暂时停用。开始本药治疗之前，先对血容量和（或）钠盐丢失进行纠正。当心衰患者肌酐清除率小于30ml/min时，日剂量最高可增加至10mg，但较低的初始剂量，如2.5mg可能更理想。

【不良反应】①最常见停药原因为头痛和咳嗽。②少见的有：症状性低血压、直立性低血压、晕厥、心悸、周围性水肿、皮疹、皮炎、便秘、胃炎，焦虑、失眠、感觉异常、关节痛、肌痛、哮喘等。③尿素氮和肌酐可轻度升高，尤其是肾动脉狭窄者及同时服用利尿药者。肾功能不全、糖尿病和联合使用补钾药或潴钾利尿药的患者，可能会出现高钾血症。④血管神经性水肿罕见，如出现即应停药。

【禁忌证】①对贝那普利过敏。②血管神经性水肿。③妊娠期及哺乳期妇女。

【药物相互作用】①与其他降压药同用时降压作用加强，其中与引起肾素释放或影响交感活性的药物同用呈较大的相加作用，与β受体阻断药同用不会加强其降压效应。②与利尿药同用降压作用增大，可引起严重低血压。在开始贝那普利治疗前原利尿药应停用或减量，贝那普利开始剂量宜小，以后再根据血压情况逐渐调整。③与其他扩血管药同用可能致低血压，如拟合用，应从小剂量开始。④与钾盐、潴钾利尿药如螺内酯、氨苯蝶啶、阿米洛利同用可能引起血钾过高。⑤卡托普利与布比卡因合用，由于对肾素-血管紧张素系统的抑制，可引起严重心动过缓和低血压，甚至意识丧失。贝那普利如与布比卡因合用，也应严密监测。⑥卡托普利与别嘌醇同用可引起超敏反应。使用贝那普利时也应注意。⑦硫唑嘌呤与血管紧张素转换酶抑制药合用，可加重骨髓抑制。⑧与环孢素合用可使肾功能下降。⑨其他：与锂盐合用可降低锂盐的排泄，故应密切监测血锂浓度；非甾体抗炎药尤其吲哚美辛可抑制肾前列腺素合成，引起水、钠潴留，从而减弱贝那普利的降压效果。阿司匹林也可明显降低贝那普利的降压作用，同用时应注意；麻黄含麻黄碱和伪麻黄碱，可降低抗高血压药的疗效。使用贝那普利治疗的高血压患者应避免使用含麻黄制剂。

【注意事项】参阅依那普利。

【制剂与规格】片剂：5mg；10mg；20mg。

咪达普利
Imidapril

【其他名称】盐酸伊米普利、盐酸依达普利、盐酸咪达普利、盐酸米卡普利、依米普利。

【药理作用】为ACE抑制剂，为酯类前体药物，本身活性不高，在血中被水解为二羧酸类化合物而具有活性；这种具有羧基或巯基的活性形式是与酶的Zn^{2+}结合的基团。具有舒张血管、降低血压作用。特点为降压效果确切，作用持续时间较久，1日可用药1次，不良反应特别是干咳的发生率较低。

【体内过程】健康成年男子口服10mg，6～8小时血浆中活性代谢物咪达普利拉的浓度达峰值（15ng/ml），消除半衰期为8小时，24小时尿中总排泄率为服用剂量的25.5%。健康成人每次口服10mg，连续服用7天，血浆中咪达普利拉的浓度在3～5天后达稳态，未见有体内蓄积；但肾功能障碍患者的血浆浓度与健康成年人比较，可见半衰期延长和血药峰浓度增大。

【适应证】轻、中度原发性高血压和高肾素性高血压。

【用法用量】口服。初始剂量5～10mg，一日1次。但严重高血压患者、伴有肾功能障碍高血压患者以及肾实质性高血压患者最好从2.5mg开始用药。对肌酐清除率在每分钟30ml以下、或血清肌酐在3mg/dl以上的严重肾功能障碍患者，用药需慎重。

【不良反应】①较常见的有咳嗽、眩晕、头痛、疲乏，体位性低血压、皮疹等，均较轻微短暂。②偶有伴呼吸困难的面、舌、咽喉部血管神经性水肿、严重血小板减少、肾功能不全恶化或转氨酶升高。③干咳发生率明显低于依那普利、西拉普利和赖诺普利。

【禁忌证】①对本药有过敏史。②用其他ACEI引起血管神经性水肿的患者。③用葡萄糖硫酸纤维素吸附器进行治疗的患者。④用丙烯腈甲烯丙基磺酸钠膜进行血液透析的患者。⑤妊娠或备孕的妇女。

【药物相互作用】①与大剂量利尿药同用可致严重低血压。②咪达普利与保钾性利尿药（螺内酮、氨苯蝶啶等）或补钾制剂（氯化钾等）合用可使血清钾浓度升高。③咪达普利与锂制剂（碳酸锂）合用可能引起锂中毒。④使用利尿药（三氯甲噻嗪、双氢氯噻嗪等）治疗的患者，初次服用本药会使降压效果增强。⑤与非甾体抗炎药物（如吲哚美辛）合用则使本药降压作用减弱。⑥其他有降压作用的药物也可增强本药的降压作用。

【注意事项】①动脉瓣狭窄、脑动脉或冠状动脉供血不足的患者慎用。②老年人服用本药时，因从低剂量开始（如2.5mg），并根据患者情况酌情增减剂量，调整服用间期。③哺乳期妇女慎用本药，必须用药时，应中止哺乳。

【制剂与规格】片剂：5mg；10mg。

赖诺普利
Lisinopril

【其他名称】苯丁赖脯酸、苯丁赖普酸、利斯普利、利生普利、利辛普利、赖脯酸。

【药理作用】本药为依那普利拉的赖氨酸衍生物，具强力血管紧张素转换酶抑制作用。其特点为在体内不经肝脏转化即可产生药理效应，作用出现迟，但维持作用时间长而平稳。

【体内过程】口服吸收达峰时间为6～8小时，生物利用度25%，饮食不影响吸收及生物利用度，连续给药3～4日可达稳态血药浓度。该药在体内不被代谢，亦不与血浆蛋白结合。主要从肾脏排泄，肾清除率达100ml/min。$t_{1/2}$为12.6小时。严重肾功能减退者消除半衰期延长至40小时以上，可发生体内蓄积，蓄积的原药可经透析去除。

【适应证】高血压、充血性心力衰竭、24小时内血流动力学稳定的急性心肌梗死。

【用法用量】（1）原发性高血压：初始剂量为每日10mg，维持剂量每日1次，每次20mg。剂量应视血压情况调整。在长期临床对照试验中使用的最大剂量为每日80mg。肾功能不全者、利尿药不能中断的患者和由各种原因造成的低血容量和（或）低血钠的患者，以及患有肾性高血压的患者，需用较低起始剂量。

（2）使用利尿药的患者：初次使用有可能出现症状性低血压，这在服用利尿药的患者中更多见，故需特别注意，因为患者可能会处于低血容量或低血钠状况。在开始治疗前的2~3天应停止服用利尿药，对不能停止服用利尿药的高血压患者，初始剂量为5mg。并视血压情况调整剂量。如有必要，可以恢复使用利尿药。肾衰竭患者的剂量调整应所列的肌酐清除率为依据：肌酐清除率小于10ml/min（包括透析患者），初始剂量每日2.5mg；肌酐清除率10～30ml/min，初始剂量每日2.5～5mg；肌酐清除率31～70ml/min，初始剂量每日5～10mg。

（3）肾血管性高血压：肾血管性高血压患者尤其是双侧肾动脉狭窄或独生肾的肾动脉狭窄患者，首次服用反应敏感，因此建议初始剂量为2.5mg或5mg，然后根据血压情况再做调整。

（4）心功能不全：作为配合强心苷和利尿药治疗的辅助方法，起始剂量为2.5mg，每日1次。一般有效剂量范围是每日1次，每次5～20mg。对于极有可能发生症状性低血压的患者，例如与水盐代谢失衡有关或无关的低血钠患者、低血容量的患者，以及正接受强利尿药治疗的患者，如有可能应在接受治疗之前纠正上述情况，并在初次给药时应严密监测血压。

（5）急性心肌梗死：可在心肌梗死症状发生24小时内应用。首剂给予5mg口服，24小时后及48小时后再分别给予5mg、10mg口服，随后每天10mg。低收缩压的患者（收缩压为120mmHg或以下）或梗死后三天内的患者应给予较低剂量，2.5mg口服。如果发生低血压（收缩压低于或等于100mmHg），每日5mg维持量可在必要时临时降至2.5mg。如果低血压持续存在（收缩压低于90mmHg持续一小时以上）应停止使用本药。

【不良反应】①不良反应轻，可有低血压、皮疹、眩晕、头痛、咳嗽、腹泻、乏力、恶心、心悸及胸痛等。②罕见血管神经性水肿，出现时应停药，并使用抗组胺药。③赖诺普利尚可引起血红蛋白轻度降低，血肌酐和血钾升高，但停药后在短期内可恢复。

【禁忌证】①对赖诺普利过敏。②儿童、妊娠期妇女、哺乳期妇女、主动脉瓣狭窄、肺源性心脏病、双侧肾动脉狭窄、血液或骨髓疾病。③以往使用血管紧张素转化酶抑制剂出现血管神经性水肿。

【药物相互作用】①与其他降压药同用时降压作用加强，其中与引起肾素释放或影响交感活性的药物同用呈较大的相加作用，与β受体阻断药同用不会加强降压效应。②与利尿药同用降压作用增大，可引起严重低血压。在开始赖诺普利治疗前原利尿药应停用或减量，赖诺普利开始剂量宜小，以后再根据血压情况逐渐调整。③与其他血管扩张药同用可致低血压，如拟合用，应从小剂量开始。④卡托普利与布比卡因合用，由于对肾素-血管紧张素-醛固酮系统的抑制，可引起严重心动过缓和低血压，甚至意识丧失。赖诺普利如与布比卡因合用，也应严密监测。⑤与补钾药，保钾性利尿药如螺内酯、氨苯蝶啶、阿米洛利同用，可能引起血钾过高。⑥其他ACEI如卡托普利与别嘌醇同用可引起超敏反应。使用赖诺普利时也应注意。⑦硫唑嘌呤与ACEI合用，可加重骨髓抑制。⑧与环孢素A合用可使肾功能下降。⑨其他：与锂盐合用可降低锂盐的排泄，故应密切监测血锂浓度；非甾体抗炎药尤其吲哚美辛可抑制肾前列腺素合成，引起水、钠潴留，减弱赖诺普利的降压效果。阿司匹林使用抗炎剂量时也可明显降低赖诺普利的降压作用，同用时应注意；洛非可司与赖诺普利同用可降低抗高血压疗效。使用赖诺普利治疗的患者在加用或停用洛非可司时应注意监测血压；麻黄含麻黄碱和伪麻黄碱，可降低抗高血压药的疗效。使用赖诺普利治疗的高血压患者应避免使用含麻黄制剂。

【注意事项】①如出现血清尿素氮与肌酐浓度升高，应减小赖诺普利剂量和（或）停用利尿药；已用强心苷与利尿药的心功能不全患者如有水、钠缺失，赖诺普利的开始剂量宜小；如发生血管性水肿应停用赖诺普利，皮下注射1∶1000肾上腺素溶液0.3～0.5ml，静脉注射氢化可的松；接受大手术的患者或使用易引起低血压的麻醉药时，如发生低血压可通过补液改善；赖诺普利过量时可用扩容纠正低血压。必要时可进行血液透析。②老年人及肾功能减退者减量使用。③药物对检验值或诊断的影响：血尿素氮、肌酐浓度增高，常为暂时性，在患有肾病或严重高血压而血压迅速下降时易出现；偶有血清肝酶增高；血钾轻度增高，尤其在有肾功能障碍者。④用药前后及用药时应当检查或监测：用药前应检测血压，血电解质（血钠、血钾、总二氧化碳）、血尿素氮和肌酐，并定期复查；肾功能障碍或白细胞缺乏的患者，在最初3个月内应每2周检查白细胞计数及分类计数1次，此后定期检查；尿蛋白检查，每月1次。⑤在ACEI治疗过程中，使用某些高流量膜（如聚丙烯腈膜）进行透析时可出现危及生命的类过敏样超敏反应，在使用硫酸葡聚糖进行低密度脂蛋白分离过程中也可观察到同样的反应。

【制剂与规格】片剂：5mg；10mg；20mg。

培哚普利
Perindopril

【其他名称】哌林多普利、哌哚普利、普吲哚酸、达吲哚丙脯酸。

【药理作用】培哚普利为前体药，属含羧基类，对收缩压作用大于舒张压，对动脉干有扩张作用和弹性修复作用，服药后在1个月内血压降至正常，降压作用平稳，停止治疗后不反跳。

【体内过程】口服吸收迅速且完全，进食会影响生物利用度，3～4小时后活性代谢物达峰值，其游离部分的清除半衰期大约为17小时，4天内可达到稳态。生物利用度为65%～95%，大约75%的药物从尿中排出，25%从粪中排出。未发现培哚普利蓄积。

【适应证】原发性高血压、慢性心功能不全、急性心肌梗死后二级预防。

【用法用量】①高血压：有效剂量为每日4mg，早晨一次服用。根据疗效，剂量可于三至四周内逐渐增至最大剂量每日8mg。如果必要，可合并使用排钾性利尿药以进一步降低血压。②肾血管性高血压：建议起始剂量为每日2mg，此后按照患者血压反应调整剂量。应检查血肌酐和血钾，以便发现功能性肾功能不全的出现。肾功能不全时，培哚普利的剂量应按照肾功能不全的程度调整：如果肌酐清除率每分钟≥60ml，不需要调整剂量。如果肌酐清除率为每分钟30～60ml，建议剂量为每日2mg；如果肌酐清除率为每分钟15～30ml，建议剂量为隔日2mg。③心功能不全：小剂量开始治疗，建议由每天早晨2mg开始治疗，同时监测血压。必要时增加至常规治疗剂量，即每大2～4mg，一次服用。选择的每天治疗剂量应当使立位收缩压不低于90mmHg。

【不良反应】①较常见的有：头痛、眩晕、疲乏、嗜睡、恶心、咳嗽。②少见的有：症状性低血压、直立性低血压、晕厥、心悸、周围性水肿、皮疹、皮炎、胃炎、便秘、焦虑、失眠、感觉异常。③罕见的有：血管神经性水肿，大剂量给药或多系统疾病引起的肾衰竭患者、合并免疫抑制剂治疗和可能引起白细胞减少的治疗的患者用药后，罕见粒细胞缺乏和骨髓抑制。④其他：有肾移植、血液透析患者用药后出现贫血的报道。肾小球肾病患者用药后出现蛋白尿。血尿素氮和血肌酐中度升高，多见于合并肾动脉狭窄、接受利尿药治疗的高血压和肾衰竭患者，停止治疗后可恢复。

【禁忌证】对本药过敏者，儿童、妊娠期及哺乳期妇女。

【药物相互作用】①与钾盐及保钾性利尿药合用可产生高钾血症和肾功能衰竭。②与地西泮合用会增加体位性低血压的发生率。③与噻嗪类药合用会降低培哚普利血药浓度，并使其代谢物从尿液中排泄比例下降。

【注意事项】①肾功能衰竭患者，根据肌酐清除率调整剂量。②低血压、肾动脉狭窄，肾功能不全，严重主动脉瓣及二尖瓣梗阻或狭窄者慎用。

【制剂与规格】片剂：4mg；8mg。

雷米普利
Ramipril

【药理作用】同西拉普利，为含羧基类ACEI，有强效、长效、前体药特点，抗ACE活性比依那普利强10倍；其有效代谢产物为雷米普利拉。

【体内过程】口服后60%被吸收，t_{max}约为1小时，在肝脏中酯解为雷米普利拉，其血药峰值时间约为3小时。单剂量和多次口服本药后，曲线下面积和血药峰浓度与口服剂量呈稳定状态。本药60%经肾脏、40%经肝脏清除，肾功能不全患者应根据肌酐清除率来调整剂量。雷米普利和雷米普利拉的$t_{1/2}$分别为3小时和15小时。

【适应证】高血压、心功能不全、急性心肌梗死。

【用法用量】原发性高血压患者：起始剂量一般为2.5mg雷米普利晨服，如果该剂量血压不能恢复正常，可增加至每日5mg。增加剂量时应至少有3周的间隔时间。维持剂量一般为每日2.5～5mg，最大剂量每日10mg。如果每日5mg雷米普利的降压效果不理想，应考虑合用利尿药等。

【不良反应】①不良反应少而轻，主要有头晕、头痛、乏力、恶心、皮疹、瘙痒、味觉障碍、血管神经性水肿等。②咳嗽的发生率仅为其他ACEI的一半。

【禁忌证】①使用其他ACEI曾引起血管神经性水肿。②遗传性血管性水肿、特发性血管性水肿。③对雷米普利过敏。④妊娠期及哺乳期妇女。⑤孤立肾、移植肾、双侧肾动脉狭窄而肾功能减退者。

【药物相互作用】①与抗糖尿病药同时使用，应注意血糖过度降低的可能。②与钾盐、保钾性利尿药或肝素同时使用时，血清钾浓度可上升。③本药会减少锂盐排泄而可能导致血锂浓度升高，故勿与锂盐同服。④与其他非甾体抗炎药同时使用时，本药的降压作用可减弱，并可导致急性肾衰的发生。⑤本药可能会加强乙醇效应。

【注意事项】①如出现喉喘鸣或面部、舌或声门的血管神经性水肿应停药，皮下注射肾上腺素，静脉注射氢化可的松或地塞米松；用雷米普利过量时，如果出现血压过度下降，应让患者平卧并抬高双腿，补充液体或使用容量代用品等对症支持措施。必要时作透析治疗。②已用强心苷与利尿药治疗的心力衰竭患者如有水、钠缺失，雷米普利的开始剂量宜小。③老年患者开始宜用小剂量。④慎用：肝功能障碍；肾功能障碍，可致血钾增高、白细胞减少，并使本药潴留；多种原因引起的粒细胞减少，如中性粒细胞减少症、发热性疾病、骨髓抑制、使用免疫抑制药治疗、自身免疫性疾病如胶原性血管病、系统性红斑狼疮等引起者；高钾血症；脑或冠状动脉供血不足，血压降低可加重缺血，血压如大幅下降可引起心肌梗死或脑血管意外；低血压；严重心力衰竭、血容量不足、缺钠的患者，应用本药可能突然出现严重低血压与肾功能恶化；严格饮食限制钠盐或进行透析治疗者，首剂可能出现突然而严重的低血压；主动脉瓣狭窄或肥厚性心肌病；咳嗽；外科手术/麻醉。⑤用药前后及用药时应当检查或监测：用药前应检测血压、血电解质（血钠、血钾、总二氧化碳）、血尿素氮和肌酐，并定期复查；肾功能障碍或白细胞缺乏的患者在最初3个月内应每2周检查白细胞计数及分类计数1次，此后定期检查；尿蛋白检查，每月1次。⑥在ACE抑制剂治疗过程中使用某些高流量膜，如聚丙烯腈膜进行透析时可出现危及生命的类过敏样超敏反应，在使用硫酸葡聚糖进行低密度脂蛋白分离过程中也可观察到同样的反应。因此在紧急透析或血液滤过时，应避免使用聚丙烯腈膜或改用不含ACE抑制剂的治疗方案。⑦血压降低可能会影响患者驾驶汽车或操纵机器的能力，在治疗初期或饮酒后这种影响更大。⑧使用利尿药治疗的患者在开始使用雷米普利前应停用利尿药2～3天，但严重或恶性高血压例外，此时应用雷米普利小剂量，在观察下小心增加剂量。

【制剂与规格】片剂：1.25mg；2.5mg；5mg。

西拉普利
Cilazapril

【药理作用】本药为血管紧张素转换酶抑制剂，口服吸收后转化为药理活性的西拉普利拉，它使血管紧张素Ⅰ不能转换为血管紧张素Ⅱ，并使血浆肾素活性增高，醛固酮分泌减少，从而使血管舒张，血管阻力降低而产生降压作用。

【体内过程】西拉普利能有效被吸收并迅速转化为具有药理活性的西拉普利拉。进食会轻微减慢其吸收率，但并不影响疗效。根据尿液回收资料分析，口服本药后的西拉普利拉的生物利用度约为60%。用药后2小时内达到血药峰浓度，浓度与剂量有直接关系。每日一次服用后，西拉普利拉的有效半衰期为9小时，并以原型从肾脏排除。

【适应证】原发性高血压和肾性高血压、慢性心功能不全。

【用法用量】（1）原发性高血压：通常剂量范围是2.5～5.0mg，每日1次。推荐的起始剂量为1mg片剂，每日1次。起始剂量很少能达到所需的疗效，应根据每个患者的血压情况分别调整剂量。如每日1次5mg仍不能控制血压时，则可加用非潴钾利尿药以增强其降压效果。

（2）肾性高血压：起始剂量为0.25mg或0.5mg，每日1次。

（3）慢性心功能不全：本药可与强心苷和（或）利尿药联合使用，作为治疗慢性心功能不全患者的辅助药物，起始剂量应以0.5mg，每日1次，并在严格的医生指导下进行。可根据耐受情况及临床状况将剂量增加至1mg，每日1次的最大维持剂量。此外，若需要把维持剂量调整至1～2.5mg之间，应根据患者的反应，临床状况及耐受性而进行调整。通常最大剂量为5mg，每日1次。

【不良反应】①最常见不良反应是头痛与头晕。其他发生率少于2%的不良反应包括乏力，低血压、消化不良、恶心、皮疹和干咳。大多数不良反应是短暂性的，轻度或中度，无需中止用药。②特异性反应：与其他ACEI一样，罕见血管神经性水肿。但由于此症可能伴有喉头水肿，故一旦波及面部、口唇、舌、声带和（或）喉头时，必须立刻停用并进行适当治疗。

【禁忌证】①对该药过敏或患有腹水。②主动脉瓣狭窄或心脏流出道阻塞。③单侧或双侧肾动脉狭窄。④妊娠期妇女。

【药物相互作用】①本药与地高辛、硝酸盐类、速尿、噻唑类，口服抗糖尿病药物以及H_2受体阻断药并用未见有意义的相互作用。②本药与保钾性利尿药合用，可引起血钾增高，特别是在肾功能不全者。

第四篇

③与非甾体抗炎药物合用时，可能会降低本药的降压作用。

【注意事项】①慢性心功能不全患者用可能会导致血压显著降低。②对使用大剂量利尿药的老年慢性心功能不全患者开始使用，应严格按推荐的0.5mg起始剂量用药。③哺乳期妇女慎用。④用血管紧张素转换酶抑制剂治疗偶见症状性低血压。特别是因呕吐、腹泻，先已服用利尿药、低钠饮食或血透后腹水低钠或低血容量的患者。⑤急性低血压患者必须平卧休息，必要时静脉滴注氯化钠注射液水或扩容剂。⑥患者在服用本药期间，若使用高流量多丙烯腈膜继续血透、血过滤或LDL分离性输血，可导致过敏性反应或过敏样反应，包括危及生命的休克。⑦外科麻醉：血管紧张素转换酶抑制剂与具有降压作用的外科麻醉剂合用时，能导致动脉性低血压，发生这种情况时，则应以静脉输液法扩大血容量。无效时，应静脉滴注血管紧张素Ⅱ。⑧若患者在服用ACEI期间，同时接受用黄蜂或蜜蜂毒液作脱敏治疗，可能发生过敏性反应。因此，在接受脱敏治疗前一定要停止服用西拉普利，在这种情况下，不可用β受体阻断药来代替西拉普利。

【制剂与规格】片剂：0.5mg；1mg；2.5mg；5mg。

福辛普利
Fosinopril

【药理作用】福辛普利为前体药，对ACE直接抑制作用较弱，但口服后缓慢且不完全吸收，并迅速转变为活性更强的二酸代谢产物福辛普利拉。福辛普利通过其次磷酸基团和ACE活性部位中锌离子的结合，抑制ACE活性。此外，福辛普利通过对激肽酶Ⅱ的抑制作用，使缓激肽失活减慢，缓激肽的舒血管作用得到加强。

【体内过程】福辛普福辛普利的吸收率为平均口服剂量的36%，吸收不受食物影响。达峰时间约为3小时，给药后3～6小时抑制作用达高峰。肝、肾功能正常者其$t_{1/2}$平均为11.5小时。该药的特点是双重途径消除。

【适应证】高血压、心功能不全。

【用法用量】(1)不用利尿药治疗的高血压患者：剂量范围为每日10～40mg，单次服药，患者服用正常初始剂量为10mg，每日1次。约四周后，根据血压的反应适当调整剂量。剂量超过每日40mg，不增强降压作用。如单独使用不能完全控制血压，可加服利尿药。

(2)同时服用利尿药治疗的高血压患者：在开始用本药治疗前，利尿药最好停服几天以减少血压过份下降的危险。如果经约4周的观察期后，血压不能被充分控制，可以恢复用利尿药治疗。另一种选择是，如果不能停服利尿药，则在给予本药初始剂量10mg时，应严密观察几个小时，直至血压稳定为止。用利尿药治疗的高血压患者，尽管服用本药后血压显著降低，但在4～24小时之间能维持平均脑血流量。

(3)心功能不全：推荐的初始剂量为10mg，每日1次，并作严密的医学监护。如果患者能很好耐受，则逐渐增量至40mg，每日1次。即使在初始剂量后出现低血压，也应继续谨慎地增加剂量，并有效地处理低血压症状，本药应与利尿药合用。

【不良反应】①常见的头痛、咳嗽、眩晕、乏力、腹泻。②少见的皮疹、味觉障碍、肌痛或感觉异常、药剂低血压。③偶见胰腺炎，也可见暂时性的血红蛋白和红细胞值减少。④个别患者可见肝、肾功能损害及特异性反应等。

【禁忌证】①对福辛普利过敏者。②妊娠期及哺乳期妇女。③孤立肾、移植肾、双侧肾动脉狭窄而肾功能减退者。④高血钾。

【药物相互作用】①福辛普利能减少由噻嗪类利尿药诱发的血钾减少，保钾性利尿药或补钾药可增加高钾血症的危险，故应注意监测患者的血清钾。②抗酸药可能影响福辛普利的吸收，故必须分开服用，至少相隔2小时。③非甾体抗炎药可能影响抗高血压作用。④与其他抗高血压药合并使用可增加抗高血压药药效。

【注意事项】①严重心功能不全、接受多种或高剂量利尿药、血容量减少、血钠过低、已有低血压、患不稳定性心功能不全和接受高剂量血管扩张剂治疗的患者应在医院内开始治疗。②肝、肾功能不全的患者应注意适当调整剂量。

【制剂与规格】片剂：10mg。

三、血管紧张素受体拮抗剂（ARB）

氯沙坦
Losartan

【其他名称】芦沙坦、洛沙坦。

【药理作用】能特异性地阻断血管紧张素Ⅱ受体AT1，阻断了循环和局部组织中血管紧张素Ⅱ所致的动脉血管收缩、交感神经兴奋和压力感受器敏感性增加等效应，强力和持续性降低血压，使收缩压和舒张压下降。尚可减轻左心室肥厚，抑制心肌细胞增生，延迟或逆转心肌重构，改善左心室功能。对血糖、血脂代谢无不利影响。其还具有改善肾血流动力学作用，减轻肾血管阻力，选择性扩张出球小动脉，降低肾小球内压力，降低蛋白尿，增加肾血流量和肾小球滤过率，保护肾脏而延缓慢性肾功能不全的过程，特别对糖尿病肾病的恶化有逆转作用。

【体内过程】氯沙坦口服吸收迅速，0.5～1小时达到血药峰值浓度，血药峰浓度为80ng/ml，肝脏首过效应显著，生物利用度为33%～37%，血浆蛋白结合率为98.7%，很难通过血脑屏障。消除半衰期为1.5～2小时。在肝脏经细胞色素P450酶代谢形成有药理活性的产物E-3174，其活性比母体强15～30倍，蛋白质结合率大于99%，半衰期约为6～9小时，使降压作用进一步加强和持久。氯沙坦及其代谢产物大部分经肝脏和泌尿道排泄，口服一次剂量氯沙坦后，大约35%出现在尿中，58%出现在粪便中。

【适应证】高血压、心功能不全。

【用法用量】通常剂量为50mg，每天一次，治疗3～6周后达到最大抗高血压效应。在部分患者中，每天剂量可增加到100mg。血容量不足的患者（例如应用大量利尿药）起始剂量应该为25mg，每天1次。

【不良反应】①过敏反应：偶见血管神经性性水肿其中部分患者以前曾因服用包括ACEI在内的其他药物而发生过血管性水肿。②肝功能异常。③贫血、肌痛、偏头痛、咳嗽。

【禁忌证】儿童、妊娠及哺乳期妇女。

【药物相互作用】①与保钾性利尿药、补钾剂、或含钾的盐代用品合用时，可导致血钾升高。②与非甾体抗炎药如吲哚美辛合用，可降低其抗高血压作用。

【注意事项】①有肝功能损害患者应使用较低剂量。②血容量不足的患者应先补充血容量，减少起始剂量。

【制剂与规格】片剂：50mg；100mg。

缬沙坦
Valsartan

【药理作用】①对AT1有高度选择性，可竞争性地拮抗而无任何激动作用。②可抑制AT1受体所介导的肾上腺球细胞释放醛固醇。对心收缩功能及心率无明显影响。

【体内过程】口服吸收快，进食影响其吸收，生物利用度为25%，与血浆蛋白结合率为95%。药物起效快，作用强，口服后2小时血药浓度达峰值，作用持续24小时以上。半衰期为5～9小时，以原型经胆道（70%）及肾脏（30%）排出。

【适应证】高血压。

【用法用量】一般剂量80mg，每日1次，口服。如疗效不佳，可增加至每天160mg或与利尿药同时服用。

【不良反应】①水肿、头痛、对血钾的影响较小。②疲劳、上呼吸道感染、消化不良、关节痛等少见。

【禁忌证】①对该药过敏者。②妊娠期及哺乳期妇女。

【药物相互作用】①西咪替丁、华法林、地高辛、阿替洛尔、氨氯地平、格列本脲。与潴钾利尿药、补钾药或使用含钾药物合用可使血钾升高。②可与氢氯噻嗪合用以加强降压。

【注意事项】①下列情况慎用：血管神经性水肿、主动脉瓣或左房室瓣狭窄、胆汁淤积或胆管阻塞、哺乳期、冠状动脉疾病、老年、肝功能障碍、肥厚性心肌病、低血钠或血容量减少，如大剂量使用利尿药、单侧或双侧肾动脉狭窄、需要全身麻醉的外科手术患者。②严重缺钠和（或）血容量不足的患者，如服用大剂量利尿药的患者，用缬沙坦治疗偶可出现症状性低血压。因此在治疗前应先纠正患者的低血钠和低血容量状况。③如果出现喉喘鸣或面部、舌或声门的血管性水肿，则应停药。④药物过量可能出现的症状主要是明显低血压，可采取催吐治疗，必要时可静脉滴注0.9%氯化钠注射液。血液透析不能清除。

【制剂与规格】①胶囊：80mg；160mg。②片剂：40mg；80mg。

厄贝沙坦
Irbesartan

【药理作用】是一种非多肽的ARB。与AT1受体结合特异性强，其拮抗作用比氯沙坦及其代谢产物EXP3174强，亦强于缬沙坦。

【体内过程】口服吸收迅速，生物利用度为60%～80%，1.5～2小时血药浓度达高峰，且吸收不受食物影响。药物主要经肝脏代谢，被细胞色素P450 2C9代谢，代谢产物无活性。原药及代谢产物经肝、肾排泄，清除半衰期长，为11～15小时。

【适应证】①高血压。②心功能不全。

【用法用量】初始剂量和维持剂量为每日0.15g，饮食对服药无影响。一般情况下，0.15g每日一次比75mg能更好地控制24小时的血压。但对某些特殊的患者，特别是进行血液透析和年龄超过75岁的患者，初始剂量可考虑用75mg。

【不良反应】头痛、眩晕、心悸、疲乏、罕有荨麻疹、骨骼肌肉疼痛及血管神经性水肿。一般程度轻微，呈一过性，多数患者继续服药能够耐受。

【禁忌证】①妊娠、哺乳期妇女。②对本药过敏者。

【药物相互作用】①与其他抗高血压药物合用可增加该药的降压效果。②与保钾性利尿药、补钾剂或其他增加血钾浓度的药物合用，有引起血钾升高的危险。

【注意事项】①老年人及轻度肝、肾功能不全者无需减少剂量。②开始治疗前应纠正血容量不足和（或）钠的缺失。③过量服用本药后可出现低血压，心动过速或心动过缓，应采用催吐、洗胃及支持疗法。厄贝沙坦不能通过血液透析被排出体外。

【制剂与规格】①片剂：75mg；150mg。②胶囊：50mg。

替米沙坦
Telmisartan

【其他名称】泰米沙坦。

【药理作用】为非肽类ARB，与AT1受体结合具有高度选择性和不可逆性的特点。对AT1受体的亲和力远高于AT2受体约3000倍。因此，可选择性地阻滞血管紧张素Ⅱ与许多组织中的AT1受体结合，从而阻断血管紧张素Ⅱ的收缩血管和分泌醛固酮的作用，但不影响心血管系统调节中的其他受体。

【体内过程】口服吸收迅速，血药浓度在服药后30～60分钟达到峰值，进食轻度减少其生物利用度。替米沙坦绝对生物利用度呈剂量依赖性，平均为50%。与血浆蛋白高度结合达99.5%。药物几乎完全（97%）以原型经粪便排泄，仅有少量从尿液排出。

【适应证】高血压。

【用法用量】应个体化给药。常用初始剂量为每次40mg，每日1次。在20～80mg的剂量范围内，替米沙坦的降压疗效与剂量有关。若用药后未达到理想血压可加大剂量，最大剂量为80mg，每日1次。

【不良反应】①常见的不良反应包括呼吸道感染、鼻窦炎、嗜睡、头晕、头痛、恶心、腹泻及血管神经性水肿等，咳嗽的发生率明显低于ACEI。②早期中毒症状是低血压和心动过速。③对有低血压可能的患者（如心功能不全、正在用利尿药治疗、透析或严重血容量不足等）应注意观察。

【禁忌证】①对本药过敏者。②妊娠及哺乳期妇女。③胆道阻塞疾病。④严重肝、肾功能不全。

【药物相互作用】①替米沙替米沙坦与地高辛合用时，可使后者的血药浓度升高，因此合用时应调整剂量。②与华法林合用10天，可轻微降低后者的平均谷浓度。③与氨氯地平、氢氯噻嗪、格列本脲和布洛芬合用未见有临床意义的相互作用。④该药不被细胞色素P450系统代谢，也不影响细胞色素P450系统。

【注意事项】①治疗期间如发生低血压，应采取相应的支持治疗。②应用替米沙坦4～8周后才发挥最大药效，在加大剂量时应注意。③替米沙坦不能经血液透析清除，血液透析患者在治疗初期应注意监测，以防发生体位性低血压。④其余参阅缬沙坦。

【制剂与规格】①片剂：80mg。②胶囊：40mg。

坎地沙坦
Candesartan

【药理作用】坎地沙坦是一种强效长效的AT1受体拮抗药。其化学结构同氯沙坦相似，与AT1受体的拮抗方式为非竞争性拮抗。通过选择性的阻断AngⅡ与受体结合而产生一系列的药理作用。坎地沙坦对AT1受体的亲和力最强，大于AT2受体10 000倍，其代谢产物拮抗AngⅡ的升压作用比氯沙坦大48倍。该药不抑制血管紧张素转换酶，也不阻断其他与心血管调节有关的受体和离子通道。

【体内过程】坎地沙坦为前体药物，在经胃肠道吸收期间迅速、完全地水解为坎地沙坦。生物利用度为15%，高脂饮食不影响其生物利用度。与血浆蛋白高度结合，结合率达99.5%。其原药和代谢物的$t_{1/2}$分别为3.5～4小时与3～11小时。用药后血浆浓度在3～4小时达到高峰，排泄主要经尿及粪便排出。

【适应证】①高血压。②心功能不全。

【用法用量】口服，一般成人1日1次，4～8mg，必要时可增加剂量至12mg。

【不良反应】不良反应发生率低，主要是上呼吸道感染、背痛、头痛及头晕。

【禁忌证】严重肝损害和胆汁淤滞、妊娠期妇女及哺乳期妇女。

【药物相互作用】坎地沙坦与潴钾利尿药、补钾剂和锂有相互作用。

【注意事项】①使用坎地沙坦治疗前应纠正体液和排除盐份。②严重或终末期肾损害、肾动脉狭窄、主动脉或二尖瓣狭窄和阻塞性肥大型心肌病患者慎用。

【制剂与规格】片剂：4mg；8mg。

奥美沙坦
Olmesartan

【药理作用】为非肽类ARB。与ACEI相比，不容易引起ACEI所致的干咳、皮疹和血管神经性水肿等，不良反应小，具有强而持久的降压作用。

【体内过程】奥美沙坦酯口服生物利用度为26%，进食不影响生物利用度。少量药物可通过血脑屏障和胎盘屏障。总蛋白结合率为99%。药物主要通过肠壁代谢，其代谢产物为有活性的脱酯奥美沙坦。$t_{1/2}$为12～18小时。口服后，肾脏清除率为每小时0.5～0.8L，排泄率为35%～50%，胆汁排泄率为50%～65%。

【适应证】高血压。

【用法用量】剂量应个体化。作为单一治疗的药物，通常推荐起始剂量为20mg，每日1次。对经2周治疗后仍需进一步降低血压的患者，剂量可增至40mg。

【不良反应】①可见心率减慢、头晕、头痛、血糖、甘油三酯升高、支气管炎、咽炎、鼻窦炎、上呼吸道感染，包括流感样症状、肌酸磷酸激酶升高。②可出现肌痛、骨骼痛，尤其是背部疼痛或僵直、血尿。③少见转氨酶升高。

【禁忌证】①对奥美沙坦酯过敏者。②妊娠期妇女。

【药物相互作用】【注意事项】参阅其他ARB药物。

【制剂与规格】片剂：20mg；40mg。

依普沙坦
Eprosartan

【其他名称】依普罗沙坦、替维坦、依普罗。

【药理作用】为一种新型的非联苯四唑类ARB，作用同氯沙坦相似，通过选择性阻断AngⅡ与AT1受体结合而发挥药理作用。

【体内过程】口服吸收快，进食会延缓其吸收，生物利用度为13%～15%。与血浆蛋白高度结合，结合率达98%。空腹服药1～2小时血药浓度达到高峰，$t_{1/2}$为5～7小时。主要经肾脏排泄，占90%。

【适应证】高血压，尤其是高血压伴肾功能障碍者。

【用法用量】成人：推荐起始剂量为600mg，每日1次，饭后服用，最大日剂量不超过800mg。老年人：推荐起始剂量300mg，每日1次，饭后服用。

【不良反应】发生率低，头痛、头晕关节疼痛，鼻塞，胃肠胀气，血中甘油三酯浓度升高与安慰剂相似。

【禁忌证】儿童。

【药物相互作用】①该药与其他药物合用，未见药物

第四篇

间有不良反应发生。②不影响地高辛、华法林、双氯噻嗪等药物的药动学。

【注意事项】①在肾功能不全患者中的肾清除率降低。②食物对依普沙坦吸收的影响有个体差异性。

【制剂与规格】片剂：200mg；400mg；600mg。

阿利沙坦酯
Allisartan Isoproxil

【其他名称】艾力沙坦酯。

【药理作用】为非肽类前体药，在体内胃肠道吸收的过程中被酯酶完全水解成唯一的药理活性代谢产物EXP3174。

【体内过程】口服吸收较好，经酯水解迅速生成活性代谢产物EXP3174。EXP3174的达峰时间为1.5～2.5小时，$t_{1/2}$约为10小时。本药活性代谢产物与人血浆蛋白结合率大于99.7%。

【适应证】轻、中度原发性高血压。

【用法用量】对大多数患者，通常起始和维持剂量为240mg，每日一次，继续增加剂量不能进一步提高疗效。治疗4周可达到最大降压效果。食物会降低本药的吸收，建议不与食物同时服用。

【不良反应】①发热、乏力。②心血管系统：心率加快、心悸。③消化系统：恶心、胃部不适、胃痛、腹部不适、腹泻。④骨骼肌肉系统：左侧腰痛、双膝关节酸痛、腿痛。⑤神经/精神系统：头昏、头胀。⑥呼吸系统：鼻塞、咳嗽、打喷嚏、流涕、上呼吸道感染、气短、胸痛；皮肤：瘙痒、口唇疱疹；特殊感觉：黑矇、牙痛、眼胀、耳鸣。⑦泌尿生殖系统：尿痛、痛经。⑧偶见肝功能或肾功能指标升高。

【禁忌证】①妊娠期、哺乳期妇女。②对本药过敏者。

【药物相互作用】①锂剂与ARB及ACEI合用，可引起可逆性的血锂水平升高和毒性反应，因此锂剂和本药合用须慎重。如需合用，则合用期间应监测血锂水平。②麻黄含有麻黄碱和伪麻黄碱，可降低抗高血压药的疗效，使用本药治疗的高血压患者应避免使用含麻黄的制剂。③其余同前述ARB。

【注意事项】①和其他抗高血压药物一样，对于患有缺血性心脏病或缺血性血管疾病的患者，过度降压可以引起心肌梗死或卒中。②如患者伴有严重肝肾功能、心功能减退，用药期间应注意观察，可酌情减量。③对于双侧肾动脉狭窄或单侧功能肾动脉狭窄（肾血管性高血压）的病例，使用影响RAAS系统活性的药物其导致严重的低血压和肾功能不全的危险性增高。④极少数情况下，严重缺钠和（或）血容量不足患者（如：使用强利尿药治疗），服用本药初期，可能出现症状性低血压。因而，在使用本药之前，应先纠正低钠和（或）血容量不足。⑤服药患者在驾驶，操纵机器时应小心。

【制剂与规格】片剂：80mg；240mg。

阿齐沙坦酯
Azilsartan Medoxomil

【药理作用】抑制血管紧张素Ⅱ的加压效应。给予本药后血浆血管紧张素Ⅰ、Ⅱ浓度和血浆肾素活性增加，而血浆醛固酮浓度降低。

【体内过程】口服阿齐沙坦，绝对生物利用度为60%。C_{max}为1.5～3小时。本药的血浆蛋白结合率为99%。阿齐沙坦的$t_{1/2}$为11小时，肾清除率约为2.3ml/min。

【适应证】高血压。

【用法用量】成人每日服用1次，每次80mg。若服用高剂量利尿药，则剂量减半（40mg）。

【不良反应】①常见的不良反应为低血压/直立性低血压。②其他不良反应有恶心、虚弱、疲劳、肌肉痉挛、头晕、体位头晕和咳嗽。

【禁忌证】①妊娠期妇女。②对本药过敏者。

【药物相互作用】①阿齐沙坦酯或阿齐沙坦与氨氯地平、抗酸药、氯噻酮、地高辛、氟康唑、二甲双胍、吡格列酮及华法林可以同时给药。②与非甾体抗炎药物包括选择性环氧合酶-2（COX-2抑制剂）：在老年患者，或肾功能损害患者中，NSAID（如COX-2抑制剂）与血管紧张素受体拮抗剂（如阿齐沙坦）共同用药，可能导致肾功能的恶化，这些效应通常是可逆的。血管紧张素Ⅱ受体拮抗剂的降压作用，可能会被NSAID减弱。

【注意事项】①如发生低血压，应将患者放于仰卧位并在必要时给予输注0.9%氯化钠注射液。②在老年患者中无需调整本药剂量。③哺乳期妇女慎用。④肾功能受损者慎用。⑤对于双侧肾动脉狭窄或单侧功能肾动脉狭窄（肾血管性高血压）的病例，使用影响RAAS系统活性的药物其导致严重的低血压和肾功能不全的危险性增高。

【制剂与规格】片剂：20mg；40mg；80mg。

四、利尿药

参阅第八篇第1章利尿药。

五、抗肾上腺素药

（一）β受体阻滞药

普萘洛尔
Propranolol

【其他名称】心得安、萘心安、萘氧丙醇胺、普奈洛尔。

【药理作用】普萘洛尔为非选择性β_1与β_2肾上腺素受体阻断药，使心率减慢，心肌收缩力减弱，心排血量减少，初期因外周阻力反射性增加（使α受体作用相对增强），故降压作用不明显，肾血流量与肾小球滤过率、冠状动脉及其他内脏器官血流量均减少。普萘洛尔能影响肾上腺素能神经元功能、中枢神经系统的血压调节压力感受器的敏感性，可竞争性对抗异丙肾上腺素和去甲肾上腺素的作用。血浆肾素活性因β_2受体被阻断而降低，还可致血管收缩，支气管痉挛。有增强胰岛素降低血糖的作用，对前列腺素E_2的合用亦有影响。概括其作用特点为温和、缓慢、持久，能抑制肾素分泌，无直立性低血压症。治疗震颤的机制可能与β_2受体有关，也有可能是中枢作用。

【体内过程】口服后胃肠道吸收较完全，吸收率约90%。1～1.5小时血药浓度达峰值，但进入全身循环前即有大量被肝代谢而失活，生物利用度为30%，进食后生物利用度增加。血浆蛋白结合率93%，药物与血浆蛋白的结合能力受遗传控制。其具有亲脂性，能透过血脑屏障而产生中枢反应。普萘洛尔也可进入胎盘。分布容积约为6L/kg。普萘洛尔在肝脏广泛代谢，甲亢患者药物代谢及机体清除率增加。普萘洛尔半衰期为2～3小时，主要经肾脏排泄，包括大部分代谢产物及小部分（小于1%）原型物。普萘洛尔可以从乳汁分泌少量。普萘洛尔不能经透析清除。

【适应证】①心律失常，如房性及室性早搏、窦性及室上性心动过速、心房颤动等，但室性心动过速宜慎用。②锑剂中毒引起的心律失常。③心绞痛、高血压、嗜铬细胞瘤（手术前准备）。

【用法用量】（1）原发性震颤：应从小剂量开始，每次10mg，每天3次，逐渐增加至能缓解震颤为止，剂量曾用至每天120～180mg。

（2）各种心律失常：每天10～30mg，分3次服，用量根据心律、心率及血压变化而及时调整。

（3）嗜铬细胞瘤：手术前3天服药，每天量60mg，分3次服。

（4）心绞痛：每天40～80mg，分3～4次服，先从小剂量开始，逐渐加量。每天量可以用至80mg以上。剂量过小无用。

（5）高血压：每次5mg，每天4次，1～2周后增加1/4量，在严密观察下可逐渐增加至每天量100mg。

【不良反应】①窦性心动过缓、房室传导阻滞、低血压，诱发及加重心力衰竭。②加剧哮喘与慢性阻塞性肺部疾患，精神抑郁、乏力、低血糖、血脂升高。可见嗜睡、头晕、失眠、恶心、腹胀、皮疹、晕厥、低血压、心动过缓等，须注意。③长期大量使用可出现严重抑郁，甚至有自杀企图。④加剧降糖药的降血糖作用，并掩盖低血糖症状。

【禁忌证】①哮喘及过敏性鼻炎。②窦性心动过缓、重度房室传导阻滞、病态窦房结综合征、支气管哮喘、心源性休克、低血压患者。慢性心功能不全的患者，须等心衰得到控制后方可用普萘洛尔。③已洋地黄化而心脏高度扩大、心率又不平稳的患者。

【药物相互作用】①尼丁可使普萘洛尔的清除下降。如必须合用时，应密切监测心功能，必要时调整两种药物的用量。②普罗帕酮可增加普萘洛尔浓度，引起卧位血压明显降低。如必须合用，应仔细监测心功

第四篇

能，特别是血压，必要时调整普萘洛尔用量。③与胺碘酮合用可出现明显的心动过缓和窦性停搏。与丙吡胺、氟卡尼合用，也可引起心动过缓。④与二氢吡啶类钙通道阻断药合用治疗心绞痛或高血压有效，但也可引起严重的低血压或心力储备降低。合用时应仔细监测心功能，尤其是对于左室功能受损、心律失常或主动脉狭窄的患者。⑤地尔硫䓬可增强β受体阻断药的药理作用，对心功能正常的患者有利。但合用后也有报道引起低血压、左室衰竭和房室传导阻滞。因此，两药合用时，应密切监测心功能，尤其是老年、左室衰竭、主动脉狭窄及两种药物的用量都较大时。⑥维拉帕米与普萘洛尔均有直接的负性肌力和负性传导作用，合用可能引起低血压、心动过缓、充血性心力衰竭和传导障碍。在左室功能不全、主动脉狭窄或两药用量均大时危险性增加。因此，两药合用时，应密切监测心功能。

【注意事项】①妊娠及哺乳期妇女慎用。②老年人对普萘洛尔代谢与排泄能力低，应适当调节剂量。③对诊断的干扰：可使血尿素氮、脂蛋白、肌酐、钾、甘油三酯、尿酸等增高；可使血糖降低，糖尿病患者可能出现血糖增高；肾功能不全时普萘洛尔的代谢产物可蓄积血中，干扰测定血清胆红素的重氮反应，可出现假阳性。④下列情况慎用：过敏史；慢性心功能不全；一度房室传导阻滞；糖尿病；肺气肿或非过敏性支气管炎；肝功能不全；甲状腺功能低下；雷诺综合征或其他周围血管疾病；肾功能减退；麻醉或手术患者。⑤随访检查：用药前后及用药时应当检查或监测血常规、血压、心功能、肝功能、肾功能。糖尿病患者应定期查血糖。⑥少数患者长期用药可出现心力衰竭，倘若出现可用洋地黄苷类和（或）利尿药纠正，并逐渐递减至停用；冠心病患者不宜骤停普萘洛尔，否则可出现心绞痛、心肌梗死或室性心动过速；高血压患者突然停药可引起高血压反跳。因此，长期用药者撤药须逐渐减量，同时应尽可能限制体力活动；甲亢患者也不可骤停普萘洛尔，否则使甲亢症状加重；因普萘洛尔可减弱心脏收缩，甲亢合并心功能不全者必须采用时，应合用强心药；外科手术前是否停药尚有争议，因为停药可引起心绞痛和（或）高血压反跳，其危险性可能比手术本身产生的心脏抑制大；普萘洛尔在术前应逐渐减量，但不要完全停药，直到手术进行；静脉给药能快速控制心率及心肌收缩力。⑦用药过量的处理：心动过缓给阿托品或异丙肾上腺上腺上腺素，必要时安装人工起搏器；室性早搏给利多卡因或苯妥英钠；心力衰竭给氧、洋地黄苷类或利尿药；低血压时输液并给升压药；抽搐给地西泮或苯妥英钠；支气管痉挛给异丙肾上腺素。

【制剂与规格】①片剂：10mg。②注射剂：5ml ：5mg。

美托洛尔
Metoprolol

【其他名称】甲氧乙心安、美多心安、美多洛尔、美他新、倍他乐克。

【药理作用】本药是一种选择性的β_1受体阻断药。①治疗高血压：本药通过降低外周血管阻力而不影响心排出量，明显降低血压，作用持续24小时以上。对男性中、重度高血压患者，本药可降低心血管病死亡的危险。②治疗快速型心律失常：通过降低起搏细胞的自律性，阻断交感神经活性增加，使心率减慢。③治疗甲亢：本药显示快速有效的缓解甲状腺毒症的症状，高剂量的美托洛尔可降低升高的T_3值，T_4不受影响。④治疗心肌梗死：治疗剂量可减弱与生理和心理负荷有关的儿茶酚胺的作用，降低心率、心排出量，减少再次心肌梗死的危险，减少心源性死亡特别是心肌梗死后猝死的危险。

【体内过程】口服吸收率大于90%，首过效应为25%～60%，故生物利用度仅为38%～75%。食物可使口服本药的血药浓度达空腹时的2倍。口服血浆浓度达峰时间一般为1.5小时。血浆蛋白结合率约12%，可透过血脑屏障和胎盘屏障，也可从乳汁分泌。主要在肝脏中被代谢为羟基美托洛尔。快代谢型者的$t_{1/2}$为3～4小时；慢代谢型者的$t_{1/2}$达7.55小时。肾功能不全时无明显改变。在肝内代谢，经肾排泄，尿内以代谢物为主，仅少量为原型物。不能经透析排出。

【适应证】①心功能不全，但在急性左心衰发作时不可应用。②高血压。③肥厚型心肌病。④主动脉夹层。⑤心律失常，特别是室上性心律失常。⑥心绞痛、心肌梗死。⑦甲状腺功能亢进。

【用法用量】口服，剂量应个体化，以避免心动过缓的发生。应空腹服药，进餐时服药可使美托洛尔的生物利用度增加40%。①治疗高血压：每日100～200mg，分1～2次服用。②治疗急性心肌梗死、不稳定性心绞痛：主张在早期，即最初的几小时内使用，因为即刻使用在未能溶栓的患者中可减小梗死范围、降低短期（15天）死亡率。在已经溶栓的患者中可降低再梗死率与再缺血率，若在2小时内用药还可以降低死亡率。先静脉注射美托洛尔1次2.5～5mg（2分钟内），每5分钟1次，共3次总剂量为10～15mg。之后15分钟开始口服25～50mg，每6～12小时1次，共24～48小时，然后口服一次50～100mg，每日2次。心肌梗死后若无禁忌应长期使用。一般1次50～100mg，每日2次。③治疗心力衰竭：应在使用洋地黄和（或）利尿药等抗心力衰竭的治疗基础上使用本药。起初一次6.25mg，每日2～3次，以后视临床情况每数日至一周1次增加6.25～12.5mg，每日2～3次，最大剂量可用至一次50～100mg，每日2次。最大剂量一日不应超过300～400mg。④治疗肥厚型心肌病、甲状腺功能亢进：一般一次25～50mg，每日2～3次，或一次100mg，一日2次。⑤快速型室上性心律失常：开始时以1～2mg/min的速度静脉给药，用量可达5mg。可间隔5分钟重复给药，直到取得满意的效果，最大剂量为20mg。

【不良反应】（1）常见：①一般副作用为：疲劳、头痛、头晕。②循环系统：肢端发冷、心动过速、心悸。③胃肠系统：腹痛、恶心、呕吐、腹泻和便秘。

（2）少见：①一般副作用：胸痛、体重增加。②循环系统：心力衰竭暂时恶化。③神经系统：睡眠障碍、感觉异常。④呼吸系统：气急、支气管哮喘或有气喘症状者可发生支气管痉挛。

（3）罕见的有：多汗、脱发、味觉改变、可逆性性功能异常、血小板减少、房室传导时间延长、心律失常、水肿、晕厥、梦魇、抑郁、记忆力损害、精神错乱、神经质、焦虑、幻觉、皮肤过敏反应、银屑病加重、光过敏、血转氨酶升高、视觉损害、眼干和（或）眼刺激、耳鸣。偶有关节痛、肝炎、肌肉疼痛性痉挛、口干、结膜炎样症状、鼻炎和注意力损害以及在伴有血管疾病的患者中出现坏疽的病例报道。

【禁忌证】①心源性休克。②病态窦房结综合征。③二度、三度房室传导阻滞。④不稳定的、失代偿性心力衰竭（肺水肿、低灌注或低血压），持续地或间歇地接受β受体激动药正变力性治疗的患者。⑤心动过缓或低血压。⑥心率＜45次/分、P-Q间期＞0.24秒或收缩压＜100mmHg怀疑心肌梗死的患者。⑦伴有坏疽危险的严重外周血管疾病。⑧对本药中任何成分或其他β受体阻滞药过敏者。

【药物相互作用】①美托洛尔是一种CYP2D6的作用底物，抑制CYP2D6的药物（奎尼丁、特比萘芬、帕罗西汀、氟西汀、舍曲林、塞来昔布、普罗帕酮、苯海拉明）、西咪替丁、肼屈嗪：抑制本药代谢，增加血药浓度。②巴比妥类、利福平：加快本药代谢，降低血药浓度。③维拉帕米、地尔硫䓬、胺碘酮：引起心动过缓、血压下降、对房室传导和窦房结功能有相加的抑制作用。④Ⅰ类抗心律失常药物：有相加的负性肌力作用。⑤非甾体抗炎药：抵消本药的抗高血压作用。⑥口服降糖药：掩盖低血糖症状。⑦可乐定：加剧可乐定突然停用所引起的反跳性高血压。

【注意事项】①对心脏功能失代偿的患者应在使用洋地黄和（或）利尿药治疗的基础上使用。②对诊断的干扰：本药可延缓使用胰岛素后血糖水平的恢复，在用胰岛素的糖尿病患者往往会掩盖低血糖的症状如心悸等，从而延误低血糖的及时发现。但其危险性要小于非选择性β-受体阻断药。③下列情况慎用：低血压；心脏或肝脏功能不全；慢性阻塞性肺部疾病与支气管哮喘患者如需使用应以小剂量为宜，且剂量一般应小于同等效力的阿替洛尔。对支气管哮喘的患者应同时加用$β_2$受体激动药，剂量可按美托洛尔的使用剂量调整。④用于嗜铬细胞瘤时应先行使用α-受体阻断药。⑤不宜与异搏定同时使用，以免引起心动过缓、低血压和心脏停搏。⑥β受体阻滞后心脏对反射性交感兴奋的反应降低使全麻和手术的危险性增加，但可用多巴酚丁胺或异丙基肾上腺素逆转。对于要进行全身麻醉的患者最好在麻醉前48小时停止使用本药。⑦长期使用本药时如欲中断治疗，须逐渐减少剂量，一般于7～10天内撤除，至少也要经过3天。尤其是冠心病患者骤然停药可致病情恶化，出现心绞痛、心肌梗死或室性心动过速。⑧妊娠或分娩期间不宜使用。

【制剂与规格】①片剂：25mg；50mg；100mg。②胶囊：50mg。③缓释片：47.5mg；95mg。④注射液：2ml ：2mg；5ml ：5mg。

阿替洛尔
Atenolol

【其他名称】氨酰心安、天诺敏、阿坦乐尔、苯氧胺。

【药理作用】阿替洛尔对β_1受体有选择性阻断作用，对支气管平滑肌β_2受体亲和力较低。较小剂量即能明显降低动物心率、心收缩力与心排血量，使血压下降。阿替洛尔无内在拟交感活性与膜稳定作用，能降低血浆肾素活性及AGⅡ水平。无心肌抑制作用，经睫状肌扩散入睫状上皮，使房水产生减少，眼压下降。

【体内过程】口服吸收率为50%，生物利用度较低，约40%，服药后2～3小时血药浓度达峰值，药物与血浆蛋白结合率为5%～10%，半衰期6～9小时，主要经肾脏排泄。肾功能不全时，半衰期明显延长。不通过肝脏代谢，口服剂量的50%以原型从粪便排泄，40%～50%从肾脏排泄，可经血液透析清除。

【适应证】①高血压。②心绞痛。③心肌梗死。④心律失常。用于纠正室上性心律失常、室性心律失常、洋地黄及儿茶酚胺引起的快速心律失常。⑤甲状腺功能亢进。⑥嗜铬细胞瘤。⑦阿替洛尔滴眼液用于开角型青光眼及其他药物治疗无效的闭角型青光眼、新生血管性青光眼和睫状环阻滞性青光眼。

【用法用量】口服。成人：开始每次6.25~12.5mg，按需要及耐受量渐增至50~200mg。肾功能损害时，肌酐清除率小于15ml/（min·1.73m^2）者，每日25mg；15~35ml/（min·1.73m^2），每日最多50mg。

【不良反应】①可出现四肢冰冷、疲劳、肠胃不适、心动过缓。偶见头痛、情绪变化、心力衰竭状况恶化。②罕见睡眠障碍、精神抑郁、脱发、血小板减少、紫癜、银屑病状皮肤反应、银屑病恶化、视物模糊、幻想或直立性低血压。③在心肌梗死患者中，最常见的不良反应为低血压和心动过缓。头昏、眩晕、失眠、多梦、恶心、腹泻及腹部不适、呼吸困难、增加血清极低密度脂蛋白和甘油三酯水平、皮疹、关节痛、胸痛等，可诱发心衰或使原有心衰加重，加重支气管痉挛，但比用非选择性β受体阻断药要轻，发生率较少。

【禁忌证】①气管哮喘。②心源性休克。③二度、三度房室传导阻滞。④重度心力衰竭。⑤窦性心动过缓。⑥妊娠期妇女。

【药物相互作用】①可加重α_1受体阻断药的首剂反应。除哌唑嗪外其他α_1受体阻断药虽然较少出现，但与阿替洛尔同用时仍需注意。②与胺碘酮合用可出现明显的心动过缓和窦性停搏。③与丙吡胺合用可导致心排血量明显下降，如合用应密切监测心功能，特别是对有潜在心脏疾病的患者。④与苯乙肼合用可引起心率下降。如合用应仔细监测。⑤奎尼丁可增强β受体阻滞，引起直立性低血压。如必须合用，两药的用量宜小，并应仔细监测。⑥与利血平合用，两者作用协同，β受体阻滞作用增强，可出现心动过缓及低血压。⑦与二氢吡啶类钙通道阻断药合用治疗心绞痛或高血压有效，但也可引起严重的低血压或心力储备降低。如合用，应仔细监测心脏功能，尤其是对于左室功能受损、心律失常或主动脉狭窄的患者。

【注意事项】①用于儿童应从小剂量开始0.25～0.5mg/kg，每日二次。注意监测心率、血压。②老年患者所需剂量可以减少，尤其是肾功能衰退的患者。③下列情况慎用：过敏史；充血性心力衰竭；糖尿病；肺气肿或非过敏性支气管炎；肝功能不全；甲状腺功能低下；雷诺综合征或其他周围血管疾病；肾功能减退；妊娠及哺乳期妇女。④避免在进食时服药。⑤有心力衰竭症状的患者在使用阿替洛尔前，应先给予洋地黄苷类或利尿药，如症状仍然存在，阿替洛尔应逐渐减量至停用。⑥停药时剂量应递减。心绞痛患者突然撤药可引起心绞痛加重，甚至出现心肌梗死；高血压患者可引起高血压反跳。故在停药时，剂量应逐渐减少，同时应尽可能限制体力活动。⑦静脉给药能快速控制心率及心肌收缩力。研究表明，在心肌梗死症状发作几小时内静脉给药效果优于口服。而心肌梗死后先静脉给药，然后改口服维持比单用一种方法更好。⑧用药过量的处理：心动过缓可给予阿托品或异丙肾上腺素，必要时安装人工起搏器，室性早搏可给予利多卡因或苯妥英钠；心力衰竭可给予吸氧、洋地黄苷类或利尿药；低血压时应输液并给予升压药；抽搐时应给予地西泮或苯妥英钠；支气管痉挛时应给予异丙肾上腺上腺上腺素。

【制剂与规格】片剂：25mg；50mg；100mg。

比索洛尔
Bisoprolol

【药理作用】①比索洛尔为选择性β_1肾上腺能受体阻断剂，在治疗剂量范围内，没有明显的膜稳定作用或内在拟交感作用。通过阻滞β_1受体降低外周血管阻力，降低机体对交感肾上腺素能活性的反应，引起心率减慢、心肌收缩力降低，降低血压。②抑制交感神经过度兴奋和上调β受体，改善心脏对儿茶酚胺的敏感性。可用于治疗心功能不全。③抑制肾素-血管紧张素-醛固酮系统的激活，减少钠水潴留，减轻心脏前、后负荷。改善心肌缺血和心室的舒张功能。④抗心律失常与抗心肌缺血作用。⑤对心脏选择性不是绝对的，在高剂量时（≥20mg）也抑制β_2肾上腺素能受体，主要位于支气管和血管平滑肌；要保持选择性，使用最低的有效剂量尤为必要。

【体内过程】口服比索洛尔10mg后的绝对生物利用度大约是80%，其吸收不受食物的影响。它的首过效应大约是20%。血清蛋白结合率近似30%。5～20mg剂量的血浆达峰浓度发生时间在2～4小时。$t_{1/2}$为9～12小时。每天1次，5天达到稳态。通过肾和非肾途径消除相等，大约50%的剂量在尿中以原型排出，其余的以无活性的代谢物排泄。

【适应证】①高血压。②伴有心室收缩功能减退（射血分数35%，根据超声心动图确定）的中度至重度慢性稳定性心力衰竭。③心绞痛。

【用法用量】①高血压或心绞痛：通常每日1次，每次5mg，轻度高血压患者可以从2.5mg开始治疗。如效果均不明显，剂量可增至每日1次，每次10mg。②慢性稳定性心力衰竭：低剂量开始，逐渐增加剂量。1.25mg，每日1次，用药1周，如果耐受性良好，则增加至2.5mg，每日1次，继续用药1周，如果耐受性良好，则增加至3.75mg，每日1次，继续用药1周，如果耐受性良好，则增加至5mg，每日1次，继续用药4周，如果耐受性良好，则增加至7.5mg，每日1次，继续用药4周，如果耐受性良好，则增加至10mg，每日1次，作为维持治疗。最大推荐剂量为10mg，每日1次。如出现暂时的心力衰竭恶化、低血压或心动过缓，建议重新考虑合并用药剂量，必要时可暂时降低比索洛尔剂量，或考虑停药，病情稳定后重新上调剂量。

【不良反应】①服药初期可能出现有轻度乏力、胸闷、头晕、心动过缓、嗜睡、心悸、头痛和下肢浮肿等，继续服药后均自动减轻或消失。②在极少数情况下会出现胃肠紊乱（腹泻、便秘、恶心、腹疼）及皮肤反应（如红斑、瘙痒）。③偶见血压明显下降，脉博缓慢或房室传导失常。④有时产生麻刺感或四肢冰凉，在极少情况下，会导致肌肉无力，肌肉痛性痉挛及泪少。⑤对间歇性跛行或雷诺现象的患者，服药初期，病情可能加重，原有心肌功能不全者亦可能病情加剧。⑥偶尔会出现气道阻力增加。⑦对伴有糖尿病的老年患者，其糖耐量可能降低，并掩盖低血糖表现（如心跳加快）。

【禁忌证】①急性心力衰竭或处于心力衰竭失代偿期需要静脉注射正性肌力药物治疗的患者。②心源性休克者。③二度、三度房室传导阻滞者（无心脏起搏器）。④病窦综合征。⑤窦房阻滞者。⑥心动过缓者，治疗开始时心率少于60次/min。⑦代谢性酸中毒。⑧严重支气管哮喘或严重慢性肺梗阻。⑨外周动脉阻塞性疾病晚期和雷诺综合征。⑩血压过低者（收缩压低于100mmHg）。⑪未经治疗的嗜铬细胞瘤患者。⑫已知对比索洛尔及其衍生物或本药过敏的患者。

【药物相互作用】①可加重α_1受体阻断药的首剂反应。除哌唑嗪外其他α_1受体阻断药虽然较少出现，但与比索洛尔同用时仍需注意。②与胺碘酮合用可出现明显的心动过缓和窦性停搏。③与二氢吡啶类钙通道阻断药合用治疗心绞痛或高血压有效，但也可引起严重的低血压或心力储备降低。合用时应仔细监测心功能，尤其是对于左室功能受损、心律失常或主动脉狭窄的患者。④维拉帕米与比索洛尔均有直接的负性肌力和负性传导作用，可能引起低血压、心动过缓、充血性心力衰竭和传导障碍。在左室功能不全、主动脉狭窄或两药用量均大时危险性增加。两药合用时，应密切监测心脏功能。⑤与咪贝地尔合用可引起低血压、心动过缓或心力储备降低。⑥与地高辛合用可导致房室传导时间延长，并可使地高辛的血药浓度升高，合用时应仔细监测心电图和地高辛血血浆浓度，并相应调整剂量。

【注意事项】①本药不能用于儿童。②下列情况慎用：慢性阻塞性气道疾病；充血性心力衰竭；心动过缓；肝功能不全；肾功能不全；周围循环障碍，如有间歇性跛行或雷诺现象者；糖尿病，特别是血糖波动较大和有酸中毒者；甲状腺功能亢进；麻醉或手术时。③在高血压的治疗中，用量必须个体化，剂量应逐渐增加直至达到最佳的降压效果。但达到最佳降压效果需1～2周时间不等，故应观察一段时间才能判断疗效。④随访检查：心功能（心率、血压、心电图、胸片）、肝肾功能，糖尿病患者应定期查血糖。⑤停药时剂量应递减。突然撤药可引起心绞痛加重甚至心肌梗死，也可引起高血压反跳。在停药时，剂量应逐渐减少，同时应尽可能限制体力活动。⑥比索洛尔可能损害妊娠期妇女和（或）胎儿/新生儿。一般情况下，β肾上腺素受体阻断药能够降低胎盘灌注，而低胎盘灌注与发育迟缓、子宫内死亡、吸收和早产有关，对于胎儿和新生儿，可能发生低血糖和心动过缓等不良反应。如果必须使用β肾上腺素受体阻断药，选择性的β_1肾上腺素受体阻断药较为理想；除非明确了必须使用，否则妊娠期妇女不能应用比索洛尔，如果必须应用比索洛尔进行治疗，应该监测子宫胎盘血流量和胎儿生长情况。一旦发现对妊娠期妇女和胎儿产生有害的作用，应该选择其他的治疗方法。必须对新生儿进行严密监测，出生后前3天最易发生低血糖和心动过缓等症状。本药是否经人乳排泄尚不消楚，因此，不建议哺乳期妇女应用比索洛尔进行治疗。老年患者不需要调整剂量。⑦药物过量发生心动过缓或传导阻滞时可用阿托品，异丙肾上腺素，也可采取心脏起搏治疗；发生心力衰竭或低血压时给予强心药、升压药以及补液治疗，发生支气管痉挛时给β_2受体激动药。

【制剂与规格】①片剂：5mg；10mg。②胶囊：2.5mg；5mg。

倍他洛尔
Betaxolol

【其他名称】贝特舒、倍美多心安、倍他索洛尔、倍他心安、卡尔仑、环丙甲氧心安、盐酸倍他洛尔。

【药理作用】本药为选择性β_1受体阻断药，几乎不阻断β_2受体，并具有钙离子拮抗作用，无内源性拟交感活性（ISA），有一定的膜稳定作用（MSA），作用类似阿替洛尔。在临床试用剂量的情况下，没有可见的心脏抑制作用。其主要作用机制为：①眼科：本药可通过抑制房水产生以及增加房水流出来降低眼压，可降低青光眼或其他眼病引起的眼压升高。另外，本药可使具有β_2肾上腺素受体的视神经乳头和视网膜血管保持内源性舒张，从而增加灌注压、改善微循环，保护视野。②心血管：当心肌缺血时，本药能阻断心肌上的β_1受体、拮抗交感神经兴奋和儿茶酚胺作用，使心率减慢、心肌收缩力减弱、血压降低、心肌耗氧量降低，并使冠状动脉血流重新分布，从而增加缺血区心内膜的血流灌注，改善心肌缺血情况。另外，本药较大剂量时对血管及支气管平滑肌也有一定的作用。

【体内过程】①倍他洛尔滴眼液脂溶性强，具有较强的角膜穿透力。滴眼后30分钟眼压开始降低，2小时作用达最大，其降眼压作用可持续12小时。②倍他洛尔口服吸收完全，首过效应少，2～4小时达到血浆峰浓度。体内分布广泛，重复给药的平均分布容积为7.7～78.8L/kg。生物利用度为80%～90%，血浆蛋白结合率为50%。半衰期为16～20小时。倍他洛尔主要经肝脏代谢为无活性产物随尿排出，原型药物仅占15%，还有部分可透过胎盘及随乳汁分泌。严重肾脏功能损害者、老年人和婴儿的半衰期延长。

【适应证】①滴眼液用于开角型青光眼、手术后未完全控制的闭角型青光眼和高眼压症。②口服可用于高血压、可预防运动期间出现的心绞痛发作。

【用法用量】（1）高血压：每次10～20mg，每天1次，通常在7～14天效果明显。如需要也可增加剂量至每次40mg，每天1次。

（2）开角型青光眼：经眼给药，每次1～2滴，每天1～2次，摇匀后滴于结膜囊内，滴后用手指压迫内眦角泪囊部片刻。

（3）老年人剂量：用于高血压时，用法同口服给药，但开始剂量宜酌减。

【不良反应】①可有一过性刺痛感、痒感、干涩感、烧灼感等，偶有异物感、视物模糊、畏光流泪、分泌物增多、点状角膜炎、角膜感觉减低等。②偶有呼吸困难、支气管痉挛、心率减慢、心脏传导阻滞、充血性心力衰竭、疲倦、头疼、头晕、失眠、嗜睡、抑郁、胃肠功能紊乱，如恶心、呕吐、便秘、荨麻疹、中毒性表皮坏死、脱毛和舌炎等。

【禁忌证】①严重窦性心动过缓、经治疗未能控制的心功能不全、心脏传导阻滞、心动过缓、严重的Prinzmetal's心绞痛、低血压、严重的周围血管疾病，如雷诺现象。②房室传导阻滞者、心力衰竭、用氟喹氨苯酯治疗者、严重的哮喘和慢性阻塞性支气管肺疾病、未经治疗的嗜铬细胞瘤性高血压。

【药物相互作用】①与缩瞳药和碳酸酐酶抑制药合用有相加作用。②与利尿药合用时可提高降压效果。③与其他抗高血压药合用，倍他洛尔不良反应增加。④倍他洛尔可加强洋地黄类药物对心脏传导减慢的作用。⑤倍他洛尔滴眼液能增加利血平的不良反应。⑥与肾上腺素、去氧肾上腺素、苯丙醇胺、吩噻嗪类安定药、可乐定、哌唑嗪或单胺氧化酶抑制药合用，不良反应会增加。⑦倍他洛尔可与胰岛素或口服降糖药发生相互作用，干扰血糖水平。

【注意事项】①儿童慎用。②对诊断的干扰：本药能降低眼压，会导致青光眼检查出现假阴性的情况。③下列情况慎用：糖尿病；肾脏疾病；肝脏疾病；外周血管疾病（手指或脚趾血液循环不畅）；甲状腺功能低下；肺功能异常。④用药前后及用药时应当检查或监测：肺功能异常者，用药时应严密监测肺功能；服药期间应经常检查心率，若心率比平时低或每分钟低于50次，可能会导致循环障碍。⑤哺乳妇女慎用。⑥患者若无心脏疾病，在使用本药时，可与钙通道阻断药（如硝苯地平）合用。⑦应整片吞服，不要嚼啐。

【制剂与规格】①滴眼液：0.25%；0.5%；1%。②片剂：20mg。

索他洛尔
Sotalol

【其他名称】甲磺胺心安、心得怡。

【药理作用】索他洛尔为兼有Ⅱ类（β肾上腺素受体阻断药）和Ⅲ类（延长心肌动作电位时程）电生理活性的抗心律失常药。不具有内在拟交感神经活性和膜稳定作用。小剂量时，表现为β受体阻断作用，可延长窦房结周期和房室结不应期，减慢房室传导；较大剂量时，可延长心房、心室动作电位时间和有效不应期，在体表心电图上表现为Q-T间期及心率校正Q-T间期延长，表现出Ⅲ类抗心律失常药特征。索他洛尔与胺碘酮不同，不抑制心肌动作电位0相除极速率，对QRS波和HV间期无影响。

【体内过程】索他洛尔口服吸收完全，生物利用度在90%以上。口服后2～3小时达血药峰浓度，2～3天达稳态血浓度，药物在中央室和周边室均有分布。与血浆蛋白结合低。消除半衰期为10～20小时，消除的主要途径是由肾排出，80%～90%以原型从尿中排出。

【适应证】①心律失常，包括室性心律失常、室上性心律失常，各种症状性及危及生命的心律失常，以及心房颤动、心房扑动转律后正常窦性节律的维持。②高血压及心绞痛。

【用法用量】（1）心律失常：首次量80mg，每12小时1次，以后根据病情，逐渐调整剂量，常用量为每次80～160mg，每天2次。

（2）高血压、心绞痛和心肌梗死：每天160mg，分1～2次口服。根据病情可每周调整剂量一次，剂量范围每天160～320mg。

【不良反应】常见有疲倦、心动过缓、呼吸困难、眩晕、头痛、无力、发热、低血压等，最严重的不良反应为心律失常包括尖端扭转型室速。

【禁忌证】支气管哮喘或慢性阻塞性气道病、心源性休克、引起心肌抑制的麻醉、症状性窦性心动过缓、病窦综合综合征、二度或三度房室阻滞、未控制的充血性心衰、Q–T间期延长综合征及肾衰竭、对索他洛尔过敏者，对原有潜在窦房结功能障碍或房室传导延缓患者。

【药物相互作用】①不宜与排钾利尿药、Ⅰ类抗心律失常药、吩噻嗪类、三环类抗抑郁药、特非那定等合用。②索他洛尔与地高辛合用，可引起心律失常，较为常见。③索他洛尔与钙通道阻断药合用，可产生相加作用，导致低血压。④索他洛尔与利血平、胍乙啶及其他β受体激动药合用，可导致低血压和严重心动过缓，甚至昏厥。

【注意事项】①用药期间如出现心电图Q–T间期≥500ms者应减量或停药。②妊娠期及哺乳期妇女慎用。③下列情况慎用：患者在手术中以及使用了抑制心肌的麻醉药，如环丙烷或三氯乙烯、肾功能不全者、糖尿病患者或有自发性低血糖发生史的患者慎用。④β受体阻断作用会掩盖甲亢和低血糖的某些临床症状，疑患有进展型甲亢的患者应避免β受体阻断药的突然中断给药。

【制剂与规格】①片剂：80mg。②针剂：40mg。

奈必洛尔
Nebivolol

【药理作用】奈必洛尔为长效心脏选择性肾上腺素β_1受体阻断药，其具有β_1受体阻断作用及相关的抗高血压活性，在治疗剂量显示增强左心室功能、降低外周血管阻力的作用。

【体内过程】口服奈必洛尔，0.5～2小时达血药浓度峰值，生物利用度为12%～96%，食物对吸收无显著影响。奈必洛尔的蛋白结合率约为98%。药物在肝脏受P450 CYP2D6作用代谢，代谢物为无活性的羟化代谢物、葡萄糖醛酸奈必洛尔和葡萄糖醛酸羟化代谢物。原型化合物的$t_{1/2}$为10小时。48%经肠道排泄，38%经肾排泄。

【适应证】①高血压。②心绞痛、心肌梗死。③心律失常。④充血性心力衰竭。

【用法用量】①高血压：治疗轻中度高血压的最有效和常用剂量是一次5mg，一日1次。肾功能不全时剂量：应考虑减少肾功能不全者的初始剂量。建议初始剂量为一日2.5mg，逐渐加量。肝功能不全时剂量：可能需调整剂量。不建议慢性肝脏疾病患者使用奈必洛尔。②心绞痛、心肌梗死、心律失常、充血性心力衰竭：尚未确定常用有效口服治疗剂量。

【不良反应】①可见心率下降、心动过缓、心悸、低血压、心衰、心脏阻滞、肢冷、疲乏、嗜睡、头昏和头痛、2型糖尿病（非胰岛素依赖）患者使用β肾上腺素受体阻断药后发生高血糖、恶心等。②较少见失眠、神经质、焦虑。③罕见服药期间发生肌痛、阳痿的报道。

【禁忌证】①对奈必洛尔过敏。②心源性休克。③心力衰竭。④二度、三度房室传导阻滞。⑤重度窦性心动过缓。

【药物相互作用】①与齐留通合用，可致β肾上腺素能阻断作用显著增强。合用时应谨慎。②与二氢吡啶钙通道阻断药（或异搏定）合用，两者的心血管作用相加（异搏定还可降低某些β肾上腺素受体阻断药的代谢），导致低血压和（或）心动过缓。必需合用时，应仔细监测心功能，尤其是对易发生心衰的患者。③与地尔硫䓬合用，可致低血压、左心室衰竭和房室传导障碍。可能机制为两药的心血管效应叠加及地尔硫䓬使某些经肝代谢的β肾上腺素受体阻断药代谢降低所致。必需合用时，应仔细监测心功能，特别是对易发生心衰的患者。经肝代谢的β肾上腺素受体阻断药可能需调整剂量。④β肾上腺素受体阻断药与胺碘酮合用，两者的心脏效应叠加，可致低血压、心动过缓或心脏停搏。因此，对正使用β肾上腺素受体阻断药的患者，尤其是怀疑有潜在窦房节功能障碍的患者（如心动过缓、病窦综合征或部分房室传导阻滞），应慎用胺碘酮。必需合用时应严密监测心功能。⑤与地高辛合用，两药的心脏作用相加，并可能增加地高辛的生物利用度，导致房室阻滞和可能的地高辛毒性。合用时应仔细监测心电图和地高辛的血清浓度，酌情调整剂量。⑥与莫索尼定合用期间突然停用莫索尼定，可能导致反跳性高血压。故停止联合治疗时，应先停用β肾上腺素受体阻断药，然后于几日内逐渐停用莫索尼定，同时密切监测血压。⑦与可乐定合用，可加剧可乐定的撤药反应（急性高血压）。可能机制为α

肾上腺素能刺激加重血压反弹。因此，两药同用者停用可乐定时应密切监测高血压反应，可停用β肾上腺素受体阻断药几日后逐渐减少可乐定的剂量，也可使用拉贝洛尔代替可乐定，并根据患者血压调整拉贝洛尔的剂量（800～1200mg）。如出现高血压危象，可用α肾上腺素受体阻断药，如酚妥拉明或哌唑嗪。

【注意事项】①不建议慢性肝脏疾病患儿使用奈必洛尔。②下列情况慎用：麻醉（或外科手术）状态；支气管痉挛性疾病；脑血管供血不足；充血性心力衰竭；糖尿病；肝脏疾病；甲状腺功能亢进（或甲状腺毒症）；重症肌无力；外周血管病。③用药前后及用药时应监测血压和心率。④甲亢患者的高摄取率可致β肾上腺素受体阻断药的清除增加，当患者的甲状腺功能正常时，可能需减少β肾上腺素受体阻断药的剂量

【制剂与规格】片剂：5mg。

（二）α、β受体阻滞药

拉贝洛尔
Labetalol

【其他名称】柳胺苄心定。

【药理作用】拉贝洛尔为双阻断药，兼有α受体及β受体阻滞作用。β受体阻滞作用约为普萘洛尔的1/6～1/4，但无明显心肌抑制作用。其α受体阻滞作用为酚妥拉明的1/6～1/10。口服时阻滞β：α为3：1。对β_1和β_2受体有相同的阻断作用，对突触后膜α_1受体也有阻断作用，但较弱。该药与单纯β受体阻断药不同，在降低外周血管阻力的同时没有反射性心动过速的缺点。本药降压强度与剂量有关，不伴反射性心动过速和心动过缓，立位血压下降较卧位明显。

【体内过程】口服吸收迅速，t_{max}为1～2小时，主要分布于肺、肝、肾等脏器，在肝脏迅速被代谢灭活。作用可维持8小时左右，生物利用度为25%～40%。$t_{1/2}$平均5.5小时，静脉给药半衰期为3.5～4.5小时。24小时从尿中排出55%～60%，从粪便中排泄12%～27%。

【适应证】①轻至重度原发性高血压和心绞痛、伴有冠心病的高血压。静脉注射用于治疗高血压急症。②妊娠期妇女高血压。③心律失常及麻醉过程中控制高血压。④嗜铬细胞瘤的降压治疗。

【用法用量】口服：每次100～200mg，每天2～3次，饭后服，如疗效不佳，可增加至每次200mg，每天3～4次，维持剂量200～400mg，每天2次。对重度高血压用药剂量可增加至每天2400mg，加用利尿药可以适当减量。静脉注射：每次25～50mg，加入10%葡萄糖液20ml中，于5～10分钟内缓慢静脉注射。或以每分钟1～4mg的速度静脉点滴。静脉注射后为预防直立性低血压，应静卧10～30分钟。

【不良反应】①常见的有直立性低血压、胃肠道不适、头痛、精神抑郁、肌痉挛及阳痿、疲倦、恶心等。②大剂量可有心动过缓和期前收缩等。③心绞痛患者不能突然停药。④头晕、瘙痒、乏力、恶心、胸闷，少数患者可发生体位性低血压。

【禁忌证】①脑出血、心动过缓及传导阻滞。②儿童、妊娠期妇女、哮喘及脑溢血患者禁忌静脉用药。③病态窦房结综合征。④对本药过敏者。⑤重度或急性心力衰竭。

【药物相互作用】①三环抗抑郁药：可产生震颤。②西咪替丁：可增加本药的生物利用度。③硝酸甘油：可减弱硝酸甘油的反射性心动过速，但降压作用可协同。④维拉帕米类钙通道阻断药：需谨慎。⑤甲氧氯普胺：可增强本药的降压作用。

【注意事项】①有下列情况应慎用：过敏史、充血性心力衰竭、糖尿病、肺气肿或非过敏性支气管炎、肝功能不全、甲状腺功能低下、雷诺综合征或其他周围血管疾病、肾功能减退。②少数患者可在服药后2～4小时出现体位性低血压，因此用药剂量应该逐渐增加（若降压过低，可用去氧肾上腺素或阿托品予以拮抗）。③本药对下列诊断可能产生干扰：本药尿中代谢产物可造成尿儿茶酚胺和3-甲氧基4-羟基苦杏仁酸假性升高；本药可使尿中苯异丙胺试验呈假阳性。④本药用药必须强调个体化。⑤本药用于嗜铬细胞瘤的降压有效，但少数病例有血压反常

升高的报道，故用药时应谨慎。⑥本药可安全有效地用于妊娠高血压，不影响胎儿生长发育，乳汁中的浓度为母体血液的22%～45%，乳母慎用。⑦运动员慎用。

【制剂与规格】①片剂：50mg；100mg；200mg。②注射剂：10ml ：50mg。

卡维地洛
Carvedilol

【其他名称】卡地洛尔。

【药理作用】①降压作用：本药具有非选择性的α、β受体阻断作用。通过阻滞α_1受体扩张血管；通过血管扩张作用减少外周阻力和通过阻断β受体抑制RAAS系统而降压。②膜稳定作用：卡维地洛没有内在拟交感活性，具有膜稳定性作用。

【体内过程】本药口服后很快被吸收，约1小时可达到最高血清浓度，有明显的首过效应（60%～75%），绝对生物利用度约为25%。与食物一起服用时，其吸收减慢，但对生物利用度没有明显影响，且可减少引起立位低血压的危险性。卡维地洛是一种亲脂性的化合物，98%～99%的卡维地洛与血浆蛋白结合，肝硬化患者分布容积增加。卡维地洛的消除半衰期约6～10小时，消除主要通过胆道、粪便排出，少部分以代谢产物形式经肾脏排出。肝功损害患者，由于首过效应降低，卡维地洛的生物利用度可提高到80%。

【适应证】①原发性高血压。②轻度或中度心功能不全。

【用法用量】①原发性高血压：推荐一日1次。成人：推荐开始2天剂量为每次12.5mg每日1次，以后每次25mg每日1次，如病情需要可在两周后将剂量增加到最大推荐用量每日50mg，每日1次或分2次服用。老年人：用初始剂量每次12.5mg每日1次，即可在某些患者中取得满意疗效。若效果不好，可在间隔至少两周后将剂量增加到推荐最大用量每日50mg，每日1次或分次服用。②心功能不全：剂量必须个体化，增加剂量期间医生需密切观察。接受地高辛、利尿药、ACEI治疗的患者必须先使这些药物治疗稳定后再使用卡维地洛。推荐开始两周剂量为每次3.125mg每日2次，若耐受性好，可间隔至少两周后将剂量增加一次，到每次6.25mg每日2次，然后每次12.5mg每日2次，再到每次25mg每日2次。剂量必须增加到患者能耐受的最高限度。体重小于85kg，最大推荐剂量为每次25mg每日2次；体重大于85kg，最大推荐剂量为每次50mg每日2次。每次加量前应评估患者有无心力衰竭加重或血管扩张的症状。一过性心力衰竭加重或水钠潴留须用增加利尿药剂量处理，有时需减少卡维地洛剂量或暂时中止卡维地洛治疗。卡维地洛停药超过两周时，再次用药应从每次3.125mg，每日2次开始，然后以前法依次加量。③卡维地洛治疗一般需长期使用。治疗不能骤停，必须逐渐减量。

【不良反应】①偶见发生轻度头晕、头痛、乏力、心动过缓、直立性低血压、哮喘、呼吸困难、胃肠不适、便秘和呕吐、水肿、四肢疼痛。②罕见：抑郁、睡眠障碍、感觉异常、完全性房室传导阻滞、进展性心力衰竭、鼻塞、口干、排尿障碍、性功能减退、视觉障碍及眼部刺激感罕见。③使隐性糖尿患者出现临床症状，或使原有糖尿病的患者病情加重。④心衰患者体重增加及高胆固醇血症。

【禁忌证】①对本药过敏者。②失代偿性心力衰竭。③哮喘、伴有支气管痉挛的慢性阻塞性肺病（COPD）、过敏性鼻炎。④肝功能异常。⑤二度、三度房室传导阻滞、严重心动过缓（心率小于50次/分）、病态窦房结综合征（包括窦房阻滞）。⑥心源性休克。⑦严重低血压（收缩压小于85mmHg）。⑧手术前48小时内。⑨妊娠期、哺乳期妇女。

【药物相互作用】①卡维地洛可增强其他联合使用的抗高血压药物（如α受体阻断药）的作用或产生低血压②与维拉帕米或地尔硫䓬等钙通道阻断药或Ⅰ类抗心律失常药合用时，应严密监测患者的心电图和血压情况，并严禁静脉联合使用此类药物。③与地高辛合用时，可使地高辛的稳态谷浓度增加16%，应加强对地高辛血药浓度的监测。在终止卡维地洛与可乐定联合用药时，应先停用卡维地洛，几天后再将可乐定逐渐减量。④卡维地洛可能会增加胰岛素或口服降糖药的作用，而低血糖的症状和体征（尤其是心动过速），可能被掩盖或减弱。⑤与利福平等肝药酶诱导剂合用时，其血药浓度可能会降低。⑥与西咪替丁等肝药酶抑制剂合用时，使其血药浓度增高。⑦与强心苷联合作用可能延长房室传导时间。⑧麻醉期间使用时，应密切观察卡维地洛与麻醉药协同导致的负性肌力作用及低血压。

【注意事项】①由于卡维地洛与强心苷类药物均能减慢房室传导速度，故对已用强心苷、利尿药及ACEI控制病情的充血性心衰的患者使用卡维地洛时应谨慎小心。②由于卡维地洛可能会掩盖或减弱急性低血糖的早期症状和体征，故对糖尿病患者使用卡维地洛时应谨慎。伴有糖尿病的充血性心衰的患者使用卡维地洛时，可能会使血糖难以控制。故在使用本药的开始阶段，应定期监测血糖并相应调整降糖药的用量。③卡维地洛治疗伴有低血压（收缩压小于100mmHg）、缺血性心脏病、弥漫性血管病和（或）肾功能不全的充血性心衰的患者时，可引起可逆性肾功能障碍，此类患者在增加卡维地洛药量时，应密切监测肾功能，如发生肾功能减退时，则应减少卡维地洛的用量或停药。④慢性心功能不全患者在增加卡维地洛的药物剂量期间，可能使心衰和水钠潴留加重，此时应增加利尿药的用量，并在以上情况恢复前不再增加卡维地洛的用量，极个别情况下可能需要减少卡维地洛的用量或暂时停药，以上情况通常不会影响以后增加卡维地洛的剂量。⑤除非治疗后利大于弊，否则卡维地洛只能用于不需口服或吸入性支气管解痉剂治疗的慢性阻塞性肺疾病的患者，有支气管痉挛倾向的患者可能会发生呼吸道阻力增加，从而导致呼吸窘迫，因此在使用卡维地洛的开始阶段及增加剂量期间应严密观察患者的呼吸情况，在治疗中如发现任何支气管痉挛的证据均应及时减少卡维地洛的用量。⑥停止卡维地洛治疗时，不能突然停药，伴有缺血性心脏病者尤其应该注意，此类患者应逐渐减少用量然后停药（1～2周）。⑦和其他β受体阻滞剂一样，卡维地洛可能掩盖甲状腺功能亢进的症状。⑧嗜铬细胞瘤患者使用卡维地洛前，应先使用α受体阻滞剂。怀疑嗜铬细胞瘤的患者应小心使用。有外周血管疾病的患者使用卡维地洛应小心，因为β受体阻断药可加重动脉供血不足。外周血管失调的患者（如雷诺现象）应用卡维地洛可能会加重病情。手术患者使用卡维地洛要小心，因为卡维地洛与麻醉药有协同负性肌力作用及低血压等。卡维地洛可诱发心动过缓，如心率小于55次/分，卡维地洛需减量。卡维地洛与维拉帕米及地尔硫䓬等钙通道阻断药或其他合用时，需严密监测患者的心电图和血压情况。由于缺少临床经验，不稳定或继发性高血压患者请小心应用。驾驶员、运动员慎用。

【制剂与规格】①片剂：6.25mg；10mg；12.5mg；20mg。②胶囊：10mg。

阿罗洛尔
Arotinolol

【其他名称】盐酸阿罗洛尔、噻吩洛尔。

【药理作用】①拮抗α和β受体，其中拮抗α受体作用较弱，故产生体位性低血压作用弱。②抗心绞痛作用：通过β受体阻断作用抑制亢进的心功能、减少心肌耗氧量、纠正心肌的氧气供需不均状态。③抗心律失常作用。④抗震颤作用：本药的抗震颤作用为骨骼肌β_2受体阻断作用，其作用为末梢性。⑤滴眼后可降低眼压。

【体内过程】健康成人一次口服10mg后，吸收迅速，约2小时后达到血药浓度高峰（117ng/ml），其$t_{1/2}$约10小时。本药口服吸收较完全，在肝脏无首过效应。血浆蛋白结合率为91%。连续给药时，无蓄积性。本药在肝脏中分布浓度最高，其次为肾脏、肺组织。本药经肝、肾代谢，在血中及尿中的活性代谢产物为氨基甲酰基水解物，其血中浓度为本药在血中浓度的1/5，其尿中排泄率为3%～5%。在尿中测定到了微量的另2种无活性代谢产物，其尿中排泄率约为0.3%～0.5%。本药主要经肠道排泄，在尿中原型排泄率为4%～6%。

【适应证】①轻至中度原发性高血压。②心绞痛。③快速型心律失常。④特发性震颤。

第四篇

【用法用量】①原发性高血压、心绞痛、快速型心律失常：每次10mg，每日2次口服。根据患者年龄、症状等适当增减剂量，疗效不充分时，可增至每日30mg。②原发性震颤：通常成人从每日10mg开始给药。疗效不充分时，可按每次10mg，每日2次的维持量口服。根据患者年龄、症状等适当增减，但不得超过每日30mg。

【不良反应】①循环系统：胸痛、胸部不适感、眩晕、站立不稳、低血压、房颤、末梢循环障碍（雷诺综合征、冷感）、心悸、气喘。②神经精神系统：乏力、倦怠感、头痛、头重、嗜睡、忧郁、失眠。③消化系统：软便、腹泻、腹部不适感、腹痛、恶心、呕吐、食欲不振、消化不良、腹胀感、便秘。④转氨酶升高。⑤呼吸系统：支气管痉挛、喘鸣、咳嗽。⑥泌尿、生殖系统：尿素氮、肌酐升高，阳痿。⑦过敏反应：皮疹、荨麻疹、瘙痒、灼热感。⑧其他：甘油三酯、尿酸升高，总胆固醇、空腹血糖、肌酸激酶（CK）、白细胞升高，水肿，心胸比增大，肌肉疼痛，口渴，麻木，脱发。

【禁忌证】①重度心动过缓、房室传导阻滞（Ⅱ度、Ⅲ度）、窦房传导阻滞、病态窦房结综合征。②糖尿病酮症、代谢性酸中毒。③有可能出现支气管哮喘、支气管痉挛。④心源性休克。⑤肺动脉高压所致右心衰竭。⑥充血性心力衰竭。⑦未治疗的嗜铬细胞瘤。⑧妊娠期妇女。⑨对本药过敏者。

【药物相互作用】①与有抑制交感神经作用的药物合用有可能出现过度抑制症状，故应减少剂量。②降血糖药：有可能增强降血糖作用。③钙通道阻断药：有可能相互增强作用。④可乐定：有可能增强停药后的反跳现象，使血压上升。⑤丙吡胺、普鲁卡因胺、阿马林：有可能出现心功能过度抑制症状，应减少剂量。⑥强心苷类药物：有可能出现心脏传导阻滞（心动过缓、房室传导阻滞等），注意心功能，可采取减量等措施。⑦非甾体抗炎药：有可能减弱本药的降压作用。⑧有降压作用的药物：有可能增强降压作用，可采取减量等措施。

【注意事项】①下列患者慎重给药：有充血性心力衰竭可能的患者，特发性低血糖症、控制不充分的糖尿病、长期间禁食状态的患者，低血压、心动过缓、房室传导阻滞（一度）患者，严重肝功能、肾功能障碍的患者，老年患者，末梢循环障碍的患者（雷诺综合征、间歇性跛行症等）。②长期给药时，须定期进行心功能检查（心率、血压、心电图、X线等）。尤其在出现心动过缓及低血压时，须减量或停药。必要时使用阿托品。须注意肝、肾功能、血常规等。③正在服用类似化合物（如盐酸普萘洛尔）的心绞痛患者突然停药时，有的人出现症状恶化或引起心肌梗死，故停药时应缓慢减量。没有医生指示患者不要停药。用于心绞痛以外的患者，例如用于心律失常患者及老年患者时，也应同样的注意。④手术前48小时内不宜给药。⑤用于原发性震颤时，只能用于确诊为原发性震颤的患者。多见心动过缓、眩晕、低血压等不良反应，出现症状时采取减量或停药等适当处理。⑥用于嗜铬细胞瘤的患者，由于可引起血压急剧升高，故不得单独应用本药。对嗜铬细胞瘤患者，须在应用α受体阻断药进行初期治疗后，应用本药，并始终联合应用α受体阻断药。⑦在服药期间应避免授乳。⑧有可能出现眩晕、站立不稳症状，应提醒服用本药的患者在驾驶汽车等伴有危险的机械作业中予以注意。

【制剂与规格】①片剂：5mg；10mg。②滴眼剂：0.5%。

（三）α受体阻滞药

多沙唑嗪
Doxazosin

【药理作用】①降压作用：本药为选择性突触后α_1受体阻断药，降低外周血管阻力，其降压作用维持时间长。②改善良性前列腺增生症状：本药可选择性阻断位于基质、被膜和膀胱颈部平滑肌中的α_1肾上腺素能受体，从而改善良性前列腺增生的症状。③改善血脂：本药能降低血浆总胆固醇、低密度脂蛋白、极低密度脂蛋白及提高高密度脂蛋白。

【体内过程】胃肠道吸收良好，生物利用度约65%，口服后达峰浓度时间为1.5～3.6小时，稳态时血浆峰浓度与剂量呈正线性关系。单剂量抗高血压峰作用时间为5～6小时，作用持续24小时。对高血压者，给药1小时内血压轻度下降，2小时后降压作用明显。对良性前列腺增生1～2周起作用。蛋白结合率达98%～99%。在肝脏广泛代谢，虽然已确认几种活性和非活性代谢物，但其量不足以产生作用。半衰期为19～22小时，不受年龄或轻、中度肾功能受损的影响。主要由粪便排出，5%为原药，63%～65%为代谢产物，肾脏排泄9%。不能经血液透析清除。

【适应证】①高血压。②良性前列腺增生。③慢性心功能不全。

【用法用量】开始每次1mg，每天1次，睡前服，1～2周后剂量可至每天4～8mg，每天1次。维持量为每次1～8mg，每天1次。最大剂量不超过每天16mg。

【不良反应】①首剂及增加剂量后可发生直立性低血压，表现为头晕或晕厥、失水、口干、低钠等，易发生在运动后。②较常见的不良反应有头晕、头痛、乏力等。③较少见的不良反应有心律失常、呼吸、恶心、神经质、易激惹、鼻炎、嗜睡等。④其他：可有腿下部及足部水肿、心悸、视物模糊、便秘等。

【禁忌证】①对喹唑啉类或本药过敏者。②近期发生心肌梗死者。③有胃肠道梗阻、食道梗阻或任何程度胃肠道腔径缩窄病史者。

【药物相互作用】①其他降压药与多沙唑嗪同用降压作用可增强，需调整剂量。②西咪替丁可使多沙唑嗪血药浓度轻度增加，但其临床意义尚不清楚。③与吲哚美辛或其他非甾体抗炎药同用可减弱降压作用。可能与抑制肾脏前列腺素合成和（或）引起水、钠潴留有关。④雌激素与多沙唑嗪同时应用，可由于液体潴留而使血压增高。⑤拟交感胺类药与多沙唑嗪合用可使前者升压作用及后者降压作用均减弱。

【注意事项】①服用缓释片时将药片完整吞服，不应咀嚼、掰开或碾碎。缓释片有一个不能被吸收的外壳，空壳被排出并可能在大便中见到。②体位性低血压/晕厥：小部分患者在治疗初始阶段会出现体位性低血压，表现为头晕和无力，极少出现意识丧失（晕厥）。嘱患者此情况下立即平卧，取头低位。③肝功能受损患者服用多沙唑嗪应谨慎。④心绞痛患者从β受体阻断药换为多沙唑嗪时，应在血流动力学稳定后再开始服用多沙唑嗪。⑤治疗时可能引起阴茎异常勃起，医治不及时可导致永久性阳痿。⑥白细胞减少/中性粒细胞减少症：在与安慰剂的对照试验中，白细胞和中性粒细胞分别减少2.4%和1.0%。⑦孕期和哺乳期不应使用本药。

【制剂与规格】片剂：0.5mg；1mg；2mg；4mg；8mg。

特拉唑嗪
Terazosin

【其他名称】四喃唑嗪。

【药理作用】①降血压作用：本药为选择性α_1受体阻滞药，能降低外周血管阻力，对收缩压和舒张压都有降低作用。②改善良性前列腺增生（BPH）症状：BPH症状主要是由前列腺增生及尿道口出口和前列腺平滑肌（主要由α_1肾上腺素受体调节）阈值增加所致，本药通过拮抗α_1受体，松弛膀胱和前列腺平滑肌，缓解BPH引起的排尿困难症状。

【体内过程】口服吸收完全，不受进食的影响。经肝首过效应很少，几乎全部以原型进入血循环。服药1小时后血药浓度达到峰值，半衰期约为12小时。药物与血浆蛋白高度结合，原型药物自尿中排出约占口服剂量的10%，大便排出约占20%，其余的以代谢产物形式排出。总的自尿排出量约为40%，自粪便排出约为60%。

【适应证】①高血压。②良性前列腺增生。

【用法用量】（1）高血压：初始剂量1mg，每日1次，睡前服，1周后逐渐增至每日8～10mg，每日最大剂量20mg。

（2）前列腺肥大：初始剂量1mg，每日1次，睡前服，可渐增至每日5～10mg。

【不良反应】①可见头痛、头晕、恶心、心悸、体位性低血压等。这些反应通常轻微，继续治疗可自行消失，必要时可减量。②偶见胃肠不适、呕吐、腹泻、便秘、水肿、瘙痒、皮肤反应及肢体疼痛等。

【禁忌证】①对特拉唑嗪成分过敏者。②严重肝、肾功能不全。③12岁以下儿童。

【药物相互作用】特拉唑嗪与卡托普利合用达稳态时，

特拉唑嗪的最大血浆浓度随剂量呈线性增加。

【注意事项】①初始用药30～90分钟内、剂量增加过快或加用另一种抗高血压药物时，可能发生眩晕，此时应使患者平卧，必要时采取支持疗法。②直立性低血压在BPH患者的发生率较高血压患者高，其中老年患者较年轻患者容易发生。③妊娠期、哺乳期妇女慎用。

【制剂与规格】①片剂：1mg；2mg；5mg。②胶囊：1mg；2mg；5mg。

六、中枢作用药物

可乐定
Clonidine

【其他名称】盐酸可乐定、盐酸可乐宁。

【药理作用】①通过激活延脑突触后膜α_2肾上腺素受体，使中枢交感冲动传出减少，周围血管阻力降低，心率减慢；同时激活周围血管α_2受体，使儿茶酚胺释放减少，从而降低血压，并在降压时很少发生直立性低血压。②可激活α_2肾上腺素受体，通过负反馈机制，抑制交感神经，并减少房水生成，增加房水流出，产生降眼压效果，对瞳孔大小、视力及眼调节功能均无影响。

【体内过程】口服吸收率为70%～80%，生物利用度为75%～95%。口服后半小时即产生降压作用，3～5小时血药浓度达峰值，一般为1.35ng/ml，可持续6～8小时。吸收后迅速分布至各组织，组织内药物浓度比血药浓度高，能透过血脑屏障并蓄积于脑组织。蛋白结合率为20%～40%。吸收量中约50%在肝内经生物转化。肾功能正常时消除半衰期为12.7（6～23）小时，肾功能不全时为25～27小时。40%～60%以原型于24小时内经肾排出，20%经肝肠循环由胆汁排出。本药贴片经皮肤吸收后以平稳速度释放入血循环。除去本药贴片，局部皮肤内贮存的药物仍能维持有效血药浓度24小时。本药滴眼液用药后被吸收入血液循环，可使对侧眼的眼压下降。滴眼后30分钟眼压下降，1～2小时达血药浓度峰值，并持续4～8小时。本药全身吸收后，蛋白结合率低，半衰期为12.7小时。少部分在肝内代谢，约80%随尿排泄，约20%随胆汁排泄。

【适应证】①高血压。②偏头痛、绝经期潮热、痛经及戒断阿片瘾时快速除毒。③滴眼液用于原发性开角型青光眼及闭角型青光眼，尤适用于不能耐受缩瞳药的青光眼患者。

【用法用量】①高血压：成人0.075～0.15mg，每日3次，可逐渐增量，维持剂量每日0.2～0.8mg，极量每次0.6mg。②预防偏头痛：0.1mg/d，分2次服，8周为1疗程，第4周以后可增至0.15mg/d。③高血压危象：静脉给药0.15～0.3mg，加入50%葡萄糖溶液20～40ml中，缓慢静脉注射。④青光眼：滴眼液每日2～3次。

【不良反应】①大多数不良反应轻微且连续治疗后有减轻趋势。最常见的（其出现与剂量相关）有口干、嗜睡、头晕、便秘和镇静。②极少数患者出现虚弱、疲劳、头痛、戒断综合征、直立性症状、心悸和心动过速、心动过缓、雷诺现象、充血性心衰和心电图异常（即窦房结抑制、功能性心动过缓、过度房室传导阻滞和心律失常）、精神抑郁、失眠、行为改变、幻想或梦魇、烦躁、焦虑、视听幻觉和谵妄等。

【禁忌证】对本药过敏者。

【药物相互作用】①与中枢神经抑制药（如巴比妥类或镇静药等）合用可使本药的中枢抑制作用增强。②与β受体阻断药合用后停药，可增加本药的撤药综合征危象的发生率，宜先停用β受体阻断药，再停用本药。③三环类抗抑郁药可减弱本药的降压作用，故合用时本药须加量。④非甾体抗炎药可减弱本药的降压作用。⑤乙醇可加强本药的中枢抑制作用。

【注意事项】①慢性肾功能衰竭、脑血管病、冠状动脉供血不足、近期心肌梗死、窦房结或房室结功能低下、雷诺病、血栓闭塞性脉管炎和精神抑郁等患者慎用。②老年人对降压作用较敏感，又可有与年龄相关的肾功能减退，应用本药时须减量。③妊娠期妇女和哺乳期妇女慎用。

【制剂与规格】①片剂：0.075mg；0.1mg；0.15mg。②注射液：1ml：0.15mg。③滴眼液：5ml：1.25mg。

甲基多巴
Methyldopa

【药理作用】甲基多巴主要在中枢转化成甲基去甲肾上腺素。甲基去甲肾上腺素是一种很强的中枢α受体激动药，能兴奋延髓孤束核与血管运动中枢之间的抑制性神经元，使外周交感神经受抑制，从而抑制对心、肾和周围血管的交感冲动传出，同时，周围血管阻力及血浆肾素活性降低，血压因而下降。

【体内过程】甲基多巴口服吸收不一，约50%，与血浆蛋白结合不到20%。单次口服后4～6小时降压作用达高峰，作用持续12～24小时。多次口服后2～3天达作用高峰，并持续至停药后24～48小时；一旦达到有效降压剂量，大多数人可产生12～24小时平稳降压效应。停药后24～48小时血压恢复。血浆半衰期约为1.5～2小时，无尿时为3.6小时。药物主要在肝脏代谢，产生α甲基去甲肾上腺素等多种代谢产物，近90%以原型和少量代谢物的形式经尿排泄。正常人肾清除率约130ml/min，肾功能不全时下降。口服36小时后体内基本完全清除。

【适应证】中度高血压，包括肾性高血压。

【用法用量】成人每次口服250mg，每日3次。

【不良反应】①嗜睡、乏力、抑郁、眩晕、头痛、口干、体位性低血压。还有腹泻、发热、浮肿、胰腺炎、皮疹、唾液腺炎、性功能障碍。②偶见帕金森综合征、关节痛和肌痛、心绞痛加剧、心动过缓、白细胞减少、血小板减少和黄疸等。

【禁忌证】①活动性肝脏疾病。②直接Coombs试验阳性。

【药物相互作用】①与其他降血压药合用具协同作用，但不宜与利血平、单胺氧化酶抑制药合用。可增强锂盐、单胺氧化酶抑制药、拟肾上腺素类药物的毒性。②可增强左旋多巴、口服抗凝血药的作用。三环类抗抑郁药、非甾体抗炎药可减弱本药的降血压作用。③利尿药、单胺氧化酶抑制剂及其他降压药与本药合用，可加强降压作用。故与其他降压药同用，则本药开始剂量宜较小。④可增强口服抗凝药的抗凝作用。⑤可加强中枢神经抑制药的作用。

【注意事项】①甲基多巴可以影响下列试验室的检查值：磷酸钨酸盐法测尿酸；苦味酸盐法测肌酐；比色法测SGOT；甲基多巴可使荧光法测定尿样本中的儿茶酚胺假性升高，干扰嗜铬细胞瘤的诊断。②老年人对降压作用敏感，且肾功能较差，须酌减药量。③甲基多巴可排入乳汁，哺乳期妇女应慎用。④由于甲基多巴主要通过肾脏排除，肾功能不全者慎用。⑤须定期检查肝功能，尤其在用药的前2～3个月内。发现问题立即停药者体温和肝功能可恢复。该类患者不能再次使用甲基多巴。甲基多巴慎用于有肝脏疾病和肝功能不全的患者。⑥直接Coombs试验阳性、溶血性贫血、肝功能异常可能与服用甲基多巴密切相关，偶可致死亡。因此，用药前和用药过程中应定期检查血常规、Coombs试验和肝功能。若发生溶血性贫血应立即停药，通常贫血很快好转，否则应使用皮质类固醇激素治疗。该类患者不能再次使用甲基多巴。⑦服用甲基多巴出现水肿或体重增加的患者，可用利尿药治疗。一旦水肿进行性加重或有心衰迹象应停服本药；患有严重双侧脑血管病者，若服药过程中发生不自主性舞蹈症，须立即停药。⑧嗜铬细胞瘤者慎用。

【制剂与规格】①片剂：0.25g。②注射液：5ml：0.25g。

利血平
Reserpine

【其他名称】利舍平。

【药理作用】是肾上腺素能神经元阻断性降血压药。一方面通过耗竭周围交感神经末端去甲肾上腺素，使交感神经冲动的传导受阻，从而扩张血管、降低周围血管阻力发挥降压作用。另一方面也使心、脑和其他器官组织中的儿茶酚胺和5-羟色胺贮存耗竭，而使心率减慢、心排血量减少产生降压作用。此外，本药还可作用于下丘脑部位产生镇静作用，可缓解高血压患者焦虑、紧张和头痛等症状，且对精神躁狂症状有一定疗效。

【体内过程】口服后迅速自胃肠道吸收，2～4小时血药浓度达峰值，生物利用度为30%～50%。药物起效缓慢，数日至3周起降压效果，3～6周达高峰，停药后作用可持续1～6周。口服后迅速分布到主要脏器（包括脑组织）。肌内注射4小时降压作用达高峰，持续10小时。静脉注射后1小时起降压作用。主要在肝内代谢，血浆蛋白结合率约96%。半衰期α相与β相分别为4.5小时和45～168小时，单剂服药4日后约有60%的药物以原型随粪便排出，8%随尿液排出，尿中原型药不足1%。

【适应证】早期和中期高血压。

【用法用量】成人每日口服0.25～0.5mg，顿服或分3次服用，亦可肌内或静脉注射给药。

【禁忌证】①对本药或萝芙木制剂过敏者。②活动性胃溃疡。③溃疡性结肠炎。④抑郁症（尤其是有自杀倾向的抑郁症）。⑤妊娠期妇女。

【药物相互作用】①与利尿药或其他降压药合用，可使降压作用加强，应注意调整剂量。②与中枢神经抑制药合用，可使中枢抑制作用加重。③可使β受体阻断药作用增强，导致心动过缓。④胍乙啶及其同类药与本药合用，可增加体位性低血压、心动过缓及精神抑郁等不良反应。⑤与洋地黄毒苷或奎尼丁合用，可引起心律失常，虽在常用剂量甚少发生，但大剂量使用时须小心。⑥与肾上腺素、异丙肾上腺素、去甲肾上腺素、间羟胺、去氧肾上腺素等合用，可使拟肾上腺素类药物的作用时间延长。⑦与左旋多巴合用，可引起多巴胺耗竭而致帕金森病发作。⑧与麻黄碱、苯丙胺等合用，可使儿茶酚胺贮存耗竭，使拟肾上腺素类药物的作用受抑制。⑨其他：与三环类抗抑郁药合用，本药的降压作用减弱，抗抑郁药作用也受干扰。与布洛芬合用，可使本药降压效果减弱；本药可通过耗竭去甲肾上腺素的贮存而使美芬丁胺无效；育亨宾可使本药的降压作用减弱。

【注意事项】①心律失常、心肌梗死、癫痫、胆石症、帕金森病、精神抑郁、嗜铬细胞瘤、肾功能不全、胃溃疡、胃肠功能失调、呼吸功能差、年老体弱者慎用。②本药可进入乳汁，引起婴儿呼吸道分泌增多、鼻充血、发绀、体温降低和食欲减退，哺乳期妇女应用时应权衡利弊。③药物对检验值或诊断的影响：可干扰尿中17羟及17酮的测定；使血清催乳素浓度增高；短期大量注射本药，可使尿中儿茶酚胺排出增多，而长期使用则减少。肌内注射本药，尿中香草杏仁酸排出最初增加约40%，第2日减少，长期给药总排出量减少。

【制剂与规格】①平片：0.1mg；0.25mg。②注射液：1ml ：1mg；1ml ：2.5mg。

利美尼定
Relminidine

【药理作用】是第二代中枢降压药中的代表药物，通过作用于咪唑啉受体和肾上腺素α_2受体发挥降压作用。

【体内过程】口服吸收快而完全，其生物利用度接近100%。服药后2小时血药浓度达峰值。本药无首过效应。肠道吸收后10%药物与血浆蛋白相结合。每日1次，每次服1mg。药物在血液循环中很少代谢，半衰期为8小时。本药主要经肾脏排泄，长期用药后无蓄积作用。65%药物以原型通过肾小管分泌而排出体外。

【适应证】①高血压。②室性心律失常。③心功能不全。

【用法用量】成人口服每次1mg，每日1次，治疗1个月后如效果不理想，可增至每日2次，每次1mg。

【不良反应】偶有口干，乏力，胃痛，心悸，头晕，失眠等。

【禁忌证】同可乐定。

【药物相互作用】①与其他降压药物合用可加强其降压作用。②与各种血管扩张药合用时，降压作用强烈。③一般不与利血平合用，因两药可相互影响疗效。④与利尿药合用，降压作用持久而稳定。

【注意事项】同可乐定。

【制剂与规格】片剂：1mg。

莫索尼定
Moxonidine

【其他名称】莫索尼啶

【药理作用】莫索尼定是新型的中枢降压药，它是一种对咪唑啉I1受体具有高度亲和力的选择性激动剂。根据不同的种属、组织和所用的配体，本药对咪唑啉I1受体的选择性比对 α_2 肾上腺素受体的选择性可高达600倍，本药降压时不减慢心率。

【体内过程】本药口服吸收较快，0.3～1小时血药浓度达峰值，生物利用度约为88%。小于15%的药物在体内代谢，主要产物为4，5-脱氧莫索尼定和胍基衍生物，口服$t_{1/2}$为2小时。食物摄入不影响本药的药代动力学。本药没有首过效应，58%～60%的原型化合物经肾脏排泄，只有小于2%的药物经粪便排泄。

【适应证】高血压。

【用法用量】每日1次，每次0.2～0.4mg，最大日剂量0.6mg。

【不良反应】可出现口干（与剂量有关），昏睡、头晕、便秘和镇静等不良反应，但较少见。

【禁忌证】①对莫索尼定过敏者。②妊娠期及哺乳期妇女、16岁以下儿童。③病态窦房结综合综合征、窦房结和二度、三度房室传导阻滞，安静时心动过缓（每分钟50次以下）、非稳定性心绞痛、严重肝病、进行性肾功能障碍、血管神经性水肿。

【药物相互作用】①与β阻断药合用时，开始时即产生降压，然后有较强的反跳现象。②与其他降压药合用可增强本药的降压效果。③与苄唑啉合用时，能削弱本药的降压作用。④与酒精、镇静药或麻醉药合用时，能增强其降压效果。

【注意事项】①老年患者须慎用，用初始剂量宜小，因为他们对药物的敏感性有时难以估计。②治疗开始时可出现口干、疲乏和头痛，偶见头晕、失眠和腿酸软等。③与β受体阻断药合用时，应先服用β受体阻断药，然后隔一定时间再服本药。④轻度肾功能不全的患者，在服用本药时应监控其降压效果。⑤对本药过敏时应停药。⑥开车或操纵机器者应谨慎，可能影响其驾驶或操纵能力。⑦尽管在使用本药中迄今尚未发生过血压升降的异常变化，但建议长期服用本药时，勿采取突然停药的措施。

【制剂与规格】片剂：0.2mg；0.4mg。

七、直接血管扩张药物

米诺地尔
Minoxidil

【其他名称】哌嘧啶二胺、敏乐血定、敏乐啶。

【药理作用】为直接扩血管药，其降压作用较肼屈嗪强而持久。主要通过舒张小动脉平滑肌，降低外周血管阻力，使血压下降。周围血管阻力减低后引起反射性心率加快，心排血量增加。降压后肾素活性增高，可致水钠潴留。米诺地尔不干扰血管运动反射，故不发生体位性低血压。

【体内过程】口服吸收良好，血浆药物浓度达峰时间约1小时，降压作用约1.5小时起效，2～3小时达高峰，可持续75小时。主要在肝脏代谢，经肾排出。消除半衰期约4小时。

【适应证】重度或顽固性高血压及肾性高血压。

【用法用量】初始剂量每次口服2.5mg，每日3次以后逐渐增至5～10mg，每日2～3次。肾功能不全者加用利尿药。

【不良反应】可致水钠潴留、下肢水肿、心率加快、心律失常、皮肤潮红、心绞痛、头痛、眩晕等。毛发增生以脸、臂及背部较显著。

【禁忌证】嗜铬细胞瘤。

【药物相互作用】①β受体阻断药等其他降压药、利尿药可增强米诺地尔作用。②合用胍乙啶可致严重体位性低血压。③非甾体抗炎药、拟肾上腺素类药物可减弱米诺地尔作用。

【注意事项】①妊娠期妇女应慎用。②对诊断的干扰：血浆肾素活性、血清碱性磷酸酶、血钠可能增高、使用本药治疗后初期血尿素氮及肌酐增高，但继续治疗后下降至用药前水平、血细胞计数及血红蛋白可能因血液稀释而减低。③随访检查：血压、体重。④突然停药可致血压反跳，故宜逐渐撤药。⑤老年人对降压作用敏感，且肾功能常较差，应用本药须酌减剂量。⑥中毒时应立即停药，口服大量者立即催吐、洗胃、导泻。

【制剂与规格】片剂：2.5mg。

第四篇

第6章 调节血脂药及抗动脉粥样硬化药

一、主要降低胆固醇的药物

洛伐他汀
Lovastatin

【药理作用】①竞争性抑制胆固醇合成过程中的限速酶羟甲戊二酰辅酶A（HMG-CoA）还原酶，使胆固醇的合成减少，同时使低密度脂蛋白受体合成增加，主要作用部位在肝脏，结果降低血胆固醇和低密度脂蛋白胆固醇水平，对动脉粥样硬化和冠心病的防治具有一定的作用。②降低血甘油三酯水平和增高血高密度脂蛋白水平。

【体内过程】本药口服吸收良好，但在空腹时吸收减少30%。本药在肝内有首过效应，水解为多种代谢产物，包括以β-羟酸为主的三种活性代谢产物。本药及β-羟酸代谢物的蛋白结合率高达95%，达峰时间为2~4小时，$t_{1/2}$为3小时。83%从粪便排出，10%从尿排出。长期治疗后停药，作用持续4~6周。

【适应证】①原发性高胆固醇血症和混合性高脂血症。②糖尿病或肾病伴高胆固醇血症。③防治冠心病。

【用法用量】成人口服剂量为每日20mg，晚餐时顿服。调整剂量需间隔4周以上，最大量每日80mg，每日1~2次，早晚餐服。使用免疫抑制剂，最大量为每日20mg，总胆固醇和LDL胆固醇降至140mg/dl和75mg/dl以下时可减量。

【不良反应】①罕见的不良反应有：肌痛、肌炎、横纹肌溶解，表现为肌肉疼痛、发热、乏力，常伴血肌酸磷酸激酶增高。横纹肌溶解可导致肾功能衰竭，与环孢素、其他免疫抑制药、吉非贝齐、红霉素、烟酸等合用可增加其发生。急性胰腺炎，见于治疗三个月内。上述反应出现时应停用本药。②少见的反应有：阳痿、失眠。③较多见的反应有：腹泻、胀气、晕眩、头痛、恶心、皮疹。

【禁忌证】①对本药过敏者。②活动性肝病或者有不明原因的血转氨酶升高。③肝功能异常患者。④妊娠期和哺乳期妇女。

【药物相互作用】①与烟酸、环孢素、雷公藤制剂、环磷酰胺合用有可能增加或加重肝肾功能和（或）肌肉损害。②与双香豆素类抗凝药物合用，可延长药物的作用时间，应注意调整抗凝药物的剂量。③与环孢素、贝特类、红霉素类合用时，可能导致肌病的发生。

【注意事项】①应用本药时血转氨酶可能增高，有肝病史者用本药治疗期间应定期监测。②对其他HMG-CoA还原酶抑制剂过敏者慎用本药。③应用本药时如有低血压、严重急性感染、创伤、代谢紊乱等情况，需注意可能出现的继发于肌溶解后的肾功能衰竭。④用药期间随访检查血胆固醇、肝功能实验和肌酸磷酸激酶。

【制剂与规格】①片剂：10mg；20mg；40mg。②胶囊：10mg；20mg。

辛伐他汀
Simvastatin

【其他名称】斯伐他汀、西伐他汀、昔伐司丁。

【药理作用】抑制HMG-CoA还原酶，从而减少胆固醇的合成，同时也可促使低密度脂蛋白受体的增加。

【体内过程】吸收良好，吸收后肝内的浓度高于其他组织，在肝内广泛代谢，水解为代谢物，以β羟酸为主的三种代谢物有活性。本药与β羟酸代谢物的蛋白结合率高达95%。达峰时间为1.3~2.4小时，$t_{1/2}$为3小时。60%经胆汁从粪便排出，13%从尿排出。治疗2周后可见疗效，4~6周达高峰，长期治疗后停药作用继续4~6周。

【适应证】①高胆固醇血症。②家族性高胆固醇血症。③冠心病。④肾功能不全。

【用法用量】①高胆固醇血症：一般始服剂量为每

天10mg，晚间顿服。对于胆固醇水平轻至中度升高的患者，始服剂量为每天5mg。若需调整剂量则应间隔4周以上，最大剂量为每天40mg，晚间顿服。当低密度脂蛋白胆固醇水平降至75mg/dl（1.94mmol/L）或总胆固醇水平降至140mg/dl（3.6mmol/L）以下时，应减少辛伐他汀的服用剂量。②家族性高胆固醇血症：对纯合子家族性高胆固醇血症患者，建议辛伐他汀每日40mg，晚间顿服，或每日80mg，分早晨20mg、午间20mg和晚间40mg三次服用。辛伐他汀应与其他降脂疗法联合应用，如无法使用这些方法时，也可单独应用辛伐他汀。③冠心病：冠心病患者可以每天晚上服用20mg作为起始剂量，如需要剂量调整，可参考以上说明（高胆固醇血症用法与用量）。④协同治疗：辛伐他汀单独应用或与胆酸螯合剂协同应用时均有效。对于已同时服用免疫抑制剂类药物的患者，辛伐他汀的推荐剂量为每天10mg。⑤肾功能不全：由于辛伐他汀由肾脏排泄不明显，故中度肾功能不全患者不必调整剂量；对于严重肾功能不全的患者（肌配清除率小于30ml/min），如使用剂量超过每天10mg时应慎重考虑，并小心使用。

【不良反应】①罕见的不良反应有：肌痛、肌炎、横纹肌溶解，表现为肌肉疼痛、发热、乏力，常伴血肌酸磷酸激酶增高。横纹肌溶解可导致肾功能衰竭，本药与环孢素、其他免疫抑制药、吉非贝齐、红霉素、烟酸等合用可增加其发生。急性胰腺炎，见于治疗三个月内。上述反应出现时应停用本药。②少见的反应有：阳痿、失眠。③较多见的反应有：腹泻、胀气、晕眩、头痛、恶心、皮疹。

【禁忌证】①对本药过敏者。②血转氨酶持续升高。③活动性肝病。④妊娠期妇女。⑤哺乳期妇女。

【药物相互作用】①同洛伐他汀。②辛伐他汀与利托那韦合用可引起横纹肌溶解。③可与免疫抑制剂、香豆类抗凝剂及烟酸肌醇酯发生相互作用。

【注意事项】①用药期间随访检查血胆固醇、肝功能实验和肌酸磷酸激酶。②应用本药时如有低血压、严重急性感染、创伤、代谢紊乱等情况，需注意可能出现的继发于肌溶解后的肾功能衰竭。③应用本药时血转氨酶可能增高，有肝病史者用本药治疗期间应定期监测。④对其他HMG-CoA还原酶抑制剂过敏者慎用本药。

【制剂与规格】①片剂：5mg；10mg；20mg。②胶囊：5mg；10mg；20mg。

普伐他汀
Pravastatin

【其他名称】帕伐他汀、普伐他汀钠。

【药理作用】①在体内竞争性的抑制胆固醇的合成过程中的限速酶HMG-CoA还原酶，使胆固醇的合成减少，也使低密度脂蛋白受体合成增加。②本药还可轻度降低血甘油三酯，升高血高密度脂蛋白胆固醇水平。

【体内过程】口服吸收良好，吸收率约为34%，生物利用率为18%。本药本身具有活性，在肝内水解为无活性或活性极低产物。本药的蛋白结合率为50%，达峰时间为1小时，$t_{1/2}$为1.3～2.7小时。70%从粪便排出，20%从尿排出。

【适应证】①原发性高胆固醇血症或合并有高甘油三酯血症（Ⅱa，Ⅱb型）。②冠心病和脑卒中的防治。

【用法用量】成人开始剂量为10～20mg，一日1次，临睡前服用，一日最高剂量40mg。用药前先查肝功能，用药后每2周1次复查肝功能，发现转氨酶上升者立即停用。

【不良反应】【禁忌证】【药物相互作用】【注意事项】参阅“辛伐他汀”。

【制剂与规格】片剂：5mg；10mg；20mg。

氟伐他汀
Fluvastatin

【其他名称】氟伐他汀钠。

【药理作用】抑制HMG-CoA还原酶，从而减少胆固醇的合成，同时也可促使低密度脂蛋白受体的增加。

【体内过程】口服吸收迅速完全，吸收率98%生物利用率19%～29%。蛋白结合率高达98%。90%经胆汁从粪便排出，5%从尿排出。

【用法用量】成人推荐剂量为20或40mg，每日1次，晚餐时或睡前吞服。

【不良反应】①罕见的不良反应有：肌痛，背痛，其他他汀药应用中出现的肌炎、横纹肌溶解非常少见。②少见的反应有：失眠。③较多见的反应有：腹泻、胀气、晕眩、头痛、恶心、皮疹。

【禁忌证】①对本药过敏者。②转氨酶持续升高。③活动性肝病。④严重肾功能不全。⑤妊娠期及哺乳期妇女。

【药物相互作用】①西咪替丁、雷尼替丁、H_2受体拮抗剂或奥美拉唑可提高氟伐他汀的生物利用度，但是无临床相关性。②氟伐他汀与利福平合用，可使氟伐他汀生物利用度降低50%。与消胆胺合用，降低LDL-C的效果较单一用药效果更显著。

【注意事项】①对家族性高胆固醇血症效果不佳。②用药期间随访检查血胆固醇、肝功能实验和肌酸磷酸激酶。③应用本药时血丙氨酸转氨酶可能增高，有肝病史者用本药治疗期间应定期监测。④对其他HMC-CoA还原酶抑制剂过敏者慎用本药。⑤应用本药时如有低血压、严重急性感染、创伤、代谢紊乱等情况，需注意可能出现的继发于肌溶解后的肾功能衰竭。

【制剂与规格】①片剂：20mg；40mg。②胶囊：20mg；40mg。

阿托伐他汀
Atorvastatin

【其他名称】阿伐他汀、阿伐他汀钙。

【药理作用】①为一种选择性HMG-CoA还原酶抑制剂，可竞争性抑制胆固醇的生物合成，使细胞内胆固醇减少，经反馈调节，使细胞表面低密度脂蛋白受体上调，活性增加，促进对低密度脂蛋白摄取和分解代谢。②减少低密度脂蛋白合成，而使低密度脂蛋白胆固醇、总胆固醇水平下降，其代谢产物也有相似的药理作用。

【体内过程】口服后迅速被吸收，血药浓度达峰值时间为1～2小时。绝对生物利用度12%。血浆蛋白结合率98%以上。本药在肝脏经细胞色素P450 3A4代谢。原药半衰期约14小时；因其代谢产物也具有活性，对HMG-CoA还原酶抑制的半衰期可长达20～30小时。

【适应证】①原发性高胆固醇血症、混合型高脂血症、家族性Ⅲ型高脂蛋白血症。②纯合子家族性高胆固醇血症。③预防多种冠心病风险因素的心血管系统疾病或伴有心血管系统疾病的2型糖尿病患者，可降低心肌梗死、脑卒中、胸痛、部分心脏手术及因心力衰竭而住院等风险。④老年人防止骨质疏松，降低发生骨折的风险。

【用法用量】成人常用的起始剂量为10mg，每日一次。应根据低密度脂蛋白胆固醇基线水平、治疗目标和患者的治疗效果进行剂量的个体化调整。剂量调整时间间隔应为4周或更长。本药最大剂量为每天一次80mg可在一天内的任何时间服用，并不受进餐影响。

【不良反应】①最常见的不良反应为便秘、胃肠胀气、消化不良、腹痛、头痛、恶心、肌痛、无力、腹泻和失眠。血转氨酶升高和血清磷酸肌酸激酶升高。②罕见不良事件包括：肌炎、肌病、横纹肌溶解、感觉异常、周围性神经病、胰腺炎、肝炎、胆汁郁积性黄疸、厌食、呕吐、脱发、瘙痒、皮疹、阳痿、高血糖症、低血糖症、胸痛、头晕、血小板减少症和过敏反应（包括血管神经性水肿）。

【禁忌证】①对本药过敏者。②活动性肝病或血转氨酶持续升高超过正常上限3倍者。③肌病。④妊娠期妇女、围产期妇女及未采取适当避孕措施的育龄妇女。⑤哺乳期妇女。

【药物相互作用】①阿托伐他汀与环孢素、咪唑类抗真菌药、烟酸、地高辛、红霉素、口服避孕药、考来替泊、抗酸剂和华法林等有相互作用。②合用红霉素可使阿托伐他汀的血浆药物浓度提高40%。③同时合用地高辛，使后者的血浆稳态浓度上升20%，并用时注意监测后者的血浆浓度。

【注意事项】①与其他药物合用时，注意药物相互作用，调整用药剂量。②使用本药治疗前必须做肝功能检查，并在治疗期内定期测定，如血转氨酶值等于或高于正常上限3倍以上应停用本药。③有肝病史和嗜酒患者慎用。

【制剂与规格】片剂：10mg；20mg；40mg。

瑞舒伐他汀
Rosuvastatin

【其他名称】罗舒伐他汀、罗素他汀、罗索伐他汀，罗苏伐他汀。

【药理作用】为HMG-CoA还原酶抑制药，通过抑制HMG-CoA还原酶活性，降低体内的内源性胆固醇合成，从而降低低密度脂蛋白水平，同时能升高高密度脂蛋白水平。

【体内过程】经胃肠道不完全吸收，生物利用度大约是20%。口服后5小时血药浓度达高峰。主要通过肝的基本位点吸收，并通过细胞色素P450同工酶CYP2C9进行少量代谢。大约90%与血浆蛋白结合，血浆清除半衰期是19小时，口服剂量的90%经粪便排泄，少量经尿排泄。

【适应证】①原发性高胆固醇血症或混合型血脂异常症。②纯合子家族性高胆固醇血症、高脂血症。③减缓高胆固醇血症患者的动脉粥样硬化进程。

【用法用量】口服给药，本药常用起始剂量为5mg，一日1次。对于那些需要更强效地降低低密度脂蛋白胆固醇（LDL-C）的患者可以考虑10mg，一日1次作为起始剂量，该剂量能控制大多数患者的血脂水平。如有必要，可在治疗4周后调整剂量至高一级的剂量水平。本药每日最大剂量为20mg。本药可在一天中任何时间服用。

【不良反应】①肌肉骨骼系统：常见肌痛；罕见肌病、横纹肌溶解、关节痛。②泌尿生殖系统：常见蛋白尿轻度升高（继续用药可减少或消失）。③免疫系统：罕见过敏反应（包括血管神经性水肿）。④神经系统：常见头痛、头晕；极罕见多发性神经病。⑤肝脏：罕见剂量相关的转氨酶升高；极罕见黄疸、肝炎。⑥胃肠道：常见便秘、恶心、腹痛。⑦皮肤：少见瘙痒、皮疹和荨麻疹。⑧其他：常见无力。

【禁忌证】①对本药过敏者。②肌病患者。③严重肾功能不全者（肌酐清除率＜30ml/min）。④活动性肝病患者。⑤妊娠期及哺乳期妇女。

【药物相互作用】①瑞舒伐他汀不经P450 3A4代谢，与酮康唑同时服用对瑞舒伐他汀血浆药物浓度无影响。②与红霉素同时使用可使瑞舒伐他汀的AUC和C_{max}分别降低20%和31%。③与伊曲康唑同时使用，瑞舒伐他汀（10mg，80mg）AUC增加（39%，28%）。④与氟康唑同时使用瑞舒伐他汀AUC增加14%。⑤与环孢素同时使用，环孢素血浆药物浓度无变化，但瑞舒伐他汀C_{max}增加11倍，AUC增加7倍，与环孢素A合用应慎重，并考虑瑞舒伐他汀剂量。⑥与华法林或地高辛合用，对华法林和地高辛的血浆药物浓度没有影响。⑦与非诺贝特合用，二者血药浓度均无变化。⑧与吉非贝特合用，瑞舒伐他汀AUC和C_{max}分别增加90%和120%。⑨与抗酸剂（氢氧化铝，氢氧化镁）合用，血浆药物浓度无变化。⑩与口服避孕药合用，可使炔雌醇的血药浓度增加26%，炔诺酮的血药浓度增加34%。

【注意事项】①应特别注意肌痛的不良反应。②为了避免严重不良反应的发生，开始治疗时应根据病情，从5～10mg开始，需要时，可在治疗4周后调整剂量至高一级的治疗水平，逐增至20～40mg，不宜开始时直接用40mg。③育龄妇女用药应该采取避孕措施。

【制剂与规格】片剂：5mg；10mg；20mg；40mg。

匹伐他汀
Pitavastatin

【其他名称】匹伐他汀钙、尼伐他汀。

【药理作用】匹伐他汀对HMG-CoA还原酶有强力拮抗抑制作用，能够高效抑制人肝细胞HepG2中生成胆固醇的过程，从而阻碍胆固醇的合成。匹伐他汀能在超低浓度下诱导LDL受体mRNA的合成，使其数量增加，导致LDL受体密度增大，从而促进LDL的清除，使血浆LDL-C浓度及血浆总甘油三酯浓度降低。

【体内过程】匹伐他汀口服，主要吸收部位是十二指肠和大肠，吸收后在人体内的血浆蛋白结合率在96%以上，选择性地分布在肝脏，在全身其他组织中的药物浓度较血浆低或与之相同。匹伐他汀主要在肝脏、肾脏、肺、心脏、肌肉中代谢，代谢物浓度比药物原型浓度低，经粪便排出体外，尿中也有少量药物排泄，总排泄率几乎达到100%。

【适应证】高脂血症、家族性高胆固醇血症。

【用法用量】口服，每次1～2mg，每日1次，通常晚饭后服用，并随年龄和症状的不同适当增减用量，每日最大用量不超过4mg。

【不良反应】常见的不良反应是腹痛、便秘等胃肠道不适，偶见转氨酶、肌酸激酶升高。

【制剂与规格】片剂：1mg；2mg。

依折麦布
Ezetimibe

【其他名称】依泽替米贝。

【药理作用】本药附着于小肠绒毛刷状缘，抑制胆固醇的吸收，从而降低小肠中的胆固醇向肝脏中的转运，使得肝脏胆固醇贮存量降低从而增加血液中胆固醇的清除。

【体内过程】口服吸收迅速，食物对其吸收无影响，但高脂食物可增加C_{max}约38%。成人空腹单次服用依折麦布10mg后，游离型药物t_{max}为4~12小时，C_{max}为3.4~5.5ng/ml，结合物t_{max}为1~2小时，C_{max}为45~71ng/ml，依折麦布及结合物与血浆蛋白结合率高达90%以上。依折麦布大部分结合成有药理活性的葡萄糖醛酸苷结合物，游离型与结合物在血中的比例分别为10%~20%和80%~90%。依折麦布主要经肝代谢，随胆汁和尿液排出。依折麦布及其结合物的消除$t_{1/2}$约为22小时，并经肝肠循环。

【适应证】①原发性高胆固醇血症。②家族性高胆固醇血症。

【用法用量】成人推荐剂量为每日一次，每次10mg，可单独服用或与他汀类联合应用。本药可在一天之内任何时间服用，可空腹或与食物同时服用。

【不良反应】①肌肉骨骼系统：可见关节痛、肌痛、肌酸磷酸激酶升高（≥正常上限10倍）；罕见肌病变、横纹肌溶解症。②神经系统：可见头痛、乏力。③肝脏：可见转氨酶升高、肝炎、胆结石、胆囊炎。④胃肠道：可见恶心、呕吐、腹胀、腹痛、腹泻、便秘、胰腺炎。⑤血液：可见血小板减少。⑥过敏反应：可见速发型过敏反应、血管神经性水肿、皮疹、荨麻疹。

【禁忌证】①对本药过敏者。②活动性肝病，或原因不明的血转氨酶持续升高的患者。③中度或重度肝功能不全者。

【药物相互作用】①与他汀类药物，如阿托伐他汀、普伐他汀、洛伐他汀和辛伐他汀合用具有良好的协同作用。但可见头痛、乏力、恶心、腹痛、腹胀、腹泻、便秘、肌痛等不良反应，曾发现转氨酶持续升高（≥正常上限的3倍），故联用前应进行肝功能测定，联用后需进行肝功能监测。②与西咪替丁合用，对依折麦布的生物利用度无影响。③与环孢素合用，可升高依折麦布的血药浓度，慎与环孢素合用。④依折麦布与辛伐他汀联合用药时，具有额外的抗炎作用。⑤与考来烯胺合用，可降低依折麦布平均AUC值约55%。在考来烯胺基础上加用依折麦布以增强降LDL-C的作用时，其增强效果可能因上述相互作用而降低。⑥与抗酸药合用，可降低依折麦布的吸收速度但不影响其生物利用度。

【注意事项】①肝酶作用：在本药与他汀类联合应用的对照研究中，曾发现血转氨酶连续性升高（≥正常值上限3倍）。因此，当本药与他汀类联合应用时，治疗前应进行肝功能测定，同时参照他汀类的说明。②骨骼肌：所有患者在开始本药的治疗时，应被告知肌病发生的危险性，并被告知要迅速报告任何不明原因的肌病、触痛或无力。如果患者诊断出或怀疑为肌病时，应立即停用本药以及正在合用的任何一种他汀类药物。③肝功能不全患者不推荐应用本药。④不宜与贝特类药物合用。

【制剂与规格】片剂：10mg。

普罗布考
Probucol

【其他名称】丙丁酚。

【药理作用】①通过降低胆固醇合成与促进胆固醇分解使血胆固醇与低密度脂蛋白降低，改变高密度脂蛋白亚型的性质和功能，使高密度脂蛋白胆固醇降低。②通过抑制氧化低密度脂蛋白的形成（OX-LDL），阻止OX-LDL进入巨噬细胞形成泡沫细胞，延缓动脉粥样硬化斑块形成，消退已形成的动脉粥样硬化斑块。

【体内过程】口服吸收不良，生物利用度5%~10%，服用后8~24小时达最高血药浓度，$t_{1/2}$为6~10小时。饮食中的脂肪有助其吸收。吸收后进入脂肪组织贮存，然后缓慢释放，服药3~4月达到稳态血药浓度。很少经肾排泄，主要经胆道系统由粪便排泄。

【适应证】①各种类型高脂血症。②动脉粥样硬化。③抗氧化作用。

【用法用量】成人常用量每次250~500mg，每日2次，早晚餐后服用。儿童用药的安全性和有效性尚未确定，不能应用。

【不良反应】①常见不良反应为胃肠道反应。②少见反应有头痛、头晕、皮疹等。③罕见的不良反应有心电图Q-T间期延长、室性心动过速、血小板减少、血管神经性水肿。

【禁忌证】①对本药过敏者。②急性心肌梗死、心肌损害、严重心律失常、不明原因晕厥者。③心电图Q-T间期延长、血钾或血镁过低者，严重心动过缓者。

【药物相互作用】不宜与可引起Q-T间期延长的药物合用。

【注意事项】①妊娠期和哺乳期妇女不推荐使用本药。②对诊断干扰：应用时可有血清转氨酶、胆红素、肌酸磷酸激酶、尿酸、尿素氮升高，但常短暂。③使用时应定期检查心电图Q-T间期。④用药前先检查肝功能，用药后每4周检查一次肝功能，肾功能不全患者可安全使用。

【制剂与规格】片剂：125mg；250mg。

考来烯胺
Colestyramine

【药理作用】为阴离子交换树脂，口服后不被胃肠道吸收。①在肠道中与胆汁酸吸附并结合，形成不溶性复合物，经粪便排泄，阻碍胆汁酸吸收入血，使血中胆汁酸量减少，促使血中胆固醇更多氧化为胆汁酸排出体外，进而降低血胆固醇。②使肝细胞低密度脂蛋白-胆固醇受体的合成增加。③增加肝脏VLDL的合成，从而增加血中甘油三酯的浓度。总体效应为血浆胆固醇总量的降低，主要降低了LDL-C，可伴有TG和HDL-C浓度的中度升高。

【体内过程】用药后1~2周血浆胆固醇浓度开始降低，可持续降低一年以上。部分患者在治疗过程中，血浆胆固醇浓度开始降低，后又恢复至或超过基础水平。停药后2~4周血浆胆固醇浓度恢复至基础水平。

【适应证】①高胆固醇血症（Ⅱa型）。②动脉硬化以及肝硬化、胆石病引起的瘙痒，胆汁淤滞性黄疸，新生儿黄疸以及小肠切除术后的腹泻。

【用法用量】①每次4~5g，加水200ml，于进食0.5~1小时服，每天3~4次。总量不超过每天24g。服药可从小剂量开始，1~3个月内达最大耐受量。②用于止痒：开始每天6~10g，维持量每天3g，3次分服。

【不良反应】①因用量大，约2%的患者产生胃肠道反应。恶心、腹胀、消化不良及便秘是较常见症状，小儿与老人可发生肠梗阻。②大剂量可干扰脂肪吸收，偶见腹泻，也可能出现短暂的转氨酶及碱性膦酸酯酶增高。对儿童和矮小患者，因所用剂量相对较大，可能出现血氯过高性酸中毒。考来烯胺干扰叶酸和脂溶性维生素吸收，故长期服考来烯胺时，应补充叶酸每天5mg以及维生素A、维生素D、维生素K及钙盐。

【禁忌证】①对本药过敏者。②完全性胆道梗阻。③Ⅲ、Ⅳ、Ⅴ型高脂血症。

【药物相互作用】①可延迟或减少其他一些药物的吸收，特别在合用酸性药物时。②能与保泰松、噻嗪类利尿药、甲状腺素、巴比妥酸盐类四环素、洛哌丁胺、洋地黄类、有关的生物碱、华法林、普萘洛尔，雌激素类、甲羟孕酮类、苯氧乙酸类调脂剂等结合，影响这些药物的吸收。为了避免此种影响，至少要在服用考来烯胺1小时前或4小时以后才能服用其他药物。③可影响脂溶性维生素A，维生素D，维生素K，叶酸，铁剂的吸收，长期应用应予以补充。④交换树脂在小肠也与其他一些药物结合，如叶酸、地高辛、华法林、氢氯噻嗪类、苯巴比妥、保泰松、口服抗凝药、甲状腺素、贝特类、他汀类等，应避免同时服用。一般可在服树脂前1小时或4小时后服用其他药物。

【注意事项】①考来烯胺粉末应悬混于水或调味基质中使用，以最大程度降低食管阻塞和误吸风险。②治疗中出现便秘或症状加重时，应减量或停用。③考来烯胺不应用于完全胆道梗阻的患者，因使用后可能无

第四篇

效。④因有维生素缺乏风险，长期使用时应考虑补充维生素A、维生素D、维生素E和维生素K。经口给药应以混悬液形式。肠外给药法可能是必需的，尤其在低维生素K引起的低凝血酶原症已被确认时。⑤有家族性高胆固醇血症的儿童中血清叶酸浓度降低，此类情况下应考虑补充叶酸。⑥本药经口服后几乎完全不吸收，但可能影响妊娠期妇女对维生素及其他营养物质的吸收，对胎儿产生影响。⑦口服可能影响乳母对维生素及其他营养物质的吸收，对乳儿产生影响。

【制剂与规格】散剂：5g；9g（含4g无水考来烯胺）。

考来替泊
Colestipol

【其他名称】考来替哌。

【药理作用】在肠道不吸收并能结合胆汁，阻碍胆酸入血，降低血中胆酸量，使胆固醇向胆酸转化，从而降低血胆固醇水平。使肝脏低密度脂蛋白受体活性增加而去除血浆中低密度脂蛋白，增加肝脏极低密度脂蛋白合成从而增加血中甘油三酯水平，特别是高甘油三酯血症者。

【体内过程】不从胃肠道吸收。用药后24~48小时血浆胆固醇浓度开始降低，一个月内达最大疗效。撤药一个月左右，胆固醇浓度恢复至治疗前水平。

【适应证】①Ⅱa型高脂蛋白血症、冠心病危险性大而控制饮食治疗无效者。②胆管不完全阻塞所致的瘙痒。

【用法用量】成人常用剂量为每日10~20g，最大剂量30g，每日3~4次，随餐服用。

【不良反应】①较常见的为便秘，通常较轻微和短暂，但严重时也可能引起肠梗阻。②较少见的包括胆石症、胃肠道出血或胃溃疡、脂肪泻或吸收不良综合征、嗳气、腹泻、眩晕、头痛、恶心、呕吐、胃痛等。

【禁忌证】①对本药过敏者。②苯丙酮尿症者、对本药无糖制剂中甜味剂阿司帕坦所含有的苯丙氨酸过敏者。

【药物相互作用】①引起维生素K耗竭而增加抗凝药物抗凝作用，也可在胃肠道内与口服抗凝药结合降低其抗凝作用。抗凝药应早于本药6小时前服用并检测凝血酶原时间调整剂量。②降低洋地黄在小肠内重吸收及肝肠循环，缩短其半衰期。同时服用而洋地黄血浓度达到稳定状态时，撤除本药有可能发生洋地黄严重中毒，需谨慎。③影响鹅去氧胆酸或熊去氧胆酸吸收，同时增加胆汁中胆固醇的饱和度。④与利尿药、青霉素G、保泰松、普萘洛尔、四环素等口服药同时服用时在小肠内结合，影响其他口服药吸收降低疗效。⑤通过结合、延迟或阻止甲状腺激素的重吸收而降低甲状腺激素作用。⑥与万古霉素合用时两者结合使粪便中的万古霉素浓度降低，明显降低其抗菌活性，故不宜合用。

【注意事项】①下列情况慎用：出血倾向；胆石症；胃肠功能损害；甲状腺功能减退；吸收功能障碍；消化性溃疡；完全性胆道梗阻或闭塞；便秘时存在肠梗阻的危险；冠心病、痔疮可因服用本药后出现严重的便秘而加重病情；肾功能不全。②由于本药可造成妊娠期妇女对维生素及其他营养物质的吸收障碍，所以对胎儿有潜在的不良作用。③疗程中应随访血胆固醇及甘油三酯浓度，凝血酶原时间，血清钙浓度。④由于胆固醇为小儿生长发育所必需，2岁以下小儿不主张服用。⑤60岁以上患者易发生胃肠道不良反应和营养障碍。⑥对诊断干扰：碱性磷酸酶和门冬氨酸转移酶测定值可能增高，血清氯浓度可能增高，血清钾、钠浓度可能降低，凝血酶原时间可能延长。

【制剂与规格】①粉剂或颗粒：5g。②片剂：1g。

考来维仑
Colesevelam

【药理作用】本药是新型的降低胆固醇的药物，能与胆酸及其主要成分甘氨胆酸相结合，加速其排泄，阻断其重吸收，造成胆酸耗竭，肝脏胆固醇7-α-羟化酶上调，从而增加胆固醇向胆酸的转化。考来维仑可以降低原发性高胆固醇血症患者体内的低密度脂蛋白胆固醇（LDL cholesterol，LDL-C）浓度。

【体内过程】与其他常用的降低胆固醇的药物不同，该药物不被吸收进入血液而散布全身，不会导致全身性副作用。

【适应证】原发性高胆固醇血症。

【用法用量】口服，推荐起始剂量为3片/次，2次/日；或6片/次，1次/日。根据需要剂量可调整为7片/日。和HMG-COA还原酶抑制剂合用时，以4~6片/次较为安全和合适。

【不良反应】考来维仑可引起头痛、疼痛和无力等中枢神经系统不良反应；耳鼻喉方面常见有咽炎、鼻炎、鼻窦炎等不良反应；胃肠方面可引起腹痛、便秘、腹泻、消化不良、胃肠胀气和恶心等不良反应；骨骼肌肉系统的不良反应有肌痛和背痛；呼吸系统有咳嗽；皮肤方面可引起损伤、感染及感染综合征等。考来维仑因不被吸收而无全身副作用，考来维仑与其他药之间的交叉反应也很小。

【禁忌证】肠功能紊乱者、对本药过敏者。

【药物相互作用】与其他药物同服时，未见考来维仑对地高辛、洛伐他汀、美托洛尔、奎尼丁、丙戊酸和华法林生物利用度有明显影响。考来维仑可使丙戊酸缓释剂（Calan SR）的C_{max}和AUC分别降低31%和11%。考来维仑与阿托伐他汀、洛伐他汀或辛伐他汀同服不会影响他汀类药物的降脂作用。当与可能干扰药物血浓度的其他药物同服时，药物的安全性和有效性可能受到影响，用药时应考虑进行药物浓度监测。

【注意事项】当患者总胆固醇水平高于7.8mmol/L时，一般不使用考来维仑，如需使用应谨慎。非临床安全性研究显示，大鼠给予考来维仑人体用药剂量的30倍可因维生素K缺乏而引起出血。

【制剂与规格】片剂：625mg。

多廿烷醇
Policosanol

【药理作用】多廿烷醇（PPG）通过抑制胆固醇的生物合成而发挥作用。此外，PPG还可以通过增加LDL与受体的结合和内在化过程，促进LDL-C的分解代谢，从而降低血浆中LDL-C的水平。同时PPG还可以增加高密度脂蛋白胆固醇HDL-C水平，降低甘油三酯和极低密度脂蛋白胆固醇VLDL-C水平。PPG还具有抗血小板聚集，减轻体重，提高性能力等作用。

【体内过程】该药吸收迅速，口服1小时后，出现第一个峰值，第二个最大峰值出现在4小时后。该药绝大部分通过粪便排泄，只有大约1%通过尿液排出。

【适应证】原发型IIa（总胆固醇及LDL-C升高）和IIb（总胆固醇、LDL-C及甘油三酯升高）的高脂血症。

【用法用量】推荐起始剂量为每日5mg，在晚餐前时服用。如果效果不明显，剂量可以增加至每日10mg（中午晚上各一次）。顽固性患者可能需要的剂量为每日20mg（每日两次）。

【不良反应】不良反应轻微而短暂。

【禁忌证】对该药过敏者。

【注意事项】不推荐给妊娠期妇女使用，原因是胆固醇及其代谢产物是胎儿发育必需的。

【制剂与规格】片剂：10mg。

二、主要降低甘油三酯的药物

非诺贝特
Fenofibrate

【其他名称】苯酰降脂丙酯。

【药理作用】①抑制VLDL和TG的生成同时使其分解代谢增多，降低LDL、TC和TG。②增加载脂蛋白AⅠ和AⅡ生成，同时升高HDL。③降低正常人及高尿酸血症患者的血尿酸。

【体内过程】口服后迅速吸收，体内分布符合二室模型，服药后4~7小时血药浓度达峰值（20~30μg/ml）。体内迅速被组织和血浆酶分解，形成与蛋白紧密结合的游离酸，仅10%为原型。80%所服剂量在94小时内排出体外，6天内大于90%的代谢产物由尿排出，小部分随粪排出。

【适应证】TG增高为主的高脂血症。对Ⅱa、Ⅱb或Ⅳ型高脂血症以及较少见的Ⅰ或Ⅴ型高脂血症有较好的调脂作用。

【用法用量】每日0.2~0.4g，分2 ~ 3次口服，进餐时服，根据疗效调整剂量。儿童每日5mg/kg。

【不良反应】①胃肠道反应最常见，包括腹部不适、腹泻、便秘。②神经系统不良反应包括乏力、头痛、性欲丧失、阳痿、眩晕、失眠。③皮疹、肌炎、肌病、横纹肌溶解综合征等导致血肌酸磷酸激酶升高。④有使胆石增加的趋向，可引起胆囊疾病。⑤治疗初期可引起血液学改变，如血红蛋白、血细胞比积等。偶有血转氨酶增高。

【禁忌证】①胆囊疾病史、患胆石症。②严重肾功能不全、肝功能不全、原发性胆汁性肝硬化或不明原因的肝功能持续异常。③妊娠期及哺乳期妇女。

【药物相互作用】①可能增强华法林等抗凝药的作用，同时服用抗凝药时，应监测凝血指标，注意调整剂量。②慎与其他降胆固醇药（其他贝特类，他汀类）同服。

【注意事项】①用药期间应定期检查：全血常规及血小板计数；肝功能试验；血肌酸磷酸激酶。②老年人如有肾功能不良须适当减少本药剂量。

【制剂与规格】①片剂：100mg；200mg；300mg。②胶囊：100mg；200mg；300mg。

吉非贝齐
Gemfibrozil

【其他名称】吉非罗齐。

【药理作用】①提高脂蛋白酯酶活性，使血浆甘油三酯清除增加。②抑制外因血液中脂肪酸分解，并减少肝脏游离脂肪酸分泌，使胆固醇和甘油三酯合成原料减少，胆固醇和甘油三酯合成减少。③抑制极低密度脂蛋白和载脂蛋白B合成，虽可轻度降低血低密度脂蛋白胆固醇血浓度，但在Ⅳ型高脂蛋白血症可能使低密度脂蛋白有所增高。④升高高密度脂蛋白胆固醇，有利于胆固醇转运和清除。

【体内过程】口服吸收迅速且完全。1~2小时后血药浓度达高峰。然后进入肝肠循环。血浆半衰期为1.5小时。血药浓度与口服剂量呈正比。口服剂量的50%于24小时内主要与葡萄糖醛酸结合并由肾脏排出，少量（6%）随粪便排出。体内无蓄积现象。

【适应证】①Ⅱa、Ⅱb、Ⅲ、Ⅳ及Ⅴ型高脂蛋白血症。②高甘油三酯血症。③高胆固醇血症。④非胰岛素依赖性糖尿病、肾病综合征及胰腺炎等引起的继发性血脂过高。

【用法用量】成人常用量口服，一次0.3~0.6g，一日2次，早餐及晚餐前30分钟服。用药前先查肝功能，用药后每2~4周复查1次肝功能，如发现转氨酶上升，立即停药。

【不良反应】①偶有胆石症、贫血、白细胞减少或肌炎（肌痛、乏力）；胃痛、嗳气、烧心感较多见腹泻、呕吐、恶心、皮疹、乏力较少见。②偶有肝功能试验（血转氨酶、乳酸脱氢酶、胆红素、碱性磷酸酶增高）异常，但停药后可恢复正常；偶有轻度贫血及白细胞计数减少，但长期应用又可稳定，个别有严重贫血、白细胞减少、血小板减少和骨髓抑制。

【禁忌证】①对本药过敏者。②严重肝、肾功能不全。③原发性胆汁性肝硬化。④胆囊疾患或胆石症。

【药物相互作用】①与抗凝药有协同作用，并可升高血糖，服药时应注意调整抗凝药及降血糖药的剂量。②与他汀类合用时可能增加肌病或肾脏功能损害。

【注意事项】①可有肠胃道反应如腹痛、胃肠不适等，通常不严重而不用停药。②偶有一过性无症状转氨酶升高，但多半在停药后可恢复正常。③妊娠期妇女应慎用。④患者应定时作凝血酶原测定。

【制剂与规格】①片剂：150mg；300mg；900mg。②胶囊：150mg；300mg；900mg。

苯扎贝特
Bezafibrate

【药理作用】①增高脂蛋白脂酶和肝脂酶活性，促进极低密度脂蛋白的分解代谢，使血甘油三酯的水平降低。②减少极低密度脂蛋白的分泌，降低血低密度脂蛋白和胆固醇，可通过加强对受体结合的低密度脂蛋白的清除，降低血甘油三酯的作用比降低血胆固醇作用强，也可使高密度脂蛋白升高。

【体内过程】口服后从胃肠道吸收迅速而完全。缓释片血浆峰浓度相当普通片的76%，普通片的消除半衰期为1.6小时，缓释片为26小时。健康人服药后约2小时，血浆药物浓度达高峰，95%与蛋白质结合，24小时内94%的药物由肾脏排出，其中以原药从尿中排出占40%以上。肾功能不全者应注意调整剂量，以防止药物蓄积中毒。

【适应证】原发性高脂血症，及主要疾病（如糖尿病等）治疗后仍不能改善的继发性高脂血症。主要用于Ⅱa，Ⅱb及Ⅳ型高脂血症。

【用法用量】口服：①苯扎贝特片，每日3次，每次200~400mg。可在饭后或与饭同服。疗效佳者维持量可为每日2次，每次400mg。肾功能障碍时按肌酐清除率调整剂量：40~60ml/min时，每日2次，每次400mg；15~40ml/min时，每日或隔日1次，每次400mg；低于15ml/min时，每3日1次，每次400mg 。②苯扎贝特缓释片：每日1次，每次1片，肾功能障碍时减为每日或隔日半片。

【不良反应】①最常见的不良反应为胃肠道不适，如消化不良、厌食、恶心、呕吐、饱胀感、胃部不适等，其他较少见的不良反应还有头痛、头晕、乏力、皮疹、瘙痒、阳痿、贫血及白细胞计数减少等。②偶有胆石症或肌炎（肌痛、乏力）。本药属氯贝丁酸衍生物，有可能引起肌炎、肌病和横纹肌溶解综合征，导致血肌酸磷酸激酶升高。发生横纹肌溶解，但较罕见。③偶有血转氨酶增高。

【禁忌证】①对苯扎贝特过敏者。②胆囊疾病、胆石症者。③肝功能不全或原发性胆汁性肝硬化。④严重肾功能不全、肾病综合征引起血白蛋白减少。

【药物相互作用】①可增强双香豆素类抗凝剂的作用，同时服用时应减少服用抗凝剂剂量约30%。②可增强胰岛素或磺胺类降糖药物的作用。③不可与派克昔林、或单胺氧化化酶抑制剂合用，若与胆汁酸结合树脂合用时，为防止树脂影响苯扎贝特的吸收，两药应隔开至少2小时服用。

【注意事项】①本药对诊断有干扰，血红蛋白、白细胞计数可能减低。血转氨酶可能增高。血肌酐升高。②用药期间应定期检查：全血常规及血小板计数；肝肾功能试验；血脂；血肌酸磷酸激酶。③如用药后临床上出现胆石症、肝功能显著异常、可疑的肌病的症状（如肌痛、触痛、乏力等）或血肌酸磷酸激酶显著升高，则应停药。④在治疗高血脂的同时，还需关注和治疗可引起高血脂的各种原发病，如甲状腺功能减退、糖尿病等。某些药物也可引起高血脂，如雌激素、噻嗪类利尿药和β受体阻断药等，停药后，则不再需要相应的抗高血脂治疗。⑤饮食疗法始终是治疗高血脂的首要方法，加上锻炼和减轻体重等方式，都将优于任何形式的药物治疗。

【制剂与规格】①片剂：200mg。②缓释片：400mg。

阿昔莫司
Acipimox

【其他名称】阿西莫司。

【药理作用】为烟酸的衍生物，能抑制脂肪组织的分解，减少游离脂肪酸自脂肪组织释放，从而降低甘油三酯在肝脏中合成；抑制低密度脂蛋白及极低密度脂蛋白的合成，减少它们在血浆中的浓度。另外还可抑制肝脏脂肪酶的活性，减少高密度脂蛋白的分解。

【体内过程】口服吸收迅速。服药后2小时左右可达血浆峰浓度，不与血浆蛋白结合，半衰期为2小时。在体内无显著代谢，基本上均以原型从尿中排泄。

【适应证】Ⅱ型和Ⅳ型高脂血症。

【用法用量】口服，250mg，一日2~3次，饭后或与食物同服可按需要调整用量，但最大剂量不超过一日1200mg；肾功能障碍时按肌酐清除率调整剂量，40~80ml/min时一日1次250mg，20~40ml/min时隔日1次250mg。

【不良反应】①较多见的反应：皮肤血管扩张所致面部潮红、瘙痒、灼热感。②少见的反应：胃肠道紊乱，包括胃灼热、心口痛、恶心、腹泻，头痛、干眼，乏力等。③罕见的反应：免疫变态反应所致的荨麻疹、血管性消肿和支气管痉挛、低血压等。

【禁忌证】①对本药过敏者。②消化性溃疡。

【药物相互作用】①与非诺贝特、洛伐他汀等强效调脂药合用，增加调脂作用，减少用药剂量并降低不良反应。与洛伐他汀合用，有引起平滑肌溶解、肌酸磷酸激酶浓度升高的可能，或有出现肌球蛋白尿、进而出现急性肾功能衰竭可能，二者使用时本药减半。②提高降糖药的疗效。有文献报道，其本身也具有降糖作用。

【注意事项】①不推荐妊娠期妇女使用。②不推荐用于哺乳期妇女。③在用药期间随访检查血脂、肝肾功能。

【制剂与规格】①片剂：250mg。②胶囊：250mg。

多烯酸乙酯
Ethyl Polyenoate

【其他名称】Ω-3脂肪酸、复方二十碳五烯酸胶丸、多烯康软胶囊、鱼油烯康软胶囊、脉乐康软胶囊。

【药理作用】ω-3脂肪酸属于不饱和脂肪酸，通过与胆固醇结合成酯、进而降解为胆酸排出。具有显著的降低血中胆固醇、甘油三酯及升高高密度脂蛋白的作用。并有抗血小板聚集、抗凝血作用能预防血栓性疾病的发生。本药能透过血脑屏障，对神经传导、对自身免疫性肾病的防护及抗炎都有一定的作用。

【适应证】高脂血症、自身免疫性肾病、冠心病、类风湿性关节炎。

【用法用量】多烯康软胶囊：4丸/次，每日服3次。鱼油烯康软胶囊：4丸/次，每日服3次。脉乐康软胶囊：口服每日1.5-3g，每日3次。

【不良反应】不详。

【禁忌证】出血性疾病。

【制剂与规格】多烯康软胶囊：0.45g；含EPA和DHA为315mg。鱼油烯康软胶囊：0.25g，含EPA和DHA总量为67.5g。

第五篇

主要作用于呼吸系统的药物

导　读

本篇收录祛痰药（第1章）、镇咳药（第2章）和平喘药（第3章）。祛痰药能改变痰液中的黏性成分，降低痰液的黏滞性，使痰液易于咯出，包括恶心性和刺激性祛痰药、痰液溶解剂和黏液调节剂。镇咳药通过抑制咳嗽反射弧中的任何一个环节，产生镇咳作用，包括中枢性镇咳药和外周性（末梢性）镇咳药。一般在无痰或少痰而咳嗽频繁剧烈时适用镇咳药。平喘药是指能作用于哮喘发病的不同环节，以缓解或预防哮喘发作的药物，包括β肾上腺素受体激动药、M胆碱受体阻断药、茶碱类药物、过敏物质阻释剂、糖皮质激素类和抗白三烯类药物。平喘药可制成吸入型制剂，或配伍制成复方制剂，以增强呼吸道局部疗效并减少全身用药的不良反应。

第 1 章 祛痰药

一、恶心性和刺激性祛痰药

氯化铵
Ammonium Chloride

【药理作用】①氯化铵进入体内，部分铵离子迅速由肝脏代谢生成尿素，由肾脏排出。氯离子与氢结合成盐酸，从而纠正碱中毒。②由于对黏膜的化学性刺激，反射性地增加痰量，使痰液易于排出，因此有利于不易咳出的少量黏痰的清除。本药被吸收后，氯离子进入血液和细胞外液使尿液酸化。

【体内过程】口服后本药可完全被吸收，在体内几乎全部转化降解，仅极少量随粪便排出。

【适应证】：①痰黏稠不易咳出者。②重度代谢性碱中毒。③肾小管性酸中毒的鉴别诊断。

【用法用量】成人口服：①祛痰，一次0.3～0.6g，一日3次。②酸化尿液，一次0.6～2g，一日3次。

小儿每日按体重40～60mg/kg，或按体表面积1.5g/m^2，分4次口服。

【不良反应】①氯化铵过量可致高氯性酸中毒、低钾及低钠血症。②肝功能不全时，因肝脏不能将铵离子转化为尿素而发生氨中毒。③口服氯化铵可有恶心、呕吐等胃肠道反应。

【禁忌证】①肝功能不全。②溃疡病。③代谢性酸血症。

【药物相互作用】与碱、金霉素、新霉素、呋喃妥因、磺胺嘧啶、华法林有配伍禁忌。

【注意事项】①镰状细胞贫血患者，可引起缺氧和（或）酸中毒。②肾功能不全时慎用，以防高氯性酸中毒。③为减少胃黏膜刺激应溶于水中，饭后服用。

【制剂与规格】①片剂：0.3g。②注射剂：500ml ∶ 1%。

二、痰液溶解剂

乙酰半胱氨酸
Acetylcysteine

【药理作用】本药为黏液溶解剂，其分子式中含有巯基（—SH），可使多肽链中的双硫键（—S—S—）断裂，降低痰的黏度，痰易排出，不仅能溶解白痰也能溶解脓性痰。适用于大量黏痰阻塞引起呼吸困难，及咯痰困难的疾患。本药尚用于对乙酰氨基酚中毒的解救。

【体内过程】喷雾吸入在1分钟内起效，最大作用时间为5～10分钟。口服后快速吸收，30分钟后达最高血药浓度，体内分布广泛，在肝脏和肠壁代谢，脱去乙酰而成半胱氨酸代谢。

【适应证】①术后咯痰困难。②急、慢性支气管炎、支气管扩张、肺炎、肺结核、肺气肿等引起的痰液黏稠和咯痰困难。

【用法用量】①喷雾：用于非紧急情况。临用前，用氯化钠注射液使溶解成10%溶液，喷雾吸入，一次1～3ml，一日2～3次。②气管滴入：急救，5%溶液，经气管或直接滴入气管内，每次1～2ml，1日2～6次。③气管注入：急救，5%溶液用注射器自气管环状软骨环甲膜注入气管腔内，每次0.5～2ml（婴儿0.5ml，儿童1ml，成人2ml）。④口服：成人一次0.6g，一日1～2次，或遵医嘱。

【不良反应】本药可引起呛咳、支气管痉挛、恶心、呕吐等反应，减量即可缓解或停药。支气管痉挛可用异丙肾上腺素缓解。

【禁忌证】对本药过敏者。

【药物相互作用】①本药与异丙肾上腺素合用或交替使用可提高药效，减少不良反应。②本药易使青霉素、头孢菌素、四环素等抗生素破坏而失效，不宜合用，必要时可间隔4小时交替使用。③与硝酸甘油合用可增加低血压和头痛的发生。④本药与碘化油、糜蛋白酶、胰蛋白酶配伍禁忌。

【注意事项】①支气管哮喘者慎用。②老年人伴有呼吸功能不全者慎用。③不宜与一些金属如铁、铜、橡胶及氧化剂接触，喷雾器要采用玻璃或塑料制品。④应用本药时应新鲜配制，剩余的溶液需保存在冰箱内，48小时内用完。

【制剂与规格】①片剂：200mg；500mg。②喷雾用乙酰半胱氨酸：0.5g；1g。③颗粒剂：100mg；200mg。④泡腾片：600mg。

三、黏液调节剂

氨溴索
Ambroxol

【其他名称】盐酸氨溴索。

【药理作用】本药具有促进黏液排除作用及溶解分泌物的特性，可促进呼吸道内部黏稠分泌物的排除及减少黏液的滞留，因而促进排痰，改善呼吸状况。应用本药治疗时，患者黏液的分泌可恢复至正常状况。咳嗽及痰量通常显著减少，呼吸道黏膜上的表面活性物质因而能发挥其正常的保护功能。

【体内过程】$t_{1/2}$ 7～12小时，未发现蓄积，主要由肝脏代谢，90%的代谢产物由肾脏清除，不到10%的原药经肾脏排泄。

【适应证】①伴有痰液分泌不正常及排痰功能不良的急性、慢性呼吸系统疾病。②术后肺部并发症的预发性治疗。③早产儿及新生儿呼吸窘迫综合症的治疗。

【用法用量】①预防治疗：成人及12岁以上儿童：每天2～3次，每次15mg，缓慢静脉滴注，严重病例可以增至每次30mg。6～12岁儿童：每天2～3次，每次15mg，缓慢静脉滴注。2～6岁儿童：每天3次，每次7.5mg，缓慢静脉滴注。2岁以下儿童：每天2次，每次7.5mg，缓慢静脉滴注。②新生儿呼吸窘迫综合征：每日用药总量以婴儿体重计算30mg/kg，分4次给药，缓慢静脉滴注。③口服：成人每日1次，每次75mg，饭后服用。

【不良反应】①盐酸氨溴索葡萄糖注射液通常能很好耐受，偶有报道出现轻微的胃肠道副作用（主要为胃部灼热、消化不良和偶尔出现的恶心、呕吐）。②过敏反应极少出现，主要为皮疹，极少病例报道出现严重的急性过敏性反应。

【禁忌证】①对盐酸氨溴索或其他配方成分过敏者。②妊娠期、哺乳期妇女。

【药物相互作用】盐酸氨溴索与抗生素（阿莫西林、头孢呋辛、红霉素、强力霉素）协同治疗可升高抗生素在肺组织浓度。

【注意事项】①本药不能与pH值大于6.3的其他溶液混合，因为pH增加会导致产生氨溴索游离碱沉淀。②妊娠期间，特别是妊娠前3个月应慎用，药物可进入乳汁，但治疗剂量对婴儿无明显影响。

【制剂与规格】①盐酸氨溴素片：30mg。②盐酸氨溴素胶囊：75mg。③盐酸氨溴素口服液：50ml ：0.3g；100ml ：0.6g。④针剂：2ml ：15mg。

溴己新
Bromhexine

【其他名称】溴己铵、溴苄环己铵。

【药理作用】①溴己新属黏液调节剂，其黏痰溶解作用较弱，主要作用于气管、支气管黏膜腺体的黏液产生细胞，使之分泌黏滞性较低的小分子黏蛋白，并因此使气管、支气管分泌的流变学特性恢复正常，黏痰减少，痰液稀释易于咯出。②溴己新的祛痰作用与其促进呼吸道黏膜的纤毛运动及具有恶心性祛痰作用有关。

【适应证】慢性支气管炎、哮喘、支气管扩张、矽肺等有白色黏痰又不易咯出的患者。

【用法用量】口服：成人1次8～16mg，儿童1次4～8mg，一日3次。也可气雾吸入给药。肌内注射或静脉注射：8～12mg/d，分2次给药。

【不良反应】偶有恶心、胃部不适，减量或停药后可消失。

【禁忌证】对本药过敏者。

【药物相互作用】本药可增加四环素类抗生素在支气管的分布浓度，因而可增加此类抗生素在呼吸道的抗菌疗效。

【注意事项】①脓性痰患者需加用抗生素控制感染。②胃溃疡患者慎用。

【制剂与规格】盐酸溴己新片：8mg。针剂：2ml∶4mg。

羧甲司坦
Carbocisteine

【其他名称】羧甲基半胱氨酸、羟甲半胱氨酸。

【药理作用】是黏液稀化剂，在细胞水平影响支气管腺体分泌，使黏液中黏蛋白的双硫键断裂，使低黏度的唾液黏蛋白分泌增加，高黏度的岩藻黏蛋白产生减少，可降低黏度，利于黏液排出。

【体内过程】口服后广泛分布到肺组织，起效快，服后4小时可见明显疗效。

【适应证】①慢性支气管炎、支气管哮喘、咽炎、喉头炎、肺结核、肺癌等呼吸道疾病引起的痰液黏稠、咳痰困难及有痰栓形成者。②小儿非化脓性中耳炎。

【用法用量】口服：成人，一次0.25～0.5g，一日3次。儿童按体重一次10mg/kg，一日3次，或遵医嘱。

【不良反应】偶有轻度头晕、恶心、胃部不适、腹泻、胃肠道出血和皮疹。

【禁忌证】消化道溃疡活动期。

【药物相互作用】与可待因、复方桔梗片、右美沙芬等强镇咳药合用，导致痰液稀化，堵塞气道。

【注意事项】①避免同时应用强镇咳药。②消化道溃疡史患者慎用

【制剂与规格】①片剂：0.1g；0.25g；0.6g。②口服液：10ml ：0.2g。

厄多司坦
Erdosteine

【药理作用】是一种前体药物，结构中带有非游离的封闭的巯基，对局部黏蛋白无活性作用，口服后经代谢产生三个含有游离巯基的代谢产物而发挥药理作用。①使支气管分泌物中黏蛋白的二硫键断裂，并改变分泌物组成和流变学性质，降低痰液黏度，改善受抑制的呼吸功能。②清除自由基，有效保护α_1-抗胰蛋白酶免受烟、尘诱发的氧化灭活作用，防止对肺弹性蛋白及中性粒细胞的损伤。③能明显增加IgA/白蛋白、乳铁蛋白/白蛋白的比值，减弱局部炎症，增强和改善抗生素对支气管黏膜的渗透作用，有利于呼吸道各种炎症的治疗。

【体内过程】本药口服后迅速被胃肠道吸收，并很快代谢转化为含有游离巯基（—SH）的3种代谢物，原型药和3种代谢物的$t_{1/2}$分别为1.3、1.7、2.6和2.2小时，大剂量给药无药物蓄积作用。食物对本药的吸收、代谢和排泄影响很小。本药主要自肾小球滤过排出，排泄的原型药物及代谢产物分别占给药总量的30%和50%左右，粪便及胆汁排泄原型药物及代谢产物均为4%左右。

【适应证】急性和慢性支气管炎痰液黏稠所致的呼吸道阻塞。

【用法用量】口服：成人一次300mg，一日2次。儿童100mg/kg，一日2次。

【不良反应】偶见上腹部隐痛、腹泻、胃肠出血、口干，轻度轻微头痛、头晕。

【禁忌证】①对本药过敏者。②严重肝、肾功能不全者。③15岁以下儿童。④妊娠期及哺乳期妇女。

【药物相互作用】①与茶碱合用不影响各自的药动学。②避免与可待因、复方桔梗片等强效镇咳药同时应用。

【注意事项】大剂量给药未发现药物蓄积和中毒现象，但是应该避免过量服用本药。

【制剂与规格】①片剂：150mg。②胶囊：100mg；300mg。

桃金娘油
Myrtol

【其他名称】标准桃金娘油、桃金娘烯醇。

【药理作用】本药为桃金娘科植物树叶的标准提取物，是一种脂溶性挥发油。①桃金娘油可重建上、下呼吸道的黏液纤毛清除系统的清除功能，从而稀化和碱化黏液，增强黏液纤毛运动，黏液移动速度显著增加，促进痰液排出。②桃金娘油具有抗炎作用，能通过减轻支气管黏膜肿胀而发挥舒张支气管的作用。③桃金娘油对细菌和真菌亦具有杀菌作用。④桃金娘油能消除呼吸时的恶臭气味，令呼吸有清新感受。经持久用药后，呼吸道的慢性炎症可被改善或治愈。服用本药后排痰次数会增加。即使是有胃病史的患者亦能良好耐受。

【体内过程】本药的剂型为口服肠溶胶囊，到达小肠后胶囊内药物才被释放。

【适应证】①急、慢性鼻炎及鼻窦炎、急、慢性气管炎和支气管炎。②鼻功能手术的术后治疗、支气管扩张、慢性阻塞性肺疾患。③支气管造影术后。

【用法用量】口服：本药较宜在餐前30分钟用较多的凉开水送服。①4岁至10岁儿童：服用儿童装，每次120mg。②急性患者：每次300mg，每天3～4次。③慢性患者：每次300mg，每日2次。

【不良反应】本药即使在使用大剂量时亦极少发生不良反应。极个别有胃肠道不适及原有的肾结石和胆结石的移动。偶有过敏反应，如：皮疹、面部浮肿、呼吸困难和循环障碍。

【禁忌证】对本药有过敏反应者。

【注意事项】①本药不含糖，因而可用于糖尿病患者。②口服使用，勿将胶囊掰开或咀嚼服用。③可随乳汁排出。

【制剂与规格】胶囊：120mg；300mg。

桉柠蒎
Eucalyptol

【药理作用】①使气管段分泌量增加，改善气管黏膜纤毛运动，促进呼吸道腺体的分泌作用，并使黏液移动速度增加有助痰液排出。②使咳嗽潜伏期延长。③具有抗炎作用，通过减轻支气管黏膜肿胀发挥舒张支气管作用。

【体内过程】口服给药后，桉柠蒎中的单萜成分快速吸收，代谢途径研究较少。柠檬烯主要通过尿液排泄。

【适应证】①急、慢性鼻炎、鼻窦炎；急、慢性支气管炎、肺炎、支气管扩张和肺脓肿等呼吸道疾病。②慢性阻塞性肺部疾患、肺部真菌感染、肺结核等的痰液排除。

【用法用量】口服：成人：急性患者一次300mg，一日3～4次；慢性患者一次300mg，一日2次。儿童：急性患者一次120mg，一日3～4次；慢性患者一次120mg，一日2次。本药宜于餐前半小时，凉开水送服，禁用热开水；不可打开或嚼破后服用。

【不良反应】不良反应轻微，偶有胃肠道不适及过敏反应，如皮疹、面部浮肿、呼吸困难和循环障碍。

【禁忌证】对本药过敏者。

【制剂与规格】胶囊：300mg；120mg。

福多司坦
Fudosteine

【药理作用】本药属黏液溶解剂，对气管中分泌黏痰液的杯状细胞的过度形成有抑制作用，对高黏度的岩藻黏蛋白的产生有抑制作用，因而使痰液的黏滞性降低，易于咳出。本药还能增加浆液性气管分泌作用，对气管炎症有抑制作用。

【体内过程】口服福多司坦400mg，t_{max}为0.4小时，C_{max}为10μg/ml，$t_{1/2}$为2.6小时，24小时的AUC为23μg·h/ml，在体内主要通过肝脏、肾脏代谢，主要通过尿液排泄，36小时尿中原型药物含量＜1%，主要代谢物为N–乙酰基福多司坦。福多司坦的药代受进食的影响，进食后t_{max}延长，C_{max}下降；但不受年龄的影响。本药与血浆蛋白几乎不结合。

【适应证】支气管哮喘、慢性喘息性支气管炎、支气管扩张、肺结核，尘肺、慢性阻塞性肺气肿、非典型分枝杆菌病、肺炎、弥漫性支气管炎等呼吸道疾病的祛痰治疗。

【用法用量】口服。通常成年人每次0.4g，一日三次，餐后服用，根据年龄、症状适当调整剂量。

【不良反应】消化系统：食欲不振、恶心、呕吐、腹痛、胃痛、胃部不适、胃部烧灼感、腹胀、口干、腹泻、便秘等；感觉器官：耳鸣、味觉异常；精神神经系统：头痛、麻木、眩晕；泌尿系统：BUN升高、蛋白尿；皮肤黏膜：皮疹、红斑、瘙痒、荨麻疹；Stevens–Johnson症、中毒性表皮坏死症（Lyell症）。肝功能损害：可出现伴有AST、ALT、ALP升高的肝功能损害；其他反应：发热、面色潮红、乏力、胸闷、尿频、惊悸、浮肿。

【禁忌证】对本药过敏者。

【注意事项】①可能导致肝功能损害患者的肝功能进一步恶化。②可对心功能不全患者产生不良影响。

【制剂与规格】①片剂：0.2g。②胶囊：0.2g。

第五篇

第 2 章 镇咳药

可待因
Codeine

【其他名称】甲基吗啡。

【药理作用】直接抑制延脑的咳嗽中枢而产生较强的镇咳作用，镇咳作用起效快，其镇咳作用为吗啡的1/4，镇痛作用约为吗啡的1/12～1/7，但强于一般解热镇痛药，其镇静、呼吸抑制、便秘、耐受性及成瘾性等作用均较吗啡弱。

【体内过程】口服后吸收快而完全，生物利用度为40%～70%，易于通过血脑屏障，又能通过胎盘屏障，血浆蛋白结合率在25%左右。口服后约1小时血药浓度达高峰，$t_{1/2}$为3～4小时，主要在肝脏与葡萄糖醛酸结合，约15%去甲基后代谢为吗啡而发挥作用，其代谢产物主要经尿排泄。

【适应证】①用于各种原因引起的干咳和刺激性咳嗽，尤适用于伴有胸痛的剧烈干咳。由于本药能抑制呼吸道腺体分泌和纤毛运动，故对有少量痰液的剧烈咳嗽，应与祛痰药并用。②可用于中度疼痛的镇痛。③局部麻醉和全身麻醉时的辅助用药，具有镇静作用。

【用法用量】①成人口服或皮下注射：15～30mg/次，3～4次/天或30～90mg/天；缓释片剂一次45mg，一日两次。极量：100mg/次，250mg/天；②儿童可经口服，每次0.5～1.0mg/kg，3次/天或每日按体重3mg/kg。

【不良反应】大剂量明显抑制呼吸中枢，单次口服剂量超过60mg时，某些患者可出现烦躁不安等中枢神经兴奋症状，如头晕、嗜睡、昏迷、烦躁、精神错乱、瞳孔针尖样缩小、瘙痒、共济失调、皮肤肿胀、癫痫、低血压、心动过缓、呼吸微弱、神志不清、呼吸深度抑制、发绀、少尿、体温下降、皮肤湿冷和肌无力。小儿过量可致惊厥，可用纳洛酮对抗。亦可出现便秘、恶心、呕吐。

【禁忌证】痰多黏稠者。

【药物相互作用】①与美沙酮或其他吗啡类药合用时，可加重中枢性呼吸抑制作用；②丙烯吗啡能拮抗可待因的镇痛作用和中枢性呼吸抑制作用；③与全麻药或其他中枢神经系统抑制药合用时，可加重中枢性呼吸抑制及产生低血压；④与肌松药合用时，呼吸抑制更为显著；⑤长期饮酒或正在应用其他肝药酶诱导剂时，尤其是巴比妥类或其他抗痉挛药的患者，连续服用，有发生肝脏毒性的危险；⑥不宜与优降宁等单胺氧化酶抑制剂合用，以免影响血压；⑦与抗胆碱药合用时，可加重便秘或尿潴留；⑧与抗凝血药合用，可增加抗凝血作用，故要调整抗凝血药的用量；⑨与抗病毒药齐多夫定合用会增加毒性，应避免同时服用；⑩与氯霉素同用时可增加其毒性；奎尼丁可抑制可待因的镇痛功效。

【注意事项】①与其他阿片类镇痛药相似，长期应用可产生耐受性和药物依赖性。②本药可通过胎盘屏障，使用后致胎儿产生药物依赖，引起新生儿的戒断症状如过度啼哭、打喷嚏、打呵欠、腹泻、呕吐等，故妊娠期间禁用。分娩期应用本药可引起新生儿呼吸抑制。③缓释片必需整片吞服，不可嚼碎或掰开。④有少量痰液的剧烈咳嗽，应与祛痰药并用。⑤支气管哮喘、急腹症、胆结石、原因不明的腹泻、脑外伤或颅内病变、前列腺肥大、肝、肾功能不全等情况应慎用。

【制剂与规格】①普通片剂：15mg；30mg。②缓释片剂：45mg。③注射液：1ml ：15mg；1ml ：30mg。30mg：1ml。④糖浆剂：0.5%：10ml；100ml。⑤含有可待因的复方制剂：可愈糖浆：每10ml中含磷酸可待因20mg，愈创木酚甘油醚200mg。菲迪克止咳糖浆：每5ml含磷酯可待因5mg，盐酸麻黄碱7mg，愈创木酚磺酸钾70mg，盐酸曲普利定0.7mg。联邦小儿止咳糖浆：每5ml溶液中含磷酸可待因5mg，盐酸异丙嗪5mg，盐酸麻黄碱4mg，愈创木酚磺酸钾50mg。联邦止咳糖露浆：每5ml溶液中含磷酸可待因5mg，盐酸麻黄碱4mg，氯苯那敏1mg，氯化铵110mg。

福尔可定
Pholcodine

【其他名称】吗啉吗啡

【药理作用】本药与磷酸可待因相似具有中枢性镇咳作用，也有镇静和镇痛作用，但成瘾性较磷酸可待因弱。

【适应证】①剧烈干咳。②中等度疼痛。

【用法用量】口服：1次5～10mg；一日3～4次。极量，一日60mg。

【不良反应】偶见恶心、嗜睡等副作用。可致依赖性。

【禁忌证】痰多者。

【注意事项】新生儿和儿童易于耐受此药，不致引起便秘和消化紊乱。

【制剂与规格】①片剂：5mg；10mg；15mg；30mg。②复方福尔可定口服溶液：每1ml含福尔可定1.0mg，盐酸苯丙烯啶0.12mg，盐酸伪麻黄碱3.0mg，愈创木酚甘油醚10.0mg，海葱流浸液0.001ml，远志流浸液0.001ml。③复方福尔可定口服液：每支10ml含福尔可定10mg，盐酸伪麻黄碱30mg，马来酸氯苯那敏4mg。

喷托维林
Pentoxyverine

【药理作用】①对咳嗽中枢有选择性抑制作用，尚有轻度的阿托品样作用和局麻作用。②大剂量对支气管平滑肌有解痉作用，故它兼有中枢性和末梢性镇咳作用。③其镇咳作用的强度约为可待因的1/3，但无成瘾性。一次给药作用可持续4～6小时。

【适应证】上呼吸道感染引起的无痰干咳和百日咳。

【用法用量】成人口服：每次25mg，一日3～4次；小儿，5岁以上每次口服6.25～12.5mg，一日2～3次。

【不良反应】偶有轻度头晕、口干、恶心、腹胀、便秘等副作用，乃其阿托品样作用所致。

【禁忌证】①呼吸功能不全者。②心力衰竭患者。③因尿道疾病而导致的尿潴留者。④妊娠及哺乳期妇女。

【药物相互作用】与异戊巴比妥、丁螺环酮、溴苯那敏、水合氯醛等合用，可使本药中枢神经系统和呼吸系统抑制作用增强。

【注意事项】①青光眼及心功能不全伴有肺淤血的患者慎用。②痰多者宜与祛痰药合用。

【制剂与规格】①片剂：25mg。②滴丸：25mg。③冲剂：10g。④糖浆：0.145%；0.2%；0.25%。⑤喷托维林氯化铵糖浆：每100ml内含喷托维林0.2g，氯化铵3g。⑥喷托维林愈创甘油醚片：含枸橼酸喷托维林25mg，愈创甘油醚0.15g。

苯丙哌林
Benproperine

【其他名称】二苯哌丙烷

【药理作用】①本药为非麻醉性镇咳剂，具有较强镇咳作用，其作用较可待因强2～4倍。②本药除抑制咳嗽中枢外，尚可阻断肺–胸膜的牵张感受器产生的肺–迷走神经反射，并具有罂粟碱样平滑肌解痉作用，故其镇咳作用兼具中枢性和末梢性双重机制。③本药不抑制呼吸，不引起胆道及十二指肠痉挛或收缩，不引起便秘，未发现耐受性及成瘾性。

【体内过程】本药口服易吸收，服后15～20分钟即生效，镇咳作用可持续4～7小时。

【适应证】急性支气管炎及各种原因如感染、吸烟、刺激物、过敏等引起的咳嗽，对刺激性干咳效佳。

【用法用量】成人口服：一次20～40mg，一日3次；缓释片一次1片，一日2次。儿童用量酌减。

【不良反应】偶见口干、胃部烧灼感、食欲不振、乏力、头晕和药疹等不良反应。

【禁忌证】对本药过敏者。

【注意事项】①因本药对口腔黏膜有麻醉作用，服用时需整片吞服，切勿嚼碎，以免引起口腔麻木。②妊娠期妇女应在医师指导下应用。③用药期间若出现皮疹应停药。④严重肺功能不全患者、痰液过多且黏稠者、大咯血患者慎用。

【制剂与规格】①片剂（胶囊）：20mg。②泡腾片：20mg。③缓释片：40mg。④口服液：10ml ：10mg；10ml：20mg。⑤冲剂：每袋20mg。

第五篇

二氧丙嗪
Dioxopromethazine

【其他名称】双氧异丙嗪。

【药理作用】①本药具有较强的镇咳作用。②具有抗组胺、解除平滑肌痉挛、抗炎和局部麻醉作用，还可增加免疫功能，尤其是细胞免疫。未见耐药性与成瘾性。

【体内过程】多于服药后30～60分钟显效，作用持续4～6小时或更长。

【适应证】①用于慢性支气管炎，镇咳疗效显著。双盲法对照试验指出，本药10mg的镇咳作用约与可待因15mg相当。②可用于过敏性哮喘、荨麻疹、皮肤瘙痒症等。

【用法用量】①口服：每次5mg，一日2次或3次；极量：一次10mg，一日30mg。②直肠给药：每次10mg，一日2次。

【不良反应】常见困倦、乏力等不良反应。部分患者可有嗜睡。

【禁忌证】高空作业及驾驶车辆、操纵机器者。

【药物相互作用】①与降压药合用有协同作用。②与三环类抗抑郁药合用，可使二者的血药浓度均增加。

【注意事项】①治疗量与中毒量接近，不得超过极量。②癫痫、肝功能不全者慎用。

【制剂与规格】①片剂：5mg。②颗粒剂：3g（含1.5mg二氧丙嗪）。③栓剂：2.5mg；10mg。

右美沙芬
Dextromethorphan

【其他名称】美沙芬、溴化氢美沙酚、石甲吗喃、右美啡烷、氢溴酸美沙芬、右甲吗喃。

【药理作用】①本药为吗啡类左吗喃甲基醚的右旋异构体，通过抑制延髓咳嗽中枢而发挥中枢性镇咳作用。其镇咳强度与可待因相等或略强。②无镇痛作用，长期应用未见耐受性和成瘾性。治疗剂量不抑制呼吸，作用快且安全。

【体内过程】口服吸收好，15～30分钟起效，作用可维持3～6小时。血浆中原型药物浓度很低。药物在肝脏代谢，以原型药物或代谢物由尿液中排出，其主要活性代谢产物3-甲氧吗啡烷在血浆中浓度高，$t_{1/2}$为5小时。

【适应证】感冒、上呼吸道感染、急性或慢性支气管炎、支气管哮喘、咽喉炎、肺炎、胸膜炎、肺结核、肿瘤等引起的干咳或刺激性干咳。

【用法用量】成人口服：每次15～30mg，一日3次。一日最大剂量120mg。

【不良反应】偶有头晕、轻度嗜睡、口干、便秘等不良反应。

【禁忌证】①妊娠3个月内妇女。②有精神病史者。

【药物相互作用】①与奎尼丁、胺碘酮合用，可增高本药的血药浓度，出现中毒反应。②与氟西汀、帕罗西汀合用，可加重本药的不良反应。③与单胺氧化酶抑制剂并用时，可致高热、昏迷等症状。④与其他中枢抑制药合用可增强本药的中枢抑制作用。⑤酒精可增强本药的中枢抑制作用。

【注意事项】痰多患者慎用。

【制剂与规格】①普通片剂：10mg；15mg。②分散片：15mg。③缓释片：15mg；30mg。④胶囊：15mg。⑤颗粒剂：7.5mg；15mg。⑥糖浆：20ml ：15mg；100ml ：150mg。⑦注射剂：5mg。⑧复方美沙芬片：每片含对乙酰氨基酚0.5g、氢溴酸右美沙芬15mg、盐酸苯丙醇胺12.5mg、氯苯那敏2mg。⑨复方氢溴酸右美沙芬糖浆：每10ml内含氢溴酸右美沙芬30mg，愈创木酚甘油醚0.2g。

苯佐那酯
Benzonatate

【其他名称】苯佐拉酯。

【药理作用】本药化学结构与丁卡因相似，故具有较强的局部麻醉作用。吸收后分布于呼吸道，对肺脏的牵张感受器及感觉神经末梢有明显抑制作用，抑制肺-迷走神经反射，从而阻断咳嗽反射的传入冲动，产生镇咳作用。本药镇咳作用强度略低于可待因，但不抑制呼吸，支气管哮喘患者用药后，反能使呼吸加深加快，每分钟通气量增加。

【体内过程】口服后10～20分钟开始产生作用，持续2～8小时。

【适应证】急性支气管炎、支气管哮喘、肺炎、肺癌所引起的刺激性干咳、阵咳等。

【用法用量】口服，每次50～100mg，1日3次。

【不良反应】有时可引起嗜睡、恶心、眩晕、胸部紧迫感和麻木感、皮疹等不良反应。

【禁忌证】多痰患者。

【注意事项】①有时可引起嗜睡、恶心、眩晕、胸部紧迫感和麻木感、皮疹等不良反应。②服用时勿嚼碎，以免引起口腔麻木。

【制剂与规格】①糖衣丸：25mg；50mg。②胶囊：25mg；50mg；100mg。

普诺地嗪
Prenoxdiazin

【其他名称】哌乙噁唑。

【药理作用】为外周性镇咳药。与可待因相仿，但无成瘾性。兼有平滑肌解痉作用和局部麻醉作用，无呼吸中枢抑制作用。

【体内过程】普诺地嗪口服后吸收迅速、完全，口服后20～30分钟内产生作用，可持续4～8小时。药物在肝脏代谢，然后以原型药物或代谢物由尿液中排出，$t_{1/2}$为6小时。

【适应证】①上呼吸道感染、慢性支气管炎、支气管肺炎、哮喘及肺气肿所致咳嗽。②与阿托品并用于气管镜检查。

【用法用量】口服：成人每次100mg；儿童每次25～50mg，1日3次。

【不良反应】少见

【注意事项】服用时不可嚼碎，以免引起口腔黏膜麻木感。

【制剂与规格】片剂：25mg；100mg。

第 3 章 平喘药

一、β肾上腺素受体激动药

麻黄碱
Ephedrine

【其他名称】麻黄素。

【药理作用】可直接激动肾上腺素受体，也可通过促使肾上腺素能神经末梢释放去甲肾上腺素而间接激动肾上腺素受体，对α和β受体均有激动作用：①心血管系统：使皮肤、黏膜和内脏血管收缩，血流量减少；冠脉和脑血管扩张，血流量增加。②支气管：松弛支气管平滑肌，其α效应尚可使支气管黏膜血管收缩，减轻充血水肿，有利于改善小气道阻塞。但长期应用反致黏膜血管过度收缩，毛细血管压增加，充血水肿反加重。此外，α效应尚可加重支气管平滑肌痉挛。③中枢神经系统：兴奋大脑皮层和皮层下中枢，产生精神兴奋、失眠、不安和震颤等。

【体内过程】口服后易自肠吸收，可通过血脑屏障，吸收后仅少量脱胺氧化，79%以原型经尿排泄。作用较肾上腺素弱而持久，$t_{1/2}$为3~4小时。

【适应证】①预防支气管哮喘发作和缓解轻度哮喘发作，对急性重度哮喘发作疗效不佳。②蛛网膜下隙麻醉或硬膜外麻醉引起的低血压及慢性低血压症。③鼻黏膜充血、肿胀引起的鼻塞。

【用法用量】（1）支气管哮喘：①口服：一次15~30mg，一日45~90mg；极量，一次60mg，一日150mg。②皮下或肌内注射：一次15~30mg，一日45~60mg；极量，一次60mg，一日150mg。

（2）蛛网膜下隙麻醉或硬膜外麻醉时维持血压：麻醉前皮下或肌内注射20~50mg。

（3）慢性低血压症，每次口服20~50mg，一日2次或3次。

（4）解除鼻黏膜充血、水肿，以0.5%~1%溶液滴鼻。

【不良反应】大量长期使用可引起震颤、焦虑、失眠、头痛、心悸、出汗。晚间服用时，常加服镇静催眠药如苯巴比妥以防失眠。

【禁忌证】甲状腺功能亢进症、高血压、动脉粥样硬化、心绞痛等患者。

【药物相互作用】①麻黄碱与巴比妥类、苯海拉明、氨茶碱合用，通过后者的中枢抑制、抗过敏、抗胆碱、解除支气管痉挛及减少腺体分泌作用。②忌与优降宁等单胺氧化酶抑制剂合用，以免引起血压过高。

【注意事项】短期反复使用可致快速耐受现象，作用减弱，停药数小时可恢复。

【制剂与规格】①片剂：15mg；25mg；30mg。②注射液：1ml：30mg；1ml：50mg。③滴鼻剂：0.5%（小儿）；1%（成人）；2%（检查、手术或止血时用）。

异丙肾上腺素
Isoproterenol

【其他名称】异丙基肾上腺素、异丙肾、盐酸异丙肾上腺素、喘息定、治喘灵、治喘宁、硫酸异丙肾上腺素。

【药理作用】①作用于心脏$β_1$受体，使心收缩力增强，心率加快，传导加速，心输出量和心肌耗氧量增加。②作用于血管平滑肌$β_2$受体，使骨骼肌血管明显舒张，肾、肠系膜血管及冠状动脉亦不同程度舒张，血管总外周阻力降低。③作用于支气管平滑肌$β_2$受体，使支气管平滑肌松弛。④促进糖原和脂肪分解，增加组织耗氧量。

【体内过程】本药口服无效。临床多采用气雾吸入给药，亦可舌下含服，在2~5分钟内经舌下静脉丛吸收而迅速奏效。其生物利用度为80%~100%。有效血浓度为0.5~2.5mg/ml，Vd为0.7L/kg。在肝脏与硫酸结合，在其他组织被儿茶酚氧位甲基转移酶甲基化代谢灭活。静脉给药后，尿中排泄原型药物和甲基化代谢产物各占50%。气雾吸入后，尿中排泄物全部为甲基化代谢产物。

【适应证】①支气管哮喘。②心脏骤停。③房室传导阻滞。④休克。

【用法用量】（1）支气管哮喘：①舌下含服，成人，一次10～15mg，一日3次；极量，一次20mg，一日60mg。②气雾剂吸入，一次0.1～0.4mg；极量，一次0.4mg，一日2.4mg。重复使用的间隔时间不应少于2小时。小儿常用量（婴幼儿除外）：0.25%喷雾吸入。

（2）心脏骤停：心腔内注射0.5～1mg。

（3）房室传导阻滞：Ⅱ度者采用舌下含片，每次10mg，每4小时1次；Ⅲ度者如心率低于40次/分时，可用0.5～1mg溶于5%葡萄糖溶液200～300ml缓慢静脉滴注。

（4）休克：以0.5～1mg加于5%葡萄糖溶液200ml中，静脉滴注，滴速0.5～2μg/min，根据心率调整滴速，使收缩压维持在12kPa（90mmHg），脉压在2.7kPa（20mmHg）以上，心率120次/分以下。

【不良反应】①常见心悸、头痛、头晕、喉干、恶心、软弱无力及出汗等不良反应。②在已有明显缺氧的哮喘患者，用量过大，易致心肌耗氧量增加，易致心律失常，甚至可致室性心动过速及心室颤动。成人心率超过120次/分，小儿心率超过140～160次/分，应慎用。

【禁忌证】冠心病、心绞痛、心肌梗死、嗜铬细胞瘤及甲状腺功能亢进患者禁用。

【药物相互作用】①与其他拟肾上腺素药有相加作用，但不良反应也增多。②与普萘洛尔合用时，可拮抗本药的作用。③三环类抗抑郁药丙咪嗪、丙卡巴肼可增加本药的不良反应。④与洋地黄类药物合用，可加据心动过速。⑤钾盐引起血钾增高，增强本药对心肌的兴奋作用，易致心律失常，禁止合用。⑥与茶碱合用可降低茶碱的血药浓度。

【注意事项】①舌下含服时，宜将药片嚼碎含于舌下，否则达不到速效。②过多、反复应用气雾剂可产生耐受性，此时，不仅β受体激动药之间有交叉耐受性，而且对内源性肾上腺素能递质也产生耐受性，使支气管痉挛加重，疗效降低，甚至增加死亡率。故应限制吸入次数和吸入量。

【制剂与规格】①片剂：10mg。②气雾剂：0.25%。③注射液：2ml∶1mg。④复方盐酸异丙肾上腺素气雾剂（愈喘气雾剂）：每瓶含盐酸异丙肾上腺素56mg和愈创甘油醚70mg，按盐酸异丙肾上腺素计算，每次喷雾吸入0.1～0.4mg，每次极量0.4mg，每日2.4mg。

沙丁胺醇
Salbutamol

【其他名称】舒喘灵、索布氨、阿布叔醇、羟甲叔丁肾上腺素、柳丁氨醇。

【药理作用】为选择性β_2受体激动药，能选择性激动支气管平滑肌的β_2受体，有较强的支气管扩张作用。对于哮喘患者，其支气管扩张作用比异丙肾上腺素强约10倍。

【体内过程】口服生物利用度为30%，服后15～30分钟生效，2～4小时作用达高峰，持续6小时以上。气雾吸入的生物利用度为10%，吸入后1～5分钟生效，1小时作用达高峰，可持续4～6小时，维持时间亦为同等剂量异丙肾上腺素的3倍。Vd为1L/kg。大部在肠壁和肝脏代谢，进入循环的原型药物少于20%。主要经肾排泄。

【适应证】支气管哮喘、哮喘型支气管炎和肺气肿患者的支气管痉挛。

【用法用量】①口服：成人，每次2～4mg，一日3次。②气雾吸入：每次0.1～0.2mg（即喷吸1～2次），必要时每4小时重复1次，但24小时内不宜超过8次。粉雾吸入，成人每次吸入0.4mg，一日3～4次。③静脉注射：一次0.4mg，用5%葡萄糖注射液20ml或氯化钠注射液2ml稀释后缓慢注射。④静脉滴注：1次0.4mg，用5%葡萄糖注射液100ml稀释后滴注。⑤肌内注射：一次0.4mg，必要时4小时可重复注射。

【不良反应】偶见恶心、头痛、头晕、心悸、手指震颤等不良反应。剂量过大时，可见心动过速和血压波动。一般减量即恢复，严重时应停药。罕见肌肉痉挛，过敏反应。

【禁忌证】对本药及其他肾上腺素受体激动药过敏者。

【药物相互作用】①与其他肾上腺素受体激动药或茶

第五篇

碱类药物合用，其支气管扩张作用增强，但不良反应也可能加重。②β受体阻断药如普萘洛尔能拮抗本药的支气管扩张作用，故不宜合用。③单胺氧化酶抑制剂、三环抗抑郁药、抗组胺药、左甲状腺素等可增加本药的不良反应。④与甲基多巴合用时可致严重急性低血压反应。⑤与强心苷类药物合用，可增加强心苷诱发心动过速的危险性。⑥在产科手术中与氟烷合用，可加重宫缩无力，引起大出血。

【注意事项】①心血管功能不全、高血压、糖尿病、甲状腺功能亢进患者及妊娠期妇女慎用。②对氟利昂过敏者禁用本药气雾剂。③长期用药亦可形成耐受性，疗效降低，且可能使哮喘加重。④本药缓释片不能咀嚼，应整片吞服。

【制剂与规格】①片剂（胶囊）：0.5mg；2mg。②缓释片（胶囊）：4mg；8mg。③气雾剂：溶液型，药液浓度0.2%（g/g）；混悬型，药液浓度0.2%（g/g）。④粉雾剂胶囊：0.2mg；0.4mg，用粉雾吸入器吸入。⑤注射液：2ml ：0.4mg。

特布他林
Terbutaline

【其他名称】间羟叔丁肾上腺素、间羟舒喘灵、间羟舒喘宁、间羟嗽必妥、叔丁喘宁。

【药理作用】本药为选择性β_2受体激动药，其支气管扩张作用与沙丁胺醇相近。于哮喘患者，本药2.5mg的平喘作用与25mg麻黄碱相当。动物或人的离体实验证明，其对心脏β_1受体的作用极小，但大量或注射给药仍有明显心血管系统不良反应。

【体内过程】口服生物利用度为15%，约30分钟出现平喘作用，血浆蛋白结合率为25%。2～4小时作用达高峰，可持续4～7小时。Vd为1.4L/kg。皮下注射或气雾吸入后5～15分钟生效，0.5～1小时作用达高峰，作用维持1.5～4小时。

【适应证】①支气管哮喘、哮喘型支气管炎和慢性阻塞性肺部疾患时的支气管痉挛。②预防早产。③胎儿窒息。

【用法用量】①口服：成人，每次1.25～5mg，一日3次，一日总量不超过15mg。②静脉注射：一次0.25mg，如15～30分钟无明显临床改善，可重复注射一次，但4小时中总量不能超过0.5mg。③气雾吸入：成人，每次0.25～0.5mg，一日3～4次。

【不良反应】少数病例可见手指震颤、头痛、头晕、失眠、心悸及胃肠障碍，偶见血糖及血乳酸升高。口服5mg时，手指震颤发生率可达20%～33%。故应以吸入给药为主，只在重症哮喘发作时才考虑静脉应用。

【禁忌证】①对本药及其他肾上腺素受体激动药过敏者。②严重心功能损害者。

【药物相互作用】①与其他肾上腺素受体激动药合用可使疗效增加，但不良反应也增多。②β受体阻断药如普萘洛尔、醋丁洛尔、阿替洛尔、美托洛尔等可拮抗本药的作用，使疗效降低，并可致严重的支气管痉挛。③与茶碱类药合用，可增加松弛支气管平滑肌作用，但心悸等不良反应也增加。④单胺氧化酶抑制药、三环抗抑郁药、抗组胺药、左甲状腺素等可增加本药的不良反应。

【注意事项】高血压病、冠心病、糖尿病、甲状腺功能亢进、癫痫患者及妊娠期妇女慎用。

【制剂与规格】①片剂：1.25mg；2.5mg；5mg。②胶囊：1.25mg；2.5mg。③注射剂：1ml ：0.25mg。④气雾剂：200喷：50mg；400喷：100mg。⑤粉雾剂：0.5mg（每吸）。

氯丙那林
Soprophenamine

【其他名称】邻氯异丙肾上腺素。

【药理作用】选择性β_2受体激动药，但其对β_2受体的选择性低于沙丁胺醇。有明显的支气管扩张作用，对心脏的兴奋作用较弱，仅为异丙肾上腺素的1/3。

【体内过程】口服后15～30分钟生效，约1小时达最大效应，作用维持4～6小时。气雾吸入5分钟左右即可见哮喘症状缓解。

【适应证】用于支气管哮喘、哮喘型支气管炎、慢性支气管炎合并肺气肿，可止喘并改善肺功能。

【用法用量】①口服，每次5～10mg，一日3次。预防夜间发作可于睡前服5～10mg。②气雾吸入，每次6～10mg。

【不良反应】用药初1～3日，个别患者可见心悸、手指震颤、头痛及胃肠道反应。继续服药，多能自行消失。

【禁忌证】对本药过敏者。

【药物相互作用】①与茶碱类及抗胆碱能支气管扩张药合用，其支气管扩张作用增强，副作用也增强。②与其他肾上腺素β_2受体激动药有相加作用，但不良反应（如手指震颤等）也增多。③β受体阻断药如普萘洛尔可拮抗本药的作用。④三环类抗抑郁药可能增强其作用。

【注意事项】心律失常、高血压、肾功能不全、甲状腺功能亢进及老年患者慎用。

【制剂与规格】①片剂：5mg；10mg。②气雾剂：2%溶液。③复方氯喘通（复方氯丙那林）片：每片含盐酸氯丙那林5mg、盐酸溴己新10mg、盐酸去氯羟嗪25mg。用于祛痰、平喘、抗过敏，每次1片，一日3次。

福莫特罗

Formoterol

【药理作用】①为长效选择性β_2受体激动药，对支气管的松弛作用较沙丁胺醇强且较持久，其作用机制可能是刺激肾上腺素能β_2受体而使气管平滑肌中的cAMP上升。②本药尚具有明显的抗炎作用，这是其他选择性β_2受体激动药所没有的。③能抑制人嗜碱粒细胞与肺肥大细胞由过敏或非过敏因子介导的组胺释放。对吸入组胺引起的微血管渗漏与肺水肿也有明显保护作用。

【体内过程】本药口服吸收迅速，0.5～1小时血药浓度达峰值，$t_{1/2}$为2小时。口服80μg，4小时后支气管扩张作用最强。吸入后约2分钟起效，19分钟达高峰，单剂量吸入后作用持续12小时左右。本药与血浆蛋白结合率为50%。通过葡萄糖醛酸化和氧位去甲基代谢后，部分经尿排泄，部分经胆汁排泄，提示有肝肠循环。

【适应证】①慢性哮喘与慢性阻塞性肺病的维持治疗与预防发作。②预防运动性哮喘的发作。

【用法用量】①口服：成人每次40～80μg，一日2次。②气雾吸入：成人每次4.5～9μg，每日2次。

【不良反应】偶见心动过速、室性早搏、面部潮红、胸部压迫感、头痛、头晕、发热、嗜睡、盗汗、震颤、腹痛、皮疹等。

【禁忌证】①对本药过敏者。②急性支气管痉挛。

【药物相互作用】①本药与肾上腺素、异丙肾上腺素合用时，易致心律不齐，甚至引起心脏骤停。②本药与茶碱、氨茶碱、肾上腺皮质激素、利尿药（呋喃苯胺酸、安体舒通等）合用，可能因低血钾引起心律不齐。③与洋地黄类药物合用，可增加洋地黄诱发心律失常的危险性。④与单胺氧化酶抑制药合用，可增加室性心律失常发生率，并可加重高血压。⑤本药可增强泮库溴胺、维库溴胺神经肌肉阻滞作用。

【注意事项】①高血压、甲状腺功能亢进症、心脏病及糖尿病患者慎用。妊娠及哺乳期妇女慎用。②与肾上腺素及异丙肾上腺素等儿茶酚胺类合用时可诱发心律失常，甚至心搏停止，应避免合用。

【制剂与规格】①片剂：20μg；40μg。②干糖浆：20μg；0.5g；③气雾剂：60喷（每喷含本药9μg）。④干粉吸入剂：1g：10mg，每吸4.5μg，60吸/支；1g：20mg，每吸9.0μg，60吸/支。

克仑特罗

Clenbuterol

【其他名称】氨必妥、胺双氯喘通、盐胺双氯醇胺。

【药理作用】为强效选择性β_2受体激动药，其松弛支气管平滑肌作用强而持久，但对心血管系统影响较小。其支气管扩张作用约为沙丁胺醇的100倍，故用药量极小。

【体内过程】本药口服后10～20分钟起效，2～3小时达最高血浆浓度，作用维持5小时以上。气雾吸入5～10分钟起效，作用维持2～4小时。直肠给药后10～30分钟起效，作用维持8～24小时。

【适应证】用于防治支气管哮喘以及哮喘型慢性支气管炎、肺气肿等呼吸系统疾病所致的支气管痉挛。

【用法用量】①口服：每次20～40μg，1日3次。②舌下含服：每次60～120μg；先舌下含服，待哮喘缓解后，将所余部分用温开水送下。③气雾吸入：每次10～20μg，1日3次或4次。④直肠给药：每次60μg，1

日2次，也可用于睡前给药1次。

【不良反应】少数患者可见轻度心悸、手指震颤、头晕等不良反应，一般于用药过程中自行消失。

【禁忌证】对本药过敏者。

【注意事项】心律失常、心动过速、高血压病和甲状腺功能亢进者慎用。

【制剂与规格】①片剂：20μg；40μg。②膜剂：60μg；120μg（其中1/3为速效膜，2/3为缓释长效膜）。③气雾剂2mg/瓶。④肛门栓剂：60μg/个。

丙卡特罗
Procaterol

【其他名称】异丙喹喘宁。

【药理作用】①本药为β_2受体激动药，对支气管平滑肌的β_2肾上腺素受体有较高的选择性，从而起到舒张支气管平滑肌的作用。②具有一定的抗过敏作用和促进呼吸道纤毛运动的作用。

【体内过程】口服5分钟内开始起效，1.5小时左右作用最强，可持续6～8小时，消除半衰期为8.4小时。总尿中排泄量为10%。

【适应证】①对于过敏原诱发的支气管哮喘有较好的疗效。②用于治疗呼吸道阻塞引起的呼吸困难、支气管哮喘、喘息性支气管炎及肺气肿。

【用法用量】①成人口服：50μg/次，每日1～2次。②6岁以上儿童口服：25μg/次，每日1～2次。儿童可依据年龄和体重适量增减。

【不良反应】常见有心悸、震颤，正常剂量用药时，发生率可达10%～20%；也可见面部潮红、发热、头痛、眩晕、耳鸣、恶心、周身疲倦、鼻塞等，停药后即可恢复正常。

【禁忌证】对本药或肾上腺素受体激动药过敏者。

【药物相互作用】①本药与肾上腺素及异丙肾上腺素等儿茶酚胺类并用时会引起心律失常、心率增加，故应避免与上述药物并用。②并用茶碱类药时，可增加舒张支气管平滑肌作用，但不良反应也增加。③避免与单胺氧化酶抑制剂及三环类抗抑郁药同时应用。

【注意事项】①有可能引起心律失常，服用时应予注意。②以下患者慎服：甲状腺功能亢进、高血压、心脏病、糖尿病。③妊娠期服用本药的安全性尚未确立，所以对孕妇或有可能妊娠的妇女应权衡利弊方可服用。④儿童用药早产儿、新生儿、乳儿和幼儿服用的安全性尚未确立，慎用；老年患者用药应慎用或遵医嘱。

【制剂与规格】片剂：25μg；50μg。

沙美特罗
Salmeterol

【其他名称】施立碟。

【药理作用】本药为长效β_2受体激动药，作用持续时间长。①直接作用于呼吸道平滑肌受体，扩张平滑肌，增强纤毛的黏液清除功能。可产生12小时支气管扩张作用，有效控制夜间哮喘及运动诱发哮喘。②作用于炎症细胞表面的β_2受体，抑制炎症细胞的激活。并阻止肺组织释放组胺和白介素，抑制炎症介质。③抑制哮喘患者吸入抗原诱发的气道反应性增高和IgE引起的皮肤红斑反应。

【体内过程】本药吸收缓慢，在肺中发挥作用，吸入用药血浓度很低。

【适应证】①慢性支气管哮喘的预防和维持治疗，适于防治夜间哮喘发作。②慢性阻塞性肺疾病伴气道痉挛时的治疗。

【用法用量】气雾吸入用药，50μg/次，每日2次，严重者可加至100μg/次；儿童25μg/次，每日2次。

【不良反应】本药耐受性好，不良反应轻微。①最常见恶心、呕吐、倦怠、不适、肌痉挛、颤抖。②低血钾、心动过速、速发型过敏反应、异常的气道痉挛。③偶见震颤、心悸、头痛等副作用。④极少见震颤反应，极少数患者吸入本药后发生咽喉痉挛、刺激或肿胀，表现喘鸣和窒息等。

【禁忌证】对本药过敏者。

【药物相互作用】①与茶碱类支气管扩张药合用可产生协同作用，合用时注意调整剂量。②与黄嘌呤衍生物、激素、利尿药合用，加重低血钾。③与单胺氧化酶抑制药合用，增加心悸、激动或躁狂发生的危险性，不宜合用。④与三环类抗抑郁药合用，会增强心血管兴奋性。⑤与非选择性β受体阻断药合用，会降低本药的疗效。

【注意事项】①起效较慢，不能缓解急性发作，需与短效β$_2$受体激动药合用。②FDA对本药的妊娠安全性分级为C级，孕妇，哺乳妇最好不用。③主动脉瓣狭窄者、冠心病、高血压、心律失常、甲亢患者慎用。④本药不是口服或吸入皮质激素的代用品，而是补充其作用。⑤同其他吸入性药物一样，使用本药治疗后会出现异常的支气管痉挛反应，如出现喘鸣加剧，须立即停药。

【制剂与规格】①粉雾剂胶囊：50μg。②气雾剂：含本药25μg×120揿。③碟式吸入剂：每盒含15个药碟，每个药碟有4个药泡，每个药泡含本药50μg。

班布特罗
Bambuterol

【其他名称】巴布特罗。

【药理作用】①肾上腺素β$_2$受体激动药，舒张支气管平滑肌，达到平喘效果。②抑制肥大细胞释放炎性介质。

【体内过程】本药在体内转化为特布他林，口服盐酸班布特罗后，大约口服剂量的20%被吸收。吸收后被缓慢代谢成有活性的特布他林。盐酸班布特罗和中间代谢物对肺组织显示有亲和力，在肺组织内也进行盐酸班布特罗-特布他林的代谢。因此在肺中活性药物可以达到较高浓度。口服本药后，约7小时可以达到活性代谢物-特布他林的最大血浆浓度，$t_{1/2}$为17小时。盐酸班布特罗及它的代谢物，主要由肾脏排出。

【适应证】支气管哮喘、慢性喘息性支气管炎、阻塞性肺气肿和其他伴有支气管痉挛的肺部疾病。

【用法用量】每晚睡前口服一次，成年人初始剂量为10mg，根据临床效果，在用药1～2周后可增加到20mg。肾功能不全的患者，初始剂量建议用5mg。

【不良反应】有震颤、头痛、强直性肌肉痉挛和心悸等，但本药较其他同类药物不良反应为轻。其强度与剂量正相关，在治疗最初1～2周内大多数副作用自行消失。极少数人可能会出现转氨酶轻度升高及口干、头晕、胃部不适等。

【禁忌证】对本药、特布他林及拟交感胺类药过敏者。

【药物相互作用】①与其他拟交感神经类药合用作用加强，毒性增加。②不宜与肾上腺素能受体阻断药（如普萘洛尔）合用。

【注意事项】①对于患有高血压、心脏病、糖尿病或甲状腺功能亢进症的患者，应慎用。伴有糖尿病的哮喘患者使用本药时应加强血糖控制。②肝硬化或某些肝功能不全患者，不宜用本药。③患有肾功能不全的患者使用本药，初始剂量应当减少。④老年患者，初始剂量应当减少。

【制剂与规格】①片剂：10mg；20mg。②口服液：10ml ：10mg。

非诺特罗
Fenoterol

【药理作用】本药为间羟异丙肾上腺素的衍生物，对β$_2$受体有较强的激动作用，治疗量对心脏β$_1$受体较少影响。

【适应证】用于支气管哮喘，对儿童支气管哮喘有较好的疗效。

【用法用量】①口服：每次5～7.5mg，1日3次。儿童酌减。②气雾吸入：成人每次0.2～0.4mg，1日3～4次；儿童每次0.2mg，1日3～4次。

【不良反应】较大剂量可致心悸、手指震颤、头痛等不良反应。

【禁忌证】孕妇。

【药物相互作用】肾上腺素能药、抗胆碱能药、黄嘌呤衍生物和皮质激素类，可增强本药的作用。

【注意事项】①口服本药5mg引起的支气管扩张作用与肺功能改善与5mg间羟叔丁肾上腺素类似，而几乎无心脏副作用。加大剂量虽仍可增强其支气管扩张作用，但心血管副作用和震颤的发生率亦增加。②一次气雾吸入本药200～400μg可产生持久的支气管扩张作用，而副作用较少，再加大吸入量并不增强疗效，反增加其副作用。③心绞痛、心律失常、心功能不全、高血压病和甲状腺功能亢进、糖尿病患者慎用。

【制剂与规格】①片剂：2.5mg。②气雾剂：0.5%溶液。

第五篇

茚达特罗
Indacaterol

【药理作用】长效肾上腺素β_2受体激动药，舒张支气管平滑肌，达到平喘效果，疗效可以维持24小时。

【体内过程】吸收茚达特罗单剂或多剂吸入给药后，达到血清峰浓度的中位时间大约为15分钟。茚达特罗主要以原型药物的形式（占给药剂量的54%）排泄到人体粪便中，其次是羟基化茚达特罗代谢产物（占给药剂量的23%），泌尿途径对全身清除的贡献非常低。

【适应证】成人慢性阻塞性肺疾病（COPD）。

【用法用量】每次使用药粉吸入器吸入一粒150μg胶囊的内容物，每日1次。

【不良反应】最常见的不良反应包括：鼻咽炎、上呼吸道感染、咳嗽、头痛以及肌肉痉挛。大多数不良反应为轻度或中度，不良反应发生率随治疗继续而降低。

【禁忌证】①未使用长期哮喘控制药物的哮喘患者。②哮喘。③对茚达特罗或其他辅料过敏者。④支气管痉挛急性发作。

【药物相互作用】①拟交感神经药物与其他拟交感神经药物合用时，可能会使本药的不良反应增加。②致低血钾的药物β_2肾上腺素受体激动药与甲基黄嘌呤衍生物、类固醇、或非潴钾利尿药合用可能会增强潜在的低血钾效应。③与单胺氧化酶抑制剂、三环类抗抑郁药或其他已知能够延长QTc间期的药物合用可能增强肾上腺素受体激动药对心血管系统的效应。

【注意事项】①妊娠期和哺乳期妇女慎用。②长效β_2肾上腺素受体激动药可能增加哮喘相关死亡的风险。尚未明确本药在哮喘患者中的安全性和有效性，因此不适用于哮喘的治疗。

【制剂与规格】吸入粉雾剂：150μg。

二、M胆碱受体阻断药

异丙托溴铵
Ipratropine

【其他名称】异丙阿托品、异丙托溴铵、溴化异丙托品、异丙托品。

【药理作用】一种对支气管平滑肌有较高选择性的强效抗胆碱药，松弛支气管平滑肌作用较强，对呼吸道腺体和心血管系统的作用不明显。其扩张支气管的剂量仅及抑制腺体和加快心率剂量的1/20～1/10。

【体内过程】吸入给药时，吸入剂量的10%～30%通常沉积在肺内。沉积在肺内的部分迅速入血循环，全身生物利用度是吸入剂量的7%～28%。药物与血浆蛋白有少量结合。终末消除期的半衰期大约为1.6小时。全身可利用剂量的60%从肝脏代谢降解排泄，40%从肾脏排泄。

【适应证】支气管哮喘和哮喘型慢性支气管炎。

【用法用量】①气雾吸入：每次40～80μg，每日4～6次。②雾化吸入：一次100～500μg，0.9%氯化钠注射液稀释至3～4ml，置雾化器中吸入。

【不良反应】①胃肠道常见口干、恶心、呕吐等。少数患者吸药后有口苦或鼻干等症。②呼吸系统可见咳嗽、局部刺激，极少见支气管痉挛。③中枢神经系统常见头痛、头晕。④可有肌肉震颤。⑤心血管系统少见心动过速、心悸等。⑥少见尿潴留，已有尿道梗阻的患者尿潴留发生率增加。⑦眼部可有视物模糊和眼部调节障碍。青光眼患者可能症状加重。

【禁忌证】对本药成分及阿托品类药物过敏者。

【药物相互作用】本药与β受体激动药合用可相互增强疗效。

【注意事项】前房角狭窄的青光眼、前列腺肥大引起的尿道梗阻者、妊娠及哺乳妇女慎用。

【制剂与规格】气雾剂：2ml ：500μg。

噻托溴铵
Tiotropium Bromide

【药理作用】属于季胺类抗胆碱药，对M1-M5受体均有相似的亲和力，可与支气管平滑肌上的M受体结合产生支气管扩张作用，作用维持时间较异丙托溴铵长。

【体内过程】生物利用度为19.5%，食物不影响其吸收。在稳态时，慢性阻塞性肺病（COPD）患者吸入本药18μg，5分钟血药浓度达峰值。本药血浆蛋白结合率达72%，分布容积为32L/kg。本药不能通过血脑屏障。本药消除半衰期在吸入后5～6天，14%的剂量经尿排出，其余经粪便排泄。COPD患者连续每天吸入，2～3周达到药动学稳态，其后无进一步的药物累积。

【适应证】COPD患者伴有的支气管痉挛，包括慢性支气管炎和肺气肿。

【用法用量】每日1次，每次1粒噻托溴铵干粉吸入胶囊（配用特有吸入器），该胶囊仅用于吸入，不要吞咽。

【不良反应】本药不良反应主要是其抗胆碱作用所致。患者接受本药治疗1年的统计表明：最常见的不良反应为口干；其次为便秘、念珠菌感染、鼻窦炎、咽炎；少见全身过敏反应、心动过速、心悸、排尿困难、尿潴留；亦有关于恶心、声音嘶哑和头晕的报道；此外还可能诱发青光眼和Q-T间期延长。

【禁忌证】对本药及阿托品及其衍生物（如丙托溴铵或氧托溴铵）过敏的患者。

【注意事项】①18岁以下患者不推荐使用本药。②窄角型青光眼、前列腺增生、膀胱颈梗阻者及妊娠、哺乳期妇女慎用。③本药作为每日一次维持治疗的支气管扩张药，不能用作支气管痉挛急性发作的抢救治疗药物使用。④中、重度肾功能不全（肌酐清除率≤50ml/min）的患者，使用本药时应监控。⑤吸入本药后可能发生过敏反应。⑥长期应用本药可引起龋齿。⑦须注意避免将本药弄入眼内，否则可引起或加重窄角型青光眼、眼睛疼痛或不适、短暂视物模糊、视觉晕轮或彩色影象并伴有结膜充血引起的红眼和角膜水肿的症状；如果出现窄角型青光眼的征象，应立即停止使用。

【制剂与规格】胶囊：18μg（配有专用的药粉吸入器）。

氧托溴铵
Oxitropium Bromide

【其他名称】溴乙东莨菪碱、氧托品。

【药理作用】本药是具有胆碱能M受体阻滞作用的支气管哮喘治疗药，对支气管平滑肌有较高的选择性，吸入极小剂量即产生显著的支气管平滑肌舒张作用。其作用与异丙阿托品相似且稍强，持续时间可达8小时以上。

【体内过程】本药为季铵盐，口服不易吸收，须采用气雾吸入给药。气雾吸入5分钟后，气道阻力显著下降，30分钟内作用增强，2小时后达高峰，8小时后气道阻力仍均低于开始阶段。

【适应证】伴有支气管平滑肌可逆性张力增高的慢性阻塞性呼吸道疾病、慢性阻塞性支气管炎、支气管哮喘和肺水肿性哮喘。

【用法用量】气雾吸入：成人和学龄儿童每日吸入2次，每次喷2下（相当100μg）。呼吸困难患者可增至3次，每次喷2下。预防用药时，每日2次。必要时可与其他支气管扩张药如β受体激动药合用。

【不良反应】本药不良反应主要是其抗胆碱作用所致。

【注意事项】为避免喷嘴堵塞，应经常将金属容器从塑料套中拔出，用温水冲洗。

【制剂与规格】气雾剂：0.03g（15ml）。

异丙东莨菪碱
Isopropylscopolamine

【其他名称】异丙东莨菪碱、溴化异丙东莨菪碱、异丙东碱。

【药理作用】为东莨菪碱的异丙基衍生物，其抗胆碱作用与东莨菪碱和溴化异丙阿托品相似，具有较强的支气管扩张作用。能阻断乙酰胆碱激活鸟苷酸环化酶，使支气管平滑肌细胞内环磷酸鸟苷（cGMP）的含量减少，cAMP/cGMP比值上升而致支气管扩张，但对心血管的影响较异丙托溴铵及$β_2$受体兴奋剂小。哮喘患者吸入本药的平喘疗效与异丙阿托品相似。

【体内过程】本药气雾吸入后5分钟起效，30～60分钟达作用高峰，可维持3～5小时。在体内消除缓慢，半衰期为8～63小时。主要由肾脏排泄。

【适应证】支气管哮喘和哮喘型慢性支气管炎。

【用法用量】气雾吸入，每次120~180μg（相当于揿喷3次），一日2~4次。

【不良反应】极少数患者有轻度口干、恶心等不良反应，但可自行缓解。

【注意事项】长期反复应用本药需注重肾功能检查。

【制剂与规格】气雾剂：0.073%~0.103%（W/W）。每瓶14g，含本药12mg。

三、茶碱类

氨茶碱
Aminophylline

【其他名称】阿米诺非林、茶碱胺、茶碱乙烯双胺、乙二氨茶碱。

【药理作用】本药为茶碱和乙二胺的复合物，约含茶碱77%~83%。乙二胺可增加茶碱的水溶性，并增强其作用。主要作用如下：①松弛支气管平滑肌，抑制过敏介质释放。在解痉的同时还可减轻支气管黏膜的充血和水肿。②增强呼吸肌的收缩力，减少呼吸肌疲劳。③增强心肌收缩力，增加心输出量，低剂量一般不加快心率。④舒张冠状动脉、外周血管和胆管。⑤增加肾血流量，提高肾小球滤过率，减少肾小管对钠和水的重吸收，有利尿作用。

【体内过程】口服吸收完全，生物利用度为96%。用药后1~3小时血浆浓度达峰值，有效血药浓度为10~20μg/ml。血浆蛋白结合率约60%。80%~90%的药物被肝脏混合功能氧化酶代谢，大部分代谢物及约10%的原型药均经肾脏排出。半衰期为7~11小时。

【适应证】①支气管哮喘、喘息型支气管炎、阻塞性肺气肿等缓解喘息症状。②心源性哮喘。

【用法用量】（1）成人常用量：①口服，一次0.1~0.2g，一日0.3~0.6g；极量：一次0.5g，一日1g。②肌内注射，一次0.25~0.5g，应加用2%盐酸普鲁卡因。③静脉注射，一次0.25~0.5g，一日0.5~1g，每25~100mg用5%葡萄糖注射液稀释至20~40ml，注射时间不得短于10分钟。④静脉滴注，一次0.25~0.5g，一日0.5~1g，以5%或10%葡萄糖液稀释后缓慢滴注。注射给药，极量一次0.5g，一日1g。⑤直肠给药，一般在睡前或便后，一次0.25~0.5g，一日1~2次。

（2）小儿：①口服，一日按体重4~6mg/kg，分2~3次服。②静脉注射，一次按体重2~4mg/kg，以5%或25%葡萄糖注射液稀释，缓慢注射。

【不良反应】①常见：恶心、胃部不适、呕吐、食欲减退，也可见头痛、烦躁、易激动。②本药中毒时其表现为心律失常、心率增快、肌肉颤动或癫痫。由于胃肠道受刺激，可见血性呕吐物或柏油样便。③氨茶碱有时可使支气管痉挛加重。④神经系统：一般的剂量也可发生严重中毒，还可出现抑郁、精神错乱及中毒性精神病。⑤过敏反应：有人强调氨茶碱所致的过敏反应是乙二胺所致，因为它是致敏物质，可引起危及生命的血管神经性水肿。

【禁忌证】①对本药、乙二胺或茶碱过敏者。②急性心肌梗死伴有血压显著降低者。③严重心律失常者。④活动性消化性溃疡者。

【药物相互作用】①与克林霉素、红霉素、林可霉素合用时，可降低本药在肝脏的清除率，使血药浓度升高，甚至出现毒性反应，应在给药前后调整本药的用量。②与锂合用时，可加速肾脏对锂的排出，后者疗效因而减低。③与普萘洛尔合用时，本药的支气管扩张作用可能受到抑制。④与其他茶碱类药合用时，不良反应可增多。

【注意事项】①强碱性，口服对胃刺激性大，应餐后服或服用肠溶片。肌内注射可致局部红肿、疼痛，现已很少用。②静脉注射或静脉滴注如浓度过高，速度过快可强烈兴奋心脏和中枢神经系统，故应稀释后缓慢注射。如剂量过大引起谵妄、惊厥时，可用镇静药对抗。③治疗浓度范围较窄，体内清除率个体差异很大，临床确定治疗量时，最好参照两药浓度检测结果和临床效应进行调整。④肝、肾功能低下者、老年人、新生儿、酒精中毒、有溃疡病史者、严重心脏病、充血性心力衰竭、甲亢、急性心脏损害者慎用。⑤可通过胎盘屏障，亦可随乳汁排出。⑥可使血清尿酸及尿儿茶酚胺的测定值增高，干扰诊断。

【制剂与规格】①片剂：0.1g；0.2g。②注射液：2ml：0.25g；2ml：0.5g。③栓剂：0.25g。

多索茶碱
Doxofylline

【药理作用】本药对磷酸二酯酶有显著抑制作用。其松弛支气管平滑肌痉挛的作用比氨茶碱强，对组胺诱发的咳嗽具有镇咳作用。

【体内过程】本药口服吸收良好，服后15～90分钟达血药高峰值，半衰期约3小时。

【适应证】支气管哮喘、喘息型慢性支气管炎、慢性阻塞性肺疾病、其他支气管痉挛引起的呼吸困难。

【用法用量】成人常用量为300～400mg，一日2次，口服。每日3次，每次1片或每12小时1～2粒胶囊，或每日1～3包散剂用开水冲服。急症患者先注射1支，以后每6小时1次，根据病情每日静脉滴注300mg/100ml。

【不良反应】可能会出现轻微的胃肠道反应。

【禁忌证】①对多索茶碱或黄嘌呤衍生物类药物过敏者。②急性心肌梗死。③哺乳期妇女。

【注意事项】①心脏病、高血压患者、老年人、严重血氧供应不足的患者、胃溃疡、肝、肾功能不全患者、妊娠妇女慎用。②不得与其他黄嘌呤类药物同时服用，慎与麻黄素或其他肾上腺素类药物同服。

【制剂与规格】①片剂：200mg；300mg。②胶囊：300mg。③散剂：200mg。④注射剂：10ml ：100mg；100ml ：300mg。

二羟丙茶碱
Diprophylline

【其他名称】甘油茶碱、丙羟茶碱。

【药理作用】本药为平滑肌松弛药，有扩张支气管和冠状动脉的作用，并有利尿作用。本药对呼吸道平滑肌有直接松弛作用，其作用机制与茶碱相同。平喘作用比茶碱稍弱，心脏兴奋作用仅为氨茶碱的1/20～1/10，对心脏和神经系统的影响较少，尤适用于伴有心动过速的哮喘患者。

【体内过程】本药在胃液中稳定，能迅速被吸收，$t_{1/2}$为2～2.5小时。本药主要以原型随尿排出。

【适应证】①支气管哮喘。②喘息性支气管炎。③阻塞性肺气肿以及心源性水肿。④心绞痛。

【用法用量】①口服：一次0.1～0.2g，一日0.3～0.6g；极量：一次0.5g。②肌内注射：一次0.25～0.5g，一日3～4次。③静脉注射：一次0.25～0.5g，一日3～4次。注射时加入25%（或50%）葡萄糖注射液20～40ml中，于15～20分钟缓慢注入。④静脉滴注：一次0.25～0.75g，加入5%（或10%）葡萄糖注射液或0.9%氯化钠注射液中静脉滴注，一次总量小于2g。⑤直肠给药：一次0.25～0.5g，一日2～3次。

【不良反应】类似茶碱，剂量过大时可出现恶心、呕吐、易激动、失眠、心动过速、心律失常。甚至可发生发热、脱水、惊厥等症状，严重的甚至呼吸、心跳骤停。

【禁忌证】对本药或其他茶碱类药过敏者。

【药物相互作用】①与锂盐合用，可使锂的肾排泄增加，影响锂盐的作用。②与咖啡因或其他黄嘌呤类药并用，可增加其作用和毒性。

【注意事项】①哮喘急性严重发作患者不宜首选本药。②如果患者心率过快或有其他心律异常应密切注意。③正使用其他黄嘌呤衍生物的患者慎用。④活动性消化性溃疡患者慎用。⑤未经控制的惊厥性疾病患者慎用。⑥可通过胎盘屏障，也可随乳汁排出，孕妇和哺乳期妇女慎用。

【制剂与规格】①片剂：0.1g；0.2g。②注射剂：2ml ：0.25g。

茶碱
Theophylline

【其他名称】舒弗美、茶碱缓释片、优喘平、二氧二甲基嘌呤。

【药理作用】①抑制呼吸道平滑肌内磷酸二酯酶，使肌内cAMP浓度上升，从而抑制肌纤维的收缩活动。

第五篇

②抑制呼吸道肥大细胞释放过敏介质，减少由其引起的气道平滑肌收缩。③促进肾上腺髓质释放肾上腺素和去甲肾上腺素，使气道平滑肌β受体兴奋产生松弛作用。④拮抗腺苷的作用。

【体内过程】口服易吸收，血药浓度达峰时间为4～7小时，口服一次，体内茶碱血药浓度可维持在治疗范围内达12小时，血药浓度相对较平稳。蛋白结合率约60%。$t_{1/2}$新生儿（6个月内）>24小时，小儿（6月以上）3.7小时，成人（不吸烟并无哮喘者）8.7小时，吸烟者（一日吸1～2包）4～5小时。本药主要在肝脏代谢，由尿排出，其中约10%为原形物。

【适应证】①支气管哮喘、喘息型支气管炎、阻塞性肺气肿等缓解喘息症状。②心力衰竭时喘息。

【用法用量】口服。缓释或控释制剂不可压碎或咀嚼。①缓释片：成人或12岁以上儿童，起始剂量为0.1～0.2g（1～2片），一日2次。剂量视病情和疗效调整，但日量不超过0.9g，分2次服用。②控释胶囊：成人一次0.2～0.3g，每12小时1次；1～9岁儿童一次0.1g；9～12岁儿童一次0.2g，12～16岁少年一次0.2g。

【不良反应】早期多见的有恶心、呕吐、易激动、失眠等，当血清浓度超过20μg/ml，可出现心动过速、心律失常，血清中茶碱超过40μg/ml，可发生发热、失水、惊厥等症状，严重的甚至呼吸、心跳停止致死。

【禁忌证】①对本药过敏的患者。②活动性消化溃疡。③未经控制的惊厥性疾病。

【药物相互作用】①地尔硫䓬、维拉帕米可干扰茶碱在肝内的代谢，与本药合用，增加本药血药浓度和毒性。②西咪替丁可降低本药肝清除率，合用时可增加茶碱的血清浓度和毒性。③某些抗菌药物，如大环内酯类的红霉素、罗红霉素、克拉霉素、喹诺酮类的依诺沙星、环丙沙星、氧氟沙星、左氧氟沙星，克林霉素、林可霉素等可降低茶碱清除率，增高其血药浓度，尤以红霉素和依诺沙星为著，当茶碱与上述药物伍用时，应适当减量。④苯巴比妥、苯妥英、利福平可诱导肝药酶，加快茶碱的肝清除率；茶碱也干扰苯妥英的吸收，两者血浆中浓度均下降，合用时应调整剂量。⑤与锂盐合用，可使锂的肾排泄增加。影响锂盐的作用。⑥与美西律合用，可减低茶碱清除率，增加血浆中茶碱浓度，需调整剂量。⑦与咖啡因或其他黄嘌呤类药并用，可增加其作用和毒性。

【注意事项】①茶碱缓释制剂和控释胶囊均不适用于哮喘持续状态或急性支气管痉挛发作的患者。②应定期监测血清茶碱浓度，以保证最大的疗效而不发生血药浓度过高的危险。③肾功能或肝功能不全的患者，年龄超过55岁特别是男性和伴发慢性肺部疾病的患者，任何原因引起的心力衰竭患者，持续发热患者。使用某些药物的患者及茶碱清除率减低者，在停用合用药物后，血清茶碱浓度的维持时间往往显著延长。应酌情调整用药剂量或延长用药间隔时间。④茶碱制剂可致心律失常和使原有的心律失常恶化；患者心率和（或）节律的任何改变均应进行监测和研究。⑤低氧血症、高血压或者消化道溃疡病史的患者慎用本药。⑥茶碱控释胶囊不可咀嚼服用，不应超过医生处方剂量。

【制剂与规格】①缓释片：0.1g。②缓释胶囊：0.2g。③控释胶囊：0.1g；0.3g。④茶碱葡萄糖注射液：500ml（茶碱0.4g，葡萄糖25g）；250ml（茶碱0.2g，葡萄糖12.5g）；100ml（茶碱0.16g，葡萄糖5g）。

胆茶碱

Cholini Theophyllinas

【其他名称】茶胺乙醇。

【药理作用】本药为茶碱的胆碱盐，含茶碱60%～64%，作用与茶碱相似。

【体内过程】口服本药能迅速被吸收。在体内释放出茶碱，蛋白结合率为60%。空腹状态下口服本药，在2小时血药浓度达峰值。

【适应证】①支气管哮喘。②心源性哮喘。

【用法用量】①成人：口服，一次0.1～0.2g，一日3次；极量：一次0.5g，一日1g。②小儿：口服，一日按体重10～15mg/kg，分3～4次。

【不良反应】【禁忌证】【药物相互作用】【注意事项】同茶碱。

【制剂与规格】片剂：0.1g。

四、过敏物质阻释剂

色甘酸钠
Sodium Cromoglycate

【其他名称】色甘酸、色苷酸二钠、色羟丙钠。

【药理作用】本药无松弛支气管平滑肌作用和β受体激动作用，亦无抗组胺、白三烯等过敏性介质作用和抗炎症作用。但在抗原攻击前给药，可抑制速发型和迟发型过敏性哮喘，亦可预防运动和其他刺激诱发的哮喘。

【体内过程】口服仅约1%被胃肠道吸收，故口服或灌肠可在胃肠道维持高浓度。粉雾吸入时，只有5%～10%被肺吸收，80%沉积在口腔和咽部。吸入后10～20分钟即达峰值浓度。吸入后有8%～10%进入肺内，经支气管和肺泡吸收。$t_{1/2}$为80分钟。体内无蓄积。迅速分布到组织中，特别是肝肾，以原型排出，50%通过肾脏排泄，50%通过胆汁。

【适应证】①预防过敏性哮喘的发作。②过敏性鼻炎和季节性枯草热。③溃疡性结肠炎和溃疡性直肠炎。④春季卡他性角膜炎及其他过敏性眼病。

【用法用量】①干粉吸入：干粉喷雾吸入每次20mg，每日80mg；症状减轻后减量，每日40～60mg；维持量20mg/d。可与0.1mg异丙肾上腺素并用。气雾吸入，每次3.5～7mg，一日3～4次，每日最大剂量32mg。干粉鼻吸入（或吹入）：每次10mg，一日4次，用于过敏性鼻炎。②口服：每次100～600mg，一日3次，连服1～6个月，用于胃肠道变态反应性疾病。③灌肠：每次200mg，用于溃疡性结肠炎、直肠炎。④外用：5%～10%软膏，涂患处，一日2次，用于过敏性湿疹、皮肤瘙痒症。⑤滴眼：2%滴眼液，一日数次。用于季节性花粉症和春季角膜、结膜炎。⑥滴鼻：成人一次5～6滴，一日5～6次；儿童一次2～3滴，一日3～4次。对于季节性患者，在易发季节应提前2～3周使用。

【不良反应】色甘酸钠毒性极低，不良反应少见。少数患者干粉吸入后，咽部及气管有刺痛感，并产生支气管痉挛，甚至诱发哮喘，出现恶心、口干、气急、咳嗽、胸闷等，可与β肾上腺素受体激动药合用避免发生。偶可有皮疹。

【禁忌证】对色甘酸钠过敏者。

【药物相互作用】与异丙肾上腺素合用，疗效和不良反应均增加。

【注意事项】①无论气雾吸入、粉雾吸入或局部喷布，务必使药物尽量到达病变组织，喷布时间必须与患者呼吸协调一致。②本药极易潮解，粉剂一旦吸湿即黏附成团，不能均匀喷散，故药物使用时必须注意防潮。③喘息状态及严重呼吸困难者，色甘酸钠吸入不属首选治疗。应先用解痉药物或糖皮质激素以控制症状。④吸入拟肾上腺素药敏感者、孕妇、肝功能不全者慎用。⑤对正在用糖皮质激素或其他平喘药治疗者，用本药后继续用原药至少1周或至症状明显改善后，才能逐渐减量或停用原药。⑥获明显疗效后，可减少给药次数，如须停药，应逐步减量后再停，不能突然停药，以防哮喘复发。

【制剂与规格】①吸入用色甘酸钠：20mg。②色甘酸钠气雾剂：总量14g（含色甘酸钠0.7g，每揿3.5mg）；总量19.97g（含色甘酸钠0.7g，每揿5mg）。③滴眼液：8ml：0.16g（2%）。④滴鼻液：1ml：20mg。

酮替芬
Ketotifen

【其他名称】甲哌噻庚酮、噻哌酮。

【药理作用】本药属于致敏活性细胞肥大细胞或嗜碱粒细胞的过敏介质释放抑制剂，可抑制抗原诱发的肥大细胞释放组胺和白三烯等炎性介质。并有较强的H_1受体拮抗作用，故亦可将之看作抗组胺药，它的H_1受体拮抗作用为氯苯那敏的10倍，且作用时间较长。还有抑制白三烯的功能，故除对皮肤，胃肠，鼻部变态反应有效外，对于支气管哮喘亦有较好的作用。但本药亦有一定的中枢抑制作用及抗胆碱能作用。酮替芬除对由IgE介导的变态反应有抑制作用外，对由抗原抗体复合物引起的Ⅲ型变态反应，可以缓解中性粒细胞炎症浸润，故对血管炎及血管周围炎亦有一定的抑制作用。

【体内过程】酮替芬经口服用后，迅速由胃肠道吸收，3～4小时达血浆浓度峰值，一部分经肝脏代谢，血药浓度缓慢降低，由尿液，粪便及汗液排泄出体外。

【适应证】①支气管哮喘。②喘息性支气管炎、过敏性咳嗽、过敏性鼻炎、过敏性花粉症、过敏性结膜炎、急性或慢性荨麻疹、异位性皮炎、接触性皮炎、光敏性皮炎、食物变态反应、药物变态反应、昆虫变态反应等。③由免疫复合物引起的血管炎性病变如过敏性紫癜等。

【用法用量】①口服：成人及12岁以上儿童，每日2次，每次1mg，一般于晨晚各服1次。对于晚间发作患者亦可改为每晚临睡前1次，每次1mg。6～12岁儿童，每日2次，每次0.5mg。3～6岁儿童，可按每日每公斤体重0.05mg给药。3岁以下儿童不推荐使用本药。②滴鼻：一次1～2滴，一日1～3次。③滴眼：滴入结膜囊，每次1滴，一日2次或每8～12小时滴1次。

【不良反应】①本药有与抗组胺药物相类似的中枢抑制作用，服后可出现困倦感、乏力感等。但在程度上比大多数传统的抗组胺药为轻。一般出现于用药初期，不必停药，持续用药一段时间后，中枢抑制反应即逐步减轻乃至消失。②少数患者于服药后有口干、恶心、胃肠不适等反应，但随用药时间延长，症状亦可逐渐缓解。③个别患者于服药后可出现过敏症状，主要表现为皮疹瘙痒、局部皮肤水肿等。如遇此情况应及时停药。

【禁忌证】对本药过敏者。

【药物相互作用】①本药与镇静安眠药及酒精制剂有一定的协同作用，同时用药可加强困倦，乏力等症状，应予避免。②本药与抗组胺药物亦有一定协同作用，故当患者用抗组胺药效果不满意时，可考虑合并使用本药。③糖尿病患者在口服降糖药期间免用本药。④与抗胆碱能药合用可增加后者的不良反应。⑤本药抑制齐多夫定肝内代谢，避免合用。

【注意事项】①本药起效缓慢，对于支气管哮喘的缓解作用一般需连续用药2～4周后方渐出现。②空中作业、驾驶人员、精密机械操纵者、需高度思维的工作人员、重要会议及社交活动或运动员在参赛前应免用此药。③早期妊娠妇女及哺乳期妇女免用此药。④出现严重不良反应时，可暂将本药剂量减半，待不良反应消失后再恢复原剂量。⑤应用本药滴眼剂期间不宜佩戴隐形眼镜。

【制剂与规格】①片剂：0.5mg；1mg。②胶囊：0.5mg；1mg。③溶液剂：5ml：1mg。④滴鼻剂：10ml：15mg。⑤滴眼液：5ml：2.5mg。

曲尼司特
Tranilast

【其他名称】肉桂氨茴酸。

【药理作用】①本药具有稳定肥大细胞和嗜碱粒细胞的细胞膜作用，阻止其脱颗粒，从而抑制组胺和5-羟色胺过敏性反应物质的释放，但对组胺、乙酰胆碱、5-羟色胺无直接对抗作用。②对于IgE抗体引起的大白鼠皮肤过敏反应和实验性哮喘有显著抑制作用。③中枢抑制作用弱于酮替芬。④本药对于哮喘病有预防和治疗作用，但无即刻平喘作用，在哮喘发作期不能立即显示效果。

【体内过程】口服易吸收，给药后2～3小时，血药浓度达到峰值，$t_{1/2}$为8.6小时左右，24小时明显降低，48小时后在检出限度之下。主要从尿中排出，体内代谢产物主要是曲尼司特的4位脱甲基与硫酸及葡萄糖醛酸的结合物。

【适应证】①支气管哮喘、过敏性鼻炎、特应性皮炎等过敏性疾病。②荨麻疹、血管神经性水肿及过敏性皮肤瘙痒症。

【用法用量】口服。成人每日3次，每次0.1g；儿童每日5mg/kg，分3次服用。

【不良反应】①肝脏：偶尔出现肝功能异常，需注意观察，可采取减量、停药等适当措施。②胃肠：有时发现食欲缺乏，恶心、呕吐、腹痛、腹胀、便秘、腹泻、胃部不适，偶有胃部不消化感。③血液：可有红细胞数和血色素量下降。④精神神经系统：头痛、嗜睡、偶尔头重、失眠、头昏、全身疲倦感等症状。⑤过敏反应：皮疹，偶见全身痒等过敏症状，此时应停药。⑥泌尿系统：偶见膀胱刺激症状，应停止用药。⑦其他：偶见心悸、浮肿、面部红晕、鼻出血、口腔炎等症状。

【禁忌证】①对本药过敏者。②妊娠期妇女禁用。

【注意事项】①本药能阻断过敏反应发生的环节，在哮喘好发季节前半月起服用，能起到预防作用。

②本药不同于支气管舒张剂以及肾上腺皮质激素，对已经发作的哮喘症状，不能迅速起效。本药起效较缓慢，当哮喘在发作时，可联合使用支气管舒张剂或肾上腺皮质激素，服药 1 ~ 4 周。②本药可与其他平喘药并用，以本药作为基础处方药，有规则地服用。③激素依赖性患者使用本药时，激素用量应慢慢减少，不可突然停用。④肝、肾功能异常者慎用。

【制剂与规格】片剂（胶囊）：0.1g。

氮䓬斯汀
Azelastine

【药理作用】与酮替芬类似。本药为第二代组胺（H1）受体拮抗药，有较强的抗炎抗过敏作用。

【体内过程】口服氮䓬斯汀吸收较充分，4.2小时血药浓度达峰值，生物利用度80%。其活性成分主要分布在外周器官，稳态分布容积为14.5L/kg，主要在肝内代谢，氮䓬斯汀和其代谢产物脱甲氮䓬斯汀与血浆蛋白的结合率分别为88%和97%。氮䓬斯汀的代谢产物为脱甲氮䓬斯汀，75%从粪便排出，其中10%的氮䓬斯汀以原型排除。半衰期为22小时，其代谢产物脱甲氮䓬斯汀半衰期为54小时。鼻腔给药约10分钟起效，药效可持续10 ~ 12小时，2 ~ 3小时后过到血药浓度，生物利用度可达到40%。

【适应证】①荨麻疹。②过敏性哮喘。③过敏性鼻炎。

【用法用量】①支气管哮喘：口服，每次2 ~ 4mg，每天2次；6 ~ 12岁儿童，每次1mg，一天2次。②过敏性鼻炎：口服，每次1mg，一天2次，早餐后及睡前各服一次；喷鼻：一次一喷，一日2 ~ 4次。③过敏性结膜炎：滴眼，一次1滴，一日2 ~ 4次。

【不良反应】有嗜睡作用，偶有倦怠感。味觉异常也较为常见。偶有口干、恶心、手足麻木、腹痛、腹泻、食欲缺乏、脸面发热、体重增加，也有转氨酶活性上升，出现药疹等。

【禁忌证】①对氮䓬斯汀过敏者。②驾驶员及具危险性的机械操作者。

【药物相互作用】乙醇可增加本药的中枢抑制作用。

【注意事项】①妊娠妇女应慎用。②乙醇可增强本药的中枢抑制作用，服药期不宜饮酒。③有嗜睡作用。

【制剂与规格】①片剂：1mg；2mg。②颗粒剂：0.2%。③喷鼻剂：10ml ：10mg。④滴眼剂：5ml ：2.5mg。

五、糖皮质激素类

倍氯米松
Beclometasone

【其他名称】氯地米松、倍氯美松、双丙酸酯、二丙酸培氯松、二丙酸氯地米松。

【药理作用】强效局部糖皮质激素类药。亲脂性强，气雾吸入后能迅速透过呼吸道和肺组织发挥平喘作用。对皮肤血管收缩作用远比氢化可的松强。局部抗炎作用是氟轻松和去炎松的5倍，泼尼松的75倍，氢化可的松的300倍。

【体内过程】气雾吸入后，进入呼吸道并经肺吸收入血，生物利用度为10% ~ 20%。部分沉积于咽部，咽下后经胃肠道吸收，40% ~ 50%经肝脏首过效应灭活。因其亲脂性，更易于透过细胞膜与细胞色素P450药物代谢酶结合，故具有较高清除率，因而全身不良反应小。其代谢产物70%经胆汁、10% ~ 15%经肾脏排泄。

【适应证】①慢性及过敏性哮喘。②过敏性鼻炎。③各种炎症皮肤病，如湿疹、过敏性皮炎、神经性皮炎、接触性皮炎、牛皮癣、瘙痒等。

【用法用量】①气雾吸入：成人开始剂量每次50 ~ 200μg，一日2 ~ 3次，每日最大剂量1mg。儿童以年龄酌减，每日最大剂量0.8mg。长期吸入维持量应个体化。②粉雾吸入，成人每次200μg，一日3 ~ 4次。儿童每次100μg，一日2次或遵医嘱。

【不良反应】①偶有口干及声音嘶哑。②少数长期吸入者可能引起口腔咽喉部白色念珠菌感染，可适当局部应用抗霉菌药，无需中断治疗。嘱患者每次用药后漱口，以减少发病率。

【禁忌证】对本药过敏者。

【注意事项】①活动性肺结核者慎用。②妊娠初 3 个月，一般不用本药。③对于原本依赖口服激素而后改为吸入本药的患者，在吸入本药后，仍需继续口服肾上腺皮质激素，数日后再逐渐减少肾上腺皮质激素的口服量。④若吸入量每日超过800～1000μg，可能抑制肾上腺皮质与其他吸入疗法一样，亦需注意可能发生的支气管痉挛。⑤哮喘持续状态患者，因不能吸入足够的药物，疗效不佳，不宜使用。

【制剂与规格】①气雾剂：200喷，每瓶80喷（每喷250μg）。②粉雾剂胶囊：50μg；100μg；200μg。③喷鼻剂：10mg（每喷50μg）。④软膏：2.5mg/10g。⑤霜剂：2.5mg/10g。

布地奈德
Budesonide

【其他名称】丁地去炎松。

【药理作用】本药是具有高效局部抗炎作用，非卤代化的糖皮质激素，它能增强内皮细胞、平滑肌细胞和溶酶体膜的稳定性，抑制免疫反应和降低抗体合成，从而使组胺等过敏活性介质的释放减少和活性降低，并能减轻抗原抗体结合时激发的酶促过程，抑制支气管收缩物质的合成和释放而减轻平滑肌的收缩反应。本药与糖皮质激素受体的亲和力强，故局部抗炎作用更强，约为丙酸倍氯米松的2倍，氢化可的松的600倍。

【体内过程】具有极高的（90%）肝脏首过代谢效应，肝脏代谢清除率高，故在较大的剂量范围内，该药对局部抗炎作用具有良好的选择性，几无全身肾上腺皮质激素作用。吸入给药后，10%～15%在肺部吸收，吸入单剂1mg，约10分钟后达C_{max}为2nmol/L。生物利用度约为26%，其中2/5来自经口吞咽的部分。血浆蛋白结合率为85%～90%。主要代谢物6β-羟布地奈德和16α-羟泼尼松龙的活性不到本药的1%。本药以代谢物形式经肾排泄。

【适应证】①支气管哮喘和哮喘性慢性支气管炎。②慢性阻塞性肺疾病。

【用法用量】按个体化给药。在严重哮喘和停用或减量使用口服糖皮质激素的患者，开始使用气雾剂的剂量是：成人一日200～1600μg，分2～4次使用。一般一次200μg，早晚各1次；病情严重时，一次200μg，一日4次。

小儿，2～7岁：一日200～400μg，分2～4次使用；7岁以上：一日200～800μg，分2～4次使用。维持量亦应个体化，以减至最低剂量又能控制症状为准。

【不良反应】①可能发生轻度喉部刺激、咳嗽、声嘶。②口咽部念珠菌感染，嘱患者每次用药后漱口，以减少发病率。③偶有速发或迟发的变态反应，包括皮疹、接触性皮炎、荨麻疹、血管神经性水肿和支气管痉挛。④精神症状，如紧张、不安、抑郁和行为障碍等。

【禁忌证】对于本药过敏者。

【药物相互作用】酮康唑及西咪替丁可影响本药的体内代谢，在推荐剂量下无明显临床意义。

【注意事项】①不应试图靠吸入本药快速缓解哮喘急性发作，仍需吸入短效支气管扩张药。②长期使用本药气雾剂的局部和全身作用尚不完全清楚。一旦哮喘被控制，就应该确定用药剂量至最小有效剂量。③肝功能下降可轻度影响本药的清除。④在多数情况下，偶尔的过量不会产生任何明显症状，但会降低血浆皮质醇水平，增加血液循环中中性粒细胞的数量和百分比。淋巴细胞和嗜酸粒细胞数量和百分比会同时降低。习惯性的过量会引起肾上腺皮质功能亢进和下丘脑-垂体-肾上腺抑制。⑤怀孕期间及哺乳期应慎用；2岁以下小儿应慎用或不用；活动性肺结核及呼吸道真菌、病毒感染者慎用。

【制剂与规格】①气雾剂：5ml：20mg（每瓶100喷，每喷含布地奈德0.2mg）；10ml：10mg（每瓶200喷，每喷含布地奈德0.05mg）。②鼻喷剂：6.68mg。③干粉吸入剂：20mg，每喷200μg。④混悬液：2ml：0.5mg；2ml：1mg。

氟替卡松
Fluticasone

【药理作用】本药为局部用强效肾上腺糖皮质激素药物，其气脂溶性在目前已知吸入型糖皮质激素中最高，易于通过细胞膜，与人体内的糖皮质激素受体具有高度的亲和力，约为地塞米松的18倍，布地奈德的3倍。其作用机制可能是通过增强肥大细胞和溶酶体膜的稳定性，抑制免疫反应所致炎症，减少前列腺素和白三烯的合成等。

【体内过程】由于经胃肠道吸收不完全和广泛的首过代谢，本药绝对口服生物利用度可忽略不计（$<1\%$）。吸入本药后0.5～1.5小时血药浓度达峰值，起效较布地奈德快60分钟；代谢期延长5小时，是长效糖皮质激素药物。肝清除率高，全身不良反应在常规剂量下很少。

【适应证】①慢性哮喘。②过敏性鼻炎。

【用法用量】（1）支气管哮喘：吸入给药，成人和16岁以上青少年。起始剂量：①轻度持续：一日200～500μg，分两次给予；②中度持续：一日500～1000μg，分两次给予；③重度持续：1000～2000μg，分2～3次给予。通常于1周内症状均可缓解，然后根据病情逐渐调至能维持症状缓解的最低有效量。16岁以下儿童用量为每日100～400μg，分2次吸入；5岁以下一日100～200μg。维持量应个体化，以减至最低剂量又能控制症状为准。

（2）过敏性鼻炎：喷鼻，一次50～200μg，一日2次。

【不良反应】同其他吸入型糖皮质激素类药物。

【禁忌证】对本药过敏者禁用。

【药物相互作用】同其他吸入型糖皮质激素类药物。

【注意事项】同其他吸入型糖皮质激素类药物。孕妇及婴幼儿慎用；肺结核、气道有真菌或病毒感染者慎用。

【制剂与规格】①气雾剂：25μg /喷；50μg /喷；250μg /喷，60喷/瓶。②鼻喷剂：50μg/喷，120喷/瓶。③舒利迭：60喷/瓶（每喷含昔萘酸沙美特罗/丙酸氟替卡松分别为50μg /100μg；50μg/250μg；50μg/500μg）。

曲安奈德
Triamcinolone Acetonide

【其他名称】丙酮去炎松、丙酮酸去炎松、丙酮缩去炎松、丙炎松、醋酸曲安奈德。

【药理作用】作用与地塞米松相似，其抗炎和抗过敏作用较强，比氢化可的松强20~40倍。作用持久，肌内注射后在数小时内生效，经1～2日达最大效应，作用可维持2～3周。

【体内过程】肌内注射后数小时内生效。经1～2日达最大效应，作用可维持2～3周。

【适应证】①支气管哮喘。②各种皮肤病（如神经性皮炎、湿疹、牛皮癣等）、过敏性鼻炎、关节痛、肩周炎、腱鞘炎、滑膜炎、急性扭伤、风湿性关节炎、慢性腰腿痛及眼科炎症等。

【用法用量】（1）支气管哮喘，①气雾吸入：成人一日0.8～1.0mg，儿童0.4mg，分4次给药。②肌内注射：一次40mg，每3周1次，连续5次为1疗程，症状较重一次80mg；6～12岁儿童剂量减半，在必要时3～6岁儿童可用成人剂量的1/3。

（2）用于过敏性鼻炎，肌内注射一次40mg，每3周1次，连续5次为1疗程；或下鼻甲注射，鼻腔先喷1%的利多卡因液表面麻醉后，在双下鼻甲前端各注入本药5～20mg，一周1次，连续5次为1疗程。

【不良反应】本药气雾剂吸入时，仅出现暂时性声嘶或失音，一般几天后可自行消失。用后立即漱口可以减轻。注射剂用量比口服用量小，不良反应少，且短暂而轻微；常见有全身性荨麻疹、支气管痉挛、厌食、眩晕、头痛、嗜睡、月经紊乱、视力障碍，少数患者出现双颊潮红现象；长期应用可导致胃溃疡、血糖升高、骨质疏松、肌肉萎缩、肾上腺萎缩和功能减退及诱发感染等，但一般不会引起浮肿、高血压、满月脸等症状。

【禁忌证】①对本药及甾体激素类药物过敏者。②以下疾病患者一般不宜使用，特殊情况下应权衡利弊使用，注意病情恶化的可能：严重的精神病和癫痫，活动性消化性溃疡病，新近胃肠吻合手术，骨折，创伤修复期，角膜溃疡，肾上腺皮质功能亢进症，高血压，糖尿病，孕妇，抗菌药物不能控制的感染如水痘、麻疹、霉菌感染、较重的骨质疏松症等。

【药物相互作用】【注意事项】同其他吸入型糖皮质激素类药物。

【制剂与规格】①注射液：1ml：40mg。②气雾剂：1g：0.147mg。③软膏剂：0.029%。

环索奈德
Ciclesonide

【药理作用】本药是一种非卤化的吸入型类固醇前体，在肺部被细菌内酯酶分解成活性成分去异丁酰基环索奈德（Desisobutyryl- ciclesonide，des-CIC），然后与糖皮质激素的受体结合发挥抗炎作用。des-CIC与糖皮质激素受体的亲和力比母体化合物强120倍，比地塞米松强12倍。

【体内过程】口腔气雾剂吸入给药后，在肺部平均沉积率为52%，生物利用度为18%。与血浆蛋白高度结合（游离度＜1%）。des-CIC分布容积为1190L。吸入或经鼻给药后，des-CIC在肺中持续存在，全身暴露量较少。静脉给药后，本药和des-CIC的总体清除率分别为152L/h、228L/h，66%的药物随粪便排出，少部分药物经肾随尿排泄。口服给药后，首过效应几乎全部清除，生物利用度低于1%。本药半衰期为0.71小时，des-CIC为3.5小时。尿液中本药和des-CIC回收率分别为77.9%和66.0%。

【适应证】气雾剂作为一种预防措施用于12岁以上哮喘患者的维持治疗。

【用法用量】只用于口腔吸入。推荐起始剂量为一天200μg，该剂量为最大剂量。对有些患者有效维持剂量可减少到100μg。

【不良反应】①内分泌系统：可致皮质醇水平降低。②呼吸系统：可见鼻出血、哮喘恶化、鼻咽炎和呼吸道感染。罕见鼻部和咽部白色念珠菌感染。③免疫系统：罕见速发型超敏反应。④神经系统：可见头痛。⑤胃肠道：少见恶心、呕吐和腹泻。偶有吸入本药后引起舌或口腔黏膜局部灼烧感和声音改变的报道。⑥皮肤：罕见接触性皮炎。⑦耳：可见耳痛。⑧其他：可见唇疱疹。

【禁忌证】对本药或其他皮质激素过敏者。

【药物相互作用】经口吸入本药的同时口服酮康唑，可致des-CIC的血药浓度升高。可能机制为酮康唑抑制CYP3A4介导的des-CIC的代谢。本药鼻喷雾剂与口服酮康唑联用应谨慎。

【注意事项】①运动员慎用。②有活动性肺结核，真菌或者病毒感染者要小心使用环索奈德。③哮喘持续状态或哮喘急性发作期的患者不得使用环索奈德。④建议需要吸入短效支气管扩张剂的哮喘急性发作患者使用相应的急救药物，不要使用环索奈德。⑤从口服糖皮质激素改为吸入性环索奈德时，在一定的时间内仍要注意肾上腺皮质抑制的管理。⑥白内障患者、青光眼患者、免疫抑制者、眼部单纯疱疹、活动性或静止期结核患者、近期鼻部手术、鼻中隔溃疡或鼻部创伤者慎用。⑦孕妇、哺乳期妇女、儿童慎用。

【制剂与规格】气雾剂：每瓶100揿，每揿含环索奈德100μg。

六、抗白三烯类药物

扎鲁司特
Zafirlukast

【药理作用】本药为长效口服的高度选择性半胱氨酸酰白三烯（Cys-LTs）受体拮抗剂，能与LTC4、LTD4、LTE4等受体选择性结合而竞争性抑制白三烯活性，从而有效地预防白三烯多肽所致的血管通透性增加而引起的气道水肿，同时抑制白三烯多肽产生的气道嗜酸细胞的浸润，减少气管收缩和炎症，减轻哮喘症状。

【体内过程】口服吸收良好，服后约3小时血浆浓度达峰值。服药2小时内，药物血浆浓度尚未达到峰值时便可在基础支气管运动张力上产生明显的首剂效应。血浆蛋白结合率为99%，尿排泄为口服剂量的10%，大便排泄为89%，$t_{1/2}$约为10小时。药代动力学在正常人群和肾损害无显著差异。与食物同服时大部分患者的生物利用度降低，其降低幅度可达40%。

【适应证】①哮喘的预防和长期治疗。②过敏性鼻炎。

【用法用量】①口服（餐前1小时或餐后2小时服用），成人和12岁以上儿童，20mg/次，一日2次。剂量可逐步增加至一次最大量40mg，一日2次，可能疗效最佳，但不应超过最大推荐剂量。老年人（＞65岁）及肝损害患者，起始剂量为20mg/次，一日2次，然后根据临床反应调整剂量。肾功能不全者不需调整剂量。②用于预防哮喘，应持续用药。

【不良反应】本药耐受性良好，使用时可能引起头痛或胃肠道反应，这些症状通常较轻微。偶有皮疹，包括水疱，过敏反应，包括荨麻疹和血管性水肿、轻微的肢体水肿、挫伤后出血障碍、粒细胞缺乏症等以上事件通常在停药后恢复正常。

【禁忌证】①对本药及其组分过敏者。②哺乳期妇女。

【药物相互作用】①可与其他哮喘和过敏症常规治疗药联合使用。与吸入糖皮质激素，吸入和口服支气管扩张剂，抗生素和抗组胺等药合用时未见不良相互作用。②与阿斯匹林合用，可使扎鲁司特的血浆浓度升高约45%，但其不至于引起相应临床效应。③红霉素、茶碱及特非那定科可使扎鲁司特血浆浓度降低约40%，但对于血浆中的茶碱、特非那丁水平无影响。与特非那丁合用能导致扎鲁司特曲线下面积降低54%。④与华法林合用能导致最大凝血酶原时间延长约35%。因此在与华法林合用时，建议密切监测凝血酶原时间。⑤本药在肝脏经CYP2C9药酶代谢，并抑制CYP2C9活性，可升高其他CYP2C9抑制剂如抗真菌药氟康唑、他汀类调血脂药氟伐他汀血药浓度。

【注意事项】①本药不适用于解除哮喘急性发作时的支气管痉挛。②不宜用本药忽然替代吸入或口服的糖皮质激素，少数服用本药的激素依赖型哮喘患者，在撤除激素治疗时，会出现嗜酸性粒细胞增多、心肌病、肺浸润和以全身血管炎为特点的Churg–Strauss综合征（嗜酸性肉芽肿性血管炎）。③不推荐用于包括肝硬化在内的肝损害患者。④哮喘缓解期和急性发作期，通常应维持治疗。

【制剂与规格】片剂：20mg；40mg。

孟鲁司特
Montelukast

【其他名称】蒙泰路特钠、蒙鲁司特。

【药理作用】孟鲁司特钠是一种高选择性半胱氨酰白三烯受体拮抗剂，通过抑制LTC4、LTD4、LTE4与受体结合，可缓解白三烯介导的支气管炎症和痉挛状态，减轻白三烯所致的激惹症状，改善肺功能。

【体内过程】本药吸收迅速而完全。成人空腹服用10mg剥膜包衣片后，血浆浓度于3小时达到峰值浓度。平均口服生物利用度为64%。普通饮食对口服生物利用度和C_{max}无影响。99%以上的孟鲁司特与血浆蛋白结合，只有极少量的孟鲁司特能通过血脑屏障。孟鲁司特几乎被完全代谢。在用治疗剂量的研究中，成人和儿童稳态情况下，血浆中未测出孟鲁司特的代谢物。细胞色素P450 3A4和2C9与孟鲁司特的代谢有关，其治疗剂量的血浆浓度不抑制细胞色素P450 3A4、2C9、1A2、2A6、2C19或 2D6。孟鲁司特及其代谢物几乎全经由胆汁排泄。在健康人中孟鲁司特平均血浆$t_{1/2}$为2.7～5.5小时。

【适应证】①哮喘。②季节性过敏性鼻炎。

【用法用量】口服。①成人：每日一次，每次10mg。②哮喘患者应在睡前服用。③季节性过敏性鼻炎患者可根据自身的情况在需要时服药。④同时患有哮喘和季节性过敏性鼻炎的患者应每晚用药一次。⑤儿童：6～14岁儿童5mg，一日1次；2～6岁儿童4mg，一日1次。

【不良反应】本药一般耐受性良好，不良反应轻微，通常不需要终止治疗。有报道的不良反应包括：过敏反应（血管性水肿、皮疹、瘙痒、荨麻疹和罕见的肝脏嗜酸粒细胞浸润）、嗜睡、兴奋、激惹、烦躁不安、失眠、感觉异常/触觉障碍及较罕见的癫痫发作、恶心、呕吐、消化不良、腹泻，ALT和AST升高，罕见的胆汁淤积性肝炎、关节痛、出血倾向增加、挫伤、心悸和水肿。

【禁忌证】对本药过敏者。

【药物相互作用】①推荐剂量的本药不对下列药物产生有临床意义的药代动力学影响：茶碱、强的松、强的松龙、口服避孕药（乙炔雌二醇/炔诺酮为35/1）、特非那定、地高辛和华法林。②苯巴比妥、依非韦仑、茚地那韦可与孟鲁司特合用时，可减少本药血药浓度。③克拉霉素、红霉素、酮康唑、齐多夫定、沙奎那韦可抑制CYP3A活性，合用时升高本药血药浓度或毒性。④本药可使经肝药酶代谢的药阿司咪唑、西沙必利、咪达唑仑或三唑仑的血药浓度升高或毒性增加。

【注意事项】①本药对哮喘急性发作无效。②本药与支气管扩张剂及肾上腺皮质激素合用可减少合并用药物的剂量，但不可骤然使用本药替代吸入型或者口服糖皮质激素。③肾功能不全患者、轻至中度肝损害的患者及不同性别的患者无需调整剂量。④妊娠、哺乳期妇女及幼儿慎用。

【制剂与规格】①片剂：4mg；5mg。②包衣片：10mg。

普仑司特
Pranlukast

【其他名称】普鲁司特。

【药理作用】本药为半胱氨酰白三烯受体拮抗剂，能与LTC4、LTD4、LTE4等受体选择性结合而拮抗其作用。5-羟色胺、乙酰胆碱能及组胺受体无拮抗作用。可抑制支气管哮喘患者由吸入LTC4、LTD4及抗原引起的气管收缩，并能抑制气管黏液分泌和血管通透性，减轻黏膜水肿。

【体内过程】口服后5小时血药浓度达到峰值，血浆中药物$t_{1/2}$约为1.2小时。服药后72小时内，通过粪便中排泄的药物总量为98.9%。

【适应证】支气管哮喘。

【用法用量】口服，成人每日2次，每次225mg，餐后服用。

【不良反应】主要反应是皮疹、瘙痒，腹痛、胃部不适、腹泻、呕吐及GOT、GDT上升等肝功能异常。①偶见白细胞减少，血小板减少，应中止服用并采取适当措施。②偶见麻木、震颤、失眠、嗜睡、头痛、关节痛、倦怠感、发热、浮肿等。

【禁忌证】①对本药过敏者。②颅内出血尚未完全控制者。③儿童。

【药物相互作用】①与华法林合用可增加本药的血药浓度。②与特非那定合用可降低本药血药浓度。

【注意事项】①本药对已经发作的哮喘无缓解作用。②妊娠期妇女慎用，老年人应酌情减量。

【制剂与规格】胶囊：112.5mg。

吡嘧司特
Pemirolast

【其他名称】哌罗司特。

【药理作用】本药为特异性Ⅰ型变态反应抑制剂，能剂量依赖性地抑制抗原-抗体反应引起的组胺、白三烯D4和B4、PAF、PGD2、TXA_2和B细胞激活因子等的释放。在大鼠和豚鼠中本药能剂量依赖性抑制被动皮肤过敏反应（PCA）和实验性哮喘。

【体内过程】口服本药吸收存在剂量依赖性，血药浓度在口服后1～1.7小时达到峰值，$t_{1/2}$为4～5小时，大部分以代谢物葡萄糖醛酸结合从尿中排出，不产生蓄积作用。

【适应证】支气管哮喘的长期治疗。

【用法用量】口服，成人每日10mg，一日2次，早、午餐后或临睡前服用。

【不良反应】可见头痛、呕吐、胃痛、便秘、口干、恶心和过敏症状如皮疹和瘙痒，偶见血小板计数增加、血红蛋白浓度减少、AST和ALT升高等，副作用发生率低，毒性较小，耐受性良好。

【注意事项】①不能迅速缓解急性哮喘发作。②哺乳期妇女及幼儿慎用。

【制剂与规格】片剂：10mg。

异丁司特
Ibudilast

【其他名称】依布拉特、亚布的斯特。

【药理作用】本药能选择性抑制白三烯的释放，拮抗白三烯引起的支气管收缩和血管通透性增加，具有抗过敏、抗炎和扩张支气管的作用。能增加各脏器血流量，以椎动脉血流量增加最多，颈内动脉血流量中等程度增加，改善脑血管障碍患者的自觉症状。

【体内过程】口服约5.4小时血药浓度达峰值，$t_{1/2}$约为7.4小时。72小时后，约60%以代谢物形式随尿液排出，尿中未检出原型药。

【适应证】轻、中度支气管哮喘。

【用法用量】口服。一次10mg，一日2次，禁止嚼碎。

【不良反应】主要有食欲减退、嗳气、上腹不适、恶心、呕吐、眩晕、皮疹、皮肤瘙痒等。偶见心悸、AST、ALT、谷氨酰转肽酶（GT）、总胆红素升高。罕见直立性低血压。

【禁忌证】①对本药过敏者。②颅内出血尚未完全控制的患者。③妊娠、哺乳期妇女。④儿童。

【注意事项】①不能迅速缓解急性哮喘发作。②肝功能障碍者慎用。

【制剂与规格】①缓释片剂：10mg。②缓释胶囊：10mg。

曲尼司特
Tranilast

【药理作用】本药有稳定肥大细胞和嗜碱粒细胞的细胞膜作用，阻止其脱颗粒，从而抑制组胺、5-羟色胺过敏性反应物质的释放，对于IgE抗体引起的大鼠皮肤过敏反应和实验性哮喘有抑制作用。

【体内过程】给药后2～3小时，血药浓度达到峰值，$t_{1/2}$为8.6小时左右，主要从尿中排出。体内代谢产物主要是曲尼司特的4位脱甲基与硫酸及葡萄糖醛酸的结合物。

【适应证】支气管哮喘及过敏性鼻炎的预防性治疗。

【用法用量】口服。成人每日3次，每次0.1g；儿童每日5mg/kg，分3次服用。

【不良反应】①肝脏：偶尔出现肝功能异常，需注意观察，可采取减量、停药等适当措施。②胃肠：有时发现食欲缺乏，恶心、呕吐、腹痛、腹胀、便秘、腹泻、胃部不适，偶有胃部不消化感。③血液：可有红细胞数和血色素量下降。④精神神经系统：头痛、嗜睡、偶尔头重、失眠、头昏、全身疲倦感等症状。⑤过敏反应：皮疹，偶见全身痒等过敏症状，此时应停药。⑥泌尿系统：偶见膀胱刺激症状，应停止用药。⑦其他：偶见心悸、浮肿、面部红晕、鼻出血、口腔炎等症状。

【注意事项】①本药能阻断过敏反应发生的环节，在哮喘好发季节前半月起服用，能起到预防作用。②本药不同于支气管舒张剂以及肾上腺皮质激素，对已经发作的哮喘症状，不能迅速起效。③本药可与其他平喘药并用，以本药作为基础处方药，有规则地服用。④激素依赖性患者使用本药时，激素用量应慢慢减少，不可突然停用。⑤肝、肾功能异常者慎用。

【制剂与规格】①胶囊：100mg。②片剂：100mg。

七、磷酸二酯酶抑制剂

罗氟斯特
Roflumilast

【其他名称】罗福司特

【药理作用】罗氟斯特及其活性代谢物（罗氟斯特氮氧化物）是磷酸二酯酶4（PDE4）的选择性抑制剂。罗氟斯特和罗氟斯特氮氧化物抑制PDE4（肺组织中主要的cAMP的代谢酶）活性导致细胞内cAMP的蓄积。罗氟斯特治疗COPD被认为与增加肺细胞细胞内cAMP的作用有关。

【体内过程】口服给药后的绝对生物利用度接近80%。在空腹状态罗氟斯特给药后1小时达到最高血浆浓度，代谢物罗氟斯特氮氧化物8小时左右达到最高浓度。罗氟斯特及其氮氧化物代谢物的血浆蛋白结合分别是约99%和97%。分布容积约2.9L/kg。短期静脉输注罗氟斯特后血浆清除率平均约9.6L/h。口服给药后，罗氟斯特及其氮氧化物代谢物$t_{1/2}$分别为17和30小时。静脉和口服给予罗氟斯特后，约70%从尿中排出。

【适应证】严重COPD伴慢性支气管炎。

【用法用量】口服，每天一次，每次500μg。

【不良反应】有精神事件包括自杀倾向，体重减轻。

【药物相互作用】不要与强细胞色素P450酶诱导剂使用（如利福平，苯巴比妥，卡马西平，苯妥英）。

【注意事项】①急性支气管痉挛：不能用于缓解急性支气管痉挛。②精神事件包括自杀行为：警惕失眠、焦虑、抑郁、自杀念头或其他情绪变化出现或恶化。③体重减轻：常规监查体重。④中度至严重肝受损患者慎用。

【制剂与规格】片剂：500μg。

第五篇

第六篇

消化系统用药

导　读

本篇收录的抗酸药和抑酸药（第1章）分别直接中和胃酸和抑制胃酸的分泌。胃黏膜保护剂（第2章）保护胃黏膜免受胃酸的损伤，是治疗消化性溃疡、胃食管反流病、幽门螺杆菌感染导致疾病的药物。胃肠解痉药（第3章）通过阻断胆碱M受体松弛胃肠平滑肌。影响胃肠动力药物（第4章）包括促胃动力药和止吐药，促胃动力药物通过增强胃肠道收缩，促进和刺激胃肠排空，改善功能性消化不良等症状；止吐药为5-HT_3受体拮抗剂。止泻药（第5章）分为抗动力药、吸附药和收敛药。泻药（第5章）包括容积性泻药、渗透性泻药、刺激性泻药、膨胀性泻药。助消化药（第6章）能促进食物消化，可改善消化不良或胃部不适症状。微生态药物（第7章）可调整、重建肠道菌群间的微生态平衡，治疗内源性或外源性微生物引起的感染。保肝抗炎药物（第8章）是通过减少肝细胞破坏，逆转肝损伤以及延缓肝纤维化发展的药物。肝胆胰腺疾病用药（第9章）可改善受损肝细胞代谢功能，促进肝细胞再生和抑制胆汁分泌，达到保肝利胆作用。治疗炎症性肠病药物（第 10 章）包括柳氮磺吡啶、美沙拉嗪、奥沙拉嗪、巴柳氮。本篇还收录了上述类别以外与消化系统相关的其他药物（第 11 章），包括内镜染色及内镜下治疗药物、肠黏膜保护剂和治疗肝硬化门脉高压曲张静脉破裂出血的药物。

第 1 章 抗酸药和抑酸药

一、抗酸药

氢氧化铝
Aluminium Hydroxide

【其他名称】胃舒平。

【药理作用】①抗酸作用：中和或缓冲胃酸，使胃内pH升高，从而使胃酸过多引起的症状得到缓解，作用力较弱，缓慢而持久。②收敛、止血作用：中和酸后产生的氧化铝可局部止血。③保护溃疡面：氢氧化铝与胃酸混合生成凝胶，覆盖在溃疡表面，产生机械保护作用，有利于溃疡愈合。

【体内过程】口服本药起效缓慢，在胃内作用时效的长短与胃排空快慢有关。空腹服药作用时间可维持20～30分钟，餐后1～2小时服药作用时间可延长至3小时。本药大部分以磷酸铝、碳酸铝及脂肪酸盐的形式自粪便排出，少量可在胃内转变成可溶性氯化铝自胃肠道吸收，随尿排泄。

【适应证】胃酸过多引起的胃痛、胃灼热感（烧心）、反酸。

【用法用量】口服，一次0.6～0.9g，一日1.8～2.7g。现多用氢氧化铝凝胶，一次4～8ml，一日12～24ml，饭前1小时和睡前服用。病情严重时剂量可加倍。

【不良反应】①恶心、呕吐、便秘等症状，长期大剂量服用，可致严重便秘，甚至粪结块引起肠梗阻。②老年人长期服用，可影响肠道吸收磷酸盐，可导致骨质疏松，铝盐吸收后沉积于脑，可引起老年性痴呆。③肾衰竭患者长期服用可引起骨软化、脑病、痴呆及小细胞性贫血等，特别是对接受血液透析的患者，可产生透析性痴呆，表现为肌肉疼痛抽搐、神经质或烦躁不安、味觉异常、呼吸变慢以及极度疲乏无力等症状。

【禁忌证】①婴幼儿。②骨折患者。

【药物相互作用】①氢氧化铝影响西咪替丁、雷尼替丁、四环素吸收。②与地高辛、华法林、双香豆素、奎宁、奎尼丁、氯丙嗪、普萘洛尔、吲哚美辛、异烟肼、维生素及巴比妥类合用，氢氧化铝影响以上药物吸收或消除。

【注意事项】①影响磷的吸收，导致低磷血症、骨质疏松和骨软化症。如必须长期大量应用，酌情增加磷酸盐摄入。②极少量可在胃内转变为可溶性氯化铝自胃肠道排出，从尿中排泄。肾功能不全者可能导致血铝浓度升高，引起痴呆等中枢神经系统病变，应慎用，如血铝超过150μg/ml或出现脑病先兆，应立即停药。③对铝较敏感患者服药期间注射白百破三联疫苗时，注射部位可能出现瘙痒、湿疹样病变和色素沉着。④长期便秘者慎用，可与镁制剂交替服用预防便秘。

【制剂与规格】①片剂：0.3g。②凝胶：100ml ：4g。

铝碳酸镁
Hydrotalcite

【其他名称】碱式碳酸铝镁。

【药理作用】①抗酸，中和胃酸的作用。②胃黏膜保护作用。③对胆酸有一定吸附作用，作用迅速、温和、持久。

【体内过程】口服后不被胃肠道吸收。临床研究表明，服用本药后，各种成分体内无蓄积，在服用28天（每日6g）后，血清中的铝、镁、钙和其他矿物质仍处于正常水平。

【适应证】胃酸过多引起的胃灼热（烧心）和慢性胃炎。

【用法用量】成人一次0.5～1.0g，一日 3 次；餐后 1 小时咀嚼后服用。

【不良反应】本药无明显不良反应，少数患者有胃肠道不适、大便次数增多或糊状大便。个别有腹泻。

【禁忌证】①对本药过敏者。②妊娠期前3个月。

【药物相互作用】①本药不宜与四环素类抗生素配伍使用，必须合用时应间隔1～2小时服用。②铝剂可吸附胆盐而减少脂溶性维生素的吸收，特别是维生素A。③与苯二氮䓬类合用时，吸收率降低。④与异烟肼合用时，后者吸收可能延迟并减少。⑤与左旋多巴合用时，后者吸收可能增加。

【注意事项】①本药可能影响或干扰其他药物的吸收，如四环素、环丙沙星、氧氟沙星、含铁药物、抗凝剂类、鹅去氧胆酸、地高辛及H_2受体阻断药等，因此应告诫患者在服上述药物时，必须在服铝碳酸镁之前或其后1～2小时服用。②严重心肾功能不全患者、高镁、高钙血症慎用。

【制剂与规格】①片剂：500mg。②混悬剂：200ml ：20g。③咀嚼片：500mg。

二、质子泵抑制剂

奥美拉唑
Omeprazole

【其他名称】洛赛克、奥克、奥西康、金奥康。

【药理作用】质子泵抑制剂，能特异性地作用于胃黏膜壁细胞，不可逆地抑制壁细胞中的H^+-K^+-ATP酶（质子泵）的活性，从而抑制基础胃酸分泌及刺激引起的胃酸分泌，其抑制胃酸分泌的作用较H_2受体拮抗剂更强大、更持久。

【体内过程】健康人口服10mg，生物利用度约60%，t_{max}为0.21小时，$t_{1/2}$为0.4小时。本药的血浆蛋白结合率约95%。静脉给药总血浆清除率为0.3～0.6L/min。本药在体内经肝脏微粒体细胞色素P450氧化酶系统CYP2C19和CYP3A4酶代谢，奥美拉唑可抑制CYP2C19对自身的催化代谢作用，多剂量治疗时生物利用度比单剂量增加约50%。血浆消除半衰期约40分钟，代谢物的80%经尿排泄，其余由胆汁分泌后从粪便排泄。

【适应证】①胃、十二指肠溃疡，应激性溃疡。②反流性食管炎。③胃泌素瘤。④消化道出血。⑤非甾体抗炎药引起的消化性溃疡和胃、十二指肠糜烂。⑥与抗生素合用时，可有效杀灭幽门螺杆菌。

【用法用量】（1）口服给药：①胃、十二指肠溃疡：一次20mg，一日1～2次（晨起顿服或早晚各1次）。十二指肠溃疡疗程通常为2～4周，胃溃疡的疗程为4～8周。对难治性溃疡患者可一次40mg，一日1次，疗程4～8周。②反流性食管炎：本药常用剂量20mg，一日1～2次（晨起顿服或早晚各1次），疗程通常为4～8周。剂量可依据疾病的严重程度进行个体化调整。③卓-艾综合征（Zollinger-Ellison综合征/胃泌素瘤）：推荐的初始剂量为60mg，一日1次。然后剂量应个体化调整，根据临床表现确定疗程。90%以上患者每天20～120mg可控制症状，如一日剂量大于80mg，则应分2次给药。

（2）静脉给药：溶于100ml的0.9%氯化钠注射液或5%葡萄糖注射液中静脉滴注。①消化性溃疡出血：一次40mg，每12小时一次，连用5日。②卓-艾综合征：初始剂量为一次60mg，一日1次。一日剂量可更高，剂量应个体化。当一日剂量超过60mg时，分2次给药。③肝功能不全时剂量：严重肝功能不全者必要时剂量减半，肠溶制剂一日不超过20mg。④肾功能损害者，无需调整剂量。

【不良反应】①消化系统：可有口干、轻度恶心、呕吐、腹胀、便秘、腹泻、腹痛等；转氨酶和胆红素可有升高，一般是轻微和短暂的，不影响治疗。②神经精神系统：可有感觉异常、头痛、头晕、嗜睡、失眠、外周神经炎等。③代谢与内分泌系统：长期使用可导致维生素B_{12}缺乏。④其他：可有皮疹、男性乳房发育、白细胞降低、溶血性贫血等。

【禁忌证】对本药过敏者。

【药物相互作用】①与克拉霉素合用，两者的血药浓度都上升，可增加中枢神经系统及胃肠道不良反应的发生率。②与地西泮、华法林、苯妥英、双香豆素、硝苯地平、安替比林、双硫仑等合用，本药会抑制CYP2C19酶，因此会增加其他通过该酶代谢药物的血浆浓度。对于正在接受苯妥英、华法林或其他维生素K拮抗剂治疗的患者，开始或停用奥美拉唑时应进行监测。③本药可抑制泼尼松转化为活性形式，降低其药效。④与他克莫司合用时，可能增加他克莫司的血药浓度，建议监测其血药浓度。⑤与地高辛合用时，后者的吸收增加，应减少地高辛用量。

⑥与四环素、氨苄西林、酮康唑、伊曲康唑等药合用，因本药可致胃液pH升高，导致以上药物的吸收减少，血药浓度降低。⑦与氯吡格雷合用可能降低氯吡格雷预防血栓的效果。

【注意事项】①本药抑制胃酸分泌的作用强，时间长，故应用本药时不宜同时再服用其他抗酸剂或抑酸剂。为防止抑酸过度，在一般消化性溃疡等疾病，不建议大剂量长期应用（卓–艾综合征患者除外）。②治疗胃溃疡时，应首先排除溃疡型胃癌的可能，因用本药治疗可减轻其症状，从而延误治疗。③肝、肾功能不全者慎用。④口服片剂为肠溶片，服用时不要嚼碎，以防止药物颗粒过早在胃内释放而影响疗效。⑤本药与阿扎那韦合用会降低阿扎那韦的暴露量，二者不应合用。⑥长期使用本药有致低镁血症风险。⑦妊娠期和哺乳期妇女慎用。⑧儿童使用本药静脉滴注的经验有限。⑨老年患者无需调整剂量。

【制剂与规格】①胶囊：20mg。②肠溶片：10mg；20mg。③注射剂：40mg。

兰索拉唑
Lansoprazole

【其他名称】达克普隆。

【药理作用】质子泵抑制剂，作用机制同奥美拉唑。具有抗幽门螺杆菌和促进溃疡愈合的作用。

【体内过程】本药口服易吸收，绝对生物利用度约为85%，抑酸作用可达24小时以上。健康成人空腹时单次口服30mg，t_{max}为1.5～2.2小时，血浆蛋白结合率为97.7%～99.4%，在肝内经细胞色素P450酶系统被代谢为有活性的代谢产物，主要经胆汁和尿排泄。本药$t_{1/2\beta}$为1.3～1.7小时，老年人$t_{1/2}$约为2小时，严重肝功能衰竭患者$t_{1/2}$延长至7小时。药物在体内无蓄积作用。

【适应证】①胃溃疡、十二指肠溃疡、反流性食管炎。②幽门螺杆菌感染。③胃泌素瘤。

【用法用量】①胃溃疡、十二指肠溃疡、吻合口溃疡、反流性食管炎等：一次30mg，一日1次，晨起口服。十二指肠溃疡疗程4周，胃溃疡4～6周，反流性食管炎8～10周。②幽门螺杆菌感染：一次30mg，一日1～2次，与2种抗生素联合用药，疗程为7～14天。③卓–艾综合征：治疗剂量因人而异，可加大至一日120mg。④肝肾功能不全时剂量：一次15mg，一日1次。

【不良反应】本药安全性较好，一般能很好耐受，不良反应发生率为2%～4%。①消化系统：可见口干、恶心、纳差、腹胀、腹泻、便秘、便血等症状，偶见转氨酶、碱性磷酸酶、乳酸脱氢酶、谷氨酰转肽酶升高。口服本药可致胃黏膜轻度肠嗜铬样细胞增生，停药后可恢复正常。②中枢神经系统：常见头痛、头晕、嗜睡；偶见焦虑、失眠、抑郁等。③泌尿生殖系统：可见阳痿、尿频、蛋白尿、尿酸值升高等。④血液系统：偶见贫血、白细胞减少、嗜酸粒细胞增多、血小板减少等。⑤过敏反应：可见皮疹及皮肤瘙痒等。⑥其他：少见乏力，偶见发热、肌痛、总胆固醇升高等。

【禁忌证】对本药过敏者。

【药物相互作用】①与地西泮、苯妥英钠合用，可延迟地西泮或苯妥英钠的代谢与排泄。②本药可促进茶碱代谢，致茶碱血药浓度下降。③本药可使他克莫司血药浓度升高。④本药可能使地高辛血药浓度升高。⑤由于本药的抑酸作用，可能使伊曲康唑、吉非替尼的血药浓度下降。

【注意事项】①肝功能不全者慎用。②妊娠期和哺乳期妇女慎用。③本药不应与阿扎那韦合用。④因本药会掩盖胃癌的症状，所以须先排除胃癌，方可给药。

【制剂与规格】①片剂（胶囊）：30mg。②注射剂：30mg。

泮托拉唑
Pantoprazole

【其他名称】潘妥洛克、泮立苏。

【药理作用】作用机制同奥美拉唑，与质子泵的结合选择性更高，更为稳定。

【体内过程】口服吸收迅速，t_{max}为2.5小时，生物利用度77%。该药几乎均在肝内代谢。其大部分（约80%）由肾脏排出，其余从粪便中排出。在肝脏内主要经P450酶系第Ⅰ系统代谢，也可通过第Ⅱ系统代谢。当与通过P450酶系代谢的其他药物并用时，其代谢途径可立即转移至第Ⅱ系统，因此不易发生药物间的相互作用。老年患者及有严重肾功能损害患者药物动力学药效无明显变化。

【适应证】①胃及十二指肠溃疡、胃食管反流性疾病、胃泌素瘤。②消化性溃疡急性出血、急性胃黏膜病变出血。③与抗生素联合用于根除幽门螺杆菌感染。

【用法用量】(1) 口服：①胃及十二指肠溃疡、胃食管反流性疾病、胃泌素瘤：一次40mg，一日1次，早餐前服用。十二指肠溃疡疗程一般2周，胃溃疡和胃食管反流性疾病疗程一般4周。②幽门螺杆菌感染：一次40mg，一日2次，需与两种抗生素合用（对青霉素不过敏的患者，建议合用阿莫西林与克拉霉素；对青霉素过敏的患者，可选用克拉霉素与甲硝唑），疗程10～14日。③老年患者及肾功能受损者无需调整剂量，但一般每日剂量不应超过40mg。④严重肝功能衰竭的患者，剂量应减少至隔日40mg。

(2) 静脉滴注：一次40～80mg，一日1次，溶于100ml的0.9%氯化钠注射液中，滴注时间不少于15分钟。

【不良反应】①少数患者出现头痛、头晕、恶心、腹泻、便秘、皮疹、瘙痒、荨麻疹及过敏反应（包括过敏性休克）。②个别患者出现周围性水肿、发热、抑郁或肌痛，在治疗结束时消失。③极个别患者出现一过性视物模糊、血栓性静脉炎。

【禁忌证】对本药过敏者。

【药物相互作用】①本药与生物利用度受pH影响重大的药物合用，如酮康唑，可减少此类药物的吸收。②本药在肝脏内通过细胞色素P450酶系代谢，因此凡通过该酶系代谢的其他药物均不能排除与本药有相互作用的可能性。然而在临床使用时检测的此类药物，如卡马西平、美托洛尔、地高辛、乙醇、地西泮、茶碱、华法林、格列本脲、双氯芬酸以及口服避孕药等，尚未观察到本药与之有明显临床意义的相互作用。③与华法林合用时，应检测凝血酶原时间，国际标准化比值（INR）是否增加。④不建议与阿扎那韦或奈非那韦合用。

【注意事项】①用药前需排除胃及食管恶性肿瘤。②神经性消化不良等轻微胃肠疾患不推荐使用本药。③本药应整片吞服，不宜嚼碎。④当与其他药物联合使用时，每种药物的用药原则均应予以遵守。⑤遇有严重肝功能障碍（肝衰竭）的患者，应定期监测肝脏酶谱的变化，若其测定值高，必须停止用药。⑥长期使用抗酸药物每日治疗，因胃酸缺乏可导致维生素B_{12}吸收不良。

【制剂与规格】①肠溶片：20mg；40mg。②肠溶胶囊：40mg。③注射剂：40mg；60mg；80mg。

埃索美拉唑
Esomeprazole

【其他名称】艾斯奥美拉唑、左旋奥美拉唑。

【药理作用】奥美拉唑的S-异构体，通过特异性的靶向作用机制减少胃酸分泌，胃壁细胞中质子泵的特异性抑制剂，比奥美拉唑作用更强。

【体内过程】口服吸收迅速，生物利用度为89%，t_{max}为1～2小时，血浆蛋白结合率为97%。经细胞色素P450系统代谢，大部分代谢依靠特异性同工酶CYP2C19，其余依靠CYP3A4代谢生成埃索美拉唑砜。血浆消除$t_{1/2}$在每日一次重复给药后约为1.3小时。AUC呈剂量依赖性增大。一次口服剂量中的80%以代谢物形式从尿中排出（尿中原型药不足1%），其余随粪便排出。在有轻、中度肝功能损害的患者中，埃索美拉唑的代谢可能会减弱。严重肝功能损害的患者代谢率降低，可使埃索美拉唑的暴露量增加1倍。

【适应证】①胃食管反流性疾病、糜烂性反流性食管炎。②与抗菌疗法联合用药根除幽门螺杆菌。③胃溃疡、十二指肠溃疡。④胃泌素瘤。

【用法用量】(1) 用于胃食管反流性疾病：①治疗糜烂性反流性食管炎：口服，一次40mg，一日1次，连服4周。对于食管炎未治愈或持续有症状的患者建议再服药治疗4周治愈后20mg/d维续治疗，防止复发。②已经治愈的食管炎患者长期维持治疗：口服，一次20mg，一日1次。③胃食管反流性疾病的症状控制：没有食管炎的患者，一次20mg，一日1次。如果用药4周症状未获控制，应对患者作进一步的检查。一旦症状消除，随后的症状控制可采用按需疗法，即需要时口服20mg，一日1次。静脉制剂仅在口服疗法不适用时作为替代疗法。

（2）胃溃疡、十二指肠溃疡的治疗：一次20mg，一日1～2次（晨起顿服或早晚各1次）。十二指肠溃疡疗程通常为2～4周，胃溃疡的疗程为4～8周。对难治性溃疡患者可一次40mg，一日1次，疗程4～8周。

（3）联合抗生素疗法根除幽门螺杆菌：一次服用本药20mg+阿莫西林1g+克拉霉素500mg，一日2次，共用7天。

（4）卓-艾综合征、胃泌素瘤：推荐的起始剂量为40mg/d，剂量个体化调整。

【不良反应】①可出现头痛、腹痛、腹泻、腹胀、恶心、呕吐、便秘、胃肠胀气。②少见皮炎、瘙痒、荨麻疹、头昏、口干等。

【禁忌证】对奥美拉唑或其他苯并咪唑类化合物过敏者。

【药物相互作用】①与酮康唑、伊曲康唑合用可影响药物吸收，使酮康唑、伊曲康唑血药浓度降低。②埃索美拉唑抑制CYP2C19，故与地西泮、西酞普兰、丙米嗪、氯米帕明、苯妥英合用时，以上经CYP2C19代谢的药物血药浓度可被升高，因此可能需要降低剂量。③与克拉霉素合用时，埃索美拉唑的AUC加倍，但无需调整剂量。④克拉霉素可抑制CYP3A4，三联疗法的患者服用其他经CYP3A4代谢的药物，如西沙比利时，应考虑三者的相互作用。

【注意事项】①本药对酸不稳定，口服制剂均为肠溶制剂，服用时需整片吞服，不应嚼碎或压碎。②轻中肾功能损害的患者无需调整剂量；严重肾功能不全者慎用。③轻、中度肝功能损害的患者无需调整剂量；对于严重肝功能损害的患者，埃索美拉唑镁肠溶片的剂量不应超过20mg。④妊娠期和哺乳期妇女慎用。⑤禁止与奈非那韦合用。

【制剂与规格】①肠溶片：20mg；40mg。②注射剂：40mg。

雷贝拉唑
Rabeprazole

【其他名称】拉贝拉唑。

【药理作用】雷贝拉唑是第二代质子泵抑制剂，作用机制同奥美拉唑，该作用呈剂量依赖性，并可使基础胃酸分泌和刺激状态下的胃酸分泌均受抑制。本药对胆碱和组胺H_2受体无拮抗作用。

【体内过程】本药C_{max}和AUC具有剂量依赖性，但t_{max}（约3小时）、$t_{1/2}$（约1小时）不依赖于剂量。血浆蛋白结合率约96%，经细胞色素P450酶系统代谢，90%随尿液排出。

【适应证】①活动性十二指肠溃疡、活动性良性胃溃疡、胃食管反流疾病。②与抗生素联合用药根除幽门螺杆菌。

【用法用量】①活动性十二指肠溃疡、活动性良性胃溃疡、胃食管反流疾病：一次20mg，一日1次，早餐后服用，需整片吞服；十二指肠溃疡疗程一般2～4周，胃溃疡疗程一般4～6周，胃食管反流性疾病疗程一般6～8周。②伴幽门螺杆菌感染：与抗生素联合用药。③老年人、肝功能不全者、肾功能不全者无需调整剂量。对有严重肝功能不全者，应参阅不良反应和注意事项。

【不良反应】本药耐受性良好，不良反应与其他质子泵抑制药相似。①心血管系统：罕见心悸、心动过缓、胸痛。②中枢神经系统：可见眩晕、四肢乏力、感觉迟钝，偶见头痛，罕见失眠、困倦、握力低下、口齿不清、步态蹒跚。③泌尿生殖系统：偶见血尿素氮升高、蛋白尿。④消化系统：可见口干、腹胀、腹痛，偶见恶心、呕吐、便秘、腹泻，以及转氨酶、LDH、GGT、总胆红素、总胆固醇升高，罕见消化不良。⑤血液系统：偶见红细胞、淋巴细胞减少，白细胞减少或增多，嗜酸粒细胞、中性粒细胞增多，罕见溶血性贫血（出现此类状况时，应停药并采取适当措施）。⑥其他：可见光敏性反应、皮疹、荨麻疹、瘙痒、浮肿、休克、视力障碍、肌痛、鼻炎（出现此类状况时，应停药并采取适当措施）。

【禁忌证】①妊娠及哺乳期妇女。②对本药过敏者。③正在服用硫酸阿扎那韦的患者。

【药物相互作用】①本药经细胞色素P450酶系统代谢。②与酮康唑合用，可导致酮康唑血药浓度下降33%。③与地高辛合用，可使后者药浓度上升22%。④由于本药抑制胃酸分泌的作用，合并用药时可能会影响药物的吸收。

【注意事项】(1)下列患者应慎用：①有药物过敏史的患者。②肝功能障碍的患者。③高龄患者。
(2)在病情严重及属于复发性、顽固性病例的情况下，一次20mg，一日1次。
(3)使用本药时有可能掩盖由胃癌引起的症状，故应在确诊是非恶性肿瘤的前提下再行给药。
(4)治疗时应密切观察其临床动态，根据病情将用药量控制在治疗所需的最低限度内。鉴于对本药尚无足够的长期使用经验，故不宜用于维持治疗。
【制剂与规格】①肠溶片：10mg；20mg。②肠溶胶囊：20mg。

三、H_2受体拮抗剂

西咪替丁
Cimetidine

【其他名称】甲氰咪胍、甲氰咪胺。
【药理作用】①第一代H_2受体拮抗药。主要作用于胃壁细胞上的H_2受体，竞争性抑制组胺的作用，从而抑制胃酸分泌。②抑制由食物、组胺、五肽胃泌素、咖啡因和胰岛素所引起的胃酸分泌。③对胆盐、乙醇等刺激引起的腐蚀性胃炎有预防和保护作用，对非甾体抗炎药所致的胃黏膜损伤、应激性胃溃疡和上消化道出血也有明显疗效。④可透过血脑屏障，具有一定的神经毒性。⑤本药有抗雄激素样作用。
【体内过程】口服吸收迅速，生物利用度约70%，血浆蛋白结合率15%～20%，肝脏代谢，$t_{1/2}$约2小时，慢性肾功能不全者$t_{1/2}$明显延长，约5小时。肌内注射或静脉注射300mg可抑制80%的基础胃酸分泌达5小时。可广泛分布于全身组织，可透过胎盘屏障和血脑屏障，并可分泌入乳汁，且乳汁浓度可高于血浆浓度。药物通过肾脏迅速排泄（2.5小时排泄60%）；70%以原型排出。
【适应证】①活动性十二指肠溃疡。②胃溃疡。③反流性食管炎。④应激性溃疡、药物性溃疡。⑤卓-艾综合征。⑥消化性溃疡并发出血。
【用法用量】(1)口服：一次200～400mg，一日4次，一般于餐后及睡前服用，治疗卓-艾综合征时日用量可达2g。十二指肠溃疡疗程4～6周。反流性食管炎疗程4～8周，必要时可延长4周。
(2)静脉注射：将本药用葡萄糖注射液或葡萄糖氯化钠注射液20ml稀释后缓慢静脉注射（长于5分钟），一次200mg，4～6小时一次，一日剂量不宜超过2g。
(3)肌内注射：一次200mg，每6小时一次。
(4)肾功能不全时剂量：肾功能不全患者应减量。肌酐清除率：①30～50ml/min，一次200mg，每6小时一次；②15～30ml/min，一次200mg，每8小时一次；③ $<$15ml/min，一次200mg，每12小时一次。
(5)肝功能不全时剂量：严重肝功能不全患者日最大剂量为600mg。
【不良反应】①消化系统：较常见有腹泻、腹胀、口苦、口干、血清转氨酶升高；偶见严重肝炎、肝坏死、肝脂肪变性。突然停药可引起慢性消化性溃疡穿孔。有报道本药可致急性胰腺炎。②泌尿系统：可引起急性间质性肾炎导致肾衰竭。此种毒性可逆，停药后肾功能一般可恢复。用药期间应监测肾功能。③造血系统：对骨髓有一定抑制作用，少数患者可出现可逆性白细胞或粒细胞减少、血小板减少及自身免疫性溶血性贫血。用药期间应监测血常规。④中枢神经系统：本药可通过血脑屏障，具有一定的神经毒性。头晕、头痛、疲乏、嗜睡等较常见。少数可出现不安、感觉迟钝、语言含糊不清、出汗、局部抽搐或癫痫样发作，以及幻觉、妄想等。⑤心血管系统：可引起心动过缓、面部潮红等。静脉注射偶见血压骤降、房性早搏及心跳、呼吸骤停。⑥内分泌系统：具有抗雄激素作用，剂量较大（每日1.6g以上）时可引起男性乳房发育、女性溢乳、性欲减退、阳痿等，停药即可消失。⑦皮肤：可抑制皮脂分泌，诱发剥脱性皮炎、皮肤干燥、皮脂缺乏性皮炎、脱发、口腔溃疡等。
【禁忌证】①对本药过敏者。②妊娠期和哺乳期妇女。
【药物相互作用】①与氢氧化铝、氧化镁等抗酸药合用，可使本药血药浓度降低，如必须与抗酸剂合用时，两者应至少相隔1小时。②与甲氧氯普胺（胃复安）合用，需增加西咪替丁剂量。③与硫糖铝合用，可使硫糖铝疗效降低。④本药合用时，可降低以下药物的代谢，使其药理活性或毒性增强，有：苯二氮䓬类药物，苯妥英钠及其他乙内酰脲类，普萘洛尔、美托洛尔，甲硝唑，华法林及其他香豆素类抗凝药，茶碱、地西泮、地高辛、奎尼丁、咖啡因，维拉帕米，阿司匹林。⑤慢性肾衰竭患者合用阿片类药物可产生呼吸抑制、精神错乱等，应减少阿片制剂用量。⑥本药可干扰酮康唑吸收，降低其抗菌活性。⑦与卡托普利合用，可能引起精神病症状。⑧与氨基糖苷类抗生素合用，可能导致呼吸抑制。

【注意事项】①不宜用于胰腺炎患者。②老年、幼儿及肝肾功能不全者慎用，易出现神经系统毒性。③避免本药与中枢抗胆碱药物同时使用，以防加重中枢神经毒性反应。④疑为癌性溃疡者，应先明确诊断。

【制剂与规格】①片剂：200mg；400mg；800mg。②胶囊：200mg。③注射液：2ml ：200mg。

雷尼替丁
Ranitidine

【其他名称】呋喃硝胺、甲硝呋胍。

【药理作用】第二代H_2受体拮抗药，能有效抑制组胺、五肽胃泌素及食物刺激后引起的胃酸分泌，降低胃酸和胃酶的活性，但对胃泌素及性激素的分泌物无影响。作用比西咪替丁强5 ~ 8倍。

【体内过程】口服吸收迅速，生物利用度约50%，血浆蛋白结合率约15%，体内分布广泛。30%经肝脏代谢，但与细胞色素P450的亲和力较西咪替丁小10倍，故对肝药酶的抑制作用较西咪替丁轻，50%以原型自肾随尿排出。$t_{1/2}$为2 ~ 3小时，肾功能不全时$t_{1/2}$延长。本药可经胎盘转运，乳汁内药物浓度高于血浆。

【适应证】①十二指肠溃疡、良性胃溃疡、术后溃疡、反流性食管炎。②卓–艾综合征。③上消化道出血。

【用法用量】(1)十二指肠溃疡、良性胃溃疡、术后溃疡、反流性食管炎：口服，一次150mg，一日2次；或一次300mg，睡前服用。维持治疗每晚150mg。

(2)卓–艾综合征：①口服给药：一次150mg，一日2次，重症患者曾使用的最大日剂量为6g。②静脉滴注：间歇滴注，一次50mg；持续滴注，以1mg/(kg·h)的速度持续滴注，若4小时后胃酸分泌量超过10mEq/h或出现症状，剂量可以0.5mg/(kg·h)的幅度增加，最大剂量为2.5mg/(kg·h)或220mg/h。

(3)上消化道出血：50mg肌内注射或缓慢静脉注射(10分钟以上)，或25mg/h间歇静脉滴注2小时，一日2次或每6 ~ 8小时一次。

【不良反应】①常见的有恶心、皮疹、便秘、乏力、头痛、头晕等。②与西咪替丁相比，损伤肾功能、性腺功能和中枢神经的不良作用较轻。③少数患者服药后引起轻度肝功能损伤，停药后症状即消失，肝功能也恢复正常。与药物的用量无关。④长期服用可持续降低胃液酸度，而利于细菌在胃内繁殖，从而使食物内硝酸盐还原为亚硝酸盐，形成N–亚硝基化合物。

【禁忌证】①对本药及其他H_2受体拮抗药过敏者。②妊娠期及哺乳期妇女。③8岁以下儿童。

【药物相互作用】①与抗酸药合用，可使本药的血药浓度峰值下降，曲线下面积减少。②本药可减少肝脏血流量，与苯妥英钠、普萘洛尔、利多卡因、华法林、地西泮、环孢素A合用，可延缓以上代谢受肝血流量影响大的药物的作用。延长其作用时间和强度，也可能增强其毒性，应谨慎合用。③与普鲁卡因胺合用，可使后者的清除率降低。④与维生素B_{12}合用，可减少后者的吸收，长期使用可致维生素B_{12}缺乏。

【注意事项】①疑为癌性溃疡者，使用前应先明确诊断。②肝肾功能不全者慎用，长期用药者应定期监测肝、肾功能。

【制剂与规格】①片剂：75mg；150mg。②胶囊：75mg；100mg；150mg。③注射液：2ml ：50mg；5ml ：50mg。

法莫替丁
Famotidine

【其他名称】磺胺替定、甲磺噻脒、倍法丁、噻唑咪胺。

【药理作用】第三代H_2受体拮抗药，对夜间胃酸分泌的抑制作用显著，其作用强度比西咪替丁强30 ~ 100倍，比雷尼替丁大6 ~ 10倍。无抗雄激素样作用。

【体内过程】口服生物利用度约50%，t_{max}为2~3小时，口服或静脉的$t_{1/2}$为3小时，大鼠口服或静脉注射^{14}C–法莫替丁后，放射性在消化道、肝、肾、颚下腺及胰腺中较高。80%原型物从尿中排出，对肝药酶的抑制作用较轻微。

【适应证】①胃、十二指肠溃疡，急性胃黏膜病变，反流性食管炎以及胃泌素瘤。②上消化道出血。

【用法用量】(1)胃、十二指肠溃疡，吻合口溃疡，反流性食管炎，胃泌素瘤：口服，每次20mg，一日2次，早餐后、晚餐后或睡前服用。维持量减半，睡前服用。

(2)上消化道出血：①静脉注射：一次20mg，一日2次，溶于0.9%氯化钠注射液或5%葡萄糖注射液20ml，缓慢静脉注射不少于3分钟。②静脉滴注：一次20mg，一日2次，以5%葡萄糖注射液250ml稀释后静脉滴注，不少于30分钟。

【不良反应】不良反应较少。①最常见的有头痛、头晕、便秘和腹泻。②偶见皮疹、荨麻疹(应停药)、白细胞减少、转氨酶升高等。③罕见腹部胀满感、食欲不振及心率加快、血压上升、颜面潮红、月经不调等。

【禁忌证】①妊娠期和哺乳期妇女。②严重肝、肾功能不全者。③对本药过敏者。

【药物相互作用】①本药不与肝脏细胞色素P450酶作用，故不影响茶碱、苯妥英钠、华法林及地西泮等药物的代谢，也不影响普鲁卡因胺的体内分布。②丙磺舒抑制法莫替丁从肾小管的排泄，提高本药的血药浓度。③与咪达唑仑合用，可增加后者的胃肠道吸收。④与抗酸药(如氢氧化镁、氢氧化铝)合用，可减少本药的吸收。

【注意事项】①使用前应排除肿瘤。②肾功能不全者应酌情减量或延长用药间隔。

【制剂与规格】①片剂：10mg；20mg。②胶囊：20mg。③注射液：2ml：20mg。

尼扎替丁
Nizatidine

【其他名称】尼扎替定。

【药理作用】第三代H_2受体拮抗药，能显著抑制夜间胃酸分泌约12小时，抗溃疡作用与雷尼替丁相当，不抑制CYP450酶代谢系统。

【体内过程】口服吸收迅速完全，绝对生物利用度超过90%，$t_{1/2}$为0.5～5小时，血浆蛋白结合率为35%，90%随尿液排出，中、重度肾功能不全者明显延长本药$t_{1/2}$并降低清除率。

【适应证】①活动性十二指肠溃疡、良性胃溃疡。②胃食管反流性疾病。

【用法用量】(1)活动性十二指肠溃疡、良性胃溃疡：一次300mg，一日1次，睡前口服；或一次150mg，一日2次，疗程可用至8周。维持治疗：一次150mg，一日1次，睡前口服。

(2)胃食管反流性疾病：一日2次，一次150mg，以治疗糜烂性食管炎、溃疡性食管炎和因胃食管反流性疾病出现的烧心症状，疗程可用至12周。

【不良反应】不良反应发生率约2%。①主要有皮疹、瘙痒、便秘、腹泻、口渴、恶心、呕吐等。②神经系统症状如头晕、失眠、多梦、头痛。③偶见鼻炎、鼻窦炎、咽炎、腹痛、多汗、肝酶升高等，罕见腹胀、食欲不振。

【禁忌证】①对本药及其他H_2受体拮抗药过敏者。②妊娠期及哺乳期妇女。

【药物相互作用】①本药不抑制细胞色素P450药物代谢酶系统，故不会发生肝药代谢抑制所产生的药物相互作用。②可增加咪达唑仑的吸收。③可升高胃液pH，使伊曲康唑、酮康唑吸收减少。

【注意事项】①因本药主要经肾脏排泄，中至重度肾功能不全的患者应减量用药。②用药前需排除胃恶性肿瘤。

【制剂与规格】①片剂：75mg；150mg。②胶囊：150mg；300mg。

罗沙替丁乙酸酯
Roxatidine Acetate

【其他名称】哌芳替丁、哌芳酯丁。

【药理作用】本药及其代谢物罗沙替丁为选择性H_2受体拮抗药，能显著并呈剂量依赖性地抑制胃酸和胃蛋白酶分泌。无抗雄激素活性，对肝脏CYP450酶代谢系统无明显影响。

【体内过程】口服吸收迅速、完全(>95%)，脱乙酰基迅速转化为活性代谢物罗沙替丁。健康人口服

第六篇

75mg，t_{max}为3小时，$t_{1/2}$为4～8小时。主要在血浆和肾脏代谢，经尿排泄。

【适应证】①胃溃疡、十二指肠溃疡、吻合口溃疡、胃泌素瘤、反流性食管炎。②麻醉前给药防治吸入性肺炎。

【用法用量】（1）胃溃疡、十二指肠溃疡、吻合口溃疡、胃泌素瘤、反流性食管炎：口服，一次75mg，一日2次，早餐后及睡前服用。

（2）麻醉前给药防治吸入性肺炎：术前一日临睡前及手术诱导麻醉前2小时各服75mg。

（3）肝肾功能不全者：适当减量。

【不良反应】①主要有皮疹、瘙痒（均应停药），嗜酸粒细胞增多、白细胞减少、便秘或腹泻、恶心、腹胀、转氨酶升高、嗜睡等。②罕见头痛、失眠、倦怠及血压上升。

【禁忌证】对本药及其他H_2受体拮抗药过敏者。

【注意事项】①妊娠期妇女和儿童慎用。②哺乳期妇女给药时应停止哺乳。③用药前需排除胃恶性肿瘤。

【制剂与规格】缓释胶囊：75mg。

四、选择性抗胆碱能药物

哌仑西平
Pirenzepine

【其他名称】吡疡平、必舒胃、哌吡氮平、哌吡䓬酮。

【药理作用】选择性抗胆碱能药物，对胃壁细胞的毒蕈碱（M）受体有高度亲和力，而对平滑肌、心肌和唾液腺等的M受体的亲和力低，故应用一般治疗剂量时，仅能抑制胃酸分泌，而很少有对瞳孔、胃肠平滑肌、心脏、唾液腺和膀胱平滑肌等的不良反应。剂量增大则可抑制唾液分泌，只有大剂量才能抑制胃肠平滑肌和引起心动过速。本药不能透过血脑屏障，故不影响中枢神经系统。

【体内过程】本药口服吸收不完全，t_{max}为2～3小时，绝对生物利用度约为26%，与进食同时服用时可降至10%～20%。血浆蛋白结合率约为10%，血浆$t_{1/2}$为10～12小时。在体内很少被代谢，口服后24小时内约90%以原型化合物通过肾脏（12%～50%）和胆道（40%～48%）排泄。给药后3～4日，能全部排泄，未见有蓄积性。

【适应证】十二指肠溃疡、胃溃疡、胃–食管反流症、高酸性胃炎、应激性溃疡、急性胃黏膜出血、胃泌素瘤等。

【用法用量】口服给药：一次50mg，一日2次，餐前半小时服用，疗程4～6周。症状严重者，一日量可增至150mg，分3次服用。需长期治疗的患者，可连续服用3个月。

【不良反应】与剂量有关。①常见不良反应有：轻度口干、眼睛干燥及视力调节障碍等轻微副作用，停药后症状即消失。②偶有便秘、腹泻、头痛、精神错乱，一般较轻。③如见皮疹，应予停药。

【禁忌证】①对本药过敏者。②妊娠期妇女。③青光眼和前列腺肥大者。

【药物相互作用】①H_2受体拮抗剂可增强本药的作用，两者合用可明显减少胃酸分泌。②乙醇可减弱本药的作用。

【注意事项】①肝、肾功能不全者慎用。②本药少量通过乳汁排泌，哺乳期妇女慎用。③本药与普鲁卡因胺合用时，可对房室结传导产生相加的抗迷走神经作用，用药中应监测心率和心电图。

【制剂与规格】片剂：25mg；50mg。

五、胃泌素受体拮抗剂

丙谷胺
Proglumide

【其他名称】丙谷酰胺、疡得平。

【药理作用】本药为胃泌素受体拮抗剂，能竞争胃壁细胞上的胃泌素受体，从而抑制胃酸和胃蛋白酶的分泌，并能增强胃黏膜的屏障作用。对胃的平滑肌有特殊的抗痉挛作用。

【体内过程】口服吸收迅速，生物利用度为60%～70%，2小时血药浓度达峰值，最小有效血药浓度为2μg/ml，$t_{1/2}$为3.3小时，主要分布于胃肠道、肝、肾，经肾脏及肠道排出体外。

【适应证】胃及十二指肠溃疡、慢性浅表性胃炎、十二指肠球炎。

【用法用量】口服，一次0.4g，一日3～4次，餐前或睡前15分钟给药，疗程4～8周。

【不良反应】偶有失眠、口干、腹胀、下肢酸胀等。

【禁忌证】①对本药过敏者。②胆囊管及胆道完全梗阻的患者。

【注意事项】①肝、肾功能不全者慎用。②妊娠及哺乳妇女慎用。

【制剂与规格】片剂（胶囊）：0.2g。

第2章 胃黏膜保护剂

一、铝剂

硫糖铝
Sucralfate

【其他名称】蔗糖硫酸酯铝。

【药理作用】①本药在酸性条件下可解离为带负电荷的八硫酸蔗糖，并聚合成不溶性胶体，保护胃黏膜。②能与胃蛋白酶络合，抑制该酶分解蛋白质；③能与溃疡或炎症处带正电荷的渗出蛋白质络合，形成保护膜，从而利于黏膜再生和溃疡愈合。

【体内过程】服用本药后，仅2%～5%的硫酸二糖被吸收，并由尿排出。作用持续时间约5小时。主要随粪便排出，少量以双糖硫酸盐随尿排出。慢性肾功能不全患者的血清铝和尿铝浓度明显高于肾功能正常者。

【适应证】胃及十二指肠溃疡、胃炎。

【用法用量】（1）胃及十二指肠溃疡、胃炎：口服，一次1g，一日3～4次，餐前1小时及睡前服用，用药4～6周。

（2）预防十二指肠溃疡复发：一次1g，一日2次，餐前1小时及睡前服用。

【不良反应】①常见便秘。②个别患者可出现口干、恶心、胃痛等。③长期大剂量使用硫糖铝可引起低磷血症，可能出现骨软化。

【禁忌证】①对本药过敏者。②新生儿禁用。③妊娠期、哺乳期妇女。

【药物相互作用】①抑酸药（西咪替丁、H_2受体拮抗剂）可干扰本药的药理作用，本药也可减少西咪替丁的吸收。如需合用，抑酸药需在服用本药前半小时或服用本药后1小时给予。②与脂溶性维生素合用，硫糖铝可干扰维生素A、D、E、K的吸收。③硫糖铝可影响四环素的胃肠道吸收，应避免同时使用。如必须合用，应至少在服用四环素2小时后给硫糖铝。④与多酶片合用，因本药可与胃蛋白酶络合，合用时两者疗效均降低。⑤本药可降低口服抗凝药、地高辛、喹诺酮类药物、苯妥英钠、布洛芬、吲哚美辛、氨茶碱、甲状腺素的消化道吸收，合用时宜间隔2小时以上。

【注意事项】①肝、肾功能不全者慎用。②哺乳期妇女不宜服用。③甲状腺功能亢进、营养不良性佝偻患者等磷酸盐过少的患者不宜长期服用本药。④习惯性便秘患者慎用。

【制剂与规格】①咀嚼片：0.25g；0.5g。②分散片：0.25g；0.5g。③胶囊：0.25g。④混悬液：5ml ：1g；10ml ：1g；200ml ：20g；200ml ：40g；120ml ：24g。

二、铋剂

枸橼酸铋钾
Bismuth Potassium Citrate

【其他名称】次枸橼酸铋、胶体次枸橼酸铋。

【药理作用】①本药在胃液pH条件下，在溃疡表面或溃疡基底肉芽组织处形成一种坚固的氧化铋胶体沉淀，成为保护性薄膜。②本药具有杀灭幽门螺杆菌的作用，还可抑制幽门螺杆菌产生尿素酶、触酶等酶。③铋剂与四环素、阿莫西林、克拉霉素及呋喃唑酮联用可提高幽门螺杆菌清除率，降低幽门螺杆菌对抗生素的耐药性。④抗胃蛋白酶作用。⑤改变胃黏液成分，促进碳酸氢盐和黏液分泌，防止黏液糖蛋白被分解。⑥防止氢离子逆弥散。

【体内过程】本药在胃中形成不溶性的胶体沉淀，很难被消化道吸收，仅有少量铋可被吸收。吸收入体内的铋约4周后达稳态浓度。本药血药浓度与给药剂量有关，痕量的铋吸收后主要分布在肝、肾及其他组织中，以肾脏分布居多，且主要经肾脏排泄，清除率约50ml/min。血液和尿液中铋的排泄过程符合三室模型。本药未吸收部分通过粪便排出体外。$t_{1/2}$为5～11天。

【适应证】①胃及十二指肠溃疡，复合溃疡、多发溃疡、吻合口溃疡和糜烂性胃炎。②与抗生素联用根除幽门螺杆菌。

【用法用量】（1）胃及十二指肠溃疡、复合溃疡、多发溃疡、吻合口溃疡和糜烂性胃炎等：口服，一次110mg（以含铋量计），一日4次，餐前半小时及睡前服用；或一日2次，早晚各220mg。28日为一疗程。（2）与抗生素联用根除幽门螺杆菌：与两种抗生素合用，一日2次，早晚各220mg。疗程7～14天。

【不良反应】偶见恶心、便秘。

【禁忌证】①严重肾功能不全患者。②妊娠期妇女。③对本药过敏者。

【药物相互作用】①抗酸药可干扰本药的作用，如需合用，应至少间隔半小时。②本药会影响四环素的吸收。

【注意事项】①服用本药期间不得服用其他铋制剂，且不宜大剂量长期服用本药。长期使用者应注意体内铋的蓄积。②肝、肾功能不全者应减量或慎用。③服药时不得同时使用高蛋白饮食（如牛奶），如需合用，需间隔半小时以上。④服药期间粪便可呈无光泽的黑褐色，停药后1～2天色泽转为正常。

【制剂与规格】①颗粒剂：1.0g（含铋110mg）；1.2g（含铋110mg）。②片剂：0.3g（含铋110mg）。③胶囊：0.3g（含铋110mg）。

雷尼替丁枸橼酸铋
Ranitidine Bismuth Citrate

【其他名称】枸橼酸铋雷尼替丁。

【药理作用】为枸橼酸铋和雷尼替丁经化学合成的一种新型抗消化性溃疡药，同时具有雷尼替丁抗H_2受体的抑制胃酸分泌作用及胶体铋抗幽门螺杆菌和保护胃黏膜作用。

【体内过程】口服后，血铋浓度30分钟后达9～33ng/ml，远远低于引起不良反应症状的浓度（100ng/ml），长期使用13周铋蓄积量不超过5ng/ml；雷尼替丁无蓄积。老年人血浆雷尼替丁浓度高于年轻人，但血浆铋浓度相同；肾功能不全者血浆雷尼替丁和铋的浓度都增高。

【适应证】①胃、十二指肠溃疡。②与抗生素合用根除幽门螺杆菌。

【用法用量】胃及十二指肠溃疡：一次0.35～0.4g，一日2次，餐前服。胃溃疡8周为一疗程，十二指肠溃疡4周为一疗程。

【不良反应】①过敏反应罕见，包括皮肤瘙痒、皮疹等。②可能出现肝功能异常。③偶见头痛、关节痛及胃肠道功能紊乱，如恶心、腹泻、腹部不适、胃痛、便秘等。④罕见粒细胞减少。

【禁忌证】①对本药过敏者。②重度肾功能不全者。

【药物相互作用】①本药可使胃液pH升高，使弱酸性药物（如水杨酸、巴比妥类）解离度增大而吸收减少；弱碱性药物（如麻黄碱）吸收增加。②本药可减少肝脏血流量，与苯妥英钠、普萘洛尔、利多卡因、华法林、地西泮、环孢素合用，可延缓以上药物的作用。③与普鲁卡因胺合用，可使后者的清除率降低。④与维生素B_{12}合用可降低维生素B_{12}的吸收，长期使用可致维生素B_{12}缺乏。

【注意事项】①轻、中度肾功能不全及肝功能不全者无需改变剂量，但不宜长期使用。②服用本药后可见粪便变黑、舌发黑，停药1～2天后即会消失。③妊娠期及哺乳期妇女用药安全性尚不明确，需慎用。④服药时不得同时使用高蛋白饮食（如牛奶），如需合用，需间隔半小时以上。

【制剂与规格】①片剂：0.4g。②胶囊：0.35g。

胶体果胶铋
Colloidal Bismuth Pectin

【其他名称】碱式果胶酸铋钾。

【药理作用】①本药在酸性介质中可在胃黏膜上形成一层牢固的保护膜，增强胃黏膜的屏障保护作用。②可杀灭幽门螺杆菌，有利于提高消化性溃疡的愈合率和降低复发率。③较其他胶态铋制剂胶体特性好。与受损黏膜的黏附性具有高度选择性，对消化道出血有止血作用。

第六篇

【体内过程】本药口服后在肠道吸收甚微，血药浓度与尿药浓度极低，本药绝大部分随粪便排出体外。痕量的铋吸收后主要分布于肝、肾等组织中，以肾脏居多，主要通过肾排泄。

【用法用量】(1）胃及十二指肠溃疡、慢性浅表性胃炎、慢性萎缩性胃炎：口服一次120～150mg（以含铋量计），一日4次，餐前半小时及睡前服用。疗程一般4周。

(2）治疗消化道出血：将胶囊内药物倒出，用水冲开搅匀服用，日剂量一次服用。疗程一般为4周。

【不良反应】服药期间可把舌、粪染黑，停药后可转为正常色泽。偶有轻度便秘。

【禁忌证】①严重肾功能不全者。②妊娠期妇女。③对本药过敏者。

【药物相互作用】【注意事项】同枸橼酸铋钾。

【制剂与规格】胶囊：40mg；50mg（以铋计）。

三、萜烯类化合物

替普瑞酮
Teprenone

【其他名称】戊四烯酮、施维舒。

【药理作用】①为一种萜类物质，具有组织修复作用，能强化抗溃疡作用。②对盐酸、阿司匹林及酒精所致溃疡具有细胞保护作用。③维持胃黏膜细胞增生区的稳定性。

【体内过程】口服t_{max}为5小时。本药极少在肝脏中代谢，84.8%以原型排出。服药3日内27.7%由呼吸道排出，4日内22%由肾脏排泄，29.3%自粪便排泄。

【适应证】①急慢性胃炎。②胃溃疡。

【用法用量】一次50mg，一日3次，餐后30分钟内口服。

【不良反应】便秘、腹胀、转氨酶轻度升高、头痛、皮疹及总胆固醇升高，一般在停药后消失。

【禁忌证】对本药及其他成分过敏者。

【药物相互作用】与H_2受体拮抗药合用时疗效增加。

【注意事项】妊娠期妇女及儿童慎用。

【制剂与规格】①胶囊：50mg。②颗粒剂：1g（含本药100mg）。

吉法酯
Gefarnate

【其他名称】合欢香叶酯、惠加强-G、胃加强-G。

【药理作用】为异戊间二烯化合物，具有加速新陈代谢，调节肠胃功能和胃酸分泌，加强黏膜保护等功能。作用机制可能是直接作用于胃黏膜上皮细胞，增强其抗溃疡因子的能力。

【体内过程】本药口服易吸收，广泛分布于各组织中，尤以胃肠组织中浓度最高，可在肝脏进行代谢，主要以代谢物形式分别随尿或粪排泄。

【适应证】胃及十二指肠溃疡、急慢性胃炎、胃酸过多、胃灼热、腹胀、消化不良、空肠溃疡及痉挛。

【用法用量】①治疗性用药：一次100mg，一日3次，餐后服用；症状较轻者疗程4～5周，重症者疗程2～3个月。对一般肠胃不适、胃酸过多、胃痛，应服至症状消失2～3天后停药。②持续性用药：一次50～100mg，一日3次。③肝、肾功能不全者及透析时剂量：一次50～100mg，一日2～3次。

【不良反应】偶见口干、恶心、心悸、便秘等。严重者需停止服药。

【禁忌证】①对本药过敏者。②妊娠期妇女。

【注意事项】①治疗应按时服药，不可提前中断疗程。②有前列腺素类药物禁忌者如青光眼患者慎用。③哺乳期妇女慎用。

【制剂与规格】片剂（胶囊)：50mg。

四、前列腺素及其衍生物

米索前列醇
Misoprostol

【其他名称】米索普特、米索普鲁斯托尔。

【药理作用】①人工合成前列素E_1衍生物，可抑制基础胃酸，组胺、胃泌素及食物刺激引起的胃酸和胃蛋白酶分泌。机制可能为影响腺苷酸环化酶的活性从而降低壁细胞cAMP水平有关。②本药还具有E类前列素的药理活性，可软化宫颈、增强子宫张力和宫内压。

【体内过程】口服吸收良好，人口服单剂量后，t_{max}为30分钟，$t_{1/2}$为20～40分钟。血浆蛋白结合率80%～90%。药物在肝、肾、胃、肠等组织中的浓度高于血液。经尿排出约75%，自粪便排出约15%，8小时尿中排出量为56%。

【适应证】①胃溃疡、十二指肠溃疡。预防和治疗非甾体抗炎药引起的出血性消化道溃疡。②与抗孕激素药物米非司酮序贯应用，终止停经49天以内的早期妊娠。③与米非司酮、依沙吖啶合用终止中、晚期妊娠。

【用法用量】（1）治疗胃及十二指肠溃疡：口服，一次0.2mg，一日4次，餐前和睡前服用，4～8周为一疗程。

（2）预防非甾体抗炎药引起的出血性消化性溃疡：一次0.2mg，一日2～4次，剂量应根据具体临床情况不同而定。

【不良反应】①本药的不良反应以胃肠道反应最为常见，并与剂量有关。主要为稀便或腹泻，大多数不影响治疗，偶有较严重且持续时间长的情况，需停药。②其他可有轻度恶心、呕吐、腹部不适、腹痛、消化不良、头痛、眩晕、乏力等。③极个别妇女可出现皮疹、面部潮红、手掌瘙痒、寒战、一过性发热甚至过敏性休克。

【禁忌证】①妊娠期妇女。②对前列腺素类药物过敏者。③有使用前列腺素类药物禁忌者（如青光眼、哮喘、过敏性结肠炎及过敏体质等）。④心、肝、肾或肾上腺皮质功能不全者。

【药物相互作用】①抗酸药（尤其是含镁抗酸药）合用时，会加重本药所致的腹泻、腹痛等不良反应。②与保泰松合用后发生神经系统不良反应，症状包括头痛、眩晕、潮热、兴奋、一过性复视和共济失调。③与环孢素A、泼尼松联用可降低肾移植排斥反应的发生率。

【注意事项】①低血压患者、脑血管或冠心病患者慎用。②哺乳妇女慎用。③癫痫患者慎用。

【制剂与规格】片剂：0.2mg。

五、其他

瑞巴派特
Rebamipide

【其他名称】膜固思达、膜斯达。

【药理作用】具有保护胃黏膜及促进溃疡愈合的作用。主要包括：①减少幽门螺杆菌感染。②清除羟基自由基。③抑制炎性细胞浸润。本药对基础胃酸分泌及刺激引起的胃酸分泌无抑制作用。

【体内过程】口服吸收较好，餐后吸收缓慢，口服后t_{max}为0.4～4小时，血浆蛋白结合率98%以上，在胃、十二指肠分布良好。$t_{1/2}$为2小时，大部分以原型从尿中排出。

【适应证】①胃、十二指肠溃疡。②急、慢性胃炎。

【用法用量】口服：一次0.1g，一日3次，早、晚饭后半小时及睡前服用。

【不良反应】①血液系统：可引起白细胞减少（不足0.1%），也有血小板减少的报道。②中枢神经系统：麻木、眩晕、嗜睡。③胃肠道：发生率不足0.1%，有味觉异常、嗳气、呃逆、呕吐、胃灼热、腹痛、腹胀、便秘、腹泻等。④肝脏：可引起转氨酶、LDH升高等肝功能异常（不足0.1%）。另有出现黄疸的报道。⑤内分泌系统：引起乳腺肿胀、乳房疼痛、男性乳房肿大、诱发乳汁分泌。⑥呼吸系统：引起咳嗽、呼吸困难。⑦过敏反应：发生率不足0.1%，可有皮疹及瘙痒等。⑧其他：本药所致的月经异常、血尿素氮升高、浮肿等的发生率不足0.1%。另有引起心悸、发热、颜面潮红的报道。

【禁忌证】①对本药过敏者。②哺乳期妇女。

【注意事项】①妊娠期妇女及儿童慎用。②哺乳期妇女用药时应避免哺乳。③由于一般老年患者生理功能低下，应注意消化系统的副作用。④不推荐本药单独用于Hp感染。⑤服药期间若出现瘙痒、皮疹或湿疹等过敏反应，或出现转氨酶显著升高时应立即停药，并进行适当治疗。

【制剂与规格】片剂：0.1g。

依卡倍特
Ecabet

【药理作用】①在胃粘膜损伤部位形成膜屏障，保护胃黏膜免受胃酸侵蚀。对胃黏膜的覆盖作用不受胃内pH变化的影响。②通过与胃蛋白酶和胃蛋白酶原结合，抑制胃蛋白酶活性（体外试验）。③在酸性环境下，通过对幽门螺杆菌尿素酶的抑制作用，从而达到对幽门螺杆菌的杀菌作用（体外试验）。④促进胃黏膜前列腺素的合成。⑤具有促进胃黏液分泌的作用。

【适应证】①胃黏膜损伤（糜烂、出血、红肿、水肿），急性胃炎，慢性胃炎急性发作。②胃溃疡，活动期宜与胃酸抑制剂合用。

【用法用量】口服：成人通常一次1.5g（内含依卡倍特钠1g），一日2次，早饭后及晚上睡前口服。

【不良反应】①便秘。②转氨酶升高。③胸部有压迫感。

【注意事项】老年人要注意便秘。

【制剂与规格】颗粒剂：1g；1.5g。

第 3 章 胃肠解痉药

一、胆碱M受体阻断药

丁溴东莨菪碱
Scopolamine Butylbromide

【其他名称】溴丁东莨菪碱、解痉灵。

【药理作用】M胆碱受体阻断药。①解痉作用，选择性地缓解胃肠道、胆道及泌尿道平滑肌痉挛，抑制胃肠蠕动。②阻断神经节及神经肌肉接头的作用，但对中枢的作用较弱。③对心脏、瞳孔以及唾液腺的影响较小，故较少出现类似阿托品引起的中枢神经兴奋、扩瞳、抑制唾液分泌等不良反应。

【体内过程】丁溴东莨菪碱口服吸收差，肌内注射或静脉注射后吸收迅速。静脉注射后2～4分钟、皮下或肌内注射后8～10分钟、口服后20～30分钟起效，药效维持时间2～6小时。有肝肠循环，不易透过血脑屏障。几乎全部在肝脏代谢，主要随粪便排泄，小部分以原型经肾脏排泄。

【适应证】①胃、十二指肠、结肠内镜检查的术前准备，内镜逆行胰胆管造影，和胃、十二指肠、结肠的气钡低张造影或腹部CT扫描的术前准备。②胃肠道痉挛、胆绞痛、肾绞痛或胃肠道蠕动亢进等。

【用法用量】①口服：一次10～20mg，一日3次；或一次10mg，一日3～5次。②肌内注射：一次10～20mg，或一次用10mg，间隔20～30分钟后再用10mg。③静脉注射同肌内注射。静脉滴注，将本药溶于5%葡萄糖注射液、0.9%氯化钠注射液中进行滴注，其余同肌内注射。

【不良反应】①可出现烦渴、视力调节障碍、嗜睡、心悸、面部潮红、恶心、呕吐、眩晕、头痛等反应。②可降低食管下括约肌压力，故可加重胃-食管反流。③偶可出现过敏反应。④大剂量时，易出现排尿困难，也有出现精神失常的报道。

【禁忌证】①严重心脏病、器质性幽门狭窄或麻痹性肠梗阻患者。②青光眼、前列腺肥大患者。

【药物相互作用】①与其他抗胆碱能药、吩噻嗪类等药物合用时会增加毒性。②可拮抗甲氧氯普胺、多潘立酮等的促胃肠动力作用。③某些抗心律失常药（如奎尼丁、丙吡胺等）与本药合用要谨慎，因前者具有阻滞迷走神经作用，故能增强本药的抗胆碱能效应，导致口干、视物模糊、排尿困难，老年人尤当注意。④本药与拟肾上腺素能药物合用（如：右旋苯丙胺5mg），可增强止吐作用，减少本药的嗜睡作用，但口干更显著。⑤与三环类抗抑郁药（阿米替林等）合用时，两者均具有抗胆碱能效应，口干、便秘、视物模糊等副作用加剧，可使老年患者发生尿潴留，诱发急性青光眼及麻痹性肠梗阻等，故而禁止这两种药物合用。⑥本药分别与地高辛、呋喃妥因、维生素B_2等合用时，会明显增加后者的吸收。⑦应用本药或其他抗胆碱能药物期间，舌下含化硝酸甘油预防或治疗心绞痛时，因唾液减少使后者崩解减慢，从而影响其吸收，作用有可能推迟及（或）减弱。⑧金刚烷胺与其合用注射给药时，可增强本药的抗胆碱作用。

【注意事项】①本药出现过敏反应时应停药。②本药不宜用于胃溃疡患者，因之导致胃排空减慢，胃内容物郁积，会加重胃溃疡的症状。③禁止与碱、碘及鞣酸配伍。④妊娠、哺乳期妇女慎用。

【制剂与规格】①片剂：10mg；20mg。②胶囊：10mg。③注射液：1ml∶10mg；1ml∶20mg；2ml∶20mg。④口服溶液：5ml∶5mg。

颠茄
Belladonna

【其他名称】颠茄草粉、颠茄根、颠茄叶。

【药理作用】本药具有解痉作用，对胃肠平滑肌痉挛缓解效果最好。

【适应证】胃肠痉挛和绞痛、消化性溃疡的辅助用药。

第六篇

【用法用量】口服：①颠茄酊，一次0.3～1ml，一日3次，极量一次1.5ml，一日4.5ml；②颠茄浸膏，一次10～30mg，一日3次，极量一次50mg，一日150mg。③颠茄片，一次10mg，疼痛时服。必要时4小时后可重复1次。

【不良反应】用后可有口干、皮肤潮红、干燥，呼吸道分泌物减少、痰黏、腹胀、便秘。用量加大时可引起心悸、视物模糊、头晕等。中毒量可引起神智不清、谵妄、躁动和幻觉，类似阿托品中毒。

【禁忌证】①对本药或其他抗胆碱药过敏者。②青光眼患者。③前列腺增生（可引起排尿困难）者。④高热患者。

【药物相互作用】①不能与促动力剂（甲氧氯普胺等）合用，以免发生拮抗。②与单胺氧化酶抑制剂如呋喃唑酮合用，可使其作用和毒性增强。③三环类抗抑郁药、H_1受体阻断药、抗帕金森病药、抗精神病药等均有抗胆碱作用，合用后可加重尿潴留、便秘、口干等阿托品样不良反应。

【注意事项】注意酊剂浓度，用量不可过大，警惕阿托品化现象。

【制剂与规格】①浸膏剂：含生物碱1%。②酊剂：含生物碱0.03%。③片剂：10mg。

曲美布汀
Trimebutine

【其他名称】马来酸三甲氧苯丁氨酯、马来酸曲美布汀。

【药理作用】①胃运动调节作用：可抑制消化系统疾病患者的胃幽门部运动功能亢进肌群的运动，同时，增进运动功能低下肌群的运动。②可诱发成人生理性消化道的推进运动。③使胃排空功能的减弱得到改善，同时，还可使胃排空功能亢进得到抑制。④肠运动调节作用能够抑制过敏性肠炎综合征的心理劳累负荷、新斯的明负荷引起的大肠运动亢进。⑤食管下端括约压的调节作用，能够双向调节麻醉狗的食管下端括约压。⑥对消化道平滑肌具有直接作用。⑦末梢性镇吐作用，明显延长硫酸铜诱发呕吐所需时间。

【体内过程】口服100mg马来酸曲美布汀0.58小时后，血中马来酸曲美布汀达最高浓度44mg/ml，半衰期为1.73小时。本药在体内经水解，N位脱甲基形成结合物后，由尿排出。

【适应证】①胃肠道运动功能紊乱引起的食欲不振、恶心、呕吐、嗳气、腹胀、腹鸣、腹痛、腹泻便秘等症状的改善。②肠易激综合征。

【用法用量】（1）慢性胃炎：口服，成人一次100mg，一日3次。根据年龄、症状适当增减剂量。

（2）肠易激综合征：口服，成人一次100～200mg，一日3次。

【不良反应】偶有口渴、口内麻木、腹鸣、腹胀、便秘、心动过速、困倦、眩晕、头痛、皮疹、转氨酶升高等，发生率约为0.4%。

【禁忌证】对马来酸曲美布汀过敏者。

【注意事项】①老年人、妊娠期和哺乳期的妇女、儿童慎用。②出现皮疹患者应停药观察。

【制剂与规格】片剂：0.1g；0.2g。

奥替溴铵
Otilonium Bromide

【其他名称】斯巴敏。

【药理作用】奥替溴铵是一种对消化道平滑肌有选择和强烈解痉作用的化合物。主要用于消化道平滑肌收缩引起的痉挛症状。在临床剂量下此药物不会产生任何副作用，特别是不会产生阿托品样的副作用。

【体内过程】口服给药后的实验资料显示，本药给药剂量的的吸收率很低。被吸收的药物大部分经胆汁排泄。

【适应证】①肠道易激综合征，结肠痉挛，胃肠炎、胃、十二指肠及食道疾病。②内窥镜检查准备（食道镜、胃镜、十二指肠镜及直肠镜）。

【用法用量】一次1～2片，一日2～3次。

【禁忌证】对奥替溴铵过敏的患者。

【注意事项】青光眼、前列腺肥大、幽门狭窄、妊娠期及哺乳期妇女慎用。

【制剂与规格】片剂：40mg。

二、钙离子拮抗剂

匹维溴铵
Pinaverium Bromide

【其他名称】得舒特。

【药理作用】本药是一种对胃肠道具有高度选择性解痉作用的钙拮抗剂。主要对结肠平滑肌具有高度选择作用，通过阻断钙离子进入肠壁平滑肌细胞，防止肌肉过度收缩而达到解痉作用。能消除肠平滑肌的高反应性，并增加肠道蠕动能力。本药对心血管平滑肌细胞亲和力极低，每天单剂口服1200mg，也不会引起血压的变化。本药不会影响食管下部贲门括约肌的压力，也不引起十二指肠反流，但对胆道口括约肌有松弛作用。

【体内过程】本药是四价铵的复合物，限制了通过肠黏膜的吸收，口服之后不足10%的剂量进入血液，其中95%～98%与蛋白结合。口服本药100mg，0.5～3小时后血药浓度达峰值，$t_{1/2}$为1.5小时。本药吸收后迅速在肝内首过代谢，原药和代谢产物由肝胆系统排泄，通过粪便排除。

【适应证】①与肠易激综合征有关的腹痛、排便紊乱及肠道不适。②与胆道功能障碍有关的疼痛及胆囊运动障碍。③为钡剂灌肠做准备。

【用法用量】①口服给药，一般剂量：一次50mg，一日3次，进餐时服用。必要时，每次剂量可达100mg，每天可达300mg。②用于钡灌肠准备时，检查前3天一次100mg，一日2次，在检查当天清晨再口服100mg。

【不良反应】①本药耐受性良好，少数患者有腹部不适、腹痛、腹泻或便秘，偶见皮疹或瘙痒。②国外资料报道，个别患者在两餐之间口服本药后出现胃灼热和吞咽困难，内镜检查显示有急性的食管溃疡形成，停药即恢复。

【禁忌证】妊娠期妇女、儿童。

【药物相互作用】体外研究表明，本药对氯化钡、乙酰胆碱、去甲肾上腺素和卡巴胆碱引起的平滑肌收缩具有剂量依赖性的抑制作用。

【注意事项】①哺乳期妇女慎用。②服用时切勿嚼碎、咀嚼，宜在进餐时用水吞服。

【制剂与规格】片剂：50mg。

第 4 章 影响胃动力的药物

一、促胃肠动力药

（一）多巴胺D_2受体阻断药

甲氧氯普胺
Metoclopramide

【其他名称】灭吐灵、胃复安、盐酸甲氧氯普胺。

【药理作用】本药为多巴胺D_2受体阻断药。①中枢性镇吐作用较强。②兴奋胃肠道，使胃肠平滑肌对胆碱能的反应增加，胃排空加快，增加胃窦部时相活性，同时促使上段小肠松弛，促使胃窦、胃体与上段小肠间的功能协调。③减少食管反流。④本药尚有刺激催乳素释放的作用。

【体内过程】本药易从胃肠道吸收，主要吸收部位在小肠，吸收和起效迅速，静脉注射后1～3分钟，肌内注射后10～15分钟，口服后30～60分钟起效，作用持续时间一般为1～2小时。口服有首过效应，生物利用度为70%，生物利用度及血药峰浓度有显著的个体差异。进入血液循环后，13%～22%的药物迅速与血浆蛋白（主要为白蛋白）结合。经肝脏代谢，半衰期一般为4～6小时，肾衰竭或肝硬化患者的半衰期延长。本药经肾脏排泄，约口服量的85%以原型及葡萄糖醛酸结合物形式随尿排出，也可随乳汁排泄。本药易透过血脑屏障和胎盘屏障。

【适应证】①恶心、呕吐、消化不良、胃酸过多等症状的对症治疗。②胃食管反流性疾病（如：反流性食管炎、胃下垂等）。③残胃排空延迟症、迷走神经切除后胃排空延缓。④糖尿病性胃轻瘫、尿毒症以及胶原性疾病，如硬皮病所致的胃排空障碍。⑤胆道疾病和慢性胰腺炎。⑥十二指肠插管、胃肠钡剂X线的检查。

【用法用量】①口服：一次5～10mg，一日3次，餐前30分钟服用。糖尿病性胃排空功能障碍：于症状出现前30分钟服10mg；或一次5～10mg，一日4次，于三餐前及睡前服用。②肌内注射：用于不能口服或急性呕吐：一次10～20mg。③静脉滴注：同肌内注射。肾功能不全时剂量：严重肾功能不全患者剂量至少需减少60%，因为这类患者容易出现锥体外系症状。

【不良反应】①常见昏睡、烦躁不安、倦怠无力，少见严重烦渴、恶心、便秘、腹泻、睡眠障碍、眩晕、头痛、易激动、乳腺肿痛及皮疹等。②注射给药可引起直立性低血压。③本药大剂量或长期应用可能因阻断多巴胺受体，使胆碱能受体相对亢进而导致锥体外系反应（特别是年轻人）。主要表现为帕金森综合征，可出现肌震颤、头向后倾、斜颈、阵发性双眼向上注视、发音困难、共济失调等。

【禁忌证】①对普鲁卡因或普鲁卡因胺过敏者。②癫痫患者。③胃肠道出血、机械性梗阻或穿孔患者。④嗜铬细胞瘤患者。⑤因进行放疗或化疗而致呕吐的乳腺癌患者。⑥有抗精神病药致迟发性运动功能障碍史者。⑦妊娠期妇女。

【药物相互作用】①与硫酸镁合用，两者有协同利胆作用。②与中枢抑制药合用时，两者的镇静作用均增强。③与致锥体外系反应的药物（如吩噻嗪类药等）合用时可使锥体外系反应的发生率与严重性均有所增加，两者应禁止合用。④本药使胃内排空加快，乙酰氨基酚、左旋多巴、四环素类抗生素、氨苄西林、地西泮、锂盐、麦角胺等药物在小肠内吸收增加。⑤与奎尼丁、醛固酮、血清催乳素合用时本药可提升前者血药浓度。⑥抗胆碱药（如阿托品、丙胺太林等）、麻醉止痛药与本药有拮抗作用，能减弱本药对胃肠的作用，两药合用时应注意。⑦与西咪替丁、慢溶型剂型地高辛合用时，后两者的胃肠道吸收减少，如间隔2小时服用可以减少这种影响；本药可增加地高辛的胆汁排出而改变其血药浓度。

⑧可抑制阿扑吗啡的中枢性与周围性效应。⑨可减轻甲硝唑的胃肠道不良反应。⑩本药使胃内排空加快，乙醇的小肠内吸收增加，并可增强乙醇的中枢抑制作用。

【注意事项】①肝、肾功能衰竭者（因重症慢性肾衰竭使本药发生锥体外系反应的危险性增加）。②老年人不宜长期大量应用，否则容易出现锥体外系症状。③醛固酮与血清催乳素浓度可因本药的使用而升高。④哺乳期少乳者可短期用于催乳。

【制剂与规格】①片剂：5mg；10mg；20mg。②注射液：1ml：10mg；1ml：20mg。

（二）外周性多巴胺D_2受体阻断药

多潘立酮
Domperidone

【其他名称】丙哌双酮、吗丁啉、胃得灵。

【药理作用】本药为外周性多巴胺受体拮抗药。①促进胃肠道的蠕动和张力恢复正常，促进胃排空，增加胃窦和十二指肠运动，协调幽门的收缩。②增强食道的蠕动和食道下端括约肌的张力。③对血脑屏障的渗透力差，对脑内多巴胺受体几乎无拮抗作用，因此无锥体外系等神经、精神不良反应。④本药可使血清催乳素水平升高，从而促进产后泌乳。

【体内过程】本药口服、肌内注射、静脉注射或直肠给药均可。口服、肌内注射或直肠给药后迅速吸收，t_{max}分别是15～30分钟、15～30分钟和1小时。本药存在“首过效应”，口服生物利用度较低，禁食者口服本药的生物利用度仅为14%；直肠给药的生物利用度相似于等剂量口服给药者，而肌内注射的生物利用度为90%。本药的血浆蛋白结合率为92%～93%。几乎全部在肝内代谢，主要代谢产物为羟基化合物。本药口服$t_{1/2}$为7～8小时，主要以无活性的代谢物形式随粪便和尿排泄。多次服药无累积效应。

【适应证】①缓解由胃排空延缓、胃肠道反流、食管炎引起的消化不良症状，如上腹部胀闷感、腹胀、上腹疼痛、嗳气、肠胃胀气、口中带有或不带有反流胃内容物的胃烧灼感。②治疗功能性、器质性、感染性、饮食性、放射性治疗或化疗等其他原因所引起的恶心、呕吐。

【用法用量】①口服给药：一次10～20mg或混悬液10ml，一日3～4次，餐前15～30分钟服用。②肌内注射：一次10mg，一日1次。必要时可重复给药。一般7天为一个疗程。③静脉注射：用于防止偏头痛发作，治疗发作时的恶心、呕吐，可静脉注射本药8～10mg。④直肠给药：一日2～4个栓剂（每栓60mg）。

【不良反应】①中枢神经系统：偶见头痛、头晕、嗜睡、倦怠、神经过敏等。静脉大剂量使用本药可能引起癫痫发作。②代谢/内分泌系统：本药是一种有效的催乳素释放药，临床上如使用较大剂量可引起非哺乳期泌乳，并在一些更年期后的妇女及男性患者中出现乳房胀痛的现象；也可能致月经失调。③消化系统：偶见口干、便秘、腹泻、短时的腹部痉挛性疼痛等。④心血管系统：本药静脉注射可出现心律失常。⑤皮肤：偶见一过性皮疹或瘙痒。

【禁忌证】①对本药过敏者。②嗜铬细胞瘤患者。③乳腺癌患者。④机械性肠梗阻患者。⑤胃肠道出血患者。⑥妊娠期妇女。

【药物相互作用】①本药主要经细胞色素P450 3A4（CYP3A4）酶代谢。唑类抗真菌药物、大环内酯类抗生素、HIV蛋白酶抑制药、奈法唑酮等显著抑制CYP3A4酶，故导致本药的血药浓度升高。②与口服药品（尤其是缓释或肠衣制剂）合用时会影响此类药物的吸收。③本药可增加对乙酰氨基酚、氨苄西林、左旋多巴、四环素的吸收速度，对服用对乙酰氨基酚的患者，不影响其血药浓度。④与胃肠解痉药（如痛痉平，溴丙胺太林、颠茄片、山莨菪碱、阿托品等抗胆碱药）合用时，可发生药理拮抗作用，减弱本药作用，故两者不宜联用。⑤可能由于H_2受体拮抗药（如西咪替丁、雷尼替丁、法莫替丁、尼扎替丁等）改变了胃内pH，从而可减少本药在胃肠道的吸收，两者亦不宜合用。⑥维生素B_6可抑制催乳素分泌，减轻本药泌乳反应。⑦抑酸药会降低本药的口服生物利用度，不宜合用。⑧含铝盐、铋盐的药物（如硫糖铝、胶体枸橼酸铋钾、复方碳酸铋、乐得胃等）能与

第六篇

胃黏膜蛋白结合形成络合物，保护胃壁，而本药能增强胃蠕动，促进胃排空，缩短上述药物在胃内的作用时间，降低这些药物的疗效。⑨与氨茶碱合用时，会对氨茶碱血药浓度产生类似缓释作用，两药联用时需调整氨茶碱的剂量和服药间隔时间。⑩助消化药（如胃酶合剂、多酶片等消化酶类制剂）在胃内酸性环境中作用较强，由于本药加速胃排空，使助消化药迅速到达肠腔的碱性环境中而降低疗效，故两者不宜联用。本药可使胃膜素在胃内停留时间缩短，难以形成保护膜，故两者不宜联用。⑪本药可减少多巴胺能激动剂（如溴隐亭、左旋多巴）的外周不良反应，如消化道症状、恶心及呕吐，但不能中和其中枢作用。⑫本药可使普鲁卡因、链霉素的疗效降低，两者不宜合用。⑬锂剂和地西泮类药与本药合用时，可引起锥体外系症状（如运动障碍等）。

【注意事项】①建议儿童使用多潘立酮混悬液。②本药可少量分泌入乳汁，哺乳期妇女应慎用。③用药期间，血清催乳素水平可升高，但停药后即可恢复正常。④心脏病患者（心律失常）以及接受化疗的肿瘤患者应用时需慎重，有可能加重心律紊乱。

【制剂与规格】①片剂：10mg。②分散片：10mg。③栓剂：10mg；30mg；60mg。④注射液：2ml ：10mg。⑤滴剂：1ml ：10mg。⑥混悬液：1ml ：1mg。

（三）5-羟色胺受体激动剂

莫沙必利
Mosapride

【其他名称】贝络纳、加斯清。

【药理作用】本药为选择性的5-羟色胺4（$5-HT_4$）受体激动药。①促胃肠动力，通过促进乙酰胆碱的释放，刺激胃肠道而发挥促动力作用，但不影响胃酸的分泌。②本药与大脑神经细胞突触膜上的多巴胺D_2受体、肾上腺素α_1受体、$5-HT_1$及$5-HT_2$受体无亲和力，故不会引起锥体外系综合征及心血管不良反应。

【体内过程】口服后吸收迅速，在胃肠道及肝、肾局部组织中浓度较高，血浆中次之，脑内几乎没有分布。健康成人空腹一次口服本药5mg，吸收迅速，C_{max}为30.7ng/ml，t_{max}为0.8小时，$t_{1/2}$为2小时，血浆蛋白结合率为99.0%。本药在肝脏由细胞色素P450 3A4酶代谢。主要以代谢产物形式经尿液和粪便排泄，原型药在尿中仅占0.1%。

【适应证】①功能性消化不良伴有胃灼热、嗳气、恶心、呕吐、早饱、上腹胀、上腹痛等消化道症状。②胃食管反流性疾病、糖尿病性胃轻瘫及胃部分切除患者的胃功能障碍。

【用法用量】口服：一次5mg，一日3次，饭前服用。

【不良反应】①主要表现为腹泻、腹痛、口干、皮疹及倦怠、头晕等。②偶见嗜酸性粒细胞增多、甘油三酯、转氨酶升高。

【禁忌证】①对本药过敏者。②胃肠道出血、穿孔者。③肠梗阻患者。

【药物相互作用】与抗胆碱药合用可能会减弱本药的作用。

【注意事项】①肝、肾功能不全者，有心力衰竭、传导阻滞、室性心律失常、心肌缺血等心脏病史者，电解质紊乱者（尤其是低钾血症）慎用。②老年人用药时需注意观察，出现不良反应时应立即给予适当的处理（如减量）。③妊娠期妇女慎用。④哺乳期妇女慎用。⑤用药后可致嗜酸粒细胞增多以及血清甘油三酯、转氨酶等检验值升高。⑥治疗过程中应常规作血生化检查，有心血管病史者或联用抗心律失常药的患者应定期做心电图检查。

【制剂与规格】①片剂：5mg。②分散片：5mg。③胶囊：5mg。④口服溶液：5mg：10ml。

伊托必利
Itopride

【其他名称】瑞复啉、依托必利。

【药理作用】本药具多巴胺D_2受体阻滞和乙酰胆碱酯酶抑制的双重作用。通过刺激内源性乙酰胆碱释放并抑制其水解而增强胃与十二指肠运动，促进胃排空，并具有中度镇吐作用。

【体内过程】口服吸收迅速，t_{max}约为30分钟，消除半衰期约6小时。主要分布于肝、胆、肾、脑和消化系统，中枢系统分布很少。本药主要经肝微粒体酶代谢为伊托必利二甲氨基的N-氧化物，原型药物的4%～5%，其他代谢物的75%自尿中排泄。

【适应证】功能性消化不良引起的各种症状，如上腹不适，餐后饱胀，食欲不振，恶心，呕吐等。

【用法用量】口服：一次50mg，一日3次，饭前服用，根据年龄症状酌减。

【不良反应】①消化系统：偶可出现腹泻，腹痛，便秘，唾液分泌增加。②中枢神经系统：偶见头痛，睡眠障碍等。③血液系统：偶见白细胞减少（确认应停药）。④过敏症状：皮疹、发热，瘙痒等。偶出现血尿素氮，肌酐值升高。也可见背部疼痛，疲乏，手指发麻，手抖等。

【禁忌证】①对本药过敏者。②消化道出血、机械梗阻或穿孔的患者。

【药物相互作用】①本药在血清蛋白结合力方面，未发现与华法林、地西泮、双氯芬酸、噻氯匹定、硝苯地平和尼卡地平的相互作用。②抗溃疡药物，如西咪替丁、雷尼替丁、替普瑞酮不影响本药的促动力作用。③抗胆碱药物可减弱本药的作用。

【注意事项】①妊娠期及哺乳期妇女慎用。②高龄患者用药时易出现副作用，使用时应注意。

【制剂与规格】片剂：50mg。

普芦卡必利
Prucalopride

【其他名称】普卡必利。

【药理作用】本药为一种选择性、高亲和性的5-HT_4受体激动药，其作用于受体位点，通过肠神经元促进胆碱能、非肾上腺素能非胆碱能神经传递，从而刺激蠕动反射、肠分泌及胃肠蠕动。

【体内过程】本药口服后吸收迅速，血药浓度达峰时间为2～3小时，生物利用度大于90%，蛋白结合率约30%。本药主要以原型排泄，55%～74%随尿液排泄，4%～8%随粪便排泄。半衰期约为24小时。轻、中、重度肾损害患者半衰期分别增至34小时、43小时、47小时。

【适应证】①泻药疗效不佳的成年女性慢性特发性便秘。②由阿片类药物引起的便秘。

【用法用量】18岁及18岁以上女性，一次2mg，一日1次；肾功能不全时剂量：轻、中度肾功能损害患者无需调整剂量；重度肾功能损害患者，一次1mg，一日1次。65岁以上女性，起始剂量为一次1mg，一日1次。必要时可增至一次2mg，一日1次。

【不良反应】①可见心悸。可引起心绞痛、心肌梗死、心律失常、室上性心动过速。②可引起呼吸困难、鼻窦炎、肺炎、支气管炎。③可引起肌肉痉挛。④可见尿频。可能引起尿失禁、尿路感染、阴道出血、卵巢囊肿、意外妊娠、流产。⑤头痛、头晕。可能引起偏头痛、晕厥、震颤。⑥可能引起焦虑、抑郁、意识模糊。⑦可能引起胆囊炎、胆石症。⑧可见恶心、腹痛、腹泻、上腹部疼痛、肠胃胀气、呕吐、厌食、消化不良、肠鸣音异常、肠胃炎。⑨可见疲乏、发热、不适。

【禁忌证】①对本药过敏者。②需透析的肾功能损害患者。③肠道壁结构或功能障碍引起的肠穿孔或肠梗阻患者。④阻塞性肠梗阻患者。⑤严重胃肠道炎症性疾病（如克罗恩病、溃疡性结肠炎、中毒性巨结肠）患者。

【药物相互作用】①体外数据表明，本药发生药物相互作用的可能性低，治疗浓度的本药预计不会影响经CYP介导的合并用药的代谢。②本药对华法林、地高辛、乙醇、帕罗西汀及口服避孕药的药代动力学没有临床意义的影响。

【注意事项】①治疗初期（通常为治疗的第1日）可出现头晕、疲乏，故需操作危险机械或驾驶的患者应慎用本药。②育龄妇女用药期间应采取有效的避孕措施。③若出现严重或迁延性腹泻，应停止治疗。④若出现严重或恶化的胃肠道症状、出血性腹泻或直肠出血，应停止治疗。⑤本药含乳糖，故半乳糖不耐受、Lapp乳糖酶缺乏、葡萄糖-半乳糖吸收不良综合征患者不得使用。⑥有心律失常、缺血性心血管病、预激综合征（如沃尔夫-帕金森-怀特综合征）或房室结节律紊乱史的患者慎用。⑦严重且不稳定的疾病（如癌症、艾滋病、精神病、肺病、胰岛素依赖型糖尿病）患者慎用。⑧肾功能损害患者慎用。⑨若用药1个月仍无效，应停止治疗。可能需根据用药后最初

第六篇

3～4日的疗效加用泻药。在开始治疗及治疗过程中应定期监测心血管事件、有临床显著意义的腹泻、缺血性结肠炎（直肠出血、出血性腹泻、腹痛）。⑩本药可随乳汁排泄，故不推荐哺乳期妇女使用本药。

【制剂与规格】片剂：1mg；2mg。

二、止吐药

昂丹司琼
Ondansetron

【其他名称】枢复宁、奥丹西龙。

【药理作用】本药为选择性5-羟色胺3（5-HT_3）受体拮抗剂，具有强效止吐作用。化疗和放疗可引起小肠嗜铬细胞瘤释放5-HT_3，而本药通过阻断5-HT_3受体发挥止吐作用。本药在止吐剂量下还能增强胃排空，有助于减轻恶心；对中枢神经系统还具有抗焦虑作用和类似于地西泮的作用，有利于抑制呕吐中枢的兴奋。

【体内过程】口服吸收迅速，生物利用度约为60%。单剂量8mg，t_{max}为1.5小时，C_{max}为30ng/ml。V_d约为140L，$t_{1/2}$约3小时。血浆蛋白结合率为70%～76%。主要自肝脏代谢，代谢产物主要自粪和尿排泄，50%以内的本药以原型自尿排出。严重肝功能障碍患者系统清除率可显著减少，消除半衰期可延长至15～32小时，同时口服生物利用度可接近100%。

【适应证】放疗和化疗引起的呕吐、手术引起的恶心呕吐。

【用法用量】（1）化疗和放疗引起的恶心呕吐：给药途经和剂量应视患者情况而异。剂量一般为8～32mg；对可引起中度呕吐的化疗和放疗，应在患者接受治疗前，缓慢静脉注射8mg；或在治疗前1～2小时口服8mg，之后间隔12小时口服8mg。对可引起严重呕吐的化疗和放疗，可于治疗前缓慢静脉注射本药8mg，之后间隔2～4小时再缓慢静脉注射8mg，共2次；也可将本药加入50～100ml0.9%氯化钠注射液中于化疗前静脉滴注，滴注时间为15分钟。对可能引起严重呕吐的化疗，也可于治疗前将本药与20mg地塞米松磷酸钠合用静脉滴注，以增强本药的疗效。对于上述疗法，为避免治疗后24小时出现恶心呕吐，均应持续让患者服药，一次8mg，一日2次，连服5天。

（2）预防或治疗手术后呕吐：一般可于麻醉诱导同时静脉滴注4mg，或于麻醉前1小时口服8mg，之后每隔8小时口服8mg，共2次。已出现术后恶心呕吐时，可缓慢滴注4mg进行治疗。肾衰竭患者：不需调整剂量、用药次数或用药途径。肝脏衰竭患者：由于本药主要自肝脏代谢，对中度或严重肝功能衰竭患者，每日用药剂量不应超过8mg。静脉滴注时，本药在下述溶液中是稳定的（在室温或冰箱中可保持稳定1周）：0.9%氯化钠注射液、5%葡萄糖注射液、复方氯化钠注射液和10%甘露醇注射液，但本药仍需要临用前配制。

【不良反应】①头痛、头部和上腹部温热感，口干、腹部不适、便秘、腹泻、皮疹、乏力、嗜睡等。②偶有支气管哮喘或过敏反应，无症状的转氨酶短暂性升高以及运动失调，心律不齐、胸痛、低血压、癫痫发作、心动过缓。③罕见低钾血症、心电图改变及注射局部反应。

【禁忌证】①妊娠期妇女。②对本药过敏者。③胃肠梗阻者。

【药物相互作用】与地塞米松合用增强止吐效果。

【注意事项】①交叉过敏：对其他选择性5-HT_3受体拮抗药过敏者，也可能对本药过敏。②老年人及肝功不良者，消除半衰期可延长至5小时或更长，亦应控制剂量。对肾脏损害患者，无需调整剂量及用药次数和用药途径。③哺乳期妇女慎用，如需服药，应停止哺乳。

【制剂与规格】①片剂：4mg；8mg。②注射液：1ml：4mg；2ml：8mg。

多拉司琼
Dolasetron

【药理作用】本药是一种选择性5-羟色胺3（5-HT_3）受体拮抗剂，作用类似于昂丹司琼和格拉司琼。本药口服和静脉注射用于防治癌症化疗引起的恶心或呕吐。本药对其他5-HT受体，α或β肾上腺素能受体、多巴胺D_2受体、毒蕈碱受体无显著的亲和力和钙拮抗活性。本药作用机制是通过拮抗外周迷走神经末梢和中枢催吐化学感受区5-HT_3受体，从而抑制恶心、呕吐的发生。

【体内过程】静脉注射后，迅速被消除（$t_{1/2}$<10分钟），并完全代谢为氢化多拉司琼。成人静脉注射后约0.6小时达血峰浓度，平均消除半衰期约为7.3小时。血浆蛋白结合率为69%～77%。氢化多拉司琼代谢后，由多种途径（包括肾脏）消除，给药量的2/3出现在尿中，1/3出现在粪便中。氢化多拉司琼在成人体内广泛分布，平均表观分布容积为5.8L/kg。静脉注射后，严重肝功能损伤患者氢化多拉司琼表观清除率不变。而严重肾功能损伤患者降低47%。

【适应证】①肿瘤化疗药物引起的恶心和呕吐。②手术后恶心和呕吐。

【用法用量】推荐剂量：①预防肿瘤化疗引起的恶心和呕吐：成人化疗前30分钟静脉注射单剂量1.8mg/kg；或者大多数患者可以使用固定剂量100mg，静脉注射30秒以上。2～16岁儿童患者，建议在化疗前30分钟静脉注射单剂量1.8mg/kg，最大量不超过100mg。②预防或治疗手术后恶心和（或）呕吐：成人外科手术麻醉停止前约15分钟（预防）或刚出现恶心、呕吐时（治疗）静脉注射单剂量12.5mg。2～16岁儿童患者外科手术麻醉停止15分钟或刚出现恶心、呕吐时，静脉注射单剂量0.35mg/kg，最大量不超过12.5mg。用法：可以100mg/30s的速度快速静脉注射或用相容的注射溶媒（0.9%氯化钠注射液或5%葡萄糖注射液）稀释至50ml输注15分钟以上。稀释后的溶液在正常光照条件下室温24小时或冷藏48小时内稳定。

【不良反应】①低血压，偶有水肿、外周性水肿。亦偶有出现不典型莫氏Ⅰ型房室传导阻滞、胸痛、直立性低血压、心肌局部缺血、晕厥、严重心动过缓、心悸。②皮疹，多汗。③便秘、消化不良、腹痛、厌食、罕见胰腺炎。④味觉反常，视觉异常；偶见耳鸣，畏光。⑤偶见血尿，鼻衄，凝血酶原时间延长，贫血，紫癜/血肿，血小板减少。⑥偶见过敏性反应，颜面浮肿，荨麻疹。⑦临床试验中低于1%接受甲磺酸多拉司琼患者出现转氨酶暂时性升高。偶见高胆红素血症、GGT增高。⑧偶见碱性磷酸酶升高。⑨偶见肌痛，关节痛。⑩偶见呼吸困难，支气管痉挛。

【禁忌证】对本药过敏的患者。

【药物相互作用】①氢化多拉司琼一般与其他药物相互作用是延长QTc间期。本药与西米替丁（细胞色素P450非选择性抑制剂）合用7天时，氢化多拉司琼的血浓度升高24%，而与利福平（细胞色素P450诱导剂）合用7天时，氢化多拉司琼的血浓度则降低28%。②多拉司琼与阿替洛尔一起静脉注射时，氢化多拉司琼的清除率降低约27%。但本药不影响患者的麻醉恢复时间。③本药不抑制化疗药物顺铂、5-氟尿嘧啶、阿霉素和环磷酰胺在鼠模型的抗肿瘤活性。④5-HT_3受体拮抗剂联用地塞米松或其他皮质激素对预防癌症化疗引起的急性呕吐是最有效的治疗方案。

【注意事项】①已经或可能发展为心脏传导间期尤其是QTc间期延长的患者应慎用：包括低血钾或低血镁患者，服用利尿药后可能引起电解质异常的患者，先天性长QT综合征患者，服用抗心律失常药物或可导致Q-T间期延长的其他药物的患者，高剂量蒽环类抗生素治疗累积的患者。②本药可能引起心电图间期（P-R、QTc、JT延长，QRS波增宽）的变化，变化的幅度和频率与活性代谢物的血中浓度有关，这些变化随血药浓度降低而有自限性。有些患者的间期延长达24小时或更长，间期延长可导致心脏传导阻滞或心律失常（罕见报道）。③多拉司琼是否在人乳汁中排泄尚不清楚，由于许多药物能在人乳中排泄，所以哺乳期妇女使用本药应谨慎。

【制剂与规格】注射剂：1ml∶12.5mg。

格拉司琼
Granisetron

【其他名称】格雷西龙。

【药理作用】同“昂丹司琼”。

【体内过程】本药在体内分布广泛，血浆蛋白结合率约为65%。给药后，大部分药物很快在肝脏代谢。$t_{1/2}$为2.3～5.9小时。癌症患者体内的分布容积为2.2～3.3L/kg，$t_{1/2}$为9.2～12小时。主要经肝脏消除，仅有8%～16%以原型随尿排出。

【适应证】①化疗或放疗引起的恶心、呕吐。②手术后的恶心、呕吐。

【用法用量】①口服：通常用量为1mg/次，2次/日，首次给药于化疗和放疗前1小时服用，第二次于第一次服药后12小时服用。老年人、肝和肾功能不全患者无需调整剂量。24小时内不超过9mg。②静脉注射：推荐剂量为3mg，在化疗前5分钟注入，如症状出现，24小时内可增补3mg。本药3mg通常用20～50ml等渗氯化钠注射液或5%葡萄糖注射液稀释，在5～30分钟内注完，每疗程可连续用5日。

【不良反应】①患者对本药的耐受性较好，主要不良反应为头痛、便秘。②其他少见的不良反应有嗜睡、腹泻、发热、转氨酶暂时性升高等。③也曾观察到血压变化，但停药即消失，一般不需处理。

【禁忌证】①对本药或有关化合物过敏者。②哺乳期妇女。③胃肠道梗阻。

【药物相互作用】①与利福平或其他肝酶诱导药物合用时，本药血药浓度减低，应适当增加剂量。②与地塞比松合用，提高本药疗效，降低不良反应。

【注意事项】①交叉过敏：对其他选择性5-HT_3受体拮抗药过敏者，也可能对本药过敏。②肝脏疾病者慎用。③本药使用注射剂时须临时配制。

【制剂与规格】①注射剂：3ml ：3mg。②片剂（胶囊）：1mg。

托烷司琼
Tropisetron

【其他名称】托普西龙。

【药理作用】本药为外周神经元和中枢神经系统内5-羟色胺3（5-HT_3）受体的高效、高选择性拮抗药。本药具有双重作用，除选择性阻断周围神经元中的5-HT_3受体外，还可直接阻断中枢5-HT_3受体而抑制极后区迷走神经刺激。对其他受体如组胺H_1受体和H_2受体、多巴胺受体、α_1、α_2、β_1和β_2肾上腺素受体无亲和力。

【体内过程】口服后自胃肠道吸收迅速且完全，其绝对生物利用度取决于剂量，口服t_{max}为2～3.5小时，作用可维持24小时。本药约71%以非特异的方式与血浆蛋白结合。成人表观分布容积为400～600L；儿童的分布容积较小。代谢正常者静脉给药后消除半衰期为7.3小时，口服给药后消除半衰期为8.6小时；代谢不良者，静脉给药后消除半衰期为30小时，口服给药后消除半衰期为42小时。

【适应证】肿瘤化疗引起的恶心和呕吐。

【用法用量】每日5mg，总疗程6天。①疗程第1天：静脉给药，在化疗前将本药5mg溶于100ml常用的输注溶液，如0.9%氯化钠注射液、林格液或5%葡萄糖注射剂中静脉滴注（不少于15分钟）或缓慢静脉推注（注射速度为每分钟2mg）。疗程第2～6天：口服给药，一次5mg，一日一次，于进食前至少1小时服用。胶囊应于早上起床后立即用水送服。疗程一般为2～6天，轻症者可适当缩短疗程。亦可根据化疗方案调整用量。②也有人建议在治疗的第1～6天均予静脉给药。

【不良反应】①患者对本药的耐受性较好，主要不良反应为头痛、便秘。②其他少见的不良反应有嗜睡、腹泻、发热、转氨酶暂时性升高等。

【禁忌证】①对本药及其他5-HT_3受体拮抗药过敏者。②严重肝、肾功能不全者。③妊娠期及哺乳期妇女。

【药物相互作用】①氟哌啶醇、地塞米松能提高本药的疗效，降低不良反应。②利福平或其他肝药酶诱导剂（如苯巴比妥和保泰松）可使本药的代谢加速，血药浓度降低，作用减弱，合用时需增加本药剂量。

【注意事项】心血管疾病者、肝、肾功能不全者、高血压患者慎用。

【制剂与规格】①注射剂：5ml ：5mg。②胶囊：5mg。

帕洛诺司琼
Palonosetron

【其他名称】盐酸帕罗司琼。

【药理作用】为亲和力较强的5-HT_3受体选择性拮抗剂，对其他受体无亲和力或亲和力较低。

【体内过程】本药生物利用度为80%～90%，达峰时间为2～3小时，$t_{1/2}$为40小时，血浆蛋白结合率为60%～90%，量效关系不呈线性。约50%在肝内代谢，代谢物为6-S-羟基帕洛诺司琼和N-O-帕洛诺司琼，两者皆无临床活性。约80%的本药在144小时内经肾排出，其中有40%属于原型药物，代谢产物约占50%。尚不清楚本药是否经乳汁分泌。

【适应证】预防中度和重度致吐化疗引起的急性恶心、呕吐。

【用法用量】化疗前约30分钟，单剂量静脉注射帕洛诺司琼0.25mg，注射时间为30秒以上。

【不良反应】①胃肠道：常见便秘；少见腹泻、腹痛、消化不良和口干。②中枢神经系统：可见头痛；罕见头昏、失眠、疲乏或无力、焦虑。③心血管系统：偶见低血压、心动过缓或非持续性心动过速；罕见高血压、心肌缺血、Q-T间期延长和期前收缩。④泌尿生殖系统：偶见尿潴留。⑤肌肉骨骼系统：罕见关节痛。⑥肝脏：罕见血清转氨酶升高。⑦眼：罕见眼刺激和弱视。⑧过敏反应：罕见过敏性皮炎或非特异性皮疹。⑨其他：罕见疲乏、运动病和耳鸣。⑩代谢/内分泌系统：有高钾血症的报道。

【禁忌证】对本药过敏者。

【药物相互作用】①临床研究表明，帕洛诺司琼能安全地与皮质类固醇类、镇痛药、止吐药、解痉药和抗胆碱能药物一起应用。②鼠肿瘤模型研究表明，帕洛诺司琼不抑制顺铂、环磷酰胺、阿糖胞苷、阿霉素和丝裂霉素C化疗药物的抗癌活性。

【注意事项】①过敏反应，可能发生于对其他选择性5-HT_3受体拮抗剂过敏者。②帕洛诺司琼注射液不能与其他药物混合，故使用帕洛诺司琼注射液前、后均需应用0.9%氯化钠注射液冲洗输注管路。③怀孕期间应慎用本药；鉴于多数药物均经人体乳汁排泄，对乳儿有潜在的严重不良反应，且在大鼠致癌作用研究发现有潜在致癌作用。因此，应充分考虑使用药物的必要性之后，来决定是否停止哺乳或停止用药。

【制剂与规格】注射剂：5ml：0.25mg。

第 5 章 止泻药和泻药

一、止泻药

（一）抗动力药

盐酸洛哌丁胺
Loperamide Hydrochloride

【其他名称】氯苯哌酰胺、苯丁哌胺。

【药理作用】①化学结构类似氟哌啶醇和哌替啶，但治疗量对中枢神经系统无作用。②对肠道平滑肌的作用与阿片类及地芬诺酯相似，抑制收缩，减少肠蠕动，同时减少肠壁神经末梢释放乙酰胆碱，直接抑制蠕动反射。③对前列腺素、霍乱毒素和其他肠毒素引起的肠过度分泌有显著的抑制作用，但不影响胃酸的分泌。

【体内过程】本药易被肠壁吸收，几乎全部进入肝脏代谢。因本药对肠壁的高亲和力和首过效应，使其几乎不进入全身血液循环，原型药的血药浓度极低。口服吸收约40%，几乎全部进入肝脏代谢。t_{max}为4～6小时，$t_{1/2}$为7～15小时。大部分自肠道排泄，尿中排泄占5～10%。

【适应证】①急、慢性腹泻。②回肠造瘘术患者，可减少排便体积及次数，增加大便稠硬度。

【用法用量】①首次口服4mg，以后每腹泻一次再服2mg，直至腹泻停止或用量达每日16～20mg，连续5日，若无效则停服。②空腹或餐前半小时服药可提高疗效。慢性腹泻待显效后每日给予4～8mg，长期维持。

【不良反应】不良反应轻微。①主要有皮疹、瘙痒、口干，以及腹胀、恶心、食欲不振，②偶见呕吐，也可有头晕、头痛、乏力。

【禁忌证】①抗生素相关腹泻者。②严重中毒性或感染性腹泻者。

【药物相互作用】本药无与其他药物相互作用的报道。

【注意事项】①本药不能单独用于伴有发热和便血的细菌性痢疾患者。②腹泻患者常发生水电解质紊乱，应适当补充。③本药可经乳汁少量排出，妊娠期和哺乳期妇女应慎用。

【制剂与规格】胶囊：2mg。

地芬诺酯
Diphenoxylate

【其他名称】苯乙哌啶、氰苯哌酯。

【药理作用】①合成的吗啡类似物，具较弱的阿片样作用，无镇痛作用。临床应用本药和阿托品的复方制剂。②可直接作用于肠平滑肌，通过抑制肠黏膜感受器，降低局部蠕动反射，减弱肠蠕动，有利于肠内水分吸收。

【体内过程】口服后45～60分钟起效，t_{max}为2小时，$t_{1/2}$为2.5小时，作用持续时间3～4小时，生物利用度为90%。大部分在肝脏代谢。

【适应证】急、慢性功能性腹泻及慢性肠炎。

【用法用量】口服，一次2.5～5mg，一日2～4次，至腹泻被控制时，即应减少剂量。

【不良反应】不良反应少见，服药后偶见口干、恶心、呕吐、头痛、嗜睡、抑郁、烦躁、失眠、皮疹、腹胀及肠梗阻等，减量或停药后消失。

【禁忌证】①肝功能不全患者。②正在服用成瘾性药物的患者。

【药物相互作用】①地芬诺酯本身具有中枢神经系统抑制作用，故不宜与巴比妥类、阿片类、水合氯醛、乙醇、格鲁米特或其他中枢抑制药合用。②与MAOI合用可能有发生高血压危象的潜在危险。③与呋喃妥因合用，可使后者的吸收加倍。

【注意事项】①大剂量（1次40～60mg）可产生欣快感，长期服用可致依赖性（但用常量与阿托品合用进行短期治疗，产生依赖性的可能性很小）。②妊娠期妇女长期服用可引起新生儿的戒断及呼吸抑制症状，哺乳期妇女慎用。

【制剂与规格】片剂：每片含盐酸地芬诺酯2.5mg和硫酸阿托品0.025mg。

（二）吸附药和收敛药

双八面体蒙脱石
Dioctahedral Smectite

【其他名称】思密达。

【药理作用】①本药具有层纹状结构及非均匀性电荷分布，对消化道内的病毒、致病菌及其产生的毒素有固定、清除作用。②对消化道黏膜有很强的覆盖能力。③能与黏液糖蛋白结合，从质和量两方面修复、提高黏膜屏障对攻击因子的防御功能。

【体内过程】本药不进入血液循环系统，只分布在消化道黏膜表面，6小时后连同所固定的攻击性因子随消化道蠕动排出体外。

【适应证】①急、慢性腹泻。②胃食管反流、食管炎及与胃、十二指肠、结肠疾病有关的疼痛的对症治疗。③肠易激综合征。④肠道菌群失调。

【用法用量】①口服给药：每次3g，3次/天。用于慢性腹泻时，剂量酌减。②保留灌肠：每次3～9g，倒入50～100ml温水中，每日1～3次。

【不良反应】少数出现轻微便秘者，可减量继续服用。

【禁忌证】对本药中任何成分过敏者。

【药物相互作用】①本药与诺氟沙星合用可提高对致病性细菌感染的疗效。②本药可减轻红霉素的胃肠道反应，提高红霉素的疗效。

【注意事项】①本药可能影响其他药物吸收，必须合用时应在服用本药前1小时服用其他药物。②妊娠期及哺乳期妇女可安全服用本药。

【制剂与规格】散剂：每袋内含双八面体蒙脱石3g、葡萄糖0.749g、糖精钠0.007g、香兰素0.004g。

鞣酸蛋白
Tannalbin

【其他名称】单那尔宾。

【药理作用】本药口服后在肠内经胰蛋白酶分解、缓慢释放出鞣酸，使肠黏膜表层内的蛋白质沉淀，形成一层保护膜而减轻刺激，降低炎症渗透物和减少肠蠕动，起收敛止泻作用。

【体内过程】尚不明确。

【适应证】消化不良性腹泻。

【用法用量】口服：一次1～2g，一日3次，空腹服。

【不良反应】用量过大可致便秘，但可以吃乳酸菌素片进行调节。

【禁忌证】对本药过敏者。

【药物相互作用】能影响胰酶、胃蛋白酶、乳酶生等的药效，不宜同服。

【注意事项】用于治疗细菌性肠炎时应首先控制感染。

【制剂与规格】片剂：0.25g；0.5g。

二、泻药

（一）容积性泻药

欧车前亲水胶
Psyllium Hydrophilic Mucilloid

【其他名称】康赐宁。

【药理作用】①容积性泻药，在胃肠道内可将液体吸附到固体部分，使粪便变软易排出。②本药有双相调节作用，腹泻时则使水样便减少。

【适应证】①功能性便秘、肠易激综合征、结肠憩室病、痔、肛裂、肛肠手术及其他外科手术后。②非特异性腹泻。③高胆固醇血症。④非胰岛素依赖型糖尿病的辅助治疗。

【用法用量】成人：一次1包，一日1～3次。儿童：6～12岁为成人的一半，6岁以下请遵医嘱。

【不良反应】①偶有轻微的腹胀、恶心、便秘、肠绞痛等，从小剂量开始可避免，坚持服用可消失。②对欧车前敏感者，吸入或摄入本药可能会引起过敏反应。亦有支气管痉挛、鼻炎等变态反应。

【禁忌证】①原因不明的腹痛、炎症性肠道病变、肠梗阻、胃肠出血及粪便嵌塞。②妊娠、哺乳期妇女及婴幼儿。③长期卧床后或吞咽困难者。④对本药或欧车前草过敏者。

【药物相互作用】降低华法林、水杨酸盐、潴钾利尿药等的作用。

【注意事项】服用本药需有足量液体，以免阻塞食管。

【制剂与规格】散剂：6g。

硫酸镁
Magnesium Sulfate

【其他名称】硫苦、泻盐。

【药理作用】不同给药途径呈现不同药理作用。①导泻作用：口服为容积性泻药，不被吸收，在肠道内起高渗作用，使肠道内保有大量水分，刺激肠道蠕动排便。②利胆作用：可使肝胰壶腹括约肌松弛，胆囊收缩，增加胆汁引流。③中枢神经系统作用：注射用药可抑制中枢神经系统，减少运动神经末梢乙酰胆碱的释放量，阻断外周神经肌肉接头，产生镇静、解痉、松弛骨骼肌的作用。④对心血管系统作用：注射过量镁离子可直接舒张周围血管平滑肌，引起交感神经节冲动传递障碍，从而使血管扩张，血压下降。⑤消炎去肿：50%溶液外用热敷患处，有消肿去炎作用。

【体内过程】口服后约20%被吸收入血，并随尿液排出。约1小时起效，持续作用1～4小时。静脉注射几乎立即起效，作用持续30分钟。肌内注射或静脉注射后均经肾脏排泄，排泄速度与血镁浓度和肾小球滤过率有关。

【适应证】①注射剂常用于妊娠高血压综合征、先兆子痫和子痫、早产。②低镁血症的预防和治疗。③室性心动过速。④发作频繁而其他治疗效果不好的心绞痛。⑤惊厥、尿毒症、破伤风、高血压脑病、急性肾性高血压危象。⑥导泻和十二指肠引流及治疗便秘、肠内异常发酵、胆绞痛、阻塞性黄疸及慢性胆囊炎。⑦外用热敷消炎去肿。⑧清除肠道内毒物以及某些驱肠虫药后的导泻，各种便秘，手术、放射性检查及结肠镜检查前的肠道准备。

【用法用量】（1）口服：①导泻：一次5～20g，用水400ml溶解后顿服。②利胆：一次2～5g，一日3次，配制成33%或50%溶液服用。

（2）肌内注射：①轻型妊娠高血压综合征：每次5g，根据病情每天4次或4小时1次。②抗惊厥：每次1g。③防治低镁血症：a. 轻度镁缺乏：每次1g硫酸镁（4ml，25%注射剂），每天总量为2g。b. 重度镁缺乏：一次性按体重0.03g/kg硫酸镁（0.25mmoL/kg镁）。④治疗轻度先兆子痫和子痫：将1～5g硫酸镁配成25%～50%注射剂，根据病情决定剂量，最多每天肌内注射6次，并监测心电图、肌腱反射、呼吸和血压。

（3）静脉注射：①治疗先兆子痫和子痫：将1～2g硫酸镁配成10%～20%注射剂，推注速度每分钟不超过0.15g。静脉注射硫酸镁可使血镁浓度突增至接近中毒浓度，必须严格掌握剂量，并严密观察呼吸、肌腱反射和心电图。②重型妊娠高血压综合征：首先静脉注射2.5～4g，用5%葡萄糖注射剂稀释，缓慢地注入（超过5分钟），极量为4g，以后用静脉滴注维持，滴速每小时约2g或每小时按体重0.03g/kg，总量可达每天30g，以膝腱反射，呼吸及尿量为监测指标。③尖端扭转型心律失常治疗：首次注射2g，给药时间超过2分钟。以后连续静脉滴注每分钟0.003～0.02g。

（4）静脉滴注：①轻型妊娠高血压综合征：每小时1.5～2g的速度滴注，每天15g。②重型妊娠高血压综合征：参阅静脉注射项相关内容。③抗惊厥：每次1～2.5g，临用前以5%葡萄糖注射剂稀释至1%浓度缓慢滴注。④防治低镁血症：将2.5g硫酸镁溶于5%葡萄糖注射剂或氯化钠注射剂中，缓慢滴注3小时。⑤全静脉内营养，按体重每天给予0.03～0.06g/kg硫酸镁。⑥治疗先兆子痫和子痫：4g硫酸镁加入5%葡萄糖注射剂或氯化钠注射剂250ml内，滴注速度每分钟不超过4ml。⑦洋地黄中毒引起的快速异位性心律失常，Ⅰ、Ⅲ类抗心律失常药物引起的Q-T间期延长所致的尖端扭转型心动过速，对有低镁血症者疗效更佳：10%～25%硫酸镁20ml，稀释1倍后，缓慢静脉注射，以后静脉滴注，25%硫酸镁20ml（5g）加入5%葡萄糖溶液250ml滴注，可在2小时内滴完。起效迅速但维持时间较短。

【不良反应】①功能不全时或血镁积聚时可出现眩晕和头晕等。②过量可导致电解质紊乱，继发心律失常、精神错乱、肌痉挛、倦怠无力等。③导泻时如服用浓度过高的溶液，则从组织内吸收大量水分而导致脱水。④静脉注射速度过快或用量过大时，可引起呼吸抑制、血压骤降，最后心脏停止于舒张期。

【禁忌证】①肠道急性出血者、急腹症者。②妊娠期妇女、经期妇女。

【药物相互作用】①与氯氮䓬、氯丙嗪、双香豆素、地高辛或异烟肼等并用时会减低药物作用效果。②与四环素合用形成不吸收性复合物，故使用四环素后1~3小时内忌用本药导泻。③与钙剂同时注射可拮抗硫酸镁的解痉效能。④神经肌肉拮抗药并用时发生严重的神经肌肉接头冲动传递障碍。

【注意事项】①本药为高渗性泻药，可促使钠潴留而致水肿。②肾功能不全者，用量应酌减。③下列情况应慎用注射剂：心脏传导阻滞、心肌损害、严重的肾功能不全、呼吸道疾病。④注射硫酸镁时应注意监测，防止过量，如出现中毒现象（如呼吸肌麻痹），应立即停用，可用10%葡萄糖酸钙注射液10ml静脉注射，以行解救。⑤服用中枢性抑制药中毒需导泻时，应避免使用硫酸镁，改用硫酸钠。⑥镁元素能够穿过胎盘。妊娠期妇女用药时，应监测胎心，并尽量避免在产后2小时之内给药。

【制剂与规格】①注射液：10ml ：1g；10ml ：2.5g。②口服溶液：100ml ：33g。③结晶粉：500g。

聚卡波非钙
Calcium Polycarbophil

【其他名称】聚卡波非。

【药理作用】本药为亲水的聚丙烯酸树脂，为肠道吸水剂，对水具有显著的结合能力，能吸收自身重量60倍的水。①治疗腹泻时可吸收排泄物中的游离水分，使之形成冻胶状，产生成形大便。②容积性泻药能保留肠道内的游离水分，使肠道内压力增加，肠蠕动增强，产生成形大便。

【体内过程】本药口服后在体内不被吸收，12~72小时内可起效产生排便，药物在体内不被代谢。

【适应证】①慢性便秘、肠易激综合征、肠憩室疾病及妊娠期妇女、老人、康复期患者的便秘。②水性腹泻。

【用法用量】成人：口服给药，成人最大推荐剂量为每天6g。①便秘：一次1g，一日4次或根据需要调整，嚼碎后用水送服。②腹泻：一次1g，一日4次或根据需要调整，嚼碎后吞服。对严重腹泻患者，可每半小时重复给药1次，直至达到最大剂量。

儿童：①便秘：3~6岁，一次0.5g，一日2次，嚼碎后用水或其他液体送服；6~12岁，一次0.5g，一日3次，嚼碎后用水或其他液体送服。②腹泻3~6岁，一次0.5g，一日2次，咀嚼后吞服，每天不宜超过1.5g；6~12岁，一次0.5g，一日3次，咀嚼后吞服，每天不宜超过3g。

【不良反应】因本药在体内不被吸收，故较少出现不良反应。偶可出现呕吐、胃痉挛。罕见腹胀、胃肠胀气。

【禁忌证】肠梗阻或粪便嵌塞患者、吞咽困难的患者。

【注意事项】①本药不通过肠道吸收，妊娠期妇女用药安全。②采用多次给药或小剂量给药可减轻腹胀、胃肠胀气。③用药期间应检测血钙浓度。对腹泻患者，应监测水、电解质。④用药过量可出现呕吐、口渴、腹痛、虚弱、疲乏、水肿、骨痛（骨软化所致）、水电解质紊乱、低白蛋白血症（因胃肠疾病所致蛋白丢失）、类似大肠炎的症状。若肠道未受到永久性的损害，停用缓泻药后，可能需几个月才能恢复肠道功能。⑤慎用：突然、持续性排便习惯改变的患者及恶心、呕吐、腹痛的患者慎用。

【制剂与规格】①片剂：0.5g。②咀嚼片：0.5g。

（二）渗透性泻药

乳果糖
Lactulose

【其他名称】半乳糖果糖苷、半乳糖苷果糖、杜秘克。

【药理作用】本药在结肠内被细菌代谢形成乳酸和醋酸，具有以下作用。①降低血氨的作用，使肠腔内

pH降低，不利于分解蛋白质的细菌生存、繁殖，使肠道内产氨减少，还可使产生的NH_3转变成NH_4^+，不易吸收而随粪便排出。②促生素的作用：改变肠腔内的菌群，利于正常菌群生存。③缓泻作用：乳酸在结肠内具有渗透性，使粪便容量增大，刺激肠道蠕动，产生缓和的导泻作用，也利于氨和其他含氮物质的排出。④抗内毒素作用。

【体内过程】口服几乎不被吸收，以原型进入结肠，在肠道内被分解代谢。在20～50g剂量时可完全被代谢，超过该剂量，部分以原型被排出。

【适应证】①高血氨症及由血氨升高引起的疾病。②慢性功能性便秘。

【用法用量】①肝性脑病：口服，起初1～2天，一次10～20g，一日2～3次，后改为一次3～5g，一日2～3次，以一日排软便2～3次为宜。②便秘：成人一次5～10g，一日1～2次。

【不良反应】甚少发生，且都轻微，在减量或停药后不久消失。①偶有腹部不适、胀气或腹痛；剂量大时偶见恶心、呕吐。②水、电解质紊乱：长期大量使用致腹泻出现。

【禁忌证】①胃肠道梗阻者。②对本药过敏者。③对乳糖或半乳糖不耐受者。④乳酸血症患者。⑤尿毒症和糖尿病酸中毒者。

【药物相互作用】与抗酸药合用降低本药疗效，故不宜合用。

【注意事项】①妊娠前3个月慎用。②糖尿病患者慎用。

【制剂与规格】①乳果糖粉：5g；100g。②溶液（10ml：6.7g）：100ml；300ml。③口服溶液：10ml：5g；100ml：50g。

（三）刺激性泻药

比沙可啶
Bisacodyl

【其他名称】便塞停。

【药理作用】本药通过多个机制产生导泻作用。①刺激性缓泻药，主要作用于大肠，通过与肠黏膜接触刺激其神经末梢，引起结肠反射性蠕动增强而导致排便。②刺激局部轴突反射和节段反射，产生广泛的结肠蠕动。③抑制结肠内钠、氯和水分吸收，使肠内容积增大，引起反射性排便。

【体内过程】通常口服后6～12小时，栓剂直肠给药后15～60分钟，灌肠后5～20分钟有效。口服仅少量被吸收，以葡萄糖苷酸形式从尿和粪便（随胆汁分泌）排出。

【适应证】急、慢便秘和习惯性便秘。

【用法用量】便秘和术前肠道准备：整片吞服，一次5～10mg，一日1次；直肠给药，一次10mg，一日1次。

【不良反应】①少数患者有腹部不适，如腹部绞痛，停药后消失。②直肠给药，有时可引起刺激，反复给药可引起肠炎和上皮脱落。③长期或超剂量使用可造成严重水电解质紊乱，特别是钾丢失。

【禁忌证】①对本药过敏的患者。②急腹症（阑尾炎、肠梗阻和胃肠炎等）患者。③炎症性肠病患者。④严重电解质紊乱者。

【药物相互作用】与洋地黄合用易诱发其毒性作用。

【注意事项】①服药时不得咀嚼或压碎，服药前2小时不得服用牛奶或抗酸剂，进餐1小时内不宜服用本药。②不宜与可产生尖端扭转的抗心律失常药合用。③有较强刺激性，避免将本药吸入或与眼睛、皮肤、黏膜接触，肠溶片可避免胃刺激。④用药期间不宜哺乳。⑤妊娠期妇女慎用。

【制剂与规格】①肠溶片：5mg。②片剂：5mg；10mg。③栓剂：5mg；10mg。

蓖麻油
Castor Oil

【其他名称】蓖麻籽油、Ricinus Oil。

【药理作用】本药为刺激性泻药，口服后在小肠上部被脂肪水解酶水解，释放出有刺激性的蓖麻油酸钠，刺激小肠引起下泻。

【体内过程】本药服用后作用迅速，可使小肠内容物在2小时内全部排入大肠，2～8小时后产生泻下作用。

【适应证】①外科手术消化道检查前的肠道准备。

②习惯性便秘。

【用法用量】口服：每次10～20ml，睡前服。如用于清洁肠道，每次30～40ml，提前5～6小时服用。

【不良反应】①口服蓖麻油，尤其是大剂量使用时，可引起恶心、呕吐、腹痛和严重的腹泻，导致脱水和电解质紊乱，肠梗阻时不宜使用。②蓖麻油在小肠内可引起形态学改变，并改变黏膜的通透性。

【禁忌证】妊娠期妇女和经期妇女。

【药物相互作用】本药可促进脂溶性药物在肠道内吸收，不宜同服。

【注意事项】不宜长期服用。目前多外用，作为软化剂。

【制剂与规格】原液：500ml。

液体石蜡
Liquid Paraffin

【其他名称】石蜡油、流动石蜡。

【药理作用】本药优于刺激性泻药，更安全和不发生耐受。①本药不被消化和吸收，能使粪便变软，同时润滑肠壁，使粪便易于排出。在治疗粪块嵌塞时直肠内应用特别有效。②可与欧车前或番泻叶同用，以对有便秘危险和因衰弱或疾病不能正常排便的患者预防排便。③亦可用于口服以减少解干燥硬便时的困难。

【体内过程】口服不吸收。

【适应证】年老体弱以及有高血压、疝气、痔、动脉瘤等患者的便秘。

【用法用量】肠梗阻、粪块嵌塞、便秘：一次15～30ml，每日剂量可达45ml。

【不良反应】①有干扰脂溶性维生素吸收和吸入肺部的危险等可能性，近年来不提倡口服液状石蜡。干扰脂溶性维生素吸收仅在所用剂量超过临床常用量时才发生，吸入肺部的危险可叮嘱患者在摄用后保持直立位至少2小时，以减少类脂性肺炎的危险。②曾有报道，在全身性吸收液状石蜡后在肝、脾和肠系膜淋巴结内发生异物肉芽肿或液状石蜡瘤。③曾有液体石蜡诱发大肠癌、胸膜间皮细胞增生、间皮瘤的报道，临床应重视。

【禁忌证】①有吞咽异常者。②婴幼儿。

【药物相互作用】多库酯盐同时应用可增加液状石蜡的吸收，不推荐同时应用。

【注意事项】①久用会妨碍脂溶性维生素钙磷吸收。②防止误入气管。

（四）润滑型泻药

甘油
Glycerol

【其他名称】丙三醇。

【药理作用】①导泻作用：软化、润滑大便，使之排出；还能刺激直肠收缩，引起排便反射。②脱水作用：脱水甘油为强力高渗性溶液，口服或注射后，可提高血浆渗透压，用于降低颅内压和眼压。③吸湿作用：甘油外用能使局部组织软化。④药剂配方，如溶媒。

【体内过程】直肠给药用于软化大便，15～30分钟起效。口服给药用于降低颅内压和眼压，10～30分钟起效，1小时后降低眼压作用达最大效应，持续5小时。静脉给药用于降低颅内压和眼压时亦10～30分钟起效。口服和静脉给药降低颅内压作用可持续2～4小时。80%的甘油在肝脏中代谢为葡萄糖和糖原，10%～20%在肾脏代谢。清除半衰期为30～45分钟。

【适应证】①便秘或清洁灌肠。②降眼压和颅内压。

【用法用量】（1）便秘：栓剂，一次一粒塞入肛门（成人用3g），年老体弱者使用较为适宜。也可用本药50%溶液灌肠。

（2）降眼压和颅内压：口服50%甘油溶液（含0.9%氯化钠），一次200ml，一日1次，必要时一日2次，但要间隔6～8小时。

（3）外用：10%～20%甘油溶液擦洗。

【不良反应】不良反应主要由于其脱水作用导致。①口服有轻微副作用，如头痛、咽部不适、口渴、恶心、呕吐、腹泻及血压下降等。②静脉给药可出现严重不良反应，包括溶血、血红蛋白尿和急性肾功能衰竭。③直肠给药，产生一定刺激，有引起直肠黏膜坏死的危险。包括口干、烦渴、肌肉痉挛、恶心、呕吐和极

第六篇

度疲乏无力等。

【禁忌证】①糖尿病者。②颅内活动性出血者。③头痛、恶心、呕吐者。④对甘油制剂中任何成分过敏者。⑤完全无尿者。⑥严重脱水者。⑦急性肺水肿或即将发生者。⑧严重心衰者。

【注意事项】①心、肝、肾疾病患者，溶血性贫血患者慎用。②妊娠期妇女慎用。③严禁与氧化剂配伍。

【制剂与规格】①栓剂：1.5g；2g；3g。②灌肠剂：20ml；60ml；110ml。③开塞露（含甘油55%）：10ml；20ml。④甘油氯化钠注射液：250ml（甘油25g，氯化钠2.25g）；500ml（甘油50g，氯化钠4.5g）。⑤10%甘油0.9%氯化钠注射液：配制10ml甘油加0.9%氯化钠至100ml。⑥50%甘油0.9%氯化钠注射液：配制50ml甘油加0.9%氯化钠到100ml。⑦甘油维生素C（配成2种处方）：每毫升含维生素C 250mg，磷酸氯化钠113mg，亚硫酸钠4mg，依地酸钠0.2mg；每毫升含甘油0.5ml，磷酸氢钠25mg。

开塞露

Glycerol Enema

【药理作用】本药为润滑性通便药，直肠给药后，药物刺激直肠壁，反射性地引起排便，同时有润滑大便的作用。

【体内过程】尚不明确。

【适应证】①用于轻度便秘，对结块严重的便秘效果不显著。②开塞露（含甘油）：用于小儿及年老体弱者便秘的治疗。

【用法用量】直肠给药，成人每次20ml，1岁以上儿童每次5~10ml。用时将容器顶端剪开，涂上凡士林或挤出药液少许起润滑作用，缓缓插入肛门，挤入药液。

【不良反应】尚不明确。

【禁忌证】①妊娠期妇女。②肛周感染者。

【注意事项】①用时将容器顶端剪开，外涂油脂少许，缓缓插入肛门，挤入药液。剪口要平整，以免擦伤。若有结晶析出，用水微热使溶后再用。②婴儿慎用。③腹痛患者，诊断尚未明了时，不可随意用，对肠道器质性病变的患者，如肠梗阻，一般不用。④本药不宜长期使用，经常刺激肠壁能引起结肠痉挛性便秘。

【制剂与规格】开塞露：20ml，含山梨醇45%~50%（g/g），硫酸镁10%（g/ml）；20ml，含甘油55%。

复方角菜酸酯栓

Compound Carraghenates Suppositories

【药理作用】角菜酸酯系海藻提取物，可以在肛门直肠黏膜表面形成一层膜状结构，并长时间地覆盖于黏膜表面，对有炎症或受损的黏膜起保护作用，而其所产生的润滑作用可使粪便易于排出；二氧化钛和氧化锌有止痒和减轻肛门、直肠黏膜充血的作用，从而保护黏膜。

【适应证】①痔疮及其他肛门疾患引起的疼痛、瘙痒、肿胀和出血；②缓解肛门局部手术后的不适。

【用法用量】塞入肛门内，一次1枚，一日1~2次。

【不良反应】尚无发生严重不良反应的报告。用药部位皮肤可能会略感不适，此不适会自动消失或减轻。

【禁忌证】对本药过敏者。

【注意事项】①使用本药时，宜先洗净患处。②使用本药期间注意保持良好的饮食习惯。

【制剂与规格】栓剂：3.4g。

（五）膨胀性泻药

聚乙二醇

Polyethylene Glycol

【其他名称】聚氧乙烯二醇、聚乙烯二醇。

【药理作用】本药为高分子量的聚乙二醇长链聚合体，通过氢键固定水分子，可增加局部渗透压，使水分保留在结肠腔内，增加肠道内液体保有量，软化大便，进而促进其在肠道内的推动和排泄。

【体内过程】本药不被肠道吸收代谢，不被肠道细菌降解，不产生有机酸和气体，不改变粪便的酸碱性，对肠道pH没有影响。通常在4小时内导致腹泻，快速清洁肠道。

【适应证】①功能性便秘。②术前、肠镜及其他检查前的肠道清洁准备。

【用法用量】(1) 治疗便秘：聚乙二醇4000粉，一次10～20g，一日1次，溶解在250ml水中服用。

(2) 肠道内容物的清除：复方聚乙二醇电解质散。配制方法：将本药一大包内的三小袋药品全部倒入有刻度的杯（瓶）中，加温开水，搅拌使完全溶解。规格Ⅰ（68.56g/包），配成1000ml；规格Ⅱ（137.15g/包），配成2000ml。用法：用量为3000～4000ml，首次服用600～1000ml，以后每隔10～15分钟服用1次，每次250ml，直至服完或直至排出水样清便。

(3) 肠镜、钡灌肠及其他检查前的肠道准备用量为2000～3000ml，服法相同。

【不良反应】本药毒性和不良反应甚少。①过量服用可能导致腹泻，停药后24～48小时可恢复正常；如仍需使用，再次服用小剂量即可。②有时会引起休克、过敏样症状，所以要充分进行观察，出现颜面苍白、血压下降等症状时要进行适当处置；③由于呕吐，可引起低钠血症，有时可出现意识障碍、痉挛等，此时适当补充电解质。

【禁忌证】①炎症性器质性肠病（溃疡性结肠炎和直肠炎、克罗恩病），肠梗阻，未确诊的腹痛者。②急性消化道出血者。③肠穿孔者。④中毒性巨结肠者。

【药物相互作用】服用本药前1小时口服的其他药物可能从消化道冲走，影响人体对该药的吸收。

【注意事项】①溶解药品时不要添加香料等其他成分。②对于患有肠道狭窄或便秘等肠内容物潴留的患者，应确认给药前日或给药前有无排便后小心给药，以免肠内压升高。③通常高龄患者生理功能低下，给药时应减慢速度，边观察边给药。④对于妊娠期妇女或有妊娠可能性的妇女要慎用。⑤对于冠心病、陈旧性心肌梗死或肾功能障碍的患者应慎重给药。⑥当服用完1000ml时，尚未排便，应停止用药，确认有无嗳气、呕吐、腹痛并排便后才能继续用药。⑦治疗便秘时不要长期使用。

【制剂与规格】①聚乙二醇粉：10g。②复方聚乙二醇电解质散：68.56g；137.15g。本药每大包内由A、B、C三小袋组成，其中A袋含有氯化钠、无水硫酸钠；B袋含有氯化钾、碳酸氢钠；C袋含有聚乙二醇4000。

第6章 助消化药

胰酶
Pancreatin

【其他名称】胰酶素。

【药理作用】本药为助消化药，是胰蛋白酶、胰淀粉酶、胰脂肪酶的混合物。本药在中性或弱碱性条件下活性较强，在肠液中可消化淀粉、蛋白质及脂肪，从而起到促进消化和增进食欲的作用。

【体内过程】本药口服后30分钟起效，120～300分钟时达最大效应。

【适应证】胰腺外分泌功能不足的替代治疗。

【用法用量】口服，一次0.3～1g，一日3次，餐前服。

【不良反应】①颊部及肛门周围痛及消化道的任何部位出血。②偶见过敏反应，可有打喷嚏、流泪、皮疹、鼻炎和支气管哮喘等。③囊性纤维化的患者应用本药治疗，可见尿中尿酸增多，且与剂量相关。④本药制剂常被沙门菌属污染，虽不影响酶的活性，但可使人感染。

【禁忌证】①急性胰腺炎早期患者。②对猪蛋白及其制品过敏者。

【药物相互作用】①碳酸氢钠同服可增强疗效。②西咪替丁能抑制胃酸分泌，增强口服胰酶的疗效。③在酸性溶液中减弱本药活性，甚至被分解灭活，忌与之合用。④本药可使阿卡波糖、米格列醇的药效降低，故应避免同时使用。⑤本药可影响叶酸盐的吸收。⑥不宜与pH值小于5.5的食物（如鸡肉、绿豆）同时服用。

【注意事项】①妊娠期和哺乳期妇女慎用。②用药前后及用药时应当检查或监测粪便中的氮及脂肪的含量，以了解本药的疗效；检测血及尿中的尿酸含量，以了解其毒性情况。

【制剂与规格】①肠溶片：0.3g；0.5g。②肠溶胶囊：0.15g。

胃蛋白酶
Pepsin

【其他名称】胃蛋白酵素、胃酶、胃液素。

【药理作用】本药为胃黏膜分泌的蛋白水解酶，能使胃酸作用后凝固的蛋白质分解为胨，但不能进一步分解为氨基酸。在pH值为1.6～1.8的环境中作用最强，常与稀盐酸合用。

【体内过程】尚不明确。

【适应证】主要用于慢性萎缩性胃炎、胃癌、恶性贫血等所致的消化不良，进食蛋白质食物过多及病后机体恢复期消化功能减退的患者。

【用法用量】口服：一次0.3～0.6g，一日3次，饭时或饭前服用，同时服用稀盐酸1～2ml。

【不良反应】未见不良反应报道。

【禁忌证】消化性溃疡。

【药物相互作用】①碱性环境下可破坏本药活性，因此不宜与碱性药物或抑酸剂合用。②铝制剂可与本药形成螯合物，故不宜合用。

【注意事项】①遇热不稳定，70℃以上失效。②本药易吸潮，使蛋白消化力降低，如已吸潮或变性者不宜服用。③妊娠期妇女及哺乳期妇女可以使用。

【制剂与规格】①口服溶液：每1ml中含胃蛋白酶活力不得少于14单位。②片剂：120单位。③颗粒剂：每包含胃蛋白酶480单位。④含糖颗粒剂：1g：120单位；1g：1200单位。

复方消化酶
Compound Digestive Enzyme

【药理作用】①本药含熊去氧胆酸及6种消化酶，具有助糖类、脂肪、蛋白、纤维素消化以及促进肠内气体排泄、胆汁分泌的功能。②熊去氧胆酸具有抑制胆固醇吸收、利胆及促进胰液分泌的作用。③采用分段崩解技术

第六篇

使三色药片在各段消化道崩解，如白色药片为胃蛋白酶，在胃上部崩解，能分解蛋白质；橙色药片含有木瓜酶、淀粉酶、熊去氧胆酸，药片于胃下部崩解，也分解蛋白质和糖类，促胆汁分泌；绿色药片含有纤维素酶、胰酶、胰脂酶，药片在十二指肠及小肠内崩解，能分解纤维素、糖类、蛋白质和脂肪，从而使酶的活性在各自适宜的pH下发挥最大作用，帮助消化。

【体内过程】尚不明确。

【适应证】①胃肠道、胰腺消化功能不全。②急、慢性肝脏疾患所致的胆汁分泌不足。③胆道疾患、胆囊切除患者、病后恢复期过食及高脂食物等引起的消化不良。④食欲缺乏、过食、腹满胀气、上腹饱胀、脂肪便的对症治疗。

【用法用量】口服给药：一次1～2粒，一日3次。

【不良反应】用药期间有呕吐、软便、腹泻发生，发生率高于2%。

【禁忌证】①对本药成分有过敏史者。②急性重症肝炎有肝内胆管闭塞者。③胆道完全性阻塞者。

【注意事项】本药需餐后口服。

【制剂与规格】胶囊：193mg。

乳酸菌素
Lacidophilin

【药理作用】人体固有正常生理菌株与灭菌粉混合而成的微生态制剂，其特点是对多种抗生素具有耐药性。能安全通过胃液屏障，在肠道内定植、繁殖、增殖，发挥生理作用。①能形成生物学屏障，调整肠道菌群，促进机体对营养物质的分解与吸收，并能分解葡萄糖产生乳酸，从而抑制致病菌的繁殖生长，促进肠道正常菌群的生长。②改善肠道运动功能，对肠蠕动具有双向调节作用，既能止泻，又有治疗便秘的作用，调节肠内pH，抑制肠道内腐败菌繁殖，防止肠道内蛋白质发酵，减少肠内积气。

【适应证】①消化不良以及肠道内异常发酵。②抗生素及放疗、化疗后引起的菌群失调腹泻。③急性胃肠炎、腹泻痢疾等。

【用法用量】口服：一次1.2～2.4g，一日3次，根据病情可适当增量。

【不良反应】偶见皮疹、头晕、口干、恶心、呕吐和便秘等。

【禁忌证】对乳糖、半乳糖及乳制品高度过敏者禁用。

【注意事项】①对乳制品敏感者慎用。②可使尿液颜色变化。③如行胰腺外分泌功能检查可影响检查结果，应停药3天。

【制剂与规格】①片剂：0.2g；0.4g；1.2g。②分散片：0.2g。③咀嚼片：0.4g。④小儿乳酸菌素片：0.2g。⑤散剂：1.2g；2.4g；4.8g。⑥颗粒剂：1g；2g；6g。

乳糖酶
Lactase

【其他名称】β-半乳糖苷酶。

【药理作用】乳糖酶具有水解乳糖生成葡萄糖和半乳糖以及利用乳糖合成低聚半乳糖的作用。

【体内过程】在正常使用浓度下，72小时内约可使74%的乳糖水解。

【适应证】乳糖不耐受症患者，伴有腹泻、消化不良、烧心以及肠易激综合征等症状。

【用法用量】在进食含乳糖的食物前服用，成人一次1～3片嚼服或吞服。

【禁忌证】对乳糖酶过敏者。

【药物相互作用】乳糖酶会减少钙离子的吸收。

【注意事项】①使用后症状无明显改善者应停止使用并咨询医师。②妊娠期妇女慎用或遵医嘱。③最适作用温度为37～50℃。

【制剂与规格】片剂：每片含乳糖消化酶3000FCC单位。

乳酶生
Lactasin

【药理作用】本药为活乳酸杆菌的干制剂，为助消化药。其能在肠内分解糖类生成乳酸，使肠内酸度增高，抑制肠内病原体的繁殖，并能防止蛋白质发酵，减少肠内产气，有促进消化和止泻的作用。

【适应证】消化不良、腹胀及小儿营养不当引起的腹泻。

【用法用量】口服：一次0.3～1.0g，一日3次，餐前服。

【禁忌证】对本药过敏者。

【药物相互作用】抗菌药（红霉素、氯霉素、土霉素等）或吸附剂不宜合用；或间隔2～3小时分开服。

【注意事项】应在冷暗处保存，超过有效期后不得再用。

【制剂与规格】片剂：0.15g；0.3g。

干酵母
Dried Yeast

【药理作用】为酵母科啤酒酵母菌，或葡萄汁酵母菌，或隐球酵母科产朊假丝酵母菌未经提取的干燥菌体。含蛋白质不少于40.0%。含硫胺、核黄素、烟酸，此外尚含维生素B_6、维生素B_{12}、叶酸、肌醇、转化糖及麦糖酶等。

【适应证】营养不良、消化不良、食欲不振、腹泻及胃肠充气，防治多种B族维生素缺乏所引起的疾病。

【用法用量】口服：一次0.5～4g，嚼碎后服。

【不良反应】服用剂量过大可引起腹泻。

【制剂与规格】片剂：0.2g；0.3g；0.5g（均以干酵母计）。

布拉酵母菌
Saccharomyces Boulardii

【药理作用】本药为生物性止泻剂。①具有抗微生物和抗毒素作用，并对肠黏膜有营养作用。②在肠内具有活性作用，不被胃肠液、抗菌素或磺胺类药物所破坏。③具有抗菌（包括白色念珠菌）作用。④促进免疫作用。⑤促进合成维生素B，如维生素B_1、维生素B_2、维生素B_6、泛酸、烟酸。⑥能显著增加上皮细胞刷状缘内的二糖酶。

【适应证】①急性感染性腹泻、肠易激综合征，防治与使用广谱抗菌药相关的结肠炎和腹泻。②与万古霉素（去甲万古霉素）、甲硝唑合用，可治疗梭状芽孢杆菌感染或感染复发，以及肠道因缺乏营养而致的腹泻。

【用法用量】口服：一次1～2袋或1～2粒，一日1～2次。

【不良反应】偶见上腹部不适，但不影响继续服药。

【制剂与规格】①散剂：0.25g。②胶囊：0.25g。

复方阿嗪米特
Compound Azintamide Enteric-coated

【药理作用】本药是由阿嗪米特、胰酶、纤维素酶、二甲硅油四种药物组成的复方肠溶片剂。主药之一阿嗪米特为一种强效促进胆汁分泌的药物。阿嗪米特可增加胆汁分泌量，也可增加体内胰酶的分泌量，提高胰酶的消化功能。胰酶内含淀粉酶、蛋白酶和脂肪酶，可以用于改善糖类、脂肪、蛋白质的消化与吸收，恢复机体的正常消化功能。纤维素酶有消化吸收纤维和改善酶功能作用。二甲硅油有消除腹胀作用。由上述4种成分组成的本药有显著的利胆助消化及改善肝功能作用。

【体内过程】尚不明确。

【适应证】用于治疗因肝、胆、胰疾患引起的胆汁分泌不足或消化酶缺乏所导致的食欲缺乏、厌油、腹胀、腹泻、消化不良、嗳气等症状，多种消化不良症，特别适用于胆石症、胆囊炎、慢性胰腺炎、胆囊切除术后以及外科胆石症、胆囊切除术后T管引流患者和肝病恢复期的消化不良的治疗，亦可用于治疗高胆固醇血症。

【用法用量】成人一次1～2片，一日3次，餐后服用。

【禁忌证】①急性肝功能障碍者。②胆石症引起胆绞痛以及胆管阻塞者。③急性肝炎。

【不良反应】尚未见严重不良反应。

【制剂与规格】肠溶片剂：每片含阿嗪米特75mg、胰酶100mg、纤维素酶4000 10mg、二甲硅油50mg。

第 7 章　止泻微生态药物

地衣芽孢杆菌制剂
Bacillus Licheniformobiogen Preparation

【其他名称】整肠生。

【药理作用】本药为我国首次分离的地衣芽孢杆菌制成的一种活菌制剂。①治疗肠道感染或菌群失调的一种安全可靠的微生态制剂，具有起效快、疗效高的特点。本药能调节肠道菌群，发挥拮抗致病菌的作用。②口服后该菌进入肠道，对葡萄球菌及酵母菌均有抗菌作用，而对双歧杆菌、乳酸杆菌、拟杆菌、粪链球菌的生长，则有促进作用。

【体内过程】服用本药后，地衣芽孢杆菌活菌在肠道内可停留5～7天。

【适应证】①急、慢性腹泻；②各种肠炎及肠道菌群失调症。

【用法用量】口服：一次0.5g，一日3次，首剂加倍。

【不良反应】①不良反应轻微，偶见大便干结、腹胀。②大剂量服用可发生便秘。

【禁忌证】①对本药或磺胺类药物过敏者禁用。②无尿者禁用。

【药物相互作用】①与抗生素合用可能降低本药疗效，不应同服，必要时可间隔3小时服用。不宜同时使用喹诺酮类和亚胺培南西司他丁钠；②铋剂、鞣酸、药用炭等能抑制、吸附活菌，不能合用。

【注意事项】服用本药时应停用其他抗生素及吸附剂，以免降低药效。

【制剂与规格】①胶囊：0.25g（含2.5亿活菌）。②颗粒剂：0.5g。

双歧杆菌活菌制剂
Live Bifidobacterium Preparation

【其他名称】科达双歧、丽珠肠乐。

【药理作用】本药为双歧杆菌活菌制剂，系革兰阳性无芽孢厌氧菌。双歧杆菌是人体内正常有益的生理性细菌，其在肠道内占有绝对优势，对人体具有营养及保护等功能。①其通过脂磷壁酸与肠黏膜上皮细胞结合，与其他厌氧菌共同占据肠黏膜表面，形成生物学屏障，阻止致病菌的入侵和定植。②代谢过程中产生乳酸和醋酸，降低肠道内pH和氧化还原电位，有利于抑制致病菌生长，维持肠道菌群平衡。③通过抑制介导炎症的转录因子NF-κB表达，减少炎性细胞因子的产生，有利于肠道炎症的改善。

【适应证】急、慢性腹泻，各种肠炎、肠道菌群失调，肠功能紊乱的防治，炎症性肠病的辅助用药。

【用法用量】口服：一次1～2粒，一日3次，饭后服用。

【禁忌证】对本药有过敏史者。

【药物相互作用】与抗生素合用可能降低本药疗效，不应同服。

【注意事项】服用本药期间停用其他抗生素。

【制剂与规格】①胶囊：0.35g（含活菌不低于0.35×10^6CFU）。②散剂：1g（含活菌不低于1.0×10^6CFU）。

酪酸梭状芽孢杆菌制剂
Clostridium Butyricum Preparation

【药理作用】本药为含有酪酸芽孢杆菌的活菌制剂。①酪酸菌为人体肠道内的正常菌群，它不但与双歧杆菌、乳酸杆菌等有益菌共生并促进其繁殖，而且还抑制肠道内有害菌的生长和阻止有害毒素的产生。②服用本药后，补充肠道内正常菌群的数量，能纠正菌群失调。③并在肠道黏膜表面定植，建立起强大的生物屏障，阻止有害菌的侵入。④还可产生维

第六篇

生素B及酪酸，后者为肠上皮组织再生的重要能源之一。

【适应证】急、慢性腹泻，肠易激综合征，伪膜性肠炎，消化不良等。

【用法用量】口服：一次2片，一日3次。

【禁忌证】对本药过敏者。

【药物相互作用】抗菌药多不宜合用，但对氨基糖苷类抗生素、部分β-内酰胺类抗生素、大环内酯类抗生素等不敏感，合用不影响其活性。

【注意事项】服用本药期间应停用其他抗生素。

【制剂与规格】①片剂：含芽孢酪酸菌0.5亿个。②细粒：40mg，含芽孢酪酸菌0.5亿个。

蜡样芽孢杆菌活菌

Live Bacillus Cereus

【其他名称】乐腹康、促菌生。

【药理作用】本药为含有蜡样芽孢杆菌的活菌制剂。其作用为争夺氧气和营养，调节菌群失调，消除气体，发挥屏障作用和调节生态平衡。

【适应证】急性肠炎，慢性肝炎、肝硬化引起的腹胀及其他原因引起的肠道菌群失调；老年人食欲不振、胃胀满、大便稀、腹泻便秘交替，且经久不愈者。

【用法用量】①乐腹康：一次1～2粒，一日2～3次，连续用药5～7天；②促菌生：一次4～8片，一日3次。

【禁忌证】对本药过敏者。

【药物相互作用】抗生素合用可能降低本药疗效，不应同服。

【注意事项】①服用本药期间应停用其他抗生素。②服用的时间，饭前1小时为宜，并用温开水服；③本药不应与果汁或含乙醇的饮料混合后服用。

【制剂与规格】①胶囊：0.25g（含6亿活菌）。②片剂：0.25g（含2亿活菌）。

枯草杆菌肠球菌二联活菌制剂

Bacillus Subtilis Preparation

【其他名称】美常安。

【药理作用】本药为屎肠球菌和枯草杆菌配合而成的活菌制剂。①两者都是健康人肠道中的正常菌群，服用本药可直接补充正常生理活菌，抑制肠道内有害细菌过度繁殖，调整肠道菌群。②屎肠球菌对致病菌抑制作用强、繁殖迅速；枯草杆菌产生多种消化酶，分解碳水化合物、脂肪、蛋白质及纤维蛋白、明胶等，促进消化吸收，并能产生溶菌酶和80余种抗菌化合物，抑制变形杆菌属、大肠埃希菌、葡萄球菌属等有害菌，从而预防和治疗肠道感染性疾病；菌株对多种抗生素耐药，包括青霉素、氨苄西林、头孢哌酮、头孢唑啉、诺氟沙星、红霉素、复方磺胺甲基异噁唑、阿米卡星、克林霉素等，本药可与这些抗生素合并应用。

【适应证】肠道菌群失调（抗生素、化疗药物等）引起的肠炎、腹泻、腹胀、便秘、消化不良、食欲不振等。

【用法用量】口服：一次1～2粒，一日2～3次。

【禁忌证】对本药过敏者。

【注意事项】服用本药期间应尽量停用其他抗生素。

【制剂与规格】肠溶胶囊：250mg（含活菌5亿个：屎肠球菌4.5亿个，枯草杆菌0.5亿个）。

嗜酸性乳杆菌制剂

Lactobacillus Acidophilus Preparation

【其他名称】乐托尔。

【药理作用】①嗜酸乳杆菌代谢过程中产生的乳酸及结构未明的抗生素有直接的抑菌作用。②所含维生素B能刺激肠道内正常产酸菌丛的生长。③嗜酸乳杆菌的代谢产物对肠黏膜有非特异性免疫刺激作用，能增强免疫球蛋白的合成。④嗜酸乳杆菌菌株有黏附于培养的人体结肠细胞刷状缘的特性，这一作用可抵抗毒素和侵入性生物对肠的黏附。

【适应证】急、慢性腹泻。

【用法用量】①胶囊：一次2粒，一日2次，首剂加倍；可用水吞服，亦可倒出内容物混合于水中饮服。②散剂：一次1袋，一日2次，首剂加倍。

【禁忌证】对本药过敏者。

【药物相互作用】①与抗酸药、抗菌药合用可减弱其疗效，应分开服用；②铋剂、鞣酸、药用炭等能抑制、吸附本药，不应合用。

【注意事项】①怀孕期间用药无致畸作用的报道。②服用本药期间应停用其他抗生素。

【制剂与规格】①胶囊：含灭活冻干的嗜酸乳杆菌50亿和中和后冻干的培养基80mg。②散剂：含灭活冻干的嗜酸乳杆菌50亿和中和后的冻干培养基160mg。

第 8 章 保肝抗炎药物

一、解毒类

葡醛内酯
Glucurolactone

【其他名称】肝泰乐、葡萄糖醛酸内酯。

【药理作用】进入机体后可与含有羟基或羧基的毒物结合，形成低毒或无毒结合物，由尿排出，有保护肝脏及解毒作用。还能促进肝糖增加，脂肪储量减少。

【体内过程】本药能与体内有毒物质结合成葡萄糖醛酸结合物，经肾脏排出体外。

【适应证】①急、慢性肝炎、肝硬化。②食物或药物中毒。

【用法用量】①口服：一次0.1～0.2g，一日3次。②肌内或静脉注射：一次0.1～0.2g，一日1～2次。

【不良反应】偶见轻度面部充血、胃肠道不适，减量或停药后消失。

【制剂与规格】①片剂：0.05g；0.1g。②注射液：2ml：0.1g；2ml ：0.2g。

还原型谷胱甘肽
Glutathione

【其他名称】G–SH、古拉定。

【药理作用】①谷胱甘肽是内源肽，具有抗氧化及其他代谢功能。尤其是肝细胞内的谷胱甘肽具有整合解毒作用，能与某些药物、毒素（如自由基、重金属）等结合，参与生物转化作用，从而把机体内有害的毒物转化为无害的物质，排出体外。②能够清除人体内的自由基，改善内环境。

【体内过程】静脉注射1小时可在肝、肾、肌肉类组织中测出，并小量在脑中发现，$t_{1/2}$为24小时。

【适应证】①脂肪肝。②中毒性肝炎和感染性肝炎。③药物中毒。④白细胞下降。

【用法用量】①口服：成人0.1g，一日3次。②肌内注射或静脉输注：一次0.3g，一日1～2次，重症可增加至一次0.6g。

【不良反应】偶见皮疹、腹痛、恶心、呕吐等，注射局部轻度疼痛。

【药物相互作用】避免与维生素K_3、维生素B_{12}、泛酸钙、乳清酸、抗组胺药、长效磺胺和四环素等药混合使用。

【注意事项】针剂溶解后应立即使用，剩余溶液不可再用。

【制剂与规格】①片剂：100mg。②注射用还原型谷胱甘肽（冻干粉）：0.3g；0.6g；0.9g；1.0g；1.2g；1.5g；1.8g；2.0g。

硫普罗宁
Tiopronin

【其他名称】凯西莱。

【药理作用】①保护肝细胞线粒体的作用，进而改善肝细胞功能，对抗多种肝损伤。②加速乙醇在体内的排泄，防止甘油三酯堆积；并可促进重金属汞、铅从胆汁、尿、粪便中排出，降低其肝肾蓄积。③其巯基能与某些自由基可逆性结合成二硫化物，作为一种自由基清除剂，在体内抗氧化，从而发挥其解毒和组织细胞保护作用，治疗因化疗或放疗引起的白细胞减少。

【体内过程】口服后在肠道易吸收，生物利用度为85%～90%。单剂给药500mg后，t_{max}为5小时。本药在体内呈二室分布，$t_{1/2\alpha}$为2.4小时，$t_{1/2\beta}$为18.7小时，血浆蛋白结合率为49%。在肝脏代谢，大部分为无活性代谢产物并由尿中排出，服药后4小时约排出48%，72小时可排出78%。

【适应证】①病毒性肝炎。②酒精性肝炎。③重金属中毒性肝炎。④脂肪肝及早期肝硬化。

【用法用量】①用于肝病治疗：餐后口服，一次1～2片，一日3次，连服12周，停药3个月后继续下一疗程；急性病毒性肝炎：初期一次2～4片，一日3次，连服1～3周，以后一次1～2片，一日3次。②重金属中毒：一次1～2片，一日2次。③化疗及放疗引起的白细胞减少症：餐后口服，化疗及放疗前一周开始服用，每次2～4片，一日2次，连服3周。

【不良反应】①消化系统：纳差、恶心、呕吐、腹痛、腹泻等症状偶有发生，味觉异常罕见，可减量或暂时停服。②过敏反应：偶有瘙痒、皮疹、发热等情况，应停用。③长期、大量服用罕见蛋白尿或肾病综合征，应减量或停用。④出现罕见胰岛素自体免疫综合征、疲劳感和肢体麻木，应及时停药。

【禁忌证】①妊娠期、哺乳期妇女及儿童。②急性重症铅、汞中毒患者。

【注意事项】重症肝炎或伴有高度黄疸、顽固性腹水、消化道出血、合并糖尿病或肾功能不全者，应在医师指导下用药。

【制剂与规格】片剂：100mg。

二、降酶药

联苯双酯
Bifendate

【药理作用】本药为合成五味子丙素的中间体。对四氯化碳所致的肝脏微粒体脂质过氧化、四氯化碳代谢转化为一氧化碳有抑制作用，并降低四氯化碳代谢过程中还原辅酶Ⅱ及氧的消耗，从而保护肝细胞生物膜的结构和功能。亦可降低泼尼松诱导的肝脏ALT升高，能促进部分肝切除小鼠的肝脏再生。降酶作用并非直接抑制血清及肝脏ALT活性，也不加速血液中ALT的失活。对HBsAg及HBeAg无阴转作用，也不能使肿大的肝脾缩小。

【体内过程】口服吸收率低，仅20%～30%被人体吸收利用，滴丸剂的生物利用度为片剂的1.25～2.37倍。被吸收的药物经门静脉入肝脏，在肝脏的首过作用下，迅速被代谢转化，服药后24小时内70%左右的药物自粪便中排出。

【适应证】慢性迁延性肝炎伴ALT升高异常者。

【用法用量】口服：一日75～150mg，多采用一次25mg，一日3次。

【不良反应】①偶见口干、轻度恶心，偶有皮疹发生，一般加用抗变态反应药物后即可消失。②有报道可引起黄疸、肝功能损害和症状加重，但停药后症状迅速消失，肝功能恢复正常。③偶有引起胆固醇增高。

【禁忌证】①肝硬化者。②妊娠期及哺乳期妇女。

【药物相互作用】肌苷减少本药的降酶反跳现象。

【注意事项】①停药后易于反跳，故需逐渐减量停药。②治疗需持续2～3个月，待ALT降至正常并平稳后逐渐停药，不宜骤停，以防降酶反跳现象。

【制剂与规格】①片剂：25mg。②滴丸：1.5mg。

双环醇
Bicyclol

【其他名称】百赛诺。

【药理作用】我国创制的抗慢性病毒性肝炎新药，有显著的保护肝脏作用和一定的抗乙肝病毒活性。其作用是通过清除自由基从而保护细胞膜，并能保护肝细胞核DNA免受损伤和减少细胞凋亡的发生。

【体内过程】口服25mg本药的t_{max}为1.8小时，C_{max}为50ng/ml，吸收半衰期为0.84小时，消除半衰期为6.26小时。常用剂量多次重复给药，体内药物无蓄积现象。

【适应证】慢性肝炎所致的转氨酶升高。

【用法用量】口服：常用剂量一次25mg，必要时可增至50mg，一日3次，停药应逐渐减量。

【不良反应】偶见头晕、皮疹，皮疹明显者可停药观察，必要时服抗过敏药。

【注意事项】①肝功能失代偿者，如胆红素明显升高、低蛋白血症、肝硬化腹水、食管静脉曲张出血、肝性脑病及肝肾综合征者慎用。②尚无本药对妊娠期、哺乳期妇女及70岁以上老年患者用药安全性的研究资料。

【制剂与规格】片剂：25mg；50mg。

三、抗炎药

甘草酸制剂
Glycyrrhizic Acid Preparations

【其他名称】甘草酸二铵、复方甘草酸苷等。

【药理作用】此类药物具有抗过敏、类固醇样作用，有免疫调节、抑制病毒增殖作用，以及保护肝细胞作用。复方甘草酸苷中的甘氨酸及盐酸半胱氨酸还可以抑制或减轻由于大量长期使用甘草酸苷可能出现的电解质代谢异常所致的假性醛固酮症状。

【体内过程】甘草酸二铵口服吸收不完全，其生物利用度不受食物影响，给药后8～12小时血药浓度达峰，具有肝肠循环。静脉注射后约92%以上的药物与血浆蛋白结合，平均滞留8小时，在体内以肺、肝和肾脏分布量为高。主要通过胆汁从粪便排出，部分从呼吸道以二氧化碳形式排出，2%以原型从尿中排出。

【适应证】①甘草酸二铵用于伴有ALT升高的慢性肝炎。②复方甘草酸苷用于急、慢性肝炎引起的肝功能异常。

【用法用量】①甘草酸二铵：口服：一次150mg，一日3次。静脉滴注：30ml用10%葡萄糖注射液250ml稀释后缓慢静脉滴注，每日1次。②复方甘草酸苷：口服：一日3次，一次2～3片。静脉注射：一日1次，5～20ml，慢性肝病可静脉点滴者，一日1次，40～60ml。可依年龄、症状适当增减。用药剂量限度为每日100ml。

【不良反应】较轻，一般不影响治疗。①消化系统：可出现纳差、恶心、呕吐、腹胀。②心脑血管系统：可出现头痛、头晕、胸闷、心悸及血压增高。③其他：皮肤瘙痒、荨麻疹、口干和浮肿。④复方甘草酸苷还可引起假性醛固酮症（发生频率不明），出现低钾血症、血压升高、钠及液体潴留、尿量减少等。

【禁忌证】①严重低钾血症、高钠血症者。②严重高血压、心衰、肾衰者。③对本类药物有过敏史者。

【药物相互作用】袢利尿药、噻嗪类利尿药增强排钾作用。

【注意事项】①治疗期间应定期测血压和血清钾、钠浓度，如出现高血压、钠潴留和低血钾等，应减量或停药。②高龄患者低钾血症发生率高，应慎重给药。③妊娠期妇女及哺乳期妇女，应在权衡治疗利大于弊后慎重给药。

【制剂与规格】（1）甘草酸二铵：①胶囊：50mg。②注射液：10ml：50mg。

（2）复方甘草酸苷：①片剂：每片含甘草酸苷25mg、甘氨酸25mg、蛋氨酸25mg。②注射液：20ml，含甘草酸苷40mg、甘氨酸400mg、盐酸半胱氨酸20mg。

四、其他

多烯磷脂酰胆碱
Polyene Phosphatidyl choline

【药理作用】①主要进入肝细胞，并以完整的分子与肝细胞膜及细胞器膜相结合，使受损的肝功能和酶活力恢复正常，调节肝脏的能量平衡，促进肝组织再生，将中性脂肪和胆固醇转化成容易代谢的形式。②可分泌入胆汁，稳定胆汁。

【体内过程】口服给药，90%以上在小肠被吸收，形成多聚不饱和磷脂酰胆碱通过淋巴循环进入血液，同高密度脂蛋白结合到达肝脏；6～24小时后磷脂酰胆碱的平均血药浓度达20%。胆碱的$t_{1/2}$是66小时，不饱和脂肪酸的$t_{1/2}$是32小时。口服给药在粪便中的排泄率不超过5%。

【适应证】①急慢性肝病。②预防胆结石复发。

【用法用量】①口服：一次1～2粒，一日3次，每日不超过6粒，餐后服。②静脉注射：一次5～10ml，一日1次，严重患者可增至每日10～20ml。③静脉滴注：只能用不含电解质的葡萄糖溶液稀释（5%或10%的葡萄糖溶液），严重患者一次输注10～20ml，一日1次，必要时剂量可适当增加。

【不良反应】①极少数患者可能对本药中所含的苯甲醇产生过敏反应。②大剂量时偶尔会出现腹泻。

【禁忌证】①对本药所含任何一种成分过敏者。②新生儿和早产儿。

【注意事项】①静脉注射需缓慢，如需稀释使用，只能以患者静脉血1：1稀释，不能在注射器内加入其他药品。②静脉注射液必须用无电解质注射液稀释后使用，否则有沉淀物生成。③本药注射剂中含有苯甲醇，故不可用于新生儿和早产儿。

【制剂与规格】①胶囊：228mg。②注射液：5ml：232.5mg。

水飞蓟宾
Silibinin

【其他名称】水飞蓟素。

【药理作用】从水飞蓟果实中提取分离的一种黄酮类化合物，有明显的保护及稳定肝细胞膜的作用，能对抗各种中毒引起的肝损害，促进受损肝细胞复原，改善肝功能，并有利胆、抗X线作用。

【体内过程】口服吸收良好，t_{max}约为1.5小时，口服后48小时约排出给药量的20%，其中约80%以代谢物形式由胆汁排出，其余大部分以原型由尿排出。静脉注射后48小时约排出给药量的8%。

【适应证】①急性肝炎、慢性迁延性肝炎、慢性活动性肝炎、早期肝硬化。②中毒性肝损害等。③脂肪肝及淤胆引起的肝损害。

【用法用量】口服：一次70～140mg，一日3次，餐后服。维持量可减半。

【不良反应】较少，偶见头晕、恶心、呃逆、轻度腹泻等。

【药物相互作用】本药与联苯双酯联合应用，可加强其降酶作用。

【制剂与规格】①片剂：35mg。②胶囊：35mg；38.5mg；70mg。

S-腺苷蛋氨酸
S-Ademetionine

【药理作用】①本药是甲硫氨基酸的活性代谢产物，作为甲基供体和生理性巯基化合物前体参与体内重要生化反应。在肝内，能调节肝脏细胞膜的流动性并能促进解毒过程中硫化产物的合成。②肝硬化时腺苷蛋氨酸合成酶活性显著下降，本药可以克服其合成酶活性降低所致的代谢障碍，故可防止胆汁淤积。

【体内过程】以SD42-盐形式口服的腺苷蛋氨酸经胃肠道吸收，首过代谢效应显著，肝脏代谢迅速。口服单剂400mg肠溶片后，C_{max}为0.7mg/L，$t_{1/2}$为2～6小时。口服200mg后48小时，给药量的15.5%经尿液排出，72小时后23.5%经粪便排出，其余部分可能结合于细胞贮存。口服生物利用度仅为5%，肌内注射的生物利用度为95%。单剂注射400mg后，血药浓度呈二次指数式衰减，终末半衰期约为90分钟。

【适应证】①急慢性肝炎、乙醇性肝病、妊娠性肝病、自身免疫性肝病、肝硬化及各种病因引起的肝内胆汁淤积。②抑郁症、骨关节炎等。

【用法用量】初始治疗，肌内或静脉注射，一日500～1000mg，共2周；维持治疗，口服，一日500～1000mg。

【不良反应】①由于本药在酸性片剂中才能保持活性，部分患者服药后可能感到胃灼热和上腹痛；对本药特别敏感的个体，偶可引起昼夜节律紊乱，睡前服用催眠药可减轻此症状。以上作用均表现轻微，一般不需停药。②血氨增高的肝硬化前及肝硬化患者必须在医生监督下使用本药，并应注意监测血氨水平。

【药物相互作用】本药注射剂不可与碱性液体或含钙离子液体混合，不可与高渗溶液配伍使用。

【注意事项】①注射用粉剂须在临用时用所附溶剂溶解。静脉注射必须缓慢。②静脉滴注本药前后如需使用其他药物，则应两药之间用0.9%氯化钠注射液冲洗输液皮条以免本药与其他药物混合而发生反应。③片剂或注射用腺苷蛋氨酸，由白色变为其他颜色时便不可使用。片剂应在服用前从铝箔条中取出。

【制剂与规格】①片（肠溶）剂：400mg；500mg。②粉针剂：500mg。

门冬氨酸钾镁
Potassium Magnesium Aspartate

【药理作用】门冬氨酸钾镁是门冬氨酸钾盐和镁盐的混合物，为电解质补充剂。门冬氨酸是体内草酰乙酸的前体，在三羧酸循环中起重要作用。同时，门冬氨酸也参与鸟氨酸循环，促进氨和二氧化碳的代谢，生成尿素，降低血中氨和二氧化碳的含量。门冬氨酸还

第六篇

与细胞有很强的亲和力，可作为钾离子的载体，使钾离子重返细胞内，促进细胞除极化和细胞代谢，维持其正常功能。镁离子可增强门冬氨酸钾盐的治疗作用。

【体内过程】口服吸收，t_{max}为0.5～1小时，在体内广泛分布，肝脏药物浓度最高，其次为血、肾脏、肌肉、心脏和小肠等。主要经肾脏排泄。

【适应证】低钾血症、洋地黄中毒引起的心律失常（主要是室性心律失常）以及心肌炎后遗症、充血性心力衰竭以及心肌梗死的辅助治疗。

【用法用量】餐后服用，常规用量为一次2～4片，一日3次；预防用药，每次1～2片，每天3次。静脉滴注：每天20～60ml稀释于5%～10%的葡萄糖溶液100～250ml中滴注。糖尿病患者可加胰岛素滴注。根据具体情况，剂量可增加至一次3片，一日3次。

【禁忌证】高钾血症、高镁血症、急性和慢性肾功能衰竭、Addison病、三度房室传导阻滞、心源性休克、活动性消化道溃疡患者以及对本药过敏者。

【药物相互作用】不宜与潴钾利尿药合用。

【注意事项】①除洋地黄中毒者外，对房室传导阻滞者慎用。②老年患者肾清除能力下降，应慎用。③静脉滴注过程须缓慢。

【制剂与规格】①片剂：含门冬氨酸252mg、钾36.1mg、镁11.8mg。②口服液：含无水L-门冬氨酸钾451mg（钾103mg）、无水门冬氨酸镁403.6mg（镁34mg），按门冬氨酸计为723mg，每支5ml或10ml。③注射液：10ml（每1ml含L-门冬氨酸85mg、钾11.4mg、镁4.2mg）。④注射用门冬氨酸钾镁：每瓶含L-门冬氨酸850mg、钾114mg、镁42mg。

齐墩果酸
Oleanolic Acid

【其他名称】土当归酸。

【药理作用】降低试验性肝损伤动物的血清丙氨酸转氨酶，减轻肝细胞的变性、坏死以及肝组织的炎性反应和纤维化过程，促进肝细胞再生，加速坏死组织的修复。

【适应证】适用于急、慢性肝炎。

【用法用量】①急性黄疸型肝炎：一次30mg，一日3次。②慢性肝炎：一次50mg，一日4次。

【不良反应】①少数患者服药后有上腹部不适感，经对症处理可消失。②个别患者出现血小板轻度减少，停药后可上升。

【制剂与规格】片剂：10mg；20mg。

茴三硫
Anethol Trithione

【其他名称】胆维他。

【药理作用】①促进胆汁、胆酸、胆色素分泌，增强肝脏解毒功能。②促进肝内胆固醇分解为胆酸，有降低胆固醇作用。③促进尿素的生成和排泄，具有明显的利尿作用。

【体内过程】本药经口服后，吸收迅速，生物利用度高，服用后15～30分钟后起效，1小时后达血浆峰值。本药在体内主要代谢为对羟基苯基三硫酮与葡萄糖醛酸的结合物和无毒的硫酸盐，通过肾排泄。

【适应证】①胆囊炎。②胆结石。③急慢性肝炎。

【用法用量】口服：一次12.5～50mg，一日3次。

【不良反应】①过敏反应：偶有发生荨麻疹样红斑，停药即消失，可致发热、头痛等过敏反应。②消化系统：腹胀、腹泻、腹痛、恶心、肠鸣等胃肠反应。③泌尿系统：可引起尿液变色。

【禁忌证】胆道梗阻者。

【注意事项】长期服用可致甲状腺功能亢进。

【制剂与规格】片剂：12.5mg；25mg。

第 9 章 肝胆胰腺疾病用药

一、促胆汁分泌

熊去氧胆酸
Ursodeoxycholic Acid

【药理作用】本药可增加胆汁酸的分泌，同时导致胆汁酸成分的变化，使本药在胆汁中的含量增加。本药还能显著降低人胆汁中胆固醇及胆固醇酯的摩尔浓度和胆固醇的饱和指数，从而有利于结石中胆固醇逐渐溶解。

【体内过程】口服后通过被动扩散而被迅速吸收，主要吸收部位是中等碱性环境的回肠。通过肝脏时被摄取5%～60%，仅少量进入体循环。口服后出现两个t_{max}，分别为1小时和3小时。具有肝肠循环。其治疗作用与其在胆汁的浓度有关，而与血药浓度无关。

【适应证】①胆固醇型胆结石及胆汁缺乏性脂肪泻。②胆汁淤积性肝病（如：原发性胆汁性胆管炎）。③胆汁反流性胃炎。

【用法用量】成人口服：每日8～10mg/kg，早、晚进餐时分次给予。疗程最短为6个月，6个月后超声波检查及胆囊造影无改善者可停药；如结石已有部分溶解则继续服药直至结石完全溶解。

【不良反应】①胃肠道紊乱：临床试验中，用熊去氧胆酸进行治疗时稀便或腹泻的报告常见。在治疗原发性胆汁性胆管炎时，发生严重的右上腹疼痛十分罕见。②肝胆功能紊乱：用熊去氧胆酸进行治疗时，发生胆结石钙化的病例十分罕见。治疗晚期原发性胆汁性胆管炎时，发生肝硬化失代偿的情形十分罕见，停止治疗后部分恢复。③过敏反应：发生荨麻疹十分罕见。本药一般不引起腹泻，其他偶见的不良反应有便秘、过敏、头痛、头晕、胰腺炎和心动过速等。

【禁忌证】①急性胆囊炎和胆管炎患者。②胆道阻塞和严重肝功能减退者。③如果胆囊不能在X射线下被看到、胆结石钙化、胆囊不能正常收缩以及经常性的胆绞痛等。

【药物相互作用】①避孕药可增加胆汁饱和度，用本药治疗时应尽量采取其他节育措施以免影响疗效。②考来烯胺、考来替泊和含铝制酸剂都能与本药结合，减少其吸收，不宜同用。③熊去氧胆酸胶囊可以增加环孢素在肠道的吸收，服用环孢素应做环孢素血清浓度监测，必要时调整剂量。④个别患者服用熊去氧胆酸胶囊会降低环丙沙星的吸收。⑤熊去氧胆酸可能会诱导药物代谢酶细胞色素P450 3A4，因此和经过此酶类代谢的药物同时服用应注意，必要时调整给药剂量。

【注意事项】①长期使用本药可增加外周血小板的数量。②治疗胆固醇结石中出现反复胆绞痛发作，症状无改善甚至加重，或出现明显结石钙化时，则宜中止治疗，并进行外科手术。③本药不能溶解胆色素结石、混合结石及不透X线的结石。

【制剂与规格】①片剂：50mg；150mg。②胶囊：250mg。

二、治疗肝性脑病药物

乳果糖
Lactulose

【其他名称】半乳糖果糖苷、半乳糖苷果糖。

【药理作用】乳果糖在结肠中被肠道菌群转化成有机酸，导致肠道内pH值下降，并通过保留水分，增加粪便体积等作用刺激结肠蠕动，保持大便通畅，缓解便秘，同时恢复结肠的生理节律。

【体内过程】口服几乎不被吸收，以原型进入结肠，在肠道内被分解代谢。在20～50g剂量时可完全被代谢，超过该剂量，部分以原型被排出。

【适应证】①便秘。②肝昏迷或昏迷前状态。

第六篇

【用法用量】口服，成人起始剂量每日30ml，维持剂量每日10～25ml。治疗几天后，可根据患者情况酌减剂量。本药宜在早餐时一次服用。根据乳果糖的作用机制，一至两天可取得临床效果。

【不良反应】乳果糖不被吸收，剂量过大可引起腹部不适、胃肠胀气、厌食、恶心、呕吐及腹痛、腹泻等。治疗初期容易发生。

【禁忌证】①阑尾炎、肠梗阻、不明原因的腹痛、急腹痛及同时使用其他导泻剂者。②糖尿病、半乳糖血症患者。③对乳果糖及其组分过敏者。④对乳糖或半乳糖不耐受者。⑤尿毒症患者。

【药物相互作用】如与其他药物同时使用可能会发生药物相互作用，详情请咨询医师或药师。

【注意事项】①儿童用量请咨询医师。②使用时应注意调整剂量，避免出现剧烈腹泻。③妊娠期及哺乳期妇女慎用。④老人及有其他疾病者应在医师指导下使用。⑤本药如用于乳果糖缺乏症患者，需注意本药中乳糖的含量。

【制剂与规格】口服溶液：10ml：5g；60ml：40.02g；100ml：50g；100ml：66.7g；200ml：133.4g；250ml：166.8g。

拉克替醇
Lactitol

【药理作用】拉克替醇是由山梨醇和半乳糖构成的双糖衍生物，极少被胃肠道吸收。本药不被胃肠道内双糖酶分解，而以原型进入结肠。在结肠内被肠内菌群（主要是类杆菌和乳酸杆菌）降解为短链有机酸（主要为乙酸、丙酸和丁酸），酸化结肠内容物，从而减少了结肠对氨的吸收。本药可转化为低分子量有机酸，导致结肠内渗透压升高，从而增加粪便的含水量和体积，产生轻泻作用。

【体内过程】口服本药不被胃肠道吸收，拉克替醇药代动力学研究表明：0.5g/kg剂量口服拉克替醇后，血清中并无拉克替醇检出，服药后24小时尿中拉克替醇的检出总量仅为服用量的0.35%，血浆中D-和L-乳酸盐及血糖浓度也未见增加，说明拉克替醇在体内几乎不被吸收，主要在大肠由细菌分解代谢。本药主要以原型随粪便排出体外。

【适应证】①肝性脑病。②慢性便秘。

【用法用量】口服，于就餐时服用或与饮料混合服用。肝性脑病：以每日排软便2次为标准，增减本药的服用剂量。推荐的初始剂量为按体重每日0.6g/kg，分3次于就餐时服用。便秘：成人（包括老年患者）起始剂量为第一日20g（5g袋装，一日4袋）于早餐或晚餐时一次服用；第二日起，每日10g（5g袋装，一日2袋），于早餐时一次服用。如大便次数每日大于3次或大便性状呈泥浆状或水样便时，可减半用量。适宜的剂量是每日排便1次，一般在服药几个小时后出现导泻作用。初次服用可能在2～3天后才有疗效。

【不良反应】①常见有胃肠胀气、腹部胀痛和痉挛，易发生于服药初期。②偶见的不良反应有恶心、腹泻、肠鸣和瘙痒。③罕见的不良反应有胃灼热、呕吐、头痛、头晕等。

【禁忌证】①肠道不通畅（肠梗阻、人造肛门等）患者。②不能接受半乳糖的患者。③水和电解质紊乱患者及腹泻患者。

【药物相互作用】①拉克替醇一般不能与促钾排泄药物（如噻嗪类利尿药，皮质类固醇、两性霉素等）合用，本药会促进这些药物的作用。②糖苷类药物通过增加钾排出使强心苷类药物作用增强。③不能同时服用胃酸中和剂和新霉素。这些药物会阻滞本药对肠腔内容物的酸化作用。

【注意事项】①当出现胃肠道可疑的病变或症状、不明原因的腹痛或出现便血，应立即停服本药。②结肠粪积（便结）患者应先采取其他方法进行治疗。③出现腹泻（可能导致电解质紊乱），通常是拉克替醇服用过量的症状。此时应减少服用剂量。应确定一个避免出现腹泻的适宜剂量。使肝硬化患者一日出现2次软便。如患者服用本药后出现恶心，可在就餐时服用。若服用本药一周仍未排便，应向医生咨询。自己服药时间不要超过4周。④妊娠期妇女慎用。⑤年老或体弱患者长期服用本药应定期进行血清电解质检测。

【制剂与规格】散剂：5g（按无水物计）；10g（以$C_{12}H_{24}O_{11}\cdot H_2O$计）。

门冬氨酸鸟氨酸

L-Ornithine L-Aspartate

【其他名称】门冬氨酸鸟氨酸颗粒剂、门冬氨酸鸟氨酸注射液。

【药理作用】在体内，门冬氨酸鸟氨酸通过产生两种氨基酸——鸟氨酸和门冬氨酸，作用于两个主要的氨解毒途径——尿素合成和谷酰胺合成。尿素合成发生在门脉周围的肝细胞内，鸟氨酸参与氨合成尿素的过程。门冬氨酸盐和其他二羧化物，如鸟氨酸的代谢产物，被肝静脉周围的肝细胞摄入，合成谷酰胺，谷酰胺不仅能让氨以无毒的形式排出，同时也能激活重要的尿素循环（即细胞间的谷酰胺交换）。动物实验发现谷酰胺的合成增加有降低血氨水平的作用，一些临床试验还发现它们有改善支链氨基酸和芳香氨基酸比例的作用。

【体内过程】门冬氨酸鸟氨酸的清除速率快，半衰期为0.3～0.4小时。部分门冬氨酸盐以原型的形式从尿中排出。

【适应证】因急、慢性肝病引发的血氨升高及肝性脑病，尤其适用于治疗肝昏迷早期或肝昏迷期的意识模糊状态。

【用法用量】①静脉给药急性肝炎：每日5～10g，静脉滴注。慢性肝炎或肝硬化：每日10～20g，静脉滴注。病情严重者可酌量增加，但每日不超过100g为宜。对于其他情况除非医嘱特殊说明，每日用量为至少20g。对于肝昏迷早期或肝昏迷期出现意识模糊状态的患者，应该根据病情的严重程度，在24小时内给予至少40g。在使用前应该用注射用溶液稀释，然后经静脉输入。由于静脉耐受方面的原因，每500ml溶液中不要溶解超过30g该药物。输入速度最大不要超过每小时5g门冬氨酸鸟氨酸。如果患者的肝功能已经完全受损，输液速度必须根据患者的个体情况来调整，以免引起恶心和呕吐。②口服给药：一次3g，一日1～3次，将每包内容物溶于足够的溶液中。

【不良反应】偶有恶心、呕吐。减少药物使用剂量或减慢输液速度，这些不良反应可以消失。

【禁忌证】严重肾功能不全的患者。

【注意事项】当使用大剂量的本药时，应该监测患者血清和尿中的药物水平。如果患者的肝功能已经完全受损，输液速度必须根据患者的个体情况来调整，以免引起恶心和呕吐。

【制剂与规格】①颗粒剂：1g；3g。②注射液：10ml：5g。③注射用门冬氨酸鸟氨酸：0.5g；2.5g。

支链氨基酸

Branched Chain Amino Acid (BCAA)

【其他名称】复方氨基酸注射液（3AA）。

【药理作用】蛋白质中的三种常见氨基酸，即亮氨酸、缬氨酸和异亮氨酸，统称支链氨基酸（BCAA），所以又可称复合支链氨基酸。这类氨基酸以两种特殊方式促进合成代谢（肌肉增长）：①促进胰岛素释放。②促进生长激素释放。

【体内过程】尚不明确。

【适应证】①重症肝炎以及肝硬化、慢性活动性肝炎等。②肝性脑病（肝昏迷）。③肝胆外科手术前、后患者。

【用法用量】静脉滴注：一日250～500ml，或用5%～10%葡萄糖注射液适量混合后，缓慢静脉滴注，每分钟不超过40滴。一般昏迷期可酌加量，疗程根据病情而定或遵医嘱。

【不良反应】输注过快可引起恶心、呕吐，对老年及危重患者尤应注意，故输注速度宜慢。

【注意事项】①使用前应检查药液，如有浑浊、包装破裂等切勿使用。输注后的剩余药液切勿保存再用。②高度食管静脉曲张时，要注意输注速度和用量，以免静脉压增高而破裂。③高度腹水、胸水时，应注意水的平衡，避免输入量过多。④遇冷易析出结晶，可微温溶解后再使用。

【制剂与规格】注射液：250ml。

谷氨酸

Glutamic Acid

【药理作用】本药为氨基酸类药。重症肝炎或肝功能不全时，肝脏由氨转化为尿素的环节发生障碍，导致血氨增高，出现脑病症状。谷氨酸与精氨酸的摄入有利于降低及消除血氨，从而改善脑病症状。

【体内过程】谷氨酸钾在血中形成的谷氨酰胺很快经肾小球滤过，随尿排出。

【适应证】肝昏迷和某些精神-神经系统疾病（如精神分裂症和癫痫小发作）。

【用法用量】口服：一次2～3g，一日3次。①谷氨酸钠：静脉滴注，一次11.5g（2支），一日不超过23g（4支），用5%葡萄糖注射液稀释后缓慢滴注。②谷氨酸钾：肝性脑病：每次18.9～25.2g，用5%葡萄糖注射剂稀释后减慢滴注。

【不良反应】服药后约20分钟可出现面部潮红等症状。

（1）谷氨酸钠：①大量谷氨酸钠治疗肝性脑病时，可导致严重的碱中毒与低钾血症，原因在于钠的吸收过多，因此在治疗过程中须严密监测电解质浓度。②输液太快，可出现流涎、脸红、呕吐等症状。③过敏的先兆可有面部潮红、头痛与胸闷等症状出现。④小儿可有震颤。⑤合并焦虑状态的患者用后可出现晕厥、心动过速及恶心等反应。

（2）谷氨酸钾：①谷氨酸钾注射剂每支含钾离子34mmol，应用过量、滴注速度较快或原有肾功能损害时易发生高钾血症。表现为软弱、乏力、手足口唇麻木、不明原因的焦虑、意识模糊、呼吸困难、心律失常、传导阻滞，甚至心脏骤停。心电图表现为高而尖的T波，并逐渐出现P-R间期延长，P波消失，QRS波变宽，出现正弦波。②静脉滴注速度较快或静脉较细时，易刺激静脉引起疼痛。输注过快还可出现流涎、脸红与呕吐等症状。③小儿可出现震颤。④合并焦虑的患者使用谷氨酸钾后可出现晕厥、心动过速及恶心等症状。

【禁忌证】①谷氨酸钠：少尿、尿闭禁用。②谷氨酸钾：高钾血症禁用。

【注意事项】①肾功能不全或无尿患者慎用。②不宜与碱性药物合用；与抗胆碱药合用有可能减弱后者的药理作用。

【制剂与规格】①片剂：0.3g；0.5g。②注射液（谷氨酸钠）：20ml：5.75g。③注射液（谷氨酸钾）：20ml：6.3g。

精氨酸
Arginine

【其他名称】盐酸精氨酸。

【药理作用】精氨酸是一种生长发育所必需的碱性氨基酸，可用于伴随血氨过高的特定情况。当存在尿素循环先天性缺陷时，氨废物无法被合成为精氨酸，并最终转化成尿素排泄出体外。因氨积累且精氨酸合成不足，导致呼吸性碱中毒，继发血氨升高。

【体内过程】本药经口服经肠道吸收较好，绝对生物利用度约为70%，静脉给药后22～30分钟，口服给药90分钟达血药峰值浓度。本药在肝脏代谢，经肾小球滤过后几乎被肾小管完全重吸收，其清除半衰期为1.2～2小时。

【适应证】肝性脑病。

【用法用量】①口服：一次3～6片，一日3次。②静脉滴注：一次15～20g，于4小时以上滴完或遵医嘱。

【不良反应】①可引起高氯性酸中毒，以及血中尿素、肌酸、肌酐浓度升高。②少数患者可出现过敏反应。③静脉滴注过快，可引起流涎、面部潮红及呕吐等。④有报道肝肾功能不良或糖尿病患者使用本药可引起高钾血症。⑤静脉滴注本药可引起肢体麻木和头痛，恶心、呕吐及局部静脉炎。静脉给予大剂量精氨酸可使外周血管扩张而引起低血压。

【禁忌证】①对本药中任何成分过敏者。②高氯性酸中毒、肾功能不全及无尿患者。③爆发性肝衰竭患者。

【药物相互作用】①本药不含钠离子，适用于不宜用谷氨酸钠的患者。②用药期间宜监测血气分析、酸碱平衡和电解质，有酸中毒和高钾血症者不宜使用。③本药与谷氨酸钠、谷氨酸钾合用，可增加疗效。④本药与螺内酯合用可引起高钾血症，特别是合并严重肝脏疾病的患者。⑤本药禁忌与强心苷类联合应用。

【注意事项】①用药期间，宜进行血气监测，注意患者的酸碱平衡。②当药品性状发生改变时禁止使用。

【制剂与规格】①片剂：0.25g。②注射剂：20ml：5g。

三、治疗胰腺疾病药物

乌司他丁
Ulinastain

【药理作用】从人尿中提取精制的糖蛋白，属蛋白酶抑制剂。具有抑制胰蛋白酶等各种胰酶活性的作用，常用于胰腺炎的治疗。此外，本药尚有稳定溶酶体膜、抑制溶酶体酶的释放和抑制心肌抑制因子产生等作用，故而可用于急性循环衰竭的抢救治疗当中。

【体内过程】健康正常男性30万U/10ml静脉注射给药后，3小时内血药浓度直线下降，清除半衰期为40分钟；给药后6小时给药量的24%从尿中排泄。

【适应证】①急性胰腺炎。②慢性复发性胰腺炎。③急性循环衰竭。

【用法用量】①急性胰腺炎、慢性复发性胰腺炎：初期每次10万单位溶于500ml 5%葡萄糖注射液或0.9%氯化钠注射液中静脉滴注，一次静脉滴注1～2小时，一日1～3次，以后随症状消退而减量。②急性循环衰竭：每次10万单位溶于500ml 5%葡萄糖注射液或0.9%氯化钠注射液中静脉滴注，一次静脉滴注1～2小时，一日1～3次，或每次10万单位溶于2ml 0.9%氯化钠注射液中，每日缓慢静脉推注1～3次。并可根据年龄、症状适当增减。

【不良反应】①血液系统：偶见白细胞减少或嗜酸粒细胞增多。②消化系统：偶见恶心、呕吐、腹泻，偶有转氨酶上升。③注射部位：偶见血管痛、发红、瘙痒感、皮疹等。④偶见过敏，出现过敏症状应立即停药，并适当处理。

【禁忌证】对本药过敏者。

【药物相互作用】本药避免与加贝酯或globulin制剂混合使用。

【注意事项】①过敏体质患者慎用。②本药用于急性循环衰竭时，应注意不能代替一般的休克疗法（输液法、吸氧、外科处理、抗生素等），休克症状改善后即终止给药。③使用时须注意，本药溶解后应迅速使用。

【制剂与规格】注射剂：2ml：10万单位；1ml：5万单位。

甲磺酸加贝酯
Gabexate Mesylate

【药理作用】一种非肽类蛋白酶抑制剂。可抑制胰蛋白酶、激肽释放酶、纤维蛋白溶解酶、凝血酶等蛋白酶的活性，从而制止这些酶所造成的病理生理变化。

【体内过程】静脉注射给药24小时，体内放射度几乎完全消失。血液中本药的半衰期为66.8秒，分解产物为对羟基苯甲酸乙酯。

【适应证】①急性轻型（水肿型）胰腺炎。②急性出血坏死型胰腺炎。

【用法用量】本药仅供静脉点滴使用，每次100mg，治疗开始3天每日用量300mg，症状减轻后改为每日100mg，疗程6～10天，先以5ml注射用水注入盛有本药冻干粉针瓶内，待溶解后即移注于5%葡萄糖液或林格液500ml中，供静脉点滴用。点滴速度不宜过快，应控制1mg/（kg·h）以内，不宜超过2.5mg/（kg·h）。

【不良反应】少数患者滴注本药后可能出现注射血管局部疼痛，皮肤发红等刺激症状及轻度浅表静脉炎，偶有皮疹，颜面潮红及过敏症状，极个别患者可能发生胸闷，呼吸困难和血压下降等过敏性休克现象。

【禁忌证】①对本药有过敏史者。②妊娠妇女及儿童。

【注意事项】①本药使用过程中，应注意观察，谨防过敏，一旦发现应及时停药或抢救。②勿将药液注入血管外。③多次使用应更换注射部位。④药液应新鲜配制，随配随用。

【制剂与规格】注射剂：0.1g。

生长抑素
Somatostatin

【其他名称】生长激素释放抑制激素。

【药理作用】为人工合成的环状十四氨基酸肽，可抑制生长激素的释放，还可抑制胃酸、胃蛋白酶、胃泌素、胰腺内分泌（胰岛素和胰高血糖素）和外分泌（胰酶）在基础或应激状态下的分泌，降低酶的活性，对胰腺细胞有保护作用。而且能明显减少内脏血流，抑制胆囊和小肠的分泌。还可抑制胰高血糖素的分泌，在糖尿病酮症酸中毒应用胰岛素时有辅助治疗作用。并可影响胃肠道吸收、运动和营养功能。

【体内过程】健康人血浆中的内源性生长抑素浓度很低，一般小于175ng/L。静脉注射本药后，血浆半衰期非常短，其半衰期在1.1～3.0分钟。对于肝脏病患者，其半衰期在1.2～4.8分钟。对于慢性肾衰患者，其半衰期在2.6～4.9分钟。以75μg/h静脉滴注本药之后，血药浓度在15分钟之内浓度达到高峰，为1250ng/L，代谢清除率大约为1L/min，半衰期为2.7分钟左右。在静脉注射2μg的^{125}I甲状腺素生长抑素之后，4小时后尿排泄物的放射活性为40%，24小时后的放射活性为70%。生长抑素在肝脏中通过肽链内切酶和氨基肽酶的作用被很快代谢，结果是在N-末端和分子环化部分之间发生断裂。

【适应证】①严重急性食道静脉曲张出血。②严重急性胃或十二指肠溃疡出血，或并发性急性糜烂性胃炎或出血性胃炎。③胰、胆和肠瘘。④胰腺手术后并发症。⑤糖尿病酮症酸中毒。

【用法用量】静脉给药：临用前用0.9%氯化钠注射液溶解，每3~5分钟慢速冲击注射0.25mg，或连续滴注0.25mg/h。在两次输液给药间隔大于3～5分钟时，应采取重新静脉注射0.25mg本药的措施，以确保给药的连续性。

【不良反应】少数患者用药后产生恶心，眩晕，脸红。当注射生长抑素的速度高于50μg/min时，患者会发生恶心和呕吐现象。

【禁忌证】①妊娠及哺乳期妇女。②对本药过敏的患者。

【药物相互作用】本药可延长环己烯巴比妥的睡眠时间，加剧戊烯四唑的作用。因此，本药不应与此类药或产生相同作用的药物同时使用。

【注意事项】由于本药抑制胰岛素及胰高血糖素的分泌，在治疗初期，本药会导致短暂的血糖水平下降。尤其是胰岛素依赖型糖尿病患者使用生长抑素后，每隔3～4小时应测试一次血糖浓度。在必要情况下，应使用胰岛素。

【制剂与规格】注射剂（冻干粉）：3mg。

奥曲肽
Octreotide

【其他名称】醋酸奥曲肽。

【药理作用】奥曲肽是人工合成的八肽化合物，为人生长抑素类似物。其药理作用与天然生长抑素相似，但其抑制生长激素、胰高血糖素和胰岛素的作用较强。与生长抑素相似，奥曲肽也可抑制促黄体生成素对促性腺激素释放激素的反应、降低内脏血流，抑制5-HT、胃泌素、血管活性肠肽、糜蛋白酶、胃动素、胰高血糖素的分泌。

【体内过程】该药口服吸收很差，皮下和静脉给药，可迅速和完全吸收。皮下注射后，30分钟血药浓度达到峰值，其消除半衰期为100分钟。静脉注射后，4分钟达到峰值，其消除呈双相性，半衰期分别为10分钟和90分钟。药物的分布容积为0.27L/kg，总体廓清率为160ml/min，血浆蛋白结合率达65%。

【适应证】①肝硬化所致食管-胃静脉曲张出血。②预防胰腺术后并发症。③缓解与胃肠内分泌肿瘤有关的症状和体征。④经手术、放射治疗或多巴胺受体激动剂治疗失败的肢端肥大症患者。

【用法用量】①食管-胃静脉曲张出血：持续静脉滴注0.025mg/h。最多治疗5天，可用0.9%氯化钠注射液稀释或葡萄糖液稀释。②预防胰腺术后的并发症：0.1mg皮下注射，每日3次，持续治疗7天，首次注射应在手术前至少1小时进行。③胃肠胰内分泌肿瘤：初始剂量为0.05mg皮下注射，每日1~2次，然后根据耐受性和疗效可逐渐增加剂量至0.2mg，每日3次。④肢端肥大症：初始量为0.05～0.1mg皮下注射，每8小时1次，然后根据循环生长激素浓度、临床反应及耐受性的每月评估而调整剂量。多数患者的最适剂量为每日0.2～0.3mg，最大剂量不应超过每日1.5mg。在监测血浆生长激素水平的指导下治疗数月后可酌情减量。本药治疗1个月后，若生长激素浓度无下降、临床症状无改善，则应考虑停药。

【不良反应】①注射局部反应，包括疼痛，注射部位针刺或烧灼感，伴红肿。这些现象极少超过15分钟。注射前使药液达室温，则可减少局部不适。②胃肠道反应，包括食欲不振、恶心、呕吐、痉挛性腹痛、胀气、稀便、腹泻及脂肪痢。在罕见的病例中，胃肠道反应可类似急性肠梗阻伴进行性严重上腹痛、腹部触痛、肌紧张和腹胀。③长期使用可能导致胆结石的形成。④由于本药可抑制生长激素、胰高血糖素和胰岛素的释放，故本药可能引起血糖调节紊乱。由于可降低患者餐后糖耐量，少数长期给药者可导致持续的高血糖症，曾观察到低血糖的出现。⑤其他：少数报道出现急性胰腺炎，停药后可逐渐消失；罕见情况下，曾报道醋酸奥曲肽治疗引起患者脱发；长期应用本药且发生胆结石者也可能出现胰腺炎；个别患者发生肝功能失调，包括缓慢发生的高胆红素血症伴碱性磷酸酶、γ-谷氨酰转移酶和转氨酶轻度增高。

【禁忌证】①对本药过敏者。②妊娠、哺乳期妇女和儿童。

【药物相互作用】本药可降低肠道对环孢素的吸收，使西咪替丁的吸收延迟。

【注意事项】①由于分泌生长激素的垂体肿瘤有时可能扩散而引起严重的并发症，故应仔细观察患者，若有肿瘤扩散的迹象，则应考虑转换其他治疗。②长期使用，应每隔6～12个月做胆囊超声波检查。③胰岛素依赖型糖尿病或已患糖尿病患者，应密切监测血糖水平。④对接受胰岛素治疗的糖尿病患者，给予本药后，其胰岛素用量可能减少。⑤避免短期内在同一部位多次注射。⑥在治疗胃肠胰内分泌肿瘤时，偶尔发生症状失控而致严重症状迅速复发。

【制剂与规格】注射液：1ml：0.1mg；1ml：0.3mg。

第六篇

第10章 治疗炎症性肠病药物

柳氮磺吡啶
Sulfasalazine

【药理作用】本药属于口服不易吸收的磺胺类抗菌药，部分吸收后在肠微生物作用下分解成5-氨基水杨酸和磺胺吡啶。5-氨基水杨酸与肠壁结缔组织络合后较长时间停留在肠壁组织中起到抗菌消炎和免疫抑制作用，如减少大肠埃希菌和梭状芽孢杆菌，同时抑制前列腺素的合成以及其他炎症介质白三烯的合成。因此，目前认为本药对炎性肠病产生疗效的主要成分是5-氨基水杨酸。由本药分解产生的磺胺吡啶对肠道菌群显示微弱的抗菌作用。

【体内过程】口服后少部分在胃肠道吸收，通过胆汁可重新进入肠道（肝肠循环）。未被吸收的部分被回肠末段和结肠的细菌分解为5-氨基水杨酸与磺胺吡啶，残留部分自粪便排出。5-氨基水杨酸几乎不被吸收，大部分以原型自粪便排出，但5-氨基水杨酸的*N*-乙酰衍生物可见于尿内。磺胺吡啶可被吸收并排泄，尿中可测知其乙酰化代谢产物。磺胺吡啶及其代谢产物也可出现于母乳中。

【适应证】①溃疡性结肠炎。②克罗恩病。③类风湿关节炎。

【用法用量】（1）炎症性肠病：根据患者对治疗的反应情况及对药物的耐受性来决定。片剂应在每日固定的时间服用，进餐时服用为佳。先前未曾用本片剂及肠溶片治疗过的患者，建议其在最初几周内逐渐增加剂量。使用肠溶片能降低胃肠道副作用的发生率。肠溶片不可压碎及掰开服用。成人：①口服：初始剂量为一日2～3g，分3～4次口服，无明显不适，可渐增至一日4～6g。待症状缓解后根据情况逐渐减量至维持量，一日1.5～2g。②直肠给药：重症患者每天早、中、晚排便后各用肛栓剂1粒；中或轻症者，早晚排便后各用1粒；症状明显改善后，每晚或每隔日晚用1粒。③灌肠：柳氮磺吡啶2g研粉加白及粉3g，锡类散1支和氢化可的松、普鲁卡因适量。温开水100～200ml混合后作保留灌肠每天1～2次。儿童：按体重每日40～60mg/kg的剂量，分3～6次服用。防止复发：按体重每日20～30mg/kg的剂量，分3～6次服用。

（2）类风湿关节炎：根据经验，临床效果出现在治疗后1～2个月内。建议该肠溶片与止痛药和（或）非甾体类抗炎药一起服用，至少到柳氮磺吡啶肠溶片的疗效出现为止。已证实，使用柳氮磺吡啶肠溶片进行长期治疗是有效的且能被较好地耐受。成人：一次1g（4片），一日2次。肠溶片不可压碎及掰开服用。若治疗2个月后未出现反应，可将剂量增至每日3g。每日超过2g时，应进行监测。儿童：目前不主张对青少年慢性关节炎使用柳氮磺吡啶肠溶片。必须使用时参照如下用法用量：6岁以上儿童按体重30～50mg/（kg·d）的剂量，分2次口服，每日最大剂量为2g。

【不良反应】①过敏反应较为常见，可表现为药疹，严重者可发生渗出性多形红斑、剥脱性皮炎和大疱性表皮松解萎缩性皮炎等；也有表现为光敏反应、药物热、关节及肌肉疼痛、发热等血清病样反应。②中性粒细胞减少或缺乏症、血小板减少症及再生障碍性贫血。患者可表现为咽痛、发热、苍白和出血倾向。③缺乏葡萄糖-6-磷酸脱氢酶者使用后易发生溶血性贫血及血红蛋白尿。④肝脏损害，可发生黄疸、肝功能减退，严重者可发生急性重型肝炎。⑤肾脏损害，可发生结晶尿、血尿和管型尿。偶有患者发生间质性肾炎或肾小管坏死的严重不良反应。⑥恶心、呕吐、纳差、腹泻、头痛、乏力等。一般症状轻微，不影响继续用药。⑦高胆红素血症和新生儿核黄疸。由于可与胆红素竞争蛋白结合部位，致游离胆红素增高。新生儿肝功能不完善，故较易发生高胆红素血症和新生儿黄疸。偶可发生核黄疸。⑧甲状腺肿大及功能减退偶有发生。⑨中枢神经系统毒性反应偶可发生，表现为精神错乱、定向力障碍、幻觉、欣快感或抑郁感。一旦出现均需立即停药。⑩罕见有胰腺炎、男性精子减少或不育症。

【禁忌证】对磺胺类药物过敏者、妊娠期妇女、哺乳期妇女、2岁以下小儿。

【药物相互作用】①与尿碱化药合用可增强磺胺药在碱性尿中的溶解度，使排泄增多。②对氨基苯甲酸可代替磺胺被细菌摄取，对磺胺药的抑菌作用发生拮抗，因而两者不宜合用。③下列药物与磺胺药合用时，后者可取代这些药物的蛋白结合部位，或抑制其代谢，以致药物作用时间延长或毒性发生，因此当这些药物与磺胺药合用，或在应用磺胺药之后使用时需调整其剂量。此类药物包括口服抗凝药、口服降血糖药、甲氨蝶呤、苯妥英钠和硫喷妥钠。④骨髓抑制药与磺胺药合用时可能增强此类药物对造血系统的不良反应。如有指征需两类药物合用时，应严密观察可能发生的毒性反应。⑤避孕药（雌激素类），长时间与磺胺药合用可导致避孕的可靠性减少，并增加经期外出血的机会。⑥溶栓药物与磺胺药合用时，可能增大其潜在的毒性作用。⑦肝毒性药物与磺胺药合用，可能引起肝毒性发生率的增高。对此类患者尤其是用药时间较长及以往有肝病史者应监测肝功能。⑧光敏药物与磺胺药合用可能发生光敏的相加作用。⑨接受磺胺药治疗者对维生素K的需要量增加。⑩乌洛托品在酸性尿中可分解产生甲醛，后者可与磺胺形成不溶性沉淀物。使发生结晶尿的危险性增加，因此不宜两药合用。⑪磺胺药可取代保泰松的血浆蛋白结合部位，当两者合用时可增强保泰松的作用。⑫磺吡酮与磺胺类药物同用时可减少后者自肾小管的分泌，其血药浓度升高且持久，从而产生毒性，因此在应用磺吡酮期间或在应用其治疗后可能需要调整磺胺药的剂量。当磺吡酮疗程较长时，对磺胺药的血药浓度宜进行监测，有助于剂量的调整，保证安全用药。⑬与洋地黄类或叶酸合用时，后者吸收减少，血药浓度降低，因此需随时观察洋地黄类的作用和疗效。⑭与丙磺舒合用，会降低肾小管磺胺排泌量，致磺胺的血药浓度上升，作用延长，容易中毒。与新霉素合用，新霉素抑制肠道菌群，影响本药在肠道内分解，使作用降低。

【注意事项】①缺乏G-6-PD患者，肝、肾功能损害患者，血卟啉症、血小板、粒细胞减少及老年患者应慎用。②用药期间多饮水，保持高尿流量，以防结晶尿的发生，必要时亦可服碱化尿液的药物。如应用本药疗程长、剂量大时，宜同服碳酸氢钠并多饮水，以防止此不良反应。③对呋噻米、砜类、噻嗪类利尿药、磺脲类、碳酸酐酶抑制剂及其他磺胺类药物呈现过敏的患者，对本药亦可能过敏。④本药能通过胎盘屏障以及排泌入乳汁，有报道服药母亲哺乳后婴儿出现腹泻。妊娠期妇女及哺乳期妇女慎用。⑤因本药不良反应较多，疗程较长，治疗中需注意观察用药效果，随时调整剂量。

【制剂与规格】①片剂（胶囊）：0.125g；0.25g；0.5g。②栓剂：0.5g。

美沙拉嗪
Mesalazine

【药理作用】本药能直接作用于肠道炎症黏膜，抑制前列腺素及炎性介质白三烯的合成，对肠壁炎症有显著的消炎作用，对发炎的肠壁结缔组织效用尤佳。

【体内过程】口服后在结肠释放转化为乙酰水杨酸，一部分被肠道内细菌分解，从粪便中排出，另一部分由肠黏膜吸收。约40%与血浆蛋白结合，在体内代谢生成乙酰化物，乙酰化物约80%与血浆蛋白结合，从尿中排出，半衰期为5～10小时，很少通过胎盘屏障和分泌入乳汁。缓释片在胃中崩解后，微颗粒通过幽门进入小肠，在肠道内可持续均匀地释放药物，约50%在小肠内释放，50%在大肠内释放。口服缓释片无需胃排空，无药物大量倾释现象，无血药峰浓度，在胃中残留时间短，服药后20分钟内血中即可测出药物。缓释片还可防止本药在近端小肠被过早吸收，从而保证它在远端小肠具有较高的生物利用度。栓剂由缓释微囊组成，可直接到达作用部位，缓慢释放，局部浓度高。

【适应证】①溃疡性结肠炎。②克罗恩病。

【用法用量】①口服：溃疡性结肠炎急性发作，一次1g，一日4次。维持治疗，一次0.5g，一日3次。克罗恩病，一次1g，一日4次。儿童及老年人用量应酌减。②直肠给药：溃疡性直肠炎，一次0.5～1g，一日1～2次。③灌肠剂：每晚睡前用药，从肛门灌进大肠，一次4g，或遵医嘱。

【不良反应】①可出现过敏反应，如皮疹、药物热、支气管痉挛、红斑狼疮样综合征等。②精神神经系统的不良反应很少发生。个别患者可出现头晕、头

第六篇

痛、定向力障碍。可出现瘙痒、关节痛、肌肉痉挛性疼痛等症状。③可发生口干、恶心、呕吐、腹泻、便秘等，个别患者可出现转氨酶升高。也有引起胰腺炎的报道。④可出现血小板减少、嗜酸粒细胞增多、白细胞减少、贫血等。个别患者可出现血尿素氮升高。⑤本药可能会引起心包炎、心肌炎和血管舒张。

【禁忌证】对水杨酸类药物及本药的赋形剂过敏者。

【药物相互作用】若在服用本药同时服用氰钴胺片，将影响氰钴胺片的吸收。

【注意事项】①肾、肝功能不全者慎用。出现皮疹时应暂停使用并尽快咨询医生。②最好整粒吞服，也可掰开或水冲服；但绝不可嚼碎或压碎。若因故或遗忘漏服一剂量时，应尽快补服或与下次剂量同时补服。

【制剂与规格】①片剂：0.25g；0.4g；0.5g。②栓剂：1g。③灌肠剂：4g。

奥沙拉嗪
Olsalazine

【药理作用】本药是前体药物，在大肠中经含有偶氮还原酶的细菌代谢，释放出5-氨基水杨酸而起作用。

【体内过程】本药的全身生物利用度极低，口服剂量的吸收率不到5%。

【适应证】①轻、中度溃疡性结肠炎。②克罗恩病。

【用法用量】口服，急性发作期一日总剂量3g，分3次进餐时服用；维持量为一日1g。

【不良反应】腹泻最常见，通常短暂，在治疗开始或增加剂量时发生，减少用量后可缓解；其他不良反应为头痛、恶心、腹痛、皮疹、头晕和关节痛。

【禁忌证】①对水杨酸过敏者。②严重肾功能损害者。

【药物相互作用】与华法林同服可增加凝血酶原时间。

【注意事项】①有胃肠道反应者慎用。②一旦发现漏服可立即补服，但不要在同一时间服用两倍剂量。

【制剂与规格】胶囊：250mg。

巴柳氮
Balsatazide Sodium

【药理作用】本药是一种前体药物，口服后以原药到达结肠，在结肠细菌的作用下释放出5-氨基水杨酸（有效成分）和4-氨基苯甲酰基-β-氨基丙酸。5-氨基水杨酸可能是通过阻断结肠中花生四烯酸代谢产物的生成而发挥其减轻炎症的作用。

【体内过程】巴柳氮钠到达结肠后，肠道细菌产生的偶氮还原酶将其裂解，释放出分子中的治疗活性部分5-氨基水杨酸和载体分子4-氨基苯甲酰基-β-氨基丙酸。单次口服1.5g或2.25g 1～2小时后达到平均C_{max}。人体血浆蛋白结合率≥99%。在血浆、尿及粪便中检出此化合物的偶氮还原的产物5-氨基水杨酸和4-氨基苯甲酰基-β-氨基丙酸及它们的*N*-乙酰化代谢物。1%的口服剂量以原型、5-氨基水杨酸和4-氨基苯甲酰基-β-氨基丙酸形式在尿中排出，而25%的口服剂量以*N*-乙酰化代谢物排出。

【适应证】轻度至中度活动性溃疡性结肠炎。

【用法用量】口服：一次1.5g，一日4次，饭后及睡前服用，疗程8～12周。

【不良反应】①常见不良反应包括：腹痛、腹泻。②偶见消化系统：食欲不振、便秘、消化不良、腹胀、口干、黄疸。③呼吸系统：咳嗽、咽炎、鼻炎。④其他：关节病、肌痛、疲乏、失眠、泌尿系感染。

【禁忌证】对水杨酸、巴柳氮钠片中任何成分或巴柳氮钠代谢物过敏者。

【药物相互作用】①与丹参合用，血清游离水杨酸浓度升高，而丹参浓度降低。②与罗望子合用，可使不良反应和（或）水杨酸毒性发生率升高，故不宜合用。③与巯嘌呤、硫唑嘌呤合用，可使骨髓抑制的发生率增加，合用时应密切监测全血细胞计数。

【注意事项】患有幽门狭窄的患者可能会延长巴柳氮钠片的胃中停留时间。对已知肾功能障碍或有肾病史的患者应注意使用。应定期监测患者的肾功能（如血清肌酐），特别是在治疗初期。本药与5-氨基水杨酸引起的中毒性肾损害，可能出现出血、青肿、咽喉痛和发热、心肌炎以及气短伴随的发热和胸痛。若出现上述不良反应应与医师联系，并停止治疗。

【制剂与规格】①片剂：0.5g。②颗粒剂：2.5g；0.75g。

第 11 章　其他

一、内镜染色

靛胭脂
Indicarmine

【其他名称】靛红、靛卡红。

【药理作用】蓝色染料。

【体内过程】黏膜不吸收，静脉给药主要由肾小管排泄。

【适应证】消化道黏膜染色。

亚甲蓝
Methylthioninium Chloride

【其他名称】美蓝、次甲基蓝、次甲蓝、泌尿蓝、品蓝。

【药理作用】黏膜染色染料。

【体内过程】本药口服可被吸收，但反应大。皮下注射及肌内注射可引起组织坏死，只能通过静脉给药。注射后在组织中被迅速还原成还原型亚甲蓝，缓慢由尿和胆汁中排出，6天内排出74%，部分可发生不完全去甲基代谢。少量本药通过胆汁，由粪便排出。

【适应证】消化道黏膜染色。

【用法用量】稀释后内镜下喷洒。

【不良反应】静脉注射过快，可引起头晕、恶心、呕吐、胸闷、腹痛等；剂量过大时除上述症状加剧外，还可引起头痛、呼吸困难、血压降低、心率增快和心律紊乱、大汗淋漓、意识障碍，严重时有心肌损害。用药后尿呈蓝绿色，有时可产生尿路刺激症状，如尿道灼痛等。

【禁忌证】G-6-PD缺乏患者和肾功能不全者。

【药物相互作用】①与5-羟色胺能抗精神病药合用，可使脑内积聚高水平的5-羟色胺，继而引发5羟色胺综合征。②与苛性碱、重铬酸盐、碘化物、升汞和还原剂等合用，可引起化学反应，不宜合用。

【制剂与规格】①注射液：2ml：20mg；5ml：50mg；10ml：100mg。②片剂：65mg。

复方碘
Compound Iodine

【其他名称】卢戈液。

【药理作用】食管黏膜鳞状上皮含有糖原，与碘作用后呈棕黄色，癌变后细胞内糖原消失，碘染后不变色。

【体内过程】碘和碘化物在胃肠道内吸收迅速而完全，碘也可经皮肤进入体内。在血液中碘以无机碘离子形式存在，由肠道吸收的碘约30%被甲状腺摄取，其余主要由肾脏排出，少量由乳汁和粪便中排出，极少量由皮肤与呼吸排出。碘可以通过胎盘屏障到达胎儿体内，影响胎儿甲状腺功能。

【适应证】①早期食管癌和癌前病变的内镜筛查。②甲状腺功能亢进症。③地方性甲状腺肿。

【用法用量】①稀释后内镜下喷洒。②每日1～2滴，连服30天，停10天再服。③甲状腺功能亢进症手术前准备：手术前2周，每天服用1～2ml，5～7天。④甲状腺功能亢进症危象：口服，每天3～4ml。

【不良反应】①过敏反应不常见。可在服药后立即发生，或数小时后出现血管性水肿，表现为上肢、下肢、颜面部、口唇、舌或喉部水肿，也可出现皮肤红斑或风团、发热、不适。②关节疼痛、嗜酸性粒细胞增多、淋巴结肿大，不常见。③长期服用，可出现口腔、咽喉部烧灼感、流涎、金属味、齿和齿龈疼痛、胃部不适、剧烈疼痛等碘中毒症状；也可出现高钾血症，表现为神志模糊、心律失常、手足麻木刺痛、下肢沉重无力。④腹泻、恶心、呕吐和胃痛等消化道不良反应，不常见。⑤动脉周围炎，类白血病样嗜酸性粒细胞增多，罕见。

【禁忌证】①活动性肺结核患者。②对碘化物过敏者。

【药物相互作用】①与其他抗甲状腺药、锂盐合用，可致甲状腺功能减退和甲状腺肿大。②与血管紧张素转化酶抑制药、潴钾利尿药合用，易致高钾血症。③与^{131}I合用可减少甲状腺组织^{131}I的摄取。

【注意事项】①有口腔疾患者慎用，浓碘液可致唾液腺肿胀、触痛、口腔、咽喉部灼烧感、金属味，齿和齿龈疼痛，唾液分泌增加。故应涂于淀粉类食物中服用。②急性支气管炎、肺水肿、高钾血症、甲状腺功能亢进症、肾功能受损者慎用。③应用本药能影响甲状腺功能，影响甲状腺吸碘率的测定，甲状腺核素扫描显象结果也受影响，这些检查均宜安排在应用本药前进行。

【制剂与规格】口服溶液：每毫升溶液中含碘50mg和碘化钾100mg。

链霉蛋白酶
Pronase

【药理作用】灰色链霉菌（Streptomyces griseus）产生的蛋白水解酶。

【体内过程】本药为酶类制剂，几乎不吸收入血。

【适应证】用于胃镜检查时溶解去除胃内黏液。

【用法用量】在胃镜检查前的15～30分钟，将20 000单位的链霉蛋白酶（1袋）和1g碳酸氢钠加入50～80ml饮用水（20～40℃）中，振摇溶解后，口服。本药在进行内镜检查前可作为常规服用。本药用水溶解后直接服用。在服用本药后将体位变换成卧位，可以使效果更佳。

【不良反应】①严重不良反应可能出现休克、过敏症状（呼吸困难、全身潮红、浮肿等），发生频率不明。遇到此情况需仔细观察，确认后停止用药，及时适当处置。②其他不良反应消化系统：胃出血（胃溃疡部位、息肉等病变部位出血），发生率小于0.1%；过敏反应：偶见皮疹、发红等。

【禁忌证】①胃内活动性出血患者。②对本制剂成分过敏者。

【注意事项】慎用：疑有胃内出血的患者；凝血异常的患者；严重肝肾功能不全的患者。使用时的注意事项：本药在酸性条件下不稳定，需和1g碳酸氢钠同时服用。

【制剂与规格】20 000单位。

西甲硅油
Simethicone

【药理作用】本药所含药理学活性成分西甲硅油为一种稳定的表面活性剂，即聚二甲基硅氧烷。它可改变消化道中存在于食糜和黏液内的气泡的表面张力，并使之分解。释放出的气体就可以被肠壁吸收，并通过肠蠕动而排出。西甲硅油的作用是纯粹的物理性作用，没有涉及化学反应，而且其为药理学和生理学惰性物质。西甲硅油并不从肠道被吸收。因此其不可能产生系统毒性。大鼠的亚急性毒性实验表明西甲硅油没有毒性作用。

【体内过程】本药口服后，并不从胃肠道吸收，经过胃肠道转运后以原型排出。

【适应证】①用于治疗由胃肠道中聚集了过多气体而引起的不适症状：如腹胀等，术后也可使用。②可作为腹部影像学检查的辅助用药（例如：X-线、超声、胃镜检查）以及作为双重对比显示的造影剂悬液的添加剂。

【用法用量】①对于因气体在腹部聚集而引起的胃肠道不适：婴儿：1ml（相当于25滴）西甲硅油混合到瓶装食物中，哺乳前或哺乳后喂服。1～6岁儿童：每日3～5次，每次1ml（相当于25滴）西甲硅油。6～14岁儿童：每日3～5次，每次1～2ml（相当于25～50滴）西甲硅油。青少年和成年人：每日3～5次，每次2ml（相当于50滴）西甲硅油。西甲硅油可在就餐时或餐后服用，如果需要，亦可睡前服用。治疗的周期取决于病程的进展。如果需要，西甲硅油亦可长期服用。手术后亦可使用。②用于显像检查准备：检查前一日服用3次，每次2ml（共50滴）西甲硅油。检查当日早晨服用2ml（共50滴）西甲硅油，或遵医嘱服用。用作造影剂混悬液的添加剂：1L造影剂内加入4～8ml西甲硅油，用于双重对比X线造影术。

【不良反应】迄今尚未观察到与服用西甲硅油有关的不良反应。

【禁忌证】对西甲硅油或山梨酸及其盐类过敏者。

【注意事项】使用前应摇匀，将药瓶倒置，药液即可滴出。西甲硅油不含糖，因此亦适用糖尿病患者和营养性疾病患者。

【制剂与规格】油乳剂：30ml：1200mg。

二、内镜下治疗

聚桂醇
Lauromacrogol

【药理作用】聚桂醇是一种硬化剂。聚桂醇在曲张静脉旁注射后能使曲张静脉周围纤维化，压迫曲张静脉，达到止血目的；静脉内注射聚桂醇后，可损伤血管内皮、促进血栓形成、阻塞血管，从而起到止血作用。

【体内过程】本药的AUC呈双相性，全身清除率为11.68L/h，89%的给药量于最初12小时内从血液中消除，本药及其标记的代谢产物的终末消除半衰期为4.09小时。另一项研究中，静脉曲张患者给予本药3%注射液，分布容积为17.9L，平均总清除率为12.4L/h，血浆半衰期为0.94~1.27小时。

【适应证】内镜下食管曲张静脉出血的急诊止血及曲张静脉的硬化治疗。

【用法用量】①曲张静脉活动出血时：采用环绕出血点+出血点处直接注射技术止血；一个出血点局部用10ml左右，最大剂量不超过15ml。②曲张静脉硬化治疗：采用单纯静脉内注射硬化技术时，每次注射2～4个点，每点注射剂量3～15ml。采用静脉旁-静脉内联合注射硬化技术时，以静脉旁注射为主，从距食管齿状线1～2cm处开始逆行性硬化治疗，静脉旁黏膜下多点注射，每点注射量以注射局部出现灰白色隆起为标准，通常用量不超过1ml，静脉内注射每点1～2ml；一次硬化治疗总剂量通常不超过35ml。曲张静脉活动出血止血后，其他可见曲张静脉采用静脉旁-静脉内联合注射技术硬化治疗，止血和硬化治疗的总剂量通常不超过35ml。曲张静脉系统硬化治疗应尽早完成：首次治疗后与第2次治疗间隔不超过一周，以后每周1次，直到可见曲张静脉完全消失。

【不良反应】治疗期，可出现暂时胸痛、吞咽困难；也可出现食管局部溃疡、组织坏死（有时伴出血）或发生穿孔、胸腔积液以及术后低热等；偶见暂时性虚脱、头晕、呼吸困难、胸闷、恶心、视力障碍、局部感觉损害和金属味觉。

【禁忌证】①休克。②对本药过敏者。③妊娠期妇女。④发热。⑤急性肺部疾病包括呼吸困难时（如支气管哮喘）。

【药物相互作用】由于聚桂醇也是一种局麻剂，有局部镇痛作用，当与麻醉剂合用时有增加心脏麻醉的危险（抗心律失常作用）。

【注意事项】①切记勿注入动脉血管。②应严格按照操作规程作好术前准备和术后护理。③心脏病，如心内膜炎、心肌炎、心力衰竭和高血压患者，需经过治疗病情稳定后方可进行硬化疗法。

【制剂与规格】注射剂：10ml：100mg。

鱼肝油酸钠
Sodium Morrhuate

【药理作用】本药为血管硬化剂。注射于黏膜下，可以使该局部组织产生无菌性坏死，之后逐渐被纤维结缔组织所替代，也有结合钙离子形成钙皂的能力和促进血小板聚集的作用，从而具有止血作用。

【体内过程】本药静脉注射后，5分钟起效。当给予5%的溶液不足3ml时，有20%的剂量可到达肺部。

【适应证】内痔、血管瘤、静脉曲张、颞颌关节病，妇科、外科等创面渗血和出血。

【用法用量】①内痔：一次注射5%的溶液0.5ml，注入痔核上部，一周1次。②静脉曲张：第一次注射5%溶液（内含2%苯甲醇作为局部止痛剂）0.5～1ml于静脉曲张腔内。如无不良反应，24小时以后可继续注射0.5～2ml（一般为1ml），一日不超过5ml，每隔3～5日在不同部位注射。③血管瘤：根据肿瘤大小可多点注射。

【不良反应】有引起皮疹等不良反应，也可引起注射区疼痛、肿胀不适。

【禁忌证】①有深部静脉血栓形成者。②急性感染、慢性全身性疾病、心脏功能失调的患者。

【注意事项】①本药遇冷有固体析出，微热即溶解。注射本药可能有疼痛或发热，能自行缓解，一般不需要处理。②用于鼻中隔黏膜下注射时不可双侧同时使用，以防鼻中隔穿孔。③使用前应做过敏试验。用

0.1%溶液0.1～0.2ml皮内注射等量盐水时观察5～10分钟，周围红肿者忌用。

【制剂与规格】注射液：1ml：0.05g；2ml：0.1g；5ml：0.25g；10ml：0.5g。

附

肾上腺素、重酒石酸去甲肾上腺素参阅第三篇第2章拟肾上腺素和抗肾上腺素药。
甘油果糖参阅第八篇第1章利尿药。

三、肠黏膜保护剂

谷氨酰胺
Glutamine

【药理作用】本药能增强肠黏膜屏障功能，阻止或减少肠内细菌及毒素入血；促进受损肠黏膜的修复及功能重建，并可改善肠道的吸收、分泌及运动功能。

【体内过程】本药口服后达峰时间为30分钟，平均血药峰浓度为150μg/ml，分布容积为200ml/kg。在各组织和器官中广泛代谢，主要经非细胞色素P450酶代谢，代谢为谷氨酸和氨。通过肾小球滤过清除，但几乎可被肾小管完全重吸收，半衰期约为1小时。

【适应证】急、慢性肠道疾病，如肠道功能紊乱、肠易激综合征及非感染性腹泻。

【用法用量】口服：成人，一次2～3粒，一日3次。

【不良反应】有时会出现便秘、腹泻、呕吐、偶尔有胃部不适等。

【禁忌证】①G-6-PD缺乏的儿童。②严重肾功能不全或严重肝功能不全的患者。③对本药过敏者。

【注意事项】①一般患者服用1周后，症状可改善。病情较重、病程较长患者需服用4周。②妊娠期及哺乳期妇女慎用。③过敏体质者慎用。④使用谷氨酰胺颗粒剂，应用温开水溶解，即配即用。⑤应监测碱性磷酸酶、转氨酶和酸碱平衡。

【制剂与规格】①胶囊：0.25g。②颗粒剂：1g；2.5g。③散剂：2.5g。

四、治疗肝硬化门脉高压曲张静脉破裂出血药物

垂体后叶素
Pituitrin

【药理作用】本药内含两种不同的激素，即缩宫素（催产素）和加压素。前者能刺激子宫平滑肌收缩，压迫子宫肌层血管，起止血作用。后者能直接收缩小动脉及毛细血管，尤其对内脏血管，可降低门静脉压和肺循环压力，有利于血管破裂处血栓形成而止血。此外，还能增加肾小管和集合管对水分的重吸收，具有抗利尿作用。

【体内过程】加压素$t_{1/2}$过短，一般仅维持4～12小时，每天需多次注射，以维持药效。若制成鞣酸复合制剂可延长药效，以减少患者频繁注射的痛苦。缩宫素吸收快，肌内注射一般3～5分钟、静脉滴注立即起效。因本药能被消化液破坏，不宜口服。

【适应证】①产后止血，产后子宫复旧不全。②引产。③肺出血、食管及胃底静脉曲张破裂出血。④尿崩症等。

【用法用量】①流产或产后出血：肌内或皮下注射，每次5～10U或加入500ml葡萄糖液体中缓慢注射。尿崩症：皮下注射每次5～10U，每日数次。②大量肺咯血：本药10U，用25%～50%葡萄糖液20ml稀释后缓注；或10～20U加入500ml葡萄糖液体内缓慢滴注，对反复咯血患者可达持久止血效果。③急救治疗：本药10U加入25%葡萄糖液20ml，稀释后缓注或稀释至500ml液体中滴注，必要时重复，1次/（6～8小时），极量20U/次。

【不良反应】面色苍白、出汗、心悸、胸闷、腹痛、过敏性休克等。

【禁忌证】冠心病、动脉硬化、心力衰竭、高血压、肺源性心脏病及过敏体质者。

【注意事项】①注射后有面色苍白、出汗、恶心、腹痛、便意、心悸、胸闷等症状应立即停药。少数患者可发生血管神经性水肿、荨麻疹、支气管哮喘等过敏反应，甚至过敏性休克，应高度警惕并采取急救措施。

②用于引产应谨慎，凡胎位不正、骨盆狭窄、产道阻碍、剖腹产史、软产道有明显瘢痕者、妊娠高血压综合征、妊娠后期及临产者均忌用本药引产，以免胎儿窒息或子宫破裂。③本药含有抑菌剂，一般不作静脉注射，但在肺出血等急救时，亦可作静脉滴注或静脉注射，但应缓慢注射。④本药宜冷藏，避免冰冻。

【制剂与规格】注射液：1ml：5单位；1ml：10单位。

血管加压素
Vasopressin

【其他名称】抗利尿激素、加压素。

【药理作用】血管加压素对肾脏有直接的抗利尿作用，也能收缩周围血管，并引起肠道、胆囊及膀胱的收缩。但血管加压素几乎无催产作用。

【体内过程】血管加压素注射液吸收慢，具有长效抗尿崩症的作用，可减少用药次数。一次注射精氨加压素0.3ml，可维持2～6天；注射1ml，可维持10天左右。血管加压素在肝、肾脏内失活，以代谢产物及药物原型从尿中排出。

【适应证】①尿崩症。②脑外科手术或头颅创伤后多尿。③其他药物效果不佳的腹部肌肉松弛。④食管、胃肠道等消化道疾病引起的急性大出血。

【用法用量】一次4～10mg。初次剂量可自2～4mg开始，逐渐增加至有效量。中枢性尿崩症患者应视用药后多尿减轻情况以决定给药间隔时间。

【不良反应】①血管加压素注射液经静脉或动脉给药后可出现室性心律不齐，末梢血管注射后可致皮肤坏疽。注射部位易出现血栓及局部刺激，在同一部位重复肌内注射，可引起局部严重炎症反应，故应注意更换注射部位。②大剂量可引起明显的不良反应，如恶心、皮疹、痉挛、盗汗、腹泻、嗳气等，对于妇女可引起子宫痉挛。此外还可引起高钠血症、水潴留以及过敏反应，如荨麻疹、发热、支气管痉挛、神经性皮炎及休克。严重时可引起冠脉收缩、胸痛、心肌缺血或梗死等。

【禁忌证】①对加压素或血管加压素过敏者。②动脉硬化患者。③心力衰竭患者。④冠状动脉疾病患者。⑤高血压患者。⑥慢性肾炎氮质潴留时。⑦妊娠期妇女。

【注意事项】①治疗尿崩症时禁止静脉给药。静脉给药仅在紧急处理消化道出血时才采用。②使用血管加压素长效制剂比其他制剂更易出现水潴留。

【制剂与规格】注射液：5ml：100mg。

特利加压素
Terlipressin

【其他名称】三甘氨酰基赖氨酸加压素。

【药理作用】注射垂体激素加压素可控制肝硬化患者曲张静脉出血。它引起内脏血管剧烈收缩从而降低门静脉压。然而注射加压素后作用持续时间很短，且可产生如冠脉收缩以及血液纤溶亢进等副作用。本药为加压素的前体药物，在注射入血后分子中的甘氨酰基被酶催化水解而产生持续低水平的加压素。它可以降低门静脉压，但对动脉血压变化比使用加压素后小得多，且血液的纤溶性几乎不增加。

【体内过程】特利加压素在体内经过酶的降解作用产生活性代谢物，主要活性代谢物为赖氨酸-加压素，因此特利加压素的起效速度较慢，但药效的持续时间较长。赖氨酸-加压素在肝脏、肾脏和其他组织中被进一步降解。静脉给药后特利加压素的体内药代动力学模型为二室模型，清除半衰期约为40分钟，代谢清除率约为9ml/（kg·min），分布容积约为0.5L/kg。赖氨酸-加压素在给药后30分钟可在体内检测出来，在给药后60～120分钟范围内达峰浓度。

【适应证】胃肠道和泌尿生殖系统的出血，如食道静脉曲张、胃和十二指肠溃疡、功能性及其他原因引起的子宫出血、生产和（或）流产等引起的出血；手术后出血；妇科手术的局部应用。

【用法用量】用于食道静脉曲张导致的出血时，每4～6小时给药一次，静脉给药，每次剂量为1.0mg，3～5天为一疗程。为了防止出血的复发，建议在出血停止后仍维持治疗，直到在24～48小时内没有出血情况出现为止。

【不良反应】①常见不良反应：面色苍白、高血压、腹痛、肠蠕动加快或腹部绞痛、恶心、腹泻、头痛等。②少见不良反应：心动过缓。③未见严重不良反

第六篇

应。④偶有报道应用本药后出现心肌梗死、心力衰竭、呼吸困难及注射部位坏死等情况。

【禁忌证】妊娠头3个月、妊娠中毒和癫痫。

【药物相互作用】与催产素和甲基麦角新碱合用会增强血管收缩和子宫紧张的效应。特利加压素可增强非选择性抑制剂对门静脉的降压作用。在使用本药期间合并使用降低心率的药物可导致严重的心动过缓。

【注意事项】临床应用本药时，需密切观察患者的血压、心率和体液平衡，尤其在0.8mg或以上的高剂量范围时。老人、心肌局部缺血者、严重高血压者、心律失常者、支气管哮喘者使用本药时需在密切临床监控下使用。本药不能作为血液替代品应用于血容量不足的患者中。曾有使用特利加压素治疗中出现给药部位坏死的病例报道，因此建议给药剂量为0.5mg以上时不采用肌内注射给药。

【制剂与规格】注射用特利加压素：1mg（相当于特利加压素0.86mg）。

附

生长抑素、奥曲肽参阅第六篇第9章肝胆疾病辅助用药。

第七篇

血液及造血系统用药

导　读

本篇收录促凝血药物（第1章）、抗凝血药物（第2章）、血浆代用品（第3章）、抗贫血药物（第4章）、升血小板药物（第5章）以及抗血小板药物（第6章）。促凝血药物包括：维生素K类药物、硫酸鱼精蛋白、人凝血因子Ⅷ、重组人活化凝血因子Ⅶa、人纤维蛋白原、人凝血酶原复合物、氨甲环酸、氨甲苯酸和酚磺乙胺等，用于治疗不同原因导致的各种出血性疾病。抗凝血药物包括：肝素类药物、香豆素类药物、凝血因子Ⅹ抑制剂和纤溶类药物等，用于治疗各种血栓栓塞性疾病。血浆代用品包括：琥珀酰明胶、人血白蛋白、右旋糖酐和羟乙基淀粉等，用于补充有效血容量。抗贫血药物包括：维生素B_{12}类药物、叶酸、铁剂、雄激素类药物、重组人促红细胞生成素和补铁剂，用于治疗不同类型的贫血性疾病。升血小板药物包括：雄激素类药物、重组人白细胞介素-11和重组人促血小板生成素，用于治疗各种类型的血小板减少。抗血小板药物包括：阿司匹林、盐酸噻氯匹定、硫酸氯吡格雷、双嘧达莫、西洛他唑、替罗非班和前列地尔等，这些药物通过不同机制抑制血小板功能。

第1章 促凝血药

维生素K
Vitamin K

【其他名称】维他命K_1、叶绿醌、植物甲萘醌。

【药理作用】维生素K促使凝血因子Ⅱ前身转化为凝血酶原。在凝血因子Ⅶ、Ⅸ、Ⅹ的合成中，维生素K也起类似作用。

【体内过程】口服维生素K_1后6～12小时即发生作用；注射后1～2小时起效，3～6小时止血效应明显，如肝功能基本正常，12～24小时后凝血酶原时间恢复正常。维生素K吸收后在肝内迅速代谢，经肾及胆道中排泄，大多不在体内储藏。肠道细菌合成的维生素K_2可随粪便排出。

【适应证】①新生儿出血。②肠道吸收不良所致维生素K缺乏。③双香豆素等口服抗凝药过量所致低凝血酶原血症。⑤杀鼠药二苯茚酮钠（diphenadione sodium，敌鼠钠）中毒。⑥胆石症或胆道蛔虫症引起的胆绞痛。

【用法用量】①新生儿出血：每次1mg，8小时后可重复给药。②肠道吸收不良所致维生素K缺乏：每次10mg，一日3次，口服。③广谱抗生素或肠道灭菌药致肠道内细菌合成的维生素K减少或缺乏：每次2～25mg，肌内或皮下注射，必要时可重复。④双香豆素等抗凝药过量导致的出血：（临床无出血倾向者）2.5～10mg/d，分3～4次给药，肌内或皮下注射，仅个别患者25mg/d；（伴出血者）10～50mg/次，缓慢静脉注射，必要时每4小时重复。

【不良反应】①静脉注射维生素K偶尔可发生过敏样反应，可出现味觉异常、面部潮红、出汗、支气管痉挛、心动过速、低血压。甚至休克、心跳骤停等，有个别致死的报告。②维生素K_3可引起新生儿特别是早产儿高胆红素血症和溶血，但维生素K_1则少见。③肌内注射有时可有局部红肿、疼痛、硬结、荨麻疹样皮疹。

【禁忌证】①严重肝肾功能不良。②严重梗阻性黄疸。③小肠吸收不良所致腹泻。④对本药过敏者。

【药物相互作用】①口服抗凝药（如双香豆素类）干扰维生素K代谢，合用时作用相互抵消。②较大剂量水杨酸类、磺胺类药、奎宁、奎尼丁、硫糖铝、考来烯胺、放线菌素等降低维生素K的疗效。

【注意事项】①新生儿出血症以维生素K_1治疗较为合适。②葡萄糖-6-磷酸脱氢酶（G-6-PD）缺陷者，肝功能损伤者慎用。③肝素引起的出血倾向及凝血酶原时间延长，维生素K治疗无效。④用药期间应定期检测凝血酶原时间，以调整维生素K的用量及给药次数。⑤本药可通过胎盘屏障，临产妊娠期妇女慎用。本药对哺乳的影响尚不明确。

【制剂与规格】①片剂（维生素K_1）：5mg；10mg。②注射液（维生素K_1）：1ml：2mg；1ml：10mg。

亚硫酸氢钠甲萘醌
Menadione Sodium Bisulfite

【其他名称】甲萘醌亚硫酸氢钠、水溶性维生素K_3、维生素K_3、维他命K_3。

【药理作用】维生素K是肝脏合成凝血因子Ⅱ、Ⅶ、Ⅸ、Ⅹ所必需的物质。

【体内过程】人工合成的维生素K_3（即亚硫酸氢钠甲萘醌）为水溶性，口服可直接吸收，且不依赖于胆汁，活性也较强。本药被吸收后在肝内迅速代谢，经肾脏及胆道排泄，不在体内蓄积。

【适应证】①出血。②解痉止痛，如胆石症、胆道蛔虫病引起的胆绞痛。③杀鼠药“敌鼠钠”中毒。

【用法用量】①止血：2～4mg/次，肌内注射，每日4～8mg。②防止新生儿出血：妊娠期妇女在产前1周给药，每日2～4mg，肌内注射。③解痉止痛：每次8～16mg，肌内注射。

【不良反应】①高胆红素血症、溶血性贫血。②恶心、呕吐、黄疸、肝功能损害。③红肿、疼痛。

【禁忌证】对本药过敏者。

【药物相互作用】参阅“维生素K”。

【注意事项】①肝硬化或其晚期患者出血，使用本药无效。②用药期间应定期检测凝血酶原时间，以调整用量及给药次数。③妊娠期哺乳期妇女慎用。

【制剂与规格】①片剂：4mg。②注射液：1ml∶2mg；1ml∶4mg。

醋酸甲萘氢醌

Menadiol Diacetate

【其他名称】甲萘氢醌、甲二羟萘、甲萘氢醌二乙酸酯、维生素K_4、乙酰甲萘醌。

【药理作用】作为羧化酶的辅酶参与凝血因子Ⅱ、Ⅶ、Ⅸ、Ⅹ的合成，这些因子上的谷氨酸残基必须在肝微粒体酶系统羧化酶的作用下形成9～12个γ-羧谷氨酸，才能使这些因子具有与Ca^{2+}结合的能力，并连接磷脂表面和调节蛋白，使这些因子具有凝血活性，从而产生凝血作用。

【体内过程】本药口服后，不依赖胆汁分泌，均能有良好吸收而直接进入血循环，随β-脂蛋白转运，在肝脏内被代谢利用，经胆汁及尿排泄。

【适应证】①维生素K缺乏症及低凝血酶原血症。②阻塞性黄疸术前。

【用法用量】①维生素K缺乏症及低凝血酶原血症：每次2～4mg，口服，每日3次。②阻塞性黄疸术前：每日10～20mg，连用一周。

【不良反应】①高胆红素血症。②胆红素脑病。③溶血性贫血。

【禁忌证】①对本药过敏者。②妊娠晚期。③严重肝功不全者。

【药物相互作用】参阅维生素K。

【注意事项】①肝功能不良者慎用。②葡萄糖-6-磷酸脱氢酶（G-6-PD）缺陷者慎用。③哺乳妇女可用。

【制剂与规格】片剂：2mg；4mg；5mg。

硫酸鱼精蛋白

Protamine Sulfate

【其他名称】精蛋白、鱼精蛋白。

【药理作用】本药具有强碱性基团，在体内可与强酸性的肝素结合，形成稳定的复合物，使肝素失去抗凝活性。

【体内过程】本药注射后30～60秒即能发挥止血效能。作用持续约2小时。$t_{1/2}$与用量相关，用量越大，$t_{1/2}$越长。

【适应证】①自发性出血。②中和肝素。

【用法用量】①自发性出血：按体重每日5～8mg/kg，静脉注射。分两次使用，间隔6小时。每次使用500ml左右0.9%氯化钠注射液稀释，连用不宜超过3天。②中和肝素：静脉注射，用量与最后一次肝素使用量相当，但一次用量不超过50mg。本药1mg可以中和依诺肝素1mg。一般以每分钟0.5ml的速度静脉注射，在10分钟内注入量以不超过50mg为度。一次用量后，如临床需要，可重复给予。当肝素从皮下给药时，如所给予的肝素总的再吸收尚未完成，鱼精蛋白的注射应每2～3小时重复进行。由于本药自身具有抗凝作用，因此2小时内（即本药作用有效持续时间内）不超过100mg。除非另有确凿依据，不得随意加大剂量。

【不良反应】①心动过缓、胸闷、呼吸困难及血压降低，大多因静脉注射过快，系药物直接作用于心肌或周围血管扩张引起；也有引起肺动脉高压或高血压的报道。②注射后有恶心、呕吐、面红潮热及倦怠，如作用短暂，无需治疗。③过敏反应，表现为血管神经性水肿、荨麻疹、局部疼痛等，可能由于体内存在依赖补体的IgG型皮肤敏感性抗体所致，一般都发生在第二次给药后。④应用鱼精蛋白锌胰岛素患者，偶可对本药发生严重过敏反应。⑤心脏手术体外循环所致的血小板减少，可因注射本药而加重。

【禁忌证】对本药过敏者。

【药物相互作用】①胰岛素制剂鱼精蛋白可延长胰岛素的作用。②头孢菌素及青霉素配伍禁忌。

【注意事项】①鱼精蛋白可引起低血压，静脉注射应缓慢，并应备有抢救休克的药物和设备。②一次用药5～15分钟后，可作活化的部分凝血活酶时间或凝血酶时间测定，以估计用量，特别在大剂量肝素应用后。③对血容量偏低患者，宜纠正后再用本药，以防周围循环衰竭。④妊娠期妇女及哺乳期妇女慎用。

【制剂与规格】注射液：5ml ：50mg；10ml ：100mg。

人凝血因子Ⅷ

Human Coagulation Factor Ⅷ

【其他名称】抗甲种血友病因子、抗血友病球蛋白。

【药理作用】在内源性血凝过程中，凝血因子Ⅷ作为一种辅助因子，在Ca^{2+}和磷脂存在下，与活化的凝血因子Ⅸ激活凝血因子Ⅹ，形成凝血酶原酶，从而激活凝血酶原，形成凝血酶，使凝血过程正常进行。

【体内过程】本药静脉注射后1～2小时作用可达高峰。消除半衰期8.4～19.3小时。若体内已存在相应抗体或正值活动性出血致凝血因子消耗时，其半衰期会明显缩短。

【适应证】甲型血友病、获得性凝血因子Ⅷ缺乏而致的出血。

【用法用量】给药剂量必须参照体重、是否存在抑制物、出血的严重程度等因素。下列公式可用于计算剂量：所需凝血因子Ⅷ单位（IU）/次＝0.5×患者体重（kg）×需提升的因子Ⅷ活性水平（正常的%）。

推荐剂量如下。

（1）轻度至中度出血：单一剂量10～15IU/kg，将凝血因子Ⅷ水平提高到正常人水平的20%～30%。

（2）较严重出血或小手术：需将凝血因子Ⅷ水平提高到正常人水平的30%～50%，通常首次剂量15～25IU/kg。如需要，每隔8～12小时给予维持剂量10～15IU/kg。

（3）大出血：危及生命的出血如口腔、泌尿系统及中枢神经系统出血或重要器官如颈、喉、腹膜后、髂腰肌附近的出血：首次剂量40IU/kg，然后每隔8～12小时给予维持剂量20～25IU/kg。

（4）手术：只有当凝血因子Ⅷ抑制物水平无异常增高时，方可考虑择期手术。手术开始时血液中因子Ⅷ浓度需达到正常人水平的60%～120%。通常在术前按30～40IU/kg给药。术后4天内凝血因子Ⅷ最低应保持在正常人水平的60%，接下来的4天减至40%。

（5）获得性凝血因子Ⅷ抑制物增多症：应给予大剂量的凝血因子Ⅷ，一般超过治疗血友病患者所需剂量一倍以上。

【不良反应】①高容量性心衰（大量输注）。②头昏，疲乏。③鼻出血、溶血反应（大量输注）、高凝血因子血症、血栓形成、血小板减少及出血。④口干、恶心、呕吐。⑤肺水肿［输注大于20IU/（kg·d）］。⑥注射局部灼热感、炎性反应。⑦过敏反应如寒战、发热、荨麻疹、恶心、皮疹等。⑧血压下降、休克。

【禁忌证】对本药过敏者。

【注意事项】①大量反复输入本药时，应注意出现过敏反应、溶血反应及肺水肿的可能性，对有心脏病的患者尤应注意。②本药溶解后，发现有大块不溶物时，不可使用。③本药对于因缺乏凝血因子Ⅸ所致的乙型血友病，或因缺乏凝血因子Ⅺ所致的丙型血友病均无疗效，故在用前应确诊患者系属凝血因子Ⅷ缺乏，方可使用本药。④本药不得用于静脉以外的注射途径。⑤本药被溶解后应立即使用，并在一小时内用完。未用完部分必须弃去。⑥妊娠期及哺乳期妇女慎用。

【制剂与规格】注射用人凝血因子Ⅷ：50IU；100IU；200IU；250IU；300IU；400IU；500IU，750IU；1000IU；2000IU 。

重组人活化凝血因子Ⅶa

Recombinant Human Activated Coagulation Factor Ⅶa

【其他名称】注射用重组人凝血因子Ⅶa。

【药理作用】凝血因子Ⅶa能与组织因子结合，直接激活凝血因子Ⅹ成为凝血因子Ⅹa，激发凝血酶原向凝血酶的转换，进而使纤维蛋白原向纤维蛋白转换形成止血栓。凝血因子Ⅶa激活凝血因子Ⅸ，成为凝血因子Ⅸa，使血栓的形成进一步增加。在血管壁损伤的局部，凝血因子Ⅶa与组织因子或磷脂形成复合物，处于激活状态，从而起到止血的作用。

【适应证】①伴有抑制物的血友病A或B，或获得性血友病。②出血。③有创操作或外科手术。④凝血因子Ⅶ缺乏。⑤血小板无力症。

【用法用量】①伴有抑制物的血友病A或B，或获得性血友病：静脉注射给药，推荐起始剂量为90μg/kg。

初次注射本药后可能需再次注射。最初间隔2～3小时，以达到止血效果。如需继续治疗，一旦达到有效的止血效果，只要治疗需要，可增至每隔4、6、8或12小时给药。②轻至中度出血发作（包括门诊治疗）：门诊治疗中早期干预的剂量设定为90μg/kg，可有效地治疗轻度至中度关节、肌肉和黏膜与皮肤出血。间隔3小时给药1～3次以达到止血效果。再注射1次以维持止血作用。门诊治疗疗程不得超过24小时。③严重出血发作：建议起始剂量为90μg/kg，可在患者去医院途中给药。下列剂量因出血的类型和严重程度而异。最初的用药频率应每隔2小时给药1次，直到临床情况改善。如果需要继续治疗，可增至每隔3小时给药，持续1～2天。之后只要治疗需要，可连续增至每隔4、6、8或12小时给药。对于大出血发作，可能治疗2～3周，但如果临床需要，可继续使用本药治疗。④有创操作或外科手术：在治疗之前，应立即给予90μg/kg的起始剂量。2小时后重复此剂量。随后根据所进行的有创操作和患者的临床状态，在前24～48小时内间隔2～3小时给药。在大的外科手术中，应间隔2～4小时按该剂量给药，连续6～7天。在接下来的2周治疗中，用药间隔可增至6～8小时。进行大的外科手术的患者可给药到2～3周，直至痊愈。⑤凝血因子Ⅶ缺乏：治疗出血发作和预防外科手术或有创操作中出血的推荐剂量范围为15～30μg/kg，每隔4～6小时给药。直至达到止血效果。注射剂量和频率应视个体而定。⑥血小板无力症：治疗出血发作和预防外科手术或有创操作中的出血的推荐剂量为90μg（80～120μg）/kg，用药间隔为2小时（1.5～2.5小时）。为确保有效地止血，应至少给药3次。由于连续滴注可能疗效不佳，因此建议采用推注给药途径。对于非难治性患者血小板输注是血小板无力症的一线治疗方法。

【不良反应】①心血管：心肌梗死、心绞痛、缓慢性心律失常、室上性心动过速、高血压、低血压、浮肿。②神经：头痛、共济失调、脑积水、脑梗死。③血液：出血、凝血障碍、凝血因子减少、DIC、鼻出血、紫癜、动脉血栓栓塞、血栓性静脉炎。④消化：恶心、呕吐、肝功能不良。⑤呼吸：肺栓塞。⑥泌尿：肾功能不全、急性肾功能衰竭。⑦骨骼肌肉：关节病、关节积血。⑧皮肤：注射部位瘙痒、皮疹。⑨其他：过敏、发热、头痛。

【禁忌证】对本药过敏者。

【药物相互作用】与凝血因子浓缩物潜在的相互作用风险尚不明确；应避免激活或未激活的凝血因子Ⅱ复合体浓缩物与本药合用。

【注意事项】①慎用：动脉粥样硬化、挤压伤、DIC、颅内出血、败血症、非血友病。②对诊断的影响：用药后，PT、APTT缩短。③注射本药后，应监测凝血因子Ⅶ缺乏症患者的PT和凝血因子Ⅶ活性。若使用推荐剂量后，凝血因子Ⅶa的活性未达到预期的水平或出血未得到控制，应怀疑是否产生抗体并进行抗体检测。④妊娠期妇女及哺乳期妇女慎用。

【制剂与规格】粉针剂：60KIU（1.2mg）。

人纤维蛋白原
Human Fibrinogen

【其他名称】纤维蛋白原、注射用人纤维蛋白原。

【药理作用】本药系从健康人血浆中采用低温酒精法提制并灭活病毒处理，冻干而成。当输注纤维蛋白原后可迅速提高血中纤维蛋白原浓度，在凝血酶的作用下，溶胶状的纤维蛋白原转变为不溶性纤维蛋白，促使血液凝固而达到止血的目的。

【适应证】①先天性纤维蛋白原减少或缺乏症。②获得性纤维蛋白原减少症：严重肝脏损伤；肝硬化；弥散性血管内凝血（DIC）；产后大出血和因大手术、外伤或内出血等引起的纤维蛋白原缺乏而造成的凝血障碍。

【用法用量】应根据病情及临床检验结果，包括凝血试验指标和纤维蛋白原水平等来决定给药量。一般首次给1～2g，如需要可遵照医嘱继续给药。

【不良反应】①偶有过敏反应。快速过量输入可发生血管内凝血。②反复多次输注可产生抗纤维蛋白原抗体，少数人可形成血栓。③可成为传播传染性肝炎的媒介。

【禁忌证】①对本药过敏者。②血栓静脉炎、动脉血栓形成、心肌梗死、心功能不全者。

【注意事项】①本药仅供静脉输注，速度宜慢，快速

第七篇

过量输入可发生血管内凝血。②反复多次输注可产生抗纤维蛋白原抗体；少数人可形成血栓；可成为传播传染性肝炎的媒介。③本药一旦被溶解后，应立即使用。输注时应使用带有过滤网的输血器。溶解后如发现有大量或大块不溶物时，则不宜使用。④输注时溶液温度应与人体温接近，为此应提前使制品和溶解液的温度升至近37℃，以免因温度过低影响药液溶解并导致蛋白变性。⑤婴幼儿、无尿者慎用；避光保存于2～8℃环境中，勿冰冻。

【制剂与规格】注射用人纤维蛋白原：0.5g；1.0g；1.5g；2.0g。

人凝血酶原复合物
Human Prothrombin Complex

【其他名称】血浆凝血因子。

【药理作用】本药通过旁路激活（形成凝血因子Ⅸa-Ⅶa复合物），使患者能在局部损伤处形成凝血活酶而促进血液凝固，起有效止血作用。凝血酶原复合物富含维生素K依赖的四种凝血因子Ⅱ、Ⅶ、Ⅸ、Ⅹ，促进血液凝固。

【体内过程】静脉输注后清除半衰期$t_{1/2}$为17～32小时。清除曲线呈二相性。

【适应证】①凝血因子Ⅸ缺乏症（乙型血友病），以及凝血因子Ⅱ、Ⅶ、Ⅹ缺乏症。②抗凝剂过量、维生素K缺乏症。③肝病导致的出血患者需要纠正凝血功能障碍。④发生弥散性血管内凝血（DIC）时，凝血因子Ⅱ、Ⅶ、Ⅸ、Ⅹ被大量消耗，可在肝素化后应用。⑤凝血酶原时间延长而拟作外科手术患者。⑥已产生因子Ⅷ抑制物的甲型血友病患者的出血。⑦逆转香豆素类抗凝剂诱导的出血。

【用法用量】1单位人凝血酶原复合物能使体内凝血因子活性水平升高，凝血因子Ⅸ：1%～1.3%，凝血因子Ⅶ：1.2%～2.7%，凝血因子Ⅹ：1.9%。给乙型血友病患者输入的凝血因子Ⅸ仅30%～50%留在血浆内。

下列公式推荐作为输注初剂量。

①凝血因子Ⅸ缺乏症：需要输注单位=体重（kg）×（0.8-1IU/kg）×要求增加的Ⅸ水平（%）。

②凝血因子Ⅶ缺乏症：初次输注量=体重（kg）×0.5IU/kg×要求增高的Ⅶ水平（%）。

【不良反应】①快速滴注时可引起发热、潮红、头痛等不良反应。②过敏反应罕见。③大量输注导致弥散性血管内凝血（DIC），深静脉血栓（DVT），肺栓塞（PE）等。④有血栓形成史患者接受外科手术时应权衡利弊，慎用本药。

【禁忌证】对本药过敏者。

【药物相互作用】6-氨基乙酸合用有形成血栓风险。

【注意事项】①除肝病出血患者外，一般在用药前应确诊患者系缺乏凝血因子Ⅱ、Ⅶ、Ⅸ、Ⅹ方能对症下药。冠心病、心肌梗死、严重肝病、外科手术等患者如有血栓形成或弥散性血管内凝血（DIC）倾向时，应慎用。②不得用于静脉外的注射途径。③瓶子破裂、产品过有效期或溶解后出现摇不散沉淀等情况下不可使用。如发现制剂瓶内已失去真空度，请勿使用。④静脉滴注时，医师要随时注意使用情况，若发现弥散性血管内凝血（DIC）或血栓的临床症状和体征，要立即终止使用，并用肝素拮抗。⑤本药给A型、B型、AB型患者大量输注可发生血管内溶血。⑥妊娠期及哺乳期妇女应慎用。如有必要应用时应在医师指导和严密观察下使用。

【制剂与规格】注射用人凝血酶原复合物：100IU；200IU；300IU；400IU；1000IU。

氨甲环酸
Tranexamic Acid

【其他名称】对氨甲基环己甲酸、止血环酸、凝血酸、抗血纤溶环酸、氨甲基环己酸。

【药理作用】本药能竞争性阻抑纤溶酶原在纤维蛋白上吸附，从而防止其激活，保护纤维蛋白不被纤溶酶所降解和溶解，最终达到止血效果。本药尚能直接抑制纤溶酶活力，减少纤溶酶激活补体的作用，从而达到防止遗传性血管神经性水肿的发生。

【体内过程】口服后吸收较慢且不完全，吸收率为30%～50%。$t_{1/2}$约为2小时。按体重静脉注射15mg/kg，1小时后血药浓度可达20μg/ml；4小时后血药浓度为5μg/ml。本药能透过血脑屏障，脑脊液内浓度可达有效水平（1μg/ml），脑脊液中纤维蛋白降解产物可降低到给药前的50%左右。口服量39%或静脉注射量的90%于24小时内经肾排出。本药在乳汁中分泌，其量约为母体血药浓度的1%。

【适应证】纤维蛋白溶解亢进所致的各种出血。

【用法用量】①口服：每次1～1.5g，一日2～6g，为防止手术前后出血时，可参考上述剂量。治疗原发性纤维蛋白溶解所致出血时，剂量可酌情增大。②静脉滴注：每次0.25～0.5g，一日0.75～2g，为防止手术前后出血时，可参考上述剂量。治疗原发性纤维蛋白溶解所致出血时，剂量可酌情增大。③肌内注射：每次0.2g，一日2次。④鼻出血：每次1.5g，口服，一日3次。⑤月经量过多：从月经量开始过多时即开始用，每次1～1.5g（12～25mg/kg），一日3～4次，口服，连续3～4天。⑥眼外伤：每次1g，口服，一日3次。⑦预防血友病患者拔牙术前后出血：在拔牙术前应用凝血因子Ⅷ或凝血因子Ⅸ浓缩剂的同时使用本药10mg/kg，静脉滴注。术后25mg/kg，口服，一日3～4次，连续2～8天。⑧预防前列腺切除后继发出血：术后立即开始使用本药，每次0.5～1g（10～15mg/kg），一日2～3次，静脉滴注，连用2～3天。

【不良反应】①偶有药物过量所致颅内血栓形成和出血。②尚有腹泻、恶心及呕吐；较少见的有经期不适（经期血液凝固所致）。③由于本药可进入脑脊液，注射后可有视物模糊、头痛、头晕、疲乏等中枢神经系统症状，特别与注射速度有关，但很少见。也可能引起休克。

【禁忌证】①对本药过敏者。②血栓栓塞者。③有血栓形成倾向（如急性心肌梗死）或有纤维蛋白原沉积者。

【药物相互作用】①口服避孕药、雌激素、凝血因子Ⅱ复合物浓缩剂有增加血栓形成之风险。②其他凝血因子，如凝血因子Ⅸ等有血栓形成风险，应在凝血因子使用8小时后再用比较安全。

【注意事项】①应用本药要监护患者以降低血栓形成并发症的可能性。有血栓形成倾向及有心肌梗死倾向者慎用。②一般不单独用于弥散性血管内凝血（DIC）所致的继发性纤溶性出血，在DIC晚期，以纤溶亢进为主时也可单独应用本药。③由于本药可导致继发肾盂和输尿管凝血块阻塞，大量血尿患者禁用或慎用。④慢性肾功能不全时用量酌减，给药后尿液浓度常较高。治疗前列腺手术出血时，用量也应减少。⑤应用本药时间较长者，应做眼科检查监护（视力、视觉、视野和眼底检查）。⑥妊娠期妇女及哺乳期妇女慎用。

【制剂与规格】①片剂：0.125g；0.25g；0.5g。②胶囊：0.25g。③注射液：2ml：0.1g；2ml：0.2g；5ml：0.25g；5ml：0.5g；10ml：0.1g。④注射用氨甲环酸：0.25g；0.5g。

氨甲苯酸
Aminomethylbenzoic Acid

【其他名称】止血芳酸、对氨甲基苯甲酸。

【药理作用】参阅氨甲环酸。本药止血作用较氨基己酸强4～5倍，排泄慢，毒性较低，不易生成血栓。

【体内过程】口服后胃肠道吸收率为69%。体内分布浓度从高到低依次为肾、肝、心、脾、肺、血液等。口服后3小时血药浓度即达峰值，8小时血药浓度已降到很低水平；静脉注射后有效血药浓度可维持3～5小时。口服药24小时后，给药总量36%以原型随尿排出，静脉注射则排出63%，其余为乙酰化衍生物。

【适应证】手术、内科疾病中纤维蛋白溶解亢进所致的出血。

【用法用量】①口服，每次0.25～0.5g，每日3次。②静脉注射，每次0.1～0.3g，以5%～10%葡萄糖注射液或0.9%氯化钠注射液10～20ml稀释。一日量不得超过0.6g，儿童每次0.1g。

【不良反应】不良反应比较少见：①神经：头昏、头痛。②长期应用可见血栓形成。③消化：腹泻、恶心、呕吐、腹部不适。④生殖：月经不适。

【禁忌证】①对本药过敏者。②有纤维蛋白原沉积。

【药物相互作用】参阅氨甲环酸。

【注意事项】①有血栓形成倾向或过去有栓塞性血管病者慎用。血友病患者发生血尿时或肾功能不全者慎用。②氨甲苯酸一般不单独用于弥散性血管内凝血所致的继发性纤溶性出血，如有必要，应在肝素化的基础上才应用本药。③宫内死胎所致低纤维蛋白原血症

第七篇

出血，肝素治疗较本药为安全。

【制剂与规格】①片剂：0.25g。②注射液：5ml：50mg；10ml：100mg。

酚磺乙胺
Etamsylate

【其他名称】止血敏。

【药理作用】本药可降低毛细血管通透性，使血管收缩，出血时间缩短；又能增强血小板聚集性和黏附性，促进血小板释放凝血活性物质，缩短凝血时间，但确切疗效有待进一步肯定。也有学者认为本药尚有促使血小板由骨髓向外周血释放的作用。

【体内过程】静脉注射后1小时作用达高峰，作用维持4～6小时。本药易从胃肠道吸收，口服后1小时起效。大部分以原型从肾排泄，小部分从胆汁、粪便排出。静脉注射、肌内注射的$t_{1/2}$分别为1.9小时和2.1小时。

【适应证】外科手术出血过多，血小板减少性紫癜或过敏性紫癜以及其他原因引起的出血，如脑出血、胃肠道出血、泌尿道出血、眼底出血、齿龈出血、鼻出血和皮肤出血等。

【用法用量】①肌内注射：治疗出血，每次0.25～0.5g，每日总量0.5～1.5g；预防手术出血：术前15～30分钟给药0.25～0.5g，必要时2小时后再注射0.25g，每日总量0.5～1.5g。②静脉注射：治疗出血，每次0.25～0.5g，每日总量0.5～1.5g。静脉滴注：治疗出血，每次0.25～0.75g，每日2～3次，稀释后滴注；预防手术出血：同肌内注射。③口服：治疗出血，每次0.5～1g，每日3次。

【不良反应】①本药毒性低，可有恶心、头痛、皮疹、血栓形成、暂时性低血压等。②偶有静脉注射后发生过敏性休克的报道。

【禁忌证】对本药过敏者。

【药物相互作用】①碱性药物，如氨基己酸等合用后会使药品氧化、变色而失效。②右旋糖酐抑制血小板聚集，延长出血及凝血时间，作用相互拮抗。

【注意事项】①本药可与维生素K注射液混合使用，但不可与氨基己酸注射液混合使用。②妊娠期及哺乳期妇女用药尚不明确。

【制剂与规格】①片剂：0.25g。②注射液：2ml：0.25g；2ml：0.5g；5ml：0.5g；5ml：1g。③注射用酚磺乙胺：0.5g；1g。

第 2 章 抗凝血药

肝素钠
Heparin Sodium

【其他名称】达肝素钠、依诺肝素钠、肝磷脂钠盐、亭扎肝素钠。

【药理作用】肝素钠通过激活抗凝血酶Ⅲ（AT-Ⅲ）而发挥抗凝血作用。肝素钠在体内还有降血脂作用，这是由于它能活化和释放脂蛋白脂酶，使乳糜微粒的甘油三酯和低密度脂蛋白水解。

【体内过程】口服不吸收，皮下、肌内或静脉注射，吸收良好。分布于白细胞和血浆中，部分可弥散到血管外组织间隙。不能通过胎盘组织或泌入乳汁。静脉滴注后，$t_{1/2}$为1～6小时，平均为1.5小时，与用量相关；静脉注射的$t_{1/2}$也与用量有关。慢性肝、肾功能不全及过度肥胖者，肝素代谢、排泄延迟，有体内潴留可能。代谢产物尿肝素，经肾排泄，大量静脉注射给药，则50%以原型排出。血浆内肝素浓度不受透析的影响。

【适应证】①血栓形成或栓塞性疾病（如心肌梗死、血栓性静脉炎、肺栓塞等）。②弥漫性血管内凝血（DIC）。③血液透析、体外循环、导管术、微血管手术等操作中及某些血液标本或器械的抗凝处理。

【用法用量】皮下注射：①深部皮下注射，首次5000～10 000IU，以后每8小时8000～10 000IU或每12小时15 000～20 000IU；每24小时总量30 000～40 000IU，一般均能达到满意的效果。②预防性治疗，高危血栓形成病人，大多是用于腹部手术之后，以防止深部静脉血栓。在外科手术前2小时先给5000IU，但麻醉方式应避免硬膜外麻醉，然后每隔8～12小时5000IU，共约7日。

静脉给药：①静脉注射，首次5000～10 000IU之后或按体重每4小时100IU/kg用氯化钠注射液稀释后应用。②静脉滴注，每日20 000～40 000IU加至氯化钠注射液1000ml中持续滴注，滴注前可先静脉注射5000IU作为初始剂量。

【不良反应】①本药毒性较低，自发性出血倾向是肝素过量使用的最主要危险。②本药偶可发生过敏反应，表现为发热、皮疹、瘙痒、鼻炎、结膜炎、哮喘、心前区紧迫感及呼吸短促。③肌内注射可引起局部血肿。④偶见一过性脱发和腹泻。⑤长期使用可引起骨质疏松和自发性骨折。⑥长期使用有时反可形成血栓，可能是抗凝血酶Ⅲ耗竭的后果。⑦尚有血小板减少症。一为轻型（Ⅰ型），即使继续应用血小板也常可自行恢复；另一种为重症（Ⅱ型），一般发生于用药后第2～8日，可由于血栓栓塞而导致皮肤、肢体或脏器坏死。如出现应立即停药。

【禁忌证】①不能控制的活动性出血患者。②有出血性疾病的患者，包括血友病、血小板减少性或血管性紫癜。③外伤或术后渗血者。④先兆流产者。⑤感染性心内膜炎，胃、十二指肠溃疡，严重肝肾功能不全者。⑥黄疸、严重未控制的高血压、颅内出血者。⑦对肝素过敏者。

【药物相互作用】①香豆素及其衍生物，阿司匹林及非甾体类抗炎药，双嘧达莫、右旋糖酐等，肾上腺皮质激素、促肾上腺皮质激素等，以及利尿酸、阿替普酶（rt-PA）、尿激酶、链激酶等，合用后加重出血风险。②甲巯咪唑、丙硫氧嘧啶与肝素钠有协同作用。③硫酸阿米卡星、头孢噻啶、头孢孟多、头孢氧哌唑、头孢噻吩钠、硫酸庆大霉素、卡那霉素、妥布霉素、乳糖酸红霉素、万古霉素、多黏菌素B、阿霉素、柔红霉素、氢化可的松琥珀酸钠、氯喹、麻醉性镇痛药、氯丙嗪、异丙嗪等，与肝素钠有配伍禁忌。

【注意事项】①妊娠最后3个月或产后，尤其是分娩时，须慎用。有过敏性疾病及哮喘病史、口腔手术等易致出血的操作、已口服足量的抗凝药者、月经量过多者须慎用。②60岁以上老年人，尤其是老年女性对肝素较为敏感，应减少用量，加强随访。③使用前宜测定全血凝固时间（试管法）或部分凝血活酶时间（APTT或KPTT）、一期法凝血酶原时间。治疗期间应测定全血凝固时间（试管法）或部分凝血活酶时间（APTT或KPTT）、血细胞比容、粪便潜血试验、尿隐血试验及血小板计数等。④本药对蛇咬伤所致DIC无效。⑤早期逾量的表现有黏膜和伤口出血、刷牙时齿龈渗血、皮肤瘀斑或紫癜、鼻出血、月经量过多等。严重时有内出血征象，表现为腹痛、腹胀、背痛、麻痹性肠梗阻、咯血、呕血、血尿、血便及持续性头痛，甚至可使心脏停搏。⑥肝素干扰凝血酶原时间的测定，必须在用肝素4小时后重复该项试验。⑦肝素代谢迅速，轻微过量，停用即可；严重过量应用鱼精蛋白缓慢静脉注射予以中和。

【制剂与规格】注射液：2ml ：1000IU；2ml ：5000IU；2ml ：12 500IU。

肝素钙
Heparin Calcium

【药理作用】本药通过与AT-Ⅲ结合形成复合物加速AT-Ⅲ对凝血因子的灭活作用，从而抑制凝血酶原激酶的形成，并能对抗已形成的凝血酶原激酶的作用。本药能阻抑血小板的黏附和聚集，阻止血小板崩解而释放血小板第3因子及5-羟色胺。

【体内过程】本药口服不吸收，皮下或静脉注射吸收良好。分布于血细胞和血浆中，部分可弥散到血管外组织间隙。本药在肝内代谢，经肝内肝素酶的作用部分分解为尿肝素，大量静脉给药，则50%以原型由尿液排出。慢性肝肾功能不全者，肝素代谢排泄延迟，有体内潴留可能。起效时间与给药方式有关，静脉给药即刻发挥最大抗凝效应，3～4小时后血凝恢复正常；皮下注射20～60分钟发挥作用。

【适应证】①急性血栓栓塞性疾病。②弥散性血管内凝血。③体外循环、血液透析或腹膜透析时预防血凝。④输血及血样标本体外实验的抗凝药。

【用法用量】深部皮下注射：首次5000～10 000IU，以后每8小时8000～10 000IU或每12小时15 000～20 000IU；根据APTT监测结果调整剂量，一般将APTT控制在基础值的1.5～2倍。

静脉注射：首次5000～10 000IU，以后按体重每4小时100IU/kg，根据APTT监测结果调整剂量。

静脉滴注：每日20 000～40 000IU，加至氯化钠注射液中24小时持续滴注，之前常先以5000IU静脉注射作为初始剂量，静脉滴注过程中根据APTT监测结果调整剂量。心血管外科手术者，首次剂量按体重应不低于150IU/kg，手术持续时间在60分钟以内者常需300IU/kg，而持续60分钟以上者则需400IU/kg。术后剂量视凝血监测而定。弥散性血管内凝血患者，按体重宜以50～100IU/kg，每4小时1次，静脉注射或持续静脉滴注。若4～8小时后病情无改善则应停用或谨慎继续应用。

预防性应用：术前2小时深部皮下注射5000IU，之后每8～12小时重复上述剂量，持续7日。

【不良反应】偶见轻微出血，血小板减少，过敏反应，注射部位轻度血肿和坏死。

【禁忌证】①对本药过敏者。②急性细菌性心内膜炎。③血小板减少症。

【药物相互作用】乙酰水杨酸、非甾体抗炎药、右旋糖酐、噻氯匹定，加重出血危险性。

【注意事项】①本药不能用于肌内注射。②慎用于有出血倾向及凝血机制障碍者，包括胃及十二指肠溃疡、中风、严重肝肾疾病、严重高血压、视网膜血管性病变的患者、妊娠妇女等。③治疗期间，注意定期血小板计数及抗Ⅹa因子活性测定。

【制剂与规格】注射液：1ml ：5000IU；1ml ：7500IU；1ml ：10 000IU；2ml ：10 000IU。

低分子量肝素
Low Molecular Weight Heparin

【其他名称】低分子肝素。

【药理作用】本药是一种新型的AT-Ⅲ依赖性抗血栓形成药，其药理作用与普通肝素基本相似。本药对体内、外血栓，动、静脉血栓的形成有抑制作用，且能刺激内皮细胞释放组织因子凝血途径抑制物和纤溶酶原活化物，不被血小板第4因子中和，对血小板功能亦无明显影响。对血栓溶解有间接协同作用，可用于治疗已形成的深部静脉血栓。

【体内过程】本药的药代动力学参数由测定血浆抗凝血因子Ⅹa活性来确定，皮下注射后3小时达到血药峰值，随后逐渐下降，直至用药后24小时仍可监测到，消除半衰期约3.5小时（静脉注射为2.2小时）。皮下注射的生物利用度98%。皮下注射或静脉注射本药后导致血浆抗因子Ⅹa活性剂量依赖地增加，多数情况下不存在明显的个体差异，故能按体重给药。静脉注射的最高血浆抗因子Ⅹa活性大约是皮下注射的3倍。本药在肝脏代谢，主要由肾脏消除。本药不能透过胎盘屏障。

【适应证】①血栓栓塞性疾病。②血透中预防血凝块形成。

【用法用量】（1）预防血栓栓塞性疾病：①普外手术，术前2小时皮下注射0.3ml，此后每24小时一次，需持续到患者开始自由活动，一般在术后7天。②骨科手术，术前12小时和术后12小时皮下注射0.4ml（4250 AXaIU），视患者形成血栓的危险程度确定剂量。术后治疗每日1次，需持续到患者开始自由活动，一般至少持续10天。

（2）治疗血栓栓塞性疾病：每次0.4～0.6ml（4250～6400AXaIU），每日2次皮下给药，通常疗程为10天。

血透中预防血凝块形成：根据患者的综合情况和血透条件确定剂量。于透析开始从透析管道动脉端一次性注入。

（3）在有出血危险的患者血透时，用量是上述推荐剂量的一半。若血透时间超过4小时，可再给予一个小剂量，可根据初次剂量观察的效果进行调整。

【不良反应】①本药治疗中出血发生率低，常见注射部位血肿。②偶见过敏反应（如紫癜、皮疹、发热，注射部位瘙痒、疱疹等）和皮肤坏死。③局部反应注射部位疼痛。④偶尔发生血小板减少（$<1\%$）。⑤少数患者可引起血清丙氨酸转氨酶和γ-谷氨酰转肽酶轻度升高，但停药后可恢复。⑥偶见高血压症，但通常是可逆的。其他同肝素钠。

【禁忌证】①对低分子量肝素过敏者。②使用低分子量肝素诱发血小板减少症。③凝血功能严重异常。④脑血管意外（伴全身性血栓者除外）。⑤组织器官损伤出血。⑥急性消化道出血。

【药物相互作用】用于解热镇痛剂量的乙酰水杨酸（及其衍生物），非甾体抗炎药（全身用药），酮洛酸，右旋糖酐，合用可加重出血风险。

【注意事项】①慎用于有肝素诱发血小板减少历史的患者，有出血危险的患者，如严重未控制的高血压、先天性或获得性出血性疾病、血小板减少、活动性溃疡、近期消化道出血或近期内脑、脊髓、眼部手术者；接受脊髓或硬膜外麻醉和腰椎穿刺患者；严重肝病、肾功能不全、感染性心内膜炎及糖尿病视网膜病变者以及哺乳期妇女。②如在使用低分子量肝素制剂的过程中发生了血栓栓塞事件，应停药并给予适宜治疗。

【制剂与规格】注射剂：5000AXaICU（相当于2050AxaIU）/0.2ml；7500AXaICU（相当于3075AxaIU）/0.3ml；10 000AXaICU（相当于4100AxaIU）/0.4ml；15 000AXaICU（相当于6150AxaIU）/0.6ml；20 000AXaICU（相当于8200AxaIU）/0.8ml；25 000AXaICU（相当于10 250AxaIU）/1.0ml。

那屈肝素钙
Nadroparin Calcium

【其他名称】低分子量肝素钙、低分子肝素钙。

【药理作用】本药是由猪源肝素通过亚硝酸解聚而形成的低分子量肝素，体外抗Ⅹa/抗Ⅱa活性比值4∶1，并有溶解血栓的作用。

【体内过程】本药皮下注射生物利用度接近100%，皮下注射后3小时，血药浓度达峰值，静脉或皮下给药后血浆抗Ⅹa活性消除半衰期为2.2～3.6小时。其通过一种非渗透性肾机制消除，肾损害患者比健康人血浆清除率明显减少。

【适应证】①预防手术后血栓栓塞性疾病。②深静脉血栓。③不稳定型心绞痛和无Q波心肌梗死。④血液透析。⑤术中预防血栓栓塞性疾病。

【用法用量】（1）预防手术后血栓栓塞性疾病：①中度血栓栓塞形成危险的手术：皮下注射，一次3075IU（0.3ml），一日1次，大约在术前2小时进行第1次注射，通常至少持续7日。②高度血栓栓塞形成危险的手术（如髋关节和膝关节手术）：皮下注射，术前至术后第3日，按体重一次38IU/kg，一日1次，以后调整为一次57IU/kg，一日1次，至少10日。

（2）深静脉血栓皮下注射，一次85IU/kg，每12小时

第七篇

1次，使用时间不超过10日，应尽早使用口服抗凝药物。

（3）治疗不稳定型心绞痛和无Q波心肌梗死皮下注射，按体重一次86IU/kg，12小时1次，联合使用小剂量阿司匹林，初始的86IU/kg剂量可通过一次性静脉注射或皮下注射给药，治疗时间一般在第6日左右达到临床稳定。

（4）血液透析：对于无出血危险或血液透析持续4小时左右的患者，应在透析开始时通过动脉端单次按体重注射大约65IU/kg。如有必要，可依据患者个体情况或血液透析技术条件调整使用剂量，如有出血危险，可将标准剂量减半。

（5）术中预防血栓栓塞性疾病（其他具高度血栓栓塞形成危险的手术，尤其是肿瘤或有血栓栓塞疾病病史者），3075IU/次，一日1次，皮下注射。

【不良反应】①偶有血小板减少症和血栓形成、在脊柱或膜外导管留置时间使用低分子肝素发生脊髓内血肿。②出血。③皮下注射可能在注射部位产生小的血肿，也可能会在注射部位产生硬的结节。④偶有皮肤过敏、全身过敏或者在注射部位发生皮肤坏死，遇此情况必须立即停药。

【禁忌证】①对本药过敏者。②血小板减少症。③凝血功能障碍。④有易出血的器质性病变。⑤急性细菌性心内膜炎。⑥出血性脑血管意外。⑦严重肝肾功能损害、未控制的高血压。⑧活动性出血（DIC除外）。⑨大脑颈内动脉-后交通动脉瘤。⑩糖尿病视网膜病变。

【药物相互作用】参阅低分子量肝素。

【注意事项】①用药过量可致自发性出血，发现自发性出血应立即停药，严重出血可静脉注射硫酸鱼精蛋白中和。②肾功能不全时慎用。预防血栓栓塞时，严重肾功能损害患者剂量应减少25%；治疗血栓栓塞、不稳定型心绞痛和无Q波心肌梗死时，轻中度肾功能损害剂量应减少25%，严重肾功能损害禁用。③妊娠期、哺乳期妇女慎用。

【制剂与规格】①一次性预灌针剂注射液（以抗Xa单位计）：0.2ml（无刻度）：2050IU；0.3ml（无刻度）：3050IU；0.4ml（无刻度）：4100IU；0.6ml（有刻度）：6150IU；0.8ml（有刻度）：8200IU；1ml（有刻度）：10 250IU。②注射液（以抗Xa单位计）：0.3ml：3000IU；0.3ml：7500IU；0.4ml：4000IU；0.4ml：10 000IU；0.5ml：2500IU；0.5ml：5000IU；0.6ml：6000IU；0.6ml：15 000IU；1ml：5000IU。③粉针剂（以抗Xa单位计）：2500IU；5000IU。

依诺肝素钠
Enoxaparin Sodium

【其他名称】伊诺肝素钠。

【药理作用】本药具有很强的抗凝血因子Xa的作用，而抗凝血因子Ⅱa的作用弱，体外抗Xa/抗Ⅱa活性比值约4：1。另外，本药还具纤溶活性，溶解已形成的新鲜血栓。本药在常用剂量下总的凝血指标无明显变化，血小板、纤维蛋白含量亦无变化。

【体内过程】皮下注射后，本药被迅速吸收，血浆中最高活力于3～5小时出现，抗Xa活力可持续24小时左右，生物利用度为92%，$t_{1/2\beta}$为4.4小时，肾脏是本药排泄的基本途径。

【适应证】①预防深静脉血栓形成。②深静脉血栓的治疗。③不稳定型心绞痛及非ST段抬高心肌梗死的治疗。④血液透析。

【用法用量】（1）预防深静脉血栓形成：①外科患者中预防静脉血栓栓塞性疾病：中度血栓形成危险时，皮下注射，一次2000IU，一日1次，或一次4000IU，一日1次；普外手术时，术前2小时给予第1次，皮下注射；高度血栓形成倾向时，推荐剂量为术前12小时开始给药，皮下注射，一次4000IU，一日1次，治疗一般持续7～10日。某些患者适合更长的治疗周期，若有静脉血栓倾向，应延长治疗至静脉血栓栓塞危险消除且患者不需卧床为止。在矫形外科手术中，一次4000IU，一日1次，连续3周，是有益的。②内科患者预防静脉血栓栓塞性疾病：皮下注射，一次4000IU，一日1次。低分子肝素钠治疗最短应为6日，直至患者不需卧床为止，最长14日。

（2）深静脉血栓的治疗：皮下注射，一次150IU/kg，一日1次，或一次100IU/kg，一日2次。合并肺栓塞时，一次100IU/kg，一日2次。疗程一般为10日。应在适当时开始口服抗凝药治疗，并应持续本药治疗直至口服抗凝药达到抗凝治疗效果。

（3）不稳定型心绞痛及非ST段抬高心肌梗死的治疗：皮下注射，一次100IU/kg，12小时1次，应与小剂量阿司匹林合用，至临床症状稳定，一般疗程为2～8日。

（4）血液透析：体外循环中，防止血栓形成按体重一次100IU/kg。对于有高度出血倾向的血液透析患者，应减量至双侧血管通路给予低分子肝素50IU/kg或单侧血管通路75IU/kg。应于血液透析开始时，在动脉血管通路给予低分子肝素钠。上述剂量药物的作用时间一般为4小时。然而，当出现纤维蛋白环时，应再给予50～100IU/kg。

【不良反应】偶见轻微出血，血小板减少，过敏反应，注射部位轻度血肿和坏死。

【禁忌证】①对依诺肝素钠注射液过敏者。②急性细菌性心内膜炎。③血小板减少症。④事故性脑血管出血。

【药物相互作用】参阅低分子量肝素。

【注意事项】①用药过量可致出血，严重出血可静脉注射硫酸鱼精蛋白中和。②妊娠期妇女慎用。③哺乳期妇女使用时应停止哺乳。

【制剂与规格】注射液：0.2ml ：2000IU抗Ⅹa（20mg）；0.4ml ：4000IU抗Ⅹa（40mg）；0.6ml ：6000IU抗Ⅹa（60mg）；0.8ml：8000IU抗Ⅹa（80mg）；1.0ml：10 000IU抗Ⅹa（100mg）。

达肝素钠
Dalteparin Sodium

【其他名称】低分子肝素钠、低分子量肝素钠。

【药理作用】本药是从猪肠黏膜制备的肝素钠通过可控亚硝酸解聚作用而生产的低分子量肝素钠，体外抗Ⅹa/抗Ⅱa活性比值约2.2：1。本药对血小板功能的影响比肝素小，因而对止血的初期阶段只有很小影响，但本药的某些抗血栓特性仍被认为是通过对血管壁或纤维蛋白溶解系统的影响而实现的。

【体内过程】静脉注射3分钟起效，最大效应时间2～4小时，半衰期约为2小时；皮下注射后2～4小时起效，半衰期为3～5小时，生物利用度为87%。药物主要通过肾脏清除，因而尿毒症患者的$t_{1/2\beta}$延长。

【适应证】①急性深静脉血栓。②血液透析和血液滤过期间防止凝血。③急性冠状动脉综合征（不稳定型心绞痛和非ST段抬高心肌梗死）。④预防与手术有关的血栓形成。

【用法用量】（1）急性深静脉血栓治疗：皮下注射，一次200IU/kg，一日1次，一日总量不超过18 000IU；对于出血风险较高者，可一次100IU/kg，一日2次。使用本药同时可开始口服华法林治疗，待INR达到2.0～3.0时停用本药（通常需联合治疗5日左右）。

（2）血液透析和血液滤过期间防止凝血：①慢性肾功能衰竭，患者无已知出血危险，血液透析和血液过滤不超过4小时，快速静脉注射5000IU；血液透析和血液过滤超过4小时者，静脉快速注射30～40IU/kg，继以静脉输注每小时10～15IU/kg。②对急性肾功能衰竭，患者有高度出血危险者，静脉快速注射5～10IU/kg，继以静脉输注每小时4～5IU/kg。进行血液透析的患者治疗间隔较短者，应对抗Ⅹa因子进行全面监测，血药浓度应保持在0.2～0.4IU/ml抗因子Ⅹa/ml的范围内。

（3）急性冠状动脉综合征（不稳定型心绞痛和非ST段抬高心肌梗死）：皮下注射，一次120IU/kg，一日2次，最大剂量为每12小时10 000IU，至少治疗6日。如有必要可以延长，此后推荐使用固定剂量治疗，直至进行血管重建，推荐同时使用低剂量阿司匹林，总治疗周期不超过45日，根据性别和体重选择剂量：80kg以下女性和70kg以下男性，每12小时皮下注射5000IU；80kg或80kg以上女性和70kg或70kg以上男性，每12小时皮下注射7500IU。

（4）预防与手术有关的血栓形成：①中度血栓风险者，术前1～2小时，皮下注射2500IU，术后一日1次，皮下注射2500IU，直至可以活动，一般需5～7日或更长。②高度血栓风险（患某些肿瘤的特定患者和某些矫形手术）者，术前晚间皮下注射5000IU，术后每晚皮下注射5000IU，持续至可以活动为止，一般需5～7日或更长。也可术前1～2小时皮下注射2500IU，术后8～12小时皮下注射2500IU，然后一日1次，皮下注射5000IU。

【不良反应】①可能引起出血，特别在大剂量时。

第七篇

②常见皮下血肿。③罕见血小板减少症、皮肤坏死、过敏反应和出血，曾观察到肝转氨酶一过性轻度至中度升高，少见过敏样反应。

【禁忌证】①急性胃十二指肠溃疡和脑出血。②严重凝血疾患。③脓毒性心内膜炎。④中枢神经系统、眼及耳受伤或手术。⑤用达肝素钠时体外血小板聚集试验结果阳性的血小板减少，治疗急性深静脉血栓形成时伴用局部麻醉。

【药物相互作用】参阅低分子量肝素。

【注意事项】①可能引起出血，严重出血可静脉注射硫酸鱼精蛋白中和。②妊娠期妇女及哺乳期妇女慎用。

【制剂与规格】注射液：0.2ml：2500IU抗Ⅹa；0.2ml：5000IU抗Ⅹa；0.3ml：7500IU抗Ⅹa。

磺达肝癸钠
Fondaparinux Sodium

【药理作用】本药是一种人工合成的凝血因子Ⅹa选择性抑制药。其抗血栓活性是抗凝血酶Ⅲ介导的对因子Ⅹa选择性抑制的结果。本药通过选择性地与AT-Ⅲ结合，增强AT-Ⅲ对因子Ⅹa原有的中和活性（大约300倍）。而对因子Ⅹa的中和作用打断凝血级联反应，从而抑制凝血酶的形成和血栓的增大。本药不能灭活凝血酶（因子Ⅱa），对血小板没有作用。磺达肝癸钠不与肝素诱导血小板减少症患者的血浆发生交叉反应。与肝素和低分子量肝素比较，本药较少引起出血。

【体内过程】本药皮下给药后，能完全快速地被吸收（绝对生物利用度为100%）。年轻健康受试者皮下单次注射本药2.5mg后，血浆峰浓度在给药后2小时达到。本药64%～77%被肾脏以原型药物排泄。在中度肾功能损害和重度肾功能损害的患者中，相关的终末半衰期值为29小时和72小时。老年患者由于肾功能随年龄增大而降低，对磺达肝癸钠的消除能力减低。大于75岁的老年人在进行骨科手术时，其血浆清除率比小于65岁的患者低1.2～1.4倍。

【适应证】①重大骨科手术的患者。②不稳定型心绞痛或非ST段抬高心肌梗死（UA或NSTEMI）。③不准备直接PCI的ST段抬高心肌梗死的治疗（STEMI）。

【用法用量】（1）接受重大骨科手术的患者：本药的推荐剂量为2.5mg，一日1次，手术后皮下注射给药。假设手术后已经止血，初始剂量应在手术结束后6小时后给予。治疗应持续直至静脉血栓栓塞的风险已减少，通常至患者起床走动，至少术后5～9日。经验显示：在接受髋关节骨折手术的患者中，静脉血栓栓塞的风险持续至术后9日以上。在这些患者中，应延长预防使用本药的时间，需再增加24日。

（2）不稳定型心绞痛或非ST段抬高心肌梗死（UA或NSTEMI）的治疗：本药的推荐剂量为2.5mg，每日1次，皮下注射给药。作出诊断后应尽早开始治疗，治疗持续最长为8日，如果不到8日出院则直至出院为止。如果患者将接受经皮冠状动脉介入治疗（PCI），应根据当地临床实践，并考虑到患者潜在的出血风险及距最后一次给予本药的时间，在术中使用普通肝素。应基于临床判断来确定拔除鞘管后再次皮下给予本药的时间。在主要的UA或NSTEMI临床试验中，再次开始使用本药治疗均不早于鞘管拔除后2小时。

（3）不准备直接PCI的ST段抬高心肌梗死的治疗（STEMI）：本药推荐剂量为2.5mg，一日1次。本药首剂应静脉给药，随后剂量通过皮下注射给药。治疗应在诊断确立后尽早给药，治疗持续最长为8日，如果不到8日出院则直至出院为止。在ST段抬高心肌梗死或不稳定型心绞痛或非ST段抬高心肌梗死患者中，将接受冠状动脉旁路移植术（CABG）者，如果可能的话，在手术前24小时内不应该给予本药，可以在手术后48小时再次开始给药。

（4）特殊人群在接受重大骨科手术的患者中，年龄≥75岁和（或）体重＜50kg和（或）肾功能损害其肌酐清除率范围为20～50ml/min的患者，应严格遵守首次注射本药的时间。本药首剂给药应不早于手术结束后的6小时内。本药不应该用于肌酐清除率＜20ml/min的患者。肌酐清除率为20～50ml/min的患者中，给药剂量应减少至1.5mg，一日1次。轻度肾功能损害（肌酐清除率＞50ml/min）患者不需要减少给药剂量。

【不良反应】①主要不良反应为出血，常见手术后出血、贫血。鼻出血、胃肠道出血、咯血、血尿、血肿、齿龈出血、血小板减少症、特发性血小板增多症及紫癜等不常见。②肝脏酶升高，肝功能异常，为可逆性。罕见胆红素血症。③有过敏反应、皮疹、瘙痒、焦虑、眩晕、头晕、头痛、恶心、呕吐、发热、胸痛及低血压的报道。

【禁忌证】①对本药或本药中任何赋形剂成分过敏。②活动性出血。③急性细菌性心内膜炎。④肌酐清除率＜20ml/min的严重肾脏损害。

【药物相互作用】①口服抗凝药（华法林）、血小板抑制药（乙酰水杨酸）、非甾体类抗炎药（吡罗昔康）、地高辛合用会增加出血风险，如有必要合用，应严密监测。②如果后续治疗将使用肝素或低分子肝素，首次注射通常应在末次注射磺达肝癸钠一天后给予。如果需要使用维生素K拮抗药进行后续治疗，应继续使用磺达肝癸钠治疗直至达到INR目标值。

【注意事项】①本药不能通过肌内注射给予。②出血风险增加的患者如先天性或获得性出血异常（如血小板计数＜50×10^9/L）、胃肠道活动性溃疡疾病以及近期颅内出血或脑、脊髓或眼科手术后不久的患者慎用。③在接受直接PCI的ST段抬高心肌梗死患者中以及在不稳定型心绞痛或非ST段抬高心肌梗死患者出现需要紧急血运重建的危及生命的情况时，不推荐在PCI术前和术中使用磺达肝癸钠。在接受非紧急PCI的不稳定型心绞痛或非ST段抬高心肌梗死和ST段抬高心肌梗死患者中，不建议在PCI术中使用磺达肝癸钠作为单一抗凝药物。④脊椎或硬膜外麻醉在接受重大骨科手术的患者中，不能同时使用磺达肝癸钠止血。⑤老年患者、低体重患者（＜50kg）、严重肝功能受损者、肾功能受损者（肌酐清除率＜50ml/min）、妊娠期及哺乳期妇女慎用。

【制剂与规格】注射液：0.5ml ：2.5mg。

华法林
Warfarin

【其他名称】苯丙酮香豆素、华法令、酮苄香豆素、酮苄香豆素钠。

【药理作用】本药为间接作用的香豆素类抗凝药，抑制凝血因子Ⅱ、Ⅶ、Ⅸ、Ⅹ以及蛋白S和蛋白C的活性。本药同时能诱导肝脏产生维生素K依赖性凝血因子的前体物质，具有抗凝和抗血小板聚集作用。本药作为口服抗凝药在防治深静脉血栓形成、房颤及换瓣患者继发的血栓栓塞并发症和心肌梗死后的二级预防，已广泛应用，但存在并发出血的风险。

【体内过程】口服后经胃肠道吸收迅速而完全。吸收后迅速与血浆白蛋白高度结合，结合率为98.11%～99.56%。$t_{1/2\beta}$为44～60小时。经肝代谢，肝细胞微粒体酶能使之羟基化，成为无活性的化合物，经肾由尿排出。

【适应证】①血栓栓塞性疾病。②心肌梗死的辅助治疗用药。

【用法用量】口服：第1～3日，每日3～4.5mg（年老体弱者剂量酌减），3日后可给维持量，一日2～5mg。剂量应严格个体化，根据国际标准比值（INR）调整剂量，使INR控制在2.0～3.0。

【不良反应】①出血是主要不良反应。可有瘀斑、紫癜、牙龈出血、鼻出血、伤口出血经久不愈、月经过多等。出血可发生在任何部位，特别是泌尿系统和消化道。肠壁血肿可致亚急性肠梗阻，也可见硬膜下和颅内血肿。任何穿刺均可引起血肿，严重时局部可产生明显压迫症状。②不常见的不良反应有恶心、呕吐、腹泻、瘙痒性皮疹、过敏反应和皮肤坏死。大量口服甚至有双侧乳房坏死、微血管病或溶血性贫血以及大范围皮肤坏疽等报道。

【禁忌证】①近期手术及手术后3日内，脑、脊髓及眼科手术者。②有凝血功能障碍疾病、出血倾向者。③严重肝肾疾病患者。④活动性消化性溃疡患者。⑤各种原因的维生素K缺乏症患者。⑥脑出血及脑动脉瘤患者。⑦组织器官损伤出血患者。⑧感染性心内膜炎患者。⑨妊娠早期3个月及后期3个月。

【药物相互作用】①阿司匹林、保泰松、羟基保泰松、甲芬那酸、水合氯醛、氯贝丁酯、磺胺类药、丙磺舒与血浆蛋白的亲和力比华法林钠强，合用可竞争血浆蛋白使游离的华法林增多，加强抗凝作用。②氯霉素、别嘌醇、单胺氧化酶抑制药、甲硝唑、西咪替丁等此类药物可以抑制肝微粒体酶，使华法林钠代谢降低而增效，加强抗凝作用。③各种广谱抗生素、长期服用液状石蜡或考来烯胺等减少维生素K的吸收和影响凝血酶原合成，加强抗凝作用。④奎尼丁、甲状腺素、同化激素、苯乙双胍合用可促进华法林钠与受体结合。⑤大剂量阿司匹林、水杨酸类、前列腺素合成酶抑制药、氯丙嗪、苯海拉明等干扰血小板功能，促使华法林抗凝作用。⑥胺碘酮可明显增强华法林钠的抗凝作用。⑦丙硫氧嘧啶、二氮嗪、丙吡胺、口服降糖药、磺吡酮等增强华法林钠的抗凝作用。⑧肾上腺皮质激素和苯妥英钠既可增加，也可减弱抗凝的作用，有导致胃肠道出血的危险，一般不合用。⑨链激酶、尿激酶合用可加重出血风险。⑩制酸药、轻泻药、灰黄霉素、利福平、格鲁米特、甲丙氨酯等。抑制抗凝药吸收的药物，降低华法林钠的抗凝作用。⑪维生素K、口服避孕药和雌激素等竞争有关酶蛋白，合用降低华法林钠的抗凝作用。⑫肝药酶诱导药，如苯巴比妥、苯妥英钠、氯噻酮、螺内酯等能加速本药代谢，减弱其抗凝作用。

【注意事项】①少量华法林可由乳腺分泌进入乳汁。对婴儿一般无影响，但仍需严密观察有无出血征象。②老年人用量适当减少。③本药剂量必须个体化。④疗程中应随访检查凝血酶原时间、大便潜血及尿隐血等。

【制剂与规格】片剂：2.5mg；5mg。

利伐沙班
Rivaroxaban

【药理作用】本药是一种高选择性，直接抑制凝血因子Xa的口服药物。通过抑制凝血因子Xa，中断内源性和外源性的共同凝血途径，抑制凝血酶的产生和血栓形成。

【体内过程】口服吸收迅速，服用后2～4小时达到最大浓度。进食对AUC或C_{max}无明显影响。药代动力学呈线性。本药与血浆蛋白的结合率较高，为92%～95%。约2/3通过代谢降解，其中一半经肾脏排泄，另一半经粪便排出。其余1/3以活性药物原型形式直接经肾脏排泄。全身清除率约为10L/h。以10mg剂量口服后的消除半衰期为7～11小时。

【适应证】择期接受髋关节或膝关节置换手术的成年患者。

【用法用量】①推荐剂量：口服，一次10mg，一日1次。②骨科手术后，如伤口无活动性出血，应在手术结束6～10小时后开始用药。③治疗疗程取决于每个患者所接受的骨科手术类型及发生静脉血栓栓塞事件的风险。接受髋关节大手术的患者，推荐疗程为5周。接受膝关节大手术的患者，推荐疗程为2周。④可在进餐时服用，或单独服用。

【不良反应】①使用本药存在引起一些组织或器官的隐性或显性出血的风险，可导致出血或贫血。②术后出血（包括术后贫血和伤口出血）较为常见。其他部位出血包括：肌肉出血、齿龈出血、咯血、便血、呕血、血尿、生殖道出血（月经过多）、鼻出血、结膜出血、脑出血、肾上腺出血。③其他：血清γ-谷氨酰转肽酶、转氨酶、乳酸脱氢酶、碱性磷酸酶、胆红素升高。心血管系统：心动过速。血液系统：贫血、血小板增多。晕厥、头晕、头痛。消化系统：恶心、便秘、腹泻、腹痛、消化不良、口干、呕吐；肝功能异常；脂肪酶、淀粉酶升高。泌尿系统异常：肾损害（血肌酐、尿素氮升高）。瘙痒、皮疹、荨麻疹。全身和给药部位：局部水肿、外周性水肿、不适（疲乏、无力）、发热、过敏性皮炎、未知的超敏反应。

【禁忌证】①对本药过敏者。②活动性出血。③具有凝血异常和临床相关出血风险的肝病。④重度肾功能损害。⑤妊娠期及哺乳期妇女。

【药物相互作用】①细胞色素氧化酶（CYP3A4）和（或）通透性糖蛋白（P-gp）抑制药，合用可使利伐沙班的平均AUC升高，药效显著提高，导致出血风险升高。②抗凝血药（如依诺肝素钠），同时接受其他抗凝血药物治疗的患者，由于出血风险升高，应特别谨慎。③CYP3A4诱导药，合用可使利伐沙班的平均AUC及药效降低。

【注意事项】①肝肾功能损害患者的出血风险较高，使用时应严密监测出血表现。②中、重度肾损害患者应慎用。③伴有凝血异常和临床相关出血风险的肝病患者，禁用。不伴有凝血异常的患者，慎用。④伴有以下出血风险的患者慎用：先天性或后天性出血障碍、没有控制的严重高血压、活动性胃肠溃疡性疾病、近期胃肠溃疡、血管源性视网膜病、近期颅内出血、脊柱内或脑内血管异常、近期接受脑、脊柱或眼科手术。⑤硬膜外或蛛网膜下隙麻醉或穿刺接受抗血栓药预防血栓形成并发症的患者，进行蛛网膜下腔或硬膜外麻醉或穿刺时有发生硬膜外血肿，导致长期或永久性瘫痪。术后留置硬膜外导管、创伤或重复椎管内穿刺、使用影响止血作用的药物，均能增加血肿风险。应严密观察患者有无神经功能损伤的症状和体征（如腿部麻木或无力、直肠或膀胱功能障碍）。一旦发现神经功能损伤，必须立即诊断和治疗。本药末次给药18小时后才能取出硬膜外导管。取出导管6小时后才能服用本药。⑥不建议18岁以下的青少年或儿童应用本药。

【制剂与规格】片剂：10mg。

降纤酶
Defibrase

【其他名称】去纤酶、去纤维蛋白酶。

【药理作用】本药为蛇毒中提取的丝氨酸蛋白酶，作用于纤维蛋白原的α链，使之释放出A肽（作用类似凝血酶），但不作用于β链，对凝血因子Ⅷ无作用，不能使纤维蛋白交联成不溶性凝块，极易被纤溶酶降解，故在不引起凝血的同时，降低了体内凝血因子Ⅰ的水平。还能降低血液黏度，应用1～2天后，出现血浆凝血因子Ⅰ减少，降低全血黏度，凝血酶原时间和凝血时间延长，停药后3～12天恢复正常。对出血时间和血小板数量无明显影响。

【适应证】血栓栓塞性疾病，如脑血栓形成、脑梗死、四肢动静脉血栓形成、视网膜静脉阻塞等。

【用法用量】静脉滴注：一次5～10U，加于100～250ml 0.9%氯化钠注射液中，每日或隔日1次，3～4次为一疗程。

【不良反应】①主要为出血，但一般轻微，如皮肤出血点、牙龈渗血，偶有尿血、咯血和消化道出血，极少数患者出现注射部位出血，创面出血。②偶有头痛、头晕、乏力等。偶见ALT、AST轻度升高，以及严重的过敏性休克。

【禁忌证】①有出血史、新近手术者、有出血倾向者、正在使用抗凝纤溶或抗血小板药物者、重度肝肾功能障碍及多脏器功能衰竭者。②对蛇毒过敏者。③妊娠期和哺乳期妇女、儿童。

【药物相互作用】①水杨酸类及抗凝血类药物，合用可加强本药作用，可引起意外出血。②抗纤溶药，合用可抵消本药作用，不宜合用。

【注意事项】①有药物过敏史、消化道溃疡史、脑血管病后遗症者慎用。②用药时不要进行大血管穿刺或手术。③监测纤维蛋白原含量，当纤维蛋白原含量低于0.5g/L时，应间隔1～2天再用下一剂量。④70岁以上老年人慎用。

【制剂与规格】①注射液：1ml：5U。②注射用降纤酶：5U；10U；100U。

巴曲酶
Batroxobin

【药理作用】本药作用是分解纤维蛋白原，抑制血栓形成；诱发组织型纤溶酶原激活剂（t-PA）的释放，增强t-PA分子作用，减弱纤溶酶原激活剂的抑制因子（PAI）的活性，促进纤维蛋白的溶解；增加血液流动性，降低全血黏度，抑制红细胞凝集力，防止血栓形成，降低血管阻力，改善微循环。其对凝血因子Ⅰ以外的凝血因子、血小板数及功能均无影响。

【体内过程】健康成人静脉滴注本药10BU，隔日一次，共3次，第1、2、3次的消除半衰期分别为5.9、3.0及2.8小时。大部分代谢产物由尿排出。

【适应证】①急性缺血性脑血管病、突发性耳聋、伴有缺血症状的慢性动脉闭塞症（闭塞性脉管炎、闭塞性动脉硬化症等）。②振动病等末梢循环障碍。

【用法用量】静脉滴注：成人首次10BU，以后隔日1次，一次5BU，使用前用100ml以上的0.9%氯化钠注射液稀释，静脉滴注1小时以上。通常疗程为1周，必要时可增至3～6周。但在延长期内每次用量减至5BU，隔日静脉滴注。

【不良反应】本药可引起注射部位出血、创面出血、头痛、头晕、头重感、转氨酶增高，偶可引起恶心，呕吐、荨麻疹等。

【禁忌证】①有出血史或出血倾向、正在使用抗凝药或抗血小板药及抗纤溶制剂的患者。②有严重肝、肾功能不全及乳头肌断裂、心源性休克、多脏器功能衰竭患者。③对本药过敏者。

【药物相互作用】①水杨酸类药（如阿司匹林）、其他抗凝药、血小板抑制药，合用可增加出血倾向或使止血时间延长。②溶栓药，合用可能引起血栓栓塞。

【注意事项】①有消化道溃疡史者，患有脑血管病后遗症者、70岁以上高龄患者及妊娠、哺乳妇女慎用。②用药前及用药期间宜监测凝血因子Ⅰ，并注意临床有无出血征象。

【制剂与规格】注射液：0.5ml ：5BU；1ml ：10BU。

尿激酶
Urokinase

【其他名称】尿活素、雅激酶。

【药理作用】直接作用于内源性纤维蛋白溶解系统，能催化裂解纤溶酶原成纤溶酶。内源性纤维蛋白溶解系统不仅能降解纤维蛋白凝块，亦能降解血循环中的纤维蛋白原、凝血因子Ⅴ和凝血因子Ⅷ等，从而发挥溶栓作用，对新形成的血栓起效快、效果好。提高血管ADP酶活性、抑制ADP诱导的血小板聚集、预防血栓形成。在静脉滴注后，患者体内纤溶酶活性明显提高；停药几小时后，纤溶酶活性恢复原水平，但血浆纤维蛋白或纤维蛋白原水平的降低，以及它们的降解产物的增加可持续12～24小时。

【体内过程】在人体内药代动力学特点尚未完全阐明。尿激酶静脉给药后经肝脏快速清除，血浆半衰期不大于20分钟。少量药物经胆汁和尿液排出。肝硬化等肝功能受损患者其半衰期延长。

【适应证】①脑血管疾病。②急性静脉血栓。③急性动脉栓塞取栓术。④急性心肌梗死。⑤眼科。⑥冠状动脉输注。

【用法用量】①脑血管疾病：在急性脑血栓形成的中风症状出现6小时～6日内，用6万U静脉推注或滴注。②急性静脉血栓形成：首次剂量可以每日6万～18万U，以后改为6万U，一日2次，用7～10日。③急性动脉栓塞取栓术：注射6万U，术后继续用6万U，一日2次，用5～7日。④急性心肌梗死：以50万U溶于25%葡萄糖液20ml中静脉推注，再以50万U加于5%葡萄糖液500ml中静脉滴注。⑤眼科：每日静脉滴注或推注1万～2万U，或用200～500U溶于0.5ml注射用水中作结膜下或球后注射。⑥冠状动脉输注：20万～100万U溶于氯化钠注射液或5%葡萄糖注射液20～60ml中冠脉内输注，按每分钟1万～2万U速度输入，剂量可依患者体重、体质情况及溶栓效果等情况作调整。

【不良反应】①使用剂量较大时，少数病人可能有出血现象，轻度出血如皮肤、黏膜、肉眼及显微镜下血尿、血痰或小量咯血、呕血等，采取相应措施，症状可缓解。若发生严重出血，如大量咯血或消化道大出血，腹膜后出血及颅内、脊髓、纵隔内或心包出血等，应中止使用，失血可输全血，能得到有效的控制，紧急状态下可考虑用氨基己酸、氨甲苯酸对抗尿激酶作用。②少数患者可出现过敏反应：一般表现较轻，如支气管痉挛、皮疹等。偶可见过敏性休克。③发热：有2%～3%患者可见不同程度的发热。不可用阿司匹林或其他有抗血小板作用的退热药。④其他：尚可见恶心、呕吐、食欲不振、疲倦、可出现ALT升高。可引起出血，少数有过敏反应，头痛、恶心、呕吐、食欲不振等应立即停药。

【禁忌证】①近期（14天内）有活动性出血、做过手术、活体组织检查、心肺复苏、不能实施压迫部位的血管穿刺以及外伤史。②控制不满意的高血压（血压>160／110mmHg）或不能排除主动脉夹层动脉瘤者。③有出血性脑卒中（包括一过性缺血发作）史者。④对扩容和血管加压药无反应的休克。⑤妊娠、细菌性心内膜炎、二尖瓣病变并有房颤且高度怀疑左心腔内有血栓者。⑥糖尿病合并视网膜病变者。⑦出血性疾病或出血倾向，严重的肝、肾功能障碍及进展性疾病。⑧意识障碍患者。⑨严重肝功能障碍，低纤维蛋白原血症及出血性素质者。⑩严重肝功能障碍和严重高血压患者、低纤维蛋白原血症及有出血性疾病者。⑪高龄老人、严重动脉粥样硬化者。

【药物相互作用】①影响血小板功能的药物，如阿司匹林、吲哚美辛、保泰松等，合用后会加重出血倾向。②肝素、口服抗凝剂等，不宜和大剂量尿激酶合用，以免增加出血危险。

【注意事项】①应用本药前，应对病人进行红细胞压积、血小板计数、凝血酶时间（TT）、凝血酶原时间（PT）、激活的部分凝血致活酶时间（APTT）测定。TT和APTT应在小于2倍延长的范围内。②用药期间应密切观察病人反应，如脉率、体温、呼吸频率和血压、出血倾向等，至少每4小时记录1次。③静脉给药时，要求穿刺一次成功，以避免局部出血或血肿。④动脉穿刺给药毕，应在穿刺局部加压至少30分钟，并用无菌绷带和敷料加压包扎，以免出血。⑤下述情况应权衡利弊后慎用本药：哺乳期及近10天内分娩妇女、静脉穿刺、大手术的病人及严重胃肠道出血患者、亚急性细菌性心内膜炎患者、脑血管病患者和糖尿病性出血性视网膜病患者。

【制剂与规格】注射用尿激酶：5000U；1万U；5万U；10万U；20万U；25万U；50万U；100万U；150万U。

链激酶

Streptokinase

【其他名称】链球菌激酶。

【药理作用】链激酶是从β-溶血性链球菌培养液中提纯精制而成的一种高纯度酶，具有促进体内纤维蛋白溶解系统活力的作用，使纤维蛋白溶酶原转变为活性的纤维蛋白溶酶，使血栓内部崩解和血栓表面溶解。当静脉使用时，其纤维蛋白亲和性不高。本药先与纤维蛋白溶酶原型成复合物，此复合物再激活纤溶酶原成为纤溶酶，溶解血块，对整个凝血系统各组分也有系统性作用。本药具抗原性，1年内不可重复使用。

【体内过程】本药生物半衰期82～104分钟，故本药应采用静脉滴注方式给药。链激酶-纤溶酶原复合物很快即从血浆清除，但是与抗纤溶酶相结合的纤溶酶则在血栓部位释出，后者可使停止滴注后的溶栓效果延长12小时。本药不通过胎盘屏障，但与抗体结合后能通过胎盘屏障。静脉注射后主要分布于肝脏，其代谢产物主要从肾脏经尿液排泄。

【适应证】①肺栓塞。②深静脉血栓。③视网膜动脉闭塞。④心肌梗死。⑤急性脑卒中。⑥周围动脉阻塞。

【用法用量】①肺栓塞：初始剂量为25万U，在30～45分钟内滴完，然后以每小时10万U维持24～48小时。②深静脉血栓：滴注部位以患肢为宜（若累及下肢，可选用踝或足背静脉；若上肢受累，可选用同侧前臂静脉）。初始剂量为25万U，在30～45分钟内滴完，然后以每小时10万U维持48～72小时。如血栓范围广而患者能耐受，可滴注5～7天；仍不能溶解者则代以肝素抗凝治疗。③视网膜动脉闭塞：本药的溶栓效果较差，需在闭塞1～2小时内恢复血流才能使视网膜组织功能恢复。一般须用药12～24小时。④心肌梗死：一次性应用，剂量为150万U，于30～60分钟内滴完，之后每分钟给药3000U，持续15～150分钟。溶栓后常以口服华法林预防再梗死。⑤急性脑卒中：静脉给药150万U。⑥周围动脉阻塞：动脉给药，以5000U/h的速度于局部动脉内滴注，50%～80%的患者可以成功再通。

【不良反应】①出血：可为大量出血或致命性的中枢神经系统出血。如为注射部位出现血肿，则不需停药。②再栓塞：溶栓后，由于最初触发血栓的内皮暴露，未完全溶解的血栓残核可再致栓；溶栓药促发血小板活化，溶栓酶促进FVa活化以及导管促使血管痉挛、血管受损加重等因素，可使溶栓已成功的部位再发生血栓。③经冠状动脉注射本药时，再灌注心律失常（也是冠状动脉再通的标志）的发生率较高，最常见的是加速性室性自主心律及频繁室性早搏。④少数患者用药后可能有发热、寒战、头痛、不适等症状，可给予解热镇痛药对症处理。⑤来源于细菌的链激酶制剂，应用后易发生异体蛋白反应（如发热、低血压、荨麻疹、皮疹、支气管哮喘等）。⑥静脉炎：链激酶滴注部位发生的静脉炎是很常见和棘手的。⑦背痛：本药在静脉滴注时可引起严重的背下部痛，停药数分钟后可缓解，但有时需用阿片类镇痛药缓解。⑧变态反应：常引起中等发热，过敏反应少见。

【禁忌证】①对本药过敏者。②10天内有出血、手术、外伤史、心肺复苏或不能实施压迫止血的血管穿刺。③近期有溃疡病史、食管静脉曲张、溃疡性结肠炎或出血性视网膜病变。④未控制的高血压（血压≥160/110mmHg以上）或疑为主动脉夹层者。⑤凝血障碍及出血性疾病。⑥严重肝、肾功能障碍。⑦近期患过链球菌感染。⑧二尖瓣狭窄合并心房颤动伴左房血栓。⑨感染性心内膜炎。⑩妊娠期或产后10天内。

【药物相互作用】①阿司匹林合用，可使出血时间延长，发生出血性并发症的危险性增加。但与阿司匹林同时使用治疗急性心肌梗死具有良好的效果。②吲哚

第七篇

美辛、双嘧达莫、保泰松及其他已知的能显著影响血小板完整性的药物，合用时，发生出血的危险性增加。③依替贝肽、华法林，合用发生出血的危险性增加。④本药可对肝素的抗凝血作用产生部分抵抗性，当和肝素合用时，需要提高肝素用量和随时调整本药的用量。⑤化学品（如蛋白质沉淀药、生物碱、消毒灭菌药等），链霉素是一种酶制剂，与某些化学剂合用都会使之活性降低，故不宜配伍使用。⑥抗凝剂或右旋糖酐增加出血倾向。

【注意事项】以下情况慎用：①溶栓剂过敏症。②进行性肺空洞性疾病。③肾功能不全或严重肝病伴出血倾向者。④急性皮肤溃疡或黏膜病灶。

【制剂与规格】注射用链激酶：10万U；15万U；20万U；25万U；30万U；50万U；75万U；150万U。

阿替普酶
Alteplase

【其他名称】阿太普酶、阿特普酶、组织纤溶酶原激活剂、组织纤维蛋白溶酶原激活剂。

【药理作用】本药是一种血栓溶解药，可通过其赖氨酸残基与纤维蛋白结合，并激活与纤维蛋白结合的纤溶酶原转变为纤溶酶，这一作用比本药激活循环中的纤溶酶原显著增强。由于本药选择性地激活纤溶酶原，因而不产生应用链激酶时常见的出血并发症。对于急性心肌梗死，静脉使用本药可使阻塞的冠状动脉再通。本药还可用于急性缺血性脑卒中、深静脉血栓及其他血管疾病。

【体内过程】本药经静脉注射后迅速自血中消除，用药5分钟后，总药量的50%自血中消除；用药10分钟后，体内剩余药量仅占总给药量的20%；用药20分钟后，则剩余10%。本药主要在肝脏代谢。

【适应证】急性心肌梗死和肺栓塞的溶栓。

【用法用量】①静脉注射：将50mg的本药溶解为1mg/ml的浓度，注射给药。②静脉滴注：将本药100mg溶于注射用0.9%氯化钠注射液500ml中，在3小时内按以下方式滴完，即前2分钟先注入本药10mg，以后60分钟内滴入50mg，最后120分钟内滴完余下的40mg。

【不良反应】①血液系统：出血最常见。与溶栓治疗相关的出血类型有胃肠道、泌尿生殖道、腹膜后或颅内的出血，浅层的或表面的出血主要出现在侵入性操作的部位。另外，有出现硬膜外血肿和筋膜下血肿的报道。全身性纤维蛋白溶解比用链激酶时要少见，但出血的发生率相似。②心血管系统：心律失常：使用本药治疗急性心肌梗死时，血管再通期间可出现再灌注心律失常，这些反应通常为良性，通过标准的抗心律失常治疗可以控制，但有可能引起再次心肌梗死和梗死面积扩大。心律失常的发生率和静脉滴注链激酶时相似。血管再闭塞：血管开通后，需继续用肝素抗凝，否则可能再次形成血栓，造成血管再闭塞。有报道用本药进行溶栓治疗后发生了胆固醇结晶栓塞。③中枢神经系统：可出现颅内出血、癫痫发作。④泌尿生殖系统：有报道用药后立即出现肾血管平滑肌脂肪瘤引起的腹膜后出血。⑤骨骼/肌系统：可出现膝部出血性滑膜囊炎。⑥其他：过敏反应。

【禁忌证】①出血性疾病（如近期内有严重内出血、脑出血或2个月内曾进行过颅脑手术者、10天内发生严重创伤或做过大手术者、严重的未能控制的原发性高血压、妊娠期和产后14天内妇女、细菌性心内膜炎和急性胰腺炎）。②颅内肿瘤、动静脉畸形或动脉瘤。③已知为出血体质（包括正在使用华法林、脑卒中前48小时内使用过肝素、血小板计数小于$10 \times 10^9/L$）。④急性缺血性脑卒中可能伴有蛛网膜下腔出血或癫痫发作。

【药物相互作用】①影响凝血功能的药物（包括醋硝香豆素、茴茚二酮、双香豆素、苯茚二酮、华法林、肝素），同用时，会显著增加出血的危险性。②依替贝肽合用时，由于附加的抗凝作用，使出血的危险性增加。③硝酸甘油可增加肝脏的血流量，从而增加本药的清除率，使本药的血药浓度降低及冠状动脉的再灌注减少、再灌注时间延长、再闭塞增多。

【注意事项】①慎用于：脑血管疾病者、高血压患者、急性心包炎患者、严重肝功能障碍者、感染性血栓性静脉炎患者、高龄（年龄大于75岁）患者、正在口服抗凝药的患者、活动性经期出血者。②用药期间应监测心电图。③本药一般不能与其他药物配伍静脉滴注，也不能与其他药物共用一条静脉血管来滴注。④患者的凝血酶原时间超过15秒时，禁止本药和口服抗凝药同时使用。⑤使用本药时可见注射部位出血，但不影响继续用药，发现出血迹象则应停药。⑥本药每天最大剂量不能超过150mg，否则会增加颅内出血的危险性。

【制剂与规格】注射用阿替普酶：20mg；50mg。

瑞替普酶
Reteplase

【其他名称】重组瑞替普酶。

【药理作用】本药可以使纤维蛋白溶解酶原激活为有活性的纤溶蛋白溶解酶，以降解血栓中的纤维蛋白，发挥溶栓作用。

【体内过程】其血浆半衰期为14～18分钟，由于化学结构中缺乏葡萄糖及生长因子区等部分，因此肝脏代谢的特异性减低，需通过肝脏及肾脏两种途径代谢，消除率低，半衰期较长。

【适应证】①急性心肌梗死、肺栓塞的抢救。②外周血管的血栓性疾病。

【用法用量】静脉滴注：每次10MU，分两次静脉注射，每次缓慢推注2分钟以上，两次间隔为30分钟。

【不良反应】①内脏出血：包括颅内，腹膜后或消化道，泌尿道，呼吸道。②浅表或体表出血：主要有穿刺或破损部位（如静脉切开插管部位，动脉穿刺部位，新近外科手术部位）。

【禁忌证】①活动性内出血。②脑血管意外史。③新近（2个月内）颅脑或脊柱的手术及外伤史。④颅内肿瘤，动静脉畸形或动脉瘤。⑤出血体质。⑥严重的未控制的高血压。

【药物相互作用】肝素、维生素K拮抗剂及抗血小板药（阿司匹林、潘生丁等）合用增加出血风险。

【注意事项】在下列情况，用药的危险性可能增加，应该慎用：①最近（10天内）大的外科手术：冠脉搭桥、产科分娩、器官移植、组织活检及不可压迫血管的穿刺。②脑血管疾病。③新近的消化道或泌尿道出血及外伤（10天内）。④高血压：收缩压≥180mmHg和（或）舒张压≥110mmHg。⑤高度怀疑存在左心栓子（二尖瓣狭窄伴心房纤颤）。⑥急性心包炎及亚急性细菌性心内膜炎。⑦止血功能障碍，包括继发于严重肝肾疾病的凝血功能障碍。⑧严重的肝肾功能衰竭。⑨妊娠期妇女。⑩糖尿病引起的出血性视网膜病变或其他出血性眼病。⑪败血症性栓塞性静脉炎或在严重感染部位存在动静脉瘘。⑫高龄（＞70岁）患者。⑬长期使用口服抗凝剂（华法林等）的患者。⑭其他：如潜在的难以止血的出血部位或可能明显增加出血机会的各种情况。

【制剂与规格】注射用瑞替普酶：5MU。

替奈普酶
Tenecteplase

【药理作用】本药是一种血栓溶解药，可与纤维蛋白结合，并激活与纤维蛋白结合的纤溶酶原转变为纤溶酶。

【体内过程】本药单次静脉注射后期血浆清除呈双相性。初始半衰期为20～24分钟，终末半衰期为90～130分钟，平均血浆清除率为99～119ml/min。其分布容积相当于血浆容量，经肝脏代谢。体重和年龄明显影响其血浆清除率和分布。

【适应证】①急性心肌梗死和肺栓塞。②急性缺血性脑卒中、深静脉血栓及其他血管疾病。

【用法用量】用量根据患者的体重计算：①＜60kg患者使用本药30mg。②≥60～＜70kg给予35mg。③≥70～＜80kg给予40mg。④≥80～＜90kg给予45mg。⑤≥90kg给予50mg。

【不良反应】【禁忌证】【药物相互作用】【注意事项】参阅“阿替普酶”。

【制剂与规格】注射用替奈普酶：50mg。

第七篇

第 3 章 血浆代用品

琥珀酰明胶
Succinylated Gelatin

【其他名称】琥珀明胶、血安定、血定安。

【药理作用】①胶体性代血浆，可增加血浆容量，使静脉回流及心输出量增加，加快血液流速，改善微循环，增加血液运氧能力。②减轻组织水肿，有利于组织对氧的利用。③渗透性利尿。

【体内过程】本药经静脉输入，血浆半衰期为4小时，剂量的大部分在24小时内经肾排泄。

【适应证】①低血容量休克的早期治疗，如失血、创伤或手术、烧伤、败血症、腹膜炎、胰腺炎或挤压伤等引起的休克。②预防脊髓和硬膜外麻醉中的低血压。③手术前后及手术期间稳定血液循环及稀释体外循环液。④作为输注胰岛素的载体。

【用法用量】静脉滴注：剂量和速度取决于患者的实际情况。严重急性失血时可在5～10分钟内输入500ml，直至低血容量症状缓解。成人少量出血，可在1～3小时内输入500～1000ml。

【不良反应】可出现荨麻疹等过敏反应。

【禁忌证】对本药过敏者、肾衰竭、有出血体质者、肺水肿、有循环超负荷、水潴留者。

【注意事项】①心衰、肾衰、水肿、出血倾向、钠或钾缺乏患者慎用。②妊娠或哺乳期使用患者应权衡利弊。③注意观察血流动力学指标。④可能影响一些生化指标。⑤快速输入时应加温液体但不超过37℃；大量输入时应确保维持血细胞比容不低于25%；大出血者，本药可与血液同时使用；可经同一输液器输入本药和血液。

【制剂与规格】注射液：500ml∶20g。

人血白蛋白
Human Albumin

【其他名称】人体血清白蛋白、人血清白蛋白、血清白蛋白。

【药理作用】①增加血容量和维持血浆胶体渗透压，调节组织与血管之间水分的动态平衡。②白蛋白既能结合阴离子又能结合阳离子，可以将有毒物质输送到解毒器官。③在氮代谢障碍时，白蛋白可以作为氮源为组织提供营养。

【体内过程】不详。

【适应证】①失血、创伤、烧伤引起的低血容量休克。②脑水肿及损伤引起的颅压升高。③肝硬化及肾病引起的水肿或浆膜腔积液。④低蛋白血症。⑤新生儿高胆红素血症。⑥心肺分流术、烧伤、血液透析、血浆置换等的辅助治疗。

【用法用量】静脉滴注，或缓慢静脉推注：总剂量因人而异，一日25～75g，平均一日20～30g，根据临床治疗情况而定。抢救大量失血的休克病人时，有必要快速滴注。儿童用量须根据临床情况和体重而定，一般为成人剂量的1/4～1/2，或按照体重0.4～0.44g/kg给予。

【不良反应】①偶可出现寒战、发热、颜面潮红、皮疹、恶心等症状。②快速滴注可引起血管超负荷导致的肺水肿。③偶有过敏反应。

【禁忌证】对白蛋白严重过敏者。

【药物相互作用】不宜与血管收缩药、蛋白水解酶或含酒精溶剂的注射液混合使用。

【注意事项】①急性心脏病者、正常血容量及高血容量的心力衰竭患者、严重贫血患者、慢性肾功能不全者慎用。②包装开启后一次输注完毕，不得分次或给第二人输用。③输注过程中如病人有不适反应，应立即停止输用。④有明显脱水者应同时补液。⑤运输及贮存过程中严禁冻结。⑥对哺乳期妇女、妊娠期妇女应慎用，如有必要应用时，应在严密观察下使用。

【制剂与规格】①注射液：5%；10%；20%；25%。②冻干粉：5g；10g。

右旋糖酐 40
Dextran 40

【其他名称】低分子右旋糖酐、低分子右旋糖酐 40、低右 40。

【药理作用】①提高血浆胶体渗透压，吸收血管外的水分而补充血容量，维持血压。②使已经聚集的红细胞和血小板解聚，降低血液黏滞性，从而改善微循环，防止休克后期的血管内凝血。③抑制凝血因子Ⅱ的激活，使凝血因子Ⅰ和Ⅷ活性降低以及其抗血小板作用均可防止血栓形成。④渗透性利尿作用。

【体内过程】静脉滴注后立即开始从血中消除，经肾排泄迅速，用药后1小时排出50%，24小时排出70%。半衰期约3小时。

【适应证】①失血、创伤、烧伤及中毒性休克。②体外循环时，代替部分血液预充心肺。③脑血栓形成、心绞痛和心肌梗死、血栓闭塞性脉管炎、视网膜动静脉血栓、皮肤缺血性溃疡病等。④预防肢体再植和血管外科手术的术后血栓形成，并可改善血液循环，提高再植成功率。

【用法用量】静脉滴注：一次250～500ml，成人和儿童按体重一日不超过20ml/kg，抗休克时滴注速度为每分钟20～40ml，在15～30分钟内滴完。冠心病和脑血栓患者应缓慢滴注。疗程视病情而定，通常每日或隔日1次，7～14次为一疗程。

【不良反应】①少数患者应用后出现皮肤瘙痒、荨麻疹、红色丘疹等皮肤过敏反应，也可引起哮喘发作。个别患者可发生过敏性休克，初用时应严密观察5～10分钟，若发生休克，停药及时抢救，一般可恢复。②偶见发热反应。③用量过大可致出血，如鼻出血、齿龈出血等。

【禁忌证】①有出血倾向及出血性疾病。②充血性心力衰竭。

【药物相互作用】①卡那霉素、庆大霉素和巴龙霉素可增加其肾毒性。②肝素有协同作用而增加出血可能。

【注意事项】①每日用量不超过1500ml，否则有致出血的危险。②肝肾疾病患者慎用。③不能和促肾上腺皮质激素及肾上腺皮质激素类药物混合使用。④重度休克时，应用时给予一定量的全血，以维持血液携氧能力，不影响血液凝固。

【制剂与规格】①葡萄糖注射液：100ml ：10g；250ml ：25g；500ml ：50g；100ml ：6g；250ml ：15g；500ml ：30g。②氯化钠注射液：100ml ：10g；250ml ：25g；500ml ：50g；100ml ：6g；250ml ：15g；500ml ：30g。

右旋糖酐 70
Dextran 70

【其他名称】多聚葡萄糖 70、葡聚糖、中分子右旋糖酐、中分子右旋糖酐 70。

【药理作用】①提高血浆胶体渗透压，吸收血管外的水分而补充血容量，维持血压。②使某些凝血因子及血小板的活性降低，可防止血栓形成。③与泪液结合，并可替代泪膜，消除因眼球干燥导致的不适。④修复角膜上皮，降低角膜细胞通透性。

【体内过程】静脉滴注后在血液循环中存留时间较长，排泄较慢，用药后1小时排出30%，24小时排出60%。

【适应证】①失血、创伤、烧伤性休克。②预防手术后静脉血栓形成和血栓性静脉炎。③滴眼液用于减轻眼部干燥引起的灼热、刺激感等不适症状，保护眼球免受刺激，减轻由于暴露于风沙或阳光下造成的眼部不适。

【用法用量】①静脉滴注：一次500ml，儿童一次10～15ml/kg。抗休克时滴注速度为每分钟20～40ml，在15～30分钟内滴完，推荐使用的最大剂量是每日20ml/kg。为预防术后发生静脉栓塞，可在术中或术后给予500ml，第2天继续给予500ml，对高危患者，疗程可达到10天。②经眼给药：根据病情需要，每次1～2滴。

【不良反应】①同右旋糖酐 40，由于抗血栓作用强因而更易致出血。②使用滴眼液后，可能会有暂时性的视物模糊现象。

【禁忌证】①有出血倾向及出血性疾病。②充血性心力衰竭。③严重肝肾功能不全者。

【药物相互作用】①卡那霉素、庆大霉素和巴龙霉素可增加其肾毒性。②肝素有协同作用而增加出血可能。③双嘧达莫、维生素C、维生素K和维生素B_{12}与其混合可发生变化。

【注意事项】①每日用量不超过1500ml，否则有致出血的危险。②肝肾疾病患者慎用。③不能和维生素C、维生素B_{12}、维生素K、促肾上腺皮质激素及肾上腺皮质激素类药物混合使用。④重度休克时，应用时给予一定量的全血，以维持血液携氧能力，不影响血液凝固。

【制剂与规格】①葡萄糖注射液：500ml：30g。②氯化钠注射液：500ml：30g。③滴眼液：5ml：5mg；0.4ml：0.4mg；8ml ：8mg；15ml ：15mg。

羟乙基淀粉
Hydroxyethyl Starch

【其他名称】淀粉代血浆、706代血浆、低分子羟乙基淀粉。

【药理作用】为高分子量的支链淀粉，能产生渗透压作用，维持并扩张血浆容量，其中葡萄糖单位一定部位的碳原子被羟乙基化，难于被淀粉酶水解，使其在血管内的停留时间显著延长。

【体内过程】输入体内后，分子量低于70 000的羟乙基淀粉颗粒经肾脏排除，大分子量颗粒被血清淀粉酶裂解形成胶体活性颗粒，产生与输注量相同的容量补充效应达4小时，残存的中分子羟乙基淀粉在组织中被组织葡糖酐酶代谢，再经肾脏、胆汁和粪便排泄。

【适应证】①血容量不足和休克，特别是创伤性休克和失血性休克。②节约用血技术时补充血容量。③治疗性血液稀释。

【用法用量】静脉滴注：用量和滴注速度依病人失血情况及血容量而定，24小时内输注中分子羟乙基淀粉总量不应该超过33ml/kg，706代血浆不应该超过1500ml。急性等容血液稀释时，输入与放血量相等容量的中分子羟乙基淀粉。急性高容血液稀释时，根据病人中心静脉压（CVP）输入15～20ml/kg的中分子羟乙基淀粉。

【不良反应】①大剂量输注后能够抑制凝血因子，特别是Ⅷ因子的活性，引起凝血障碍。②个别病例可发生过敏反应。

【禁忌证】①对羟乙基淀粉过敏者。②明显高血容量、严重心功能不全者。③严重肾功能障碍者。④严重凝血功能异常者。

【药物相互作用】①与卡那霉素、庆大霉素、巴龙霉素等合用可增加肾毒性。②不能与双嘧达莫、维生素B_{12}混用。

【注意事项】①羟乙基淀粉的补充血容量效能较强，作用时间较长，应该注意给予的速度、剂量和病人的反应，并及时监测病人的容量状态，避免引起容量超负荷导致心力衰竭。②妊娠期妇女，尤其妊娠早期不宜使用。③肝病患者使用时注意监测肝功能。

【制剂与规格】注射液：①6%中分子羟乙基淀粉200/0.5氯化钠注射液：250ml（15g羟乙基淀粉200/0.5，氯化钠2.25g）；500ml（30g羟乙基淀粉200/0.5，氯化钠4.5g）。②10%中分子羟乙基淀粉200/0.5氯化钠注射液：250ml（25g羟乙基淀粉200/0.5，氯化钠2.25g）；500ml（50g羟乙基淀粉200/0.5，氯化钠4.5g）。③6%中分子羟乙基淀粉130/0.4氯化钠注射液：250ml（15g羟乙基淀粉130/0.4，氯化钠2.25g）；500ml（30g羟乙基淀粉130/0.4，氯化钠4.5g）。④低分子羟乙基淀粉20、40氯化钠注射液：250ml（15g羟乙基淀粉20，氯化钠2.25g）；500ml（30g羟乙基淀粉20，氯化钠4.5g）；250ml（15g羟乙基淀粉40，氯化钠2.25g）；500ml（30g羟乙基淀粉40，氯化钠4.5g）。

第 4 章　抗贫血药物

维生素 B_{12}
Vitamin B_{12}

【其他名称】动物蛋白因子、钴胺素、抗恶性贫血维生素、氰钴胺素、氰钴胺、氰基钴胺。

【药理作用】①参与体内核酸的合成，促进四氢叶酸类辅酶的循环利用。②参与三羧酸循环，保持有鞘神经纤维功能的完整性。

【体内过程】口服后8～12小时血药浓度达高峰。肌内注射40分钟后，约有50%吸收入血。除机体需求量外，本药都以原型经肾脏随尿液排出。

【适应证】①巨幼细胞贫血。②神经炎。③经眼给药可缓解视疲劳等导致的眼部不适症状。

【用法用量】①口服给药：一次0.5～1.5mg，一日3次。②肌内注射：一日25～100μg或隔日50～200μg，共2周；如伴有神经系统表现，每日用量可增加至500μg。以后每周肌内注射2次，每次50～100μg，直到血常规恢复正常；维持量，每月肌内注射100μg。③经眼给药：一次2～3滴，一日3次，根据患者年龄、症状适当增减。

【不良反应】①偶可致过敏。②可引起低血钾及高尿酸血症。③长期应用可出现缺铁性贫血。

【禁忌证】对维生素B_{12}过敏者。

【药物相互作用】①叶酸协同治疗巨幼细胞贫血。②氯霉素抵消其造血反应。③氨基糖苷类抗生素，抗惊厥药，秋水仙碱能减少肠道对本药的吸收。④消胆胺，活性炭吸附本药，减少其吸收。⑤氯丙嗪，维生素C，维生素K，葡萄糖注射液与本药配伍时会发生变化，不能混合给药。

【注意事项】①不可静脉给药。②痛风、心脏病患者慎用。③在治疗巨幼细胞贫血时，在起始48小时，宜查血钾。④维生素B_{12}缺乏可同时伴有叶酸缺乏，如以维生素B_{12}治疗，血常规虽能改善，但可掩盖叶酸缺乏的临床表现，对该类患者宜同时补充叶酸。

【制剂与规格】①片剂：25μg；50μg。②注射液：1ml：0.05mg；1ml：0.1mg；1ml：0.25mg；1ml：0.5mg；1ml ：1mg；2ml：0.5mg。③滴眼液：10ml ：2mg。

腺苷钴胺
Cobamamide

【其他名称】5′-脱氧腺苷钴胺、辅酶维生素B_{12}、维生素B_{12b}、腺苷辅酶维生素B_{12}、腺苷辅酶B_{12}。

【药理作用】①体内维生素B_{12}的两种活性辅酶形式之一，参与体内核酸的合成，促进四氢叶酸类辅酶的循环利用。缺乏时，导致DNA合成障碍，影响红细胞成熟。②参与三羧酸循环，保持有鞘神经纤维功能的完整性。

【体内过程】肌内注射后吸收迅速而且完全，1小时后血药浓度达峰值，贮存于肝脏，主要从肾脏排出，大部分在最初8小时排出。

【适应证】①巨幼细胞贫血、营养不良性贫血、妊娠期贫血。②神经炎辅助治疗。③营养性疾患以及放射线和药物引起的白细胞减少症的辅助治疗。

【用法用量】①口服给药：成人一次0.5～1.5mg，一日3次。②肌内注射：成人一次0.5～1.5mg，一日1次。

【不良反应】①口服偶可致过敏。②肌内注射偶可引起皮疹、瘙痒、腹泻、过敏性哮喘。③长期应用可出现缺铁性贫血。

【禁忌证】①对腺苷钴胺过敏者。②家族性遗传性球后视神经炎及抽烟性弱视者。

【药物相互作用】①与葡萄糖液有配伍禁忌。②氯霉素减少其吸收。③与对氨基水杨酸不能并用。④消胆胺，活性炭吸附本药，减少其吸收。⑤不宜与氯丙嗪、维生素等混合于同一容器中。

【注意事项】①遇光易分解，溶解后尽快使用。②治疗后期可能出现缺铁性贫血，应补充铁剂。③妊娠期妇女及哺乳期妇女用药情况尚不明确。

【制剂与规格】①片剂：0.25mg。②注射液：1ml ：0.5mg。

叶酸
Folic Acid

【其他名称】维生素M、维生素Bc、维生素R、维生素B_{11}、叶酸钠。

【药理作用】叶酸被还原后参与体内嘌呤和嘧啶的合成，叶酸缺乏时，DNA合成也受影响，细胞分裂速度减慢，往往停留在G_1期，而S期及G_2期相对延长。

【体内过程】在胃肠道几乎完全吸收，生物利用度为76%～93%，达峰时间为60～90分钟。大部分贮存在肝内，体内叶酸主要被分解为蝶呤和对氨基苯甲酰谷氨酸。由胆汁排至肠道中叶酸可被再吸收，形成肝肠循环。本药30%经肾脏排泄，少量由胆汁排出。半衰期约为40分钟。

【适应证】①因叶酸缺乏所致的巨幼细胞贫血。②慢性溶血性贫血所致的叶酸缺乏。③妊娠妇女早期增补叶酸可以降低胎儿神经管畸形发生的危险。

【用法用量】口服：①治疗用：成人一次5～10mg，一日3次，至红细胞数量恢复正常；维持量，一日2.5～10mg。儿童一次5mg，一日3次。②妊娠期妇女预防用：一次0.4mg，一日1次。

【不良反应】①偶见过敏反应。②胃肠道症状。③大量服用叶酸时，可引起黄色尿。

【禁忌证】对叶酸及其代谢产物过敏者。

【药物相互作用】①大剂量叶酸可影响微量元素锌的吸收。②大剂量叶酸可降低苯妥英钠的抗癫痫作用。③甲氨蝶呤治疗肿瘤、白血病时，使用大剂量叶酸会影响甲氨蝶呤的疗效。

【注意事项】①在明确排除维生素B_{12}缺乏所致恶性贫血前，不宜贸然单独使用叶酸治疗。如因诊断不明而需用叶酸作为诊断性治疗时，其每日用量应不超过0.5mg。②抗生素类药物影响微生物法测定血清或红细胞中叶酸浓度，常出现浓度偏低的假象。

【制剂与规格】片剂：0.4mg；5mg。

硫酸亚铁
Ferrous Sulfate

【其他名称】硫酸低铁、绿矾、青矾、铁矾、皂矾。

【药理作用】①铁是血红蛋白及肌红蛋白的主要组成成分。②与三羧酸循环有关的大多数酶和因子中均含铁，或仅在铁存在时才能发挥作用。

【体内过程】在十二指肠及空肠上段吸收。口服铁剂后不能自肠道吸收者均随粪便排出。

【适应证】缺铁性贫血，如慢性失血、营养不良、妊娠、儿童发育期等。

【用法用量】口服：①预防用，一次0.3g，一日1次。②治疗用，一次0.3g，一日3次。缓释片，一次0.45g，一日2次。

【不良反应】①胃肠道不适，如恶心、呕吐、上腹疼痛等。②减少肠蠕动，引起便秘，并排黑便。

【禁忌证】①肝肾功能严重损害。②铁负荷过高、血色病或含铁血黄素沉着症。③非缺铁性贫血，如海洋性贫血。④对铁剂过敏者。

【药物相互作用】①维生素C可增加本药吸收，但也易致胃肠道反应。②西咪替丁、去铁胺、二巯丙醇、胰酶、胰脂肪酶可影响铁的吸收。③与制酸药如碳酸氢钠、磷酸盐类及含鞣酸的药物或饮料同用时，易产生沉淀而影响吸收。④与多巴类、四环素类、氟喹诺酮类药物及青霉胺、锌制剂合用，可影响这些药物的吸收。

【注意事项】①用于日常补铁时，应采用预防量。②治疗剂量不得长期使用，应在确诊缺铁性贫血后使用，治疗期间定期检查血常规和血清铁水平。③下列情况慎用：酒精中毒；肝炎；急性感染；肠道炎症如肠炎、结肠炎、憩室炎及溃疡性结肠炎；胰腺炎；消化性溃疡。④不应与浓茶同服。⑤饭后或饭时服用，以减轻胃部刺激。⑥如服用过量或出现严重不良反应，立即就医。

【制剂与规格】①片剂：0.3g。②缓释片：0.45g。

第七篇

葡萄糖酸亚铁
Ferrous Gluconate

【其他名称】葡萄酸铁、葡萄糖亚铁。

【药理作用】【体内过程】【适应证】参阅“硫酸亚铁”。

【用法用量】口服：①预防用，一次0.3g，一日1次。②治疗用，一次0.3～0.6g，一日3次。

【不良反应】【禁忌证】【药物相互作用】【注意事项】参阅“硫酸亚铁”。

【制剂与规格】①片剂：0.1g；0.3g。②胶囊：0.25g；0.3g；0.4g。③糖浆：10ml：0.25g；10ml：0.3g。

富马酸亚铁
Ferrous Fumarate

【其他名称】反丁烯二酸铁、反丁烯酸铁、富马酸铁、胡索酸铁、延胡索酸铁、紫酸铁。

【药理作用】【体内过程】【适应证】参阅“硫酸亚铁”。

【用法用量】口服：①预防用，一次0.2g，一日1次。②治疗用，一次0.2～0.4g，一日3次。

【不良反应】【禁忌证】【药物相互作用】【注意事项】参阅“硫酸亚铁”。

【制剂与规格】①片剂：0.05g；0.1g；0.2g。②咀嚼片：0.1g；0.2g。③胶囊：0.2g。④混悬液：10ml：0.3g。

琥珀酸亚铁
Ferrous Succinate

【其他名称】蛋白琥珀酸铁。

【药理作用】【体内过程】【适应证】参阅“硫酸亚铁”。

【用法用量】口服：①预防用：一次0.1g，一日1次；妊娠妇女，一次0.2g，一日1次。②治疗用：一次0.1～0.2g，一日3次。

【不良反应】【禁忌证】【药物相互作用】【注意事项】参阅“硫酸亚铁”。

【制剂与规格】①片剂：0.1g。②缓释片：0.2g。③胶囊：0.1g。④颗粒剂：0.03g；0.1g。

多糖铁复合物
Iron Polysaccharide Complex

【药理作用】参阅“硫酸亚铁”。

【体内过程】是铁和多糖合成的复合物，以完整的分子形式存在，在消化道中能以分子形式被吸收。吸收率不受胃酸减少、食物成分的影响，有极高的生物利用度。

【适应证】参阅“硫酸亚铁”。

【用法用量】口服：成人一次1～2粒，一日1次。儿童在医生指导下使用。

【不良反应】极少出现胃肠道刺激或便秘。

【禁忌证】【药物相互作用】【注意事项】参阅“硫酸亚铁”。

【制剂与规格】胶囊：0.15g。

右旋糖苷铁
Iron Dextran

【其他名称】铁右旋糖酐复合物、葡聚糖铁、右糖酐铁。

【药理作用】参阅“硫酸亚铁”。

【体内过程】口服铁剂参阅“硫酸亚铁”。注射用铁剂吸收较口服为迅速；蛋白结合率在血红蛋白中很高，而肌红蛋白、酶及转运铁的蛋白中则均较低，铁蛋白或含铁血黄素也很低。

【适应证】①缺铁性贫血，如慢性失血、营养不良、妊娠、儿童发育期等。②不能口服铁剂或口服铁剂治疗不满意的缺铁性贫血。③需迅速纠正的铁缺乏。

【用法用量】①口服：一次50～100mg，一日1～3次，饭后服。②肌内注射、静脉注射或静脉滴注：一次50～100mg，一周2～3次，根据补铁总量确定疗程。初次给药前先给予25mg，如60分钟无不良反应，再给予剩余剂量。原则上每次补铁量不超过500mg。

【不良反应】①急性过敏反应，表现为呼吸困难、潮红、胸痛、低血压。②皮肤瘙痒，呼吸困难。③其他：淋巴结肿大、消化不良、腹泻、关节肌肉疼痛等。④偶有注射部位的静脉疼痛和感染。

【禁忌证】①非缺铁性贫血，如海洋性贫血。②铁负荷过高、血色病或含铁血黄素沉着症。③对铁单糖或双糖过敏者。④肝硬化失代偿期。⑤传染性肝炎。⑥急慢性感染。⑦哮喘、湿疹或其他变态反应。

【药物相互作用】参阅“硫酸亚铁”。

【注意事项】①注射本药后血红蛋白未见逐渐升高者，应即停药；本药注射期间应停用口服铁剂。②不得长期使用，应在确诊缺铁性贫血后使用，治疗期间定期检查血常规和血清铁水平。③下列情况慎用：酒精中毒；肝炎；急性感染；肠道炎症如肠炎、结肠炎、憩室炎及溃疡性结肠炎；胰腺炎；消化性溃疡。④FDA对本药的妊娠安全性分级为C级。

【制剂与规格】①片剂：25mg；50mg。②注射液：2ml：50mg；2ml：100mg；4ml ：100mg。

蔗糖铁
Iron Sucrose

【药理作用】参阅“右旋糖酐铁”。

【体内过程】相对分子质量约43 000，故不易直接由肾脏排出，其几乎全部被利用且对肾脏无害。可很快被用于红细胞造血。2～4周后其利用率为68%～92%。

【适应证】参阅“右旋糖酐铁”。

【用法用量】①静脉滴注：1ml稀释于20ml 0.9%氯化钠注射液中，立即使用。滴注速度严格控制，每100mg铁至少15分钟；200mg铁至少30分钟；300mg铁至少1.5小时；400mg铁至少2.5小时；500mg铁至少3.5小时滴入。②静脉注射：缓慢注射，每分钟1ml未稀释药液，一次注射不超过10ml。注射完毕后嘱患者伸直上肢。③剂量：5～10ml（100～200mg铁），每周2～3次，根据补铁总量确定疗程。单次最大耐受量25ml（500mg铁）。

【不良反应】①约1%患者用药后可出现金属味、头痛、恶心、呕吐及低血压。②偶见肌肉疼痛、发热、麻疹、潮红及肢端水肿等。③在静脉注射部位可见静脉炎和静脉痉挛。

【禁忌证】参阅“右旋糖酐铁”。

【药物相互作用】不宜与口服铁剂同时应用，因会影响口服铁剂的吸收，应在停用本药5天后再开始口服铁剂治疗。

【注意事项】①用药前须先确认其适应证。②妊娠期与哺乳期妇女慎用。③严重肝功能异常者慎用。④非肠道给铁可使感染加重，故急、慢性感染者应慎用。⑤非肠道应用铁剂可引起过敏或过敏样反应。⑥铁过量轻者可出现恶心、呕吐、胃疼、腹泻和嗜睡；重者可出现高血糖、白细胞增多、代谢性酸中毒、进行性循环衰竭、抽搐与昏迷。12～48小时后可出现肾小管和肝细胞坏死。⑦本药使用前应检查瓶口是否有沉淀物，确认其纯净、无沉淀物后方可使用。一旦开启要立即使用，必须在12小时内用完。⑧用法本药仅供静脉给药，注射速度宜慢，过快可致低血压。⑨谨防静脉外漏。

【制剂与规格】注射液：5ml：100mg；10ml：200mg。

司坦唑醇
Stanozolol

【其他名称】吡唑甲基睾丸素、吡唑甲氢龙、司坦唑。

【药理作用】①刺激骨髓造血功能，使红细胞和血红蛋白增加。②蛋白同化作用：促进蛋白质合成、抑制蛋白质异生、降低血胆固醇和甘油三酯、促进钙磷沉积，使体力增强、食欲增进、体重增加。③雄激素活性：促进男性性器官及副性征的发育、成熟，对抗雌激素，抑制子宫内膜生长及卵巢、垂体功能。

【体内过程】口服易从胃肠道吸收，血浆半衰期为4～5小时，主要由尿液中排出。

【适应证】①非重型再生障碍性贫血、白细胞减少症、血小板减少症。②遗传性血管神经性水肿。③慢性创伤、慢性感染、营养不良等消耗性疾病。④防治长期使用肾上腺皮质激素引起的肾上腺皮质功能减退。

【用法用量】口服：①非重型再生障碍性贫血：一次2mg，一日3次，疗程至少3个月以上。②预防和治疗遗传性血管神经性水肿：开始一次2mg，一日3次，根据病人的反应个体化给药。如效果明显，每间隔1～3个月减量至每日2mg维持。③慢性消耗性疾病、术后体弱、创伤经久不愈等：一次2～4mg，一日3次，女性酌减。④小儿仅在遗传性血管神经性水肿发作时应用，6岁以下每日1mg，6～12岁每日2mg。

【不良反应】①水钠潴留、水肿。②女性出现痤疮、多毛、阴蒂肥大、闭经或月经紊乱等。③男性出现痤疮、精子减少、精液减少等。④肝功能异常、黄疸、肝坏死、诱发肝癌等。⑤恶心、呕吐、消化不良、腹泻等消化道症状。

【禁忌证】①对该药物过敏者。②高血钙的乳腺癌、男性乳腺癌、癌症患者伴高血钙者、前列腺癌、肾炎或肾病及妊娠期妇女。

【药物相互作用】①抑制凝血因子Ⅱ、Ⅴ、Ⅶ和Ⅹ，使凝血酶原时间延长。②与环孢素合用可增加环孢素中毒的风险。③与华法林合用有增加出血的可能。

【注意事项】①卟啉病、前列腺肥大、糖尿病患者慎用。②老年男性患者、儿童患者慎用。

【制剂与规格】片剂：2mg

十一酸睾酮
Testosterone Undecanoate

【其他名称】十一酸睾丸素、十一烷酸睾酮。

【药理作用】参阅“司坦唑醇”。

【体内过程】口服后经胃肠道和口腔黏膜吸收，1～2小时血药浓度达高峰，半衰期为2.5～3.5小时，经尿液排出。

【适应证】①非重型再生障碍性贫血。②男孩体质性青春期延迟。③乳腺癌转移的姑息治疗。④中老年部分雄性激素缺乏综合征。⑤类风湿关节炎。

【用法用量】①口服：起始剂量每日120～160mg，连服2～3周后，每日40～120mg维持。早晚2次。②静脉注射：每次250mg，每月1次，疗程4～6个月。用于再生障碍性贫血治疗时，可增至每次500mg。

【不良反应】①多毛、痤疮、阴茎异常勃起、精子减少、精液量减少、水钠潴留。②青春期前男孩性早熟或骨骺早闭。③偶见胃肠不适或过敏反应。

【禁忌证】①对该药物过敏者。②前列腺癌、乳腺癌患者及可疑者、妊娠期及哺乳期妇女。

【药物相互作用】①与环孢素合用可增强环孢素毒性。②与肾上腺皮质激素合用可加重水肿。③与口服抗凝药合用可增加出血风险。④与巴比妥类合用可降低本药疗效。⑤与紫杉醇合用可增加紫杉醇毒性。

【注意事项】①发生严重不良反应时，应立即停止治疗，待症状消失后，再从较低剂量重新开始。②心功能不全、肾功能不全、前列腺肥大、高血压、癫痫或三叉神经痛患者慎用。③青春期前男孩慎用。④有水肿倾向患者慎用。⑤本药胶囊必须整丸吞服，不可咬嚼。⑥糖尿病患者应用时能降低血糖，应减少胰岛素的用量。

【制剂与规格】①胶囊：40mg。②注射液：2ml：250mg。

重组人促红细胞生成素
Recombinant Human Erythropoietin

【其他名称】红细胞生成素、重组人类红细胞生成素、重组人肾红细胞生成素、促红细胞生成素、rhEPO。

【药理作用】①刺激红系祖细胞的分化。②促使红细胞自骨髓向血液中释放，进而转化为成熟红细胞。③稳定红细胞膜，提高红细胞膜抗氧化酶的功能。

【体内过程】慢性肾功能不全患者静脉或皮下注射本药，达峰时间分别为15分钟及5～24小时，峰浓度可维持12～16小时。一次静脉注射后的半衰期平均4～13小时；长期血液透析的患者，一次静脉注射后的半衰期为8～10小时；如重复用药，半衰期可缩短为6小时。皮下注射后8～12小时血药浓度达峰值，有效浓度可维持12～16小时。本药生物利用度仅20%，大部分在肝脏代谢。反复注射其峰浓度不变。

【适应证】①肾功能不全合并的贫血。②再生障碍性贫血、骨髓增生异常综合征等合并的贫血。③艾滋病本身所致贫血或对其治疗所引起的贫血。④风湿病所引起的贫血。⑤择期手术储存自体血而反复采血的患者。⑥预防贫血。

【用法用量】静脉注射、皮下注射：①初始剂量按体重一日50～100IU/kg，一周3次。若8周后血细胞比容提高不足5%～6%且仍低于30%～33%，可将日剂量再提高25IU/kg。亦可开始用较低剂量，一日40IU/kg，一周3次。观察4周，不足时再按上述原则调整。若血细胞比容2周内提高超过4%，则需减量。若血细胞比容达到或超过36%，则需停药。待降至要求的范围后再开始用药，可将原日剂量减少25IU/kg。维持剂

第七篇

量达到预期疗效后，可逐渐减量。速度为每4周或更长时间减少日剂量25IU/kg，直至维持血细胞比容在30%～33%、血红蛋白100～120g/L的最低剂量。某些患者可将每周剂量一次皮下注射。②再生障碍性贫血、骨髓增生异常综合征：一次150～200IU/kg，一周3次，若疗效差，可酌情增至一周5次或一天1次。

【不良反应】①一般反应：少数病人用药初期可出现头疼、低热、乏力等，个别病人可出现肌痛、关节痛等。②过敏反应：极少数患者用药后可能出现皮疹或荨麻疹等过敏反应，包括过敏性休克。③心脑血管系统：血压升高、原有的高血压恶化和因高血压脑病而有头痛、意识障碍、痉挛发生，甚至可引起脑出血。④血液系统：随着红细胞压积增高，血液黏度可明显增高，因此应注意防止血栓形成。⑤肝脏：偶有ALT、AST的上升。⑥胃肠：有时会有恶心、呕吐、食欲不振、腹泻等情况发生。

【禁忌证】①对本药过敏者。②血液透析难以控制的高血压。③合并感染者，宜控制感染后再使用本药。④对人清蛋白或哺乳动物细胞衍生物过敏者。

【注意事项】①患有心肌梗死、肺栓塞、脑梗死、血栓者及妊娠期妇女慎用。②用药过程中应随时监测血压、血细胞比容、血清铁蛋白含量、血红蛋白含量、血清钾及血清磷酸盐水平、血清铁与转铁蛋白饱和度及肾功能等。③本药用前勿振摇，因振荡可使糖蛋白变性而减低其生物效价。④本药对出血性贫血、红细胞减少症及单纯性铅中毒引起的贫血无效。⑤如缺乏叶酸和（或）维生素B_{12}可延迟或减低EPO的疗效，应补充上述药物。⑥因EPO可使红细胞数量增多，血液易于凝固，故同时接受血液透析的患者肝素用量应相应增加。

【制剂与规格】注射用重组人促红素：1ml：2000IU。

甲磺酸去铁胺

Deferoxamine Mesylate

【其他名称】去铁敏、去铁胺。

【药理作用】螯合剂，主要与三价铁离子和铝离子形成复合物。

【体内过程】肌内或皮下注射后吸收迅速。若将其加入透析液中，腹膜透析时亦可被吸收，但完整的胃肠黏膜对其吸收很差。分布相半衰期为1小时；消除相半衰期为6小时。体外实验其与血浆蛋白结合率低于10%。本药可通过胎盘屏障，但是否由乳汁分泌目前尚未得知。

【适应证】①急性铁中毒。②慢性铁过载。③慢性肾功能不全伴铝过载。④铁负荷试验。

【用法用量】静脉滴注、皮下注射或肌内注射。①急性铁中毒：肌内注射，首次0.5～1g，隔4小时0.5g，共2次，以后根据病情4～12小时一次，24小时总量不超过6g。静脉滴注，一次0.5g，加入250～500ml葡萄糖注射液中滴注，滴注速度按体重每小时不超过15mg/kg，24小时总量不超过90mg/kg。②慢性铁负荷过量：肌内注射一日0.5～1g。腹壁皮下注射，按体重20～40mg/kg，8～24小时，用微型泵作为动力。③慢性肾功能衰竭伴铝负荷过量：按体重20mg/kg，每周1～2次，在透析初2小时通过动脉导管滴注，一周总量一般不超过6g。④铁负荷试验：肌内注射本药0.5g。注射前排空膀胱内剩余尿，注射后留6小时尿。尿铁超过1mg，提示有过量铁负荷；超过1.5mg，对机体可引起病理性损害。

【不良反应】①常见输注或注射部位疼痛、肿胀、硬结、红斑、斑丘疹及荨麻疹、局部烧灼感及瘙痒。②全身反应偶有发热、寒战、头痛、肌痛及关节痛等。③过敏反应罕见，可表现为全身性皮疹、荨麻疹、血管神经性水肿或过敏性休克。④视力与听力障碍可见视物模糊、视力下降、视力丧失、色觉障碍、夜盲症、视野缺损、盲点、视网膜色素变性、视神经炎、白内障及角膜浊斑；亦可引起耳鸣、听力丧失包括高频感觉神经听力丧失。⑤个别病例可并发成人呼吸窘迫综合征，表现为呼吸困难、发绀与间质性肺浸润。⑥神经功能紊乱、头晕、抽搐及周围感觉神经疾患。铝相关性脑病之神经功能障碍加剧，并可促进透析性痴呆的发生。⑦消化系统：恶心、呕吐、急性小肠炎或小肠结肠炎、肠痉挛。⑧个别病例可引起肝肾功能受损。⑨可致低血压。⑩血液系统：个别病例可引起血常规异常如血小板减少。内分泌系统罕见生长迟缓。其他骨痛，下肢肌痉挛、脊椎和骨干骺端变形。

【禁忌证】对其活性物质过敏者，除可脱敏者外应视为禁忌。

【药物相互作用】①与噻嗪类衍生物甲哌氯丙嗪合用可引起暂时性意识障碍、锥体功能失调及昏迷。②严重慢性铁负荷过重的患者，合用大剂量维生素C（每日500mg以上）可引起心功能受损，停用维生素C后可恢复。

【注意事项】①铁负荷过重者用本药后易发生感染。少数透析患者用甲磺酸去铁胺后可发生毛霉菌病。②低血浆铁蛋白水平的患者，高剂量应用本药可引起视力及听力障碍。若合并肾功能衰竭接受透析治疗则更易发生。③铝相关性脑病患者，应用本药后病情加重可能由于循环中的铝迅速增高所致。治疗前先用氯硝西泮有助于克服这一不良反应。另外，铝负荷过重的治疗亦可导致血清钙降低及甲状旁腺功能亢进加重。④过高剂量静脉注射本药治疗急性铁负荷过重及地中海贫血易导致成人呼吸窘迫综合征，因此不应超过所推荐的日剂量。⑤妊娠、哺乳期妇女及儿童慎用。⑥用药后有头晕或其他中枢神经系统症状，视力或听力障碍的患者，应禁止驾车或操作机器。

【制剂与规格】①注射液：500mg。②片剂：0.1g；0.5g。

地拉罗司
Deferasirox

【药理作用】①口服的活性螯合剂，与铁（Fe^{3+}）具有高度选择性。②与锌和铜的亲合力非常低，但是给药后血清中这些痕量金属的浓度仍有不同程度的下降。

【体内过程】口服后，达峰时间为1.5～4小时。生物利用度为73.5%，与血浆蛋白高度结合约99%，主要通过粪便、尿液排泄。半衰期为8～16小时。

【适应证】年龄大于6岁、因频繁输血所致慢性铁过载患者。多为β-地中海贫血、再生障碍性贫血、骨髓增生异常综合征、骨髓纤维化患者。

【用法用量】口服：推荐起始日剂量为20mg/kg。①对于每月接受超过14ml/kg浓缩红细胞（即成人超过4单位/月）输注，并需要减少过量铁暴露的患者可以考虑起始剂量为每日30mg/kg。②对于每月接受低于7ml/kg浓缩红细胞（即成人小于2单位/月）输注和需要维持体内铁平衡的患者可以考虑起始剂量为每日10mg/kg。③已经对去铁胺治疗有良好反应的患者，可以考虑地拉罗司初始剂量相当于去铁胺剂量的一半。

【不良反应】①常见不良反应：腹泻、呕吐、头痛、腹痛、发热、皮疹、转氨酶升高、血肌酐增加、蛋白尿。②其他不良反应：咳嗽、喉咙发炎、荨麻疹。

【禁忌证】①对活性成分或任何赋形剂过敏者。②不得与其他铁螯合治疗合用。③肌酐清除率＜40ml/min的患者或血清肌酐＞2倍相应年龄正常上限。④一般状况差、高危骨髓增生异常综合征（MDS）患者或晚期恶性肿瘤。⑤血小板计数$<50\times10^9$/L。

【药物相互作用】①与经CYP3A4代谢的咪达唑仑及其他药物（如环孢霉素、辛伐他汀、激素类避孕药）可能降低CYP3A4底物浓度进而导致疗效的降低。②与诱导UGT代谢的药物（如利福平、苯妥英、镇静安眠剂、蛋白酶抑制剂）联合使用可能会降低地拉罗司的临床疗效。③与经CYP2C8代谢的瑞格列奈及其他药物联合使用使瑞格列奈的AUC和C_{max}增加。④考来烯胺可能使地拉罗司的有效性降低。⑤与经CYP1A2代谢的茶碱及其他药物使茶碱的AUC增加。

【注意事项】①地拉罗司可能会引起皮疹，一般皮疹会自动消失而不需作剂量调校或停止用药；若情况严重或持续，便应停止用药。②患者视觉或听觉可能会有影响。③应在餐前30分钟服用。④应在每日相同时间服用。⑤地拉罗司可能引起肾、肝功能衰竭和（或）胃肠道出血。⑥地拉罗司治疗需密切监测血清肌酐和（或）肌酐清除率、血清转氨酶和胆红素。⑦妊娠期妇女慎用。

【制剂与规格】分散片：125mg；250mg；500mg。

第七篇

第 5 章 升血小板血药物

达那唑
Danazol

【其他名称】丹那唑、炔睾醇。

【药理作用】①刺激骨髓造血功能，使血小板增加。②促性腺激素抑制剂，抑制垂体-卵巢轴，导致不排卵及闭经。③增加血清C_1酯酶抑制物水平，导致补体系统C_4血清浓度升高，从而治疗遗传性血管性水肿。

【体内过程】口服易从胃肠道吸收，半衰期约为4.5小时。在肝脏代谢，从肾脏排泄。

【适应证】①免疫性血小板减少性紫癜，系统性红斑狼疮等。②遗传性血管性水肿。③子宫内膜异位症。④纤维囊性乳腺病。⑤男性乳房发育。⑥青春期性早熟。

【用法用量】口服：①血小板减少性紫癜：一次200mg，一日2～4次。②遗传性血管性水肿：起始一次200mg，一日2～3次，直至疗效出现，维持量为起始量的50%或更少，缓慢递减。③子宫内膜异位症：一次200～400mg，一日2次，连用3～6个月。④纤维囊性乳腺病：月经开始后第一天服药，一次50～200mg，一日2次。

【不良反应】①较多见不良反应包括：闭经、突破性子宫出血、乳房缩小、音哑、毛发增多、痤疮、皮肤或毛发的油脂增多、下肢浮肿或体重增多。②较少见不良反应包括：血尿、鼻衄、牙龈出血、白内障、肝功能异常、颅内压增高、白细胞增多、急性胰腺炎、多发性神经炎等。③罕见的不良反应包括：女性阴蒂增大、男性睾丸缩小、肝功损伤导致黄疸。

【禁忌证】①血栓症、心肝肾疾病、异常性生殖器出血者。②妊娠期妇女及哺乳期妇女。

【药物相互作用】①与胰岛素合用时易产生耐药性。②与华法林合用时易发生出血。③与环孢素、他克莫司合用时可增加二者中毒风险。④与辛伐他汀合用有增加横纹肌溶解的危险。

【注意事项】①癫痫、偏头痛、糖尿病患者慎用。②用药期间注意监测心脏、肝脏、肾脏功能等。③男性用药时需定期检查精液量、黏度、精子数和活动力。④女性用药时应采取工具避孕；一旦发生妊娠，立即停药并终止妊娠。⑤影响实验室检查结果，如糖耐量试验、甲状腺功能试验可出现假阳性。⑥出现男性化症状时应停止治疗。

【制剂与规格】①胶囊：100mg；200mg。②栓剂：500mg。

重组人白细胞介素-11
Recombinant Human Interleukin-11

【其他名称】白细胞介素-11、rhIL-11。

【药理作用】直接刺激造血干细胞和巨核细胞的增殖，诱导巨核细胞的成熟分化，促进体内血小板的生成，从而提高外周血血小板计数，而血小板功能无明显改变。

【体内过程】皮下注射后3.2小时血药浓度达峰值，半衰期为6.9小时。肾脏是主要的药物清除途径。

【适应证】实体瘤、非髓系白血病化疗后Ⅲ、Ⅳ度血小板减少症。

【用法用量】皮下注射：化疗结束后24～48小时开始或发生血小板减少后应用，一次25～50μg/kg，每日1次，疗程7～14天。血小板水平恢复后及时停用。

【不良反应】①水肿、头痛、发热、中性粒细胞减少性发热。②心动过速、血管扩张、心悸、晕厥、房颤、房扑。③恶心、呕吐、黏膜炎、腹泻、口腔念珠菌感染。④眩晕、失眠。⑤呼吸困难、鼻炎、咳嗽、咽炎、胸腔积液。⑥其他：皮疹、结膜充血等。

【禁忌证】对该药过敏者。

【注意事项】①不宜在化疗前或化疗过程中使用。化疗结束后间隔24～48小时开始使用。②治疗中检测外周血血小板水平，血小板恢复正常后及时停药。③器质性心脏病患者慎用。④使用期间注意毛细血管渗漏综合征的检测，如体重、水肿、浆膜腔积液等。

⑤妊娠、哺乳期妇女慎用。⑥儿童慎用。

【制剂与规格】注射用重组人白细胞介素-11：0.75mg（600万U）；1mg（800万U）；2mg（1600万U）；1.5mg（1200万U）；3mg（2400万U）；5mg（4000万U）。

重组人促血小板生成素
Recombinant Human Thrombopoietin

【其他名称】rhTPO。

【药理作用】对巨核细胞生成的各阶段有刺激作用，包括前体细胞的繁殖和多倍体巨核细胞的发育及成熟，从而升高血小板数量。

【体内过程】rhTPO消除比较缓慢，体内半衰期较长。

【适应证】①实体瘤化疗后所致的血小板减少症。②再生障碍性贫血、骨髓增生异常综合征合并血小板减少。③免疫性血小板减少性紫癜及其他血小板减少性疾病。

【用法用量】皮下注射：每次300U/kg，每日1次，连续14天。

【不良反应】偶有发热、肌肉酸痛、头晕等。

【禁忌证】①对该药成分过敏者。②严重心、脑血管疾病。③其他血液高凝状态疾病，近期发生血栓病。④合并严重感染。

【注意事项】①使用过程中必须检测外周血血小板水平。②适用于血小板水平低于50×10^9/L且医生认为有必要升高血小板治疗的患者。③应在化疗结束后6～24小时开始使用。④妊娠、哺乳期妇女慎用。

【制剂与规格】注射液：1ml：7500U；1ml：15 000U。

第七篇

第 6 章 抗血小板药

阿司匹林
Aspirin

【其他名称】乙酰水杨酸。

【药理作用】阿司匹林具有较强的抗血小板作用，可抑制血小板的释放反应（如肾上腺素、胶原、凝血酶等引起的释放）和聚集反应（第二相聚集）。在体内能延长出血时间，减少血栓的形成。其抗血小板作用机制在于使环氧合酶活性中心部位丝氨酸残基发生不可逆乙酰化反应而抑制环氧合酶活性，血栓素A_2的生成也减少。另外，它还可使血小板膜蛋白乙酰化，并抑制血小板膜酶，这也有助于抑制血小板功能。

【体内过程】本药口服后吸收快而完全。吸收部位主要在小肠上部。吸收率和溶解度与胃肠道pH值有关。食物可降低吸收率，但不影响吸收量。本药在胃肠道、肝及血液内大部分很快水解为水杨酸盐，然后在肝脏代谢。一次服药后1~2小时达到血药峰值。本药90%以结合型，10%以游离型从肾脏排泄。

【适应证】①降低急性心肌梗死疑似患者的发病风险。②预防心肌梗死复发。③中风的二级预防。④降低短暂性脑缺血发作（TIA）及其继发脑卒中的风险。⑤降低稳定型和不稳定型心绞痛患者的发病风险。⑥动脉外科手术或介入手术后，如经皮冠脉腔内成形术（PTCA），冠状动脉旁路术（CABG），颈动脉内膜剥离术，动静脉分流术。⑦预防大手术后深静脉血栓和肺栓塞。⑧降低心血管危险因素者（冠心病家族史、糖尿病、血脂异常、高血压、肥胖、抽烟史、年龄大于50岁者）心肌梗死发作的风险。

【用法用量】口服：①抑制血小板聚集时应用小剂量，一次75~150mg，一日1次。②用于一级预防时，一日75~100mg。③急性心肌梗死、不稳定型心绞痛未服用过本药者，起始剂量应为150~300mg，以使其尽快发挥抗血小板作用，以后减量至一日75~150mg（一般一日100mg）。④对血管内支架置入术患者，建议服用一日150~300mg，一个月后可减少剂量至一日100~150mg，长期服用。

【不良反应】①常见的不良反应为肠道反应，如腹痛和肠道少量出血，偶尔出现恶心、呕吐和腹泻。胃出血和胃溃疡以及主要在哮喘患者出现过敏反应，极少见。②个别病例出现肝肾功能障碍、低血糖及严重的皮肤病变。③小剂量阿司匹林能减少尿酸的排泄，对易感者可引起痛风发作。④有极少数会由于长期服用导致胃肠出血引发贫血，出现黑便。⑤出现眩晕和耳鸣时可能为严重的中毒症状。

【禁忌证】①对本药过敏者。②活动性溃疡病或其他原因引起的消化道出血。③血友病或血小板减少症。④有阿司匹林或其他非甾体抗炎药过敏史者，尤其是出现哮喘、神经血管性水肿或休克者。

【药物相互作用】①抗凝血药物、某些降血糖药物、甲氨蝶呤、地高辛、巴比妥类、锂、某些镇痛药、抗炎药和抗风湿药、某些抗生素、三碘甲状腺原氨酸等，本药可增加以上药物的作用。②某些利尿药、降压药、促尿酸排泄的抗痛风药，本药可减弱以上药物的作用。

【注意事项】应定期检测血小板计数和功能。

【制剂与规格】①片剂：50mg；100mg；300mg；500mg。②肠溶片：25mg；40mg；50mg；100mg；300mg。③胶囊：150mg。

盐酸噻氯匹定
Ticlopidine Hydrochloride

【药理作用】本药为噻吩并吡啶类血小板聚集抑制药。噻氯匹定对ADP诱导的血小板聚集（包括第一相和第二相聚集）有强力的抑制作用，对聚集功能已被抑制的血小板其作用是不可逆的。此外，噻氯匹定尚可降低纤维蛋白原浓度与血液黏滞性。

【体内过程】口服本药后80%以上由肠道迅速吸收，进餐时服药更可进一步提高其生物利用度。本药蛋白结合率甚高，为98%。本药由肝脏代谢，其代谢产物主要由肾脏及粪便排出。其消除半衰期因年龄与用药方式而异。单次给药250mg，20～43岁者为7.9小时；65～76岁者为12.6小时。多次给药，20～43岁者约4天；65～76岁者约5天。常规用药2天后即可测得血小板聚集抑制，但临床明显见效一般在4天之后，达最强作用需用药8～11天。停药后出血时间及其他血小板功能多于1～2周内恢复正常。

【适应证】预防脑血管、心血管及周围动脉硬化伴发的血栓性疾病。可用于体外循环心外科手术以预防血小板丢失，慢性肾透析以增加透析器的功能。

【用法用量】口服：一次250mg，一日1次，宜进餐时服。

【不良反应】①血液系统：本药最严重的不良反应为粒细胞减少，偶尔可发生血小板减少，可单独发生或与粒细胞减少同时发生，罕见全血细胞减少者，多出现在用药后3个月内。另外，少见但严重的不良反应为血栓性血小板减少性紫癜。②胃肠道反应：可引起恶心、腹泻及胃肠不适，一般为轻度，不需停药，1～2周多自行消失。极少数病例腹泻严重可合并结肠炎，应停药。③皮疹，呈斑丘疹或荨麻疹，伴瘙痒，一般在用药后3个月内（平均在11天）发生，停药后几天内可消失。④极少数出现药物性肝炎和胆汁淤积性黄疸，停药后一般可恢复。⑤个别患者发生免疫反应性改变，如脉管炎、狼疮综合征等。

【禁忌证】对本药有过敏史、血友病或其他出血性疾病，粒细胞或血小板减少、溃疡病及活动性出血。

【药物相互作用】①任何血小板聚集抑制药、溶栓药及导致低凝血酶原血症或血小板减少的药物，合用时，均可加重出血的危险。若临床确有必要联合用药，应密切观察并进行实验室监测。②可使茶碱血药浓度升高并有过量的危险，故用本药期间及之后应调整茶碱用量，必要时进行茶碱血药浓度检测。③使地高辛血药浓度轻度下降。④本药可使环孢素血药浓度降低，故两者合用时应定期进行环孢素血药浓度监测。

【注意事项】①妊娠期妇女与哺乳期妇女不宜使用。②为避免外科及口腔科择期手术中出血量增多，术前10～14天应停用此药。③严重的肝功能损害患者不宜使用本药。④严重的肾功能损害患者使用本药时应密切监测肾功能，必要时可减量。⑤用药期间应定期监测血常规，一旦出现白细胞或血小板减少即应停药。⑥由于本药可引起严重血液系统的不良反应，现在一般仅用于对阿司匹林或氯吡格雷过敏的患者。

【制剂与规格】①片剂：125mg；250mg。②胶囊：125mg；250mg。

硫酸氯吡格雷
Clopidogrel Bisulfate

【药理作用】本药为噻吩并吡啶类血小板聚集抑制药，抑制二磷酸腺苷（ADP）诱导的血小板聚集，通过直接抑制ADP与其受体结合并继之抑制ADP介导的血小板糖蛋白Ⅱb/Ⅲa受体的激活而起作用。本药还可通过阻断活化血小板释放的ADP引起的血小板激活而进一步抑制血小板聚集，但不抑制磷酸二酯酶活性。氯吡格雷不可逆地改变血小板ADP受体功能，其结果使暴露于本药的血小板在其寿命之内（平均9～11天）不再产生聚集反应。

【体内过程】本药口服吸收迅速，不受食物和制酸剂影响，每天重复服用75mg，抑制作用在3~5天达到稳态。母体药物（不具有血小板抑制作用）浓度极低，在定量测定界限之下。本药主要经肝脏代谢，主要循环代谢产物为羧酸衍生物，也无血小板聚集功能，其活性代谢产物尚未分离出。

【适应证】①心肌梗死（从几天到小于35天）、缺血性脑卒中（从7天到小于6个月）或确诊的周围动脉病变。②急性冠状动脉综合征。③冠状动脉介入治疗。

【用法用量】（1）心肌梗死（从几天到小于35天）、缺血性脑卒中（从7天到小于6个月）或确诊的周围动脉病变：一次75mg，一日1次。

（2）用于急性冠状动脉综合征：①非ST段抬高急性冠状动脉综合征包括不稳定型心绞痛和非Q波心肌梗死，应先口服负荷量300mg，继之75mg，一日1次，建议服用12个月（同时长期服用阿司匹林）。②急性ST段抬高心肌梗死患者，与阿司匹林联用（可用于溶栓治疗的患者）。一次75mg，一日1次，部分病人第一天需用负荷量300mg，至少4周（同时服用阿司

第七篇

匹林），年龄75岁以上的患者不应用负荷量。

（3）冠状动脉介入治疗：先口服负荷量300mg，继之75mg，一日1次，在裸金属支架置入后至少服用1个月，药物洗脱支架置入术后至少服用1年。

【不良反应】①本药与阿司匹林合用时出血发生率增加，主要是胃肠道出血和血管穿刺处出血增加。②胃肠道反应如腹痛、消化不良、胃炎、便秘等，偶见轻度腹泻。③皮疹及其他皮肤损害为4.0%～15.8%。④中性粒细胞减少极为少见（发生率低于噻氯匹定），但如服用本药的患者出现发热或其他感染征象，必须给予相应检查，以及时检出，进行相应的处理。⑤味觉可能会丧失，但停药后完全恢复。⑥超敏反应：能导致包括血管性水肿在内的超敏反应，也有包括发热、皮疹和多种附加症状的超敏综合征。

【禁忌证】对本药过敏及活动性病理性出血（如消化性溃疡、颅内出血等）。

【药物相互作用】①本药可能增强阿司匹林对胶原诱导的血小板聚集的抑制反应。②与肝素长期联合应用的安全性也有待进一步确定。③非甾体抗炎药（NSAID）可能增加胃肠道隐性出血，应慎用。④苯妥英钠、他莫昔芬、甲苯磺丁脲、华法林、托拉塞米、氟伐他汀和非甾体抗炎药，本药可能影响上述药物代谢，但目前尚无证据表明其影响的程度，与这些药物联用时应慎重。⑤与华法林合用的安全性尚未确定。

【注意事项】①本药对由于外伤、外科手术或其他病理情况而导致出血危险增加时应慎用。如患者进行选择性手术应在术前5～7天停用。②对有胃肠道出血倾向病变（如溃疡病）的患者应慎用。③肝功能受损患者需慎用。④只有十分必要，本药才可用于妊娠期妇女。⑤需权衡本药对哺乳妇女的重要性，决定是否停用本药或停止哺乳。

【制剂与规格】片剂：25mg；75mg。

双嘧达莫

Dipyridamole

【其他名称】双嘧啶哌胺醇、PERSANTIN。

【药理作用】本药为磷酸二酯酶抑制药，使血小板中的cAMP增多，抑制血小板聚集。本药可抑制血小板第一相和第二相聚集，在高浓度时可抑制胶原、肾上腺素和凝血酶所致血小板释放反应。其抗血小板作用的机制还可能与增强前列环素活性、激活血小板腺苷酸环化酶并轻度抑制血小板形成血栓素A_2等有关。

【体内过程】本药口服吸收迅速，t_{max}为75分钟，在肝内与葡萄糖醛酸结合后排入胆汁，在进入小肠后可再吸收入血，因此作用较持久。本药口服生物利用度为37%～66%，蛋白结合率为99%。血药浓度波动较大，普通制剂难以维持较稳定的有效抑制血小板聚集的血药浓度，消除半衰期$t_{1/2\alpha}$为40分钟，$t_{1/2\beta}$为10小时，尿中排泄很少。少量药物可透过胎盘屏障，分布于乳汁。

【适应证】①血栓栓塞性疾病。②防止人工瓣膜置换术后血栓形成。③冠心病。④用于双嘧达莫试验。

【用法用量】（1）口服、肌内注射：①用于血栓栓塞性疾病，在短暂性脑缺血发作（TIA）和缺血性脑卒中患者，推荐应用本药，剂量均为一次25～100mg，一日3～4次（最好用缓释制剂，一次200mg，一日2次），并联合应用小剂量阿司匹林。②用于防止人工瓣膜置换术后血栓形成，一日400mg，分3次服用（与华法林合用）。③冠心病患者可一次应用25～50mg，一日3次。

（2）静脉注射：用于双嘧达莫试验，静脉注射，按体重一分钟0.142mg/kg，注射4分钟。

【不良反应】①不良反应与剂量有关，如一日口服超过400mg，约25%出现不良反应，以眩晕较多见，腹部不适、头痛、皮疹等较少，腹泻、呕吐、面红、瘙痒、心绞痛等罕见。偶有肝功能异常。②用于冠心病患者的治疗时，较大剂量可能由于冠状动脉“窃血”，诱发心绞痛发作或引起心绞痛恶化。③本药静脉注射进行双嘧达莫试验时，可引起显著不良反应，如头痛、眩晕、支气管痉挛、胸闷、低血压、诱发心绞痛，个别发生急性心肌梗死、心律失常（如心动过缓、心脏骤停）。发生严重不良反应时应立即停止本药注射，给予相应治疗并静脉注射氨茶碱。

【禁忌证】对本药过敏者。

【药物相互作用】阿司匹林、肝素、香豆素类药物、溶栓药、吲哚美辛、头孢孟多、头孢替坦、普卡霉素

第七篇

或丙戊酸等，本药与上述药物合用时，可进一步抑制血小板聚集，增加出血危险，需予以注意和严密观察。

【注意事项】低血压、有出血倾向者及妊娠和哺乳期妇女慎用。

【制剂与规格】①片剂：25mg。②缓释胶囊：25mg。③注射液：2ml：10mg。

西洛他唑
Cilostazol

【其他名称】西斯台唑。

【药理作用】本药通过抑制血小板及血管平滑肌内环磷酸腺苷-磷酸二酯酶（cAMP-PDE）活性，从而增加血小板及平滑肌内cAMP浓度、发挥抗血小板聚集及扩张血管作用。抑制ADP、肾上腺素、胶原及花生四烯酸诱导的血小板第一相、第二相聚集和释放反应，呈剂量相关性。服药后3～6小时血小板聚集被明显抑制。口服100mg对血小板体外聚集的抑制较相应量阿司匹林强7～78倍（阿司匹林对血小板第一相聚集无效）。本药不干扰血管内皮细胞合成血管保护性前列环素（PGI_2），对血小板聚集作用是可逆的，停药后可迅速恢复。

【体内过程】本药在肠道内吸收，血浆蛋白结合率在95%以上，主要分布于胃、肝脏、肾脏，中枢神经系统分布很少。广泛在肝脏经细胞色素P450酶（主要为CYP3A4，少数为CYP2C19）代谢，产生两个活性代谢产物。主要经尿、少部分经粪便排泄，消除半衰期为11～13小时。

【适应证】①由动脉粥样硬化、大动脉炎、血栓闭塞性脉管炎、糖尿病所致的慢性动脉闭塞症。②肢体缺血所引起的慢性溃疡、肢痛、发冷及间歇性跛行。③冠状动脉支架置入术后，患者不能耐受氯吡格雷或阿司匹林时的替代治疗。

【用法用量】口服：一次50～100mg，一日2次，年轻患者可根据病情适当增加剂量。

【不良反应】①主要为血管扩张引起的头痛、头沉及心悸等，个别患者血压轻度升高。②其次为消化系统症状，如腹胀、恶心、呕吐、腹痛等，少数患者服药后肝功能异常，尿素氮、肌酐及尿酸升高，皮疹、瘙痒。③其他：偶有白细胞减少、皮下出血、周围水肿、消化道出血、鼻出血、血尿、眼底出血等报道。

【禁忌证】①对本药过敏者。②出血性疾病（血友病、毛细血管脆性增加的疾病、活动性消化性溃疡、血尿、咯血、子宫功能性出血等或有其他出血倾向者）。③各种严重慢性心力衰竭。④妊娠及哺乳期妇女或可能妊娠的妇女。

【药物相互作用】①前列腺素E与本药起协同作用，增加细胞内cAMP从而增强疗效。②CYP3A4抑制药（地尔硫䓬、酮康唑、伊曲康唑、红霉素）或CYP2C19抑制药（如奥美拉唑），本药与上述药物合用，可引起血药浓度升高、不良反应增加，故剂量需减少。

【注意事项】①口服抗凝药或已服用抗血小板药物（如阿司匹林、噻氯匹定）者、严重肝、肾功能不全者、恶性肿瘤患者、白细胞减少者、过敏体质、对多种药物过敏或近期有过敏性疾病者慎用。②婴幼儿服药的安全性未确立。③本药有升高血压的不良反应（1%），服药期间应加强原有的抗高血压治疗。

【制剂与规格】①片剂：50mg；100mg。②胶囊：50mg。

替罗非班
Tirofiban

【药理作用】本药为非肽类糖蛋白（GP）Ⅱb/Ⅲa受体的可逆性拮抗药，为酪氨酸衍生物。通过选择性地抑制血小板聚集的最终共同通路（纤维蛋白原与GPⅡb/Ⅲa受体结合），而预防血栓形成。

【体内过程】持续静脉滴注给药，血药浓度可达稳态。血浆蛋白结合率为65%。药物在体内很少代谢，主要以原型经肾和胆汁排泄。$t_{1/2}$约2小时。

【适应证】与肝素合用，用于单纯药物治疗（未行PCI）的不稳定型心绞痛和非ST段抬高急性心肌梗死，减少心脏缺血事件。

【用法用量】静脉给药：与肝素合用，开始30分钟以每分钟0.4μg/kg的速率滴注，以后按每分钟0.1μg/kg维持静脉滴注，2～5天为一疗程，至少给药48小时，

第七篇

此期间不进行手术治疗（除非患者发病为顽固性心肌缺血或新的心肌梗死）。

【不良反应】①最常见的不良反应为出血，包括颅内出血、腹膜后出血、心包积血、肺出血、血尿等，还可见脊柱硬膜外血肿，罕见出血致死。②少数患者可出现严重血小板减少（血小板计数少于20×10^9/L）。③恶心、头痛、发热、寒战、眩晕、皮疹或荨麻疹。④过敏反应。⑤偶见心动过缓、血管迷走性反应、水肿或肿胀。

【禁忌证】①对本药过敏者。②使用本药曾出现血小板减少。③有活动性内出血、颅内出血史，近1个月内有脑卒中史。④颅内肿瘤、动脉瘤、动静脉畸形。⑤重要器官手术或严重外伤需要手术者。⑥使用其他GPⅡb/Ⅲa受体拮抗药的患者。

【药物相互作用】阿加曲班、阿司匹林、维生素A、软骨素、阿昔单抗、低分子肝素、曲前列环素、尕古树脂、抗凝药和溶栓药，本药与上述药物合用，有增加出血的危险性。

【注意事项】①1年内有出血史（包括胃肠道出血或有临床意义的泌尿生殖道出血）的患者、有凝血障碍、血小板异常或血小板减少（非使用本药所致）病史者、1年内有脑血管病史者、近期硬膜外手术，近1个月内有大手术或严重躯体创伤史的患者、控制不满意的高血压（收缩压＞180mmHg或舒张压＞110mmHg）患者、急性心包炎、出血性视网膜疾病、慢性血液透析患者慎用。②妊娠期、哺乳期妇女及儿童，使用时应权衡利弊。③用药前后及用药时应进行的检查和监测：用药前应测定激活的部分凝血活酶时间（APTT），用以监测肝素抗凝效果；用药前、用药期间（包括注射负荷量后6小时）应每日监测血小板计数、血红蛋白及血细胞比容。

【制剂与规格】①注射液：50ml：12.5mg；250ml：12.5mg。②氯化钠注射液：100ml：5mg（替罗非班5mg）。

前列地尔
Alprostadil

【药理作用】本药系外源性前列腺素E_1（PGE_1），PGE_1通过改善红细胞变形性、抑制血小板聚集、抑制中性粒细胞活化和增加纤维蛋白溶解性，增加血液流动性，改善微循环。PGE_1激活细胞内腺苷酸环化酶，使血小板和血管平滑肌细胞内环磷酸腺苷浓度增加，导致血小板聚集抑制及血管扩张。PGE_1治疗勃起功能障碍的机制是抑制阴茎组织中α肾上腺素能活性，舒张海绵体平滑肌和加速阴茎动脉血流。

【体内过程】本药静脉注射后，30分钟起效。在血浆中主要与蛋白结合。经过肺循环时被迅速代谢（流经肺部一次，70%～90%被代谢），母体化合物消除半衰期为5～10分钟，故必须持续输注给药。代谢产物24小时内完全自尿中排出。严重呼吸功能不全患者肺清除本药的能力减退，可使血药浓度升高。

【适应证】①在新生儿患有先天性心脏病依赖动脉导管获取足够血液氧合维持生命时，本药可暂时性维持动脉导管通畅，以等待时机手术治疗。②成人慢性周围动脉阻塞疾病（如血栓闭塞性脉管炎、动脉粥样硬化、雷诺病）引起的肢体慢性溃疡及微小血管循环障碍引起的四肢静息疼痛，改善心脑血管微循环障碍。③血管移植术后抑制移植血管内血栓形成。④慢性肝炎的辅助治疗。⑤阴茎海绵体注射用于治疗成人神经性、血管性或混合性勃起功能障碍。⑥麦角胺中毒。⑦出血性膀胱炎。

【用法用量】①静脉滴注：每次将本药40μg溶于0.9%氯化钠注射液50～250ml中，于2小时内输注完毕，一日2次；或本药60μg溶于0.9%氯化钠注射液50～250ml中，于3小时内滴注完，一日1次。②静脉注射：每次将本药10μg以0.9%氯化钠注射液10ml稀释后静脉注射，一日1次。③阴茎海绵体内局部注射治疗勃起功能障碍：剂量及用法由泌尿外科医生掌握。④肾功能不全时的剂量：血肌酐值＞1.5mg/dl的患者，本药静脉滴注治疗从20μg开始，滴注时间2小时，一日2次，根据病情及患者耐受情况，在2～3日内将剂量增加至上述推荐剂量。肾功能不全或有心脏病的患者，静脉滴注液体量应限制在一日50～100ml，且宜用输液泵滴注。⑤出血性膀胱炎：每日经导管给予前列地尔并保留1小时，至少连续7日。

【不良反应】①休克为最严重反应，但偶见。注射过程中需严密观察，发现异常立即停药，并采取相应治疗。②注射部位偶见发红、硬结、瘙痒或局部血管

第七篇

疼痛。阴茎海绵体注射后可出现阴茎疼痛、阴茎持续勃起。阴茎局部还可出现注射部位淤血，阴茎水肿或纤维化。③循环系统：可出现面红、头晕、胸闷、心悸、心动过速、心律失常、血压下降等，停药后可消失。少数患者可产生肺水肿或全心衰竭。④消化系统：可出现食欲不振、呕吐、腹胀、便秘等症状，偶有ALT 、AST升高等肝功能异常。⑤神经系统：可表现头晕、头痛、乏力，偶见麻木感。⑥皮肤：偶见荨麻疹等皮疹及瘙痒。⑦血液系统：偶见白细胞总量减少，嗜酸性粒细胞相对增多。⑧泌尿生殖系统：可出现尿道疼痛、睾丸痛、睾丸肿胀，尿频、尿急、排尿困难。女性性交后可出现阴道不适、尿道痛。⑨其他：偶见视力下降、口腔肿胀感、脱发。

【禁忌证】①对本药过敏者。②严重心力衰竭。③妊娠或准备妊娠的妇女及哺乳期妇女。④阴茎异常持续勃起、异常海绵体纤维化、Peyronie病。⑤镰状细胞贫血。⑥多发性骨髓瘤和白血病。⑦呼吸窘迫综合征的新生儿。

【药物相互作用】①磷酸二酯酶抑制药（如双嘧达莫）可相互增强疗效。②抗高血压药物、血管扩张药、抗凝药、抗血小板药物等，本药可增强上述药物的疗效。③棉酚与小剂量本药合用，可降低棉酚的抑制生精作用，但大剂量本药与棉酚有协同性抑制生精作用。④阿司匹林、非甾体抗炎药与本药有药理性拮抗作用，不宜合用。

【注意事项】①已存在心功能不全，未经适当治疗的心律失常、6个月内心肌梗死患者、青光眼或眼压增高者、活动性消化性溃疡患者、间质性肺炎患者、有严重慢性阻塞性通气功能障碍者、肝脏疾患和肝功能损伤患者、正在使用抗凝药的患者、有出血倾向的新生儿、阴茎植入假体者慎用。②老年人、冠心病、心功能减退、肾功能不全（肌酐>1.5ml/dl）及水肿患者在用药的第一天应严密观察血压、心率、心律及心功能情况（最好住院）。③用药后若发生血压下降，应平卧，将双腿抬高。如症状持续应给予相应处理，并注意检查心脏情况。④本药仅为对症处理，能缓解慢性动脉闭塞性疾病和脉管炎患者的临床症状，停药后有复发可能。

【制剂与规格】①注射液：1ml：5μg；2ml：10μg。②注射用前列地尔：20μg；30μg；80μg；100μg；200μg。

第八篇
主要作用于泌尿系统的药物

导　读

本篇收录利尿药（第1章）、血液透析液和腹膜透析液（第2章）以及泌尿系统特殊用药（第3章）。利尿药是指作用于肾脏，增加溶质和水排出的药物，包括：噻嗪类利尿药、袢利尿药、潴钾利尿药、碳酸酐酶抑制药和渗透性利尿药等；一般用于治疗高血压、心功能不全、脑水肿、肝硬化水肿、肾病综合征、药物和毒物中毒、高钙血症和高钾血症等疾病。血液透析液和腹膜透析液分别通过净化血液或腹膜，排出肾损伤和肾功能衰竭患者体内过多积聚的水分和毒素，纠正电解质与酸碱平衡失调。泌尿系统特殊用药包括治疗前列腺增生、前列腺癌、勃起功能障碍、膀胱舒缩功能异常的药物。

第 1 章 利尿药

一、噻嗪类利尿药

氢氯噻嗪
Hydrochlorothiazide

【其他名称】双氢氯噻嗪、双氢克尿噻。

【药理作用】①利尿作用：作用于肾小管髓袢升支的皮质段和远曲小管的前段管腔膜上的Na^+-Cl^-共转运体，抑制Na^+和Cl^-在该处的重吸收，从而起到排钠利尿作用。②降压作用：用药早期通过利尿排钠、减少血容量降压。长期用药则通过扩张外周血管而产生降压作用。③抗利尿作用：机制不清。

【体内过程】口服吸收快，但不完全，生物利用度为65%～70%。口服2小时后产生利尿作用，t_{max}为4小时，3～6小时后产生降压作用，作用持续时间为6～12小时。本药的血浆蛋白结合率为40%。可通过胎盘屏障，也可从乳汁分泌。给药量的50%～70%以原型从尿排泄。$t_{1/2}$为15小时，肾功能受损者延长。

【适应证】①水肿性疾病（包括充血性心力衰竭、肝硬化腹水、肾病综合征、急、慢性肾炎水肿、慢性肾功能衰竭早期、糖皮质激素和雌激素治疗所致的钠、水潴留）。②高血压。③中枢性或肾性尿崩症。④特发性高钙尿症。

【用法用量】①水肿性疾病：一次25～50mg，一日1～2次，或隔日用药，或连服3～4日后停药3～4日。②高血压：可单独或与其他降压药联合应用，主要用于治疗原发性高血压。一日25mg～100mg，1次或分2次服用。老年人可从一次12.5mg，一日1次开始，并按降压效果调整剂量。停用时应缓慢停药。儿童口服给药：每日按体重1～2mg/kg或按体表面积30～60mg/m^2给药，分1～2次服用，并按疗效调整剂量。小于6个月的婴儿剂量可达每日3mg/kg。停药时需逐渐减量以免发生钠、氯及水的潴留。

【不良反应】大多数不良反应与剂量和疗程有关。①水、电解质紊乱（包括低钾血症、低氯性碱中毒、低钠血症、脱水、血氨升高、血钙升高、血磷及镁降低等），主要表现有口干、烦渴、肌肉痉挛、恶心、呕吐和极度疲乏无力等。②高血糖症：氢氯噻嗪可使糖耐量降低、血糖升高。③高尿酸血症，少数患者可诱发痛风发作。④血脂改变：可出现血低密度脂蛋白和甘油三酯升高，高密度脂蛋白降低，有促进动脉粥样硬化的可能。⑤脱水：可造成血容量和肾血流量减少，也可引起肾小球滤过率降低。⑥过敏反应：如皮疹、荨麻疹等，但较少见。⑦偶见血白细胞减少或缺乏症、血小板减少性紫癜等。⑧罕见低血压、便秘、腹泻、胆囊炎、胰腺炎、性功能减退、光敏感、色觉障碍等。

【禁忌证】①对本药或磺胺类药物过敏者。②无尿或严重肾功能减退者。

【药物相互作用】①糖皮质激素、促肾上腺皮质激素、雌激素、两性霉素B（静脉给药）能降低本药的利尿作用，增加发生电解质紊乱的风险。②非甾体抗炎药可能降低本药的利尿作用。与吲哚美辛合用，可能导致急性肾功能衰竭。与阿司匹林合用，可能引起或加重痛风。③与可激动α受体的拟肾上腺类药物合用时，本药利尿作用减弱。④考来烯胺（消胆胺）能减少胃肠道对本药的吸收，故应在口服考来烯胺1小时前或4小时后服用本药。⑤多巴胺可加强本药的利尿作用。⑥本药可减弱抗凝药的作用。⑦本药可减弱降糖药的作用。⑧本药可增加锂的肾毒性。⑨与强心苷类、胺碘酮等药物合用可导致严重的低钾血症，而低血钾可增加强心苷类、胺碘酮等的毒性。⑩本药可增强非去极化型肌松药作用。⑪与巴比妥类药合用，可导致直立性低血压。⑫与β受体拮抗药合用时，可使其升高血脂、血尿酸和血糖的作用增强。⑬与金刚烷胺合用，可产生肾毒性。⑭过多输入氯化钠溶液可抵消本药的降压利尿作用。

【注意事项】①与磺胺类药物、呋塞米、布美他尼、

第八篇

乙酰唑胺有交叉过敏反应。②对诊断的干扰：可致糖耐量降低，血糖、尿糖、血胆红素、血钙、血尿酸、血胆固醇、甘油三酯或低密度脂蛋白浓度升高，血镁、钾、钠及尿钙降低。③下列情况慎用：严重肾功能减退者、糖尿病、高尿酸血症或有痛风病史者、严重肝功能损害者、高钙血症、低钠血症、红斑狼疮、低血压、交感神经切除者、电解质紊乱。④随访检查：血电解质、血糖、血尿酸、血肌酶、血尿素氮、血压。⑤有低钾血症倾向的患者，应酌情补钾或与潴钾利尿药合用。⑥妊娠期及哺乳期妇女、老年人及有黄疸的婴儿慎用。⑦应从最小有效剂量开始用药，以减少副作用的发生，减少反射性肾素和醛固酮分泌。⑧用药期间如出现口干、乏力、嗜睡、肌痛、腱反射消失等电解质紊乱的症状，应及时减量或停药。

【制剂与规格】①片剂：10mg；25mg；50mg。②胶囊：150mg（125mg氢氯噻嗪）

苄氟噻嗪

Bendroflumethiazide

【其他名称】氟克尿噻、氟利尿、利钠素。

【药理作用】①作用与氢氯噻嗪相似，但排钠和利尿作用为氢氯噻嗪的5～10倍。②降压作用温和，可能是增加胃肠道对Na^+的排泄。

【体内过程】口服吸收迅速完全，口服1～2小时起作用，t_{max}6～12小时，作用持续时间18小时以上，$t_{1/2}$为8.5小时。血浆蛋白结合率高达94%。绝大部分由肾脏排泄（30%为原型），少量由胆汁排泄。

【适应证】①水肿性疾病（包括充血性心力衰竭、肝硬化腹水、肾病综合征、急、慢性肾炎水肿、慢性肾功能衰竭早期、肾上腺皮质激素和雌激素治疗所致的钠、水潴留）。②高血压。③中枢性或肾性尿崩症。④肾结石。

【用法用量】（1）成人：①水肿性疾病或尿崩症，开始每次2.5～10mg，每日1～2次，或隔日服用，或每周连续服用3～5日。维持阶段则2.5～5mg，每日1次，或隔日1次，或每周连续服用3～5日。②高血压，开始每日2.5～20mg，单次或分两次服，并酌情调整剂量。

（2）小儿：①水肿性疾病或尿崩症，开始一日按体重0.4mg/kg或按体表面积12mg/m^2，单次或分两次服用。维持阶段，一日0.05～0.1mg/kg或1.5～3mg/m^2。②高血压，开始一日0.05～0.4mg/kg，或1.5～12mg/m^2，分1～2次服用，并酌情调整剂量。

【不良反应】【禁忌证】【药物相互作用】【注意事项】参阅“氢氯噻嗪”。

【制剂与规格】片剂：2.5mg；5mg。

氯噻酮

Chlortalidone

【其他名称】氯肽酮、海因通、氯酞酮。

【药理作用】参阅“氢氯噻嗪”。

【体内过程】口服吸收不完全。2小时起效，本药主要与红细胞碳酸酐酶结合，故排泄和代谢均较慢，作用可持续24～72小时。$t_{1/2}$长达35～50小时。可通过胎盘屏障，也可从乳汁分泌。主要以原型从尿中排泄，部分在体内被代谢，由肾外途径排泄。

【适应证】参阅“氢氯噻嗪”。

【用法用量】①水肿性疾病：一日25～100mg，或隔日100～200mg，或每日100～200mg每周连服3日。当肾脏疾病肾小球滤过率低于每分钟10ml时，用药间歇应在24～48小时以上。②高血压：一日25～100mg，1次服用或隔日1次，并依降压效果调整剂量。与其他降压药联合可用较小剂量，每日12.5～25mg。小儿按体重每天2mg/kg，每天1次，每周连服3天。

【不良反应】【禁忌证】【药物相互作用】【注意事项】参阅“氢氯噻嗪”。

【制剂与规格】片剂：50mg；100mg。

吲达帕胺

Indapamide

【其他名称】吲满胺、吲满速尿、茚磺苯酰胺。

【药理作用】①利尿作用：机制同氢氯噻嗪。②降压作用：可通过阻滞钙内流而松弛血管平滑肌，使外周血管阻力下降，产生降压效应。

【体内过程】口服吸收快而完全。生物利用度达

93%，不受食物影响。t_{max}1～2小时。口服单剂后约24小时达高峰降压作用；多次给药8～12周达高峰作用，作用维持8周。在肝内代谢。血浆蛋白结合率为71%～79%。$t_{1/2}$为14～18小时。60%～80%经肾排泄（其中7%为原型），23%经胃肠道排出。

【适应证】①高血压。②心功能不全。

【用法用量】①高血压：建议初始剂量为每次1.25mg，每日1次，早晨服用。如4周后疗效欠佳可增至每次2.5mg，每日1次。维持量为每次2.5mg，隔日1次。②水钠潴留：初始剂量为每日早晨单剂口服2.5mg。

【不良反应】较少见。①恶心、呕吐、腹泻、食欲减退。②体位性低血压、心悸，心律失常。③头痛、失眠，偶见眩晕、感觉异常。④低血钠、低血钾、低氯性碱中毒。⑤偶见皮疹、瘙痒等过敏反应。⑥可引起血尿酸水平明显增高及痛风加重。

【禁忌证】①严重肾功能不全。②肝性脑病或严重肝功能不全。③低钾血症。④对本药过敏者。

【药物相互作用】①与胺碘酮合用，可因血钾低而致心律失常。不宜与奎尼丁、丙吡胺、胺碘酮、溴苄铵、索他洛尔等抗心律失常药合用。②与洋地黄类药合用，可因失钾而致洋地黄中毒。③与多巴胺合用，本药利尿作用增强。④与锂剂合用，可增加血锂浓度并出现过量的征象。⑤与两性霉素B（静脉给药）或轻泻剂合用，可增加发生低钾血症的危险性。⑥与血管紧张素转换酶抑制药（ACEI）合用时，已有低钠血症的患者可出现突然的低血压和（或）急性肾衰竭。⑦与二甲双胍合用易出现乳酸性酸中毒。⑧与碘造影剂合用，可使发生急性肾衰竭的危险性增加。⑨可使口服抗凝药的抗凝血作用减弱。⑩与阿司咪唑、苄普地尔、红霉素（静脉给药）、卤泛群、喷他脒、舒托必利、特非那定、长春胺等药合用可引起心律失常。

【注意事项】①为减少电解质平衡失调的可能，宜用较小的有效剂量。②用于利尿时，最好每晨给药一次，整片吞服不要嚼碎。③用药期间，注意及时补钾。④对磺胺类药不耐受者对本药也不耐受。⑤肾功能损害的患者使用本药时应慎重。如在治疗期间出现进行性肾功能损害，应考虑停药。本药的利尿作用随肾功能减退而降低。⑥本药在肝脏代谢，肝脏疾病患者应考虑减量。⑦血钾：低钾血症和缺钾是噻嗪及其相关利尿药的主要危险。在某些高危人群中，例如在老年人、营养不良和（或）多种药物治疗者以及具有水肿、腹水的肝硬化病人、冠心病和心力衰竭病人，必须预防低血钾的发生（＜34mmol/L）。在这些情况下，低血钾可以增加洋地黄类药物对心脏的毒性，增加心律失常的危险。Q-T间期延长的病人同样也属高危人群，无论其原因是先天性的还是医源性的。低血钾及心动过缓继而成为严重心律失常（特别是致命心律失常）发生的诱因。在所有上述病例中，必须更多地进行血钾监测。在治疗开始后的1周内，应进行首次血钾测定。测定出低血钾后，应进行相应的纠正。⑧运动员：此药含有的活性成分可能造成抗兴奋剂检测呈阳性反应，运动员对此应予以注意。⑨其他：对驾驶机动车和操作机器能力的影响：吲达帕胺缓释片不会影响警觉，但某些病人由于血压降低，可能引起反应性降低，特别是在治疗开始时，以及联合应用其他抗高血压药物时。因此，可以造成有关人员驾驶机动车和操作机器的能力下降。

【制剂与规格】①片剂：2.5mg。②胶囊：1.5mg；2.5mg。③缓释片：1.5mg。

二、袢利尿药

呋塞米
Furosemide

【其他名称】速尿、呋喃苯胺酸、利尿磺胺。

【药理作用】①利尿作用：抑制分布在髓袢升支管腔膜侧的Na^+-K^+-$2Cl^-$共转运体，因而抑制NaCl的重吸收，降低肾的稀释与浓缩功能。本药为高效能利尿药。②增加肾脏血流量：尤其降低血管对血管紧张素Ⅱ和去甲肾上腺素的反应性；增加引起血管舒张的前列腺素类的生成；以及对动脉阻力血管产生钾离子通道开放的作用等有关。③在肾小管液流量增加的同时肾小球滤过率不下降：可能与流经致密斑的氯减少，从而减弱或阻断了球-管平衡有关。④扩张肺部容量静脉，降低肺毛细血管通透性，加上其利尿作用，使回心血量减少，左心室舒张末期压力降低，有助于急性左心衰竭的治疗。由于呋塞米可降低肺毛细血管通透性，为其治疗成人呼吸窘迫综合征提供了理论依据。

【体内过程】口服吸收率为60%～70%，进食能减慢吸收，但不影响吸收率及其疗效。终末期肾脏病患者的口服吸收率降至43%～46%。充血性心力衰竭和肾病综合征等水肿性疾病时，由于肠壁水肿，口服吸收率也下降，故在上述情况应肠外途径用药。本药能通过胎盘屏障，并可泌入乳汁中。口服和静脉用药后作用开始时间分别为30～60分钟和5分钟，达峰时间为1～2小时和0.33～1小时。作用持续时间分别为6～8小时和2小时。$t_{1/2}$存在较大的个体差异，正常人为30～60分钟，无尿患者延长至75～155分钟，肝肾功能同时严重受损者延长至11～20小时。新生儿由于肝肾廓清能力较差，$t_{1/2}$延长至4～8小时。88%以原型经肾脏排泄，12%经肝脏代谢由胆汁排泄。肾功能受损者经肝脏代谢增多。本药不被透析清除。

【适应证】①水肿性疾病（包括充血性心力衰竭、肝硬化腹水、急、慢性肾功能衰竭，尤其是应用其他利尿药效果不佳时，应用本类药物仍可能有效。与其他药物合用治疗急性肺水肿和急性脑水肿等）。②高血压（在高血压的阶梯疗法中，不作为治疗原发性高血压的首选药物，但当噻嗪类药物疗效不佳，尤其当伴有肾功能不全或出现高血压危象时，本类药物尤为适用）。③抗利尿激素分泌过多综合征（SIADH）。④高钾血症及高钙血症。⑤稀释性低钠血症。⑥急性药物、毒物中毒。⑦预防急性肾功能衰竭：各种原因导致的肾脏血流灌注不足，如失水、休克、中毒、麻醉意外以及循环功能不全等，在纠正血容量不足的同时及时应用，可减少急性肾小管坏死的机会。

【用法用量】①水肿性疾病：起始剂量为口服20～40mg，每日1次，必要时6～8小时后追加20～40mg，直至出现满意利尿效果。最大剂量虽可达每日600mg，但一般应控制在100mg以内，分2～3次服用，以防过度利尿和不良反应发生。部分患者剂量可减少至20～40mg，隔日1次或一周中连续服药2～4日，每日20～40mg。紧急情况或不能口服者，可静脉注射，开始20～40mg，必要时每2小时追加剂量，直至出现满意疗效。在非紧急情况下，不宜短期内快速利尿。治疗急性左心衰竭时，起始40mg静脉注射，必要时每小时追加80mg，直至出现满意疗效。利尿效果差时不宜再增加剂量，以免出现肾毒性，治疗慢性肾功能不全时，一般每日剂量40～120mg。小儿起始2mg/kg，口服，必要时每4～6小时追加1～2mg/kg。②高血压：起始每日40～80mg，分2次服用，并酌情调整剂量。治疗高血压危象时，起始40～80mg静脉注射，伴急性左心衰竭或急性肾功能衰竭时，可酌情增加用量，必要时血液净化治疗。③高钾血症及高钙血症：在充分水化的前提下，每日口服80～120mg，分1～3次服。必要时，可静脉注射，一次20～80mg。④急性肾衰竭：成人开始可用40～80mg，渐增至达所需利尿效果，但24小时所需总量，很少超过500mg。大剂量静脉注射时，注入速率不可超过每分钟4mg，以免造成听神经损害。呋塞米的作用强度与剂量有关。一般的剂量范围是每日40～200mg。少尿患者使用前，必须除外有血浆容量不足。口服：成人开始可用20～80mg，最好在早晨1次口服。如未出现利尿作用，每6～8小时可将剂量增加1次。有效维持量差异甚大，尚未提出明确的上限，有报道提出大剂量是600mg。1～2次大剂量比多次小剂量用药更为有效，特别是对肾功能减退的患者。呋塞米可以每天用药，隔日用药，亦可每周连续用药2～4天。

【不良反应】①常见的不良反应与水、电解质紊乱有关，尤其是大剂量或长期应用时，如体位性低血压、休克、低钾血症、低氯血症、低氯性碱中毒、低钠血症、低钙血症以及与此有关的口渴、乏力、肌肉酸痛、心律失常等。②少见者有过敏反应（包括皮疹、间质性肾炎，甚至心脏骤停）、视物模糊、黄视症、光敏感、头晕、头痛、纳差、恶心、呕吐、腹痛、腹泻、胰腺炎、肌肉强直等，骨髓抑制导致粒细胞减少、血小板减少性紫癜和再生障碍性贫血，肝功能损害，指（趾）感觉异常，高血糖症，尿糖阳性，原有糖尿病加重，高尿酸血症。③耳鸣、听力障碍多见于大剂量静脉快速注射时（每分钟剂量大于4～15mg），多为暂时性，少数为不可逆性，尤其当与其他有耳毒性的药物同时应用时。④在高钙血症时，可引起肾结石。⑤尚有报道本药可加重特发性水肿。

【禁忌证】①对本药过敏者。②低钾血症。③无尿者。④肝性脑病。

【药物相互作用】①糖皮质激素、盐皮质激素、促肾上腺皮质激素及雌激素可降低本药的利尿作用，并增加电解质紊乱尤其是低钾血症的发生风险。②非甾体抗炎药能降低本药的利尿作用，增加肾损害风险。③本药可增强降压药的作用，两者合用时，剂量应酌情调整。④可激动α受体的拟肾上腺素药及抗癫痫药可减弱本药的利尿作用。⑤与氯贝丁酯同用时，两药的作用均增强，可出现肌肉酸痛、强直。⑥多巴胺可增强本药的利尿作用。⑦饮酒及含乙醇制剂和能够引起血压下降的药物可增强本药的利尿作用。⑧与巴比妥类药物、麻醉药同用易引起直立性低血压。⑨本药可使尿酸排泄减少，血尿酸升高，治疗痛风的药物应调整剂量。⑩本药可能降低降糖药的疗效。⑪本药可能降低抗凝药物和抗纤溶药物的作用。⑫本药可能加强非去极化型肌松药的作用。⑬与两性霉素、头孢菌素、氨基糖苷类等抗生素合用可增加肾毒性。⑭与氨基糖苷类抗生素、依他尼酸或其他具有耳毒性的药物合用增加耳毒性，易出现耳鸣、头晕、眩晕。⑮与抗组胺药合用增加耳毒性，易出现耳鸣、头晕、眩晕。⑯与锂盐合用可增加锂毒性，应尽量避免合用。⑰服用水合氯醛后静脉注射本药可致出汗、面色潮红和血压升高。⑱与碳酸氢钠合用可增加发生低氯性碱中毒机会。⑲与强心苷合用应注意补钾。⑳与三氧化二砷、氟哌利多、多非利特、苄普地尔、左醋美沙朵、索他洛尔、酮色林等合用可诱发室性心律失常（Q–T间期延长，尖端扭转型室性心动过速）。㉑与阿司匹林合用相互竞争肾小管分泌，可减少阿司匹林排泄。㉒与卡托普利合用偶可致肾功能恶化。㉓与食物合用可减少本药吸收，生物利用度可下降30%。

【注意事项】①对磺胺药和噻嗪类利尿药过敏者，对本药可能亦过敏。②本药可通过胎盘屏障，妊娠期妇女慎用。③本药可经乳汁分泌，哺乳期妇女应慎用。④本药在新生儿的半衰期明显延长，故新生儿用药间隔时间应延长。⑤老年人应用本药时发生脱水、低血压、电解质紊乱、血栓形成和肾功能损害的机会增多。⑥本药超剂量使用可引起水和电解质耗竭性的过度利尿，引起脱水和血容减少，应根据患者的个体情况调整剂量。⑦电解质紊乱者，用药前宜先纠正电解质紊乱。⑧肝昏迷患者在基本情况改善前，不推荐使用。⑨可引起低钾血症，尤其是在电解质摄入不足、肝硬化、与高效能利尿药合用、与糖皮质激素或ACTH合用的情况下。⑩大剂量静脉注射过快时，可出现听力减退或暂时性耳聋，故应缓慢注射，每分钟不超过4mg。⑪少尿患者应用本药最大剂量后24小时仍无效时应停药。⑫长期（7～10日）用药后利尿作用消失。需长期应用者，宜采用间歇疗法，给药1～3日，停药2～4日。⑬下列情况应慎用：严重肾功能损害者、糖尿病、高尿酸血症或有痛风病史者、严重肝功能损害者、急性心肌梗死、胰腺炎或有此病史者、有低钾血症倾向者、红斑狼疮、前列腺增生患者。⑭对诊断的干扰：可致血糖升高、尿糖阳性，尤其是糖尿病或糖尿病前期患者。过度脱水可使血尿酸和尿素氮水平暂时性升高。血Na^+、Cl^-、K^+、Mg^{2+}和Ca^{2+}浓度下降。⑮随访检查：血电解质、血压、肾功能、肝功能、血糖、血尿酸、酸碱平衡情况、听力。

【制剂与规格】①片剂：20mg。②注射液：2ml：20mg。

托拉塞米
Torasemide

【其他名称】托拉沙得、托拉噻米。

【药理作用】利尿作用：作用机制与呋塞米相似。与呋塞米相比，托拉塞米的利尿作用更强，作用持续时间长。

【体内过程】口服吸收好，t_{max}为1小时，与食物同服达峰时间延迟约30分钟。生物利用度为76%～92%，血浆蛋白结合率为97%～99%，$t_{1/2}$为2～5小时。主要在肝脏经CYP2C9代谢，生成的失活代谢产物从尿排泄，约20%以原型经尿排泄。失代偿性充血性心衰患者在使用托拉塞米后总清除率大约相当于健康人的50%，血浆$t_{1/2}$和生物利用度增加。肝硬化患者使用本药后的分布容积、血浆$t_{1/2}$和肾清除率均增加，而总清除率不改变。

【适应证】①水肿性疾病（各种原发或继发性肾脏疾病及各种原因所致急慢性肾衰竭、充血性心力衰竭以及肝硬化等所致的水肿、脑水肿等）。②慢性心衰。③高血压。④急、慢性肾衰。⑤急性毒物或药物中毒。

【用法用量】①慢性肾功能衰竭所致的水肿：5～20mg，一天1次，按需要可加至每日100mg，疗程不超过一周。②肝硬化腹水：起始5～10mg，一天1次，可逐渐加量，但一日剂量不超过40mg。③慢性心衰：口服或静脉注射，初始剂量为，一次5～10mg，一日1次，逐渐递增至一次10～20mg，一日1次。④原发性高血压：治疗开始时使用本药2.5mg，每日1次。一般维持剂量为2.5mg，每日1次。抗高血压作用在第1周内开始出现，大约12周后达到最大。如果抗高血压作用不足，可以根据反应和疾病的严重程度增加剂量。每天服用托拉塞米2.5～5mg时，大多数病人可以得到充分的控制。对于有严重高血压（最初的舒张压>115mmHg）或肾脏功能受损的病人，增加剂量可能有效。

【不良反应】①主要有瘙痒、皮疹、咳嗽、鼻炎、疲劳、头晕、头痛、失眠、恶心、消化不良、便秘、腹泻、肌痉挛、紧张、直立性低血压等。②高血糖、低血钾（常发生在低钾饮食、呕吐、腹泻，快速给药、肝功能异常的患者）、高尿酸血症，低钙血症等。③耳毒性。④个别患者可出现皮肤过敏，偶见瘙痒、皮疹、光敏反应，罕见口干、肢体感觉异常、视觉障碍。

【禁忌证】①对本药或磺胺类药物过敏者。②无尿者。③低血容量、低钾或低钠血症。④肝性脑病。⑤严重排尿困难。⑥低血压。

【药物相互作用】①与水杨酸盐合用可能会增加水杨酸盐的毒性。②与华法林合用时，本药竞争抑制CYP2C9，使华法林的血药浓度升高，清除下降，INR升高。③其余参阅“呋塞米”。

【注意事项】①肝硬化腹水病人慎用，以防水、电解质平衡急剧失调而致肝昏迷。②应用本药时应注意过度利尿引起的水电解质失衡，如有血容量不足、血钠、钾、氯、酸碱异常，或血肌酐增高，须停用本药，待纠正后再用。③哺乳期妇女应慎用。④下列情况慎用：贫血、糖尿病、痛风或高尿酸血症、高脂血症、有胰腺炎史、肝脏疾病患者等。⑤快速静脉注射可能发生短暂听力障碍，故单次不宜超过200mg，注射时间不短于2分钟。⑥本药开始治疗前须纠正排尿障碍（如前列腺增生等），尤其老年患者治疗开始前应检测电解质、血容量情况。⑦用药期间驾驶车辆或操作机械应谨慎。

【制剂与规格】①片剂：5mg；10mg；20mg。②胶囊：10mg。③注射液：1ml：10mg；2ml：10mg；2ml：20mg；5ml：50mg。④注射用托拉塞米：10mg；20mg。

布美他尼
Bumetanide

【其他名称】丁苯氧酸、丁胺速尿、丁尿胺、丁脲胺。

【药理作用】参阅“呋塞米”，本药对Na^+-K^+-$2Cl^-$共转运体的抑制作用比呋塞米强，故其利尿作用为呋塞米的20～60倍。对肾远端小管无作用，故排钾作用小于呋塞米。

【体内过程】口服吸收较呋塞米完全，几乎全部迅速被吸收，充血性心力衰竭和肾病综合征等水肿性疾病时，由于肠道黏膜水肿，口服吸收率下降，血浆蛋白结合率为94%～96%，口服和静脉注射的作用开始时间分别为30～60分钟和数分钟，作用达峰时间为1～2小时和15～30分钟。作用持续时间为4小时（应用1～2mg时，大剂量时为4～6小时）和3.5～4小时。$t_{1/2}$为60～90分钟，略长于呋塞米，肝肾功能受损时延长。本药不被透析清除。77%～85%经尿排泄，其中45%为原型，15%～23%由胆汁和粪便排泄。本药经肝脏代谢者较少。

【适应证】参阅“呋塞米”（对某些呋塞米无效的病例仍可能有效）。

【用法用量】（1）口服：治疗水肿性疾病或高血压，起始，一日0.5～2mg，必要时每4～5小时重复，最大剂量一日可达10～20mg。也可间隔用药，即每隔1～2日用药1次。小儿：口服一次按体重0.01～0.02mg/kg，必要时4～6小时1次。

第八篇

（2）静脉或肌内注射：①起始0.5～1mg，必要时间隔2～3小时重复，最大剂量为一日10mg。②治疗急性肺水肿，静脉注射起始1～2mg，必要时隔20分钟重复，也可2～5mg稀释后缓慢滴注（不短于30～60分钟）。小儿：肌内或静脉注射一次按体重0.01～0.02mg/kg，必要时4～6小时1次。

【不良反应】与呋塞米基本相同，但未见间质性肾炎和黄视、光敏感。偶见恶心、头痛、头晕、低血压、高尿酸血症、低钾血症、血小板减少、未婚男性遗精和阴茎勃起困难。大剂量时可发生肌肉酸痛、胸痛。对糖代谢的影响、耳毒性可能小于呋塞米。

【禁忌证】①对本药或磺胺类药物过敏者。②无尿者。③肝昏迷者。④严重电解质紊乱者。

【药物相互作用】参阅“呋塞米”。

【注意事项】①本药为强利尿药，过量使用可导致水、电解质紊乱。②对诊断的干扰：可致血糖升高，尿糖阳性。③严重肾功能不全者、糖尿病患者、急性心肌梗死、胰腺炎、肝病、血尿素氮或肌酐升高、高尿酸血症、低钾血症、低镁血症、血容量减少者、前列腺增生者慎用。④本药能增加尿磷的排泄量，可干扰尿磷的测定。⑤哺乳期妇女慎用。⑥新生儿使用可升高血胆红素，有出现胆红素脑病（核黄疸）的风险。⑦本药注射液不宜加入酸性注射液中静脉滴注，以免引起沉淀。

【制剂与规格】①片剂：1mg。②注射液：2ml：0.5mg；2ml：1mg。③注射用布美他尼：0.5mg；1mg。

三、潴钾利尿药

螺内酯
Spironolactone

【其他名称】螺旋内酯固醇、螺旋内酯甾醇。

【药理作用】利尿作用：螺内酯及其代谢产物坎利酮结构与醛固酮相似，结合到胞浆中的盐皮质激素受体，阻止醛固酮-受体复合物的核转位，而产生拮抗醛固酮的作用。本药的利尿作用较弱，口服1日左右起效，2～3日利尿作用达高峰，停药后作用仍可维持2～3日。

【体内过程】口服吸收较快，生物利用度约90%，血浆蛋白结合率在90%以上，进入体内后80%由肝脏迅速代谢为有活性的坎利酮，原型药物和代谢产物可通过胎盘屏障，坎利酮可通过乳汁分泌。原型药物$t_{1/2}$很短，约1.6小时，活性代谢产物坎利酮的$t_{1/2}$约16.5小时。无活性代谢产物从肾脏和胆道排泄，约有10%以原型从肾脏排泄。

【适应证】①水肿性疾病（与其他利尿药合用治疗充血性心力衰竭、肝硬化腹水等水肿性疾病）。②高血压。③原发性醛固酮增多症。④低钾血症的预防。⑤心功能不全。

【用法用量】（1）成人：①水肿性疾病：每日40～120mg，分2～4次服用，至少连服5日，以后酌情调整剂量。②高血压：开始每日40～80mg。分次服用，至少2周，以后酌情调整剂量，不宜与血管紧张素转换酶抑制剂合用。③治疗原发性醛固酮增多症，手术前患者每日用量100～400mg，分2～4次服用。不宜手术的患者，则选用较小剂量维持。④心功能不全：20mg，每日1次，老年人对本药较敏感，开始用量宜偏小。

（2）小儿：治疗水肿性疾病，开始每日按体重1～3mg/kg或按体表面积30～90mg/m^2，单次或分2～4次服用，连服5日后酌情调整剂量。最大剂量为每日3～9mg/kg或90～270mg/m^2。

【不良反应】①高钾血症最为常见，尤其是单独用药、进食高钾饮食、与钾剂或含钾药物如青霉素钾等合用以及存在肾功能损害、少尿、无尿时。即使与噻嗪类利尿药合用，高钾血症的发生率仍可达8.6%～26%，且常以心律失常为首发表现，故用药期间必须密切随访血钾和心电图。②胃肠道反应，如恶心、呕吐、胃痉挛和腹泻；尚有报道可致荨麻疹，消化性溃疡。③少见不良反应包括低钠血症，长期服用本药可致男性乳房发育、阳痿、性功能低下，可致女性乳房胀痛、声音变粗、毛发增多、月经失调、性功能下降，可发生行走不协调、头痛、嗜睡、昏睡、精神混乱等。④罕见不良反应有过敏反应，暂时性血肌酐、尿素氮升高，轻度高氯性酸中毒，肿瘤，皮肤溃疡，胃炎、胃出血，粒细胞缺乏。

【禁忌证】①对本药或对其他磺酰脲类药物过敏者。②高钾血症患者。③急性肾功能不全者。④无尿者。

【药物相互作用】①肾上腺皮质激素和促肾上腺皮质激素减弱本药的利尿作用，并拮抗本药的潴钾作用。②雌激素减弱本药的利尿作用。③非甾体抗炎药，尤其是吲哚美辛降低本药的利尿作用，且合用时肾毒性增加。④激动α受体的拟肾上腺素药降低本药的降压作用。⑤多巴胺加强本药的利尿作用。⑥与依普利酮或氨苯蝶啶等其他潴钾类利尿药潴钾的作用相加，引起高钾血症的风险增加，属禁忌。⑦含钾药物、库存血、血管紧张素Ⅱ转换酶抑制药、血管紧张素受体拮抗药、精氨酸、他克莫司和环孢素等合用时，发生高钾血症机会增加。⑧葡萄糖胰岛素液、碱剂、钠型降钾交换树脂可减少发生高钾血症的机会。⑨本药可使地高辛半衰期延长而导致中毒。⑩与氯化铵、考来烯胺同用易发生代谢性酸中毒。⑪甘珀酸钠、甘草类制剂可降低本药的利尿作用。⑫同用锂盐时，可使锂排出减少，血锂浓度增高。⑬与噻嗪类利尿药或氯磺丙脲同用可引起低钠血症。⑭减弱华法林的抗凝作用。

【注意事项】①本药在动物的慢性毒性试验中可致瘤，因此应避免扩大适应证使用。②可引发严重的高钾血症，应监测血钾。③避免补钾及应用富钾的食物。④肾功能损害者可发生高钾血症。⑤严重心衰患者使用本药可引起严重或致死性的高钾血症，须监测。⑥可引发或加重稀释性低钠血症，尤其对于合用利尿药治疗或高温气候下的水肿性患者。⑦失代偿性肝硬化患者使用本药，即使肾功能正常，也可发生高氯性代谢性酸中毒，但可逆转。⑧严重呕吐或接受输液的患者，出现水和电解质不平衡的风险增加。⑨本药的代谢物坎利酮可从乳汁分泌，哺乳期妇女应慎用。⑩老年人用药较易发生高钾血症和利尿过度。⑪对诊断的干扰：使荧光法测定血浆皮质醇浓度升高，故取血前4～7日应停用本药或改用其他测定方法；使血肌酐和尿素氮（尤其在原有肾功能损害时）、血浆肾素、血镁、血钾测定值升高。尿钙排泄可能增多，而尿钠排泄减少。⑫下列情况慎用：乳房增大或月经失调者、肝功能不全、低钠血症、酸中毒，可加重酸中毒或促发本药所致的高钾血症。

【制剂与规格】①片剂：12mg；20mg。②胶囊：20mg。

依普利酮
Eplerenone

【药理作用】依普利酮是选择性醛固酮受体拮抗药，它只作用于盐皮质激素受体，而不作用于雄激素和孕酮受体。此外，依普利酮可以显著减轻肾小球的超滤作用，可减轻高血压患者的白蛋白尿，对于合并糖尿病的高血压患者，这种肾脏保护作用更为明显。

【体内过程】本药口服后平均t_{max}约为1.5小时。本药的血浆蛋白结合率约为50%。本药的代谢主要通过CYP3A4酶进行。约32%的药物随粪便排泄，约67%的药物随尿液排泄。本药的$t_{1/2}$为4～6小时。

【适应证】①急性心肌梗死后的充血性心力衰竭。②高血压：依普利酮可以单独或与其他抗高血压药物联合应用于高血压的治疗。③高血压伴白蛋白尿。④高血压合并糖尿病。

【用法用量】①可单用或与其他抗高血压药合用。推荐剂量为一日50mg，4周后若降压效果不理想可调整剂量至一日100mg。②急性心肌梗死后的充血性心衰：初始剂量每日25mg，推荐每日50mg，在4周内耐受条件下，逐渐增加到每日50mg。

【不良反应】①主要不良反应有：咳嗽、腹泻、腹痛、心绞痛、心肌梗死、蛋白尿、头痛、眩晕、疲乏、流感样症状等。②其他不良反应有：男性乳房发育、不正常阴道出血；血钾、甘油三酯、胆固醇、丙氨酸转氨酶、γ谷氨酰转移酶、肌酐、尿酸水平升高，血钠水平降低。

【禁忌证】血钾过高者、有微量蛋白尿的2型糖尿病患者、肾小球滤过率<50ml/min者。

【药物相互作用】①本药不可与补钾剂、含钾的盐或禁忌药（潴钾利尿药、CYP450肝药酶强抑制剂）合用。②非甾体抗炎药、锂剂可影响本药血药浓度而影响疗效。

【注意事项】妊娠期妇女、儿童、肝功能不全、肾功能不全者慎用。

【制剂与规格】片剂：25mg；50mg。

氨苯蝶啶
Triamterene

【其他名称】氨苯喋啶、三氨喋啶。

【药理作用】利尿作用：作用于远曲小管末端和集合管，通过阻滞管腔Na^+通道而减少Na^+的重吸收，产生排Na^+、利尿、潴K^+的作用。

【体内过程】口服后30%～70%迅速吸收，血浆蛋白结合率为40%～70%。单剂口服后2～4小时起作用，达峰时间为6小时，作用持续时间7～9小时。$t_{1/2}$为1.5～2小时，无尿者每日给药1～2次时延长至10小时，每日给药4次时延长至9～16小时（平均12.5小时）。吸收后大部分迅速由肝脏代谢，经肾脏排泄，少数经胆汁排泄。

【适应证】①水肿性疾病（包括充血性心力衰竭、肝硬化腹水、肾病综合征等，以及糖皮质激素治疗过程中发生的水钠潴留）。②特发性水肿。

【用法用量】水肿性疾病：包括充血性心力衰竭、肝硬化腹水、肾病综合征等，以及糖皮质激素治疗过程中发生的水钠潴留。开始25～50mg，分2次服用，与其他利尿药合用时，剂量可减少。维持阶段可改为隔日疗法。一日最大剂量不超过300mg。小儿：口服。开始每日按体重2～4mg/kg或按体表面积120mg/m^2，分2次服，每日或隔日疗法。以后酌情调整剂量。最大剂量不超过每日6mg/kg或300mg/m^2。

【不良反应】①常见：高钾血症、高尿酸血症、电解质不平衡、皮疹。②少见：胃肠道反应，如恶心、呕吐、胃痉挛和腹泻等；低钠血症；头晕、头痛；光敏感。③罕见：过敏，如呼吸困难；血液系统损害，如粒细胞减少症甚至粒细胞缺乏症，血小板减少性紫癜，巨红细胞贫血；肾结石。

【禁忌证】①对本药过敏者。②高钾血症患者。③严重肝脏疾病患者。④无尿，严重肾功能不全者。⑤潴钾治疗或补钾者。

【药物相互作用】①噻嗪类和袢利尿药可使血尿酸进一步升高，故必要时加用降尿酸药物。②可使血糖升高，应适当加大降糖药剂量。③依普利酮或螺内酯、阿米洛利等其他潴钾利尿药引起高钾血症的风险增加，属禁忌。④甲氨蝶呤对二氢叶酸还原酶抑制作用相加，可出现骨髓抑制。⑤其余参阅“螺内酯”。

【注意事项】①本药不能代替噻嗪类利尿药成为治疗高血压或水肿的一线药物。②可引起高钾血症，如未纠正，可致死。肾功能损害、糖尿病、老年患者或疾病严重出现高钾血症的风险更大。使用本药须监测血钾浓度。③儿科患者使用的安全性和有效性未建立。④老年人应用本药较易发生高钾血症和肾损害。⑤对诊断的干扰：干扰荧光法测定血奎尼丁浓度的结果；使血糖、血肌酐和尿素氮、血浆肾素、血钾、血镁、血尿酸及尿酸排泄量的测定值增高。⑥使血钠下降。⑦下列情况慎用：肾功能损害、糖尿病、肝功能不全、低钠血症、酸碱不平衡、电解质不平衡、高尿酸血症或有痛风病史者、肾结石或有此病史者。

【制剂与规格】片剂：50mg。

阿米洛利
Amiloride

【其他名称】咪氯嗪、氨氯吡咪、盐酸阿米洛利。

【药理作用】利尿作用：作用机制同氨苯蝶啶。

【体内过程】口服吸收不完全，食物可降低生物利用度。$t_{1/2}$为6～9小时，单次口服起效时间为2小时，血清浓度达峰时间为3～4小时，有效持续时间为6～10小时，约50%以原型药从小便中排泄，40%在72小时内随粪便排出。

【适应证】①水肿性疾病。②难治性低钾血症的辅助治疗。

【用法用量】水肿性疾病及难治性低钾血症的辅助治疗，口服，开始一次2.5～5mg，一日1次，以后酌情调整剂量。一日最大剂量为20mg。必要时一日2次，早、晚各1次，与食物同服。

【不良反应】①单独使用时高钾血症较常见。②本药偶可引起低钠血症，高钙血症，轻度代谢性酸中毒。③胃肠道反应可有口干、恶心、呕吐、腹胀等不良反应。④还可见到头痛、头晕、胸闷、性功能低下等不良反应。⑤过敏反应主要表现为：皮疹甚至呼吸困难。严重的反应有中性粒细胞减少（罕见）和再生障碍性贫血。

【禁忌证】①对本药过敏者。②严重肾功能减退。

第八篇

③高钾血症。④潴钾治疗（使用保钾药或补充钾）者。

【药物相互作用】①与含碘造影剂合用可增加发生急性肾功能衰竭的风险。②与抗精神病药物合用可增加发生直立性低血压的风险。③与他克莫司合用可发生致死性高血钾，肾功能不全者风险更大。④与依普利酮或氨苯蝶呤等其他潴钾类利尿药合用时，引起高钾血症的风险增加，属禁忌。⑤其余参阅“螺内酯”。

【注意事项】①给药应个体化，从最小有效剂量开始使用，以减少电解质紊乱等副作用。②对诊断的干扰：可使下列测定值升高：血糖（尤其是糖尿病患者），血肌酐、尿酸和尿素氮（尤其是老年人和已有肾功能损害者），血钾、镁及血浆肾素浓度。血钠浓度下降。③下列情况慎用：少尿、肾功能损害、糖尿病、酸中毒和低钠血症。④用药前应了解血钾浓度，但在某些情况下血钾浓度并不能真正反映体内钾潴量，如酸中毒时钾从细胞内转移至细胞外而易出现高钾血症，酸中毒纠正后血钾浓度即可下降。⑤服药期间如发生高钾血症，应立即停药，并作相应处理。长期应用本药应定期查血钾、钠、氯水平。⑥应于进食时或餐后服药，以减少胃肠道反应。⑦如每日给药1次，应于早晨给药以免夜间排尿数增多。⑧老年人应用本药较易出现高钾血症和肾损害等，用药期间应密切观察。

【制剂与规格】①片剂：2.5mg；5mg。②复方盐酸阿米洛利片：每片含盐酸阿米洛利2.5mg，氢氯噻嗪25mg。

四、碳酸酐酶抑制药

乙酰唑胺
Acetazolamide

【其他名称】醋唑磺胺、醋氮酰胺、乙酰偶氮胺。

【药理作用】①利尿作用：抑制肾小管上皮细胞中的碳酸酐酶的活性，使H^+和Na^+交换减少，增加水和碳酸盐的排出而产生利尿作用，排出碱性尿。长期服用可产生耐药性，因此目前很少单独用于利尿。②降低眼内压：抑制眼睫状体细胞中的碳酸酐酶，使房水生成减少而降低眼内压，用于治疗青光眼。③抑制胃酸分泌：与其抑制碳酸酐酶作用有关。

【体内过程】口服容易吸收。与蛋白结合率高。口服2～4小时血药浓度达峰值；可维持4～6小时，血清最高浓度为12～27mg/ml，$t_{1/2}$为2.4～5.8小时。90%～100%以原型由肾脏排泄。

【适应证】①青光眼。②心脏性水肿。③脑水肿。④癫痫小发作。⑤消化性溃疡病。

【用法用量】①治疗心脏性水肿：每日1次，每次0.25～0.5g，早餐后服用药效最佳。②治疗青光眼和脑水肿每日2～3次，每次0.25g。③治疗消化性溃疡每日3次，每次0.5g，三周为一疗程。疼痛消失时间为7～9天。服药期间可每日合并应用碳酸氢钠2g、枸橼酸钠1g、碳酸氢钾1g、氧化镁1.5g、水1500～2000ml，以防水、电解质紊乱。

【不良反应】①四肢麻木及刺痛感。②疲劳，体重减轻，困倦抑郁，嗜睡，性欲减低等。③金属样味觉，恶心，食欲不振，消化不良，腹泻。④多尿，夜尿，肾及泌尿道结石等。⑤可出现暂时性近视，也可发生磺胺样皮疹，剥脱性皮炎。

【禁忌证】肝、肾功能不全致低钠血症，低钾血症，高氯性酸中毒，肾上腺衰竭及肾上腺皮质功能减退（阿狄森病），肝昏迷。

【药物相互作用】①与促肾上腺皮质激素、糖皮质激素，尤其与盐皮质激素联合使用，可以导致严重的低血钾。②与苯丙胺、抗M胆碱药，尤其是和阿托品，奎尼丁联合应用时，由于形成碱性尿，本药排泄减少，会使不良反应加重或延长。③因本药可增高血糖及尿糖浓度，故糖尿病患者应慎用。④与苯巴比妥、卡马西平或苯妥英钠等联合应用，可引起骨软化发病率上升。⑤强心苷类与本药合用，可提高强心苷的毒性，并可发生低钾血症。

【注意事项】①询问病人有否磺胺过敏史，不能耐受磺胺类药物或其他磺胺衍生物利尿药的患者，也不能耐受本药。②与食物同服可减少胃肠道反应。③下列情况应慎用：糖尿病患者、酸中毒及肝、肾功能不全者。④对诊断的干扰：尿17-羟类固醇、尿蛋白、血氨浓度、血清胆红素、尿胆素原、血糖、尿糖等测

第八篇

定。⑤某些不能耐受乙酰唑胺不良反应或久服无效者，可改用其他碳酸酐酶抑制剂，如双氯非那胺。

【制剂与规格】片剂：0.25g。

五、渗透性利尿药

甘露醇
Mannitol

【其他名称】甘露糖醇、己六醇、六己醇。

【药理作用】①组织脱水作用：静脉注射后，能迅速提高血浆渗透压，使组织间液向血浆转移而产生组织脱水作用，可降低颅内压和眼内压。②利尿作用：该药在肾小球滤过后不易被重吸收，使水在髓袢升支和近曲小管的重吸收减少，而产生利尿作用。

【体内过程】甘露醇口服很少吸收。静脉注射后迅速进入细胞外液而不进入细胞内。本药$t_{1/2}$为100分钟，当存在急性肾功能衰竭时可延长至6小时。肾功能正常时，静脉注射甘露醇100g，3小时内80%经肾脏排出。

【适应证】①脑水肿。②其他降眼内压药无效时或眼内手术前准备。③鉴别肾前性因素或肾性因素引起的少尿。④治疗肾病综合征、肝硬化腹水，尤其是伴有低蛋白血症时。⑤某些药物或毒物中毒（如巴比妥类药物、锂、水杨酸盐和溴化物等）。⑥作为冲洗剂应用于经尿道内作前列腺切除术。⑦术前肠道准备。

【用法用量】①组织脱水，用于降低颅内压，防止脑疝，按体重0.25～2g/kg配制为15%～25%溶液，于30～60分钟内静脉滴注完毕。当病人衰弱时，剂量应减小至0.5g/kg。②用于鉴别肾前性因素或肾性因素引起的少尿。按体重0.2g/kg，以20%溶液于3～5分钟内静脉滴注，如用药后2～3小时内每小时尿量仍低于30～50ml，最多再试用一次，如仍无反应则应停药。③治疗肾病综合征、肝硬化腹水，尤其是伴有低蛋白血症时。按体重1～2g/kg，一般用20%溶液250ml静脉滴注，并调整剂量使尿量维持在每小时30～50ml。④对某些药物或毒物中毒，50g以20%溶液静脉滴注，调整剂量使尿量维持在每小时100～500ml。⑤术前肠道准备，术前4～8小时，10%溶液1000ml于30分钟内口服完毕。

【不良反应】①水和电解质紊乱最为常见。导致心力衰竭，稀释性低钠血症或高钠血症，偶可致高钾血症；加重少尿；大量细胞内液转移至细胞外可致组织脱水，并可引起中枢神经系统症状。②寒战、发热。③排尿困难、尿潴留。④血栓性静脉炎（罕见）。⑤甘露醇外渗可致组织水肿、皮肤坏死。⑥过敏引起皮疹、荨麻疹、呼吸困难、过敏性休克。⑦头痛、头晕、癫痫发作、视物模糊、鼻炎。⑧高渗引起口渴。此外有恶心、呕吐、腹泻等胃肠道反应。⑨渗透性肾病（或称甘露醇肾病），主要见于大剂量快速静脉滴注时。⑩低血压、心悸、快速型心律失常、胸痛、肺水肿（罕见）。

【禁忌证】①急性肾小管坏死的无尿患者，包括对试用甘露醇无反应者。②严重失水者。③颅内活动性出血者，但颅内手术时除外。④心脏衰竭、急性肺水肿或严重肺瘀血者。⑤对本药过敏者。

【药物相互作用】①可增加洋地黄类强心苷的不良反应。②增加利尿药及碳酸酐酶抑制剂的利尿和降低眼内压作用，与这些药物合用时应调整剂量。③与三氧化二砷、氟哌利多、左醋美沙朵或索他洛尔合用可引起低血钾或低血镁，诱发Q-T间期延长的风险增加。④与顺铂同时缓慢静脉滴注可减轻顺铂的肾和胃肠道反应。⑤可降低亚硝脲类抗癌药及丝裂霉素的毒性，但不影响其疗效。⑥可降低两性霉素B的肾毒性。⑦可降低秋水仙碱的副作用。

【注意事项】①妊娠期妇女、哺乳期妇女及儿童慎用。②老年人应用本药较易出现肾损害，应适当控制用量。③心肺功能损害、高钾血症、低钠血症、低血容量、肾功能不全、对甘露醇不能耐受者慎用。④给大剂量甘露醇不出现利尿反应，但可使血浆渗透浓度显著升高，故应警惕发生高渗状态。⑤随访检查：血压、肾功能、血电解质浓度，尤其是Na^+和K^+、尿量、血渗透浓度。

【制剂与规格】①注射液：20ml∶4g；50ml∶10g；100ml∶20g；250ml∶50g；500ml∶100g；2000ml∶100g；3000ml∶150g。②二溴甘露醇胶囊：0.5g。③甘露醇烟酸酯片：0.2g。

第八篇

甘油果糖
Glycerol Fructose

【其他名称】甘果糖。

【药理作用】组织脱水作用：由于血脑屏障的作用，甘油进入血液后不能迅速转入脑组织及脑脊液中，致使血浆渗透压增高而脱水，达到降低颅内压及眼内压的目的。

【体内过程】本药经血液进入全身组织，进入脑脊液和脑组织较慢，清除也较慢，大部分代谢为二氧化碳和水排出。它经肾脏排泄少，故肾功能不良者亦可用。

【适应证】①脑血管病、脑外伤、脑肿瘤、颅内炎症及其他原因引起的急慢性颅内压增高及脑水肿等症。②青光眼。

【用法用量】①治疗急慢性颅内压增高：静脉滴注，一次250～500ml，一日1～2次，一次500ml需滴注2～3小时，250ml滴注时间为1～1.5小时。连续给药1～2周。②治疗青光眼：每次250～500ml，静脉滴注时间为45～90分钟。

【不良反应】不良反应少而轻微，耐受性好。偶见溶血、血红蛋白尿、血尿、头痛、恶心、倦怠等，尤其是滴注过快时，故应严格控制滴速。有时可出现高钠血症、低钾血症。

【禁忌证】①遗传性果糖不耐受症。②低渗性脱水的患者。③对本药任一成分过敏者。④高钠血症。⑤心功能不全者。

【注意事项】①严重循环系统功能障碍、尿崩症、糖尿病、溶血性贫血患者慎用。②本药含0.9%氯化钠，用药时须注意患者食盐摄入量。

【制剂与规格】注射液：250ml；500ml（每1000ml中含甘油100g、果糖50g和氯化钠2.25g）。

复方甘油
Compound Glycerin

【药理作用】【体内过程】参阅“甘油果糖氯化钠”。

【适应证】用于降低脑出血、脑梗死、脑外伤、脑膜炎、脑肿瘤等引起的高颅压。

【用法用量】静脉滴注。一次500ml，一日1～2次。

【不良反应】使用本药可能出现血红蛋白尿或血尿，其发生率与滴注速度过快有关。

【禁忌证】严重心衰患者。

【注意事项】①应严格控制滴注速度（每分钟2～3ml）。②一旦发生血尿或血红蛋白尿，应及时停药。

【制剂与规格】注射液：500ml（含甘油50g、氯化钠4.5g）。

六、血管加压素V_2受体拮抗剂

托伐普坦
Tolvaptan

【药理作用】托伐普坦是选择性的血管加压素V_2受体拮抗剂，具有拮抗血管加压素的作用，提高自由水的清除和尿液排泄，降低尿液的渗透压，最终促使血清钠浓度提高。其不明显影响通过尿液排泄钠和钾的量以及血钾浓度。

【体内过程】口服t_{max}2～4小时。托伐普坦的血浆蛋白结合率可达99%。托伐普坦主要通过CYP3A代谢，多数通过非肾脏代谢途径消除。每分钟清除率约为4ml/kg，$t_{1/2}$约为12小时。

【适应证】高容量性和正常容量性低钠血症（血钠浓度<125mEq/L），包括伴有心力衰竭、肝硬化以及抗利尿激素分泌异常综合征。

【用法用量】患者的初次服药和再次服药治疗应在住院下进行。起始剂量15mg/d，每日1次。服药至少24小时以后，可将剂量增加到30mg/d，每日1次。根据血钠浓度，最大可增加至60mg/d，每日1次。在初次服药和增加剂量期间，应经常检测血电解质和血容量的变化情况，避免在治疗最初的24小时内限制液体摄入。

【不良反应】最常见的不良反应包括口渴、口干、乏力、便秘、尿频或多尿以及高血糖。

【禁忌证】①急需快速升高血钠浓度。②低容量性低钠血症。③无尿症。④对本药过敏者。⑤高血钠症。

【药物相互作用】①本药与酮康唑、克拉霉素、伊曲

第八篇

康唑、泰利霉素、沙奎那韦、尼菲那韦、利托那韦、奈法唑酮等强效CYP3A抑制剂联合应用，托伐普坦的暴露量会增高。②使用环孢素等P糖蛋白抑制剂的患者若合并应用托伐普坦，应根据疗效减少托伐普坦的用量。

【注意事项】①过快纠正低钠血症的血清浓度［>12mEq/（L·d）］有发生渗透性脱髓鞘综合征的风险，渗透性脱髓鞘可引起构音障碍、缄默症、吞咽困难、嗜睡、情感改变、痉挛性四肢软瘫、癫痫发作、昏迷和死亡。②长期、高剂量使用托伐普坦有可能引起的肝损伤。③用药期间，限制液体摄入会增加发生脱水和体液量减少的风险，患者应在口渴时持续饮水。④服用托伐普坦后，随着细胞外液量的急剧减少，可能导致血钾浓度升高。⑤必须确保排尿量，避免发生急性尿潴留。⑥托伐普坦可能引起高血糖。⑦应在医院进行初次给药和再次给药，并对血钠进行监测。

【制剂与规格】片剂：15mg；30mg。

第 2 章 血液透析液和腹膜透析液

血液透析液
Hemodialysis Solution

【药理作用】净化血液，纠正电解质与酸碱平衡失调，排出体内过多积聚的水分，排出尿毒症毒素。

【适应证】①急性肾损伤。②慢性肾脏病（CKD）5期患者。③药物过量或毒物中毒者（指某些可透析清除药物或毒物，达到或超过致死量，严重中毒威胁生命）。④严重水钠潴留、容量过多患者（如心力衰竭、肾病综合征伴高度水肿、脑水肿、肺水肿等）。

【用法用量】供体外血液透析用，以纯水稀释35倍后使用。用量根据病人需要而定。

【不良反应】①电解质紊乱：透析液各种离子浓度与患者电解质情况不相宜或透析机浓度制备错误会导致钾、钠、钙等代谢紊乱及相应的并发症，如高钾、低钾、高钠、低钠、高钙、低钙和高氯等。②硬水综合征：当水处理系统失控，透析用水中钙、镁离子增高，导致透析液钙水平升高，可达3mmol/L，这种情况下可发生恶心、呕吐、高血压、出汗和进行性昏睡、无力等。严格水处理、正确地使用软化、去离子和反渗水，可避免此症。③溶血：透析机故障，透析液配置错误，造成低钠透析液（100～110mmol/L），使透析液中水分进入细胞，红细胞破坏可致溶血。此外，透析液温度失控，大量高温透析液进入体内可引起红细胞破坏。透析液氯浓度过高可引起溶血。

【注意事项】①目前绝大多数单位均使用碳酸氢盐透析液，它分为酸性浓缩液（A液）和碱性浓缩液（B液），使用时由透析机按一定比例配比，稀释成最终透析液。不同透析机其A液和B液的组成不完全相同。②透析的浓缩液必须与严格处理后的水按一定比例混合才可使用于透析患者。透析用水处理不严格，内含超过标准的化学物质和微生物，会造成透析液污染。因此应严格按照质控要求，每月检测一次透析用水的细菌数，每1～3个月检测一次内毒素量。每台透析机每年至少检测一次透析用水化学物质或各种金属元素含量等，以保证透析液的安全。③严格控制透析液温度、压力等物理特性的稳定。透析液入透析器口的温度通常维持在36.5～38℃。透析液温度过高可导致患者发热、呼吸加快、心动过速、恶心、呕吐、低血压等，在高温监测失灵时可发生严重溶血；温度过低可导致患者的冷感、寒战和低体温。加热透析液时会产生气泡，影响透析器的效率，需及时排除透析液腔内的气泡。④在尚不能完全按个体化透析时，为防止出现严重的电解质紊乱与酸碱平衡失调，在透析期间应根据需要，定期检测患者血电解质变化。

【制剂与规格】血液透析液：5L/桶；10L/桶。

腹膜透析液
Peritoneal Dialysis Solution

【药理作用】腹膜透析是利用腹膜作为半透膜，向腹腔内注入腹透液，腹膜毛细血管与透析液之间进行水和溶质的交换。通过弥散、对流和超滤的原理，清除机体内潴留的代谢废物和过多的水分，同时通过透析液补充所必需的物质。

【适应证】①慢性肾功能衰竭，CKD 5期。②急性肾损伤。③某些药物或毒物中毒。

【用法用量】①连续性不卧床腹膜透析（CAPD），一般一日4次，一次2L，日间每次间隔4～6小时，夜间一次留置9～12小时，以增加中分子尿毒症毒素清除。一般一日透析液量为8L。②治疗急性左心衰，酌情用2.5%或4.25%葡萄糖透析液2L，后者留置30分钟，可脱水300～500ml，前者留置1小时，可脱水100～300ml。

【不良反应】①化学性腹膜炎；一般与透析液水质不纯，内毒素超标相关。②低钾血症：由于透析液无钾，进食少或有呕吐、腹泻者易发生。③高血糖：使用高浓度葡萄糖透析液易造成高血糖，严重者可能会出现高渗性昏迷。④肥胖：腹膜透液中葡萄糖吸收

第八篇

后，转化为脂肪，导致脂代谢紊乱、代谢综合征等并发症。

【禁忌证】（1）绝对禁忌证：①腹腔感染或肿瘤等所致腹膜广泛粘连或纤维化。②腹壁广泛感染、严重烧伤或其他广泛严重的皮肤病。

（2）相对禁忌证：①腹腔有局限性炎性病灶。②肠梗阻、腹部疝未修补和严重的椎间盘疾病。③腹腔置有外科引流管。④腹腔内血管病变。⑤妊娠、腹内巨大肿瘤及巨大多囊肾。⑥严重肺部疾病伴肺功能不全。⑦严重的营养不良。⑧横隔有裂孔者。

【注意事项】①无菌操作。②注意水、电解质、酸碱平衡。使用低钙腹膜透析液（1.25mmol/L）可预防和减少高钙血症，监测电解质变化，调整透析方案。③腹透液宜用1.5%～2.5%葡萄糖透析液为主，超滤脱水欠佳者只能间歇用4.25%透析液，老年、糖尿病患者应严密观察血糖。④腹膜透析液中可能需加入某些药物以适应不同患者病情的需要，如糖尿病患者可加入适量的胰岛素以控制血糖；发生细菌性腹膜炎时应根据菌种及药敏试验加入适当的抗生素；有蛋白凝块时可加入适量的肝素或尿激酶。⑤排出液如有异样，应及时留取标本作化验。

【制剂与规格】腹膜透析液：1L；2L；3L。

第 3 章　泌尿系统特殊用药

一、治疗良性前列腺增生的药物

阿夫唑嗪
Alfuzosin

【其他名称】阿夫唑奈。

【药理作用】阿夫唑嗪是一种选择性的突触后α_1肾上腺素受体阻滞药，对α_1受体的亲和力较α_2受体强1000倍。可以使前列腺平滑肌舒张，减低尿道阻力。阿夫唑嗪可减少良性前列腺增生患者尿道阻力45%左右，增加尿流率30%左右。该药有一定的降压作用。

【体内过程】口服吸收快，t_{max}约1.5小时，生物利用度为64%，食物对其无明显影响，在体内90%与血浆蛋白结合，$t_{1/2}$为4.8小时，在肝脏经CYP3A4代谢生成失活代谢产物，主要随粪便排出。目前常用盐酸阿夫唑嗪缓释片，其生物利用度较普通片减少15%，达到血药浓度高峰时间为服药后9小时左右，消除半衰期9小时。肾功能不全患者，半衰期保持不变，但对肝功能不良者宜调整剂量。

【适应证】良性前列腺增生。

【用法用量】口服：①普通片：一次1片，一日3次。②缓释片：一次1片，一日1次，晚餐后立即服用，整片吞服不要咀嚼。

【禁忌证】①对本药过敏者。②严重或中等程度的肝功能不全。

【药物相互作用】①CYP3A4抑制药（如酮康唑、伊曲康唑、克拉霉素、红霉素、异烟肼等）导致本药的血药浓度升高。②CYP3A4诱导药（如卡马西平、苯巴比妥等）可使本药血药浓度降低。③其他α_1受体拮抗药合用或其他降压药物合用时，注意血压变化。

【注意事项】①首次使用存在首剂反应，常见症状为直立性低血压，睡前服用首剂可减少此反应。②冠状动脉供血不足的患者使用本药，可引发或加重心绞痛。③正在服用抗高血压药物（尤其钙通道阻断剂）、硝酸盐类或对其他药物有低血压反应史的患者，服用本药出现直立性低血压和晕厥的风险增加，应密切随访或调整剂量。④低血压患者使用本药，出现直立性低血压和晕厥的风险增加，一般出现在用药之后数小时内。患者应平卧，直到上述一过性症状消失为止。⑤由于初期服用可引起头晕、晕厥，驾驶车辆和操作机器者需慎用。⑥患者在需要麻醉时，应在麻醉前停服本药，以免引起血压不稳定。⑦哺乳期妇女及儿童慎用。⑧老年患者因其对药物敏感，可减少每日剂量。

【不良反应】常见的不良反应有胃肠道紊乱、恶心、胃痛、腹泻、头昏、眩晕、头痛、嗜睡、疲劳和不适等。其他较罕见的有皮疹、瘙痒、口干、心悸、胸痛等。

【制剂与规格】①片剂：2.5mg。②缓释片：10mg。

第八篇

特拉唑嗪
Terazosin

【其他名称】四喃唑嗪。

【药理作用】参阅“阿夫唑嗪”。

【体内过程】口服吸收快而完全，口服生物利用度>90%，食物不影响其生物利用度，t_{max}约1小时，$t_{1/2}$为12小时。其血浆蛋白结合率90%～94%，40%经尿液排泄，60%经粪便排出。

【适应证】①良性前列腺增生。②高血压。

【用法用量】口服：①良性前列腺增生：初始剂量为睡前服用1mg，首次给药应密切监测病人，以免发生严重的低血压反应。1周或2周后每日剂量可加倍以达预期效应。常用维持剂量为一日1次，2～10mg，给药2周后症状明显改善。②高血压：初始剂量为睡前服用1mg，剂量应缓慢增加到获得满意血压，一日剂量一般不超过20mg，可以考虑两次给药方案。停药后需重新开始治疗者，须从1mg开始渐增剂量。

【不良反应】与血管扩张相关的症状包括：头昏和不适、体虚无力、心悸、恶心、外周水肿、眩晕、嗜睡、鼻充血、鼻炎和视物模糊、弱视。少见背痛、头痛、心动过速、快速性心律失常、直立性低血压、水肿、体重增加、肢端疼痛、性欲降低、抑郁、神经质、感觉异常、呼吸困难、鼻窦炎、阳痿。罕见皮疹、瘙痒、口干、腹泻。使用本药可能会引起阴茎异常勃起，此现象比较少见，但医治不及时可导致永久性阳痿。

【禁忌证】对本药过敏者。

【药物相互作用】①与其他降压药合用，降压作用增强，有产生低血压的风险。②非甾体抗炎药可引起血压轻微升高，会削弱α受体拮抗药的抗高血压作用。

【注意事项】①前列腺癌和良性前列腺增生有很多相同的症状，且两者常可能伴生，故在使用本药前先除外前列腺癌。②对良性前列腺增生（BPH）伴有高血压患者同时应用噻嗪类药物或其他抗高血压药物，应注意调整剂量以防止低血压。③与其他α肾上腺素受体拮抗药一样，特拉唑嗪也会引起眩晕。④首次用药或停止用药后重新给药，可能发生眩晕、轻度头痛或嗜睡，甚至可发生首剂晕厥或突然失去知觉。在初始剂量12小时内或增加剂量时应当避免从事驾驶或危险动作。⑤如果用药中断数天，恢复用药时应从初始剂量重新开始，初始剂量为睡前服用1mg，以减少和避免首剂低血压效应。⑥哺乳期妇女及儿童慎用。

【制剂与规格】①片剂：1mg；2mg。②胶囊：1mg；2mg。

多沙唑嗪
Doxazosin

【药理作用】参阅“阿夫唑嗪”。

【体内过程】口服，缓释片的t_{max}为8～9小时，其峰浓度约为同剂量普通片的1/3。4mg多沙唑嗪缓释片的相对生物利用度为54%，8mg多沙唑嗪的相对生物利用度为59%，血浆蛋白结合率为98%。在肝脏代谢，主要通过*O*-脱甲基化和羟基化代谢，以代谢产物和原型药物从粪便排出。消除呈双向终末半衰期为22小时。老年患者及肾脏损害患者的药代动力学无明显改变。肝功能受损患者应慎用。

【适应证】①良性前列腺增生。②原发性高血压。

【用法用量】一日1次，一次4mg。常用量起始1mg，每天1次，1～2周后调整；维持量1～8mg，每日1次。

【不良反应】①常见的反应为直立性低血压或非特异性的症状，包括：头晕、头痛、乏力、不适、外周性水肿、体虚无力、嗜睡、胃肠道反应（腹痛、腹泻、恶心、呕吐、胃肠炎）、口干、背痛、胸痛、心悸、心动过速、咳嗽、瘙痒、尿失禁、膀胱炎及鼻炎。②偶见阴茎勃起和阳痿报道。③也有药物过敏反应如皮疹、血小板减少性紫癜、鼻出血、血白细胞减少、血尿、胆汁淤积、黄疸、肝功能检查异常、肝炎、视物模糊的报道。

【禁忌证】①对喹唑啉类的药物过敏者。②近期发生心肌梗死者。③有胃肠道梗阻、食管梗阻或任何程度胃肠道腔径缩窄病史者。

【注意事项】①须排除前列腺癌后，方可使用本药。②已接受多沙唑嗪治疗者如发生心肌梗死，应针对个体情况决定其梗死后是否继续治疗。③可发生首剂晕厥或突然失去知觉。④应提醒患者服用本药时将药品完整吞服，不应咀嚼。⑤应向患者说明本药可引起头昏和疲劳（特别是刚开始治疗时），可导致反应能力下降。⑥如果药物过量导致低血压，患者应立即平卧、取头低位。可根据个体情况，采取其他必要的支持治疗。⑦心绞痛患者在接受多沙唑嗪治疗之前应先采用可有效预防心绞痛发作的药物治疗。⑧哺乳妇及儿童慎用。

【制剂与规格】①片剂：1mg；2mg；4mg。②缓释片：4mg。③胶囊：1mg；2mg。

坦洛新
Tamsulosin

【其他名称】盐酸坦索罗辛、盐酸他索洛新。

【药理作用】同阿夫唑嗪。本药其抑制尿道内压上升的能力是抑制血管舒张压上升能力的13倍，因此本药可减少服药后发生直立性低血压的几率。

【体内过程】口服t_{max} 4～6小时，$t_{1/2}$为10小时，血浆蛋白的结合率约为99%，主要和α_1酸性糖蛋白结合。本药在肝脏经CYP2D6和CYP3A4代谢，其首过作用可忽略；其代谢产物和药物原型经胆汁、粪便及尿液排泄；无累积倾向。

【适应证】前列腺增生症引起的排尿困难。

【用法用量】一次0.2mg，一日1次，饭后服用，根据年龄及症状不同可适当增减。

【不良反应】①神经、精神系统有头痛、嗜睡、乏力、蹒跚感等症状。②循环系统偶见直立性低血压、心率加快等。③过敏反应偶见皮疹，此时应停药。④消化系统偶见恶心、呕吐、胃部不适、食欲不振等。⑤肝功能偶见ALT、AST、LDH升高。⑥肌肉骨骼系统有背痛等症状。⑦其他偶见鼻塞、水肿、吞咽困难、射精异常等。⑧罕见严重的反应有阴茎持续勃起、视网膜脱离。

【禁忌证】对本药过敏者。

【药物相互作用】①CYP2D6的抑制剂（氟西汀等）或CYP3A4的强抑制药（酮康唑、西咪替丁等）导致本药的清除率明显下降，血药浓度升高，合用时需慎重。②本药与其他肾上腺能阻滞药合用可能影响其药代和药效动力学，建议二者不要合用。

【注意事项】①须排除前列腺癌后，方可使用本药。②本药主要针对尿道、膀胱颈和前列腺平滑肌，无缩小前列腺体积作用。如前列腺体积过大，梗阻症状明显，应和5α-还原酶抑制剂同时服用。③应用抗高血压药物患者，在开始口服坦洛新时，应注意血压是否有影响。④胶囊内容物为缓释小颗粒，注意不要咀嚼胶囊内颗粒。⑤直立性低血压患者和肾功能不全患者慎用。⑥高龄患者应注意用药后状况，AUC可增加40%，如得不到期待的效果，不应继续增加剂量，应改用其他方法治疗。⑦药物过量会引起血压降低，应让患者平卧并进行常规的低血压治疗。⑧可引起晕厥，应避免晕厥造成的伤害。⑨对磺胺过敏者，使用本药出现过敏反应的风险增加。

【制剂与规格】缓释片（胶囊）：0.2mg。

非那雄胺
Finasteride

【其他名称】非那司提、非那甾胺。

【药理作用】本药为特异性Ⅱ型5α-还原酶竞争抑制剂，抑制外周睾酮转化为二氢睾酮，降低血液和前列腺、皮肤等组织中二氢睾酮水平。非那雄胺通过降低血液和前列腺组织中的二氢睾酮水平而抑制前列腺增生、改善良性前列腺增生的相关临床症状。

【体内过程】口服生物利用度约为80%，不受食物影响，t_{max}为1～2小时。本药与Ⅱ型5α还原酶形成稳定的酶复合物，$t_{1/2}$ 为6~8小时。药物主要分布于血液和组织中，也可通过血脑屏障，及分布到精液。蛋白结合率为90%。在肝脏经细胞色素P450酶3A4代谢。主要以代谢产物经尿液和粪便排泄。非那雄胺随时间推移有少量缓慢蓄积。

【适应证】良性前列腺增生。

【用法用量】口服，一次1~5mg，一天1次，可长期服用。

【不良反应】不良反应多轻微、短暂。主要是性功能受影响（阳痿、性欲降低、射精障碍），射精量减少和乳房不适（乳腺增生、乳房肿胀、触痛），及皮疹。上述副作用随治疗时间延长逐年减少。偶见瘙痒感、风疹、面唇部肿胀等过敏反应以及睾丸疼痛。

【禁忌证】①对本药过敏者。②妇女或儿童。

【注意事项】①对血清前列腺特异性抗原（PSA）水平的影响：大多数患者用本药治疗的第1个月内PSA迅速降低，随后PSA水平稳定在一个新的基线上。治疗后基线约为治疗前基线值的一半，因此对应用本药3个月以上患者所测定的PSA的值，应加倍。②由于非那雄胺起效慢，用药3个月后才会发挥满意疗效，因此目前临床通常的治疗策略是在开始前列腺增生药物治疗时，非那雄胺和α受体拮抗药联合应用，以迅速改善患者排尿不畅的症状。③使用本药前应除外和良性前列腺增生（BPH）类似的其他疾病，如感染、前列腺癌、尿道狭窄、膀胱低张力、神经源性紊乱等。④非那雄胺主要在肝脏代谢，肝功能不全者慎用。

【制剂与规格】①片剂：1mg；5mg。②胶囊：5mg。

二、前列腺癌的治疗药物

氟他胺
Flutamide

【其他名称】氟硝丁酰胺、氟他米特。

【药理作用】本药为口服非类固醇雄激素拮抗药。本药及其代谢物可与雄激素竞争受体，与其结合成复合物，进入细胞核，与核蛋白结合，抑制雄激素依赖性前列腺癌细胞生长。

【体内过程】口服吸收快而完全。t_{max}约2小时，血浆蛋白结合率在90%以上，$t_{1/2}$约6小时。在体内迅速代谢，主要活性代谢药物为α-羟基氟他胺。原型药物和活性代谢物主要分布在前列腺；大部分通过尿液排泄，少量通过粪便排出体外。本药不能被透析清除。

【适应证】①以前未经治疗或对激素控制疗法无效的晚期前列腺癌，可单独使用或与促黄体生成激素释放激素（LHRH）激动药合用，放疗期间可不停药。也可作为前列腺癌根治手术前辅助治疗或根治手术后辅助治疗。也可以和放射治疗联合应用。②局限性B2-C2（T2b-T4）型前列腺癌。

【用法用量】一次250mg，每日3次，间隔8小时。

【不良反应】①常见的不良反应：男子乳房发育及（或）乳房触痛，有时伴溢乳。这些不良反应会随减少用药剂量或停药而消失。②少见不良反应：恶心、呕吐、腹泻、食欲增强、失眠、多汗、皮疹和疲劳，暂时性肝功能异常和肝炎。③罕见的不良反应：性欲减退、胃不适、厌食、溃疡痛、胃灼热、便秘、水肿、淤斑、带状疱疹、瘙痒、狼疮样综合征、头痛、头晕、乏力、不适、视物模糊、口渴、胸痛、忧虑、压抑、淋巴水肿。④罕见恶性男性乳房肿瘤。⑤单一使用氟他胺时男子乳房女性化高发，与LHRH联合治疗时减少。联合治疗时，少见的不良反应有贫血、白细胞减少、非特异性胃肠功能紊乱、注射部位刺痒、水肿、神经肌肉症状、黄疸、肝脏衰竭、泌尿系统症状、高血压、中枢神经系统不良反应（嗜睡、抑郁、昏迷、忧虑、神经质）以及血小板减少。

【禁忌证】①对本药成分过敏者。②严重肝功能损害（ALT超出正常值上限2倍）。

【药物相互作用】在一些患者接受新双香豆素与本药合并用药时，可见凝血酶原时间延长。曾有报道本药和茶碱合用时会出现茶碱血药浓度的增加。

【注意事项】①本药可能造成肝功损害，在开始用药前应先测定转氨酶。转氨酶高于正常值上限2倍者禁用本药。治疗开始后的前4个月应每月进行肝功能检查，之后定期检查。如出现黄疸或转氨酶高于正常值上限2倍，即使无临床症状，亦应停药。②在治疗过程中PSA反而上升或症状加剧应立即停药。③长期使用本药，应定期查精子计数。④定期测定前列腺特异抗原水平，有助于监测疾病进展。⑤告知患者不要自行停药。⑥在接受联合雄激素阻断治疗的男性中，可观察到糖耐量下降和（或）糖化血红蛋白的异常。⑦肝脏损害、女性或有心脏病的患者慎用。

【制剂与规格】①片剂：250mg。②胶囊：125mg。

比卡鲁胺
Bicalutamide

【其他名称】比卡米特、比卡他胺。

【药理作用】本药属于非甾体抗雄激素药物，其仅具有抗雄激素作用，无对其他激素的作用。它与雄激素受体结合而抑制了雄激素的刺激，导致前列腺肿瘤的萎缩。

【体内过程】口服吸收良好。当每日服用本药50mg时，（*R*）-异构体的稳态血药浓度约9μg/ml，稳态时有效（*R*）-异构体占总循环内药量的99%。（*R*）-异构体的药代动力学不受年龄、肾损害或轻、中度肝损害的影响。有证据表明在严重肝损害病例中，（*R*）-异构体血浆清除较慢。本药与蛋白高度结合（96%）并被广泛代谢（经氧化及葡萄糖醛酸化），其代谢产物以几乎相同的比例经肾及胆消除。

【适应证】与促黄体生成素释放激素（LHRH）类似物或外科睾丸切除术联合应用于晚期前列腺癌。

【用法用量】口服，一次50mg，一日1次，应与LHRH类似物或睾丸切除术治疗同时开始。

【不良反应】①可能会出现面色潮红、瘙痒、乳房触痛和男性乳房女性化，可随睾丸切除术减轻。本药也可能引起腹泻、恶心、呕吐、乏力和皮肤干燥。可见肝功能改变（转氨酶水平升高，黄疸），但常轻且短暂，无论继续治疗还是随即终止治疗均可逐渐消退或改善。极少出现肝功能衰竭。②本药与LHRH类似物合用时观察到下列可能与药物相关且发生率大于1%的副作用。心血管系统：充血性心衰、心肌梗死。消化系统：厌食、口干、消化不良、腹痛、腹泻、便秘、胃肠胀气；肝炎、肝毒性、肝衰竭。中枢神经系统：头晕、失眠、嗜睡、乏力、性欲减低。呼吸系统：呼吸困难。泌尿生殖系统：阳痿、夜尿增多、血尿。血液系统：贫血。皮肤及其附件：脱发、皮疹、多汗、多毛。代谢及营养：糖尿病、高血糖、周围性水肿、体重增加、体重减轻。躯干：背痛、骨盆痛、寒战。

【禁忌证】①妇女和儿童。②对本药过敏者。

【药物相互作用】①体外试验显示R-比卡鲁胺是CYP3A4的抑制剂，对CYP2C9、2C19和2D6的活性有较小的抑制作用。②虽然在以安替比林为细胞色素P450（CYP）活性标志物的临床研究中未发现与本药之间潜在药物相互作用的证据，但在联合使用本药28天后，平均咪达唑仑暴露水平（AUC）增加至80%。对于治疗指数范围小的药物，该增加程度可具有相关性。因此，禁忌联合使用特非那定、阿司咪唑或西沙比利。③当本药与环孢菌素和钙通道阻断药联合应用时应谨慎。尤其当出现增加药效或药物不良反应迹象时，可能需要减低这些药物的剂量。对环孢菌素，推荐在本药治疗开始或结束后密切监测血药浓度和临床状况。④当本药与抑制药物氧化的其他药物，如西咪替丁和酮康唑同时使用时应谨慎。⑤体外研究表明本药可以与双香豆素类抗凝药，如华法林，竞争其蛋白结合点。因此，建议在已经接受双香豆素类抗凝药治疗的病人，如果开始服用本药，应密切监测凝血酶原时间。

【注意事项】①本药在肝脏代谢，严重肝损害的患者药物清除可能会减慢，由此可能导致蓄积。所以本药对有中、重度肝损伤的患者应慎用。②由于可能出现肝脏改变，应定期进行肝功能检测。主要的改变一般在本药治疗的最初6个月内出现。严重的肝功能改变少见。如果出现严重改变应停止本药治疗。③本药与促黄体生成素释放激素（LHRH）促效药合用，有降低糖耐量的风险，从而可引发糖尿病或引发糖尿病患者血糖失控。④本药显示抑制细胞色素P450（CYP3A4）活性，因此当与主要由CYP3A4代谢的药物联合应用时应谨慎。

【制剂与规格】片剂（胶囊）：50mg。

亮丙瑞林
Leuprorelin

【药理作用】本药是促黄体生成激素释放激素（LHRH）高活性衍生物。醋酸亮丙瑞林的促LH释放活性约为LHRH的100倍，它的抑制垂体-性腺系统功能的作用也强于LHRH。

【适应证】前列腺癌，子宫内膜异位症。

【用法用量】皮下注射一次3.75mg，每4周1次，首剂注射前最好先使用雄激素拮抗药1周。

【不良反应】①代谢、内分泌系统：常见潮热、多汗、男子乳房发育、高磷酸盐血症或体重改变。可出现一过性的睾丸酮水平升高。②中枢神经系统：常见头痛，可见抑郁、眩晕、情绪不稳定等。③消化系统：可见恶心、呕吐、结肠炎。偶见肝功能异常。④骨骼肌肉系统：肌痛、关节疼痛、骨密度降低、神经肌肉障碍等。⑤泌尿生殖系统：可出现阳痿和睾丸萎缩疼痛。夜尿、尿频、泌尿道障碍、阴道炎、阴道出血。⑥呼吸系统：国外有用药后发生间质性肺炎的个案报道。⑦血液系统：偶有贫血和白细胞减少报道。⑧皮肤毛发：可见注射部位瘙痒、疼痛、发红、溃疡，可有出汗、夜汗、脱发或多毛现象，也可见痤疮、皮疹。

【禁忌证】①对本药、LHRH或LHRH类似物过敏者。②妊娠期和哺乳期妇女。③有性质不明，异常阴道出血者。

【药物相互作用】已有因使用本药引起血栓形成及肺栓塞的报告，故本药与抗凝药物合用需谨慎，并注意监测凝血酶原时间。

【注意事项】①首次用药初期，由于高活性LHRH衍生物对垂体-性腺系统的刺激作用，使血中雄激素浓度上升，骨性疼痛暂时加重，尿潴留或脊髓压迫症

第八篇

状，应对症处理。已存在由脊髓压迫或尿潴留引起的肾功能障碍者或者是有重新发作可能性的患者及高龄者慎用。②由于雌激素降低可引起骨质的损失，故需长期给药或再次给药时，应尽可能检查骨密度，慎重用药。③乙醇可加重本药的不良反应。④用药期间PSA上升或肿瘤增大，症状加剧，应立即停药。

【制剂与规格】①注射用醋酸亮丙瑞林：3.75mg。②注射用醋酸亮丙瑞林微球：1.88mg；3.75mg。③注射用醋酸亮丙瑞林缓释微球：3.75mg。

戈舍瑞林
Goserelin

【其他名称】诺雷德。

【药理作用】戈舍瑞林是天然促性腺激素释放激素的一种合成类似物，长期使用本药抑制脑垂体促性腺激素的分泌，从而引起男性睾丸酮和女性雌二醇的下降，停药后这一作用可逆。

【体内过程】皮下注射吸收迅速，治疗前列腺癌起效时间为2～4周，血液睾酮水平可降低至去势水平，并在以后的每28天的治疗中维持此浓度，这可使大多数病人的前列腺肿瘤消退，症状改善。本药有几乎完全的生物利用度。每4周给药一次，在无组织蓄积的情况下保持有效的血药浓度。本药在肝脏通过C-末端氨基酸的水解进行代谢，肾排泄率为90%。肾功能减退时本药清除减少，清除半衰期延长，但并不需调整剂量。肝功能不全时本药的消除半衰期并不延长，故亦无需调整剂量。

【适应证】可用激素治疗的前列腺癌。

【用法用量】腹部皮下注射本药，每次注射3.6mg，每28天1次。对肝肾功能不全和老年人不需调整剂量。

【不良反应】①皮疹。②偶然出现的局部反应包括在注射位置上有轻度淤血。③有报道可引起血压改变，一般无需治疗。④可见恶心、嗜睡，少见味觉障碍、腹泻、腹痛、齿龈萎缩。潮红、出汗、阳痿、性功能障碍和性欲下降常见，但需中断治疗者少。⑤可见男子乳房女性化、乳房肿胀和触痛。⑥给药初期前列腺癌患者可能有骨骼疼痛暂时性加重，应对症处理。⑦尿路梗阻和脊髓压迫的个别病例也有报道。⑧有可能引起骨质丢失，并可引起深静脉血栓形成。

【禁忌证】①对本药、LHRH或LHRH类似物过敏者。②孕期和哺乳期妇女。

【注意事项】①对有发展为尿路梗阻或脊髓压迫危险的患者本药应慎用，而且在治疗的第1个月期间应密切监护患者，如因尿路梗阻或引起脊髓压迫或肾功能损害并恶化，则应给予适当治疗。②可以考虑在使用LHRH类似物治疗时使用抗雄激素制剂。③肝肾功能不全及老年人不必调整剂量。④以往的治疗曾导致骨矿物质密度丢失的患者或是具有降低骨矿物质密度危险因素的患者慎用。

【制剂与规格】注射液：3.6mg。

曲普瑞林
Triptorelin

【其他名称】色氨瑞林。

【药理作用】本药是天然GnRH（促性腺激素释放激素）的合成类似物。长期使用曲普瑞林可抑制促性腺激素的分泌，从而抑制睾丸和卵巢的功能。曲普瑞林还可通过降低外周GnRH受体的敏感性产生直接性腺抑制作用。前列腺癌患者注射曲普瑞林，早期血LH和FSH水平升高，进而血睾酮水平升高；继续用药2～3周，血LH和FSH水平降低，进而血睾酮降至去势水平。

【体内过程】本药皮下注射后迅速吸收，t_{max}为40分钟，生物利用度几乎达100%，其控释注射液单次注射后疗效可维持约30天。

【适应证】前列腺癌。

【用法用量】①每月肌内注射一次本药控释剂3.75mg，每次注射需在身体不同部位进行。②每日1次皮下注射0.5mg，连续7天，然后每日1次皮下注射0.1mg，作为维持剂量。

【不良反应】①有胃肠道反应，如恶心、腹痛、胃部不适。②可出现颜面潮红、出汗、性欲减退或勃起功能障碍，也可有血清转氨酶增高、排尿困难、背痛、血栓性静脉炎、下肢水肿、高血压，少见男子乳房发育、疼痛，罕见肺栓塞。③其他还有头痛、头昏、失眠、发热、瘙痒、皮疹、出血斑、疲乏及睡眠障碍。

④注射部位可出现疼痛，尚有骨质丢失和骨痛加剧报道。⑤严重的反应有血管神经性水肿、严重过敏反应、过敏性休克、胸痛等。

【禁忌证】①对本药过敏者。②对LHRH或LHRH类似物过敏者。③妊娠期妇女或计划妊娠者。

【药物相互作用】促进泌乳素分泌的药物可以降低垂体内促黄体生成素释放激素受体的数量，导致本药的作用降低。

【注意事项】①少数前列腺癌患者用药最初阶段可能会因血中睾酮的短暂升高而出现骨痛、排尿困难等病情加重，建议先用雄激素拮抗药10天，再加用本药，或至少二者同时开始使用。②转移性椎体病变或尿道梗阻患者。随血清睾酮的短暂浓度的升高，在开始用药后的若干周内可能加重病情。③随血中睾酮的短暂浓度的升高，尿道或膀胱出口梗阻可能出现肾损害。④随血中睾酮的短暂浓度的升高，可出现脊髓压迫。⑤哺乳期妇女慎用。

【制剂与规格】①注射用曲普瑞林控释剂：3.75mg。②注射用醋酸曲普瑞林：1ml：0.1mg。

三、勃起功能障碍用药

西地那非
Sildenafil

【药理作用】西地那非是对环磷酸鸟苷（cGMP）特异的5型磷酸二酯酶（PDE5）选择性抑制剂。本药可抑制PDE5，升高海绵体内cGMP水平，松弛平滑肌血流入海绵体。在没有性刺激时推荐剂量的西地那非不起作用。对器质性或心理性勃起功能障碍患者性刺激引起的勃起有改善效应。其作用与剂量有关。

【体内过程】口服吸收迅速。生物利用度约为40%。服药后30分钟内生效，约2小时最强，药效可持续4小时。消除以肝脏代谢为主（细胞色素P450同功酶3A4途径），消除半衰期约4小时。对PDE5选择性强度约为50%，蛋白结合率为96%。西地那非主要以代谢产物的形式从粪便中排泄（约为口服剂量的80%），一小部分从尿中排泄（约为口服剂量的13%）。老年人（年龄大于65岁）、重度肾损害（肌酐清除率＜30ml/min）及肝硬化者的本药清除率降低，血药浓度升高。

【适应证】阴茎勃起功能障碍。

【用法用量】推荐剂量为50mg，在性活动前约1小时服用。基于药效和耐受性，剂量可增加至100mg（最大推荐剂量）或降低至25mg。24小时内用药不超过1次。年龄65岁以上患者及肝硬化、重度肾损害（肌酐清除率＜30ml/min）患者的起始剂量以25mg为宜。

【不良反应】发生率≥2%的不良反应有潮红、头痛、头晕、皮疹、呼吸道感染、背痛、鼻塞、流感症状、关节痛、消化不良和视觉异常；发生率＜2%的不良反应则涉及系统较多。①心血管系统：心绞痛、心动过速、直立性低血压、房室传导阻滞、与应用西地那非有时间联系的严重心血管不良反应有心肌梗死（罕见）、心源性猝死、室性心律失常、脑出血、一过性脑缺血和高血压。②泌尿生殖系统：勃起时间长，异常勃起和血尿。③神经系统：头痛、感觉异常、震颤、抑郁、癫痫发作、焦虑或脑血管意外。④特殊感觉：复视、短暂视觉丧失或视力下降，红眼或眼部充血，眼部烧灼感，眼部肿胀和压迫感，眼内压增高，视网膜血管病变或出血，玻璃体剥离，黄斑周围水肿，非动脉性缺血性视神经症等，以及听力突然下降，突然失聪。⑤消化系统：食管炎，肝功能异常，胆汁淤积性肝炎，直肠出血。⑥皮肤：单纯疱疹，皮肤溃疡。⑦肺动脉出血。

【禁忌证】①应用硝酸酯类药物者。②对西地那非过敏者。

【药物相互作用】①本药代谢主要细胞色素P450 3A4（主要途径）和2C9酶（次要途径），故这些酶的抑制剂如西咪替丁、红霉素、酮康唑、伊曲康唑、蛋白酶抑制药（利托那韦、阿扎那韦）会减少西地那非的清除，导致西地那非的血药浓度升高，出现西地那非不良反应的风险增加。②如与细胞色素P450 3A4和 2C9酶诱导药如利福平同服则降低西地那非的血药浓度。③西地那非与有机硝酸盐类对一氧化氮/cGMP通路已知作用一致，西地那非显示加强硝酸盐的降压作用。

【注意事项】①合用多种抗高血压药物者，慎用本药。②50mg和100mg剂量的西地那非不应在服用α受体拮抗药4小时之内服用。③出血性疾病患者或活动性消

第八篇

化道溃疡患者，慎用本药。④阴茎解剖畸形者或具有阴茎异常勃起的易患因素（如镰状细胞贫血、多发性骨髓瘤、白血病）的患者，慎用本药。⑤其他治疗勃起功能障碍的方法与本药合用的安全性和有效性尚未研究，不推荐联合使用。⑥本药可诱发和加重心血管疾病。在半年内有过心肌梗死、休克、危及生命的心律失常的患者以及心力衰竭、冠心病、不稳定型心绞痛、高血压和低血压患者，慎用本药。⑦如勃起时间延长（超过4小时）和异常勃起（痛性勃起超过6小时），患者应立即就诊。⑧青光眼患者慎用本药，色素视网膜炎或其他视网膜病变的患者慎用本药。能发生视觉异常，驾驶员和高空作业者慎用。⑨长期服用会产生药物依赖和心理依赖，久而久之容易造成永久性阳痿。肝或肾损害者，近期中风，亦慎用。

【制剂与规格】①片剂：25mg；50mg；100mg。②胶囊：200g。

伐地那非
Vardenafil

【药理作用】参阅“西地那非”。

【体内过程】口服迅速吸收，禁食状态下15分钟达到最大血药浓度，达峰时间平均60分钟。由于显著的首过效应，口服生物利用度约为15%。伐地那非及其主要活动性代谢物（M_1）与人血浆蛋白结合率约为95%。本药主要通过肝脏酶系CYP3A4同工酶代谢，小部分通过CYP3A5和CYP2C9同工酶代谢。循环代谢产物M_1继续代谢，其血浆消除半衰期与原药相似，约为4小时。本药终末消除半衰期为4～5小时。口服后，本药以代谢物形式排泄，大部分通过粪便（91%～95%），小部分通过尿液（2%～6%）。老年人对本药的非肝脏清除率降低；重度肾损害者（肌酐清除率＜30ml/min）及轻到中度肝损害患者，本药的清除率有所降低。

【适应证】阴茎勃起功能障碍。

【用法用量】口服，推荐剂量为10mg，在性交之前25～60分钟服用。在临床试验中，性交前4～5小时服用，仍显示药效。伐地那非和食物同服或单独服用均可。剂量范围：根据药效和耐受性，剂量可以增加到20mg或减少到5mg。最大推荐剂量一日20mg，最大推荐剂量使用频率为一日1次。中度肝损害者起始5mg，根据耐受性和药效加至10mg。

【不良反应】（1）发生率在10%以上的有头痛、颜面潮红。

（2）1%≤发生率＜10%：①消化系统：消化不良、恶心。②神经系统：眩晕。③呼吸系统：鼻炎。

（3）0.1%≤发生率＜1%（少见）：①面部水肿、光过敏反应，背痛。②心血管系统：高血压、胸痛、心肌梗死、Q-T间期延长等。③消化系统：肝功能异常：ALT升高。④代谢营养：肌酸激酶升高。⑤肌肉骨骼：肌痛。⑥神经系统：嗜睡。⑦呼吸系统：呼吸困难。⑧特殊感觉：视觉异常、多泪、非动脉性缺血性视神经病。⑨泌尿生殖系统：阴茎异常勃起症（包括勃起延长或疼痛）。

（4）罕见不良反应：①过敏反应（包括喉部水肿）。②心血管系统：心肌缺血、心绞痛、低血压、直立性低血压、晕厥。③神经系统：紧张。④呼吸系统：鼻出血。⑤特殊感觉器官：青光眼、听力下降、突然失聪。

【禁忌证】①对本药过敏者。②应用硝酸盐类药物者。

【药物相互作用】①与有机硝酸盐类合用可发生严重低血压，属于禁忌。②与大多数α受体拮抗药合用，出现低血压的风险增加。③细胞色素P450 3A4的抑制剂如西咪替丁、红霉素、酮康唑、伊曲康唑、蛋白酶抑制药（利托那韦、阿扎那韦）会降低伐地那非的清除，导致伐地那非的血药浓度升高，出现伐地那非不良反应的风险增加。④如与细胞色素P450 3A4和2C9酶诱导药如利福平同服则降低伐地那非的血药浓度。

【注意事项】同西地那非。

【制剂与规格】片剂：5mg；10mg；20mg。

他达拉非
Tadalafil

【药理作用】参阅“西地那非”。

【体内过程】口服快速吸收，吸收率和程度不受食物的影响，t_{max}为2小时。血浆蛋白结合率为94%。本药主要由细胞色素P450（CYP）3A4异构体代谢。主要的循环代谢产物是葡萄糖醛酸甲基儿茶酚，代谢产物浓度不具有临床活性。$t_{1/2}$平均为17.5小时。本药主要以失活性代谢产物从粪便（约61%）排出，少部分从尿中排泄（约36%）。

【适应证】阴茎勃起功能障碍。

【用法用量】口服，10mg，至少在性生活前30分钟服用，如果效果不显著，可以服用20mg，最大服药频率为一日1次，如果同时服用强效CYP3A4抑制药，每72小时不超过10mg。最好不要连续服用本药。对于重度肾功能不全的患者，最大剂量为10mg。

【不良反应】常见的不良反应：头痛、消化不良、恶心、头晕、眼花、脸面潮红、鼻咽炎、呼吸道感染、鼻腔充血、背痛、肌痛等。少见的不良反应有眼睑肿胀、眼痛和结膜充血，视觉障碍。严重不良反应：史-约综合征、剥脱性皮炎、胸痛、心绞痛、心肌梗死、心动过速、脑出血、脑血管意外、癫痫发作、非动脉性缺血性视神经病、视网膜动脉闭塞、静脉血栓形成、听力突然下降、突然失聪。

【禁忌证】①应用硝酸盐类药物者。②对本药过敏者。③儿童和18岁以下者。

【药物相互作用】①与有机硝酸盐类合用，他达拉非抑制5型磷酸二酯酶、cGMP代谢分解下降，浓度上升，可发生严重低血压，属于禁忌。②与α受体拮抗药合用，低血压的风险增加。③与CYP3A4酶的抑制药，如红霉素、克拉霉素、酮康唑、伊曲康唑等合用，增加他达拉非的血药浓度升高，出现他达拉非不良反应的风险增加。④与CYP3A4酶诱导药，如利福平、苯巴比妥等药合用，降低他达拉非的血药浓度。⑤与其他治疗勃起功能障碍的药物如前列地尔同用增加发生阴茎异常勃起的风险。⑥与乙醇同用，血管舒张的作用增加，低血压的风险增加。⑦与茶碱同用，导致心率加快。

【注意事项】①服药前已有心血管疾病危险存在或有心血管疾病者，用本药须十分谨慎。②轻中度肝功能不全患者使用本药，宜调整剂量，严重肝损害，不推荐使用。③轻中度肾功能不全患者使用本药，宜减小剂量，严重肾损害者，不推荐使用日服一次的方法。④不推荐用于下述情况的患者：90天内发生过心肌梗死；不稳定型心绞痛或在性交过程中发生过心绞痛；在过去6个月内到达2级或超过2级心衰（NY-HA标准）；难治性心律失常；难治性低血压（<90/50mmHg）或难治性高血压（>170/100mmHg）；6个月内发生过卒中；遗传性视网膜变性病症；肺静脉闭塞疾病（PVOD）患者（可能加重心血管疾病）；有阴茎异常勃起的易患因素或阴茎解剖学异常者。⑤突然失聪或突然失明的患者，须停药。⑥出血性疾病的患者使用本药可延长出血时间。⑦有非动脉性前部缺血性视神经病史或危险因素的患者，使用本药后引发或复发的风险增加。⑧主动脉狭窄、特发性肥厚性主动脉瓣下狭窄等左心室流出梗阻的患者，对5型磷酸二酯酶抑制药等血管扩张药剂可能敏感。⑨阴茎持续勃起或勃起连续超过4小时，应去医院急诊。⑩本药不能用于具有遗传性半乳糖不耐受、半乳糖分解酶缺乏或葡萄糖半乳糖吸收不良的患者。

【制剂与规格】片剂：10mg；20mg。

四、调节膀胱舒缩功能的药物

托特罗定
Tolterodine

【药理作用】本药是竞争性M胆碱受体阻断药。主要作用于膀胱壁和逼尿肌上的M受体，竞争性抑制剂乙酰胆碱与M受体结合，从而抑制膀胱逼尿肌的不自主收缩，缓解尿频、尿急、急迫性尿失禁等膀胱过度活动症状。

【体内过程】口服迅速吸收，吸收率大于77%。托特罗定蛋白结合率约96%。经肝脏代谢，其主要活性代谢产物为5-羟甲基衍生物，其抗胆碱活性与本药相近。$t_{1/2}$为2~3小时，尿、粪排泄率分别为77%和17%，原型托特罗定的排泄率不到给药量的1%。

【适应证】因膀胱过度兴奋引起的尿频、尿急或急迫性尿失禁。

【用法用量】初始剂量为一次2mg，一日2次。根据患者的反应和耐受程度，剂量可下调到每次1mg，一日2次。对于肝功能不全或正在服用CYP3A4抑制药的患者，推荐剂量为一次1mg，一日2次。

【不良反应】本药可引起轻、中度抗胆碱能作用，如口干、消化不良和泪液减少。①常见不良反应：口干、消化不良、便秘、腹痛、胀气、呕吐、头痛、干眼病、皮肤干燥、嗜睡、神经质、感觉异常。②少见：自主神经调节失调、胸痛。③罕见：过敏反应、尿闭、血管性水肿、精神紊乱、记忆损害、痴呆。

【禁忌证】①尿潴留。②胃滞纳。③未经控制的闭角型青光眼。④对本药过敏者。⑤重症肌无力、严重的溃疡性结肠炎、中毒性巨结肠。

【药物相互作用】①与其他抗胆碱作用的药物合并给药时可增强治疗作用，但也增强不良反应。反之毒蕈碱受体激动剂可降低本药的疗效。②与强效CYP3A4抑制药如大环内酯类抗生素（红霉素和克拉霉素）、吡咯类抗真菌药（如酮康唑和伊曲康唑）、蛋白酶抑制药、环孢素或长春花碱合用，降低本药的代谢，发生药物过量的风险增加。③与延长Q-T间期的药物（如Ⅰa类和Ⅲ类抗心律失常药）合用应十分谨慎，发生尖端扭转型室性心动过速的风险增加。临床研究显示本药与华法林或口服避孕药（左炔诺孕酮或炔雌醇）合并给药无相互作用。

【注意事项】①服用本药可能引起视物模糊，用药期间驾驶车辆、开动机器和进行危险作业者应当注意。②肝功能明显低下的患者，每次剂量不得超过1mg。③肾功能低下的患者，宜减量使用。④有Q-T间期延长史者使用本药，出现症状加重的风险增加。⑤已控制的窄角型青光眼、自主神经疾病、裂孔疝患者慎用。⑥本药慎用于膀胱出口梗阻的患者；慎用于患胃肠道梗阻性疾病，如幽门狭窄的患者或胃肠运动下降的患者。⑦哺乳期妇女使用对乳儿的危害不能排除。⑧妊娠期妇女慎用。

【制剂与规格】①酒石酸托特罗定片：1mg；2mg。②酒石酸托特罗定分散片：2mg。③酒石酸托特罗定缓释片：4mg。④酒石酸托特罗定胶囊：2mg。⑤酒石酸托特罗定缓释胶囊：2mg；4mg。

黄酮哌酯
Flavoxate

【药理作用】平滑肌松弛药。具有抑制腺苷酸环化酶、磷酸二酯酶的作用以及拮抗钙离子作用。并有弱的抗毒蕈碱作用，对泌尿生殖系统的平滑肌具有选择性解痉作用，因而能直接解除泌尿生殖系统平滑肌痉挛，使肌肉松弛，消除尿频、尿急、尿失禁及尿道膀胱平滑肌痉挛引起的下腹部疼痛。

【体内过程】口服吸收快，一次口服0.2g，t_{max}约2小时，该药与血浆蛋白结合很少，其水溶性代谢产物3-甲基黄酮-8-羧酸与血浆蛋白结合率高。主要经尿排泄，少量从胆汁排泄。

【适应证】用于以下疾病引起的尿频、尿急、尿痛、排尿困难及尿失禁等症状性治疗。①下尿路感染性疾病（前列腺炎、膀胱炎、尿道炎等）。②下尿路梗阻性疾病（早、中期前列腺增生症，痉挛性、功能性尿道狭窄）。③下尿路器械检查后或手术后（前列腺摘除术、尿道扩张、膀胱腔内手术）。④尿道综合征。⑤急迫性尿失禁。

【用法用量】口服，一次0.2g，一日3~4次。

【不良反应】胃部不适、恶心、呕吐、口渴、头痛、嗜睡、视物模糊、紧张、心悸、咽喉干燥及皮疹等。严重的反应：白细胞减少（罕见）、精神混乱（罕见，多发生于老年患者）、眼内压升高（罕见）。

【禁忌证】①胃肠道梗阻或出血、贲门失弛缓症、尿道阻塞失代偿者。②有神经精神症状者及心、肝、肾功能严重受损者。③对黄酮哌酯过敏者。

【药物相互作用】①与大量维生素C或氯化钾固体剂型合用，使该药在胃肠道内通过的速度减慢或迟滞，增加胃肠道损害的风险。②慎与金刚烷胺、某些抗组胺药、三环类抗抑郁药、单胺氧化酶抑制药、拟副交感神经药同用。

【注意事项】①泌尿生殖道感染患者，需进行抗感染治疗。②青光眼、白内障及残余尿量较多者慎用。③哺乳期妇女使用对乳儿的危害不能排除。④12岁以下儿童不宜服用。⑤用药后如出现困倦或视物模糊，勿驾驶交通工具或操作机器。⑥勿与大量维生素C或钾盐合用。

【制剂与规格】片剂（胶囊）：0.2g。

溴吡斯的明
Pyridostigmine Bromide

【其他名称】吡啶斯的明。

【药理】本药是可逆性抗胆碱酯酶药，抑制胆碱酯酶的活性，减缓乙酰胆碱灭活，增强和延长乙酰胆碱效应；出现毒蕈碱样（M）和烟碱样（N）胆碱受体兴奋作用。

【体内过程】口服吸收差，口服生物利用度11.5%~18.9%，t_{max}为1~2小时，$t_{1/2}$为3.3小时。不易透过血脑屏障，药物在体内经肝脏先水解成氨基酸和吡啶衍生物。原型药物或代谢产物经肾由尿排泄，少量可分泌入乳汁中。

【适应证】膀胱逼尿肌收缩无力造成的尿潴留。

【用法用量】口服：一次60～120mg，每3～4小时口服一次。

【不良反应】可出现轻度抗胆碱酯酶的毒性反应，如腹痛、腹泻、胃肠道蠕动增加、胃痉挛、肌痉挛、恶心、呕吐、唾液增多、支气管内黏液分泌增多、出汗、缩瞳、乏力和血压下降。严重的反应有心动过缓、胆碱能危象等。如长期口服可出现溴化物的反应，如皮疹、乏力、恶心、呕吐等。

【禁忌证】①心绞痛、支气管哮喘、机械性肠梗阻及尿路梗阻患者。②对本药或溴化物过敏者。

【药物相互作用】①容积性泻剂如甲基纤维素，会导致溴吡斯的明吸收被完全抑制。②奎尼丁、普鲁卡因胺阻断乙酰胆碱受体，导致重症肌无力加重。③阿托品拮抗本药的作用。④与普萘洛尔等β受体阻断药合用，可导致心脏不良反应累加。⑤氨基糖苷类削弱溴吡斯的明的作用。

【注意事项】①心律失常、房室传导阻滞、术后肺不张或肺炎及妊娠期妇女慎用。②本药吸收、代谢、排泄存在明显的个体差异，其药量和用药时间应根据服药后效应而定。③中毒剂量会出现胆碱能危象，使用阿托品或东莨菪碱能予以解除。④术后肺不张或肺炎、心律失常（尤其是房室传导阻滞）、心绞痛患者或支气管哮喘患者慎用。⑤妊娠期妇女和哺乳期妇女用药尚不明确。⑥儿童使用的安全性和有效性未建立。

【制剂与规格】片剂：60mg。

奥昔布宁
Oxybutynin

【药理作用】本药具有较强的平滑肌解痉作用和抗胆碱作用。可选择性作用于膀胱逼尿肌，降低膀胱内压，增加容量，减少不自主膀胱收缩，从而缓解尿频、尿急和尿失禁等。

【体内过程】口服吸收迅速完全，口服起效时间为30~60分钟，t_{max}为3~6小时，解痉作用可持续6~10小时。血浆蛋白结合率高，主要分布于脑、肺、肾和肝脏。在肝脏经CYP3A4代谢，原型药物和代谢产物经尿和粪便排泄。

【适应证】用于无抑制性和反流性神经源性膀胱功能障碍患者与排尿有关的症状缓解，如尿频、尿急、尿失禁、夜尿和遗尿等。

【用法用量】①口服，一次5mg，一日2~3次；最大剂量为一次5mg，一日4次。②5岁以上儿童口服常用量，一次5mg，一日2次；最大剂量，一次5mg，一日3次。5岁以下儿童的临床数据不足，不推荐使用。

【不良反应】少数患者可出现口干、少汗、视物模糊、心悸、嗜睡、头晕、恶心、呕吐、便秘、腹泻、阳痿、抑制泌乳等抗胆碱能药物所产生的类似症状。个别患者可见过敏反应或药物特异反应，如荨麻疹和其他皮肤症状。

【禁忌证】①青光眼。②部分或完全胃肠道梗阻、麻痹性肠梗阻、老年或衰弱病人的肠张力缺乏。③重症肌无力。④阻塞性尿道疾病。⑤处于出血性心血管状态不稳定的患者。⑥对本药过敏者。

【药物相互作用】①同时口服氯化钾固体剂型，引起氯化钾在胃肠道内通过的速度减慢或迟滞，增加胃肠道损害的风险，属于禁忌。②与中枢神经系统抑制药或乙醇合用，镇静作用增强。③与CYP3A4抑制药（如咪唑类抗真菌药、大环内酯类抗生素），会导致本药的浓度增加。

【注意事项】①临床有明显的膀胱流出道梗阻者使用本药，有尿潴留的风险。②肠张力缺乏或溃疡性结肠炎的患者使用本药，有胃肠蠕动下降的风险。③胃肠道梗阻的患者使用本药，有胃潴留的风险。④重症肌无力、老年和所有植物神经病患者慎用。⑤肝、肾疾

第八篇

病患者慎用。⑥伴有食管裂孔疝的消化性食管炎患者或回肠和结肠造口术患者慎用。⑦司机、机器操作工、高空作业人员及从事危险工作的人员在使用本药时，应告知可能产生视物模糊或瞌睡等症状。⑧伴有感染的患者，应合并使用相应的抗感染药物。⑨甲状腺功能亢进、冠心病、心功能不全、心律失常、高血压及前列腺肥大等患者使用本药后，可加重症状。⑩哺乳期妇女使用对乳儿的危害不能排除。

【制剂与规格】①片剂（胶囊）：5mg。②缓释片：10mg。③口服液：60ml：60mg。

第九篇

激素及相关药物

导　读

本篇收录各类激素类药物，包括垂体前叶激素相关药物（第1章）、性激素类药物及促性腺激素及其类似物（第2章）、避孕药（第3章）、甲状腺激素类药物和抗甲状腺药物（第4章）、胰岛素和抗糖尿病药物（第5章）。垂体前叶激素相关药物——重组人生长激素，主要用于治疗各种原因引起的生长激素缺乏及重度损伤后的组织重建。性激素类药物及促性腺激素及其类似物包括①雄激素及同化激素类药物，用于维持成年男性性腺功能、促进青春期男性生长发育、抑制绝经后女性晚期乳腺癌、促进同化作用、治疗严重消耗性疾病等；②雌激素及其类似合成物，用于维持成年女性性腺功能、改善雌激素水平低下或缺乏而引起的相关症状、辅助生殖、预防复发性阴道和尿道下部的感染、治疗围绝经期及老年女性骨质疏松及性腺相关疾病、哺乳期女性退乳及治疗男性前列腺癌等；③孕激素，用于治疗流产、闭经、痛经、避孕、辅助生殖、月经不调、子宫内膜异位症、子宫内膜癌、子宫肌瘤、肾癌、前列腺癌、乳腺癌及围绝经期综合征等。避孕药主要用于避孕、终止妊娠及雌孕激素联合作用，调节女性内分泌，治疗女性性腺器官相关问题等。甲状腺激素类药物和抗甲状腺药物用于治疗各种原因引起的甲状腺功能减退或亢进。胰岛素和抗糖尿病药物用于治疗糖尿病、高血糖。

第1章 垂体前叶激素相关药物

重组人生长激素
Recombinant Human Growth Hormone

【其他名称】第三代人促生长激素。

【药理作用】本药具有与人生长激素（GH）同等的作用，能促进骨骼、内脏生长，促进蛋白质合成，影响脂肪和矿物质代谢，在人体生长发育中起着关键性作用。GH通过直接和GH受体结合以及刺激肝脏产生类胰岛素样生长因子-Ⅰ（IGF-Ⅰ）广泛作用于全身；作用于骨骺软骨细胞以及成骨细胞，促进骨骼的生长；促进肌细胞数量增多，体积增大，使内脏增大；可兴奋红细胞生成素而使红细胞数量增加。生长激素对代谢有广泛影响，可促进蛋白质合成，使氮潴留；有拮抗胰岛素的作用，影响糖代谢，GH过多分泌可使糖耐量减退，甚至引起糖尿病；可促进脂质分解，体内脂肪贮存量减少，使血浆游离脂肪酸、胆固醇及甘油三酯增加；还可使体内钠、钾、磷潴留。本药促进生长和蛋白同化等作用是通过IGF-Ⅰ介导的，IGF-Ⅰ在生长激素刺激下主要由肝脏产生。

【体内过程】静脉注射后，$t_{1/2}$为20～30分钟；肌内注射3小时后达到平均峰浓度。皮下注射后约80%被吸收，4～6小时后达峰浓度，$t_{1/2}$约为4小时。注射剂量约90%在肝脏代谢，仅约0.1%以原型由胆道、肾脏排泄。

【适应证】①内源性生长激素分泌不足、Turner综合征或慢性肾功能不全所致的生长障碍。②Prader-Willi综合征。③成人明显生长激素缺乏症。④重度烧伤。

【用法用量】（1）成人：①常规剂量用于明显生长激素缺乏症的替代治疗：皮下注射每日0.15～0.3mg（每5.3mg相当于16IU，以下同），从低剂量开始用药，根据个体需求量逐渐增量，通过检测IGF-Ⅰ水平确定个体需求量。维持剂量极少超过一日1.0mg。因男性患者随治疗时间延长对IGF-Ⅰ的敏感性增加，故女性患者可能较男性患者对本药的需求量更高，即存在女性患者（尤其是口服雌激素替代的女性患者）治疗不足，而男性患者治疗过度的风险。因此，治疗剂量的准确性应每6个月评估1次。此外，生长激素的正常生理分泌量随年龄增加而下降，故本药的治疗剂量可能随年龄增加而减少。应使用最低有效剂量。②重度烧伤：皮下注射推荐剂量为一次0.2～0.4IU/kg，一日1次，通常疗程约2周。

（2）儿童：①内源性生长激素分泌不足所致的生长障碍：皮下注射 通常推荐剂量为每日0.025～0.035mg/kg或0.7～1.0mg/m^2。②Turner综合征所致的生长障碍：皮下注射 推荐剂量为每日0.045～0.05mg/kg或1.4mg/m^2。③慢性肾功能不全所致的生长障碍：皮下注射 推荐剂量为每日1.4mg/m^2（近似于每日0.045～0.05mg/kg）。若生长速度过慢可使用更高剂量。接受6个月的治疗后，可能需调整剂量。④治疗Prader-Willi综合征：皮下注射 推荐剂量为每日0.035mg/kg或1.0mg/m^2，日剂量不应超过2.7mg。对生长速度低于每年1cm和接近骨骺愈合期的儿童，不应使用本药进行治疗。

【不良反应】偶可引起注射部位疼痛、麻木、发红和肿胀等。若出现本药诱导的颅内压增高，待颅内压增高相关症状和体征解除后，以较低的剂量重新开始接受本药治疗。若出现跛行、髋部或膝部疼痛，应谨慎评估是否出现股骨头骨骺滑脱。若出现持续的严重腹痛，尤其是儿童，应考虑诊断为胰腺炎。若出现高血糖加用胰岛素治疗后血糖仍高于11.1mmol/L，且持续3日以上，应停用本药。若出现视乳头水肿，应停用本药。

【禁忌证】①对本药过敏者。②患肿瘤或2年内有恶性肿瘤史者。③妊娠哺乳期妇女及骨骺已闭合的儿童患者。

【药物相互作用】①大剂量糖皮质激素可能会抑制本药的作用。②蛋白同化类固醇、雄激素、雌激素或甲状腺激素与生长激素同用时，均有加速骨骺提前闭合的危险，应慎重考虑。

【注意事项】①Prader-Willi综合征的诊断应采用适当的基因检测确诊。②对成人严重生长激素缺乏症的患者，应进行单次生长激素激发试验以确诊或排除生长激素缺乏。在儿童期发病的单纯生长激素缺乏而又不伴下丘脑垂体病变或头颅经辐射证据的患者，推荐进行2次生长激素激发试验。对已知IGF-Ⅰ水平降低（<2个标准差评分）的患者，可考虑仅进行一次生长激素激发试验。③若本药治疗Prader-Willi综合征期间出现上气道梗阻（包括新发打鼾或打鼾增加）和（或）新发睡眠呼吸暂停的体征，应停用本药。Prader-Willi综合征患者治疗期间应进行有效地体重控制，并监测是否出现呼吸道感染的体征，若出现则应尽早诊断和积极治疗。④在肝脏和脂肪组织，微粒体酶11β-羟基类固醇脱氢酶1（11β-HSD1）可将皮质酮转化为代谢产物皮质醇。生长激素可抑制11β-HSD1，故未经治疗的生长激素缺乏症患者体内有相对升高的11β-HSD1和血清皮质醇。接受本药的治疗则可能抑制11β-HSD1，降低血清皮质醇浓度。因此，使用本药可能使之前未确诊的中枢性（继发性）肾上腺功能减退发作，并可能需糖皮质激素替代治疗。此外，之前确诊为肾上腺功能减退已接受糖皮质激素替代治疗的患者，开始使用本药后，可能需增加糖皮质激素的维持剂量或负荷剂量，尤其是正接受醋酸可的松和泼尼松治疗的患者，因这些药物转化为生物学活性代谢产物依赖于11β-HSD1的活性。⑤正接受口服雌激素替代治疗的患者，可能需大剂量使用本药以达到既定的治疗目标。⑥接受本药治疗可能降低胰岛素敏感性，故可能使之前未确诊的糖耐量受损和糖尿病发作。对需接受降糖治疗的糖尿病患者，开始本药治疗后，可能需调整胰岛素和（或）其他降糖药的剂量。⑦对有颅内肿瘤继发生长激素缺乏症史的患者，本药治疗期间应定期监测肿瘤是否进展或复发。⑧本药治疗期间应谨慎监测痣是否出现生长加快或恶变。⑨本药治疗期间应监测有脊柱侧凸史的患者是否出现脊柱侧凸加剧。

【制剂和规格】①注射液：1.5ml：15IU；3ml：15IU；3ml：30IU。②注射用重组人生长激素：2IU；2.5IU；3IU；4IU；4.5IU；6IU；8IU；10IU；12IU；16IU。

第2章 性激素类药物及促性腺激素及其类似物

一、雄激素及同化激素类药物

丙酸睾酮
Testosterone Propionate

【其他名称】丙睾、丙酸睾丸素、丙酸睾丸酮。

【药理作用】本药的雄激素作用与蛋白同化作用之比为1：1。进入人体后先经5-α还原酶转化为双氢睾酮（Dihydrotestosterone），以后再与细胞受体结合进入细胞核，与染色质作用，激活RNA多聚酶，促进蛋白质合成和细胞代谢。本药可促进青春期男性第二性征发育；对成年男性除维持第二性征和性功能外，还可抑制内源性促性腺激素的分泌，使男性睾丸萎缩。本药也可抑制女性子宫内膜增生。可通过促红细胞生成素刺激红细胞的生成和分化。对骨髓造血功能的作用是通过刺激肾脏分泌促红细胞生成素而间接起作用的，也可能是直接刺激骨髓，促进血红蛋白合成。

【体内过程】肌内注射本药后，吸收较慢，起效时间为2～4日。在血中，98%的药物与血浆蛋白结合，仅2%为游离状态。本药大部分在肝内代谢转化成活性较弱的雄酮及无活性的5α雄酮，代谢产物的90%与葡糖醛酸及硫酸结合后随尿排出，约6%非结合代谢产物随胆汁排出，其中少部分仍可再吸收，形成肝肠循环。半衰期为10～20分钟。

【适应证】①男性性功能降低。②男性青春期发育迟缓。③绝经期后女性晚期乳腺癌。

【用法用量】肌内注射。（1）成人：①男性性腺功能低下：一次25～50mg，一周2～3次。②绝经后女性晚期乳腺癌：一次50～100mg，一周3次，疗程2～3个月。③功能性子宫出血：联合黄体酮，一次25～50mg，一日1次，共3～4次。

（2）儿童：男性青春期发育迟缓：一次12.5～25mg，一周2～3次，疗程不超过4～6个月。

【不良反应】大剂量可致女性男性化，如多毛、痤疮、闭经、阴蒂增大、嗓音变粗等。大剂量可致男性睾丸萎缩、精子减少。其他可见注射部位出现疼痛、硬结、感染及荨麻疹。用药期间若发现肝功能损害，应及时停药。

【禁忌证】①前列腺癌患者。②肝、肾功能不全者。③妊娠哺乳期妇女。

【药物相互作用】①抗凝药：合用可增强抗凝作用，甚至可引起出血。②肾上腺皮质激素：合用可加重水肿。③胰岛素：合用对蛋白同化有协同作用。④巴比妥类药物：合用可使本药疗效降低。

【注意事项】①用于乳腺癌治疗时，3个月内应有效。若病情仍进展，应立即停药。②本药与其他睾酮制剂作用时间不同，因此一般不可换用。

【制剂与规格】注射液：1ml：10mg；1ml：25mg；1ml：50mg；1ml：100mg。

甲睾酮
Methyltestosterone

【其他名称】甲基睾丸素。

【药理作用】本药为人工合成的雄激素，是睾酮的17α-甲基衍生物，其作用与天然睾丸素相同，且口服有效，其雄激素作用与蛋白同化作用之比为1：1。本药可促进男性性器官的发育、成熟，维持第二性征；促进蛋白质和骨质形成；对抗雌激素，抑制子宫内膜生长及垂体-性腺功能；刺激骨髓造血功能，促进红细胞和血红蛋白增加。同时，外源性雄激素可反馈抑制黄体生成素而使内源性雄激素分泌减少；大剂量使用本药亦可反馈抑制卵泡刺激素使精子合成受限。儿童使用本药还可加速身体的增长，但骨成熟相

第九篇

对提前。此外，本药可引起氮、钠、钾、磷的潴留，使肾分泌钙减少。

【体内过程】本药经胃肠道和口腔黏膜吸收。口服10mg后1～2小时达血药峰浓度。由于口服后经肝脏代谢而失活，故舌下含服的疗效比口服高2倍，剂量可减半。本药体内代谢较睾酮慢，主要以代谢产物（多数为结合型）随尿液排泄，原型药物随尿液的排泄量为给药量的5%～10%。半衰期为2.5～3.5小时。

【适应证】①男性性腺功能减退症。②绝经后妇女晚期乳腺癌。

【用法用量】成人：①男性性腺功能减退症：舌下含服：一次5mg，一日2次。②绝经后妇女晚期乳腺癌的姑息性治疗：舌下含服：一次25mg，一日1～4次。如治疗有效，2～4周后剂量可减至一次25mg，一日2次。

【不良反应】可引起水钠潴留、甲状腺结合球蛋白降低（可使甲状腺激素作用增强）。乳腺癌患者使用本药可能引起高钙血症（本药可刺激骨质溶解）。女性患者使用本药可引起闭经、月经紊乱、痤疮、多毛、声音变粗；男性患者使用本药可引起睾丸萎缩、精子生成减少、精液量减少。长期大剂量使用本药易引起胆汁淤积性肝炎、黄疸、肝功能异常。舌下给药可引起口腔炎、口腔疼痛、流涎。

【禁忌证】①对本药过敏者。②前列腺癌患者。③妊娠期妇女。

【药物相互作用】巴比妥类药：合用可增加本药的肝内代谢，使本药的作用减弱。

【制剂与规格】片剂：5mg。

十一酸睾酮

Testosterone Undecanoate

【其他名称】十一酸睾丸素、十一酸睾丸酮、十一烷酸睾酮、十一烷酸睾丸素、十一烷酸睾丸酮、十一烷酮。

【药理作用】本药属雄激素类药，为睾酮的十一酸酯，具有如下作用：①促进男性生长，促进男性第二性征和睾丸、副性腺结构的发育；②促进蛋白质合成和减少分解，增强免疫功能，促进骨骼生长；③促进红细胞生成；④反馈性抑制促性腺激素分泌；⑤抑制雌激素分泌。

【体内过程】①本药口服后具有活性，因其一部分与乳糜微粒结合，被吸收并释放进入体循环淋巴液。在药物吸收过程中，少量本药代谢为具有活性的5α－十一酸双氢睾酮。吸收后的残留药物在肠壁和肝脏内代谢为无活性的生物转化产物。吸收进入淋巴液的酯类物质经水解，在外周循环中转化为雌二醇。之后，这些游离类固醇在靶器官发挥雄激素活性。在稳态条件下，单次给予本药80～160mg，4～5小时后睾酮水平达血药峰浓度，约为40nmol/L。口服后血浆睾酮水平可维持8～12小时。②本药肌内注射后缓慢吸收，水解为睾酮后起作用。性腺功能低下症患者给药前平均血清睾酮浓度为10nmol/L以下，单次注射本药500mg后1周，平均血清睾酮浓度上升至48nmol/L，此后逐渐下降，直至给药后50～60日时降至成年男子血清睾酮正常值的下限（10nmol/L）。③本药吸收后主要分布于肝、肾、脂肪组织，其次为肛提肌、附睾、前列腺。消除过程与天然睾酮相同，通过葡萄糖醛酸反应完成。终产物主要经肾脏排泄，少部分随粪便排出。肌内注射的平均消除半衰期和平均滞留时间分别为18日和22日。

【适应证】①男性性腺功能减退，如睾丸切除后、无睾症、垂体功能低下、内分泌性阳痿、精子生成障碍引起的不育症、更年期症状（如性欲减退、脑力及体力下降）。②男性体质性青春期延迟。③女性乳腺癌转移患者。④再生障碍性贫血。⑤使女性男性化。

【用法用量】成人：（1）男性性腺功能减退、再生障碍性贫血：①口服：开始剂量为一日120～160mg，连用2～3周后使用维持剂量一日40～120mg。早晚各1次（将日剂量分成两个等分）。②肌内注射：一次250mg，一个月1次，特殊情况下（如再生障碍性贫血患者）可增至一次500mg。

（2）男性体质性青春期延迟、女性乳腺癌转移患者的姑息性治疗、使女性男性化：口服：用法与用量同“男性性腺功能减退”。

【不良反应】可有粉刺、男子乳房发育、水肿、精子发生减少等，应立即停药，待症状消失后，再以较低的剂量重新开始用药。

【禁忌证】①对本药过敏者。②前列腺癌患者。③男性乳腺癌患者。④妊娠哺乳期妇女。

【药物相互作用】①皮质类固醇：合用可能引起液体潴留，尤其是心脏病、肾病、肝病患者。②口服抗凝血药（如华法林）：雄激素可增强抗凝血药的抗凝血作用。合用时密切监测国际标准化比值和凝血酶原时间，尤其是开始和停止合用时。③酶诱导药、酶抑制药：酶诱导药可降低睾酮水平，而酶抑制药可升高睾酮水平。④环丙孕酮：环丙孕酮可拮抗本药的疗效。⑤胰岛素：雄激素可能改变胰岛素的敏感性和血糖控制。对于糖尿病患者，雄激素的代谢作用可降低血糖，合用时应减少胰岛素的剂量。⑥本药与适量蛋白质、糖和维生素合用，可提高本药疗效。

【注意事项】如疑似滥用睾酮，应检查血清睾酮水平，以确保睾酮水平在治疗范围内。本药可影响运动员兴奋剂测试结果。

【制剂与规格】①软胶囊：40mg。②注射液：2ml：250mg。

去氢甲睾酮

Metandienone

【其他名称】美雄酮。

【药理作用】本药为甲睾酮的去氢衍生物，为同化激素类药。其蛋白同化作用与丙酸睾酮相似，但雄性激素作用较弱，约为后者的1%。本药可促进蛋白质合成，抑制蛋白质异生，维持正氮平衡，使食欲增进、肌肉增长、体重增加；亦可促使钙、磷在骨组织中沉积，促进骨细胞间质形成，加速骨钙化和骨生长；还可促进组织新生和肉芽形成，加速创伤的修复。

【适应证】①慢性消耗性疾病、严重感染、创伤、烧伤、手术后的康复。②肾上腺皮质激素引起的负氮平衡、骨质疏松症、小儿发育不良、侏儒症。

【用法用量】成人：口服：用药初期一日10～30mg，分2～3次服用；病情得到控制后改为维持量，一日5～10mg，4～8周为一疗程，重复疗程时应间隔1～2个月。老年人剂量宜酌减。

【不良反应】可见恶心、呕吐、消化不良、腹泻。长期或大剂量使用可见水钠潴留、水肿、黄疸及肝功能异常。女性患者可致月经紊乱、痤疮、多毛、声音变粗、阴蒂肥大等男性化反应。

【禁忌证】①高血压。②肾病。③前列腺癌。④肝功能不全。⑤儿童、妊娠哺乳期妇女。

【注意事项】①使用本药期间应适量增加蛋白质、糖、维生素和矿物质等的摄入，以提高蛋白同化作用的疗效。②本药不宜长期或大剂量使用。

【制剂与规格】片剂：1mg；2.5mg；5mg。

司坦唑醇

Stanozolol

【其他名称】吡唑甲基睾丸素、吡唑甲氢龙、吡唑甲氢松、司坦唑。

【药理作用】本药为蛋白同化类固醇类药，其蛋白同化作用较强，为甲睾酮的30倍，雄激素活性为甲睾酮的1/4。本药具有促进蛋白质合成、抑制蛋白质异生、降低血胆固醇和甘油三酯、促使钙磷沉积和减轻骨髓抑制等作用，还可增强体力、增加食欲、增加体重。

【适应证】①遗传性血管神经性水肿。②严重创伤、慢性感染、营养不良等慢性消耗性疾病。

【用法用量】成人：①遗传性血管神经性水肿：口服：起始剂量为一次2mg，一日3次。应根据患者的反应个体化给药。如疗效明显，可每隔1～3个月减量，直至维持剂量一日2mg。②慢性消耗性疾病：口服：一次2～4mg，一日3次，女性酌减。儿童：遗传性血管神经性水肿：口服：仅在发作时使用。6岁以下儿童，一日1mg；6～12岁儿童，一日2mg。

【不良反应】服药初期，下肢、面部可能出现水肿，继续用药能自行消失。消化性溃疡患者服用本药，可能引起胃疼加剧、出血。如出现痤疮等男性化反应，应停药。

【禁忌证】严重肝病、肾病、心脏病、高血压患者、前列腺癌患者及妊娠期妇女。

【制剂与规格】片剂：2mg。

达那唑
Danazol

【其他名称】丹那唑、安宫唑、炔睾醇、炔睾酮。

【药理作用】本药为合成雄激素，具有弱雄激素活性，兼有蛋白同化作用和抗雌激素作用，但无孕激素和雌激素活性。作用于下丘脑-垂体-卵巢轴，抑制垂体促性腺激素，使卵泡刺激素和黄体生成素的释放减少，亦可直接抑制卵巢甾体激素的生成，作用于子宫内膜细胞的雌激素受体部位而抑制雌激素的效能，使正常和异常的子宫内膜萎缩和不活动，从而导致不排卵和闭经，可持续6～8个月。

【体内过程】本药口服制剂在胃肠道易吸收。一次100mg，一日2次，血药峰浓度为0.2～0.8μg/ml。一次200mg，一日2次，连服14日，血药浓度为0.25～2μg/ml。本药在肝内代谢，代谢物为α-羟甲基乙炔睾酮和乙炔睾酮。经肾脏排泄，半衰期约为4.5小时。

【适应证】子宫内膜异位症、纤维囊性乳腺病、遗传性血管神经性水肿、自发性血小板减少性紫癜、系统性红斑狼疮、男子乳腺发育、青春期性早熟。

【用法用量】成人：（1）子宫内膜异位症：①口服：胶囊：一日400～800mg，分次服用，连服3～6个月。如停药后症状复发，可再给药一疗程。软胶囊：一日80～160mg，分次服用，连服3～6个月。如停药后症状复发，可再给药一疗程。②阴道给药：栓剂：一次50mg，一日1～2次，月经期停用3～4日，3～6个月为一疗程。

（2）纤维囊性乳腺病：口服：胶囊：于月经开始后第1日服药，一次50～200mg，一日2次。如停药后1年内症状复发，可再给药。

（3）遗传性血管神经性水肿：口服：胶囊：初始剂量为一次200mg，一日2～3次，直至疗效出现。维持剂量通常为初始剂量的50%或更低；根据治疗前发病的频率，每隔1～3个月或更长时间逐渐递减剂量。老年患者生理功能减退，用药应减量（如一日100～200mg）。

【不良反应】主要有体重增加、水肿、多毛、声粗、痤疮、头痛、肝功能障碍、焦虑等。多数妇女发生闭经，少数有不规则阴道出血。可能会有暂时性脂蛋白改变，考虑动脉硬化或冠脉疾病的可能。

【禁忌证】明显的心、肝、肾功能损害者、生殖器异常出血的患者、卟啉病患者、血栓症患者、雄激素依赖性肿瘤患者及妊娠哺乳期妇女。

【药物相互作用】①华法林：合用可使抗凝效应增强，易发生出血。②卡马西平：合用可使卡马西平的血药浓度升高。③胰岛素：合用易产生耐药性。

【注意事项】①纤维囊性乳腺病治疗前须排除乳腺癌，停止治疗后症状可能复发，出现乳腺疼痛。②女性患者开始用药时应采取工具避孕法。一旦发生妊娠，应立即停药并终止妊娠。③本药栓剂对会阴部结节无效。④对青春期性早熟，本药可使患者月经停止、乳房发育退化；由于有增加骨成长的刺激作用，较其他治疗性早熟药物无明显优点，故仅限于对其他药物治疗无效的重度患者使用。⑤女性患者用药后如出现男性化症状，应停药。

【制剂与规格】①胶囊：100mg；200mg。②软胶囊：10mg。③栓剂：50mg。

苯丙酸诺龙
Nandrolone

【其他名称】苯丙酸南诺龙、苯丙酸去甲睾酮、正男性酮。

【药理作用】本药为蛋白同化激素，能促进氨基酸合成蛋白质，抑制氨基酸分解生成尿素，从而纠正负氮平衡。也可使钙、磷、钾、硫和肌酸蓄积，促进肌肉、骨骼生长和发育，体重增加。此外，本药还有抑制蛋白质异生的作用。本药蛋白同化作用较甲睾酮强大而持久，为丙酸睾酮的12倍，而雄性化作用仅为丙酸睾酮的1.5，分化指数为8。

【体内过程】肌内注射本药100mg后，1～2日达血药峰浓度，药效可维持1～2周。

【适应证】①用于女性晚期乳腺癌的姑息治疗。②用于伴有蛋白分解的慢性消耗性疾病。

【用法用量】成人：①女性转移性乳腺癌的姑息治疗：肌内注射：一周25～100mg，一般疗程为12周，如有必要，治疗结束4周后，可进行第2个疗程。

第九篇

②蛋白大量分解的严重消耗性疾病：肌内注射：一周25～50mg，同时需摄入充足的热量和蛋白质。

【不良反应】有轻微男性化作用，尤其是妇女和儿童。妇女可引起面部和躯体的多毛、痤疮、声音低沉、月经紊乱、闭经、阴蒂肥大等；男性长期使用可致精子及精液减少，也可能出现痤疮。可致儿童骨骺成熟而提前闭合，使身材矮小。此外，还可致水钠潴留。长期使用可能引起黄疸及肝功能障碍（如天门冬氨酸转氨酶升高、丙氨酸转氨酶升高）。

【禁忌证】高血压、前列腺癌、男性乳腺癌患者及儿童、妊娠哺乳期妇女。

【药物相互作用】①抗凝血药（如香豆素、华法林）：本药可增强抗凝血药的抗凝作用。②皮质激素：合用可使血糖升高。

【注意事项】①若出现女性男性化、阴蒂肥大、闭经或月经紊乱等反应，应立即停药。②若出现黄疸应立即停药。③本药注射液含苯甲醇，禁止用于儿童肌内注射。

【制剂与规格】注射液：1ml：10mg；1ml：25mg。

二、雌激素及其类似合成物

戊酸雌二醇
Estradiol Valerate

【药理作用】本药为雌二醇的戊酸酯，作用与雌二醇相似，是一种长效雌激素制剂。使用戊酸雌二醇片期间不会抑制排卵，也基本不影响内源性激素的生成。激素替代治疗可以减轻绝经妇女的许多雌激素缺乏的症状。

【体内过程】戊酸雌二醇吸收迅速而且完全。在吸收和首次通过肝脏的过程中，类固醇酯分解为雌二醇和戊酸。同时，雌二醇进一步代谢为雌酮、雌三醇和硫酸雌酮。口服戊酸雌二醇后，只有约3%的雌二醇得到生物利用。服药后通常4～9小时达到雌二醇的最高血浓度，外源性给予戊酸雌二醇的酯分解后，药物的代谢遵循内源性雌二醇的生物转化途径。雌二醇主要在肝脏代谢，但也在肝外，如肠道、肾、骨骼肌及靶器官代谢。这些过程包括雌酮、雌三醇、儿茶酚雌激素及这些化合物的硫酸盐、葡萄糖醛酸化物轭合物的形成，这些物质的雌激素活性明显降低或甚至无雌激素活性。一定量的雌二醇代谢产物可以分泌到胆汁中，进入肝肠循环。最终的雌二醇代谢产物主要以硫酸盐及葡萄糖醛酸化物的形式从尿液中排出。

【适应证】与自然或人工绝经相关的雌激素缺乏、血管舒缩性疾病、生殖泌尿道营养性疾病（外阴阴道萎缩，性交困难，尿失禁）以及精神性疾病（睡眠障碍，衰弱）。

【用法用量】成人：（1）补充雌激素不足：口服：①周期性治疗：一日1mg，连用20～25日（有完整子宫的患者，至少在雌激素治疗的最后12日内给予孕激素），停药5～6日，25～31日为一周期，停药后可出现撤药性出血，之后开始下一周期治疗。②连续性治疗：子宫切除且停药周雌激素缺乏症状严重复发的患者，可连续用药。本药一日1mg，每月必须加用至少12日的孕激素，孕激素治疗停止后可能发生出血。（2）前列腺癌：肌内注射：一次30mg，1～2周1次。可按需调整用量。

【不良反应】可有头痛、乳房胀痛等。

【禁忌证】妊娠和哺乳、未确诊的阴道出血、乳腺癌、受性激素影响的癌前病变或恶性肿瘤、肝脏肿瘤病史、重度肝脏疾病、急性动脉血栓栓塞（如心肌梗死，中风）、活动性深静脉血栓形成、血栓栓塞性疾病、静脉或动脉血栓高危因素、重度高甘油三酯血症、对活性成分或任何辅料过敏者。

【药物相互作用】①长期使用肝酶诱导药物能加快性激素的清除并可能降低其临床疗效。已确定有肝酶诱导特性的药物有乙内酰脲、巴比妥酸盐、扑米酮、卡马西平和利福平，可疑的药物有奥卡西平、托吡酯、非尔氨酯和灰黄霉素。最大酶诱导作用一般在用药2～3周后见到，但这种作用在药物治疗停止后可持续至少4周。②在罕见病例中已观察到，同时使用某些抗生素（如青霉素和四环素）时会出现雌二醇水平的下降。③一些经过牢固结合的物质（如扑热息痛），在吸收过程中竞争性抑制结合系统从而可能增加雌二醇的生物利用度。④由于对糖耐量有影响，个别病例的口服降糖药或胰岛素的用量会发生变化。⑤使用激素替代疗法期间快速摄入酒精可以导致血液循环中雌二醇水平的升高。⑥性甾体激素的使用可以影响生化指标，如肝脏，甲状腺，肾上腺和肾功能，血浆（载体）蛋白水平如皮质类固醇结合球蛋白以及脂质/脂蛋白比，碳水化合物代谢指标及凝血与纤溶指标。

【注意事项】①子宫切除及绝经后妇女可在任一日开始用药。如患者仍有月经周期，则应在出血的第5日开始用药。②子宫内膜完整且有生育能力的妇女，在使用本药和孕激素的治疗中，仍应采用非激素类药进行避孕。③有子宫的患者需联用孕激素以降低子宫内膜增生的风险，伴子宫内膜异位史的子宫切除患者亦需联用孕激素。④有证据显示，激素替代治疗可使绝经期和绝经后妇女发生乳腺癌的风险相对增加。如持续治疗5年以上，则必须权衡利弊，并进行定期的检查。⑤长期或大量使用本药者，停药或减量时须逐步进行。⑥用药前应排除泌乳素瘤。⑦有黄褐斑倾向的妇女，在使用激素替代治疗期间应避免阳光或紫外线照射。⑧肢体固定术（如事故后）前应停药，择期手术前应停药6周，以降低血栓发生的风险，并防止卧床时间延长。⑨以下妇女不应使用本药。阴道环：阴道生理性或病理性狭窄、阴道感染、子宫颈脱垂、脱肛、膀胱突出或其他可增加阴道刺激、溃疡风险或增加阴道环脱落风险的疾病。如出现阴道溃疡、糜烂或阴道壁粘着，应移除阴道环，待完全恢复后方可再次置入。确保阴道环置入阴道正确位置（避免意外置入膀胱内）。

【制剂与规格】①片剂：0.5mg；1mg。②注射液：1ml：5mg；1ml：10mg。③半水合雌二醇贴片：1.5mg。

备注：戊酸雌二醇片/雌二醇环丙孕酮Complex packing Estradiol Valerate Tablets/Estradiol Valerate and Cyproterone

戊酸雌二醇片/雌二醇环丙孕酮片复合包装：日历式包装，每盒含戊酸雌二醇片11片及雌二醇环丙孕酮片10片。戊酸雌二醇片每片含戊酸雌二醇2mg，雌二醇环丙孕酮片每片含戊酸雌二醇2mg及醋酸环丙孕酮1mg。

成人：口服，按顺序每日1片，无间断的服用21天：11片白片，10片浅橙红色片。本包装服完后，是这段治疗随后的为期7天的治疗中断期。在治疗中止间期内，可能发生撤退性出血。治疗可以从任何一天开始。但当从其他的序贯激素补充治疗转换到戊酸雌二醇片/雌二醇环丙孕酮片复合包装时，建议在出血后开始服药，即一个新的序贯激素补充疗法从这一天开始。为预防绝经后的骨质疏松，治疗的疗程为若干年。

苯甲酸雌二醇
Estradiol Benzoate

【其他名称】苯甲酸求偶二醇。

【药理作用】本药所含天然雌二醇的苯甲酸盐，具有雌二醇的药理作用。雌二醇是育龄妇女体内卵巢分泌的受体水平活性最高的雌激素。可使子宫内膜增生、增强子宫平滑肌收缩，促使乳腺发育增生。大剂量抑制催乳素释放，对抗雄激素作用，并能增加钙在骨中沉着。

【体内过程】可做注射或外用。外用时雌二醇从皮肤渗透直接进入血液循环，可避免肝脏首过代谢作用，且不损害肝功能。吸收后的雌二醇经门静脉进入肝脏后，部分与β球蛋白结合，再逐渐释放出游离的雌二醇供组织利用。主要在肝脏代谢，经过肝肠循环可以再吸收。经肾随尿排出。

【适应证】①萎缩性阴道炎、女性性腺的功能不良、外阴干枯症、绝经期血管舒缩症状、卵巢切除、原发卵巢衰竭等。②晚期前列腺癌（乳腺癌、卵巢癌患者）。③与孕激素类药物合用，能抑制排卵。④闭经、月经异常、功能性子宫出血、子宫发育不良。

【用法用量】（1）软膏：补充雌激素不足：一次1.35mg，一日1次，每个月使用24日，第15～24日每日口服醋酸甲羟孕酮片4mg。

（2）注射液：①功能性子宫出血：肌内注射：一日1～2mg，止血后酌情减量。②子宫发育不良：肌内注射：一次1～2mg，每2～3日1次。③退乳：肌内注射：一日2mg，不超过3日，随后减量或改用小剂量口服制剂至生效。

【不良反应】可有乳房胀感、乳头溢液、局部刺激感、头痛、恶心、皮疹、水钠潴留等。此外，治疗周期停止后，可有与月经相似的阴道出血。

【禁忌证】血栓性静脉炎、肺栓塞、肝肾功能衰竭、

第九篇

与雌激素有关的肿瘤患者（如乳腺癌、阴道癌、子宫颈癌）、妊娠期妇女。

【药物相互作用】①与抗凝药同用时，雌激素可降低抗凝效应，必须同用时，应调整抗凝药用量。②与卡马西平、苯巴比妥、苯妥英钠、扑米酮、利福平等同时使用，可减低雌激素的效应，这是由于诱导了肝微粒体酶，增快了雌激素的代谢所致。③与三环类抗抑郁药同时使用，大量的雌激素可增强抗抑郁药的不良反应，同时降低其应有的效应。④与抗高血压药同时使用，可减低抗高血压的作用。⑤降低他莫昔芬的治疗效果。⑥增加钙剂的吸收。

【注意事项】用药期间定期进行妇科检查，子宫肌瘤、心脏病、癫痫、糖尿病及高血压患者慎用，外用软膏禁涂于乳房及黏膜区域。

【制剂与规格】①软膏：1.5g：1.35mg。②注射液：1ml：1mg；1ml：2mg；1ml：5mg。

炔雌醇
Ethinylestradiol

【其他名称】乙炔雌二醇。

【药理作用】本药为强效雌激素，活性为雌二醇的7～8倍、己烯雌酚的20倍。本药对下丘脑和垂体有正、负反馈作用，小剂量可刺激促性腺素分泌，大剂量则抑制其分泌，从而抑制卵巢的排卵，起抗生育作用。

【体内过程】本药口服后在胃肠道吸收，达峰时间为1～2小时，生物利用度为40%～50%。能与血浆蛋白中度结合。在肝内代谢，大部分以原型排出，约60%随尿液排出，半衰期为6～14小时。

【适应证】①女性性腺功能不良、更年期综合征。②绝经后妇女晚期乳腺癌、晚期前列腺癌。

【用法用量】成人：①女性性腺发育不良：口服：一次0.02～0.05mg，一日1次，夜间服用，连服3周，第3周加服孕激素进行人工周期治疗，可用1～3个周期。②更年期综合征：口服：一日0.02～0.05mg，连服21日，间隔7日后再用。有子宫的妇女，于周期后期加服孕激素10～14日。③绝经后妇女晚期乳腺癌：口服：一次1mg，一日3次。④晚期前列腺癌：口服：一次0.05～0.5mg，一日3～6次。老年人用量应酌减。

【不良反应】可有恶心、呕吐、乳房胀痛、乳腺肿块等。

【禁忌证】与雌激素有关的肿瘤（如子宫颈癌、除绝经后乳腺癌外的乳腺癌）患者、血栓性静脉炎患者及肺栓塞患者。

【药物相互作用】①维生素C：口服1g维生素C可使本药单次口服的生物利用度增加至60%～70%。②孕激素类药：合用对抑制排卵有协同作用。③三环类抗抑郁药：大量的雌激素可使抗抑郁药的不良反应增加，同时减弱其药效。④卡马西平、苯巴比妥、苯妥英钠、扑米酮、利福平：合用可减弱雌激素的药效。⑤抗凝药：雌激素可减弱抗凝药的药效。必须合用时，应调整抗凝药的剂量。⑥抗高血压药：合用可减弱抗高血压药的降压作用。

【注意事项】长期或大量服用本药时，需逐渐减量或停药。

【制剂与规格】片剂：0.005mg；0.0125mg；0.5mg。

炔雌醚
Quinestrol

【其他名称】环戊醚炔雌、炔雌醇环戊醚、戊炔雌醇、乙炔雌二醇环戊醚。

【药理作用】本药为作用较强的口服长效雌激素，其活性为炔雌醇的4倍，具有强大的雌激素效应。可促使阴道上皮细胞成熟，使宫颈黏液变稀薄，抑制排卵及产后泌乳，并作用于子宫内膜。在与孕激素组成的复方口服避孕片中，本药作为长效雌激素，起主要的避孕作用；而孕激素可防止子宫内膜增生，使其转化为分泌期状态，然后脱落。

【体内过程】本药具蓄积效应，据报道其雌激素活性最长可持续4个月。口服后迅速在消化道内吸收进入血液循环，并在血液内维持高浓度，然后储存于脂肪组织中，各系统中药物的含量取决于器官脂肪含量的多少。数日后药物自脂肪库中缓慢释放，并代谢为炔雌醇和葡萄糖醛酸苷炔雌醇。代谢产物主要经肾排泄。母体化合物的消除半衰期为120小时，代谢产物炔雌醇的半衰期为28.8小时。

【适应证】①围绝经期综合征。②与孕激素合用可作为口服长效避孕药。

【用法用量】成人：①围绝经期综合征：口服：一日0.025mg；或一次0.1～0.2mg，一周1次。②退奶：分娩后6小时内口服4mg，必要时4～6日后再服4mg。对已哺乳者，一次4mg，2天后服第二次。

【不良反应】可有恶心、呕吐、乳房胀痛、白带增多等。

【禁忌证】乳腺癌、雌激素依赖性肿瘤、活动性血栓性静脉炎或血栓栓塞性疾病患者、有使用雌激素引起的血栓性静脉炎、血栓形成或血栓栓塞性疾病史者、未明确诊断的生殖道异常出血患者及妊娠期妇女。

【药物相互作用】①钙剂：本药可增加钙剂的吸收。②三环类抗抑郁药：大量的雌激素可增强三环类抗抑郁药的不良反应，同时减弱其药效。③卡马西平、苯巴比妥、苯妥英钠、扑米酮、利福平等：以上药物可诱导肝微粒体酶，从而加快雌激素的代谢，减弱雌激素的药效。④抗凝药：雌激素可减弱抗凝药的抗凝效应，若必须合用，应调整抗凝药用量。⑤抗高血压药：本药可减弱抗高血压药的降压作用。⑥他莫昔芬：本药可减弱他莫昔芬疗效。

【注意事项】①宜短程并以最低有效量用药，以减少可能发生的不良反应。②长期或大量用药者，若需停药或减量应逐量递减。③雌激素周期性给药时，子宫内膜癌发病风险较小；周期性雌激素加孕激素疗法可使发病风险进一步降低。男性患者以及子宫切除后的女性患者，通常采用周期治疗，即用药3周停药1周，相当于自然月经周期中雌激素的变化情况；有子宫的女性，为避免过度刺激，可在周期的最后10～14日加用孕激素，模拟自然周期中激素浓度的变化。

【制剂与规格】片剂：0.025mg；0.1mg；4mg。

雌三醇
Estriol

【药理作用】本药是体内雌二醇的代谢产物，是一种主要存在于尿中的天然雌激素。本药对阴道和子宫颈管具有选择性作用；而对子宫实体及子宫内膜无明显影响。对阴道上皮的角化作用比雌二醇强，能促进阴道黏膜血管新生和阴道上皮损伤愈合；能增强子宫颈细胞功能，使子宫颈肌纤维增生，从而增加宫颈弹性和柔软性。同时，本药对下丘脑和垂体有反馈性抑制作用，但不抑制排卵，仅对黄体产生明显影响。

【体内过程】本药经阴道给药后1～2小时可达血药峰浓度，90%与血浆中白蛋白结合，但与其他雌激素不同，本药与性激素结合球蛋白不结合。本药主要通过肝肠循环内的结合与解离来代谢，代谢终产物为雌三醇，主要以结合的形式随尿液排泄，仅有少部分以非结合的雌三醇随粪便排泄。

【适应证】①雌激素水平低下或缺乏。②预防复发性阴道和尿道下部的感染。③绝经后妇女阴道术前和术后。④可疑萎缩性宫颈涂片的辅助诊断。

【用法用量】成人：①雌激素水平低下或缺乏而引起的相关症状、预防复发性阴道和尿道下部的感染：阴道给药：常用推荐剂量为一日2mg，连续治疗1周，以后每周放置2mg维持。根据个体差异，可酌情增加或减少用药剂量及间隔时间。②绝经后妇女阴道术前和术后：阴道给药：手术前2周开始用药，一次0.5mg，一日1次；手术后2周内一周2次，一次0.5mg。③可疑萎缩性宫颈涂片的辅助诊断：阴道给药：在下次涂片检查前1周，每2日1次，一次0.5mg。

【不良反应】可见阴道灼热、瘙痒，下腹胀，偶见乳房胀痛，一般可自行消失。因本药对子宫内膜作用较弱，故较少引起子宫出血。

【禁忌证】对本药过敏者、乳腺癌或有乳腺癌病史者、雌激素依赖性恶性肿瘤（如子宫内膜癌）者、不明原因或未经诊断的阴道出血患者、未经治疗的子宫内膜增生患者、生殖道恶性肿瘤患者、静脉血栓栓塞症（如深度静脉栓塞症、肺栓塞）或有此类疾病病史者、活动或近期的动脉血栓栓塞性疾病（如心绞痛、心肌梗死）患者、血栓形成倾向紊乱（如蛋白C、蛋白S或抗血栓缺乏症）患者、肝脏疾病者、卟啉病患者、妊娠期及哺乳期妇女。

【药物相互作用】①琥珀胆碱、茶碱、三乙酰夹竹桃霉素：本药可能增强上述药物的疗效。②巴比妥、卡马西平、灰黄霉素、乙内酰脲、利福平：合用可能降低本药疗效。③口服抗凝药：本药可能改变口服抗凝药的有效性。

第九篇

【注意事项】①本药用于绝经后妇女阴道术前和术后时，应考虑给予防止栓塞的预防性治疗。②对于阴道感染，建议同时采用抗感染治疗。③乳房持续胀痛或宫颈黏液分泌过多均提示剂量过大。④若忘记用药，如果不是在下次用药当日，则应立即补上。反之，则应跳过本次继续照常使用。⑤对于绝经后症状的治疗，仅当这些症状影响到生活质量时才能进行激素替代治疗；且每年至少对患者进行一次仔细的风险利益评估，仅在利益大于风险时，才能继续治疗。⑥对发生或曾经发生和（或）在妊娠期间或之前激素治疗中加重的以下情况患者应密切监控：平滑肌瘤（子宫纤维瘤）或子宫内膜异位症、有血栓栓塞疾病病史或风险、有雌激素依赖性肿瘤的风险、高血压、肝脏疾病、糖尿病、胆石症、偏头痛或头痛、系统性红斑狼疮、子宫内膜增生、癫痫、哮喘、耳硬化症。⑦出现以下情况应立即停止治疗：黄疸或肝功能恶化、血压显著升高、偏头痛性头痛的新发作、妊娠。

【制剂与规格】①栓剂：0.5mg。②乳膏：15g：15mg。③软膏：1g：1mg。

普罗雌烯
Promestriene

【其他名称】甲丙雌二醚、普鲁雌醚、普罗雌醚。

【药理作用】局部使用本药后，在生殖道黏膜底层处产生局部的雌激素作用，恢复生殖道黏膜的营养功能，促进阴道底层细胞增生而演变成中层与表层细胞，使整个上皮厚度增加，中层及表层上皮细胞分化成熟，合成及分泌糖原；同时能促使阴道乳酸杆菌的再生，产生乳酸，恢复其正常的阴道酸性的生理环境，从而促进宫颈-阴道-外阴黏膜上皮损伤的修复。与传统的局部用雌激素药物比较，本药吸收至全身循环的量较小，故全身性激素作用较轻微。

【体内过程】本药外用后，经皮肤吸收入血量不到1%（口服10mg普罗雌烯的血药浓度为外用10mg的100～150倍），其最终代谢物为雌酮和雌二醇。

【适应证】①因雌激素不足导致的阴道萎缩。②因分娩、外科手术或物理疗法引起的宫颈、阴道和外阴损伤的迁延不愈、结痂延迟。③外阴、前庭部及阴道环部的萎缩性病变。

【用法用量】成人：①阴道萎缩及宫颈、阴道和外阴损伤：阴道给药：将湿润过的软胶囊放入阴道深部。通常一日0.01g，一疗程20日。②外阴、前庭部及阴道环部的萎缩性病变：局部外用：将乳膏涂于患处，一日1～2次。

【不良反应】经阴道给药，最常见的不良反应为阴道烧灼感。

【禁忌证】对本药过敏者、雌激素依赖性肿瘤患者、异常或尚未明确诊断的泌尿生殖道出血患者、妊娠期妇女。

【注意事项】若病因持续（如绝经、卵巢切除、使用雌-孕激素避孕）或影响因素持续存在（如放射治疗），则有必要进行持续治疗。

【制剂与规格】①乳膏：1%（10g：0.1g）。②阴道用软胶囊：0.01g。

乙烯雌酚
Diethylstilbestrol

【其他名称】雌性素、二乙底酚、人造求偶素、乙底酚、乙底酸、乙烯雌酚。

【药理作用】本药为人工合成的非甾体雌激素，口服的作用为雌二醇的2～3倍，其主要作用有：①促使女性性器官及第二性征正常发育。②促使子宫内膜增生和阴道上皮角化。③减轻妇女围绝经期或妇科手术后因性腺功能不足而产生的全身反应。④增强子宫收缩，提高子宫对催产素的敏感性。⑤本药小剂量可刺激腺垂体促性腺激素及催乳素的分泌，大剂量则抑制其分泌。⑥拮抗雄激素。⑦小剂量可促使宫颈黏液稀薄，使精子易于透入。

【体内过程】本药吸收后经血流和组织液转运到靶细胞，能与血浆蛋白结合，并与组织内特异性受体蛋白在雌激素反应组织中结合形成活化的复合体，此种复合体具有多种功能。本药主要在肝脏缓慢代谢灭活，经肝肠循环可再吸收。代谢物随尿和粪便排泄。

【适应证】①萎缩性阴道炎、女性性腺发育不良、围绝经期综合征、老年性外阴干枯症及阴道炎、卵巢切除术后、原发性卵巢缺损。②不能行手术治疗的晚期乳腺癌、晚期前列腺癌。③产后回乳。

【用法用量】成人：（1）补充体内雌激素不足：①口服：自月经第5日开始服，一日0.25～0.5mg，21日后停药1周，周期性服用。一般可用3个周期。②肌内注射：一次0.5～1mg，一日0.5～6mg。

（2）乳腺癌：①口服：一日15mg，6周内无改善则停药。②肌内注射：一次0.5～1mg，一日0.5～6mg。

（3）前列腺癌：①口服：开始时一日1～3mg，依据病情递增而后递减，维持量每2日1mg，连用2～3个月。治疗过程中，如发现病变恶化，须立即停药。②肌内注射：一次0.5～1mg，一日0.5～6mg。

（4）产后回乳：①口服：一次5mg，一日3次，连服3日。②肌内注射：一次0.5～1mg，一日0.5～6mg。

（5）闭经：口服：小剂量可刺激腺垂体分泌促性腺激素，一日不超过0.25mg。

（6）月经周期延长及子宫发育不全：口服：一日0.1～0.2mg，持续半年，经期停服。

（7）因子宫发育不良及子宫颈分泌物黏稠所致不育症：口服：于月经后开始服用，一日0.1mg，共15日，疗程3～6个月。

（8）因体内激素平衡失调引起的功能性出血：口服：可先用较大剂量使出血停止，然后逐渐减至维持量一日0.5mg，按上述方法周期性用药。

（9）引产：口服：可先用较大剂量，一次5mg，一日3次，共5日，以提高子宫肌层对缩宫素的敏感性，然后引产。

【不良反应】常见乳房胀痛和（或）肿胀、踝及足水肿、体重增加或减少，但在持续用药后可减少发生。少见或罕见但应注意的不良反应有：乳腺出现小肿块。还可见高脂血症、钠潴留、男子乳腺发育、性腺功能降低（长期用药）、多毛症、高钙血症、高泌乳素血症、卟啉病、视力突然下降（眼底出血或血块）、眼结膜黄染、皮肤黄染、皮疹、胸痛、腹股沟或腿痛（尤其是腓肠肌痛）、血压升高、突发的呼吸急促、尿频或尿痛、精神抑郁、不规则阴道流血、点滴出血、突破出血、长期出血不止或闭经；出现黏稠的白色凝乳状阴道分泌物（继发性念珠菌感染），还可见女性生殖功能紊乱（如流产、宫外孕）。有乳头瘤样增生、乳头角化过度、肺栓塞、肾癌、肝血管肉瘤、溶血性贫血、全血细胞减少的个案报道。长期大量摄入本药可能诱发恶性肿瘤，如子宫内膜癌、乳腺癌等。

【禁忌证】高血压患者、乳腺癌患者（治疗晚期转移性乳腺癌时除外）、雌激素依赖性肿瘤患者（如子宫内膜癌）、急性血栓性静脉炎或血栓栓塞患者、有使用雌激素引起的血栓性静脉炎或血栓栓塞病史者（治疗晚期乳腺癌及前列腺癌时例外）、有胆汁淤积性黄疸史者、未明确诊断的阴道不规则出血患者、子宫内膜异位症患者、妊娠哺乳期妇女。

【药物相互作用】①钙剂：本药可增加钙剂的吸收。②三环类抗抑郁药：大量的雌激素可增强三环类抗抑郁药的不良反应，同时减弱其药效。③卡马西平、苯巴比妥、苯妥英钠、扑米酮、利福平等：以上药物可诱导肝微粒体酶，从而加快雌激素的代谢，减弱雌激素的药效。④抗凝药：雌激素可减弱抗凝药的抗凝效应。若必须合用，应调整抗凝药用量。⑤抗高血压药：本药可减弱抗高血压药的降压作用。⑥他莫昔芬：本药可减弱他莫昔芬疗效。⑦在服用本药时吸烟，可增加心血管系统不良反应发生的风险，且风险与吸烟量、吸烟者年龄呈正相关。

【注意事项】①应按指定方法服药，尽量避免漏服现象，且不宜中途停药，以避免导致子宫出血。②宜短程并以最低有效量用药，以减少可能发生的不良反应。③长期或大量用药者，若需停药或减量应逐量递减。④男性患者以及子宫切除后的女性患者，通常采用周期治疗，即用药3周停药1周，相当于自然月经周期中雌激素的变化情况；有子宫的女性，若长期应用本药而无孕激素保护，其子宫内膜增生的风险可能增加，故应周期性用药，并在用药周期的后半期加用孕激素7～10日。这样，在雌激素作用下的增生期内膜，可受孕激素影响而发生分泌期改变，从而降低内膜增生的发生率。⑤子宫肌瘤可因使用雌激素而增大，此时应立即停药。

【制剂与规格】①片剂：0.5mg；1mg；2mg。②注射液：1ml：0.5mg；1ml：1mg；1ml：2mg。

尼尔雌醇
Nilestriol

【其他名称】E3醚、雌三醚、里来炔甾醇、戊炔雌醚、戊炔雌三醇。

【药理作用】本药为雌三醇衍生物，是雌二醇与雌酮的代谢物，属长效缓释雌激素类药物。雌三醇可与雌酮、雌二醇竞争性结合雌激素受体，并可将雌二醇从子宫内膜受体蛋白复合物中置换出来。在细胞核内，雌三醇与受体蛋白复合物结合的时间较短，故对子宫内膜的增生作用较弱，具有抗雌酮、雌二醇的特性。雌三醇也可通过反馈抑制促进性腺激素分泌。

【体内过程】本药口服后吸收良好，药物可储存在脂肪组织中缓慢释放。本药在肝内通过多功能氧化酶及17β-羟甾脱氢酶（HSD）作用，依次转化为乙炔雌三醇与雌三醇，以雌三醇形式作用于靶器官。给药24小时内，血浆中以原药浓度为最高。药物衰减速率较为缓慢，24小时后乙炔雌三醇含量相对减少而雌三醇成倍增加。口服1次，药效可维持20～25日。本药及其代谢物主要经肾脏排泄，尿中排出量以原药最多，其余依次为乙炔雌三醇及雌三醇。

【适应证】雌激素缺乏引起的绝经期或更年期综合征，如潮热、多汗、头痛、目眩、疲劳、烦躁易怒、神经过敏、外阴干燥、老年性阴道炎等。

【用法用量】成人：①围绝经期雌激素缺乏者：口服：一次5mg，一月1次；或一次2mg，每2周1次。症状改善后维持量为一次1～2mg，一月2次，3个月为一疗程。②预防心血管疾病及骨质疏松：口服：一月1～2mg，长期用药者必须加用安宫黄体酮，可在第3个月加用安宫黄体酮一日4～8mg，共10～12日。③绝经后取宫内节育器：口服：取器术前1周，4mg顿服。

【不良反应】可见高血压、乳房胀痛、头晕、头痛、恶心、腹胀、肝功能损害，一般不需停药。可见白带增多、突破出血，突破出血量过多时需要停药。作为雌激素长期摄入，有增加子宫内膜癌的风险。本药的内膜增殖作用比雌二醇弱，但单纯服用本药6个月仍可使子宫内膜出现增殖期变化，内膜刮出率增加1倍。

【禁忌证】有雌激素依赖性肿瘤（如乳腺癌、子宫内膜癌、宫颈癌、子宫肌瘤等）史者、血栓栓塞疾病患者、高血压患者、子宫内膜异位症患者、原因不明的阴道出血者、严重肝、肾功能不全者及妊娠哺乳期妇女。

【药物相互作用】①钙剂：本药可增加钙剂的吸收。②三环类抗抑郁药：大量的雌激素可增强三环类抗抑郁药的不良反应，同时降低其药效。③卡马西平、苯巴比妥、苯妥英钠、扑米酮、利福平等：以上药物可诱导肝微粒体酶，从而加快雌激素的代谢，降低雌激素的药效。④抗凝药：本药可降低抗凝药的抗凝效应。若必须合用，应调整抗凝药用量。⑤抗高血压药：本药可降低抗高血压药的作用。⑥他莫昔芬：本药可降低他莫昔芬的疗效。⑦在服用本药时吸烟，可增加心血管系统不良反应发生的风险，且风险随吸烟量和吸烟者年龄的增加而增加。

【注意事项】①本药的雌激素活性虽较低，但仍有使子宫内膜增生的风险，故应每2个月给予孕激素10日，以抑制雌激素的内膜增生作用，一般在孕激素停用后即可产生撤药性子宫出血。对已切除子宫者，则不需加用孕激素。②治疗前应作全面体检，长期用药妇女至少每年体检1次，包括血压、乳腺、腹腔与盆腔器官、宫颈细胞学检查。

【制剂与规格】片剂：1mg；2mg；5mg。

结合雌激素
Conjugated Estrogens

【其他名称】共轭雌激素、混合雌激素、结合型雌激素、普瑞马林、妊马雌酮。

【药理作用】本药为孕马尿提取物，属结合型雌激素，主要为雌酮、马烯雌酮和17α-二氢马烯雌酮的硫酸酯，具有明显的雌激素活性。本药的作用机制与内源性雌激素相同，可作用于靶组织（如女性生殖器官、乳房、下丘脑、垂体），结合细胞核中的雌激素受体，激发特定的基因转录、信使RNA与蛋白质合成，从而产生雌激素效应。

【体内过程】本药为水溶性，在胃肠道吸收良好，口服后4～10小时内达最大血药浓度。阴道局部用药后，全身吸收较少。本药在体内分布广泛并且通常发现在

第九篇

性激素的靶器官浓度较高，大部分与结合球蛋白和白蛋白结合。本药经肝脏代谢和灭活，部分进入胆汁，但又在小肠中被重吸收，通过门脉系统回至肝脏。水溶性的结合雌激素呈强酸性，在体液中电离，容易经肾排出，肾小管重吸收较少。各种雌激素成分的表观终末相消除半衰期为10~24小时。

【适应证】①中、重度与绝经相关的血管舒缩症。②骨质疏松症。③因性腺功能减退、去势或原发性卵巢功能衰退所致的雌激素低下症。④女性和男性转移性乳腺癌（仅作症状缓解用）。⑤晚期雄激素依赖性前列腺癌（仅作症状缓解用）。⑥本药软膏剂和乳膏剂用于治疗萎缩性阴道炎和外阴干皱。

【用法用量】成人：①中、重度与绝经相关的血管舒缩症：口服：一日0.3mg、0.45mg或0.625mg。通常从一日0.3mg开始，再根据患者个体反应调整剂量。可采用连续用药或周期性用药方案（如服药25日，随后停药5日的疗法）。②骨质疏松症：口服：通常宜从一日0.3mg开始，随后的剂量要基于患者个体临床反应和骨矿物质密度的反应进行调整。根据患者个体情况及医疗需要，可采用不间断的连续疗法或周期性用药方案（如服药25日，随后停药5日的疗法）。③雌激素低下症：口服：女性性腺功能减退：一日0.3mg或0.625mg，周期性服用（如服药3周停药1周）。根据症状的轻重程度和子宫内膜的反应进行剂量调整。去势或原发性卵巢功能衰退：一日1.25mg，周期性服用。根据症状严重程度和患者的反应，上下调整剂量。④适当选择的女性和男性转移性乳腺癌：口服：一次10mg，一日3次，持续至少3个月。⑤晚期雄激素依赖性前列腺癌：口服：一次1.25~2.5mg，一日3次。疗效可根据磷酸酶检测结果和患者症状的改善情况来判断。⑥萎缩性阴道炎和外阴干皱：阴道给药：一日0.5~2g。本药软膏剂和乳膏剂应短期、周期性使用（如连续使用3周，停用1周）。对于症状特别明显的患者，可以首先接受短期口服治疗（如一日0.625mg，使用约20日），以便使阴道黏膜能够适应本药涂敷。

【不良反应】可见皮疹、多汗、瘙痒、热潮红。还可见荨麻疹、脱发、黄褐斑或黑斑、多毛症、多形性红斑、结节性红斑、头晕、头痛、嗜睡、失眠、焦躁不安、恶心、厌食、大便变色、过敏反应、过敏样反应、血管神经性水肿、眼异常、末梢水肿、高血压、心悸、呼吸困难、腰背痛、关节痛、腿痉挛、子宫内膜增厚、子宫肌瘤、卵巢囊肿、宫颈息肉。还可见性欲改变、突破性或点状出血、月经量改变、宫颈外口和宫颈分泌物改变、痛经、子宫平滑肌瘤增大、阴道炎（包括阴道念珠菌病）、卵巢癌、子宫内膜癌、胆囊炎、凝血酶原时间加快、部分凝血酶原激酶时间加快、血小板凝聚时间加快、血小板增多、凝血因子Ⅰ含量和活性增加、纤溶酶原抗原和活性增加、抗凝血酶Ⅲ活性和抗凝血因子Ⅹa活性降低。还可见腹胀、腹痛、腹泻、呕吐、胰腺炎、情绪不稳、抑郁、紧张、易怒、哮喘加重、咽炎、乳腺癌、乳腺纤维囊性变、乳房增大、乳房溢液、溢乳、葡萄糖耐受性下降、卟啉病加重、低钙血症、静脉血栓形成、角膜接触镜耐受不良、视网膜血管血栓、胆汁淤积性黄疸、肝脏血管瘤增大、乳房痛、乳腺增生、乳房胀大、高脂血症、高胆固醇血症、高甘油三酯血症、血清中其他的结合蛋白质如皮质类固醇结合球蛋白（CBG）和性腺激素结合球蛋白（SHBG）升高、皮质类固醇和性腺激素循环总量升高、血清中叶酸盐浓度降低、体重变化、青春期早熟、偏头痛、脑血管意外或脑卒中、痴呆、癫痫加重、舞蹈病加重。有溶血性尿毒综合征、口腔黏膜染色、注射部位疼痛和水肿的个案报道。

【禁忌证】对本药过敏者、诊断不明的生殖器官异常出血者、乳腺癌或有乳腺癌史者、雌激素依赖的疾病（如子宫内膜癌、子宫内膜增生）患者、活动性深静脉血栓、肺栓塞或有此类疾病史者、动脉血栓栓塞性疾病（如脑卒中、心肌梗死）或有此类疾病史者、肝功能不全或有肝脏疾病者、因眼血管病而导致半失明或全失明或复视的患者、蛋白C、蛋白S、抗凝血酶缺乏或其他血栓形成倾向者、妊娠期及哺乳期妇女。

【药物相互作用】①细胞色素P450 3A4（CYP3A4）抑制药（如红霉素、克拉霉素、酮康唑、伊曲康唑、利托那韦）：此类药物可影响本药代谢，合用可升高本药的血药浓度而引起不良反应。②钙剂：本药可增加钙剂的吸收。③三环类抗抑郁药：大量的雌激素可增强三环类抗抑郁药的不良反应，同时减弱其药效。

④CYP3A4诱导药（如圣约翰草、苯巴比妥、苯妥英钠、卡马西平、利福平）：合用可降低本药的血药浓度，改变子宫出血情况。⑤抗凝药：雌激素可减弱抗凝药的抗凝效应，若必须合用，应调整抗凝药用量。⑥抗高血压药：本药可减弱抗高血压药的降压作用。⑦他莫昔芬：本药可减弱他莫昔芬的疗效。⑧醋酸甲羟孕酮：合用不改变本药的药代动力学分布。⑨吸烟可增加本药发生严重不良反应的风险，且风险随吸烟量和吸烟者年龄的增加而增加。⑩葡萄柚汁：合用可升高本药的血药浓度而引起不良反应。

【注意事项】①本药单独使用或与孕激素联合使用，需权衡利弊后使用最低有效剂量和最短疗程。②目前尚无资料表明雌激素对绝经期出现的神经症状或抑郁症有效，故本药不用于治疗此类症状。③依赖甲状腺替代治疗的患者可能需要增加剂量，以维持游离甲状腺激素水平在可接受范围。④对于未切除子宫的妇女，为避免单纯雌激素引起子宫内膜增生，多建议周期性用药，称为周期序贯疗法，即连续使用3周（月经周期第1～21日），停药1周（月经周期第22～28日）；同时在第12～21日加用醋酸甲羟孕酮每日4mg，使子宫内膜得到保护。但是这种周期序贯治疗，几乎每月在停药后都有出血，给绝经期妇女带来不便。每日同时应用雌激素与孕激素（如普瑞马林0.625mg、醋酸甲羟孕酮2.5mg，一日1次），称为连续联合疗法，可避免周期性出血。⑤在给予有子宫的围绝经期患者进行雌激素治疗时，应同时加用孕激素，以减少发生子宫内膜异常增生的风险。无子宫的患者则不必加用孕激素。为减轻泌尿生殖器官萎缩，阴道给予低剂量本药治疗时也不需要同时给予孕激素。

【制剂与规格】①片剂：0.3mg；0.45mg；0.625mg。②软膏：1g：0.625mg。③乳膏：1g：0.625mg。

环戊丙酸雌二醇
Estradiol Cypionate

【其他名称】雌二醇环戊丙酸酯、环戊雌醇、环戊雌二醇。

【药理作用】本药为长效雌激素，其作用较戊酸雌二醇强且持久，维持时间3～4周以上。

【适应证】卵巢功能不全、闭经、更年期综合征、老年性阴道炎及前列腺癌等。与甲羟孕酮组成复方，可作每月1次长效避孕针。

【用法用量】成人：卵巢功能不全、闭经、更年期综合征、老年性阴道炎、前列腺癌：肌内注射：初始剂量为一次1～5mg，一周1次，连用2～3周。维持剂量为一次2～5mg，每3～4周1次。

【不良反应】①代谢或内分泌系统：可见乳房胀痛。②泌尿生殖系统：可见子宫出血。③神经系统：可见头痛。

【禁忌证】①肝、肾疾病患者。②乳腺癌患者。

【制剂与规格】注射液：1ml：1mg；1ml：2mg；1ml：5mg。

三、孕激素类

黄体酮
Progesterone

【其他名称】黄体素、孕酮、孕烯二酮、助孕素、助孕酮。

【药理作用】黄体酮是由卵巢、胎盘和肾上腺分泌的一种天然类固醇激素。在充足雌激素存在时，黄体酮可使子宫内膜由增殖期改变为分泌期，为孕卵着床提供有利条件，在受精卵着床后，胎盘形成，可减少妊娠子宫的兴奋性，保持妊娠状态；促进乳房发育，为哺乳做准备。本药可通过对下丘脑的负反馈，抑制垂体前叶促黄体生成激素的释放，使卵泡不能发育成熟，抑制卵巢的排卵过程。

【体内过程】本药口服后，血药浓度从服药后第1个小时起开始升高，1～3小时达血药峰浓度。血浆中的主要代谢物为20α-羟基、△4α-孕烷醇酮和5α-二氢孕酮；95%以葡萄糖醛酸结合物的形式随尿排出，主要为孕二醇。本药软胶囊经阴道给药后，药物通过阴道黏膜迅速吸收，1小时后血药浓度开始升高。早晚各用100mg，2～6小时后达血药峰浓度。本药阴道缓释凝胶的吸收半衰期为25～50小时，消除半衰期为

5～20分钟。本药肌内注射后迅速吸收，注射100mg后，6～8小时达血药峰浓度68ng/ml，随后逐渐降低，可持续48小时，72小时消失。

【适应证】①黄体酮缺乏引起的功能障碍：月经失调、痛经及经前期综合征、出血（纤维瘤等所致）、绝经前紊乱、绝经、先兆流产、习惯性流产。②辅助妊娠。

【用法用量】成人：黄体酮缺乏引起的功能障碍、辅助妊娠：①口服：一日200～300mg，1次或分2次服用（即早晨100mg、晚上睡前100mg或200mg）。可根据适应证和疗效调节治疗剂量和周期，尤其是用于辅助妊娠时。日剂量可增至600mg，分3次服用。单次剂量不得超过200mg。根据具体情况，可采用连续给药治疗法或每个月数日给药治疗法，且可与雌激素联用。②阴道给药：软胶囊：参阅“口服”。阴道缓释凝胶：用于辅助生育技术中黄体酮的补充治疗，一次90mg，一日1次。如妊娠，持续治疗至胎盘有自主功能为止，直至10～12周。③肌内注射：功能性子宫出血：撤退性出血血红蛋白低于7mg时，一日10mg，连用5日；或一日20mg，连用3～4日。闭经：在预计月经来潮前8～10日开始给药，一日10mg，连用5日；或一日20mg，连用3～4日。经前期综合征：在预计月经来潮前12日开始给药，一次10～20mg，连用10日。先兆流产：通常一次10～20mg，直至疼痛及出血停止。有习惯性流产史者：自妊娠开始，一次10～20mg，一周2～3次。

【不良反应】可有头晕、头痛、恶心、抑郁、乳房胀痛等。长期应用可引起子宫内膜萎缩、月经量减少，肝功能异常并容易发生阴道真菌感染。每日用药量过高时有可能有嗜睡，减量可避免。

【禁忌证】对本药过敏者、严重肝功能损害者、原因不明的阴道出血者、血栓性静脉炎、血管栓塞、脑卒中或有其病史者、乳腺或生殖器官肿瘤患者、急性卟啉病患者及稽留流产患者。

【药物相互作用】①细胞色素P450（CYP）抑制药（如酮康唑）：合用可能升高本药的血药浓度。②CYP诱导药（如苯巴比妥、苯妥英钠、利福平）：合用可减弱本药疗效。

【注意事项】①本药不适用于所有自发性流产，尤其是对遗传因素造成的流产无效。②本药可能引起嗜睡、眩晕，驾驶和操作机械时应谨慎。③用药前应检查乳房、盆腔器官，并进行宫颈脱落细胞涂片检查。

【制剂与规格】①胶囊：50mg。②软胶囊：100mg；200mg。③阴道缓释凝胶：8%（1.125g：90mg）。④注射液：1ml：5mg；1ml：10mg；1ml：20mg。

甲羟孕酮
Medroxyprogesterone

【其他名称】甲孕酮、安宫黄体酮。

【药理作用】本药为合成孕激素，无雄激素和雌激素活性，可抑制垂体促性腺激素（卵泡刺激素和黄体生成素）、降低促肾上腺皮质激素和氢化可的松浓度、降低循环睾酮水平、降低循环雌激素水平。

【体内过程】本药口服后经胃肠道快速吸收，口服本药500mg后4.5小时血药峰浓度（C_{max}）为78.7～121ng/ml。餐时或餐后即刻服用吸收率最高。血浆蛋白结合率为90%～95%。经肝脏代谢，主要经胆道分泌，随粪便排泄。约44%的药物随尿液排泄，终末半衰期为30～60小时。本药肌内注射后缓慢释放，导致循环中持续存在较低的药物浓度。肌内注射150mg/ml后，即刻血药浓度为1.7nmol/L，2周后浓度为6.8nmol/L。平均达峰时间（t_{max}）为4～20日，随后血药浓度逐渐降低，并保持约为1ng/ml的相对恒定浓度2～3个月。注射后120～200日降至无法检测到的水平。平均血浆蛋白结合率为86%。

【适应证】①功能性闭经、继发性闭经、无排卵性功能性子宫出血、轻或中度子宫内膜异位症。②无法手术、复发性或转移性激素依赖性肿瘤的姑息治疗或辅助治疗，如子宫内膜癌、肾癌、乳腺癌、前列腺癌。③避孕。

【用法用量】成人：①功能性闭经：口服：一日4～8mg，连用5～10日。②继发性闭经：口服：从计算的月经周期的第16～21日开始使用，一日2.5～10mg，连用5～10日，共使用3个月经周期。增殖期子宫内膜发育不良相关的闭经，可常规给予雌二醇治疗，并联用本药（本药一日5～10mg，连用10日）。③无排卵性功能性子宫出血：口服：从计算的月经周期的第16～21日开始使用，一日2.5～10mg，连用5～10日，共使用2个月经周期。增殖期子宫内膜发育不良相关的出血，可常规给予雌二醇治疗，并联用本药（本药一日5～10mg，连用10日）。④轻至中度子宫内膜异位症：口服：从月经周期的第1日开始使用，一次10mg，一日3次，连用90日。可能发生自限性的突破出血，但不推荐给予额外的激素治疗。⑤子宫内膜癌、肾癌、前列腺癌：口服：一日100～500mg。通常一次100mg，一日3次；或一次500mg，一日1次。⑥乳腺癌：口服：一日500～1500mg，可高达一日2g，日剂量较大时可分为一日2～3次使用。⑦避孕：肌内注射：一次150mg，每3个月深部肌内注射1次。推荐育龄妇女于正常月经周期的前5日注射，未进行母乳喂养的产妇于产后5日内注射，母乳喂养的产妇于产后6周或6周后注射。

【不良反应】如用于避孕时出现大量或持续出血，通常可每日口服或肠外使用炔雌醇0.05～0.1mg，连用7～21日，可进行1～2个周期的治疗，但不应作为长期治疗。如用于子宫内膜异位症时出现突破出血，可能为自限性，不推荐给予额外的激素治疗。如出现视力突然部分或完全丧失、突发眼球突出、复视、偏头痛，应立即停药并检查；如检查提示视神经盘水肿、视网膜血管病变，则不应再给药。如出现静脉血栓栓塞、黄疸、急性或慢性肝功能异常，应停药。

【禁忌证】对本药过敏者、血栓栓塞性疾病（如血栓性静脉炎、肺栓塞、脑血管疾病、视网膜血栓形成）或有血栓栓塞性疾病史者、骨转移产生的高钙血症患者、严重肝功能损害者、未明确诊断的阴道或尿道出血、乳房病变患者、习惯性流产者、月经过多者、月经初潮前儿童及妊娠期妇女。

【药物相互作用】①强效细胞色素P450（CYP）3A4抑制药（如酮康唑、伊曲康唑、克拉霉素、阿扎那韦、茚地那韦、奈法唑酮、奈非那韦、利托那韦、沙奎那韦、泰利霉素、伏立康唑）：本药主要经CYP3A4代谢，合用可能升高本药的血药浓度，应避免合用。②强效CYP3A4诱导药（如苯妥英、卡马西平、利福平、利福布汀、利福喷汀、苯巴比妥、圣约翰草）：本药主要经CYP3A4代谢，合用可能降低本药的血药浓度，应避免合用。③氨鲁米特：合用可显著降低本药的生物利用度。

【注意事项】①本药禁用于妊娠试验。②具有骨质疏松风险因素[长期饮酒和（或）吸烟、长期使用可降低骨量的药物（如抗惊厥药、皮质类固醇）、低体重指数或进食障碍（如神经性厌食、神经性贪食）、代谢性骨病、骨质疏松家族史]的患者应使用其他避孕方法。③使用本药时应补充足量的钙和维生素D。

【制剂与规格】①醋酸甲羟孕酮片：2mg；4mg；10mg；250mg；500mg。②醋酸甲羟孕酮分散片：100mg；250mg。③醋酸甲羟孕酮胶囊：100mg。④醋酸甲羟孕酮注射液：1ml ：150mg。

孕三烯酮
Gestrinone

【其他名称】甲地炔诺酮、强诺酮、去氢炔诺酮、三烯高诺酮。

【药理作用】本药为中等强度孕激素，是一种人工合成的三烯19-去甲甾体类化合物，具有激素和抗激素的复杂特性，既具有较强的抗孕激素和抗雌激素活性，又有较弱的雌激素和雄激素作用。可作用于下丘脑-垂体轴而减少促性腺激素的释放，使其排卵前高峰消失，抑制排卵。其抗着床、抗早孕作用与改变宫颈黏液稠度、抑制子宫内膜发育、影响卵子运行速度及拮抗子宫内膜孕酮受体等有关。此外，本药还能直接作用于异位子宫内膜，使之萎缩并吸收。

【体内过程】口服几乎完全吸收。口服1.25mg、2.5mg或5mg之后，药动学结果呈线性相关。药物达峰时间为2.8～3.1小时，服药后3日药物血浆含量仅为最大血药浓度的5%。首次服药3日后服第2次药，血药浓度达稳态。本药主要通过羟基作用在肝内代谢，形成成对结合的代谢产物，经肾脏排出，体内无药物蓄积。血浆半衰期约为24小时。

【适应证】①子宫内膜异位症。②子宫肌瘤。

【用法用量】成人：①子宫内膜异位症：口服：一次2.5mg，一周2次，在月经第1日开始服用第1次药，第4日服用第2次，以后每周相同时间服用，连续24周。在某些情况下，特别在点滴出血时间较长时，可适当加量，短期内剂量可增至一周7.5mg。如漏服1次，应立即补服2.5mg，以后仍按原来每周服药的日期继续治疗；如漏服1次以上，则应停止治疗，经检查确认未怀孕之后，从新的月经周期的第1日开始，按正常的服药计划重新开始治疗。②子宫肌瘤：口服：一次2.5mg，一周3次。

【不良反应】可见头晕、头痛、胃部不适、血清转氨酶升高、乏力、腿肿、声音改变、潮热、痉挛性疼痛、神经过敏、痤疮、多毛、脂溢性皮炎、多汗、乳房缩小松弛、体重增加、性欲减退，也可出现月经周期缩短或延长、闭经、经量减少、不规则阴道出血。

【禁忌证】①严重心、肝或肾功能不全者。②既往使用雌激素或孕激素治疗时发生代谢或血管疾病患者及妊娠哺乳期妇女。

【药物相互作用】抗癫痫药、利福平：合用可使代谢加速，降低本药疗效。

【注意事项】在治疗子宫内膜异位症时，开始治疗前须排除妊娠可能。且治疗期间须采取严格的避孕措施（禁用口服避孕药），一旦发现怀孕，应停止治疗。

【制剂与规格】胶囊：2.5mg。

地屈孕酮
Dydrogesterone

【其他名称】去氢黄体酮、去氢孕酮。

【药理作用】本药为一种口服孕激素，可使子宫内膜进入完全的分泌相，从而可防止由雌激素引起的子宫内膜增生和癌变。本药无雌激素、雄激素及肾上腺皮质激素作用；不产热，且对脂肪代谢无影响。

【体内过程】本药口服后迅速吸收，并在体内被完全代谢，主要代谢产物为20α-二氢地屈孕酮，所有代谢产物的结构均保持4，6-二烯-3-酮的构型而不会产生17α-羟基化，该特性决定了本药无雌激素和雄激素作用。本药及其代谢产物20α-二氢地屈孕酮分别在0.5小时和2.5小时达血药峰浓度（C_{max}），血浆中20α-二氢地屈孕酮的浓度高于原型药的浓度，两者曲线下面积（AUC）和C_{max}的比值分别为40和25。本药和20α-二氢地屈孕酮的平均半衰期分别为5~7小时和14~17小时。口服标记过的本药，平均有63%随尿液排出，72小时在体内完全清除。

【适应证】内源性孕酮不足引起的痛经、子宫内膜异位症、继发性闭经、月经周期不规则、功能失调性子宫出血、经前期综合征、孕激素缺乏所致先兆性流产或习惯性流产、黄体不足所致不孕症。

【用法用量】成人：①痛经：口服：从月经周期的第5~25日服用，一次10mg，一日2次。②子宫内膜异位症：口服：从月经周期的第5~25日服用，一次10mg，一日2~3次。③闭经：口服：从月经周期的第1~25日，每日服用雌二醇1次；从月经周期的第11~25日，联合服用本药一次10mg，一日2次。④月经不规则：口服：从月经周期的第11~25日服用，一次10mg，一日2次。⑤功能性出血：口服：止血：一次10mg，一日2次，连续服用5~7日。预防出血：从月经周期的第11~25日服用，一次10mg，一日2次。⑥经前期综合征：口服：从月经周期的第11~25日服用，一次10mg，一日2次。⑦先兆流产：口服：起始剂量为单次40mg，随后每8小时服用10mg至症状消失。⑧习惯性流产：口服：一次10mg，一日2次，直至妊娠20周。⑨内源性孕酮不足导致的不孕症：口服：在月经周期的第14~25日服用，一日10mg。治疗应至少持续6个连续的月经周期。建议在妊娠最初数月连续采用该方法治疗，剂量应参照习惯性流产的治疗剂量。

【不良反应】常见头痛、偏头痛、子宫不规则出血，可见水肿、乳房疼痛、乳房压痛、少许阴道出血、经期血量改变、闭经，少数患者可出现突破出血。可能引起抑郁、精神紧张、性欲改变、乳房肿胀、良性、恶性及未详细说明的肿瘤（包括囊肿和息肉）、孕激素依赖性肿瘤（如脑膜瘤）增大。

【禁忌证】对本药过敏者、孕激素依赖性肿瘤患者、不明原因的阴道出血者、严重肝功能障碍者（如肝脏肿瘤、Dubin Johson综合征、Rotor综合征、黄疸患者）及妊娠期或应用性激素时发生或加重的疾病（如严重瘙痒症、阻塞性黄疸、妊娠期疱疹、卟啉病和耳硬化症）的患者。

【注意事项】①应用本药治疗异常出血时，应先确定出血原因。且用药期间若出现阴道出血，应做进一步

第九篇

诊断。②本药用于习惯性流产或先兆流产保胎时，应注意胎儿是否存活。

【制剂与规格】片剂：10mg。

替勃龙
Tibolone

【其他名称】甲异炔诺酮。

【药理作用】本药为7-甲异炔诺酮，化学结构与雌二醇、孕酮、睾丸酮等性激素近似，兼有雌激素、孕激素和弱雄激素活性，能稳定更年期妇女卵巢功能衰退后的下丘脑-垂体系统。

【体内过程】本药口服后吸收快速、完全，口服后30分钟血中即可测出，1.5～4小时血药浓度达峰值。药物经肝脏代谢，无肝肠循环，代谢产物主要随粪便排泄，单次给药排出50%，持续给药排出60%，尿中排出30%。本药及其代谢物的消除半衰期短于2日。

【适应证】自然或手术绝经后所致的更年期综合征，如潮热、多汗。

【用法用量】成人：自然或手术绝经后所致的更年期综合征：口服：一日2.5mg，如症状消失可改为一日1.25mg，连续服用3个月或更长时间。

【不良反应】可见头痛、偏头痛、眩晕、皮疹、瘙痒、皮脂分泌过多、恶心、腹痛、胃肠道不适、阴道出血，如点滴出血、突破性子宫出血、水肿、体重增加、体毛增多、肝功能异常（如碱性磷酸酶降低）等，也可引起高密度脂蛋白轻度降低。还可引起性激素结合球蛋白显著降低、睾酮升高、甲状腺素轻微降低、三碘甲状腺原氨酸轻微降低、性欲增高。尚可引起心率轻微加快、总胆固醇降低、极低密度脂蛋白降低、甘油三酯降低、阿朴脂蛋白降低、血红蛋白升高、血细胞比容升高、血小板增多。

【禁忌证】对本药过敏者、激素依赖性肿瘤的患者、血栓性静脉炎、血栓栓塞等心血管疾病或脑血管疾病患者，或有上述疾病史者、原因不明的阴道出血者、严重肝病患者、有胆汁淤积性黄疸病史者、妊娠期及哺乳期妇女。

【药物相互作用】①抗凝药：本药能增强纤溶活性（使凝血因子Ⅰ水平降低、抗凝血酶Ⅲ增加、纤溶酶原增加、纤维蛋白溶解活性增加），合用可增强抗凝药的效果。②胰岛素或其他降糖药：本药可降低糖耐量，合用可减弱降糖药的效果。③酶诱导化合物（如巴比妥类药、卡马西平、二醋吗啡、利福平）：合用可使本药的代谢加速，降低活性。④三环类抗抑郁药（如阿米替林、洛非帕明、多塞平）：雌激素可能加快此类抗抑郁药的肝脏代谢，可减弱此类抗抑郁药的疗效，并增强其毒性（嗜睡、低血压、静坐不能）。⑤圣约翰草：合用可增加肝毒性风险，若必须合用，应密切监控肝毒性症状。

【注意事项】①本药不可作为避孕用药。②如已用其他激素替代疗法而要改服本药，宜先用孕激素撤退出血后再开始服用，以免子宫内膜已增厚而引起出血。③若用量超过推荐的起始剂量，可能引起阴道出血，故超过推荐的起始剂量用药时应定期加服孕激素（如每3个月服孕激素10日）。如不规则阴道出血发生在用药1个月后或用药期间，应检查出血原因。④因本药有抑制排卵的作用，妇女绝经前并有正常周期者用药后，其正常周期可能被干扰，故本药宜用于绝经1年以上的妇女。

【制剂与规格】片剂：2.5mg。

环丙孕酮
Cyproterone

【其他名称】环甲氯地孕酮、甲撑氯地孕酮。

【药理作用】本药是一种抗雄激素制剂，具有抑制雄激素、抗促性腺激素和表现出孕激素样的作用。本药能抑制垂体促性腺激素的分泌，使体内睾酮水平降低，且可在靶器官竞争取代雄激素，从而使雄激素依赖性疾病症状受到有效抑制（如多毛症的病理性毛发生长、雄激素依赖性脱发、痤疮和脂溢性皮炎患者的皮脂腺功能增强）。用药期间，卵巢功能也被抑制。男性使用本药能抑制精子生成，明显减少精子数量及其活动度，改变精液生化组成及降低精子穿透宫颈黏液的能力。此外，本药可阻断双氢睾酮与前列腺癌细胞上的特异性受体结合，达到治疗前列腺癌的目的。

【体内过程】口服后，本药在较大剂量范围内均完全吸收。本药绝对生物利用度为88%。终末半衰期为

43.9小时。肾和胆排泄的半衰期为1.9日。代谢物以相似速率自血浆消除，半衰期为1.7日，大部分以代谢物形式从尿和粪便排出。

【适应证】①男性前列腺癌患者（降低在促黄体激素释放激素激动药治疗中的男性性激素初始升高；促黄体激素释放激素类似物治疗或手术治疗不适宜、无法耐受或首选口服疗法长期治疗者；治疗接受促黄体激素释放激素类似物治疗的患者或睾丸切除术患者的热潮红）。②用于降低男性性欲倒错的冲动。③用于治疗女性雄激素化的严重体征（如多毛症、雄激素依赖性脱发、痤疮和脂溢性皮炎）。

【用法用量】成人：①降低在促黄体激素释放激素激动药治疗中的男性性激素初始升高：口服：开始5～7日单独服用本药，一次100mg，一日2次；随后3～4周服用本药，一次100mg，一日2次，同时按厂家推荐剂量服用促黄体激素释放激素激动药。②促黄体激素释放激素类似物治疗或手术治疗不适宜、无法耐受或首选口服疗法长期治疗的前列腺癌：口服：一次100mg，一日2～3次。③接受促黄体激素释放激素类似物治疗的患者或睾丸切除术患者的热潮红：口服：一日50～150mg，必要时，可缓慢增至一次100mg，一日3次。④降低男性性欲倒错冲动：口服：开始剂量为一次50mg，一日2次，必要时，可增至一次100mg，一日2～3次，随后每间隔几周后将一日剂量降低50mg或25mg，效果满意后，应尽量以最低剂量来维持疗效，通常一次25mg，一日2次。长期用药者，可同时采用心理治疗。⑤女性雄激素化：口服：育龄妇女：从月经周期第1日至第10日（共10日），一日100mg，同时与雌激素-孕激素避孕制剂联合治疗，以提供必要的避孕保护并使周期保持稳定，治疗21日后停药7日，发生撤药性出血，不管出血是否停止，于第1个疗程开始整4周后开始联合治疗的下一个周期。如未出血，则应停药。临床改善后，联合用药的前10日本药剂量可减至一日50mg或25mg。本药与雌激素-孕激素避孕制剂联合治疗。闭经妇女：同“育龄妇女”项。绝经或子宫切除后的患者：可单独使用本药。平均剂量为一次25～50mg，一日1次，连服21日，随后停药7日。⑥痤疮：外用：本药1%乳膏，一日2次，连用12周。

【不良反应】①可有头痛、贫血、胃肠道反应、男性乳房发育等。②与炔雌醇组成口服避孕药，可有恶心、头痛、性欲降低、抑郁、不规则子宫出血、乳房痛等。③能减少精子生成，产生不正常精子，导致男性不育。

【禁忌证】肝病、恶病质或消瘦者，严重慢性抑郁、未发育青年人、有血栓史患者。

【药物相互作用】乙醇可降低本药的疗效，故本药对慢性酒精中毒者无效。

【注意事项】①因本药可能引起肝毒性，故治疗前列腺癌时，仅推荐用于伴随戈那瑞林开始治疗时的潮红或用于手术（或药物）去势后的热潮红或患者对其治疗无效（或不能耐受）时，并作为短疗程治疗。②本药治疗时间的长短取决于雄激素化病理学体征的严重程度以及患者对治疗的反应，一般需持续数月。痤疮和脂溢性皮炎的起效通常比多毛症或脱发快。③育龄女性患者给药前必须排除妊娠。④接受周期联合治疗的妇女每日应在固定时间用药，如用药时间超过12小时以上，用药周期避孕效果则减弱，且药物疗效降低并导致经间期出血。出现漏服药物时，不应补服双倍剂量，而应在常规用药时间与避孕制剂同时使用。⑤本药与口服降糖药或胰岛素合用时，可能需要调整剂量。⑥如出现严重的上腹部疼痛、肝脏肿大或腹腔内出血等体征表现，在鉴别诊断时应考虑肝脏肿瘤的可能性。⑦联合治疗期间，如在用药的3周内发生阴道点滴出血，不需停药。但如不规律地出现持续出血或反复出血，则必须进行妇科检查，以排除器质性疾病。

【制剂与规格】①片剂：50mg。②注射液：20mg。③乳膏：1%。

普美孕酮
Promegestone

【其他名称】丙甲雌烯酮、丙酰孕酮。

【药理作用】本药为19-去甲孕酮类孕激素，其活性较黄体酮强100倍，且无雌激素和雄激素活性。

【体内过程】本药口服吸收迅速，1小时达血药峰浓度，半衰期为5～12小时。

【适应证】用于黄体功能不足所致疾患（如月经紊乱、痛经、子宫内膜异位症、经前综合征、乳房痛、月经过多或功能性出血、绝经前失调、绝经期综合征）。

【用法用量】成人：①一般用法：口服：一次0.125～0.5mg，一日1次，于月经周期第16～25日用药。②子宫内膜异位症：口服：一次0.5～1mg，一日1次。③绝经期综合征：口服：于月经周期第1～21日，每日口服雌二醇2mg；第14～15日，口服本药，一次0.125～0.5mg，一日1次。

【不良反应】可见闭经、点滴出血、皮脂溢、体重增加、胃肠障碍等。

【禁忌证】静脉疾病、凝血功能障碍患者及肝病患者。

【制剂与规格】片剂：0.125mg；0.25mg；0.5mg。

诺美孕酮
Nomegestrol

【其他名称】去甲甲地孕酮。

【药理作用】本药为19-去甲孕酮类孕激素，可补充机体黄体酮的不足。本药与黄体酮受体的亲和力为黄体酮的2.5倍，口服时孕激素活性比甲地孕酮强1.4倍，比甲羟孕酮强4倍，而皮下给药时，活性与黄体酮相似。本药无雄激素与雌激素活性，抗雄激素活性比氯地孕酮强5～8倍，抗雌激素活性为甲羟孕酮的50%。本药亦无盐皮质激素或糖皮质激素及抗炎活性，对糖代谢、脂质代谢、水和电解质代谢无影响，有较好的耐受性。

【体内过程】本药口服吸收迅速，经2小时达血药峰浓度。口服5mg，平均血药峰浓度为8ng/ml，并于24小时后降至2ng/ml，144小时后降至0.4ng/ml。皮下植入给药经24小时起效。主要以葡萄糖醛酸酯或硫酸结合物的形式经肠道排泄，部分随尿排出。口服的半衰期为30小时。

【适应证】①黄体功能不足所致疾病（如月经紊乱、痛经、乳房痛、经前期综合征、绝经期综合征、子宫内膜异位症）。②绝经后激素替代疗法。③避孕。

【用法用量】成人：①黄体功能不足所致疾病：口服：一次5mg，一日1次，于月经周期第16～25日给药。②子宫内膜异位症：口服：一次10～20mg，一日1次。③避孕：口服：一日5mg，于月经周期第5～25日给药。皮下植入给药：于月经周期第3～5日，将埋植剂植于左上臂内侧皮下，作用可持续1年。

【不良反应】可见点滴出血、体重增加、胃肠障碍等。

【禁忌证】肝病患者。

【药物相互作用】抗痉挛药（卡马西平、苯巴比妥、苯妥英、扑米酮）、灰黄霉素、利福喷汀、利福平：以上药物可诱导肝药酶，合用可减弱本药作用。

【注意事项】本药与抗糖尿病药合用时，应加强监测血糖、尿糖，也可于本药治疗期间和停药后调整抗糖尿病药的剂量。

【制剂与规格】①片剂：5mg。②醋酸诺美孕酮片：1.25mg；5mg。③醋酸诺美孕酮埋植剂：40mg。

炔孕酮
Ethisterone

【其他名称】乙炔睾酮。

【药理作用】本药为口服有效的孕激素，其作用与黄体酮相似，具有孕激素的一般作用，同时亦有较弱的雄激素和雌激素活性。可使增生期子宫内膜转化为分泌期，并促进乳腺发育。此外，本药还有抑制黄体生成素、排卵、子宫内膜萎缩、子宫肌肉收缩等作用。本药口服时，孕激素作用比黄体酮强15倍，雄激素作用极弱，为睾丸素的1/10。

【体内过程】本药易经口腔黏膜吸收，舌下含服亦有效。合成孕激素在肝内破坏缓慢，作用时间比孕酮长。部分孕激素代谢物可经胆道分泌入肠中，少量随粪便排出。

【适应证】功能性子宫出血、月经异常、闭经、痛经。

【用法用量】成人：功能性子宫出血、月经异常、闭经、痛经：①口服：一次10mg，一日3次。②舌下含服：一次10～20mg，一日2～3次。

【不良反应】可有恶心、呕吐、厌食等胃肠道反应及头痛、嗜睡、水肿、体重增加、肝功能障碍等。

【禁忌证】严重心、肝、肾功能不全者及妊娠期妇女。

【制剂与规格】片剂：5mg；10mg；25mg。

氯米芬
Clomifene

【其他名称】克罗米芬、氯酚胺、舒经芬。

【药理作用】本药是人工合成的非甾体物质，对雌激素有较弱的激动与较强的拮抗双重作用。本药刺激排卵的机制可能为：首先拮抗作用占优势，通过竞争性占据下丘脑雌激素受体，干扰内源性雌激素的负反馈，从而促使黄体生成素与卵泡刺激素的分泌增加，刺激卵泡生长。卵泡成熟后，雌激素的释放量增加，再通过正反馈激发排卵前促性腺激素释放，使其达峰值而引起排卵。此外，本药对男性有促进精子生成的作用。

【体内过程】本药口服后经肠道吸收，在肝内代谢，随胆汁进入肠道，部分可经肝肠循环再吸收，5日内自粪便排出一半。半衰期一般为5～7日，6周内仍可在粪便中测出，提示药物或代谢物从肠肝循环中缓慢排出。

【适应证】①诱导排卵，适用于下丘脑垂体功能障碍（包括多囊卵巢综合征）和诱导接受辅助受孕技术（如体外受精）而进行超数排卵妇女的多卵泡发育。②黄体功能不足。③测试卵巢功能。④精子缺乏的男性不育症。⑤测试男性下丘脑-垂体-性腺轴的功能。

【用法用量】成人：①诱导排卵：口服：第1个疗程的推荐剂量为一日50mg，共5日。近期无月经的患者，可从任何时候开始服用。如计划采用孕酮诱导月经或在治疗前出现自然月经，则应从月经周期的第5日开始服用。诱导月经时先用黄体酮（一次20mg肌内注射，一日1次，共5日）或人工周期催经（即结合雌激素一次0.625mg，一日1次，连服20日，后10日加用黄体酮，一次10mg肌内注射，一日1次）。第1个疗程后如未排卵，可将第2个疗程的剂量增为一日100mg，共5日；如已排卵，则增加剂量无益。第2个疗程应在第1个疗程结束30日后尽早开始。一次治疗不宜超过3个疗程，未出现排卵者不建议再用药。②精子缺乏的男性不育症：口服：一次25mg，一日1次，连服25日为一疗程。停药5日后，重复服用，直至精子数达正常标准，一般用药3～12个月疗效较好。

【不良反应】①代谢或内分泌系统：乳房不适、体重增加或减轻持续存在时应注意。有应用本药治疗发生乳腺癌的个案报道。还可见乳腺疼痛、男子乳腺发育、垂体出血。②泌尿生殖系统：较常见盆腔或下腹部痛（如卵巢增大、囊肿形成、卵巢纤维瘤增大，一般发生在停药后数日）。尿频、月经量增多或不规则出血持续存在时应注意。有应用本药治疗发生睾丸癌的个案报道。此外，研究证实本药可增加女性患子宫癌的危险。还可见多尿、宫颈黏液改变、月经紊乱、异位妊娠、卵巢癌。③神经系统：头昏或眩晕、头痛、失眠持续存在时应注意。还可见平衡失调、惊厥、癫痫发作。④精神：精神抑郁、精神紧张、多动持续存在时应注意。还可见神经质、惊恐、焦虑、易怒、多疑、妄想等精神障碍。⑤肝脏：可见肝炎和转氨酶升高。也有引起肝脏肿瘤的报道，但与本药的因果关系尚未确立。⑥胃肠道：较常见腹胀、胃痛。恶心、呕吐、食欲增加、便秘或腹泻持续存在时应注意。还可见腹部不适。⑦血液：罕见血栓栓塞（包括肺栓塞）和静脉炎，与本药的因果关系尚未确立。⑧皮肤：较少见皮肤黄染。毛发脱落、皮肤红疹或风疹持续存在时应注意。还可见血管舒张性脸红、荨麻疹、变应性皮炎。⑨眼：较少见视物模糊、复视、眼前闪光感、畏光、视力减退、巩膜黄染。还可见视黄醛功能变化。⑩其他：潮热、疲倦持续存在时应注意。长期或较高剂量用药时，有发生卵巢过度刺激综合征的危险性。卵巢过度刺激综合征发展迅速（24小时或数日内），其特征为血管通透性急剧增加，大量液体积聚在腹腔、胸腔、心包腔，导致低血容量血症、血液浓缩、电解质失衡、腹水、血腹、胸腔积液等。

【禁忌证】肝、肾功能不全患者、卵巢囊肿及其他妇科肿瘤患者。

【药物相互作用】①醋酸戈那瑞林：合用可导致卵巢过度刺激。②达那唑：达那唑可抑制本药的作用。③炔雌醇：本药可抑制炔雌醇的作用。

【注意事项】①用药期间不宜驾驶、操作机械或进行高空作业。②如患者因雌激素不足而月经周期延长，应先给予雌激素补充治疗，使子宫内膜发育良好，为受精卵着床创造条件。开始本药治疗前，应及时停止雌激素治疗。③治疗计划应因人而异，对垂体促性腺

第九篇

激素敏感者，宜疗程短、用量小。④排卵一般出现在用药一个疗程后的6～10日内，若用药后基础体温呈双相，并且体温升高后15～16日月经不来潮，第二个疗程应推迟，以了解是否妊娠。一旦受孕，应立即停药，确定患者未妊娠后方可开始下一疗程。使用本药后妊娠者，多胎的发生率增加。⑤治疗男性不育时，一般用药后2～3个月能起效。因高剂量用药会抑制精子的发生，故用药原则是低剂量、长疗程。⑥治疗期间应以B超监测卵泡发育，当卵泡达20mm左右时，可注射hCG 5000～10 000U，有利于刺激月经中期排卵前的黄体生成素释放达峰值。⑦若治疗已停止3～6个月，患者尚未妊娠，应该重新考虑诊断结果。

【制剂与规格】①枸橼酸氯米芬片：50mg。②枸橼酸氯米芬胶囊：50mg。

绒促性素
Chorionic Gonadotrophin

【其他名称】绒毛膜促性腺激素、HCG。

【药理作用】由妊娠妇女尿中提取。绒促性素与垂体分泌的促黄体生成素作用极相似，而卵泡刺激素样作用甚微，作用：①对女性能促进和维持黄体功能，使黄体合成孕激素。②与具有卵泡雌激素成分的尿促性素合用，可促进卵泡生成和成熟，并可模拟生理性的促黄体生成素的高峰而触发排卵。③对男性能使垂体促性腺激素功能不足者的睾丸产生雄激素，促使隐睾症儿童的睾丸下降和男性第二性征的发育。

【体内过程】本药口服能被胃肠道破坏，故仅供注射用。肌内注射和皮下注射本药在吸收程度上生物等效。约12小时后达血药峰浓度，120小时后降至稳定的低浓度，给药32～36小时内发生排卵。约80%的绒促性素主要经肾代谢。24小时内10%～12%的本药以原型随尿排出。半衰期（$t_{1/2}$）为双相，分别为11小时和23小时。根据推荐剂量和消除半衰期，预期不会发生蓄积。

【适应证】（1）女性：①垂体促性腺激素不足所致的无排卵性不孕症，常在氯米芬治疗无效后，与尿促性素合用以促进排卵。②体外受精以获取多个卵母细胞，须与尿促性素合用。③功能性子宫出血、妊娠早期先兆流产、习惯性流产。④黄体功能不全。⑤控制卵巢过度刺激过程（医学辅助生殖技术）中卵泡刺穿制剂。⑥使用促性腺激素释放激素类似物进行控制卵巢过度刺激的妇女的黄体阶段支持。

（2）男性：①青春期前隐睾症、非解剖梗阻的隐睾症。②垂体功能低下所致的男性不育，可与尿促性素合用。长期促性腺激素功能低下者，还应辅以睾酮治疗。③伴有原发性精液异常的低生育力。④因促性腺激素垂体功能不足所致的青春期延缓。

【用法用量】（1）成人：①女性无排卵性不孕症、体外受精：a. 肌内注射：于尿促性素末次给药后1日或氯米芬末次给药后5～7日开始用药，一次5000～10 000IU，连续用药3～6周期，如无效应停药。b. 皮下注射：在最后一次注射卵泡刺激素或尿促性素24～48小时后，即取得卵泡生长的最佳刺激时，注射本药一次6500IU。②功能性子宫出血：肌内注射：一次1000～3000IU。③习惯性流产、妊娠先兆流产：肌内注射：一次1000～5000IU。④黄体功能不全：肌内注射：于月经周期15～17日排卵之日起，一次1500IU，隔日1次，连用5次，剂量可根据患者的反应作调整。妊娠后，须维持原剂量至7～10孕周。⑤卵泡穿刺制剂：肌内注射：一次5000～10 000IU。⑥黄体阶段支持：肌内注射：一次1000～3000IU，重复注射2～3次。每次可能在排卵或胚胎移植后9日内（如在排卵诱导后第3、6、9日）用药。⑦男性促性腺激素功能不足所致性腺功能低下：肌内注射：一次1000～4000IU，一周2～3次，持续用药数周至数月。为促发精子生成，需持续用药6个月或更长。若精子数少于500万/ml，应与尿促性素合用约12个月。老年人用药应减量。

（2）儿童：①青春期前隐睾症：肌内注射：一次1000～5000IU，一周2～3次，出现良好效应后即停用。总注射次数不多于10次。②发育性迟缓者睾丸功能测定：肌内注射：一次2000IU，一日1次，连用3日。③青春期延缓：肌内注射：一次1500IU，一周2～3次，至少用药6个月。

【不良反应】①心血管系统：女性用于促排卵时可见血管通透性增高、血容量降低、血栓形成。②代谢或内分泌系统：女性用于促排卵时可见电解质紊乱。较少见乳房肿大。男性偶见男子乳腺发育、大

第九篇

剂量可致水钠潴留。③呼吸系统：女性用于促排卵时可见气促。④泌尿生殖系统：女性用于促排卵时多见诱发卵巢囊肿或轻到中度卵巢肿大，伴轻度胃胀、胃痛、盆腔痛，可在2～3周内消退；少见重度卵巢过度刺激综合征，也可见尿量减少。男性治疗隐睾症时偶见性早熟，表现为阴茎和睾丸增大、阴毛生长增多、痤疮、身高生长过快。⑤神经系统：较少见头痛。⑥精神：较少见易激动、抑郁，还可见不安。⑦胃肠道：女性用于促排卵时可见消化不良、恶心、呕吐、腹泻、腹痛。⑧血液：可见血液浓缩。⑨皮肤：偶见过敏性皮疹、全身性皮疹、发热。⑩过敏反应：偶见过敏反应。⑪其他：较少见易疲劳。偶见局部注射疼痛、皮疹，较少见发红、肿胀、发痒。女性用于促排卵时可见腹腔出血、盆腔部剧痛、水肿、下肢肿胀。

【禁忌证】怀疑有垂体增生或肿瘤，前列腺癌或其他与雄激素有关的肿瘤患者。性早熟者、诊断未明的阴道流血、子宫肌瘤、卵巢囊肿或卵巢肿大、血栓性静脉炎、对性腺刺激激素有过敏史患者。

【药物相互作用】脑下垂体促性腺激素（如尿促性素）：合用可能使不良反应增加。

【注意事项】①除男性促性腺激素功能不足、为促发精子生成以外，其他情况不可长期连续使用本药。②用药前应嘱患者有多胎妊娠的可能。③输卵管畸形时异位妊娠的发生率可能增加，故早期应进行超声检查以确认妊娠是否发生于子宫内。④用药前应排除未控制的非性腺内分泌疾病（如甲状腺、肾腺或垂体病症）。⑤本药对警惕性和注意力的集中无影响。⑥对于无排卵患者，当其血清雌二醇水平大于1500pg/ml（5400pmol/L）并有3个以上卵泡直径等于或超过14mm时，卵巢过度刺激综合征的发生率增加；在辅助生育技术中，血清雌二醇水平大于3000pg/ml（11 000pmol/L）并有20个以上的卵泡直径等于或超过12mm时，卵巢过度刺激综合征的发生率增加；当血清雌二醇水平大于5500pg/ml（20 000pmol/L）并且总卵泡数等于或超过40个时，应停用本药。

【制剂与规格】①注射用绒促性素：500IU；1000IU；2000IU；5000IU。②注射用重组人绒促性素：6500IU。

尿促性素
Menotropins

【其他名称】人绝经促性腺激素、人尿促性激素、人体绝经期促性腺激素。

【药理作用】尿促性素为人体内腺垂体分泌的天然促性腺激素，主要具有促卵泡生成素和黄体生成素的作用，可促进卵巢中卵泡发育成熟，促使卵泡分泌雌激素，使女性子宫内膜增生，与绒促性素合用能促排卵及黄体形成，分泌孕酮。本药还可促进男性睾丸间质细胞分泌睾酮、曲细精管发育、生精细胞分裂和精子成熟。

【体内过程】本药肌内注射能吸收，血药浓度达峰时间为4～6小时，给药后血清雌二醇在18小时达峰（升高88%）。静脉注射150U后15分钟，血药浓度达峰值，约为24U/L。药物消除为双相，主要经肾脏排泄。

【适应证】①与绒促性素合用，用于促性腺激素分泌不足所致的原发性或继发性闭经、无排卵所致的不孕症等。②多囊卵巢综合征，特别是用氯米芬无效者。③不孕症，在体外受精过程中对正常排卵的女性刺激多个卵泡发育。④男性性腺功能减退症，可诱导精子形成。

【用法用量】成人：①闭经、无排卵性不孕症：肌内注射：多在氯米芬或溴隐亭等诱导排卵无效时使用本药及绒促性素。从月经的第5日开始使用本药，一次75U，一日1次。7日后根据患者雌激素水平和卵泡发育情况调整剂量，如卵巢无反应，则从第2周起每隔7日增加75U，每次剂量不超过225U，直至卵泡成熟后肌内注射绒促性素10 000U以诱导排卵。用药3周后卵巢无反应者应停药。②超排卵：肌内注射：用于助孕技术中，刺激超排卵周期：对正常排卵妇女，可刺激更多卵泡发育。用法用量同“闭经”。③男性性腺功能减退症：肌内注射：在用绒促性素使睾丸体积增至8ml左右后，可用本药一次75～150U，一周1次，约用12个月。

【不良反应】①心血管系统：用药后常可增加动脉栓塞的危险性。②代谢或内分泌系统：男性在尿促性素-绒促性素治疗中，偶见女性化乳房发

第九篇

育，但目前认为是绒促性素的作用。③泌尿生殖系统：可见卵巢过度刺激综合征，表现为下腹不适或胀感、腹痛、恶心、呕吐、卵巢增大（可在7～10日内消除），严重者可出现胸闷、气急、尿量减少、胸水、腹水、卵泡囊肿破裂出血、电解质紊乱、血容量降低、肾衰竭。此外，增加自然流产风险。

【禁忌证】妊娠、卵巢功能不全（尿中促性腺激素水平高）、多囊泡性卵巢、颅内病变（包括垂体肿瘤）、甲状腺或肾上腺皮质功能减退、对激素敏感的恶性肿瘤。

【注意事项】①本药与绒促性素合用可促使排卵功能恢复，但对原发的卵巢衰竭无效。与氯米芬合用可减少本药用量约50%，同时降低卵巢过度刺激综合征的发生率。因本药有刺激卵巢的作用，故不应与醋酸戈那瑞林合用。②用药期间在进行妇科检查时应小心操作，且患者应避免性生活。应从用绒促性素和排卵前1日开始每日同房。如卵巢明显增大，应避免同房，以减少卵巢囊肿破裂的发生率。③由于本药在体内的药代动力学和降解速度因人而异，卵巢血供也受过去盆腔手术或疾病的影响，并且卵巢贮备能力还因年龄而不同，因此，促排卵药物必须强调个体化方案。应根据卵巢的反应，选择适当的用药时间及剂量，以提高受孕率及防止卵巢过度刺激综合征的发生。④若24小时尿雌激素高于200μg，血雌激素不低于3660pmol/L，B超检查卵巢直径大于5cm（或直径不小于16mm的卵泡数目超过3个以上），则应停用本药，以免发生卵巢过度刺激综合征。⑤如24小时尿雌激素高于200μg，则不宜用大量绒促性素，以免引起对卵巢的过度刺激。

【制剂与规格】注射用尿促性素（以卵泡刺激素效价计）75U；150U。

戈舍瑞林
Goserelin

【药理作用】本药为天然GnRH的一种合成类似物，长期使用可抑制脑垂体促性腺激素的分泌，从而引起男性血清睾酮和女性血清雌二醇的下降，停药后此作用可逆，用药初期可暂时升高男性血清睾酮和女性血清雌二醇的浓度。

【体内过程】皮下注射本药植入剂一次3.6mg，给药2次后，男女性的血药峰浓度分别为2.84ng/ml、1.46ng/ml；达峰时间分别为12～15日、8～22日；28日内曲线下面积分别为27.8（ng·d）/ml、18.5（ng·d）/ml；总清除率分别为110.5ml/min、163.9ml/min。皮下注射给予250μg本药水溶液后，男女性中的表观分布容积分别为44.1L和20.3L，血浆蛋白结合率为27.3%。本药水溶液皮下注射给予后，经肝脏代谢和肾脏排泄作用迅速清除。90%以上的药物随尿排泄，其中约20%为原型药物。

【适应证】①可用激素治疗的前列腺癌。②可用激素治疗的绝经前期及围绝经期妇女乳腺癌。③子宫内膜异位症。

【用法用量】成人：前列腺癌、乳腺癌、子宫内膜异位症：皮下注射：一次3.6mg，每4周1次。用于子宫内膜异位症时，不应超过6个月。肝、肾功能不全者及老年患者无需调整用药剂量。

【不良反应】可能出现皮疹、偶见注射部位轻度淤血。男性患者可有潮红、性欲下降、乳房肿胀及触痛、骨骼疼痛暂时性加重、尿道梗阻、脊髓压迫等反应。女性患者可有潮红、多汗、性欲下降、头痛、抑郁、阴道干燥、出血、乳房大小变化。子宫内膜异位症患者用药后可出现不可逆的闭经。

【禁忌证】对本药、促性腺激素释放激素或其激动药类似物过敏者及妊娠哺乳期妇女。

【注意事项】①用于治疗子宫内膜异位症时，若1个疗程结束后再次出现子宫内膜异位症症状，计划再次使用本药时应考虑监测骨密度。加入激素替代治疗（每日给予雌激素和孕激素）可减少骨矿物质丢失、减轻血管舒缩症状。②初步数据显示男性患者联用双磷酸盐化合物和GnRH激动药可改善骨密度下降的症状。③因本药引起注射部位损伤和血管损伤，接受全量抗凝药的患者应慎用本药。

【制剂与规格】醋酸戈舍瑞林缓释植入剂：3.6mg；10.8mg（以戈舍瑞林计）。

亮丙瑞林
Leuprorelin

【药理作用】本药为促性腺激素释放激素激动药，持续给予治疗剂量的本药可有效抑制促性腺激素的分泌。长期给予本药可抑制睾丸和卵巢类固醇生成，停药后此效应可逆转。给予本药，最初可升高黄体生成素和卵泡刺激素的循环浓度，导致一过性性腺类固醇（男性为睾酮和二氢睾酮，绝经前女性为雌酮和雌二醇）浓度升高。然而持续给予本药可降低黄体生成素和卵泡刺激素的浓度，男性睾酮浓度可降低至去势阈值以下（≤50ng/dl），此种情况通常发生于初始治疗后的2～4周内。长期研究表明，持续使用本药可维持睾酮浓度低于去势浓度最长达7年。

【体内过程】健康女性志愿者单次肌内注射本药3.75mg后4小时达血药峰浓度（C_{max}）4.6～10.2ng/ml，此后2日内，血药浓度开始稳定在0.30ng/ml，维持4～5周。健康男性志愿者静脉注射本药，平均稳态分布容积为27L。

【适应证】①子宫内膜异位症。②子宫肌瘤。③雌激素受体阳性的绝经前乳腺癌。④前列腺癌。⑤中枢性性早熟。

【用法用量】（1）成人：①子宫内膜异位症：皮下注射：一次3.75mg，每4周1次。初次给药应从月经周期的第1～5日开始。②子宫肌瘤：皮下注射：一次1.88mg，每4周1次。体重过重或子宫明显肿大者，一次3.75mg。初次给药应从月经周期的第1～5日开始。③雌激素受体阳性的绝经前乳腺癌、前列腺癌：皮下注射：一次3.75mg，每4周1次。

（2）儿童：中枢性性早熟：皮下注射：一次30～180μg/kg，每4周1次，可根据患者性腺轴抑制情况进行适当调整。

【不良反应】包括发热、发汗、性欲减退、阳痿、男子女性化乳房、睾丸萎缩、恶心、呕吐、食欲不振、过敏反应、尿频、尿潴留、血尿、排尿障碍、腰间四肢疼痛、步行困难、心电图异常、心胸比例增大、注射部位疼痛、硬结、发红、发冷、体重增加、知觉异常、耳鸣、听力减退、头部多毛、血尿酸值、甘油三酯值上升、良性颅内压升高等。对肝脏有损害。

【禁忌证】对本药、合成的促性腺激素释放激素或类似物有过敏史者、有性质不明、异常阴道出血者、妊娠期及哺乳期妇女。

【药物相互作用】性激素：本药为减少性激素分泌药，合用可减弱本药疗效。用于治疗子宫内膜异位症和子宫肌瘤时，谨慎合用性激素。

【注意事项】①用药前应仔细询问患者的过敏史，用药后密切观察。②本药用于治疗子宫内膜异位症、子宫肌瘤、绝经前乳腺癌时，应采用非激素性避孕。③本药用于治疗黏膜下肌瘤时，出血症状可能加重，故应对患者进行密切的临床观察，若出现任何异常情况，应采取适当措施。④本药用于治疗子宫内膜异位症、子宫肌瘤时，若出现肿瘤增长或临床症状无任何改善，应停药。⑤本药并非治疗子宫肌瘤的根治疗法，原则上应用于患者手术前和绝经前的保守治疗。若用药初期未见本药对下腹痛及腰痛有效，应考虑适当的对症治疗。⑥本药用于治疗绝经前乳腺癌时，应检查是否表达激素受体，若确定激素受体不表达，则不能使用本药。⑦本药用于治疗绝经前乳腺癌时，若未能获得抗肿瘤效果，出现肿瘤恶化现象，应停药。⑧有男性使用GnRH激动药发生心肌梗死、心脏性猝死、脑卒中风险增加的报道，故本药用于治疗前列腺癌时，应仔细评估心血管风险因素，监测提示出现心血管疾病的症状和体征，并根据目前的临床实践进行治疗。⑨本药用于治疗中枢性性早熟时，若未能抑制血液中黄体生成素和卵泡刺激素水平，应停药。

【制剂与规格】注射用醋酸亮丙瑞林缓释微球：1.88mg；3.75mg。

曲普瑞林
Triptorelin

【药理作用】本药为一种人工合成的GnRH的类似物，其生物学效能是原型GnRH的35倍，而且对抗酶水解的能力增强，在血浆中的半衰期延长。本药在人体内对卵泡刺激素、黄体生成素的合成和释放产生短暂的兴奋作用后，垂体进入失敏感期，促性腺激素的分泌减少，并进而引起性激素的分泌减少，可以达到去势的低水平。

第九篇

【体内过程】本药皮下注射后迅速吸收，经15分钟达血药峰浓度，1小时达最大效应。本药肌内注射的起效时间，青春期性早熟患者为1个月，前列腺癌患者为1周，黄体生成素和卵泡刺激素于48小时达到峰效应，前列腺癌患者肌内注射微球制剂后疗效可维持40日。女性肌内注射本药微球制剂3.2mg后，血药峰浓度约为500pg/ml，达峰时间为7日。

【适应证】①局部晚期或转移性前列腺癌。②需将性激素水平降低至去势水平的疾病，如激素依赖性前列腺癌、子宫内膜异位症（Ⅰ～Ⅳ期）、子宫肌瘤[伴有贫血（血红蛋白含量≤8g/dl）]。③女性不孕症，辅助生育技术，如体外受精-胚胎移植程序中，与促性腺激素（尿促性素、卵泡刺激素、绒毛膜促性腺激素）联合使用诱导排卵。④用于9岁以下女孩和10岁以下男孩中枢性性早熟。

【用法用量】（1）成人：①前列腺癌：a. 肌内注射：常规制剂：一次3.75mg，每4周1次。b. 皮下注射：一次0.5mg，一日1次，连用7日；以后一次0.1mg，一日1次，作为维持剂量。②子宫内膜异位症：a. 肌内注射：一次3.75mg，每4周1次，从月经周期的第1～5日开始，一疗程至少4个月，不应超过6个月。建议不使用本药或其他促性腺激素释放激素类似物进行第2个疗程的治疗。b. 皮下注射：一次0.5mg，一日1次，连用7日；以后一次0.1mg，一日1次，作为维持剂量。③子宫肌瘤：a. 肌内注射：一次3.75mg，每4周1次，从月经周期前5日开始，疗程为3个月。b. 皮下注射：一次0.5mg，一日1次，连用7日；以后一次0.1mg，一日1次，作为维持剂量。④女性不孕症：a. 肌内注射：一次3.75mg，于月经周期第2日注射。当血浆雌激素水平小于50pg/ml，于用药后15日起联合使用促性腺激素治疗。b. 皮下注射：于月经周期第2日（卵泡期）或第21日（黄体中期）开始给药，一日1次，直至确定取卵日前夜。⑤体外授精术：皮下注射：一次0.5mg，一日1次，共7～10日；以后一次0.1mg，一日1次。肾功能不全者无需降低给药剂量或延长给药间隔。老年人无需调整用药剂量。

（2）儿童：中枢性性早熟：肌内注射：体重大于30kg的儿童，一次3.75mg；体重为20～30kg的儿童，一次2.5mg；体重小于20kg的儿童，一次1.875mg。于第一次注射后第14日和第28日分别给药1次，以后每4周1次；如疗效不佳，每3周1次。骨龄超过12岁的女孩和13岁的男孩应停药。

【不良反应】可有多胎妊娠、注射处炎症，偶有暂时性阴茎肥大。

【禁忌证】对本药或GnRH及其类似物过敏者、非激素依赖性前列腺癌或前列腺切除术后的患者、不希望再降低睾酮水平的睾丸切除术患者、垂体腺瘤患者、骨质疏松或骨密度降低患者、儿童渐进性脑瘤患者及妊娠哺乳期妇女。

【药物相互作用】①促性腺激素：合用可造成卵巢过度刺激，可能出现卵巢肥大、盆腔疼痛和（或）腹痛。当卵巢反应过度时，应停止注射促性腺激素，以终止刺激周期。②升高泌乳素浓度的药物：此类药物可降低垂体中的GnRH受体水平。

【注意事项】①用药前必须接受验孕确保未孕，治疗结束后一个半月内应注意避孕。②由于促性腺激素的最初释放可诱导排卵，故应在用药期间及最后1次注射后4周内采用非激素避孕方法，直至月经恢复或采用其他避孕方法。③用药期间，月经可停止。如还持续月经即为异常状态（除第1个月），应检查血浆雌激素水平，如小于50pg/ml，应同时检查可能存在的器官功能紊乱。停止治疗后，月经应在最后1次注射后7～12周恢复。④治疗子宫肌瘤时，如子宫体积相对于肌瘤组织不成比例地迅速减小时，可引起出血和脓毒症。⑤用药期间禁用含雌激素的药物。⑥与影响垂体促性腺激素分泌的药物合用，应监测激素水平。⑦本药不影响驾驶和操作仪器。

【制剂与规格】醋酸曲普瑞林注射液：①1ml∶0.1mg（以曲普瑞林计）。②注射用醋酸曲普瑞林：0.1mg；3.75mg。③注射用双羟萘酸曲普瑞林：15mg。

丙氨瑞林
Alarelin

【其他名称】阿拉瑞林。

【药理作用】本药为人工合成的GnRH的九肽类似物。用药初期可刺激垂体释放促黄体生成素和促卵泡素，引起卵巢源性甾体激素短暂升高。重复用药则可抑制垂体释放黄体生成素和卵泡刺激素，使血中的雌二醇水平下降，从而达到药物去卵巢的作用，这种抑制作用可用于治疗子宫内膜异位症等激素依赖性疾病。

【体内过程】受试者分别给予本药75μg、150μg、225μg，药代动力学结果如下：t_{max}分别为0.74小时、0.84小时、0.79小时；血药峰浓度分别为1.75ng/ml、6.13ng/ml、11.8ng/ml；平均滞留时间分别为3.75小时、2.44小时、2.70小时；$t_{1/2}$分别为2.97小时、1.57小时、1.87小时。

【适应证】子宫内膜异位症。

【用法用量】成人：子宫内膜异位症：皮下注射、肌内注射一次150μg，一日1次，于月经来潮的第1～2日开始治疗，3～6个月为一疗程。

【不良反应】有因低雌激素状态引起的症状，如潮热、盗汗、阴道干燥或情绪改变，个别患者可出现皮疹。

【禁忌证】对促性腺激素释放激素或其类似物过敏者、原因不明的阴道出血、妊娠哺乳期妇女。

【注意事项】①用药期间应采取有效的避孕措施，但禁用甾体激素类避孕药。②撤药时除因子宫内膜异位症引起的不孕症患者可突然停药，其余患者均需逐步撤药。③如本药疗程超过6个月，可能发生骨质丢失。④长期使用可导致骨质丢失药物（如皮质激素、抗惊厥药）的患者慎用本药。

【制剂与规格】注射用醋酸丙氨瑞林：25μg；150μg。

戈那瑞林
Gonadorelin

【药理作用】本药为一种人工合成的十肽促性腺激素释放激素。本药与垂体促性腺激素分泌细胞膜的特异受体结合后，通过打开细胞膜钙离子通道及激活蛋白激酶C与基因转录，促进促性腺激素的生物合成及释放，据此可探测垂体促性腺激素储备功能。正常人注射本药后，黄体生成素的升高明显高于卵泡刺激素，青春期前女性卵泡刺激素反应高于黄体生成素。GnRH不足者注射本药后可出现延迟反应，有时需静脉滴注给药数日后才有反应。

【体内过程】本药静脉注射后3分钟达血药峰浓度，组织分布于肝、肾、生殖系统及脑等部位，在血浆中较快代谢为无活性的代谢物，消除半衰期约为6分钟，经肾排泄。

【适应证】鉴别诊断男性或女性由于下丘脑或垂体功能低下所引起的生育障碍：如性腺萎缩导致的性腺功能不足、乳溢性闭经、原发性和继发性闭经、绝经和早熟绝经、垂体肿瘤、垂体的器官损伤和下丘脑功能障碍等。

【用法用量】成人：①垂体兴奋试验：静脉注射：一次25μg（女性）或100μg（男性），溶于0.9%氯化钠注射液2ml内静脉注射，分别于注射前、注射后25、45、90、180分钟测定黄体生成素、卵泡刺激素值。正常情况下，注射后25～45分钟时，黄体生成素达峰值，为基值的3倍以上；注射后120～180分钟时，卵泡刺激素达峰值，为基值的2倍以上。有垂体疾病时反应减低；下丘脑异常时反应正常或高亢。②下丘脑异常所致无排卵性女性不育：静脉注射或皮下注射：使用定时自动注射泵，每隔90～120分钟注入5～15μg，昼夜不停，连续使用14日。治疗期间需检测卵泡发育情况，以便确定排卵时机；排卵后2日可改用肌内注射人绒促性素1000IU，一周2次，共3～4次，以支持黄体功能。③男性生精异常所致不育：静脉注射或皮下注射：使用定时自动注射泵，每隔90～120分钟注入5～15μg，昼夜不停，连续使用至少14日。④不孕：静脉滴注：一次按5～20μg/min的速度，共给药90分钟，于月经周期的第2～4日给药。如无排卵（测基础体温），可重新给药。排卵后肌内注射HCG 1500IU，3日后再注射1500IU，一般2～4个周期后可受孕。

【不良反应】可有多胎妊娠、注射处炎症，偶有暂时性阴茎肥大。

【禁忌证】对本药和苯甲醇过敏者、腺垂体瘤患者、垂体相关性闭经者及妊娠期妇女。

【药物相互作用】氯米芬：合用可引起卵巢过度刺激综合征。

【注意事项】①女性进行垂体兴奋试验时宜选择在卵泡期及早给药。②在治疗前列腺癌等肿瘤的第一周内，可出现病情加重，表现为骨痛加剧、血尿、尿道阻塞加重、下肢软弱无力或感觉异常。对有脑转

第九篇

移的患者，该反应更为严重，为了防止肿瘤症状加剧，可加用氟他胺或醋酸环丙孕酮。③以本药作垂体兴奋试验时，由于肾上腺糖皮质激素、性激素（雌激素、雄激素、孕激素或口服避孕药）、螺内酯、左旋多巴、地高辛、酚噻嗪以及能够升高催乳素水平的多巴胺拮抗药，可通过对垂体的负反馈作用而影响试验结果，故不能使用该类药物。④在用药早期，本药对垂体-性腺起兴奋作用，继续用药则起抑制作用，因此在开始几周常加用雄激素拮抗药环丙孕酮以对抗用药早期睾酮浓度的增高。⑤本药不应与其他可刺激排卵的药物（如尿促性素）或其他促性腺激素释放激素、脑垂体激素同时使用。⑥于正常经期的卵泡期给药时，应做好避孕措施。

【制剂与规格】①注射液：1ml：100μg；1ml：500μg。②粉针剂：25μg；50μg；100μg；200μg；500μg。③喷鼻液：10g：20mg（相当于100次使用剂量，另含苯甲醇100mg）。

普罗瑞林
Protirelin

【药理作用】本药为人工合成的三肽（焦谷氨酸-组氨酸-脯氨酸），与下丘脑产生的促甲状腺素释放激素（TRH）结构相同，可刺激腺垂体分泌TSH及泌乳素（PRL），从而升高血中TSH浓度。

【体内过程】本药静脉注射15～30分钟后，正常人体内的TSH达峰浓度，为基础值的2～3倍以上。

【适应证】①格雷夫斯病的辅助诊断。②甲状腺功能减退的病变部位的辅助鉴别诊断。③下丘脑-垂体-甲状腺轴功能、垂体分泌贮备功能的辅助测验。

【用法用量】（1）成人：一般用法：静脉注射：单次500μg，溶于0.9%氯化钠注射液2ml中注射。

（2）儿童：一般用法：静脉注射：1～6岁儿童，可给予7μg/kg，但此类患者用药经验较少，应密切观察。6～16岁儿童，可给予7μg/kg，最高剂量不超过500μg。

【不良反应】可见头痛，头晕，面部潮红，恶心及口腔奇腥味道，心悸，胸闷，心率增快，偶可致血压升高或低血压等。

【禁忌证】对本药过敏者。

【药物相互作用】①α肾上腺素受体阻滞药、左旋多巴、赛庚啶、硫利达嗪：合用可减弱本药的作用。②溴隐亭：合用可影响本药的作用。

【注意事项】①给药前应停用生长激素、生长激素抑制激素、肾上腺皮质激素、左旋甲基多巴、前列腺素及避孕药。②给药后根据血中TSH浓度升高的幅度（△TSH）进行诊断：正常人的△TSH为1.6～9.2μIU/ml，活跃反应者的△TSH大于9.2μIU/ml，弱反应者的△TSH为0.5～1.6μIU/ml，无反应者的△TSH小于0.5μIU/ml。

【制剂与规格】注射用普罗瑞林：500μg。

布舍瑞林
Buserelin

【药理作用】本药为一种合成GnRH激动药，其分子结构为九肽，与天然GnRH相比，与GnRH受体有较强的亲和力和抗酶降解作用。单剂量给予本药后可刺激垂体释放促性腺激素，但多剂量给药可导致垂体脱敏，与垂体受体的亲和力逐渐丧失，从而抑制黄体生成素和卵泡刺激素的释放。

【体内过程】本药皮下注射后血药浓度达峰时间为42分钟，经鼻给药为38～58分钟，经鼻给药的生物利用度为2.5%～3.3%。药物血浆蛋白结合率为15%，可分布于肝、肾、脑垂体、甲状腺。本药代谢产物为无活性的五肽或小于五肽的代谢物。皮下给药后肾脏排泄率为13%～30%，其中原型和五肽分别占67%和32%；经鼻给药后仅少量（<1%）随尿排泄。消除半衰期为72～80分钟。

【适应证】晚期前列腺癌、子宫内膜异位症、子宫肌瘤、多囊卵巢综合征、体外受精、女性不孕症或女性避孕及诊断青春期延迟的男性促性腺激素分泌不足引起的性功能减退。

【用法用量】成人：①皮下注射：每次0.5mg，每8小时1次，连续7天。②鼻腔给药：每次0.1～0.2mg，每8小时1次。

【不良反应】可见面部发热、恶心、呕吐、头痛、皮疹、无力、骨痛、性欲减低、排尿困难等。

【制剂与规格】①醋酸布舍瑞林皮下注射液1mg/ml。②醋酸布舍瑞林鼻喷剂1mg/ml。

那法瑞林
Nafarelin

【药理作用】本药为一种强效GnRH激动药。开始给药时，本药可刺激垂体促性腺激素（黄体生成素和卵泡刺激素）的释放，导致性激素的生成暂时性增加，但反复给药可导致药物对脑垂体的刺激作用失效。一日2次给药，约4周后性激素的分泌减少，此时依赖性激素维持的功能即停止。

【体内过程】成年女性经鼻给药后药物迅速进入体循环，10～40分钟达C_{max}。单次给药0.2mg后，C_{max}为0.6ng/ml；单次给药0.4mg后，C_{max}为1.8ng/ml，生物利用度平均为8%。4℃时，本药血浆蛋白结合率约为80%。平均半衰期约为3小时。健康女性按一次0.2mg或0.4mg、一日2次用药，连用22日后，药物无明显蓄积。

男性皮下注射本药后，44%～55%的给药量随尿液排泄（原型药物约占3%），18.5%～44.2%的给药量随粪便排泄。代谢物半衰期约为85.5小时。

【适应证】子宫内膜异位症、不育症等。

【用法用量】成人：鼻腔给药：清晨和傍晚各1次0.2mg，即每日400μg（于月经第2～4日开始），2个月后未闭经应加倍剂量，可连续用药6个月。

【不良反应】面部发热、性欲减低、阴道干燥、头痛、情绪变态等。

【禁忌证】过敏、未确诊的异常阴道出血患者及妊娠期及哺乳期妇女。

【注意事项】①本药用于中枢性性早熟前应进行确诊，排除导致性早熟的其他病因，如先天性肾上腺皮质增生症、睾酮中毒症、睾丸肿瘤和（或）其他自发性男性化或女性化疾病。②本药可抑制排卵，导致停经，用药前应排除妊娠，用药期间应采取非激素方式避孕。如用药期间发现妊娠，应停药。

【制剂与规格】醋酸那法瑞林鼻喷剂（以那法瑞林计）每喷0.2mg。

西曲瑞克
Cetrorelix

【药理作用】本药为促性腺素释放激素拮抗药，可与内源性促性腺素释放激素竞争性结合垂体细胞的膜受体，以控制促性腺激素的分泌，从而延迟黄体生成素峰，推迟排卵。其抑制垂体腺分泌黄体生成素和卵泡刺激素呈剂量依赖性。本药无起始刺激效应，用药后即产生抑制，持续治疗可维持此抑制作用，但治疗结束后可完全逆转。

【体内过程】单剂量皮下注射本药0.25mg或3mg与每日给药、连用14日的药代动力学均为线性。皮下注射本药的绝对生物利用度约为85%，分布容积（Vd）为1.1/kg，总血浆清除率和肾清除率分别为2ml/（kg · min）和0.1ml/（kg · min），平均终末半衰期约为30小时。

【适应证】防止控制性卵巢刺激的患者提前排卵。

【用法用量】成人：防止提前排卵：皮下注射。

方法一：于使用尿源性或重组促性腺激素进行卵巢刺激的第7日（开始刺激排卵后132～144小时）给予本药3mg，如注射本药3mg后96小时卵泡仍未完全成熟，可给予本药一次0.25mg，每24小时1次，整个促性腺激素治疗期间持续用药直至诱发排卵的当日。

方法二：早晨用药：于使用尿源性或重组促性腺激素进行卵巢刺激的第5日或第6日（开始刺激排卵后96～120小时）开始使用本药，一次0.25mg，每24小时1次，整个促性腺激素治疗期间持续用药直至诱发排卵的当日。夜间用药：于使用尿源性或重组促性腺激素进行卵巢刺激的第5日（开始刺激排卵后96～108小时）开始使用本药，一次0.25mg，每24小时1次，整个促性腺激素治疗期间持续用药直至诱发排卵的前一夜。

【不良反应】最常见不良反应为局部注射部位轻微而短暂的反应，包括红斑、瘙痒及肿胀。多次注射本药0.25mg后这些反应的发生率为9.4%。常见轻度至重度卵巢过度刺激综合征（WHO Ⅰ级或Ⅱ级），该反应是刺激过程的固有风险，而偶见严重的卵巢过度刺激综合征。偶见包括假性过敏或类过敏反应。

【禁忌证】对本药或外源性肽类激素过敏者、中至重度肝、肾功能损害者、绝经期妇女、妊娠期妇女、哺乳期妇女。

【注意事项】①首次给药后应监测患者30分钟，一旦出现过敏或假性过敏反应（包括危及生命的过敏反应）应立即治疗。②本药用于重复卵巢刺激的经验有限，用药时需权衡利弊。③本药不影响驾驶或操作机械。

【制剂与规格】注射用醋酸西曲瑞克：0.25mg（以西曲瑞克计）。

重组促卵泡素β
Recombinant Follitropin Beta

【药理作用】促卵泡素为促使卵泡正常生长、成熟和性腺甾体激素产生的必需物质。卵泡刺激素的浓度对卵泡发育的启动和周期，及随后使卵泡达到成熟的时间和卵泡数目均有重要影响。本药可促进性腺功能障碍妇女卵巢卵泡的生长，并可用于辅助生殖技术中促使多个卵泡发育。

【体内过程】肌内注射或皮下注射本药后药动学特征无明显差异，12小时达血药峰浓度，绝对生物利用度约77%。重复给药后，卵泡刺激素的血药浓度比单次用药高1.5～2.5倍。本药的分布、代谢及排泄与人尿源促卵泡素相同。半衰期约40小时。

【适应证】①不排卵且枸橼酸氯米芬治疗无效者。②辅助生殖技术超促排卵。

【用法用量】成人：①不排卵且枸橼酸氯米芬治疗无效：肌内注射或皮下注射 起始剂量一日50IU，一日1次，至少维持7日。若卵巢无反应，一日用量可逐渐增至有卵泡发育及（或）血浆雌二醇浓度提示有适宜的药效学反应，一般以雌二醇水平每日增加40%～100%为宜，之后维持此剂量至排卵前状态。当超声检查显示至少有1个优势的卵泡直径达18mm及（或）血浆雌二醇浓度达300～900pg/ml（1000～3000pmol/ml）时，表明已达排卵前状态。通常经7～14日治疗可达此状态，此时可停用本药，并用hCG，诱发排卵。如连续用药2～3日每日雌二醇成倍增加，则需减量。由于卵泡直径超过14mm可能导致妊娠，如有多个排卵前的卵泡超过14mm，应停用hCG，避免妊娠以防发生多胎妊娠。②辅助生殖技术超促排卵：肌内注射或皮下注射以一日150～225IU，一日1次，为最初4日的起始剂量，随后用量按卵巢反应作个体化调节，剂量调整的范围一般为50～100IU。

【不良反应】可见卵巢过度刺激综合征（发生率约为5%）。轻度卵巢过度刺激综合征可表现为腹痛、恶心、腹泻、卵巢轻至中度增大、卵巢囊肿。极少数患者可发生严重卵巢过度刺激综合征，表现为巨大的卵巢囊肿（易破裂）、腹水，并常伴有胸水及体重增加，可能危及生命。其他可见局部淤血、疼痛、红斑、肿胀和瘙痒，多数症状轻微短暂。罕见血栓栓塞。

【禁忌证】对本药过敏者，卵巢、乳腺、子宫、下丘脑、垂体肿瘤患者，原发性卵巢功能衰竭患者，尚未诊断明确的阴道出血患者，与多囊卵巢无关的卵巢囊肿或卵巢增大患者，性器官畸形不宜妊娠者及妊娠期和哺乳期妇女。

【药物相互作用】枸橼酸氯米芬：合用可增加卵泡反应。

【注意事项】①本药可单独用于促排卵，也可与促性腺激素释放激素类似物合用以预防早发性黄体生成激素峰。与GnRH激动药合用时，需增加本药的剂量以达到适当的卵泡反应。②在体外受精-胚胎移植中，通常在最初的4次周期治疗中，使用本药获得适宜卵泡的成功率保持稳定，之后逐渐下降。

【制剂与规格】注射液：0.5ml：50IU；0.5ml：100IU。

重组人促卵泡激素α
Recombinant Human Follitropin Alfa

【药理作用】对于女性，胃肠外使用本药可产生成熟格拉夫卵泡；对于男性促卵泡激素不足，可用本药结合hCG治疗4个月以上以诱导精子产生。

【体内过程】本药静脉给药后，分布于细胞外液，分布半衰期约2小时，稳态分布容积和总清除率分别为10L和0.6L/h，12.5%随尿排泄，消除半衰期约1日。皮下给药后，绝对生物利用度约70%；多次给药后，在3～4日内蓄积3倍达到稳态。对于内源性促性腺激素分泌受抑制的妇女，即使体内检测不出黄体生成素，本药仍可有效刺激卵泡的发育和激素的生成。

【适应证】①无排卵且对枸橼酸氯米芬治疗无效的妇

女。②进行超排卵或辅助生育技术。

【用法用量】成人：①无排卵：皮下注射：从一日5.5～11μg（75～150IU），一日1次开始，如有必要每7或14日增加2.75μg（37.5IU）或5.5μg（75IU），以达到充分而非过度的反应。每日的最大剂量通常不超过16.5μg（225IU）。有月经的患者，应在月经周期的前7日内开始治疗。如在4周后反应不充分，此周期应放弃，并在下次治疗时使用比上一周期更高的起始剂量。达到充分反应时，应在最后一次注射本药24～48小时后一次性注射hCG 5000～10 000IU。反应过度应停止治疗，同时停用hCG，并在下一个周期以较低剂量重新开始治疗。②体外授精和其他助孕技术前进行卵巢刺激以促进多卵泡发育：皮下注射：一日11～16.5μg（150～225IU），从治疗周期第2或第3日开始，以血清雌激素浓度和（或）超声波监测，直到卵泡发育充分为止。日剂量通常不高于33μg（450IU）。一般在治疗的第10日获得充分的卵泡发育（介于5～20日之间）。在最后一次注射本药24～48小时后，一次性注射hCG 10 000IU，以诱导卵泡的最终成熟。

【不良反应】①极常见头痛、卵巢囊肿、轻至重度注射部位反应（疼痛、红肿、淤血、肿胀、注射部位不适）。常见恶心、呕吐、腹泻、腹部痛性痉挛和气胀、轻至中度卵巢过度刺激综合征。②少见严重卵巢过度刺激综合征。③罕见卵巢过度刺激综合征并发症（如卵巢扭转）。

【禁忌证】对促卵泡激素过敏者、下丘脑肿瘤、垂体肿瘤、非多囊卵巢疾病引起的卵巢增大或囊肿患者、不明原因的妇科出血者、卵巢癌、子宫癌、乳腺癌、原发性卵巢功能衰竭者、性器官畸形不可妊娠者、子宫纤维瘤不可妊娠者、未纠正的甲状腺或肾上腺功能障碍者、妊娠期和哺乳期妇女。

【药物相互作用】①其他促排卵药物（如绒促性素、枸橼酸氯米芬）：同时使用本药和其他促排卵药物可能提高卵泡的反应。②促性腺激素释放激素：合用可能使卵巢充分反应所需的本药剂量增加。

【注意事项】①除促黄体激素α外，本药不得与其他药物混合使用。②不同患者对卵泡刺激素治疗的反应有个体间差异，但与治疗目的相关的最低有效量对所有患者均适用。③常用GnRH激动药调节，以抑制内源性黄体生成激素峰，控制黄体生成素基础水平。如在GnRH激动药治疗约2周后开始本药治疗，然后两药同时使用直至卵泡发育充分。④建议患者在注射hCG当日和次日进行性生活或进行宫腔内授精。⑤对于无排卵患者，当其血清雌激素水平大于900pg/ml（3300pmol/L）并有3个以上卵泡直径等于或超过14mm时，卵巢过度刺激综合征和多胎妊娠的发生率增加；在辅助生育技术中，血清雌激素水平大于3000pg/ml（11 000pmol/L）并有20个以上的卵泡直径等于或超过12mm时，卵巢过度刺激综合征的发生率增加；当血清雌激素水平大于5500pg/ml（20 200pmol/L）并且总卵泡数等于或超过40个时，应停用hCG。⑥在辅助生殖技术中，排卵前抽吸所有的卵泡可减少卵巢过度刺激综合征的发生率。⑦如妊娠，卵巢过度刺激综合征可能更严重并持续更长时间。卵巢过度刺激综合征通常在激素治疗停止后发生并于7～10日达到极限，可在月经开始后自愈。⑧使用本药的患者多胎妊娠的发生率高于自然妊娠，大多为双胎。为降低多胎妊娠发生率，建议严密监测卵巢反应。⑨进行促排卵或辅助生殖技术的患者妊娠流产的发生率高于正常人群。⑩辅助生殖技术后出现先天畸形的概率可能比自然受孕稍高，可能是由亲代特征（如母亲年龄、精子特征）和多胎妊娠造成。⑪体外受精-胚胎移植经验表明，通常在最初4次治疗中成功率保持稳定，之后开始降低。

【制剂与规格】①注射液：22μg（300IU）；33μg（450IU）；66μg（900IU）。②注射用重组人促卵泡激素：37.5IU；75IU。

第3章 避孕药

一、女用避孕药

炔诺酮
Norethisterone

【其他名称】妇康。

【药理作用】本药为19-去甲基睾酮类衍生物，具有较强的孕激素样作用，为炔孕酮的5倍，可使子宫内膜转化为蜕膜样变；亦有一定的抗雌激素活性以及较弱的雄激素活性和蛋白同化作用。

【体内过程】本药口服易吸收，平均生物利用度为64%。口服后0.5～4小时达血药峰浓度，作用持续至少24小时。血浆蛋白结合率为80%。经肝脏代谢，大部分药物与葡萄糖醛酸结合，随尿排出，半衰期为5～14小时。

【适应证】①功能性子宫出血、月经不调、子宫内膜增长过快、子宫内膜异位症等。②避孕，可单用或与雌激素联用。

【用法用量】成人：①功能性子宫出血：口服，一次5mg，每8小时1次，连用3日，止血后改为每12小时1次，7日后改为每次2.5～3.75mg，连用约2周。②痛经或子宫内膜增长过快：口服，从月经周期第5日开始，每日2.5mg，连用20日，3～6个周期为一疗程。③子宫内膜异位症：口服，开始时每日10mg，每2周后增加5mg，最大日剂量为30mg，分次使用，连用6～9个月。④探亲避孕：口服，片剂：于探亲前每日或当日中午使用2.5mg，此后每晚使用2.5mg，至少连用10～14日，必要时随后可改用短效口服避孕药。滴丸：于同房当晚开始使用，每晚3mg。同房10日之内，必须每晚使用；同房半个月，连用14日；同房超过半个月者，使用本药14日后改用短效口服避孕药，直至探亲期结束。

【不良反应】少数妇女可有恶心、呕吐、头昏、乏力、嗜睡等类早孕反应及不规则出血、闭经、乳房胀、皮疹等，一般可自行消失。

【禁忌证】对本药过敏者、血栓性疾病、严重肝病、良性或恶性肝脏肿瘤、严重肾病、乳房肿块、已知或疑似乳腺癌、稽留流产者及妊娠期妇女。

【药物相互作用】①维生素C：可增强口服避孕药的作用。②利福平、氯霉素、氨苄西林、苯巴比妥、苯妥英钠、扑米酮、甲丙氨酯、氯氮䓬、对乙酰氨基酚、吡唑酮类镇痛药（保泰松）：以上药物可产生肝微粒体酶效应，加速本药在体内的代谢，合用可导致避孕失败、子宫内膜突破性出血发生率升高。③波生坦：合用可能使本药的血药浓度降低，从而增加发生意外妊娠和不规则出血的风险。④圣约翰草：可能诱导细胞色素P450和P-糖蛋白转运体，合用可使避孕药的效果降低，亦可导致突破性出血。⑤尼古丁：使用本药的吸烟妇女并发心血管疾病（如心肌梗死）的风险较不吸烟者高，使用本药的妇女应停止吸烟或吸烟妇女（特别是年龄超过35岁者）不宜使用本药。⑥咖啡因：避孕药可抑制咖啡因的代谢，合用可使中枢神经系统兴奋性增加。使用避孕药的患者应减少咖啡因的摄入。

【注意事项】①漏服或迟服本药有可能导致避孕失败，故必须每日定时服药；如有漏服，应在24小时内补服。②本药不可用作紧急避孕药。

【制剂与规格】①片剂：0.625mg；2.5mg。②丸剂：3mg。

甲地孕酮
Megestrol Acetate

【其他名称】去氢甲孕酮。

【药理作用】本药属于17α-羟孕酮类衍生物，是一种高效的合成孕激素，口服时其孕激素效应约为黄体酮的75倍，注射时约为黄体酮的50倍。本药有明显抗雌激素作用，无雌激素或雄激素活性，无蛋白同化作用。本药可抑制下丘脑促性腺激素释放激素

（GnRH）的释放，并作用于腺垂体，降低其对GnRH的敏感性，从而阻断垂体促性腺激素释放，产生显著的排卵抑制作用，故与炔雌醇合用作为短效避孕药。本药较大剂量单用时还能使宫颈黏液变黏稠，不利于精子通过；并抑制子宫内膜腺体的正常发育，阻止受精卵着床。

【体内过程】口服本药160mg后吸收迅速，血药浓度升高较快，2.58小时后可达峰浓度，吸收半衰期为2.5小时。本药在肝内代谢。大部分药物以葡萄糖醛酸结合物形式经肾脏排泄，小部分随粪便排出，消除半衰期为32.5小时。

【适应证】①月经不调、功能失调性子宫出血、子宫内膜异位症。②晚期乳腺癌和子宫内膜癌、肾癌、前列腺癌和卵巢癌。③艾滋病患者的厌食、恶病质、原因不明的明显体重减轻。④一个月以内的短期避孕，如探亲期内避孕。

【用法用量】成人①闭经：口服：一次4mg，每日2～3次，连服2～3日，停药2～7日。如发生撤退性出血，表示体内已有雌激素影响。如无出血，则需按人工周期用药。②功能失调性子宫出血：口服：每日4～8mg，自月经第5日开始服用，共20日。③子宫内膜异位症：口服：一次4～8mg，每日1～2次，自月经第5日开始服用，连服3～6个月。④乳腺癌：口服：每日160mg，1次或分次服用，至少连用2个月。⑤子宫内膜癌：口服：每日40～320mg，1次或分次服用，至少连用2个月。⑥艾滋病患者的厌食、恶病质、原因不明的明显体重减轻：口服：初次用药者建议每日800mg。⑦短期避孕：口服：一次2mg，探亲当日中午服2mg，当晚2mg，以后每晚2mg，直至探亲结束，次日再服2mg。

【不良反应】少数有头晕、恶心、呕吐等，偶有不规则出血。

【禁忌证】对本药过敏者、严重肝、肾功能不全者、血栓栓塞性疾病（包括严重血栓性静脉炎）、胆囊疾病、因肿瘤骨转移而产生的高钙血症、未明确诊断的阴道出血者、有乳房肿块及妊娠期妇女。

【药物相互作用】利福平、苯巴比妥、氨苄西林、非那西丁、吡唑酮类镇痛药（如保泰松）：以上药物可诱导肝微粒体酶，加速本药的体内代谢，合用可导致子宫内膜突破出血。

【注意事项】①本药禁用于妊娠诊断试验，不主张用于乳腺癌的术后辅助治疗。②长期用药应按28日周期计算本药的用药日期，且长期用药的妇女不宜吸烟。③孕激素可引起一定程度的体液潴留，因此癫痫、偏头痛、哮喘、心肾功能不全的患者用药期间应严密观察。④如发生突破出血，应详细检查原因以排除器质性病变。⑤育龄妇女用药期间应避免Ⅰ妊娠。

【制剂与规格】①醋酸甲地孕酮片：1mg；2mg；4mg；160mg。②醋酸甲地孕酮分散片：40mg；80mg；160mg。③醋酸甲地孕酮胶囊：80mg；160mg。④醋酸甲地孕酮软胶囊：40mg。

炔诺孕酮
Evonorgestrel

【药理作用】本药为孕激素类避孕药。作用于下丘脑和垂体，使月经中期的促卵泡素和黄体生成素水平高峰降低或消失，卵巢不排卵。有明显的抗雌激素活性，可使子宫内膜变薄，分泌功能不良，不利于孕卵着床。亦可使宫颈黏液变稠，阻碍精子穿透。

【体内过程】本药口服后易经胃肠道吸收，单次口服本药1mg，2小时、8小时、24小时的血药浓度分别为11.1ng/ml、3.3ng/ml、1.1ng/ml。本药经肝脏代谢，主要代谢产物为3α，5β-四氢甲基炔诺酮，大多以葡萄糖醛酸及硫酸的结合物形式随尿及粪便排出。半衰期为3.4～10.3小时。

【适应证】女性短期避孕。

【用法用量】口服。在夫妇同居前两天开始服药，每晚1片，连服10～15天不能间断。如同居超过半个月应接服复方短效口服避孕药。

【不良反应】可见恶心、呕吐、食欲缺乏，头昏、倦怠、痤疮、过敏性皮炎等。

【禁忌证】心血管疾病、肝肾疾病、糖尿病、哮喘病、癫痫、偏头痛、血栓性疾病、胆囊疾病及精神病。

【注意事项】长期用药需进行肝功能、乳房检查。

【制剂与规格】片剂：3mg。

第九篇

左炔诺孕酮
Levonorgestrel

【药理作用】本药为一种抗雌激素活性的孕激素，可显著抑制排卵和阻止孕卵着床，并使宫颈黏液稠度增加，精子穿透阻力增大，从而发挥避孕作用。

【体内过程】口服吸收迅速而完全，生物利用度为100%，几乎无首过效应。哺乳期妇女口服后，血浆与乳汁中的药物浓度比为100：（15～25）。哺乳期妇女每日口服本药150μg，未见药物在乳儿体内蓄积。本药植入剂埋植于皮下，属零级释放型。初始释放量为68μg/24h，以后每日释放量逐渐降低，1年末为40μg/24h，5年末为30μg/24h。本药宫内节育系统在宫腔内的初始释放量为20μg/24h，5年后降至10μg/24h。子宫腔内较高的局部药物暴露量使从子宫内膜至子宫肌层形成较强的浓度梯度（子宫内膜至子宫肌层的浓度梯度>100倍），血清中药物浓度则较低（子宫内膜至血清中的浓度梯度>1000倍）。放置宫内节育系统后，即可在血清中检出本药，对于体重为55kg以上的育龄妇女，6个月时的血药浓度中值为206pg/ml，12个月时为194pg/ml，60个月时则降至131pg/ml。

【适应证】①口服制剂用于女性紧急避孕。②植入剂和宫内节育系统用于女性长期避孕。③宫内节育系统用于特发性月经过多。

【用法用量】成人：①女性紧急避孕：口服制剂：在无防护性性生活或避孕失败72小时内服用本药1.5mg；或首次服用0.75mg，间隔12小时再服0.75mg。②女性长期避孕：硅胶棒：于月经周期的第1～5日，局麻后，在上臂或股内侧皮肤作长为0.2～0.3cm的切口，用埋植针将药硅胶棒呈扇形植入皮下，随后外敷创可贴，用纱布包扎即可。36mg规格，一次216mg；75mg规格，一次150mg，有效避孕期4年。宫内节育系统：月经周期的前7日内或妊娠早期流产后立即放入宫腔，可维持5年有效。产后放置应推迟至子宫完全恢复（不应早于分娩后6周，如子宫恢复时间严重推后，应考虑产后12周再放置）。更换新的宫内节育系统可在月经周期的任何时间进行。

【不良反应】恶心、呕吐、头痛、乳胀、痤疮、体重增加、抑郁、降低HDL、突破性出血、闭经等。其他同炔诺孕酮。宫内节育系统治疗重症月经超量出血时的不良反应包括子宫不规则出血、头痛、卵巢囊肿、阴道炎、经期疼痛及乳房触痛。

【禁忌证】对本药过敏者、肝功能异常或近期有肝病或黄疸史者、乳腺癌、生殖器官恶性肿瘤或其他孕激素依赖性肿瘤、心血管疾病（如高血压、高脂血症、脑血管意外、静脉血栓性疾病）、糖尿病、抑郁、子宫或宫颈恶性病变、下生殖道感染（包括宫颈炎、阴道炎）、盆腔炎、产后子宫内膜炎或3个月内曾感染性流产、先天性或获得性子宫异常（包括使宫颈扭转的肌瘤）、宫颈发育异常、不明原因的异常子宫出血患者禁用本药宫内节育系统。40岁以上妇女及妊娠期妇女。

【药物相互作用】巴比妥类药、波生坦、卡马西平、依非韦伦、非尔氨酯、灰黄霉素、奈韦拉平、奥卡西平、苯妥英、利福布汀、利福平、圣约翰草、托吡酯：以上药物可能使本药的血药浓度降低，但本药宫内节育系统为局部孕激素作用，可能不会产生较大的影响。

【注意事项】①本药用于紧急避孕时，可能使下次月经提前或延期，如逾期1周月经仍未来潮，应进行妊娠检测。②使用避孕药的患者不应吸烟（因可增加发生心血管不良反应的风险）。③本药口服制剂用药后3～5周如出现子宫不规则出血或严重下腹疼痛，应评估是否存在异位妊娠。④本药口服制剂不宜作为常规避孕药，不推荐频繁使用，服药后至下次月经前应采取其他可靠的避孕措施。如服药后2小时内发生呕吐，应立即补服1次。⑤计划妊娠者，需在取出本药植入剂6个月后方可妊娠。如植入期间发生妊娠，建议人工流产终止妊娠，并取出植入剂。⑥本药宫内节育系统不作为性交后避孕方法，也非未产妇首选避孕方式，且不适用于重度子宫萎缩的绝经后妇女。⑦育龄期妇女使用本药宫内节育系统后，如距上次月经期开始后停经6周，应考虑妊娠。⑧宫内节育系统改用其他避孕方法：如月经周期正常，于月经周期的前7日移除宫内节育系统并开始使用新的避孕方法，或于月经周期的其他时间移除宫内节育系统，并于移除前至少7日开始使用新的避孕方法；如月经周期不规则或闭经，于移除宫内节育系统前至少7日开始使用新的避孕方法。⑨使用本药宫内节育系统前应排除妊娠、性传播疾病、子宫内膜病变，必须彻底治疗生殖道感染。⑩不规则出血可能掩盖子宫内膜息肉或子宫内膜癌的症状和体征，出现不规则出血时应考虑采取诊断性措施。⑪本药宫内节育系统可引起月经量减少，如月经量增多，提示宫内节育系统可能脱落。如宫颈处未查到尾丝，可能被牵入子宫或宫颈管内，下次月经期可能会出现，可先排除妊娠后使用适当的器具探查以确定尾丝的位置，如无法确定，可使用超声、X线以确定该系统的正确位置。⑫使用本药宫内节育系统时，如出现放置困难和（或）放置期间或放置后出现异常疼痛或出血，应立即进行体格检查和超声检查，以排除子宫穿孔。⑬需使用抗凝血药的患者应移除本药宫内节育系统。⑭本药宫内节育系统亦可用于特发性月经过多，放置后3个月内月经量减少62%～94%，放置6个月后月经量减少71%～95%，但对因黏膜下肌瘤引起的月经过多疗效欠佳。同时，还可缓解痛经。

【制剂与规格】①片剂：0.75mg；1.5mg。②肠溶片：1.5mg。③分散片：1.5mg。④肠溶胶囊：1.5mg。⑤滴丸：0.75mg。⑥植入剂：36mg；75mg。⑦宫内节育系统：52mg。

去氧孕烯
Desogestrel

【其他名称】地索高诺酮。

【药理作用】口服强效孕激素，其孕激素活性较炔诺酮强18倍、较炔诺孕酮强1倍。无雄激素作用。可升高高密度脂蛋白（HDL）。抗雌激素活性强于炔诺酮和左炔诺孕酮。具有显著的排卵抑制作用，能改变宫颈黏液稠度、抑制子宫内膜发育。本药及其代谢物与子宫内膜孕酮受体的亲和力高于黄体酮和炔诺酮。

【体内过程】口服吸收完全，单次服用后1.5小时血药浓度达峰值（2ng/ml）。口服相对生物利用度约84%。在体内迅速经肝脏代谢转变为具活性的3-酮去氧孕烯，3-酮去氧孕烯的药动学呈非线性。口服本药后第3个周期，3-酮去氧孕烯血药峰浓度达2805pg/ml，达峰时间为1.4小时。去氧孕烯消除半衰期为38小时。经代谢与硫酸盐及葡萄糖醛酸盐结合后随尿液排出。

【适应证】避孕。

【用法用量】复方去氧孕烯片，主要成分为去氧孕烯和炔雌醇，口服，从月经第1天开始，每日1片，连服21天，然后停药7天，第29天开始服下一个周期的药片。

【不良反应】可见不规则出血，开始发生率较高，半年后减少，尚可见恶心、头痛、闭经、乳胀、乏力、抑郁等。

【禁忌证】严重肝功能障碍、血栓形成或栓塞、乳腺癌、子宫癌及哺乳期妇女。

【药物相互作用】肝酶诱导药[如巴比妥类、苯妥英钠、抗生素（如苄星青霉素、四环素）、利福平、扑米酮、卡马西平、奥卡西平、托吡酯、灰黄霉素等]：合用可使去氧孕烯和炔雌醇的活性下降。

【注意事项】①在7日的停药期内通常可出现撤退性出血，通常于最后一次用药后的2～3日发生，且可能持续至下次用药前仍未结束。②有血栓栓塞风险或长期制动的患者应尽可能在择期手术进行前至少4周或术后2周停药。

【制剂与规格】去氧孕烯炔雌醇片：每片含去氧孕烯0.15mg、炔雌醇0.02mg；每片含去氧孕烯0.15mg、炔雌醇0.03mg。

孕二烯酮
Gestodene

【药理作用】为孕激素，在较大剂量时可显著抑制促性腺激素和性激素分泌，从而具有抗早孕、抗着床以及使宫颈黏液变稠的作用。

【体内过程】口服吸收迅速而完全，经1～2小时血药浓度达峰值，生物利用度100%，消除半衰期为18小时。

【适应证】避孕。

【用法用量】口服：从月经周期第1天开始，每日1片，连服21天。三相片：每6天、5天和10天依次服用不同含量的药片，每日1片。

【不良反应】可有恶心、呕吐、头痛、体重增加、乳房胀等。可见血压升高、肝病、黄疸及血栓形成。

【禁忌证】有血栓史、心、肾、肝病及妊娠期和哺乳期妇女。

【药物相互作用】①阿托伐他汀、维生素C、肝药酶抑制药（如氟康唑）：以上药物可升高本药的血药浓度。②醋竹桃霉素：本药与复方口服避孕药合用，可能增加发生肝内胆汁淤积症的风险。③三环类抗抑郁药：本药可增强此类药物的疗效。④抗菌药（尤其广谱抗菌药）、肝药酶诱导药（如利福平、苯巴比妥、苯妥英）：以上药物可减弱本药的避孕效果，应避免合用。⑤降血压药、抗凝血药、降糖药：本药可减弱以上药物的疗效。⑥尼古丁：吸烟可使服用本药的妇女（尤其35岁以上妇女）发生心脏病和脑卒中的风险增加，服药期间应戒烟。

【注意事项】①本药漏服可致经期间异常出血，甚至避孕失败。如漏服，应于24小时内加服1片，并在随后7日同时采取其他的非激素避孕措施。②如出现怀疑妊娠、血栓栓塞病、听力或视觉障碍、高血压、肝功能异常、精神抑郁、缺血性心脏病、胸部锐痛或突然气短、偏头痛、原因不明的剧烈头痛、癫痫发作次数增加、严重腹痛或腹胀、乳腺肿块、皮肤黄染、全身瘙痒，应停药。③如准备妊娠，应停药并采取其他避孕措施，直至出现第1个月经周期后再妊娠。

【制剂与规格】①复方孕二烯酮片：每片含孕二烯酮75μg、炔雌醇30μg。②三相片：开始6天，每日1片，每片含孕二烯酮50μg、炔雌醇30μg。其后5天和10天每日1片，每片含上述两药相应为70μg、40μg和100μg、30μg。

孕三烯酮
Gestrinone

【其他名称】甲地炔诺酮、去氢炔诺酮。

【药理作用】为中等强度孕激素，是一种人工合成的三烯19-去甲甾体类化合物，具有激素和抗激素的复杂特性，既具有较强的抗孕激素和抗雌激素活性，又有较弱的雌激素和雄激素作用。本药具有抗着床、抗早孕作用，在月经周期早期服用尚有抑制排卵作用。可作用于下丘脑-垂体轴而减少促性腺激素的释放，使其排卵前高峰消失，抑制排卵。此外，本药还能直接作用于异位子宫内膜，使之萎缩并吸收。

【体内过程】口服几乎完全吸收。口服1.25mg、2.5mg或5mg之后，药动学结果呈线性相关。药物达峰时间为2.8～3.1小时，服药后3日药物血浆含量仅为最大血药浓度的5%。首次服药3日后服第2次药，血药浓度达稳态。本药主要通过羟基作用在肝内代谢，形成成对结合的代谢产物，经肾脏排出，体内无药物蓄积。血浆半衰期约为24小时。

【适应证】①子宫内膜异位症。②子宫肌瘤。③用作探亲避孕药或事后避孕药，抗早孕。

【用法用量】成人：①子宫内膜异位症：口服：一次2.5mg，一周2次，在月经第1日开始服用第1次药，第4日服用第2次，以后每周相同时间服用，连续24周。在某些情况下，特别在点滴出血时间较长时，可适当加量，短期内剂量可增至一周7.5mg。如漏服1次，应立即补服2.5mg，以后仍按原来每周服药的日期继续治疗；如漏服1次以上，则应停止治疗，经检查确认未怀孕之后，从新的月经周期的第1日开始，按正常的服药计划重新开始治疗。②子宫肌瘤：口服：一次2.5mg，一周3次。③探亲避孕药：于探亲当日口服每次3mg，以后每次房事时服1.5mg。④事后避孕药：从月经第5～7日开始服药，每周2次（间隔3～4日），每次2.5mg。

【不良反应】少数人有头晕、乏力、胃部不适、痤疮、多毛及脂溢性皮炎、腿肿、体重增加、乳房缩小松弛等；也有月经周期缩短或延长、经量减少、不规则出血，但一般会自行减少。突破性出血发生率约5%，国内临床观察见有转氨酶升高。

【禁忌证】严重心、肝或肾功能不全者、既往使用雌激素或孕激素治疗时发生代谢或血管疾病、妊娠期和哺乳期妇女。

【药物相互作用】抗癫痫药、利福平：合用可使本药代谢加速，降低疗效。

【注意事项】①在治疗子宫内膜异位症时，开始治疗前须排除妊娠可能。且治疗期间须采取严格的避孕措施（禁用口服避孕药），一旦发现怀孕，应停止治疗。②服药期间要定期检查肝功能，转氨酶轻度升高者，服用保肝药，可继续治疗。如转氨酶明显升高且服保肝药也无效时则应停止治疗。

【制剂与规格】胶囊：2.5mg。

甲羟孕酮
Medroxyprogesterone

【药理作用】本药为合成孕激素，无雄激素和雌激素活性。可抑制垂体促性腺激素、降低促肾上腺皮质激素和氢化可的松浓度、降低循环睾酮水平、降低循环雌激素水平。本药可抑制促性腺激素的分泌，从而阻止卵泡成熟及排卵，并导致子宫内膜变薄，这种作用也可能改善绝经期妇女血管舒缩症状。

【体内过程】肌内注射后缓慢释放，导致循环中持续存在较低的药物浓度。肌内注射150mg/ml后，即刻血药浓度为1.7nmol/L，2周后浓度为6.8nmol/L。平均达峰时间（t_{max}）为4～20日，随后血药浓度逐渐降低，并保持约为1ng/ml的相对恒定浓度2～3个月。注射后120～200日降至无法检测到的水平＜100pg/ml。平均血浆蛋白结合率为86%。主要与血清白蛋白结合，不与性激素结合球蛋白（SHBG）结合。分布容积为20L。可通过血脑屏障。使用非提取放射性免疫测定法对本药进行含量测定时，表观半衰期为50日。

【适应证】避孕。

【用法用量】成人：避孕：肌内注射：一次150mg，每3个月深部肌内注射1次。推荐育龄妇女于正常月经周期的前5日注射，未进行母乳喂养的产妇于产后5日内注射，母乳喂养的产妇于产后6周或6周后注射。

【不良反应】如用于避孕时出现大量或持续出血，通常可每日口服或肠外使用炔雌醇0.05～0.1mg，连用7～21日，可进行1～2个周期的治疗，但不应作为长期治疗。如用于子宫内膜异位症时出现突破出血，可能为自限性，不推荐给予额外的激素治疗。如出现视力突然部分或完全丧失、突发眼球突出、复视、偏头痛，应立即停药并检查；如检查提示视神经盘水肿、视网膜血管病变，则不应再给药。如出现静脉血栓栓塞、黄疸、急性或慢性肝功能异常，应停药。

【禁忌证】对本药过敏者、血栓栓塞性疾病（如血栓性静脉炎、肺栓塞、脑血管疾病、视网膜血栓形成）或有血栓栓塞性疾病史者、骨转移产生的高钙血症、严重肝功能损害者、未明确诊断的阴道或尿道出血、乳房病变、习惯性流产者、月经过多者、月经初潮前儿童及妊娠期妇女。

【药物相互作用】①强效细胞色素P450（CYP）3A4抑制药（如酮康唑、伊曲康唑、克拉霉素、阿扎那韦、茚地那韦、奈法唑酮、奈非那韦、利托那韦、沙奎那韦、泰利霉素、伏立康唑）：本药主要经CYP3A4代谢，与以上药物合用可能升高本药的血药浓度。②强效CYP3A4诱导药（如苯妥英、卡马西平、利福平、利福布汀、利福喷汀、苯巴比妥、圣约翰草）：本药主要经CYP3A4代谢，与以上药物合用可能降低本药的血药浓度。

【注意事项】①妇女使用本药注射液可显著降低骨密度（BMD），骨质流失随用药时间的延长而增多，且可能不完全可逆。②本药注射液不应作为长期避孕方法（如2年以上），除非其他避孕方法效果欠佳时。

【制剂与规格】①醋酸甲羟孕酮注射液：1ml：150mg。②片剂：2mg；4mg；10mg。

米非司酮
Mifepristone

【其他名称】抗孕酮。

【药理作用】孕激素受体拮抗药，与内源性孕酮竞争受体而拮抗孕酮的作用，具有终止妊娠、抗着床、诱导月经和促进宫颈成熟的作用。本药对糖皮质激素受体亦有一定的结合力。此外，本药可明显增强妊娠子宫对前列腺素的敏感性，小剂量本药与前列腺素类药序贯使用即可达到满意的终止妊娠的效果。

【体内过程】口服吸收迅速，平均达峰时间约为1.5小时，且与剂量无关。本药与血清中α_1-酸性糖蛋白高度结合，结合达饱和后，剩余药物可与血清白蛋白结合。本药在体内存在明显的首过效应，口服1～2小时后血中代谢产物水平可超过原型药物。本药主要经CYP3A4代谢，主要代谢产物为单去甲米非司酮、双去甲米非司酮及丙炔醇米非司酮，其中单去甲米非司酮在本药抗孕酮作用中起重要作用。米非司酮及代谢产物主要随粪便排泄，随尿液排泄的量小于10%。消除半衰期为20～34小时。妊娠期妇女与非妊娠期妇女用药相比，达峰时间延长、血药浓度降低、消除半衰期缩短。

【适应证】①与前列腺素类药序贯使用，用于终止16周内的宫内妊娠。②无防护性性生活或避孕失败后72小时内的紧急避孕。③育龄妇女伴中重度症状的子宫肌瘤的术前治疗。

【用法用量】成人：①终止7周内的宫内妊娠：口服：片剂（25mg）：本药一次25～50mg，每日2次，连用2～3日，总量为150mg，于第3～4日清晨口服米索前列醇600μg或于阴道后穹窿放置卡前列甲酯栓1mg，随后卧床休息1～2小时，门诊观察6小时。片剂（200mg）：第1日单次口服本药200mg，第3日空腹口服米索前列醇600μg或于阴道后穹窿放置卡前列甲酯栓1mg，随后卧床休息2小时，门诊观察6小时。软胶囊：本药一次25～50mg，每日2次，连用2～3日，总量为150mg（不能耐受者，总量可减为75mg），于第3～4日清晨口服米索前列醇600μg或口服其他前列腺素类药物或于阴道后穹窿放置卡前列甲酯栓1mg，随后卧床休息1～2小时，门诊观察6小时。胶囊（Ⅱ）：本药一次25～50mg，每日2次，连用2～3日，总量为150mg，于第3～4日清晨口服米索前列醇600μg或口服其他前列腺素类药物或于阴道后穹窿放置卡前列甲酯栓1mg，随后卧床休息1～2小时，门诊观察6小时。若对总量150mg不能耐受，可将总量减为50mg，具体如下：第1日清晨口服本药20mg，12小时后口服10mg，第2日清晨口服本药10mg，12小时后口服10mg，第3日清晨口服米索前列醇600μg。②终止8～16周内的宫内妊娠：口服：片剂（25mg）：本药一次100mg，每日1次，连用2日，总量为200mg。第3日于距离第1次使用本药36～48小时口服米索前列醇400μg，视情况可间隔3小时重复给予米索前列醇，一次400μg，但不得超过4次。③紧急避孕：口服：胶囊：在无防护性性生活或避孕失败后72小时内口服10mg或25mg。④伴中重度症状的子宫肌瘤的术前治疗：口服：片剂（10mg）：一次10mg，每日1次，于月经第1～3日开始使用，疗程为3个月（不应超过3个月）。

【不良反应】部分早妊娠期妇女服药后，有轻度恶心、呕吐、眩晕、乏力和下腹痛，肛门坠胀感和子宫出血。个别妇女可出现皮疹。使用前列腺素后可有腹痛，部分对象可发生呕吐、腹泻。少数有潮红和发麻现象。

【禁忌证】对本药过敏者、心脏疾病、肝病或肾病、肾上腺皮质功能不全、慢性肾上腺衰竭、有异常出血史、遗传性卟啉病、疑似或确诊为宫外孕、带宫内节育器妊娠、不明原因或除子宫肌瘤外其他原因的阴道出血、未确诊的附件包块、妊娠期（用于终止宫内妊娠除外）及哺乳期妇女。

【药物相互作用】①细胞色素P450（CYP）3A4抑制药（如酮康唑、伊曲康唑、红霉素）：本药主要经CYP3A4代谢，合用可能增加本药的血药浓度。②CYP3A4底物：合用可能增加CYP3A4底物的血药浓度。③CYP3A4诱导药（如利福平、地塞米松、圣约翰草、苯妥英、苯巴比妥、卡马西平）：本药主要经CYP3A4代谢，合用可能降低本药的血药浓度。④葡萄柚汁：葡萄柚汁可能抑制本药的代谢，合用可能增加本药的血药浓度。

【注意事项】①使用本药时禁止进行抗凝治疗。②本药不可与灰黄霉素合用。③长期使用肾上腺皮质激素治疗者禁用本药，因可增加发生急性肾功能不全的风险。④使用本药期间及使用后1周内应避免使用阿司匹林或其他非甾体抗炎药。⑤本药用于子宫肌瘤的术前治疗时，不推荐与单纯孕激素避孕药、含孕激素的宫内节育器或复方口服避孕药合用，用药期间推荐使用非激素类避孕措施。⑥本药用于终止宫内妊娠时，任何类型宫内节育器应于用药前取出。⑦本药用于终止49日内的妊娠时，需在医院观察4～6小时或住院；用于终止50～63日内的妊娠时，需在医院观察24小时或住院；用于终止64～112日内的妊娠必须住院。⑧本药用于终止宫内妊娠时，如使用本药后24小时内未完全排出妊娠物，必须及时改用其他方法终止妊娠。如出现以下情况，必须及时给予对症治疗，必要时考虑刮宫：a.用药后胚胎或胎儿、胎盘未排出，阴道流血量大于100ml。b.胎儿排出后阴道流血量大于100ml或有活动性出血。c.胎儿排出后1小时胎盘未排出。d.胚胎或胎儿、胎盘排出后阴道流血量大于100ml。e.胎盘有明显缺损。⑨本药用于终止宫内早孕时，少数妊娠期妇女服用本药后即可自然流产；约80%的妊娠期妇女在使用前列腺素类药后6小时内排出绒毛或胎囊；约10%的妊娠期妇女服药后1

第九篇

周内排出妊娠物。⑩本药用于终止宫内妊娠时，用药后8～21日应确定流产效果，如确诊为流产失败或不全流产，应及时处理。⑪本药用于紧急避孕的成功率为70%～80%，如避孕失败，建议采取药物流产。⑫本药用于紧急避孕时，可能使下次月经延迟，如预期月经1周后仍未来潮，应及时检查。

【制剂与规格】①片剂：10mg；25mg；200mg。②软胶囊：5mg。③胶囊：5mg；10mg；12.5mg。④胶囊（Ⅱ）：5mg。

卡前列素
Carboprost

【药理作用】天然前列腺素$F_{2\alpha}$的衍生物，较稳定，作用较持久。本药可增加子宫收缩频率和收缩幅度，增强子宫的收缩力；并能抑制内源性黄体激素的分泌，降低血浆孕酮水平，终止妊娠，具有较强的抗生育作用。

【体内过程】肌内注射或阴道给药均有效。经阴道给药后，通过阴道黏膜缓慢吸收，经2～3小时达血药峰浓度，持续有效时间6～8小时；肌内注射后20～30分钟达血药峰浓度，其后迅速下降。药物可分布于全身组织。少量药物以原型随尿排出。在羊水中的消除半衰期为27～31小时。

【适应证】①抗早孕（与米非司酮序贯使用于闭经49日内的早期妊娠）。②中期妊娠引产。③常规处理方法无效的子宫收缩弛缓引起的产后出血。

【用法用量】成人：①抗早孕：阴道给药或肌内注射方法一：空腹或进食后2小时，口服米非司酮片，一次25mg，每日2次，连服3日（或一次口服米非司酮片200mg，服药后禁食2小时），第4日晨于阴道后穹窿放置本药栓剂1mg，卧床休息2小时，门诊观察6小时。方法二：先口服孕三烯酮每日9mg（3次分服），共4日，停药48小时后于阴道后穹窿放置本药膜剂，每2.5小时2mg，共4次（或放置本药栓剂8mg，8小时后如无流产，再肌内注射本药2mg）。方法三：先肌内注射丙酸睾酮，一次100mg，每日1次，共3日，第4日于阴道后穹窿放置本药海绵6mg，8小时后如无流产，再肌内注射本药2mg。若无效，2日后重复一疗程。放置本药后需卧床休息2～3小时，收集所有阴道排出物。②中期妊娠引产：肌内注射：开始时可使用选择性的测试剂量0.1mg。初始剂量一次0.25mg，用结核菌注射器深部肌内注射。随后根据子宫反应，间隔1.5～3.5小时重复1次；必要时可增至0.5mg，但总量不得超过12mg，且不建议连续使用超过2日。羊膜腔内给药：羊膜腔内给予卡前列素氨丁三醇3.25mg（相当于本药2.5mg），注射时间不少于5分钟；如未能终止妊娠，24小时重复1次。③产后出血：肌内注射：初始剂量一次0.25mg，深部肌内注射。必要时可间隔15～90分钟多次注射，总量不得超过2mg。④扩宫颈：阴道给药：术前扩张宫颈，可在手术前晚将本药栓剂1mg置阴道后穹窿处，2小时后宫颈扩张，以便于负压吸引终止中期妊娠。

【不良反应】常见有恶心、呕吐、头晕、腹泻、腹痛、面部潮红、寒战、头痛等，一般在停药后可迅速消失。可有引起血压升高和支气管痉挛。偶有呼吸困难和肺水肿。静脉滴注有局部组织刺激，且发生率较高。有时会发生宫缩过强，如子宫颈扩张不好，为防止子宫、子宫颈或阴道后穹窿裂伤，可肌内注射阿托品。

【禁忌证】对本药过敏者、心、肝、肾、肺疾病及肾上腺皮质功能不全、带宫内节育器妊娠或怀疑宫外孕、急性盆腔炎、严重哮喘、青光眼、胃肠功能紊乱、癫痫、高血压及镰形细胞贫血。

【药物相互作用】①丙酸睾酮素、孕三烯酮：合用可提高抗早孕成功率。②其他宫缩药：合用可能增强其他宫缩药的活性，不推荐合用。③棉酚：本药大剂量与棉酚合用有协同性抑制生精作用，而小剂量与棉酚合用可降低棉酚的抑精作用。④非甾体抗炎药：合用有拮抗作用，一般不宜合用。⑤右旋糖酐：可抑制本药引起的过敏反应。

【注意事项】①本药须严格按照用法用量使用，且应在能提供及时的医疗监护和紧急手术设备的条件下使用。②本药不直接影响胎儿-胎盘，故使用本药分娩的胎儿仍可能有暂时生命迹象。如子宫内胎儿已有生存能力，则不可使用本药，且本药不应用作杀胎药。③如使用本药终止妊娠失败，应以其他方式终止妊娠。④本药注射液含有苯甲醇，有报道，苯甲醇与早产儿致死性“呼吸窘迫综合征”有关。

【制剂与规格】①膜剂：2mg[相当于（S）体0.75mg]。②栓剂：1mg；8mg。③卡前列素海绵：6mg。④注射用卡前列素：1mg；2mg。⑤卡前列素氨丁三醇注射液：1ml ：0.25mg（以卡前列素计）。

卡前列甲酯
Carboprost Methylate

【其他名称】卡波前列甲酯、卡波前列素甲酯、卡孕。

【药理作用】为卡前列素的甲酯，阴道给药具有直接刺激子宫平滑肌收缩和扩张宫颈作用。本药对子宫的兴奋作用与子宫的状态和激素水平等有关，妊娠中期和分娩时，子宫对本药敏感，兴奋作用强。因前列腺素可使胶原分解酶活性增加，使胶原纤维分解，胶原束间隙扩大，从而使宫颈松弛、软化而变短。基于上述兴奋子宫及软化宫颈的作用，使胎儿、胎盘受损，继发血中孕酮水平下降以及子宫内源性前列腺素合成增加，从而引起类似正常分娩时子宫的高频率、高幅度收缩，达流产和引产的目的。

【体内过程】吸收及代谢迅速。静脉或肌内给药，半衰期约为30分钟，停药后血药浓度迅速下降。阴道给药后，药物直接到达作用部位，部分通过阴道黏膜吸收进入循环系统，但血药浓度低。给药后6～9小时主要随尿排出。

【适应证】①终止早期妊娠，比较适合高危妊娠（如有多次人工流产史、子宫畸形、剖宫产后以及哺乳期妊娠）者。本药不宜单独使用，须与米非司酮等序贯用药。②宫缩弛缓所引起的产后出血。

【用法用量】成人：①抗早孕：阴道给药，与米非司酮联合用药：在空腹或进食2小时后服米非司酮片，服药后禁食2小时，适用于停经49日内的健康早妊娠期妇女。具体用法如下：方法一：第1日服米非司酮片200mg，第3日于阴道后穹窿放置本药1mg。方法二：第1日服米非司酮片，一次25～50mg，每日2次，连服2～3日，总量150mg，第3～4日于阴道后穹窿放置本药1mg。方法三：首剂服米非司酮片50mg，当晚再服25mg，以后每隔12小时服25mg，第3日晨服25mg米非司酮片后1小时于阴道后穹窿放置本药1mg。与丙酸睾酮联合用药：第1日肌内注射丙酸睾酮100mg，连用3日，总量为300mg，第4日放置本药1mg，2～3小时后重复1mg，直至流产（平均用量约为4mg）。最多使用本药5mg。②中期引产：阴道给药：单用本药：一次1mg，2～3小时重复1mg，直至流产（平均用量约为6mg）。与米非司酮联用：先口服米非司酮每日100mg，连用2日；第3日于阴道后穹窿放置本药，一次1mg，每3小时1次。当宫口已开大并建立规律宫缩，可停止给药。③产后出血：阴道给药：于胎儿娩出后，立即戴无菌手套，将本药0.5～1mg贴附于阴道前壁上1/3处，约2分钟。

【不良反应】主要有恶心、呕吐、腹泻等，但较天然前列腺素轻，停药后可消失，使用本药时加用复方地芬诺酯可明显减轻胃肠道不良反应。少数妊娠期妇女宫缩强，宫口扩张不良，可导致宫颈、阴道破裂。

【禁忌证】对本药过敏、前置胎盘、带宫内节育器妊娠、急性盆腔感染、严重哮喘或严重过敏体质、宫外孕者及胃溃疡。

【药物相互作用】催产药：合用可因宫缩过强或张力过大而使子宫破裂或宫颈撕裂，宫颈扩张不全时更易发生。

【注意事项】①本药不得用于足月引产。②用于抗早孕时，给药后须卧床休息2小时，门诊观察6小时。多数妊娠期妇女在用药后6小时内能排出绒毛和胚囊，少数在用药后1周内排出妊娠物。③用药后应监测宫缩和产程进展，密切观察有无出血情况、妊娠物排出和不良反应发生。④单独用本药抗早孕，完全流产率较低、用药量较大、胃肠道不良反应较重，因此目前本药多与抗孕激素米非司酮或丙酸睾酮联合序贯用药，可显著提高完全流产率，并减少用药量、减轻胃肠不良反应，但妊娠停经时间不能超过49日。⑤对用药后流产不全或继续妊娠者应及时处理。对不完全流产引起大出血或绒毛球排出后阴道流血时间长者，应行刮宫术或作其他必要的处理。⑥避免与非甾体抗炎药同时使用，包括阿司匹林。

【制剂与规格】栓剂：0.5mg；1mg；5mg。

第九篇

米索前列醇
Misoprostol

【药理作用】为前列腺素E_1衍生物，具有较强的抑制胃酸分泌的作用。本药可通过刺激胃黏液分泌，增加碳酸氢钠的分泌和磷酸酯的生成；增加胃黏膜血流量；加强胃黏膜屏障，防止胃酸侵入，起保护胃黏膜的作用，从而促进消化性溃疡的愈合或减轻症状。本药具有E类前列腺素的药理活性，可软化宫颈、增强子宫张力和宫内压。与米非司酮序贯应用，可显著增高和诱发早孕子宫自发收缩的频率和幅度，用于终止早孕。

【体内过程】口服吸收迅速，1.5小时后即可完全吸收。口服15分钟后，血浆活性代谢物米索前列酸可达血药峰浓度。单次口服0.2mg，平均血药峰浓度为0.309μg/L。血浆蛋白结合率为80%～90%。药物在肝、肾、肠、胃等组织中的浓度高于血药浓度，每12小时口服0.4mg体内不产生蓄积。口服后约75%随尿排出，约15%随粪便排出，8小时内尿中排出量为56%。消除半衰期为20～40分钟。

【适应证】①与抗孕激素药物米非司酮序贯应用，终止停经49日内的早期妊娠。②预防非甾体抗炎药引起的胃溃疡及十二指肠溃疡。③引产术。

【用法用量】成人：①终止停经49日内的早期妊娠：口服：单次剂量为0.6mg，餐前服用，且应于服用米非司酮（一次25mg，每日2次，连服3日；或一次200mg）40～48小时后给予。②预防非甾体抗炎药所致的胃十二指肠溃疡：口服：一次0.2mg，每日4次，于餐前和睡前服用，疗程为4～8周。③引产：口服：方案一：初始剂量为0.1mg，每4小时1次，用药不超过5次。方案二：初始剂量为0.05mg，每4小时1次，连用2次。之后改为一次0.1mg，每4小时1次，直至羊水破裂，但用药不超过5次。

【不良反应】腹泻、恶心、呕吐、头痛、眩晕、腹痛。有月经过多、阴道出血、经期前后阴道出血的报道。还可见糖尿、多尿、排尿困难、尿失禁、血尿、泌尿道感染、阳痿、痛经、绝经后行经、子宫出血、子宫破裂、早产性宫缩、宫缩过快等。

【禁忌证】对本药或其他前列腺素类药过敏、使用前列腺素类药禁忌者（如青光眼、哮喘及过敏性结肠炎）、心、肝、肾疾病或肾上腺皮质功能不全、带宫内节育器妊娠和疑似宫外孕、妊娠期及哺乳期妇女。

【药物相互作用】①抗酸药（尤其是含镁抗酸药）：合用可加重本药所致的腹泻、腹痛等不良反应。②保泰松：有合用后发生神经系统不良反应的报道，症状包括头痛、眩晕、潮热、兴奋、一过性复视和共济失调。③环孢素及泼尼松：与以上药物联用可降低肾移植排斥反应的发生率。④食物：进食时服用本药可使本药吸收延迟，表现为达峰时间延长，血药峰浓度降低，从而使其不良反应的发生率降低。

【注意事项】当本药用于妊娠期妇女诱导产程或用于超过8周妊娠的引产时，有出现子宫破裂的报道。

【制剂与规格】片剂：0.2mg。

甲烯前列素
Mereneprost

【药理作用】前列腺素E_2（PGE_2）类似物，子宫收缩作用较弱，但化学性质稳定，不良反应较小。

【适应证】抗早孕和扩宫颈。

【用法用量】成人：①抗早孕：阴道给药：一次60mg，共2次。②扩宫颈：阴道给药：单次30mg，于手术前3小时放置于阴道内。

【不良反应】较多见呕吐，腹泻、腹痛较少。

【制剂与规格】阴道栓：30mg；60mg。

环氧司坦
Epostane

【其他名称】爱波司坦。

【药理作用】3β-羟甾脱氢酶抑制药，可选择性作用于卵巢和胎盘。其主要作用为阻断孕烯酮转化为孕酮，从而抑制卵巢和胎盘孕酮的的合成，降低体内孕酮水平，最终导致流产。此外，本药还可抑制脱氢表雄酮转化为雄烷二酮，抑制氢化可的松的合成。

【适应证】抗早孕。

【用法用量】成人：抗早孕：口服：一次200mg，每日4次，连服7日；或一次400mg，每日2次，连服

第九篇

4日。与PGE_2联用时：早晨单次200mg，晚间单次400mg，连服5日，服药第4日将PGE_2 10mg栓剂放入阴道，每2小时1次，共3次。

【不良反应】个别人用药后有恶心、呕吐反应。

【制剂与规格】片剂：200mg。

吉美前列素
Gemeprost

【药理作用】高选择性强烈收缩子宫平滑肌，对消化道平滑肌、血压等影响小。还有软化和扩张子宫颈管的作用，效力大于$PGF_{2\alpha}$。

【适应证】抗早孕、扩宫颈及中期引产等。

【用法用量】成人：①抗早孕：阴道给药：每3小时1枚置阴道后穹窿处，每日1～5次。如与米非司酮合用，先口服米非司酮每日150mg，连服4天，然后引导给予本药1枚共两次。②扩宫颈：阴道给药：于负压吸宫或子宫检查前3小时于阴道后穹窿处放入1枚。③中期引产、堕死胎或子宫内容物：阴道给药：于阴道后穹窿处每次1枚，每3～6小时1次，直至排出（不超过5枚）；如30小时后无效，可重复1个疗程。

【不良反应】本药失血很少，主要有腹痛、腹泻、恶心、呕吐、潮红、头痛和发热等反应，一般不严重，多不必处理。

【禁忌证】前置胎盘、宫外孕等操作有危险的患者及盆腔感染发热者、过敏者、瘢痕子宫患者。

【药物相互作用】与米非司酮合用，可使抗早孕全流率明显提高。

【注意事项】应在监护下使用。不可作为催产药用于临产妊娠期妇女。青光眼、宫颈炎或阴道炎、哮喘、有心血管病史者慎用。

【制剂与规格】栓剂：1mg。

硫前列酮
Sulprostone

【其他名称】塞普酮。

【药理作用】为PGE_2类似物，选择性作用于子宫平滑肌，宫缩作用较强且作用时间较长。

【适应证】抗早孕、扩宫颈及中期引产。胎死宫内、异常妊娠的引产。与米非司酮合用可提高早孕完全流产率。也可用于产后宫缩乏力所致出血。

【用法用量】成人：①抗早孕：肌内注射：每8小时1次1mg，或4小时1次0.5mg，共2次。若与米非司酮合用，先每天口服米非司酮50mg（分2次服），连服4天，于第4天肌内注射1次硫前列酮0.25mg。②扩宫颈：肌内注射：人流术前3小时肌内注射1次0.25mg或0.5mg。③中期引产堕死胎或子宫内容物：肌内注射：每3～6小时1次，每次0.5mg或1mg，共3～4次。静脉滴注：溶于250ml生理盐水后静脉滴注，滴速不超过0.5mg/h。④产后宫缩乏力出血：肌内注射或子宫内注射：0.5mg。静脉滴注：溶于250ml 0.9%氯化钠注射液后静脉滴注，滴速不超过0.5mg/h。

【不良反应】主要有子宫痛、恶心、呕吐、腹泻等。偶有支气管痉挛、心动过缓等。

【禁忌证】过敏、哮喘、青光眼、严重高血压、严重肝、肾病。

【注意事项】不能与缩宫素、非甾体抗炎药合用。

【制剂与规格】注射用硫前列酮：0.25mg；0.5mg；1mg。

二、男用避孕药

棉酚
Gossypol

【药理作用】为锦葵科植物草棉、树棉或陆地棉的成熟种子、根皮中提取的一种多元酚类物质，具有抑制精子产生和精子活动的作用，一种有效的男用避孕药。其作用部位在睾丸生精上皮，以精子细胞和精母细胞最为敏感。由于破坏了生精上皮，从而导致精子畸形、死亡，直至无精子。临床上男性服药4个月后均可出现无精子或极少精子，且不活动，但此作用有可逆性，停药后药效可持续3～5周，以后逐渐恢复生育功能。

【适应证】①男性避孕。②治疗妇科疾病（包括月经过多或失调、子宫肌瘤、子宫内膜异位症）。③外用杀精子药。

【用法用量】成人：①男性避孕：口服：一次20mg，每日1次，连服2个月。以后一次40mg，一周1次或一次20mg，一周2次，连服4周。②妇科疾病：口服：一次20mg，每日1～3次，一般疗程为7日。

【不良反应】主要有低血钾、肌无力、嗜睡和性欲减退。长期应用可能产生对睾丸功能的不可逆影响。如发生低钾血症，可口服或静脉补充钾盐、氯化钾每次1mg，1日3次。

【注意事项】有精索静脉曲张的患者在服用本药后极易发生生精上皮长期或永久性损伤，故需恢复生精功能的服药者，应预先检查诊断有无精索静脉曲张。

【制剂与规格】醋酸棉酚片：20mg。

三、复合口服避孕药

屈螺酮炔雌醇

Drospirenone and Ethinylestradiol

【药理作用】本药的避孕作用是基于多种因素的相互作用，最重要的是抑制排卵和改变宫颈分泌物。本药可使月经周期规律、痛经减轻、出血量减少。

屈螺酮的药理作用：①具有抗盐皮质激素活性，可防止由于液体潴留而引起的体重增加和其他症状。②可对抗与雌激素相关的钠潴留，耐受性良好，并对经前期综合征（PMS）有积极作用。③抗雄激素活性可减少痤疮损伤及皮脂的产生，对皮肤有良好的作用。④生化和药理性能与天然孕激素十分相似，无雄激素、雌激素、糖皮质激素与抗糖皮质激素的活性。⑤不对抗与炔雌醇相关的性激素结合球蛋白（SHBG）升高，后者有利于与内源性雄激素的结合并使其失活。⑥与炔雌醇组成复方，可使高密度脂蛋白（HDL）水平升高。

【体内过程】（1）屈螺酮：口服吸收迅速且完全，单次服药后1～2小时达血药峰浓度（约为37ng/ml），在一个治疗周期的后半周期可以达到稳态。生物利用度为76%～85%。血浆蛋白结合率为95%～97%（与血清白蛋白非特异性结合），不与性激素结合球蛋白（SHBG）或皮质激素结合球蛋白（CBG）结合，仅3%～5%以游离形式存在。表观分布容积为3.7～4.2L/kg。主要代谢产物为通过打开内酯环而产生的屈螺酮的酸形式和通过还原及后续的硫化反应而形成的4，5-二氢-屈螺酮-3-硫酸，同时，受CYP3A4催化的氧化代谢。血浆清除率为1.2～1.5ml/(min · kg)。血清水平呈双相下降，终末半衰期约为31小时。不以原型药排出，代谢产物随胆汁、尿液排泄，排泄半衰期约为1.7日。

（2）炔雌醇：口服后吸收迅速且完全，单次服药后1～2小时内达血药峰浓度（54～100pg/ml）。在一个治疗周期的后半周期可达到稳态水平，与单次给药相比，血药浓度升高40%～110%。平均口服生物利用度约为45%，个体差异较大（20%～65%）。血浆蛋白结合率约为98%（与血清白蛋白非特异性结合）。表观分布容积为2.8～8.6L/kg。受肠道及肝脏首过代谢。炔雌醇及其氧化代谢物主要与葡萄糖醛酸或硫酸酯结合。代谢清除率为2.3～7ml/(min · kg)。血清水平呈双相下降，半衰期分别约为1小时和10～20小时。不以原型药排出，代谢产物随胆汁、尿液排泄，排泄半衰期约为1日。

【适应证】女性避孕。

【用法用量】成人：避孕：口服：每日1片，连用21日。停药7日后开始下一周期。

【不良反应】常见情绪不稳定、沮丧或情绪抑郁、性欲减弱或丧失、偏头疼、恶心、乳房疼痛、不规则子宫出血、不确定的生殖道出血，罕见动脉和静脉血栓栓塞事件。

【禁忌证】对本药过敏者、动静脉血栓形成或血栓栓塞（如深静脉血栓形成、肺栓塞、心肌梗死）、脑血管意外或有上述病史者、有血栓形成的前驱症状或有相关病史（如短暂脑缺血发作、心绞痛）者、有偏头痛病史且伴局灶性神经症状者、累及血管的糖尿病患者、与重度高甘油三酯血症相关的胰腺炎或有胰腺炎病史者、严重肝病且肝功能指标未恢复正常者、重度肾功能不全或急性肾衰竭患者、肾上腺功能不全者、肝脏肿瘤（良性或恶性）或有其病史者、已知或疑似有受性甾体激素影响的恶性肿瘤（如生殖器官肿瘤、乳腺肿瘤）者、不明原因的阴道出血者及妊娠期妇女或疑似妊娠者。

【药物相互作用】①其他可升高血钾浓度的药物（包括血管紧张素Ⅱ受体阻滞药、保钾类利尿药、醛固酮拮抗药）：合用可能使血钾升高。②中效或强效细胞色素P450（CYP）3A4抑制药[包括唑类抗真菌药（如伊曲康唑、伏立康唑、氟康唑）、维拉帕米、大环内酯类药（如克拉霉素、红霉素）、地尔硫䓬]：合用可能使血浆中的雌激素或孕激素浓度升高，或使两种成分的浓度同时升高。③依托考昔：依托考昔每日60～120mg与含有0.035mg炔雌醇的复方激素避孕药合用时，可使炔雌醇的血药浓度升高1.4～1.6倍。④环孢素：可使环孢素的血药浓度升高。⑤CYP1A2底物（如茶碱、褪黑激素、替扎尼定）：含炔雌醇的激素避孕药可使茶碱的血药浓度轻度升高，使褪黑素、替扎尼定的血药浓度中度升高。⑥微粒体酶诱导药（如苯妥英、巴比妥类药、扑米酮、卡马西平、利福平、奥卡西平、托吡酯、非尔氨酯、灰黄霉素、含圣约翰草的药物）：合用可使复方激素避孕药清除率增加，导致突破出血和（或）避孕失败。在合用期间及停止合用的28日内，应加用屏障避孕法。⑦HIV/HCV蛋白酶抑制药、非核苷的反转录酶抑制药：以上药物可能使雌激素或孕激素的浓度升高或降低。⑧拉莫三嗪：口服避孕药可使拉莫三嗪的血药浓度降低。⑨吸烟：使用复方激素避孕药时吸烟可增加发生动静脉血栓形成、血栓栓塞事件或脑血管意外的风险，且随年龄（尤其35岁以上女性）和吸烟数量的增加而升高。⑩葡萄柚汁：葡萄柚汁可能使血浆中的雌激素或孕激素浓度升高，或使两种成分的浓度同时升高。

【注意事项】①服用复方激素避孕药（尤其最初数月内）均可能发生不规则出血（点滴或突破出血），故应在约3个周期的适应期后再评价任何不规则出血的原因。如不规则出血持续存在或在规则周期后出现，则应考虑非激素原因，并采取适当的诊断措施（包括刮宫术），以排除恶性肿瘤或妊娠可能。②部分妇女在停药期可能不发生撤退性出血。如首次不发生撤退性出血前未按照常规服药，或两次不发生撤退性出血，则在继续服用复方激素避孕药前必须排除妊娠。③尚无证据表明服用低剂量复方激素避孕药（炔雌醇＜0.05mg）的糖尿病患者需改变治疗方案，但应仔细观察。

【制剂与规格】片剂：每片含屈螺酮3mg、炔雌醇0.03mg。

去氧孕烯炔雌醇
Desogestrel and Ethinylestradiol

【药理作用】本药为含有合成雌激素（炔雌醇）与合成孕激素（去氧孕烯）的复方制剂。与其他复方口服避孕药相同，雌激素、孕激素联合的口服避孕药主要通过对下丘脑-垂体-卵巢轴的抑制而抑制卵巢排卵。本药具有显著的抑制排卵作用，也可改变宫颈黏液稠度，使之不利于精子的穿透，还能改变子宫内膜环境，不利于孕卵的种植。去氧孕烯在体内的活性代谢产物为3-酮去氧孕烯，它不抑制炔雌醇所引起的性激素结合球蛋白（HBG）增高，因而可使血内游离睾酮下降。与现有其他几种合成孕激素相比，去氧孕烯的选择性指数（Selectivity index，是化合物与孕酮受体结合亲和力与该化合物与雄激素受体结合亲和力之比）最高，雄激素活性最小。本药还可使每月的突破性出血减少，使自然月经的周期变短。

【体内过程】去氧孕烯：口服吸收完全，单次服用后1.5小时血药浓度达峰值（2ng/ml）。口服相对生物利用度约84%。在体内迅速经肝脏代谢转变为具有活性的3-酮去氧孕烯，3-酮去氧孕烯的药动学呈非线性。口服本药后第3个周期，3-酮去氧孕烯血药峰浓度达2805pg/ml，达峰时间为1.4小时。去氧孕烯消除半衰期为38小时。经代谢与硫酸盐及葡萄糖醛酸盐结合后随尿液排出。

炔雌醇：吸收迅速、完全，相对生物利用度为83%。本药口服后第3个周期，炔雌醇血药峰浓度达95pg/ml，达峰时间为1.5小时。经代谢以硫酸盐及葡萄糖醛酸盐形式随尿液排出，部分从胆汁排出，可经肝肠循环再吸收。

【适应证】避孕。

【用法用量】成人：避孕：口服：自月经第1日开始服用，每日1片（去氧孕烯0.15mg和炔雌醇0.02mg或0.03mg），连服21日，停药7日后再开始服用下一个周期。

第九篇

【不良反应】可见不规则出血，开始发生率较高，半年后减少，尚可见恶心、头痛、闭经、乳胀、乏力、抑郁等。如在首次妊娠或使用性激素期间，胆汁淤积性黄疸和（或）瘙痒复发，应停用本药。如收缩压大于160mmHg或舒张压大于100mmHg且不能充分控制，应停用口服避孕药，换用非激素避孕方式。如不适用于其他避孕方式而继续使用激素避孕药时，应合用抗高血压治疗。

【禁忌证】对本药过敏者、静脉血栓性疾病、闭塞性动脉血管疾病（如心肌梗死、脑血管意外）、栓塞前驱症状（如心绞痛和短暂性脑缺血发作）或有以上病史者、偏头痛伴局部神经症状病史者、伴血管损害的糖尿病、严重高血压、严重脂蛋白异常者、有静脉或动脉血栓形成遗传缺陷，如APC抵抗、抗凝血酶Ⅲ缺乏症、蛋白质C缺乏症、蛋白栓S缺乏症、高半胱氨酸血症和抗硫酸酯抗体胰腺炎或有严重高甘油三酯血症病史者、性激素依赖性生殖器官或乳腺恶性肿瘤、肝脏肿瘤（良性或恶性）、有或曾有严重肝脏疾病、肝脏功能未恢复正常者、不明原因的阴道出血者、妊娠或怀疑妊娠者及哺乳期妇女。

【药物相互作用】①肝酶诱导药，如巴比妥类、苯妥英钠、抗生素（如苄星青霉素、四环素）、利福平、扑米酮、卡马西平、奥卡西平、托吡酯、灰黄霉素等：合用可使去氧孕烯和炔雌醇的活性下降。对于使用以上药物作短期治疗或临时使用个别药物的妇女，应在服用本药的同时采用屏障法避孕，尤其是在合用期间和终止治疗的7日后（如为利福平，则应一直持续到停用利福平28日之后）。对于长期使用肝酶诱导药的妇女，建议增加避孕激素的用量。如果高剂量的避孕药不理想或不可靠（如出现不规则出血），建议采用其他避孕方式。②尼古丁：吸烟可加重本药的不良反应，明显增加发生心血管病的风险。年龄大于35岁，且有高血压、高血脂、肥胖等情况的吸烟妇女，不宜使用本药。

【注意事项】①如忘记服药，但在常规服药后的12小时内补服，不会减弱避孕效果；如在常规服药后12小时以上才补服，可能影响避孕效果。如果服药3～4小时内呕吐，药物的活性成分可能还未被完全吸收，处理应同前。②所有的复方口服避孕药服用时（尤其是在前几个月），都可能发生不规则阴道出血（点滴性出血或突破出血），因此，对任何不规则出血的评估在约3个月的适应期后才是有意义的。如果不规则出血持续或在原来的规则周期后发生，则可能是非激素原因导致的，应进行充分的诊断措施（包括刮除术）以排除恶性肿瘤或妊娠的可能。某些妇女在停药期可能无撤退性出血，如果是严格按照常规服药，则可能并非妊娠。但月经逾期仍应注意妊娠可能。③在7日的停药期内通常可出现撤退性出血，通常于最后一次用药后的2～3日发生，且可能持续至下次用药前仍未结束。④有血栓栓塞风险或长期制动的患者应尽可能在择期手术进行前至少4周或术后2周停药。

【制剂与规格】片剂：每片含去氧孕烯0.15mg、炔雌醇0.02mg；每片含去氧孕烯0.15mg、炔雌醇0.03mg。

炔雌醇环丙孕酮
Ethinylestradiol and Cyproterone Acetate

【药理作用】本药的避孕作用以多种因素相互作用为基础，其中最主要是抑制排卵和改变宫颈分泌。本药中所含的两种成分都会对高雄激素状态产生有益的影响：醋酸环丙孕酮是雄激素在受体水平的竞争性拮抗剂，可以对靶细胞的雄激素合成产生抑制效应，并可通过抗促性腺效应来降低雄激素的血药浓度。其抗促性腺效应可被炔雌醇所增强，炔雌醇还上调了血浆中的性激素结合球蛋白的合成。结果造成了循环中游离的可生物利用的雄激素的减少。

【体内过程】醋酸环丙孕酮：口服吸收完全，在1.6小时达血药峰浓度15ng/ml，生物利用度88%，几乎专一地与血浆白蛋白结合。以原型药物与代谢物的形式排泄，代谢物随尿和胆汁排泄的比率为1∶2，消除半衰期1.8日。

炔雌醇：口服吸收迅速而完全，在1.6小时达血药峰浓度71pg/ml。通过吸收和肝脏首过效应被大量代谢，平均生物利用度约为45%。高度但非特异性地与血清蛋白结合，结合率约98%。不以原型排泄，代谢物随尿和胆汁排泄的比率为4∶6，消除半衰期约1日。

【适应证】①女性口服避孕。②女性雄激素依赖性疾病，如痤疮和伴有皮脂溢或炎症或形成结节的痤疮

第九篇

（丘疹脓疱性痤疮、结节囊肿性痤疮）、女性雄激素性脱发、轻度多毛症及多囊卵巢综合征的高雄激素症状。

【用法用量】成人：女性避孕及女性雄激素依赖性疾病：口服：每日1片，连服21日，停药7日后开始下一周期。

【不良反应】常见恶心、腹痛、体重增加、头痛、情绪抑郁或改变，少见呕吐、腹泻、体液潴留、偏头痛、性欲减低。罕见不耐受隐形眼镜、血栓栓塞、过敏反应、体重下降、性欲增强。

【禁忌证】对本药过敏者、静脉或动脉血栓形成或有血栓形成病史者（如深静脉血栓形成、肺栓塞、心肌梗死、脑血管意外患者）、存在血栓形成的前驱症状或曾有相关病史者（如短暂脑缺血发作、心绞痛患者）、存在静脉或动脉血栓形成的严重或多重危险因素者、存在或曾有严重的肝脏疾病（肝功能值未恢复正常）者、存在或曾有肝脏肿瘤（良性或恶性）史者、有局灶性神经症状的偏头痛病史者、累及血管的糖尿病患者、与重度高甘油三酯血症相关的胰腺炎或其病史者、已知或怀疑生殖器官或乳腺存在受性甾体激素影响的恶性肿瘤者、未确认的阴道出血者、妊娠期妇女或怀疑妊娠者及哺乳期妇女。

【药物相互作用】①环孢素：合用可使环孢素血浆和组织中的浓度升高。②诱导肝微粒体酶的药物（如苯妥英、巴比妥类、扑米酮、卡马西平、利福平、奥卡西平、托吡酯、非尔氨酯、灰黄霉素及含圣约翰草的药物）：合用可使性激素清除率增加。在合用期间及停药后的28日内，应加用屏障避孕方法。③抗生素（如青霉素、四环素）：合用可使雌激素的肝肠循环减低，致炔雌醇血药浓度降低。合用时加用屏障避孕方法直到停药后7日。如合并用药时间超过本药的用药周期，应继续开始下一周期而无停药期。④拉莫三嗪：合用可使拉莫三嗪血浆和组织中的浓度降低。⑤吸烟：用药时吸烟可增加静脉或动脉血栓形成或血栓栓塞事件或脑血管意外风险，吸烟量大及年龄增加（尤其是35岁以上的妇女），则风险进一步增加。

【注意事项】①若漏服药的时间在12小时以内，应立即补服，同时仍应在常规时间服用下一片药物。若漏服药的时间在12小时以上，应尽快服用最后漏服的药片，并继续在常规时间服药，必要时在以后的7日内加用其他避孕措施。②若服药后3～4小时内发生呕吐，吸收可能不完全，此时可按漏服药处理。为不改变正常的服药计划，可用另一盒中的药物补服。③若要推迟月经，可连服2个周期，即之间无停药期；延长服药期间可能发生不规则出血；在7日停药期后可恢复正常服用周期。若要改变目前的月经期，移到本周的另一日，可缩短停药期；停药期越短，不发生撤退性出血和下一周期服药期间发生不规则出血的可能性越大。④用于避孕时，本药可长期使用。用于治疗时，常需用药数月，在症状消退后应再继续服用本药至少3～4个周期；若停药数周或数月后又有复发，可恢复使用本药。⑤每一周期停药后2～3日常发生撤退性出血，直到下一周期服药开始出血仍不会停止。若在首次或两次停药期未出现撤退性出血，在继续服药前须排除妊娠。若不规则出血持续出现或在前一个规则周期后发生，则应考虑非激素原因，并采取适当的诊断措施以排除恶性肿瘤或妊娠。若出现肝功能异常，应停药直至肝功能指标恢复正常。若发生胆汁淤积性黄疸，亦应停药。

【制剂与规格】片剂：每片含醋酸环丙孕酮2mg、炔雌醇0.035mg。

第 4 章　甲状腺激素类药物和抗甲状腺药物

一、甲状腺激素类药物

左甲状腺素
Levothyroxine

【药理作用】甲状腺激素类药物，临床主要应用人工合成的四碘甲状腺原氨酸钠盐，其在体内转变成三碘甲状腺原氨酸（T_3）而活性增强，具有维持生长发育、促进代谢、增加产热和提高交感肾上腺素系统敏感性等作用。

【体内过程】口服后由胃肠道吸收，吸收率为40%～80%，空腹给药可增加吸收率。起效缓慢、平稳，$t_{1/2}$为6～7天。绝大部分与血浆蛋白结合，约80%与甲状腺素结合球蛋白结合。主要在肝中代谢，大部分由尿中排泄。

【适应证】①先天性甲状腺功能减退症（克汀病）。②各种原因引起的甲状腺功能减退症。③单纯性甲状腺肿、慢性淋巴性甲状腺炎、甲状腺癌手术后的替代治疗。④诊断甲状腺功能亢进的抑制试验。

【用法用量】成人：一般最初每日口服25～50μg，每天最大量不超过100μg，可每隔2～4周增加25～50μg，直至维持正常代谢为止。一般维持剂量为每日50～200μg。老年或有心血管疾病患者：口服起始量以12.5～25μg为宜，可每3～4周增加一次剂量，每次增加12.5～25μg。

【不良反应】剂量过大可出现心悸、心绞痛、心律失常、腹泻、呕吐、震颤、兴奋、头痛、不安、失眠、多汗、潮红、体重减轻、骨骼肌痉挛等，减少用量或停药数日后，上述症状可消失。

【禁忌证】①对本药过敏者。②非甲状腺功能低下性心力衰竭、快速型心律失常近期出现心肌梗死。③甲状腺功能亢进。

【药物相互作用】①左甲状腺素能够取代抗凝药与血浆蛋白的结合，增加抗凝药作用，导致出血事件的风险增加。②水杨酸盐、双香豆素、安妥明、大剂量呋塞米（250mg）、苯妥英等可取代左甲状腺素与血浆蛋白的结合，从而导致T_4水平增高。③左甲状腺素钠增加儿茶酚胺受体敏感性，因此会增强三环抗抑郁药的作用。④消胆胺能够抑制本药吸收。

【注意事项】①老年患者对甲状腺激素较敏感，用药时应十分谨慎，一般从小剂量开始，缓慢增加剂量。②心血管疾病患者慎用，主要包括心绞痛、动脉粥样硬化、冠心病、高血压、心肌梗死和心功能不全等。③病程长、病情重的甲状腺功能减退或黏液性水肿患者需慎用本药，开始用小剂量，以后缓慢增加直至生理替代剂量。④有垂体功能减低或肾上腺皮质功能减退者，如需补充甲状腺制剂，在给左甲状腺素以前数日应先用肾上腺皮质激素。⑤用药后应密切观察患者是否有心率加快、心律失常、血压改变并定期监测血中甲状腺激素水平，必要时暂缓加量或减少用量。⑥空腹服用。

【制剂与规格】①片剂：25μg；50μg；100μg。②注射液：1ml：100μg；2ml：200μg；5ml：500μg。

甲状腺片
Thyroid Tablets

【其他名称】干甲状腺。

【药理作用】甲状腺激素药。主要成分甲状腺激素包括甲状腺素（T_4）和T_3。有促进分解代谢和合成代谢的作用，对人体正常代谢及生长发育有重要影响，对婴幼儿中枢神经的发育甚为重要。甲状腺激素的基本作用是诱导新生蛋白质包括特殊酶系的合成，调节蛋白质、碳水化合物和脂肪三大物质，以及水、盐和维生素的代谢。由于甲状腺激素诱导细胞膜Na^+-K^+泵的合成并增强其活力，使能量代谢增强。甲状腺激素（主要是T_3）与核内特异性受体相结合，后者发生构型变化，形成二聚体，激活的受体与DNA上特异的序列，甲状腺激素应答元件相结合，从而调控基因的转录和表达，促进新的蛋白质的合成。

【体内过程】口服易吸收，T_3、T_4的生物利用度分别是90%～95%和50%～70%。二者均与甲状腺结合球蛋白结合，结合率均在99%以上。T_3作用快，维持时间短，$t_{1/2}$为1～3天。T_4作用慢而弱，$t_{1/2}$为6～7天。

【适应证】甲状腺功能减退症。

【用法用量】成人：口服，开始为每日10～20mg，逐渐增加，维持量一般为每日40～120mg，少数患者需每日160mg。

【不良反应】如用量适当无任何不良反应。使用过量则引起心动过速、心悸、心绞痛、心律失常、头痛、神经质、兴奋、不安、失眠、骨骼肌痉挛、肌无力、震颤、出汗、潮红、怕热、腹泻、呕吐、体重减轻等类似甲状腺功能亢进症的症状。减量或停药可使所有症状消失。

【禁忌证】心绞痛、冠心病和快速型心律失常。

【药物相互作用】①糖尿病患者服用甲状腺激素应视血糖水平适当增加胰岛素或降糖药剂量。②甲状腺激素与抗凝剂如双香豆素合用时，后者的抗凝作用增强，可能引起出血；应根据凝血酶原时间调整抗凝药剂量。③本类药与三环类抗抑郁药合用时，两类药的作用及毒副作用均有所增强，应注意调整剂量。④服用雌激素或避孕药者，因血液中甲状腺素结合球蛋白水平增加，合用时甲状腺激素剂量应适当调整。⑤考来烯胺或考来替泊可以减弱甲状腺激素的作用，两类药合用时，应间隔4～5小时服用，并定期检测甲状腺功能。⑥β受体阻滞药可减少外周组织T_4向T_3的转化，合用时应注意。

【注意事项】①动脉硬化、心功能不全、糖尿病、高血压患者慎用。②对病程长、病情重的甲状腺功能减退症或黏液性水肿患者使用本类药应谨慎小心，开始用小剂量，以后缓慢增加直至生理替代剂量。③伴有垂体前叶功能减退症或肾上腺皮质功能不全患者应先服用糖皮质类固醇激素，待肾上腺皮质功能恢复正常后再用本类药。④可引起胎儿及婴儿甲状腺功能紊乱，慎用。⑤老年患者对甲状腺激素较敏感，超过60岁者甲状腺激素替代需要量比年轻人约低25%，而且老年患者心血管功能较差，慎用。

【制剂与规格】片剂：10mg；40mg；60mg。

二、抗甲状腺药

（一）硫脲类

丙硫氧嘧啶
Propylthiouracil

【药理作用】抑制甲状腺内过氧化物酶，从而阻止甲状腺内酪氨酸碘化及碘化酪氨酸的缩合，从而抑制甲状腺素的合成。同时，在外周组织中抑制T_4转化为T_3，使血清中活性较强的T_3含量较快降低。

【体内过程】口服易吸收，分布于全身，服后20～30分钟达甲状腺。60%在肝内代谢。$t_{1/2}$为2小时。本药可通过胎盘屏障和乳汁排出。

【适应证】甲状腺功能亢进症，适用于：①病情较轻，甲状腺轻至中度肿大。②青少年及儿童、老年。③甲状腺手术后复发，又不适于放射性^{131}I治疗。④手术前准备。⑤作为^{131}I放疗的辅助治疗。

【用法用量】成人甲状腺功能亢进症：开始剂量一般为每日300mg，视病情轻重介于150～400mg，分次口服，一日最大量600mg。病情控制后逐渐减量，维持量每日25～100mg，视病情调整。小儿开始剂量每日按体重4mg/kg，分次口服，维持量酌减。

【不良反应】①常见头痛、眩晕，关节痛，唾液腺和淋巴结肿大以及胃肠道反应；皮疹、药物热等过敏反应，有的皮疹可发展为剥落性皮炎。②个别患者可致黄疸和中毒性肝炎。③最严重的不良反应为粒细胞缺乏症，故用药期间应定期检查血常规，白细胞数低于4×10^9/L或中性粒细胞低于1.5×10^9/L时，应按医嘱停用或调整用药。

【禁忌证】严重肝功能损害、白细胞严重缺乏、对硫脲类药物过敏、哺乳期妇女。

【药物相互作用】①本药与口服抗凝药合用可致后者

疗效增加。②磺胺类、对氨基水杨酸、保泰松、巴比妥类、酚妥拉明、妥拉唑林、维生素B_{12}、磺酰脲类等都有抑制甲状腺功能和致甲状腺肿大的作用，故合用本药需注意。③高碘食物或药物的摄入可使甲状腺功能亢进症病情加重，使抗甲状腺药需要量增加或用药时间延长，故在服用本药前应避免服用碘剂。

【注意事项】①应定期检查血常规及肝功能。②对诊断的干扰：可使凝血酶原时间延长，AST、ALT、ALP升高。③外周血白细胞偏低、肝功能异常患者慎用。④妊娠期妇女慎用。⑤小儿用药过程中，应避免出现甲状腺功能减低。⑥老年人尤其肾功能减退者，用药量应减少。如发现甲状腺功能减低时，应加用甲状腺片。

【制剂与规格】片剂：50mg；100mg。

甲巯咪唑
Thiamazole

【其他名称】他巴唑。

【药理作用】咪唑类抗甲状腺药，能抑制甲状腺激素的合成。作用较丙硫氧嘧啶强，且起效快而代谢慢，维持时间较长。

【体内过程】本药口服后由胃肠道迅速吸收，吸收率70%～80%。

【适应证】甲状腺功能亢进症，参阅“丙硫氧嘧啶”。

【用法用量】①成人常用量：开始剂量一般为每日30mg，可按病情轻重调节为15～40mg，一日最大量60mg，分3次口服；病情控制后，逐渐减量，每日维持量按病情需要介于5～15mg，疗程一般18～24个月。②小儿常用量：开始时剂量为按体重每日0.4mg/kg，分次口服。维持量约减半，按病情决定。

【不良反应】①常见皮疹或皮肤瘙痒及白细胞减少。②少见严重的粒细胞缺乏症。③可能出现再生障碍性贫血。④可能致味觉减退、恶心、呕吐、上腹部不适、关节痛、头晕头痛、脉管炎、红斑狼疮样综合征。⑤罕致肝炎、间质性肺炎、肾炎和累及肾脏的血管炎，少见致血小板减少、凝血酶原减少或因子Ⅶ减少。

【禁忌证】对本药过敏者。

【药物相互作用】①与抗凝药合用，可增强抗凝作用。②高碘食物或药物的摄入可使甲状腺功能亢进症病情加重，使抗甲状腺药需要量增加或用药时间延长。故在服用本药前避免服用碘剂。③磺胺类、对氨基水杨酸、保泰松、巴比妥类、酚妥拉明、妥拉唑林、维生素B_{12}、磺酰脲类等都有抑制甲状腺功能和甲状腺肿大的作用，故合用本药须注意。

【注意事项】①服药期间宜定期检查血常规。②妊娠期妇女、肝功能异常、外周血白细胞数偏低者应慎用。③对诊断的干扰：甲巯咪唑可使凝血酶原时间延长，并使血清碱性磷酸酶、门冬氨酸转氨酶（AST）和丙氨酸转氨酶（ALT）增高。还可能引起血胆红素及血乳酸脱氢酶升高。④指南推荐，每日20mg以下剂量，可以哺乳，与哺乳间隔6小时以上。

【制剂与规格】片剂：5mg；10mg。

卡比马唑
Carbimazole

【其他名称】甲亢平。

【药理作用】甲巯咪唑衍生物，抑制甲状腺内过氧化物酶，从而阻碍吸聚到甲状腺内碘化物的氧化及酪氨酸的偶联，阻碍T_4和T_3的合成。

【体内过程】口服，在体内逐渐水解成甲巯咪唑后发挥作用，故作用缓慢，疗效维持时间较长，$t_{1/2}$约9小时。

【适应证】甲状腺功能亢进症，参阅“丙硫氧嘧啶”。

【用法用量】①成人：开始剂量一般为一日30mg，可按病情轻重调节为15～40mg，一日最大量60mg，分次口服；病情控制后，逐渐减量，每日维持量按病情需要介于5～15mg，疗程一般18～24个月。②小儿：开始时用量为每日按体重0.4mg/kg，分次口服。维持量按病情决定。

【不良反应】参阅“丙硫氧嘧啶”。

【禁忌证】①对本药过敏者禁用。②哺乳期妇女禁用。

【药物相互作用】【注意事项】参阅“丙硫氧嘧啶”。

【制剂与规格】片剂：5mg。

（二）碘及碘化物

复方碘口服溶液
Compound Iodine Oral Solution

【其他名称】卢戈液。

【药理作用】抗甲状腺药。大剂量抑制甲状腺素释放。

【体内过程】碘和碘化物在胃肠道内吸收迅速而完全，由肠道吸收的碘约30%被甲状腺摄取，其余主要由肾脏排出，少量由乳汁和粪便中排出，极少量通过皮肤与呼吸排出。碘可以通过胎盘屏障到达胎儿体内，影响胎儿甲状腺功能。

【适应证】①地方性甲状腺肿。②甲状腺功能亢进症手术前准备。③甲状腺功能亢进症危象。

【用法用量】成人和青少年：①甲状腺手术术前用药：抗甲状腺药治疗甲状腺功能亢进症的症状控制后，于术前10～14天开始口服复方碘溶液，每日3次，每次3～5滴，应涂于食物中服用。②甲状腺功能亢进症危象：每次2～4ml，以后每6小时30～45滴。③治疗地方性甲状腺肿：口服复方碘溶液，一日0.1～0.5ml，2周为一疗程。④预防地方性甲状腺肿：根据当地缺碘情况而定，一般每日100μg。

【不良反应】①不常见过敏反应。可在服药后立即发生或数小时后出现血管性水肿，表现为上肢、下肢、颜面部、口唇、舌或喉部水肿，也可出现皮肤红斑或风团、发热、不适。②偶见关节疼痛、嗜酸性粒细胞增多、淋巴结肿大、消化道不良反应（腹泻、恶心、呕吐和胃痛等）。③长期服用，可出现口腔、咽喉部烧灼感、流涎、金属味、齿和齿龈疼痛、胃部不适、剧烈疼痛等碘中毒症状；也可出现高钾血症，表现为神志模糊、心律失常、手足麻木刺痛、下肢沉重无力。④罕见动脉周围炎，类白血病样嗜酸性粒细胞增多。

【禁忌证】①活动性肺结核、对碘化物过敏。②婴幼儿。③妊娠妇女、哺乳期妇女。

【药物相互作用】①与抗甲状腺药物合用，有可能致甲状腺功能低下和甲状腺肿大。②与血管紧张素转换酶抑制剂合用以及与潴钾利尿药合用时，易致高钾血症，应监测血钾。③与锂盐合用时，可能引起甲状腺功能减退和甲状腺肿大。④与^{131}I合用时，将减少甲状腺组织对^{131}I的摄取。

【注意事项】①有口腔疾患者慎用，浓碘液可致唾液腺肿胀、触痛、口腔、咽喉部灼烧感、金属味，齿和齿龈疼痛，唾液分泌增加，故应涂于淀粉类食物中服用。②急性支气管炎、肺水肿、高钾血症、甲状腺功能亢进症、肾功能受损者慎用。③应用本药能影响甲状腺功能，影响甲状腺吸碘率的测定，甲状腺核素扫描显像结果也受影响，这些检查均宜安排在应用本药前进行。

【制剂与规格】口服溶液：每毫升溶液中含碘50mg，碘化钾100mg。

（三）放射碘

碘［^{131}I］化钠
Sodium Iodide [^{131}I]

【其他名称】^{131}I。

【药理作用】较大剂量的^{131}I能破坏甲状腺组织，减少甲状腺素的形成，达到治疗甲状腺功能亢进症的目的。

【体内过程】在正常情况下，口服碘［^{131}I］化钠后3～6分钟，即开始被胃肠道所吸收，1小时后可吸收75%，3小时以后则几乎全部被吸收。碘^{131}I被吸收后进入血液内，正常人10%～25%能被甲状腺摄取，甲状腺内碘量约占全身总碘量的1/5（约8mg）。口服24小时后，甲状腺内的有效$t_{1/2}$为7.6天。大部分碘经尿排出体外。

【适应证】诊断和治疗甲状腺疾病及制备碘^{131}I标记化合物。

【用法用量】口服液：①甲状腺吸碘^{131}I试验：空腹口服0.074～0.185MBq（2～5μCi）；②甲状腺显像：空腹口服1.85～3.7MBq（50～100μCi）。③甲状腺疾病治疗：一般按甲状腺组织2.59～3.7MBq（70～100μCi）/g或遵医嘱。胶囊（诊断用）：空腹口服。一次1粒（74～333kBq，2～9μCi），服用时应用50～150ml温开水服用。

第九篇

【不良反应】①碘^{131}I治疗甲状腺功能亢进症后大多数患者无不良反应，少数在一周内有乏力、食欲减退、恶心等轻微反应，一般在数天内即可消失。服碘^{131}I后由于射线破坏甲状腺组织，释放出大量甲状腺激素进入血液，服碘^{131}I后2周左右可出现甲状腺功能亢进症状加剧的现象，个别患者甚至发生甲状腺危象，其原因可能是在电离辐射作用下甲状腺激素大量释放入血液以及精神刺激、感染等诱发之故。②碘^{131}I治疗甲状腺功能亢进症最重要的并发症是永久性甲状腺功能低下症。③碘^{131}I治疗甲状腺癌转移灶，由于剂量较大可出现下列的不良反应：胃肠道反应（恶心和呕吐）、一过性骨髓抑制、放射性唾液腺炎、急性甲状腺危象。治疗后3天左右可以发生颈部疼痛和肿胀、吞咽时疼痛、喉部疼痛及咳嗽，用止痛药后往往不易生效。治疗后2～3个月可发生头发暂时性脱落等。

【禁忌证】儿童、妊娠期或哺乳期妇女，伴发急性心肌梗死或急性肝炎。

【注意事项】①本药仅在具有《放射性药品使用许可证》的医疗单位使用。②20岁以下患者慎用本药治疗。③很多药物和食物都可以影响甲状腺摄碘^{131}I率，服用本药前需停服2～6周以下物质：含碘中草药、化学药及食物等，如海带、紫菜、海蛰等，因其可以阻滞或抑制甲状腺对碘^{131}I的摄取。硫氰酸盐、过氯酸盐和硝酸盐，小剂量服用后数小时能增加甲状腺的摄取功能，大剂量服用后能抑制甲状腺的摄取功能，需停服3～7天。甲状腺片及含甲状腺素的药片可以抑制甲状腺对碘^{131}I的摄取，需停服2～8周，三碘甲状腺原氨酸应停服3～7天。抗甲状腺药物如甲硫氧嘧啶、丙硫氧嘧啶、甲巯咪唑和卡比马唑等，应停药2～4周，碘^{131}I治疗前至少需要停药3～4天。肾上腺皮质激素等激素类药物应停药1～4周。溴剂应停药2～4周。含钴的补血药和抗结核药物应停药2～4周。乙酰唑胺需停药2～3天。

【制剂与规格】①口服溶液：925MBq；1850MBq；3700MBq；7400MBq。②胶囊：333kBq。

（四）β受体阻滞药

普萘洛尔
Propranolol

【药理作用】通过阻断β受体而改善甲状腺功能亢进的症状。β受体阻滞药还能够抑制外周T_4脱碘为T_3，因T_3是主要的外周激素，故这一作用有助于控制甲状腺功能亢进症。

【适应证】甲状腺功能亢进症和甲状腺危象时的辅助用药，用于不宜使用抗甲状腺药、不宜手术及^{131}I治疗的甲状腺功能亢进症患者。

其他内容详见第三篇和第四篇相关内容。

第 5 章 胰岛素和抗糖尿病药物

一、胰岛素类药物

胰岛素
Insulin

【药理作用】胰岛素的主要药效为降血糖，同时影响蛋白质和脂肪代谢。①抑制肝糖原分解及糖原异生作用，减少肝输出葡萄糖。②促使肝摄取葡萄糖及肝糖原的合成。③促使肌肉和脂肪组织摄取葡萄糖和氨基酸，促使蛋白质和脂肪的合成和贮存。④促使肝生成极低密度脂蛋白并激活脂蛋白脂酶，促使极低密度脂蛋白的分解。⑤抑制脂肪及肌肉中脂肪和蛋白质的分解，抑制酮体的生成并促进周围组织对酮体的利用。

【体内过程】口服易被胃肠道消化酶破坏。皮下给药吸收迅速，皮下注射后0.5～1小时开始生效，2～4小时作用达高峰，维持时间5～7小时；静脉注射10～30分钟起效，15～30分钟达高峰，持续时间0.5～1小时。静脉注射的胰岛素在血液循环中$t_{1/2}$为5～10分钟，皮下注射后$t_{1/2}$为2小时。皮下注射后吸收很不规则，不同注射部位胰岛素的吸收可有差别，腹壁吸收最快，上臂外侧比股前外侧吸收快；不同患者吸收差异很大，即使同一患者，不同时间也可能不同。胰岛素吸收到血液循环后，只有5%与血浆蛋白结合，但可与胰岛素抗体相结合，后者使胰岛素作用时间延长。主要在肾与肝中代谢，少量由尿排出。

【适应证】①1型糖尿病。②2型糖尿病有严重感染、外伤、大手术等严重应激情况，以及合并心、脑血管并发症、肾脏或视网膜病变等。③糖尿病酮症酸中毒，高血糖非酮症性高渗性昏迷。④长病程2型糖尿病血浆胰岛素水平确实较低，经合理饮食、体力活动和口服降糖药治疗控制不满意者，2型糖尿病具有口服降糖药禁忌时，如妊娠、哺乳等。⑤成年或老年糖尿病患者发病急、体重显著减轻伴明显消瘦。⑥妊娠糖尿病。⑦继发于严重胰腺疾病的糖尿病。⑧对严重营养不良、消瘦、顽固性妊娠呕吐、肝硬化初期患者同时静脉滴注葡萄糖和小剂量胰岛素，以促进组织利用葡萄糖。

【用法用量】①皮下注射：一般每日3次，餐前15～30分钟注射，必要时睡前加注一次小量。剂量根据病情、血糖、尿糖由小剂量（视体重等因素每次2～4单位）开始，逐步调整。1型糖尿病患者每日胰岛素需用总量多介于每公斤体重0.5～1单位，根据血糖监测结果调整。2型糖尿病患者每日需用总量变化较大，在无急性并发症情况下，敏感者每日仅需5～10单位，一般约20单位，肥胖、对胰岛素敏感性较差者需要量可明显增加。在有急性并发症（感染、创伤、手术等）情况下，对1型及2型糖尿病患者，应每4～6小时注射一次，剂量根据病情变化及血糖监测结果调整。②静脉注射：主要用于糖尿病酮症酸中毒、高血糖高渗性昏迷的治疗。可静脉持续滴入每小时成人4～6单位，小儿按每小时体重0.1单位/kg，根据血糖变化调整剂量；也可首次静脉注射10单位加肌内注射4～6单位，根据血糖变化调整。病情较重者，可先静脉注射10单位，继之以静脉滴注，当血糖下降到13.9mmol/L以下时，胰岛素剂量及注射频率随之减少。在用胰岛素的同时，还应补液纠正电解质紊乱及酸中毒并注意机体对热量的需要。不能进食的糖尿病患者，在静脉滴注含葡萄糖液的同时应滴注胰岛素。

【不良反应】①过敏反应、注射部位红肿、瘙痒、荨麻疹、血管神经性水肿。②低血糖反应，出汗、心悸、乏力，重者出现意识障碍、共济失调、心动过速甚至昏迷。③胰岛素抵抗，日剂量需超过200单位以上。④注射部位脂肪萎缩、脂肪增生。⑤眼屈光失调。

【禁忌证】①对本药过敏者。②低血糖。

【药物相互作用】①糖皮质类固醇、促肾上腺皮质激素、胰高血糖素、雌激素、口服避孕药、肾上腺素、苯妥英钠、噻嗪类利尿药、甲状腺素等可不同程度地升高血糖浓度，同用时应调整这些药或胰岛素的剂量。②口服降糖药与胰岛素有协同降血糖作用。③抗凝血药、水杨酸盐、磺胺类药及抗肿瘤药甲氨蝶呤等可与胰岛素竞争和血浆蛋白结合，从而使血液中游离胰岛素水平增高。非甾体抗炎药可增强胰岛素降血糖作用。④β受体阻滞药如普萘洛尔可阻止肾上腺素升高血糖的反应，干扰机体调节血糖功能，与胰岛素同用可增加低血糖的危险，而且可掩盖低血糖的症状，延长低血糖时间。合用时应注意调整胰岛素剂量。⑤中等量至大量的酒精可增强胰岛素引起的低血糖的作用，可引起严重、持续的低血糖，在空腹或肝糖原贮备较少的情况下更易发生。⑥氯喹、奎尼丁、奎宁等可延缓胰岛素的降解，在血中胰岛素浓度升高从而加强其降血糖作用。⑦升血糖药物如某些钙通道阻断剂、可乐定、丹那唑、二氮嗪、生长激素、肝素、H_2受体拮抗剂、大麻、吗啡、尼古丁、磺吡酮等可改变糖代谢，使血糖升高，因此胰岛素同上述药物合用时应适当加量。⑧血管紧张素酶抑制剂、溴隐亭、氯贝特、酮康唑、锂、甲苯咪唑、吡多辛、茶碱等可通过不同方式直接或间接致血糖降低，胰岛素与上述药物合用时应适当减量。⑨奥曲肽可抑制生长激素、胰高血糖素及胰岛素的分泌，并使胃排空延迟及胃肠道蠕动减缓，引起食物吸收延迟，从而降低餐后高血糖，在开始用奥曲肽时，胰岛素应适当减量，以后再根据血糖调整。⑩吸烟：可通过释放儿茶酚胺而拮抗胰岛素的降血糖作用，吸烟还能减少皮肤对胰岛素的吸收，所以正在使用胰岛素治疗的吸烟患者突然戒烟时，应观察血糖变化，考虑是否需适当减少胰岛素用量。

【注意事项】①低血糖反应，严重者低血糖昏迷，有严重肝、肾病变等患者应密切观察血糖。②患者伴有下列情况，胰岛素需要量减少：肝功能不正常、甲状腺功能减退、恶心呕吐、肾功能不正常、肾小球滤过率每分钟10～50ml、胰岛素的剂量减少到95%～75%；肾小球滤过率减少到每分钟10ml以下、胰岛素剂量减少到50%。③患者伴有下列情况，胰岛素需要量增加：高热、甲状腺功能亢进、肢端肥大症、糖尿病酮症酸中毒、严重感染或外伤、重大手术等。④用药期间应定期检查血糖、尿常规、肝肾功能、视力、眼底视网膜血管、血压及心电图等，以了解病情及糖尿病并发症情况。⑤糖尿病妊娠期妇女在妊娠期间对胰岛素需要量增加，分娩后需要量减少；如妊娠中发现的糖尿病为妊娠糖尿病，分娩后应终止胰岛素治疗；随访其血糖，再根据有无糖尿病决定治疗。⑥儿童易产生低血糖，血糖波动幅度较大，调整剂量应0.5～1单位，逐步增加或减少；青春期少年适当增加剂量，青春期后再逐渐减少。⑦老年人易发生低血糖，需特别注意饮食、体力活动的适量。

【制剂与规格】注射液：10ml：400单位；10ml：800单位。

低精蛋白锌胰岛素
Isophane Insulin

【其他名称】中效胰岛素、低精锌胰岛素、NPH。

【药理作用】皮下注射后，在注射部位逐渐释放出游离胰岛素而被吸收，发挥胰岛素药理作用。

【体内过程】皮下注射后吸收缓慢而均匀，于2～4小时开始起作用，8～12小时达高峰，作用可持续18～24小时。

【适应证】中、轻度糖尿病患者。重症须与胰岛素合用。

【用法用量】必须在医师指导下，根据病情需要决定剂量和时间。每日早餐前30～60分钟皮下注射一次，有时需于晚餐前再注射一次，必需时可与胰岛素混合使用，剂量根据病情而定。

【不良反应】用药过量或患者注射后未按时进食可发生低血糖。注射部位可出现红斑、硬结或疼痛。偶有过敏反应，引起休克，可皮下注射肾上腺素注射液，并按休克原则处理。

【禁忌证】低血糖症、胰岛细胞瘤。

【药物相互作用】参阅“胰岛素”。

【注意事项】①本药不能用于静脉注射。②使用前应先摇匀。③使用本药时，不宜饮酒，过度饮酒易引起低血糖。④本药如与普萘洛尔、保泰松等药同用，可加强本药的降血糖作用。⑤本药与口服降糖药合用，能加强本药的降血糖作用。⑥运动员慎用。

第九篇

⑦妊娠期妇女，特别在妊娠中期及后期，对胰岛素需要量增加。在分娩后对胰岛素需要量迅速减少。如果是妊娠糖尿病，产后血糖即可正常，应停用胰岛素。⑧青春期前儿童对胰岛素敏感性较青春期少年高，因此较易发生低血糖，须适当减少胰岛素用量；青春期少年须适当增加胰岛素用量（20%～50%），青春期过后再逐渐减少。⑨老年人易发生低血糖，须特别注意，应注意饮食，适当的体力活动与胰岛素量的配合。

【制剂与规格】注射液：10ml：400单位；10ml：800单位。

生物合成人胰岛素
Biosynthetic Human Insulin

【其他名称】中性胰岛素。

【药理作用】本药为短效胰岛素制剂。药理作用参阅“胰岛素”。

【体内过程】本药的起效时间在0.5小时之内，最大浓度时间在1.5～3.5小时之内，持续时间大约为7～8小时。

【适应证】糖尿病。

【用法用量】本药为短效胰岛素制剂，可以与长效胰岛素制剂合并使用。用量剂量因人而异，由医生根据患者的病情而定。用于糖尿病治疗时，平均每日胰岛素需要量在每公斤体重0.5～1.0IU之间。

【不良反应】①糖尿病患者用胰岛素治疗时，最常见的不良反应是血糖水平的波动。②低血糖反应可以突然发生，其症状包括出冷汗、皮肤苍白发冷、疲乏、神经紧张或震颤、焦虑、不同寻常的疲倦或衰弱、情绪紊乱、注意力不集中、嗜睡、过度饥饿、视觉异常、头痛、恶心和心悸。严重的低血糖反应可导致意识丧失、惊厥和暂时性或永久性脑功能损害甚至死亡。③高血糖反应的首发症状潜隐，经历几小时或几日才会表现出来。这些症状包括口渴、尿频、恶心、呕吐，嗜睡、皮肤干红、口干、食欲下降和呼吸出现丙酮气味。④非常罕见报道的不良反应：胰岛素治疗的初始阶段，可能会出现屈光不正。这种现象通常为一过性的。⑤全身不适和注射局部异常：可能会发生注射部位局部的过敏反应（如红、肿和瘙痒）。注射部位可能会发生脂肪萎缩。这一情况通常是因为在相同位点多次注射，未在注射区域内适当轮换注射部位所致。⑥全身性过敏反应的症状包括全身性的皮疹、瘙痒、出汗、胃肠道不适、血管神经性水肿、呼吸困难、心悸和血压下降。全身性过敏反应有可能危及生命。⑦胰岛素治疗的初期有可能出现水肿现象。这种现象通常为一过性的。

【禁忌证】①低血糖症。②对人胰岛素或本药中其他成分过敏者。

【药物相互作用】【注意事项】参阅“胰岛素”。

【制剂与规格】注射剂：3ml：300IU（10.4mg）；10ml：400IU（13.9mg）。

精蛋白生物合成人胰岛素
Isophane Protamine Biosynthetic Human Insulin

【药理作用】参阅“胰岛素”。

【体内过程】血流中的胰岛素$t_{1/2}$只有几分钟。所以，胰岛素的时-效特点完全由其吸收特点所决定。此过程受多种因素（如：胰岛素剂量，注射途径和部位）的影响。这就是胰岛素的降糖效果在不同患者之间及同一患者自身会有某些变异的原因。

【适应证】糖尿病。

【用法用量】用于糖尿病治疗的平均每日胰岛素需要量在每公斤体重0.5～1.0IU之间，有时会需要更多，因患者情况不同而有所不同。糖尿病患者良好的代谢控制可以延缓糖尿病晚期并发症的发生和发展。因此，建议患者进行良好的代谢控制，包括血糖监测。

【不良反应】【禁忌证】【药物相互作用】【注意事项】参阅“胰岛素”。

【制剂与规格】注射液（预混30R）：3ml：300IU（10.4mg）；10ml：400IU（13.9mg）。

赖脯胰岛素
Insulin Lispro

【药理作用】作用机制同门冬胰岛素。作为常规可溶性胰岛素的替代物，发挥速效降糖作用，属超短效胰岛素，也可与精蛋白结合作为中效制剂。

【体内过程】15～20分钟起效，30～60分钟达峰，降糖作用持续4～5小时。

【适应证】需要胰岛素维持正常血糖稳态的成人糖尿病。

【用法用量】剂量应当由医生根据患者的需要决定。赖脯胰岛素可在将要进餐之前给药。必要时，也可以在餐后马上给药。通过皮下注射或持续皮下输液泵用药，也可以肌内注射（虽然不推荐这种用法）。必要时，还可以静脉内给药。

【不良反应】【禁忌证】【药物相互作用】【注意事项】参阅“胰岛素”。

【制剂与规格】注射液：3ml∶300U；10ml∶400U。

甘精胰岛素
Insulin Glargine

【其他名称】超长效胰岛素。

【药理作用】甘精胰岛素是一种在中性pH液中溶解度低的人胰岛素类似物。在本药酸性pH注射液中，完全溶解。注入皮下组织后，因酸性溶液被中和而形成的微细沉积物可持续释放少量甘精胰岛素，从而产生长效作用的、平稳、无峰值的血药浓度/时间特性。胰岛素受体结合：在胰岛素与其受体结合的动力学方面，甘精胰岛素同人胰岛素极为相似。

【体内过程】皮下注射甘精胰岛素后，其吸收远比重组人胰岛素慢而长，而且无峰值。每日1次注射甘精胰岛素，在第1次注射后2～4天血清胰岛素浓度达到稳态。在人体中，甘精胰岛素部分在皮下组织中降解，在β链的羧酸端，形成21A-甘氨酸胰岛素和21A-甘氨酸-脱-30B-苏氨酸胰岛素活性代谢产物。血浆中也存在未改变的甘精胰岛素及其降解产物。

【适应证】糖尿病。

【用法用量】具有长效作用，每日1次在固定的时间皮下注射给药。必须个体化对预期的血糖水平，以及降血糖药的剂量及给药时间进行确定及调整。当患者体重或生活方式变化、胰岛素给药时间改变或出现容易发生低血糖或高血糖的情况时，可能需要调节剂量。应谨慎进行任何胰岛素剂量的改变并遵医嘱。

【不良反应】参阅“胰岛素”。

【禁忌证】对甘精胰岛素或其注射液中辅料过敏者。

【药物相互作用】①许多物质影响葡萄糖代谢，可能需酌情调整甘精胰岛素用量。②可能促使血糖降低、增加低血糖发作的物质有：口服降糖药物、ACEI、丙吡胺、贝特类、氟西汀、MAOI、己酮可可碱、丙氧芬、水杨酸以及磺胺类抗生素。③可能减弱降糖作用的物质有：皮质类固醇、丹那唑、二氮嗪、利尿药、拟交感药（如肾上腺素、沙丁胺醇、特布他林）、胰高血糖素、异烟肼、酚噻嗪衍生物、生长激素、甲状腺激素、雌激素和孕激素（口服避孕药）。④β受体阻滞药、可乐定、锂盐或酒精可能加强或减弱胰岛素的降血糖作用。⑤喷他脒可能引起低血糖，有时伴继发高血糖。⑥用β受体阻滞药、可乐定、胍乙啶和利血平等影响交感神经的药物后，肾上腺素能反向调节作用的征兆可能减弱或缺少。

【注意事项】甘精胰岛素注射液切勿同任何其他产品相混合。

【制剂与规格】①注射液：1ml∶100U。②预填充：3ml∶300U。

地特胰岛素
Insulin Detemir

【药理作用】本药是可溶性的长效基础胰岛素类似物，其作用平缓且作用持续时间长。与其他胰岛素制剂相比，地特胰岛素治疗引起的体重增加较少。与其他胰岛素相比较，本药引起夜间低血糖的风险较低，因而可以进行更为积极的剂量调整以实现血糖达标。以空腹血糖作为评价指标，地特胰岛素较重组人胰岛素可以更好地控制血糖。

【体内过程】本药注射后6～8小时达到最大血药浓度。当每日注射2次时，注射2～3次后达到稳态血药浓度。表观分布容积0.1L/kg。本药的降解与人胰岛素类似，所有形成的代谢物都是没有活性的。根据剂量的不同，终末$t_{1/2}$在5～7小时之间。

【适应证】糖尿病。

【用法用量】与口服降糖药联合治疗时，推荐地特胰岛素的初始治疗方案为每日1次给药，起始剂量为10U或0.1～0.2U/kg。地特胰岛素的剂量应根据病情进行个体化的调整。

【不良反应】参阅"胰岛素"。①患者使用本药时发生的不良反应主要与剂量相关，且与胰岛素药理学作用有关。低血糖是常见的不良反应。如果胰岛素使用剂量远高于需要量，就可能发生低血糖。②与人胰岛素相比，地特胰岛素治疗过程中的注射部位反应发生频率更高。这些反应包括注射部位发红，炎症，淤血，肿胀和瘙痒。上述反应多为轻微和一过性的，通常在继续治疗几天至几周内消失。③代谢和营养失调：常见低血糖：低血糖症状通常会突然发生，表现为出冷汗、皮肤苍白发冷、疲乏、神经紧张或震颤、焦虑、异常疲倦或衰弱、意识模糊、难以集中注意力、嗜睡、过度饥饿、视觉异常、头痛、恶心和心悸。重度低血糖可导致意识丧失和（或）惊厥及暂时性或永久性脑功能损害甚至死亡。④全身不适和注射部位异常：常见注射部位反应：在胰岛素治疗期间，可能会发生注射部位局部的过敏反应（如：红、肿和瘙痒）。上述反应通常为一过性的，在继续治疗的过程中会消失。注射部位可能会发生脂肪代谢障碍。通常是由于未在注射区域轮换注射点所致。⑤水肿：胰岛素治疗的初期会出现水肿现象。这种现象通常为一过性的。⑥免疫系统失调：少见潜在的过敏反应，荨麻疹，皮疹，出疹。这些症状可能是由于全身性过敏反应所致。⑦全身性过敏反应的其他症状可能包括瘙痒、出汗、胃肠道不适、血管神经性水肿、呼吸困难、心悸与血压下降。全身性过敏反应有可能危及生命。⑧视觉异常：少见屈光不正：胰岛素治疗的初始阶段，可能会出现屈光不正。这种现象通常为一过性的。糖尿病视网膜病变：长期血糖水平控制良好可以降低糖尿病视网膜病变的风险。然而因强化胰岛素治疗而突然改善血糖水平控制可能会发生糖尿病视网膜病的暂时恶化。⑨神经系统异常：罕见周围神经系统病变：快速改善血糖水平控制可能发生急性痛性神经病变，这种症状通常是可逆的。

【禁忌证】①本药不能用于静脉输液和胰岛素泵。②对地特胰岛素或者本药中任何成分过敏者。

【药物相互作用】【注意事项】参阅"胰岛素"。

【制剂与规格】注射液：3ml：300U。

门冬胰岛素
Insulin Aspart

【药理作用】本药是速效人胰岛素类似物。注射本药后，在餐后4小时内，本药比可溶性人胰岛素起效快，使血糖浓度下降得更低。

【体内过程】本药皮下注射后作用持续时间比可溶性人胰岛素短。皮下注射后，10～20分钟内起效，最大作用时间为注射后1～3小时，作用持续时间为3～5小时。

【适应证】糖尿病，用于控制餐后血糖，也可与中效胰岛素合用控制晚间或晨起高血糖。

【用法用量】本药比可溶性人胰岛素起效更快，作用持续时间更短。由于快速起效，所以一般须紧邻餐前注射。必要时，可在餐后立即给药。由于作用持续时间较短，所以本药导致夜间低血糖发生的风险较低。本药的用量因人而异，应由医生根据患者的病情决定。一般应与至少每日一次的中效胰岛素或长效胰岛素联合使用。

【不良反应】患者使用本药时发生的不良反应主要与剂量相关，且与胰岛素药理学作用有关。①与其他胰岛素制剂相同，低血糖是本药治疗中最常见的不良反应。②可见短暂的水肿、视功能调节异常、局部过敏反应（注射部位皮肤发红、水肿和瘙痒），全身过敏很少见，但可危及生命。③注射部位尚可出现脂肪营养不良。④其余参阅"胰岛素"。

【禁忌证】①对本药过敏者。②低血糖。

【药物相互作用】参阅"胰岛素"。

【注意事项】①由于超短效胰岛素比普通胰岛素起效快，持续作用时间短，所以一般须紧邻餐前注射，用药15分钟内须进食含碳水化合物的食物。②哺乳期妇女使用胰岛素对婴儿没有影响，但可能需要调整剂量。③其余参阅"胰岛素"。

【制剂与规格】注射液：3ml：300单位（笔芯）。

第九篇

精蛋白锌胰岛素
Protamine Zinc Insulin

【其他名称】长效胰岛素、精锌胰岛素、PH。

【药理作用】本药是一种长效动物胰岛素制剂。皮下注射后，在注射部位逐渐释放出游离胰岛素而被吸收。本药药理作用与胰岛素相同。

【体内过程】本药皮下注射吸收缓慢而均匀，注射后3～4小时开始生效，12～24小时达高峰，药效持续时间可达24～36小时。吸收进入血浆的胰岛素主要分布于细胞外液，主要在肝、肾和骨骼肌中降解。其中，肝脏代谢50%左右。胰岛素及其降解产物主要经肾小球滤过而排泄。肾小管对胰岛素的重吸收功能及肾功能严重受损明显影响胰岛素的消除。

【适应证】中、轻度糖尿病。重症须与正规胰岛素合用。

【用法用量】本药于早餐前30～60分钟皮下注射，起始治疗每日1次，每次4～8IU，按血糖、尿糖变化调整维持剂量。有时需于晚餐前再注射一次，剂量根据病情而定，一般每日总量10～20IU。

【不良反应】参阅“胰岛素”。①低血糖反应：为胰岛素使用不当所致，胰岛素过量、注射胰岛素后未及时进餐或进行较剧烈的体力活动（肌肉摄取葡萄糖增加）时，易发生低血糖反应。低血糖反应的早期症状为无力、饥饿、眼花、出冷汗、皮肤苍白、心悸、兴奋、手抖、神经过敏、头痛、颤抖等类似交感神经兴奋的症状；进一步发展为抑郁、注意力不集中、嗜睡、缺乏判断和自制力、健忘，也可有偏瘫、共济失调、心动过速、复视、感觉异常，严重者可惊厥和昏迷。②过敏反应：可为全身性及局部性的过敏，局部性过敏表现为注射部位出现红斑、丘疹、硬结，一般发生在注射胰岛素后几小时或数天。全身性过敏反应在注射胰岛素后立即发生，全身出现荨麻疹，可伴有或不伴有血管神经性水肿、呼吸道症状（如哮喘、呼吸困难）以及极为少见的低血压、休克甚至死亡。因而，首次注射本药时，应密切注意患者对本药的敏感程度，防止过敏反应。③注射部位脂肪萎缩：多见于年轻妇女，多为胰岛素制剂不纯所引起的脂肪溶解反应。④注射部位的脂肪增生：为胰岛素所致的脂肪生成反应，于不同部位轮流注射可减少此种反应。

【禁忌证】①对本药及鱼精蛋白过敏。②低血糖。③胰岛细胞瘤。

【药物相互作用】参阅“胰岛素”。①糖皮质类固醇、促肾上腺皮质激素、胰高血糖素、雌激素、口服避孕药、甲状腺素、肾上腺素、噻嗪类利尿药、二氮嗪、β_2受体激动剂、H_2受体阻滞药、钙通道阻断剂、可乐宁、苯妥英钠等可升高血糖浓度，合用时应调整这些药或胰岛素的剂量。②口服降糖药与胰岛素有协同降血糖作用。③抗凝血药、水杨酸盐、磺胺类药及抗肿瘤药甲氨蝶呤等可与胰岛素竞争和血浆蛋白结合，从而使血液中游离胰岛素水平增高。非甾体抗炎药可增强胰岛素降血糖作用。④β受体阻滞药如普萘洛尔可阻止肾上腺素升高血糖的反应，干扰机体调节血糖功能，与胰岛素合用可增加低血糖的危险，并可掩盖某些低血糖症状，延长低血糖时间。合用时应注意调整胰岛素剂量。⑤氯喹、奎尼丁、奎宁等可延缓胰岛素的降解，使血中胰岛素浓度升高从而加强其降血糖作用。⑥血管紧张素转换酶抑制剂、溴隐亭、氯贝特、酮康唑、锂、甲苯咪唑、吡多辛、茶碱等可通过不同方式直接或间接影响致血糖降低，胰岛素同上述药物合用时应适当减量。⑦奥曲肽可抑制生长激素、胰高血糖素及胰岛素的分泌，并使胃排空延迟及胃肠道蠕动减缓，引起食物吸收延迟，从而降低餐后高血糖，在开始用奥曲肽时，胰岛素应适当减量，以后再根据血糖调整。

【注意事项】①使用前须滚动药瓶，使胰岛素混匀，但不要用力摇动以免产生气泡。②与正规胰岛素合用：开始时正规胰岛素与本药混合用的剂量比例为（2～3）：1，剂量根据病情而调整。本药与正规胰岛素混合将有部分正规胰岛素转为长效胰岛素，使用时应先抽取正规胰岛素，后抽取本药。③剂量调整：胰岛素用量应随患者的运动量或饮食状态的改变而调整。④本药作用缓慢，不能用于抢救糖尿病酮症酸中毒、高糖高渗性昏迷患者。⑤不能用于静脉注射。⑥中等量至大量的酒精可增强胰岛素引起的低血糖的作用，可引起严重、持续的低血糖，在空腹或肝糖原贮备较少的情况下更易发生。在给药期间患者应忌酒。⑦吸烟：可通过释放儿茶酚胺而拮抗胰岛素的降血糖作用，因此正在使用胰岛素的吸烟的糖尿病患者突然戒烟时须适当减少胰岛素的用量。⑧用药期间应定期检查尿糖、尿常规、血糖、糖化血红蛋白、肾功能、视力、眼底视网膜血管、血压及心电图等，以了解病情及糖尿病并发症情况。⑨出现低血糖症状后，应及时补糖，特别要防止夜间低血糖。

【制剂与规格】注射剂：10ml ：400IU；10ml ：800IU。

二、口服降糖药

（一）磺酰脲类

甲苯磺丁脲
Tolbutamide

【其他名称】D-860。

【药理作用】①刺激胰腺胰岛β细胞分泌胰岛素，先决条件是胰岛β细胞还有一定的合成和分泌胰岛素的功能。②通过增加门静脉胰岛素水平或对肝脏直接作用，抑制肝糖原分解和糖原异生作用，肝生成和输出葡萄糖减少。③也可能增加胰外组织对胰岛素的敏感性和糖的利用。因此，总的作用是降低空腹血糖和餐后血糖。

【体内过程】口服吸收快，分布于细胞外液，蛋白结合率很高，为90%，一般口服30分钟内出现在血中，口服后3～4小时血药浓度达峰值，持续作用6～12小时。$t_{1/2}$为4.5～6.5小时。在肝内代谢氧化而失活，约85%由肾排出、约8%由胆汁排出。

【适应证】单用饮食控制疗效不满意的轻、中度2型糖尿病，患者胰岛β细胞有一定的分泌胰岛素功能，并且无严重的并发症。

【用法用量】口服常用量一次0.5g，一日1～2g。开始在早餐前或早餐及午餐前各服0.5g，也可0.25g，一日3次，于餐前半小时服，根据病情需要逐渐加量，一般用量为每日1.5g，最大用量每日3g。

【不良反应】①可有腹泻、恶心、呕吐、头痛、胃痛或不适。②较少见的有皮疹。③少见而严重的有黄疸、肝功能损害、骨髓抑制、粒细胞减少（表现为咽痛、发热、感染）、血小板减少症（表现为出血、紫癜）等。

【禁忌证】①1型糖尿病。②2型糖尿病伴有酮症酸中毒、昏迷、严重烧伤、感染、外伤和重大手术等应激情况。③肝、肾功能不全。④对磺胺药过敏。⑤白细胞减少。

【药物相互作用】①与酒精同服时，可以引起腹部绞痛、恶心、呕吐、头痛、面部潮红和低血糖。②与β受体阻滞药同用，可增加低血糖的危险，而且可掩盖低血糖的症状，如脉率增快、血压升高；小量用选择性β受体阻滞药如阿替洛尔和美托洛尔造成此种情况的可能性较小。③氯霉素、胍乙啶、胰岛素、单胺氧化酶抑制剂、保泰松、羟基保泰松、丙磺舒、水杨酸盐、磺胺类与本药同时用，可加强降血糖作用。④肾上腺皮质激素、肾上腺素、苯妥英钠、噻嗪类利尿药、甲状腺素可增加血糖水平，与本类药同用时，可能需增加本类药的用量。⑤香豆素类抗凝剂与本类药同用时，最初彼此血药浓度皆升高，但以后彼此血药浓度皆减少，故需要调整两者的用量。

【注意事项】①下列情况应慎用：体质虚弱、高热、恶心和呕吐、甲状腺功能亢进、老年人。②用药期间应定期测血糖、尿糖、尿酮体、尿蛋白和肝、肾功能，并进行眼科检查等。③妊娠期妇女不宜服用。④本类药物可由乳汁排出，乳母不宜服用，以免婴儿发生低血糖。⑤老年患者及有肾功能不全者对本类药的代谢和排泄能力下降，用药量应减少，不宜用长效制剂。

【制剂与规格】片剂：0.5g。

氯磺丙脲
Chlorpropamide

【药理作用】①刺激胰腺胰岛β细胞分泌胰岛素，先决条件是胰岛β细胞还有一定的合成和分泌胰岛素的功能。②通过增加门静脉胰岛素水平或对肝脏直接作用，抑制肝糖原分解和糖原异生作用，肝生成和输出葡萄糖减少。③也可能增加胰外组织对胰岛素的敏感性和糖的利用，因此，总的作用是降低空腹血糖和餐后血糖。④抗利尿作用，可降低游离水的清除，于部分性尿崩症患者，可加强残存的抗利尿激素作用。

【体内过程】口服吸收快，蛋白结合率很高，为88%～96%，口服后2～6小时血药浓度达峰值，持续作用24～48小时，个体差异大，个别患者中其作用可达数周，$t_{1/2}$为25～60小时。口服量的80%～90%由肾排出。

【适应证】①单用饮食控制疗效不满意的轻、中度2型糖尿病，患者胰岛β细胞有一定的分泌胰岛素功能，并且无严重的并发症。②中枢性尿崩症。

【用法用量】口服。常用量一次0.1～0.3g，一日1次。开始在早餐前服0.1～0.2g，以后每周增加50mg，一般剂量每日0.3g，最大剂量每日0.5g；分次服可减少胃肠反应，也可改善高血糖的控制。对成人尿崩症，每日0.1～0.2g，一次服用，每2～3日按需递增50mg，最大剂量0.5g。

【不良反应】①可有腹泻、恶心、呕吐、头痛、胃痛或不适。②较少见的有皮疹。③少见而严重的有黄疸、肝功能损害、骨髓抑制、粒细胞减少（表现为咽痛、发热、感染）、血小板减少症（表现为出血、紫癜）等。④可引起水钠潴留、低血钠症。

【禁忌证】①1型糖尿病。②2型糖尿病患者伴有酮症酸中毒、昏迷、严重烧伤、感染、外伤和重大手术等应激情况。③肝、肾功能不全和心衰。④对磺胺药过敏者。⑤白细胞减少。

【药物相互作用】参阅“甲苯磺丁脲”。

【注意事项】①下列情况应慎用：体质虚弱、高热、恶心和呕吐、甲状腺功能亢进、老年人。②用药期间应定期测血糖、尿糖、尿酮体、尿蛋白和肝、肾功能，并进行眼科检查等。③排泄较甲苯磺丁脲慢，不要在晚上，尤其不进食情况下服药，易发生低血糖，引起低血糖反应时间持久而严重，纠正低血糖后也要注意观察3～5日。④妊娠期妇女不宜服用。⑤本类药物可由乳汁排出，乳母不宜服用，以免婴儿发生低血糖。⑥老年患者及有肾功能不全者对本类药的代谢和排泄能力下降，用药量应减少，不宜用长效制剂。

【制剂与规格】片剂：0.1g；0.25g。

格列本脲
Glibenclamide

【药理作用】第二代磺脲类口服降糖药，有强大的降糖作用。降糖作用机制同甲苯磺丁脲。

【体内过程】口服吸收快，蛋白结合率很高，为95%，口服后2～5小时血药浓度达峰值，持续作用24小时。$t_{1/2}$为10小时。在肝内代谢，由肝和肾排出各约50%。

【适应证】单用饮食控制疗效不满意的轻、中度2型糖尿病，患者胰岛β细胞有一定的分泌胰岛素功能，并且无严重的并发症。

【用法用量】口服：开始2.5mg，早餐前或早餐及午餐前各一次，轻症者1.25mg，一日3次，三餐前服，7日后递增每日2.5mg。一般用量为每日5～10mg，最大用量每日不超过15mg。

【不良反应】【禁忌证】【药物相互作用】【注意事项】参阅“甲苯磺丁脲”。

【制剂与规格】片剂：2.5mg。

格列吡嗪
Glipizide

【药理作用】第二代磺酰脲类抗糖尿病药。对大多数2型糖尿病患者有效，可使空腹及餐后血糖降低，糖化血红蛋白（HbAlc）下降1%～2%。此类药主要作用为刺激胰岛β细胞分泌胰岛素，但先决条件是胰岛β细胞还有一定的合成和分泌胰岛素的功能。其机制是与β细胞膜上的磺酰脲受体特异性结合，从而使K^+通道关闭，引起膜电位改变，Ca^{2+}通道开启，胞液内Ca^{2+}升高，促使胰岛素分泌。此外还有胰外效应，包括改善外周组织（如肝脏、肌肉、脂肪）的胰岛素抵抗状态。

【体内过程】口服后通过小肠吸收，30分钟见效。达峰时间1～2小时。$t_{1/2}$为3～7小时。维持降血糖长达10小时以上。药物在体内代谢成无活性物质。第一日排泄服用药量的97%；3天内全部由肾脏排出体外。

【适应证】经饮食控制及体育锻炼2～3个月疗效不满意的轻、中度2型糖尿病患者，这类糖尿病患者的胰岛β细胞需有一定的分泌胰岛素功能，且无急性并发症（如感染、创伤、酮症酸中毒、高渗性昏迷等），不合并妊娠，无严重的慢性并发症。

【用法用量】口服：剂量因人而异，一般推荐剂量每日2.5～20mg，早餐前30分钟服用。日剂量超过15mg，宜在早、中、晚分3次餐前服用。单用饮食疗法失败者：起始剂量一日2.5～5mg，以后根据血糖和尿糖情况增减剂量，每次增减2.5～5.0mg。一日剂量超过15mg，分2～3次餐前服用。已使用其他口服磺酰脲类降糖药者：停用其他磺酰脲药3天，复查血糖后开始服用本药。从5mg起逐渐加大剂量，直至产生理想的疗效。最大日剂量不超过30mg。

【不良反应】①较常见的为肠胃道症状（如恶心，上腹胀满）、头痛等，减少剂量即可缓解。②个别患者可出现皮肤过敏。③偶见低血糖，尤其是年老体弱者、活动过度者、不规则进食、饮酒或肝功能损害者。④亦偶见造血系统可逆性变化的报道。

【禁忌证】【药物相互作用】参阅“甲苯磺丁脲”。

【注意事项】①患者用药时应遵医嘱，注意饮食控制和用药时间。②下列情况应慎用：体质虚弱、高热、恶心和呕吐、有肾上腺皮质功能减退或垂体前叶功能减退症者。③用药期间应定期测血糖、尿糖、尿酮体、尿蛋白和肝、肾功能、血常规，并进行眼科检查。④避免饮酒，以免引起类戒断反应。⑤本类药物可由乳汁排出，乳母不宜用，以免婴儿发生低血糖。⑥从小剂量开始，逐渐调整剂量。

【制剂与规格】①片剂：2.5mg；5mg。②胶囊：2.5mg；5mg。③控释片：5mg。④缓释片：5mg。

格列齐特
Gliclazide

【其他名称】甲磺吡脲。

【药理作用】第二代磺脲类降血糖药，作用较强，其机制是选择性地作用于胰岛β细胞，促进胰岛素分泌，并提高进食葡萄糖后的胰岛素释放，使肝糖生成和输出受到抑制。本药经动物实验和临床使用证明能降低血小板的聚集和黏附力，有助于防治糖尿病微血管病变。

【体内过程】本药口服，在胃肠道迅速吸收，3～4小时可达血药峰值，血浆蛋白结合率为92%，$t_{1/2}$为10～12小时，口服后主要在肝脏代谢，经尿排出。

【适应证】2型糖尿病。

【用法用量】口服：开始用量40～80mg，一日1～2次，以后根据血糖水平调整至一日80～240mg，分2～3次服用，待血糖控制后，每日改服维持量。老年患者酌减。

【不良反应】偶有轻度恶心、呕吐、上腹痛、便秘、腹泻、红斑、荨麻疹、血小板减少、粒性白细胞减少、贫血等，大多数于停药后消失。

【禁忌证】【药物相互作用】参阅“甲苯磺丁脲”。

【注意事项】①参阅“甲苯磺丁脲”。②用格列齐特缓释片代替其他口服降糖药，应考虑先前使用药物的降糖强度和消除$t_{1/2}$，以免药物累加引起低血糖风险。③2型糖尿病患者在发生感染、外伤、手术等应激情况及酮症酸中毒和非酮症高渗性糖尿病昏迷时，应改用胰岛素治疗。④不适用于1型糖尿病患者。⑤与抗凝药合用时，应定期做凝血检查。⑥本药剂量过大、进食过少或剧烈运动时，应注意防止低血糖反应。⑦应在医师指导下服用。必须定期检查患者血糖、尿糖。

【制剂与规格】①胶囊：40mg。②片剂：40mg；80mg。③缓释片：30mg。

格列喹酮
Gliquidone

【药理作用】第二代口服磺脲类降糖药，为高活性亲胰岛β细胞剂，与胰岛β细胞膜上的特异性受体结合，可诱导产生适量胰岛素，以降低血糖浓度。

【体内过程】口服给药后1小时降糖作用开始，2～2.5小时血药浓度达最高水平，血浆$t_{1/2}$为1.5小时。作用持续2～3小时。药物在体内被代谢，代谢物无降糖作用，大部分代谢产物，经肠道消化系统排泄。

【适应证】2型糖尿病。

【用法用量】餐前服用。根据患者个体情况，可适当调节剂量，一般日剂量为15～180mg。日剂量30mg以内者可于早餐前一次服用。大于此剂量者可酌情分为早、晚或早、中、晚分次服用。开始治疗量应从15～30mg开始，根据血糖情况逐步加量，每次加量15～30mg。如原已服用其他磺酰脲类药改用本药时，可按相同量开始，按上述量逐渐加量调整。日最大剂量一般不超过180mg。

【不良反应】参阅“甲苯磺丁脲”。较少引起低血糖。

【禁忌证】参阅“甲苯磺丁脲”。

【药物相互作用】①与水杨酸类，磺胺类，保泰松类，抗结核病药，四环素类，单胺氧化酶抑制剂，β受体阻滞药，氯霉素，双香豆素类和环磷酰胺等合用可增强本药作用。②氯丙嗪，拟交感神经药，皮质激素类，甲状腺激素，口服避孕药和烟酸制剂等可降低本药降血糖作用。③本药可以减弱患者对酒精的耐受力，而酒精亦可能加强药物的降血糖作用。

【注意事项】①糖尿病患者合并肾脏疾病，肾功能轻度异常时，尚可使用。但是当有严重肾功能不全时，则应改用胰岛素治疗为宜。②治疗中若有不适，如低血糖、发热、皮疹、恶心等应从速就医。③改用本药时如未按时进食或过量用药都可以引起低血糖。④若发生低血糖，一般只需进食糖、糖果或甜饮料即可纠正，如仍不见效，应立即就医。少数严重者可静脉给葡萄糖。⑤胃肠反应一般为暂时性的，随着治疗继续而消失，一旦有皮肤过敏反应，应停用本药，代之以其他降糖药或胰岛素。

【制剂与规格】①片剂：30mg。②胶囊：15mg；30mg。

格列美脲
Glimepiride

【药理作用】第二代磺酰脲类口服降血糖药，其降血糖作用的主要机制是刺激胰岛细胞分泌胰岛素，部分提高周围组织对胰岛素的敏感性。本药与胰岛素受体结合及解离的速度较格列本脲快，较少引起较重低血糖。

【体内过程】本药口服后迅速而完全吸收，空腹或进食时服用对本药的吸收无明显影响，服后2～3小时达血药峰值，口服4mg平均峰值约为300ng/ml，$t_{1/2}$为5～8小时，本药在肝脏内经P450氧化物代谢成无降糖活性的代谢物，60%经尿排泄，40%经粪便排泄。

【适应证】2型糖尿病。

【用法用量】遵医嘱口服用药。①对于糖尿病患者，格列美脲或任何其他降糖药物都无固定剂量，必须定期测量空腹血糖和糖化血红蛋白以确定患者用药的最小有效剂量；测定糖化血红蛋白水平以监测患者的治疗效果。②通常起始剂量：在初期治疗阶段，格列美脲的起始剂量为1～2mg每日1次，早餐时或第一次主餐时给药。那些对降糖药敏感的患者应以1mg每日1次开始，且应谨慎调整剂量。格列美脲与其他口服降糖药之间不存在精确的剂量关系。格列美脲最大初始剂量不超过2mg。③通常维持剂量：1～4mg每日1次，推荐的最大维持量是6mg每日1次。剂量达到2mg后，剂量的增加根据患者的血糖变化，每1～2周剂量上调不超过2mg。

【不良反应】①低血糖，本药可引起低血糖症，尤其老年体弱患者在治疗初期，不规则进食，饮酒及肝肾功能损害患者。②消化系统症状：恶心呕吐，腹泻、腹痛少见。③有个别病例报道血清肝脏转氨酶升高。④皮肤过敏反应，瘙痒、红斑、荨麻疹少见。⑤其他：头痛、乏力、头晕少见。

【禁忌证】①对格列美脲过敏。②糖尿病酮症酸中毒。③妊娠期、哺乳期妇女。

【药物相互作用】①与水杨酸类，磺胺类，保泰松类，抗结核病药，四环素类，单胺氧化酶抑制剂，β受体阻滞药，氯霉素，香豆素类和环磷酰胺等合用可增强本药作用。②氯丙嗪，拟交感神经药，皮质激素类，甲状腺激素，口服避孕药和烟酸制剂等可降低本药降血糖作用。③本药可以减弱患者对酒精的耐受力，而酒精亦可能加强药物的降血糖作用。

【注意事项】①患者用药时应遵医嘱，注意饮食，运动和用药时间。②治疗中应注意早期出现的低血糖症状，如头痛、兴奋、失眠、震颤和大量出汗，以便及时采取措施，严重者应静脉滴注葡萄糖液，对有创伤、术后、感染或发热患者应给与胰岛素维持正常血糖代谢。③避免饮酒，以免引起类戒断反应。

【制剂与规格】①片剂：1mg；2mg；3mg。②胶囊：2mg。

（二）非磺酰脲类促胰岛素分泌药

瑞格列奈
Repaglinide

【药理作用】非磺酰脲类促胰岛素分泌剂，本药与胰岛β细胞膜上依赖ATP的钾离子通道蛋白特异性结合，使钾通道关闭，β细胞去极化，钙通道开放，钙离子内流，促进胰岛素分泌，其作用快于磺酰脲类，故餐后降血糖作用较快。

【体内过程】瑞格列奈经胃肠道快速吸收、导致血药浓度迅速升高。服药后1小时内血药浓度达峰值。然后血药浓度迅速下降，4～6小时内被清除。血浆$t_{1/2}$约为1小时。瑞格列奈与人血浆蛋白的结合大于98%。瑞格列奈几乎全部被代谢，代谢物未见有任何临床意义的降血糖作用。瑞格列奈及其代谢产物主要自胆汁排泄，很小部分（小于8%）代谢产物自尿排出。粪便中的原型药物少于1%。

【适应证】饮食控制及运动锻炼不能有效控制高血糖的2型糖尿病（非胰岛素依赖性）。

【用法用量】瑞格列奈应在主餐前服用（即餐前服用）。在口服瑞格列奈30分钟内即出现促胰岛素分泌反应。通常在餐前15分钟内服用本药。服药时间也可掌握在餐前0～30分钟内。请遵医嘱服用瑞格列奈。剂量因人而异，以个人血糖而定。推荐起始剂量为0.5mg，以后如需要可每周或每两周作调整。接受其他口服降血糖药治疗的患者可直接转用瑞格列奈治疗。其推荐起始剂量为0.5mg。最大的推荐单次剂量为4mg，进餐时服用。但最大日剂量不应超过16mg。对于衰弱和营养不良的患者，应谨慎调整剂量。如果与二甲双胍合用，应减少瑞格列奈的剂量。尽管瑞格列奈主要由胆汁排泄，但肾功能不全的患者仍应慎用。

【不良反应】①低血糖：这些反应通常较轻微，通过给予碳水化合物较易纠正。若较严重，可输入葡萄糖。②视觉异常：已知血糖水平的改变可导致暂时性视觉异常，尤其是在治疗开始时。只有极少数病例报告瑞格列奈治疗开始时发生上述的视觉异常，但在临床试验中没有因此而停用瑞格列奈的病例。③胃肠道：临床试验中有报告发生胃肠道反应，如腹痛、腹泻、恶心、呕吐和便秘。同其他口服降血糖药物相比，这些症状出现的频率以及严重程度均无差别。④肝酶系统：个别病例报告用瑞格列奈治疗期间肝酶指标升高。多数病例为轻度和暂时性，因酶指标升高而停止治疗的患者极少。⑤过敏反应：可发生皮肤过敏反应，如瘙痒、发红、荨麻疹。由于化学结构不同，没有理由怀疑可能发生与磺脲类药物之间的交叉过敏反应。

【禁忌证】①对瑞格列奈过敏。②1型糖尿病患者。③糖尿病酮症酸中毒。④妊娠期或哺乳期妇女。⑤12岁以下儿童。⑥严重肾功能或肝功能不全。

【药物相互作用】①下列药物可增强瑞格列奈的降血糖作用：MAOI，非选择性β受体阻滞药，ACEI，非甾体抗炎药，水杨酸盐，奥曲肽，酒精以及促合成代谢的激素。β受体阻滞药可能会掩盖低血糖症状。酒精可能会加重或延长由瑞格列奈所致的低血糖症状。②下列药物可减弱瑞格列奈的降血糖作用：口服避孕药，噻嗪类药，皮质激素，达那唑，甲状腺激素和拟交感神经药。③瑞格列奈不影响地高辛、茶碱和华法林的药代动力学特性，西咪替丁也不影响瑞格列奈的药代动力学特性。④体外研究结果显示瑞格列奈主要由P450（CYP3A4）诱导代谢。所以，CYP3A4抑制剂如酮康唑，伊曲康唑、红霉素、氟康唑、米比法地尔可能升高瑞格列奈血药水平。而能诱导CYP3A4的化合物如利福平或苯妥英可能降低瑞格列奈血药水平。因不了解其诱导或抑止的程度，应禁忌上述药物与瑞格列奈合并使用。

【注意事项】①肾功能不良患者慎用，营养不良患者应调整剂量。②同其他大多数口服促胰岛素分泌降血糖药物一样，瑞格列奈也可致低血糖。③与二甲双胍合用会增加发生低血糖的危险性。如果合并用药后仍发生持续高血糖，则不宜继续用口服降糖药控制血糖，而需改用胰岛素治疗。④在发生应激反应时，如发热、外伤、感染或手术，可能会出现显著高血糖。⑤肝功能不全的患者慎用。⑥患者必须慎用，不进餐不服药，同时避免开车时发生低血糖。⑦75岁以上的患者不宜使用。

【制剂与规格】片剂：0.5mg；1mg；2mg。

那格列奈
Nateglinide

【药理作用】那格列奈通过与β细胞膜上的ATP敏感性K^+通道受体结合并将其关闭，使细胞去极化，钙通道开放，钙内流，从而刺激胰岛素的分泌，降低血糖水平。那格列奈促胰岛素分泌作用依赖于血液葡萄糖水平，在葡萄糖水平较低时，促胰岛素分泌作用减弱。那格列奈有高度的组织选择性，与心肌和骨骼肌的亲和力低。

【体内过程】餐前服用那格列奈后那格列奈迅速吸收，血药浓度平均峰值通常出现在服药1小时内。口服的绝对生物利用度约为72%。依据静脉给药数据估计的那格列奈稳态分布容积大约是10L。体外研究表明那格列奈大部分（97%～99%）与血浆蛋白结合，主要是血浆白蛋白和少量的α_1酸性糖蛋白。大部分（83%）的那格列奈在尿中排泄，另10%在粪便中排泄。所服药物的6%～16%以原型在尿中排泄。在健康志愿者和2型糖尿病患者中那格列奈血药浓度迅速降低且那格列奈清除$t_{1/2}$平均为1.5小时。

【适应证】①经饮食和运动不能有效控制高血糖的2型糖尿病。②使用二甲双胍不能有效控制高血糖的2型糖尿病，采用与二甲双胍联合应用，但不能替代二甲双胍。

【用法用量】口服。通常成年人每次60～120mg，一日3次，餐前1～15分钟以内服用，建议从小剂量开始，并根据定期的HbA1c或餐后1～2小时血糖检测结果调整剂量，可逐渐增加剂量至每次180mg。

【不良反应】①低血糖：服用那格列奈后，可观察到低血糖的症状。这些症状包括出汗、发抖、头晕、食欲不振、心悸、恶心、疲劳和无力。这些症状一般较轻且较易处理，如需要可进食碳水化合物。临床研究报告显示出现低血糖症状，且证实血糖降低（血糖＜3.3mmol/L）的患者比例为2.4%～7.69%。②肝功能：极少患者出现ALT和AST增高，其程度较轻且为一过性，很少导致停药。③过敏：极少有皮疹、瘙痒和荨麻疹等过敏反应的报道。④其他反应：包括胃肠道反应（腹痛、消化不良、腹泻）、头痛、轻微水肿以及乳酸、丙酮酸、尿酸、血清钾升高等。

【禁忌证】①对本药过敏。②1型糖尿病（胰岛素依赖型糖尿病）。③糖尿病酮症酸中毒。

【药物相互作用】①那格列奈主要通过细胞色素P450酶CYP2C9（70%）代谢，部分通过CYP3A4（30%）代谢。体外实验发现其可抑制甲苯磺丁脲的代谢。②那格列奈对下列药物的药代动力学特征无影响：华法林（CYP3A4和CYP2C9的底物）、双氯芬酸（CYP2C9的底物）、曲格列酮（CYP3A4诱导剂）和地高辛。因此，合用那格列奈、地高辛、华法林或双氯芬酸时均无需调整剂量。③那格列奈与其他口服抗糖尿病药物，如与二甲双胍或格列苯脲间不存在具有临床意义的药代动力学方面的相互作用。④口服抗糖尿病药的降血糖作用可被某些药物所加强，这些药物包括非甾体抗炎药、水杨酸盐、单胺氧化酶抑制剂和非选择性β受体阻滞药。⑤口服抗糖尿病药的降血糖作用可被某些药物所削弱，这些药物包括噻嗪类、可的松、甲状腺制剂和拟交感神经药。⑥接受那格列奈治疗的患者加用或停用上述药物时应严密观察血糖的变化。

【注意事项】①低血糖。患者不准备进食时，不可服用那格列奈。②中重度肝功能损害的患者慎用。③血糖控制失常：当患者伴有发热、感染、创伤或手术时血糖可以暂时性的升高。此时应使用胰岛素代替那格列奈。那格列奈使用一段时期后，可以发生继发失效或药效减弱。重度感染、手术前后或有严重外伤的患者慎用。④本药具有快速促进胰岛素分泌的作用。该作用点与磺酰脲类制剂相同。但本药与磺酰脲类制剂的相加、相乘的临床效果以及安全性尚未被证实，所以不能与磺酰脲类制剂并用。⑤与其他口服抗糖尿病药物合用可增加低血糖的危险。⑥应提醒患者驾驶或操纵机器时采取预防措施避免低血糖。⑦应定期检测血糖。⑧妊娠、哺乳期妇女不推荐使用那格列奈。⑨不推荐儿童使用那格列奈。⑩那格列奈不适用于对磺脲类降糖药治疗不理想的2型糖尿病患者。

【制剂与规格】片剂：30mg；60mg；90mg；120mg。

（三）双胍类

苯乙双胍
Phenformin

【药理作用】双胍类口服降血糖药，本药不刺激β细胞分泌胰岛素，用药后血中胰岛素浓度无明显变化。本药降血糖的作用机制可能是：①增加周围组织对胰岛素的敏感性，增加胰岛素介导的葡萄糖利用。②增加非胰岛素依赖的组织对葡萄糖的利用，如脑、血细胞、肾髓质、肠道、皮肤等。③抑制肝糖原异生作用，降低肝糖输出。④抑制肠壁细胞摄取葡萄糖。⑤抑制胆固醇的生物合成和贮存，降低血甘油三酯、总胆固醇水平。与胰岛素作用不同，本药无促进脂肪合成的作用，对正常人无明显降血糖作用，对2型糖尿病单独应用时一般不引起低血糖。

【体内过程】本药口服后迅速从胃肠吸收，生物利用度60%，血浆蛋白结合率为20%，作用持续6～8小时。本药$t_{1/2}$为3～5小时，主要在肝内代谢，经肾排泄，约1/3以羟基苯乙双胍的代谢产物形式从尿中排出。

【适应证】①单纯饮食控制不满意的2型糖尿病患者，尤其是肥胖者和伴高胰岛素血症者。②对某些经磺酰脲类治疗效果差的糖尿病患者，本药与磺酰脲类降血糖药合用，可产生协同作用。

【用法用量】剂量应遵医嘱，采用个性化给药原则。①单独治疗给药方法：开始治疗时，一般口服每日1次，每次25mg，餐前服用；数日后，可增加给药次数至2～3次，每次25mg。②与磺酰脲类药物合用时：第一周每日1次，每次25mg，餐前服用；第二周检测血糖后，可逐渐增加每天给药次数至每日2～3次，每次25mg，直至血糖水平降至或接近正常值。③本药每天最大口服剂量一般不超过75mg，否则易发生高乳酸血症或乳酸性酸中毒；为了减少胃肠道副反应，本药应与食物同服。

【不良反应】①常见的有：恶心、呕吐、腹泻、口中有金属味。②可有乏力、疲倦、体重减轻、头晕、皮疹。③亦可发生乳酸性酸中毒，临床表现为呕吐、腹痛、过度换气、神志障碍，血液中乳酸浓度增加而不能用尿毒症、酮症酸中毒或水杨酸中毒解释。④可减少肠道吸收维生素B_{12}，使血红蛋白减少，产生巨幼细胞贫血，也可引起吸收不良。

【禁忌证】①2型糖尿病伴有酮症酸中毒、肝及肾功能不全（血清肌酐超过1.5mg/dl）、心力衰竭、急性心肌梗死、严重感染和外伤、重大手术以及临床有低血压和缺氧情况。②糖尿病合并严重的慢性并发症（如糖尿病肾病、糖尿病眼底病变）。③静脉肾盂造影或动脉造影前。④严重心、肺疾病。⑤维生素B_{12}、叶酸和铁缺乏。⑥全身情况较差（如营养不良、脱水）。⑦酗酒者。⑧对本药过敏。

【药物相互作用】①与胰岛素合用，降血糖作用加强，应减少胰岛素剂量。②本药可加强抗凝药（如华法林等）的抗凝血作用，可致出血倾向。

【注意事项】①乳酸性酸中毒：伴有缺氧性疾病（如心衰、呼吸衰竭、高血压、肝肾功能减损者少）的糖尿病患者，以及服药期间饮酒，伴有严重厌食、呕吐和酮症等糖尿病患者，更易产生乳酸性酸中毒。②如果出现严重胃肠道不良反应，应减少本药用量或停用本药。③胰岛素依赖型糖尿病不应单独使用本药（可与胰岛素合用）。④对胰岛素依赖型及非胰岛素依赖型需要胰岛素治疗的患者，本药与胰岛素联用有协同作用，减少胰岛素的用量，也可能有助于某些不稳定型糖尿病患者病情的稳定；加用本药后，须及时减少胰岛素剂量（开始时减少20%～30%），以防止出现低血糖反应。⑤低血糖反应：单独使用本药时，很少产生低血糖反应。在调整本药剂量期间，特别是本药与胰岛素或磺酰脲类药物联合用药时，可能产生低血糖反应，应小心观察各种症状，避免低血糖反应发生。⑥用药期间要经常检查空腹血糖、尿糖及尿酮体，定期检查糖化血红蛋白以指导医生调整用药剂量，尤其是在联合应用胰岛素之前，必须做血糖和尿糖检查。⑦妊娠期妇女、哺乳期妇女不宜使用本药。⑧由于老年患者肝肾功能有降低的可能性，故应选择尽可能低的维持剂量；由于本药主要经过肾脏排泄，应充分评估患者肾功能以后，再调整患者用药剂量，老年患者应避免高剂量服用本药。

【制剂与规格】片剂：25mg；50mg。

二甲双胍
Metformin

【药理作用】本药为降血糖药。本药可降低2型糖尿病患者空腹及餐后高血糖，HbAlc可下降1%～2%。①增加周围组织对胰岛素的敏感性，增加胰岛素介导的葡萄糖利用。②增加非胰岛素依赖的组织对葡萄糖的利用，如脑、血细胞、肾髓质、肠道、皮肤等。③抑制肝糖原异生作用，降低肝糖输出。④抑制肠壁细胞摄取葡萄糖。⑤抑制胆固醇的生物合成和贮存，降低血甘油三酯、总胆固醇水平。⑥与胰岛素作用不同，本药无促进脂肪合成作用、对正常人无明显降血糖作用，2型糖尿病患者单独应用时一般不引起低血糖。

【体内过程】二甲双胍主要由小肠吸收，吸收$t_{1/2}$为0.9～2.6小时，生物利用度为50%～60%。口服二甲双胍0.5g后2小时，其血浆浓度达峰值，近2μg/ml。胃肠道壁内集聚较高水平二甲双胍，为血药浓度的10～100倍。肾、肝的唾液内含量约为血药浓度的2倍多，二甲双胍结构稳定，不与血浆蛋白结合，以原型随尿液排出，清除迅速，血浆$t_{1/2}$为1.7～4.5小时，12小时内90%被清除。本药一部分可由肾小管分泌，故肾清除率大于肾小球滤过率，由于本药主要以原型由肾脏排泄，故在肾功能减退时用本药可在体内大量积聚，引起高乳酸血症或乳酸性酸中毒。

【适应证】①单纯饮食控制不满意的2型糖尿病，尤其是肥胖和伴高胰岛素血症者。②对某些磺酰脲类疗效差的患者可奏效，如与磺酰脲类、小肠糖苷酶抑制剂或噻唑烷二酮类降糖药合用，较分别单用的效果更好。③胰岛素治疗的患者，以减少胰岛素用量。

【用法用量】口服：成人开始一次0.25g，一日2～3次，以后根据疗效逐渐加量，一般每日量1～1.5g，最多每日不超过2g。餐中或餐后即刻服用，可减轻胃肠道反应。

【不良反应】①常见的有：恶心、呕吐、腹泻、口中有金属味。②有时有乏力、疲倦、头晕、皮疹。③乳酸性酸中毒虽然发生率很低，但应予注意。临床表现为呕吐、腹痛、过度换气、神志障碍，血液中乳酸浓度增加而不能用尿毒症、酮症酸中毒或水杨酸中毒解释。④可减少肠道吸收维生素B_{12}，使血红蛋白减少，产生巨红细胞贫血，也可引起吸收不良。

【禁忌证】①2型糖尿病伴有酮症酸中毒、肝及肾功能不全（血清肌酐超过1.5mg/dl）、肺功能不全、心力衰竭、急性心肌梗死、严重感染和外伤、重大手术以及临床有低血压和缺氧情况。②糖尿病合并严重的慢性并发症（如糖尿病肾病、糖尿病眼底病变）。③静脉肾盂造影或动脉造影前。④酗酒者。⑤严重心、肺病。⑥维生素B_{12}、叶酸和铁缺乏的。⑦全身情况较差（如营养不良、脱水）。

【药物相互作用】①与胰岛素合用，降血糖作用加强，应调整剂量。②本药可加强抗凝药（如华法林等）的抗凝血作用，可致出血倾向。③西咪替丁可增加本药的生物利用度，减少肾脏清除率，故应减少本药剂量。

【注意事项】①1型糖尿病不应单独应用本药（可与胰岛素合用）。②用药期间经常检查空腹血糖、尿糖及尿酮体，定期测血肌酐、血乳酸浓度。③与胰岛素合用治疗时，防止出现低血糖反应。④妊娠及哺乳期妇女不宜使用。⑤老年患者（大于65岁）慎用，因肾功能减弱，用药量宜酌减。

【制剂与规格】①片剂：0.25g；0.50g；0.85g。②缓释片：0.5g。③肠溶胶囊：0.25g。

（四）α-葡萄糖苷酶抑制药

阿卡波糖
Acarbose

【药理作用】本药为口服降血糖药。其降糖作用的机制是在小肠壁细胞刷状缘处和寡糖竞争，而与α-葡萄糖苷酶可逆性地结合，抑制酶的活性，从而延缓碳水化合物的降解，造成肠道葡萄糖的吸收缓慢，降低餐后血糖的升高。

【体内过程】本药口服后很少被吸收，避免了吸收所致的不良反应，其原型生物利用度仅为1%～2%，口服200mg后，$t_{1/2}$为3.7小时，消除$t_{1/2}$为9.6小时，血浆蛋白结合率低，主要在肠道降解或以原型方式随粪便排泄，8小时减少50%，长期服用未见积蓄。

【适应证】配合饮食控制治疗2型糖尿病。

【用法用量】用餐前即刻整片吞服或与前几口食物一起咀嚼服用，剂量因人而异。一般推荐剂量为：起始剂量为每次50mg，每日3次。以后逐渐增加至每次0.1g，每日3次。个别情况下，可增至每次0.2g，每日3次。或遵医嘱。

【不良反应】常有胃肠胀气和肠鸣音，偶有腹泻，极少见有腹痛。如果不控制饮食，则胃肠道副作用可能加重。如果控制饮食后仍有严重不适的症状，应咨询医生以便暂时或长期减小剂量。个别病例可能出现诸如红斑、皮疹和荨麻疹等皮肤过敏反应。

【禁忌证】①对阿卡波糖过敏者。②糖尿病昏迷及昏迷前期、酸中毒或酮症。③有明显消化和吸收障碍的慢性胃肠功能紊乱。④由于肠胀气而可能恶化的疾患（如Roemheld综合征、严重的疝、肠梗阻、肠道术后和肠溃疡）。⑤肝、肾功能损害。

【药物相互作用】①如果本药与磺酰脲类药物、二甲双胍或胰岛素一起使用时，血糖可能下降至低血糖的水平，则需减少磺酰脲类药物、二甲双胍或胰岛素的剂量。②服用本药期间，避免同时服用抗酸剂、消胆胺、肠道吸附剂和消化酶类制剂，以免影响本药的疗效。③同时服用新霉素可使餐后血糖更为降低，并使本药胃肠反应加剧。

【注意事项】①患者应遵医嘱调整剂量。②如果患者在服药4～8周后疗效不明显，可以增加剂量。如果患者坚持严格的糖尿病饮食仍有不适时，就不能再增加剂量，有时还需要适当减少剂量，平均剂量为每次0.1g，每日3次。③个别患者，尤其是在使用大剂量时会发生无症状的肝酶升高，故应考虑在用药的前6～12个月监测肝酶的变化。停药后肝酶值会恢复正常。④如出现低血糖，应使用葡萄糖纠正，而不宜使用蔗糖。⑤妊娠期妇女及哺乳期妇女不宜使用。⑥18岁之前暂不宜使用。

【制剂与规格】①片剂：50mg；100mg。②胶囊：50mg。

伏格列波糖
Voglibose

【药理作用】本药为口服降血糖药，其降血糖作用的机制是抑制小肠壁细胞葡萄糖苷酶的活性，延缓摄入的碳水化合物的降解，从而使餐后血糖水平降低。

【体内过程】一次0.2mg，一日3次，连续服药7天，血浆及尿中没有检测出伏格列波糖。单次服用2mg时，血浆及尿中没有检测出伏格列波糖。

【适应证】改善糖尿病饭后高血糖（适用于患者接受饮食疗法、运动疗法没有得到明显效果时，或者患者除饮食疗法、运动疗法外还用口服降血糖药物或胰岛素制剂而没有得到明显效果时）。

【用法用量】成人每次0.2mg，饭前口服（服药后，立即就餐）。疗效不明显时，可增量至一次0.3mg。

【不良反应】有时出现低血糖，腹部胀满、排气增加。偶尔出现肠梗阻样症状。偶见伴有黄疸、血转氨酶升高的严重肝功能障碍，腹泻、便秘、食欲不振、恶心、呕吐、过敏反应。

【禁忌证】严重酮症、糖尿病昏迷或昏迷前，严重感染、手术前后、严重创伤。

【药物相互作用】①与胰岛素及磺酰脲类药物并用时，因有出现低血糖的报告，所以与上列的药物并用时，应考虑发生低血糖的可能性，慎重地从低剂量开始给药。②β受体阻滞药、水杨酸制剂、单胺氧化酶抑制剂、氯贝特类高脂血症治疗剂、华法林能增强药物降血糖的作用。③肾上腺素、肾上腺素皮质激素、甲状腺激素能降低糖尿病药物降糖的作用。

【注意事项】正在服用其他糖尿病药物的患者、有腹部手术史或肠梗阻史的患者、伴有消化和吸收障碍的肠道疾病的患者、重度疝、结肠狭窄、溃疡患者、严重肝、肾功能障碍的患者、妊娠及哺乳妇女以及老年患者慎用。

【制剂与规格】①片剂：0.2mg。②胶囊：0.2mg。

（五）胰岛素增敏药噻唑烷二酮类

罗格列酮
Rosiglitazone

【药理作用】噻唑烷二酮类胰岛素增敏剂，本药可通过增加组织对胰岛素敏感性，提高细胞对葡萄糖的利用而发挥降低血糖的疗效，可明显降低空腹血糖及

第九篇

胰岛素和C-肽水平，对餐后血糖和胰岛素亦有明显的降低作用。使糖化血红蛋白（HbAlc）水平明显降低。本药的作用机制与特异性激活一种核受体：过氧化物酶体增殖因子激活的γ-型受体（PPARγ）有关。噻唑烷二酮类治疗2型糖尿病起效的条件为患者尚有一定的分泌胰岛素的能力。

【体内过程】本药的口服吸收生物利用度为99%，血药达峰时间约为1小时，血浆清除半衰期（$t_{1/2}$）为3～4小时，进食对本药的吸收总量无明显影响，但达峰时间延迟2.2小时，峰值降低20%。本药的平均口服分布容积为17.6L（30%）。99.8%与血浆蛋白结合，主要为白蛋白。本药主要以原型从尿排出，主要代谢途径为经*N*-去甲基和羟化作用与硫酸盐或葡萄糖醛酸结合。

【适应证】经饮食控制和锻炼治疗效果仍不满意的2型糖尿病患者。

【用法用量】口服：单药治疗，与磺酰脲类或二甲双胍合并用药时，本药起始用量为一日4mg，单次服用。经12周治疗后，如需要，本药可加量至一日8mg，一日1次或分2次服用。

【不良反应】①本药单独应用甚少引起低血糖（＜2%）。②对肝脏影响：在治疗2型糖尿病的对比试验中，ALT水平升高的发生率大于正常3倍。③轻至中度浮肿及轻度贫血，皆为老年患者（≥65岁），较65岁以下者为多见，浮肿发生率为7.5%∶3.5%，贫血为2.5%∶1.7%。

【禁忌证】对本药过敏者、肝肾功能不全者、妊娠期、哺乳期妇女以及18岁以下青少年。

【药物相互作用】①对硝苯地平，口服避孕药（炔雌醇、炔诺酮）等经CYP3A4代谢的药物无临床相互作用。②与格列本脲、二甲双胍或阿卡波糖合用时，对这些药物的稳态药代动力学和临床疗效无影响。③不影响地高辛、华法林、乙醇、雷尼替丁等在体内的代谢和临床治疗。④与磺酰脲类合用，不明显增加后者引起低血糖的频率。⑤与二甲双胍合用，不增加后者胃肠道反应的发生率，不增加血浆乳酸浓度。

【注意事项】①肾损害患者单服本药无需调整剂量。②老年患者无需调整剂量。③增加心衰风险。

【制剂与规格】片剂：2mg；4mg；8mg。

吡格列酮
Pioglitazone

【药理作用】噻唑烷二酮类胰岛素增敏剂，为高选择性过氧化物酶体增殖因子激活剂的γ型受体（PPARγ）的激动剂。其主要作用机制为激活脂肪、骨骼肌和肝脏等胰岛素所作用组织的PPAR核受体，从而调节胰岛素应答基因的转录，控制血糖的生成、转运和利用。

【体内过程】口服后t_{max}约为2小时，$t_{1/2}$为3～7小时，总吡格列酮（吡格列酮和其活性代谢产物）的$t_{1/2}$为16～24小时，进食不改变吸收率，但达峰时间延迟3～4小时，表观分布容积为0.63L/kg，血浆蛋白结合率大于99%。通过羟基化和氧化作用代谢，部分代谢产物有活性。

【适应证】2型糖尿病，可与饮食控制和体育锻炼联合以改善血糖控制，亦可单独使用。当饮食控制、体育锻炼和单药治疗不能满意控制血糖时，它也可与磺脲、二甲双胍或胰岛素合用。

【用法用量】本药最大推荐量单用不应超过每日45mg，每日1次，联合用药勿超过30mg，每日1次。口服：①单药治疗初始剂量可为15mg或30mg，每日1次；反应不佳时可加量直至45mg，每日1次。②与磺脲类合用时，本药可为15mg或30mg，每日1次，当开始本药治疗时，磺脲类药物剂量可维持不变，当患者发生低血糖时，应减少磺脲类药物用量。③与二甲双胍合用时，本药可为15mg或30mg，每日1次，开始本药治疗时，二甲双胍剂量可维持不变，一般而言，二甲双胍无需降低剂量也不会引起低血糖。④与胰岛素合用时，本药为15mg或30mg，每日1次，开始本药治疗时，胰岛素用量可维持不变，出现低血糖时可降低胰岛素量。

【不良反应】①轻中度水肿、贫血。②本药可造成血浆容积增加和由前负荷增加引起的心脏肥大，诱发心力衰竭。③合并使用其他降糖药物时，有发生低血糖的风险。④肝功能异常，有轻中度转氨酶升高，可逆。⑤血脂增高。

【禁忌证】①对本药过敏。②有膀胱癌病史或存在不明原因的肉眼血尿。

第九篇

【药物相互作用】①与二甲双胍合用时有协同作用，发生低血糖的风险也可增加，合用时应减少本药用量。②与单胺氧化酶抑制剂、非选择性β肾上腺素受体拮抗剂、血管紧张素转换酶抑制剂、非甾体抗炎药、奥曲肽以及促进合成代谢的激素等合用，可增强本药的降糖作用，发生低血糖的风险增加。③与口服避孕药、噻嗪类药、达那唑、肾上腺皮质激素、甲状腺激素和拟交感神经药等合用，可减弱本药的降糖作用。④利福平、苯妥英等可增加本药代谢，降低其血药浓度，两者禁止合用。

【注意事项】①盐酸吡格列酮仅能在胰岛素存在下发挥降糖作用，故不应用于1型糖尿病或糖尿病酮症酸中毒的治疗。②当患者联合使用盐酸吡格列酮和胰岛素或其他口服降糖药时，有发生低血糖症的风险，此时可能有必要降低同用药物的剂量。③对于绝经期前无排卵的胰岛素抵抗患者，本药可使排卵重新开始，有可能需考虑采取避孕措施。④可能造成血红蛋白和红细胞压积的降低。⑤对于NYHA标准心功能Ⅲ级和Ⅳ级的患者，盐酸吡格列酮不宜使用。

【制剂与规格】片剂：15mg；30mg。

（六）胰高血糖素样肽-1（GLP-1）类似物

艾塞那肽
Exenatide

【药理作用】GLP-1类似物，其氨基酸序列与人类GLP-1部分重叠。是人类GLP-1受体激动剂，可与之结合并模拟肠降血糖素发挥多种抗高血糖作用。在葡萄糖浓度升高的情况下，使葡萄糖依赖性胰岛素合成及分泌增加。抑制餐后胰高血糖素释放，降低血清胰高血糖素浓度，使肝葡萄糖输出量降低，减少胰岛素需求。减少食物摄取，减慢胃排空及食物中葡萄糖进入循环中的速度，可减轻体重。艾塞那肽能降低餐后血糖、空腹血糖及糖化血红蛋白水平。但在血糖水平较低时不抑制胰高血糖素的分泌。

【体内过程】2型糖尿病患者皮下注射本药后2.1小时达到中位血药峰浓度。单次皮下注射本药后，平均表观分布容积为28.3L。本药经蛋白水解酶降解后，主要通过肾小球滤过消除。平均终末半衰期为2.4小时。其药代动力学特性不受剂量的影响。在大多数人，给药后约10小时仍可检测到艾塞那肽。

【适应证】2型糖尿病，适用于单用二甲双胍、磺酰脲类，以及二甲双胍合用磺酰脲类，血糖仍控制不佳的患者。

【用法用量】本药的起始剂量为每次5μg，每日2次，在早餐和晚餐前60分钟内（或每天的两顿主餐前；给药间隔大约6小时或更长）皮下注射。不应在餐后注射本药。根据临床应答，在治疗1个月后剂量可增加至每次10μg，每日2次。每次给药应在大腿、腹部或上臂皮下注射。

【不良反应】①常见不良反应包括低血糖，但严重的低血糖事件较少。②胃肠道不适：少见腹胀、腹痛、嗳气、便秘、胃肠胀气；罕见急性胰腺炎。③常见注射部位反应。④非常罕见过敏反应。⑤代谢和营养异常：罕见脱水，通常伴有恶心、呕吐和（或）腹泻。⑥神经系统异常：少见味觉障碍，罕见嗜睡。⑦皮肤和皮下组织异常：罕见瘙痒症和（或）荨麻疹、斑丘疹、血管性水肿。⑧肾及尿路异常：罕有肾功能改变，包括急性肾功能衰竭、慢性肾功能衰竭恶化、肾功能损伤、血清肌酐升高。

【禁忌证】①1型糖尿病或糖尿病酮症酸中毒。②对本药过敏者。

【药物相互作用】①本药减慢胃排空可能降低口服药物吸收程度和速度。服用需胃肠道快速吸收的口服药物，如避孕药和抗生素，应至少在注射艾塞那肽前1小时服药。艾塞那肽也可降低对乙酰氨基酚生物利用度，可在注射前1小时给药。②本药可降低洛伐他汀生物利用度，应关注血脂变化。③本药不改变华法林的药代动力学特点，但有INR升高及出血的报道，应关注出血的症状和指标。④左甲状腺素可能干扰本药的降糖效果。

【注意事项】①本药与磺脲类联用时，为降低低血糖风险可考虑减少磺脲类用药剂量。②警惕持续性呕吐、严重腹痛等急性胰腺炎症状。及时停用本药及其他可疑药物。③应注意是否有过敏性反应症状和体征。少部分患者可产生抗艾塞那肽抗体，可能导致血糖控制作用减弱，应考虑选择其他降糖药。④不推荐肾病终末期、透析或严重肾功能损伤（肌酐清除率＜30ml/min）患者使用本药。肾移植患者慎用。⑤本药胃肠道不良反应较常见，故严重胃肠病患者慎用。⑥本药仅用于皮下注射。应在大腿、腹部或上臂皮下注射给药。

【制剂与规格】注射液：5μg（0.25mg/ml，1.2ml/支）；10μg（0.25mg/ml，2.4ml/支）。

利拉鲁肽
Liraglutide

【药理作用】GLP-1类似物，与天然GLP-1有95%同源，其降糖机制同艾塞那肽。

【体内过程】对单次皮下剂量0.6mg皮下给药后，在给药后8~12小时达到利拉鲁肽的最大浓度。利拉鲁肽的C_{max}是35ng/ml。静脉给予利拉鲁肽后平均分布容积是0.07L/kg。利拉鲁肽可与血浆蛋白广泛结合（＞98%）。$t_{1/2}$为12～14小时，每日1次皮下给药就能起到良好的降糖作用。其t_{max}为9～13小时。

【适应证】在2型糖尿病成年中辅助饮食和运动治疗改善血糖控制。

【用法用量】皮下注射：开始剂量时每日0.6mg，从小剂量开始是为了降低本药的胃肠道反应。一周后加量至1.2mg，如血糖控制不佳还可加量至1.8mg。推荐每日剂量不超过1.8mg。

【不良反应】①最常见不良反应为胃肠道不适，恶心、呕吐、腹泻、消化不良，常见于治疗后第1周，腹泻和恶心发生最频繁，其中多数为短暂、轻微或可耐受且和剂量有关。缓慢提高利拉鲁肽剂量可减少相关胃肠道不适发生。②其他不良反应有荨麻疹等过敏样反应。③可增加胰腺炎风险。④严重的低血糖事件较少。

【禁忌证】①1型糖尿病或糖尿病酮症酸中毒。②有甲状腺髓样癌病史及多发性内分泌腺肿瘤综合征2型的患者。③对本药过敏。

【药物相互作用】①本药减慢胃排空，可降低某些口服药物吸收程度和速度，如地高辛、赖诺普利、阿托伐他汀钙、对乙酰氨基酚、灰黄霉素、口服避孕药等。虽然可能不影响药物的效果，但应当引起注意，观察其他口服药的疗效。②本药可用于与磺脲类药物联合治疗。当本药与磺脲类药物联用时，应当考虑减少磺脲类药物的剂量以降低低血糖的风险。③本药可用于与二甲双胍联合治疗，而无需改变二甲双胍的剂量。

【注意事项】①本药与磺脲类联用时，为降低低血糖风险可考虑减少磺脲类用药剂量。②警惕持续性呕吐、严重腹痛等急性胰腺炎症状。及时停用本药及其他可疑药物。有胰腺炎病史的患者应慎用。③应注意是否有过敏性反应症状和体征。少部分患者可产生抗体，应密切观察降糖效果。④肾病终末期、透析或严重肾功能损伤患者慎用本药。⑤本药仅用于皮下注射。应在大腿、腹部或上臂皮下注射给药

【制剂与规格】皮下注射溶液：预装笔3ml：18mg。

阿必鲁泰
Albiglutide

【药理作用】一种GLP-1受体激动剂。能够促进葡萄糖依赖胰岛素分泌。

【体内过程】皮下给予单次30mg后，在给药后3~5天时到达阿必鲁泰的最高浓度。每周1次，给药4~5周后实现稳态暴露。均数表观分布容积估算值是11L。本药是一种白蛋白融合蛋白，它可能遵循相似于天然人血清白蛋白代谢通路，主要地在血管内皮中被分解。均数表观清除率是67ml/h。一个消除半衰期约5天。

【适应证】饮食和锻炼辅助的2型糖尿病患者改善血糖控制。

【用法用量】①在一天中的任何时间每周给药1次，与进食无关。②在腹部，大腿或上臂皮下注射。③开始30mg皮下每周1次。在需要附加血糖控制患者剂量可增至50mg每周1次。④如丢失一剂，丢失剂量3天内给予丢失剂量。

【不良反应】上呼吸道感染，腹泻，恶心和注射部位反应。

【禁忌证】①甲状腺髓样癌的个人或家族史或有多发性内分泌腺瘤综合征2型患者。②对本药过敏者。

【药物相互作用】本药延迟胃排空。可能影响同时给予口服药物的吸收。

【注意事项】①胰腺炎：如怀疑及时终止。如确诊不要再开始。有胰腺炎史患者考虑其他糖尿病治疗方法。②低血糖：当与胰岛素促泌剂或胰岛素联用时可能发生。考虑降低磺脲类或胰岛素剂量。③超敏性反应：如怀疑终止用药。监视和标准护理及时治疗直至体征和症状消失。④肾受损：有肾受损患者应监视肾功能。⑤本药可能致胎儿危害。⑥哺乳母亲，应终止哺乳或终止本药使用。

【制剂与规格】注射用：一支单剂量笔30mg或50mg。

利西拉肽
Lixisenatide

【药理作用】GLP-1受体激动剂。

【体内过程】在2型糖尿病患者皮下给药后，中位t_{max}为1~3.5小时。表观分布容积是约100L。利西拉肽被假定是通过肾小球过滤和蛋白降解被消除。均数末端半衰期约3小时和均数表观清除率约35L/h。

【适应证】辅助饮食和运动以改善有2型糖尿病成年的血糖控制。

【用法用量】在腹部，大腿或上臂皮下注射。每日1次，10μg，共14天。第15天开始剂量增加至20μg，每日1次。在每天的第一餐前1小时内给药。

【不良反应】恶心、呕吐、头痛、腹泻、眩晕和低血糖。

【禁忌证】对本药过敏者。

【药物相互作用】①本药延缓胃排空可能影响同时给予口服药物的吸收。②应在本药的给药前1小时或本药给药后11小时给予口服避孕药。

【注意事项】①过敏性反应和严重超敏性反应。终止本药的使用和及时寻求医疗咨询。②胰腺炎：如怀疑胰腺炎及时终止。如确诊是胰腺炎不要重新开始使用。在有胰腺炎史患者中考虑其他抗糖尿病治疗。③在患者间永远不要共享利西拉肽笔，即使已换针头。④与同时使用磺酰脲类或基础胰岛素低血糖：当本药与一种磺酰脲类或胰岛素使用，考虑减低磺酰脲类或基础胰岛素的剂量以减低低血糖的风险。⑤急性肾受损：在有肾受损报告严重不良胃肠道反应患者中监视肾功能。建议在有肾病终末期患者中不使用本药。⑥免疫原性：患者可能产生对利西拉肽抗体。如存在血糖控制变坏或实现目标血糖控制的失败，显著注射部位反应或过敏性反应，应考虑另外的抗糖尿病治疗方式。

【制剂与规格】注射液：50μg/ml在3ml绿色预装笔（为14预置剂量，10μg每剂）；100μg/ml在3ml暗红色预装笔（为14预置剂量，20μg每剂）。

（七）二肽基肽酶4（DPP-4）抑制药

西格列汀
Sitagliptin

【药理作用】为一种高选择性DPP-4抑制剂，通过选择性抑制DPP活性，可以升高内源性GLP-1浓度和活性，从而调节血糖。所以在发挥降糖作用同时不会引起因GLP-1含量过高而产生的恶心、呕吐等副作用，且不增加体重。

【体内过程】口服100mg 24小时内可持续抑制80%以上的DPP-4活性，每日口服一次即可达到治疗目标，且200mg并不优于100mg。药物吸收速度较快，平均达峰时间为1~4小时，且不受饮食影响，$t_{1/2}$为12.4小时，生物利用度为87%，血浆蛋白结合率约38%，组织分布较广，分布体积为198L，79%以上以原型经尿液排出。对于肾功能损害（内生肌酐清除率为30~50ml/min）患者，只需1/2用量，对于重度肾功能损害（内生肌酐清除率<30ml/min）患者，只需1/4用量。

【适应证】经生活方式干预无法达标的2型糖尿病。

【用法用量】口服：本药单药治疗的推荐剂量为100mg，每日1次。本药可与或不与食物同服。

【不良反应】可有肝酶升高、上呼吸道感染、鼻咽炎、恶心、腹泻、腹痛、急性胰腺炎、头痛、急性肾衰。有报道可发生严重过敏反应，包括血管性水肿和剥脱性皮肤损害、Stevens-Johnson综合征等。如有可疑反应，应停用本药。

【禁忌证】①1型糖尿病患者或治疗糖尿病酮症酸中毒。②对本药过敏者。

【药物相互作用】与地高辛联用时，地高辛血药浓度略有升高。应该进行适当监测，但不需要对地高辛或本药的使用剂量进行调整。

【注意事项】①本药与磺脲类联用时，为降低低血糖风险可考虑减少磺脲类用药剂量。②本药通过肾脏排泄，肾功能不全患者应调整剂量并密切监测。③警惕持续性呕吐、严重腹痛等急性胰腺炎症状，及时停用本药及其他可疑药物。有胰腺炎病史患者应密切监测。④注意过敏反应症状和体征。

【制剂与规格】片剂：100mg。

维格列汀
Vildagliptin

【药理作用】维格列汀是一种选择性DPP-4抑制剂，给药后能快速抑制DPP-4活性，使空腹和餐后内源性血糖素GLP-1和GIP的水平升高，进而增加β细胞对葡萄糖的敏感性，促进葡萄糖依赖性胰岛素的分泌。通过增加内源性GLP-1水平，维格列汀还能够增加α细胞对葡萄糖的敏感性，使葡萄糖水平与胰高血糖素的分泌量契合度提高。在高血糖期间，维格列汀通过升高肠降血糖素水平，增加胰岛素/胰高血糖素的比率，导致空腹和餐后肝脏葡萄糖生成量减少，进而降低血糖。已知GLP-1水平升高能导致消化道排空延迟，但这一现象在维格列汀给药后并未出现。

【体内过程】空腹口服给药后，维格列汀能够迅速吸收，其血药峰浓度出现在给药后1.7小时。食物能够略微延迟达峰时间至2.5小时。进食后血药达峰浓度C_{max}降低19%。该药物的绝对生物利用度在85%。维格列汀与血浆蛋白的结合率较低（9.3%）。

【适应证】2型糖尿病，当二甲双胍作为单药治疗用至最大耐受剂量仍不能有效控制血糖时，本药可与二甲双胍联合使用。

【用法用量】成人：当维格列汀与二甲双胍合用时，维格列汀的每日推荐给药剂量为100mg，早晚各给药一次，每次50mg。不推荐使用100mg以上的剂量。本药可以餐时服用，也可以非餐时服用。

【不良反应】①罕见有肝功能障碍（包括肝炎）。②罕见血管性水肿。

【禁忌证】①对本药过敏者。②1型糖尿病患者、糖尿病酮症酸中毒。

【药物相互作用】维格列汀与其他药物发生相互作用的可能性较低。因为维格列汀不是细胞色素P（CYP）450酶系的底物，其对CYP450酶无诱导或抑制作用，所以本药不太可能与活性成分为这些酶的底物、抑制剂或诱导剂的药物发生相互作用。

【注意事项】①一般原则：本药不能作为胰岛素的替代品用于需要补充胰岛素的患者。②肝功能不全的患者：包括开始给药前ALT或AST大于正常值上限3倍的患者不能使用本药。肝酶监测：在使用本药的过程中，罕见有肝功能障碍的报告。③肾功能不全的患者：由于本药在中度或重度肾功能不全患者或需要接受血液透析治疗的终末期肾脏疾病患者中的应用经验有限，因此不推荐此类患者使用本药。

【制剂与规格】片剂：50mg。

沙格列汀
Saxagliptin

【药理作用】沙格列汀是DPP-4竞争性抑制剂，可降低肠促胰岛激素的失活速率，增高其血药浓度，从而以葡萄糖依赖性的方式减少2型糖尿病患者空腹和餐后的血糖浓度。

【体内过程】5mg每日1次给药后，沙格列汀的中位达峰时间t_{max}为2小时，沙格列汀活性代谢物t_{max}为4小时。与空腹相比，高脂饮食后给药能使沙格列汀的t_{max}延长约20分钟。沙格列汀餐后给药比空腹给药的AUC值提高27%。沙格列汀可与食物同时服用或分开服用。沙格列汀及其活性代谢物在体外人血浆中的蛋白结合率可忽略不计。沙格列汀的代谢主要由CYP3A4/5介导。沙格列汀的主要代谢产物也是DPP-4抑制剂，其抑制活性作用是沙格列汀的1/2。因此，CYP3A4/5强抑制剂和强诱导剂能改变沙格列汀及其代谢物的药代动力学。沙格列汀通过肝脏代谢，肾脏排泄。

【适应证】2型糖尿病。可作为单药治疗，在饮食和运动基础上改善血糖控制。当单独使用盐酸二甲双胍血糖控制不佳时，可与盐酸二甲双胍联合使用，在饮食和运动基础上改善血糖控制。

【用法用量】口服，推荐剂量5mg，每日1次，服药时

第九篇

间不受进餐影响。

【不良反应】①低血糖。②过敏反应。③淋巴细胞计数减少。

【禁忌证】①对本药过敏者。②1型糖尿病或糖尿病酮症酸中毒。

【药物相互作用】①利福平显著降低沙格列汀暴露量，但对其活性代谢产物5-羟基沙格列汀的时间-浓度曲线下面积没有影响。间隔24小时给药，血浆DPP-4的活性抑制作用不受利福平影响。因此，不推荐与利福平合用时调整沙格列汀剂量。②地尔硫䓬提高沙格列汀的暴露量。③应用其他中度CYP3A4/5抑制剂（如安普那韦、阿瑞匹坦、红霉素、氟康唑、呋山那韦、西柚汁和维拉帕米）也如预期所料提高了沙格列汀的血药浓度。尽管如此，与中度CYP3A4/5抑制剂合用时，不推荐调整沙格列汀的剂量。④酮康唑显著提高沙格列汀的暴露量。应用其他CYP3A4/5强抑制剂（如阿扎那韦、克拉霉素、茚地那韦、伊曲康唑、奈法唑酮、奈非那韦、利托那韦、沙奎那韦和泰利霉素）也如预期所料提高了沙格列汀的血药浓度。与CYP3A4/5强抑制剂合用时，应将沙格列汀剂量限制在2.5mg。

【注意事项】①尚未进行沙格列汀与胰岛素联用的研究。②肾功能不全：沙格列汀用于中重度肾功能不全患者的临床试验数据有限，不推荐用于这类人群。③肝功能受损：沙格列汀用于中度肝功能受损患者需谨慎，不推荐用于重度肝功能不全的患者。④过敏反应：沙格列汀不可用于对DPP-4抑制剂存在严重过敏反应的患者。⑤皮肤疾病：糖尿病并发皮损的患者使用沙格列汀的临床经验有限。上市后报告显示在使用DPP-4抑制剂类的患者中出现了皮疹，因此皮疹也被列为沙格列汀的不良反应之一。在糖尿病患者的日常管理中，建议观察皮肤是否存在水泡，皮疹和溃疡。⑥心力衰竭：在纽约心功能分级（NYHA）为Ⅰ~Ⅱ的患者中的临床经验有限，对NYHA为Ⅲ~Ⅳ的患者使用沙格列汀的情况没有临床经验。⑦免疫功能低下患者：沙格列汀临床试验并未对接受器官移植或者明确诊断为免疫缺陷综合征的免疫功能低下的患者进行研究。⑧乳糖：本药含有乳糖一水合物。罕见的半乳糖不耐受遗传疾病、Lapp乳糖酶缺乏症或葡萄糖-半乳糖吸收不良患者不得服用本药。⑨与已知会引起低血糖的药物合用：胰岛素促泌剂（如磺脲类）会引起低血糖。因此，与沙格列汀合用时，需减少胰岛素促泌剂的剂量，以降低发生低血糖的风险。⑩妊娠期妇女和哺乳期妇女慎用。不推荐儿童应用。老年用药时应根据肾功能慎重选择用药剂量。

【制剂与规格】片剂：2.5mg；5mg。

第十篇

变态反应性疾病用药

导　读

变态反应也称为超敏反应，是免疫反应的一种特殊形式，表现为机体对一些无害性物质的异常反应状态，由此导致的疾病被称为变态反应性疾病。变态反应性疾病用药包含抗组胺类药物（第1章）、过敏反应介质阻滞药类药物（第2章）、肾上腺糖皮质激素类药物（详细内容见第十一篇第2章）、免疫抑制剂类药物（详细内容见第十一篇第3章第二节）以及变应原制剂类药物（第3章）。前四类药物常用于变态反应性疾病的对症治疗。由于肾上腺糖皮质激素类药物和免疫抑制剂治疗变态反应性疾病的作用主要与抑制免疫反应和抗无菌性炎症相关，为避免重复，此两类药物的药理特点、适应证、用法用量及安全性等方面将在第十一篇中给予详细介绍。变应原制剂类药物用于变态反应疾病的特异性治疗。

第 1 章 抗组胺药

氯苯那敏
Chlorphenamine

【其他名称】马来酸氯苯那敏。

【药理作用】①抗组胺作用：通过拮抗H_1受体而对抗组胺的过敏效应；本药不影响组胺的代谢，也不阻止体内组胺的释放。②有抗M胆碱受体作用。③本药具有中枢抑制作用。

【体内过程】肌内注射后5～10分钟起效。血浆蛋白结合率约72%。$t_{1/2}$为12～15小时，主要经肝代谢，中间代谢产物无药理活性。代谢产物和未代谢的药物主要经肾排出。

【适应证】①过敏性鼻炎。②皮肤黏膜的过敏。③药疹和接触性皮炎。

【用法用量】成人：肌内注射：一次5～20mg。口服：每次1片，一日1～3次。

【不良反应】嗜睡、疲劳、乏力、口鼻咽喉干燥、痰液黏稠，可引起注射部位局部刺激和一过性低血压，少见皮肤淤斑、出血倾向。

【禁忌证】①对本药过敏者。②新生儿、妊娠期及哺乳期妇女。③癫痫病患者。

【药物相互作用】①本药不应与含抗组胺药（如马来酸氯苯那敏、苯海拉明等）的复方抗感冒药同服。②本药不应与含抗胆碱药（如颠茄制剂、阿托品等）的药品同服。本药可增强金刚烷胺、抗胆碱药、氟哌啶醇、吩噻嗪类以及拟交感神经药等的作用。③与解热镇痛药物配伍，可增强其镇痛和缓解感冒症状的作用。④与中枢镇静药、催眠药、安定药或乙醇并用，可增加对中枢神经的抑制作用。⑤本药可增强抗抑郁药的作用，不宜同用。⑥奎尼丁和本药同用，其类似阿托品样的效应加剧。如与其他药物同时使用可能会发生药物相互作用，详情请咨询医师或药师。

【注意事项】①对其他抗组胺药或下列药物过敏者，也可能对本药过敏，如麻黄碱、肾上腺素、异丙肾上腺素、间羟异丙肾上腺素（羟喘）、去甲肾上腺素等拟交感神经药。对碘过敏者对本药可能也过敏。②下列情况慎用：膀胱颈部梗阻、幽门十二指肠梗阻、消化性溃疡所致幽门狭窄、心血管疾病、青光眼（或有青光眼倾向者）、高血压、高血压危象、甲状腺功能亢进、前列腺肥大体征明显时。③本药不可应用于下呼吸道感染和哮喘发作的患者（因可使痰液变稠而加重疾病）。④用药期间，不得驾驶车、船或操作危险的机器。

【制剂与规格】①注射剂：1ml∶10mg；2ml∶20mg。②片剂：1mg；4mg。

苯海拉明
Diphenhydramine

【其他名称】盐酸苯海拉明。

【药理作用】为乙醇胺的衍生物，抗组胺效应不及异丙嗪，作用持续时间也较短，镇静作用两药一致，有局麻、镇吐和抗M胆碱样作用。①抗组胺作用，可与组织中释放出来的组胺竞争效应细胞上的H_1受体，从而制止过敏反应。②对中枢神经活动的抑制引起镇静催眠作用。③加强镇咳药的作用。④也有抗眩晕、抗震颤麻痹作用。

【体内过程】口服吸收快而完全，血浆蛋白结合率为98%，1～4小时血药浓度达峰值，$t_{1/2}$为4～7小时，本药可透过血脑屏障进入中枢。15～60分钟起效，一次给药后可维持3～6小时。

【适应证】①片剂：皮肤黏膜的过敏、晕动病、帕金森病和锥体外系症状、感冒或过敏所致咳嗽。②注射剂：急性重症过敏反应、手术后药物引起的恶心呕吐、帕金森病和锥体外系症状、局麻药过敏、其他过敏反应病。

【用法用量】①口服：一次25～50mg，一日2～3次。用于防治晕动病时，宜在旅行前1～2小时，最少30

分钟前服用。②深部肌内注射，一次20mg，一日1～2次。

【不良反应】①最常见不良反应有嗜睡、困倦、头晕、头痛、共济失调、恶心、呕吐、食欲不振、口干等。②少见的有气急、胸闷、咳嗽、肌张力障碍等。有报道在给药后可发生牙关紧闭并伴喉痉挛、过敏性休克、心律失常。③过量应用可致急性中毒、精神障碍。

【禁忌证】①重症肌无力、闭角型青光眼、前列腺肥大者。②对本药及赋形剂过敏者。③早期妊娠妇女、哺乳期妇女、新生儿。

【药物相互作用】①本药可短暂影响巴比妥类药和磺胺醋酰钠等的吸收。②与对氨基水杨酸钠同用可降低后者血药浓度。③可增强中枢神经抑制药的作用。

【注意事项】①支气管哮喘患者服苯海拉明后可能使痰液黏稠，不易咳出而加重呼吸困难。②低血压、高血压、其他心血管病、甲状腺功能亢进、青光眼患者慎用。③长期应用本药可能引起溶血或造血功能障碍，尤其不宜长期注射用药。④抗组胺药虽属抗变态反应药物，但此类药物本身亦可引起过敏。苯海拉明有引起药物过敏性皮疹的病例，故在用药期间如患者出现皮疹即停药或改用其他抗组胺药物。⑤抗组胺药物常有快速耐药性反应。⑥儿童对药物过量更为敏感，特别易导致兴奋，偶可见急性精神障碍。

【制剂与规格】①片剂：25mg。②注射剂：1ml：20mg；5ml：100mg。

茶苯海明
Dimenhydrinate

【药理作用】本药系苯海拉明与氨茶碱的复合物，具有抗组胺作用，可抑制血管渗出，减轻组织水肿，并有镇静和镇吐作用。本药口服后在胃肠道吸收迅速而完全。

【体内过程】参阅“苯海拉明”和“氨茶碱”。

【适应证】晕动病，如晕车、晕船、晕机所致的恶心、呕吐。

【用法用量】①口服：成人：一次1片。预防晕动病应在出发前30分钟服药，治疗晕动病时每4小时服药1次。一日用量不得超过6片。7～12岁儿童：一次0.5～1片，一日不得超过4片。②含片（20mg）：当开始出现恶心、呕吐、眩晕等症状时含服。成人1～2片，一日不超过12片；7～12岁儿童一次0.5片，一日不超过6片。

【不良反应】①常见：怠倦、嗜睡、反应迟钝、头昏、头痛、食欲不振、口干等。②少见：幻视、幻想、视力下降，椎体束征或皮疹皮痒等过敏反应。

【禁忌证】①新生儿。②对乙醇胺类药物过敏者。

【药物相互作用】①本药与乙醇或其他镇静助眠药并用有协同作用，应避免同时服用。②本药能短暂地影响巴比妥类等的吸收。③本药与对氨基水杨酸钠同用时，后者的血药浓度降低。

【注意事项】①与食物或牛奶同服，可减少药物对胃的刺激。②肝肾功能下降者服用本药出现怠倦、反应迟钝、头痛等不良反应之发生率较高，慎用。③服药期间不得驾驶机、车、船、从事高空作业、机械作业及操作精密仪器。④服用本药期间不得饮酒或含有酒精的饮料。不得与其他中枢神经抑制药（如一些镇静安眠药）及三环类抗抑郁药同服。⑤老年人慎用。⑥过敏体质者慎用。

【制剂与规格】①片剂：25mg；50mg。②含片：20mg；40mg。

异丙嗪
Promethazine

【其他名称】盐酸异丙嗪。

【药理作用】异丙嗪是吩噻嗪类衍生物，属抗组胺药，可用于镇吐，抗晕眩，晕动症以及镇静催眠。①抗组胺作用：与组织释放的组胺竞争H_1受体，能拮抗组胺对胃肠道、气管、支气管或细支气管平滑肌的收缩或挛缩，能解除组胺对支气管平滑肌的致痉和充血作用。②止呕作用：可能与抑制了延髓的催吐化学感受区有关。③抗晕动症作用：可能通过中枢性抗胆碱性能，作用于前庭和呕吐中枢及中脑髓质感受器，主要是阻断了前庭核区胆碱能突触迷路冲动的兴奋。④镇静催眠作用：有关抑制中枢神经系统的机制尚未确切阐明，可能由于间接降低了脑干网状结构激活系统的应激性。

【体内过程】口服或注射给药后吸收快而完全，蛋白结合率高。本药经口服或直肠给药后起效时间为20分钟，抗组胺作用一般持续时间为6～12小时，镇静作用可持续2～8小时。主要在肝内代谢，无活性的代谢物可经尿排出，经粪便排出量少。

【适应证】①皮肤黏膜的过敏。②晕动病。③镇静、催眠。④麻醉和手术后、放射病性或药源性恶心、呕吐。⑤术后疼痛。

【用法用量】（1）口服：①抗过敏：一次12.5mg，每日4次，饭后及睡前服用，必要时睡前25mg。②止吐：开始时一次25mg，必要时可每4～6小时服12.5～25mg。③抗眩晕：一次25mg，必要时每日2次。④镇静催眠：一次25～50mg，必要时增倍。

（2）肌内注射：①成人用量：a. 抗过敏：一次25mg，必要时2小时重复；严重过敏时可肌内注射25～50mg，最高不得超过100mg。b. 在紧急情况下，可用灭菌注射用水稀释至0.25%，缓慢静脉注射。c. 止吐：12.5～25mg，必要时每4小时重复一次。d. 镇静催眠：一次25～50mg。②小儿用量：a. 抗过敏：每次按体重0.125mg/kg或按体表面积3.75mg/m^2，每4～6小时一次。b. 抗眩晕：睡前可按需给予，按体重0.25～0.5mg/kg或按体表面积7.5～15mg/m^2。或一次6.25～12.5mg，每日3次。c. 止吐：每次按体重0.25～0.5mg/kg或按体表面积7.5～15mg/m^2，必要时每4～6小时重复；或每次12.5～25mg，必要时每4～6小时重复。d. 镇静催眠，必要时按体重0.5～1mg/kg每次或每次12.5～25mg。

【不良反应】小剂量时无明显副作用，但大量和长时间应用时可出现噻嗪类常见的副作用。①增加皮肤对光的敏感性，多噩梦，易兴奋，易激动，幻觉，中毒性谵妄，儿童易发生锥体外系反应。上述反应发生率不高。②用量过大的症状和体征有：手脚动作笨拙或行动古怪，严重时困睡或面色潮红、发热、气急或呼吸困难、心率加快（抗毒蕈碱M受体效应）、肌肉痉挛，尤其好发于颈部和背部的肌肉。坐卧不宁、步履艰难、头面部肌肉痉挛性抽动或双手震颤（后者属锥体外系的效应）。③下列情况持续存在时应予注意：较常见的有嗜睡；较少见的有视物模糊或色盲（轻度），头晕目眩、口鼻咽干燥、耳鸣、皮疹、胃痛或胃部不适感、反应迟钝（儿童多见）、恶心或呕吐（进行外科手术和（或）并用其他药物时），甚至出现黄疸。④心血管的不良反应很少见，可见血压增高，偶见血压轻度降低。白细胞减少、粒细胞减少症及再生不良性贫血则属少见。

【禁忌证】对本药过敏者及新生儿。

【药物相互作用】①乙醇或其他中枢神经抑制剂，特别是麻醉药、巴比妥类、单胺氧化酶抑制剂或三环类抗抑郁药与本药同用时，可增强异丙嗪或（和）这些药物的效应，用量要另行调整。②胆碱类药物，尤其是阿托品类，与异丙嗪同用时后者的抗毒蕈碱样效应增强。③苄胺、异喹胍或胍乙啶等降压药与异丙嗪同用时，前者的降压效应增强。肾上腺素与异丙嗪同用时，肾上腺素的α作用可被阻断，而使β作用占优势。④顺铂、巴龙霉素及其他氨基糖苷类抗生素、水杨酸制剂和万古霉素等耳毒性药与异丙嗪同用时，其耳毒性症状可被掩盖。

【注意事项】①交叉过敏。已知对吩噻类药高度过敏的病人，也对本药过敏。②诊断的干扰：葡萄糖耐量试验中可显示葡萄糖耐量增加。可干扰尿妊娠免疫试验，结果呈假阳性或假阴性。③下列情况应慎用：急性哮喘、膀胱颈部梗阻、骨髓抑制、心血管疾病、昏迷、闭角型青光眼、肝功能不全、高血压、胃溃疡、前列腺肥大症状明显者、幽门或十二指肠梗阻、呼吸系统疾病（尤其是儿童，服用本药后痰液黏稠，影响排痰，并可抑制咳嗽反射）、癫痫患者（注射给药时可增加抽搐的严重程度）、黄疸、各种肝病以及肾功衰竭、Reye综合征（异丙嗪所致的锥体外系症状易与Reye综合征混淆）。④用异丙嗪时，应特别注意有无肠梗阻或药物的逾量、中毒等问题，因其症状体征可被异丙嗪的镇吐作用所掩盖。⑤用于防止晕动症时要及早服药。⑥脱水或少尿时用量酌减，以免出现毒性反应。⑦口服时，可与食物或牛奶同时服用，以减少对胃黏膜的刺激。

【制剂与规格】①片剂：12.5mg；25mg；50mg。②注射剂：1ml∶25mg；2ml∶50mg。③颗粒剂：每包含盐酸异丙嗪5mg。

西替利嗪
Cetirizine

【其他名称】盐酸西替利嗪。

【药理作用】本药为选择性组胺H_1受体拮抗剂，无明显抗胆碱或抗5-羟色胺作用，中枢抑制作用较轻。

【体内过程】口服后由胃肠道迅速吸收。健康成人口服10mg，血药浓度达峰时间为30～60分钟，血药浓度峰值为300ng/ml，血浆$t_{1/2}$约10小时，约70%以原型药物从尿中排泄，少量从粪便排泄。西替利嗪与蛋白结合率高。

【适应证】过敏性鼻炎及荨麻疹。

【用法用量】口服：成人或12岁以上儿童，一次10mg，一日1次或遵医嘱。如出现不良反应，可改为早晚各5mg。

【不良反应】不良反应轻微且为一过性，有困倦、嗜睡、头痛、眩晕、激动、口干及胃肠道不适等。偶有天门冬氨酸转氨酶轻度升高。

【禁忌证】①对本药及羟嗪过敏者。②严重肾功能损害患者。

【药物相互作用】未发现与其他药物相互作用的报道，但同时服用镇静剂时应慎重。

【注意事项】①肾功能损害者应减量。②酒后避免使用。③司机、操作机器或高空作业人员慎用。

【制剂与规格】①片剂：10mg。②胶囊：5mg；10mg。③滴剂：10ml：100mg。

左西替利嗪
Levocetirizine

【其他名称】左旋西替利嗪。

【药理作用】本药为口服选择性组胺H_1受体拮抗制剂。无明显抗胆碱和抗5-羟色胺作用，中枢抑制作用较小。

【体内过程】口服吸收迅速，达峰时间为0.7～1小时，生物利用度96%，与食物同服可使本药的达峰时间轻度延长，峰浓度降低（约20%）。1小时起效，疗效可持续24小时。本药的蛋白结合率为96%，平均表观分布容积26.9L，在脑中的浓度低于血药浓度的1/10，本药不经过肝脏代谢，$t_{1/2}$为7～8小时，绝大多数以原型药物形式经肾脏排泄，尿中排泄量占85%，粪便中占13%。

【适应证】荨麻疹、过敏性鼻炎、湿疹、皮炎、皮肤瘙痒症等。

【用法用量】口服，成人及6岁以上儿童用量为每日1次，每次1片。2～6岁儿童每日一次，每次半片。

【不良反应】本药耐受性良好，不良反应轻微且多可自愈，常见不良反应有嗜睡、口干、头疼、乏力等。

【禁忌证】①对本药过敏者。②肌酐清除率＜10ml/min的肾脏病晚期患者。

【注意事项】①有肝功能障碍史者慎用。②高空作业、驾驶或操作机器期间慎用。③避免与镇静剂同服。④酒后避免使用本药。⑤肾功能受损患者使用本药适当减量。

【制剂与规格】①片剂：5mg。②口服溶液：0.05%。③胶囊：5mg。

去氯羟嗪
Decloxizine

【其他名称】盐酸去氯羟嗪。

【药理作用】为第一代抗组胺药羟嗪的衍生药物。有较强的H_1受体选择性阻断作用，而且作用时间较长。此药除有拮抗H_1受体作用外，对于白三烯等过敏活性介质亦有一定的抑制作用，同时亦有一定的中枢神经抑制作用及抗胆碱作用。

【适应证】过敏性疾病，如急慢性荨麻疹。

【用法用量】口服，成人一次25～50mg，一日3次。

【不良反应】个别患者可有口干、嗜睡。

【禁忌证】①新生儿。②驾驶机、车、船、从事高空作业、机械作业者工作期间。③对本药过敏者。

【药物相互作用】①本药与酒精和其他中枢抑制药有相加作用，不应同服。②如正在服用其他药品，使用本药前请咨询医师或药师。

【注意事项】①长期持续用药常可产生耐药性，故用药一段时间后应适当更换品种。但更换时不宜选择化学结构近似的药物，如羟嗪。②本药在治疗皮肤及呼吸道变态反应时，应在症状出现之早期开始用药，不宜在发作后期用药，因本药并无直接拮抗组胺的作用。③儿童用量请咨询医师或药师。④妊娠期及哺乳妇女慎用。⑤老年人慎用。

【制剂与规格】片剂：25mg；50mg。

羟嗪
Hydroxyzine

【其他名称】盐酸羟嗪。

【药理作用】具有中枢镇静、弱抗焦虑及肌肉松弛作用，并有抗组胺作用。

【适应证】①神经症的焦虑、紧张、激动等症状。②躯体疾病的焦虑紧张症状。

【用法用量】口服。一次25～50mg，一日2～3次。

【不良反应】常见嗜睡，可见无力、头痛、晕眩、低血压与心悸。偶见皮疹、骨髓抑制，可能诱发癫痫。

【禁忌证】白细胞减少者、癫痫、对本药过敏者。

【药物相互作用】①与巴比妥类、阿片类或其他中枢抑制药合用，能增强其他中枢抑制药的作用，增强阿片类的镇痛和镇静作用，但不增加呼吸抑制作用。②术前使用本药可延长麻醉药氯胺酮的麻醉恢复时间（延长30%～40%）。

【注意事项】①长期使用可产生依赖性。②肝肾功能不全者、肺功能不全者慎用。③应定期检查肝功能与白细胞计数。④用药期间不宜驾驶车辆、操作机械或高空作业。⑤服药期间勿饮酒。

【制剂与规格】片剂：25mg。

阿伐斯汀
Acrivastine

【药理作用】能与组胺竞争效应细胞上的组胺H_1受体，使组胺不能同H_1受体结合，从而抑制其引起过敏反应。没有明显的抗胆碱作用，对中枢神经系统的穿透能力低。因此，抗胆碱副作用和对中枢神经系统的副作用小。

【体内过程】本药从肠道吸收完全，口服后0.5小时起效，1.5小时血药浓度达峰值。血清$t_{1/2}$为1.5小时，有效的抗组胺作用可维持8小时，服药12小时后，80%以原型从尿中排泄，13%从粪便中排泄。

【适应证】过敏性鼻炎、过敏性皮肤疾病、慢性自发性荨麻疹、症状性皮肤划痕症、胆碱性荨麻疹、特发性获得性寒冷性荨麻疹、湿疹痕痒。

【用法用量】口服：成人和12岁以上儿童每次8mg，每日3次。

【不良反应】罕见嗜睡。

【禁忌证】对阿伐斯汀或吡咯吡胺过敏者。

【药物相互作用】可与酒精及中枢神经抑制剂发生相互作用。

【注意事项】①饮酒或服用其他中枢抑制药物时不要从事需保持高警觉性的工作。②12岁以下儿童、妊娠期妇女、哺乳期妇女不宜使用。

【制剂与规格】胶囊：8mg。

氯马斯汀
Clemastine

【其他名称】富马酸氯马斯汀。

【药理作用】本药为H_1受体拮抗药，能抑制毛细血管的渗透性，可迅速止痒。本药尚具抗胆碱和镇静作用。

【体内过程】本药口服经消化道迅速吸收，服药后30分钟起效，血药浓度于2～5小时达峰，作用可持续12小时，分布于肝、肾、肺、脾等脏器较多。本药$t_{1/2}$为21小时，在肝中代谢的单甲基化、双甲基化产物或与葡糖醛酸结合，以代谢物和少量原型药物形式主要由尿和粪便中排泄，少量药物可出现于乳汁中。

【适应证】过敏性鼻炎、荨麻疹及其他过敏性皮肤病。

【用法用量】①口服，一次1.34mg，一日2次。②混悬剂：口服，每日2次。6～12岁儿童起始量每次1包，依病情及体重可适当增减。12岁以上儿童及成人起始量为每次2包，最多每日6～8包。

【不良反应】一般有嗜睡、眩晕、食欲不振、恶心、呕吐、口干等，尚可见低血压、心悸、心动过速、疲乏、神经质、不安、震颤、失眠、欣快、视物模糊、抽搐、尿频、排尿困难、月经提前、痰液黏稠、鼻塞、胸闷、血小板减少、粒细胞减少、溶血性贫血、皮肤瘙痒、荨麻疹、过敏性休克等。

【禁忌证】下呼吸道感染（包括哮喘）患者。

【药物相互作用】①可增强乙醇、中枢神经抑制药和抗胆碱药的作用。②单胺氧化酶（MAO）抑制剂可延长和增强抗组胺类药物的抗胆碱能作用。

【注意事项】①用药期间不宜驾驶车辆，高空作业，从事危险工种，操作精密机器。②本药不宜与乙醇、中枢神经抑制药，如催眠药、镇静药、安定类等同时服用。③患有下列疾病者慎用：如眼内压升高、甲状腺功能亢进症、心血管及高血压病、溃疡病、前列腺肥大和尿路梗阻等。

【制剂与规格】①片剂（胶囊）：1.34mg。②干混悬剂：0.67mg。

依巴斯汀
Ebastine

【药理作用】为组胺H_1受体拮抗剂。本药在体内代谢为卡巴斯汀，对组胺H_1受体具有选择性拮抗作用，能抑制组胺释放，对中枢神经系统的H_1受体拮抗作用和抗胆碱作用很弱。

【体内过程】经口给药，吸收较完全，极难通过血脑屏障，用药4～6小时，其在体内代谢活性物质卡巴斯汀达高峰期。食物因素对上述血药浓度几乎无影响。消除$t_{1/2}$长达14～16小时，代谢产物经尿和大便排出。

【适应证】荨麻疹、过敏性鼻炎、湿疹、皮炎、皮肤瘙痒症等。

【用法用量】口服。成人及12岁以上儿童：一次10mg或20mg，一日1次。6～11岁儿童：一次5mg，一日1次。2～5岁儿童：常用量为一次2.5mg，一日1次。

【不良反应】①过敏症，罕见皮疹、浮肿发生。②消化道，偶见口干、胃不适。③肝功能异常，偶见血转氨酶升高。④罕见：心动过速、困倦、头痛、头昏、偶见嗜酸性粒细胞增多。

【禁忌证】对本药及其辅料过敏者。

【药物相互作用】红霉素可使本药的代谢物卡巴斯汀的血药浓度上升2倍。

【注意事项】①有肝功能障碍者或障碍史者慎用。②驾驶或操纵机器期间慎用。

【制剂与规格】片剂：10mg。

咪唑斯汀
Mizolastine

【药理作用】本药具有抗组胺和抗过敏反应炎症介质的双重作用。①强效的、高选择性的组胺H_1受体拮抗剂。②抗炎活性，这可能与其具有抑制5-脂肪氧合酶的作用有关。

【体内过程】口服后吸收迅速，血药浓度达峰时间中值为1.5小时，生物利用度约为65%，药代动力学呈线性，平均消除$t_{1/2}$为13小时，血浆蛋白结合率约为98.4%。在肝功能损害的患者体内，咪唑斯汀的吸收减慢，分布相延长，药时曲线下面积增加50%。本药主要在肝脏通过葡萄糖醛酸化进行代谢，其他代谢途径之一是通过细胞色素P450 3A4酶形成羟基化代谢产物。本药的代谢产物均无药理活性。

【适应证】成人或12岁以上的儿童所患的荨麻疹等皮肤过敏症状、过敏性鼻炎。

【用法用量】口服。成人和12岁以上儿童：每日1次，每次10mg或遵医嘱服用。本药为缓释薄膜衣片，不能掰开服用。

【不良反应】本药可能会使个别患者产生不良反应，根据发生率由高至低依次为：①偶见：困意和乏力、食欲增加并伴有体重增加。②罕见：口干、恶心、呕吐、腹泻、腹痛或头痛。③极个别病例：低血压、迷走神经异常（可能引起晕厥）、焦虑、抑郁、白细胞计数降低、转氨酶升高。④极罕见过敏反应、血管性水肿、全身性皮疹、荨麻疹、瘙痒和低血压。⑤有支气管痉挛以及哮喘加重的报道。⑥会增加高危人群发生严重心律失常的风险。⑦极罕见：血糖或电解质水平的轻微变化，即使在健康人中发生此类轻微变化，其临床意义也不清楚。⑧对于高危患者（特别是糖尿病、怀疑有电解质失衡和心律失常的患者），应对适当指标进行定期监测。

【禁忌证】①对本药过敏。②严重的肝功能损害。③与咪唑类抗真菌药（全身用药）或大环内酯类抗生素合用。④Ⅰ类和Ⅲ类抗心律失常药。⑤晕厥病史。

⑥严重的心脏病或有心律失常病史。⑦明显或可疑Q-T间期延长或电解质失衡，特别是低血钾。⑧严重心动过缓。

【药物相互作用】①尽管本药口服利用度较高，且主要通过葡萄糖醛酸化代谢，但与全身给药的咪唑类抗真菌药（如酮康唑）或大环内酯类抗生素（如红霉素、醋竹桃霉素、克拉霉素或交沙霉素）同时使用时，咪唑斯汀的血药浓度会有一定程度的升高。②与肝氧化酶CYP3A4的强效抑制剂或底物合用，应谨慎。这些药物有：西咪替丁、环孢菌素、硝苯地平等。

【注意事项】①咪唑斯汀具有轻微的延长Q-T Ⅲ期的可能性。②有心脏病、心源性不适或心悸病史者慎用。③在驾驶和进行复杂工作之前慎用。

【制剂与规格】缓释片：10mg。

左卡巴斯汀
Levocabastine

【药理作用】为一强效H_1受体拮抗药，可减轻由组胺引起的局部损害。

【体内过程】鼻腔给药后，一般5～10分钟起效，清除相半衰期（$t_{1/2\beta}$）为35～40小时。主要以原型药形式从尿中排出。

【适应证】①变应性鼻炎。②过敏性结膜炎。

【用法用量】①喷鼻：每只鼻孔每次2喷，每日2次，症状严重者也可增加到每次2喷，每日3～4次。②滴眼：每次双眼各1滴，每日2次，如需要可增加至每日3～4次。

【不良反应】①偶有暂时而轻微的局部刺激（鼻刺痛和烧灼感）。②偶有轻微的头痛、嗜睡、口干。③罕见对本药过敏者。

【禁忌证】对本药过敏者。正使用接触（隐形）眼镜者。

【注意事项】①由于盐酸左卡巴斯汀由肾脏排泄，故肾损伤患者使用时应特别注意。②12岁以下儿童、哺乳期妇女慎用。

【制剂与规格】①喷鼻剂：10ml：5mg。②滴眼剂：1ml：0.5mg。

氯雷他定
Loratadine

【其他名称】盐酸氯雷他定。

【药理作用】本药属长效三环类抗组胺药，竞争性地抑制组胺H_1受体，抑制组胺所引起的过敏症状。本药无明显的抗胆碱和中枢抑制作用。

【体内过程】空腹口服吸收迅速。服后0.5小时起效，1.5小时达最大效应，持续作用达24小时以上。食物可使药峰时间延迟，AUC增加。正常成年人的$t_{1/2}$为11小时。80%以代谢物形式出现于尿和粪便中。本药及其代谢物不易透过血脑屏障，主要在外周H_1受体部位起作用。

【适应证】过敏性鼻炎、慢性荨麻疹及其他过敏性皮肤病。

【用法用量】空腹服，成人及12岁以上儿童每次10mg，每日1次。

【不良反应】主要包括头痛、嗜睡、疲乏、口干、视物模糊、血压降低或升高、心悸、晕厥、运动功能亢进、肝功能改变、黄疸、肝炎、肝坏死、脱发、癫痫发作、乳房肿大、多形性红斑及全身性过敏反应。

【禁忌证】对本药过敏者或特异体质的患者。

【药物相互作用】①抑制肝药物代谢酶功能的药物能使本药的代谢减慢。每日同服酮康唑400mg，可使氯雷他定及其活性代谢物去羧乙基氯雷他定的血药浓度升高，但未观察到心电图改变。②与大环内酯类抗生素、西咪替丁、茶碱等药物并用也可抑制氯雷他定的代谢。

【注意事项】对肝功能受损者，本药的清除率减少，故应减低剂量，可按隔日10mg服药。

【制剂与规格】①片剂：10mg。②胶囊：10mg。

地氯雷他定
Desloratadine

【药理作用】非镇静性的长效三环类抗组胺药，是氯雷他定的活性代谢物，可通过选择性地拮抗外周H_1受体，缓解过敏性鼻炎或慢性特发性荨麻疹的相关症状。

【体内过程】口服后30分钟可测得其血药浓度，约3小时后可被良好吸收并达最高血药浓度。其消除$t_{1/2}$约为27小时。本药可与血浆蛋白中等程度结合（83%~87%）。

【适应证】慢性特发性荨麻疹及常年性过敏性鼻炎的全身及局部症状。

【用法用量】成人及12岁以上的青少年：口服，每日一次，每次5mg。

【不良反应】本药主要不良反应为恶心、头晕、头痛、困倦、口干、乏力，偶见嗜睡、健忘及引起面部肢端水肿。

【禁忌证】对本产品活性成分或赋型剂过敏者。

【药物相互作用】①本药和细胞色素P450抑制剂酮康唑及红霉素合用未见心血管方面的毒副作用。②本药与其他抗交感神经药或有中枢神经系统镇静作用的药合用会增强睡眠。③进食与饮用葡萄柚果汁对地氯雷他定的代谢没有影响。④本药与酒精同时使用时，并不会增强酒精对人行为能力的损害作用。

【注意事项】由于抗组胺药能清除或减轻皮肤对所有变应原的阳性反应，因而在进行任何皮肤过敏性试验前48小时，应停止使用本药。肝损伤、膀胱颈阻塞、尿道张力过强、前列腺肥大、青光眼患者应遵医嘱用药。不建议哺乳期妇女服用地氯雷他定。

【制剂与规格】①片剂：5mg。②糖浆：100ml：50mg。③分散片：5mg。④干混悬剂：0.5g：2.5mg（以地氯雷他定计）。

特非那定
Terfenadine

【药理作用】特异性H_1受体阻滞药。在抗组胺有效剂量下，本药及其代谢产物均不易透过血脑屏障，故极少有中枢抑制作用。

【体内过程】本药在消化道吸收良好（约70%吸收），有明显的首过效应，约99%药物生成羧酸代谢物和无活性的去烃基物。羧基酸代谢物具有抗组胺活性，口服后半小时内即在血浆中出现，2.5小时血药浓度达峰值平均263ng/ml，有效浓度可持续12小时以上。本药主要以代谢物形式（60%）经胆汁随粪便排泄，尚有40%代谢物由尿排泄。肝功能不足者代谢受阻。老年人的清除率可降低25%。

【适应证】过敏性鼻炎、荨麻疹及枯草热。

【用法用量】口服：①成人及12岁以上者：一次60mg，一日2次。②6~12岁儿童：一次30mg，一日2次，或遵医嘱。

【不良反应】①心血管系统，极少出现严重的不良反应：如室性快速心律失常、低血压、晕厥、心脏Q-T间期延长乃至心跳停止、死亡。由于潜在的心脏毒性，在医师指导下应用。②胃肠系统：如胃部不适，恶心、呕吐、食欲增加、大便习惯改变。③其他：如口干、鼻干、咽干、咽痛、咳嗽、皮肤潮红、瘙痒、皮疹等。

【禁忌证】①对本药过敏者。②有明显肝功能损害者。③有器质性心脏病的患者，尤其是有房室传导阻滞、先天性Q-T间期延长综合征。

【药物相互作用】与三唑类抗真菌药（如酮康唑、伊曲康唑等）、某些大环内酯类抗生素（如克拉霉素、红霉素、竹桃霉素等）以及严重损伤肝脏功能的药物等，禁忌合用。

【注意事项】①有心脏病及电解质异常（如低钙、低钾、低镁）及甲状腺功能低下的患者慎用。②服用某些抗心律失常药及精神类药物的患者慎用。③司机及机器操作者慎用。

【制剂与规格】①片剂：60mg。②胶囊：60mg。③颗粒剂：30mg。④混悬剂：5ml：30mg。

非索非那定
Fexofenadine

【其他名称】盐酸非索非那定。

【药理作用】具有选择性外周H_1受体拮抗作用的抗组胺药物。非索非那定在大鼠中抑制组胺从腹膜肥大细胞释放。

【体内过程】本药吸收迅速，与血浆蛋白结合率为60%~70%，主要血浆结合蛋白为白蛋白和α_1-酸性糖蛋白。消除$t_{1/2}$为14.4小时。约有总用药量的5%被代谢。

【适应证】①季节性过敏性鼻炎。②慢性特发性荨麻疹。

【用法用量】(1)季节性过敏性鼻炎：①成人、12岁及12岁以上儿童，推荐剂量为60mg，一日2次，或180mg一日1次。②肾功能不全的患者推荐起始剂量为60mg，一日1次。③6~11岁儿童，推荐剂量为30mg，一日2次。④肾功能不全的儿童患者推荐起始剂量为30mg，一日1次。

(2)特发性荨麻疹：①成人、12岁及12岁以上儿童，推荐剂量为60mg，一日2次。②肾功能不全的患者推荐起始剂量为60mg，一日1次。③6~11岁儿童，推荐剂量为30mg，一日2次。④肾功能不全的儿童患者推荐起始剂量为30mg，一日1次。

【不良反应】恶心、痛经、困睡、消化不良、疲劳、头痛、上呼吸道感染、背痛。

【禁忌证】对本药成分过敏者。

【药物相互作用】①当与红霉素、酮康唑合用时会导致本药的血药浓度升高。本药对红霉素和酮康唑的药代动力学没有影响。②15分钟内与铝、镁抗酸剂一起服用120mg本药会使其AUC降低41%、C_{max}降低43%。因此不应将本药与铝、镁抗酸剂同时服用。

【注意事项】①肾功能不全的患者剂量需减半。②哺乳期妇女应慎用。

【制剂与规格】①胶囊：60mg。②片剂：120mg。

赛庚啶
Cyproheptadine

【药理作用】本药可与组织中释放出来的组胺竞争效应细胞上的H_1受体，拮抗组胺的作用，从而阻止过敏反应的发作。

【体内过程】口服后经胃肠黏膜吸收，30~60分钟内起效。2~3小时达血药浓度峰值，可维持疗效6~8小时。赛庚啶分布广泛，可通过血脑屏障。在肝脏行首过代谢，2%~20%由粪排出，其中原型药物为34%，40%以上由尿排泄，尿中代谢物为葡萄糖醛酸结合的季铵盐型赛庚啶。赛庚啶还可经汗液排泄，哺乳妇女亦可由乳汁分泌一部分。妊娠期妇女用药可经脐血进入胎儿，故早期妊娠妇女不宜长期用药。肾功能不全时消除减慢。

【适应证】过敏性疾病，如荨麻疹、丘疹性荨麻疹、湿疹、皮肤瘙痒。

【用法用量】口服。成人一次2~4mg，一日2~3次。

【不良反应】嗜睡、口干、乏力、头晕、恶心等。

【禁忌证】①对本药过敏者。②青光眼、尿潴留、消化道溃疡、幽门梗阻患者。③新生儿、妊娠期妇女、哺乳期妇女。

【药物相互作用】①不宜与乙醇合用，可增加其镇静作用。②不宜与中枢神经系统抑制药合用。③与吩噻嗪药物（如氯丙嗪等）合用可增加室性心律失常的危险性，严重者可致尖端扭转型心律失常。

【注意事项】①本药对止痒有较强的作用，故对瘙痒症状突出的患者可考虑选用此药。②痰干不易咳出者慎用。

【制剂与规格】片剂：2mg。

奥洛他定
Olopatadine

【其他名称】盐酸奥帕他定、奥罗他定。

【药理作用】抑制肥大细胞释放过敏介质如组胺、类胰蛋白酶、前列腺素D_2，并选择性地阻滞H_1受体。可抑制Ⅰ型速发型变态反应。对过敏性哮喘症状有抑制作用。

【体内过程】口服后t_{max}为0.5~1小时。120小时在尿中排泄分别为48%和65%，在粪便中为49%和24%。

【适应证】①过敏性哮喘和过敏性结膜炎所致的瘙痒。②过敏性鼻炎、荨麻疹、瘙痒性皮肤病（湿疹、皮炎、痒疹、皮肤瘙痒症、寻常性银屑病、渗出性多形红斑）。

【用法用量】①片剂：成人用量通常为一日2次，一次5mg，早晨和晚上睡前各服1次。根据年龄及症状适当增减。②滴眼剂：推荐剂量为患眼每次1~2滴，每日2次，间隔6~8小时以上。

【不良反应】①主要不良反应为嗜睡、倦怠感、口渴等。②有可能发生伴随AST、ALT、γ-GTP、LDH、ALP上升等的肝功能损害、黄疸。

【禁忌证】对本药成分过敏的患者。

【注意事项】①以下患者应慎重服药：肾功能低下、

老年人、肝功能损害的患者。②因服用本药会产生嗜睡，服药患者应避免从事驾驶机动车等有危险的机械操作。③长期接受类固醇治疗的患者若因服用本药而需减少类固醇量时，应在严格管理下逐渐减量。④季节性患者服用本药时，应考虑在多发季节即将来临时开始服药，并持续至多发季节结束。⑤若使用本药无效，注意不要盲目地长期服药。⑥由于服用本药会抑制过敏性皮内反应，影响过敏的确认，所以进行皮内反应检验前不要服用本药。

【制剂与规格】①片剂：5mg。②滴眼液：5ml：5mg。

曲普利定
Triprolidine

【其他名称】曲普立定。

【药理作用】本药为哌啶类抗组胺药，在体内与组胺竞争效应细胞上的H_1受体，使组胺类物质完全丧失同H_1受体结合的机会，从而抑制过敏反应的发生。本药具有强效、长效、低毒和无中枢抑制不良反应等特点。

【体内过程】本药口服吸收迅速完全，给药后30分钟左右起效，t_{max}为1～3小时，$t_{1/2}$为14小时，作用持续时间为8～12小时。体内分布广泛，局部浓度以肺、脾、肾较高。主要经肝脏代谢，裂解成以甲苯甲基化合物为主的降解物经尿液排出，本药较少透过血脑屏障。

【适应证】过敏性疾病，包括过敏性鼻炎、荨麻疹、过敏性结膜炎、皮肤瘙痒症等。

【用法用量】口服。成人每次2.5～5mg，6岁以上儿童每次1.25mg，每日2次或遵医嘱。

【不良反应】本药偶有恶心、倦乏、口干、轻度嗜睡等不良反应，减量或停药后可自行消失。

【禁忌证】对本药过敏的患者、急性哮喘发作期内的患者、新生儿、哺乳妇女。

【药物相互作用】服药期间不可同时服用单胺氧化酶抑制剂（MAOI），中枢性镇静或催眠药及含有酒精的饮品。

【注意事项】眼内压增高、闭角型青光眼、甲状腺功能亢进、血管性疾患及高血压、支气管哮喘、前列腺增生、膀胱颈阻塞、消化道溃疡及12岁以下儿童，均需慎用。

【制剂与规格】①片剂：2.5mg。②胶囊：2.5mg。③缓释片：10mg。

多塞平乳膏
Doxepin Ointment

【其他名称】多虑平乳膏、盐酸多塞平乳膏。

【药理作用】具有阻断H_1和H_2受体的作用，同时也是胆碱能受体和肾上腺素受体拮抗剂。

【体内过程】局部外用本药后，可在血中检测到有意义的药物浓度。本药代谢迅速，它在肝脏中进行去甲基反应，生成最初活性代谢物去甲基多塞平。多塞平和去甲基多塞平两者代谢途径包括羟基化反应、N-氧化反应、与葡糖醛酸的结合反应，主要以游离和结合方式的代谢物从尿液排泄。本药在体内分布广泛，并与血浆蛋白结合，血浆$t_{1/2}$为8～24小时，本药可越过血脑屏障和胎盘屏障。

【适应证】慢性单纯性苔癣，局限性瘙痒症，亚急性、慢性湿疹及异位性皮炎引起的瘙痒。

【用法用量】外用涂于患处，每日2～3次。

【不良反应】①全身的不良反应一般为嗜睡，还可有口干、头痛、眩晕、疲倦、情绪改变、味觉改变、恶心、焦虑和发热等。②局部的不良反应有一过性刺痛感和（或）烧灼感、瘙痒、红斑、皮肤发干等。③轻度过量可有嗜睡、幻视、口干。④重度过量可有呼吸抑制、低血压、昏迷、惊厥、心律不齐、心动过速、尿潴留、胃肠运动减慢、高血压、反射亢进等。⑤对此应进行及时对症处理，但由于本药组织及蛋白结合能力较高，未用透析和利尿药处理作用不大。

【禁忌证】①窄角型青光眼或有尿潴留倾向者、心功能不全、严重肝、肾损伤者以及有癫痫病史者。②有严重药物过敏史者。

【药物相互作用】与单胺氧化酶抑制剂、三环类抗抑郁药、西咪替丁、乙醇等均有不同程度的相互作用。

【注意事项】①本药不能用于眼部及黏膜部位。②由于外用后仍可吸收入血，20%的患者外用后可有嗜睡，特别外用超过10%体表面积时，应提醒患者不要驾驶车辆或操作危险的机器。本药连续使用不得超过8天。③用药时应避免饮酒。④使用本药前至少两周应停用MAOI类药物。

【制剂与规格】乳膏剂：10g：0.5g；20g：1g；25g：1.25g；30g：1.5g。

孟鲁司特钠
Montelukast sodium

【药理作用】本药是一种高选择性半胱氨酰白三烯受体拮抗剂，通过抑制LTC_4、LTD_4、LTE_4与受体结合，可缓解白三烯介导的支气管炎症和痉挛状态，减轻白三烯所致的激惹症状，改善肺功能。

【体内过程】本药吸收迅速而完全。成人空腹服用10mg剥膜包衣片后，血药浓度于3小时达到峰值浓度。平均口服生物利用度为64%。普通饮食对口服生物利用度和C_{max}无影响。99%以上的孟鲁司特钠与血浆蛋白结合，只有极少量的孟鲁司特能通过血脑屏障。孟鲁司特几乎被完全代谢。在用治疗剂量的研究中，成人和儿童稳态情况下，血浆中未测出孟鲁司特的代谢物。细胞色素P450 3A4和2C9与孟鲁司特的代谢有关，其治疗剂量的血药浓度不抑制细胞色素P450 3A4、2C9、1A2、2A6、2C19或2D6。孟鲁司特及其代谢物几乎全经由胆汁排泄。在健康人中孟鲁司特平均血浆$t_{1/2}$为2.7～5.5小时。

【适应证】①15岁以上成人哮喘以及预防运动诱发的支气管收缩。②15岁以上成人季节性过敏性鼻炎。

【用法用量】口服，成人每日1次，每次10mg。哮喘病人应在睡前服用。季节性过敏性鼻炎病人可根据自身的情况在需要时服药。同时患有哮喘和季节性过敏性鼻炎的病人应每晚用药一次。

【不良反应】超敏反应（过敏反应、血管性水肿、皮疹、瘙痒、荨麻疹和罕见的肝脏嗜酸粒细胞浸润）、嗜睡、兴奋、激惹、烦躁不安、失眠、感觉异常或触觉障碍及较罕见的癫痫发作、恶心、呕吐、消化不良、腹泻，ALT和AST升高，罕见的胆汁淤积性肝炎；关节痛，包括肌肉痉挛的肌痛；出血倾向增加，挫伤；心悸和水肿。

【禁忌证】对本药中任何成分过敏者。

【药物相互作用】①本药可与其他一些常规用于哮喘的预防和长期治疗及治疗季节性过敏性鼻炎的药物合用。②在药物相互作用研究中，推荐剂量的本药不对下列药物产生有临床意义的药代动力学影响：茶碱、泼尼松、泼尼松龙、口服避孕药（乙炔雌二醇/炔诺酮35/1）、特非那定、地高辛和华法林。③在合并使用苯巴比妥的患者中，孟鲁司特的血药浓度-时间曲线下面积减少大约40%。但是不推荐调整本药的使用剂量。

【注意事项】①不应用于治疗哮喘急性发作。②不应用本药突然取代吸入或口服皮质类固醇。③在接受本药治疗的患者减少全身皮质类固醇剂量时，建议应加以注意并作适当的临床监护。④妊娠、哺乳期妇女及幼儿慎用。

【制剂与规格】①片剂：10mg。②咀嚼片：5mg；4mg（以孟鲁司特计）。③颗粒剂：0.5g：4mg（以孟鲁司特计）。

扎鲁司特
Zafirlukast

【药理作用】本药为长效口服的高度选择性半胱氨酰白三烯（Cys-LTs）受体拮抗剂，能与LTC_4、LTD_4、LTE_4等受体选择性结合而竞争性抑制白三烯活性，从而有效地预防白三烯多肽所致的血管通透性增加而引起的气道水肿，同时抑制白三烯多肽产生的气道嗜酸细胞的浸润，减少气管收缩和炎症，减轻哮喘症状。

【体内过程】口服吸收良好，服后约3小时血药浓度达峰值。服药2小时内，药物血药浓度尚未达到峰值时便可在基础支气管运动张力上产生明显的首剂效应。血浆蛋白结合率为99%，尿排泄为口服剂量的10%，大便排泄为89%，消除$t_{1/2}$约为10小时。药代动力学在正常人群和肾损害者无显著差异。与食物同服时大部分患者（75%）的生物利用度降低，其降低幅度可达40%。

【适应证】哮喘。

【用法用量】用于预防哮喘，应持续用药。起始剂量应是一次20mg，每日2次。一般维持剂量为一次

第十篇

20mg，每日2次。剂量逐步增加至一次最大量40mg，一日2次时，可能疗效更佳。用药剂量不应超过最大推荐量。因为食物能降低扎鲁司特的生物利用度，应避免在进食时服用。

【不良反应】本药耐受性良好，使用时可能引起头痛或胃肠道反应，这些症状通常较轻微。偶有皮疹，包括水疱，过敏反应，包括荨麻疹和血管性水肿（极少）、轻微的肢体水肿（极少）、挫伤后出血障碍、粒细胞缺乏症等以上事件通常在停药后恢复正常。

【禁忌证】①对本药及其组分过敏者。②哺乳期妇女。

【药物相互作用】①可与其他哮喘和过敏症常规治疗药联合使用。与吸入糖皮质激素，吸入和口服支气管扩张剂，抗生素和抗组胺等药合用时未见不良相互作用。②与口服避孕药同服时未见不良相互作用。③与阿司匹林合用，可使扎鲁司特的血药浓度升高约45%。④与红霉素合用使扎鲁司特血药浓度降低约40%。⑤与特非那丁合用能导致扎鲁司特曲线下面积降低54%，但对血浆特非那丁水平无影响。⑥与华法林合用能导致最大凝血酶原时间延长约35%。

【注意事项】①本药不适用于解除哮喘急性发作时的支气管痉挛。②不宜用本药替代吸入或口服的糖皮质激素，少数服用本药的激素依赖型哮喘患者，在撤除激素治疗时，会出现嗜酸性粒细胞增多、心肌病、肺浸润和以全身血管炎为特点的Churg-Strauss综合征（变应性肉芽肿性血管炎）。③不推荐用于包括肝硬化在内的肝损害患者。

【制剂与规格】片剂：20mg。

曲尼司特
Tranilast

【药理作用】本药有稳定肥大细胞和嗜碱粒细胞的细胞膜作用，阻止其脱颗粒，从而抑制组胺、5-羟色胺过敏性反应物质的释放，对于IgE抗体引起的大鼠皮肤过敏反应和实验性哮喘有显著抑制作用。

【体内过程】本药给药后2～3小时，血药浓度达到最高值，$t_{1/2}$为8.6小时左右，24小时明显降低，48小时后在检出限度之下，给药96小时内主要从尿中排出。体内代谢产物主要是曲尼司特的4位脱甲基与硫酸及葡萄糖醛酸的结合物。

【适应证】支气管哮喘及过敏性鼻炎。

【用法用量】口服。成人一次0.1g，一日3次；儿童按体重一日5mg/kg，分3次服用。用于哮喘发作时与其他平喘药配伍用时，应遵医嘱。

【不良反应】①偶尔出现肝功能异常，需注意观察，可采取减量、停药等适当措施。②食欲缺乏、恶心、呕吐、腹痛、腹胀、便秘、腹泻、胃部不适，偶有胃部不消化感。③有时红细胞数和血红蛋白量下降。④有时头痛、头昏、偶有头沉重感。

【禁忌证】对本药过敏者、妊娠期妇女。

【药物相互作用】①同时应用其他肾上腺素受体激动剂者，其作用可增加，不良反应也可能增加。②并用茶碱类药物时，可增加松弛支气管平滑肌的作用。也可能增加不良反应。③与单胺氧化酶阻滞药并用时，可增强本药的作用。④同时应用β受体阻滞药（如普萘洛尔）时，本药的作用可被显著降低。⑤与儿茶酚胺制剂并用时，可出现心律不齐、心搏骤停的危险。

【注意事项】①肝肾功能异常者慎用。②本药不同于其他对症治疗药，它能阻断过敏反应发生的环节，在易发季节前半月服用，能起到预防作用。③本药的特性不同于支气管舒张剂以及糖皮质激素，对已经发作的症状，不能迅速起效。当哮喘大发作时，可联合使用支气管舒张剂或肾上腺皮质激素服药1～4周，其他对症治疗药可逐渐减量，直至撤除而单用。一般2～3个月为一个疗程。④可与其他平喘药并用，以本药作为基础处方药，有规则地连续服用，可长期控制哮喘的发作。⑤激素依赖性患者使用时，激素用量应慢慢减少，不可突然停用。

【制剂与规格】①片剂：0.1g。②胶囊：0.1g。

吡嘧司特钾
Pemirolast Potassium

【药理作用】本药为特异性Ⅰ型变态反应抑制剂，能剂量依赖性地抑制抗原-抗体反应引起的组胺、白三烯、PAF、PGD_2、TXA_2和B细胞激活因子等的释放。

【体内过程】对于健康成人每人单次（空腹）口服本药2.5、5、10、20及40mg时，吸收存在剂量依赖性，

第十篇

血药浓度在口服后1～1.7小时达到峰值，$t_{1/2}$为4～5小时。对于健康成人每人单次（空腹）口服本药2.5、10及40mg时，到口服后24小时为止，从尿中排泄总量的83.5%～89.7%，大部分以代谢物葡萄糖醛酸结合体排出，不产生蓄积作用。

【适应证】①过敏性鼻炎、支气管哮喘。②过敏性结膜炎、春季卡他性结膜炎。

【用法用量】①片剂：成人常用量每次10mg，一日2次，早、午餐后或临睡前服用。②滴眼剂：一次1滴、一日2次（早、晚）滴眼。

【不良反应】可见头痛、呕吐、胃痛、便秘、口干、恶心和过敏症状如皮疹和瘙痒，偶见血小板计数增加、血红蛋白浓度减少、血转氨酶升高等，副作用发生率低，毒性较小，耐受性良好。

【禁忌证】①对本药过敏的患者。②妊娠期妇女。

【注意事项】①与支气管扩张药、糖皮质激素和抗组胺药不同，本药对迅速缓解急性哮喘发作和明显的哮喘症状不能立刻起效，支气管哮喘患者服用本药时如出现严重的哮喘急性发作，应给予支气管扩张药或皮质激素。②长期应用糖皮质激素治疗的患者使用本药以减少糖皮质激素的剂量时，应在密切监护下逐渐用本药来替换。③当患者在成功地减少糖皮质激素维持剂量之后才可以中断服用本药，但仍要警惕哮喘的复发。④滴眼剂使用时应注意：滴眼时如药液粘到眼睑皮肤等处时，请马上擦去。

【制剂与规格】①片剂：5mg；10mg。②滴眼剂：5ml：5mg；10ml：10mg（以吡嘧司特钾计）。

第 2 章 过敏反应介质阻滞药

色甘酸钠
Sodium Cromoglycate

【药理作用】稳定肥大细胞及嗜碱细胞膜，从而抑制组胺、5-羟色胺、白三烯等过敏介质的释放，通过抑制细胞内环磷酸腺苷磷酸二酯酶，使细胞内环磷酸腺苷的水平升高，阻止肥大细胞或嗜碱细胞的钙离子内流，以防止各种过敏介质的释放。

【体内过程】吸入后有8%～10%进入肺内，经支气管和肺泡吸收。$t_{1/2}$为80分钟。以原型排出，50%通过肾脏排泄，50%通过胆汁排泄。体内无蓄积。口服本药仅能吸收0.5%。

【适应证】支气管哮喘、过敏性鼻炎、预防春季过敏性结膜炎。

【用法用量】①喷吸前先摇匀液体。气雾吸入，每次3.5～7mg，每日3～4次。②外用滴眼，每次1～2滴，一日4次，重症可适当增加到一日6次。③滴鼻，成人一次5～6滴，一日5～6次；儿童一次2～3滴，一日3～4次。对于季节性患者，在易发季节应提前2～3周使用。

【不良反应】①用本药粉雾或气雾吸入治疗哮喘时，对少数患者有局部刺激作用，可引起咳嗽，甚至诱致哮喘加重，应减量用药或更换别药。②对少数用滴鼻、滴眼或气雾鼻内吸入色甘酸钠的患者，初用药时有局部刺激感，应适当减量用药。③极少数口服本药者，服后有恶心或食欲不振等反应，如症状持续，宜减量或另换其他治疗。

【禁忌证】对本药过敏者。

【药物相互作用】①与异丙肾上腺素合用可提高疗效。②与糖皮质激素合用可增强治疗支气管哮喘的疗效。③与氨茶碱合用可减少茶碱用量，并提高止喘疗效。④与抗糖尿病药合用会导致可逆性血小板减少。

【注意事项】①本药的疗效与用药方法是否正确关系极大，必须教会患者正确的用药方法。无论气雾吸入、粉雾吸入或局部喷布，务必使药物尽量到达病变组织，喷布时间必须与患者呼吸协调一致。②本药极易潮解，粉剂一旦吸湿即黏附成团，不能均匀喷散，故药物使用时必须注意防潮。③喘息状态及严重呼吸困难者，色甘酸钠吸入不属首选治疗，应先用解痉药物或皮质激素以控制症状。④由于本药系预防性地阻断肥大细胞脱颗粒，而非直接舒张支气管，因此对于支气管哮喘病例应在发病季节之前2～3周提前用药。⑤不要中途突然停药，以免引起哮喘复发。⑥肝肾功能不全者慎用。⑦本药起效较慢，需连用数日甚至数周后才起作用，故对正在发作的哮喘无效。

【制剂与规格】①气雾剂：每瓶总量14g，内含色甘酸钠0.7g，每揿含色甘酸钠3.5mg；每瓶总量19.97g，内含色甘酸钠0.7g，每揿含色甘酸钠5mg。②滴眼剂：8ml：0.16g（2%）。③滴鼻剂：10ml：0.2g。

酮替芬
Ketotifen

【其他名称】富马酸酮替芬。

【药理作用】本药兼有很强的H_1受体拮抗作用和抑制过敏介质释放的作用。其抗组胺作用较氯苯那敏约强10倍且具长效。另一方面，不仅抑制支气管黏膜下肥大细胞释放组胺和SRS-A，而且也抑制血液中嗜碱粒细胞释放组胺和SRS-A，抗过敏作用较色甘酸钠强。此外，对已释放介质有拮抗作用。本药兼有变态反应性疾病的预防及治疗的双重功能，同时也能抑制细胞的趋化作用和炎症反应。

【体内过程】口服吸收快而完全，生物利用度3%～4%，蛋白结合率96%～97%，$t_{1/2}$为22～84小时，在肝脏代谢，活性代谢物为去甲氯米帕明，由尿排出。本药可分泌入乳汁。

【适应证】过敏性鼻炎、过敏性支气管哮喘、过敏性结膜炎。

【用法用量】①口服：一次0.5～1mg，一日2次。②滴鼻：一次1～2揿，一日1～3次。③滴眼：一次1～2滴，一日4次，或遵医嘱。

【不良反应】①有轻度头昏、口干、嗜睡、困倦、胃肠道反应等，1周后可自行减轻或消失。过量可致昏睡、恶心等反应，应酌情对症处理。②个别患者用药后可出现过敏症状，主要表现为皮疹瘙痒，局部皮肤水肿等，应及时停药。

【禁忌证】对本药过敏者及6个月以下婴儿。

【药物相互作用】①与多种中枢神经抑制剂或酒精并用，可增强本药的镇静作用，应予避免。②不得与口服降血糖药并用。③如与其他药物同时使用可能会发生药物相互作用，详情请咨询医师或药师。

【注意事项】①本药起效缓慢，对于支气管哮喘的缓解作用一般需连续用药2～4周后方渐出现，故在用药前应向患者解说清楚，以配合治疗。②妊娠早期妇女、哺乳妇女及3岁以下儿童慎用。③服药期间不得驾驶机、车、船、从事高空作业、机械作业及操作精密仪器。

【制剂与规格】①片剂：1mg。②胶囊：1mg。③口服液：5ml：1mg。④滴鼻剂：10ml：15mg。⑤滴眼剂：5ml：2.5mg（按酮替芬计）。

第 3 章 变应原制剂

粉尘螨滴剂
Dermatophagoides Farinae Drops

【药理作用】本药为粉尘螨代谢培养基0.9%氯化钠注射液浸出液，属特异性免疫治疗类药物。本药能使对粉尘螨过敏的患者产生特异性的阻断抗体和免疫耐受，从而使患者对粉尘螨的过敏反应减少，达到治疗的目的，是一种针对螨性过敏性疾病的病因治疗。

【体内过程】尚不明确。

【适应证】粉尘螨过敏引起的过敏性鼻炎、过敏性哮喘。

【用法用量】一般应在过敏症状最轻微时开始治疗。在医师指导下使用。滴于舌下，含1分钟后吞服。每日1次，一般在每天的同一时间用药，最好是早饭前用药。若用药后偶尔出现疲劳症状，可将用药时间改为晚上。根据过敏程度调节剂量。常用量分为递增量和维持量，递增量为1号、2号、3号，维持量为4号、5号。

【不良反应】①皮疹、流涕、哮喘发作、咳嗽、困倦、头痛、头晕。②少数病例会出现胃肠道不适、轻度腹泻或过敏症状加重；个别患者可激发轻型哮喘或荨麻疹；少数患者会在服药后感到疲劳。

【禁忌证】①呼吸道发热性感染或炎症。②哮喘发作期。③严重的急性或慢性病，炎症性疾病。④多发性硬化症。⑤自身免疫性疾病。⑥肺结核活动期。⑦严重的精神紊乱。⑧服用β受体阻滞药［例如：在治疗高血压，青光眼（眼药水中）时］或ACE抑制剂。⑨肾功能严重低下者。

【药物相互作用】若同时进行抗过敏症状治疗（例如：抗组胺药、皮质类固醇、肥大细胞稳定剂）时，当这类药物停止使用时，应注意过敏性副反应的发生，必要时调整剂量。

【注意事项】①本药必须在医师指导下使用。②服用前先做粉尘螨皮肤点刺试验，明确诊断。③如果同时进行抗病毒或细菌疫苗接种，在最近一次服用粉尘螨滴剂后间隔半周再进行疫苗接种。疫苗接种后两周可以再继续粉尘螨滴剂的治疗。④为避免其他过敏性副作用，治疗期间应尽可能避免接触致病过敏原和那些与致病过敏原相互作用的物质。⑤用药期间如果健康状况有变化，如感染传染性疾病、怀孕等都应及时告知医生。⑥用药期间禁止喝酒。⑦用药期间，如果变应原的组成由于病人的敏感程度发生变化而与原来的变应原组成有所不同，那么，治疗应该从最小浓度重新开始。⑧凡服用后24小时内有不良反应者，次日剂量宜减少3级（若在递增期，则次日剂量减少至最小剂量），耐受后再逐渐递增。⑨停服2周以上（最长4周），例如在接种疫苗后再次服用时，减3级或从最小剂量开始，再逐渐递增；停服4周以上，再次服用时，应从最小剂量开始。⑩用药期间应避免任何异常的过度疲劳。⑪急性或慢性心血管功能不全者慎用。

【制剂与规格】粉尘螨滴剂1号：蛋白浓度1μg/ml，2ml；粉尘螨滴剂2号：蛋白浓度10μg/ml，2ml；粉尘螨滴剂3号：蛋白浓度100μg/ml，2ml。维持治疗（维持剂量）：粉尘螨滴剂4号：蛋白浓度333μg/ml，2ml；或粉尘螨滴剂5号：蛋白浓度1000μg/ml，2ml。

屋尘螨变应原制剂
Alutard SQ [Mites Allergens Alk (503) D.P]

【药理作用】混悬液系螨变应原提取物。本药作用于免疫系统，抑制患者对屋尘螨特异性变应原的过敏反应，从而减轻鼻炎和哮喘的症状。本药的免疫学作用有：抑制T淋巴细胞和嗜酸性粒细胞在靶器官的聚集，可见TH_2细胞因子的产生向TH_1细胞因子的转移。另外IL-10的合成增加，可能导致T淋巴细胞无反应性。

【体内过程】屋尘螨变应原制剂是大分子量蛋白的混合物。吸附在氢氧化铝上，从而达到缓慢释放，长久刺激免疫系统的作用。因此维持阶段的注射间隔可以延长至6周。研究显示铝包被同样可以减低全身反应的可能。

【适应证】有屋尘螨致敏史的轻中度过敏性哮喘及（或）过敏性鼻炎患者的脱敏治疗。

【用法用量】屋尘螨变应原制剂的脱敏治疗是一种基于注射的治疗，本药注射必须在医生指导下或由医生进行。

【不良反应】①局部过敏反应速发型：注射后30分钟内可能出现注射部位周围局部肿胀，发红和瘙痒。②迟发型：迟发局部反应一直到注射后24小时都可能出现，为弥漫的局部肿胀，常伴中央皮肤弥漫性发红。③全身过敏反应：轻度：眼周发红和肿胀，一直到注射后24小时有可能出现枯草热症状。中度：一直到注射后24小时可出现荨麻疹或哮喘，可给予对症治疗。出现以上不良反应时：初始阶段：再次注射剂量退一步；维持量阶段：减量0.2ml。重度：严重过敏反应的特征是全身不适，常常在注射后前15分钟内出现。如果引起严重全身反应的原因显而易见而且将来可以避免，下次剂量减为引起反应剂量的1/10。如果原因不明，必须中止治疗。④过敏性休克（呼吸困难、全身性荨麻疹、血管性水肿、喉水肿伴喘鸣、哮喘、低血压、恶心、呕吐、腹泻、腹痛、意识丧失、惊厥和昏迷），是极其罕见的严重反应。如出现了过敏性休克，必须停止使用本药，除非医生做出其他评估。⑤局部不良反应在注射部位皮下可能出现结节。如果上述不良反应有任何延长或影响日常生活，出现任何其他少见的或出乎意料的不良反应，患者应通知医生，以便给予恰当的处理。

【禁忌证】①患有除了变态反应以外的免疫性疾病，或慢性心或肺疾病，或肾功能障碍的患者。②接受β受体阻滞药治疗的患者。

【药物相互作用】①合并使用对症抗过敏药物如抗组胺药、糖皮质激素和肥大细胞稳定剂可以增加对变应原注射的耐受水平。②本药治疗期间应避免使用大量含铝药物。例如：一些抗酸剂。

【注意事项】①本药每次注射后，患者必须观察至少30分钟。②关于患者情况的注意事项：如果对症抗过敏治疗有变化，患者对本药的耐受水平也可能受影响。③在注射当天患者应当避免体育运动、热水淋浴或喝酒。④对前一次注射本药出现的任何过敏反应需引起注意并进行评估。⑤本药仅供皮下注射，应避免任何其他使用途径。⑥每次注射以前必须再次核对变应原、浓度、体积与上次注射的日期（剂量间隔）。⑦本药只能在配备有完整的心肺复苏设备的医院或门诊注射。⑧本药注射前的一周以及最后一次注射后的一周不应注射其他疫苗。⑨治疗期间出现下列情况时应暂停注射或调整剂量：发热或出现其他感染症状；注射前有过敏反应发作；肺功能显著下降；异位性皮炎发作；最近接触过大量变应原；注射了其他疫苗。

【制剂与规格】注射剂：起始阶段，四种浓度：100，1000，10 000，100 000SQ-U/ml；维持阶段，一种浓度：100 000SQ-U/ml。

螨变应原注射液

Novo-Helisen-Depot（NHD）

【药理作用】本药为变应原提取物，用于特异性脱敏治疗，通过剂量递增性给予引起患者变态反应的变应原，而改善患者的变态反应症状。

【体内过程】尚不明确。

【适应证】由吸入性变应原诱发、IgE介导的变态反应性疾病：如过敏性鼻炎、过敏性结膜炎、支气管哮喘。

【用法用量】必须根据各个病人的反应确定剂量。根据病人既往史和试验反应结果，确定其敏感度。

【不良反应】①如果严格遵循建议的注射间隔时间，使用适当的个体递增剂量，过敏反应罕见；但是应预期可能出现严重的局部和（或）全身反应。②如果注射时发生不能耐受性症状，应立即停止治疗。③个别病人注射部位会出现迟发型局部反应，可解释为免疫应答体征。④可能在注射变应原后几秒至几分钟，局部反应出现之前发生过敏性休克。

【禁忌证】呼吸道炎症、哮喘发作状态、反应器官不可逆性病变（肺气肿、支气管扩张等）、严重急性或慢性病、炎症及发热、多发性硬化病、免疫系统疾病（自体免疫病、抗原抗体复合物所致的免疫病、免疫缺陷等）、活动期肺结核、严重精神紊乱、同时服用

β受体阻滞药（包括滴眼剂）或ACE抑制剂、妊娠。

【药物相互作用】①如果同时使用抗变应剂（如抗组胺剂、糖皮质激素、肥大细胞膜稳定剂等）对症治疗，病人的耐受极限会受到影响；停用这些抗变应剂后，有必要减少本药剂量，以避免过敏反应的发生。②过量使用脱敏制剂时，体内会释放组胺；而同时使用降压剂，会增强组胺的血管扩张作用（相加作用）。③脱敏治疗期间，尽可能避免接触致敏物和引起交叉反应的变应原。

【注意事项】①注射时，病人必须无急性病症状，特别是无哮喘症状。②每次注射前，要询问并记录病人对上一次注射的耐受情况及其伴随治疗、禁忌证和医嘱隔绝变应原等病史。③必要时测定哮喘病人肺功能（如最大呼气流量）。④根据病人治疗期病史数据，决定下次注射剂量。⑤如果变应原组成改变或病人用过另一种脱敏制剂，必须从最低浓度重新开始治疗。⑥注射后偶见疲乏，开车、从事机器操作或悬空作业的病人尤其要注意。⑦哺乳期妇女、5岁以下儿童慎用。⑧严重的急性或慢性心血管功能不全者慎用。⑨如果同时接种抗病毒或抗细菌疫苗，应在最后一次脱敏注射后1周进行；接种疫苗后2周，可继续脱敏治疗，使用最后一次脱敏剂量的半量。随后根据剂量准则，每隔7~14天递增剂量。⑩避免血管内注射。

【制剂与规格】4.5ml/瓶。

第十一篇

抗炎和免疫调节用药

导　读

本篇主要为抗炎和免疫调节用药，非甾体抗炎药（第1章）是最常用和经典的抗炎药物，肾上腺糖皮质激素类药物（第2章）则兼具抗炎和免疫抑制作用。考虑到风湿病的主要治疗药物为免疫调节药物，但又不局限于此，加之近年来新型药物的不断涌现，故单列抗风湿药一章（第3章），包括细胞毒类药物、免疫抑制剂、具有免疫调节功能的药物以及生物类改善病情抗风湿药，以求更为清晰、全面。另外，由于痛风和骨关节炎为临床常见的关节炎症性病变，其治疗药物别具一格，故在本篇中单列抗痛风药（第4章）和软骨保护药（第5章）两章进行分别介绍。

第 1 章　非甾体抗炎药

一、非选择性环氧合酶抑制药

阿司匹林
Aspirin

【药理作用】①镇痛作用：主要是通过抑制前列腺素及其他能使痛觉对机械性或化学性刺激敏感的物质（如缓激肽、组胺）的合成，属于外周性镇痛药。但不能排除中枢镇痛（可能作用于下视丘）的可能性。②抗炎作用：可能由于本药作用于炎症组织，通过抑制前列腺素或其他能引起炎性反应的物质（如组胺）的合成而起抗炎作用。抑制溶酶体酶的释放及白细胞趋化性等也可能与其有关。③解热作用：可能通过作用于下视丘体温调节中枢引起外周血管扩张，皮肤血流增加，出汗，使散热增加而起解热作用。此种中枢性作用可能与前列腺素在下视丘的合成受到抑制有关。④抗风湿作用：本药抗风湿的机制，除解热、镇痛作用外，主要在于抗炎作用。⑤抑制血小板聚集的作用：是通过抑制血小板的环氧合酶，减少前列腺素的生成而起作用。

【体内过程】本药在小肠上部可吸收大部分。但肠溶片剂吸收慢。阿司匹林的蛋白结合率低，但水解后的水杨酸盐蛋白结合率为65%～90%。血药浓度高时结合率相应地降低。肾功能不全及妊娠时结合率降低。$t_{1/2}$为15～20分钟；水杨酸盐的$t_{1/2}$长短取决于剂量的大小和尿pH值，一次服小剂量时为2～3小时；大剂量时可20小时以上，反复用药时可达5～18小时。本药在胃肠道、肝及血液内大部分很快水解为水杨酸盐，然后在肝脏代谢。代谢物主要为水杨尿酸及葡糖醛酸结合物，小部分氧化为龙胆酸。一次服药后1～2小时达血药峰值。镇痛、解热时血药浓度为25～50μg/ml；抗风湿、抗炎时为150～300μg/ml。血药浓度达稳定状态所需的时间随每日剂量增加而增加，在大剂量用药（如抗风湿）时一般需7天，但需2～3周或更长时间以达到最佳疗效。长期大剂量用药的患者，因药物主要代谢途径已经饱和，剂量微增即可导致血药浓度较大的改变。本药以结合的代谢物和游离的水杨酸从肾脏排泄。服用量较大时，未经代谢的水杨酸的排泄增多。个体间可有很大的差别。尿的pH值对排泄速度有影响，在碱性尿中排泄速度加快，而且游离的水杨酸量增多，在酸性尿中则相反。

【适应证】①镇痛、解热：可缓解轻度或中度的疼痛，如头痛、牙痛、神经痛、肌肉痛及月经痛，也用于感冒和流感等退热。②抗炎、抗风湿：为治疗风湿热的常用药物。③类风湿关节炎、骨关节炎、强直性脊柱炎、幼年型关节炎。④抗血栓：预防一过性脑缺血发作、心肌梗死、心房颤动、人工心脏瓣膜、动静脉瘘或其他手术后的血栓形成。也可用于治疗不稳定型心绞痛。⑤儿科用于皮肤黏膜淋巴结综合征（川崎病）的治疗。

【用法用量】肠溶片：（1）成人常用量口服。①解热、镇痛：一次0.3～0.6g，一日3次，必要时每4小时1次。②抗风湿：一日3～6g，分4次口服。③抑制血小板聚集：则应用小剂量，如每日80～300mg，一日1次。④治疗胆道蛔虫病：一次1g，一日2～3次，连用2～3日；阵发性绞痛停止24小时后停用，然后进行驱虫治疗。

（2）小儿常用量口服。①解热、镇痛：每日按体表面积1.5g/m^2，分4～6次口服，或每次按体重5～10mg/kg，或每次每岁60mg，必要时4～6小时1次。②抗风湿：每日按体重80～100mg/kg，分3～4次服，如1～2周未获疗效，可根据血药浓度调整用量。有些病例需增至每日130mg/kg。用于小儿皮肤黏膜淋巴结综合征（川崎病），开始每日按体重80～100mg/kg，分3～4次服；热退2～3天后改为每日30mg/kg，分3～4次服，连服2个月或更久，血小板增多、血液呈高凝状态期间，每日5～10mg/kg，1次服。

【不良反应】一般用于解热镇痛的剂量很少引起不良

反应。长期大量用药（如治疗风湿热），尤其当药物血浓度＞200μg/ml时较易出现不良反应。血药浓度愈高，不良反应愈明显。①较常见的有恶心、呕吐、上腹部不适或疼痛等胃肠道反应，停药后多可消失。长期或大剂量服用可有胃肠道出血或溃疡。②中枢神经：出现可逆性耳鸣、听力下降，多在服用一定疗程，血药浓度达200～300μg/L后出现。③过敏反应：表现为哮喘、荨麻疹、血管神经性水肿或休克。多为易感者，服药后迅速出现呼吸困难，严重者可致死亡，称为阿司匹林哮喘。有的是阿司匹林过敏、哮喘和鼻息肉三联征，往往与遗传和环境因素有关。④肝、肾功能损害：与剂量大小有关，尤其是剂量过大使血药浓度达250μg/ml时易发生。损害均是可逆性的，停药后可恢复。但有引起肾乳头坏死的报道。

【禁忌证】活动性溃疡病或其他原因引起的消化道出血、血友病或血小板减少症、有阿司匹林或其他非甾体抗炎药过敏史者，尤其是出现哮喘、血管神经性水肿或休克者。

【药物相互作用】①与其他非甾体抗炎药同用时疗效并不加强，因为本药可以降低其他非甾体抗炎药的生物利用度。而且胃肠道副作用增加。此外，由于对血小板聚集的抑制作用加强，还可增加其他部位出血的危险。本药与对乙酰氨基酚长期大量同用有引起肾乳头坏死、肾癌或膀胱癌的可能。②与任何可引起低凝血酶原血症、血小板减少、血小板聚集功能降低或胃肠道溃疡出血的药物同用时，可有加重凝血障碍及引起出血的危险。③与抗凝药（双香豆素、肝素等）、溶栓药（链激酶、尿激酶）同用，可增加出血的危险。④碱化尿液的药物（碳酸氢钠等）、抗酸药可增加本药自尿中排泄，使血药浓度下降。但当本药血药浓度已达稳定状态而停用碱性药物，又可使本药血药浓度升高到毒性水平。碳酸酐酶抑制药可使尿碱化，但可引起代谢性酸中毒，不仅能使血药浓度降低，而且使本药透入脑组织中的量增多，从而增加毒性反应。⑤酸化尿液的药物可减低本药的排泄，使其血药浓度升高。本药血药浓度已达稳定状态的患者加用尿酸化药后可能导致本药血药浓度升高，毒性反应增加。⑥糖皮质激素可增加水杨酸盐的排泄，同用时为了维持本药的血药浓度，必要时应增加本药的剂量。本药与激素长期同用，尤其是大量应用时，有增加胃肠溃疡和出血的危险性。激素减量或停药时，可出现水杨酸反应，临床上不主张将此两种药物同时应用。⑦胰岛素或口服降糖药物的降糖效果可因与本药同用而加强和加速。⑧与甲氨蝶呤同用时，可减少甲氨蝶呤与蛋白的结合，减少其从肾脏的排泄，使血药浓度升高而增加毒性反应。⑨丙磺舒或磺吡酮的排尿酸作用，可因同时应用本药而降低；当水杨酸盐的血药浓度＞50μg/ml时即明显降低，＞100～150μg/ml时更甚。此外，丙磺舒可降低水杨酸盐自肾脏的清除率，从而使后者的血药浓度升高。

【注意事项】①对本药过敏时也可能对另一种水杨酸类药或另一种非水杨酸类的非甾体抗炎药过敏。②下列情况应慎用：有哮喘及其他过敏性反应时；葡萄糖-6-磷酸脱氢酶缺陷者；痛风；肝功能减退时；心功能不全或高血压；肾功能不全；血小板减少者。③长期大量用药时应定期检查红细胞压积、肝功能及血清水杨酸含量。

【制剂与规格】①肠溶片：25mg；50mg；75mg。②泡腾片：0.5g。③肠溶缓释片：50mg。

萘普生
Naproxen

【药理作用】环氧化酶抑制剂，抗炎作用约为保泰松的11倍，镇痛作用约为阿司匹林的7倍，解热作用约为阿司匹林的22倍，为一种高效低毒的消炎、镇痛及解热药物。

【体内过程】口服吸收迅速而完全，一次给药后达峰时间为2～4小时，在血中90%以上与血浆蛋白结合，$t_{1/2}$为12～14小时。约95%自尿中以原型及代谢产物排出。

【适应证】类风湿关节炎、骨关节炎、强直性脊柱炎、痛风、运动系统（如关节、肌肉及肌腱）的慢性变性疾病及轻、中度疼痛如痛经。

【用法用量】①口服，开始每日剂量500～750mg，维持量375～750mg，分早晨及傍晚2次服。轻中度疼痛或痛经时，开始用500mg，必需时经6～8小时后再服

250mg，日剂量不得超过1250mg。②静脉注射：成人，一次0.275g，每日1～2次，加生理盐水20ml，稀释后缓慢注射，注射时间不少于3分钟。③直肠给药，一次1枚，必要时可6～8小时重复用药一次。

【不良反应】长期服用耐受良好，副作用主要为胃肠道轻度和暂时不适，偶见恶心、呕吐、消化不良、便秘、胃肠道出血、失眠或嗜睡、头痛、头晕、耳鸣、瘙痒、皮疹、血管神经性水肿、视觉障碍及出血时间延长，一般不需中断治疗。

【禁忌证】严重肝肾功能不全、严重血液病、对本药及阿司匹林过敏患者。

【药物相互作用】①与肝素、双香豆素等抗凝药同用，出血时间延长，可出现出血倾向，并有导致胃肠道溃疡的可能。②丙磺舒可增加本药的血药水平及明显延长本药血浆半衰期。③饮酒或与其他抗炎镇痛药同用可使胃肠道不良反应增多，并有溃疡发作的危险。④本药可降低呋噻米的排钠和降压作用。⑤本药可抑制锂的排泄，使血锂浓度升高。

【注意事项】①本药为对症治疗药，不宜长期或大量使用，用于止痛不得超过5天，症状未缓解，请咨询医师或药师。②对伴有消化性溃疡或有消化性溃疡病史者慎用，对有活动性胃及十二指肠溃疡者应在严格监督下使用。

【制剂与规格】①片剂：0.1g；0.125g；0.25g。②注射剂：2ml：100mg；2ml：200mg。③栓剂：0.25g。④胶囊：0.125g；0.2g；0.25g。

吲哚美辛
Indometacin

【其他名称】消炎痛。

【药理作用】①抑制体内前列腺素（PG）合成而产生解热、镇痛及消炎作用。②抑制炎性反应，包括抑制白细胞的趋化作用及溶酶体酶的释放。③作用于下视丘体温调节中枢引起外围血管扩张及出汗散热增加，产生退热作用。

【体内过程】口服吸收快而完全，达峰时间为1～4小时，$t_{1/2}$为4～10小时，90%与血浆蛋白结合。部分经肝代谢为去甲氧基，少部分转变为*N*-脱酰基的代谢物。排泄迅速，主要以葡萄糖醛酸结合物的形式随尿排出，少量随胆汁由粪便排出，并具有较明显的肝肠循环。

【适应证】①炎性疼痛。②胆绞痛、胆道蛔虫症。③输尿管绞痛和肾绞痛。④红斑性肢痛症。⑤巴特综合征。⑥吉兰-巴雷综合征（急性感染性多发性神经根神经炎）。⑦抗血小板聚集。

【用法用量】①缓解炎性疼痛：口服每次25～50mg，每日2～3次，饭时或饭后服。②治疗胆绞痛：绞痛发作时口服50mg，以后每次25mg，每日3次，连服2～3天。③肾结石绞痛：在发作时口服吲哚美辛500mg，有效后每日口服3次，每次25～50mg。④输尿管结石所致绞痛：可给吲哚美辛栓（0.1g）纳入肛门内2cm。⑤红斑性肢痛症：每次25～50mg，每日3次，饭后口服。一次量为50mg者，待急性症状控制后即可减半服用。⑥吉兰-巴雷综合征：成人每次口服50mg，每日3次，饭后服；儿童每次1mg/kg，每日3次，服药2周后减半，再用1周。

【不良反应】①胃肠道反应，主要表现恶心、呕吐、腹痛、腹泻等，严重者可致胃肠道出血，溃疡和穿孔。与食物同服或改用缓释剂型或栓剂，可减少胃肠道反应。②中枢神经系统症状，可有头痛、眩晕、头昏、抑郁、嗜睡、精神错乱、幻觉、人格解体、癫痫发作、晕厥等不良反应，其中头痛、眩晕的发生率可达20%～50%，多出现在治疗初期。先从小剂量开始，随后逐渐加量的方法可减少反应率。

【禁忌证】溃疡病、震颤麻痹、精神病、癫痫、支气管哮喘患者、肾功能不全者以及妊娠期妇女。

【药物相互作用】①增加肝素出血的潜在危险。②丙磺舒使本药血浓度增高。③与阿司匹林有交叉过敏性，对后者过敏者不宜用本药。

【注意事项】①肝功能损害：少数患者可有黄疸、转氨酶升高，严重者可引起中毒性肝炎。②抑制造血系统：少数患者可引起粒细胞减少，偶有再生障碍性贫血及血小板减少性紫癜。③过敏反应：常见的有皮疹、哮喘。④与氨苯蝶啶合用可引起肾功能损害。⑤连续使用3天后炎症仍未消除，应向医师咨询。

【制剂与规格】①片剂：25mg。②胶囊：25mg。③栓剂：25mg；50mg；100mg。④乳膏剂：10g：100mg。

双氯芬酸
Diclofenac

【其他名称】双氯灭痛。

【药理作用】本药具有良好的抗炎、镇痛、解热作用。它有抑制炎症反应中环氧合酶（COX）和脂氧酶的双重作用。本药对COX-2的抑制明显高于对COX-1的抑制，因此它引起的胃肠道不良反应低于阿司匹林、吲哚美辛等。

【体内过程】口服吸收迅速，服后达峰时间为1～2小时，排泄快，在体内本药总清除率为263ml/min。分布于血液、肝及肾，在脂肪、肌肉的浓度不高。在乳汁中水平极低可以忽略。长期应用无蓄积作用。

【适应证】类风湿关节炎、神经炎、红斑狼疮及癌症、手术后疼痛以及各种原因引起的发热。

【用法用量】①口服：每次25mg，每日3次。②栓剂：每次50mg，每日2次。③肌内注射：每次75mg，每日1次，深部臀肌内注射。

【不良反应】可引起胃肠道功能紊乱、头晕、头痛及皮疹。

【禁忌证】①活动性消化性溃疡，以往应用本药而引起严重消化道病变如溃疡、出血、穿孔者。②由阿司匹林或其他非甾体抗炎药（NSAID）引起哮喘、急性鼻炎者。③妊娠前3个月。

【药物相互作用】①可使地高辛血药浓度提高，为避免地高辛中毒宜调整药量并对其血药浓度进行监测。②水杨酸或阿司匹林可明显降低本药的血浆蛋白结合度，增加不良反应而疗效并不增加。因此要避免本药与另一NSAID同用。③有个案病例报告，在使用双氯芬酸期间，由于低血糖和高血糖反应，需调整口服降糖药的剂量。因此作为联合用药的预防措施，有必要监测血糖水平。④与锂剂同时使用时双氯芬酸可提高血浆锂剂浓度，应当检测血浆锂剂水平。⑤与抗凝剂及抗血小板药物联合用药时有可能增加出血风险，因此使用时需小心。⑥双氯芬酸与利尿药和抗高血压药物（如β受体阻滞药、血管紧张素转换酶抑制剂）联合使用时，抗高血压效果可能会降低。因此联合使用时，应当谨慎给药，并定期检查患者血压，尤其是老年患者。⑦当与潴钾利尿药合用时，可能会产生血清钾水平升高，引起高钾血症，因此有必要监测血清钾浓度。⑧与呋塞米同用时，后者的排钠和降压作用减弱。⑨用氨甲蝶呤治疗前后24小时内，应慎用非甾体抗炎药（包括双氯芬酸），因为氨甲蝶呤的血药浓度可能被提高，其毒性也可能增加。

【注意事项】①对肝肾有损害或潜在性损害者及慢性饮酒者服用本药时，宜密切注意肝肾功能变化。②本药的外用药只能用于健康完整的表皮，不可与眼睛黏膜接触，禁止口服。③本药可影响利尿药的作用，故同时宜监测肾功能和电解质。④有消化性溃疡疾病史及荨麻疹者慎用。

【制剂与规格】①片剂：25mg。②栓剂：50mg。③注射剂：2ml：50mg。

洛索洛芬钠
Loxoprofen Sodium

【药理作用】属于苯丙酸类非甾体抗炎药。通过抑制环氧合酶而抑制前列腺素合成。

【体内过程】口服本药后迅速吸收，血中除有洛索洛芬之外，还有trans-OH体（活性代谢物）。血药浓度达峰时间，洛索洛芬约30分钟，trans-OH体约50分钟，$t_{1/2}$均约1小时15分钟。吸收后迅速从尿中排泄，大部分为洛索洛芬或trans-OH体的葡萄糖醛酸结合体，在用药后8小时内排泄用药量的50%。

【适应证】类风湿关节炎、骨关节炎、腰痛、肩周炎、颈肩腕综合征，以及手术后、外伤后及拔牙后的镇痛消炎，急性上呼吸道炎症的解热镇痛。

【用法用量】饭后口服。慢性炎症疼痛：成人每次60mg，每日3次。急性炎症疼痛：顿服60～120mg。可根据年龄、症状适当增减，一日最大剂量不超过180mg。

【不良反应】消化系统不适较多见，如腹痛、胃部不适、恶心、呕吐、食欲不振、便秘、烧心等，有时会出现皮疹、瘙痒、水肿、困倦、头痛、心悸等，偶见休克、急性肾功能不全、肾病综合征、间质性肺炎以及贫血、白细胞减少、血小板减少、嗜酸性粒细胞增多以及AST、ALT、ALP升高等。

【禁忌证】①对本药过敏的患者。②服用阿司匹林或其他非甾体抗炎药后诱发哮喘、荨麻疹等过敏反应的患者。③冠状动脉搭桥手术（CABG）围手术期疼痛。④有应用非甾体抗炎药后发生胃肠道出血或穿孔病史的患者。⑤有活动性消化道溃疡或出血，或者既往有复发溃疡或出血的患者。⑥重度心力衰竭患者。⑦严重肝、肾功能损害者。⑧严重血液学异常患者。⑨妊娠晚期及哺乳期妇女。

【药物相互作用】①本药与香豆素类抗凝血药、磺酰脲类降血糖药同时应用时，会增加这些药物的作用，这些药物应减量使用。②与新喹诺酮类抗菌药（依诺沙星等）合用有时会引起痉挛。③与磺脲类降血糖药合用时，能增强这些药物的降血糖作用，应注意减量。④与噻嗪类利尿药合用时，能减弱这些药物的利尿降血压作用。⑤与锂制剂合用时，可能增加血液中锂浓度而导致锂中毒，合用时应减量。

【注意事项】①避免与其他非甾体抗炎药，包括选择性COX-2抑制剂合并用药。②根据控制症状的需要，在最短治疗时间内使用最低有效剂量，可以使不良反应降到最低。③在使用所有非甾体抗炎药治疗过程中的任何时候，都可能出现胃肠道出血、溃疡和穿孔的不良反应，其风险可能是致命的。这些不良反应可能伴有或不伴有警示症状，也无论患者是否有胃肠道不良反应史或严重的胃肠事件病史。④既往有胃肠道病史（溃疡性大肠炎，克罗恩病）的患者应谨慎使用非甾体抗炎药，以免使病情恶化。当患者服用该药发生胃肠道出血或溃疡时，应停药。老年患者使用非甾体抗炎药出现不良反应的频率增加，尤其是胃肠道出血和穿孔，其风险可能是致命的。⑤针对多种COX-2选择性或非选择性NSAIDs药物持续时间达3年的临床试验显示，本药可能引起严重心血管血栓性不良事件、心肌梗死和中风的风险增加，其风险可能是致命的。所有的NSAIDs，包括COX-2选择性或非选择性药物，可能有相似的风险。⑥有心血管疾病或心血管疾病危险因素的患者，其风险更大。即使既往没有心血管症状，医生和患者也应对此类事件的发生保持警惕。应告知患者严重心血管安全性的症状和（或）体征以及如果发生应采取的步骤。患者应该警惕诸如胸痛、气短、无力、言语含糊等症状和体征，而且当有任何上述症状或体征发生后应该马上寻求医生帮助。⑦和所有NSAIDs一样，本药可导致新发高血压或使已有的高血压症状加重，其中的任何一种都可导致心血管事件的发生率增加。服用噻嗪类或髓袢利尿药的患者服用NSAIDs时，可能会影响这些药物的疗效。高血压病患者应慎用NSAIDs，包括本药。在开始本药治疗和整个治疗过程中应密切监测血压。⑧有高血压和（或）心力衰竭（如液体潴留和水肿）病史的患者应慎用。⑨NSAIDs，包括本药可能引起致命的、严重的皮肤不良反应，如剥脱性皮炎、Stevens-Johnson综合征（SJS）和中毒性表皮坏死溶解症（TEN）。这些严重事件可在没有征兆的情况下出现。应告知患者严重皮肤反应的症状和体征，在第一次出现皮肤皮疹或过敏反应的其他征象时，应停用本药。⑩要注意用消炎镇痛药治疗是对症治疗。⑪慢性疾病，手术后及外伤时应避免同一种药物长期使用。⑫如长期用药，要定期进行尿液、血液学及肝、肾功能等临床检查，如发现异常应采取减量、停药等适当措施。⑬应用于因感染而引起的炎症时，要合用适当的抗菌药物，并仔细观察，慎重给药。⑭有消化性溃疡既往史，心、肝、肾功能障碍及既往史，血液学异常及既往史，支气管喘息、过敏症既往史及高龄患者慎用。

【制剂与规格】片剂（胶囊）：60mg。

尼美舒利
Nimesulide

【药理作用】①本药属非甾体抗炎药，具有抗炎、镇痛、解热作用。其作用机制可能与抑制前列腺素的合成、白细胞的介质释放和多形核白细胞的氧化反应有关。②抑制炎症部位中性粒细胞产生过氧化物消除已形成的次氯酸抑制蛋白水解酶活性。③对呼吸道结缔组织及软骨组织抗炎消肿作用明显。④一定的抗血小板凝集作用。

【体内过程】本药口服0.1g，其达峰时间1.22～2.75小时，$t_{1/2}$为2～3小时，作用可持续6～8小时。本药几乎全部通过肾脏排泄，多次服用无累积现象。

【适应证】①慢性关节炎症（包括类风湿关节炎和骨

关节炎等）。②手术和急性创伤后的疼痛。③耳鼻咽部炎症引起的疼痛。④痛经。⑤上呼吸道感染引起的发热症状。

【用法用量】口服，成人，一次0.05～0.1g，每日2次，餐后服用，按病情轻重和患者需要，可以增加到一次0.2g，日服2次。

【不良反应】①胃烧灼感和上腹部疼痛。②恶心、呕吐、腹泻、睡眠障碍、眩晕、过度兴奋、嗜睡、出汗和皮肤反应。③重度肝脏损害，严重者甚至可以引起死亡。

【禁忌证】①对本药过敏者及12岁以下儿童。②胃肠道出血或消化性溃疡活动期患者。③严重肾功能不全患者。

【药物相互作用】由于本药血浆蛋白结合率高，可能会置换其他蛋白结合药物。

【注意事项】①具有对乙酰水杨酸或其他非甾体类抗炎药过敏史者（支气管痉挛、鼻炎、风疹）慎用。②有肝功能障碍、肾功能障碍、凝血障碍、因液体潴留和水肿而导致高血压或心脏病加重的患者、有消化道溃疡、出血、穿孔病史的患者慎用。

【制剂与规格】①片剂：50mg；100mg。②颗粒剂：50mg。③混悬剂：0.5g：50mg；1g：100mg。

布洛芬
Ibuprofen

【其他名称】异丁苯丙酸、异丁洛芬。

【药理作用】具有较强的抗炎、抗风湿及解热镇痛作用：抑制前列腺素的合成，阻断炎症介质的释放而起作用。特点为对血常规及肾功能无明显影响，胃肠道刺激性小，体内无药物蓄积的趋向。

【体内过程】口服易吸收，与食物同服吸收减慢，但吸收量不减少。血浆蛋白结合率为99%。服药后达峰时间1.2～2.1小时。用药200mg时，血药峰浓度为22～27μg/ml，用量400mg时为23～45μg/ml，用量600mg时为43～57μg/ml。$t_{1/2}$为1.8～2小时。本药在肝内代谢，60%～90%经肾由尿排出，100%于24小时内排出，其中1%为原型物，一部分随粪便排出。

【适应证】①风湿性关节炎、类风湿关节炎、骨关节炎、强直性脊柱炎和神经炎。②轻或中等疼痛（包括痛经）。

【用法用量】①抗风湿：每次200～400mg，每日3次。②轻或中等疼痛（包括痛经）的止痛：每次200～400mg，每4～6小时1次。③成人用药最大限量一般为每日2.4g。

【不良反应】①恶心、呕吐、胃烧灼感或消化不良、胃痛或不适感（胃肠道刺激或溃疡形成）、头晕、过敏性皮疹等，发生率可达3%～9%。②皮肤瘙痒、下肢水肿或体重骤增、腹胀、便秘、腹泻、食欲减退或消失、头痛、耳鸣、精神紧张等，发生率可达1%～3%。③血便或柏油样便（胃肠道出血）、过敏性肾炎、膀胱炎、肾病综合征、肾乳头坏死或肾衰竭、荨麻疹、支气管痉挛、视物模糊、耳聋、肝功能减退、精神恍惚、嗜睡、失眠等很少见，发生率小于1%。④服药过量可引起头痛、呕吐、嗜睡、低血压等。偶见胃肠道溃疡及出血、转氨酶升高。

【禁忌证】①阿司匹林或其他非甾体抗炎药过敏者。②妊娠期妇女及哺乳期妇女。③哮喘、鼻息肉综合征及血管水肿患者。④活动期消化性溃疡或有溃疡合并出血和穿孔者。

【药物相互作用】①与其他非甾体抗炎药合用，增加胃肠道不良反应，并有致溃疡的危险。②增加肝素、双香豆素等抗凝药及血小板聚集抑制药出血的危险。③维拉帕米、硝苯地平使本药血药浓度增高。④使各种降压药的降压作用减低。

【注意事项】①支气管哮喘，用药后加重；心功能不全、高血压（可致水潴留水肿）慎用。②血友病或其他出血性疾病（包括凝血障碍及血小板功能异常）慎用。③有消化道溃疡病史者慎用。④肾功能不全慎用。⑤用于晚期妊娠妇女可使孕期延长，引起难产及产程延长。⑥本药可抑制血小板聚集，使出血时间延长，停药24小时该作用即可消失。⑦血尿素氮及血清肌酐含量升高，肌酐清除率可下降；转氨酶升高。定期检查血常规及肝、肾功能。

【制剂与规格】①片剂：0.1g；0.2g；0.4g。②胶囊：0.2g。

第十一篇

萘丁美酮
Nabumetone

【药理作用】本药为非选择性非甾体抗炎药，在肝脏内被迅速代谢为6-甲氧基-2-萘乙酸（6-MNA），通过抑制炎症组织中的前列腺素合成而起解热、镇痛、抗炎作用。抑制多形核白细胞和单核细胞向炎症组织迁移。

【体内过程】本药口服后在十二指肠被吸收，经肝脏转化为主要活性代谢物6-甲氧基-2-萘乙酸（6-MNA），口服萘丁美酮1g后，约3.5%转化6-MNA，50%转化为其他代谢物随后从尿中排泄。6-MNA的血浆蛋白结合率约为99%，在体内分布广泛，主要分布在肝、肺、心和肠道，易于扩散在滑膜组织、滑液、纤维囊组织和各种炎性渗出物中，可进入乳汁和胎盘。6-MNA的消除$t_{1/2}$在青年人约为24小时，在老年人约为30小时。6-MNA经肝脏转化为非活性产物，80%从尿中排泄，10%从粪便中排泄。

【适应证】①类风湿关节炎、强直性脊柱炎、骨关节炎、痛风性关节炎、银屑病关节炎、反应性关节炎、赖特综合征、风湿性关节炎以及其他关节炎或关节痛。②肩周炎、颈肩综合征、网球肘、纤维肌痛症、腰肌劳损、腰间盘脱出、肌腱炎、腱鞘炎和滑囊炎。③运动性软组织损伤、扭伤和挫伤。④其他手术后疼痛、外伤后疼痛、牙痛、拔牙后痛、痛经。

【用法用量】①成人常用量，口服，一次1.0g，一日1次，勿咀嚼。一日最大量为2g，分2次服。体重不足50kg的成人可以每日0.5g起始。逐渐上调至有效剂量。②肾功能不全时适当减量。③老年人剂量：每天不超过1g。

【不良反应】①胃肠道：恶心、呕吐、消化不良、腹泻、腹痛和便秘，上消化道出血。②神经系统：表现有头痛、头晕、耳鸣、多汗、失眠、嗜睡、紧张和多梦。③皮肤：皮疹、瘙痒、水肿。④少见或偶见的不良反应有黄疸、肝功能异常、焦虑、抑郁、感觉异常、震颤、眩晕、大疱性皮疹、荨麻疹、呼吸困难、哮喘、过敏性肺炎、蛋白尿、血尿及血管神经性水肿。

【禁忌证】活动性消化性溃疡或出血、严重肝功能异常、对本药及其他非甾体抗炎药过敏者。

【药物相互作用】①与氢氧化铝凝胶、阿司匹林或对乙酰氨基酚并用不影响本药的吸收率。但通常不主张同时用两种或多种非甾体抗炎药。②本药与乙酰类抗惊厥药及磺脲类降血糖药并用时应适当减少剂量。

【注意事项】①具有消化性溃疡史的患者服用本药时，应对其症状的复发情况进行定期检查。②肾功能不全者应减少剂量或禁用。③有心力衰竭、水肿或有高血压者应慎用本药。④用餐中服用本药的吸收率可增加，应在餐后或晚间服药。⑤本药每日服用量超过2g时腹泻发生率增加。⑥本药常用剂量为每日1g，对于症状严重或持续存在或急性加重的患者可酌情加量。并可将总量分为2次服用。

【制剂与规格】片剂：0.5g。

对乙酰氨基酚
Paracetamol

【其他名称】扑热息痛。

【药理作用】为快速有效的解热镇痛药，无胃刺激性，通过中枢和外周而产生止痛作用。通过作用于丘脑下部的体温调节中枢而产生解热作用。

【体内过程】口服后经胃肠道迅速吸收，血药浓度达峰时间为30～120分钟。血浆蛋白结合率25%～50%，消除$t_{1/2}$为1～4小时，经肝代谢，主要随尿排泄。

【适应证】普通感冒或流行性感冒引起的发热；轻至中度疼痛如头痛、关节痛、偏头痛、牙痛、肌肉痛、神经痛、痛经。

【用法用量】头痛、发热及多种疼痛：成人，每次口服0.5～1.0g，一日3～4次，一日量不超过2g。疗程不超过10天。儿童，6～12岁，每次口服0.25～0.5g，一日3～4次。

【不良反应】偶有过敏反应，如皮疹，可引起恶心、呕吐、出汗、腹痛等。

【禁忌证】①对本药过敏者。②新生儿。

【药物相互作用】①可抑制醋硝香豆素的代谢或干扰血块形成，从而增强醋硝香豆素的抗凝作用。②可抑制华法林的代谢或阻碍血块收缩因子形成，从而加大华法林引起出血的危险性。③磺吡酮、甲双吡丙酮、磷苯妥英、苯妥英钠、卡马西平、异烟肼、抗病毒药等增加本药的代谢，对肝脏的毒性也增加。

【注意事项】①用于止痛时，用药不超过10天。用于退热，用药不超过3天。②服药过量可引起肝功能障碍，酗酒和口服巴比妥类可加剧这一损害过程。③静脉给予乙酰半胱氨酸或口服蛋氨酸对肝脏有保护作用。④6岁以下儿童不推荐使用。

【制剂与规格】①片剂：0.3g；0.5g。②胶囊：0.3g。③口服液：3.2%。

贝诺酯

Benorilate

【药理作用】本药为对乙酰氨基酚与阿司匹林的酯化物，具有解热、镇痛及抗炎作用，其作用机制基本与阿司匹林及对乙酰氨基酚相同。

【体内过程】口服后在胃肠道不被水解，以原型吸收，很快达有效血药浓度。生物利用度为83%。吸收后很快代谢为水杨酸和对乙酰氨基酚，分解前$t_{1/2}$约为1小时。作用时间较阿司匹林及对乙酰氨基酚长。主要以水杨酸及对乙酰氨基酚的代谢产物的形式自尿中排出。极少量经粪便排出。

【适应证】类风湿关节炎、急慢性风湿性关节炎、风湿痛、感冒发热、头痛、神经痛及术后疼痛。

【用法用量】颗粒剂：成人一次0.5～1.0g，一日3次。片剂：成人一次0.5～1.0g，一日3～4次，疗程不超过10天，老年人减量。

【不良反应】①中枢神经系统：可引起嗜睡、头晕、头痛、抑郁、出汗、定向障碍等神经精神症状。②消化系统：反应较轻微，可有恶心、呕吐、胃烧灼感、消化不良、便秘，也有引起腹泻的报道。本药对胃的刺激作用似乎弱于阿司匹林，但也可能出现大便隐血阳性。长期用药可影响肝功能，并有引起肝细胞坏死的报道。③泌尿系统：长期应用有可能引起镇痛药性肾病。④皮肤：可引起皮疹。⑤用量过大时，某些患者可发生耳鸣、耳聋，这与血清中高浓度的水杨酸盐有关。

【禁忌证】①对阿司匹林、对乙酰氨基酚或本药过敏者。②肝、肾功能不全者。③妊娠期和哺乳期妇女。

【药物相互作用】①接种水痘疫苗者应用本药发生瑞氏综合征的危险性增加，接种水痘疫苗6周后不要使用本药。②乙醇加剧本药对胃黏膜的损害作用，服用期间不宜饮酒。③本药抑制丙磺舒、磺吡酮的促尿酸排泄作用，大剂量尤为明显。

【注意事项】①肝肾功能不全及消化道溃疡患者慎用。②12岁以下的儿童不宜使用。

【制剂与规格】①片剂：0.2g；0.5g。②颗粒剂：0.5g。

保泰松

Phenylbutazone

【其他名称】布他唑立丁、布他酮。

【药理作用】具有解热、镇痛、消炎及抗风湿作用。解热作用较弱，而抗炎作用较强，对炎性疼痛效果较好。其作用机制是抑制前列腺素合成、白细胞的活动和趋化、溶酶体酶的释放等。本药亦有促进尿酸排泄作用。

【体内过程】口服胃肠易吸收，血药浓度达峰时间约2小时。吸收后约98%与血浆蛋白结合。本药主要在肝脏代谢，生成羟基保泰松和γ-羟基保泰松。本药代谢和排泄均较慢，平均消除$t_{1/2}$约70小时。

【适应证】风湿性关节炎、类风湿关节炎、强直性脊柱炎、急性痛风。

【用法用量】治疗关节炎口服：每次0.1～0.2g，每日3次，饭后服。每日总量不宜超过0.8g。一周后如无不良反应，病情改善可继续服用，剂量应递减至维持量：每次0.1～0.2g，每日1次。急性痛风口服：初量0.2～0.4g，以后每6小时0.1～0.2g。症状好转后减为每次0.1g，每日3次，连服3日。

【不良反应】常见恶心、呕吐、胃肠道不适、水钠潴留、水肿、皮疹等；也可引起腹泻、眩晕、头痛、视物模糊、消化道溃疡及消化道出血；偶有引起肝炎、黄疸、肾炎、血尿、剥脱性皮炎、多形红斑、甲状腺肿、粒细胞减少，甚至再生障碍性贫血。

【禁忌证】有溃疡病、高血压、心脏病及肝肾功能不良史者。

【药物相互作用】①香豆素类抗凝药和磺酰脲类降血糖药可将其从血浆蛋白结合部位置换出来，从而增强其作用，引起血糖过低或出血症状。②能抑制甲状腺对碘的摄取，降低碘对单纯性甲状腺肿的疗效。③能抑制肝药酶活性，减慢苯妥英钠代谢灭活。

【注意事项】如连用1周无效者不宜再用，用药超过1周者应定期检查血常规。儿童及老年患者慎用。

【制剂与规格】①片剂：0.1g。②胶囊：0.1g；0.2g。

二、选择性环氧合酶-2抑制药

吡罗昔康
Piroxicam

【药理作用】作用略强于吲哚美辛，本药通过抑制环氧合酶使组织局部前列腺素的合成减少，抑制白细胞的趋化性和溶酶体酶的释放而发挥药理作用。

【体内过程】口服易吸收，服后2小时即可生效，$t_{1/2}$约为45小时，但长期服用不致产生蓄积作用。主要经肝脏代谢，自尿排出，仅5%以原型自尿或粪便排出。

【适应证】①风湿性及类风湿关节炎、骨关节炎及其他风湿性疾病。②解热。③急性痛风。

【用法用量】①风湿性关节炎关节炎及类风湿关节炎、骨关节炎及其他风湿性疾病：每次口服20～40mg，每日1次，饭后服，疗程3周至3个月不等；也可每晚睡前肛门给药20mg。②解热：肌内注射20mg具有良好的解热效果，一次给药可维持疗效4小时以上。③急性痛风：急性期每次口服20mg，每12小时1次，一般2～4天症状即可缓解，症状缓解后改为每日1次20mg，直至症状消失后停药。肌内注射每日1次20mg，2～3日可迅速消除症状。

【不良反应】①偶见头晕、浮肿、胃部不适、腹泻或便秘、粒细胞减少、再生障碍性贫血等，停药后一般可自行消失。②长期服用可引起胃溃疡及大出血。③对过敏体质者可有过敏反应，常见皮疹、荨麻疹。皮疹发生率为2%～3%。

【禁忌证】①对本药或其他非甾体抗炎药过敏者、儿童。②有胃肠道出血或溃疡病史者。③心、肾功能不全者。

【药物相互作用】①苯巴比妥可加速吡罗昔康的代谢，而使其浓度降低。②本药可减少锂盐的肾清除率，增高血锂浓度，易出现毒性反应。③本药可减弱普萘洛尔的降压作用和不良反应。④吡罗昔康可减弱利尿药的利尿和降压作用。⑤甲氨蝶呤增强本药肾毒性，易致肾功能损害。

【注意事项】①有出血性溃疡患者、溃疡病史者、肝肾功能不全者慎用。②凝血机制或血小板功能障碍者慎用。③妊娠期及哺乳期妇女慎用。④长期服用大剂量或每天超过20mg可导致胃溃疡和大出血，服用期间应注意检查血常规及肝肾功能。⑤本药可与阿司匹林等发生交叉过敏反应。⑥同时饮酒或与其他非甾体抗炎药物合用，使不良反应增加。

【制剂与规格】①片剂：10mg；20mg。②注射剂：2ml：20mg。③胶囊：10mg；20mg。

塞来昔布
Celecoxib

【药理作用】具有抗炎、镇痛和解热作用。本药抑制COX-2的作用较COX-1高375倍，是选择性的COX-2抑制药。在治疗剂量时对人体内COX-1无明显影响，也不影响TXA_2的合成，但可抑制PGI_2合成。

【体内过程】空腹给药吸收良好，血药浓度达峰时间为2～3小时，血浆蛋白结合率约为97%。本药在组织中广泛分布，可通过血脑屏障。在肝脏内经羟化、氧化和葡萄糖醛酸化进行代谢。清除主要通过肝脏进行，少于1%的药物以原型从尿中排出。

【适应证】①骨关节炎。②类风湿关节炎。③急性疼痛。④强直性脊柱炎。

【用法用量】①骨关节炎和类风湿关节炎，根据个体情况决定塞来昔布治疗的最低剂量。a. 骨关节炎：推荐剂量为200mg，每日一次口服或100mg每日2次口服。b. 类风湿关节炎：推荐剂量为100~200mg，每日2次。②急性疼痛：推荐剂量为第1天首剂400mg，必要时，可再服200mg；随后根据需要，每日2次，每次200mg。③强直性脊柱炎：推荐剂量为每日200mg，单次服用或分次服用。如服用6周后未见效，可尝试每日400mg。如每日400mg服用6周后仍未见效，应考虑选择其他治疗方法。④肝功能受损患者：

中度肝功能损害患者每日推荐剂量应减少大约50%。不建议严重肝功能受损患者使用本药。

【不良反应】腹痛、腹泻、消化不良；胃食管反流、恶心呕吐；皮疹；头晕、头痛；呼吸困难；高血压、周身水肿等。

【禁忌证】①对塞来昔布过敏者。②对磺胺过敏者。③服用阿司匹林或其他NSAIDs后诱发哮喘、荨麻疹或过敏反应的患者。④冠状动脉搭桥手术围手术期疼痛。⑤活动性消化道溃疡或出血的患者。⑥重度心力衰竭患者。

【药物相互作用】①当本药与有抑制P450 2C9作用的药物同时服用时，会产生明显的药物相互作用。②与氟康唑和锂之间有潜在药物相互作用。③与呋塞米和血管紧张素转化酶抑制剂有潜在的相互作用。④本药可以和低剂量的阿司匹林合用。然而与单独使用塞来昔布相比，同阿司匹林联合使用时胃肠道的溃疡和其他并发症的发生率会增加。⑤接受华法林或其他类似药物治疗的患者，特别在开始服用本药的数天内或改变其剂量时，因为患者发生出血并发症的危险性增高，需监测患者的抗凝血活性。

【注意事项】①本药与其他NSAIDs一样，可能引起严重的心血管副作用。②本药与其他NSAIDs一样，可能引起胃肠道不适，罕见而更严重的副作用如溃疡和出血，可能导致住院甚至死亡。③如果出现任何类型的皮疹，应立即停药，并尽快与医生联系。④既往有磺胺过敏史的患者不应服用本药。⑤患者应迅速向医生报告无法解释的体重增加或水肿的症状和体征。⑥应告知患者预示肝脏毒性反应的症状和体征（如：恶心、疲劳、嗜睡、瘙痒、黄疸、右上腹触痛和“感冒样”症状）。如发生这些症状和体征，应停止用药，并立即寻求治疗。⑦因为可能导致动脉导管提前闭合，在妊娠晚期应避免使用本药。

【制剂与规格】胶囊：0.1g；0.2g。

依托考昔
Etoricoxib

【药理作用】本药为非甾体抗炎药，具有抗炎，镇痛和解热作用，属于选择性环氧化酶-2抑制剂。本药每日150mg剂量之内，对COX-2的抑制作用呈现剂量依赖性，但对COX-1无抑制作用。

【体内过程】①本药口服吸收良好，平均生物利用度接近100%，给药约1小时达血药峰值浓度。②本药92%与人类血浆蛋白结合。③本药代谢完全，尿中原型药物的含量不足1%。④主要代谢途径是由细胞色素P450酶催化，形成6-羟甲基衍生物。⑤本药清除几乎都是先经过代谢再由肾脏排泄。

【适应证】①骨关节炎。②急性痛风性关节炎。

【用法用量】口服，可与食物同服或单独服用。①骨关节炎：推荐剂量为30mg每日1次。对于症状不能充分缓解的患者，最大剂量可以增加至60mg每日1次。如使用本药60mg每日1次，4周以后疗效仍不明显时，应该考虑其他治疗手段。②急性痛风性关节炎：推荐剂量为120mg，每日1次。本药120mg只适用于症状急性发作期，最长使用8天。

【不良反应】①虚弱无力、疲乏、头晕、下肢水肿、高血压、消化不良、胃灼热、恶心、头痛、谷氨酸转氨酶和天冬氨酸转氨酶增高等。②血小板减少症、过敏反应、高钾血症、失眠、意识错乱、幻觉、烦乱不安、味觉障碍、支气管痉挛、腹痛、口腔溃疡、消化道溃疡、肝炎、黄疸、血管性水肿、肾功能不全等。

【禁忌证】①对其任何一种成分过敏。②消化道溃疡或出血的患者。③服用阿司匹林或其他非甾体类抗炎药后诱发哮喘，荨麻疹或过敏反应的患者。④充血性心衰。⑤缺血性心脏病、外周动脉疾病和（或）脑血管病（包括近期进行过冠状动脉旁路移植术或血管成形术的患者）。

【药物相互作用】①长期使用华法林治疗稳定的患者，应用本药每日120mg凝血酶原时间国际标准化比率（INR）约增高13%。对接受华法林或类似药物治疗的患者，开始用本药治疗或改变治疗方案时，应当监测INR值，尤其是在初始的几天。②本药与利福平合用可使本药血浆曲线下面积降低65%。③当本药每日使用剂量大于90mg并与氨甲蝶呤合用时，应考虑监测氨甲蝶呤相关的毒性反应。④非甾体抗炎药包括环氧化酶-2选择性抑制剂可以降低利尿药，血管紧张素转换酶抑制剂和血管紧张素Ⅱ拮抗剂的降压效应。⑤非选择性非甾体抗炎药和环氧化酶-2选择性抑制剂可升高锂盐的血药水平。对同时服用本药和锂盐的患者，应考虑到这种相互作用。⑥可以与预防心血管事件的小剂量阿司匹林同时应用。然而与小剂量阿司匹林合用时，胃肠道溃疡或其他并发症发生率比单独使用本药增加。⑦在选择绝经后激素替代治疗与本药同时服用时，需考虑到雌激素浓度的升高。

【注意事项】①因为选择性环氧化酶-2抑制剂的心血管危险性可能会随剂量升高和用药时间延长而增加，所以应尽可能缩短用药时间和使用每日最低有效剂量。对于有明显的心血管事件危险因素（如高血压、高血脂、糖尿病、吸烟）或末梢动脉病的患者，在接受本药治疗前应经过谨慎评估。即使既往没有心血管症状，医生和患者也应对此类事件的发生保持警惕。应告知患者严重心血管安全性的症状和（或）体征以及如果发生应采取的步骤。②因为选择性环氧化酶-2抑制剂对血小板不具有作用，因此不可以此类药物替代阿司匹林用于预防心血管疾病，不能停止抗血小板治疗。③避免与其他任何非甾体抗炎药或者阿司匹林合并用药。④对晚期肾脏疾病患者，不推荐用本药治疗。⑤对明显脱水征象的患者，应当谨慎使用本药。建议在开始用本药治疗前补充水分。⑥对原有水肿，高血压或心衰的患者使用本药时应考虑到体液潴留，水肿或高血压的可能性。⑦在使用所有非甾体抗炎药治疗过程中的任何时候，都可能出现胃肠道出血，溃疡和穿孔的不良反应，其风险可能是致命的。用本药治疗的患者中有上消化道溃疡或溃疡并发症发生。这些事件可以发生在使用的任何时间而没有任何预先征兆。⑧对症状和（或）体征提示肝功能异常，或经化验证实肝功能异常的患者，应评估有无肝功能持续异常。如果肝功能持续异常（正常值上限的3倍），应当停用本药治疗。⑨对正在服用依托考昔的老年人和肾脏、肝脏或心脏功能障碍的患者，应当维持适当监测。如果治疗过程中出现恶化，应采取适当的措施，包括终止治疗。⑩与使用非甾体抗炎药和某些选择性环氧化酶-2抑制剂有关的严重皮肤反应。包括剥脱性皮炎、Stevens-Johnson综合征和中毒性表皮坏死松解症型风疹在内的部分致命性反应极为罕见。依托考昔应该在首次出现皮疹，黏膜损伤或任何其他过敏症候时停止使用。⑪本药可掩盖感染的体征——发热。尤其给正在进行抗感染治疗的患者应用本药时应注意。⑫本药可引起动脉导管提前闭合，应避免在妊娠晚期应用。⑬哺乳期妇女慎用。

【制剂与规格】片剂：30mg；60mg；90mg；120mg。

第 2 章　肾上腺糖皮质激素类药物

氢化可的松
Hydrocortisone

【药理作用】本药为短效肾上腺糖皮质激素类药物。超生理量的糖皮质激素具有抗炎、抗过敏和抑制免疫等多种药理作用。①抗炎作用：糖皮质激素减轻和防止组织对炎症的反应，从而减轻炎症的表现。②免疫抑制作用：防止或抑制细胞介导的免疫反应和延迟性过敏反应，减轻原发免疫反应的扩展。③抗毒、抗休克作用：糖皮质激素能对抗细菌内毒素对机体的刺激反应，减轻细胞损伤，发挥保护机体的作用。

【体内过程】本药可自消化道迅速吸收，约1小时血药浓度达峰值，其生物$t_{1/2}$约为100分钟，血中90%以上的氢化可的松与血浆蛋白相结合。大多数代谢产物结合成葡糖醛酸酯，极少量以原型经尿排泄。

【适应证】①口服：肾上腺皮质功能减退症的替代治疗及先天性肾上腺皮质增生症。②静脉：抢救危重患者如中毒性感染（结核性脑膜炎、胸膜炎、关节炎、腱鞘炎、急慢性挨伤、肌腱劳损）、过敏性休克、严重的肾上腺皮质功能减退症、结缔组织病、严重的支气管哮喘等过敏性疾病、移植物急性排斥反应。

【用法用量】①口服：治疗成人肾上腺皮质功能减退症，每日剂量20～30mg，清晨服2/3，午餐后服1/3。有应激情况时，应适当加量，可增至每日80mg，分次服用。小儿的治疗剂量为按体表面积每日20～25mg/m^2，分3次，每小时服一次。②静脉滴注：一次50～100mg，用生理氯化钠注射液或5%葡萄糖注射液500ml混合均匀后静脉滴注。用于治疗成人肾上腺皮质功能减退及垂体前叶功能减退危象、严重过敏反应、哮喘持续状态、休克，每次游离型100mg或氢化可的松琥珀酸钠135mg静脉滴注，可用至每日300mg，疗程不超过3～5日。

【不良反应】①长程使用可引起医源性库欣综合征面容和体态、体重增加、下肢浮肿、紫纹、易出血倾向、创口愈合不良、痤疮、月经紊乱、肱或股骨头缺血性坏死、骨质疏松及骨折（包括脊椎压缩性骨折、长骨病理性骨折）、肌无力、肌萎缩、低血钾综合征、胃肠道刺激（恶心、呕吐）、胰腺炎、消化性溃疡或穿孔，儿童生长受到抑制、青光眼、白内障、良性颅内压升高综合征、糖耐量减退和糖尿病加重。②患者可出现精神症状：欣快感、激动、谵妄、不安、定向力障碍，也可表现为抑制。精神症状尤易发生于患慢性消耗性疾病的人及以往有过精神不正常者。③并发感染：为肾上腺糖皮质激素的主要不良反应。以真菌、结核菌、葡萄球菌、变形杆菌、绿脓杆菌和各种疱疹病毒为主。④糖皮质激素停药综合征：有时患者在停药后出现头晕、昏厥倾向、腹痛或背痛、低热、食欲减退、恶心、呕吐、肌肉或关节疼痛、头疼、乏力、软弱，经仔细检查如能排除肾上腺皮质功能减退和原来疾病的复燃，则可考虑为对糖皮质激素的依赖综合征。

【禁忌证】①对本药及其他甾体激素过敏者。②严重的精神病和癫痫、活动性消化性溃疡病、新近胃肠吻合手术、骨折、创伤修复期、角膜溃疡、肾上腺皮质功能亢进症、高血压、糖尿病、妊娠期妇女、抗菌药物不能控制的感染如水痘、麻疹、霉菌感染、较重的骨质疏松等。

【药物相互作用】①NSAIDs可加强其致溃疡作用。②可增强对乙酰氨基酚的肝毒性。③与两性霉素B或碳酸酐酶抑制剂合用，可加重低钾血症，长期与碳酸酐酶抑制剂合用，易发生低血钙和骨质疏松。④与蛋白质同化激素合用，可增加水肿的发生率，使痤疮加重。⑤与抗胆碱能药（如阿托品）长期合用，可致眼压增高。⑥与降糖药如胰岛素合用时，因可使糖尿病患者血糖升高，应适当调整降糖药剂量。⑦甲状腺激素可使其代谢清除率增加，故甲状腺激素或抗甲状腺药与其合用，应适当调整后者的剂量。⑧与避孕药或雌激素制剂合用，可加强其治疗作用和不良反应。⑨与强心苷合用，可增加洋地黄毒性及心律紊乱的发生。⑩与排钾利尿药合用，可致严重低血钾，并由于水钠潴留而减弱利尿药的排钠利尿效应。⑪与麻黄碱合用，可增强其代谢清除。⑫与免疫抑制剂合用，可增加感染的危险性，并可能诱发淋巴瘤或其他淋巴细胞增生性疾病。⑬可增加异烟肼在肝脏代谢和排泄，降低异烟肼的血药浓度和疗效。⑭可促进美西律在体内代谢，降低血药浓度。⑮与水杨酸盐合用，可减少血浆水杨酸盐的浓度。⑯与生长激素合用，可抑制后者的促生长作用。

【注意事项】①诱发感染：在激素作用下，原已被控制的感染可活动起来，最常见者为结核感染复发。在某些感染时应用激素可减轻组织的破坏、减少渗出、减轻感染中毒症状，但必须同时用有效的抗生素治疗、密切观察病情变化，在短期用药后，即应迅速减量、停药。②对诊断的干扰：糖皮质激素可使血糖、血胆固醇和血脂肪酸、血钠水平升高、使血钙、血钾下降。对外周血常规的影响为淋巴细胞、真核细胞及嗜酸、嗜碱细胞数下降，多核白细胞和血小板增加，后者也可下降。长期大剂量服用糖皮质激素可使皮肤试验结果呈假阴性，如结核菌素试验、组织胞浆菌素试验和过敏反应皮试等。还可使甲状腺^{131}I摄取率下降，减弱促甲状腺激素（TSH）对TSH释放素（TRH）刺激的反应，使TRH兴奋实验结果呈假阳性。干扰促黄体生成素释放激素（LHRH）兴奋试验的结果。使同位素脑和骨显像减弱或稀疏。③下列情况应慎用：心脏病或急性心力衰竭、糖尿病、憩室炎、情绪不稳定和有精神病倾向、全身性真菌感染、青光眼、肝功能损害、眼单纯性疱疹、高脂蛋白血症、高血压、甲减（此时糖皮质激素作用增强）、重症肌无力、骨质疏松、胃溃疡、胃炎或食管炎、肾功能损害或结石、结核病等。④随访检查：长期应用糖皮质激素者，应定期检查以下项目：血糖、尿糖或糖耐量试验，尤其是糖尿病或糖尿病倾向者。小儿应定期检测生长和发育情况。眼科检查，注意白内障、青光眼或眼部感染的发生。注意血清电解质和大便隐血检查。老年人应注意高血压和骨质疏松的检查。用药过程中减量宜缓慢，不可突然停药。

【制剂与规格】①注射液：2ml：10mg；5ml：25mg；10ml：50mg；20ml：100mg（为氢化可的松的稀乙醇溶液）。②醋酸氢化可的松注射液：5ml：125mg（为醋酸氢化可的松的无菌混悬液）。③注射用氢化可的松琥珀酸钠：50mg；100mg（按氢化可的松计算）。④醋酸氢化可的松片：20mg。

醋酸泼尼松

Prednisone Acetate

【其他名称】泼尼松、强的松、去氢可的松、去氢皮质素、1-烯可的松、强的松醋酸酯、去氢可的松醋酸酯。

【药理作用】本药为中效肾上腺糖皮质激素类药，具有抗炎、抗过敏、抗风湿、免疫抑制作用。详见氢化可的松。

【体内过程】本药须在肝内将11位酮基还原为11位羟基后显现药理活性，生理$t_{1/2}$为60分钟。体内分布以肝中含量最高，依次为血浆、脑脊液、胸水、腹水、肾，在血中本药大部分与血浆蛋白结合，游离的和结合型的代谢物自尿中排出，部分以原型排出，小部分可经乳汁排出。

【适应证】过敏性与自身免疫性炎症性疾病、结缔组织病、系统性红斑狼疮、重症多肌炎、严重的支气管哮喘、皮肌炎、血管炎及过敏性疾病、急性白血病，恶性淋巴瘤。

【用法用量】口服。①对于系统性红斑狼疮、胃病综合征、溃疡性结肠炎、自身免疫性溶血性贫血等自身免疫性疾病，可给每日40～60mg，病情稳定后逐渐减量。②对药物性皮炎、荨麻疹、支气管哮喘等过敏性疾病，可给泼尼松每日20～40mg，症状减轻后减量，每隔1～2日减少5mg。③防止器官移植排异反应，一般在术前1～2天开始每日口服100mg，术后一周改为每日60mg，以后逐渐减量。④治疗急性白血病、恶性肿瘤，每日口服60～80mg，症状缓解后减量。

【不良反应】本药较大剂量易引起糖尿病、消化道溃疡和类库欣综合征症状，对下丘脑-垂体-肾上腺轴抑制作用较强。并发感染为主要的不良反应。

【禁忌证】对本药及肾上腺皮质激素类药物过敏者。高血压、血栓症、胃与十二指肠溃疡、精神病、电解质代谢异常、心肌梗死、内脏手术、青光眼等患者。

【药物相互作用】参阅“氢化可的松”。

【注意事项】①结核病、急性细菌性或病毒性感染患者慎用。必要应用时，必须给予适当的抗感染治疗。②长期服药后，停药前应逐渐减量。③糖尿病、骨质疏松症、肝硬化、肾功能不良、甲状腺功能低下患者慎用。④对有细菌、真菌、病毒感染者，应在应用足量敏感抗生素的同时谨慎使用。

【制剂与规格】片剂：5mg。

甲泼尼龙
Methylprednisolone

【其他名称】甲基强的松龙、甲强龙。

【药理作用】抗炎作用较强，对钠潴留作用微弱，作用同醋酸泼尼松。甲泼尼龙醋酸酯混悬剂分解缓慢，作用持久，可供肌内、关节腔内注射。甲泼尼龙琥珀酸钠为水溶性，可供肌内注射或静脉滴注。

【体内过程】本药在体内与白蛋白和皮质素转运蛋白形成弱的、可解离的结合。结合型甲泼尼龙为40%～90%。$t_{1/2}$为2～3小时。甲泼尼龙与可的松同样经肝脏代谢，主要代谢产物为20β-羟基甲泼尼龙和20β-羟基-6α-甲泼尼龙。这些代谢产物以葡萄糖醛酸盐、硫酸盐和非结合型化合物的形式随尿液排出。结合反应主要在肝脏进行，少量在肾脏进行。

【适应证】（1）抗炎。①创伤后骨关节炎、骨关节炎引发的滑膜炎、类风湿关节炎、急性或亚急性滑囊炎、上踝炎、急性非特异性腱鞘炎、急性痛风性关节炎、银屑病关节炎、强直性脊柱炎。②系统性红斑狼疮（和狼疮性肾炎）、急性风湿性心肌炎、全身性皮肌炎、结节性多动脉炎、古德帕斯丘综合征（Good Pasture’s Syndrome）。③天疱疮、严重的多形红斑（Stevens-Johnson综合征）、剥脱性皮炎、大疱疱疹性皮炎、严重的脂溢性皮炎、严重的银屑病、蕈样真菌病、荨麻疹。④以常规疗法难以处理的严重的或造成功能损伤的过敏性疾病、支气管哮喘、接触性皮炎、异位性皮炎、血清病、过敏性鼻炎、药物过敏反应、荨麻疹样输血反应、急性非感染性喉头水肿（肾上腺素为首选药物）。⑤眼部带状疱疹、虹膜炎、虹膜睫状体炎、脉络膜视网膜炎、扩散型后房色素层炎和脉络膜炎、视神经炎、交感性眼炎。⑥溃疡性结肠炎（全身治疗）、局限性回肠炎（全身治疗）。⑦肺部肉瘤病、铍中毒、与适当的抗结核化疗法合用于暴发性或扩散性肺结核、其他方法不能控制的吕弗勒综合征（Loffler’s Syndrome）、吸入性肺炎。⑧无尿毒症的自发性或狼疮性肾病综合征。

（2）免疫抑制：器官移植。

（3）血液疾病及肿瘤。①血液疾病：获得性（自身免疫性）溶血性贫血、成人自发性血小板减少性紫癜（仅允许静脉注射，禁忌肌内注射）、成人继发性血小板减少、成人红细胞减少（红细胞性贫血）、先天性（红细胞）再生不良性贫血。②肿瘤：成人白血病和淋巴瘤、儿童急性白血病。

（4）休克：肾上腺皮质功能不全诱发的休克或因肾上腺皮质功能不全而使休克对常规治疗无反应（氢化可的松为常用药；若不希望有盐皮质激素活性，可使用甲基强的松龙）。对常规治疗无反应的失血性、创伤性及手术性休克。

（5）其他：①神经系统：由原发性或转移性肿瘤和（或）手术及放疗引起的脑水肿、多发性硬化症急性危重期、急性脊髓损伤。②与适当的抗结核化疗法合用，用于伴有蛛网膜下腔阻塞或趋于阻塞的结核性脑膜炎。③累及神经或心肌的旋毛虫病。④预防癌症化疗引起的恶心、呕吐。

（6）内分泌失调：肾上腺皮质功能不全、先天性肾上腺增生、非化脓性甲状腺炎、癌症引起的高钙血症。

【用法用量】根据不同疾病的治疗需要，初始剂量可在每日4~48mg之间调整。症状较轻者，通常给予较低剂量即可；某些患者则可能需要较高的初始剂量。临床上需要用较高剂量治疗的疾病包括多发性硬化症（每日200mg）、脑水肿（每日200～1000mg）和器官移植（每日可达7mg/kg）。若经过一段时间的充分治疗后未见令人满意的临床效果，应停用甲泼尼龙片而改用其他合适的治疗方法。若经过长期治疗后需停药时，建议逐量递减，而不能突然撤药。当临床症状出现好转，应在适当的时段内逐量递减初始剂量，直至能维持已有的临床效果的最低剂量，此剂量即为最佳维持剂量。医师还应注意对药物剂量作持续的监测，当出现下列情况时可能需要调整剂量：①病情减轻或加重导致临床表现改变。②患者对药物反应的个体差异。③患者遇到与正在治疗的疾病无关的应激状况。④在最后一种情况下，可能需要根据患者的情况，在一段时间内加大甲泼尼龙片的剂量。必须强调的是，剂量需求不是一成不变的，必须根据治疗的疾病和患者的反应作个体化调整。⑤隔日疗法是一种服用皮质类固醇的方法，即指在隔日早晨一次性给予两天的皮质类固醇总量。采用这种治疗方法旨在为需要长期服药的患者提供皮质激素的治疗作用，同时减少某些不良反应，例如对垂体-肾上腺皮质轴的抑制、类库欣综合征、皮质激素撤药症状和对儿童生长的抑制。

【不良反应】参阅“醋酸泼尼松”。

【禁忌证】①全身性真菌感染。②对甲泼尼龙片或甲泼尼龙过敏者。③儿童、糖尿病患者、高血压患者和有精神病史的患者、某些传染性疾病（如肺结核）或某些病毒引发的疾病（如疱疹和波及眼部的带状疱疹）的患者。

【药物相互作用】①有益的相互作用：甲泼尼龙与其他抗结核化疗法联合，可用于治疗暴发性或扩散性肺结核及伴有蛛网膜下腔阻塞的结合性脑膜炎。甲泼尼龙与烷化剂、抗代谢药及长春花碱类药物联合用于肿瘤疾病如白血病和淋巴瘤。②有害的相互作用：参阅“醋酸泼尼松”。

【注意事项】对属下列特殊危险人群的患者应采取严密的医疗监护并尽可能缩短疗程。①儿童：长期每天分次给予糖皮质激素会抑制儿童生长，这种治疗只可用于非常严重的病情。隔日疗法通常可避免或减少这一副作用。②糖尿病患者：引发潜在的糖尿病或增加糖尿病患者对胰岛素和口服降糖药的需求。③高血压病患者：使动脉高血压病情恶化。④有精神病史者：已有的情绪不稳和精神病倾向可能会因服用皮质类固醇而加重。⑤眼部单纯疱疹或有眼部表现的带状疱疹患者：可能发生角膜穿孔。⑥因糖皮质激素治疗的并发症与用药的剂量和时间有关，对每个病例均需就剂量、疗程及每天给药还是隔日给药做出风险或利益评价。⑦应尽可能缩短用药期限，慢性病的治疗应进行医疗观察。在控制病情方面，应采用尽可能低的剂量。当可以降低剂量时，应逐渐减少。⑧服用皮质类固醇治疗发生异常的紧急状况的患者，在紧急状况发生前、发生时和发生后须加大速效皮质类固醇的剂量。⑨应用糖皮质激素可能会掩盖一些感染的征象，并可能有新的感染出现。糖皮质激素应用期间抵抗力可能下降，感染不能局限化。随着糖皮质激素的剂量增加，发生感染的几率也会增加。⑩对于使用免疫抑制剂量的糖皮质激素进行治疗的患者，禁忌接种减毒活疫苗。另一方面，接种灭活疫苗及生物基因技术生产的疫苗，其效果会降低，甚至无效。对于接受非免疫抑制剂量糖皮质激素治疗的患者，可按要求接受免疫接种。⑪服用糖皮质激素的患者不可接种牛痘，也不可接受其他免疫措施，特别是大剂量服用的患者，因为有出现神经系统并发症和缺乏抗体反应的可能性。⑫甲泼尼龙片用于结核活动期患者时，应仅限于暴发性或扩散性结核病，这时糖皮质激素可与适当的抗结核病药物联用以控制病情。如糖皮质激素用于结核病潜伏期或结核菌素试验阳性的患者时，必须密切观察以防疾病复发。此类患者长期服用糖皮质激素期间应接受药物预防治疗。⑬关于糖皮质激素治疗是否会导致消化道溃疡尚未达成共识，但服用糖皮质激素会掩盖溃疡的症状，使穿孔或出血在未感到明显疼痛时就出现。⑭大剂量糖皮质激素会削弱宿主的抵抗力从而导致对真菌、细菌和病毒的易感性增加。⑮逐渐递减用药量可减少因用药而产生的肾上腺皮质功能不全现象。这种现象可在停药后持续数月，因而在此期间一旦出现紧急情况应恢复服药。由于盐皮质激素的分泌也可能被抑制，应同时补充盐分和（或）盐皮质激素。⑯若有下列情况应慎用糖皮质激素：有立即穿孔风险的非特异性溃疡性结肠炎、脓肿或其他化脓性感染；憩室炎；近期已行肠吻合术；消化道溃疡活动期或潜伏期；肾功能不全；高血压；骨质疏松；重症肌无力。⑰甲状腺功能减退和肝硬化会增强皮质类固醇的作用。⑱糖皮质激素治疗只有在参照人体生物检验报告和参数的情况下才可以考虑使用（例如：皮下实验，甲状腺激素水平）。⑲运动员慎用。⑳尽管视力障碍属极少见的不良反应，但仍建议患者小心驾驶和操作其他机器。

【制剂与规格】①片剂：4mg；16mg。②注射用甲泼尼龙琥珀酸钠：0.04g；0.125g；0.25g；0.5g。

地塞米松
Dexamethasone

【其他名称】醋酸地塞米松。

【药理作用】糖皮质激素类药，其抗炎、抗过敏、抗休克作用比泼尼松更显著，而对水钠潴留和促进排钾作用很轻，对垂体-肾上腺抑制作用较强。作用机制参阅“醋酸泼尼松”。

【体内过程】本药极易自消化道吸收，其血浆$t_{1/2}$为190分钟，组织$t_{1/2}$为3日。血浆蛋白结合率较其他皮质激素类药物为低。

【适应证】结缔组织病、严重的支气管哮喘、皮炎等过敏性疾病、溃疡性结肠炎、急性白血病、恶性淋巴瘤等。某些肾上腺皮质疾病的诊断——地塞米松抑制试验。

【用法用量】①口服：成人开始剂量为一次0.75～3.00mg，一日2～4次。维持量约一日0.75mg，视病情而定。②肌内注射：一次1～8mg，一日1次；③腱鞘内注射或关节腔、软组织的损伤部位内注射，一次0.8～6mg，间隔2周一次；④局部皮内注射，每点0.05～0.25mg，共2.5mg，一周1次。⑤鼻腔、喉头、气管、中耳腔、耳管注入0.1～0.2mg，一日1～3次；⑥静脉注射一般2～20mg。

【不良反应】本药较大剂量易引起糖尿病、消化道溃疡和类库欣综合征症状，对下丘脑-垂体-肾上腺轴抑制作用较强。并发感染为主要的不良反应。

【禁忌证】①对本药及糖皮质激素过敏者。②高血压、血栓症、胃与十二指肠溃疡、精神病、电解质代谢异常、心肌梗死、内脏手术、青光眼等患者。

【药物相互作用】①与巴比妥类、苯妥因、利福平同服，本药代谢促进作用减弱。②与水杨酸类药合用，增加其毒性。③可减弱抗凝血剂、口服降糖药作用，应调整剂量。④与利尿药（保钾性利尿药除外）合用可引起低血钾症，应注意用量。

【注意事项】①结核病、急性细菌性或病毒性感染患者慎用，必要应用时，必须给予适当的抗感染治疗。②长期服药后，停药前应逐渐减量。③糖尿病、骨质疏松症、肝硬化、肾功能不良、甲状腺功能低下患者慎用。④妊娠期妇女使用可增加胎盘功能不全、新生儿体重减少或死胎的发生率。乳母接受大剂量给药，则不应哺乳。⑤小儿如使用糖皮质激素，须十分慎重，用激素可抑制患儿的生长和发育，如确有必要长期使用时，应使用短效或中效制剂，避免使用长效地塞米松制剂。并观察颅内压的变化。⑥易产生高血压，老年患者尤其是更年期后的女性使用易发生骨质疏松。

【制剂与规格】①片剂：0.75mg。②注射液：0.5ml∶2.5mg；1ml∶1mg；1ml∶2mg；1ml∶5mg；5ml∶25mg。

曲安奈德
Triamcinolone Acetonide

【其他名称】曲安缩松、醋酸曲安奈德。

【药理作用】抗炎和抗过敏作用。

【体内过程】肌内注射后在数小时内生效，经1～2日达最大效应，作用可维持2～3周。外用经皮肤吸收，尤其在皮肤破损处吸收更快。本药主要经肝脏代谢，转化为四氢可的松和四氢氢化可的松，大多数代谢产物结合成葡糖醛酸酯，极少量以原型经尿排泄。

【适应证】各种皮肤病（如神经性皮炎、湿疹、牛皮癣等）、支气管哮喘、过敏性鼻炎、关节痛、肩周围炎、急性扭伤、慢性腰腿痛及眼科炎症等。鼻喷雾剂用于过敏性鼻炎。

【用法用量】①口服：一日0.8～2mg/kg，分3～4次服。②肌内注射：一次1～2mg/kg，1～4周1次。③鼻腔内用药：用前须振摇5次以上；12岁以上的儿童、成人及老人，推荐剂量为每鼻孔2喷（共220μg），一日1次。症状得到控制时，可降低剂量至每鼻孔1喷（共110μg），一日1次。

【不良反应】①并发感染。②较大剂量易引起糖尿病、消化道溃疡和类库欣综合征症状，对下丘脑-垂体-肾上腺轴抑制作用较强。

【禁忌证】①病毒性、结核性、急性化脓性眼疾、局部有严重感染者。②对本药所含成分过敏者。

【药物相互作用】参阅“地塞米松”。

【注意事项】①鼻喷雾剂用前应摇匀，不得供静脉注射。②关节腔内注射可能引起关节损害。③鼻喷剂每次喷药后做捏鼻动作。④妊娠期妇女不宜长期使用。

【制剂与规格】①注射剂：1ml：40mg。②鼻喷雾剂：6ml：6.6mg。③膏剂：0.025%。

布地奈德
Budesonide

【药理作用】本药是一具有高效局部抗炎作用的肾上腺糖皮质激素。能增强内皮细胞、平滑肌细胞和溶酶体膜的稳定性，抑制免疫反应和降低抗体合成，从而使组胺等过敏活性介质的释放减少和活性降低，并能减轻抗原抗体结合时激发的酶促过程，抑制支气管收缩物质的合成和释放而减轻平滑肌的收缩反应。

【体内过程】具有极高的（90%）肝脏首过代谢效应，肝脏代谢清除率高，故在较大的剂量范围内，该药对局部抗炎作用具有良好的选择性，几乎无全身糖皮质激素作用。吸入给药后，10%～15%在肺部吸收，吸入单剂1mg，约10分钟后达C_{max}为2nmol/L。生物利用度约为26%，其中2/5来自经口吞咽的部分。血浆蛋白结合率为85%～90%。约90%经肝脏首过效应，主要代谢物6β-羟布地奈德和16α-羟泼尼松龙的活性不到本药的1%。本药以代谢物形式经肾排泄。

【适应证】①气雾剂：支气管哮喘和哮喘性慢性支气管炎。②鼻喷雾剂：过敏性鼻炎、血管舒缩性鼻炎。

【用法用量】①气雾剂：按个体化给药。在严重哮喘和停用或减量使用口服糖皮质激素的患者，开始使用气雾剂的剂量是：成人一日200～1600μg，分2～4次使用（较轻的患者一日200～800μg，较严重者则是一日800～1600μg）。一般一次200μg，早晚各1次；病情严重时，一次200μg，一日4次。小儿，2～7岁：一日200～400μg，分2～4次使用；7岁以上：一日200～800μg，分2～4次使用。维持量亦应个体化，以减至最低剂量又能控制症状为准。②鼻喷雾剂：鼻腔喷入：左手喷右侧鼻孔，右手喷左侧鼻孔，避免直接喷向鼻中隔。成人：开始时每个鼻孔各2喷，早晚各1次。一日最大用量不超过8喷。症状缓解后每日每个鼻孔喷1次，每次1喷。6岁以上儿童：同成人。

【不良反应】①轻度喉部刺激、咳嗽、声嘶。②口咽部念珠菌感染，嘱患者每次用药后漱口，以减少发病率。③偶有速发或迟发的变态反应，包括皮疹、接触性皮炎、荨麻疹、血管神经性水肿和支气管痉挛。④精神症状，如紧张、不安、抑郁和行为障碍等。⑤气道局部刺激、轻微的血性分泌物、鼻出血、鼻中隔穿孔和黏膜溃疡。⑥全身血管性水肿。⑦荨麻疹、皮疹、皮炎、瘙痒。

【禁忌证】对本药过敏者。

【药物相互作用】①未见布地奈德与其他治疗哮喘的药物发生有临床意义的相互作用的报道。②酮康唑及西咪替丁可影响布地奈德的体内代谢，但吸入的推荐剂量下无明显临床意义。

【注意事项】①不应试图靠吸入本药快速缓解哮喘急性发作，仍需吸入短效支气管扩张药。②长期使用本药气雾剂的局部和全身作用尚不完全清楚。一旦哮喘被控制，就应该确定用药剂量至最小有效剂量。③肝功能下降可轻度影响本药的清除。④在多数情况下，偶尔的过量不会产生任何明显症状，但会降低血浆皮质醇水平，增加血液循环中中性粒细胞的数量和百分比。淋巴细胞和嗜酸粒细胞数量和百分比会同时降低。⑤习惯性的过量会引起肾上腺皮质功能亢进和下丘脑-垂体-肾上腺抑制。⑥肺结核患者使用本药可能需慎重考虑。⑦使用鼻喷雾剂14天后，症状仍未改善，请咨询医师。⑧自我治疗时间不得超过3个月，如需要超过3个月，应在医师指导下使用。⑨伴有鼻部真菌感染和疱疹的患者慎用。⑩鼻喷雾剂仅为鼻腔用药，不得接触眼睛，若接触眼睛，请立即用水清洗。⑪运动员慎用。⑫妊娠期及哺乳期妇女慎用。⑬2岁以下小儿慎用或不用。⑭活动性肺结核及呼吸道真菌、病毒感染者慎用。

【制剂与规格】①气雾剂：5ml：20mg（每瓶100喷，每喷含布地奈德0.2mg）；10ml：10mg（每瓶200喷，每喷含布地奈德0.05mg）。②鼻喷雾剂：7.68mg。

哈西奈德
Halcinonide

【其他名称】氯氟舒松、哈西缩松。

【药理作用】本药为激素类药，具有较强的抗炎、抗过敏、止痒、抑制免疫等作用。局部应用能降低毛细血管壁和细胞膜的通透性，减少炎性渗出，并能抑制组胺及其他炎症介质的形成和释放。本药可经皮肤吸收，尤其在皮肤破损处吸收更快。

【体内过程】包括制剂基质、表皮屏障的完整性以及封包等多种因素决定外用本药的经皮吸收量。通过正常完整的皮肤也可吸收，炎症性皮肤和其他皮肤病经皮吸收增加。经皮吸收后其药代动力学的行为与系统应用相同，即不同程度的与血浆蛋白结合，主要肝脏代谢然后从肾脏排泄，也有部分从胆汁排泄。

【适应证】湿疹、异位性皮炎、接触性皮炎等；银屑病、神经性皮炎、结节性瘙痒。

【用法用量】涂于患处，一日1～2次。

【不良反应】①少数患者在涂药部位可出现局部烧灼感、刺痛、暂时性瘙痒，偶可发生接触性皮炎。②长期外用局部可出现毛细血管扩张、多毛、皮肤萎缩、紫癜、创伤愈合障碍，并使皮肤容易发生继发感染，如毛囊炎及真菌感染，封包治疗时更易发生。③长期外用于面部可出现痤疮样疹、酒渣样皮炎、颜面红斑、口周皮炎等。长期外用于皮肤皱褶部位，如股内侧可出现萎缩纹，在青少年尤其容易发生。④长期大面积使用、皮肤破损或封包治疗，可由于全身性吸收作用出现库欣综合征、高血糖等表现。

【禁忌证】①对本药及基质成分过敏者或对其他糖皮质激素过敏者。②由细菌、真菌、病毒等所致的原发性感染性皮肤病，如脓疱病、体癣、股癣等。③皮肤溃疡性病变。④痤疮、酒渣鼻。

【注意事项】①外用于眼睑时应小心，以防止药物进入眼内，从而避免局部刺激或诱发青光眼。②不宜大面积或长期局部外用。③面部、腋下、腹股沟等部位慎用。④妊娠期妇女、哺乳期妇女慎用。⑤婴幼儿及儿童慎用。⑥若用药部位发生烧灼感、瘙痒，局部红肿，应立即停药。

【制剂与规格】①软膏、溶液：0.1%。②乳膏：10g：10mg。

倍他米松
Betamethasone

【药理作用】为长效糖皮质激素类药物。具有抗炎、抗过敏和抑制免疫等多种药理作用。

【体内过程】肌内注射倍他米松磷酸钠于1小时血药浓度达峰值。口服本药极易由消化道吸收，其$t_{1/2}$为190分钟，组织$t_{1/2}$为3日，血浆蛋白结合率较其他皮质激素类药物为低。复方制剂中可溶性倍他米松磷酸钠吸收迅速，达峰时间（t_{max}）约1小时，微溶性二丙酸倍他米松吸收缓慢，其疗效能长时间维持。

【适应证】①注射剂：活动性风湿病、类风湿关节炎、红斑狼疮、严重支气管哮喘、严重皮炎、急性白血病等，也用于某些感染的综合治疗。②膏剂：过敏性皮炎、湿疹、神经性皮炎、脂溢性皮炎及瘙痒症等。

【用法用量】①口服：一日0.06～0.16mg/kg，分3～4次服。②肌内注射、静脉滴注：一日2～20mg，分次给药。③复方制剂：肌内注射用于全身给药时，开始为1～2ml，必要时可重复给药，剂量及注射次数视病情和患者的反应而定。对严重疾病如红斑狼疮或哮喘持续状态，在抢救措施中，开始剂量可用2ml。关节内注射为0.25～2.0ml（视关节大小或注射部位而定）。

【不良反应】参阅“曲安奈德”。

【禁忌证】对本药及其他糖皮质激素过敏者。

【药物相互作用】参阅“地塞米松”。

【注意事项】①诱发感染：在激素作用下，原来已被控制的感染可活动起来，最常见者为结核感染复发。在某些感染时应用激素可减轻组织的破坏、减少渗出、减轻感染中毒症状，但必须同时用有效的抗生素治疗、密切观察病情变化，在短期用药后，即应迅速减量、停药。②对诊断的干扰：糖皮质激素可使血糖、血胆固醇和血脂肪酸、血钠水平升高，使血钙、血钾下降。对外周血常规的影响为淋巴细胞、真核细胞及嗜酸、嗜碱细胞数下降，多核白细胞和血小板增加，后者也可下降。长期大剂量服用糖皮质激素可使皮肤试验结果呈假阴性，如结核菌素试验、组织胞浆菌素试验和过敏反应皮试等。还可使甲状腺^{131}I

摄取率下降，减弱促甲状腺激素（TSH）对TSH释放素（TRH）刺激的反应，使TRH兴奋实验结果呈假阳性。干扰促黄体生成素释放激素（LHRH）兴奋试验的结果。使同位素脑和骨显象减弱或稀疏。③下列情况应慎用：心脏病或急性心力衰竭、糖尿病、憩室炎、情绪不稳定和有精神病倾向、全身性真菌感染、青光眼、肝功能损害、眼单纯性疱疹、高脂蛋白血症、高血压、甲状腺功能减退症（此时糖皮质激素作用增强）、重症肌无力、骨质疏松、胃溃疡、胃炎或食管炎、肾功能损害或结石、结核病等。④下列疾病患者一般不宜使用，特殊情况应权衡利弊使用，但应注意病情恶化可能：严重的精神病和癫痫，活动性消化性溃疡病，新近胃肠吻合手术，骨折，创伤修复期，角膜溃疡，肾上腺皮质功能亢进症，高血压，妊娠期妇女，抗菌药物不能控制的感染如水痘、麻疹、霉菌感染、较重的骨质疏松症等。⑤随访检查：长期应用糖皮质激素者，应定期检查以下项目：血糖、尿糖或糖耐量试验，尤其是糖尿病或糖尿病倾向者。小儿应定期检测生长和发育情况。眼科检查，注意白内障、青光眼或眼部感染的发生。注意血清电解质和大便隐血的检查。老年人应注意高血压和骨质疏松的检查。

【制剂与规格】①片剂：0.5mg。②注射剂：1ml：5.26mg（相当于倍他米松4mg）。③复方制剂：1ml（含二丙酸倍他米松5mg、倍他米松磷酸钠2mg）。④膏剂：4g：4mg；10g：10mg。

第十一篇

第 3 章 抗风湿药

一、细胞毒类药物

甲氨蝶呤
Methotrexate

【其他名称】氨甲蝶呤，MTX。

【药理作用】本药属细胞周期特异性药，主要作用于G_1及G_1/S转换期细胞。本药为二氢叶酸还原酶的抑制剂，抑制细胞增殖和复制。对二氢叶酸还原酶有高度亲和力，以竞争方式结合使叶酸不能转变为四氢叶酸，从而使脱氧尿苷酸不能转变为脱氧嘧啶核苷酸，阻止DNA合成，亦干扰RNA、蛋白质合成。另外本药具有抑制白细胞的趋化作用，因而有直接抗炎作用。

【体内过程】用量小于30mg/m^{2}时，口服吸收良好，1～5小时血药浓度达最高峰。$t_{1/2\alpha}$为1小时；$t_{1/2\beta}$为二室型：初期为2～3小时；终末期为8～10小时。部分经肝细胞代谢转化为谷氨酸盐，另有部分通过胃肠道细菌代谢。主要经肾（40%～90%）排泄，大多以原型药排出体外；小于10%的药物通过胆汁排泄。少量甲氨蝶呤及其代谢产物可以结合型形式贮存于肾脏和肝脏等组织中长达数月，在有胸腔或腹腔积液情况下，本药的清除速度明显减缓。清除率个体差别极大，老年患者更甚。

【适应证】①急性白血病、恶性淋巴瘤、非霍奇金淋巴瘤和蕈样肉芽肿、多发性骨髓病。②恶性葡萄胎、绒毛膜上皮癌、乳腺癌、卵巢癌、宫颈癌、睾丸癌。③头颈部癌、支气管肺癌、各种软组织肉瘤。④高剂量用于骨肉病，鞘内注射可用于预防和治疗脑膜白血病以及恶性淋巴瘤的神经侵犯，本药对银屑病也有一定疗效。

【用法用量】①实体瘤：每次20mg/m^2。②急性白血病：肌内或静脉注射，每次10～30mg，每周1～2次；儿童每日20～30mg/m^2，每周1次，或视骨髓情况而定。③绒毛膜上皮癌或恶性葡萄胎：每日10～20mg，亦可溶于5%或10%的葡萄糖注射液500ml中静脉滴注，一日1次，5～10次为一疗程。

【不良反应】①胃肠道反应，包括口腔炎、口唇溃疡、咽喉炎、恶心、呕吐、腹痛、腹泻、消化道出血。食欲减退常见，偶见伪膜性或出血性肠炎等。②肝功能损害，包括黄疸、丙氨酸转氨酶、碱性磷酸酶、γ-谷氨酰转肽酶等增高。③大剂量应用时，由于本药和其他代谢产物沉积在肾小管而致高尿酸血症肾病，此时可出现血尿、蛋白尿、尿少、氮质血症甚至尿毒症。④长期用药可引起咳嗽、气短、肺炎或肺纤维化。⑤骨髓抑制，主要引起白细胞和血小板减少，尤以应用大剂量或长期口服小剂量后，引起明显骨髓抑制，贫血和血小板下降而致皮肤或内脏出血。⑥脱发、皮肤发红、瘙痒或皮疹，后者有时为对本药的过敏反应。⑦在白细胞低下时可并发感染。⑧鞘内注射后可能出现视物模糊、眩晕、头痛、意识障碍，甚至嗜睡或抽搐等。⑨小剂量使用不良反应少，常见的不良反应有恶心、口炎、腹泻、脱发、肺炎、肝酶升高、肝及肺纤维化及血液学异常。

【禁忌证】对本药高度过敏的患者。

【药物相互作用】①增加乙醇及其他损伤肝脏药物的肝毒性。②本药可引起血液中尿酸的水平增多，应相应增加别嘌呤醇等药剂量。③本药可增加抗血凝作用，甚至引起肝脏凝血因子的缺少或（和）血小板减少症，与其他抗凝药同用时宜谨慎。④保泰松和磺胺类药物引起本药血清浓度的增高而导致毒性反应。⑤卡那霉素增加本药的吸收。⑥新霉素减少本药的吸收。⑦弱有机酸和水杨酸盐等抑制本药的肾排泄而导致血清药物浓度增多，应酌情减少用量。⑧氨苯蝶啶或乙胺嘧啶与本药同用可增加其毒副作用。⑨与氟尿嘧啶同用或先用产生拮抗作用。⑩氟尿嘧啶后用协同作用。⑪左旋门冬酰胺酶同用或先用减效。⑫左旋门冬酰胺酶使用10日后使用本药或于本药用药后24小时内使用左旋门冬酰胺酶增效而减少对胃肠道和骨髓的毒副作用。⑬用本药前24小时或10分钟后使用阿糖胞苷增加本药的抗癌活性。⑭放疗或其他骨髓抑制药需谨慎。

【注意事项】①治疗类风湿关节炎疗效确切，是目前治疗类风湿关节炎的首选药物之一。口服或静脉注射5～15mg，每周1次，用药3～12周起效，连续用药1～2年。②长期服用有潜在的导致继发性肿瘤的危险。③可导致闭经和精子减少或缺乏，尤其是长期应用较大剂量后。但一般多不严重，有时呈不可逆性。④全身极度衰竭、恶液质或并发感染及心肺肝肾功能不全时、严重骨髓抑制时禁用本药。⑤有肾病史或发现肾功能异常时，禁用大剂量甲氨蝶呤疗法，未准备好解救药四氢叶酸钙，未充分进行液体补充或碱化尿液时，也不能用大剂量甲氨蝶呤疗法。⑥大剂量甲氨蝶呤疗法易致严重副反应，须经住院并可能随时监测其血药浓度时才能谨慎使用。⑦滴注时不宜超过6小时，太慢易增加肾脏毒性。大剂量注射本药2～6小时后，可肌内注射甲酰四氢叶酸钙3～6mg，每6小时1次，注射1～4次，可减轻或预防副作用。⑧服药期禁怀孕及哺乳。

【制剂与规格】①注射用甲氨蝶呤：5mg。②注射液：2ml：50mg；20ml：500mg；10ml：1000mg。③片剂：2.5mg。

环磷酰胺
Cyclophosphamide

【其他名称】环磷氮芥。

【药理作用】本药在体外无活性，进入体内被肝脏或肿瘤内存在的过量的磷酰胺酶或磷酸酶水解，变为活化作用型的磷酰胺氮芥而起作用。其作用机制与氮芥相似，与DNA发生交叉联结，抑制DNA的合成，也可干扰RNA的功能，属细胞周期非特异性药物。本药抗瘤谱广，对多种肿瘤有抑制作用。

【体内过程】静脉注射后血浆半衰期4～6小时，48小时内经肾脏排出50%～70%，其中68%为代谢产物，32%为原型。

【适应证】恶性淋巴瘤、急性或慢性淋巴细胞白血病、多发性骨髓瘤；乳腺癌、睾丸肿瘤、卵巢癌、肺癌、头颈部鳞癌、鼻咽癌、神经母细胞瘤、横纹肌肉瘤及骨肉瘤。

【用法用量】①抗癌：口服，每日0.1～0.2g，疗程量10～15g。②抑制免疫：口服，每日50～150mg，分2次服，连用4～6周。③静脉给药：每次500~1000mg/m^2，加0.9%氯化钠注射液100～250ml，静脉冲入，每3~4周1次。④联合化疗：每次500～600mg/m^2。⑤经眼给药1%滴眼液滴眼。

【不良反应】①骨髓抑制：白细胞减少较血小板减少为常见。②胃肠道反应：包括食欲减退、恶心及呕吐，一般停药1～3天即可消失。③泌尿道反应：当大剂量环磷酰胺静脉滴注，而缺乏有效预防措施时，可致出血性膀胱炎，但环磷酰胺常规剂量应用时，其发生率较低。④其他反应尚包括脱发、口腔炎、中毒性肝炎、皮肤色素沉着、月经紊乱、无精子或精子减少及肺纤维化等。

【禁忌证】①对本药过敏者。②妊娠、哺乳期妇女。

【药物相互作用】①本药可增加血清尿酸水平，合用时应调整抗痛风药剂量。②别嘌醇可增加骨髓毒性，合用应注意骨髓功能。③酶诱导剂如巴比妥、糖皮质激素等合用可使本药代谢活性增加。④与多柔比星合用时心脏毒性增加。⑤本药可抑制胆碱酯酶，延缓可卡因的代谢，可延长可卡因的作用，并增加毒性。⑥本药可降低血浆中假胆碱酯酶的浓度，而使琥珀胆碱的神经肌肉阻滞作用加强，可使呼吸暂停延长。

【注意事项】①注射制剂和口服制剂也广泛用于风湿类疾病和自身免疫性疾病的治疗。②本药的代谢产物对尿路有刺激性，应用时应鼓励患者多饮水，大剂量应用时应水化、利尿，同时给予尿路保护剂美司钠。③当大剂量用药时，应密切观察骨髓功能，此外要注意非血液学毒性如心肌炎、中毒性肝炎及肺纤维化等。

【制剂与规格】①片剂：50mg。②注射用环磷酰胺：100mg；200mg；500mg。

硫唑嘌呤
Azathioprine

【其他名称】咪唑巯嘌呤。

【药理作用】在体内几乎全部转变成6-巯基嘌呤而起作用。由于其转变过程较慢，因而发挥作用缓慢。干扰细胞内嘌呤核苷酸的合成和代谢，影响细胞DNA和RNA的合成。

【体内过程】本药肠吸收较6-巯基嘌呤为佳，口服吸收良好，进入体内后很快被分解为6-巯基嘌呤，然后再分解代谢而生成多种氧化的和甲基化的衍生物，随尿排出体外，24小时尿中排泄量为50%～60%，48小时内大便排出12%，血中浓度低，服药后1小时达最高浓度，3～4小时血中浓度降低一半，用药后2～4天方有明显疗效。

【适应证】①急慢性白血病。②后天性溶血性贫血、特发性血小板减少性紫癜、系统性红斑狼疮。③类风湿关节炎、慢性活动性肝炎（与自体免疫有关的肝炎）、原发性胆汁性肝硬化。④甲状腺功能亢进、重症肌无力。⑤慢性非特异性溃疡性结肠炎、节段性肠炎、多发性神经根炎、狼疮性肾炎，增殖性肾炎，肉芽肿性多血管炎等。

【用法用量】①口服，每日1.5～4mg/kg，一日1次或分次口服。②异体移植，每日2～5mg/kg，一日1次或分次口服；③白血病，每日1.5～3mg/kg，一日1次或分次口服。

【不良反应】较巯嘌呤相似，但毒性稍轻。可致骨髓抑制，肝功能损害畸胎，亦可发生皮疹，偶见肌萎缩。

【禁忌证】对本药过敏者。

【药物相互作用】①别嘌呤醇可抑制巯基嘌呤（后者是硫唑嘌呤的活性代谢物）代谢成无活性产物，结果使巯基嘌呤的毒性增加，当二者必须同时服用时，硫唑嘌呤的剂量应该大大地减低，硫唑嘌呤可降低6-巯基嘌呤的灭活率，6-巯基嘌呤的灭活通过下列方式：酶的S-甲基化，与酶无关的氧化或是被黄嘌呤氧化酶转变成硫尿酸盐等。②硫唑嘌呤能与巯基化合物如谷胱甘肽起反应，在组织中缓缓释出6-巯基嘌呤而起到前体药物的作用。

【注意事项】致肝功能损害，故肝功能差者忌用。亦可发生皮疹，偶致肌肉萎缩，用药期间严格检查血常规。

【制剂与规格】片剂：50mg；100mg。

二、免疫抑制剂

来氟米特
Leflunomide

【药理作用】本药为具有抗增殖活性的异噁唑类免疫抑制药。作用机制为抑制二氢乳酸脱氢酶的活性，从而影响活化淋巴细胞的嘧啶合成。

【体内过程】本药口服吸收迅速，在胃肠黏膜及肝脏迅速转变为活性代谢产物，口服后6～12小时达血药峰浓度。经肾脏及胆汁排泄。肝肠循环是导致代谢产物半衰期较长的主要原因。

【适应证】成人活动性类风湿关节炎、狼疮肾炎的治疗。

【用法用量】每日1次，一次10～20mg。特殊情况下可给予负荷剂量，一日50mg，使用3日，随后一日20mg。不推荐使用更大剂量。

【不良反应】①腹泻、恶心、消化不良、腹痛。②呼吸道感染。③皮疹、脱发、口腔溃疡。④血转氨酶升高。⑤心血管系统：可使原有高血压患者的血压升高，不增加新发的高血压。⑥头痛、头晕、背痛等。

【禁忌证】①对本药或其代谢产物过敏者。②妊娠期妇女和哺乳期妇女。

【药物相互作用】①利福平通过抑制细胞色素P450，导致本药代谢产物浓度升高。②本药活性代谢产物使游离甲苯磺丁脲增加13%～50%。③考来烯胺或活性炭通过结合本药的活性代谢产物而减弱本药的疗效。

【注意事项】①用药期间出现ALT升高，调整剂量方案如下：ALT值不高于正常值的2倍时，可不调整剂量。ALT值高于正常值的2～3倍时，本药剂量减半，如减量后ALT没有下降，则停药。ALT值高于正常值的3倍时，应停药观察，如ALT恢复正常可继续用药。②用药期间出现白细胞下降，调整剂量方案如下：白细胞不低于3×10^9/L时，可不调整剂量。白细胞为（2～3）$\times10^9$/L时，本药剂量减半；如减量后白细胞仍低于3×10^9/L时，应停药。③白细胞低于2×10^9/L，应停药。④准备生育的男性应考虑停药，同时服用考来烯胺。⑤药物过量或出现毒性反应时，可给予考来烯胺或活性炭加以消除，具体方法如下：口服考来烯胺（一次8克，一日3次），连续服用11日，活性代谢产物的血浆浓度可降至0.02μg/ml以下；口服或经胃管给予活性炭，每6小时50g，24小时活性代谢产物血浆浓度下降37%，48小时下降48%。

【制剂与规格】片剂：5mg；10mg；20mg。

环孢素
Cyclosporin

【药理作用】本药是一种T淋巴细胞功能调节药。①特异性地抑制辅助性T淋巴细胞的活性，促进T淋巴细胞增殖。②抑制B淋巴细胞的活性。③能选择性抑制T淋巴细胞所分泌的白细胞介素-2、干扰素γ，也能抑制单核巨噬细胞所分泌的白细胞介素-1。④对体液免疫有抑制作用。⑤能抑制体内抗移植物抗体的产生，因而具有抗排斥反应的作用。

【体内过程】本药口服吸收不规则、不完全且个体差异较大。口服后达峰时间约3.5小时。血浆蛋白的结合率为90%。本药由肝脏代谢，主要随胆汁（94%）排入肠道，由粪便排出，仅有6%经肾脏排泄。

【适应证】①器官移植。②骨髓移植。③内源性葡萄膜炎。④活动性和难治性类风湿关节炎。⑤狼疮肾炎、难治性肾病综合征。⑥牛皮癣、严重异位性皮炎。

【用法用量】①器官移植：用于移植手术前12小时开始用药，起始剂量一日10～15mg/kg，分2次口服。服用1～2周后，根据血药浓度逐渐减量，每2周可减少0.5～1mg/kg，维持量为一日2～6mg/kg。②骨髓移植：应于移植前一日开始用药。推荐用量为12.5～15mg/kg，分2次服用。维持剂量为一日12.5mg/kg，持续治疗3～6月，然后逐渐减量，直至移植1年后停药。③内源性葡萄膜炎：起始剂量一日5mg/kg，分2次服用，直至炎症缓解和视力改善。疗效不佳者，短期剂量可增至一日7mg/kg。如单用不能有效地控制病情者，可配合糖皮质激素全身给药，若病情在3个月内仍无改善，则停药。维持疗效时，应逐步减量至最小有效量。在缓解期内，剂量不应超过一日5mg/kg。④活动性和难治性类风湿关节炎：初始剂量一日3mg/kg，分2次口服，使用6周，若疗效不佳，可逐渐增加至最大剂量（5mg/kg），调整剂量后3个月内疗效仍不佳者，应停药。⑤狼疮肾炎、难治性肾病综合征：初始剂量一日4～5mg/kg，分2～3次口服，出现明显疗效后缓慢减量至一日2～3mg/kg，疗程3～6月以上。⑥牛皮癣、严重异位性皮炎：起始剂量一日2.5mg/kg，分2次服用。服药4周病情无改善，可逐渐增加剂量，每月增加0.2~1mg/kg，但不应超过5mg/kg。使用一日5mg/kg剂量4周后仍不能缓解症状者，应停用。

【不良反应】①心血管系统：高血压、雷诺综合征。②代谢/内分泌系统：高脂血症、高尿酸血症、高钾血症、低镁血症。偶见水肿、肥胖、高血糖、男性乳腺发育、月经失调、痛经或闭经。③肌肉骨骼系统：肌痛性痉挛、肌痛、肌无力、肌病。④泌尿生殖系统：较常见与剂量相关的肾功能损害，长期大剂量应用可出现不可逆的肾小管萎缩、纤维化及微动脉损伤。肾毒性多出现在疗程的最初4个月。尤其是在原有潜在性肾损害的患者，罕见血尿。⑤神经系统：较常见震颤、头痛、常见感觉异常。偶见脑病征兆（如激动、失眠、惊厥、昏迷、精神错乱、定向障碍、视觉障碍、轻瘫、小脑性共济失调）。少见运动多发性神经病、视神经盘水肿。⑥肝脏：常见肝功能障碍（转氨酶升高、黄疸）。⑦胃肠道：常见食欲减退，厌食、恶心、呕吐、腹痛、腹泻、齿龈增生（一般在停药6个月后消失）、胃肠炎、消化性溃疡。少见胰腺炎。⑧血液：少见贫血、血小板减少、少见微血管溶血性贫血、溶血性尿毒症综合征。⑨皮肤：常见多毛症、痤疮、皮疹，不常见过敏性皮疹。⑩其他：常见疲劳、感染，少见发热，罕见过敏反应。可增加淋巴瘤和其他恶性肿瘤、特别是皮肤癌的风险，风险与免疫抑制的程度和持续时间有关。

【禁忌证】①对本药过敏者。②病毒感染者（如水痘、带状疱疹等）。③恶性肿瘤患者。④免疫缺陷者。⑤严重心肺疾病患者。⑥嗜睡者。⑦未控制的高血

第十一篇

压患者。⑧严重肾功能不全者（成人Cr＞200μmol/L，儿童Cr＞140μmol/L）。⑨妊娠期及哺乳期妇女。⑩1岁以下儿童。

【药物相互作用】①大环内酯类抗生素、多西环素、酮康唑、氟康唑、伊曲康唑、地尔硫䓬、尼卡地平、维拉帕米、胺碘酮、甲氧氯普胺、柳氮唑酮、口服避孕药、雌激素、雄激素、别嘌醇、胆酸和其衍生物、蛋白酶抑制剂、伊马替尼、氯喹、普罗帕酮可增加本药的血药浓度，应避免合用，必须合用时应监测本药浓度并调整剂量。②本药使依维莫司、西罗莫司血药浓度显著增加。③本药减少地高辛、秋水仙碱的清除。④本药减少他汀类降脂药的清除，可引起肌毒性。⑤与糖皮质激素、环磷酰胺、硫唑嘌呤合用可增加感染，近3个月内接受过环磷酰胺治疗的患者禁用。⑥与保钾药（潴钾利尿药、血管紧张素转换酶抑制药、血管紧张素Ⅱ受体拮抗药）和含钾药物合用，使血钾升高，合用需谨慎。⑦抗结核药、安乃近、巴比妥盐、卡马西平可降低本药血药浓度。

【注意事项】①用药期间应监测本药的血药浓度。②用药前必须监测肾功能及血肌酐，长期用药应定期监测肝肾功能、血常规、电解质。血脂。③用药前检测血压。用药后每日监测血压变化。④对非典型皮损的银屑病患者，治疗前应作活检排除癌变或癌前病变。

【制剂与规格】①胶囊：25mg；50mg；100mg。②软胶囊：10mg；25mg；50mg；100mg。③注射液：5ml：250mg。④口服液：50ml：5g。⑤滴眼液：3ml：30mg。

吗替麦考酚酯
Mycophenolate Mofetil

【其他名称】霉酚酸酯。

【药理作用】本药为免疫抑制药，在体内可迅速水解为麦考酚酸（MPA）发挥作用，MPA能抑制淋巴细胞生成及增殖，并抑制B淋巴细胞产生抗体，从而有效抑制抗体对移植物的排斥作用。

【体内过程】本药口服后迅速吸收，1小时达血药浓度峰值。MPA的血浆蛋白结合率为97%。MPA主要通过葡萄糖醛酸转移酶代谢成MPA的酚化葡萄糖苷酸（MPAG）而失去药理活性。本药93%经肾脏排泄，6%从粪便排泄。

【适应证】①预防同种异体的器官排斥反应。以肾移植为主，也适用于心脏、肝脏移植。②类风湿关节炎、系统性红斑狼疮、原发性肾小球肾炎、牛皮癣等自身免疫性疾病。

【用法用量】①预防同种异体的器官排斥反应：应与环孢素和皮质醇同时应用。患者应于移植72小时内开始使用，一次1g，一日2次。②治疗难治性排斥反应：一次1.5g，一日2次。③类风湿关节炎、系统性红斑狼疮、原发性肾小球肾炎、牛皮癣等自身免疫性疾病：一日1.5～2g。

【不良反应】①心血管系统：高血压，心绞痛、心房颤动、直立性低血压、心动过速、血栓形成、血管扩张。②神经系统：头痛、头晕、失眠、震颤。少见有焦虑、抑郁、张力过高、感觉异常、嗜睡。③代谢/内分泌系统：高胆固醇血症、高血糖症、高钾血症、低磷酸盐血症。少见有酸中毒、碱性磷酸酶升高、高钙血症、低钙血症、低血糖症、低蛋白血症、高尿酸血症、糖尿病、甲状旁腺功能失调。④呼吸系统：咳嗽、呼吸困难、咽炎、肺炎、支气管炎、哮喘、胸膜腔积液、肺水肿、鼻炎、鼻窦炎等。⑤肌肉骨骼系统：关节痛、胸背部疼痛、腿痛性痉挛、肌痛、肌无力。⑥泌尿生殖系统：肾小管坏死、血尿、尿道感染、尿频、蛋白尿、排尿困难、阳痿、肾盂积水、肾盂肾炎。⑦消化系统：腹痛、腹泻、便秘、恶心呕吐、消化不良、口腔溃疡、肝功能异常、厌食、胃肠胀气、胃肠炎、胃肠出血、胃肠溃疡、牙龈炎、牙龈增生、肝炎、肠梗阻、食管炎、口炎、结肠炎、胰腺炎。⑧血液：骨髓抑制常见。主要有贫血、中性粒细胞减少、血小板减少。⑨皮肤：痤疮、单纯疱疹、脱发、皮肤良性增生物、真菌性皮炎、带状疱疹、多毛症、瘙痒、皮肤癌、皮肤肥大、出汗、皮肤溃疡、皮疹。⑩眼：弱视、白内障、结膜炎。⑪其他：面部水肿、流感综合征、各种感染、淋巴细胞增生性疾病或肿瘤。

【禁忌证】对本药或MPA过敏者。

【药物相互作用】①在肾功能不全患者中合用时，本药使阿昔洛韦及更昔洛韦血药浓度增加。②磺吡酮或丙磺舒干扰本药从肾小管分泌，合用时本药毒性增加。③含镁、铝的抗酸剂及铁剂使本药吸收减少。④考来烯胺干扰肝肠循环，减弱本药药效。⑤本药导致口服避孕药药效减弱。

【注意事项】①本药可能增加感染和淋巴瘤的风险。②妊娠期妇女使用本药可增加妊娠早期流产和先天性畸形的风险。育龄妇女用药时必须采取有效的避孕措施。③已有患者用药后发生进行性多灶性白质脑病，甚至导致死亡的报道。临床观察到的主要症状为轻偏瘫、情感淡漠、意识混乱、认知障碍和共济失调。④本药同消化系统副反应的发生率增高有关，包括较多的肾肠道溃疡、出血、穿孔，所以应慎用于有活动性严重消化系统疾病的患者。

【制剂与规格】①胶囊：250mg。②片剂：250mg；500mg。③分散片：250mg；500mg。

他克莫司
Tacrolimus

【药理作用】本药可抑制T细胞的活化以及T辅助细胞依赖性B淋巴细胞的增生，也可抑制白细胞介素-2、白细胞介素-3及干扰素 γ 等淋巴因子的生成与白细胞介素-2受体的表达。

【体内过程】本药口服吸收少，个体差异大，0.5～6小时达血药浓度峰值。本药主要在肝脏经细胞色素P450 3A4酶代谢。本药主要随粪便排出，约有2%随尿液排出。

【适应证】①预防器官移植术后排斥反应。②因潜在危险而不宜使用传统疗法，或对传统疗法反应不充分，或无法耐受传统疗法的中到重度特应性皮炎患者，作为短期或间歇性长期治疗。

【用法用量】①肝脏移植：口服一日0.1～0.2mg/kg，分2次服用。静脉滴注一日0.01~0.05mg/kg。应于术后6小时即开始用药。②其他器官移植：口服一日0.15～0.3mg/kg，分2次服用，静脉滴注一日0.05～0.1mg/kg。应于术后24小时内即开始用药。③外用时先用0.1%软膏，一日2次，持续3周，后改用0.03%软膏，一日2次。

【不良反应】①心血管系统：常见高血压、肥厚性心肌病、心动过速、外周水肿、血管扩张、休克、心电图改变。②精神神经系统：常见震颤、头痛、感觉异常和失眠；其他包括焦虑、情绪不稳定、精神错乱、抑郁、陶醉感、多梦、思维异常、嗜睡、眩晕、反应下降、偏头痛、惊厥、肌痉挛。③肾脏：常见肾功能异常。罕见肾衰竭。④消化系统：偶见腹泻、恶心，便秘、消化不良、胃肠道出血、呕吐、食欲改变，肝功能异常和黄疸。⑤代谢/内分泌系统：可见高血糖和糖尿病。也可有高血钾或低血钾、血镁、血钙、血钠及磷酸浓度下降，高尿酸血症和酸中毒。⑥肌肉骨骼系统：可见关节痛、肌痛、腿痛性痉挛、肌张力过高和痉挛。⑦呼吸系统：可见哮喘、呼吸困难、胸膜渗出。⑧皮肤外用制剂可出现皮肤刺激症状，如皮肤灼热感、瘙痒、红斑。⑨血液：贫血、凝血异常、血小板减少、白细胞增多或减少、全血细胞减少。⑩眼：视觉异常包括弱视、白内障、畏光。⑪耳：耳鸣和耳聋。

【禁忌证】①对本药或其他大环内酯类药物过敏者。②妊娠期妇女。

【药物相互作用】①抑制细胞色素P450 3A4酶系统的药物，如炔雌醇、孕二烯酮、氨苯砜、炔诺酮、甲地孕酮、利多卡因、咪达唑仑、地尔硫䓬、维拉帕米、硝苯地平、尼卡地平、奎尼丁、他莫昔芬、交沙霉素、伊曲康唑、氟康唑、达那唑、奥美拉唑、环孢素、溴隐亭，可能抑制本药的代谢，增加本药的血药浓度，使毒性增强。②本药增加环孢素的半衰期，并出现协同的肾毒性。③本药降低戊巴比妥、安替比林清除率及延长半衰期。④与布洛芬合用，肾毒性加重。⑤与具有肾毒性或神经毒性的药物（如氨基糖苷类、两性霉素B、万古霉素、复方磺胺甲噁唑及非甾体抗炎药）合用增加这些药物的毒性。⑥与保钾性利尿药合用，导致高血钾或加重已有的高血钾。⑦诱导细胞色素P450 3A4酶系统的药物，如巴比妥类、苯妥英、利福平、异烟肼、卡马西平，增加本药的代谢，使本药血药浓度下降。⑧碳酸氢钠、氧化镁抑制本药的吸收。⑨本药减弱口服避孕药的避孕效果。

【注意事项】①应定期检查血压、心电图、视觉状况、血糖、肝肾功能、血钾及其他电解质浓度、凝血功能。②因EB病毒抗体呈阴性的患儿使用本药，有增加发生淋巴组织异常增生的风险。故小于2岁的患儿在使用本药非软膏制剂时，应进行EB病毒的血清学检查。③本药在类风湿关节炎、狼疮肾炎等自身免疫性疾病的治疗中具有疗效。

【制剂与规格】①胶囊：0.5mg；1mg；5mg。②注射液1ml：5mg。③软膏：10g：3mg；10g：10mg。

青霉胺
Penicillamine

【药理作用】①络合作用。重金属中毒：本药能络合铜、铁、汞、铅、砷等重金属，形成稳定和可溶性复合物由尿排出。其驱铅作用不及依地酸钙钠，驱汞作用不及二巯丙醇；但本药可口服，不良反应稍小，可供轻度重金属中毒或其他络合剂有禁忌时选用。②Wilson病：是一种常见染色体隐性遗传疾病，主要有大量铜沉积于肝和脑组织，引起豆状核变性和肝硬化，本药能与沉积在组织的铜结合形成可溶性复合物由尿排出。③胱氨酸尿及其结石：本药能与胱氨酸反应形成半胱氨酸-青霉胺二硫化物的混合物，从而降低尿中胱氨酸浓度；该混合物的溶解度要比胱氨酸大50倍，因此能预防胱氨酸结石的形成；长期服用6～12个月，可能使已形成的胱氨酸结石逐渐溶解。④抗类风湿关节炎：有改善淋巴细胞功能，明显降低血清和关节囊液中的IgM类风湿因子和免疫复合物的水平，但对血清免疫球蛋白绝对值无明显降低。体外有抑制T细胞的活力，而对B细胞无影响。本药还能抑制新合成原胶原交叉连接，故也用于治疗皮肤和软组织胶原病。

【体内过程】本药口服后约57%经胃肠道吸收，血药浓度达峰时间约为2小时。药物吸收后分布至全身各组织，但主要分布于血浆和皮肤，可透过胎盘。大部分在肝脏代谢，吸收后数小时内可由尿中排出（24小时可排出50%），20%可随粪便排出。尿中排出的主要形式为二硫化物，血浆中的青霉胺半衰期可达90小时，停药3个月后。体内仍有残留。

【适应证】重金属中毒、肝豆状核变性（Wilson病）、胱氨酸尿及其结石，亦治疗其他药物无效的严重活动性类风湿关节炎。

【用法用量】口服，一日0.5～1.5g，分次服用。治肝豆状核变性病按体重每日20mg/kg，分3次服用。用于慢性铅、汞中毒为每日1g，分3～4次服用，5～7日为1疗程，停药2天后开始下一疗程，一般用1～3个疗程。治疗免疫性疾病为每日1.5g，分3～4次服用。儿童用量酌减，或遵医嘱。

【不良反应】①常见的有厌食、恶心、呕吐、溃疡病活动、口腔炎和溃疡。20%服药者有味觉异常。②过敏反应有皮肤瘙痒、荨麻疹、发热、关节疼痛和淋巴结肿大。其他皮肤反应包括狼疮样红斑和天疱样皮损。③本药抑制原胶原交叉连接，使皮肤变脆和出血，并影响创口愈合。④少数服药者发生白细胞减少，其他造血系统损害有粒细胞缺乏症、再生障碍性贫血、嗜酸粒细胞增多、溶血性贫血和血小板减少性紫癜。⑤6%～20%服药者出现蛋白尿、有时有血尿和免疫复合物型肾小球肾炎所致的肾病综合征。⑥个别出现秃发、胆汁潴留、Goodpasture综合征、重症肌无力和耳鸣，实验室检查有IgA降低。药物不良反应大多在停药后自动缓解和消失。⑦过敏反应用糖皮质激素和抗组胺药物治疗有效。味觉异常，除Wilson病患者外，可用4%硫酸铜溶液5～10滴，加入果汁中口服，每日2次，有助于味觉恢复。

【禁忌证】①肾功能不全、妊娠期妇女及对青霉素类药过敏的患者。②粒细胞缺乏症，再生障碍性贫血患者。

【药物相互作用】①本药可加重抗疟药、金制剂、免疫抑制剂、保泰松对造血系统和肾脏的不良反应。②口服铁剂患者，本药宜在服铁剂前2小时口服，以免减弱本药疗效。

【注意事项】①青霉素过敏患者，对本药可能有过敏反应。②白细胞计数和分类、血红蛋白、血小板和尿常规等检查应在服药初6个月内每2周检查1次，以后每月1次。③肝功能检查应每6个月1次，以便早期发现中毒性肝病和胆汁潴留。④Wilson病患者初次应用本药时应在服药当天留24小时尿测尿酮，以后每3个月如法测定1次。⑤本药应每日连续服用，即使暂时停药数日，再次用药时亦可能发生过敏反应，因此又要从小剂量开始。长期服用本药应加用维生素B_6每日25mg，以补偿所需要的增加量。⑥手术患者在创口未愈合时，每日剂量限制在250mg。⑦出现不良反应要减少剂量或停药。⑧有造血系统和肾功能损害应视为严重不良反应，必须停药。⑨Wilson病服本药1～3个月才见效。类风湿关节炎服本药2～3个月奏效，若治疗3～4个月无效时，则应停服本药，改用其他药物治疗。

【制剂与规格】片剂：0.125g。

雷公藤多苷
Tripterygium Glycosides

【药理作用】本药具有较强的抗炎及免疫抑制作用。在抗炎作用方面，它能拮抗和抑制炎症介质的释放、实验性炎症及关节炎的反应程度。在抑制免疫作用方面，它能抑制体液免疫和细胞免疫反应。

【体内过程】尚不清楚。

【适应证】类风湿关节炎、肾病综合征、白塞综合征、麻风反应、自身免疫性肝炎等。

【用法用量】口服。每日按体重1～1.5mg/kg，分3次饭后服。一般首次应给足量，控制症状后减量。宜在医师指导下服用。

【不良反应】①消化系统：口干、恶心、呕吐、乏力、食欲不振、腹胀、腹泻、黄疸、转氨酶升高。严重者可出现急性中毒性肝损伤、胃出血。②血液系统：白细胞、血小板下降；严重者可出现粒细胞缺乏和全血细胞减少。③泌尿系统：少尿或多尿、水肿、肾功能异常等肾脏损害；严重者可出现急性肾功能衰竭。④心血管系统：心悸、胸闷、心律失常、血压升高或下降、心电图异常。⑤生殖、内分泌系统：女子月经紊乱、月经量少或闭经；男子精子数量减少、活力下降。⑥神经系统：头昏、头晕、嗜睡、失眠、神经炎、复视。⑦其他：皮疹、瘙痒、脱发、面部色素沉着。

【禁忌证】①儿童、育龄期有孕育要求者、妊娠期和哺乳期妇女。②心、肝、肾功能不全者；严重贫血、白细胞和血小板降低者。③胃、十二指肠溃疡活动期患者。④严重心律失常者。

【药物相互作用】如正在服用其他药品，使用本药前请咨询医师或药师。

【注意事项】①本药在医生指导下严格按照说明书规定剂量用药，不可超量使用。②用药期间应注意定期随诊并检查血、尿常规及心电图和肝肾功能，必要时停药并给予相应处理。③连续用药一般不宜超过3个月。如继续用药，应由医生根据患者病情及治疗需要决定。④服药期间可引起月经紊乱，精子活力及数目减少，白细胞和血小板减少，停后可恢复。⑤有严重心血管病和老年患者慎用。

【制剂与规格】片剂：10mg；30mg；50mg；100mg。

西罗莫司
Sirolimus

【其他名称】雷帕霉素。

【药理作用】本药进入细胞内与免疫抑制结合蛋白结合形成复合体，通过抑制丝氨酸、苏氨酸蛋白激酶活性，影响核糖体功能，从而抑制蛋白质合成，阻止T细胞的G_1期向S期过渡，对G_0期B细胞也有抑制作用，还可通过阻止细胞因子介导的T、B细胞的活化、增殖，从而达到抑制免疫的目的。

【体内过程】本药口服后迅速吸收，吸收后分布于全身组织和血细胞。主要经肝细胞色素P450 3A4代谢。大部分（91%）随粪便排泄，仅少量（2.2%）随尿液排出。

【适应证】①预防器官移植后排斥反应（主要用于肾移植）。②西罗莫司涂层支架（SES）用于临床治疗冠脉狭窄。③抗肿瘤作用。④治疗自身免疫性疾病。

【用法用量】在移植后尽早给药，建议负荷量为一次6mg，维持量为一次2mg，一日1次。

【不良反应】①心血管系统：高血压发生率高于20%，此外还有心悸、晕厥、心房颤动、心动过速、血容量过多、心功能不全、低血压、外周血管病变、血栓形成、血栓性静脉炎。②消化系统：便秘、腹痛、腹泻、消化不良、恶心、呕吐。偶见厌食、吞咽困难、嗳气、牙龈增生、消化道黏膜炎症、腹胀、肠梗阻及转氨酶、乳酸脱氢酶、碱性磷酸酶升高。③代谢/内分泌系统：血肌酐升高、水肿、高胆固醇血症、高脂血症、高钾血症、低钾血症、低磷血症。尚有库欣综合征、高钙血症、高磷酸盐血症、低钙血症、低血糖、低镁血症、低钠血症、血糖升高、酸中毒等。④血液：贫血、白细胞及血小板减少等。⑤肌肉骨骼系统：主要有关节痛，还有骨坏死、腿部痉挛、肌痛、骨质疏松、手足抽搐。⑥神经系统：主要有头痛、失眠及震颤，还有焦虑、精神错乱、抑郁、头晕、情绪不稳定、感觉迟钝、失眠、神经痛、感觉异常、嗜睡等。⑦呼吸系统：胸痛、呼吸困难、咽炎等上呼吸道感染。其他可见咳嗽、哮喘、鼻出血、鼻炎、鼻窦炎、支气管炎、肺气肿、肺不张、肺炎、胸腔积液等。尚有与血药谷浓度有关的间质性肺病。⑧皮肤：痤疮、皮疹。尚有真菌性皮炎、瘙痒、皮肤增生、皮肤溃疡等。⑨眼：报道有视力异常、白内障、结膜炎等。⑩耳：报道有听力异常、耳痛、耳鸣、中耳炎。⑪泌尿生殖系统：泌尿系感染、蛋白尿、血尿、肾盂积水、肾小管坏死、肾盂肾炎、阳痿、尿潴留、排尿困难等。

【禁忌证】对本药过敏者。

【药物相互作用】①溴隐亭、西咪替丁、西沙必利、克拉霉素、环孢素、达那唑、地尔硫䓬、红霉素、氟康唑、伊曲康唑、酮康唑、甲氧氯普胺、尼卡地平、维拉帕米，与本药合用时，可加重本药的不良反应（如贫血、白细胞减少、血小板减少、低钾血症、腹泻）。②伏立康唑可通过抑制CYP3A4介导的本药代谢，明显升高本药的血药浓度，加重不良反应，禁止与本药合用。③本药延长泼尼松半衰期，清除率下降，升高其血药浓度升高本药的血药浓度。卡马西平、苯巴比妥、苯妥英、利福喷汀、利福平可减弱本药疗效，合用时应监测本药血药浓度。

【注意事项】①本药可增加感染和淋巴瘤的发生率。②不推荐用于肝移植和肺移植患者。③用药过程中应注意检查血常规、血糖、血脂及肝、肾功能。

【制剂与规格】①片剂：0.5mg；1mg。②口服液：50ml：50mg；60ml：60mg。

咪唑立宾
Mizoribine

【其他名称】咪唑糖苷。

【药理作用】本药为咪唑核苷类代谢药，主要通过抑制嘌呤合成途径中的次黄嘌呤核苷酸脱氢酶和单磷酸鸟嘌呤核苷合成酶，使鸟苷酸合成减少，细胞内RNA及DNA合成减少。阻止细胞由G_1期进入S期，高度选择性地抑制人淋巴细胞的活化。同时，本药可干预细胞因子受体的表达，拮抗细胞因子对淋巴细胞的激活作用，抑制体液免疫。

【体内过程】本药口服生物利用度较低，且个体差异较大，口服后血药浓度达峰时间为3～4小时，肌内注射后达峰时间为0.5～1小时。本药主要以原型经肾脏排泄，肾功能异常的患者，药物在体内有蓄积。血液透析可清除本药。

【适应证】①预防肾移植时的排斥反应。②类风湿关节炎。

【用法用量】①预防肾移植时的排斥反应：手术前1日给予2～3mg/kg，之后以一日3～4mg/kg的剂量维持治疗，当有白细胞减少或移植肾功能不良时，可减至1～2mg/kg。也有采用手术前2日开始给药，初始剂量和维持剂量为4～5mg/kg的用法。②类风湿关节炎：一日300mg，连用6个月。

【不良反应】①白细胞减少，偶见血小板减少、红细胞减少。②偶见食欲缺乏、恶心、呕吐、腹泻、腹胀、消化道出血等。③偶见肝功能异常。④偶见发热、脱毛、口炎、舌炎、肺炎、血尿酸升高等。

【禁忌证】①对本药过敏者。②白细胞计数低于3×10^9/L的患者。③妊娠期及哺乳期妇女。

【注意事项】肾功能不全时，本要应减量。

【制剂与规格】片剂：25mg；50mg。

三、具有免疫调节功能的药物

静脉注射用人免疫球蛋白
Human Immunoglobulin for Intravenous Injection

【药理作用】本药含有广谱抗病毒、细菌或其他病原体的IgG抗体，具有免疫替代和免疫调节的双重治疗作用。经静脉输注后，能迅速提高受者血液中的IgG水平，增强机体的抗感染能力和免疫调节功能。具体作用包括：①直接补充免疫球蛋白；②调节白细胞和上皮细胞的Fc受体表达及功能；③干扰补体活化及细胞因子的生成；④含有大量抗独特性抗体，能中和致病性自身抗体；⑤影响T和B淋巴细胞的活化和功能。

【体内过程】静脉注射后，血浆中IgG水平15分钟达峰值，$t_{1/2}$为3～4周。

【适应证】①原发性免疫球蛋白缺乏症，如X连锁低免疫球蛋白血症、常见变异性免疫缺陷病、免疫球蛋白G亚型缺陷病等。②继发性免疫球蛋白缺陷病，如重症感染、新生儿败血症等。③自身免疫性疾病，如原发性血小板减少性紫癜、川崎病、重症系统性红斑狼疮等。

【用法用量】①用法：静脉滴注或以5%葡萄糖溶液稀释1～2倍作静脉滴注，开始滴注速度为1.0ml/分（约20滴/分）持续15分钟后若无不良反应，可逐渐加快速度，最快滴注速度不得超过3.0ml/分（约60滴/分）。②推荐剂量：原发性免疫球蛋白缺乏或低下症：首次剂量：按体重每日400mg/kg；维持剂量：按体重每日200～400mg/kg，给药间隔时间视患者血清IgG水平和病情而定，一般每月1次。原发性血小板减少性紫癜：按体重每日400mg/kg，连续5日。维持剂量每次400mg/kg体重，间隔时间视血小板计数和病情而定，一般每周1次。重症感染：按体重每日200～300mg/kg，连续2～3日。川崎病：发病10日内应用，治疗剂量按体重2.0g/kg，一次输注。重症系统性红斑狼疮：按体重200～400mg/kg，每日1次，连续3～5日。

【不良反应】①少数患者在输注过程中出现头痛、寒战、肌痛、恶心、发热、关节痛和血压升高，可能与输注速度过快或个体差异有关，建议在输注的全过程定期观察患者的一般情况和生命特征，必要时减慢或暂停输注，一般无须特殊处理即可自行恢复。②输注本药可使大多数患者血液黏滞性增加，伴有心血管或肾脏疾病的老年患者，输注者应特别注意减慢速度，保证溶液量充足，以防发生中风、肺栓塞或心肌梗死；③少数患者输注本药后48～72小时，可发生无菌性脑膜炎伴有脑脊液细胞数增多，症状可自行缓解。

【禁忌证】①对人免疫球蛋白过敏或有其他严重过敏史者。②有抗IgA抗体的选择性IgA缺乏者。

【药物相互作用】本药应单独输注，不得与其他药物混合输用。

【注意事项】①本药专供静脉输注用。如需要，可以用5%葡萄糖溶液稀释本药，但糖尿病患者应慎用。②药液呈现混浊、沉淀、异物或瓶子有裂纹、过期失效，不得使用。③本药开启后，应一次输注完毕，不得分次或给第二人输用。④有严重酸碱代谢紊乱的患者应慎用。⑤输注本药时，应先慢后快，开始时每分钟1ml（10～20滴）；15分钟后，可增至每分钟2ml（20～30滴）；30分钟后，每分钟3～5ml（40～50滴）。儿童滴速酌情减慢。⑥输注过程中若出现寒战、发热，应暂停或减缓滴注速度，并加用异丙嗪或皮质激素。⑦由于本药的原料为人血浆，故有传播血源病毒性疾病的可能。

【制剂与规格】注射液：每瓶1.0g；1.25g；2.5g；5.0g。

注射用胸腺肽

Thymopolypeptides for Injection

【其他名称】注射用胸腺素、注射用胸腺因子。

【药理作用】本药为免疫调节药，具有调节和增强人体细胞免疫功能的作用，能促使T淋巴细胞成熟。

【体内过程】尚不明确。

【适应证】用于治疗各种原发性或继发性T细胞缺陷病，某些自身免疫性疾病，各种细胞免疫功能低下的疾病及肿瘤的辅助治疗。包括：①各型重症肝炎、慢性活动性肝炎、慢性迁延性肝炎及肝硬化等。②带状疱疹、生殖器疱疹、尖锐湿疣等。③支气管炎、支气管哮喘、肺结核预防上呼吸道感染等。④各种恶性肿瘤前期及化疗、放疗合用并用。⑤红斑狼疮、风湿性及类风湿性疾病、强直性脊柱炎、格林巴利综合征等。⑥再生障碍性贫血、白血病、血小板减少症等。⑦病毒性角膜炎、病毒性结膜炎、过敏性鼻炎等。⑧老年性早衰、妇女更年期综合征等。⑨多发性疖肿及面部皮肤痤疮等，银屑病、扁平苔藓、鳞状细胞癌及上皮角化症等。⑩儿童先天性免疫缺陷症等。

【用法用量】①皮下或肌内注射：1次2～20mg，一日1次或遵医嘱。②静脉滴注：一次20～80mg，溶于500ml 0.9%氯化钠注射液或5%葡萄糖注射液，一日1次或遵医嘱。

【不良反应】对过敏体质者，可能出现阳性反应。

【禁忌证】①皮内敏感试验阳性者。②对本药过敏者。

【注意事项】①对于过敏体质者，注射前或治疗终止后再用药时需做皮内敏感试验，阳性反应者禁用。②如出现混浊或絮状沉淀物等异常变化，禁忌使用。③妊娠期及哺乳期妇女慎用。

【制剂与规格】注射用胸腺肽：2mg；10mg；20mg；60mg。

白芍总苷
Total Glucosides of Paeony

【药理作用】本药为抗炎、免疫调节药，能改善类风湿关节炎患者的病情，改善患者症状和体征，能调节患者的免疫功能。

【体内过程】大鼠血药浓度-时间曲线呈二室开放模型，分布相$t_{1/2\alpha}$为（2.6 ± 0.9）分钟，消除相$t_{1/2\beta}$为（27.4 ± 14.4）分钟，兔体内模型相同；狗体内的表现分布容积为（539 ± 104）ml/kg，表明其在体内分布迅速、较广，消除快，给药后讯速以原型经肾排泄，而肝脏并非其代谢器官。

【适应证】类风湿关节炎。

【用法用量】口服。一次0.6g，一日2～3次，或遵医嘱。

【不良反应】大便次数增多，便软，不成形，少数患者可有腹泻，多可自行缓解，不需要处理。如腹泻严重者，可根据医嘱酌情处理。

【禁忌证】尚不明确。

【制剂与规格】胶囊：0.3g（含芍药苷不少于104mg）。

硫酸羟氯喹
Hydroxychloroquine Sulfate

【药理作用】可能机制包括：①与巯基相互作用。②干扰酶的活性（包括磷酸酯酶、NADH-细胞色素C还原酶、胆碱酯酶、蛋白酶和水解酶）。③与DNA结合。④稳定溶酶体膜。⑤抑制前列腺素的形成。⑥抑制多形核细胞的趋化作用和吞噬细胞的作用。⑦干扰单核细胞IL-1的形成和抑制中性粒细胞超氧化物的释放。

【体内过程】口服后快速并几乎全部吸收，平均血药浓度峰值在53～208mg/ml之间，达峰时间平均为1.83小时。主要通过尿液排出体外，也可随乳汁排泄。

【适应证】①类风湿关节炎。②青少年慢性关节炎。③盘状和系统性红斑狼疮。④由阳光引发或加剧的皮肤病变。

【用法用量】口服。①成年人：首次剂量为每日400mg，分次服用。每日剂量不应超过6.5mg/kg或400mg，尽可能使用最小有效剂量。②儿童：应使用最小有效剂量，每日不应超过6.5mg/kg或400mg。年龄低于6岁的儿童禁用，200mg片剂不适合用于体重低于35kg的儿童。每次服药应同时进食或饮用牛奶。

【不良反应】①中枢神经系统反应：兴奋、神经过敏、情绪改变、梦魇、精神病、头痛、头昏、眩晕、耳鸣、眼球震颤、神经性耳聋、惊厥、共济失调。②神经肌肉反应：眼外肌麻痹、骨骼肌软弱、深肌腱反射消失或减退。③眼部反应：调节障碍伴视觉模糊、角膜水肿、点状至线状混浊、视网膜黄斑水肿、萎缩、异常色素沉着、视野缺损。④皮肤反应：头发变白、脱发、瘙痒、皮肤及黏膜色素沉着、皮疹（荨麻疹、麻疹样、苔藓样、斑丘疹、紫癜、离心形环形红斑和剥脱性皮炎）。⑤血液学反应：如再生障碍性贫血、粒细胞缺乏、白细胞减少、血小板减少、葡萄糖-6-磷酸脱氢酶缺乏的个体发生溶血。⑥胃肠道反应：食欲不振、恶心、呕吐、腹泻及腹部痛性痉挛。⑦其他：体重减轻，倦怠，卟啉症恶化或加速以及非光敏性牛皮癣。⑧罕见心肌病变，其与羟氯喹的关系尚不明确。

【禁忌证】①对任何4-氨基喹啉化合物治疗可引起的视网膜或视野改变的患者。②对4-氨基喹啉化合物过敏的患者。③6岁以下儿童。

【药物相互作用】①可增加血浆中地高辛水平。②可能存在类似于氯喹已知的药物相互作用，如氨基糖苷类抗生素可增强其直接阻滞神经肌肉接头的作用。③西咪替丁抑制其代谢，从而增加其药物的血药浓度。④拮抗新斯的明和溴吡斯的明的效应。⑤减弱机体对皮内注射人狂犬疫苗的初次免疫抗体反应。⑥抗酸药可能减少其吸收，故建议本药和抗酸药使用间隔

4小时。⑦可增强降糖药物的作用。

【注意事项】①在开始本药治疗前，应进行眼科检查，此后应每年至少检查一次（包括视敏度、输出裂隙灯、眼底镜以及视野检查）。②接受长期或高剂量治疗的某些患者可能发生的不可逆视网膜损伤具有剂量相关性。③如果视敏度、视野或视网膜黄斑区出现任何异常的迹象或出现任何视觉症状，且不能用调节困难或角膜混浊完全解释时，应当立即停药，并密切观察其可能的进展。④银屑病患者及卟啉症患者使用本药均可使原病症加重。⑤使用本药长期治疗的所有患者如发现肌软弱，应当停药。⑥肝病或醇中毒患者，或者与已知有肝脏毒性的药物合用时，应慎用。⑦对长期接受本药治疗的患者应定期作血细胞计数，缺乏葡萄糖-6-磷酸脱氢酶（G-6-PD）的患者应慎用本药。⑧服用本药可出现皮肤反应，因此对正在服用有产生皮炎的明显倾向的药物的任何患者给予本药时，应适当注意。⑨早期诊断"硫酸羟氯喹视网膜病变"的推荐方法，包括用眼底镜检查黄斑是否出现细微的色素紊乱或失去中心凹反射，以及用小的红色视标检查中心，视野是否有中心周围或中心房的盲点，或者确定对于红色的视网膜阈。任何不能解释的视觉症状如闪光或划线，也应当怀疑是视网膜病变的可能表现。⑩因过量或过敏而出现严重中毒症状时，建议给予氯化铵口服（成人每日8g，分次服用），每周3或4日，在停止治疗后使用数月。

【制剂与规格】片剂：100mg；200mg。

柳氮磺吡啶
Sulfasalazine

【药理作用】该药是5-氨基水杨酸与磺胺吡啶以偶氮键相结合的产物，口服到达结肠后，被肠微生物的偶氮还原酶裂解为5-氨基水杨酸与磺胺吡啶。5-氨基水杨酸为柳氮磺吡啶（SASP）的主要活性成分，能抑制前列腺素的合成，从而起到抗菌、消炎和免疫抑制作用，从而发挥抗风湿效应。

【体内过程】①口服后少部分在胃肠道吸收，通过胆汁可重新进入肠道（肠-肝循环）。②未被吸收的部分被回肠末段和结肠的细菌分解为5-氨基水杨酸与磺胺吡啶，残留部分自粪便排出。③5-氨基水杨酸几乎不被吸收，大部分以原型自粪便排出，但5-氨基水杨酸的*N*-乙酰衍生物可见于尿内。④磺胺吡啶可被吸收并排泄，尿中可测知其乙酰化代谢产物。⑤磺胺吡啶及其代谢产物也可出现于母乳中。

【适应证】溃疡性结肠炎、类风湿关节炎、脊柱关节病、强直性脊柱炎、反应性关节炎、银屑病关节炎、儿童慢性关节炎、其他风湿病等。

【用法用量】口服。初始剂量为每天2～3g，分3～4次服用，吞服勿嚼。无反应时渐增至每天4～6g，症状缓解后逐渐减量至每天1.5～2g，直至症状消失。总疗程可达1年。2岁以上儿童初始量为每次10～15mg/kg，维持量为每次7.5～10mg/kg，每天4次。

【不良反应】①过敏反应较为常见，可表现为药疹、渗出性多形红斑、剥脱性皮炎、大疱性表皮松解萎缩性皮炎等；也有表现为光敏反应、药物热、关节及肌肉疼痛、发热等血清病样反应。②中性粒细胞减少或缺乏症、血小板减少症及再生障碍性贫血。③溶血性贫血及血红蛋白尿，常见于缺乏葡萄糖-6-磷酸脱氢酶者。④高胆红素血症和新生儿核黄疸。⑤肝脏损害，严重者可发生急性重型肝炎。⑥肾脏损害，可发生结晶尿、血尿和管型尿。⑦恶心、呕吐、胃纳减退、腹泻、头痛、乏力等。⑧甲状腺肿大及功能减退偶有发生。⑨中枢神经系统毒性反应偶可发生，表现为精神错乱、定向力障碍、幻觉、欣快感或抑郁感。⑩罕见有胰腺炎、男性精子减少或不育症。

【禁忌证】对磺胺类药物过敏者、妊娠期妇女、哺乳期妇女、2岁以下小儿。

【药物相互作用】①与尿碱化药合用可增强磺胺药在碱性尿中的溶解度，使排泄增多。②不宜与对氨基苯甲酸合用。③当与口服抗凝药、口服降血糖药、甲氨蝶呤、苯妥英钠和硫喷妥钠合用或在应用磺胺药之后使用时需调整其剂量。④骨髓抑制药与磺胺药合用时可能增强此类药物对造血系统的不良反应。如有指征需两类药物合用时，应严密观察可能发生的毒性反应。⑤避孕药（雌激素类），长时间与磺胺药合用可导致避孕的可靠性减少，并增加经期外出血的机会。⑥溶栓药物与磺胺药合用时，可能增大其潜在的毒性作用。⑦肝毒性药物与磺胺药合用，可能引起肝毒性发生率的增高。对此类患者尤其是用药时间较长及以往有肝病史者应监测肝功能。⑧光敏药物与磺胺药合用可能发生光敏的相加作用。⑨接受磺胺药治疗者对维生素K的需要量增加。⑩乌洛托品可与磺胺形成不溶性沉淀物，使发生结晶尿的危险性增加，因此不宜两药合用。⑪磺胺药可取代保泰松的血浆蛋白结合部位，当两者合用时可增强保泰松的作用。⑫在应用磺吡酮期间或在应用其治疗后可能需要调整磺胺药的剂量。⑬与强心苷类药物或叶酸合用时，后者吸收减少，血药浓度降低，因此须随时观察强心苷类药物的作用和疗效。⑭与丙磺舒合用，会降低肾小管磺胺排泌量，致磺胺的血药浓度上升，作用延长，容易中毒。⑮与新霉素合用，新霉素抑制肠道菌群，影响本药在肠道内分解，使作用降低。

【注意事项】①缺乏葡萄糖-6-磷酸脱氢酶、肝功能损害、肾功能损害患者、血卟啉症、血小板、粒细胞减少、肠道或尿路阻塞患者应慎用。②应用磺胺药期间多饮水，以防结晶尿的发生，必要时亦可服碱化尿液的药物。如应用本药疗程长，剂量大时宜同服碳酸氢钠并多饮水，以防止此不良反应。③对呋塞米、砜类、噻嗪类利尿药、磺脲类、碳酸酐酶抑制药及其他磺胺类药物呈现过敏的患者，对本药亦会过敏。④治疗中须注意检查以下几项：全血常规检查、直肠镜与乙状结肠镜检查、定期尿液检查、肝肾功能检查。⑤遇有胃肠道刺激症状，除强调餐后服药外，也可分成小量多次服用，甚至每小时一次，使症状减轻。⑥根据患者的反应与耐药性，随时调整剂量，部分患者可采用间歇治疗（用药两周，停药一周）。⑦腹泻症状无改善时，可加大剂量。⑧夜间停药间隔不得超过8小时。⑨肾功能损害者应减小剂量。

【制剂与规格】①片剂：0.25g。②胶囊：0.25g。③栓剂：0.5g。

米诺环素
Minocycline

【其他名称】盐酸米诺环素。

【药理作用】①本药为半合成四环素类广谱抗生素。②抗菌谱与四环素相近。③本药作用机制是与核糖体30S亚基的A位置结合，阻止肽链的延长，从而抑制细菌或其他病原微生物的蛋白质合成。④本药系抑菌药，但在高浓度时，也具有杀菌作用。⑤本药具有多方面的抗炎作用，包括清除活性氧自由基、抑制金属蛋白酶和磷脂酶A_2的活性、抑制前列腺素和一氧化氮的合成以及白细胞在关节炎症过程中的作用。

【体内过程】①本药口服后迅速被吸收，食物对本药的吸收无明显影响。②口服本药0.2g，1～4小时内达血药峰浓度为2.1～5.1mg/L。③本药脂溶性较高，易渗透入许多组织和体液中，如甲状腺、肺、脑和前列腺等，在胆汁和尿中的浓度比血药浓度高10～30倍，在唾液和泪液中的浓度比其他四环素类抗生素高。④血清蛋白结合率为76%～83%。⑤本药排泄缓慢，大部分由肾和胆汁排出。⑥血消除半衰期（$t_{1/2\beta}$）为11.1～22.1小时。

【适应证】①感染。②轻症的类风湿关节炎。

【用法用量】口服，用于类风湿关节炎治疗，推荐剂量为100mg，每日2次。

【不良反应】①菌群失调：本药引起菌群失调较为多见。②消化道反应：食欲不振、恶心、呕吐、腹痛、腹泻、口腔炎、舌炎、肛门周围炎等；偶可发生食管溃疡。③肝损害：偶见恶心、呕吐、黄疸、脂肪肝、血转氨酶升高、呕血和便血等，严重者可昏迷而死亡。④肾损害：可加重肾功能不全者的肾损害，导致血尿素氮和肌酐值升高。⑤影响牙齿和骨发育：本药可沉积于牙齿和骨中，造成牙齿黄染，并影响胎儿、新生儿和婴幼儿骨骼的正常发育。⑥过敏反应：主要表现为皮疹、荨麻疹、药物热、光敏性皮炎和哮喘等。⑦罕见全身性红斑狼疮，若出现，应立即停药并作适当处理。⑧可见眩晕、耳鸣、共济失调伴恶心、呕吐等前庭功能紊乱（呈剂量依赖性，女性比男性多见），常发生于最初几次剂量时，一般停药24～48小时后可恢复。⑨血液系统：偶有溶血性贫血、血小板减少、中性粒细胞减少、嗜酸性粒细胞增多等。⑩维生素缺乏症：偶有维生素K缺乏症状（低凝血酶原血症、出血倾向等）、维生素B族缺乏症状（舌炎、口腔炎、食欲不振、神经炎等）等。⑪颅内压升高：偶见呕吐、头痛、复视、视神经盘水肿、前囟膨隆等颅内压升高症状，应立即停药。⑫休克：偶有休克现象发生，须注意观察，如发现有不适感、口内异常感、哮喘、便意、耳鸣等症状时，应立即停药，并作适当处理。⑬皮肤：斑丘疹、红斑样皮疹等；偶见剥脱性皮炎、混合性药疹、多形性红斑和Steven-Johnson综合征。长期服用本药，偶有指甲、皮肤、黏膜处色素沉着现象发生。⑭其他：偶有头晕、倦怠感等。长期服用本药，可使甲状腺变为棕黑色，甲状腺功能异常少见。罕见听力受损。

【禁忌证】对本药及其他四环素类过敏者。

【药物相互作用】①本药与抗凝血药合用时，应降低抗凝血药的剂量。②本药与制酸药应避免同时服用。③本药与含铝、钙、镁、铁离子的药物合用时，可形成不溶性络合物，使本药的吸收减少。④降血脂药物考来烯胺或考来替泊与本药合用时，可能影响本药的吸收。⑤由于巴比妥类、苯妥英或卡马西平可诱导微粒体酶的活性致使本药血药浓度降低，故合用时须调整本药的剂量。⑥全麻药甲氧氟烷和本药合用可导致致命性的肾毒性。⑦由于本药能干扰青霉素的杀菌活性，所以应避免本药与青霉素类合用。⑧本药与强利尿药（如呋塞米等）合用可加重肾损害。⑨本药与其他肝毒性药物（如抗肿瘤化疗药物）合用可加重肝损害。⑩本药和口服避孕药合用，能降低口服避孕药的效果。

【注意事项】①肝、肾功能不全、食道通过障碍者、老年人、口服吸收不良或不能进食者及全身状态恶化患者慎用。②由于具有前庭毒性，本药已不作为脑膜炎奈瑟菌带菌者和脑膜炎奈瑟菌感染者的治疗药物。③对本药过敏者有可能对其他四环素类也过敏。④由于可致头晕、倦怠等，汽车驾驶员、从事危险性较大的机器操作及高空作业者应避免服用本药。⑤本药滞留于食道并崩解时，会引起食道溃疡，故应多饮水，尤其临睡前服用时。⑥严重肾功能不全患者的剂量应低于常用剂量，如需长期治疗，应监测血药浓度。⑦用药期间应定期检查肝、肾功能。⑧本药较易引起光敏性皮炎，故用药后应避免日晒。⑨对实验室检查指标的干扰：测定尿邻苯二酚胺（Hingerty法）浓度时，由于本药对荧光的干扰，可能使测定结果偏高。可能使碱性磷酸酶、血清淀粉酶、血清胆红素、血清转氨酶（AST、ALT）的测定值升高。⑩本药可与食品、牛奶或含碳酸盐饮料同服。

【制剂与规格】①胶囊：50mg；100mg。②片剂：50mg；100mg。③软膏：20mg。

艾拉莫德
Iguratimod

【药理作用】①抑制胶原性关节炎模型大鼠的足肿胀，缓解大鼠骨和软骨组织的破坏。②在体外艾拉莫德可以抑制核因子-κB（NF-κB）的活性，进而抑制炎性细胞因子（IL-1、IL-6、IL-8、TNF-α）的生成。③还可以在体外与小鼠和人的B细胞直接发生作用，抑制免疫球蛋白的生成。④在体外可抑制纯化的环氧化酶-2（COX-2）的活性。

【体内过程】①艾拉莫德的生物利用度不受食物影响。②口服治疗剂量的艾拉莫德后，于3.1～4.6小时达血药浓度峰值。每日2次，多次给药后3日内达到稳态浓度。③平均稳态血药浓度Css为0.76μg/ml，平均表观分布容积0.20L/kg，平均血浆清除率0.0133L/（kg·h）。④艾拉莫德消除半衰期为10.5小时。

【适应证】活动性类风湿关节炎。

【用法用量】口服。一次25mg，饭后服用，一日2次，早、晚各1次。

【不良反应】常见药物不良反应主要有上腹部不适、血转氨酶升高、恶心、食欲缺乏、皮疹或皮肤瘙痒、头痛、头晕、白细胞下降、耳鸣或听力下降、乏力、腹胀、下肢水肿、心悸、血红蛋白下降、失眠、多汗、呕吐、胸闷、血小板升高、血小板下降、心电图异常、畏寒、嗜睡、精神不佳、双手肿胀、月经失调、牙龈出血、面部水肿。

【禁忌证】①对本药任何成分过敏者。②严重肝功能损害者。③妊娠期、哺乳期妇女以及治疗期间有生育要求的妇女。④服用阿司匹林或其他非甾体抗炎药后诱发哮喘、荨麻疹或过敏反应的患者。⑤有应用非甾体抗炎药后发生胃肠道出血或穿孔病史的患者。⑥有活动性消化道溃疡/出血，或者既往曾复发溃疡/出血的患者。

【注意事项】①肝毒性：临床试验发现本药可引起可

逆性的肝脏酶升高，且通常在继续治疗过程中缓解；有肝脏损害和明确的乙型肝炎或者丙型肝炎血清学指标阳性的患者慎用。②活动性胃肠道疾病：对于有活动性胃肠疾病的患者慎用，一旦确诊为胃溃疡或十二指肠溃疡，应立即停药并进行对症治疗。③服药期间不应使用免疫活疫苗。④免疫缺陷、未控制的感染、肾功能不全、骨髓发育不良的患者慎用。⑤艾拉莫德片未进行系统的致癌性试验，故累积用药时间暂限定在24周内。

【制剂与规格】片剂：25mg。

四、抗风湿生物制品

依那西普
Etanercept

【药理作用】①依那西普是利用中国仓鼠卵巢细胞（CHO）表达系统产生的人肿瘤坏死因子（TNF）受体p75 Fc融合蛋白。②作为细胞表面TNF-α受体的竞争性抑制剂，可以抑制TNF-α的生物活性，从而阻断了TNF-α介导的细胞反应。③还可参与调节由TNF-α诱导或调节的其他下游分子（如细胞因子、黏附分子或蛋白酶）控制的生物反应。

【体内过程】①吸收：依那西普从皮下注射的部位缓慢吸收，在单次剂量后约48小时达血药浓度峰值。绝对生物利用度为76%。在每周2次剂量情况下，预期稳态浓度约为单次剂量后观察值的两倍。单次皮下注射25mg依那西普后，健康志愿者中测得的平均血药峰浓度为1.65μg/ml，药时曲线下面积为235μg·h/ml。②分布：依那西普的浓度时间曲线为双指数曲线。依那西普的分布体积中间值为7.6L，而稳态分布体积为10.4L。③清除：依那西普从体内清除缓慢。半衰期长，约70小时。男性和女性之间无明显药代动力学差异。④特殊人群：肾脏损害、肝损伤无须进行剂量调整，65到87岁的老年患者清除率和分布体积估计值与65岁以下的患者相同。

【适应证】常规治疗无效的中度至重度活动性类风湿关节炎、重度活动性强直性脊柱炎。

【用法用量】①成人类风湿关节炎推荐剂量为25mg每周2次（间隔72～96小时）或50mg每周1次。②成人强直性脊柱炎推荐剂量为25mg每周2次（间隔72～96小时）或50mg每周1次。③≥65岁的老年患者及肝肾功能损害的患者无须进行剂量调整。

【不良反应】最常见的不良反应为注射部位反应（比如疼痛、肿胀、瘙痒、红斑和注射部位出血），感染（比如上呼吸道感染、支气管炎、膀胱感染和皮肤感染），变态反应，自身抗体形成，瘙痒和发热。临床研究报告的不良反应汇总如下：①良性、恶性和性质不明的肿瘤（包括囊肿和息肉），如非黑色素瘤皮肤癌、黑色素瘤、淋巴瘤、Merkel细胞癌、白血病等。②感染和侵染，包括常见的感染（如上呼吸道感染、支气管炎、膀胱炎、皮肤感染）、少见的严重感染（如肺炎、蜂窝组织炎、脓毒性关节炎、脓毒血症和寄生虫感染），以及罕见的结核病、机会致病菌感染、乙肝病毒肝炎复发等。③血液及淋巴系统异常，包括血小板减少、贫血、白细胞减少、中性粒细胞减少、全血细胞减少、再生障碍性贫血。④免疫系统异常，包括变态反应、自身抗体形成、系统性血管炎、严重变态/过敏反应（包括血管性水肿、支气管痉挛）、类肉状瘤病、巨噬细胞活化综合征、皮肌炎症状加重。⑤神经系统异常，如痫性发作、中枢神经系统脱髓鞘病变、外周神经脱髓鞘病变（格林巴利综合征、慢性炎症性脱髓鞘性多发性神经病，脱髓鞘性多发性神经病和多灶性运动神经病）。⑥呼吸道、胸腔和纵隔异常，如间质性肺病（包括肺炎和肺纤维化）。⑦肝胆异常，如转氨酶升高、自身免疫性肝炎。⑧皮肤及皮下组织异常，如瘙痒、血管性水肿、荨麻疹、皮疹、银屑病样皮疹、银屑病、皮肤血管炎、Stevens-Johnson综合征、多形性红斑、中毒性表皮坏死溶解。⑨肌肉骨骼、结缔组织和骨骼异常，如亚急性皮肤型红斑狼疮、盘状红斑狼疮、狼疮样综合征。⑩全身性异常和注射部位反应，常见的为注射部位反应（包括出血、淤血、红斑、瘙痒、疼痛、肿胀）、发热。⑪心脏异常，如充血性心力衰竭。⑫眼部异常，如葡萄膜炎、巩膜炎。

【禁忌证】①对本药中活性成分或其他任何成分过敏者。②脓毒血症患者或存在脓毒血症风险的患者。

③严重活动性感染的患者。

【药物相互作用】①依那西普和阿那白滞素（为一种IL-1受体拮抗剂）联合治疗与单独使用依那西普或者阿那白滞素治疗的患者相比，两种药物同时治疗时患者严重感染的发生率更高。尚未证实依那西普和阿那白滞素联合用药可以增加临床效果，因此不推荐使用。②依那西普和阿巴他塞联合治疗导致严重不良事件的发生率增加，并未证实这种联合疗法可以增加临床效果，因此不推荐使用。③依那西普和柳氮磺胺吡啶联合治疗在临床试验中显示，合并用药患者的平均白细胞计数显著下降，但其临床意义尚未明确，故当考虑和柳氮磺胺吡啶联合治疗时医生应小心使用。④临床试验发现，依那西普与糖皮质激素、水杨酸盐类药物（除柳氮磺胺吡啶外）、非甾体抗炎药、镇痛药或甲氨蝶呤合并使用时未见药物相互作用。未发现与甲氨蝶呤、地高辛或华法林合并用药时出现有临床意义的药代动力学药物-药物相互作用。

【注意事项】①需要对治疗过程中出现新发感染的患者进行严密监测，如为严重感染必须停止使用依那西普。对复发性或慢性感染患者或存在可能导致患者易受感染的潜在条件，应谨慎使用依那西普治疗。②不推荐肉芽肿性多血管炎患者使用依那西普。③不推荐酒精性肝炎患者使用依那西普。患有中度到重度酒精性肝炎患者应谨慎使用依那西普。④开始依那西普治疗前，必须对结核病风险高的患者进行活动性或潜伏性结核感染的评估。⑤开始依那西普治疗前，应进行HBV感染检查，如HBV检查阳性，推荐咨询相应专科医生。对曾感染HBV的患者需监测HBV感染激活的征兆和症状。对于抗病毒治疗与TNF-α抑制剂联合治疗HBV感染的患者，目前尚缺乏足够数据。在发生HBV感染的患者中，应停用依那西普并开始有效的抗病毒治疗并配合适当的支持治疗。⑥当患者明显暴露于水痘-带状疱疹病毒时应暂停使用依那西普，并应考虑使用水痘-带状疱疹免疫球蛋白预防治疗。⑦对于有恶性肿瘤病史或发生恶性肿瘤但考虑继续治疗的患者，在考虑其使用TNF-α抑制剂治疗时应警惕使用。⑧依那西普治疗过程中严禁使用活疫苗。⑨依那西普治疗可能会产生自身抗体。⑩对于曾经或正患有脱髓鞘疾病的患者或者被认为可能增加脱髓鞘疾病风险的患者，应建议进行包括神经系统评估在内的详细风险/受益评估。⑪心功能不全患者在使用依那西普时应特别谨慎。⑫接受糖尿病治疗的患者，开始使用依那西普后会伴有低血糖，需要对这些患者减少降糖药物的使用。⑬建议育龄妇女采用合适的避孕措施，避免在依那西普治疗期间或中止治疗后三周内怀孕措施。⑭在母亲接受最后一剂依那西普后的16周内，一般不推荐对婴儿注射活疫苗。⑮由于妊娠最初三个月使用过依那西普的患者观察到更高的主要出生缺陷发生率，因此，不推荐妊娠妇女使用依那西普，建议育龄妇女在依那西普治疗期间不要怀孕。⑯依那西普皮下注射后可从乳汁中分泌，因此哺乳期妇女需考虑是否停止哺乳或停用依那西普，必须充分考虑哺乳对婴幼儿的益处和治疗对患者的益处。⑰儿童不适用依那西普治疗。

【制剂与规格】注射用依那西普：25mg。

英夫利西单抗
Infliximab

【药理作用】本药为人-鼠嵌合单克隆抗体，可与TNF-α的可溶形式和跨膜形式以高亲和力结合，抑制TNF-α与受体结合，从而使TNF-α失去生物活性。

【体内过程】成人单次静脉输注本药3mg/kg至20mg/kg，血药峰浓度与剂量呈线性关系。稳态时的表观分布容积与剂量无相关性，显示本药主要分布于血管腔隙内，终末$t_{1/2}$为7.7～9.5天。

【适应证】①中重度活动性类风湿关节炎。②接受传统治疗效果不佳的中重度活动性克罗恩病。③瘘管性克罗恩病。④活动性强直性脊柱炎。⑤成年慢性重度斑块型银屑病患者，需系统治疗且对环孢素A、甲氨蝶呤或光化学疗法等其他系统治疗无效、禁忌或耐受者。

【用法用量】用法：静脉输注。本药静脉给药时间不得少于2小时。接受本药给药的所有患者应在输注后至少观察1～2小时，以观察急性输液相关反应。医院需配备肾上腺素、抗组胺药、糖皮质激素及人工气道等急救物品。用量：①类风湿关节炎：首次给予本药3mg/kg，然后在首次给药后的第2周和第6周及以后每隔8周各给予一次相同剂量。本药应与甲氨蝶呤合用。对于疗效不佳的患者，可考虑将剂量调整至10mg/kg，和（或）将用药间隔调整为4周。②中重度活动性克罗恩病、瘘管性克罗恩病：首次给予本药5mg/kg，然后在首次给药后的第2周和第6周及以后每隔8周各给予一次相同剂量。对于疗效不佳的患者，可考虑将剂量调整至10mg/kg。③强直性脊柱炎：首次给予本药5mg/kg，然后在首次给药后的第2周和第6周及以后每隔6周各给予一次相同剂量。④斑块型银屑病：首次给予本药5mg/kg，然后在首次给药后的第2周和第6周及以后每隔8周各给予一次相同剂量。若患者在第14周后（即4次给药后）没有应答，不应继续给予本药治疗。

【不良反应】①上呼吸道感染（病毒或细菌）是最常见的药物不良反应。②乙型肝炎病毒再激活。③充血性心力衰竭。④严重感染（包括败血症、机会性感染和结核病）。⑤血清病（迟发性超敏反应）。⑥血液系统反应，如中性粒细胞减少症、白细胞减少症、贫血、血小板减少、淋巴结病等。⑦系统性红斑狼疮/狼疮样综合征。⑧脱髓鞘性疾病。⑨肝功能异常、转氨酶上升、胆囊炎等。⑩淋巴瘤、肝脾T细胞淋巴瘤。⑪肠道或肛周脓肿（克罗恩病）。⑫严重的输液反应。

【禁忌证】①对英夫利西单抗、其他鼠源蛋白或本药中任何成分过敏的患者。②患有结核病或其他活动性感染的患者。③患有中重度心力衰竭的患者。

【药物相互作用】①与阿那白滞素或阿巴西普联用发生严重感染的危险增高，且未显示临床获益增加，因此不建议本药和阿那白滞素或阿巴西普联合使用。②应避免托珠单抗与本药合用，避免发生免疫抑制和感染的风险。③合并使用MTX可能会减少英夫利西单抗抗体的产生，使英夫利西单抗浓度升高。④与不接受免疫抑制剂的患者相比，接受免疫抑制剂治疗的克罗恩病患者有出现较少输液反应的趋势。⑤本药可能使细胞色素CYP450酶的形成趋于正常。若在接受治疗指数狭窄的CYP450底物药物治疗的患者中开始或停用本药，建议对这类药品监测疗效（例如华法林）或药物浓度（例如环孢霉素或茶碱），并根据需要调整此类药品的剂量。

【注意事项】①严重感染：在接受本药治疗的患者中，发生严重感染的风险会增高，尤其对于年龄大于65岁，存在合并疾病和（或）同时服用糖皮质激素或甲氨蝶呤等免疫抑制剂的患者，其发生感染的风险会增高。②结核病：接受本药治疗可能增加结核病复发或者新发结核感染的概率，包括之前接受过潜伏性或活动性结核病治疗的患者。开始本药治疗前以及治疗期间应定期评估患者是否存在结核病发生的危险因素，并检测是否存在潜伏性感染。③恶性肿瘤：在接受包括本药在内的TNF-α抑制剂治疗的儿童、青少年和年轻成人中（治疗开始时的年龄≤18岁）已经报告出现过恶性肿瘤病例，有些致死。其中大约一半的病例为淋巴瘤，包括霍奇金和非霍奇金淋巴瘤。恶性肿瘤的中位发生时间是首剂TNF-α抑制剂治疗后的30个月。④乙型肝炎病毒复活：在慢性病毒携带者中，使用包括本药在内的TNF-α抑制剂，曾出现过乙型肝炎病毒（HBV）复活的病例。在开始包括本药在内的TNF-α抑制剂治疗前，应检测患者是否出现HBV感染。对于乙型肝炎表面抗原检测结果呈阳性的患者，建议咨询在乙型肝炎治疗方面具有专业经验的医师。对于需要接受TNF-α抑制剂治疗的HBV携带者，在整个治疗期间应密切监测是否出现活动性HBV感染的临床和实验室体征，并在治疗结束后的几个月继续进行监测。在发生HBV复活的患者中，应停用TNF-α抑制剂，并开始抗病毒治疗以及适当的支持治疗。⑤疫苗接种：在接受TNF-α抑制剂治疗的患者中，尚未获得有关活菌疫苗接种后的反应或者活菌疫苗接种后继发性感染传播的数据。建议患者不要同时接种活菌疫苗。⑥育龄妇女在接受本药治疗期间必须采取有效的避孕措施，且本药末次治疗后至少要避孕6个月。⑦妊娠：不推荐妊娠妇女使用本药。本药可通过胎盘屏障，婴儿可能会有增加感染的风险。在妊娠母亲末次使用本药后6个月内，不建议其婴儿接受活疫苗接种。⑧哺乳：母亲在本药末次治疗后至少6个月内应停止哺乳。

【制剂与规格】注射用英夫利西单抗：100mg。

阿达木单抗
Adalimumab

【药理作用】①本药为重组全人源化抗人肿瘤坏死因子α单克隆抗体，可以与TNF-α特异性结合，通过阻断TNF-α与p55和p75细胞表面TNF受体的相互作用从而消除其生物学功能。②本药还可以调节由TNF介导或调控的生物学效应，包括改变对白细胞游走起到重要作用的黏附分子的水平（ELAM-1，VCAM-1和ICAM-1，半数抑制浓度为0.1～0.2nM）。

【体内过程】①健康成年受试者单次皮下给予本药40mg后血药浓度峰值和达峰时间分别是4.7μg/mL和131小时。②3次单次皮下给药后估算的阿达木单抗绝对生物利用度为64%。③单次静脉给药后，在剂量0.5~10.0mg/kg范围阿达木单抗的药代动力学为线性。④在类风湿关节炎患者中用静脉剂量范围0.25~10mg/kg测定阿达木单抗单次给药药代动力学显示分布容积范围是4.7~6.0L，其全身清除率接近12ml/h。跨越研究均数末端半衰期接近2周，范围10~20天。

【适应证】①中度至严重活动性类风湿关节炎。②幼年特发性关节炎。③银屑病关节炎。④强直性脊柱炎。⑤克罗恩病。⑥斑块型银屑病。

【用法用量】皮下注射给药：①对于类风湿关节炎、银屑病关节炎、强直性脊柱炎，每次40mg，每两周1次。②幼年特发性关节炎，体重≥15kg且＜30kg者，每次20mg，每两周1次；体重≥30kg者，每次40mg，每两周1次。③克罗恩病，初始剂量为160mg（一天内分4次注射或分两天注射，每天80mg），接着两周以后注射80mg（第15天），再两周以后（第29天）开始维持剂量每次40mg，每两周1次。④斑块型银屑病，初始剂量为80mg，接着每次40mg，每两周1次。

【不良反应】①常见不良反应是注射部位反应，如红斑和（或）痒、出血、疼痛或肿胀。②严重不良反应为严重感染和恶性病。感染包括结核、细菌性败血症、侵袭性真菌感染及其他机会性感染。淋巴瘤及其他恶性肿瘤发生率增高。③乙型肝炎病毒再激活。④可能发生脱髓鞘疾病加重或新发生。⑤血细胞减少，全血细胞减少。⑥可能发生心衰、恶化或新发生。⑦狼疮样综合征。

【禁忌证】①对阿达木单抗或制剂中其他成分过敏的患者。②中重度心衰患者。

【药物相互作用】①与甲氨蝶呤合用时，尽管甲氨蝶呤减低阿达木单抗表观清除率，但不需要调整本药的剂量。②不建议本药与阿巴西普或阿那白滞素联用。③接受本药治疗同时不应给予活疫苗。

【注意事项】①在使用本药之前、期间及使用后，必须严密监测患者是否出现感染（包括结核），无论是慢性活动性或局灶活动性感染在感染未得到控制之前均不能开始本药治疗。治疗过程中出现感染的患者应予以严密监测并对其进行全面的诊断评估。当患者出现新的严重感染或脓毒症时，应中断本药治疗，采用适当的抗菌药或抗真菌药治疗，直到感染得到控制。②必须对所有患者进行适当的结核筛查，即结核菌素皮试以及X射线胸片检查，并且建议在患者病史中记录检验结果。③在乙肝病毒的慢性携带者中，接受TNF拮抗剂（包括本药）治疗可以出现乙型肝炎的再激活甚至可以致命。对于那些需要进行本药治疗的乙肝病毒携带者，应该在整个治疗过程以及治疗后几个月中严密监控乙肝病毒感染的体征和症状。如果患者出现乙型肝炎再激活，应该停止本药的治疗，并且在适当的支持治疗下采取有效的抗病毒治疗。④极少病例在应用本药治疗中出现脱髓鞘病变或原有病变恶化。⑤因使用本药造成的严重过敏反应罕有报道，如出现应该立即停止本药用药，并且采取适当的治疗。⑥与对照组相比，接受TNF拮抗剂治疗的患者中恶性病变（包括淋巴瘤）发生风险可能增高，且有肝脾T细胞淋巴瘤的罕见报道。⑦对于所有患者特别是那些曾经接受过广泛免疫抑制治疗或者银屑病光化学治疗的患者应该在进行本药治疗前检查皮肤是否出现非黑色素皮肤癌。⑧在使用TNF拮抗剂的病例中罕有包括再生障碍性贫血在内的全血细胞减少的报告。⑨除活疫苗以外，使用本药的患者可以同时接受疫苗接种。⑩对于那些患有轻度心衰的患者在使用本药时应当加以小心。⑪本药治疗会导致自身抗体的形成。如果在使用本药治疗后患者出现狼疮样综合征的症状并且双链DNA抗体阳性时应该立即停止本药治疗。⑫应避免在妊娠期应用。

【制剂与规格】阿达木单抗注射液：0.8ml：40mg。

赛妥珠单抗
Certolizumab Pegol

【其他名称】聚乙二醇结合赛妥珠单抗。

【药理作用】①本药为一种TNF拮抗剂，是针对人类TNF，特异性的重组人源化抗体Fab片段，结合至一个约40kDa聚乙二醇。本药可选择性地中和TNF-α，但不中和淋巴毒素α。②本药以剂量依赖方式中和膜结合和可溶性人类TNF-α，导致LPS诱导TNF-α和IL-1β生成的抑制作用。

【体内过程】缺乏相关数据。

【适应证】①常规治疗反应不佳的成年中度、严重活动性克罗恩病。②中度至严重活动性成年类风湿关节炎。③成年活动性银屑病关节炎。

【用法用量】①克罗恩病：皮下注射给药。初始剂量400mg，第2和4周再给予400mg，如有效，则以后每4周400mg。②类风湿关节炎和银屑病关节炎：皮下注射给药。初始400mg，第2和4周再给予400mg，以后每两周200mg，也可考虑每四周400mg维持给药。

【不良反应】①常见不良反应包括上呼吸道感染、皮疹和泌尿道感染。②恶性肿瘤风险。

【药物相互作用】①与其他生物类抗风湿药物使用时严重感染的风险增加，不建议合用。②应用本药时不要给予活疫苗。③有可能干扰活化部分凝血活酶时间（APTT）测试结果。

【注意事项】①活动性感染期间不要开始本药治疗，如发生一种感染，小心监视，如感染变严重应停止使用本药。②应注意侵袭性真菌感染的可能，如发生，应进行抗感染治疗。③接受TNF阻断剂患者中曾观察到淋巴瘤和其他恶性病病例。④应用本药时可能发生心衰，恶化或新发作。⑤可能发生过敏性反应。⑥可能出现乙型肝炎病毒再激活，应在开始本药治疗前测试HBV感染。对HBV携带者在治疗期间和几个月后进行监测，如发生再激活，停止治疗并开始抗病毒治疗。⑦可能发生脱髓鞘疾病、加重或新发作。⑧可能出现血细胞减少或全血细胞减少。⑨如发生狼疮样综合征应停止本药治疗。

【制剂与规格】注射剂：1ml：200mg。

托珠单抗
Tocilizumab

【药理作用】①托珠单抗是免疫球蛋白IgG_1亚型的重组人源化抗人白介素6（IL-6）受体单克隆抗体，可特异性结合可溶性及膜结合的IL-6受体（sIL-6R和mIL-6R），并抑制sIL-6R和mIL-6R介导的信号传导。

【体内过程】①托珠单抗的药代动力学参数不随时间而改变。②每4周给予一次托珠单抗8mg/kg，AUC、C_{min}、C_{max}的预测平均值分别是35 000（μg·h）/ml、9.74μg/ml、183μg/ml。③每4周给予一次托珠单抗4mg/kg，AUC、C_{min}和C_{max}的预测平均值分别为13 000（μg·h）/ml、1.49μg/ml和88.3μg/ml。④在接受托珠单抗静脉注射后，托珠单抗通过血液循环进行双相清除。⑤托珠单抗的总清除率呈浓度依赖性，包括线性和非线性清除，采用群体药代动力学分析估测的线性清除率为12.5mL/h。⑥托珠单抗在类风湿关节炎患者的$t_{1/2}$呈浓度依赖性，患者每4周一次给药的浓度依赖性表观$t_{1/2}$在4mg/kg剂量组为11天，8mg/kg剂量组为13天。

【适应证】中到重度活动性类风湿关节炎的成年患者。

【用法用量】①成人推荐剂量是8mg/kg，每4周静脉滴注1次，可与甲氨蝶呤或其他抗风湿药联用。②出现肝功能异常、中性粒细胞计数降低、血小板计数降低时，可将本药的剂量减至4mg/kg。③需由医疗专业人员以无菌操作方法将本药用0.9%的氯化钠注射液稀释至100ml，建议静脉滴注时间在1小时以上。④对于体重大于100kg的患者，每次推荐的滴注剂量不得超过800mg。

【不良反应】①感染和侵染：上呼吸道感染、蜂窝织炎、口唇单纯疱疹、带状疱疹、憩室炎。②胃肠道疾病：腹痛、口腔溃疡、胃炎、口腔炎、胃溃疡。③皮肤及皮下组织疾病：皮疹、瘙痒、荨麻疹。④神经系统疾病：头痛、眩晕。⑤实验室检查：肝转氨酶升高、总胆红素升高。⑥高血压。⑦血液及淋巴系统疾病：白细胞减少症、中性粒细胞减少症。⑧代谢及营养性疾病：高胆固醇血症、高甘油三酯血症。⑨其他：外周水肿、超敏反应、结膜炎等。

【禁忌证】①对托珠单抗或者对任何辅料发生超敏反

应的患者。②感染活动期患者。

【药物相互作用】①由于IL-6可降低多种细胞色素P450（CYP450）同工酶的mRNA表达水平，因此使用托珠单抗治疗可抑制IL-6信号传导，使CYP450活性恢复至较高水平，结果会导致CYP450底物药物的代谢增加。因而使用这类药物治疗的患者在开始托珠单抗治疗时，应对其药效（如华法林）或药物浓度（环孢素或茶碱）进行治疗监测，需要时对这类药物进行个体化剂量调整。②当托珠单抗与不能降低疗效的药物［如口服避孕药（CYP3A4底物）］合并用药时应慎重。③在应用辛伐他汀、奥美拉唑或右美沙芬时，托珠单抗可能在一定程度上会降低其血药浓度。

【注意事项】①感染（包括严重感染）：使用托珠单抗治疗发生的机会性感染包括结核菌、隐球菌、曲菌、念珠菌和肺孢子虫感染。对感染活动期患者不得给予托珠单抗。患者如发生严重感染、机会性感染或脓毒症，应中断托珠单抗治疗。②憩室炎并发症：对于既往有肠溃疡或憩室炎病史的患者，在使用托珠单抗时应格外注意。③肺结核：在开始托珠单抗治疗前，应对潜伏性结核感染的患者进行筛选。④疫苗：活疫苗和减毒活疫苗不应与托珠单抗同时使用。⑤超敏反应：如发生速发过敏反应或其他严重超敏反应，应立即停止使用托珠单抗、采取适当的治疗，并永久终止托珠单抗治疗。⑥活动期肝病和肝功能损伤：应用托珠单抗，特别是合用甲氨蝶呤时，可能会使肝转氨酶升高。⑦病毒激活：用生物疗法治疗类风湿关节炎时，可致病毒激活（如乙型肝炎病毒）。⑧脱髓鞘病：医师应警惕患者中出现的中枢脱髓鞘病发作的潜在征象。⑨中性粒细胞减少症：托珠单抗治疗可伴有中性粒细胞减少症发生率的升高。

【制剂与规格】托珠单抗注射液：4ml：80mg；10ml：200mg；20ml：400mg。

阿巴西普
Abatacept

【药理作用】本药为人细胞毒T细胞相关抗原4胞外区与抗体Fc段融合蛋白，为选择性T细胞共刺激调节剂，通过与抗原递呈细胞上的CD80和CD86结合，抑制T细胞的激活。

【体内过程】在健康人体内，本药达血药峰浓度为292μg/ml，$t_{1/2}$为16.7天。

【适应证】①经抗风湿药，如甲氨蝶呤、TNF拮抗剂治疗但应答不足的中、重度活动性类风湿关节炎成年患者。②幼年特发性类风湿关节炎。

【用法用量】①静脉输注给药：每次500～1000mg，起始时及第2和4周各给药1次，此后每4周1次。②皮下注射给药：每次125mg，每周1次。

【不良反应】①本药最严重不良反应为严重感染和恶性肿瘤。②最常见的不良反应为头痛、上呼吸道感染、鼻咽炎和恶心。

【药物相互作用】①与其他TNF阻断剂联合应用增加感染风险，且无更多获益。②静脉应用本药可干扰血糖试纸检测结果。

【注意事项】①本药不宜用于对其活性成分及其他成分过敏者。②不推荐本药与TNF阻断剂联用。③当患者由TNF阻断剂疗法转用本药治疗时，应监测患者的感染体征。

【制剂与规格】阿巴西普注射剂：每瓶250mg。

第 4 章 抗痛风药

一、抗炎药

秋水仙碱
Colchicine

【其他名称】秋水仙素。

【药理作用】本药通过与中性粒细胞微管蛋白亚单位结合而改变细胞膜功能发挥消炎止痛作用：①抑制中性粒细胞趋化、黏附和吞噬作用；②抑制磷脂酶A2，减少单核细胞和中性粒细胞释放前列腺素和白三烯；③抑制局部细胞产生白介素-6等。本药不影响尿酸盐的生成、溶解及排泄，故无降尿酸作用。

【体内过程】①口服后迅速在胃肠道吸收，蛋白结合率低，仅为10%~34%，血药浓度在0.5~2小时达峰值。②本药在肝内代谢，从胆汁及肾脏排出。肝病患者从肾脏排泄增加。③停药后药物排泄持续约10天。④急性痛风于口服后12~24小时起效，90%的患者在服药24~48小时疼痛消失，疗效持续48~72小时。

【适应证】①痛风急性发作。②预防慢性痛风的急性发作。

【用法用量】①急性期治疗：口服，首次剂量1mg，以后每隔2小时服0.5mg，至剧痛缓解或出现恶心、呕吐、腹泻等胃肠道不良反应时停用，总量不宜超过6mg。推荐急性期时，每日3次，一次0.5~1mg，可有效减少不良反应发生率。②预防：口服，每日0.5~1mg，疗程约3~6个月。

【不良反应】①胃肠道反应，如腹痛、腹泻、恶心、呕吐及食欲不振等，严重者可造成脱水及电解质紊乱。②肌肉神经病变，包括近端肌无力和血清肌酸磷酸激酶增高，多发性外周神经病变等。③造血系统病变，如血小板减少、中性粒细胞下降、再生障碍性贫血等。

【禁忌证】骨髓增生低下、肝肾功能不全、妊娠期妇女及2岁以下儿童。

【药物相互作用】①合用维生素B_{12}时发生可逆性的维生素B_{12}吸收不良。②使中枢神经系统抑制药增效，使拟交感神经药作用增强。

【注意事项】①如发生呕吐、腹泻等反应，应减小用量，严重者应立即停药。②本药可致畸胎，妊娠期妇女用药需权衡利弊。③老年患者用药容易发生蓄积中毒，应格外谨慎。④骨髓造血功能不全、严重心脏病、肾功能不全及胃肠道疾患者慎用。⑤用药期间应定期检查白细胞、血小板、骨髓造血功能及肝、肾功能。

【制剂与规格】片剂：0.5mg；1mg。

二、降尿酸药

碳酸氢钠
Sodium Bicarbonate

【药理作用】①用于碱化尿液，增加尿液pH值，可增加尿酸盐在尿液中的溶解度，有利于尿酸的排出。②制酸，口服能迅速中和或缓冲胃酸，可缓解高胃酸引起的症状。③口服后还能使血浆内碳酸氢根浓度升高，从而纠正酸中毒。

【体内过程】尚不明确，本药可以碳酸氢根形式由肾脏排泄，也可以CO_2形式由肺排出体外。

【适应证】碱化尿液及酸血症、胃酸过多。

【用法用量】口服。一次0.5~1.0g，每日3次。须与其他药物间隔1~2小时服用。

【不良反应】与胃酸作用产生二氧化碳导致嗳气，继发性胃酸分泌增加。

【禁忌证】对本药过敏品。

【药物相互作用】①本药可加速酸性药物的排泄（如阿司匹林）。②可降低胃蛋白酸、维生素E的疗效。

【注意事项】①对诊断的干扰：对胃酸分泌试验或血、尿pH测定结果有明显影响。②下列情况慎用：少尿

第十一篇

或无尿，因能增加钠负荷；钠潴留并有水肿时，如肝硬化、充血性心力衰竭、肾功能不全、妊娠高血压综合征、高血压，因钠负荷增加可能加重病情。③尿液过度碱化可能增加草酸钙或其他类型肾结石。④当药品性状发生改变时禁止使用。

【制剂与规格】片剂：0.25g；0.3g；0.5g。

别嘌醇
Allopurinol

【其他名称】别嘌呤醇。

【药理作用】本药是抑制尿酸合成的药物。别嘌醇及其代谢产物氧嘌呤醇均能抑制黄嘌呤氧化酶，阻止次黄嘌呤和黄嘌呤代谢为尿酸，从而减少尿酸的生成。

【体内过程】本药口服后在胃肠道内吸收完全，2～6小时血药浓度可达峰值，$t_{1/2}$为28小时，与氧嘌呤醇均由肾脏排出，约70%在肝内代谢为具有活性的氧嘌呤醇。生物利用度80%，肾功能损害者排出时间大大延长。

【适应证】①原发性和继发性高尿酸血症，尤其是尿酸生成过多而引起的高尿酸血症。②反复发作或慢性痛风者。③痛风石。④尿酸性肾结石和尿酸性肾病。⑤有肾功能不全的高尿酸血症。

【用法用量】口服。成人常用量：初始剂量一次50mg，一日1～2次，每周可递增50～100mg，至一日200～300mg，分2～3次服。一日最大量不得大于600mg。儿童治疗继发性高尿酸血症常用量：6岁以下每次50mg，一日1～3次；6～10岁，每次100mg，一日1～3次。剂量可酌情调整。

【不良反应】①皮疹：可呈瘙痒性丘疹或荨麻疹，对于HLA-B5801阳性者有发生剥脱性皮炎可能，建议在应用本药前进行HLA-B5801的检测。②胃肠道反应：包括腹泻、恶心、呕吐和腹痛等。③白细胞减少、血小板减少、贫血、骨髓抑制。④其他：脱发、发热、淋巴结肿大、肝毒性、间质性肾炎及过敏性血管炎等。

【禁忌证】对本药过敏、严重肝肾功能不全和明显血细胞低下者。妊娠期及哺乳期妇女。

【药物相互作用】①对高血压或肾功能差的患者，本药与噻嗪类利尿药同用时，有发生肾功能衰竭及出现过敏的报道。②本药与氨苄西林同用时，皮疹的发生率增多，尤其在高尿酸血症患者中。③本药与抗凝药如双香豆素、茚满二酮衍生物等同用时，抗凝药的效应可加强，应注意调整剂量。④本药与硫唑嘌呤或巯嘌呤同用时，后者的用量一般要减少1/4～1/3。⑤本药与环磷酰胺同用时，对骨髓的抑制可更明显。⑥本药与尿酸化药同用时，可增加肾结石形成的可能。

【注意事项】①本药不能控制痛风性关节炎的急性炎症症状，不能作为抗炎药使用。②本药必须在痛风性关节炎的急性炎症症状消失后（一般在发作后两周左右）方可开始应用。近来根据最新指南建议如在充分抗炎保护前提下，也可在痛风急性期尽早给予降尿酸治疗。③服药期间应多饮水，并使尿液呈中性或碱性以利尿酸排泄。④本药用于血尿酸和24小时尿尿酸过多，或有痛风石、泌尿系结石及不宜用促尿酸排出药者。⑤本药必须由小剂量开始，逐渐递增至有效量维持正常血尿酸和尿尿酸水平，以后逐渐减量，用最小有效量维持较长时间。⑥与排尿酸药合用可加强疗效。不宜与铁剂同服。⑦用药前及用药期间要定期检查血尿酸及24小时尿尿酸水平，以此作为调整药物剂量的依据。⑧有肾、肝功能损害者及老年人应谨慎用药，并应减少每日用量。⑨用药期间应定期检查血常规及肝肾功能。

【制剂与规格】①片剂：100mg。②胶囊：250mg。③缓释片：250mg。

苯溴马隆
Benzbromarone

【其他名称】苯溴香豆素。

【药理作用】本药属苯并呋喃衍生物，为促尿酸排泄药，主要是通过抑制肾小管对尿酸的重吸收，从而降低血中尿酸浓度。

【体内过程】健康成人口服50mg，约2～3小时后达血药浓度峰值，4～5小时尿酸廓清率达最大值，$t_{1/2}$为12～13小时，本药主要以原型药单一卤化物、完全的脱卤化物从尿液、粪便及胆汁排出。

【适应证】原发性高尿酸血症、痛风性关节炎间歇期及痛风结节肿等。

【用法用量】成人每次口服50mg，每日1次，早餐后服用。用药1～3周检查血清尿酸浓度，在后续治疗中，成人和14岁以上的年轻人每日50～100mg或遵医嘱。

【不良反应】①常见：肠胃不适感，如恶心、呕吐、胃内饱胀感和腹泻等。②少见：皮肤瘙痒、颜面发红、红斑、光过敏症、浮肿、心窝部不适感等。③偶见：眼结膜炎、短时阳痿、局部皮肤湿疹、头疼和尿意频增感。④罕见：荨麻疹（风疹）、细胞溶解性肝炎。

【禁忌证】①对本药中任何成分过敏者。②中至重度肾功能损害者（肾小球滤过率低于20ml/min）及患有肾结石的患者。③妊娠期及哺乳期妇女。

【药物相互作用】苯溴马隆促进尿酸排泄作用可因水杨酸盐和磺吡酮而减弱。

【注意事项】①不能在痛风急性发作期服用。②为了避免治疗初期痛风急性发作，建议在给药最初几天合用秋水仙碱或抗炎药。③治疗期间需大量饮水以增加尿量。④定期测量尿液的酸碱度，为促进尿液碱化，可酌情给予碳酸氢钠或枸橼酸合剂，患者尿液的pH应调节在6.5～6.8之间。⑤在开始治疗时有大量尿酸随尿排出，因此在此时的用药量要小。

【制剂与规格】①片剂：50mg。②胶囊：50mg。

非布司他
Febuxostat

【药理作用】一种黄嘌呤氧化酶抑制剂，通过抑制尿酸合成降低血清尿酸浓度。

【体内过程】本药口服后在肠道吸收，生物利用度47%，在血中与血浆蛋白结合率99.2%，主要在肝代谢，$t_{1/2}$为5～8小时。49%通过肾排泄，45%经粪便排泄。

【适应证】高尿酸血症合并痛风，尤其适合别嘌醇不能耐受或有禁忌、别嘌醇治疗不达标者。不推荐用于无临床症状高尿酸血症。

【用法用量】口服。40mg或80mg，每日1次。

【不良反应】①肝功能异常。②皮疹或超敏反应。③心血管风险：心绞痛、心律异常、心脏杂音、心电图异常等。④胃肠道反应：腹胀、腹痛、便秘、口干、消化不良等。

【禁忌证】正在接受硫唑嘌呤、巯嘌呤治疗的患者。

【药物相互作用】本药可能改变茶碱在体内的代谢，故在与茶碱联用时应谨慎。

【注意事项】①痛风发作开始应用本药治疗后，可观察到痛风发作增加。为预防给药时痛风发作，推荐同时给予非甾体抗炎药或秋水仙碱。②使用本药的患者比应用别嘌醇患者更易发生心血管血栓事件（心血管死亡、非致命性心肌梗死、非致命性中风），原因尚未明确，故应对心肌梗死及中风的体征和症状进行监测。③用药期间应监测患者肝功能情况。

【制剂与规格】片剂：40mg；80mg。

普瑞凯西
Pegloticase

【其他名称】聚乙二醇重组尿酸酶。

【药理作用】本药为尿酸氧化酶与单甲氧基聚乙二醇共价结合所形成的生物制剂，可催化尿酸氧化为水溶性更高的尿囊素从肾排泄，从而降低血清尿酸水平。

【适应证】传统治疗无效的反复发作的难治性痛风或对降尿酸药物不能耐受的痛风。

【用法用量】静脉滴注。8mg加入0.9%氯化钠注射液250ml中静脉滴注，滴注时间不少于2小时，每2～4周给药一次，至少连用6个月。

【不良反应】主要不良反应包括严重心血管事件、输液反应和免疫原性反应，其他不良反应有恶心、头痛、背痛、血压升高、呼吸困难、呕吐、瘙痒等。

【禁忌证】①儿童及妊娠期、哺乳期女性。②葡萄糖-6-磷酸脱氢酶缺乏的患者。

【药物相互作用】不能与其他任何一种降尿酸药物合用。

【注意事项】随着用药时间延长，约40%患者可产生高滴度抗体，降尿酸效果下降。

【制剂与规格】普瑞凯西注射液：1ml：8mg。

第5章 软骨保护药

氨基葡萄糖
Glucosamine

【药理作用】①氨基葡萄糖为关节软骨中的氨基单糖，是关节软骨基质中合成蛋白聚糖所必需的重要成分，可选择性作用于骨关节，阻断骨关节炎的病理过程。②刺激软骨细胞产生有正常多聚体结构的糖蛋白。③抑制损伤软骨的酶，如胶原酶和磷脂酶A_2的活性。④可抑制损伤细胞的超氧化物自由基的产生。⑤防止皮质激素及某些非甾体抗炎药物对软骨细胞的损害及减少损伤细胞内毒素因子的释放。

【体内过程】①本药口服后吸收迅速而完全，胃肠道的吸收接近90%，但由于肝脏的首过效应，其绝对生物利用度为25%。②本药可分布于多种组织器官，特别是肝脏、肾脏和关节软骨。③在关节软骨中的生物$t_{1/2}$为70小时，大于70%的药物被肝脏代谢，有11%的药物以原型从粪便排出。

【适应证】①原发性及继发性骨关节炎。②骨关节炎，包括膝关节、肩关节、髋关节、手腕关节、颈及脊椎关节和踝关节等。

【用法用量】口服，最好在进餐时服用，一次1~2粒（片），一日3次，连续服用4~12周或根据需要延长，每年重复治疗2~3次。

【不良反应】①轻度胃肠道不适，如恶心、便秘、腹胀和腹泻；②过敏反应，包括皮疹、瘙痒和皮肤红斑。

【禁忌证】对氨基葡萄糖过敏的患者。

【药物相互作用】①本药可增加四环素类药物在胃肠道的吸收，减少口服青霉素或氯霉素的吸收。②本药可与甾体或非甾体抗炎药同时服用，但部分患者可能需要减少抗炎药的用量。

【注意事项】①本药宜在饭时或饭后服用，可减少胃肠道不适，特别是有胃溃疡的患者。②严重肝、肾功能不全者慎用。③如用药一个疗程后，症状未缓解，请咨询医师或药师。④妊娠期及哺乳期妇女慎用。⑤过敏体质者慎用。

【制剂与规格】①硫酸氨基葡萄糖片：0.25g。②硫酸氨基葡萄糖胶囊：0.25g。③盐酸氨基葡萄糖片：0.24g；0.75g。④盐酸氨基葡萄糖胶囊：0.24g；0.48g；0.75g。

玻璃酸钠注射液
Sodium Hyaluronate Injection

【药理作用】①覆盖和保护关节组织，改善润滑功能，通过渗入变性的软骨，抑制软骨的变性并改善变性软骨中的软骨代谢。②通过抑制滑膜上疼痛介质的作用而显缓解疼痛的效果。本药能缓解疼痛、改善患者日常活动及关节活动范围。

【体内过程】膝关节腔内一次注射后约3天即从关节液中消失，$t_{1/2}$约为20小时；血药浓度在给药后48小时达高峰，高浓度分布于韧带及滑膜内，其次为半月板及关节软骨，肝脏和脾脏也见到高浓度分布，但无蓄积；本药在关节液中几乎不代谢，部分经滑膜组织进入血液后在肝脏被代谢；本药一部分由呼吸排泄，一部分经尿及粪便排泄。

【适应证】变形性膝关节病、肩关节周围炎。

【用法用量】成人1次25mg，每周1次、连续5次注入膝关节腔内或肩关节（肩关节腔、肩峰下滑液囊或肱二头肌长头腱腱鞘）内。

【不良反应】①注射关节局部的疼痛、肿胀。②过敏反应，主要为荨麻疹、瘙痒等，个别有休克报道。③其他，如恶心、呕吐、发热等。

【禁忌证】对本药中任何成分过敏者。

【药物相互作用】本药与苯扎氯铵等季铵盐及氯己定，有时会生成沉淀，故应充分注意。

【注意事项】①过敏体质者慎用。②肝功能障碍者慎用。③给药部位有皮肤病或感染者慎用。④如关节炎症较重时，宜先消除炎症后再用本药。⑤应用时一定

第十一篇

不要注射到关节腔外。⑥进行关节腔内注射时须严格无菌操作。⑦如症状未见改善，注射次数应以5次为限。⑧关节积液时，应酌情穿刺排液。⑨应在用前开封，启封后立即使用。⑩不得用于眼科，不得注入血管内。⑪本药使用期间应避免哺乳，尚无关于妊娠安全性的数据。

【制剂与规格】玻璃酸钠注射液：0.55ml ∶ 5.5mg；2ml ∶ 20mg；2.5ml ∶ 25mg。

双醋瑞因
Diacerein

【药理作用】①本药为IL-1抑制剂，具有止痛、抗炎、退热及诱导软骨生成的作用。②本药不抑制前列腺素合成。③对骨关节炎有延缓疾病进程的作用。

【体内过程】①本药进入体循环前经脱乙酰基作用生成活性代谢产物大黄酸。②健康成人单次口服给药达峰时间约为2.4小时，血浆蛋白结合率大于99%，血浆$t_{1/2}$约为4.2小时，表观生物利用度为35%~56%。③代谢产物大黄酸主要经肾脏排泄，小部分也经胆汁排泄。

【适应证】退行性关节疾病（骨关节炎及相关疾病）。

【用法用量】①初期治疗（首4周）：每日50mg，晚餐后口服。②长期治疗（不短于3个月）：每日1～2次，每次50mg，餐后服用。③由于本药起效慢（于治疗后2~4周显效）以及良好的胃肠道耐受性，建议在给药的首2～4周可与其他止痛药或非甾体抗药联合应用。

【不良反应】①轻度腹泻。②上腹疼痛。③恶心或呕吐。④尿液颜色变黄，为本药特性，无任何临床意义。

【禁忌证】对本药过敏或有蒽醌衍生物过敏史的患者。

【药物相互作用】①在服用改善肠道转运和（或）肠道内容物性质的药物时，禁服本药。②为提高本药的生物利用度应避免同时服用含有氢氧化铝和（或）氢氧化镁的药物。③服用本药后会增加使用抗生素和（或）化学疗法的患者患小肠结肠炎的可能性。

【注意事项】①服用本药2～4周后开始显效，4～6周表现明显，若连续治疗3个月后停药，疗效至少可持续1个月（后续效应）。②肾功能不全（肌肝清除率<30ml/min）者应减小剂量。③饭后服用可提高本药的吸收率。④严重的营养不良会降低本药的生物利用度。⑤副反应（例如加速肠道转运）的发生率直接与本药未吸收的量有关，在禁食或摄入食物很少时，服用本药会增加副反应的发生率。⑥泻药不应和本药共同服用。⑦对曾出现过肠道不适的患者，必须考虑应用本药的利弊及风险。

【制剂与规格】胶囊：50mg。

第十二篇

肿瘤治疗药物和辅助用药

导　读

本篇收录治疗肿瘤的细胞毒药物（第1章）、激素和激素拮抗药（第2章）、生物制品（第3章）、靶向治疗药物（第4章）、其他抗肿瘤药（第5章）、放化疗保护药和增敏药（第6章）、骨髓功能恢复药（第7章）、止吐药（第8章）、影响骨代谢药物（第9章）。细胞毒药物是指干扰细胞的基本代谢过程以杀伤肿瘤细胞的一类药物，例如临床上较常用的一类抗肿瘤药物烷化剂，能对细胞中DNA或蛋白质中的氨基、巯基、羟基和磷酸基等起作用，造成DNA结构和功能的损害，从而杀伤细胞，抑制癌细胞分裂。激素是一类对机体功能起调节作用的化学物质，激素与许多肿瘤的发生发展有密切的关系，调节激素平衡可以有效控制某些肿瘤的生长。生物制品主要包括细胞因子和单克隆抗体两类，分别是一类能在细胞间传递信息、具有免疫调节功能的蛋白质或小分子多肽和一类通过抗原抗体效应识别出肿瘤细胞并选择性作用于肿瘤细胞的药物。靶向药物主要是使药物或其载体能瞄准特定的病变部位，并在目标部位蓄积或释放有效成分，减少对正常组织、细胞的伤害。放化疗保护药和增敏药、骨髓功能恢复药、止吐药、影响骨代谢药、镇痛药等为增强放化疗疗效或预防和治疗因放化疗引起的不良反应的几类药物。

第1章 细胞毒药物

一、烷化剂

氮芥
Chlormethine

【其他名称】恩比兴、甲氯乙胺、盐酸氮芥、双氯乙基甲胺。

【药理作用】是双功能基团的烷化剂，与DNA链上的鸟嘌呤形成链间交叉联结。通过在体内形成乙烯亚胺基化合物，与体内酶系统和核蛋白起作用而影响核酸代谢，影响DNA的合成，抑制细胞有丝分裂。

【体内过程】氮芥进入血中后迅速与水或细胞的某些成分结合，在血中停留时间只有0.5～1分钟，即有90%以上从血中消除，迅速分布于肺、小肠、脾脏、肾脏、肝脏及肌肉组织中，脑中含量最少。由于药物变化较快，原型药从尿中排出不到0.01%。20%的药物以二氧化碳形式经呼吸道排出，有多种代谢物从尿中排出。

【适应证】①霍奇金病及其他恶性淋巴瘤、肺癌、恶性腔内积液、上腔静脉综合征以及头颈部癌。②外用可治疗皮肤蕈样真菌病。

【用法用量】①静脉注射：一次4～6mg（0.1mg/kg），加0.9%氯化钠注射液10ml，由输液小壶或皮管中冲入，再滴注适量0.9%氯化钠注射液或5%葡萄糖注射液。一周1次，连用2次，休息1～2周后重复给药。②腔内注射：一次5～10mg，加0.9%氯化钠注射液20～40ml稀释后立即注入，一周1次，必要时可重复。③动脉注射：一次5～10mg（0.1～0.2mg/kg），用0.9%氯化钠注射液稀释，一日或隔日1次。

【不良反应】①常见：骨髓抑制。②可有消化系统、泌尿生殖系统、神经系统症状及局部反应。③有致癌性，长期应用氮芥，继发性肿瘤发生的危险增加。④脱发。

【禁忌证】对本药过敏者。

【药物相互作用】①咖啡因、氯喹可阻止其DNA受损后的修复，故可增效。②本药与氯霉素及磺胺类药合用可加重骨髓抑制作用。③使用本药前宜加用止吐剂如格拉司琼或甲氧氯普胺等，减轻胃肠道反应。

【注意事项】①本药注射勿漏于血管外；一旦漏出血管外应立即局部皮下注射0.25%硫代硫酸钠或0.9%氯化钠注射液及冷敷6～12小时。②用药期间应每周查白细胞、血小板1～2次。③氮芥溶解后极不稳定，使用时需新鲜配制，溶入10ml 0.9%氯化钠注射液后立即静脉冲入。④本药可使血及尿中尿酸增加、血浆胆碱酯酶减少而干扰诊断。⑤烷化剂有致突变或致畸胎作用，孕妇及哺乳期妇女慎用。⑥本药应新鲜配制，在10分钟内使用，且不能用于皮下注射、肌内注射和口服。

【制剂与规格】①注射剂：1ml：5mg；2ml：10mg。②搽剂：100ml：10g；500ml：50g。

苯丁酸氮芥
Chlorambucil

【其他名称】氯氨布西。

【药理作用】一种芳香氮芥的衍生物，作为双功能的烷基化剂，能产生烷基化作用。本药能在螺旋形脱氧核酸的两索间产生交互连锁，从而妨碍DNA的复制。

【体内过程】口服^{14}C标记的本药后，最高血浆放射性发生于40～70分钟后，半衰期为1.5小时并经泌尿道排泄。本药的代谢牵涉四碳酸侧链的β-氧化作用，主要代谢产物的血药峰浓度出现于服药后2～4小时，其终末半衰期较苯丁酸氮芥长，可明显促成苯丁酸氮芥的烷基化活动。

【适应证】非霍奇金淋巴瘤、慢性淋巴细胞白血病、Waldenstrom巨球蛋白血症、多发性骨髓瘤、神经母细胞瘤、睾丸肿瘤、卵巢癌及某些乳腺癌。

【用法用量】口服。①成人霍奇金病：每日200μg/kg，持续治疗4～8周，通常与其他抗肿瘤药物联用并有数种不同组方。②非霍奇金淋巴瘤：初始剂量为每日100～200μg/kg，持续4～8周。③慢性淋巴细胞性白血病：初始剂量为每日150μg/kg，直至白细胞总数降至1×10^9/L，第1个疗程结束后4周可以再次进行治疗，剂量为每日100μg/kg。④Waldenstrom巨球蛋白血症：初始剂量为每日6～12mg，直到白细胞减少，以后剂量减至每日2～8mg，治疗时间随病情而定。⑤卵巢癌：单一药物治疗的剂量为每日200μg/kg，疗程4～6周，也可以用每日300μg/kg，直到白细胞减少，维持剂量用每日200μg/kg，维持疗程可以用药2～4周，每个疗程间隔2～6周。晚期乳腺癌单药标准剂量为每日200μg/kg，用药6周。儿童霍奇金病和非霍奇金淋巴瘤的剂量计算方法与成人相同。

【不良反应】①常见骨髓抑制，如停药及时，骨髓抑制大多可逆转。②胃肠道反应，如恶心、呕吐、腹泻和口腔溃疡。③长期治疗可发生肺间质严重纤维化，但是停药后这种纤维化是可逆转的。④偶见黄疸、发热、皮肤过敏、外周神经病变、间质性肺炎、无菌性膀胱炎。⑤神经系统毒性，包括焦虑不安、共济失调及多次癫痫发作。

【禁忌证】①对本药过敏者。②妊娠妇女。

【药物相互作用】①因保泰松加强本药的毒性，合用时剂量应酌减。②本药可以与泼尼松龙联合使用，用量为每日14～20mg，如果无严重抑制造血功能，用药时间可以超过4～6周。③本药可以按5～7.5mg/(m^2·d)的剂量与甲氨蝶呤、氟尿嘧啶和泼尼松联合应用。

【注意事项】①由于本药可以造成不可逆性的骨髓损害，在治疗期间应密切监测血常规。②肝肾功能损害者慎用。③致癌、致畸性及对生育能力的影响：本药可能抑制卵巢功能，引起月经异常、停经。在男性可引起精子缺乏症，可以造成染色体的破坏。④对妊娠及哺乳的影响：与其他细胞毒类药物一样，本药有潜在的致畸作用。⑤有骨髓抑制者、痛风患者或有泌尿道结石史者、感染患者慎用。⑥本药可以用作氮芥的代用药，它的毒性作用较氮芥小，但疗效与之类似。

【制剂与规格】①片剂：1mg；2mg。②纸型片：2mg。

甘磷酰芥

Glyfosfin

【其他名称】磷酰胺氮芥双甘氨酸乙酯、双甘氨酸乙酯磷酰胺氮芥。

【药理作用】本药是合成的甘氨酸磷酰氮芥化合物，以氨基酸为载体的磷酰胺氮芥型抗肿瘤药，是环磷酰胺的衍生物。

【体内过程】口服8小时后血药浓度达到高峰，至48小时血中仍维持相当浓度。各组织的分布，以肝、肾含量最高，在肿瘤组织中含量也相当高。口服24小时后从呼吸、尿和粪中排出总量占给药剂量的39%，96小时内总回收量为给药剂量的55%。

【适应证】①恶性淋巴瘤、小细胞性肺癌、乳腺癌。②子宫肉瘤、急性和慢性白血病、睾丸胚胎癌及鼻咽癌。③乳腺癌和子宫颈癌引起的溃疡。

【用法用量】口服：①每次0.5g，每日2次，每周用药4日，停药3日，亦可连续用，总量20g左右为1个疗程。②连续口服用药，每次0.5g，每日2次，连续服用，总量15～20g为1疗程。外用：局部用药，用20%甘磷酰芥的二甲亚砜溶液喷敷，或用1%～2%的硅酸软膏局部外涂于溃疡面上，每日2次，连用20～30日为1疗程。

【不良反应】①常见的是消化道反应，如恶心、呕吐、腹胀、腹泻、厌食等。②用药总量10g以上时，可出现明显骨髓抑制。③个别患者可有单项转氨酶升高。

【禁忌证】①早孕妇女。②对本药过敏者。③严重骨髓抑制、感染者。

【注意事项】①本药骨髓抑制常发生较迟，治疗中和治疗后应密切观察血常规，并及时处理。②外用时，本药在二甲亚砜溶液内容易破坏，故需在使用药物前临时配制。

【制剂与规格】片剂：0.1g；0.2g；0.25g。

硝卡芥

Nitrocaphane

【其他名称】邻丙氨酸硝苄芥、硝卡芒芥、消瘤芥、AT-1258。

【药理作用】氮芥类抗肿瘤药，主要破坏细胞DNA，对增殖细胞和非增殖细胞均有抑制作用，属细胞非周期性药物。本药治疗指数高、毒性较小。

【体内过程】注射后在血中维持时间较长。分布以胆囊和肾脏最多，肿瘤、肝、肺次之，脑中最少。能通过血脑屏障，肿瘤内含量高。静脉注射1小时后药物分布至全身各个组织，口服2小时后药物分布至全身。主要通过肾脏排泄，24小时后排出53%。

【适应证】①肺癌、鼻咽癌、淋巴肉瘤、食管癌、肝癌、脑瘤。②局部用于乳腺癌或宫颈癌。③与放线菌素D合用于绒毛膜上皮癌。

【用法用量】①口服。每次20mg，每日2次，5～7天为1个疗程，小儿每日1mg/kg，分3次服，5～7天为1个疗程。②静脉注射或静脉滴注。每次20～40mg，每日或隔日1次，200～400mg为1个疗程。治疗肝癌时剂量减半。小儿每次0.4～0.8mg/kg，5～10次为1个疗程。③肿瘤内注射。每次20～40mg，用0.9%氯化钠注射液溶解，于肿瘤四周分点注入。

【不良反应】可见有胃肠道反应、白细胞及血小板减少、恶病质等。

【禁忌证】①肝和肾功能不全者。②孕妇、哺乳期妇女。

【注意事项】①骨髓抑制、严重感染、肿瘤细胞浸润骨髓、以前曾接受过化疗或放疗、肝、肾功能损伤者、恶病质者慎用。②注射剂应新鲜配制。③腔内注射时应尽可能抽尽积液后注射。

【制剂与规格】①片剂：5mg；10mg；20mg。②注射剂（粉）：20mg；40mg。

甲氧芳芥
Methoxymerphalan

【其他名称】甲氧基溶肉瘤素、3P。

【药理作用】烷化剂类抗癌药。

【体内过程】口服能迅速吸收，半小时后血药浓度较高，以后逐渐下降，3小时后下降至较低水平。吸收后可分布在多脏器组织及肿瘤中，而以骨髓、肾和肝中最高，主要从尿中排出，24小时内约排出40%，亦有少量从粪便中排出。

【适应证】①慢性粒细胞白血病。②淋巴瘤。③乳腺癌、肺癌、多发性骨髓瘤。④肿瘤骨转移所致的疼痛。

【用法用量】口服，每日25～50mg和碳酸氢钠1g同服，一般剂量达500mg以上时，逐渐减量至每日25mg，总量1000mg为1疗程。维持剂量视白细胞数及耐受情况而定，一般每次25mg，每周1～2次。慢性粒细胞性白血病，起始剂量为每日50～100mg，当白细胞迅速下降或低于1×10^9/L时，则减低每日剂量，白细胞降至正常范围，即给予维持量。

【不良反应】主要为骨髓抑制，当总量超过700mg时尤应注意，还包括胃肠道反应，有恶心、呕吐、食欲减退、腹泻等。

【禁忌证】妊娠初期3个月。

【药物相互作用】①其他骨髓抑制剂：同时应用可增加疗效。②活疫苗：同时使用时可能增加感染的风险。

【注意事项】①下列患者慎用：骨髓抑制、严重感染、肿瘤细胞浸润骨髓、以前曾接受过化学治疗或放射治疗。②本药具有一定的蓄积作用，不宜大量长期连续服用。③总量超过700mg时，应注意出血反应。④在使用过程中，每周查血常规1次，若白细胞低于3×10^9/L时应暂停服药。⑤在停药之后仍要注意血常规的变化。

【制剂与规格】①片剂：25mg。②胶囊：25mg。

白消安
Busulfan

【其他名称】白消妥、白血福恩、二甲磺酸丁酯、马利兰。

【药理作用】属磺酸酯类，在体内解离后起烷化作用。小剂量即可明显抑制粒细胞生成，对慢性粒细胞白血病疗效显著（缓解率80%～90%），剂量提高可抑制全血常规。

【体内过程】口服吸收良好，静脉注射后2～3分钟内90%药物自血中消失，半衰期为2～3小时，绝大部分代谢成甲烷磺酸由尿排出。

【适应证】①慢性粒细胞白血病。②真性粒细胞增多症。③原发性血小板增多症和骨髓纤维化。

【用法用量】口服。①成人慢性粒细胞性白血病缓解诱导：每日按体重60μg/kg，最大剂量为每日4mg，可以一次给予。维持治疗：剂量通常是每日0.5～2mg，个别患者的需要量可能更小。维持治疗的目的是使白细胞计数维持在（10～15）$\times 10^9$/L。②真性红细胞增多症和原发性血小板增多症：缓解诱导剂量为每日4～6mg。由于使病情缓解所需要的总剂量不同，所以应非常仔细地进行血液学监控。维持治疗：剂量大约为诱导剂量的一半，准确的剂量要视患者的具体情况而定。③骨髓纤维化：开始剂量为每日2～4mg，维持剂量较小。由于这种疾病骨髓非常敏感，应进行严密的血液学控制。

【不良反应】①包括骨髓抑制、胃肠道反应，如恶心、呕吐和腹泻，每日药物分次服用可使胃肠道症状得到控制。②少数病例长时间的治疗之后出现类似于肾上腺皮质功能不全的表现，如虚弱、极度疲倦、食欲不佳、体重减轻、恶心、呕吐和皮肤色素沉着。停用后有时上述症状可能消退。③少见伴有进行性的呼吸困难与持续性干咳的广泛性肺部纤维化，通常在数年的长期治疗之后才发生。④放射治疗可以加重本药对肺的损害。⑤罕见双侧晶状体改变和白内障。⑥其他的毒副反应包括荨麻疹、多形性红斑、结节性红斑、脱发、皮肤缺乏水分而非常干燥与脆弱、口腔黏膜干燥和唇干裂、男性乳房女性化、胆汁淤滞性黄疸、心内膜纤维化和重症肌无力。⑦长时间服药过量对血液系统的毒性较明显，目前尚无解毒药，应密切监测血常规，如果需要应进行输血和一般支持疗法。

【禁忌证】妊娠期妇女禁用。

【注意事项】①用药期间应注意监测血常规，以避免骨髓的过度抑制和造成不可逆的骨髓功能障碍。当血小板计数下降到100$\times 10^9$/L以下时应停药，否则会引起不可逆的骨髓功能障碍，因为停药后白细胞与血小板数量仍会在一段时间内下降。在诱导期内至少每周查一次血常规。仅当治疗后3周病情缓解仍不满意才考虑增加用药剂量。患者治疗前血小板较低与治疗期间血小板下降时都应特别注意。如果血小板下降很明显或出现紫癜，无论在治疗的哪一个阶段均应立刻停用。②近期接受过放射治疗或其他细胞毒性药物的患者不应再用白消安。未经治疗的慢性粒细胞白血病患者应先给予纠正。③在治疗期间，也应采取相应的措施预防高尿酸血症和尿酸性肾病。④致癌、致畸性及对生育能力的影响：接受本药治疗患者的细胞中有多种染色体畸变，有报道广泛性上皮发育异常。⑤白消安是有致癌可能性的，已有一些引起恶性肿瘤的报道。⑥绝经前的妇女用药可发生卵巢功能抑制、停经和闭经症状。临床上有男性不育、精子缺乏和睾丸萎缩的报道。

【制剂与规格】片剂：0.5mg；2mg。

丙卡巴肼
Procarbazine

【其他名称】甲苄肼、盐酸甲基苄肼、甲肼苄甲酰异丙胺。

【药理作用】周期非特异性抗肿瘤药，抑制DNA和蛋白质的合成，进入人体后自身氧化形成H_2O_2和羟基，可引起类似电离辐射样作用，使鸟嘌呤的第7位和腺嘌呤的第1位上甲基化，有多种生物效应，如抑制细胞有丝分裂、使染色体排列紊乱、致畸、致癌、免疫抑制、细胞毒作用等。在体内释放出甲基阳离子，与DNA结合而使之解聚，系细胞周期非特异性药物，主要作用于G_1/S边界，并对S期有延缓作用。

【体内过程】口服吸收迅速，很快分布到各组织中，在肝、肾中浓度最高，能通过血脑屏障，半衰期为10分钟。绝大部分在体内代谢，主要由尿排泄，约30%以二氧化碳形式从肺部排出。

【适应证】①霍奇金病。②非霍奇金淋巴瘤、恶性组织细胞病（恶性组织细胞增生症）、蕈样真菌病（蕈样肉芽肿）、多发性骨髓瘤、黑色素瘤、脑瘤。③对放射抗拒的支气管腺癌。

【用法用量】①口服：每天150～300mg，分3～4次服，也可150～200mg睡前顿服，连服2周，4周后重复，1个疗程总剂量根据血常规而定，一般7～9g。组成MOPP方案治疗霍奇金病时，每天100mg/m^2，连服14天。②静脉滴注：2～7mg/kg，从较低剂量开始逐渐增加，1个疗程总量7～10g。

【不良反应】①胃肠道反应常见有恶心、呕吐，偶见口腔炎、口干、吞咽困难、腹泻及便秘。②骨髓抑制可致白细胞、血小板减少，有出血倾向，亦可致贫血。③较常见头痛、乏力、嗜睡，偶有眩晕、抑郁、失眠、幻觉、共济失调、复视及眼球震颤。还可见肌肉痛和关节痛等。罕见昏迷及惊厥。④偶见过敏性皮炎、疱疹、痒疹、色素沉着及脱发等。⑤其他症状有寒战、发热及出汗，偶见心动过速和血压下降。⑥肝、肾功能不良者及孕妇慎用或减量。

【禁忌证】①严重肝肾功能损害者。②孕妇。

【药物相互作用】①与烷化剂、长春新碱、皮质激素无交叉耐药，与上述药物合用时能明显提高疗效。②本药为弱单胺氧化酶抑制剂，服药期间不宜食用含酪胺成分的食物，如乳酪、香蕉等，不宜饮酒。③与吩噻嗪类有协同镇静作用，如与巴比妥类、麻醉药、抗组胺药和利血平等合用时应调整剂量，以免中枢抑制过度抑制。④同时应用拟交感神经药和抗抑郁药（如丙咪嗪、阿米替林）时应注意。

【注意事项】①器质性脑病、心肺功能不全、肝肾功能不良、呼吸衰竭慎用。②老年人、儿童、妊娠及哺乳期妇女使用安全性：老年人和儿童，易出现反常性反应如易怒、焦虑、紧张状态等，用药剂量减半。哺乳妇女慎用。③药物过量与处理：药物过量症状有嗜睡、慌乱、反射反应减退或消失、呼吸减弱、血压过低等，甚至昏迷。治疗包括血压、心率等的监测，洗胃、输液、吸氧。血液透析没有效果。④肝、肾功能不全时是否需调整剂量：肝功能损害时消除$t_{1/2}$轻微延长，肾功能不全（或受损）需调整剂量。⑤其他：用药期间不宜从事驾驶、登高等有危险的工作。

【制剂与规格】①片剂：25mg；50mg。②胶囊：50mg。③注射剂（粉）：100mg。

美法仑
Phenylalanine

【其他名称】马法、左旋苯丙氨酸氮芥、苯丙氨酸氮芥、癌克安、L-PAM、MEL。

【药理作用】本药是双功能的烷化剂类细胞毒性药物，由两个双二氯乙烷基族中的一个形成带阳离子的中间产物，再通过脱氧核糖核酸中的硫鸟嘌呤第7氮的共价结合产生烷化，从而阻止DNA复制。

【体内过程】口服美法仑600μg/kg后，显示本药的吸收变化不定，进食后立即口服，可延迟到达血药峰值浓度和减少血药浓度时间曲线下面积至39%～45%。

【适应证】①多发性骨髓瘤。②乳腺癌、卵巢癌、恶性淋巴瘤、粒细胞性白血病、真性红细胞增多症。

【用法用量】①多发性骨髓瘤：150μg/（kg·d），分次服用，共4天，6周后重复疗程。②晚期卵巢癌：200μg/（kg·d），分3次服用，共5天，每4～8周重复。③乳腺癌：150μg/（kg·d），或6mg/m^2，共5天，每6周重复，发现骨髓抑制时减低剂量。④真性红细胞增多症：诱导缓解期为每日6～10mg，共5～7天，之后可每日2～4mg，直至症状控制。维持剂量为2～6mg，每周1次。

【不良反应】①本药主要毒性反应为骨髓抑制，表现为白细胞、血小板减少，多为迟发或累积出现，也可能有全血常规降低，故用药期间应注意血常规变化。②胃肠道反应，如恶心、呕吐、厌食等，大剂量单剂应用时有时比较严重，特别是使用高剂量时，罕见胃炎或腹泻，低剂量持续应用则反应较轻。③偶有过敏反应发生，如斑丘疹、荨麻疹及瘙痒。④罕见致命性肺纤维化、溶血性贫血、脱发。

【禁忌证】①孕妇、哺乳期妇女。②近期内化疗或放疗致白细胞减少者。③严重贫血者。

【药物相互作用】与泼尼松合用，可能比单用更有效，联合用药通常间歇进行。

【注意事项】①近期接受放疗或其他化疗的患者，中至重度肾功能不全患者慎用，起始剂量应减半，随后的剂量应根据骨髓抑制情况而定。②密切监测血球计数，以免过度抑制骨髓功能，停药后血球仍会持续减少一段时间，故此若发现血球计数出现大幅度减少，应暂时停药。③接受本药治疗的患者，其后代有出现先天性畸形的可能性。④本药有抑制卵巢的作用，可引起月经紊乱或绝经，可影响精子的生成，造成短暂或永久不育。⑤肾功能不良者慎用。

【制剂与规格】片剂：2mg。

氮甲
Formylmerphalan

【其他名称】甲酰溶肉瘤素。

【药理作用】本药为溶肉瘤素衍生物，治疗指数远比溶肉瘤素高，但毒性较低。

【体内过程】口服吸收迅速，在口服后30分钟即在尿中出现，1小时后血药浓度达到高峰，8小时后即不能测出，血中的生物半衰期为15分钟。在24小时内由尿排出服用剂量的10%，尿中代谢产物为羟基水解物。吸收后分布于各组织脏器中，以肾含量最高，肝、脾、肺和血液次之。

【适应证】①淋巴肉瘤、精原细胞瘤、网状细胞肉瘤、多发性骨髓瘤及霍奇金病。②肺癌、乳腺癌及卵巢癌。

【用法用量】口服：每次50mg，每日3～4次，或1次口服，总剂量6～8g为1个疗程。

【不良反应】常见的毒副反应有胃肠道反应和骨髓抑制。

【禁忌证】妊娠初期3个月。

【注意事项】①睡前一次口服时，与镇静剂和止吐剂同服，可减轻不良反应。②显效剂量多在3g以下，显效时间多在3周以内。③用药期间应定期随访检查白细胞计数及分类，测定血清尿酸水平。④骨髓抑制、严重感染、肿瘤细胞浸润骨髓、以前曾接受过放化疗治疗者慎用。

【制剂与规格】①片剂：50mg。②胶囊：50mg。

雌莫司汀
Estramustine

【其他名称】艾去适、雌氮芥磷酸二钠、雌氮芥磷酸钠。

【药理作用】磷酸雌莫司汀是具有双重作用机制的抗前列腺癌的药物，对治疗晚期前列腺癌有效。其整个分子为抗有丝分裂剂，氨基甲酸酯水解后，代谢物介导释放的雌激素发挥抗促性腺激素作用。

【体内过程】口服后吸收率约为75%，药物积聚于前列腺组织中。血浆半衰期为10～12小时。代谢产物大部分从胆道排泄，少量从肾脏排泄。

【适应证】晚期前列腺癌。

【用法用量】①口服给药。一次200～300mg，一日2次。连服3～4周后仍无效，则应停药；如病情好转，应按原剂量继续服用3～4个月。必要时应根据疗程、疗效和不良反应等适当调整剂量。②静脉注射：用于治疗的开始阶段，一日300mg，连用3周。以后改为口服给药，也可继续静脉注射（一次300mg，一周2次）。

【不良反应】①常见暂时性恶心、呕吐、腹泻。②偶见白细胞和血小板减少、肝功能损害、皮疹、咽痛、血压升高及血栓栓塞。③男性可出现乳房增大、性欲减退及勃起不良。

【禁忌证】①对雌二醇或氮芥类药物过敏者。②严重肝脏或心脏疾病患者。③活动性血栓性静脉炎或血栓性栓塞性疾病患者。

【药物相互作用】①含钙药物（如含钙的抗酸剂）与本药同服，可降低本药血药浓度。②接受免疫抑制化疗的患者不能接种活疫苗。③缓解期白血病患者，至少要停止化疗3个月，才允许接种活疫苗。

【注意事项】①配置注射液时，予8ml稀释液（不可用氯化钠注射液）缓缓注入本药包装瓶内，不能震荡，以防产生泡沫。②静脉注射应使用细针缓慢注射（3～5分钟），如药液漏出血管外，应立即停止注射。也可用于静脉滴注（稀释于5%葡萄糖注射液250ml中），但滴注时间不能超过3小时。③口服制剂应于饭前1小时或饭后2小时服用。④水钠潴留者、糖尿病患者、冠心病及高血压患者、消化性溃疡患者、脑血管疾病患者慎用。

【制剂与规格】①胶囊：100mg；140mg。②注射剂：150mg；300mg。

达卡巴嗪
Dacarbazine

【其他名称】氮烯脒胺。

【药理作用】本药为嘌呤生物合成的前体，能干扰嘌呤的生物合成，进入体内后由肝微粒体去甲基形成单甲基化合物，具有直接细胞毒作用。主要作用于G_2期。抑制嘌呤、RNA和蛋白质的合成，也影响DNA的合成，所以也有人认为是一种烷化剂。

【体内过程】一次静脉注射后30分钟，血浆中浓度达最高峰。血浆中消失呈二室模型，$t_{1/2\alpha}$为19分钟，$t_{1/2\beta}$为5小时。在0～6小时内由尿中排出45%（50%为原型药，50%为代谢药）。不能通过血脑屏障。

【适应证】黑色素瘤、软组织肿瘤、恶性淋巴瘤。

【用法用量】①静脉注射：一次200～400mg/m²，连用5～10日，用0.9%氯化钠注射液溶解后静脉推注，也可用5%葡萄糖注射液250ml稀释后静脉滴注。②联合化疗：ABVD（多柔比星、博来霉素、长春碱和达卡巴嗪），主要用于霍奇金型淋巴瘤；CY-VA-DIC（环磷酰胺、长春碱、多柔比星及达卡巴嗪）主要用于软组织肉瘤。

【不良反应】①骨髓抑制，白细胞减少发生于给药后16～20日，白细胞最低见于给药后21～25日，血小板减少发生于给药后16日。②胃肠道反应较常见，有食欲不振、恶心、呕吐，一般发生于给药后1～12小时，偶有黏膜炎。③偶有流感样综合征，发生于给药后7日，持续1～3周。④也可有面部麻木、脱发。

【禁忌证】①孕妇。②水痘或带状疱疹患者及有严重过敏史者。

【药物相互作用】本药与其他对骨髓有抑制的药物或放射治疗联合应用时，应减少本药的剂量。

【注意事项】①用药期间应停止哺乳。②对诊断的干扰：使用本药时可引起血清尿素氮、碱性磷酸酶、丙氨酸转氨酶及门冬氨酸转氨酶暂时性升高。③用药期间禁止活病毒疫苗接种。④肝肾功能损害、感染患者慎用本药。⑤用药期间应定期检查血尿素氮、肌酐、尿酸、血清胆红素、丙氨酸转氨酶、门冬氨酸转氨酶、乳酸脱氢酶。⑥因本药对光和热极不稳定、遇光或热易变红，在水中不稳定，放置后溶液变浅红色。需临时配制，溶解后立即注射。并尽量避光。

【制剂与规格】注射用达卡巴嗪：100mg；200mg；400mg。

福莫司汀
Fotemustine

【其他名称】武活龙。

【药理作用】福莫司汀为亚硝基脲类抗有丝分裂的细胞抑制剂，具有烷化和氨甲酰基化作用。

【体内过程】血浆蛋白结合率低（25%～30%），容易穿透细胞及血脑屏障，消除半衰期为20～90分钟。主要从尿中排出，7日后尿排泄＞50%，粪中排出＜10%，呼吸中以CO_2形式排出＜0.1%。

【适应证】①播散性恶性黑色素瘤和晚期癌症。②不宜手术的原发性脑肿瘤。③多发性淋巴转移性恶性肿瘤和白血病。

【用法用量】静脉用药。①单药治疗：一次100mg/m²，稀释于5%葡萄糖注射液中静脉滴注，一次滴注时间至少1小时。诱导治疗一周给药1次，连用3次；停药4～5周后开始维持治疗，每3周给1次。②联合化疗：诱导治疗共用药2次，其余同“单药治疗”。③诱导治疗福莫司汀每日100mg/m²，在第1天和第8天。达卡巴嗪每日250mg/m²，在第15、16、17和18天。5周的治疗休息期。④维持治疗福莫司汀每日100mg/m²，第1天。达卡巴嗪每日250mg/m²，在第2、3、4、5天。

【不良反应】①血液学方面，血小板减少和白细胞减少。迟发性、可逆性骨髓抑制是主要不良反应。②常见用药后2小时内出现中度恶心和呕吐。③少见中度暂时性可逆性转氨酶、碱性磷酸酶及胆红素升高、发热、注射部位静脉炎、腹泻、腹痛、暂时性血尿素氮升高、瘙痒、暂时性可逆性神经功能障碍（意识障碍、感觉异常、味觉缺失）。

【禁忌证】①对本药过敏者。②孕妇及哺乳期妇女。③血小板计数低于100×10⁹/L或白细胞计数低于2×10⁹/L者。

【药物相互作用】与达卡巴嗪在同一日使用时，有出现致死性肺毒病（成人呼吸窘迫综合征）的个案报道，故建议使用本药后第2日再给予达卡巴嗪。

【注意事项】①不推荐将本药用于过去4周内用过化疗或6周内用过亚硝基脲类药物治疗的患者。②本药只可考虑用于血小板和（或）粒细胞计数分别大于1×10¹²/L和大于2×10⁹/L的患者。每次用药前，都应做血细胞计数，并根据血液学状态调整剂量。③从诱导治疗开始到维持治疗开始，推荐的间隔是8周，在2个维持治疗周期之间，推荐的间隔期是3周。推荐在诱导治疗中或后进行肝功能检查。

【制剂与规格】注射用冻干粉剂：每瓶208mg。

卡莫司汀
Carmustine

【其他名称】卡氮芥、BCNU。

【药理作用】亚硝脲类抗肿瘤药，抗瘤谱广，见效快，脂溶性高，体内抑制RNA和DNA的合成。对增殖细胞各期都有作用，非增殖细胞不敏感。

【体内过程】静脉注射入血后迅速分解。半衰期5分钟，生物半衰期15～30分钟。本药由于脂溶性好，可通过血脑屏障，脑脊液中的药物浓度为血浆中的50%或以上。由肝脏代谢，代谢物可在血浆中停留数日，造成延迟骨髓毒性。可能有肝肠循环。96小时后60%～70%由肾排出。

【适应证】霍奇金病、急性白血病、脑瘤及脑转移癌等。

【用法用量】静脉滴注：每次0.1g/m^2，每日1次，连用2～3天或每次0.2g/m^2，每6～8周1次。小儿每次2.5mg/kg，连用2～3天。

【不良反应】①骨髓抑制。②静脉注射部位可产生血栓性静脉炎，大剂量可产生脑脊髓病。③长期治疗可产生肺间质纤维化。④可导致恶心、呕吐等胃肠道反应。⑤肝肾毒性。

【禁忌证】①孕妇、哺乳期妇女。②对本药过敏者。

【药物相互作用】以本药组成联合化疗方案时，应避免合用有严重降低白细胞血小板作用或产生严重胃肠反应的抗癌药。

【注意事项】①忌与皮肤接触，对热不稳定，宜在5℃以下保存。②肝、肾功能不全者慎用。③本药可抑制免疫功能，化疗结束后3个月内不宜接种活疫苗。

【制剂与规格】卡莫司汀注射液：2ml∶125mg。

洛莫司汀
Lomustine

【其他名称】环己亚硝脲、罗氮芥、CCNU。

【药理作用】亚硝脲类抗肿瘤药，具有烷化剂样作用，与卡莫司汀相似。

【体内过程】口服易吸收，体内迅速变为代谢产物。器官分布以肝、肾、脾为多。能透过血脑屏障，可经胆汁排入肠道，形成肝肠循环，故药效持久。血浆蛋白结合率为50%。半衰期为16～18小时，其持久存在可能引发迟发性骨髓抑制。在肝内代谢完全，排泄于胆汁。脑脊液内药物浓度为血液内50%或更高。

【适应证】①中枢神经系统肿瘤、霍奇金病及肺癌。②乳腺癌、黑色素瘤及肾细胞癌。③淋巴肉瘤、网织肉瘤、多发性骨髓瘤、睾丸肿瘤、前列腺癌、胃肠道癌和各种鳞癌。

【用法用量】口服：每次100～140mg/m^2，6～8周1次，视血常规情况再用第2次，一般用4次左右。

【不良反应】①本药主要是骨髓抑制，表现为迟发性，血小板下降在服药3～5周出现，白细胞减少则在6周后出现。②胃肠道反应，如消化不良、食欲不振、恶心、呕吐等。③偶见全身性皮疹。

【禁忌证】孕妇及哺乳期妇女。

【药物相互作用】①西咪替丁：合用骨髓抑制反应可能加重。②活疫苗：合用可能增加感染风险。

【注意事项】①治疗前和治疗中应检查肺功能。②对诊断的干扰：本药可引起肝功能暂时异常。③下列情况慎用：骨髓抑制、感染、肾功能不全、经过放化疗治疗者。

【制剂与规格】胶囊：40mg；50mg；100mg。

尼莫司汀
Nimustine

【其他名称】尼氮芥、嘧啶亚硝脲、NIDRAN、ACNU。

【药理作用】本药为亚硝脲类药物。具有烷化作用，能抑制DNA和RNA的合成。为细胞周期非特异性药物。

【体内过程】本药在体内变成适度的脂溶性游离碱，可通过血脑屏障。脑肿瘤患者静脉注射此药100～150mg，于给药30分钟后，脑脊液中的药物浓度达到高峰，约为血中浓度的30%。

【适应证】①脑肿瘤。②消化道癌（胃癌，肝癌，结直肠癌）。③肺癌。④恶性淋巴瘤，慢性白血病。

【用法用量】静脉注射或静脉滴注：①每次剂量2～3mg/kg，以注射用蒸馏水溶解（5mg/ml），静脉注射；或者加0.9%氯化钠注射液或5%葡萄糖液250ml，静脉滴注，6周后重复使用，总剂量300～500mg；或每次2mg/kg，每周1次，连用3次。②可单独用于胸腹腔注射、动脉注射和膀胱腔内给药。

【不良反应】①迟发性骨髓抑制。②对肝功能暂时性影响。③食欲缺乏、恶心、呕吐等胃肠道反应。

【禁忌证】①有骨髓抑制者。②对本药过敏者。

【药物相互作用】与有骨髓抑制作用的抗癌药联合使用时加重骨髓抑制毒性。

【注意事项】①肝功能不全者慎用。②定期检查尿常规、血肌酐、血尿素氮，监测肾功。③儿童及老人慎用。

【制剂与规格】注射剂（粉）：25mg；50mg 。

司莫司汀
Semustine

【其他名称】西氮芥、甲环亚硝脲。

【药理作用】①本药进入体内后形成的乙烯碳离子可发挥羟化作用，使DNA链断裂，RNA与蛋白质受到羟化，抑制肿瘤发展。②在体内形成的氨甲酰基可发挥氨甲酰化作用，与蛋白质的赖氨酸的氨基反应，导致骨髓毒性。

【体内过程】本药进入血液后迅速分解形成乙烯碳离子和4-甲基环己基部分。氯乙烯部分6小时达峰浓度，环已基部分3小时达峰浓度，本药与血浆蛋白结合，存在肝肠循环，故口服34小时后血中仍可测到放射性，代谢产物在血浆中浓度持续时间长，这可能是该药延迟性毒性的原因。

【适应证】①脑原发肿瘤及转移瘤。②恶行淋巴瘤、胃癌、大肠癌、黑色素瘤。

【用法用量】口服：100～200mg/m^2，顿服，每6～8周一次，睡前与止吐剂、安眠药同服。

【不良反应】①常见骨髓抑制：呈迟发性，为剂量限制性毒性。②胃肠道反应。③其他反应：可有肾毒性、口腔炎、脱发、轻度肺纤维化等。

【禁忌证】①对本药过敏的患者。②孕妇及哺乳期妇女。

【药物相互作用】①以本药组成联合化疗方案时，应避免合用有严重降低白细胞和血小板作用的抗癌药。②本药可抑制身体免疫机制，用药结束三个月内不宜接种活疫苗。

【注意事项】①骨髓抑制、感染、肝肾功能不全者慎用。②老年人慎用。

【制剂与规格】胶囊：10mg；40mg；50mg；60mg；80mg；100mg。

环磷酰胺
Cyclophosphamide

【其他名称】环磷氮芥、癌得星、CPA、CTX。

【药理作用】本药为氮芥与磷酰胺基结合而成的氮芥衍生物，环磷酰胺在体外无活性，在体内经肝细胞色素P450氧化、裂环生成中间产物醛磷酰胺，它经血循环转运到肿瘤细胞内，醛磷酰胺在癌组织中很快分解出有强大作用的磷酰胺氮芥。此产物对癌组织毒化作用甚强，属于细胞周期非特异性药物，与DNA发生烷化，形成交叉联结，影响DNA功能，抑制肿瘤细胞的生长繁殖。环磷酰胺抗瘤谱较广，对恶性淋巴瘤疗效显著，口服吸收良好。

【体内过程】服药1小时血中药物达峰浓度，17%～31%的药物以原型由粪排出。用药量的30%以活性型由尿排出，对肾和膀胱有一定刺激性。代谢产物丙烯醛也有刺激作用，静脉注射6～8mg/kg体重后，血浆半衰期约为6.5小时，约50%与血浆蛋白结合。本药在肝中及肝癌组织中分布较多。

【适应证】①白血病（尤其是慢性淋巴细胞性和髓性白血病）、恶性淋巴瘤、浆细胞瘤、多发性骨髓瘤、卵巢癌、乳腺癌、小细胞支气管肺癌、神经母细胞瘤、精原细胞瘤和尤文肉瘤。②对化疗敏感的肿瘤的术后辅助治疗。③自体免疫性疾病，包括类风湿性关节炎、关节病性牛皮癣、红斑狼疮、硬皮病、重症肌无力、自体免疫性溶血性贫血、冷凝集素综合征、肾病综合征、器官移植。

【用法用量】①静脉注射：每次0.2g，每日或隔日1次，或每次0.6～0.8g，每周1次，1个疗程总量8～10g；小儿每次2～6mg/kg，每日或隔日1次，2～3g为1个疗

第十二篇

程。②本药还可作胸腔内、腹腔内、淋巴结内和鞘内注射，在达到令人满意的缓解后，建议用糖衣片作维持治疗。应在早上给药，并在给药期间或给药之后立即予以足够量的液体，对于连续或维持治疗，可每日口服给予50～200mg。

【不良反应】①呕吐、恶心反应较轻，静脉注射大剂量时仍多见。②对膀胱黏膜刺激可致血尿、蛋白尿。③有时出现一过性脱发，脱发发生率较其他烷化剂高30%～60%，多发生于服药3～4周后。④抑制骨髓，对粒细胞的影响更明显。⑤偶可影响肝功能，导致黄疸。⑥使凝血酶原减少。⑦久用可致闭经或精子减少。⑧抑制免疫反应，性腺功能损害，可能出现过敏反应。

【禁忌证】①对本药过敏者。②哺乳期妇女。

【药物相互作用】①与抗糖尿病药物同时使用时，可能加强其降血糖作用。②与别嘌呤醇同时给药则可加重骨髓抑制。③在本药治疗期间，假胆碱酯酶水平的降低导致琥珀胆碱的作用增强，因此可能发生迟发的呼吸暂停。

【注意事项】①生育年龄的男女患者在治疗期间及其后3个月内应采取药物避孕，妊娠的后半阶段仅用于有明确指征的病例。②治疗期间应定期监测血细胞计数，必要时延长治疗间期，有时要终止治疗。只在白细胞严重减少的病例有输血和给予γ球蛋白的指征，及时使用抗生素和抗真菌药物。③累及膀胱的反应偶有发现，因此应定期监测尿液，给药期间或其后马上给予大量液体以防止膀胱炎，并采取措施来增加尿液排泄；对于使用10mg/kg体重或更大剂量者以及高危患者（在以前给予类似药物治疗期间曾出现膀胱炎者、曾行骨盆照射者及化疗前有尿道损伤者），常规使用美司钠保护膀胱，如果没有预防或预防不足而出现膀胱炎或血尿，应立即停止治疗。④在治疗之前，如有需要，应排除在尿道中所有影响尿量的因素，治愈可能出现的感染，并纠正电解质平衡紊乱。患者如果出现肾功能和肝功能损害，必须给予严密监测，对肾功能衰竭的病例应减少剂量。注意口腔卫生尤为重要。

【制剂与规格】①片剂：50mg。②注射用环磷酰胺：100mg；200mg。

异环磷酰胺
Ifosfamide

【其他名称】和乐生、宜佛期酰胺、匹服平、IFO。

【药理作用】环磷酰胺异构体，溶解度高，代谢物活性增强，本药作用的机理类似于环磷酰胺，即细胞亲核中心的烷基化，主要干扰DNA交叉链的形成。本药为一种前体药物，由肝药酶激活而转变为抗癌物质及其代谢产物。抗癌作用具有时间依赖性，分次给药可增加抗癌效果和降低毒副反应。本药及其代谢产物主要经肾脏排泄。若以剂量为1～2g/m^{2}计算，其半衰期为4～7小时。

【体内过程】按体表面积一次静脉注射3.8～5.0g/m^2，血药浓度呈双相，终末半衰期为15小时；按体表面积一次静脉注射1.6～2.4g/m^2，血药浓度呈单相，半衰期为7小时。可经肝降解，活性代谢产物仅少量通过血脑屏障。经肾脏排出70%～80%。

【适应证】肺癌、卵巢癌、头颈部癌、子宫颈癌、食管癌、骨及软组织肉瘤、睾丸肿瘤、软组织肉瘤、乳腺癌、胰腺癌、子宫内膜瘤及恶性淋巴瘤。

【用法用量】静脉滴注：常用量为1.2～2.5g/m^2，每日1次，连续5天，每3～4周重复1次；最大剂量为18g/m^{2}静脉滴注，连续4天，每个疗程250～300mg/kg；给药方案为每日50～60mg/kg体重，连续静脉注射5天。使用较低的每日剂量或将1个疗程的总剂量分为多次，于一段较长的时期给药者，则应隔日给药（第1、3、5、7及9天）或在10天内每日按体重连续静脉注射20～30mg/kg。

【不良反应】①恶心、呕吐、脱发、骨髓损害伴白细胞及血小板减少、免疫抑制、膀胱炎、垂体功能障碍。②偶会出现肾功能不全，其临床表现为：血浆肌酐及尿素升高，肌酐清除率降低，尿中蛋白、糖及磷酸增多，但大多数是暂时性的。③儿童，特别是未能及时测定肾毒性的患者，可发展为范科尼综合征。④极少数人有肝功能不全。⑤可发生不同程度的脑病（定向障碍、精神错乱），但通常是可逆的。

【禁忌证】①对本药过敏者。②孕妇及哺乳期妇女。

【药物相互作用】①使用本药时，宜与尿路保护剂美司钠合用及适当水化。②不宜与中枢神经抑制药（镇静药、镇痛药、抗组胺药、麻醉药）并用。③使用顺铂治疗可能加重本药的神经毒性、血液毒性及肾毒性。④与环磷酰胺有相互作用的药物也会与本药有相互作用，如同时服用降糖药（磺胺脲类）可增加降血糖作用；同时服用别嘌呤醇，则可引起更加严重的骨髓抑制；同时使用抗凝血药物，可能引起抗凝血机制紊乱而导致出血危险性增高。

【注意事项】①定期检查血常规、肾功能参数及尿沉淀物，严重白细胞减少患者需接受输血或丙种球蛋白。如有需要，应尽早开始抗生素和抗真菌药物治疗。②治疗期间需给予充足水分。如有需要可使用美司钠，碱化尿液，以降低膀胱炎的发生及其严重性。一旦出现膀胱炎症状或血尿，应立即暂停用药。必须补充因排泄过多而导致的磷丢失。应排除排尿功能障碍的可能性，并先行治愈可能存在的感染及纠正电解质失衡。③生育期的男女患者在治疗期及治疗后的3个月之内应采取避孕措施。

【制剂与规格】注射用异环磷酰胺：0.2g；0.5g；1g；2g。

塞替派
Thiotepa

【其他名称】二胺硫磷、三胺硫磷、硫替哌、TSPA。

【药理作用】乙烯亚胺类抗肿瘤药，在体内转变为乙烯亚胺离子而发挥其烷化作用。塞替派结构中含三个乙烯亚胺基，能形成有活性的碳三离子与细胞内DNA的碱基结合，影响瘤细胞的分裂。其细胞毒作用与氮芥相似，选择性较高，抗瘤谱较广，但毒性较小，属细胞周期非特异性药物。

【体内过程】本药不易从消化道吸收。注射后广泛分布在各组织内，1～4小时后血浆浓度下降90%，24～48小时大部分药物通过肾脏排出。

【适应证】①乳腺癌和卵巢癌。②肺癌、肝癌、慢性淋巴细胞和粒细胞白血病、膀胱癌。③消化道腺癌、宫颈癌、甲状腺癌和恶性黑色素瘤。

【用法用量】肌内注射或静脉注射：每次10mg，每日1次，连用3～5天，然后改为隔日1次，1个疗程总量为200mg。还可作动脉内给药与胸（腹）腔内给药。

【不良反应】对骨髓有抑制作用，引起白细胞和血小板减少，但较氮芥轻，胃肠道反应少见，局部刺激可有药疹和皮疹。

【禁忌证】①对本药过敏者。②严重肝、肾功能不全者。③严重骨髓抑制者。④孕妇及哺乳期妇女。

【药物相互作用】①尿激酶：同时应用治疗膀胱癌时，尿激酶可增加本药在肿瘤组织中的浓度。②琥珀胆碱：本药可抑制胆碱酯酶的活性，而延长琥珀胆碱的作用时间。

【注意事项】以下患者慎用：①有骨髓抑制或肿瘤已浸润至骨髓者。②肝、肾功能不全者。③感染患者。④有泌尿系统结石史和痛风患者。

【制剂与规格】注射液：1ml ：10mg。

替莫唑胺
Temozolomide

【其他名称】蒂清、泰道。

【药理作用】含有咪唑四嗪环的烷化剂类抗肿瘤药物。它本身并没有活性，属于前体药物，须在生理水平pH下经非酶途径转化为活性化合物MTIC［3-甲基-（三嗪-1-）咪唑-4-甲酰胺］，后者再进一步水解成活性代谢物方能显现抗肿瘤活性。MTIC的抗肿瘤活性主要是通过与鸟嘌呤的第六位氧原子和第七位氮原子产生DNA烷基化（甲基化）作用，随后发生的细胞毒性被认为是与这些异常修复的甲基化合物有关。

【体内过程】口服吸收迅速而完全，1～2小时后达血药浓度峰值。生物利用度为96%～100%，平均血浆蛋白结合率为15%，平均表观分布容积为0.4L/kg。清除率为5.5L/（m^2·h），女性的清除率比男性低5%，平均消除半衰期为1.8小时，且在治疗剂量范围内呈线性。

【适应证】多形性恶性胶质母细胞瘤、间变性星形细胞瘤。

【用法用量】口服给药：最初剂量一次150mg/m^2，一日1次，连服5日，28日为一周期。若治疗周期内，第22日与第29日（下一周期的第一日）测得的绝对中性粒细胞数（ANC）≥1.5×10^9/L，血小板数≥100×10^9/L时，下一周期剂量增加为一次200mg/m^2。在任意治疗周期内，若测得的ANC＜1.0×10^9/L或血小板数＜50×10^9/L时，下一周期的剂量减少50mg/m^2，但不得低于最低剂量100mg/m^2。

【不良反应】①常见恶心、呕吐、便秘、疲乏、头痛、眩晕、呼吸短促、脱发、贫血、发热、免疫力下降等。②骨髓抑制为剂量限制性不良反应，通常发生在第一个治疗周期，可恢复。

【禁忌证】①对本药过敏者。②对达卡巴嗪过敏者。③孕妇或计划妊娠的妇女。④儿童。

【药物相互作用】①与卡莫司汀合用有协同作用。②丙戊酸可使本药的清除率降低5%。③雷尼替丁不改变本药及MTIC的血药浓度峰值及药物浓度-时间曲线下面积（AUC）。

【注意事项】①持续使用的最长时间为2年。②可影响睾丸的功能，男性患者用药时应采取避孕措施。③空腹或睡前服用可减少恶心和呕吐的发生率，并可同时服用止吐药昂丹司琼（一次8mg，一日2次）。④用药过量应进行血液学检查并采取相应措施。⑤用药前后及用药时应当检查或检测：用药前检查绝对中性粒细胞数（ANC）及血小板数；用药时定期检测血常规；用药第22日（首次给药后的第21日）或其后48小时内应检测全血细胞计数，之后每周测定一次，直到测得的ANC≥1.5×10^9/L，血小板数≥100×10^9/L时，再进行下一周期的治疗。⑥以下患者慎用：肝、肾功能不全患者；70岁以上患者；细菌或病毒感染患者；骨髓抑制者；之前接受过化疗或放射治疗的患者。

【制剂与规格】胶囊：5mg；20mg；50mg；100mg。

二、抗代谢药

阿糖胞苷
Cytarabine

【其他名称】阿糖胞嘧啶、Ara-C。

【药理作用】为合成的核苷，与一般核苷如胞嘧啶核苷及去氧胞嘧啶核苷不同点为糖部分，本药为阿拉伯糖而非核糖或去氧核糖。在组织培养时，对各种增殖性肿瘤细胞具有细胞毒性，可抑制细胞生长。其基本作用为在体内经脱氧胞苷激酶催化成二或三磷酸胞苷，进而抑制DNA多聚酶的活性而影响DNA合成；也可掺入DNA中干扰其复制，能抑制胞嘧啶核苷酸激酶并入核酸中，从而起到抑制细胞和伤害细胞作用，使细胞死亡。S期细胞对之最敏感，属周期特异性药物。本药具有免疫抑制性，表现在抑制小鼠血细胞凝集素合成。本药经肝肾酶的脱氨基作用转化为无活性的代谢产物，主要由肝、肾快速代谢。

【体内过程】静脉注射后，在12～24小时内有5%～8%的给药剂量未经改变由尿液排泄，接近90%以脱氨基产物从尿液排泄。大部分患者经静脉注射单剂量后，在25分钟内血中浓度降至不可被测量的水平，甚至有些患者在注射后5分钟，血中已无药物。

【适应证】①白血病。②骨髓移植预处理。

【用法用量】阿糖胞苷可皮下注射，静脉滴注或灌注及鞘内注射。每天200ng/m^2，静脉滴注，共5天，总量为1g/m^2。每两周重复此疗程。可根据血液学反应作相应的剂量调整。

【不良反应】①血液毒性和骨髓抑制表现为巨幼红细胞增生、白细胞减少、网状细胞减少、贫血和血小板减少。②静脉快速推注后恶心、呕吐更易发生。消化道的其他副反应包括厌食、腹泻、口腔和肛门炎症、腹痛、食管炎、咽喉炎、食管溃疡和胃肠道出血。③肝功能异常如转氨酶、碱性磷酸酶及血清胆红素升高，黄疸。④由于免疫抑制的影响，可能会发生病毒、细菌、真菌及寄生虫的感染。⑤其他毒副反应为发热、皮疹、结膜炎、脱发、胸痛、头晕、肌痛、骨痛、高尿酸血症、心脏和呼吸系统异常。

【药物相互作用】和其他骨髓抑制剂同时使用时，血液毒性发生率可能会提高，其毒性可能加剧。在阿糖胞苷治疗期内，如果先已接受L-门冬酰胺酶治疗，患者可能会发生急性胰腺炎。

【注意事项】①当药物导致骨髓抑制，血小板数目低于50×10^9/L或多形核粒细胞低于1×10^9/L时，必须停药或改变疗法，停药后末梢血液成分可能继续降低，直到停药5～7天后降至最低。当有明确骨髓恢复现象时，可重新开始用药。②肝功能毒副患者应减量使用。定期检查肝肾功能和血尿酸浓度。③孕妇用药前应先权衡利弊。哺乳妇女用药时应停止哺乳。

【制剂与规格】注射用阿糖胞苷：每支50mg；100mg；300mg；500mg。

氟达拉滨
Fludarabine

【其他名称】福达华、磷酸氟达拉滨。

【药理作用】氟达拉滨磷酸盐在细胞内转变为活性三磷酸盐2F-ara-ATP，通过抑制核糖苷酸还原酶、DNA聚合酶α、δ、ε、DNA引物酶、DNA连接酶的作用抑制DNA合成。此外，还可以部分抑制RNA聚合酶Ⅱ，最后抑制RNA合成，减少蛋白合成。由于慢性淋巴细胞白血病细胞是非分化细胞，故2F-ara-AMP整合人mRNA会导致RNA转录过早终止。最近体外研究表明，当氟达拉滨整合人DNA达到一定水平时，会启动细胞凋亡，导致细胞死亡。凋亡不仅发生在生长细胞中，休眠的慢性淋巴细胞白血病细胞也会发生。

【体内过程】用于慢性淋巴细胞性白血病时，静脉注射后7～21周起效。口服给药1.1～1.2小时可达血药峰浓度，多次静脉给药药效可维持65～91周；对非霍奇金淋巴瘤患者，多次给药药效可维持2～20个月。口服后生物利用度为54%～56%，皮下给药的生物利用度为静脉注射的1.05倍。分布半衰期为57分钟，分布容积为98L/m^2。约40%经肾排泄，总体清除率为8.9L/（m^2·h）。母体化合物的消除半衰期为10～30小时。

【适应证】①含有烷化剂的标准化方案至少一个疗程治疗后病情无改善甚至病情继续进展的B-慢性淋巴细胞白血病。②惰性非霍奇金淋巴瘤、进展期滤泡性非霍奇金淋巴瘤、中心母细胞非霍奇金淋巴瘤、淋巴浆细胞样淋巴瘤、小淋巴细胞样非霍奇金淋巴瘤、套状区细胞非霍奇金淋巴瘤。③非清髓性异基因干细胞移植预处理方案的基础药物。

【用法用量】①静脉制剂：推荐剂量为氟达拉滨磷酸盐每日25mg/m^2，连用5天，每28天为1个疗程，总量125mg/m^2。用至达到最佳疗效（完全缓解或部分缓解，通常6个疗程）再停药。②口服片剂：推荐剂量为氟达拉滨磷酸盐每日40mg/m^2体表面积，连用5天，每28天为1个疗程。

【不良反应】①全身症状：发热、寒战、感染、不适、虚弱和疲倦等。②神经毒性：周围神经病变常见，精神错乱少见，昏迷和焦虑不安罕见。大剂量本药可以导致严重的神经毒性作用，包括失明、昏迷、死亡。如用药剂量在慢性淋巴细胞白血病推荐治疗剂量范围内，则罕见昏迷和情绪激动等严重中枢神经系统毒性反应，精神错乱也很少发生。③血液系统：骨髓抑制，主要表现为贫血、血小板减少和粒细胞缺乏。大多数患者用药前已有血液学损害。可能会出现骨髓抑制的累积作用。使用本药治疗的患者输注未经照射的血液后，可发生输血相关移植物抗宿主病。因此，对于需要输血和正在输血的患者，或者已经输血的患者，如果使用本药治疗则只能输经过照射的血液。④皮肤病变：皮肤红斑常有报告，罕见Stevens-Johnson综合征或毒性表皮坏死（Lyells综合征）。已有关于本药治疗中和治疗后发生先前皮肤癌症损伤可逆性恶化或者红肿的报道。⑤代谢与营养异常：在接受磷酸氟达拉滨治疗的患者中有出现肿瘤溶解综合征的报道，包括高尿酸血症、高磷酸血症、低钙血症、代谢性酸中毒、高钾血症、血尿、尿酸结晶尿和肾衰。腹痛和血尿可以是该综合征的首发症状。水肿常有报告。肝酶和胰酶的改变少见。⑥特殊感觉：视觉障碍。罕见病例会出现视神经炎、视神经病变和失明。⑦呼吸系统：常见肺炎发生。对磷酸氟达拉滨高敏反应（肺浸润、肺炎和肺间质纤维化）少见。⑧消化系统：恶心、呕吐、食欲不振、腹泻和胃炎常见。有报告用磷酸氟达拉滨治疗后消化道出血的患者，主要是与血小板减少相关的消化道出血。⑨心血管系统：罕见有心衰和心律失常发生。⑩感染：氟达拉滨可明显抑制患者免疫系统，$CD4^+$和$CD8^+$细胞下降，使其易发生条件致病菌感染。如疱疹、真菌和卡氏肺囊虫病等。且抑制时间较长，必要时应采取相应预防用抗生素。

【禁忌证】①对本药过敏者。②妊娠期及哺乳期妇女。

【注意事项】配制后8小时内使用，配制时应戴乳胶手套并用安全杯以免药瓶破损或其他意外溢出；给药期间应慎重进行血液监测。

【制剂与规格】①粉针剂：50mg。②片剂：10mg。

甲氨蝶呤
Methotrexate

【其他名称】氨甲叶酸，MTX。

【药理作用】本药及其聚谷氨酸盐形式均可与靶酶结合，具有抑制DNA合成的作用，其作用机理是竞争性抑制二氢叶酸还原酶。甲氨蝶呤对二氢叶酸还原酶有强大而持久的抑制作用，阻断后者催化叶酸转化成四氢叶酸，从而干扰胸腺嘧啶脱氧核苷酸和嘌呤的合成，进而抑制DNA合成及细胞增殖，5，10-甲基四氢叶酸不足导致dTMP合成受阻，影响DNA合成。甲氨蝶呤也可阻止嘌呤核苷酸的合成，因为嘌呤环上的第2和第8碳原子是由FH_4携带的碳基团（如-CHO-，=C-）所供给，故能干扰RNA和蛋白质的合成，引起癌细胞死亡。本药主要作用于细胞周期的S期，细胞增殖较快的组织，如肿瘤组织、骨髓、上皮细胞或胚胎细胞对本药最为敏感。

【体内过程】静脉给药或肌内注射0.5～2小时后可达血药峰浓度，约有50%药物与血浆蛋白可逆性结合，血中浓度维持较久，只有少量可通过血脑屏障，鞘内注射消失缓慢，脑脊液中的浓度可维持6天左右。本药广泛分布于体内各组织，也可分布到腹水、胸腔积液之类的积蓄性体液中，在某些组织中可潴留较长时间，如在肾脏中可潴留数周，在肝脏内可潴留数月。常规剂量下本药在体内无明显代谢，大剂量时可有部分代谢，主要以原型由尿中排出，48小时内尿中排出量可达90%，少部分经由胆道，最后由粪中排出，肾功能受损患者的排泄减少，血和组织中的药物浓度会迅速增高。

【适应证】①单独使用治疗：乳腺癌、绒毛膜上皮癌、恶性葡萄胎或葡萄胎。②与其他抗肿瘤药物联合使用治疗：急性白血病（特别是急性淋巴细胞性白血病或急性粒细胞白血病），晚期淋巴瘤和晚期蕈样真菌病。③鞘内注射治疗：脑膜转移癌，大剂量甲氨蝶呤单独应用或与其他化疗药物联合应用治疗成骨肉瘤、支气管原癌或头颈部上皮癌。

【用法用量】①中枢神经系统肿瘤：10～15mg/次，隔日1次，共2～3次，鞘内注射。②绒毛癌及类上皮癌：每日15～30mg，连续肌内注射5天，一至数周后，待所有毒性反应完全消失后，再开始下1个疗程，通常需要3～5个疗程，疗效应根据24小时尿人绒毛膜促性腺激素（hCG）定量来评估，在第3～4个疗程后，hCG水平应回到正常水平后，应继续给予1～2个疗程。实体瘤每日25～50mg，连续动脉内滴注，同时给亚叶酸钙6～9mg，间隔4～6小时肌内注射1次。③骨肉瘤：3～20mg/m^{2}溶于5%葡萄糖注射液500～1000ml中，静脉滴注4小时，滴完后2～6小时开始应用亚叶酸钙，剂量为每6小时6～12mg，肌内注射3天。④乳腺癌：甲氨蝶呤与环磷酰胺、氟尿嘧啶联合应用，交替进行长期化疗可得到较好的疗效，甲氨蝶呤的剂量为40mg/m^2，于第1天和第8天静脉给药。⑤白血病：甲氨蝶呤与皮质类固醇及其他抗白血病药物的联合使用，可快速有效地缓解白血病，每次30mg/m^2，每周2次肌内注射；或每14天按体重静脉给药2.5mg/kg。⑥脑膜白血病：1岁以下婴儿每次6mg，1岁儿童每次8mg，2岁儿童每次10mg，3岁及3岁以上患者每次12mg，用0.9%氯化钠注射液稀释，使浓度为1mg/ml，鞘内注射。70或70岁以上的成人，小于4个月的婴儿，毒性可能会增加，因此可适当减量。给药间隔2～5天，持续使用直至脑脊液中的细胞总数恢复正常为止。本药经鞘内注射给药在循环系统中大量出现，引起全身的甲氨蝶呤毒性反应。因此应适当地调整，减少全身抗白血病药物的用量或停用，亚叶酸钙是有效的解毒物质，可中和甲氨蝶呤引起的造血系统毒性。亚叶酸钙的剂量应先于或大于甲氨蝶呤的相对剂量，并尽快给药。亚叶酸钙可以在12小时内静脉输注，剂量最高可至75mg，然后每6小时肌内注射12mg，共给药4次。当甲氨蝶呤的常规剂量已产生副作用时，可给亚叶酸钙6～12mg，每6小时肌内注射1次，给药4次。

【不良反应】①骨髓抑制：出现白细胞减少、血小板减少、贫血、丙种球蛋白减少、多部位出血、败血症、皮肤红斑、瘙痒、荨麻疹、光敏感、脱色、瘀斑、毛细血管扩张、牙龈炎、咽炎、胃炎、恶心、厌食、呕吐、腹泻、呕血黑便、消化道溃疡和出血、肠炎。②肝脏毒性可表现为急性肝萎缩、坏死、脂肪变性、门静脉纤维化或肝硬化。③肾衰、氮质血症、膀胱炎、血尿、卵子或精子减少、月经不调、不育、流产、胎儿先天缺陷和严重肾病；头痛、眩晕、视觉模糊、失语症、轻度偏瘫和惊厥；鞘内注射后会引起惊厥、麻痹和脑脊液压力增高。④其他毒副反应有肺炎、代谢改变、糖尿病加重、骨质疏松、组织细胞异常改变。

【禁忌证】对本药过敏的患者。

【药物相互作用】①乙醇和其他对肝脏有损害药物与本药同用，可增加肝毒性。②本药可引起血液中尿酸的水平增高，痛风或高尿酸血症患者应相应增加别嘌呤醇等药剂量。③本药可增加抗血凝作用，甚至引起肝脏凝血因子的缺少或（和）血小板减少症，因此与其他抗凝药慎同用。④与保泰松和磺胺类药物同用后，因与蛋白质结合的竞争，可能会引起本药血药浓度的增高而导致毒性反应的出现。⑤口服卡那霉素可增加本药的吸收，而口服新霉素钠可减少其吸收。⑥与弱有机酸和水杨酸盐等同用，可抑制本药的肾排泄而导致血药浓度增高，继而毒性增加，应酌情减少用量。⑦氨苯蝶啶、乙胺嘧啶等药物均有抗叶酸作用，如与本药同用可增加其毒副作用。⑧先用或同用时，与氟尿嘧啶有拮抗作用，如先用本药，4～6小时后再用氟尿嘧啶则可产生协同作用。本药与左旋门冬酰胺酶合用也可导致减效，如用后者10日后用本药，或于本药用药后24小时内给左旋门冬酰胺酶，则可增效而减少对胃肠道和骨髓的毒副作用。如在用本药前24小时或10分钟后用阿糖胞苷，可增加本药的抗癌活性。⑨本药与放疗或其他骨髓抑制药同用时宜谨慎。

【注意事项】①大剂量甲氨蝶呤应与四氢叶酸联合使用，亚叶酸钙是四氢叶酸酯的衍生物，可与甲氨蝶呤竞争进入细胞内，这种“亚叶酸钙解救”可保护正常组织细胞免受损害。大剂量疗法不适用于肾功能受损、有腹水或大量胸腔积液等液体潴留的患者。②患有感染、消化性溃疡、溃疡性结肠炎的患者，儿童和老年患者慎用。应定期监测血常规。静脉滴注本药后需大量补液，碱化尿液，同时避免摄入含酸性成分的饮食，以防药物的肾脏蓄积。③对妊娠及哺乳的影响：甲氨蝶呤有潜在的胚胎毒性和致突变性，因此不推荐用于妊娠妇女。如果用药的潜在益处大于危害的话，甲氨蝶呤可用在可能怀孕的妇女，用药时及用药后至少8周内，应采取适当的避孕措施。④甲氨蝶呤具有肺部毒性，这种毒性进展很快，甚至是致命的。肺部的副作用包括肺炎和肺纤维化，可发生于任何剂量。治疗时若患者出现肺部症状，如干咳和呼吸困难，应考虑到是由于肺毒性所致，停止用药并对患者进行支持疗法，包括机械性通气。另外，药物诱导的肺毒性也许不能完全恢复。⑤骨髓抑制可能会在使用安全剂量时突然发生。血细胞数减少是停药的依据，并应采取相应的治疗，如抗感染，输血或血小板。⑥肾功能损害将导致药物毒性的蓄积，进一步造成肾损伤，应注意检查肾功能，如果出现明显的肾功能损害，应停药或减少用量。避免与其他具有肾毒性的药物并用。⑦严密监测肝功能，对已有肝功能毒副的患者应特别慎重。避免同时使用其他具有肝毒性的药物，包括饮酒。

【制剂与规格】①注射用甲氨蝶呤：5mg；0.1g；1g。②注射液：10ml：1000mg。③片剂：2.5mg。

培美曲塞
Pemetrexed

【其他名称】力比泰、ALIMTA。

【药理作用】本药为一种抗叶酸制剂，通过破坏细胞内叶酸依赖性的正常代谢过程，抑制细胞复制，从而抑制肿瘤的生长。

【体内过程】培美曲塞主要以原型从尿路排泄，在给药后的24小时内，70%～90%的培美曲塞还原成原型从尿中排出。培美曲塞总体清除率为91.8ml/min（肌酐消除率是90ml/min），对于肾功能正常的患者，体内半衰期为3.5小时；随着肾功能降低，清除率会降低，但体内剂量会增加。

【适应证】本药联合顺铂用于治疗无法手术的恶性胸膜间皮瘤。

【用法用量】①恶性胸膜间皮瘤：推荐剂量为每21天500mg/m^2，滴注本药超过10分钟，顺铂等推荐剂量为75mg/m^2，滴注超过2小时，应在本药给药结束30分钟后再给予顺铂滴注。接受顺铂滴注药有水化方案。②预服药物：预服低塞米松可以降低皮肤反应等发生率及其严重程度。口服低塞米松4mg每日两次，于本药给药前1天、给药当天和给药后1天连服三天。③维生素补充：为了减少毒性反应，本药治疗必须同时服

第十二篇

用低剂量叶酸或其他含有叶酸的复合维生素制剂。

【不良反应】①AST、ALT和GGT升高。②感染或中性粒细胞减少性感染。③发热或中性粒细胞减少性发热。④肌酐升高，肾衰竭。⑤胸痛、腹痛。⑥变态反应、过敏、多形红斑或荨麻疹。⑦心律失常。⑧运动神经元病。

【禁忌证】对培美曲塞过敏的患者。

【药物相互作用】①非甾体抗炎药：骨髓抑制、肾脏及胃肠道毒性。②对肾脏有危害的药物：将延迟本药的清除。

【注意事项】①警告：对于肌酐清除率＜45ml/min的患者，不应给予本药治疗。②骨髓抑制时常见剂量限制性毒性，应进行剂量调整。③接受本药治疗时应同时接受叶酸和维生素B_1的补充治疗，可以预防或减少治疗相关的血液学或胃肠道不良反应。

【制剂与规格】注射用粉剂：500mg。

六甲蜜胺
Altretamine

【其他名称】2，4，6-三（二甲氨基）均三嗪。

【药理作用】本药抗肿瘤作用机制仍不清楚，化学结构与烷化剂三乙烯三聚氰胺（癌宁，TEM）相似，但作用方式不同，与烷化剂无交叉抗药性，类似抗代谢类药物作用，抑制DNA、RNA和蛋白质合成。

【体内过程】本药因高度脂溶性，口服给药后吸收快，1～3小时血药浓度达高峰，血浆$t_{1/2}$为2.9～10.2小时，生物利用度个体差异大，脑脊液中浓度是血药浓度的6%。在体内经肝脏内的微粒体混合功能氧化酶可被迅速去甲基化形成一类N-去甲基代谢物，代谢物主要经尿排出，尿中无原型药存在，24小时内尿中排出61%，72小时内排出89%。代谢物更易进入脑脊液中，与引起神经毒性可能有关。

【适应证】①卵巢癌。②支气管肺癌、乳腺癌和恶性淋巴瘤等。

【用法用量】①单药口服：按体重每日4～12mg/kg，或按体表面积每日150～300mg/m^2，分3～4次服，连续14～21日为一疗程，间隔2～3周开始下一疗程。②联合应用：口服，按体表面积每日100～200mg/m^2，连续14日，一月为一疗程。

【不良反应】①骨髓抑制较轻，包括白细胞减少和血小板减少，见于给药后3～4周，停药后1周内可恢复。②剂量限制毒性是胃肠道和神经系统毒性，前者主要表现为厌食、恶心、腹泻和腹痛，后者主要表现为感觉异常、肌无力、共济失调、静止性震颤、反射亢进、焦虑不安、幻觉、抑郁症、锥体外系症状和癫痫，以上毒副反应是可逆的，停药后可恢复。

【药物相互作用】①因有骨髓抑制作用，与其他细胞毒药物联合应用需减量。②本药与抗抑郁药联合应用，可产生直立性低血压。③与甲氧氯普胺合用可产生肌张力障碍，应慎用。④本药与维生素B_6同时使用，可能减轻周围神经毒性。

【注意事项】①本药有刺激性，避免与皮肤和黏膜直接接触。②用药期间定期检查白细胞、血小板计数。③餐后或睡前服用可减轻胃肠道反应。④目前常与其他细胞毒药物例如环磷酰胺、阿霉素和顺铂等联合应用治疗晚期卵巢癌，剂量减少。⑤用药期间注意肝脏损害，肝脏病患者慎用。⑥孕妇及哺乳期妇女慎用。

【制剂与规格】①片剂：50mg；100mg。②胶囊制剂：50mg；100mg；200mg。

吉西他滨
Gemcitabine

【其他名称】双氟脱氧胞苷、dFdC。

【药理作用】为去氧胞苷的衍生物，结构与代谢均与阿糖胞苷相似，属于细胞周期特异性抗肿瘤药。本药在细胞内通过核苷酸激酶作用，催化成有活性的二磷酸双氟胞苷和三磷酸双氟胞苷（dFdCDP、dFdCTP），后者抑制DNA多聚酶而阻碍DNA合成。主要杀伤处于S期的细胞，同时也阻断细胞增殖由G_1向S期过渡的进程，抑制肿瘤细胞的生长。

【体内过程】静脉滴注后，很快分布到体内各组织，滴注时间越长，分布越广。单次1000mg/m^{2}吉西他滨静脉滴注30分钟，有92%～98%在1周内几乎全部由尿中以原型和无活性的尿嘧啶代谢物排出。本药很少和血浆蛋白结合。

【适应证】①胰腺癌。②非小细胞性肺癌。③乳腺癌。

④卵巢癌。⑤头颈部鳞癌。

【用法用量】静脉滴注（时间为30分钟），1000mg/m^2，每周1次，连续3周，休息一周后重复，静脉滴注时间超过60分钟可增加毒性。

【不良反应】①骨髓抑制：白细胞、血小板减少，贫血。②消化道反应：轻度恶心、呕吐和肝功能异常。③发热、流感样症状、乏力、黏膜炎。④偶见支气管痉挛。

【禁忌证】对本药过敏的患者。

【注意事项】①滴注药物时间延长和增加用药频率可增大药物的毒性。吉西他滨可抑制骨髓，表现为白细胞和血小板减少及贫血。②个别患者发生过敏反应。③患者在用药期间禁止驾驶和操纵机器。④孕妇及哺乳期妇女避免用药。⑤患者在每次接受吉西他滨治疗前，都必须检测血小板、白细胞、中性粒细胞数，当证实有骨髓抑制时，应将化疗延期或修改治疗方案。

【制剂与规格】粉针剂：0.2g；1g。

氟尿嘧啶
Fluorouracil

【其他名称】5-氟尿嘧啶、5-FU。

【药理作用】本药是尿嘧啶的类似物，也是核糖核酸的一种组成成分，在细胞内转变为5-氟尿嘧啶脱氧核苷酸（5F-dUMP）而抑制脱氧胸苷酸合成酶，阻止脱氧尿苷酸（dUMP）甲基化为脱氧胸苷酸（dTMP），从而影响DNA的合成。另外，5-FU在体内转化为5-氟尿嘧啶核苷（5-FUR）后，也能掺入RNA中干扰蛋白质合成，故对各期细胞都有作用。

【体内过程】静脉注射后，氟尿嘧啶分布于体液内并在4小时内从血液中消失。转换成核苷酸后，优先地被活跃分裂状态的组织及肿瘤吸收。氟尿嘧啶易进入脑脊液。约20%以原型从尿排出，余下的大部分在肝脏中代谢成尿嘧啶。

【适应证】①乳腺、结肠或直肠肿瘤的姑息治疗。②胃癌、原发性肝癌、胰腺癌、子宫颈癌、卵巢癌及膀胱癌。

【用法用量】①本药可通过静脉点滴或静脉注射给药，其剂量应根据患者的实际体重而定。氟尿嘧啶的每日总剂量不应超过1g。②若有以下任何情况，则最初的推荐剂量应减少1/3～1/2：营养不良、大手术后、骨髓功能低下（白细胞计数低于5×10^9/L、血小板计数低于100×10^9/L）、肝肾功能损害。③成人单独使用氟尿嘧啶的方法如下：静脉点滴15mg/kg稀释于300～500ml的5%葡萄糖溶液中，在4小时内输完。静脉注射每日12mg/kg，连续注射3天。若无中毒症状，在第5～7天及第9天可给患者每日6mg/kg静脉注射。若第9天后仍无中毒症状，可对患者进行维持疗法。在所有情况下，维持疗法必须在毒副作用消失后才开始。维持疗法：静脉每次5～10mg/kg，每周1次。本药可与其他细胞抑制剂或放射疗法合用，此时剂量应减少。本药也可用于24小时动脉内连续滴注，每日5～7.5mg/kg。

【不良反应】①常见腹泻、恶心、呕吐、可逆性脱发、皮炎、色素沉着、指甲外观改变、运动失调和发热、白细胞减少。②也可见胸痛、心动过速、窒息、心律不齐和心电图ST段改变。③在有心血管反应后，若继续用氟尿嘧啶，可能会引起突然死亡。

【禁忌证】①对本药过敏者。②孕妇及哺乳期妇女。③伴发水痘或带状疱疹。

【药物相互作用】①甲氨蝶呤：两者合用时会减效。应先应用甲氨蝶呤，间隔4～6小时后再给予氟尿嘧啶。②饮酒或阿司匹林类药物：有消化道出血的可能。

【注意事项】①由于本药有严重的毒性反应，所以所有患者至少在治疗初期应住院治疗。②出现心血管反应（心律不齐、心绞痛、ST段改变）时，应停用氟尿嘧啶。③在使用本药治疗时，往往伴有白细胞减少，通常观察到的最低白细胞计数出现在第1疗程的第9～14天，但也可延迟至第20天。血细胞计数通常在第30天前恢复正常。建议每日进行血小板及白细胞计数的测定。若血小板低于100×10^9/L或白细胞计数低于3.5×10^9/L，应停止使用本药，并采取适当的措施预防全身感染。一旦发现口腔溃疡或胃肠道副作用如口炎、腹泻或胃肠道出血时，亦应停止使用本药。④肾脏、肝脏功能减退或黄疸的患者，慎用氟尿嘧啶。

【制剂与规格】①粉针剂：125mg；250mg。②注射液：5ml ：0.125g；10ml ：0.25g。

氟尿苷
Fluxuridine

【其他名称】氟尿脱氧核苷、氟苷、5-氟脱氧尿苷、氟尿嘧啶脱氧核苷、氟尿嘧啶脱氧核糖核酸、FUDR。

【药理作用】本药为氟尿嘧啶的脱氧核苷衍生物。作用机制和氟尿嘧啶相似，注射后在体内转化成活性型氟苷单磷酸，阻断DNA合成，抑制癌细胞生长。疗效为氟尿嘧啶的2～3倍，而毒性仅为其1/5～1/6。

【体内过程】胃肠道吸收差，通常采用注射给药。可通过血脑屏障。体内代谢可因给药方式和速度而不同，快速注射后主要在肝脏代谢为氟尿嘧啶。

【适应证】肝癌、直肠癌、食道癌、胃癌、乳腺癌和肺癌等。

【用法用量】①每瓶用2.5ml的注射用水溶解制成每1ml约含氟尿苷100mg的溶液，使用5%葡萄糖或0.9%氯化钠注射液适当稀释。治疗肝癌肝动脉插管给药疗效较好，每次250～500mg，每疗程用量遵医嘱。②静脉滴注：一般按体重一次15mg/kg，一日1次，滴注2～8小时，连续使用5天，以后剂量减半，隔日一次，直至出现毒性反应。

【不良反应】①恶心、呕吐、腹泻、肠炎、口炎和局限性红斑。②十二指肠溃疡、十二指肠炎、胃炎、出血、胃肠炎、舌炎、咽炎、厌食、痉挛、腹痛，还可能有肝硬化。③皮肤病：脱发、非特异性皮肤毒性、皮疹。④心肌局部缺血。⑤发热、嗜睡、身体不适、虚弱。⑥动脉瘤、动脉局部缺血、动脉血栓、栓塞、血栓性静脉炎、肝坏死、脓肿、导管感染、导管出血、导管阻塞、渗漏。

【禁忌证】①对本药过敏的患者。②骨髓功能抑制的患者。③孕妇。④营养不良患者。⑤有重度感染者。

【药物相互作用】任何一种可抑制骨髓功能、损害营养状况的药物均可加重本药不良反应。

【注意事项】①可引起严重的不良反应，患者在接受第一个疗程治疗时应住院观察。②肝功能不全的患者在经肝动脉给药时需谨慎。③下列情况出现时需立即停药：口腔炎、咽炎、食管炎、胃肠道溃疡及出血、腹泻、顽固性呕吐、白细胞计数低于3.5×10^9/L或白细胞计数迅速下降、血小板计数低于100×10^9/L或有任何部位出血。④使用本药时接种活疫苗需注意活疫苗感染的风险。⑤定期检测白细胞和血小板计数。

【制剂与规格】注射剂：0.25g；0.5g。

去氧氟尿苷
Doxifluridine

【其他名称】氟铁龙、5'-DFUR。

【药理作用】本药是氟尿嘧啶的前体药物，可在肿瘤组织中选择性地被嘧啶核苷磷酸化酶转变为5-FU而发挥抗癌效果。一般认为癌细胞增殖旺盛，核酸的合成能力很高，嘧啶核苷磷酸化酶的活性也很高，故能选择性地获得比正常组织内浓度高的氟尿嘧啶。正常组织中嘧啶核苷磷酸化酶的活性要弱得多，从而影响DNA的生物合成，致使癌细胞不能生长，为作用于S期的特异性药物，故认为本药对癌细胞具有特异性杀灭作用，而对正常组织影响较小。

【适应证】肝癌、直肠癌、结肠癌、食管癌、胃癌和肺癌。

【用法用量】口服：每日0.8～1.2g，分3次服用。可根据年龄、症状适当增减。

【不良反应】①血液：白细胞减少或血小板减少。②肝脏：时有AST、ALT、ALP、BIL等的上升。③肾脏：时有血尿、蛋白尿、BUN上升等症状。④消化系统：腹泻、腹痛、恶心、呕吐等不适症状。⑤神经系统：定向、听觉、感觉障碍等。⑥过敏。

【禁忌证】①对本药过敏的患者。②正在使用抗病毒剂索立夫定的患者。

【药物相互作用】抗索立夫定与氟尿嘧啶系药剂（FT-207、氟尿苷、氟尿嘧啶）合并使用，氟尿嘧啶会使药物的代谢受阻碍，血药浓度上升，可引起严重的血液系统异常，故不能合并使用。

【注意事项】①骨髓抑制、肝、肾功能障碍、并发感染、有心脏疾病或心脏病史、水痘患者慎用。②本药有致畸作用，并可进入乳汁，故孕妇不宜使用，哺乳妇女用药时应停止哺乳。③一般高龄者的生理功能低下，应慎用。

【制剂与规格】①胶囊：0.2g。②片剂：0.2g。

卡莫氟
Carmofur

【其他名称】孚贝。

【药理作用】本药在体内代谢为5-FU而发挥作用，5-FU受同化作用而形成FdUMP，它是胸苷酸合成酶的强力阻滞剂，可以抑制DNA合成而停止细胞增殖，还有一部分形成FUTP并进入RNA，从而破坏蛋白质合成等功能。

【体内过程】口服本药100mg后，1～2小时达到血药峰浓度，半衰期约为1小时。本药中的5-FU能维持较长时间的血药浓度，其保持的时间比普通5-FU制剂要长久，并容易到达普通5-FU制剂所不易到达的淋巴液、腹水中。

【适应证】①消化道癌（食道癌、胃癌及结、直肠癌）。②乳腺癌。

【用法用量】①口服：每日140mg/m^2，分2～4次。每日给药不可超过900mg。②联合化疗：一次200mg，一日3次。

【不良反应】①神经系统：首先是下肢肌力低下，步行时摇晃、说话不清、头晕麻木、健忘等，此外偶见意识障碍、记忆力低下、头痛、瞌睡或失眠等。罕见识辨力（定向力）障碍、锥体外系症状、尿失禁、四肢麻痹、脑白质病。②血液：偶见贫血、白细胞减少、出血倾向等。③消化道：食欲不振、恶心呕吐、腹泻、口腔黏膜炎、腹部胀满不适、腹痛、胃烧灼感、口渴、味觉异常。罕见消化道溃疡、便秘、舌炎等。④肝脏：偶见AST、ALT、ALP等升高。⑤肾脏：偶见BUN上升、血尿，罕见蛋白尿、少尿。⑥皮肤：偶见色素沉着、脱发、角化、皮肤肿胀、水疱、腐烂。⑦过敏：偶尔出现皮疹、瘙痒等症状。⑧泌尿系统：尿意频繁，偶见排尿障碍。罕见排尿疼痛、尿道痛、膀胱痛等。⑨循环系统：偶见心悸，有类似氟尿嘧啶类药物静脉注射时所引起胸痛、心电图异常（ST段上升，T波倒置）。⑩其他：颜面、腹部、肛门处发热感，偶尔出现全身倦怠、发热、浮肿等症状。

【禁忌证】对本药过敏者。

【药物相互作用】服药期间避免摄入含乙醇的饮料，否则会引起潮红、恶心、心悸、多汗、头痛、脑贫血样症状和意识障碍。

【注意事项】①肝和肾功能不全患者应适当减量。②恶病质、消化道溃疡或出血患者慎用。③对妊娠及哺乳的影响：动物实验显示有致畸作用，孕妇及可能妊娠的妇女慎用。

【制剂与规格】片剂：50mg。

替加氟
Tegafur

【其他名称】喃氟啶、呋氟尿嘧啶、FT-207。

【药理作用】本药为氟尿嘧啶的衍生物，在肝内活化为氟尿嘧啶而起作用。能干扰和阻断DNA、RNA及蛋白质合成，主要作用于S期，是抗嘧啶类的细胞周期特异性药物。

【体内过程】口服后吸收良好，给药后2小时对DNA、RNA和蛋白质合成的抑制作用达最高峰，持续时间亦较长为12～20小时。在血中的$t_{1/2}$为5小时。静脉注射后，均匀地分布于肝、肾、小肠、脾和脑，以肝、肾中的浓度较高，且可通过血脑屏障。主要由尿和呼吸道排出，给药后24小时内由尿中以原型排出23%，由呼吸道以CO_2形式排出55%。

【适应证】①胃癌、食管癌、结、直肠癌。②乳腺癌。③肺癌、肝癌、脑肿瘤、卵巢癌。④用于放疗和手术后的联合用药。

【用法用量】口服：每次0.2～0.4g，每日3次。1个疗程总量为20～30g。

【不良反应】①轻度骨髓抑制表现：白细胞和血小板减少。②轻度胃肠道反应：食欲减退、恶心，个别患者可出现呕吐、腹泻和腹痛，停药后可消失。③其他反应：乏力、寒战、发热、头痛、眩晕、运动失调、皮肤瘙痒、色素沉着、黏膜炎及注射部位血管疼痛等。

【禁忌证】妊娠及哺乳期妇女。

【药物相互作用】替加氟呈碱性且含碳酸盐，应避免与含钙、镁离子及酸性较强的药物合用。

【注意事项】①用药期间应定期检查白细胞、血小板计数，若出现骨髓抑制，轻者对症处理，重者需减量，必要时停药。一般停药2～3周即可恢复。②轻度胃肠道反应可不必停药，餐后服用可以减轻胃肠道反应。③有肝肾功能障碍的患者使用时应慎重，酌情减量。

【制剂与规格】①片剂：50mg；100mg。②栓剂：500mg。③注射液：5ml：0.2g。④胶囊：0.1g；0.2g。

替吉奥
Tegafur, Gimeracil and Oteracil Potassium

【其他名称】维康达，TS-1。

【药理作用】本药是由替加氟、吉美嘧啶和奥替拉西钾组成的复方制剂，口服给药后替加氟在体内缓慢转变为5-FU而发挥抗肿瘤作用。吉美嘧啶对5-FU分解代谢酶DPD具有选择性拮抗作用，从而使由替加氟转变成5-FU的浓度增加，继而使肿瘤内5-FU的磷酸化代谢产物5-FUMP以高浓度持续存在，增强了抗肿瘤作用。奥替拉西钾口服给药后主要对消化道内分布的乳清酸磷酸核糖基转移酶有选择性拮抗作用，从而选择性地抑制5-FU转变为5-FUMP。

【体内过程】每次口服本药25～200mg后，替加氟、吉美嘧啶、奥替拉西钾和5-FU的AUC值和C_{max}呈剂量依赖性上升。一日2次，连续28天口服本药32～40mg/m^2，分别于第1、7、14、28天测定血药浓度，结果显示血药浓度迅速达稳态。此外，连续给药后内源性尿嘧啶迅速减少，表明吉美嘧啶对DPD的可逆性抑制作用增强。

【适应证】联合顺铂用于治疗不能切除的局部晚期或转移性胃癌患者。

【用法用量】体表面积<1.25m^{2}者，每次用40mg，体表面积在1.25～1.5m^{2}之间的患者，每次用50mg，体表面积>1.5m^{2}的患者，每次用60mg。如果患者在服药期间肝肾功正常、血液抽检正常、胃肠无不适，间隔时间可以缩短为7天。每次用量可以依次调高到50mg、60mg、75mg。

【不良反应】①胃肠道反应：食欲减退、恶心、呕吐和腹泻等。②血液系统不良反应：白细胞、血小板等减少。

【禁忌证】①对本药过敏者。②严重骨髓抑制的患者。③重度肾功能异常患者。④重度肝功能异常的患者。⑤正在接受其他氟尿嘧啶类抗肿瘤药治疗的患者。⑥正在接受氟胞嘧啶治疗的患者。⑦正在接受索立夫定及其结构类似物治疗的患者。⑧妊娠、哺乳期妇女。

【注意事项】①不能与其他氟尿嘧啶类药物和抗真菌类药物联用。②下列情况慎用：有骨髓抑制者，肝肾功能异常者，感染性疾病者，糖耐量异常者，间质性肺炎或有间质性肺炎史者，心脏病患者，消化道溃疡或出血的患者以及老年患者。

【制剂与规格】胶囊（含替加氟）：20mg；25mg。

卡培他滨
Capecitabine

【其他名称】希罗达。

【药理作用】为氟尿嘧啶氨基甲酸酯，可口服的前体药，它可在细胞内转化成5-FU。当其转化成活性核苷酸后抑制胸苷酸合成酶（TP）的活性，从而阻止DNA合成。其三磷酸产物亦可掺入RNA，阻碍RNA转录和蛋白质合成。

【适应证】①转移性乳腺癌。②晚期结肠癌。

【用法用量】口服：1250mg/m^2，每日2次，饭后30分钟服用，连用2周，间歇1周重复使用。

【不良反应】①大多为轻或中度毒副反应：手足综合征、腹泻、恶心、呕吐、口炎及疲劳。②骨髓抑制较少见。③有5%以上患者可出现3～4级高胆红素血症，但其与肝功能异常相关性少。

【禁忌证】对本药或氟尿嘧啶（卡培他滨的代谢产物）过敏者。

【药物相互作用】本药与其他药物合用，未见有临床意义的不良反应。

【注意事项】①本药与香豆素类衍生物合用会引起凝血参数改变，故同用时应监测凝血参数。②需限制剂量的毒性包括：腹泻、腹痛、恶心、胃炎及手足综合征等。

【制剂与规格】片剂：0.15g；0.5g。

硫鸟嘌呤
Thioguanine

【其他名称】6-硫鸟嘌呤、硫代鸟嘌呤、6-TG。

【药理作用】属于抑制嘌呤合成途径的嘌呤代谢拮抗药物，是细胞周期特异性药物，对处于S期细胞最敏感。除能抑制细胞DNA的合成外，对RNA的合成亦有轻度抑制作用。本药经代谢为脱氧核糖三磷酸后，能掺入DNA进一步抑制核酸的生物合成，巯嘌呤无此作用。

【适应证】①急性淋巴细胞白血病及急性非淋巴白血病。②慢性粒细胞白血病。

【用法用量】①成人常用量：口服，开始时每日2mg/kg或100mg/m^2，一日1次或分次服用，如4周后临床未见改善，白细胞未见抑制，可将每日剂量增至一日3mg/kg。②维持量：按每日2～3mg/kg或100mg/m^2，一次或分次口服。③联合化疗：75～200mg/m^2，一次或分次服用，连用5～7日。

【不良反应】①骨髓抑制。②恶心、呕吐、食欲减退等胃肠道反应及肝损害。③高尿酸血症，严重者可发生尿酸性肾病。④可引起闭经或精子缺乏，与药物的剂量和疗程相关。

【禁忌证】对本药过敏患者。

【药物相互作用】①抗痛风药物：因合用时本药可引起血液中尿酸的水平增多，应调节抗痛风药物的剂量。②有骨髓抑制的抗肿瘤药物或放射治疗：增强本药药效，需调节本药剂量与疗程。本药与巯嘌呤有交叉耐药，而与阿糖胞苷等药物合用，可提高疗效。

【注意事项】①骨髓抑制并出现严重感染的患者慎用。②用药期间应每周检查周围血常规、肝功能、血尿素氮、血尿酸、肌酐清除率等。③服用本药期间应增加水的摄入量，并使尿液保持碱性，或同时服用别嘌呤醇以防止患者血尿酸含量增高及尿酸性肾病的形成。④妊娠初期3个月内的妇女和老人慎用。

【制剂与规格】片剂：25mg；50mg；100mg。

巯嘌呤
Mercaptopurine

【其他名称】6-巯基嘌呤，6-MP。

【药理作用】本药是腺嘌呤类似物，是腺嘌呤6位上的$-NH_2$被-SH所取代的衍生物，核酸生物合成的一种基质及次黄嘌呤的嘌呤基质。具有抗代谢及干扰细胞内核酸合成的作用，在体内先经酶催化变成硫代肌苷酸，它阻止肌苷酸转变为腺苷酸和鸟苷酸，干扰嘌呤代谢，阻碍核酸合成，对S期细胞及其他各期细胞有效，肿瘤细胞对6-MP可产生耐药性，因耐药细胞中6-MP不易转变成硫代肌苷酸或产生后迅速降解之缘故，对增殖细胞S期作用明显，属细胞周期特异性药物，对其他各期也有杀伤作用，也有免疫抑制作用，其代谢产物亦具药理学活性。

【体内过程】口服吸收良好，分布到各组织，部分在肝内经黄嘌呤氧化酶催化为无效的硫尿酸与原型物一起由尿排泄，静脉注射的终末半衰期约为90分钟。

【适应证】急性白血病、慢性白血病、绒毛膜上皮癌、恶性葡萄胎、恶性淋巴瘤及多发性骨髓瘤等。

【用法用量】①白血病：口服每日1.5～3mg/kg，分2～3次服，并根据血常规调整剂量，疗程可达2～4个月，但白细胞过度下降时应及时停药。一般用药2～4同开始显效。②绒毛膜上皮癌：口服每日6mg/kg，分2次，10天为1个疗程，间隔3～4周重复疗程。③免疫抑制：口服每日0.5～1.5mg/kg。

【不良反应】①主要副作用是骨髓抑制，出现白细胞和血小板减少，长时间的逾量对血液系统的毒性比一次摄入过量要大得多。②肝毒性，大剂量用药时可造成肝脏缺血性坏死和胆汁淤滞，立即停药肝功能一般可以恢复，但也可造成致命性肝脏损害。③偶见食欲不振、恶心、呕吐、口腔溃疡。④罕见发热和皮疹。

【禁忌证】①对本药过敏者。②孕妇。

【药物相互作用】抗痛风药别嘌呤醇可干扰6-MP变为硫尿酸，故能增强6-MP的抗肿瘤作用及毒性，合用时应注意减量。当别嘌呤醇与本药合用时，仅用本药常规剂量的1/4。有报道指出本药有抑制华法林的作用。

【注意事项】①本药有很强的骨髓抑制作用，在缓解诱导期应每日检查全血常规，加强支持治疗。治疗期间必须仔细监测患者。在白细胞和血小板明显下降时应停药。②本药有肝毒性作用，治疗期间应该每周检查1次肝功能。治疗前患者已有肝脏疾病或同时使用其他损害肝脏的药物时，更应密切地监察患者的情况。如果出现黄疸，应该立即停药。③当缓解诱导期发生大量细胞溶解时，应及时监测血和尿中的尿酸，以防尿酸性肾病。④接受本药治疗的哺乳期妇女应停止哺乳。

【制剂与规格】片剂：25mg；50mg；100mg。

羟基脲

Hydroxycarbamide

【其他名称】羟基脲素、氨甲酰基脲。

【药理作用】为核苷酸还原酶抑制剂，能抑制核苷酸还原酶，阻止胞苷酸转变为脱氧胞苷酸，从而抑制DNA的合成，它能选择性地作用于S期细胞，为细胞周期特异性药物。

【体内过程】口服吸收很快，1小时血药浓度达峰值，6小时消失，能透过红细胞膜和血脑屏障，主要由肾脏排泄，并有免疫抑制作用。用药后可使瘤细胞集中于G_1期，故常作为同步化疗药物以提高肿瘤对化疗或放疗的敏感性。

【适应证】①慢性粒细胞白血病。②转移性黑色素瘤。

【用法用量】①口服：常用量每次0.5g，每日2～3次，或每日25mg/kg，每日1次；或每日40～60mg/kg，每周2次。6周为1个疗程。②银屑病：每日0.5～1.5g，分2～3次用，4～8周为1个疗程。

【不良反应】①骨髓抑制和消化道反应。②致畸胎和睾丸萎缩。③肝脏损害。

【禁忌证】①水痘、带状疱疹及各种严重感染。②孕妇及哺乳期妇女。③肝、肾功能不全。

【药物相互作用】①5-氟尿嘧啶：本药可能减少5-氟尿嘧啶转变为活性代谢产物（Fd-UMP）。②巴比妥类、安定类、麻醉药等：本药对中枢神经系统有抑制作用。③别嘌呤醇、秋水仙碱、丙磺舒等抗痛风类药物：本药可提高患者血中尿酸等浓度，共用须调整上述药物剂量。④有骨髓抑制的抗肿瘤药物或放射治疗：增强本药药效，需调节本药剂量与疗程。

【注意事项】①服用本药可抑制患者免疫机能，故用药期间避免接种死或活病毒疫苗。②服用本药时应适当增加液体的摄入量，以增加尿量和尿酸的排泄。③定期监测白细胞、血小板、血中尿素氮、尿酸及肌酐浓度。

【制剂与规格】片剂：0.5g。

安西他滨

Ancitabine

【其他名称】环胞啶、安西他宾、环胞苷。

【药理作用】本药为阿糖胞苷的衍生物，为周期特异性药物，主要作用于S期细胞，并对G_1/S期和S/G_2期转换有延缓作用。对单纯疱疹病毒的DNA合成亦有抑制作用。

【体内过程】口服易吸收，体内作用时间较长，$t_{1/2}$为8小时。单次静脉注射安西他滨20mg/m^2，于24小时内排泄95%，其中85%为安西他滨，10%为阿糖胞苷和阿糖尿苷。本药静脉注射后其阿糖胞苷的半衰期为6～8小时，10小时自尿排出的原型占60%～80%。

【适应证】各类急性白血病、恶性淋巴瘤和一些实体瘤，多与其他抗肿瘤药物合并应用。

【用法用量】①常用量：静脉滴注、静脉注射或肌内注射，一日100～400mg，分1～2次注射，5～14天为一疗程，疗程间歇7～14天。②白血病：每日5～10天为一疗程，间歇7～14天，可根据幼稚细胞消失或白细胞下降等适当掌握。

【不良反应】①白细胞和血小板下降，一般并不严重。②胃肠道反应，如恶心、呕吐、厌食等。③个别出现腮腺肿胀、流涎、体位性低血压、鼻塞、头痛、皮疹及静脉滴注部位静脉炎等。

【禁忌证】①对本药过敏者。②孕妇及哺乳期妇女。

【药物相互作用】①甲氨蝶呤：减效。应先应用甲氨蝶呤，间隔4～6小时后再给予安西他滨。②饮酒或阿司匹林类药物：有消化道出血等可能。

【注意事项】①应定期检查肝肾功能。②儿童一日用量可按2～6mg/kg。③由于老年人对化疗耐受性差，须减量或及时调整剂量。

【制剂与规格】①针剂：50mg；100mg；200mg。②片剂：100mg。③滴眼剂，眼膏：10ml：5mg。

三、抗肿瘤抗生素

多柔比星
Doxorubicin

【其他名称】阿霉素、羟正定霉素、羟柔红霉素。

【药理作用】周期非特异性抗癌化疗药物，本药对各期细胞均有作用，但对S期的早期最为敏感，M期次之，而对G_1、S和G_2期有延缓作用。其作用机制在于可直接作用于DNA，插入DNA的双螺旋链，使后者解开，改变DNA的模板性质，抑制DNA和RNA合成。此外，本药具形成超氧基自由基的功能，并有特殊的破坏细胞膜结构和功能的作用。

【体内过程】本药静脉注射后与血浆蛋白结合率很低，迅速分布于心、肾、肝、脾、肺组织中，但不能透过血脑屏障。主要在肝内代谢，经胆汁排泄，50%以原型排出、23%以具活性的阿霉素代谢物阿霉醇排出，在6小时内仅5%～10%从尿液中排泄。阿霉素的清除曲线是多相的，其三相半衰期分别为0.5小时、3小时和40～50小时。

【适应证】急性白血病、恶性淋巴瘤、乳腺癌、支气管肺癌、卵巢癌、软组织肉瘤、成骨肉瘤、横纹肌肉瘤、尤文肉瘤、肾母细胞瘤、神经母细胞瘤、膀胱癌、甲状腺癌、前列腺癌、头颈部鳞癌、睾丸癌、胃癌、肝癌等。

【用法用量】临用前加0.9%氯化钠注射液溶解，浓度一般为2mg/ml。缓慢静脉或动脉注射。①成人常用量：一次50～60mg，每3～4周1次或每周20～30mg，连用3周，停用2～3周后重复。每周分次用药的心肌毒性、骨髓抑制和胃肠道反应（包括口腔溃疡）较每3周用药一次为轻。②儿童用量约为成人的一半。总剂量按体表面积不宜超过400mg/m²。③膀胱内或胸腔内可每次用30～40mg。

【不良反应】①骨髓造血功能，表现为血小板及白细胞减少。②心脏毒性，严重时可出现心力衰竭。③可见恶心、呕吐、脱发、高热、静脉炎皮肤色素沉着等。④少数患者有发热、出血性红斑及肝功能损害。

【禁忌证】①对本药过敏者。②心脏疾病伴心肺功能不全者，明显黄疸或肝功能损害者。③明显感染或发热者。④恶病质者。⑤胃肠道梗阻者。⑥水痘或带状疱疹者。⑦妊娠及哺乳期妇女。⑧水、电解质、酸碱平衡失调者。⑨过去曾用过多柔比星、柔红霉素或表柔比星者。⑩严重骨髓抑制者。

【药物相互作用】①各种骨髓抑制剂特别是亚硝脲类、大剂量环磷酰胺或甲氨蝶呤、丝裂霉素或放射治疗，如与本药同用，本药一次量与总剂量均应酌减。②该品如与链佐星同用，后者可延长该品的半衰期，因此前者剂量应予酌减。③任何可能导致肝脏损害的药物如与该品同用，可增加该品的肝毒性；与肝素、头孢菌素等混合应用易产生沉淀。④该品与柔红霉素呈交叉耐药性，与甲氨蝶呤、氟尿嘧啶、阿糖胞苷、氮芥、丝裂霉素、博来霉素、环磷酰胺以及亚硝脲类等则不呈交叉耐药性，且与环磷酰胺、氟尿嘧啶、甲氨蝶呤、顺铂以及亚硝脲类药物同用，有不同程度的协同作用。⑤用药期间慎用活病毒疫苗接种。⑥该品可降低肝素抗凝作用。⑦ACD及普卡霉素与该品同用，有可能导致致死性心脏毒性。⑧该品与普萘洛尔合用，可加强抑制线粒体呼吸酶活性，增加心脏毒性。

【注意事项】①该药在人体有潜在的致突变和致癌作用。②该药的肾排泄虽较少，但在用药后1～2日内可出现红色尿，一般都在2日后消失。肾功能不全者用该品后要警惕高尿酸血症的出现；痛风患者，如应用该品，别嘌呤醇用量要相应增加。③老年患者、2岁以下幼儿和原有心脏病患者要特别慎用。④少数患者用药后可引起黄疸或其他肝功能损害，有肝功能不全者，用量应予酌减。⑤用药期间需检查：用药前后要测定心脏功能、监测心电图、超声心动图、血清酶学和其他心肌功能试验；随访检查周围血常规（每周至少一次）和肝功能试验；应经常查看有无口腔溃疡、腹泻以及黄疸等情况，应劝患者多饮水以减少高尿酸血症的可能，必要时检查血清尿酸或肾功能。⑥阿霉素的心脏毒性多出现在停药后的1～6个月，应及早应用维生素B_6和辅酶Q_{10}以减低其对心脏的毒性。⑦在用药期间应定期复查血常规，避免造成骨髓抑制。

【制剂与规格】注射用盐酸多柔比星：10mg；50mg。

表柔比星
Epirubicin

【其他名称】表柔比星盐酸盐、法玛新、盐酸表阿霉素、表阿霉素、表比星。

【药理作用】本药是一种新的蒽环类抗生素，阿霉素的同分异构体。主要作用于细胞核，抑制DNA和RNA合成，具有抗肿瘤活性，为细胞周期非特异性药物。

【体内过程】在肝肾功能正常的患者中，按75～90mg/m^{2}给药，血药浓度是以三次幂的形式下降，呈现为快速I期和缓慢终末期，其平均半衰期为40小时。药物的主要代谢成分血药浓度一直较低。主要经肝排出，高血浆清除率值（900ml/min）表明，此药缓慢排出是由于广泛分布于组织中所致。本药不能通过血脑屏障，但其心脏毒性及骨髓抑制作用较小，治疗指数较高。

【适应证】①乳腺癌、恶性淋巴瘤、软组织肉瘤和胃癌。②恶性黑色素瘤、结肠癌。③与其他抗癌药联合使用，可用于治疗肺癌和卵巢癌。

【用法用量】①成人单一使用时剂量为60～90mg/m^2，静脉注射，于3～5分钟内注入体内，根据患者骨髓象的情况，上述剂量可间隔21天后重复使用。②早期化疗、放疗、老人或骨髓新生物浸润而造成骨髓造血功能不良者应使用小剂量：60～75mg/m^2。每个疗程的总剂量可分为2～3段。③本药与其他抗肿瘤制剂合用时应减量。④肝功能不全者应减量，以避免蓄积中毒，胆红素为24～50μmol/L，BSP潴留量达9%～15%时，药量应减少50%，而胆红素>50μmol/L，BSP储留量>15%时，药量需减少75%。

【不良反应】①骨髓抑制。②心脏毒性反应。③可逆性脱发，胡须生长受抑。④治疗开始后5～10天可出现黏膜炎，一般表现为口炎伴舌两侧糜烂及舌下腺炎。⑤胃肠功能紊乱，如恶心、呕吐、腹泻、高热。⑥偶尔发生寒战及荨麻疹，用药后1～2天可出现尿液红染。

【禁忌证】①明显骨髓抑制者。②既往用过大剂量蒽环类药物（如阿霉素或柔红霉素）的患者。③有过心脏受损病史的患者。

【药物相互作用】①不可与肝素混合，二者化学性质不配伍。②柔红霉素和多柔比星：有交叉耐药性。③环磷酰胺、氟尿嘧啶、甲氨蝶呤、顺铂：相互协同。④环磷酰胺、氟尿嘧啶、亚硝脲类、丝裂霉素：合用可能引起严重的骨髓抑制，应酌减剂量。⑤辅酶Q_{10}、维生素C、维生素E等：可清除自由基，合用可降低本药的心脏毒性，并有保护肝脏的作用。⑥活疫苗：使用本药时同时接种活疫苗可能增加感染的风险。

【注意事项】①白血病口服用常规剂量时，通常有一过性的白细胞下降，用药的10～14天降到最低，21天可恢复至正常。应注意监测血常规。②检查肝功能（AST、ALT、碱性磷酸酶、胆红素、BSP），肝功能不全者慎用。③该药总蓄积应限制在550mg/m^2，若连续治疗超过上述蓄积量，则应考虑采取措施以防止心力衰竭的发生，以及蒽环类化合物所引起的其他副作用。④纵隔、心包区的肿瘤，用过放疗者，最大蓄积量应减至400～500mg/m^2。在确定最大蓄积量时，任何有潜在心脏毒性作用的治疗药物都应计算在内。每周治疗前后应行心电图检查，心电图的变化有：T波低平或倒置、ST段降低、心律失常、QRS低电压、收缩间期延长（PEP/LVET）、射血分数降低。应通过非侵入性检查技术来检测心脏功能，如心电图、超声心动图，如果必要的话可用放射性核素造影测定射血分数。⑤本药可以造成高尿酸血症，这是由于肿瘤细胞迅速分解所致，应注意检查血尿酸的水平。

【制剂与规格】注射用盐酸表柔比星：10mg；50mg。

吡柔比星
Pirarubicin

【其他名称】吡喃阿霉素、阿克拉霉素B。

【药理作用】结构与多柔比星（ADM）相似，但本药进入细胞的速度较ADM快，且细胞内浓度高，抗瘤机制与ADM相同。

【体内过程】本药静脉给药分布较快，动物实验中以脾、肺、肾浓度较高，心脏较低。半衰期三相分别为0.89分钟、0.46小时、14.2小时。主要在肝脏代谢并通过胆汁从粪便排泄，给药48小时后胆道排出20%，肾脏排出9%。

【适应证】恶性淋巴瘤、乳腺癌、卵巢癌、宫颈癌、胃癌、头颈部肿瘤、膀胱癌、急性白血病。

【用法用量】①静脉注射：25～40mg/m^{2}加5%葡萄糖注射液40～60ml，每3～4周重复。②动脉注射：20mg隔日1次，连用5次为1疗程。③膀胱内灌注：20～30mg加5%葡萄糖注射液20～60ml，每周3次，共2～3周。

【不良反应】①骨髓抑制：白细胞减少，其次为血小板减少。②心脏毒性：较ADM轻。③消化道反应：恶心、呕吐、厌食、口腔黏膜炎。④其他：脱发、肝肾功能异常。

【禁忌证】①器质性心脏病或心功能异常者。②对本药过敏者禁用。③哺乳期及育龄期妇女。

【注意事项】①溶解本药只能用5%葡萄糖注射液或注射用水。溶解后药液在室温下放置不得超过6小时。②药物对妊娠的影响：本药能透过胎盘，有导致流产的可能。妊娠妇女用本药后，对胎儿的毒性反应有时可长达数年后才出现。③下列情况慎用：老年患者、2岁以下幼儿、既往有心脏病史者慎用。

【制剂与规格】注射用盐酸吡柔比星：10mg；20mg。

阿柔比星
Aclarubicin

【其他名称】阿拉霉素、阿克拉比星、阿克拉霉素A、安乐霉素。

【药理作用】为蒽环类抗肿瘤抗生素，细胞周期非特异性药物。可与肿瘤细胞DNA结合而强烈抑制DNA和RNA合成，还可引起细胞分化，促进白细胞幼粒细胞变为成熟细胞，使白细胞母细胞丧失增殖能力。其疗效也与多柔比星相似，但本药蓄积毒性较低，对心脏的毒性也较小，在脾脏和肺中分布浓度高。

【体内过程】人一次性静脉注射40～100mg后，血细胞中药物浓度高于血浆，其血药浓度在给药后迅速下降，药物迅速消失，但活性代谢物浓度增高。活性代谢物可维持20～30mg/ml，浓度达12小时以上；主要分布在肺、脾、淋巴结，在无氧和有氧情况下，主要在肝脏中受微粒体及胞质中的还原酶作用而被代谢，代谢产物随尿及粪排出。

【适应证】①急性白血病。②胃癌、肺癌、乳腺癌、卵巢癌及恶性淋巴瘤。

【用法用量】①静脉注射或静脉滴注：急性白血病，每日20mg或每日0.4mg/kg，连用10～15天。②治疗实体瘤或恶性淋巴瘤，每次40～50mg或每次0.8～1mg/kg，每周2次或每三天1次，共用2次。③临用时以本药20mg加灭菌0.9%氯化钠注射液10ml溶解。

【不良反应】有胃肠道反应，红细胞、白细胞或血小板降低，肝及肾功能异常，过敏反应等。

【禁忌证】妊娠期妇女。

【注意事项】有肝肾疾病、骨髓抑制、老人及水痘患者慎用。

【制剂与规格】注射用盐酸阿柔比星：10mg；20mg。

柔红霉素
Daunorubicin

【其他名称】红保霉素、正定霉素、柔毛霉素、DNR。

【药理作用】本药是一种蒽环类抗肿瘤抗生素，细胞周期非特异性药物。具有迅速的细胞膜穿透力及在核周染色质中有显著的积聚力，可与DNA结合并抑制核酸合成，能嵌入DNA碱基对中，破坏DNA的模板功能，并选择性作用于嘌呤核苷，阻止转录过程，抑制DNA及RNA的合成。还具有有限的抗菌活性及某些免疫抑制活性。该药可迅速抑制核酸合成及有丝分裂，并致染色体异常。

【体内过程】本药不能透过血脑屏障。给药后在大约40～45分钟内即在肝内代谢成具有抗癌活性的柔红霉素醇，并与本药原型一起分布至全身，特别是肾脏、脾脏、肝和心脏。$t_{1/2\alpha}$为45分钟。柔红霉素的排泄缓慢，$t_{1/2\beta}$为18.5小时，因此，本药的血药浓度持续时间较长，经尿排泄约25%为具有抗癌活性的代谢物，而经肝排泄者则达40%。

【适应证】①急性粒细胞性白血病和急性淋巴细胞性白血病。②神经母细胞瘤及横纹肌肉瘤。

【用法用量】①单一剂量：按体重0.5～3mg/kg，静脉注射，如使用0.5～1mg/kg的剂量，需间隔1天或以上

第十二篇

才可重复注射；2.5～3mg/kg的剂量，需间隔7～14天才可重复注射。应根据患者对药物的反应和耐受性及血常规和骨髓象情况来调整剂量。②与其他抗肿瘤药物合用时，应调整剂量，总剂量不能超过20mg/kg，肝功能不良的患者需减量使用。

【不良反应】①骨髓抑制和心脏毒性反应是最重要的副作用。②脱发是常见的副作用，不过停药后可恢复正常。③口腔炎会在注射药物5～10天后出现，其特点是出现在舌两侧及舌下黏膜区域。④消化道症状如恶心、呕吐、腹泻也可发生。⑤注射药物时如发生药液外渗会导致严重的组织坏死。⑥使用小静脉注射或一条静脉重复多次注射会造成静脉硬化症。

【禁忌证】①心脏病患者及有心脏病史的患者。②对本药过敏者。③孕妇和哺乳期妇女。

【药物相互作用】①与多柔比星和放线菌素D合用有交叉耐药性。②使用本药时同时接种活疫苗可能增加感染的风险，用药期间及停用本药后3～6个月内禁用病毒疫苗接种。

【注意事项】①在治疗的第1周，至少需监测3～4次血浆尿素和尿酸水平，应给予充足的水分和别嘌呤醇，以避免尿酸性肾病。②注意药物的骨髓抑制作用，治疗的第1周必须每日检查白细胞、红细胞及血小板数。③注意监测肝功能，AST、ALT、碱性磷酸酶、胆红素和BSP。④柔红霉素可引起心脏毒性，累积总量在20mg/kg体重限量以下，心力衰竭的危险性是很小的，约为2%。但如果累积总量过高，则发生率就相应增加。⑤联合治疗（放疗及应用其他有心脏毒性的药物）、患有贫血、感染、心包炎或心肌炎都会加重柔红霉素的心脏毒性。心力衰竭有可能在完全缓解期或停用柔红霉素治疗几周后发生，而且一般常用的内科治疗并不能改善心力衰竭。每1个治疗周期前后，应做基础心电图。心电图的改变，如T波低平或倒置，ST段下降或心律失常，并不认为是停药的指征。QRS波低电压是心脏毒性较为特异的表现。如果发生QRS波低电压，需慎重权衡继续用药治疗的益处与发生不可逆心脏损害二者间的利害关系。在累积总量很高时，心力衰竭可随时发生，而心电图预先无任何改变。⑥注射柔红霉素1～2天后，尿液可呈橘红色。虽然柔红霉素显示有部分抗菌活性，但决不可用作抗生素。⑦对妊娠和哺乳的影响：柔红霉素可引起男性和女性不育，引起畸胎或对胎儿造成损害的可能性尚未得到足够的评估。有报道指出，柔红霉素像其他抗肿瘤药物和免疫抑制剂一样，对特定的实验模型动物有潜在的致癌作用。哺乳妇女用药期间应停止哺乳。

【制剂与规格】注射用盐酸柔红霉素：20mg。

伊达比星
Idarubicin

【其他名称】艾诺宁、去甲基道诺霉素、去甲柔红霉素、善唯达、盐酸伊达比星。

【药理作用】①伊达比星是一种DNA嵌入剂，作用于拓扑异构酶Ⅱ，抑制核酸合成。②蒽环结构4位的改变使该化合物具有高亲脂性，与多柔比星和柔红霉素相比提高了细胞对药物的摄入。

【体内过程】口服吸收不完全，平均生物利用度为30%，口服2～4小时后达血药浓度峰值。大部分药物在肝脏被迅速转化为有活性的伊达比星醇，主要经胆汁排泄，活性代谢产物伊达比星醇血浆半衰期为33～60小时。

【适应证】①成人急性非淋巴细胞白血病。②急性淋巴细胞白血病。③晚期乳腺癌。④骨髓增生异常综合征、非霍奇金淋巴瘤。

【用法用量】（1）成人：①静脉注射。急性白血病：与阿糖胞苷联合应用，本药一日12mg/m^2，缓慢静脉注射（10～15分钟），连用3日。阿糖胞苷，一日100mg/m^2，静脉滴注7日，也可先静脉注射25mg/m^2，以后每日静脉滴注200mg/m^2，连用5日。②口服给药。急性非淋巴细胞白血病：单独应用，一日30mg/m^2，连用3日。与其他化疗药物联合应用，一日15～30mg/m^2，连用3日。晚期乳腺癌：单独应用，单次45mg/m^2，或一日15mg/m^2，连用3日。根据血常规的恢复情况每3～4周重复应用。③与其他化疗药物联合应用，一次35mg/m^2，一日1次。（2）肝功能不全：若血清胆红素水平超过2mg/100ml，应停药；若血清胆红素水平在1.2～2mg/100ml，剂量应减半。（3）儿童：静脉注射。急性淋巴细胞白血病或急性非淋巴细胞白血病：一次8～10mg/m^2，连续使用3日。

【不良反应】①常见骨髓抑制。②致命性充血性心力衰竭、急性心律失常及心肌病。③消化系统反应。④偶见肾功能损害。⑤小静脉注射或在同一静脉内反复注射可能造成静脉硬化。⑥其他可见发热、寒战、脱发、皮疹、感染等。

【禁忌证】①对本药或其他蒽环类抗肿瘤药过敏者。②严重肝、肾功能不全者。③感染未控制者。④正在进行放疗和骨髓抑制的患者。

【药物相互作用】①与依托泊苷合用时，可增强治疗白血病的疗效。②与曲妥珠单抗合用时，心功能不全的发生率和严重性增加。③与阿糖胞苷合用时，感染和黏膜炎等不良反应的发生率和严重性增加。

【注意事项】①与肝素为配伍禁忌，亦不得与其他药物混合。②静脉用药时，建议将本药稀释于5%的葡萄糖注射液中（浓度不超过1mg/ml），缓慢静脉注射（不低于10～15分钟）。注意药液不要漏出血管外。③育龄期妇女用药期间应采取避孕措施。④使用本药1～2日后，尿液可呈红色。⑤若出现心脏毒性，可采用洋地黄、利尿药、限制饮食钠的摄入及卧床休息等治疗措施。⑥用药过量可能在24小时内引起急性心肌中毒，1～2周内产生严重的骨髓抑制。在此期间应采用支持疗法和输血、无菌隔离护理等措施。⑦用药期间应进行心脏监护，并定期检查血常规及肝、肾功能。

【制剂与规格】①注射剂：5mg；10mg。②胶囊：10mg。

米托蒽醌
Mitoxantrone

【其他名称】米西宁。

【药理作用】本药为蒽环类抗肿瘤药，通过和DNA分子结合，可嵌入DNA分子中，引起DNA断裂，抑制核酸合成而导致细胞死亡，本药为细胞周期非特异性药物。心脏毒性较多柔比星小。

【体内过程】静脉滴注后，血药浓度下降很快，并迅速广泛分布于各组织中，消除缓慢，主要通过胆汁由粪便排泄。用药后5天中，由粪便排出约21%，尿排出约6.5%，排出物主要为原药，亦有代谢物。

【适应证】急性白血病、恶性淋巴瘤、乳腺癌、前列腺癌、肝细胞癌、卵巢癌、肺癌、黑色素瘤等。

【用法用量】临用时，将本药溶于50ml以上的0.9%氯化钠注射液或5%葡萄糖注射液中滴注，时间不少于30分钟。①单用：一次12～14mg/m^2，静脉滴注，3～4周后重复使用。②分次给药：每次3～5mg/m^2，连用3天，3～4周后重复使用。③联合用药：每次5～10mg/m^2。急性白血病每日2～5mg/m^2，连用3天，每隔3周给药。肝癌及其他实体瘤每日6～12mg/m^2，连用3天，每隔3～4周给药。

【不良反应】①骨髓抑制。②少数患者可有期前收缩及心电图异常。③可有消化道反应。④偶见皮疹、口腔炎。

【禁忌证】①对本药过敏者。②有骨髓抑制或肝功能不全者。③一般情况差，有并发症及心、肺功能不全的患者。

【药物相互作用】①本药不宜与其他药物混合注射。②本药遇低温可能析出晶体，可将安瓿置热水中加温，待晶体溶解后使用。

【注意事项】①用常规剂量时，通常有一过性的白细胞下降，用药10～14天降至最低点，21天可恢复正常，用药期间应注意监测血常规。②有心脏疾病，用过蒽环类药物或胸部照射的患者，应密切注意心脏毒性的发生。③用药时药物外溢应立即停止输液，从另一静脉重新进行。

【制剂与规格】注射剂：5mg。

放线菌素D
Dactinomycin

【其他名称】更生霉素、ACTD。

【药理作用】放线菌素D能嵌入到DNA双螺旋链中相邻的鸟嘌呤和胞嘧啶（G-C）碱基对之间，与DNA结合成复合体，阻碍RNA多聚酶的功能，阻止RNA特别是mRNA的合成，从而妨碍蛋白质合成而抑制肿瘤细胞生长。对G_1期作用较强，且可阻止G_1期向S期的转变，干扰细胞转录过程，但不影响DNA的复制，对多种肿瘤有抑制作用，属于细胞周期非特异性药物，对细胞各期均有作用，但对G_1期细胞作用最显著。

【体内过程】静脉注射后2分钟内迅速分布到组织内，肝、肾中药物浓度较高。24小时内，有10%～20%由尿中排出，50%～90%由胆汁排泄。

【适应证】肾母细胞瘤、恶性淋巴瘤、神经母细胞瘤、绒毛膜上皮癌、恶性葡萄胎、横纹肌肉瘤、睾丸肿瘤及子宫颈癌等。

【用法用量】静脉注射或静脉滴注：每次0.2～0.4mg，每日或隔日1次。1个疗程总量4～6mg。静脉注射以20～40ml 0.9%氯化钠注射液溶解，静脉滴注用5%葡萄糖注射液500ml溶解。

【不良反应】①恶心、呕吐、口腔炎。②骨髓抑制先呈血小板减少，后即出现全血细胞减少。③局部刺激作用，可致疼痛和脉管炎。④脱发、皮炎、畸胎等。

【禁忌证】①水痘及带状疱疹患者。②小于6个月的婴儿。③孕妇。

【药物相互作用】①维生素K可降低本药效价。②使用本药时接种活疫苗，将增加活疫苗感染的风险。

【注意事项】①本药对光、热较敏感，故应临用时现配制。②本药以下患者慎用：肝功能不全者，骨髓功能低下者，有痛风或尿酸盐性肾结石病史者，近期有感染者，近期接受过放射或抗癌药治疗者，1岁以下婴儿及哺乳期妇女。

【制剂与规格】注射用放线菌素D：200μg。

平阳霉素
Bleomycin A5

【其他名称】争光霉素A5、博来霉素A5、PYM。

【药理作用】本药为多种糖肽抗生素的混合物，抗瘤谱广，属细胞周期非特异性药物。能与铜或铁离子络合，使氧分子转成氧自由基，可直接与细胞DNA结合，破坏DNA的结构功能，从而使DNA单链断裂，阻止DNA复制，干扰细胞分裂增殖。作用于G_2及M期，并延缓S/G_2期及G_2期时间。

【体内过程】本药静脉注射30分钟后血药浓度达到峰值，给药后广泛分布到各组织，半衰期为1.5小时。主要由肾排泄。

【适应证】①头颈部鳞状上皮癌、恶性淋巴瘤、食管癌。②乳腺癌、宫颈癌、鼻咽癌。③肺癌。④与顺铂及长春碱合用治疗睾丸癌。⑤淋巴瘤的联合治疗。

【用法用量】可肌内注射、静脉注射、动脉注射或肿瘤内注射。成人常规每次8mg，每周2～3次，一个疗程总量240mg，有效剂量80～160mg。肿瘤消失后，可给予维持量8mg，每周1次，静脉注射10次左右。

【不良反应】①对骨髓和免疫的抑制及胃肠道反应均不严重。②约有1/3患者用药后可有发热、脱发等。③少数患者可有皮肤色素沉着。④最严重是肺纤维化，与剂量有关。

【禁忌证】①对本药或博来霉素过敏者。②孕妇、哺乳期妇女。

【注意事项】①肺、肝、肾功能不全者慎用。②不能与顺铂合用。

【制剂与规格】粉针剂：4mg；8mg；15mg。

博来霉素
Bleomycin

【其他名称】争光霉素、琥珀酰博来霉素、BLM。

【药理作用】本药与铁的复合物嵌入DNA，引起DNA单链和双链断裂。它不引起RNA链断裂。

【体内过程】口服无效。需经肌内或静脉注射。注射给药后，在血中消失较快，广泛分布到肝、脾、肾等各组织中，尤以皮肤和肺较多，因该处细胞中酰胺酶活性低，博来霉素水解失活少。在其他正常组织则迅速失活。部分药物可透过血脑屏障。血浆蛋白结合率仅1%。连续静脉滴注4～5日，每日30mg，24小时内血药浓度稳定在146ng/ml，静脉滴注后，$t_{1/2}$为1.3及8.9小时。快速静脉注射，$t_{1/2}$为24分钟及4小时。3岁以下小儿$t_{1/2}$为54分钟及3小时。肌内注射或静脉注射博来霉素15mg，血药峰浓度分别为1μg/ml及3μg/ml。有可能在组织细胞内由酰胺酶水解而失活。主要经肾排泄，24小时内排出50%～80%。不能被透析清除。

【适应证】①鳞癌、皮肤癌、头颈部肿瘤、食管癌、阴茎癌、宫颈癌及阴道癌。②恶性淋巴瘤。③睾丸肿瘤、脑瘤、肺癌、甲状腺癌、黑色素瘤及纤维肉瘤等。

【用法用量】①静脉注射：15～30mg溶于0.9%氯化钠注射液或5%葡萄糖注射液10～20ml中缓注

（10min内注完），每周2～3次，如有发热亦减量，总量300～500mg。②肌内注射：用量同静脉注射，用0.9%氯化钠注射液2～3ml溶解后作深部肌内注射，亦可加少量普鲁卡因以减少局部疼痛。③瘤内注射：每次15mg，溶于0.9%氯化钠注射液20ml中，每日或隔日1次。

【不良反应】①皮肤、黏膜反应：如趾、指感觉过敏，肿胀，随后手掌出现水疱、角质化。②发热反应：常发生在注射后3～5小时内，伴或不伴有发冷，数小时可自行退热。个别人注射后半小时即有寒战、高热、发绀、抽搐及血压下降，甚至死亡。用药前先给皮质激素可减轻或防止之。③肺部毒性：发生率较高，为10%～40%，表现为突发性严重肺浸润，可发展为肺纤维化，此种毒性与剂量有关，故本药不宜长期使用。

【禁忌证】①怀孕前3个月的妊娠期妇女。②对本药过敏者。

【注意事项】①本药最大特点是不抑制骨髓。②70岁以上老年患者、肺功能损害、肝肾功能损害者慎用。③发热患者及白细胞低于2.5×10^9/L不宜用。④肾功能不全患者应用此药时应酌减剂量。⑤孕妇及哺乳期妇女慎用。

【制剂与规格】注射用博来霉素：10mg；15mg。

丝裂霉素
Mitomycin

【其他名称】自力霉素、丝裂霉素C、MMC、MTC。

【药理作用】本药为细胞周期非特异性药物，对肿瘤细胞的G_1期，特别是晚G_1期及早S期最敏感。在组织中经酶活化后，它的作用似双功能或三功能烷化剂，丝裂霉素可与DNA发生交叉联结，抑制DNA合成，对RNA及蛋白质合成也有一定的抑制作用。

【体内过程】本药主要在肝脏中生物转化，不能透过血脑屏障。静脉注射后$t_{1/2}$的分布相和消除相分别为5～10分钟及50分钟。主要通过肾脏排泄。

【适应证】恶性淋巴瘤、慢性髓性白血病、胃癌、结、直肠癌、肺癌、胰腺癌、肝癌、子宫颈癌、子宫体癌、头颈部肿瘤及膀胱肿瘤。

【用法用量】①间歇用药法：4～6mg/天，每周静脉注射1～2次。②连日用药法：2mg/天，连日静脉注射。③大量间歇用药法：10～30mg/天，以1～3周以上间隔静脉注射。④与其他抗肿瘤药物合用：2～4mg/天，每周1～2次与其他抗肿瘤药物合用。⑤另外，必要时也可以2～10mg/天，注入动脉、髓腔或胸、腹腔。⑥膀胱肿瘤：预防复发时，4～10mg/天，每日1次或隔日注入膀胱；治疗时，10～40mg/天，每日1次注入膀胱。

【不良反应】①血液系统：可见白细胞减少、血小板减少、出血、贫血等，偶见微血管病性溶血性贫血。②肝脏：偶见肝功能损害。③肾脏：偶见蛋白尿、血尿、水肿、高血压等症状。④消化系统：可见食欲不振、恶心、呕吐、口腔炎等症状。⑤过敏：可见皮疹等症状。⑥泌尿系统：膀胱注入疗法有时会出现膀胱炎、血尿、膀胱萎缩等症状。⑦呼吸道：偶见间质性肺炎、肺纤维化等症状。⑧其他：可见乏力、脱发。

【禁忌证】对本药过敏者。

【注意事项】①严密观察，预防骨髓抑制的发生。②注意感染的预防及出血倾向的出现或恶化。③本药可影响儿童及生育年龄患者的性腺功能。④肝、肾功能损害、骨髓功能抑制、并发感染及水痘患者慎用。⑤妊娠期及哺乳期妇女慎用。⑥静脉用药，若药液外漏会引起注射部位硬结、坏死。⑦使用低pH溶解液会降低效价，故尽量避免同低pH注射剂配伍。

【制剂与规格】注射剂：2mg；4mg；8mg；10mg。

四、铂类化合物

顺铂
Cisplatin

【其他名称】顺氯氨铂、氨氯铂、氯氨铂、施铂锭、DDP。

【药理作用】本药为一有机金属络合物，先将所含氯解离，然后与DNA上的核碱基鸟嘌呤、腺嘌呤和胞嘧啶形成DNA单链内两点的交叉联结，也可能形成双链间的交叉联结，从而破坏DNA的结构和功能，抑制细胞有丝分裂和阻止再复制，显示细胞毒作用。对

RNA和蛋白质合成的抑制作用较弱，属周期非特异性药物。

【体内过程】在血浆中与蛋白的结合率约90%，1小时后残留在血浆的铂不足10%，主要以原型经肾排泄，排泄较慢。短期静脉输注后，在血清内可测得2个半衰期，每1个半衰期为58～73小时。大多数分子很容易与血清蛋白结合，在组织内分布的差异很大，其中肾、肝、卵巢、子宫浓度最高，中枢神经系统组织分布非常少，肿瘤组织内无选择性的积聚。药经由肾脏排出，清除速率开始时很快，与输注时间有关。治疗后4个月内，在组织内仍可测得铂元素。

【适应证】①睾丸癌、头颈部鳞癌、恶性淋巴瘤。②肺癌、卵巢癌、恶性黑色素瘤、乳腺癌、膀胱癌、胰腺癌。③与放疗联用有增敏作用。

【用法用量】①静脉滴注：每次20～30mg/m^2，每日1次或隔日1次，用20～30ml 0.9%氯化钠注射液溶解后静脉注射或用5%葡萄糖注射液250ml溶解后静脉滴注，连用5天为1个疗程，每3周1次，可进行2～3个疗程。②动脉注射：每日20～30mg，溶于0.9%氯化钠注射液20ml中由插管推注，连用5天为1个疗程，间隔2周可重复用药。③腹腔内注射：用量根据需要而定，每周1次，4～5次为1个疗程。

【不良反应】①可有轻度骨髓抑制，对造血系统的影响依剂量而定，偶会出现轻微、可逆的白细胞减少症、血小板减少症和贫血症。高剂量用药可能会造成严重的骨髓功能损害（粒细胞减少症、骨髓纤维变性症）。②胃肠道反应：用药后1～4小时，偶会出现厌食、味觉丧失、恶心呕吐、腹痛、肠炎等现象，通常24小时后恢复。③耳毒性：偶会出现可逆的听功能障碍及耳鸣，特别是高频段的听力减退，少见有耳聋。④神经系统副作用有外周神经炎伴有触觉丧失（蚊走感），少数病例有可能出现大脑功能障碍（意识模糊、语言障碍、痉挛、抽搐、大脑基本功能丧失），神经毒性可能是不可逆的，单次给药或长期用药后均可能出现，也可出现视盘水肿伴有视力障碍，终止治疗后症状可消失。⑤可见肾功能损伤，多次高剂量和短期内重复用药会出现不可逆的肾功能障碍，严重时肾小管坏死导致无尿和尿毒症。⑥偶见心电图改变及肝功能损伤。

【禁忌证】①对本药或其他铂制剂过敏者。②肾功能不全者或严重骨髓抑制者。③听力受损者或因本药引起的外周神经病患者。④孕妇及哺乳期妇女。⑤水痘及带状疱疹患者。⑥痛风患者或有高尿酸血症者。⑦近期有感染者。

【药物相互作用】本药不宜与氨基糖苷类抗生素或强利尿药合用。①抗组胺药、酚噻嗪类或噻嗪类药物：合用可能掩盖本药的耳毒性症状。②博莱霉素：合用导致博莱霉素毒性反应增加。③免疫抑制剂：合用加重免疫抑制剂的肾毒性。④抗惊厥药（如卡马西平、磷苯妥英、苯妥英）：合用可降低抗惊厥药血药浓度。⑤多柔比星：合用可能导致白血病。⑥锂剂：合用可改变锂的药动学参数，应密切监测锂的血药浓度。⑦紫杉醇：使用本药后再用紫杉醇，可使紫杉醇的清除率降低33%。⑧妥布霉素：合用应密切监测患者肾功能及听力。

【注意事项】①肾功能损害、造血系统功能不全、听神经功能障碍者，用药前曾接受其他化疗或放疗者，非顺铂引起的外周神经炎等患者慎用。②接受顺铂化疗后至少3个月，才可接受病毒疫苗接种。③治疗前后和治疗期间应作下列检查：肝及肾功能、全血计数、钙质、听功能、神经系统功能。在治疗期间，每周应检查全血计数。④通常需待器官功能恢复正常后，才可重复下1个疗程。⑤胃肠道副作用如恶心、呕吐等，可服用止吐药以减少发生次数。⑥血内尿酸过多者，可使用别嘌呤醇纠正。

【制剂与规格】注射用顺铂：10mg；20mg；30mg。

卡铂
Carboplatin

【其他名称】碳铂、伯尔定、卡波铂、顺羧酸铂。

【药理作用】卡铂是第二代铂类复合物，为细胞周期非特异性抗癌药，直接作用于DNA，能与DNA结合，形成交叉键，破坏DNA的功能，使其不能再复制合成，对生长各期的肿瘤细胞均有杀伤作用，从而抑制肿瘤细胞的分裂。体内在血浆中比顺铂稳定，维持时间比顺铂长，不良反应比顺铂小。由于其抗肿瘤活性较强，消化道反应及肾毒性较低，因而得到广泛应用。

【体内过程】卡铂在体内与血浆蛋白结合较少，呈二室开放模型，主要经肾脏排泄。卡铂在人血浆中半衰期较长，$t_{1/2}$为29小时。

【适应证】支气管癌、睾丸癌、卵巢癌、宫颈癌、子宫内膜癌、前列腺癌、膀胱癌、黑色素瘤、肉瘤、头颈部肿瘤及各种鳞状上皮癌和恶性淋巴瘤。

【用法用量】静脉注射或静脉滴注：每次0.3～0.4g/m²，每3～4周重复1次，也可每次60～70mg/m²，每日1次，连用5天，间隔4周重复1次，2～4次为1个疗程。

【不良反应】①骨髓抑制与给药剂量有关，且有蓄积作用。②少见恶心、呕吐、便秘或腹泻、食欲减退、黏膜炎或口腔炎。③罕见指、趾麻木或麻刺感。④少见肝功能异常。⑤罕见高频听觉丧失，偶出现耳鸣。⑥单次用药后脱发轻微，但用药超过3个疗程或联合化疗时脱发发生率和严重程度均增加。⑦可见皮疹、皮肤瘙痒等过敏反应，偶出现喘鸣，通常于用药几分钟内出现。⑧常见注射部位疼痛。⑨少见流感样综合征，视物模糊。⑩致癌、致畸性。

【禁忌证】①对本药或其他铂类药过敏者。②严重肝肾功能不全者。③严重骨髓抑制或出血者。④孕妇及哺乳期妇女。⑤对本药注射剂配方中甘露醇过敏者。

【药物相互作用】①环孢素：合用可增加免疫抑制作用。②氨基糖苷类：与本药合用时耳毒性增加。③苯妥英：合用可使苯妥英的胃肠道吸收减少，作用降低。

【注意事项】水痘及带状疱疹患者或其他感染者、肾功能不全者、老年患者慎用。

【制剂与规格】卡铂注射液：10ml∶50mg；10ml∶100mg。

奈达铂
Nedaplatin

【其他名称】Aqupla、254-S、CDGP。

【药理作用】与肿瘤细胞的DNA碱基结合，阻碍DNA复制而发挥其抗肿瘤作用。

【体内过程】肿瘤患者静脉滴注奈达铂80mg/m²或100mg/m²后，血浆中铂浓度呈双相性减少，$t_{1/2\alpha}$约为0.1～1小时，$t_{1/2\beta}$约为2～13小时，AUC随给药量增大而增大。本药在血浆内主要以游离形式存在，以尿排泄为主，24小时尿中铂的回收率在40%～69%之间。

【适应证】头颈部癌、小细胞肺癌、非小细胞肺癌、食管癌、膀胱癌、睾丸癌、卵巢癌、子宫颈癌。

【用法用量】将本药100mg/m²溶于300ml以上0.9%氯化钠注射液，60分钟以上静脉滴注完，给药后接着给予1000ml以上静脉输液，每4周给药1次，共4个疗程。

【不良反应】①毒性谱与顺铂不同，骨髓抑制发生率达80%，血小板减少发生率为30%。②血液学毒性较顺铂高，肾毒性和胃肠道毒性较低。

【禁忌证】①有明显骨髓抑制及严重肝、肾功能不全者。②对其他铂制剂及右旋糖酐过敏者。③孕妇。

【注意事项】①听力损害、骨髓、肝、肾功能不良、合并感染、水痘患者及老年人慎用。②本药有较强的骨髓抑制作用，并可能引起肝、肾功能异常。应用本药过程中应定期经常检查血液、肝、肾功能并密切注意患者的全身情况，若发现异常应停药并适当处置。对骨髓功能低下、肾功能不全及应用过顺铂者，应适当降低初次给药剂量；本药长期给药时，毒副反应有增加的趋势，并有可能引起延迟性不良反应，应密切观察。③注意出血倾向及感染性疾病的发生或加重。④本药主要由肾脏排泄，应用本药过程中须确保充分的尿量以减少尿中药物对肾小管的毒性损伤。必要时适当输液及使用甘露醇、呋塞米等利尿药。由于有报道应用呋塞米等利尿药时，会加重肾功能障碍、听觉障碍，所以应进行输液等以补充水分。⑤对饮水困难或伴有恶心、呕吐、食欲不振、腹泻等的患者应特别注意，密切观察，并进行适当的处理。⑥合用其他抗恶性肿瘤药物（氮芥类、代谢拮抗类、生物碱、抗生素等）及放疗可能使骨髓抑制加重。⑦育龄患者应考虑本药对性腺的影响。⑧本药只作静脉滴注，应避免漏于血管外。⑨本药配制时，不可与其他抗肿瘤药混合滴注，也不宜使用氨基酸输液、PH<5的酸性输液（如电解质补液、5%葡萄糖输液或葡萄糖氯化钠输液等）。

【制剂与规格】粉剂：10mg；50mg。

奥沙利铂
Oxaliplatin

【其他名称】艾恒、奥克塞铂、草酸铂、乐沙定、L-OHP。

【药理作用】为第三代铂类抗癌药，抗癌机制与顺铂相似，主要是铂原子嵌入DNA内的碱基上，形成复合体而破坏DNA功能。抗癌活性稍强，与顺铂有部分或无交叉耐药性。

【体内过程】本药药动学与顺铂相似，分布迅速，半衰期为24小时，主要经肾排出，给药后48小时排出45%。

【适应证】卵巢癌、非小细胞性肺癌、乳腺癌和非霍奇金淋巴瘤、结肠癌和头颈部肿瘤。

【用法用量】静脉滴注（持续2小时）：130～135mg/m^2，每3周1次，或85mg/m^2，每2周1次。

【不良反应】①恶心、呕吐常见，长期使用可出现频繁且严重腹泻。②骨髓抑制：主要为血小板减少，1度或2度白细胞减少。③神经毒性：为剂量限制性，主要表现为急性暂时性肢体末端感觉障碍和麻木，停药数月可恢复。④初步观察无肾脏毒性。

【禁忌证】①对本药过敏者。②妊娠期及哺乳期妇女。③严重肾功能不全。

【药物相互作用】①环磷酰胺和表柔比星：合用治疗LI210白血病，显示有很高的活性。②甲氨蝶呤、氟尿嘧啶、硫鸟嘌呤、多柔比星、丝裂霉素或长春新碱：有协同作用。③卡铂：合用可治愈L1210白血病小鼠。④伊立替康：合用，发生胆碱能综合征（腹痛、唾液分泌增加等）的危险性增加，可使用阿托品预防。

【注意事项】①本药应在具有抗癌化疗经验的医师监督下使用，严密监测其神经安全毒性。②由于本药存在消化系统毒性，应给予预防性或治疗性的止吐用药。③当出现血液系统毒性时（白细胞<2×10^9/L或血小板<5×10^{10}/L），应推迟下一周期用药，直到恢复。

【制剂与规格】注射用奥沙利铂：50mg；100mg；200mg。

洛铂
Lobaplatin

【药理作用】属烷化剂。本药对多种动物和人肿瘤细胞株有明确的细胞毒作用，与顺铂的抑瘤作用相似，作用较强，对耐顺铂的细胞株，仍有一定的细胞毒作用。

【体内过程】游离铂的终末半衰期为131分钟，总铂为6.8天。游离铂平均分布容积为0.28L/kg，总铂为4.8L/kg。游离铂标准化平均血浆清除率约为125ml/min，总铂为34ml/min。主要经肾排泄。

【适应证】①转移性乳腺癌。②转移性小细胞肺癌。③慢行粒细胞白血病。

【用法用量】静脉注射。注射前每50mg用注射用水5ml溶解，4小时内使用（存放温度2～8℃）。①一般剂量：一次50mg/m^2。再次使用时，应待血液毒性或其他不良反应完全恢复，推荐间歇期为3周。如不良反应恢复较慢，可延长间歇期。疗程应根据疗效确定，一般为2～6个疗程。②若发生严重不良反应，应减量（如一次40mg/m^2）。

【不良反应】①常见血小板减少、白细胞减少，呈剂量限制性。②还可见胃肠道反应、精神神经系统症状、泌尿生殖系统症状、肝功能异常、过敏反应及致突变作用。③亦可能对男性生育能力产生影响。

【禁忌证】①对本药及其他铂类过敏者。②有凝血障碍者。③孕妇及哺乳期妇女。④肾功能不全者。⑤有骨髓抑制者。

【注意事项】①氯化钠可促使本药降解，与氯化钠注射液呈配伍禁忌。②若每4周注射一次，最大耐受剂量（MTD）为60mg/m^2。对于肾功能正常的患者，当总给药时间为5日时，MTD稍微增高，此时，血小板减少的程度与肌酐清除率相关。③在治疗前和用药后第2周，应检查全血细胞计数分类、肝功能、肾功能及常规血生化。④细菌或病毒感染患者、胃肠道功能紊乱者、有神经疾病病史者和肝功能不全者慎用。

【制剂与规格】注射剂：50mg。

五、抗肿瘤植物药

长春碱
Vinblastine

【其他名称】长春花碱、VLB。

【药理作用】是由夹竹桃科植物长春花中提出的一种生物碱，为细胞周期特异性抗肿瘤药。作用于G_1、S及M期，并对M期有延缓作用。能干扰增殖细胞纺锤体的形成，使有丝分裂停止于中期。并有免疫抑制作用。

【体内过程】口服吸收差，需静脉给药。静脉注射长春新碱后迅速分布于各组织，很少透过血脑屏障，蛋白结合率75%。在肝内代谢，大部分随胆汁排出，用药后3日内33%随粪便排出，其中主要为代谢物，21%以原型随尿排出。

【适应证】霍奇金病、绒毛膜上皮癌、急性白血病、乳腺癌、卵巢癌、睾丸癌、头颈部癌、口咽部癌、单核细胞白血病、淋巴肉瘤、肉状细胞肉瘤、肾母细胞瘤、恶性黑色素瘤。

【用法用量】本药可直接用于静脉注射或静脉滴注，可在约1分钟内注射完毕。静脉注射，一次10mg，每周1次，给药间隔应根据患者而定。应进行白细胞计数以了解患者对药的敏感性，当患者白细胞低至3×10^9/L时，剂量不可再增加。增加剂量时成人不超过18.5mg/m^2，儿童不超过12.5mg/m^2。患者应维持在不致产生更严重的白细胞低下的最大每周耐受剂量，成人为5.5～7.4mg/m^2，但当剂量为3.7mg/m^2时，可出现白细胞减少，部分患者则需要11.1mg/m^2，极少患者为18.5mg/m^2。当白细胞恢复到最少4×10^9/L以前不要继续给药，这可能需要7天的时间。维持治疗需要根据疾病性质及联合用药情况决定。对霍奇金病的维持治疗尚有不同的意见。

【不良反应】①为剂量限制性毒性，骨髓抑制作用强于长春新碱，停药后迅速恢复。②食欲下降、恶心、呕吐、腹泻、腹痛、口腔炎等。③指（趾）尖麻木、四肢疼痛、肌肉震颤、腱反射消失等。④注射血管可出现血栓性静脉炎，漏于血管外可引起局部组织坏死。⑤少数患者可出现体位性低血压、脱发、失眠、头痛等。

【禁忌证】孕妇及哺乳期妇女。

【药物相互作用】①与别嘌醇、秋水仙碱或丙磺舒作用，会升高血中尿酸浓度。②与丝裂霉素和孕酮联合应用，可致呼吸困难。

【注意事项】①本药不能用于肌内注射、皮下注射和鞘内注射。②肝功能不全可能改变本药的胆管排泄。③明显增加周围神经的毒性，故对这些患者应调整剂量。④用药后若患者的白细胞低于2×10^9/L，应仔细观察直至白细胞计数恢复正常。极度衰弱患者或有大面积皮肤溃疡者，白细胞降低可能更加严重，故应避免使用本药。当患者骨髓有肿瘤浸润时，应用中等剂量的长春碱可导致白细胞和血小板骤降，此时不应进一步使用本药。⑤本药污染眼睛可产生严重的局部刺激症状和角膜溃疡，应立即用清水清洗眼部。⑥为了维持缓解期而延长化疗可能有以下几个危险：如致命的感染、对于生殖功能的影响及可能因免疫抑制而导致其他癌症。

【制剂与规格】注射用粉剂：10mg。

长春新碱
Vincristine

【其他名称】醛基长春碱、新长春碱、VCR。

【药理作用】本药是从夹竹桃科植物长春花中提取的一种生物碱。为主要作用于M期的周期特异性药物，使纺锤体微管蛋白变性，从而影响微管装配和纺锤丝的形成，抑制有丝分裂，也可抑制DNA和RNA合成。

【体内过程】在肝内代谢，在胆汁中浓度最高，主要随胆汁排出，粪便排泄70%，尿中排泄5%～16%。

【适应证】急性淋巴细胞白血病、恶性淋巴瘤、乳腺癌等肿瘤，与其他抗癌药联用可增强疗效。对小儿急性淋巴细胞白血病疗效较好，常与泼尼松合用作诱导缓解药。

【用法用量】①静脉注射：每次1～2mg或0.02～0.05mg/kg，小儿每次0.05～0.075mg/kg。②静脉冲入：用0.9%氯化钠注射液或5%葡萄糖注射液溶解后静脉冲入，每周1次，总量为6～10mg。③胸、腹腔注射：每次1～3mg，每周1次。

【不良反应】①剂量限制性毒性是神经系统毒性。②骨髓抑制和消化道反应较轻。③有局部组织刺激作用。④可见脱发，偶见血压改变。

【禁忌证】①对本药过敏者。②Charcot-Marie-Tooth综合征引起的脱髓鞘患者。③妊娠期和哺乳期妇女。

【药物相互作用】①与吡咯系列抗真菌剂（伊曲康唑）合用，会使其代谢受抑制，增加肌肉神经系统的副作用。②与苯妥英钠合用，会降低苯妥英钠的吸收，或使代谢亢进。③与含铂的抗恶性肿瘤制剂合用，可能增强第8对脑神经障碍。④与L-天冬酰胺酶合用，可能增强神经系统及血液系统的障碍。

【注意事项】①漏于皮下可导致组织坏死、蜂窝织炎。一旦漏出或可疑外漏，应立即停止输液，并予相应处理。②防止药液溅入眼内，一旦发生应立即用大量0.9%氯化钠注射液冲洗，以后应用地塞米松眼膏保护。③冲入静脉时避免日光直接照射。④肝功能异常时减量使用。

【制剂与规格】注射用硫酸长春新碱：0.5mg；1mg。

长春地辛
Vindesine

【其他名称】长春（花）碱酰胺、VDS。

【药理作用】本药为长春碱衍生物，抑瘤作用比长春新碱强。是一种细胞周期特异性抗肿瘤药物，抑制细胞内微管蛋白的聚合，阻止增殖细胞有丝分裂中纺锤体的形成，使细胞分裂停于有丝分裂中期。较低剂量时作用强度为长春新碱的3倍，为长春碱的10倍，而高剂量时的作用强度与长春新碱相等，为长春碱的3倍；骨髓抑制低于长春碱，神经毒性低于长春新碱。

【体内过程】人体单次静脉注射3mg/m^{2}后，血浆中的药物浓度迅速下降，广泛分布于组织中，脾、肺、肝、周围神经和淋巴结的浓度高于血药浓度的数倍，但在脑脊液中的浓度很低。药代动力学符合三室模型，$t_{1/2\alpha}$为0.037小时，$t_{1/2\beta}$为0.912小时，$t_{1/2\gamma}$为24.2小时。本药与血浆蛋白不结合，主要由胆汁分泌到肠道排出，约有10%由尿排出。

【适应证】急性淋巴瘤白血病、慢性粒细胞白血病急变期、霍奇金病、非霍奇金淋巴瘤、乳腺癌、食管癌、卵巢癌、睾丸肿瘤、恶性黑色素瘤、小细胞肺癌、非小细胞肺癌、头颈部癌、大肠癌及脑瘤。

【用法用量】静脉注射或连续24小时以上静脉滴注。连续滴注的方法：将药物溶于等渗盐水2000ml中缓慢滴注，一次3mg/m^2，每周1次，联合化疗时剂量酌减。4～6周为1疗程。

【不良反应】毒副反应同剂量有关，主要剂量限制性毒性反应为白细胞减少，其次为神经系统毒性及脱发。

【禁忌证】骨髓功能低下和严重感染者。

【药物相互作用】①与长春碱类或鬼臼类药物合用，可增加神经系统毒性。可与葡萄糖氯化钠输注液配伍。药物溶解后应在6小时内使用。②与奎宁相互作用，可增加本药的毒性，如神经毒性、癫痫发作、白细胞减少、血小板减少等。

【注意事项】①白细胞降到3×10^9/L及血小板降到50×10^9/L应停药。②肝、肾功能不全的患者应慎用。③本药具有生殖毒性及致畸作用，孕妇不宜使用。④静脉滴注时应小心，防止外漏，以免漏出血管外造成疼痛、皮肤坏死、溃疡，一旦出现应立刻冷敷，并用0.5%普鲁卡因封闭。

【制剂与规格】注射用硫酸长春地辛：1mg；4mg。

长春瑞滨
Vinorelbine

【其他名称】去甲长春花碱。

【药理作用】本药属于长春碱类抑制细胞分裂的抗肿瘤药物，直接作用于微管蛋白/微管的动态平衡，可抑制微管蛋白的聚合，并使分裂期微管崩解，仅在高浓度下影响轴突微管，对管蛋白螺旋化的作用低于长春新碱，通过阻断G_2与M期细胞的有丝分裂，导致进入间期或分裂后期的细胞死亡。

【体内过程】长春瑞滨的代谢主要发生在细胞外，静脉给药后药代动力学呈三室模型，终末相平均半衰期为40小时，血浆清除率较高，约为每小时800ml/kg体重，组织摄入率高且持久，因胆道排除率高，故主要经粪便排泄，且持续3～5周。血浆蛋白结合水平高达

50%～80%。

【适应证】非小细胞肺癌、转移性乳腺癌、难治性淋巴瘤、卵巢癌、头颈部肿瘤。

【用法用量】本药只能静脉给药。①单药治疗：推荐剂量为每次25～30mg/m^2，21天为一周期，分别在第1、8天各给药一次，2～3周期为一疗程。②联合用药：用药剂量和给药时间随化疗方案而有所不同。本药必须先用0.9%氯化钠注射液稀释至50ml，于短时间（6～10分钟）内经静脉输入，然后用250～500ml 0.9%氯化钠注射液冲洗静脉。

【不良反应】①血液系统毒性：粒细胞减少，中度贫血。②周围神经毒性：一般限于腱反射降低，麻木少见。③消化道自主神经系统：主要是肠麻痹引起的便秘，麻痹性肠梗阻罕见。④消化系统：偶见恶心呕吐。⑤呼吸系统：可引起呼吸困难或支气管痉挛，可在注药后数分钟或数小时内发生。⑥其他反应：进行性中度脱发、下颌痛、局部静脉炎。

【禁忌证】粒细胞计数<1×10^9/L的患者。

【注意事项】①用药期间应密切观察血常规变化，每次用药前均应检测血红蛋白、白细胞和粒细胞计数。当粒细胞减少（<2×10^9/L）时不宜使用，肝功能不全者应减量，肾功能不全者慎用。②避免与肝脏放射治疗同时进行。③必须确认注射针头在静脉内方可开始注射，药物若渗出静脉将引起局部强烈刺激反应，一旦药液外漏应立即停止注药，余药另换静脉注入。如药物不慎进入眼睛，应立即用大量清水或等渗液冲洗。④避免在治疗期间怀孕，治疗中的哺乳妇女应中止哺乳。⑤勿用碱性溶液稀释，以免引起沉淀。避光在2～8℃保存。开启或配制后的稀释液，在密封的玻璃瓶或输液袋内可在室温下20℃左右保存24小时。

【制剂与规格】酒石酸长春瑞滨注射液：1ml：10mg；5ml：50mg。

高三尖杉酯碱
Homoharringtonine

【其他名称】高哈林通碱。

【药理作用】三尖杉酯碱从三尖杉属植物的枝、叶和树皮中提取而得。其作用机理是抑制蛋白合成的起步阶段，并使核蛋白体分解，释出新生肽链，但对mRNA或tRNA与核蛋白体的结合并无阻抑作用，为细胞周期非特异性药物，主要作用于S期。

【体内过程】高三尖杉酯碱经肌内注射或口服吸收慢而不完全，主要用于静脉注射。静脉注射后骨髓内的浓度最高。$t_{1/2}$为3～50分钟，在体内的代谢较为活跃，主要代谢在肝内进行，代谢物主要经肾脏及胆道排泄，少量经粪便排泄。

【适应证】急性粒细胞白血病、急性早幼细胞白血病、急性单核细胞白血病、急性淋巴细胞白血病、恶性淋巴瘤、卵巢癌、乳腺癌、肺癌、多发性骨髓瘤等。

【用法用量】①静脉注射：每日1～4mg，缓慢滴入，速度应控制在每小时1mg，如血细胞无急骤下降，可连续滴注40～60日，或间歇给药，一日1～4mg，以4～6日为一疗程，停药1～2周再重要给药。②肌内注射：一日1～2mg，加于苯甲醇注射液2ml中注射，以4～6个月为一疗程，间歇1～2周重复用药。

【不良反应】①本药对骨髓有一定抑制作用，并对心功能有一定影响，可出现心率加快及心衰等。②胃肠道反应，如恶心、厌食、呕吐等。

【禁忌证】①对本药过敏患者。②严重或频发的心律失常及器质性心血管疾病患者。

【药物相互作用】①本药与其他可能抑制骨髓功能的抗癌药物或放射疗法合并应用时，应调节本药的剂量与疗程。②蒽醌类抗生素有慢性心肌毒性作用，因此在本药用量偏大或用于老年患者时会产生急性心肌毒性，应避免对已反复采用多柔比星或柔红霉素等蒽醌类抗生素治疗的患者应用高三尖杉酯碱，以免增加心脏毒性的可能。

【注意事项】①使用本药时，静脉滴注速度宜慢，要求稀释为500ml的高三尖杉酯碱要滴定3小时以上。对原有心律失常及各类器质性心血管疾病患者，应慎用本药或减少剂量；本药产生的各项心脏毒性，除十分严重者，一般多于停用本药后消失。②下列情况应慎用或减少剂量：骨髓功能显著抑制，或血常规呈严重粒细胞减少或血小板减少；肝功能或肾功能损害；有痛风或尿酸盐肾结石病史患者。③使用本药及联合化疗方案时适当增加患者的液体摄入量，以防止血清尿酸含量的增高及尿酸性肾病的发生。

【制剂与规格】注射剂：1ml：1mg；2ml：2mg。

榄香烯
Elemene

【药理作用】榄香烯乳是从姜科植物温郁金中提取的抗癌有效成分。其主要生物学活性为降低肿瘤细胞有丝分裂能力，诱发肿瘤细胞凋亡，抑制肿瘤细胞的生长。该药还能直接作用于细胞膜，使肿瘤细胞破裂，可以改变和增强肿瘤细胞的免疫原性，诱发和促进机体对肿瘤细胞的免疫反应。本药毒副作用较小，对正常细胞和周围白细胞影响较小。

【体内过程】血浆中药物的动态变化属二室模型，药物自血浆消除较快，且呈线性动力学，在各组织中药物浓度降低速度较慢。静脉注射本药15分钟后，药物在脑、心、肺、肾、脾、脂肪和肝中含量较多。腹腔注射后，药物在脂肪组织含量最高。口服吸收差，生物利用度仅为18.8%。该药自尿、粪、胆汁中的排出量很小，从呼吸道排出及体内生物转化是其重要消除途径。榄香烯乳的平均血浆蛋白结合率为97.7%。

【适应证】合并放、化疗常规方案，对肺癌、肝癌、食道癌、鼻咽癌、脑瘤、骨转移癌等恶性肿瘤可以增强疗效，降低放、化疗毒副作用。并可用于介入、腔内化疗及癌性胸腹水的治疗。

【用法用量】①静脉注射：每日1次，一次400～600mg，15天为一疗程。②口服：餐前半小时服用，1次100～200mg，一日3次。③其他方法：腔内给药、介入给药、灌注等，推荐剂量：200～300mg/m^2。

【不良反应】①静脉注射可致少数患者产生静脉炎。②部分患者初次用药后，可有轻微发热，多在38℃以下。③有极少数患者会产生过敏或胃肠道反应。

【禁忌证】高热患者、胸腹水合并感染的患者；孕妇及哺乳期妇女。

【药物相互作用】与放疗或其他化疗药物及生物反应调节剂联合应用有协同作用，合用加温疗法有协同作用。

【注意事项】①因本药在低剂量（一次2mg/kg）时有较强的活血化瘀作用，对血小板减少症或有进行性出血倾向的患者应慎用本药。②部分患者初次用药后，可有轻微发热，多在38℃以下，于给药之前30分钟口服泼尼松或解热镇痛药可预防或减轻发热。③本药腔内注射时可致少数患者疼痛，使用前应根据患者的具体情况使用局麻药，可减轻或缓解疼痛，使患者能够耐受。

【规格与制剂】①注射剂：5ml：25mg；20ml：100mg。②口服乳液：10ml：100mg；20ml：200mg。

紫杉醇
Paclitaxel

【其他名称】泰素、紫素、特素、安素泰。

【药理作用】本药是一种细胞毒类抗癌药物，为新型的抗微管剂，可促进微管双聚体装配成微管，而后通过防止去多聚化过程而使微管稳定化。这种稳定化作用抑制细胞周期和分裂。除此之外，该药可导致整个细胞周期微管束的排列异常和细胞分裂期间微管多发性星状体的产生。

【体内过程】静脉给药后，药物在血浆内浓度呈现一双相性降低曲线，第一快速的下相表示药物分布到周边室和大量的清除，后一个时相部分是由于药从周边室相对低速流出。本药具有广泛的血管外分布和（或）结合于组织的效应，在用200～275mg/m^{2}滴注24小时后，总清除率平均值是14.2～17.2L/（m^2·h）。在以15～275mg/m^{2}静脉滴注1、6或24小时后，本药原型在尿液中积聚的平均值为该剂量的12.6%～13%，这表明其广泛的非肾性清除。主要在肝内代谢。人体血浆蛋白结合的体外研究表明，89%～98%的药物是结合型的。西咪替丁、雷尼替丁、地塞米松或苯海拉明都不影响紫杉醇的蛋白结合。

【适应证】①乳腺癌、卵巢癌和肺癌。②泌尿系移行细胞癌。③头颈部癌。④胃癌、大肠癌、黑色素瘤、头颈部癌等。

【用法用量】常用紫杉醇剂量为135～175mg/m^2，增大剂量无效。先将注射液加于0.9%氯化钠注射液或5%葡萄糖溶液500～1000ml，需用玻璃瓶或聚乙烯输液器，应用特制的胶管及0.22μm的微孔膜滤过，静脉滴注3小时。为防止患者发生过敏反应，所有患者通常在给予本药之前的12和6小时给予地塞米松20mg口服，在接受本药之前30～60分钟，静脉注射苯海拉明（或其他的类似药）50mg，西咪替丁300mg或雷尼替丁50mg。在本药治疗期间，患者出现严重的中性白细胞减少（$<0.5\times10^9$/L 1周或1周以上）或严重的神经病变时，随后的剂量应减少20%。

【不良反应】①骨髓抑制：是主要的受剂量限制的毒性，中性白细胞减少与剂量相关，通常很快地恢复。在第1疗程期间，严重的中性白细胞减少（$<0.05\times10^9$/L）发生于52%患者中；在整个治疗期间，严重的中性白细胞减少见于67%患者中；在用所推荐的剂量时，严重的中性白细胞减少发生于47%患者，骨髓抑制在接受过放疗的患者中更为常见和严重。血小板减少比白细胞减少少见也较不明显。可见发热、并发感染和出血，贫血见于90%的患者，其发生率和严重性随着剂量的增多而增加。严重贫血（Hb<80g/L）的出现占全数患者的16%。②偶见严重过敏反应，表现为呼吸困难、低血压、血管神经性水肿、全身性荨麻疹、胸痛。此外，还可见潮红、皮疹。③本药还可致心律过缓及ECG异常。④常见周围神经病变，表现为轻度麻木，少数患者有严重的神经症状，症状的严重性随剂量而加剧。在中断本药治疗的几个月内，症状常获得改善或完全消失。⑤其他：癫痫大发作、关节痛、肌肉痛、肝功能异常、恶心、呕吐、腹泻和黏膜炎。

【禁忌证】①对聚氧乙基代蓖麻油过敏者。②中性白细胞低于1.5×10^9/L者。

【药物相互作用】①使用过顺铂的患者，骨髓抑制更为严重。当本药在顺铂使用之后给药时，本药的清除率大约降低33%。②酮康唑有可能抑制本药的代谢。③与多柔比星合用可降低多柔比星的清除率，加重中性粒细胞减少和口腔炎。④与苯妥英钠相互作用，可通过诱导细胞色素P450而降低本药作用。⑤奎奴普丁/达福普汀是细胞色素P450 3A4酶抑制剂，同时给药可增加本药血药浓度。

【注意事项】①中性白细胞减少和血液系统毒性的发生率和严重性随着剂量而增加，尤其是剂量超过190mg/m^{2}时更为明显。中性白细胞降低平均发生在治疗的第11天，在给予本药期间，应经常检查白细胞计数，直到中性白细胞计数升到$>1.5\times10^9$/L，血小板计数升到$>100\times10^9$/L，才能开始另一个疗程。②本药还可导致严重的心脏传导异常，对此应给予适当的治疗，并在随后的治疗中对心脏传导功能予以密切监视。③孕妇及哺乳妇女慎用。

【制剂与规格】注射液：5ml∶30mg；10ml∶60mg；16.7ml∶100mg；25ml∶150mg。

多西紫杉醇
Docetaxel

【别名】泰素帝、紫杉特尔、多西他赛。

【药理作用】由欧洲紫杉的针叶中提取的前体物经半合成而成，作用机制与紫杉醇相似，作用较紫杉醇强1.3～12倍。

【体内过程】多西紫杉醇100mg/m^{2}静脉滴注1小时，总清除率和稳态分布容积分别为21L/（m^2·h）和113L/（m^2·h）。血浆蛋白结合率达95%以上，从粪便排泄占75%，尿排出量仅占6%，只有少部分以原型排出。

【适应证】①卵巢癌、乳腺癌及非小细胞性肺癌。②头颈部癌、小细胞肺癌、胃癌、黑色素瘤、胰腺癌等。

【用法与用量】静脉滴注：60～100mg/m^2，用0.9%氯化钠注射液或5%葡萄糖液稀释后滴注1小时，每3周1次。

【不良反应】①骨髓抑制：为剂量限制性，中性粒细胞减少为最常见的不良反应，可逆转、不蓄积，粒细胞缺乏性发热常见。②恶心、呕吐常见但短暂，轻度口腔炎亦常见。③过敏反应：严重者有低血压、呼吸困难。轻度反应有面红、皮疹瘙痒，预先用抗过敏药处理后，药热较少见。④其他：脱发、液体潴留、体重增加，偶见可逆性转氨酶活性增加，胆红素升高。

【禁忌证】①对泰素帝或吐温80有严重过敏史的患者。②白细胞数目小于1500/mm^{3}的患者。③肝功能有严重损害的患者。

【药物相互作用】①细胞色素P450～3A单酶亚族：酮康唑、红霉素、三乙酰竹桃霉素、多柔比星、长春瑞滨、长春碱和硝苯地平，和本药在人体的肝代谢有

第十二篇

关，对本药有生物转化抑制作用。②地塞米松、苯巴比妥和氯贝丁酯，对本药有生物转化增强作用。

【注意事项】①治疗过程中应不断检测全血细胞计数，中性粒细胞≤1.5×10^9/L时禁用本药。②用药前一天必须开始口服地塞米松8mg，每12小时1次，连用5天。

【制剂与规格】注射液：1ml：20mg；2ml：80mg。

靛玉红
Indirubin

【其他名称】炮弹树碱–B、玉红片。

【药理作用】本药是从中药青黛中分离提取抗白血病的有效成分，为一双吲哚类抗肿瘤药物。本药对蛋白合成无直接影响，其对DNA聚合酶具有抑制作用，影响DNA的合成。

【体内过程】给小鼠服用本药后，血中浓度逐渐增高，12小时达到高峰，一月后缓慢下降，维持时间较长。体内分布以肝、胆、胃肠最高，生物利用度为46.48%。本药静脉注射或灌胃给药均在肝胆代谢，给药96小时后以粪便排出76.03%。

【适应证】①慢性粒细胞性白血病、急性粒细胞性白血病。②异常骨髓增生症及嗜酸性粒细胞增多症。

【用法用量】口服：每日100～300mg，一般300mg，分3～4次，3个月为1疗程，缓解后需长期维持服用。

【不良反应】①骨髓抑制：个别患者有严重骨髓抑制，一般长期服用无明显不良反应。②胃肠道反应：部分患者有轻度腹痛、腹胀、腹泻、恶心呕吐、大便次数增多、里急后重、便血等现象，停药后即消失。另外还可出现肝功能损害、肠套叠。③心血管系统：胸闷、气促、心脏扩大、肺动脉增宽、心电图显示电轴右偏、肺型P波、肺动脉高压等。④其他反应：头痛、面部及下肢水肿、失眠、关节痛、骨痛、咳嗽等。

【禁忌证】对本药过敏者。

【注意事项】①心、肝、肾功能不全者，胃肠道有活动性溃疡或炎性病变者慎用。②根据患者耐受性及疗效调整剂量。③用药期间出现严重腹泻、腹痛、便血、呕吐、肠套叠、头痛、心血管异常、心电图异常等症状应立即停药，采取相应处理并做出鉴别诊断。④慢性粒细胞性白血病等患者服用本药达6～8周而临床及血或骨髓象均未见明显改善，应考虑停用，改用其他治疗。⑤避免在妊娠期、哺乳期使用本药。⑥少数患者有头痛、水肿等。⑦偶有转氨酶升高。

【制剂与规格】片剂：25mg；50mg；100mg。

艾日布林
Halaven

【其他名称】甲磺酸艾日布林。

【药理作用】艾日布林是一种从海洋生物海绵中提取的大环内酯类化合物Halichondrin B的衍生物，是一种具有化学活性的物质。其作用机理可能是通过直接与微管蛋白结合抑制有丝分裂，抑制微管生长，破坏有丝分裂纺锤体，使细胞周期停滞于G_2/M期，从而抑制癌细胞生长。

【体内过程】经CYP 3A4代谢，具有快速分布相和较长的消除相，平均消除半衰期约为40小时，体内药物的AUC和血药峰浓度与剂量呈线性比例。该药的稳态分布容积为43～114L/m^2，血浆清除率为1.16～2.42L/（m^2·h）。在浓度100ng/ml至1000ng/ml范围艾日布林与人血浆蛋白结合从49%至65%。在多次给药后艾日布林暴露与单次给药相当。

【适应证】①已经接受过至少2种化疗方案治疗的转移性乳腺癌患者，且化疗方案中应包括蒽环霉素或紫杉烷。②晚期脂肪肉瘤。

【用法用量】以0.5g/L的浓度溶解于体积分数为5%的乙醇水溶液中，静脉注射：第1天和第8天给予1.4mg/m^2，历时2～5分钟，21天为一周期。

【不良反应】白细胞减少、贫血、脱发、疲劳、虚弱、周围神经病变、恶心和便秘。

【禁忌证】孕妇、先天性长Q–T综合征。

【注意事项】①不要与其他药物混合或以葡萄糖溶液给药。②肝功能或肾功能损害的患者应减少剂量。

【制剂与规格】注射剂：2ml：1mg。

伊沙匹隆
Ixabepilone

【其他名称】埃坡霉素B、BMS-247550。

【药理作用】伊沙匹隆是半合成Epothilone β 内酰胺类似物，属于新一代抗有丝分裂药物，其作用机制与紫杉醇类药物类似，可与微管蛋白结合导致癌细胞无法顺利进行有丝分裂，进而使癌细胞产生凋亡，在抗肿瘤谱、抗肿瘤活性、安全性、水溶性及合成方法等方面均优于紫杉醇。

【体内过程】伊沙匹隆主要经肝脏CYP 3A4氧化酶代谢。约给药量的65%经粪便排出，21%经尿液排出。伊沙匹隆的终末消除半衰期约为52小时。

【适应证】①与卡培他滨联用治疗转移性或局部晚期的乳腺癌。②对蒽环类抗生素、紫杉烷类和卡培他滨耐药的转移性或局部晚期乳腺癌。

【用法用量】静脉滴注：一次40mg/m^2，静脉滴注3小时以上，每3周1次。

【不良反应】最常见的不良反应为神经病变、中性粒细胞减少、疲劳、肌痛/关节痛、腹泻。神经病变和中性粒细胞减少为剂量限制性毒性。其他不良反应还有：过敏反应、注射部位红肿疼痛、食欲下降、恶心、呕吐、头痛、头晕或困倦等。

【禁忌证】粒细胞计数$<1\times10^9$/L的患者及对该药物过敏者。

【药物相互作用】①戒酒硫、甲硝唑等与本药中的乙醇反应，影响药物代谢。②本药与抗真菌药（伊曲康唑、酮康唑）、大环内酯类抗生素（克拉霉素、红霉素）、抗HIV药物（地拉韦啶等）、利福霉素类、抗惊厥药物相互作用后，影响肝氧化酶，从而影响药物代谢。

【注意事项】①本药必须在有癌症化疗经验的医生指导下使用。②用药期间限制酒精饮料，避免进行高危活动。③未经医生同意不应接种疫苗。④避免接触利器及参与身体接触类活动。⑤哺乳期妇女不推荐使用。

【制剂与规格】注射剂：15mg；45mg。

羟喜树碱
Hydroxycamptothecine

【其他名称】10-羟基喜树碱、羟基喜树碱、HCPT。

【药理作用】本药是从喜树中提取的一种生物碱，为喜树碱的羟基衍生物，与喜树碱相同，主要对增殖细胞敏感，为细胞周期特异性药物。通过抑制DNA拓扑异构酶Ⅰ而使DNA不能复制，造成DNA链不可逆破坏，从而导致细胞死亡。

【体内过程】以^{3}H标记的本药静脉注射后，$t_{1/2\alpha}$相为4.5分钟，$t_{1/2\beta}$为29分钟。主要从粪便排出，12小时排出29.6%，48小时排出47.8%。

【适应证】原发性肝癌、胃癌、膀胱癌、头颈部癌及白血病。

【用法用量】①静脉注射：羟喜树碱注射液1次10mg/m^2，加入0.9%氯化钠注射液内静脉滴注；注射用羟喜树碱1次6mg/m^2，以0.9%氯化钠注射液溶解后静脉滴注。以上剂型均为一日1次，5天为一疗程。②膀胱灌注：1次10mg以0.9%氯化钠注射液10ml溶解，排尽尿液后灌注，保持2～4小时左右，一周1次，10次为一疗程。

【不良反应】①血液系统：较常见骨髓抑制，表现为白细胞下降，对红细胞及血小板无明显影响。②胃肠道：可有食欲减退、恶心、呕吐及腹泻。③泌尿系统：偶见尿道刺激症状（如尿频、尿急）、血尿、轻度蛋白尿等，一般可持续数周。④其他：少数患者有脱发、心电图改变。

【注意事项】①本药不能用葡萄糖液及其他酸性溶液稀释，否则会出现沉淀，应用氯化钠注射液溶解本药。②在用药期间同服碳酸氢钠，可减轻对肾脏的损伤。③出现泌尿系不良反应时应立即停药。

【制剂与规格】①羟喜树碱注射液：2ml∶2mg；2ml∶5mg；5ml∶10mg。②注射用羟喜树碱：2mg；5mg；8mg；10mg。

拓扑替康
Topotecan

【其他名称】TPT。

【药理作用】喜树碱半合成物，为拓扑异构酶Ⅰ强抑制剂，它与拓扑异构酶Ⅰ及DNA形成复合物，阻止被该酶断裂的DNA单链重新连接，其细胞毒作用是在DNA的合成中，是S期细胞周期特异性药物。

【体内过程】静脉滴注后很快分布到肝、肾等血流灌注好的组织，其$t_{1/2\alpha}$仅为4.1～8.1分钟。可进入脑脊液，在脑脊液中有蓄积。大部分（26%～80%）经肾脏排泄，其中90%在用药后12小时排泄，小部分经胆汁排泄。肾功能不全的患者对本药清除率降低。肝功能不全的患者对本药的代谢和毒性与正常人无明显差异。

【适应证】非小细胞性肺癌、卵巢癌、结直肠癌、食管癌。

【用法用量】静脉滴注（30分钟）：1.5～2.0mg/m^2，连用5天，每3周重复，或17.5mg/m^2，每3周重复。

【不良反应】①骨髓抑制：剂量限制性，白细胞、血小板下降。②常见轻度恶心、呕吐，偶见腹泻、胃炎。③脱发，偶见严重的皮炎和瘙痒。④头痛、关节痛、肌肉痛、全身痛、感觉异常。⑤可致呼吸困难，虽然尚不能肯定是否会因此而造成死亡，但应引起重视。⑥有时出现肝功能异常，转氨酶升高。⑦乏力、不适、发热等。⑧静脉注射时，若漏出血管外可产生局部刺激、红肿。⑨罕见过敏反应及血管神经性水肿。

【禁忌证】①对喜树碱类药物过敏者。②严重骨髓抑制，中性粒细胞$<1.5\times10^9$/L者。③妊娠、哺乳期妇女。

【药物相互作用】本药与烷化剂尤其是顺铂联合应用产生协同的细胞毒作用。

【注意事项】①本药必须在对癌症化学治疗有经验的专科医师的观察下使用，对可能出现的并发症必须具有明确的诊断和适当的处理设施与条件。②由于可能发生严重骨髓抑制，出现中性粒细胞减少，可导致患者感染甚至死亡，因此治疗期间要监测血常规，并密切观察患者有无感染、出血倾向，如有异常作减药、停药等适当处理。

【制剂与规格】注射剂：2mg；4mg。

伊立替康
Irinotecan

【其他名称】CPT-11。

【药理作用】伊立替康是半合成喜树碱的衍生物，通过抑制拓扑异构酶Ⅰ而发挥细胞毒作用。本药在体内部分可转化成活性代谢物SN-38，显示更强的抗瘤活性。伊立替康和SN-38可诱导单链DNA损伤，从而阻断DNA复制。为周期特异性药物，作用于S期。

【体内过程】伊立替康及其代谢物SN-38主要通过胆汁排泄，少量从尿液排泄。

【适应证】肺癌、胃癌、宫颈癌、卵巢癌及对5-FU耐药的晚期大肠癌。

【用法用量】①静脉注射：每次350mg/m^2，每三周1次。②静脉滴注：每次100mg/m^2，每周1次；或每次150mg/m^2，每两周1次。然后根据白细胞下降程度和腹泻情况调整剂量。

【不良反应】①骨髓抑制：白细胞下降、贫血。②胃肠道反应：主要为腹泻、恶心、呕吐、轻度肝功能异常。腹泻有两种类型，一种是早期型，出现在注射后或静脉滴注期间，常伴腹绞痛及面红；另一种是迟发型，发生在用药后数日，如霍乱样腹泻，可引起严重脱水，需要补液，并用洛哌丁胺治疗。③急性胆碱能综合征：在单药治疗中9%的患者出现短暂严重的急性胆碱能综合征，而在联合治疗中仅为1.4%。④可见到血清中短暂、轻至中度转氨酶、碱性磷酸酶、胆红素水平升高，偶有重度升高。⑤其他：脱发、皮疹等。

【禁忌证】①慢性肠炎和（或）肠梗阻炎性肠病和（或）肠梗阻。②对盐酸伊立替康三水合物或开普拓中的赋型剂有严重过敏反应史。③孕妇和哺乳期妇女。④胆红素超过正常值上限1.5倍的患者。

【药物相互作用】①本药有抗胆碱酯酶活性，可延长琥珀胆碱的神经肌肉阻滞作用，而非去极化药物的神经肌肉阻滞作用可能被拮抗。与具有抗胆碱酯酶活性的药物合用，可能加重本药毒性。②与地塞米松合用，可进一步抑制淋巴细胞，可加重出现高血糖的危险。③与奥沙利铂合用，可加重胆碱能综合征。

【注意事项】①在使用本药24小时后及在下周期化疗

前任何时间均有发生迟发性腹泻的危险。静脉滴注本药后发生首次稀便的中位时间是第5天，腹泻可能危及生命，尤其对于合并中性粒细胞减少症的患者更是如此。②肝功能不良患者（胆红素在正常值上限的1.0～1.5，转氨酶超过正常值上限的5倍）出现严重中性粒细胞减少症及发热性中性粒细胞减少症的危险性很大，应严密监测。③若出现急性胆碱能综合征应使用硫酸阿托品治疗（0.25mg皮下注射）。④UGT1A1基因型与不良反应的发生率有关，可能影响治疗的选择。

【制剂与规格】①盐酸伊立替康注射液：2ml：40mg；5ml：100mg。②注射用盐酸伊立替康：40mg；100mg。

替尼泊苷
Teniposide

【其他名称】鬼臼噻吩苷、VM-26。

【药理作用】本药为鬼臼毒素的半合成衍生物，作用于细胞周期S后期和G_2期，通过阻止细胞有丝分裂而起作用。本药也可引起DNA的单股性和双股性断裂，其作用机理可能是抑制Ⅱ型拓扑异构酶所致。本药特点是抗瘤谱广、毒性低，抗瘤作用为依托泊苷的5～10倍，与依托泊苷有交叉耐药性。

【体内过程】口服后吸收不规则，静脉滴注后主要分布于血液中，血药浓度峰值可维持2小时。易透过血脑屏障，脑脊液中的浓度相当于血药浓度的10%。主要在肝脏代谢，大部以葡萄糖醛酸或硫酸盐形式从胆汁排出，不足10%以原型从尿中排出。

【适应证】①小细胞肺癌、急性淋巴细胞白血病、淋巴瘤、卵巢癌、乳腺癌、多发性骨髓瘤、非小细胞肺癌等。②中枢神经系统恶性肿瘤。

【用法用量】静脉滴注：每日1～3mg/kg，每周2次，用0.9%氯化钠注射液稀释后缓慢滴入。联合治疗与其他骨髓抑制的药联合应用时，应适当降低本药的剂量，并应定期监测外周血常规计数，必要时定期进行骨髓检查。

【不良反应】①骨髓抑制是本药剂量限制性毒性，表现为白细胞、血小板减少，最低值出现在用药后7～14天，通常停药2～3周后可恢复。大剂量用药可能导致继发性急性粒细胞白血病，尤其是用于治疗儿童非霍奇金淋巴瘤时。②常见食欲减退、恶心、呕吐，偶见腹痛、腹泻。③偶于用药后立即出现过敏反应，表现为寒战、发热、心动过速、支气管痉挛、呼吸困难及低血压，过敏反应常在静脉给药过快时发生。④可引起局部刺激症状、静脉炎。静脉注射时药液外渗可致皮肤坏死。⑤可出现黏膜炎（使用2000mg以上的大剂量时）。还可出现皮肤潮红、多汗、水肿、高血压、皮疹、脱发、头痛、精神异常。

【禁忌证】①对本药过敏者。②粒细胞计数低于2×10^9/L和（或）血小板计数低于75×10^9/L者。③孕妇及哺乳期妇女。

【药物相互作用】①与环孢素合用，可增强免疫抑制作用。②与磷苯妥英、苯妥英或其他静脉安眠药合用，可增加本药的代谢而降低疗效。③使用本药时接种活疫苗（如轮状病毒疫苗），将增加疫苗感染的危险。故用药时禁止注射活疫苗。

【注意事项】①白血病时有大量白血病细胞破坏，使用本药时破坏会更多，血液及尿中尿酸浓度可能增高。②心血管疾病：原有心律失常及各类器质性心血管疾病患者应慎用或不用本药。对严重或频发的心律失常及器质性心脏病患者不宜选用本药。③下列情况也慎用：骨髓功能显著抑制或血常规呈严重粒细胞减少或血小板减少、肝功能或肾功能损伤、有痛风或尿酸盐肾结石病史患者。

【制剂与规格】注射剂：5ml：50mg。

依托泊苷
Etoposide

【其他名称】鬼臼乙叉苷、足叶乙苷、VP-16。

【药理作用】本药是鬼臼毒素的半合成衍生物。鬼臼毒素能与微管蛋白相结合而破坏纺锤丝的形成，但VP-16则不同，它能干扰DNA拓扑异构酶，阻止DNA复制。主要作用于哺乳类细胞分裂周期的S后期或G_2早期，为细胞有丝分裂抑制剂。

【体内过程】本药半衰期平均为7小时。给药总量的44%～60%由肾排，由胆道随粪便排泄仅占16%。

【适应证】①小细胞肺癌、恶性淋巴瘤、恶性生殖细胞肿瘤。②尤文肉瘤、急性非淋巴细胞白血病、消化道恶性肿瘤。③对神经母细胞瘤、横纹肌肉瘤、卡波西肉瘤等有一定疗效。

【用法用量】①口服：每日100～120mg/m^2，连用5天，3周后重复用药。②静脉滴注：每日60～120mg/m^2，每日或隔日1次，连用3～5次，3～4周后重复用药，总剂量1～2g。静脉滴注时用0.9%氯化钠注射液稀释，浓度不应大于250mg/L，缓慢注入，时间不应小于30分钟。

【不良反应】①静脉滴注速度过快（每次给药时间低于30分钟），可出现皮疹、寒战、发热、支气管痉挛、呼吸困难等过敏反应。②骨髓抑制：贫血、白细胞和血小板减少、严重的中性粒细胞减少是本药的剂量限制性毒性。③可有食欲减退、恶心、呕吐、口炎、腹泻等，肝毒性罕见。

【禁忌证】①对本药过敏者。②白细胞和血小板明显低下者。③心、肝、肾功能严重不全者。④孕妇及哺乳期妇女。

【药物相互作用】①与阿糖胞苷、环磷酰胺、卡莫司汀有协同作用。②与其他抗肿瘤药物合用，可能加重骨髓抑制。③当环孢素的血药浓度大于2μg/ml时，可使本药的分布容积增加、清除率降低，从而使本药毒性增加。④与戊司泊达合用时，戊司泊达可导致本药清除率明显降低（40%～60%），合用时应减少本药用量的66%。⑤与他莫昔芬合用，可增加本药的毒性。⑥本药血浆蛋白结合率高，故凡可与血浆蛋白结合的药物都可影响本药的排泄。⑦使用本药时，将增加活疫苗所致感染的危险，故禁止同时接种活疫苗。处于缓解期的白血病患者，化疗结束后间隔至少3个月才能接种活疫苗。

【注意事项】①本药不宜静脉推注，静脉滴注速度不得过快，至少半小时，否则容易引起低血压、喉痉挛等过敏反应。②不得作胸腔、腹腔和鞘内注射。③用药期间应定期检查周围血常规和肝肾功能。

【制剂与规格】①胶囊：25mg；50mg；100mg。②注射液：2ml∶40mg；5ml∶100mg。

第 2 章 激素和激素拮抗药

阿那曲唑
Anastrozole

【其他名称】瑞宁得。

【药理作用】一种强效、选择性非甾体类芳香酶抑制剂。绝经后妇女雌二醇的主要来源为：雄烯二酮在外周组织中的芳香化酶复合物的作用下转化为雌酮，雌酮随后转化为雌二醇。阿那曲唑通过抑制绝经后患者肾上腺中生成的雄烯二酮转化为雌酮，从而明显地降低血浆雌二醇水平，产生抑制乳腺肿瘤生长的作用。不影响肾上腺皮质类固醇和醛固酮的生成。

【体内过程】口服吸收迅速，生物利用度约为80%。t_{max}为服药后2小时内。本药的血浆蛋白结合率为40%。大部分代谢成无活性产物经尿排出，约10%的剂量以原型从尿排除。$t_{1/2}$为40～50小时。

【适应证】①经他莫昔芬及其他抗雌激素疗法仍不能控制的绝经后妇女的晚期乳腺癌。②绝经后妇女雌激素阳性的早期乳腺癌。③对雌激素受体阴性的患者，若对他莫昔芬呈现阳性的临床反应，可考虑使用本药。一般作为二线或三线激素治疗药物。

【用法用量】口服。一次1mg，一日1次。

【不良反应】常为轻度或中度，多易为患者所耐受。①常见不良反应：无力、恶心、呕吐、头痛、潮热、腹泻、关节强直或疼痛、阴道干燥、头发油脂过度分泌、毛发稀疏、皮疹。②偶见不良反应：阴道出血、嗜睡、骨折、高脂血症、肝功能异常。③偶见阴道出血。④罕见过敏、胸痛、血栓、子宫内膜癌、高血压、水肿等。

【禁忌证】①绝经前妇女。②妊娠期或哺乳期妇女。③严重肾功能不全者（肌酐清除率＜20ml/min）。④中、重度肝功能不全者。⑤对阿那曲唑过敏者。

【药物相互作用】含有雌激素的疗法可降低本药之疗效，故不宜同本药合用。

【注意事项】①闭经应考虑是激素平衡破坏所致。②一些患者中有乏力和忧郁症状，上述症状持续出现时，患者在驾车和操作机械时应特别注意。

【制剂与规格】片剂：1mg。

氨鲁米特
Aminoglutethimide

【其他名称】氨苯哌酮、氨基导眠能、氨格鲁米特，氨苯乙哌啶酮。

【药理作用】为肾上腺皮质激素抑制药和抗肿瘤药。对胆固醇转变为孕烯醇酮的裂解酶系具有抑制作用，从而阻断肾上腺皮质激素的合成。对皮质激素合成和代谢的其他转变过程也有一定抑制作用。在外周组织中，它能通过阻断芳香化酶而抑制雌激素的生成，从而减少雌激素对乳腺癌的促进作用，起到抑制肿瘤生长的效果。

【体内过程】口服吸收良好，生物利用度约为75%。t_{max}为1.5小时。本药的血浆蛋白结合率低，为20%～25%。用药后占总药量的34%～50%以原型从尿中排出，其代谢产物主要为N-乙酰化物，占4%～25%，其余代谢产物为N-甲酰化物及硝基格鲁米特。氨鲁米特是肝酶诱导剂，能促进自身代谢，在药物奏效前，$t_{1/2}$为13小时，在发挥治疗作用期间，实际$t_{1/2}$缩短为7小时。

【适应证】①绝经后或卵巢切除后的晚期乳腺癌，对雌激素受体阳性患者疗效较好。②皮质醇增多症（库欣综合征）及肾上腺肿瘤所致的类库欣综合征。

【用法用量】口服。开始每次250mg，口服，一日2次，1～2周后无明显不良反应可增加剂量，每次250mg，一日3～4次，但每日剂量不超过1000mg。8周后改为维持量，每次250mg，一日2次。使用本药期间应同时口服氢化可的松，开始每次20mg，一日4次，1～2周后减量为每次20mg，一日2次。用于皮质醇增多症时，应根据病情增减剂量。

【不良反应】①本药可引起发热、皮疹等过敏反应。②有嗜睡、眩晕、共济失调、眼球震颤等神经系统毒性。③亦可有食欲不振、恶心、呕吐、腹泻等胃肠反应。④个别患者有骨髓抑制、甲状腺机能减退、体位性低血压、皮肤发黑及女性患者男性化等。由于本药有肝药酶诱导作用，可加速其自体代谢，因此连续服药2～6周后，不良反应的发生率及严重程度可减轻。

【禁忌证】①对本药过敏者。②带状疱疹感染或者有其他感染者。③病情未控制的糖尿病患者。④甲状腺功能减退者。⑤肝、肾功能不全者。

【药物相互作用】①香豆素类抗凝药、口服降糖药及糖皮质类激素类药物可加速本药代谢。②本药可诱导肝微粒体酶，致洋地黄及茶碱类药物减效。③他莫昔芬可增加本药不良反应，而疗效并不增加，不宜与他莫昔芬合用。

【注意事项】①患感染、带状疱疹、肝肾功能损害、甲状腺机能减退者应先予治疗。②休克期不宜使用本药。③老年或肾功能减退患者应调节剂量。④若出现严重药疹或药疹持续1周以上，应予停药并对症治疗。⑤妊娠及哺乳期妇女慎用。⑥用药期间应定期复查血常规、电解质以及血、尿皮质激素水平。长期治疗应常监测甲状腺功能和血压。

【制剂与规格】片剂：125mg；250mg。

比卡鲁胺
Bicalutamide

【其他名称】比卡米特、康士得。

【药理作用】非甾体类抗雄激素药物，没有其他内分泌作用，它与雄激素受体结合而不激活基因表达，从而抑制雄激素刺激，导致前列腺肿瘤的萎缩。临床上停用本药可在部分患者中引起抗雄激素撤药性综合征。本药是消旋物，其抗雄激素作用仅仅出现在（R）-结构对映体上。

【体内过程】口服吸收良好。（S）-对映体相对（R）-对映体消除较为迅速，后者的血浆清除半衰期$t_{1/2}$为1周。其代谢产物以几乎相同的比例经肾及胆消除。

【适应证】晚期前列腺癌。

【用法用量】口服。①与促黄体生成素释放激素（LHRH）类似物或外科睾丸切除术联合应用于晚期前列腺癌的治疗：一次50mg，一日1次，用本药治疗应与LHRH类似物或外科睾丸切除术治疗同时开始。②用于治疗局部晚期、无远处转移的前列腺癌患者，这些患者不适宜或不愿接受外科去势术或其他内科治疗：一次150mg，一日1次。对于肾损害的患者无须调整剂量。对于轻度肝损害的患者无须调整剂量，中重度肝损伤的患者可能发生药物蓄积。

【不良反应】本药一般来说有良好的耐受性，少有因不良反应而停药的情况。①本药的药理作用可以引起某些预期的反应，包括面色潮红、瘙痒、乳房触痛和男性乳房女性化。②本药也可引起腹泻、恶心、呕吐、乏力和皮肤干燥。③肝功改变（转氨酶水平升高，黄疸）已经在本药的临床试验中被观察到，但少见严重变化，这种改变常常是短暂的。④罕有观察到对心血管的作用，如心绞痛、心衰、传导障碍（包括P-R和Q-T间期延长）、心律不齐和非特异性ECG改变。⑤罕有报告血小板减少症。⑥在使用本药与LHRH类似物伍用进行临床研究期间还观察到下列副作用。这些副作用与药物的使用没有因果关系，有些是老年人日常固有的。心血管系统：心衰；消化系统：厌食、口干、消化不良、便秘、胃肠胀气；中枢神经系统：头晕、失眠、嗜睡、性欲减低；呼吸系统：呼吸困难；泌尿生殖系统：阳痿、夜尿增多；血液学：贫血；皮肤及其附件：脱发、皮疹、出汗、多毛；代谢及营养：糖尿病、高血糖、周围性水肿、体重增加、体重减轻；全身：腹痛、胸痛、头痛、骨盆痛、寒战。

【禁忌证】①妇女和儿童。②对本药过敏者。③不可与特非那定、阿司咪唑或西沙比利联合使用。

【药物相互作用】①与抑制药物氧化的药物（如西咪替丁和酮康唑）同时使用可引起本药血药浓度的增加，不良反应增加。②本药与环孢素和钙通道阻断剂联合应用可出现药效增加或药物不良反应，应减低这些药物的剂量。对环孢素，推荐在本药治疗开始或结束后密切监测血浆浓度和临床状况。③本药可以与双香豆素类抗凝剂，如华法林，竞争血浆蛋白结合点。建议已经接受双香豆素类抗凝剂治疗的患者，如果开始服用本药，应密切监测凝血酶原时间。④本药抑制细胞色素P450（CYP3A4）活性，当与主要由CYP3A4代谢的药物联合应用时应谨慎。

【注意事项】①本药在肝脏代谢。数据表明严重肝损害的患者药物清除可能会减慢，由此可能导致蓄积。所以本药对有中、重度肝损伤的患者应慎用。由于可能出现肝脏改变，应考虑定期进行肝功能检测。若出现严重改变应停止本药治疗。②偶尔出现嗜睡。

【制剂与规格】①片剂：50mg；150mg。②胶囊：50mg。

氟他胺
Flutamide

【其他名称】氟硝丁酰胺、氟他米特、福至尔、氟利坦。

【药理作用】本药为非类固醇的雄激素拮抗剂。此药与雄激素竞争肿瘤部位的雄激素受体，阻滞细胞对雄激素的摄取，抑制雄激素与靶器官的结合。本药与雄激素受体结合，形成受体复合物，并进入细胞核内，与核蛋白结合，从而抑制肿瘤细胞生长。

【体内过程】口服吸收迅速，t_{max}约为3小时。本药的血浆蛋白结合率均85%以上，不能被透析清除。代谢物主要经尿排出。$t_{1/2}$约为12小时。

【适应证】①前列腺癌。②本药的酒精凝胶制剂可用于治疗痤疮。

【用法用量】口服。一次250mg，一日3次。

【不良反应】①男性乳房女性化，乳房触痛，有时伴有溢乳，如减少剂量或停药则消失。②少数患者可有腹泻、恶心、呕吐、食欲增加、失眠和疲劳。③罕见性欲减低、一过性肝功能异常及精子计数减少。本药对心血管的潜在性影响比己烯雌酚小。

【禁忌证】对本药过敏者。

【药物相互作用】①促性腺激素释放激素类似物（如醋酸亮丙瑞林等）可抑制睾酮分泌，与本药合用可增加疗效。②与华法林合用可增加出血倾向，应调整华法林的剂量。

【注意事项】①需长期服用本药时应定期检查肝功能和精子计数，如发生异常应减量或停药，一般可恢复正常。本药可增加睾酮和雌二醇的血浆浓度，可能发生体液潴留。②本药可单独应用，也可与LHRH激动剂、化疗药物联合应用。③对良性前列腺增生也有一定的疗效。

【制剂与规格】①片剂：250mg。②胶囊：125mg。

尼鲁米特
Nilutamide

【其他名称】尼鲁他胺。

【药理作用】本药是抗雄性激素的药物。主要作用是与雄性激素的受体结合，阻止雄性激素与相应的受体结合，发挥抗雄性激素作用。但是该品对雌性激素、孕激素、盐或糖皮质激素受体基本无作用，因此减少了抗其他激素的副作用。

【体内过程】本药口服给药，吸收迅速而完全，在血液中的药物基本上呈原药，血浆蛋白结合率约80%～84%，结合在红细胞中的药物占血药的36%。本药在肝脏中同葡萄糖醛酸或硫酸结合后经肾由尿排出，尿中原药量少。$t_{1/2}$约5～6小时。

【适应证】前列腺癌或转移性前列腺癌。

【用法用量】口服。去势用量，在手术和化疗方法时，开始诱导剂量每日300mg，连续4周，维持剂量每日150mg，1次服用或分几次服用效果一样。如出现不良反应时，特别是胃肠道反应时，可以缩短诱导期，提前进入维持剂量。

【不良反应】①少数患者出现黑暗中视力调节障碍及色觉障碍，停药后可消失。②可有轻度转氨酶升高，继续用药时好转，但可能同时发生溶细胞性肝炎。③肺间质综合征。④胃肠道症状：可出现恶心、呕吐、食欲减退等。⑤部分患者可发生呼吸困难。⑥少数患者阳痿、性欲减退、面部潮红。

【禁忌证】肝功受损者。

【药物相互作用】本药可能作用于微粒体酶系统而降低肝脏对某些药物的代谢功能，如可使抗维生素K类、苯妥英钠、普萘洛尔、氯氮卓、地西泮、茶碱等药物的消除减慢，而血药浓度可增加，这些药物或代谢途径类似的其他药物在与本药并用时应适当调整剂量。当与抗维生素K类并用时，应随时严密注意凝血功能（凝血酶原值），在以本药治疗时有时要减低抗维生素K类药物的用量。

【注意事项】①出现原因不明的呼吸困难或其症状加剧时，应做X线检查，如发现肺部间质性病变应立即停药。②机动车或机器操作人员应注意其可能出现视物模糊作用。

【制剂与规格】薄衣片剂：50mg。

甲地孕酮
Megestrol Acetate

【其他名称】醋酸甲地孕酮、去氢甲孕酮。

【药理作用】本药为半合成孕激素衍生物，对激素依赖性肿瘤有一定抑制作用。可能是通过对垂体促性腺激素分泌产生影响，控制卵巢滤泡的发育及生长，从而减少雌激素的产生。作用于雌激素受体，阻止其合成和重新利用，干扰其与雌激素的结合，抑制瘤细胞生长。此外，还可拮抗糖皮质激素受体，干扰类固醇激素受体与细胞生长分化相关的调节蛋白间的相互作用。

【体内过程】口服吸收迅速，t_{max}为服药后2小时。本药的血浆蛋白结合率为85%以上。大部分代谢产物经尿排出。消除$t_{1/2}$为32.5小时。

【适应证】①晚期乳腺癌、晚期子宫内膜癌、肾癌、前列腺癌、卵巢癌。②可改善晚期肿瘤患者的食欲和恶病质。

【用法用量】口服。乳腺癌：每天160mg，一次或分次口服。子宫内膜癌：每天40～160mg，一次或分次口服。至少连续治疗2个月。最高剂量一日800mg，分2～3次口服。

【不良反应】①体重增加为本药常见不良反应，是由于体内脂肪和体细胞体积增加所致，而不一定伴有液体潴留。对于晚期癌症恶病质及体重下降患者，这种副作用常常是有益的。②血栓栓塞现象罕见报道，包括血栓性静脉炎及肺动脉栓塞。③其他反应可引起乳房疼、溢乳、阴道流血、月经失调、脸潮红。也有肾上腺皮质醇作用，可见满月脸、高血压、高血糖。子宫出血发生率为1%～2%。④偶见恶心及呕吐。⑤罕见呼吸困难、心衰、皮疹等反应。

【禁忌证】①对本药过敏者。②对伴有严重血栓性静脉炎、血栓栓塞性疾病、严重肝功能损害和因骨转移产生的高钙血症患者。

【药物相互作用】与利福平、苯巴比妥、氨苄西林、非那西丁及吡唑酮类镇痛药等合用，可产生微粒体酶效应，加速本药的体内代谢，导致子宫内膜突破性出血。

【注意事项】①对接受本药治疗的患者应进行常规的密切监测，对未控制的糖尿病及高血压患者需小心使用。不主张用于乳腺癌的术后辅助治疗。禁用于妊娠诊断试验。②由于在妊娠起首四个月内，应用孕酮类药物对胎儿有潜在性伤害，故不推荐使用本药物。本药对新生儿具有潜在的毒害作用，哺乳期妇女用药期间应停止哺乳。

【制剂与规格】①片剂：1mg；2mg；4mg；160mg。②胶囊：40mg；80mg；160mg。③软胶囊：40mg。④分散片：40mg；160mg。

甲羟孕酮
Medroxyprogesterone

【其他名称】甲孕酮、安宫黄体酮。

【药理作用】本药为作用较强的孕激素衍生物，通过多年的实验和临床研究说明本类制剂可有双重作用，并与剂量相关。①通过负反馈作用抑制垂体前叶，使促黄体激素（LH）、促肾上腺皮质激素（ALTH）及其他生长因子的产生受到抑制。②高剂量时对敏感细胞具有直接细胞毒作用。主要通过使细胞内的雌激素受体（ER）不能更新，抵消雌激素的促进肿瘤细胞生长的效应，而在耐药的细胞则无此种作用。对子宫内膜癌病理检查可看到染色体的损伤。③还可通过增强E2-脱氧酶的活性从而降低细胞内雌激素的水平，诱导肝5α还原酶使雄激素不能转变为雌激素等。

【体内过程】口服吸收良好，血药浓度峰值较高，但持续时间较短。肌内注射时血药浓度峰值低于口服，但持续时间较长。本药的血浆蛋白结合率为90%～95%。可通过血脑屏障，可经乳汁分泌。肌内注射后的消除半衰期为6周。

【适应证】肾癌、乳腺癌、子宫内膜癌、前列腺癌及增强晚期癌症患者的食欲，改善一般状况和增加体重。

【用法用量】口服：①乳腺癌：每次500mg，每日2～3次，至少8～10周。②子宫内膜癌、前列腺癌、肾癌：每次250mg，每日1～2次，至少8～10周。③肿瘤晚期恶病质：每次500mg，每日1次。肌内注射：①子宫内膜癌、肾癌：初始剂量为每次0.4～1g，每周1次。维持剂量为每次0.4g，每月1次。②乳腺癌：初始剂量为每次0.5～1g，持续28天；然后采用维持剂量，每次0.5g，每周2次，直至缓解。

【不良反应】①乳房胀痛、溢乳、阴道出血、月经失调、闭经、宫颈糜烂、宫颈分泌异常。②肾上腺皮质醇作用，满月脸、类库欣综合征、体重改变、雄激素样作用、手颤、出汗、夜间小腿疼痛，偶有阻塞性黄疸。

【禁忌证】①对醋酸甲羟孕酮过敏者。②血栓性静脉炎、血栓栓塞性疾病、严重肝功能不全、流产、骨转移肿瘤患者中可能出现的高钙血症、原因不明的子宫出血。③妊娠妇女。

【药物相互作用】①与氨基苯哌啶酮合用，可显著降低本药注射液的生物利用度。②本药可降低促肾上腺皮质激素和氢化可的松的血药浓度；可显著降低氨鲁米特的生物利用度。

【注意事项】①肝、肾功能不全者慎用。②本药可引起凝血机能异常，所以栓塞性疾病或在应用过程中有血栓形成的征象如头痛、视力障碍等应即停药。

【制剂与规格】①片剂：2mg；4mg；10mg；250mg；500mg。②分散片：100mg；250mg。③注射液：1ml：0.15g。

来曲唑
Letrozole

【其他名称】弗隆、芙瑞。

【药理作用】由于乳腺肿瘤组织的生长依赖于雌激素的存在，因此消除雌激素介导的刺激作用是肿瘤获得缓解的前提。在绝经后女性中，雌激素主要是在芳香化酶的作用下产生的，它可将肾上腺产生的雄激素，主要是雄烯二酮和睾酮转化为雌酮（E1）和雌二醇（E2）。因此可以通过特异性地抑制芳香化酶而抑制雌激素在周围组织和肿瘤组织本身中的生物合成。来曲唑是第三代特异性芳香化酶抑制剂，它可以竞争性地与细胞色素P450酶的亚单位的血红素结合，从而抑制芳香化酶，导致雌激素在所有组织中的生物合成减少。

【体内过程】口服吸收迅速，生物利用度为99.9%。t_{max}为1小时。本药的血浆蛋白结合率为60%。其清除主要通过代谢成无药理作用的羟基代谢产物。几乎所有代谢产物和约5%原药通过肾脏排泄。消除半衰期为2日。

【适应证】绝经后激素受体阳性晚期乳腺癌或激素受体阳性乳腺癌的术后辅助治疗。

【用法用量】口服。一次2.5mg，一日1次。

【不良反应】来曲唑的不良反应多为轻度或中度。①常见不良反应有恶心、头疼、骨痛、潮热和体重增加。②少见的有便秘、腹泻、瘙痒、皮疹、关节痛、胸痛、腹痛、疲倦、失眠、头晕、水肿、高血压、心律不齐、血栓形成、呼吸困难、阴道流血等。

【禁忌证】①绝经前妇女。②哺乳期妇女。③对本药过敏者。

【药物相互作用】与他莫昔芬合用，可使本药血药浓度下降，因此不建议合用。

【注意事项】①本药可降低血液循环中的雌激素水平，长期使用可能导致骨密度降低。对于患有骨质疏松症或具有骨质疏松风险的妇女，在使用本药进行辅助治疗之前，应对骨密度进行评估，之后须定期检查。②对驾驶和操作机器能力无明显影响，但在应用本药过程中可观察到用药相关的疲乏和头晕，偶观察到嗜睡，因此患者驾驶车辆或操作机器时应注意。③严重肝肾功能损伤者慎用。

【制剂与规格】片剂：2.5mg。

兰瑞肽
Lanreotide

【其他名称】索马杜林。

【药理作用】本药为生长激素抑制素类似物，对多种激素产生抑制作用，其中包括生长激素、TSH、胰岛素以及胰高血糖素。

【体内过程】对健康志愿者通过肌内注射该药品，兰瑞肽的吸收动力学特点为第一阶段的迅速释放，即结合于微粒表面的肽的释放，然后是第二阶段的释放，随之缓慢减少。第一个血药浓度峰值在（1.4±0.8）小时，第二个峰值是在（1.9±1.8）天，绝对的生物利用度为（46.1±16.7）%。表面半衰期为（5.2±2.5）天，从而证明了该药品的缓释特点。

【适应证】①肢端肥大症：外科手术和（或）放射治疗之后生长激素分泌异常时。②类癌临床症状的治疗：试验性注射之后。

【用法用量】肌内注射。①肢端肥大症：缓释剂型给药方法，最初可定为每14天肌内注射一次，每次40mg。经对生长激素和IGF-1水平进行评估（在下一次注射前进行测定），如果认为治疗反应不显著，可增至每10天注射一次。②类癌：缓释剂型给药方法，最初可定为每14天肌内注射一次，每次40mg。经对临床症状（面部潮红、软便）进行评价，如果认为治疗反应不显著，可增至每10天注射一次。

【不良反应】①局部：注射部位有轻度、暂时的疼痛，有时伴有局部红斑。②胃肠反应：腹泻或软便，腹痛，胃肠胀气，厌食，恶心和呕吐。③血糖：罕有患者出现血糖调节紊乱。④胆结石：某些患者在长期治疗时出现无症状性胆结石。

【禁忌证】孕妇和哺乳期妇女以及对本药过敏的患者。

【药物相互作用】①本药降低环孢素A的血浆水平。②本药与胰岛素合用有低血糖的危险。伴随着内源胰高血糖素分泌降低，对胰岛素的需要量降低。患者必须被告知有患低血糖的危险。

【注意事项】①肢端肥大的患者使用兰瑞肽仍需对垂体瘤体积进行监视。②类癌综合征，在排除阻塞性肠道肿瘤前，不应当用兰瑞肽。③长期治疗时，建议在治疗前和治疗期间每6个月应进行胆囊超声波检查。④肝、肾功能不全的患者，应定期监测肝、肾功能，以调整剂量。⑤糖尿病患者，必须严格监测血糖水平。用胰岛素治疗的糖尿病患者，最初的胰岛素剂量应降低25%，然后调整至与血糖水平相适应。这些患者从治疗一开始就应控制好血糖水平。非糖尿病患者，治疗期间某些患者可能出现暂时的血糖升高，这种情况不必使用胰岛素。⑥持续明显出现脂肪泻者，应用胰腺提取物补充治疗。⑦使用该药治疗的患者应该被告知有产生生育能力异常的可能性，并建议在用药期间至停药后3个月内恰当地使用避孕药物。

【制剂与规格】注射用醋酸兰瑞肽：40mg。

依西美坦
Exemestane

【其他名称】阿诺新、速莱。

【药理作用】依西美坦为第二代芳香化酶抑制剂，结构上与该酶的自然底物雄烯二酮相似，为芳香酶的伪底物，可通过不可逆地与该酶的活性位点结合而使其失活（该作用也称“自毁性抑制”），从而明显降低绝经妇女血液循环中的雌激素水平，而起到治疗绝经后乳腺癌的作用。

【体内过程】口服吸收迅速，受食物影响显著。t_{max}为1～2小时。其血浆蛋白结合率为90%。依西美坦的代谢产物无活性或抑制芳香酶活性较弱，其代谢物主要从尿和粪中排泄，约各占40%左右，尿中排出的原型药物低于给药量的1%。依西美坦的平均终末半衰期为24小时。

【适应证】绝经后激素受体阳性的晚期乳腺癌、激素受体阳性的乳腺癌的术后辅助治疗。

【用法用量】口服。一次25mg，一日1次，饭后服用。

【不良反应】①主要不良反应有恶心、口干、便秘、腹泻、头晕、失眠、皮疹、疲劳、发热、水肿、疼痛、呕吐、腹痛、食欲增加、体重增加等。②其次还有高血压、抑郁、焦虑、呼吸困难、咳嗽、淋巴细胞计数下降、肝功能指标（如丙氨酸转氨酶等）异常等。但一般较轻，多易为患者所耐受。

【禁忌证】①对本药过敏者。②绝经前和妊娠或哺乳期妇女。

【药物相互作用】①本药不可与雌激素类药物合用，以免拮抗本药的药效。②高脂食物可促进本药吸收，使其血药浓度增加约40%。

【注意事项】①绝经前的女性患者一般不用依西美坦片剂。②依西美坦不可与雌激素类药物连用，以免出现干扰作用。③中、重度肝功能、肾功能不全者慎用。④超量服用依西美坦可使其非致命性不良反应增加。⑤运动员慎用。

【制剂与规格】①片剂：25mg。②胶囊：25mg。

氟维司群
Fulvestrant

【其他名称】芙仕得。

【药理作用】本药是一类新的雌激素受体拮抗剂——雌激素受体下调剂类抗乳腺癌治疗药物。本药可以与雌激素受体竞争性结合，亲和力与雌二醇相似；本药还可阻滞受体，抑制雌激素的结合，并激发受体发生形态改变，降低ER浓度而损害肿瘤细胞。

【体内过程】本药静脉注射后在体内分布广泛而快速，稳态时表观分布容积约为3～5L/kg，并在肝内快速清除；单次肌内注射本药后血浆浓度约7天后达到峰值并维持至少1个月，谷浓度约为峰浓度的1/3，$t_{1/2}$约为40天。每月1次肌内注射本药250mg后血浆浓度约在3～6次剂量后达稳态，多次剂量后的AUC是单次剂量的2.5倍，谷浓度与单次剂量的峰浓度相当。本药与血浆蛋白结合率高达99%。肌内注射和静脉注射本药后在体内进行与内源性甾体激素相似的多种途径的生物转化，包括氧化、芳香酶羟化、与葡萄糖醛酸或硫酸在甾体核的第2、第3和第17位结合、氧化侧链的氧硫基。在已确定的代谢物中大多数无活性或与母体活性相似，并主要从粪便中排出，从肾清除者不到1%，主要代谢酶为CYP3A4。

【适应证】抗雌激素疗法治疗后无效、病情进展或激素受体呈阳性的绝经后妇女转移性晚期乳腺癌。

【用法用量】肌内注射。一次250mg，每月1次。

【不良反应】本药的不良反应多为轻度和中度。①胃肠道反应（食欲减退、便秘、腹泻、恶心和呕吐），热潮红，关节障碍（关节痛、关节病和关节炎）。②少数有血栓栓塞性疾病、尿路感染、阴道炎和体重增加。也可能出现阴道出血。③注射部位有局部反应，包括疼痛、炎症和出血，一般为轻中度，不影响用药。

【禁忌证】①对本药过敏的患者。②孕妇及哺乳期妇女。③严重肝功能损害的患者。

【注意事项】①轻度至中度肝功能损害的患者应慎用本药。严重肾功能损害的患者应慎用本药（肌酐清除率＜30ml/min）。②有出血体质或血小板减少症或正在接受抗凝剂治疗的患者应慎用本药。③考虑到氟维司群的作用机制，会有发生骨质疏松症的潜在危险。④本药治疗期间常有虚弱无力的报告。对于有这些不良反应的患者在驾驶和操作机械时应特别谨慎。

【制剂与规格】注射剂：5ml：250mg。

醋酸戈舍瑞林
Goserelin Acetate

【其他名称】诺雷得。

【药理作用】本药是一种合成的、促黄体生成素释放激素（LHRH）的类似物，与垂体的LHRH受体竞争性结合抑制LH和FSH分泌，从而引起男性血清睾酮和女性血清雌二醇的下降，停药后这一作用是可逆的。

【体内过程】口服不被吸收利用，皮下注射吸收迅速。本药具有几乎完全的生物利用度，每四周用药一次，在无组织蓄积的情况下保持有效的血药浓度，本药与蛋白的结合能力较弱，总蛋白结合率27%，在肾功能正常情况下血清消除半衰期为2～4小时。对肾功能不全的患者其半衰期将会增加，此改变在每月一次的治疗中影响很小，故不需要调整剂量，在肝功能不全的患者中其药代动力学无明显变化。

【适应证】①前列腺癌。②乳腺癌：可用激素治疗的绝经前期及围绝经期妇女的乳腺癌。③子宫内膜异位症：缓解症状包括减轻疼痛并减少子宫内膜损伤的大小和数目。

【用法用量】腹壁皮下注射。一次3.6mg，每4周1次。

【不良反应】①一般反应：罕见过敏反应。有关节痛，非特异性感觉异常的报道。曾有报道出现皮疹，多为轻度，不需中断治疗即可消退。②偶然出现的局部反应包括在注射位置上有轻度瘀血，偶有血压（表现为低血压或高血压）的改变，这通常为一过性的。③在给药初期极罕有垂体卒中的报告。④男性：潮红、多汗和性欲下降，少有必须中断治疗，偶见乳房肿胀和触痛，给药初期前列腺癌症患者可能有骨骼疼痛暂时性加重，应对症处理。输尿管梗阻和脊髓压迫的个别病例也曾有报道。也可能引起骨矿物质丢失。⑤女性：潮红、多汗及性欲下降。也可出现头痛、情绪变化如抑郁、阴道干燥及乳房大小的变化。在以本药治疗早期，一些妇女出现了不同持续时间和不同程度的阴道出血，通常出现于治疗的第一个月。这种出血可能是雌激素撤退性出血，可以自动停止。治疗初期乳腺癌的患者会有症状的加剧，应对症处理。对于有子宫肌瘤的妇女，肌瘤可能会变性。罕有伴有骨转移的乳腺癌患者在治疗初期发生高钙血症。也可出现卵泡和黄体卵巢囊肿的报告。多数囊肿为无症状的，非功能性的，其大小不同且可自行消除。

【禁忌证】①对本药或其他LHRH类似物过敏者。②孕期及哺乳期妇女。

【注意事项】①有尿道阻塞、脊髓压迫倾向和有代谢性骨病者慎用。②对于可能妊娠的妇女在使用本药前应先仔细检验以排除妊娠可能，在治疗中应使用非激素的避孕方法，在治疗子宫内膜异位症时非激素的避孕方法应使用至月经恢复为止。③10.8mg植入制剂仅用于男性。

【制剂与规格】植入剂：3.6mg；10.8mg。

醋酸亮丙瑞林
Leuprorelin Acetate

【其他名称】抑那通。

【药理作用】参阅醋酸戈舍瑞林。

【体内过程】口服无效。肌内注射和皮下埋置血药浓度达峰时间分别为3～4小时和4小时，总血浆蛋白结合率43%～49%。在体内无蓄积作用，原型药物及代谢物在尿中排泄率分别为2.9%和1.5%。肠道外给药的$t_{1/2}$为3小时。

【适应证】①子宫内膜异位症、子宫肌瘤。②前列腺癌、闭经前乳腺癌。③中枢性性早熟症。

【用法用量】皮下注射。①子宫内膜异位症、子宫肌瘤：成人每4周1次，1次3.75mg。初次给药应从月经周期的1～5日开始。②前列腺癌、闭经前乳腺癌：成人每4周1次，1次3.75mg。③中枢性性早熟症：每4周1次，1次30μg/kg，根据患者症状可增量至90μg/kg。给药前，应用附加的2ml混悬液将瓶内药物充分混悬，注意勿起泡沫。

【不良反应】发热、颜面潮红、出汗、性欲减退、阳痿、女性化乳房、睾丸萎缩。排尿障碍、血尿。心电图异常、心胸比例增大。恶心、呕吐、食欲不振。皮疹、瘙痒。胸部压迫感、发冷、疲倦、体重增加。知觉异常、听力减退、耳鸣。皮肤炎、头部多毛。尿酸、BUN及LDH上升。可见血栓形成。还可出现更年期综合征样的精神抑郁状态。用药初期会使原有症状加重。

【禁忌证】①对本药或其他LHRH类似物过敏者。②孕期及哺乳期妇女。

【药物相互作用】乙醇可加重本药的不良反应。

【注意事项】①有尿道阻塞、脊髓压迫倾向和有代谢性骨病者慎用。②治疗时一定要排除妊娠，在治疗中应使用非激素的避孕方法。③对含有明胶的药物或食物有过敏史者应慎用。

【制剂与规格】注射剂：3.75mg；10mg。

他莫昔芬
Tamoxifen

【其他名称】三苯氧胺、枸橼酸他莫昔芬。

【药理作用】本药为非固醇类抗雌激素药物。能与乳腺细胞的雌激素受体结合，药物-受体复合物不易解离，不刺激转录或作用微弱。他莫昔芬能上调转化生长因子β，此因子减少与恶性肿瘤的发展有关。还对蛋白激酶C有特异性抑制作用。这些作用都对依赖雌激素才能继续生长的肿瘤细胞有抑制作用。

【体内过程】口服4～7小时后达血药峰浓度。给药4天或更长时间后可由于肝肠循环出现第二次高峰。半衰期β相大于7天，α相为7～14小时。本药在肝内代谢，主要代谢物为N-去甲基三苯氧胺和4-羟基三苯氧胺，也有与雌激素受体结合的作用。本药大部分以结合物形式由粪便排出，少量从尿中排出。

【适应证】①激素受体阳性的乳腺癌术后辅助治疗及激素受体阳性的转移性乳腺癌。②化疗无效的晚期卵巢癌。

【用法用量】口服。一次10～20mg，一日2次。可连续服用。

【不良反应】①不良反应较轻，大多数患者可耐受5年甚至更长时间的连续治疗。有恶心、呕吐、腹泻、月经失调、阴道出血、颜面潮红、脱发、皮疹、头痛、眩晕、体重增加、水肿等。②治疗初期可出现骨和肿瘤疼痛一过性加剧，继续治疗时可逐渐减轻。③长期大量使用可出现视力障碍，偶有白细胞和血小板减少。④长期服用会增加子宫内膜癌的发生风险。⑤罕见血栓形成。

【禁忌证】①对本药过敏者。②有眼底疾病者。③有深部静脉血栓、肺栓塞史或正在接受抗凝治疗的患者。④孕妇及哺乳期妇女。

【药物相互作用】①他莫昔芬与阿霉素、长春新碱、甲氨蝶呤、环磷酰胺、氟尿嘧啶等抗肿瘤药合用可增强活性和疗效。②与苯巴比妥合用，可降低他莫昔芬的稳态血药浓度。③雌激素可影响他莫昔芬治疗效果，不宜与雌激素药物合用。④抗酸药、西咪替丁、法莫替丁、雷尼替丁等可改变胃内pH值。使他莫昔芬肠衣片提前分解，对胃有刺激作用。故与上述药物合用应间隔1～2小时。⑤与抗维生素K的药物合用有增加抗凝血药的作用，有增加出血的危险，故不宜合用。⑥可延长阿曲库铵的神经肌肉阻滞作用。⑦与环磷酰胺、氟尿嘧啶、甲氨蝶呤合用，可增加血栓栓塞的危险，合用时必须权衡利弊。⑧与别嘌醇合用，可加重本药肝毒性。⑨与丝裂霉素合用，发生溶血性血尿综合征的危险增加。⑩可提高甲磺酸溴隐亭的多巴胺能作用。

【注意事项】①用药前检查有视力障碍、肝肾功能不全者慎用。②对长期服用他莫昔芬并有血栓栓塞危险的患者，治疗期间应定期检查血常规。如有骨转移，在治疗初期需定期检查血钙。在用他莫昔芬进行2年以上长期治疗期间，要定期对肝功能进行检测。③用他莫昔芬治疗的患者有增加子宫内膜癌发生的危险，所以应当进行仔细的妇科检查。④使用他莫昔芬可出现突发性卵巢功能性囊肿和月经过多及不规则子宫出血。因此，若绝经前必须使用他莫昔芬，应同时服用抗促性腺激素药物。

【制剂与规格】①片剂：10mg。②口服溶液：10ml：20mg。

托瑞米芬
Toremifene

【其他名称】法乐通、枸橼酸托瑞米芬。

【药理作用】托瑞米芬是非类固醇类三苯乙烯衍生物，其抗肿瘤作用机制除了和三苯氧胺一样可以竞争性地与乳腺癌细胞质内的雌激素受体相结合，进入细胞核内调节mRNA和蛋白质的合成，阻止癌细胞的增殖分化外，还能诱导转化具有肿瘤抑制作用的生长因子（TGFβ）的产生和通过癌细胞基因的调节诱导癌细胞的程序性死亡。

【体内过程】口服后吸收迅速。t_{max}约3小时。进食对吸收无影响，但会使峰浓度延迟1.5～2小时出现。枸橼酸托瑞米芬主要以代谢物从粪便中排出。可有肝肠循环。约10%以代谢物的形式从尿中排泄。

【适应证】绝经后妇女雌激素受体阳性或不详的转移性乳腺癌。

【用法用量】口服。推荐剂量为一次60mg，一日1次。

【不良反应】不良反应轻微。①常见的不良反应为面部潮红、多汗、子宫出血、白带、疲劳、恶心、皮疹、瘙痒、头晕及抑郁。②偶发过敏、高钙血症、血栓栓塞、口痛、乳房痛、视力减弱、眼干、血小板减少、白细胞减少。③子宫内膜增厚可能在治疗期间发生。子宫内膜的改变包括增生、息肉及癌变的风险增加。

【禁忌证】①对本药过敏者。②预先患有子宫内膜增生症或严重肝衰竭患者。③孕妇及哺乳期妇女。

【药物相互作用】①与减少肾排泄钙的药物（如噻嗪类利尿药）可增加高钙血症发生的风险。②酶诱导剂（如苯妥英钠、苯巴比妥和卡马西平）可加速托瑞米芬的排泄，使稳态血药浓度下降。出现这种情况时可能要将每日剂量加倍。③抗雌激素药物与香豆素类抗凝血药（如华法林）有协同作用，引起出血时间过度延长。所以应避免与此类药物同时服用。④理论上托瑞米芬的主要代谢途径为CYP3A酶系统，对该酶系统有抑制作用的药物例如酮康唑及类似的抗真菌药、红霉素和三乙酰夹竹桃霉素均可抑制托瑞米芬的代谢。故与此类药物同用时应慎重。

【注意事项】①治疗前进行妇科检查，明确是否有子宫内膜异常。之后最少每年进行一次妇科检查。对于子宫内膜癌风险患者，例如高血压或糖尿病患者、肥胖患者（体重指数>30）患者或有用雌激素替代治疗历史患者应密切观察监测。②既往有血栓性疾病历史的患者一般不接受枸橼酸托瑞米芬治疗。③对非代偿性心功能不全及严重心绞痛患者要密切观察。④骨转移患者在治疗刚开始时可能出现高钙血症，需密切监测。

【制剂与规格】片剂：40mg；60mg。

第 3 章 生物制品

重组人白介素-2

Recombinant Human Interleukin-2

【其他名称】白细胞介素-2、阿地白介素。

【药理作用】本药可促进T淋巴细胞增殖与分化，诱导具有细胞毒样活力的杀伤细胞，诱导及增强巨噬细胞、杀伤性T细胞、单核细胞的活力等。

【体内过程】本药静脉注射后的血清浓度和剂量呈正比，并呈双指数衰减。本药肌内和皮下注射后的血药峰浓度是静脉注射的1/10，达峰时间为2～6小时，肌内注射的生物利用度为34%。主要分布于肺、肝、肾、脾，其分布半衰期为12.9分钟。主要代谢器官为肾脏，肾组织中的组织蛋白酶D可分解本药，使其在血中快速清除。

【适应证】①肾细胞癌、黑色素瘤、乳腺癌、膀胱癌、肝癌、直肠癌、淋巴癌、肺癌等恶性肿瘤的治疗，用于癌性胸腹水的控制，也可以用于淋巴因子激活的杀伤细胞的培养。②手术、放疗及化疗后的肿瘤患者的治疗。③免疫缺陷症。④各种自身免疫病，如类风湿性关节炎、系统性红斑狼疮、干燥综合征等。⑤病毒性、杆菌性、胞内寄生菌感染性疾病，如乙型肝炎、麻风病、肺结核、白色念珠菌感染等。

【用法用量】全身给药：①皮下注射：每次20万～100万U，一周3次，15～20天为一疗程。②静脉注射：每次60万～200万U，每天1次，15～20天一疗程。③介入动脉灌注：每次100万～200万U，2～4周一次，2～4次为一疗程。区域与局部给药：①胸腹腔注入：用于癌性胸腔积液，100万～300万U，尽量抽去腔内积液后注入，一周1～2次。②瘤内注射：根据瘤灶大小决定剂量，每次用量10万～20万U，隔日1次，4～6次为一疗程。

【不良反应】①最常见的是发热、寒战，而且与用药剂量有关，一般是一过性发热（38℃左右），亦可有寒战高热，停药后3～4小时体温多可自行恢复到正常。②个别患者可出现恶心、呕吐、类感冒症状。③皮下注射者局部可出现红肿、硬结、疼痛，所有副反应停药后均可自行恢复。④使用较大剂量时，本药可能会引起毛细血管渗漏综合征，表现为低血压、末梢水肿、暂时性肾功能不全等。⑤罕见精神错乱。

【禁忌证】①对本药过敏者。②高热、严重心脏病、低血压、严重心肾功能不全、肺功能异常或进行过器官移植者。③重组人白介素-2既往用药史中出现过与之相关的毒性反应：持续性室性心动过速；未控制的心律失常；胸痛并伴有心电图改变、心绞痛或心肌梗死；心脏压塞；肾功能衰竭需透析；昏迷或中毒性精神病；顽固性或难治性癫痫；肠局部缺血或穿孔；消化道出血或穿孔。

【药物相互作用】①当β受体阻滞药及其他抗高血压药与本药一起使用时可能引起低血压。②本药与吲哚美辛同用，可导致更严重的体重增加、少尿和氮质血症。③当用α-干扰素及本药并行给药治疗后，观察到患者有恶化或引发一些自身免疫性和炎症性病症，包括月牙型IgA血管球性症肌无力、炎症性关节炎、甲状腺炎、大疱性类天疱疮。④本药若与对肾脏有危害性的药物（如氨基糖苷、解热镇痛抗炎药）、对骨髓有毒性的药物（如细胞毒素的化学疗法）、对肝有毒性药物（如氨甲蝶呤、天冬酰胺酶）并行给药时，会增强对这些器官系统的毒性作用。⑤已报道当本药连续的高剂量结合抗肿瘤剂对患者合并给药时，会引发过敏反应，尤其是达卡巴嗪、顺铂以及α-干扰素等，这些反应包括红斑、瘙痒症以及低血压，通常发生在化学治疗的数小时之内。⑥本药会影响中枢神经系统功能。因此，本药与精神药物（如麻醉药、止痛剂、止吐药、镇静药）一同用药治疗相互作用。⑦尽管糖皮质素显示能够减轻本药引起的不良反应，但与本药一同给药治疗会减弱本药的抗肿瘤效力。⑧对乙酰氨基酚可缓解本药引起的全身症状，但可能会加重患者的肾功能障碍。

【注意事项】①本药溶解后如有沉淀异物不可使用。②制品溶解后应一次使用完毕，不得多次使用。③使用本药时要从小剂量逐渐增大补量或遵医嘱。

【制剂与规格】注射剂：10万U；20万U；50万U；100万U；200万U。

重组人干扰素α-1b
Recombinant Human Interferon α-1b

【其他名称】IFNα1b、赛若金。

【药理作用】本药具有广谱的抗病毒、抗肿瘤及免疫调节功能。干扰素与细胞表面受体结合，诱导细胞产生多种抗病毒蛋白，从而抑制病毒在细胞内的复制；可通过调节免疫功能增强巨噬细胞、淋巴细胞对靶细胞的特异细胞毒作用，有效地遏制病毒侵袭和感染的发生；增强自然杀伤细胞活性，抑制肿瘤细胞生长，清除早期恶变细胞等。

【体内过程】单次皮下注射本药60μg，注射后3.99小时血药浓度达最高峰，吸收半衰期为1.86小时，清除相对半衰期4.53小时。本药吸收后分布于各脏器，于注射局部含量最高，其次为肾、脾、肺、肝、心脏、脑及脂肪组织，然后在体内降解。尿、粪、胆汁中排泄较少。

【适应证】①病毒性疾病和某些恶性肿瘤，如慢性乙型肝炎、丙型肝炎和毛细胞白血病。②病毒性疾病，如带状疱疹、尖锐湿疣、流行性出血热和小儿呼吸道合胞病毒性肺炎。③恶性肿瘤，如慢性粒细胞白血病、黑色素瘤、淋巴瘤等。

【用法用量】每支用灭菌注射用水1ml溶解，肌内或皮下注射。剂量和疗程如下：①慢性乙型肝炎：一次30～50μg，隔日1次，皮下或肌内注射，疗程4～6个月，可根据病情延长疗程至1年。可进行诱导治疗，即在治疗开始时，每天用药1次，0.5～1个月后改为隔日一次，到疗程结束。②慢性丙型肝炎：一次30～50μg，隔日1次，皮下或肌内注射。治疗4～6个月，无效者停用。有效者可继续治疗至12个月。根据病情需要，可延长至18个月。在治疗的第1个月，一日1次。疗程结束后随访6～12个月。急性丙型肝炎应早期使用本药治疗，可减少慢性化。③慢性粒细胞白血病：本药一次10～30μg，每日1次，皮下或肌内注射，第二周改为一次30～50μg，每日1次，连续用药6个月以上。可根据病情适当调整，缓解后可改为隔日注射。④毛细胞白血病：一次30～50μg，每日1次，皮下或肌内注射，连续用药6个月以上。可根据病情适当调整，缓解后可改为隔日注射。⑤尖锐湿疣：一次10～50μg，皮下或肌内注射，或一次10μg，疣体下局部注射，隔日1次，连续3周为1个疗程。可根据病情延长或重复疗程。⑥肿瘤：一次30～50μg，每日1次或隔日1次，连续用药6个月以上。视病情可延长疗程。如患者未出现病情迅速恶化或严重不良反应，应当在适当剂量下继续用药。

【不良反应】①最常见的是发热、疲劳等反应，常在用药初期出现，多为一次性和可逆性反应。②可能有头痛、肌痛、关节痛、食欲不振、恶心等。③可能出现白细胞减少、血小板减少等血常规异常，停药后可恢复。

【禁忌证】①对干扰素制品过敏者。②心绞痛、心肌梗死病史以及其他严重心血管病史者。③有其他严重疾病不能耐受本药的副作用者。④癫痫和其他中枢神经系统功能紊乱者。

【药物相互作用】使用本药时应慎用安眠药及镇静药。

【注意事项】①过敏体质，特别是对多种抗生素有过敏者，本药应慎用。在使用过程中如发生严重过敏反应应立即停药，并给予相应治疗。②使用前应仔细检查瓶子，如瓶或瓶塞有裂缝、破损不可使用。在加入灭菌注射用水后稍加震摇，制品应溶解良好，如有不能溶解的块状或絮状物，不可使用。③本药溶解后应一次用完，不得分次使用。

【制剂与规格】①注射剂：0.5ml：6μg；0.5ml：10μg；0.5ml：20μg；1ml：10μg；1ml：30μg；1ml：40μg；1ml：50μg。②滴眼液：2ml：20万IU。

重组人干扰素α-2a
Recombinant Human Interferon α-2a

【其他名称】IFNα2a、万复洛、因特芬。

【药理作用】本药具有广谱抗病毒、抗肿瘤及免疫调节功能。干扰素与细胞表面受体结合，诱导细胞产生多种抗病毒蛋白，抑制病毒在细胞内繁殖，提高免疫功能包括增强巨噬细胞的吞噬功能，增强淋巴细胞对靶细胞的细胞毒性和自然杀伤性细胞的功能。

【体内过程】肌内注射或皮下注射本药后的吸收剂量显示分数大于80%。肌内注射3600万IU后，平均达峰时间3.8小时。皮下注射3600万IU后，平均达峰时间7.3小时。肾脏分解代谢为重组人干扰素α-2a的主要清除途径，胆汁分泌与肝脏代谢的清除是次要途径。在健康人静脉滴注重组人干扰素α-2a后，呈3.7～8.5小时的消除半衰期。

【适应证】①病毒感染性疾病：伴有HBV-DNA多聚酶阳性或HBeAg阳性等病毒复制标志的成年慢性活动性乙型肝炎患者、伴有HCV抗体阳性和丙氨酸转氨酶（ALT）增高但不伴有肝功能代偿失调的成年急慢性丙型肝炎患者、尖锐湿疣、带状疱疹、小儿病毒性肺炎及上呼吸道感染、慢性宫颈炎、丁型肝炎等。②肿瘤：毛状细胞白血病、多发性骨髓瘤、非霍奇金淋巴瘤、慢性白血病以及卡波西肉瘤、肾癌、喉乳头状瘤、黑色素瘤、蕈样肉芽肿、膀胱癌、基底细胞癌等。

【用法用量】①皮下或肌内注射。一次300万～500万IU，一周3次。②栓剂：置于阴道后穹隆，每次1枚，隔日1次，睡前使用，9次一疗程。

【不良反应】使用本药后少数患者可有发热、寒战、乏力、肌痛、厌食等反应。不良反应多在注射48小时后消失。其他可能出现的不良反应有头痛、关节痛、食欲不振、恶心等，个别患者可能出现粒性白细胞减少、血小板减少等，停药后可恢复。

【禁忌证】①对重组人干扰素α-2a或该制剂的任何成分有过敏史者。②患有严重心脏疾病或有心脏病史者。③严重的肝、肾或骨髓功能不正常者。④癫痫及中枢神经系统功能损伤者。⑤伴有晚期失代偿性肝病或肝硬化的肝炎患者。⑥正在接受或近期内接受免疫抑制剂治疗的慢性肝炎患者，短期“去激素”治疗者除外。⑦即将接受同种异体骨髓移植的HLA抗体识别相关的慢性髓性白血病患者。

【药物相互作用】重组人干扰素α-2a可能会通过降低肝内微粒体细胞色素酶P450的活性影响氧化代谢过程。有报告证实，开始使用重组人干扰素α-2a后，体内茶碱的清除率降低。在以前或近期服用过的药物所产生的神经毒性、血液毒性及心脏毒性，都会由于使用重组人干扰素α-2a而使毒性增加。与具有中枢作用的药物合并使用时会产生相互作用。

【注意事项】①用重组人干扰素α-2a治疗已有严重骨髓抑制患者时，应极为谨慎，因为重组人干扰素α-2a有骨髓抑制作用，使白细胞、血小板减少，其次是血红蛋白的降低，从而增加感染及出血的危险。②本药冻干制剂为白色疏松体，药瓶有裂缝、破损者不能使用，溶解后为无色透明液体，如遇有浑浊、沉淀等异常现象，则不得使用。以注射用水溶解时应沿瓶壁注入，以免产生气泡，溶解后应一次用完。③对β-内酰胺类抗生素有过敏史者不得使用。

【制剂与规格】①注射剂：100万IU；300万IU；500万IU。②栓剂：50万IU。

重组人干扰素α-2b

Recombinant Human Interferon α-2b

【其他名称】IFNα2b、甘乐能。

【药理作用】参阅“重组人干扰素α-2a”。

【体内过程】本药通过肌内或皮下注射，t_{max}为3.5～8小时，消除半衰期为4～12小时。肾脏分解代谢为干扰素主要消除途径，而胆汁分泌与肝脏代谢的消除是重要途径。肌内注射或皮下注射的吸收超过80%。

【适应证】①某些病毒性疾病，如急慢性病毒性肝炎、带状疱疹、尖锐湿疣。②某些肿瘤，如毛细胞性白血病、慢性粒细胞白血病、多发性骨髓瘤、非霍奇金淋巴瘤、恶性黑色素瘤、肾细胞癌、喉乳头状瘤、卡波西肉瘤、卵巢癌、基底细胞癌、表面膀胱癌等。

【用法用量】皮下、肌内或病灶注射。①慢性乙型肝炎：皮下或肌内注射，每日300万～600万IU，连用四周后改为3次/周，连用16周以上。②急慢性丙型肝炎：皮下或肌内注射，每日300万～600万IU，连用四周后改为3次/周，连用16周以上。③尖锐湿疣：可单独应用，肌内注射，每日100万～300万IU，连用4周。也可与激光或电灼等合用，一般采用疣体基底部注射，每次100万IU。④毛细胞白血病：每日200万～800万IU/m^2，连用至少3个月。⑤慢性粒细胞白血病：每日300万～500万IU/m^2，肌内注射。可与化疗药物羟基脲、Ara-c等合用。

【不良反应】①常见有发热、头痛、寒战、乏力、肌痛、关节痛等症状，常出现在用药的第一周，不良反应多在注射48小时后消失。一旦发生过敏反应，应立即停止用药。②少数患者可出现白细胞减少、血小板减少等血常规异常，停药后即可恢复正常。③偶见有厌食、恶心、腹泻、呕吐、脱发、血压升高或降低、神经系统功能紊乱等不良反应。

【禁忌证】①对重组人干扰素α2b或该制剂的任何成分有过敏史者。②患有严重心脏疾病者。③严重的肝、肾或骨髓功能不正常者。④癫痫及中枢神经系统功能损伤者。⑤有其他严重疾病不能耐受本药者。

【药物相互作用】①干扰素可能会改变某些酶的活性，尤其可降低细胞色素酶P450的活性，因此西咪替丁、苯妥英、华法林、茶碱、地西泮、普萘洛尔等药物代谢受到影响。②在与具有中枢作用的药物合并使用时，会产生相互作用。

【注意事项】①本药为无色透明液体，如遇有浑浊、沉淀等异常现象，则不得使用。包装瓶有损坏、过期失效不能使用。②孕妇用药经验有限，孕期内安全使用本药的方法尚未建立，因此，给孕妇注射，需在病情十分需要，并由临床医生仔细斟酌后确定。儿童用药经验仍有限，对此类病例应小心权衡利弊后遵医嘱用药。③对有心脏病的老年患者、老年癌症晚期患者，在接受本剂治疗前及治疗期中都应做心电图检查，遵医嘱做剂量调整或停止用本药。

【制剂与规格】①注射剂：0.6ml：600万IU；1ml：1000万IU。②乳膏：200万IU。③喷雾剂：10ml：100万IU。

重组人干扰素β
Recombinant Human Interferon β

【其他名称】IFNβ、人成纤维细胞干扰素。

【药理作用】本药为全身性抗病毒、抗肿瘤和免疫调节药物。

【体内过程】重组人干扰素β-1a给药后12小时内，血中反应物浓度增加，并维持至少4天，通常给药后48小时达到最高值。注射用重组人干扰素β-1b给药后，1～8小时后达最大血药浓度，其绝对生物利用度约为50%。

【适应证】①肿瘤：宫颈上皮内肿瘤、肿瘤性胸腔积液、毛细胞性白血病、将接受激素治疗的乳腺肿瘤或子宫内膜肿瘤患者的甾体激素受体诱导。②多发性硬化：患有多发性硬化，且在过去2年内至少有2次复发的患者。对不处于复发期的继发进展型多发性硬化患者，其有效性还未得到证实。③急性、慢性及复发性病毒感染性疾病，以及神经系统炎性免疫性疾病，缓解复发型多发性硬化疾病，如妇科、泌尿科疾病：生殖器疱疹、乳头瘤病毒感染、扁平和尖锐湿疣。④皮肤科疾病：阴唇疱疹、生殖器疱疹、带状疱疹、乳头瘤病毒感染、扁平疣和尖锐湿疣。⑤肝病：血清学检查表明有病毒复制的成人慢性活动性乙型肝炎、丙型及戊型肝炎，病毒活力有短期下降，转氨酶升高，无肝脏损害的成人患者。

【用法用量】①宫颈上皮内肿瘤：每天300万IU，病灶内注射，连用5天，然后隔日注射300万IU，连用2周。②肿瘤性胸腔积液：胸穿后，将本药500万IU（以50ml 0.9%氯化钠注射液稀释）注入胸膜腔。如果7～15天后又出现胸水，再做胸穿，并将本药1000万IU用50ml 0.9%氯化钠注射液稀释注入胸膜腔。如果15天后再复发，用50ml的0.9%氯化钠注射液稀释2000万IU药物注入胸膜腔。③毛细胞性白血病诱导剂量：每天600万IU/m^2，静脉内缓慢滴注，连用7天，共用3个周期，每个周期之间间隔1周。维持剂量：600万IU/m^2，缓慢静脉内滴注，每周2次，连用24周。④乳腺肿瘤和子宫内膜肿瘤中甾体激素受体的诱导：每次肌内注射200万～600万IU，隔天1次，共2周。这种治疗方案在激素治疗期间每间隔4周可重复应用。

【不良反应】①胃肠外使用人干扰素β，尤其日剂量高时，可能会引起体温升高、无力、肌肉痛，并偶尔会出现头痛、恶心、呕吐。②延长治疗时间可能出现下列症状：白细胞减少、血小板数目下降、贫血、凝血酶原时间延长、转氨酶一过性升高、心动过速、食欲不振、骨及关节疼痛、嗜睡、失眠、腹泻、低血压、呼吸困难和脱发。但是，这些副作用即便是继续进行长期治疗也是可逆的。③如果出现高热（高于

40℃）伴长时间寒战、呕吐以及血压不稳应暂停用药或适当减量。

【禁忌证】①对本药过敏者。②严重的心脏病患者。③严重的肝肾损害，癫痫和（或）中枢神经系统功能受损，伴晚期代偿失调肝硬化的慢性肝炎，正在接受或最近刚接受免疫抑制药物的慢性肝炎，自身免疫性肝炎，以往有甲状腺病变的患者。④妊娠妇女、严重抑郁和（或）有自杀想法的患者、有癫痫病史且经治疗未充分控制发作的患者。

【药物相互作用】①为避免降低干扰素的生物活性，本药不能与甾体类药物、阿司匹林、吲哚美辛以及干扰前列腺素代谢的药物同时使用。如果使用本药时需用止痛剂，最好选择对乙酰氨基酸类药物。②使用干扰素α时发现患者茶碱的清除率下降，血浆半衰期延长，使用本药时可能会出现类似现象。

【注意事项】①在使用重组人干扰素β治疗丙型及戊型肝炎时，有极少数患者出现了甲状腺功能异常。②感染艾滋病毒的慢性活动性乙型肝炎患者使用此药疗效不佳。③胃肠外使用本药且同时使用具有心脏毒性药物的患者，或者有心脏病的患者胃肠外使用本药时需进行严密的医疗监控。④有癫痫发作史的患者应慎用本药。⑤严重肾脏或肝脏功能损害的患者，及严重骨髓抑制的患者使用本药时应谨慎并进行密切监测。

【制剂与规格】注射剂：600万IU（22μg）；1200万IU（44μg）。

重组人干扰素γ
Recombinant Human Interferon γ

【其他名称】IFNγ。

【药理作用】干扰素γ具有较强的免疫调节功能，能增强抗原递呈细胞功能，加快免疫复合物的清除，提高吞噬异物功能，对淋巴细胞具有双向调节功能，提高抗体依赖的细胞毒反应，增强某些免疫活性细胞HLA类抗原表达。对星状细胞的活化、增生和分泌细胞外基质具有很强的抑制作用，并能抑制胶原合成，促进胶原降解。

【体内过程】本药肌内或皮下注射后被缓慢吸收达89%以上，皮下注射的消除半衰期为9.35小时，皮下注射后的浓度最高峰出现在3.4小时以后，最高峰浓度达37.4IU/mg。

【适应证】①类风湿性关节炎。②骨髓增生异常综合征、异位性皮炎和尖锐湿疣。③转移性肾癌、创伤、异位性皮炎和肉芽肿。④肾细胞癌和蕈样真菌病。

【用法用量】本药应在临床医师指导下使用。每瓶制品用灭菌注射用水1ml溶解，皮下或肌内注射。开始时每天注射50万IU，连续3～4天后，无明显不良反应，将剂量增到每天100万IU，第二个月开始改为隔天注射150万～200万IU，总疗程3个月，如能延长疗程为6个月效果更好或遵医嘱。

【不良反应】①常见的不良反应是发热，常在注射后数小时出现，持续数小时自行消退，多数为低热（38℃以下），但也有少数发热较高，发热时患者有头痛、肌肉痛、关节痛等流感样症状。一般用药3～5天后即不再有发热反应。②其他不良反应有疲劳，食欲不振，恶心等。③常见的化验异常有白细胞、血小板减少和ALT升高，一般为一过性，能自行恢复。如出现上述患者不能耐受的严重不良反应，应减少剂量或停药，并给予必要的对症治疗。

【禁忌证】①对干扰素制品、大肠埃希菌来源的制品过敏者。②有心绞痛、心肌梗死病史以及其他严重心血管病史者。③癫痫和其他中枢神经系统功能紊乱者。

【药物相互作用】本制品在临床应用中，应注意不要与抑制骨髓造血功能的药物同时使用。

【注意事项】①凡有明显过敏体质，特别是对抗生素有过敏史者，本药应慎用，必须使用时应先用本药做皮肤试验（5000IU皮内注射），阴性者方可使用。在使用过程中如发生过敏反应，应立即停药，并给予相应治疗。②使用前应仔细检查瓶子，如瓶或瓶塞有裂缝、破损不可使用。在加入灭菌注射用水后稍加震摇，制品应溶解良好，如有不能溶解的块状或絮状物，不可使用。③制品溶解后应一次用完，不得分次使用。

【制剂与规格】注射剂：50万IU；100万IU；200万IU。

重组改构人肿瘤坏死因子
Recombinant Mutant Human Tumor Necrosis Factor

【其他名称】注射用重组改构人肿瘤坏死因子、TNF-α。

【药理作用】本药为肌内注射用改构重组人肿瘤坏死因子，是天然肿瘤坏死因子α（TNFα）经结构改造后得到的TNFα衍生物。其可以引起部分肿瘤血管出血性坏死，直接引起细胞死亡，调节免疫功能，诱导恶病质等。另有报道，TNFα对某些肿瘤细胞如成骨肉瘤、卵巢癌有促进生长的作用。

【体内过程】本药的药代动力学特征尚有待进一步的研究。

【适应证】本药与CAP化疗方案联合适用于经其他方法治疗无效或复发的晚期非小细胞肺癌患者。

【用法用量】仅可与CAP化疗方案使用。每支用2ml注射用水溶解，肌内注射，每次400万IU/m^2，第1～7天及第11～17天每天用药1次，21天为一个疗程，可试用两个疗程。如无较明显效果，建议停止使用。

【不良反应】本药短疗程应用的近期不良反应主要表现为发热、感冒样症状，注射局部疼痛、局部红肿硬结、骨肌肉疼痛，发生率在80%左右。天然肿瘤坏死因子为多效应细胞因子，改构后其性质和特点有可能会发生较复杂的变化，由此可能对造血系统、免疫系统及神经系统等产生不良反应和长期后续效应，特别对某些肿瘤可能具有潜在的促进作用，及可能发生与自身免疫性相关的疾病等，因此对本药可能发生的远期和潜在不良反应需给予密切关注。

【禁忌证】①对本药过敏者。②患有其他严重疾患不能耐受本药不良反应者。

【注意事项】①鉴于天然TNF对不同肿瘤细胞的作用不同（对于部分肿瘤细胞具有促进生长的作用），而本药与天然TNF具有结构和生物学功能相似性，所以为保证本药治疗效果及避免不良后果（加速肿瘤进展），必须在上述适应证范围内谨慎应用本药，不得随意扩大适应证。②本药必须在三甲医院内并在有经验的临床医师指导下使用。③过敏体质，特别是对肽类药品或生物制品有过敏史者慎用。④由于本药的某些潜在不良反应尚无试验资料加以证实或排除，因此，在使用本药期间，应密切观察肝肾功能、血液系统、神经系统的变化，如发现异常，应及时停药。⑤药瓶如有裂缝、破损者不能使用。药品溶解后应为透明液体，如有混浊、沉淀和不溶物等现象，则不能使用，药品溶解后应一次用完，不可多次使用。

【制剂与规格】注射粉针剂：500万IU。

第4章 靶向治疗药物

吉非替尼
Gefitinib

【其他名称】易瑞沙。

【药理作用】是一种选择性表皮生长因子受体酪氨酸酶抑制剂（EGFR-TKI）。对癌细胞的增殖、生长、存活的信号转导通路起阻断作用，是通过抑制表皮生长因子受体酪氨酸激酶的活性，阻止癌细胞的生长、转移和新血管生成，促进癌细胞凋亡。

【体内过程】口服3～7小时达血药峰浓度。平均绝对生物利用度为59%。总蛋白结合率为90%。主要经粪便排泄，少量从尿中排出。$t_{1/2}$为9～46小时。

【适应证】既往接受过化疗的局部晚期或转移性非小细胞肺癌。

【用法用量】口服。一次250mg，每日1次，空腹或与食物同服。

【不良反应】①消化道反应：腹泻多见，还可见恶心、呕吐、食欲不振、口腔黏膜炎、口腔溃疡、少见胰腺炎。②皮肤和附件反应：皮疹、瘙痒多见，极罕见中毒性表皮坏死松解症，过敏反应包括血管性水肿和荨麻疹。指甲异常常见。③肝功能异常。④全身症状：轻度乏力、脱发、体重下降、外周性水肿。⑤眼科方面：常见结膜炎和眼睑炎，弱视少见，有可逆的角膜糜烂，有时伴睫毛生长异常，极罕见有角膜脱落、眼部缺血和出血。⑥血液和淋巴系统：出血，常见鼻出血和尿血。少见出血性膀胱炎。⑦呼吸系统：常见呼吸困难，少见间质性肺病，常较严重。

【禁忌证】对本药过敏者。

【药物相互作用】①升高胃液pH值的药物能降低本药血浆浓度，合用时本药疗效降低。②抑制CYP3A4活性的药物（如伊曲康唑、酮康唑）可降低本药代谢。③诱导CYP3A4活性的药物（如苯妥英钠、利福平）可增强本药代谢。④与华法林合用可增加出血风险。⑤与美托洛尔合用可使美托洛尔血药浓度升高。

【注意事项】①患有细菌或病毒感染、严重肝肾功能不全、间质性肺病、骨髓抑制的患者慎用。②出现任何眼部症状，应及时就医检查。③注意观察间质性肺病症状，并及时处理，间质性肺病患者不再使用本药。④定期检查肝功能。

【制剂与规格】片剂：250mg。

厄洛替尼
Erlotinib

【其他名称】盐酸厄洛替尼片、埃洛替尼、特罗凯。

【药理作用】厄洛替尼为1型人表皮生长因子受体的酪氨酸酶抑制剂，能与ATP竞争结合表皮生长因子受体（EGFR）酪氨酸激酶的细胞内催化区，抑制磷酸化，阻断和抑制系统传送核内信息，从而达到阻止肿瘤生长、控制细胞增殖、促进细胞凋亡、新生血管生成和肿瘤转移的作用。

【体内过程】口服生物利用度约60%，与食物同服则上升至近100%。t_{max}为4小时。总蛋白结合率为93%。主要经粪便排泄，少量从尿中排出。$t_{1/2}$约36小时。

【适应证】厄洛替尼可用于两个或两个以上化疗方案失败的局部晚期或转移的非小细胞肺癌的三线治疗。

【用法用量】口服。一次150mg，一日1次，在餐前1小时或餐后2小时服用。

【不良反应】①最常见的不良反应是皮疹和腹泻。②呼吸困难、咳嗽、间质性肺炎等。③肝功能异常。④胃肠道出血，常发生于同时应用华法林的患者。⑤少见结膜炎和角膜炎。

【禁忌证】对本药过敏者。

【药物相互作用】①抑制CYP3A4活性的药物（如伊曲康唑、酮康唑）可降低本药代谢，AUC增加。②诱导CYP3A4活性的药物（如利福平）可增强本药代谢，

AUC减少。

【注意事项】本药必须在有此类药物使用经验的医生指导下使用，并仅在国家肿瘤药物临床试验基地或三级甲等医院使用。

【制剂与规格】片剂：25mg；100mg；150mg。

阿法替尼
Afatinib

【其他名称】马来酸阿法替尼。

【药理作用】阿法替尼是表皮生长因子受体（EGFR）和人表皮生长因子受体2（HER2）酪氨酸激酶的强效、不可逆的双重抑制剂。

【适应证】适用于晚期非小细胞肺癌的一线治疗及HER2阳性的晚期乳腺癌患者。

【用法用量】口服。一次40mg，一日1次，在餐前至少1小时或餐后2小时服用。

【不良反应】①最常见腹泻、皮疹、恶心、高血压、厌食、无症状的Q-T间期延长和蛋白尿。②随着剂量增加，可能出现低磷酸盐血症、毛囊炎、转氨酶升高、非特异性肠梗阻、血小板减少、充血性心衰、深静脉血栓、肺栓塞等。③最常见的剂量限制性毒性（DLTs）是腹泻、高血压和皮疹。

【注意事项】①腹泻：腹泻可能导致脱水和肾衰。②大疱和剥脱性皮肤疾病：0.15%患者在使用过程中发生严重大疱，起泡和去角质病变。对威胁生命的皮肤反应应终止用药。③间质性肺病（ILD）：1.5%患者发生。对肺症状急性发作或恶化应中断阿法替尼治疗。如被诊断为ILD应终止给药。④肝毒性：在0.18%患者中发生致命性肝损伤。用定期肝检验监视。⑤角膜炎：0.8%患者中发生。⑥胚胎胎儿毒性：可致胎儿危害。告知女性对胎儿潜在危害并使用高效避孕。

【制剂与规格】片剂：40mg。

埃克替尼
Icotinib

【其他名称】凯美纳。

【药理作用】埃克替尼是一种选择性表皮生长因子受体（EGFR）酪氨酸激酶抑制剂。

【体内过程】口服吸收迅速。t_{max}为0.5～4小时。主要通过粪便与尿液排出，占79.5%，其中粪便排泄占74.7%。排出形式以代谢物为主（81.4%），原型药物占18.6%。平均血浆$t_{1/2}$为6小时。

【适应证】既往接受过至少一个化疗方案失败后的局部晚期或转移性非小细胞肺癌。

【用法用量】口服。本药的推荐剂量为一次125mg，一日3次，空腹或与食物同服，高热量食物可明显增加药物的吸收。

【不良反应】总体上埃克替尼耐受性良好。Ⅲ期临床试验（ICOGEN）最常见不良反应为皮疹（39.5%）、腹泻（18.5%）和转氨酶升高（8.0%），绝大多数为Ⅰ～Ⅱ级，一般见于服药后1～3周内，通常是可逆性的，无须特殊处理，可自行消失。

【禁忌证】对该药活性物质或该产品任一赋形剂有严重过敏反应者。

【药物相互作用】埃克替尼主要通过细胞色素P450单加氧酶系统的CYP2C19和CYP3A4代谢，对CYP2C9和CYP3A4有明显的抑制作用，未发现对大鼠肝P450酶有明显诱导作用。因此，在与下列药物合用时应注意潜在的药物相互作用：CYP2C19诱导剂（如氨鲁米特）和CYP3A4诱导剂（如奈夫西林、奈韦拉平、苯巴比妥和利福霉素类）；CYP2C9底物（如华法林）和CYP3A4底物（如苯二氮䓬类、钙通道阻断剂、那格列奈、麦角碱衍生物等）。

【注意事项】①接受吉非替尼和厄洛替尼治疗的东方人群间质性肺病（ILD）发生率分别为2%～3%和1%～2%。经治医生治疗期间密切监测间质性肺病发生的迹象，如果患者出现新的急性发作或进行性加重的呼吸困难、咳嗽，应中断本药的治疗，立即进行相关检查。当证实有间质性肺病时，应停止用药，并对患者进行相应的治疗。②可有一过性转氨酶升高。因此，建议定期检查肝功能，特别是在用药的前一个月内。③对驾驶及操纵机器能力的影响：在本药治疗期间，可出现乏力的症状，出现这些症状的患者在驾驶或操纵机器时应给予提醒。

【制剂与规格】片剂：125mg。

伊马替尼
Imatinib

【其他名称】甲磺酸伊马替尼、格列卫。

【药理作用】伊马替尼在体内外均可在细胞水平上抑制Bcr-Abl酪氨酸激酶，能选择性抑制Bcr-Abl阳性细胞系细胞、费城染色体阳性（Ph^+）的慢性髓性白血病（CML）和急性淋巴细胞白血病患者的新鲜细胞的增殖和诱导其凋亡。此外，伊马替尼还可抑制血小板衍化生长因子受体（PDGFR）、干细胞因子（SCF）受体c-Kit的酪氨酸激酶，从而抑制由PDGF和SCF介导的细胞行为。胃肠道间质肿瘤（GIST）细胞表达活性kit突变，体外实验显示伊马替尼抑制GIST细胞的增殖并诱导其凋亡。

【体内过程】口服吸收迅速。平均绝对生物利用度为98%。t_{max}为2～4小时。蛋白结合率约为95%。多经粪便排出，少量经尿排出，约25%为原药排出，其余为代谢产物。伊马替尼的消除半衰期为18小时，其活性代谢产物半衰期为40小时。

【适应证】①胃肠道间质瘤。②慢性粒细胞白血病的急变期、加速期和干扰素治疗失败后的慢性期。

【用法用量】口服。甲磺酸伊马替尼应在进餐时服用，并饮一大杯水，以减少对胃肠道的刺激。通常成人每日1次，每次400mg或600mg，或日服用量800mg即400mg剂量每天2次（在早上及晚上）。儿童和青少年每日1次或分2次服用（早晨和晚上）。不能吞咽药片的患者（包括儿童），可以将药片分散于不含气体的水或苹果汁中（100mg片约用50ml，400mg约用200ml），搅拌混悬液，一旦药片崩解完全应立即服用。

【不良反应】①多为轻中度，液体潴留，表现为周围性或下肢水肿。②重者可出现胸水、腹水、心包积液或肺水肿，停药后给利尿药可减轻。③胃肠道反应有恶心、呕吐、腹痛、腹泻。④还有肌痛、肌痉挛、骨骼疼痛、头痛、皮疹、疲劳、发热等。⑤血小板减少和中性粒细胞减少，常发生于剂量大于每日750mg时。⑥贫血多见于慢性期。⑦偶见肝功能异常。

【禁忌证】对本药活性物质或该产品任一赋形剂严重过敏者。

【药物相互作用】①与CYP3A4抑制剂合用，伊马替尼的药物暴露量显著增加。②与CYP3A4诱导剂合用，伊马替尼的清除增加。服用酶诱导的抗癫痫药如卡马西平、奥卡西平、苯妥英、磷苯妥英、苯巴比妥及去氧苯比妥，同时接受本药治疗的恶性神经胶质瘤患者中亦观察到类似的结果。

【注意事项】①个别急变期患者因复杂的胸腔积液、充血性心力衰竭及肾衰竭而死亡，因此建议定期监测体重。②定期检测肝功。

【制剂与规格】①片剂：100mg。②胶囊：100mg。

索拉非尼
Sorafenib

【其他名称】甲苯磺酸索拉非尼，多吉美。

【药理作用】索拉非尼是一种新的二芳基尿素，为一种新型多靶点小分子信号传导抑制剂，是多种激酶抑制剂。通过抑制Raf-1激酶从而靶向于细胞间信号传导通路直接抑制肿瘤生长，并通过抑制血管内皮生长因子受体-2（VEGFR-2）和血小板衍生生长因子（PDGF）受体，阻断肿瘤血管生成途径。

【体内过程】口服平均相对生物利用度为38%～49%。t_{max}约3小时。本药的血浆蛋白结合率为99.5%。索拉非尼主要在肝脏经氧化和葡萄糖苷酸化代谢，主要经粪便排出，占77%，尿液排出占19%，其中粪便排出物中原型药占给药剂量的50.7%。$t_{1/2}$为24～48小时。

【适应证】①无法手术或远处转移的肝细胞癌。②不能手术的晚期肾细胞癌。

【用法用量】口服。一次400mg，一日2次，空腹或伴低脂、中脂饮食服用。服用时以一杯温水吞服。

【不良反应】索拉非尼引起的常见不良事件包括皮疹、腹泻、血压升高，以及手掌或足底部发红、疼痛、肿胀或出现水疱。

【禁忌证】对索拉非尼或药物的非活性成分严重过敏者。

【药物相互作用】索拉非尼与阿霉素或伊立替康合用时，后两者的药时曲线下面积（AUC）将分别增加21%和26%～42%，尚不清楚上述现象是否具有临床意义，但一般建议索拉非尼与上述两种药物合用时应注意密切观察。索拉非尼与酮康唑合用时较安全。从理论上说，任何能够诱导CYP3A4的药物均能加快索拉非尼的代谢，降低其血药浓度和临床疗效。索拉非尼是CYP2C9的竞争性抑制剂，因此，它有可能会升高其他经CYP2C9代谢的药物的血药浓度。当索拉非尼与其他治疗范围较窄的CYP2C9底物（如塞来昔布、双氯芬酸、屈大麻酚、THC、苯妥英或磷苯妥英、吡罗昔康、舍曲林、甲苯磺丁脲、托吡酯和华法林等）合用时应注意观察，以防出现严重不良反应。

【注意事项】须在有本药使用经验的医生指导下使用。

【制剂与规格】片剂：200mg。

舒尼替尼
Sunitinib

【其他名称】苹果酸舒尼替尼、马来酸舒尼替尼、索坦。

【药理作用】舒尼替尼能抑制多个受体酪氨酸激酶（RTK），其中某些受体酪氨酸激酶参与肿瘤生长、病理性血管形成和肿瘤转移的过程。舒尼替尼对血小板源生长因子受体（PDGFRα和PDGFRβ）、血管内皮细胞生长因子（VEGFR1、VEGFR2和VEGFR3）、干细胞因子受体（KIT）、Fms样酪氨酸激酶3（FLT3）、1型集落刺激因子受体（CSF-1R）和胶质细胞衍生的神经营养因子受体（RET）等活性均具有抑制作用。

【体内过程】口服t_{max}为6～12小时。进食对其生物利用度无影响。舒尼替尼及其主要代谢物的血浆蛋白结合率分别为95%和90%。舒尼替尼和主要活性代谢物的$t_{1/2}$分别为40～60小时和80～110小时。剂量的61%通过粪便排泄，肾脏排泄的药物和代谢物约占剂量的16%。

【适应证】①甲磺酸伊马替尼治疗失败或不能耐受的胃肠道间质瘤。②不能手术的晚期肾细胞癌。

【用法用量】口服。一次50mg，一日1次，服药4周，停药2周（4/2给药方案）。与食物同服或不同服均可。必要时以12.5mg为梯度单位增加或减少剂量。

【不良反应】常见疲劳、乏力、腹泻、腹痛、便秘、味觉改变、厌食、恶心、呕吐、黏膜炎/口腔炎、消化不良、高血压。还可见皮疹、手足综合征、皮肤变色、出血。潜在严重不良反应：左心室功能障碍、Q-T间期延长、出血、高血压和肾上腺功能异常。

【禁忌证】对本药过敏者。

【药物相互作用】①CYP3A4抑制剂：CYP3A4强抑制剂，如酮康唑，可增加舒尼替尼的血浆浓度。②CYP3A4诱导剂：CYP3A4诱导剂，如利福平，可降低舒尼替尼的血浆浓度。

【注意事项】①若出现充血性心力衰竭的临床表现，建议停药。②无充血性心力衰竭临床证据但射血分数<50%以及射血分数低于基线20%的患者也应停药和（或）减量。③舒尼替尼可延长Q-T间期，且呈剂量依赖性。应慎用于已知有Q-T间期延长病史的患者、服用抗心律失常药物的患者或有相应基础心脏疾病、心动过缓和电解质紊乱的患者。④使用期间如果发生严重高血压，应暂停使用，直至高血压得到控制。⑤育龄妇女接受本药治疗时应避孕。哺乳妇女接受本药治疗时，应权衡决定是否停止哺乳或停止治疗。

【制剂与规格】胶囊：12.5mg；25mg；50mg。

达沙替尼
Dasatinib

【其他名称】施达赛。

【药理作用】本药为多酪氨酸激酶抑制剂，可抑制BCR-ABL、SRC家族（SRC、LCK、YES、FYN）、c-KIT、EPHA2和PDGFRS等激酶。在体外，本药对多种不同的伊马替尼敏感或耐药的白血病细胞株有活性，可抑制BCR-ABL来表达的CML和ALL细胞株的生长。

【体内过程】本药的最大血药浓度出现在口服后0.5～6小时。进食对其生物利用度无影响。体外试验中，本药及其活性代谢物血浆蛋白结合率为96%和93%。本药在人体内被广泛代谢，主要代谢酶为细胞色素P450（CYP）3A4。总体平均终末半衰期为3～5小时。

【适应证】对甲磺酸伊马替尼耐药或不耐受的费城染色体阳性（Ph^+）慢性髓细胞白血病（CML）慢性期、加速期和急变期（急粒变和急淋变）成年患者。

【用法用量】口服。Ph^+慢性期CML的患者推荐起始剂量为达沙替尼100mg，每日1次。服用时间应当一致，早上或晚上均可。Ph^+加速期、急变期（急粒变和急淋变）CML的患者推荐起始剂量为70mg，每日2次，分别于早晚口服。片剂不得压碎或切割，必须整片吞服。本药可与食物同服或空腹服用。在临床试验中，本药治疗均持续至疾病进展或患者不再耐受该治疗。在成年Ph^+ CML患者的临床试验中，如果患者在推荐的起始剂量治疗下未能达到血液学或细胞遗传学缓解，则慢性期CML患者可以将剂量增加至140mg，每日1次，对于进展期CML患者，可以将剂量增加至90mg，每日2次。

【不良反应】最常见的不良反应包括体液潴留、腹泻、头痛、恶心、皮疹、呼吸困难、出血、疲劳、肌肉骨骼疼痛、感染、呕吐、咳嗽、腹痛和发热。还可能发生有贫血、中性粒细胞减少症和血小板减少症。

【禁忌证】对达沙替尼或任何一种辅料过敏的患者。

【药物相互作用】吡咯类抗真菌药、大环内酯类抗生素、HIV-蛋白酶抑制剂或萘法唑酮会导致本药的血浆浓度升高。卡马西平、地塞米松、苯巴比妥、苯妥英、利福平、抗酸剂和质子泵抑制剂会导致本药的血浆浓度降低。

【注意事项】本药可导致严重的血小板减少症、中性粒细胞减少和贫血。骨髓抑制在晚期CML或Ph^+ALL患者中发生率较慢性期CML患者高。此外，本药在体外还可导致血小板功能不良，在接受本药治疗的患者中约有1%发生严重中枢神经系统出血，甚至死亡。

【制剂与规格】片剂：20mg；50mg；70mg；100mg。

拉帕替尼
Lapatinib

【其他名称】二甲苯磺酸拉帕替尼。

【药理作用】拉帕替尼是小分子4-苯胺基喹唑啉类受体酪氨酸激酶抑制剂，抑制表皮生长因子受体（ErbB1）和人表皮因子受体2（ErbB2）。

【体内过程】口服吸收不完全，而且个体差异较大，t_{max}约4小时，$t_{1/2}$约24小时，拉帕替尼与白蛋白及α1酸糖蛋白结合率高（>99%）。单剂量终末半衰期为14.2小时，多次给药后，有效半衰期延长至24小时，主要在肝脏中被CYP3A4和CYP3A5代谢，小部分由CYP2C19和CYP2C8完成。肾脏排泄极微，粪便中回收率约为口服剂量的27%。

【适应证】拉帕替尼用于联合卡培他滨治疗ErbB-2过度表达的，既往接受过包括蒽环类、紫杉醇、曲妥珠单抗（赫赛汀）治疗的晚期或转移性乳腺癌。

【用法用量】口服。推荐剂量为1250mg，每日1次，第1～21天服用，与卡培他滨2000mg/m^2，第1～14天分2次服联用。饭前1小时或饭后2小时后服用。

【不良反应】临床试验中观察到的大于10%的不良反应主要为胃肠道反应，包括恶心、腹泻、口腔炎和消化不良等，皮肤干燥、皮疹，其他有背痛、呼吸困难及失眠等。与卡培他滨合用，不良反应有恶心、腹泻及呕吐，掌跖肌触觉不良等。个别患者可出现左心室射血分数下降，间质性肺炎。

【禁忌证】对本药过敏者。

【药物相互作用】①在体外拉帕替尼在治疗浓度可抑制CYP3A4和CYP2C8，并且主要由CYP3A4代谢，抑制此酶活性的药物能显著提高拉帕替尼的血药浓度。②CYP3A4诱导剂可使拉帕替尼AUC降低72%。③拉帕替尼是P-糖蛋白的转运底物，抑制糖蛋白的药物可能增加该药的血药浓度。

【注意事项】①拉帕替尼可使左室射血分数降低，治疗前应评价左室射血分数，治疗中应监测左室射血分数。②本药有肝毒性，有严重肝损的患者应减少剂量。③治疗中出现腹泻应积极治疗。④可出现Q-T延长，应注意监测电解质及ECG。

【制剂与规格】片剂：250mg。

克唑替尼
Crizotinib

【其他名称】赛可瑞。

【药理作用】克唑替尼是一种酪氨酸激酶受体抑制剂，包括间变性淋巴瘤激酶（ALK）、肝细胞生长因子受体（HGFR、c-Met）、ROS1（c-cos）和RON。易位可促使ALK基因引起致癌融合蛋白的表达。ALK融合蛋白形成可引起基因表达和信号的激活和失调，进而促使表达这些蛋白的肿瘤细胞增殖和存活。克唑替尼在肿瘤细胞株中对ALK、ROS1和c-Met在细胞水平检测的磷酸化具有浓度依赖性抑制作用，对表达EML4-ALK或 NPM-ALK融合蛋白或 c-Met的异种移植荷瘤小鼠具有抗肿瘤活性。

【体内过程】口服单剂量克唑替尼，平均4～6小时克唑替尼的吸收达到峰值。单剂量口服给药250mg后，克唑替尼的平均绝对生物利用度为43%（范围：32%～66%）。在体外克唑替尼与人体血浆蛋白结合率为91%，与药物浓度无关。克唑替尼单剂量给药后，表观终末半衰期为42小时。健康志愿者在服用单剂量250mg放射物标记的克唑替尼后，在其粪便和尿液中分别发现给药剂量63%和22%的放射物标记的克唑替尼。粪便与尿液中克唑替尼原型药物分别约占给药剂量53%和2.3%。

【适应证】克唑替尼胶囊可用于经 CFDA批准的检测方法确定的间变性淋巴瘤激酶（ALK）阳性的局部晚期或转移性非小细胞肺癌（NSCLC）患者。

【用法用量】口服。克唑替尼胶囊的推荐剂量为250mg口服，一日2次，直至疾病进展或患者无法耐受。对于无须透析的严重肾损害（肌酐清除率＜30ml/min）患者，克唑替尼胶囊的推荐剂量为250mg口服，每日一次。胶囊应整粒吞服。克唑替尼胶囊与食物同服或不同服均可。若漏服一剂克唑替尼胶囊，则补服漏服剂量的药物，除非距下次服药时间短于6小时。如果在服药后呕吐，则在正常时间服用下一剂药物。根据不同患者安全性和耐受性、临床症状、实验室检查、肝功能、肾功能等调整用量。

【不良反应】①常见的不良反应为视觉异常、恶心、腹泻、呕吐、便秘、水肿、转氨酶升高及疲乏。②少见中性粒细胞减少、血小板减少等。

【禁忌证】①对本药过敏者。②严重肝损害患者。

【药物相互作用】①可能会增加克唑替尼血药浓度的药物：克唑替尼与 CYP3A强抑制剂合用可能会导致克唑替尼血药浓度升高。应避免合并使用下列CYP3A强抑制剂（包括但不仅限于）：阿扎那韦、克拉霉素、印地那韦、伊曲康唑、酮康唑、奈法唑酮、奈非那韦、利托那韦、沙奎那韦、克拉霉素、泰利霉素、醋竹桃霉素和伏立康唑。而西柚或西柚汁也可能会增加克唑替尼的血药浓度，应避免同时食用。与中度 CYP3A 抑制剂合并用药时应谨慎。②可能会降低克唑替尼血药浓度的药物：克唑替尼与 CYP3A强诱导剂合用可能会导致克唑替尼血药浓度降低。应避免合并使用下列 CYP3A强诱导剂（包括但不仅限于）：卡马西平、苯巴比妥、苯妥英钠、利福平、利福布汀和圣约翰草。③克唑替尼可能改变其血药浓度的药物：克唑替尼在体内或体外均可抑制 CYP3A。服用克唑替尼的患者应避免与治疗指数较窄的 CYP3A底物（包括但不限于阿芬太尼、环孢霉素、双氢麦角碱、麦角胺、芬太尼、匹莫齐特、奎尼丁、西罗莫司和他克莫司）合并使用。如果服用克唑替尼胶囊的患者需要合并使用这些治疗指数较窄的 CYP3A底物，可能需要减少 CYP3A底物的剂量，因为药物合用可产生不良反应。

【注意事项】①定期检测肝功能，必要时减量或中断给药。②监测肺部症状指标，并排除其他原因引起的非感染性肺炎。一旦出现治疗相关的非感染性肺炎，应永久停止克唑替尼的治疗。③注意监测心电图和电解质。④育龄妇女在服用克唑替尼治疗时应尽量避免怀孕。

【制剂与规格】胶囊：200mg；250mg。

利妥昔单抗
Rituximab

【其他名称】美罗华。

【药理作用】利妥昔单抗是一种嵌合鼠/人的单克隆抗体，该抗体与纵贯细胞膜的CD20抗原特异性结合。该抗原表达于95%以上的B淋巴细胞型的非霍奇金淋巴瘤。利妥昔单抗与B淋巴细胞上的CD20结合，并引发B细胞溶解的免疫反应。细胞溶解的可能机制包括补体依赖性细胞毒性（CDC）和抗体依赖性细胞的细胞毒性（ADCC）。此外，利妥昔单抗可使药物抵抗性的人体淋巴细胞对一些化疗药的细胞毒性敏感。

【体内过程】给患者125mg/m^2、250mg/m^{2}或375mg/m^{2}的本药静脉滴注，每周1次，共4次，患者的血清抗体浓度随剂量的增加而增加。在给予375mg/m^{2}的患者中，第一次滴注后，利妥昔单抗的平均血清半衰期为68.1小时，最大浓度为238.7μg/ml，平均血浆清除率为0.0459L/h。在第四次滴注后，平均血清半衰期，最大浓度和血浆清除率分别是189.9小时，480.7μg/ml和0.0145L/h。此外，利妥昔单抗的血清浓度在缓解患者中的增高具有统计学意义，其典型意义是在3～6个月后仍可测到利妥昔单抗。在第一次给药后，中位外周B淋巴细胞数明显降低至正常水平以下，6个月后开始恢复，在治疗完成的9～12个月后恢复正常。

【适应证】复发或化疗抵抗性B淋巴细胞型的非霍奇金淋巴瘤。

【用法用量】静脉滴注。成人作为成年患者的单一治疗药，推荐剂量为375mg/m^2，每周1次，共4次。与其他化疗药联合，也可以3周1次。

【不良反应】①滴注相关症候首先表现为发热和寒战，主要发生在第一次滴注时，通常在2个小时内。②其他随后的症状包括恶心，荨麻疹/皮疹，疲劳，头痛，瘙痒，支气管痉挛/呼吸困难，舌或喉头水肿（血管神经性水肿），鼻炎，呕吐，暂时性低血压，潮红，心律失常，肿瘤性疼痛。③其次常见的是原有的心脏病，如心绞痛和充血性心力衰竭加重。用药的不良反应随着滴注的继续而减轻。④少数患者发生出血性副作用，常常是轻微和可逆性的。⑤严重的血小板减少和中性粒细胞减少的发生率为1.8%，严重贫血的发生率为1.4%。

【禁忌证】①已知对该产品的任何成分及鼠蛋白高敏感的患者。②哺乳期妇女。③儿童。

【药物相互作用】①当患者存在人抗鼠抗体（HAMA）或人抗嵌合抗体（HACA）滴度时，若使用其他诊断或治疗性单克隆抗体，会产生过敏或高敏反应。②与顺铂合用会导致严重的肾毒性，故不主张两者合用。③用药时接种活疫苗，可能增加活疫苗感染的危险性。

【注意事项】①静脉滴注过程中可能出现暂时性低血压，需在使用本药前12小时和输药过程中停止抗高血压治疗。②有心脏病史患者应密切监测。③本药不可静脉推注或快速滴注。

【制剂与规格】注射剂：10ml：100mg；50ml：500mg。

曲妥珠单抗
Trastuzumab

【其他名称】赫赛汀。

【药理作用】曲妥珠单抗是一种重组DNA衍生的人源化单克隆抗体，选择性地作用于人表皮生长因子受体-2（HER-2）的细胞外部位。在原发性乳腺癌患者中观察到有25%～30%的患者HER-2过度表达。研究表明，HER-2过度表达的肿瘤患者较无过度表达的无病生存期短。曲妥珠单抗是抗体依赖的细胞介导的细胞毒反应（ADCC）的潜在介质。在体外研究中，曲妥珠单抗介导的ADCC被证明在HER-2过度表达的癌细胞中比HER-2非过度表达的癌细胞中更优先产生。

【体内过程】对转移性乳腺癌的研究表明，短时间静脉输入10mg、50mg、100mg、250mg和500mg曲妥珠单抗每周1次的药代动力学呈剂量依赖性。随剂量水平的提高，平均半衰期延长，清除率下降。在临床试验中，使用了曲妥珠单抗4mg/kg的首次负荷量和2mg/kg每周维持量，观察到其平均半衰期为5.8天，在16～32周之间，曲妥珠单抗的血药浓度达到稳定状态。

【适应证】HER-2过度表达的乳腺癌。单药治疗或与化疗药联合，用于转移性乳腺癌的治疗或乳腺癌的辅助治疗。

【用法用量】静脉滴注。作为单一药物或与其他化疗药合用时建议按下列初次负荷量和维持量给药。1周方案：初次负荷量为4mg/kg，90分钟内静脉输入；维持剂量每周用量为2mg/kg，如初次剂量可耐受，可于30分钟内滴注完。3周方案：初次负荷量为8mg/kg，滴注时间180分钟；维持剂量每次用量为6mg/kg，滴注120分钟。

【不良反应】①最常见的不良反应是：发热、恶心、呕吐、输注反应、腹泻、感染、咳嗽加重、头痛、乏力、呼吸困难、皮疹、中性粒细胞减少症、贫血和肌痛。②需要中断或停止曲妥珠单抗治疗的不良反应包括：充血性心衰、左心室功能明显下降、严重的输注反应和肺毒性。

【禁忌证】对曲妥珠单抗或其他成分过敏的患者。

【药物相互作用】①与紫杉醇合用，本药的血清谷浓度水平增加约1.5倍。②与蒽环类或环磷酰胺合用，血液及心血管毒性增加。③与华法林合用，有增加出血的危险。

【注意事项】①在使用本药治疗的患者中观察到有心脏功能减退的症状和体征，与本药治疗相关的充血性心衰可能相当严重，并可引起致命性心衰、死亡、黏液栓子脑栓塞。特别在本药与蒽环类药（阿霉素或表柔比星）和环磷酰胺合用治疗转移乳腺癌的患者中，观察到中至重度的心功能减退。在治疗前就有心功能不全的患者需特别小心。选择使用本药治疗的患者应进行全面的基础心脏评价。②在灭菌注射水中，苯乙醇作为防腐剂，它对新生儿和3岁以下的儿童有毒性。当本药用于已知对苯乙醇过敏的患者时，应用注射用水重新配制。

【制剂与规格】注射剂：20ml：440mg。

贝伐珠单抗
Bevacizumab

【其他名称】安维汀、阿瓦斯汀。

【药理作用】贝伐珠单抗是一种重组的人源化单克隆抗体，可以选择性地与人血管内皮生长因子（VEGF）结合并阻断其生物活性。通过使VEGF失去生物活性而减少了肿瘤的血管形成，从而抑制了肿瘤的生长。

【体内过程】静脉给药后，平均清除半衰期为20日，预测达到稳态的时间为100日。贝伐珠单抗的代谢与消除主要通过人体包括内皮细胞的蛋白水解分解代谢，不是主要通过肾脏和肝脏的消除。

【适应证】①贝伐珠单抗与5-FU为基础的化疗方案联合用于转移性结直肠癌。②非小细胞肺癌、乳腺癌、卵巢癌、肾癌。

【用法用量】静脉滴注。转移性结直肠癌贝伐珠单抗静脉输注的推荐剂量为：联合m-IFL（改良IFL）化疗方案时，5mg/kg，每2周给药1次。首次静脉输注时间需持续90分钟。如果第一次输注耐受性良好，则第二次输注的时间可以缩短到60分钟。如果患者对60分钟的输注也具有良好的耐受性，那么随后进行的所有输注都可以用30分钟的时间完成。建议持续贝伐珠单抗的治疗直至疾病进展为止。

【不良反应】①发生频率最高的药物不良反应包括高血压、蛋白尿、疲劳或乏力、腹泻和腹痛。②最严重的药物不良反应是胃肠道穿孔、出血、动脉血栓栓塞。③贝伐珠单抗治疗时高血压和蛋白尿的发生可能具有剂量依赖性。

【禁忌证】已知对产品中的任何一种组分、中国仓鼠卵巢细胞产物或者其他重组人类或人源化抗体过敏的患者。

【药物相互作用】与舒尼替尼合用可导致微血管病性溶血性贫血，不推荐两者合用。

【注意事项】①在采用贝伐珠单抗治疗时，患者发生胃肠道穿孔的风险可能增加。②发生了气管食管（TE）瘘或任何一种4级瘘的患者，应该永久性的停用贝伐珠单抗。③采用贝伐珠单抗治疗的患者出血的风险加大。④观察到高血压的发生率有所升高。⑤患者可能面临着发生包括肺栓塞在内的静脉血栓栓塞性事件的风险。⑥在患有临床明显心血管疾病或先前曾经患有充血性心力衰竭的患者中，采用贝伐珠单抗治疗时应该慎重。⑦贝伐珠单抗可能对伤口愈合产生不良影响。⑧临床试验结果显示在接受贝伐珠单抗与化疗联合治疗的患者中，蛋白尿的发生率高于那些只接受化疗的患者。

【制剂与规格】注射剂：4ml：100mg；16ml：400mg。

吉妥珠单抗
Gemtuzumab

【其他名称】奥唑米星。

【药理作用】吉妥珠单抗是一种抗体导向抗肿瘤药，由重组人源化IgG_4单克隆抗体（吉妥珠单抗，hP67.6）与细胞毒抗肿瘤抗生素刺孢霉素（calicheamicin）联结而成。80%以上的急性髓系白血病患者的白血病原始细胞上表达CD33抗原，CD33也表达于正常和白血病髓性集落形成细胞，但不在多能造血干细胞或非造血细胞上表达。CD33抗原可能是AML特异性治疗的理想靶点。本药的抗体部分为IgG_4免疫球蛋白，是一种唾液酸依赖性黏蛋白，与抗原CD33特异性结合后形成一种复合物，并被髓细胞“内在化”，在髓细胞的溶酶体内通过水解作用释放calicheamicin，calicheamicin与DNA双螺旋体结合，导致DNA双链断裂，诱导细胞凋亡。

【体内过程】成年CD33阳性的AML复发患者单剂量静脉输注本药9mg/m^{2}后，平均C_{max}为2.86mg/L，血浆清除半衰期为72.4小时。对药物动力学参数的统计分析表明，未见显著的性别差异和年龄差异。

【适应证】用于急性粒细胞白血病（AML）的单药治疗，在60岁以上、CD33阳性，首次复发且不宜用其他药物化疗的患者。

【用法用量】静脉滴注。推荐剂量为9mg/m^2，静脉输注2小时，14天后重复给药1次，共给药2次。配制方法：待本药粉针达到室温时，加入5ml注射用水，使成为1mg/ml的溶液，给药前取适量药液稀释于100ml 0.9%氯化钠注射液中，立即静脉输注。为减少过敏反应和输注反应，每次给药前1小时口服对乙酰氨基酚（扑热息痛）0.5～1.0g和肌内注射苯海拉明40mg。必要时，间隔4小时后再次口服对乙酰氨基酚0.1～1.0g。

【不良反应】①滴注结束后24小时内可能出现急性输注反应，包括寒战、发热、恶心、呕吐、头痛、低血压、高血压、缺氧、呼吸困难和高血糖，用药后2～4小时内缓解。常见于首次给药，第2次给药后较少发生。②常见骨髓抑制、肺浸润或水肿、乏力、腹泻、腹痛、高胆红素血症、肝转氨酶升高、感染、低钾血症、厌食、便秘、局部反应、皮疹、疼痛、外周水肿、失眠、头晕、背痛、咽炎、LDH升高、心动过速、鼻炎、低镁血症、抑郁、关节痛、口腔黏膜炎等不良反应。

【禁忌证】①已知对本药或处方中其他成分过敏者。②妊娠和哺乳期妇女。

【注意事项】①本药不得静脉推注，应该使用带有低蛋白结合终端滤器的单独输液管路，不得与其他药物混合。②应在有经验的医师指导下使用。用药期间应监测患者的电解质、肝功能、全血细胞计数和血小板计数。滴注时和滴注后4小时内密切监测生命体征。③所有患者在推荐剂量下均会出现严重的骨髓抑制反应，表现为中性粒细胞减少症、血小板减少症和贫血。首次给药后平均40.5天恢复。④哮喘、慢性阻塞性肺病（COPD）等呼吸系统疾病者发生肺浸润、肺水肿、肺功能不全、缺氧、急性呼吸窘迫综合征的危险性大。若患者出现肺水肿或急性呼吸窘迫综合征，应立即停药。⑤为防止发生肿瘤溶解综合征，使用本药前可考虑用羟基脲或白细胞去除法使白细胞计数降至30×10^9/L以下。⑥采用别嘌醇和水化作用等适当措施，防止发生高尿酸血症。

【制剂与规格】注射粉针剂：15mg。

阿仑单抗
Alemtuzumab

【其他名称】Campath。

【药理作用】本药与白血病表面CD52抗原结合后，产生抗体依赖的细胞介导的细胞溶解作用，从而杀死肿瘤细胞。

【体内过程】本药消除动力学为非线性，给药后12周，患者平均曲线下面积增加7倍。多次给药后由于受体介导的清除率降低，导致全身清除率降低。首次给药的平均半衰期为11小时，末次给药的平均半衰期为6日。

【适应证】慢性B细胞型淋巴细胞白血病。

【用法用量】静脉滴注。起始剂量：每日3mg，静脉滴注2小时以上。如患者可以耐受，剂量可增加至每日10mg；如还可以耐受，加量为30mg，每周3次，持续12周。

【不良反应】①输液相关副作用：寒战、发热、恶心、呕吐、低血压、皮疹、乏力、荨麻疹、呼吸困难、瘙痒、头痛、腹泻。②全身副作用：发热、乏力、疼痛、衰弱、水肿、脓血症、单纯疱疹、念珠菌病、病毒感染和其他病原菌感染。③血液系统：全血减少、骨髓增生低下、贫血、中性粒细胞减少、血小板减少、淋巴细胞减少、紫癜。④循环系统：低血压、高血压、心律失常（心动过速）。⑤中枢和外周神经系统：头痛、眩晕、颤抖。⑥消化系统：食欲不振、呕吐、腹泻、胃炎、溃疡性口炎、黏膜炎、腹痛、消化不良、便秘。⑦肌肉骨骼：肌痛、骨痛、背痛、胸痛。⑧精神病变：失眠、抑郁、嗜睡。⑨呼吸系统：呼吸困难、咳嗽、支气管炎、肺炎、咽炎、鼻炎、支气管痉挛。⑩皮肤病变：皮疹、斑丘疹、红斑疹、多汗。

【禁忌证】①全身活动性感染。②免疫缺陷症（如HIV血清学检查阳性）。③对本药和其他添加成分有I型超敏反应和过敏史。

【注意事项】①严重自发性免疫疾病：如免疫性血小板减少，抗肾小球基底膜疾病。治疗结束后，四年内常规监测患者全血细胞计数，血清肌酐水平和尿液分析。②严重输注反应：该药可能引起严重输注反应，应有专门人员监测诊治患者的过敏反应和严重输注反应。每一次输注后2小时内观察患者状况，告知患者输注反应也可能在输注后的2小时候后出现。③其他肿瘤：可能引起其他肿瘤，包括甲状腺癌、黑色素瘤、淋巴细胞增生性疾病等，每年应进行常规皮肤检查。④有严重感染患者应在感染症状控制后再使用本药，疗程结束后不要接种肝炎病毒疫苗。

【制剂与规格】注射剂：1ml ：30mg。

西妥昔单抗
Cetuximab

【其他名称】爱必妥、Erbitux。

【药理作用】与表达于正常细胞和多种癌细胞表面的EGFR特异性结合，抑制与受体相关激酶的磷酸化和活化，并竞争性阻断EGF和其他配体，从而抑制细胞生长、诱导凋亡、减少基质金属蛋白酶和血管内皮生长因子的产生。

【体内过程】本药单剂治疗或与化疗、放疗联合治疗时的药动学呈非线性特征。当剂量从20mg/m^{2}增加到400mg/m^{2}时，药时曲线下面积（AUC）的增加程度超过剂量的增长倍数。当剂量从20mg/m^{2}增加到200mg/m^{2}时，清除率（CL）从0.08L/（m^2·h）下降至0.02L/（m^2·h），表观分布容积（Vd）与剂量无关。在推荐剂量下（初始400mg/m^2，以后一周250mg/m^2）到第3周时，本药达到稳态血药浓度，峰值、谷值波动范围分别为168～235μg/ml和41～85μg/ml。平均$t_{1/2}$为114小时（75～188小时）。

【适应证】①联合伊立替康用于EGFR阳性表达、对伊立替康为基础的化疗方案耐药的转移性结、直肠癌患者。②头颈部鳞癌。

【用法用量】①首次注滴本药前需要接受抗组胺药物治疗，并建议在随后每次使用本药之前都对患者进行这种治疗。②使用静脉泵或输液泵静脉泵入原药。③首剂400mg/m^2，120分钟输注（最大输注速率5ml/min）；以后每周维持剂量为250mg/m^2，输注时间大于60分钟（最大输注速率5ml/min）。

【不良反应】①最常见的不良反应为痤疮样皮疹、疲劳、腹泻、恶心、呕吐、腹痛、发热和便秘等。②可有白细胞计数下降、呼吸困难等。③皮肤毒性反应如痤疮样皮疹、皮肤干燥等多数可自然消失。④少数患者可能发生严重过敏反应、输液反应、败血症、肾衰、肺栓塞等。

【禁忌证】①对本药品有严重超敏反应者。②儿童。

【注意事项】①皮肤毒性反应，此类患者应注意避光。轻至中度皮肤毒性反应无须调整剂量，但若发生重度皮肤毒性反应者，应酌情减量。②孕妇、哺乳期妇女慎用。③注意输液反应。④可出现急性发作的肺部症状。

【制剂与规格】注射剂：50ml ：100mg。

帕尼单抗
Panitumumab

【药理作用】是一种完全人源化的EGFR抗体，可以阻断配体结合位点，并抑制细胞的增殖，在过度表达EGFR的肿瘤中有效，但其有效性与阳性细胞的比例或EGFR的密度不相关。

【体内过程】单药给予帕尼单抗表现为非线性药代动力学。推荐给药方案，通过三次输注，达到稳态水平。均数血药峰浓度（213 ± 59）μg/ml。总清除率（4.9 ± 1.4）ml/（kg·d），消除半衰期7.5天（3.6～10.9天）。

【适应证】表达EGFR的结肠癌。

【用法用量】6mg/kg（220mg/m^2），静脉注射60分钟以上，每2周重复一次。

【不良反应】①骨髓抑制及其他血液学反应。②可有恶心、呕吐等胃肠道反应。③皮肤黏膜反应。④免疫反应及输液反应。

【禁忌证】①对本药过敏者。②孕妇。③哺乳期妇女。

【注意事项】①可能出现严重的低镁血症，要持续监测血镁浓度。②准备使用本药的结、直肠癌患者应当接受肿瘤组织KRAS或BRAF突变检测。如果检测显示KRAS12或13密码子突变或BRAF V600E突变，则不应当使用本药。

【制剂与规格】注射液：5ml：100mg；10ml：200mg；20ml：400mg。

波替单抗
Bortezomib

【其他名称】万珂。

【药理作用】本药是一种硼酸二肽衍生物，是26S蛋白酶体的选择性抑制药。26S蛋白酶体是一种存在于所有真核细胞中的多催化活性蛋白酶，可降解与泛素结合的蛋白质，使多种与细胞完整性（如细胞周期控制、细胞凋亡、转录因子活化和ATP肿瘤生长）有关的调节蛋白被有序降解，如细胞周期蛋白、细胞周期依赖性激酶（CDK）抑制剂和IkB（NF-kB的蛋白抑制剂），从而使细胞有丝分裂有序进行。本药通过抑制26S蛋白酶体而使这些调节蛋白稳定，使其调节作用被抑制，最终破坏细胞增殖，引起细胞凋亡。凋亡可发生于细胞内存在p21和p27时，而且不受p53状态影响。

【体内过程】多发性骨髓瘤患者静脉给予本药1.3mg/m^2，1小时后可达血药峰浓度（均值509ng/ml，范围109～1300ng/ml）；且无论单次还是多次给药，药效皆可持续48～72小时。本药在体内分布广泛，以肝和胃肠道浓度最高，皮肤和肌肉组织浓度最低，未能在睾丸、眼和中枢神经系统中检出。本药总蛋白结合率为83%，分布容积不低于500L。本药主要在肝脏内经细胞色素P450酶（3A4、2D6、2C19、2C9和1A2）代谢，主要代谢途径为去硼酸化和羟基化。去硼酸化的代谢产物无抑制26S蛋白酶体的活性，且代谢产物的血浆浓度比原型药物低。本药可经粪便及尿液排泄，静脉给药15分钟后，大部分即可从血浆中清除，给予1.3mg/m^{2}后的肌酐清除率为31～169ml/min。晚期恶性肿瘤患者给予本药1.45～2.00mg/m^2，首剂后的平均消除半衰期为9～15小时。

【适应证】①复发或难治性多发性骨髓瘤。②复发或难治性T细胞淋巴瘤。③非小细胞肺癌、雄激素非依赖性前列腺癌。

【用法用量】静脉注射：一次1.3mg/m^2，一周2次，连续给药两周，停药10日，3周为一疗程（即第1、4、8、11日给药，第12～21日停药）。症状改善的患者可再接受2个疗程的治疗。

【不良反应】①心血管系统：低血压。②神经系统：虚弱、周围神经病、头痛、失眠、感觉异常和迟钝、眩晕、焦虑、认知不全。③代谢/内分泌系统：水肿、脱水。④呼吸系统：呼吸困难、上呼吸道感染、咳嗽、肺炎。⑤肌肉骨骼系统：关节痛、肢体痛、骨痛、肌痛、背痛、肌肉痉挛、僵直。⑥胃肠道：恶心、腹泻、食欲缺乏、便秘、呕吐、消化不良、腹痛。

【禁忌证】对本药过敏者。

【药物相互作用】与口服抗糖尿病药合用，可能出现低血糖和高血糖症。故合用时应密切监测患者的血糖水平，并调节抗糖尿病药的剂量。

【注意事项】①室温、避光保存。②以下患者需慎用：有过敏、哮喘或对其他药物有过敏样反应病史的患者；同时进行可引起周围神经病变或血压降低的药物治疗的患者；电解质或酸碱平衡紊乱者；肝脏疾病或肝血流量减少者；低血压患者；脱水患者；骨髓抑制者；现患或曾有周围神经病变或其他神经疾患史者；肾功能损害的患者。③用药前后及用药时应当检查或监测：治疗前及治疗时应定期做全血计数、肝功能、血清电解质和常规血生化检查。

【制剂与规格】①无菌冻干粉末：3.5mg。②注射剂：10ml：3.5mg。

尼妥珠单抗
Nimotuzumab

【其他名称】尼妥珠单抗注射液、泰欣生。

【药理作用】本药能够竞争性抑制内源性配体与EGFR的结合，阻断由EGFR介导的下游信号传导通路和细胞学效应，从而抑制肿瘤细胞增殖，促进肿瘤细胞凋亡，抑制肿瘤血管生成，抑制肿瘤细胞浸润和转移，增强放、化疗疗效。

【体内过程】具有与其他抗EGFR抗体不同的药代动力学特性。在系统清除饱和度相应的剂量水平下，尼妥珠单抗的半衰期更长，AUC更大。本药在人体内生物学分布的主要器官为肝脏、脾脏、心脏、肾脏和胆囊，其中以肝脏摄取最高。给药后24小时以内肿瘤组织药物浓度最高。

【适应证】①与放疗联合治疗表皮生长因子受体（EGFR）阳性表达的Ⅲ/Ⅳ期鼻咽癌。②肝癌、头颈癌、神经胶质瘤、非小细胞肺癌、食道癌、宫颈癌等实体瘤。

【用法用量】100mg或200mg本药稀释于250ml 0.9%氯化钠注射液中静脉滴注，输液进药过程在60分钟以上，每周1次，共8次，患者同时接受标准的放、化疗。

【不良反应】①最常见的不良反应为发热。②可有痤疮样皮疹、腹泻、结膜炎等副反应。

【禁忌证】对本药过敏者。

【注意事项】①本药冻融后抗体大部分活性将丧失，故再贮藏过程中严禁冷冻。本药配置的溶液在输液容器中（2～8℃）时，其物理和化学稳定性可保持12小时，在室温下可保持8小时。若超过上述时间，不宜继续使用。②本药需在有经验的临床医师指导下使用。

【制剂与规格】注射液：10ml：50mg。

第 5 章 其他抗肿瘤药

门冬酰胺酶
Asparaginase

【其他名称】L-天门冬酰胺转移酶、爱施巴。

【药理作用】门冬酰胺是重要氨基酸，某些肿瘤细胞不能自行合成，需从细胞外摄取。门冬酰胺酶是已发现的对白血病细胞有抑制作用而无损于正常细胞的一种抗白血病药物。可将门冬酰胺水解而使肿瘤细胞缺乏门冬酰胺供应，使需要门冬酰胺的肿瘤细胞呈缺乏营养状态，以发挥抗肿瘤作用。

【体内过程】静脉给药后血浆半衰期为8～30小时，半衰期似不受单次或多次给药的剂量的影响。静脉给药后的血药起始浓度与使用剂量有关，每日用药可引起血药浓度蓄积性增加。本药从血管扩散到血管外间隙和细胞外间隙较慢。可在淋巴液中测出，脑脊液中浓度仅为血浆的1%。尿液中仅存在微量。肌内注射后14～24小时血药浓度达峰值，血浆半衰期为39～49小时。本药不能通过血脑屏障，注射后以肝、肾组织含量最高，尿中测不到门冬酰胺酶。

【适应证】①急性淋巴细胞白血病。②恶性淋巴瘤。③急性粒细胞白血病。④急性单核细胞白血病。

【用法用量】肌内注射、静脉注射或静脉滴注：首剂每次20～200U/kg，根据耐受情况，可增至每次500～1000U/kg，每日或隔日1次，每3～4周为1个疗程，间隔1～2周再进行第2个疗程。

【不良反应】①骨髓抑制或其他血液毒性反应。②可有恶心、呕吐及其他胃肠道反应。③皮肤黏膜反应。④过敏反应。

【禁忌证】①有胰腺炎或有胰腺炎病史的患者。②过去使用门冬酰胺酶有出血史的患者。③哺乳期妇女。

【药物相互作用】①泼尼松、促皮质素或长春新碱与本药同用时，会增强本药的致高血糖作用，并可能增多本药引起的神经病变及红细胞生成紊乱的危险性，应先用前述各药再用本药，则毒性减轻。②当与别嘌醇或秋水仙碱等抗痛风药合用时，要调节上述抗痛风药的剂量以控制高尿酸血症及痛风。③糖尿病患者用本药时及治疗后，均需注意调节口服降糖药或胰岛素的剂量。④本药与硫唑嘌呤、苯丁酸氮芥、环磷酰胺、单克隆抗体CD3或放疗等合用时，可提高疗效，因而应考虑减少化疗药物、免疫抑制剂或放疗疗法的剂量。⑤本药与甲氨蝶呤同用时，可通过抑制细胞复制的作用而阻断甲氨蝶呤的抗肿瘤作用。

【注意事项】①严密观察，预防骨髓功能抑制。②注意预防感染、出血及其症状、体征的恶化。③本药可影响儿童及生育年龄患者的性腺功能。④肾和肝功能损害患者、骨髓抑制患者、并发感染的患者及水痘患者慎用。

【制剂与规格】注射用门冬酰胺酶：1000U；2000U。

培门冬酶
Pegaspargase

【其他名称】艾阳。

【药理作用】本药作为门冬酰胺酶的一种衍生物，它与单甲羟基聚乙二醇形成共轭左旋门冬酰胺酶，水解时会消耗白血病细胞所需要的氨基酸，从而抑制蛋白质的合成。

【体内过程】本药的血浆半衰期延长到4～5.7天，可以减少被免疫系统识别。

【适应证】①急性淋巴细胞白血病。②对门冬酰胺酶过敏的患者。

【用法用量】肌内或静脉滴注，2500IU/m^2，每14天一次。若为肌内注射，在同一注射部位只能使用2ml。若为静脉滴注，应加入0.9%氯化钠注射液或5%葡萄糖氯化钠注射液中持续滴注1～2小时。

【不良反应】①最常见的不良反应为恶心、呕吐、腹泻、腹痛。②可有凝血酶原时间和凝血因子I出现异常。③偶有发热、体重减轻、嗜睡、精神错乱、血脂异常、低钙血和氮质血症。

【禁忌证】有严重过敏史的患者。

【注意事项】①糖尿病患者或血糖高于正常者、肝功能不全者慎用。②用药前后及用药时应当检查或监测血常规、血糖、血淀粉酶、血糖总蛋白及凝血功能、肝肾功能。治疗中建议连续检测本药的血药浓度。

【制剂与规格】注射剂：每小瓶5ml，含本药3750IU。

全反式维甲酸
All-trans Retinoic Acid

【其他名称】维甲酸、ATRA、ARTA。

【药理作用】与细胞质的视黄酸结合蛋白结合后，转移至细胞核。在细胞核中，与细胞核视黄酸受体相互作用，继而影响控制细胞生长分化的基因的表达。

【体内过程】口服吸收良好，3小时达血药浓度峰值，广泛与血浆蛋白结合，平均消除半衰期0.7小时。

【适应证】急性髓性白血病的诱导性治疗。

【用法用量】45mg/m^2，每日口服（分别于早晨及6小时后分两次服药），直至完全缓解，最长治疗时间为90天，该治疗常与蒽环类药物同时使用。

【不良反应】①骨髓抑制罕见，有患者出现白细胞增多，增加维A酸综合征的发生率。弥散性血管内凝血常见。②可有胃肠道反应。③常见皮肤黏膜反应，如出现干燥、瘙痒等。④维A酸综合征：白细胞计数增多、高热、呼吸抑制、弥散性肺浸润、胸水、心包积液，可能伴有心肌收缩功能受损。急性髓性白血病可能偶发低血压。

【禁忌证】①肝肾功能不全者。②皮肤晒伤或对阳光非常敏感者。

【药物相互作用】①与皮质激素、抗生素等合用可增强本药疗效。②与西咪替丁、环孢素、地尔硫䓬、维拉帕米、酮康唑等合用可引起本药的血药浓度增加。并可导致维A酸中毒。③与抗角化药及其他治疗痤疮的药物等合用，可加剧皮肤刺激或干燥。④与光敏感药合用可增加光度性，应停止合用。⑤同时服用谷维素等药物，可使本药头痛等不良反应减轻或消失。⑥与戊巴比妥、利福平联用可引起本药的血药浓度下降。

【注意事项】①避免用于孕妇，该药有致畸危险。②维A酸综合征需要给予机械性通气及地塞米松10mg，每12小时一次。一旦出现发热、呼吸抑制症状即开始用药，直至急性症状缓解时。

【制剂与规格】①片剂：5mg；10mg；20mg。②胶囊：20mg。③乳膏剂、软膏剂：10g：5mg；10g：10mg。④霜剂：10g：2.5mg；10g：5mg；10g：10mg。⑤凝胶剂：10g：2.5mg；10g：5mg；10g：10mg。⑥溶液剂（外用）：0.05%。⑦乙醇溶液：0.05%～0.1%。

三氧化二砷
Arsenic Trioxide

【其他名称】砒霜、无水砷酸、亚砷酸。

【药理作用】本药对急性早幼粒细胞白血病（APL）有明显疗效。三氧化二砷可使早幼粒细胞进一步分化，同时可抑制BCL-2基因mRNA和蛋白表达而诱导凋亡。其抗癌机制与诱导肿瘤细胞发生凋亡有关，且凋亡呈剂量依赖性和时间依赖性。

【体内过程】本药静脉给药，组织分布较广。停药后4周检测皮肤中砷含量与停药时基本持平，脑组织中含量有所增加，其他组织中砷含量均有所下降。本药在开始静脉滴注后4小时达到峰浓度，随即就被血浆快速清除，每日尿砷排泄量约为每日药物剂量的1%～8%。停药后尿砷即开始下降，停药1～2个月尿砷排泄可下降25%～75%不等。

【适应证】①急性早幼粒细胞性白血病。②多发性骨髓瘤。③恶性淋巴瘤。④肝癌、肺癌、胰腺癌、结肠癌等实体肿瘤。

【用法用量】静脉点滴，输注时避光。①成人一次5～10mg，每日1次，4～6周为一个疗程。每个疗程间隔5～7天，一般1～2个疗程完全缓解。②儿童每次0.16mg/kg，用法同上。

【不良反应】选择性低，局部刺激性强，必须静脉注射。①最常见的不良反应为骨髓抑制。②可有消化系统、泌尿生殖系统、神经系统症状及局部反应。③致癌性。④脱发等。

【禁忌证】①对本药过敏者。②孕妇。③哺乳期妇女。④非白血病所致的肝肾功能损害。

【药物相互作用】①使用本药时，避免使用含硒药品及使用含硒食品。②使用本药时，不宜同时使用能延长Q-T间期的药物或导致电解质异常的药物。

【注意事项】①如使用本药过量引起急性中毒，可用二巯丙醇抢救。②使用本药前，进行心电图检查、电解质和肌酐检查。③用药期间出现外周血白细胞过高时，可酌情选用白细胞单采分离，或应用羟基脲、阿糖胞苷等化疗药。④如出现其他不良反应，可对症治疗，严重时需停药观察。⑤不建议儿童将本药作为首选药物治疗。⑥肝肾功能损害患者、糖尿病患者、周围神经病或有此疾病史者、低钾血症、低镁血症、心电图严重异常者慎用。

【制剂与规格】注射剂：5ml ：5mg；10ml ：10mg。

沙利度胺

Thalidomide

【其他名称】反应停、酞谷酰亚胺、肽胺哌啶酮。

【药理作用】通过自由基介导的DNA氧化损伤作用；有抑制CD54（ICAM-1）等骨髓细胞黏附分子的作用从而影响肿瘤细胞的生长与存活，并克服耐药；下调IL-6、IL-1β、TNF-α、IL-10、GM-CSF等；可抑制血管内皮生长因子和碱性成纤维细胞生长因子2的生成及活性，减少新生血管形成，使骨髓微环境不再利于骨髓瘤细胞生长；可增加淋巴细胞总数。

【体内过程】口服易吸收，缓释片和咀嚼片达峰时间分别为2.9～5.7小时和2～6小时，总蛋白结合率高，肾脏清除率为1.15ml/min，主要的清除途径是非酶的水解作用清除，清除半衰期为5～7小时。

【适应证】①各型麻风。②骨髓移植后移植物抗宿主病（GVHD）。③难治复发性多发性骨髓瘤。④伴有髓样化生的骨髓纤维化。⑤骨髓增生异常综合征。

【用法用量】①从每日200mg开始，分2次或者每晚顿服。逐渐加量，最大可达每日800mg。②或者长期口服200mg或300mg每晚1次。

【不良反应】①最常见的不良反应为致畸性，典型表现是引起胎儿短肢或无肢畸形，部分伴有颅底形态发生异常及内脏缺陷。②可有周围神经病变。③有便秘、乏力、眩晕、皮疹、情绪变化、颤抖、水肿、恶心、头痛及内分泌改变。④少见的有脆甲、干燥症、红掌、表皮脱落、过敏性血管炎、血小板减少性紫癜、超敏反应也偶有报道。上述表现多数程度较轻，减量或停药后可以缓解。

【禁忌证】①对本药过敏者。②孕妇。

【药物相互作用】能增强其他中枢抑制剂，尤其是巴比妥类药的作用。

【注意事项】①严重威胁生命的出生缺陷，主要是海豹肢症。女性患者服药期间不能受孕，并告诫男性采取避孕措施。②预防性抗凝治疗或阿司匹林可降低血栓栓塞的风险。

【制剂与规格】片剂：25mg；50mg。

乌苯美司

Ubenimex

【其他名称】百士欣、乌苯美司胶囊。

【药理作用】本药可竞争性地抑制氨肽酶B及亮氨酸肽酶。增强T细胞的功能，使NK细胞的杀伤活力增强，且可使集落刺激因子合成增加而刺激骨髓细胞的再生及分化。本药能干扰肿瘤细胞的代谢，抑制肿瘤细胞增生，使肿瘤细胞凋亡，并激活人体细胞免疫功能，刺激细胞因子的生成和分泌，促进抗肿瘤效应细胞的产生和增殖。

【体内过程】本药口服吸收良好、迅速，1小时后血药浓度达峰值。约有15%在肝中被代谢为羟基乌苯美司。80%～85%呈原型自尿排出。

【适应证】可配合化疗、放疗及联合应用于白血病、多发性骨髓瘤、骨髓增生异常综合征及造血干细胞移植后，以及其他实体瘤患者。

【用法用量】①一日30mg，1次（早晨空腹口服）或分3次口服；儿童酌减。②症状减轻或长期服用，也可每周服用2～3次，10个月为一疗程。

【不良反应】①剂量超过200mg/日，可使T细胞减少。偶有皮疹、瘙痒、头痛、面部浮肿和一些消化道反应。②可有一过性轻度AST升高，一般在口服过程中或停药后消失。

【注意事项】①孕妇或有妊娠可能的妇女应权衡利弊，慎重用药。②哺乳期妇女应避免使用本药。

【制剂与规格】①片剂：10mg。②胶囊：10mg；30mg。

曲马多
Tramadol

【其他名称】盐酸曲马多、氟比汀、盐酸曲马多氟比汀。

【药理作用】本药为非吗啡类强效镇痛药。主要作用于中枢神经系统与疼痛相关的特异受体，作用强度为吗啡的1/10～1/8。无致平滑肌痉挛和明显呼吸抑制作用，镇痛作用可维持4～6小时。可延长巴比妥类药物麻醉持续时间。与安定类药物同用可增强阵痛作用。推荐剂量下，不会产生呼吸抑制作用，对血流动力学亦无显著影响。具有轻度的耐药性和依赖性。有镇咳作用，强度为可待因50%。不影响组胺释放。动物试验未发现曲马多的致畸性。

【体内过程】本药吸收迅速、完全，生物利用度高，口服给药后吸收可达剂量的90%，口服100mg后，20～30分钟起效，t_{max}为2小时，C_{max}为279.8ng/ml，作用持续6小时，在肺、脾、肝和肾分布含量高，在肝内代谢，24小时约有80%的本药及代谢产物从肾排除，$t_{1/2}$为6小时。

【适应证】①急、慢性疼痛，中、轻度癌症疼痛，骨折或各种术后疼痛、牙痛。②心脏病突发性痛、关节痛、神经痛及分娩止痛。

【用法用量】①一般成人及14岁以上中度疼痛的患者，单剂量为50～100mg。②体重不低于25公斤的1岁以上儿童的服用剂量为1～2mg/kg，本药最低剂量为50mg。③每日最高剂量通常不超过400mg。治疗癌性痛时也可考虑使用相对的大剂量，两次服药的间隔不得少于8小时。

【不良反应】①用药后可能出现恶心、呕吐、出汗、口干、眩晕、嗜睡等症状。②少数病例可发现对心血管系统有影响，尤其在患者直立、疲劳情况下较易出现。③头痛、便秘、胃肠功能紊乱、皮肤瘙痒、皮疹较少见。运动无力、食欲减退、排尿紊乱极少发生。④药物过量典型症状：意识紊乱、昏迷、全身性癫痫发作、低血压等。上述症状可以通过使用阿片受体拮抗剂对抗，应注意小量多次给药。另外，可酌情采取气管插管、人工呼吸等。发生惊厥时，可考虑给苯二氮䓬类药。

【禁忌证】对本药高度过敏者以及酒精、镇静催眠药、镇痛药或其他精神药物急性中毒的患者。

【药物相互作用】①中枢神经抑制药物或酒精：强化曲马多的镇静作用，特别是呼吸抑制作用。②神经阻滞剂：个别病例可致惊厥。③MAOI：可能会出现对中枢神经、循环、呼吸系统的严重影响。④巴比妥类药物：延长曲马多的作用时间。⑤西咪替丁：对曲马多的影响非常小。

【注意事项】①长期使用不能排除产生耐药性或药物依赖性的可能。②常用量情况下，本药也会有可能影响患者的驾驶或机械操作的反应能力。③如用量超过规定剂量或与中枢神经镇静剂合用，可能会出现呼吸抑制。④不得与单胺氧化酶制剂同用；中枢安定剂合用时需减量。⑤有药物滥用或依赖倾向的患者不宜使用。⑥孕妇及哺乳期妇女慎用；肝肾功能损害患者及老年高龄患者，剂量应酌减。⑦慎用于阿片类药物依赖者，病因不明的意识紊乱、呼吸中枢和呼吸功能紊乱、颅压增高而无人工呼吸设备的情况及1岁以下婴幼儿。

【制剂与规格】①片剂：50mg；100mg。②分散片：50mg。③泡腾片：50mg。④缓释片：100mg。⑤胶囊：50mg。⑥缓释胶囊：100mg。⑦滴剂：1ml：100mg。⑧栓剂：100mg。⑨注射剂：2ml：50mg；2ml：100mg。

安丫啶
Amsacrine

【其他名称】安吖啶、安沙克林、胺苯丫啶、胺苯吖啶。

【药理作用】本药能嵌入DNA链中，造成DNA某些部位的损伤而抑制DNA，阻止RNA的合成。为细胞周期非特异性药，作用于细胞G_1期及G_2/M期。

【体内过程】本药口服吸收较差，通常静脉给药。口服90mg/m^2，4～6小时血药浓度达峰值（0.63～1.3μg/ml）。静脉滴注90mg/m^2，体内血浆清除量双相曲线。广泛分布于肾、肺、心、脾和肝中，均比血中高。在肝脏内浓度最大，主要以代谢物吸收形式存在，在脑脊液中最低。本药主要经肝脏代谢、失活，最终代谢产物为9-氨基吖啶，肝功能不良可影响其代谢；主要从胆汁排泄，胆汁药物浓度与血药浓度的比为400∶1，在胆汁中的峰值时间为5小时，部分经肾排泄，肾功能不全者消除半衰期稍延长，但严重肝功能障碍的患者，则大大延长。

【适应证】①急性粒细胞白血病，与大剂量Ara-C、6-TG、VP-16等联合治疗晚期急性粒细胞白血病。②恶性淋巴瘤、乳腺癌。

【用法用量】①静脉滴注：急性白血病，75mg/m^2，连用7日，最大耐受量为150mg/m^2，连用5日。实体瘤，75~120mg/m^2，3～4周1次，总量500～700mg/m^{2}为1周期。②使用前先将安丫啶注射液1.5ml加入L-乳腺溶液13.5ml中，混匀后溶于5%葡萄糖溶液500ml中。

【不良反应】①骨髓抑制：为剂量限制毒性。②可有胃肠道反应。③心脏毒性。④肝功能损害。⑤其他反应如黏膜炎、皮疹、头晕等。

【禁忌证】①对本药过敏者。②妊娠早期妇女。

【注意事项】①本药与氯离子易生沉淀，全部过程中应避免与0.9%氯化钠注射液或其他含氯离子的器皿或溶液接触。本药未经稀释前应避免接触塑料制品，最好用玻璃注射器吸药，且应避免与皮肤或黏膜直接接触。②用药期间每日查白细胞数分类，必要时查骨髓象，定期进行肝功能检查。③肝肾功能不良时慎用或调整剂量。④对骨髓抑制及心、肝、神经系统疾病的患者应慎用或适当减少剂量。⑤为避免静脉炎，应将每次剂量稀释到150ml以上的溶液中，缓慢静脉滴注。⑥凡能影响微粒体酶的药物如苯巴比妥、西咪替丁等均可影响本药药学参数。

【制剂与规格】注射剂：1ml∶50mg；1.5ml∶75mg。

第 6 章 放化疗保护药和增敏药

氨磷汀
Amifostine

【其他名称】氨基丙基氨基乙基硫代磷酸盐。

【药理作用】本药在体内脱磷酸化转变成其代谢产物WR-1065，被正常组织和肿瘤细胞吸收，选择性地保护正常组织不受放射治疗和抗肿瘤药物的伤害。

【体内过程】口服本药无活性。当在15分钟内给癌症患者静脉输注本药740mg/m^{2}或910mg/m^{2}剂量时，平均最大血药浓度分别达到0.1mmol/L和0.235mmol/L。本药迅速从血浆中被清除，清除率为2.17L/min，分布半衰期很短，当输入单次剂量时约为0.9分钟。大部分以药物原型和主要代谢产物的形式经肾脏排泄。在患者体内，本药呈动态饱和状态，清除率与剂量成正相关。

【适应证】肿瘤放疗或细胞毒性化疗的辅助治疗剂。

【用法用量】给予抗肿瘤药物之前30分钟静脉滴注，初始剂量为910mg/m^2，缓慢滴注15分钟。滴注本药期间有必要监测动脉血压，如果发现收缩压明显降低至正常范围以下，应暂时停止给药，如果患者血压在5分钟内恢复正常而且患者无任何不适方可继续滴注。随后的疗程若不能使用全部剂量，应当给予740mg/m^2。

【不良反应】①低血压、恶心、呕吐、嗜睡和打喷嚏。②出现的低钙血症与给药剂量有关。

【禁忌证】①老年患者。②肝、肾功能损害患者。

【药物相互作用】用本药治疗时合并使用止吐药（地塞米松、昂丹司琼单独使用或联合应用）可降低呕吐的发生率。

【注意事项】①患者在给药前应补充足够的水分，以避免低血压。注射给药期间应监测血压，如果收缩压降至正常值以下，应中断给药。②容易发生低钙血症的患者以及接受降低血钙治疗的患者应当监测血清钙浓度，必要时补充钙剂。③止吐药应当在给予本药之前或同时使用。

【制剂与规格】注射剂：400mg；500mg。

美司钠
Mesna

【其他名称】美斯钠、巯乙磺酸钠。

【药理作用】本药具有巯基，可与环磷酰胺或异环磷酰胺所产生的毒性代谢产物丙烯醛结合形成无毒的化合物，经尿道排出，因而避免了膀胱炎的发生。因本药排泄速度较环磷酰胺、异环磷酰胺及其代谢产物快，故应重复用药。本药可使痰液黏蛋白的二硫键断裂，降低痰液黏度，局部给药可作为速效、强效的黏痰稀释剂。

【体内过程】本药口服吸收良好，但吸收较静脉注射略慢。注射后，主要分布于肾脏，并迅速在组织中转化为无生物活性的二硫化物，经肾小球滤过，在肾小管上皮再转化为二巯乙磺酸钠。本药吸收后立即开始代谢，大部分在8小时内清除。原型药和代谢物血浆半衰期分别为15～30分钟、70分钟。24小时内约有80%的药物经尿液排泄。

【适应证】①使用异环磷酰胺（IFO）和大剂量环磷酰胺（CTX）时作为泌尿系统保护剂。②本药气雾剂适用于大量黏痰阻塞引起的呼吸困难。

【用法用量】①静脉注射常用量为IFO或CTX剂量的20%。分别于IFO或CTX给药的0小时、4小时、8小时各注射1次。②雾化吸入：临床实验中使用本药5%～10%溶液。③气管滴入：同雾化吸入。

【不良反应】①常规剂量一般无不良反应。在高剂量静脉注射肌口服药物的耐受性试验中，当一次使用剂量超过60mg/kg时，可出现恶心、呕吐、腹泻、头疼等，且可加重IFO的中枢神经系统不良反应。②极少有静脉刺激症状或皮肤过敏反应。③偶尔有轻微的过敏反应，如不同程度的皮肤黏膜反应、局部肿胀。极少情况可能会出现急性过敏反应诱发的低血压、心跳加快（>100次/分钟）或短暂的肝转氨酶升高等现象。

【禁忌证】对含巯基化合物过敏者。

【药物相互作用】与华法林合用增加出血危险性。

【注意事项】①自身免疫功能紊乱的患者使用美司钠发生过敏性反应的病例较肿瘤患者为多。对该患者应先予以正确的利害评估后才使用美司钠，且应再医护人员的监督下应用。②交叉过敏：对其他含巯基化合物过敏者也可能对本药过敏。③孕妇及哺乳期妇女慎用。④药物对检验值或诊断的影响：应用本药可使尿酮试验呈假阳性反应。⑤美司钠的保护作用只限于泌尿系统的损伤。其他肿瘤药物的治疗不应因使用美司钠而有所影响。⑥有消化道吸收障碍者，不宜口服本药。⑦本药与顺铂、氮芥不能配伍。也不宜与红霉素、四环素和氨茶碱等配伍。⑧儿童用药时应酌情增加剂量或缩短给药间隔时间、增加给药次数。

【制剂与规格】注射液：2ml∶200mg；4ml∶400mg。

亚叶酸钙
Calcium Folinate

【其他名称】甲酰四氢叶酸钙、甲叶钙。

【药理作用】本药是叶酸还原型的甲酰化衍生物，可直接提供叶酸在体内的活化形式，具有“解救”过量的叶酸拮抗物在体内的毒性反应，有利于胸腺嘧啶核苷酸、DNA、RNA甚至蛋白质合成。本药可限制甲氨蝶呤对正常细胞的损害程度，并能逆转甲氨蝶呤引起的骨髓和胃肠黏膜反应，但对已存在的甲氨蝶呤神经毒性则无影响。

【体内过程】本药肌内注射后达血药浓度峰值需0.71小时左右。无论何种途径进入，药物作用持续3～6小时。经肝和肠黏膜作用后本药代谢为5-甲基四氢叶酸，80%～90%经肾排出，小量5%～8%随粪便排泄。

【适应证】①用作叶酸拮抗剂的解毒剂。②预防甲氨蝶呤过量或大剂量治疗后所引起的严重毒性作用。③当口服叶酸疗效不佳时，也用于口炎性腹泻、营养不良、妊娠期或婴儿期引起的巨幼细胞性贫血。④与5-氟尿嘧啶合用，用于晚期结肠、直肠癌或结直肠癌术后辅助化疗。

【用法用量】①肌内注射：作为甲氨蝶呤的“解救”疗法。一般采用剂量安体表面积为9～15mg/m^2，每6～8小时一次，持续2日，直至甲氨蝶呤血清浓度在5×10^{-8}mol/L以下。血肌酐、甲氨蝶呤水平每隔24小时测定一次，如24小时血肌酐增加超过50%或24小时甲氨蝶呤超过9×10^{-7}mol/L，亚叶酸钙剂量增加到100mg/m^2，每3小时一次，直至血中甲氨蝶呤水平低于5×10^{-8}mol/L。作为乙胺嘧啶或甲氧苄啶等的解毒剂，每次剂量肌内注射9～15mg，视中毒情况而定。用于叶酸缺乏引起的巨幼细胞性贫血，每日肌内注射1mg。②静脉注射：作为结肠-直肠癌的辅助治疗，与氟尿嘧啶联合应用；本药静脉注射200mg/m^2，注射时间不少于3分钟，接着用氟尿嘧啶300～400mg/m^{2}静脉注射，每日1次，连续5日为一疗程，根据毒性反应，每隔4～5周可重复一次。小儿剂量可酌减。

【不良反应】①偶见皮疹。②可有荨麻疹或哮喘等过敏反应。

【禁忌证】恶性贫血及维生素B_{12}缺乏引起的巨幼细胞性贫血。

【药物相互作用】较大剂量与巴比妥、扑米酮或苯妥英钠：影响抗癫痫作用。

【注意事项】①当患者有下列情况者，本药应谨慎用于甲氨蝶呤的“解救”治疗：酸性尿（pH<7）、腹水、失水、胃肠道梗阻、胸腔渗液或肾功能障碍。病情急需者，本药剂量要加大或延长给药时间，必要时可高剂量静脉给药。②接受大剂量甲氨蝶呤而用本药“解救”者应进行下列各种实验室检查，如治疗前肌酐清除率、甲氨蝶呤大剂量后每12～24小时测定甲氨蝶呤血尿浓度、甲氨蝶呤治疗前及以后每24小时测定血清肌酐量、甲氨蝶呤用药前和用药后每6小时应监测尿液酸度等。③本药应避免光线直接照射及热接触。过期药品不得应用。④静脉注射时每分钟不得超过160mg。⑤不可与5-氟尿嘧啶混合输用。

【制剂与规格】①片剂：5mg；15mg；25mg。②注射剂：3ml∶30mg；5ml∶50mg；10ml∶100mg。③注射剂（冻干粉）：3mg；5mg；25mg；30mg；50mg；100mg。④胶囊：25mg。

甘氨双唑钠
Glycididazole Sodium

【其他名称】希美纳。

【药理作用】本药为肿瘤放疗的增敏剂，属于硝基咪唑类化合物，可将射线对肿瘤乏氧细胞DNA的损伤固定，抑制其DNA损伤的修复，从而提高肿瘤乏氧细胞对辐射的敏感性。

【体内过程】静脉滴注甘氨双唑钠后，原型药在注药后即刻达到高峰，随后迅速下降，4小时后一般已测不出原药。给药后1～3小时其代谢产物甲硝唑达峰值，24～48小时已测不出代谢产物。给药剂量为800mg/m^{2}的C_{max}为36.5μg/ml，$t_{1/2\beta}$为1小时。给药后4小时内可由尿中排出总药量的53.1%～77.5%。甘氨双唑钠平均蛋白结合率为14.2%。

【适应证】对头颈部肿瘤、食管癌、肺癌等实体肿瘤进行放射治疗的患者。

【用法用量】静脉滴注。按体表面积每次800mg/m^2，于放射治疗前加入到100ml 0.9%氯化钠注射液中充分摇匀后，30分钟内滴完。给药后60分钟内进行放射治疗。建议于放射治疗期间按隔日一次，每周3次用药。

【不良反应】①心悸、窦性心动过速、轻度ST段改变。②偶尔出现皮肤瘙痒、皮疹和恶心、呕吐等。③ALT、AST的轻度升高。

【禁忌证】肝功能、肾功能和心脏功能严重异常者。

【注意事项】①本药必须伴随放射治疗使用，单独使用本药无抗癌作用。②在使用本药时若发生过敏反应，应立即停止给药并采取适当的措施。③使用本药时应注意监测肝功能和心电图变化，特别是肝功能、心脏功能异常者。④包装破损或稀释液不澄明者禁止使用。

【制剂与规格】冻干粉针剂（按无水物计）：0.25g；0.6g。

甘露聚糖肽
Mannatide

【其他名称】多抗甲素、多康甲。

【药理作用】本药为具有免疫活性的甘露聚糖肽类物质，对肿瘤细胞的生长、生物大分子合成有直接抑制作用。能提升外周血的白细胞，增强单核–巨噬细胞系统的吞噬功能，活化巨噬细胞和淋巴细胞，提高机体应激能力。还有明显的抗放射线损害、配合放疗、化疗提高近期疗效、提高免疫功能、改善肿瘤患者的症状和减轻化疗药毒副作用的功能。

【体内过程】本药吸收快而完全，吸收后可被机体利用、参与机体的代谢活动。

【适应证】①肺癌、乳腺癌、胃癌、食管癌、鼻咽癌、恶性淋巴瘤、白血病、多发性骨髓癌等。多用于配合放疗、化疗或手术后辅助治疗。②白细胞减少、再生障碍性贫血、感染过敏性关节炎。③呼吸道感染。

【用法用量】①口服：片剂，一次5～10mg，每天3次。1～2个月为一疗程。②肌内注射：每次5ml，每天1～2次，以1个月为1个疗程。③静脉注射或静脉滴注：每次10～20mg，每天1次或每周3次；静脉滴注时以0.9%氯化钠注射液或5%葡萄糖注射剂稀释后滴注，一般总量为280～320mg。④瘤内或体腔注射：瘤体内注射于体表瘤体，每次5～10mg，隔日1次；体腔（胸或腹腔）每次20～30mg，隔日或数日1次；抽水后注入体腔每次20mg，隔日1次。

【不良反应】①注射剂给药后有部分患者发热，并随药量增加而加重，但大多数能耐受，持续4～7小时后均可自然消失。②偶有一过性心悸、气急、皮疹等反应。

【禁忌证】风湿性心脏病患者。

【药物相互作用】与抗肿瘤药合用有协同效应，并可降低后者的毒副作用。

【注意事项】①过敏性体质患者慎用。②初次试用本药最好做皮肤试验，方法为：取本药0.1ml（相当于本药0.25mg）于皮内注射，0.5小时内观察红肿面积。若红肿范围在3cm×3cm或红斑直径大于2cm不宜使用。③用前行免疫指标（IgG、IgM、IgA）测定。④避光保存。

【制剂与规格】①口服液：10ml：10mg。②片剂：5mg。③注射剂：2ml：5mg。

右丙亚胺
Dexrazoxane

【其他名称】奥诺先。

【药理作用】本药与阿霉素联合应用时对后者的心脏毒性有保护作用。本药为EDTA的环状衍生物，容易穿透细胞膜，在细胞内转变为开环螯合剂，干扰铁离子中介的自由基的形成，而后者为蒽环类抗生素产生心脏毒性的部分原因。

【体内过程】右丙亚胺药代动力学符合二室模型，呈一级动力学消除。用阿霉素60mg/m^2，右丙亚胺剂量600～900mg/m^2；阿霉素50mg/m^2，右丙亚胺500mg/m^2，静脉滴注15分钟以上。结果表明在600～900mg/m^{2}剂量范围内，血药浓度与曲线下面积呈线性关系，平均血药峰浓度为36.5μg/ml。在用50mg/m^{2}阿霉素之前15～30分钟，先静脉滴注500mg/m^{2}右丙亚胺15分钟，右丙亚胺主要由尿排泄。

【适应证】用于接受阿霉素治疗累积量达300mg/m^2，并且医生认为继续使用阿霉素有利的女性转移性乳腺癌患者。

【用法用量】推荐剂量比为10：1（右丙亚胺500mg/m^2：阿霉素50mg/m^2）。本药需用0.167mol/L乳酸钠注射液25ml配成溶液，缓慢静脉推注或转移入输液袋内，浓度为10mg/ml，快速静脉点滴，30分钟后方可给予阿霉素。

【不良反应】①骨髓抑制。②可有恶心、呕吐等胃肠道反应。③偶有肝毒性。

【禁忌证】没有联用蒽环类药物的化学治疗。

【药物相互作用】固定剂量阿霉素50mg/m^2，与右丙亚胺500mg/m^{2}合用时，右丙亚胺对阿霉素及其主要代谢产物阿霉素醇，均未见有明显的影响。

【注意事项】①遮光，密闭，低温（2～8℃）保存。②用右丙亚胺治疗期间的妇女应停止哺乳。③不得在右丙亚胺使用前给予阿霉素。④因为右丙亚胺总是和细胞毒药物合并使用，因此对患者要严密监测。尽管在推荐剂量下右丙亚胺产生的骨髓抑制是轻微的，但可以增加化疗药物的骨髓抑制作用，对患者要经常作全血检查。

【制剂与规格】粉针剂：250mg，并配有25ml：0.468g（0.167mol/L）乳酸钠注射液作为专用溶剂。

第 7 章　骨髓功能恢复药

重组人粒细胞集落刺激因子
Recombinant Human Granulocyte Colony-Stimulating Factor

【其他名称】特尔津、吉粒芬、瑞白。

【药理作用】本药为利用基因重组技术生产的人粒细胞集落刺激因子。选择性作用于粒系造血祖细胞，促进其增殖、分化，并且可以增加粒系终末分化细胞的功能。

【体内过程】本药经静脉或皮下注射后主要分布在肾脏、骨髓和血浆中，以氨基酸代谢途径被降解，并主要由尿排泄。经皮下注射时，半衰期为3.5小时，清除率为0.5~0.7ml/（kg·min）。

【适应证】①癌症化疗等原因导致的中性粒细胞减少症。②促进骨髓移植后的中性粒细胞数升高。③骨髓发育不良综合征引起的中性粒细胞减少症，再生障碍性贫血引起的中性粒细胞减少症等。

【用法用量】①用于化疗所导致的中性粒细胞减少症等：成年患者化疗后，中性粒细胞数降至1×10^9/L（白细胞计数2×10^9/L）以下者，在开始化疗后2~5μg/kg，每日1次皮下或静脉注射给药；儿童患者中性粒细胞数降至0.5×10^9/L（白细胞计数1×10^9/L）以下者，在开始化疗后2~5μg/kg，每日1次皮下或静脉注射给药。当中性粒细胞数回升至5×10^9/L（白细胞计数1×10^{10}/L）以上时，停止给药。②用于促进骨髓移植患者中性粒细胞增加：成人在骨髓移植的第2日至第5日开始用药，2~5μg/kg每日1次皮下或静脉注射给药，儿童在骨髓移植的第2日至第5日开始用药，2μg/kg每日1次皮下或静脉注射给药。中性粒细胞数回升至5×10^9/L（白细胞计数1×10^{10}/L）以上时，停止给药。

【不良反应】①肌肉骨骼系统：有时会有肌肉酸痛、骨痛、腰痛、胸痛的现象。②消化系统：有时会有食欲不振或肝脏ALT、AST升高。③有人会出现发热、头疼、乏力等症状。④极少数人会出现休克、间质性肺炎、成人呼吸窘迫综合征。

【禁忌证】①对粒细胞集落刺激因子过敏者以及对大肠埃希菌表达的其他制剂过敏者。②严重肝、肾、心、肺功能障碍者。③骨髓中幼稚粒细胞未显著减少的骨髓性白血病患者或外周血检出幼稚粒细胞的骨髓性白血病患者。

【注意事项】①本药应在化疗药物给药结束后24~48小时开始使用。②使用本药过程中应定期每周检测血常规2次，特别是中性粒细胞数目变化的情况。③对髓性细胞系统的恶性增殖，本药应慎重使用。

【制剂与规格】注射剂：50μg；75μg；100μg；150μg；300μg；450μg。

沙格司亭
Sargramostim

【其他名称】吉姆欣、生白能、重组人粒细胞巨噬细胞集落刺激因子。

【药理作用】本药能刺激粒细胞、单核细胞和T淋巴细胞的生长，使其成熟细胞数目增多，而对B细胞的生长没有影响。能诱导形成粒细胞和（或）巨噬细胞集落形成单位（CFU-G），集落的大小和数目都有增加。能促进早期的多能前体细胞生长和分化为集落形成单位，并与高浓度红细胞生成因子有协同作用，促进红细胞的活力。能促进巨噬细胞和单核细胞对肿瘤细胞的裂解作用。能提高机体抗肿瘤和抗感染免疫力，其作用是通过与膜稳定的GM-CSF受体结合而介导的。

【体内过程】剂量每天10~30μg/kg时，消除相$t_{1/2}$为3.16小时；剂量每天0.3~3μg/kg静脉注射，可观察到分布相$t_{1/2}$为5分钟，消除相$t_{1/2}$为0.24~1.18小时。采用每天3~20μg/kg持续2小时静脉点滴，C_{max}在18.19~235mg/ml，C_{max}和AUC随剂量增加而增大，消除相$t_{1/2}$为（1.66 ± 0.17）小时。对rhGM-CSF给药途径的研究表明，皮下注射为最佳用药途径，可保证rhGM-CSF的血药浓度持续较长时间维持在有效浓度（1ng/ml）以上。rhGM-CSF的作用与其用量、血药浓度大于1ng/ml的持续时间以及AUC呈正相关关系，与C_{max}无关。

【适应证】①化疗和用骨髓抑制疗法所引起的白细胞减少症。②骨髓衰竭患者的白细胞低下。③预防白细胞减少时可能潜在的感染并发症。④使感染引起的中性粒细胞的减少恢复加快。

【用法用量】静脉滴注：在造血干细胞移植后的2～4小时即可给药，每天250μg/m²，约2小时滴完，连续用药21天；或每天5～10μg/kg，在4～6小时内滴完。皮下注射：①骨髓增生异常综合征、再生障碍性贫血：每天用药3μg/kg，一般2～4天白细胞开始升高，以后调整剂量，使白细胞升至所需水平。②造血干细胞移植及白血病化疗：推荐剂量为每天5μg/kg，待白细胞升至2 × 10⁹/L以上时即可停用。若与rhG-CSF联合用于外周血干细胞移植前的干细胞动员，宜于化疗后白细胞降至最低点（一般为停化疗后2周左右）时开始用药，剂量为每天5μg/kg，至白细胞升至5 × 10⁹/L以上时开始采集干细胞，采集期间继续用药，直至采集完毕。③肿瘤化疗：每天5～10μg/kg，在化疗停止1天后开始使用沙格司亭，持续7～10天，待白细胞升至5 × 10⁹/L以上时停药。停药后至少间隔48小时，方可进行下一疗程的化疗。④艾滋病：单独用药时，每天1μg/kg；与叠氮脱氧胸苷（AZT）或AZT/α-干扰素合用时，每天3～5μg/kg；与更昔洛韦合用时，每天3～5μg/kg，一般用药2～4天后开始白细胞增多。

【不良反应】①最常见的不良反应为发热、皮疹。②可有低血压、恶心、水肿、胸痛、骨痛和腹泻。③偶见人血白蛋白水平低下。④罕见的反应有变态反应、支气管痉挛、心力衰竭、室上性心律失常、脑血管疾病、精神错乱、惊厥、呼吸困难、肺水肿和晕厥等。

【禁忌证】①对本药过敏者。②孕妇。③哺乳期妇女。④自身免疫性血小板减少性紫癜的患者。

【药物相互作用】①本药不能与抗肿瘤药合用，以防发生药物相互作用。②沙格司亭可引起血浆白蛋白降低，与具有血浆白蛋白高结合力的药物合用时，应调整后者的剂量。

【注意事项】①接受本药治疗的患者，如发生过敏性休克、血管神经性水肿、支气管痉挛等急性过敏反应时应立即停药，并给予紧急处理。②本药有时可伴发多浆膜炎综合征，如胸膜炎、胸膜渗液、心包炎、心包渗液和体重增加，这往往与超剂量用药有关，一般可用非甾体抗炎药控制。③有呼吸系统疾病者，首次使用本药30～90分钟后，偶可有首次剂量反应，其静脉血管饱和度降低2.67～4.00kPa，伴有面部潮红、出汗和低血压。此时应让患者仰卧或吸氧，来缓解症状，再次用药时通常不再出现这类症状。④凡用本药治疗的患者，在治疗期间应定期作全血检查。⑤使用本药时要特别注意本药活性成分的丢失或被输液器吸附。故配制本药静脉输液时要按药液稀释规则认真仔细操作。

【制剂与规格】粉针剂：50μg；0.1mg；0.15mg；0.3mg；0.4mg；0.7mg。

重组人红细胞生成素
Recombinant Human Erythropoietin

【其他名称】促红细胞生成素、EPO。

【药理作用】本药是一种重组糖蛋白，同人体内原红细胞生成素具有类似的生物学活性，通过刺激红细胞的干细胞增殖与分化，诱导红细胞生成。

【体内过程】生物利用度仅20%，大部分在肝脏代谢。反复注射其峰浓度不变。清除半衰期随用药时间的延长而缩短。最初用药大于7.5小时，7次后为6.2小时，24次后为4.6小时。起效时间分别为，网织红细胞计数7～10天升高，而红细胞计数、血细胞比容及血红蛋白通常需2～6周回升。另外，促红细胞生成素的疗效与剂量、铁储存有关，若给药100～150IU/kg、每周3次，两个月内作用可达高峰，停药后约2周血细胞比容开始下降。大部分在肝脏代谢，应用后仅少量从肾脏排出，正常志愿者约有10%以原型药物由尿液中排出。

【适应证】①非骨髓性恶性肿瘤患者的化疗相关性贫血。②骨低危异常增生综合征相关贫血。③慢性肾功能衰竭相关的贫血。④HIV感染患者用叠氮脱氧胸苷治疗相关的贫血。

【用法用量】40 000IU，皮下注射，每周1次。连用4～8周无效时，可增加剂量至60 000IU，每周1次。如果仍然无效，应中断治疗。

【不良反应】①恶心、呕吐以及其他胃肠道反应；腹泻偶见。②可有皮肤黏膜反应。③偶见水肿、血压增高等。

【禁忌证】①高血压未控制的患者。②对白蛋白、哺乳动物细胞产物过敏的患者。

【注意事项】①有严重的心血管和血管血栓性事件，通常推荐使用最低的有效剂量来避免输血。②遵照肿瘤患者红细胞生成素使用评价流程。

【制剂与规格】注射液：1ml：2000IU；1ml：3000IU；1ml：4000IU；1ml：10 000IU。

重组人白介素-2
Recombinant Human Interleukin-2

【其他名称】安捷素、白细胞介素2、德路生。

【药理作用】本药是一种淋巴因子，可使细胞毒性T细胞、自然杀伤细胞和淋巴因子活化的杀伤细胞增殖，并使其杀伤活性增强，还可以促使淋巴细胞分泌抗体和干扰素，具有抗病毒、抗肿瘤和增强机体免疫功能等作用。

【体内过程】本药在体内主要分布于肾脏、肝脏、脾脏和肺脏。肾脏是主要的代谢器官，肾组织细胞的组织蛋白酶D分解本药。血清中α相和β相消除半衰期分别为14.8和57.7小时。肌内注射血药浓度达峰时间1.8小时。

【适应证】①用于肾细胞癌、黑色素瘤、乳腺癌、膀胱癌、肝癌、直肠癌、淋巴癌、肺癌等恶性肿瘤的治疗及癌性腹水的控制。②用于手术、放疗及化疗后肿瘤患者的治疗，增强机体免疫功能。③用于先天或后天免疫缺陷症的治疗。

【用法用量】全身给药：①皮下注射：10万～30万U/m^2，用2ml注射用水溶解，皮下注射每周3次，6周为一疗程。②静脉注射：20万～40万U/m^2，溶于500ml 0.9%氯化钠注射液，滴注时间不少于4小时，每周3次，6周为一疗程。③介入动脉灌注：50万～100万U/次，2～4周一次，2～4次为一疗程。区域与局部给药：①胸腔注入：用于癌性胸腔积液，40万~50万U/m^2，尽量抽去腔内积液后注入，每周1～2次，2～4周（或积液消失）为一疗程。②肿瘤病灶局部给药：根据瘤灶大小决定剂量，每次用量不少于10万U，隔日一次，4～6次为一疗程。

【不良反应】①最常见的不良反应为发热、寒战，与用药剂量有关，一般是一过性发热，停药后3～4小时体温多可恢复到正常。②可有恶心、呕吐、类感冒症状。③皮下注射者局部可出现红肿、硬结、疼痛，所有副反应停药后均可自行恢复。④使用较大剂量时可能引起毛细血管渗漏综合征。严格掌握安全剂量，出现上述反应可对症治疗。

【禁忌证】①对本药过敏者。②高热、严重心脏病、低血压者、严重心肾功能不全者、肺功能异常或进行过器官移植者。③本药既往用药史中出现过与之相关的毒性反应如持续性室性心动过速、未控制的心律失常以及心绞痛等。

【药物相互作用】①糖皮质激素：减轻不良反应，但同时减弱抗肿瘤能力。②对乙酰氨基酚：缓解本药引起的全身症状，但可能加重患者的肾功能障碍。③人血白蛋白：降低本药的毒性并保持其活性。④布洛芬：降低本药毒性，尤其缓解本药所导致的发热、寒战等。⑤抗高血压药物：可能导致低血压。⑥吲哚美辛：可加重少尿、氮质血症和体重增加等。

【注意事项】①药瓶裂缝、破损不能使用。如有浑浊、沉淀等现象，不宜使用。开启后应一次使用完。②从小剂量开始，逐渐增加，严格掌握安全剂量。使用低剂量、长疗程可降低毒性，并可维持抗肿瘤活性。③药物过量可引起毛细血管渗漏综合征，应立即停用，对症处理。④心脏或肺部疾病患者、有癫痫发作史者慎用。

【制剂与规格】注射剂：5万U；10万U；20万U；50万U；100万U；200万U。

利血生
Leucogen

【其他名称】利可君。

【药理作用】本药为半胱氨酸衍生物。服用后在十二指肠碱性条件下与蛋白结合形成可溶的物质迅速被肠所吸收，增强骨髓造血系统的功能。

【体内过程】口服易吸收。

【适应证】肿瘤放、化疗引起的白细胞血小板减少症。

【用法用量】成人：每次10～20mg，每天3次，疗程1个月。儿童：每次10mg，每天2～3次，疗程1个月。

【禁忌证】①对本药过敏者。②骨髓恶性肿瘤患者。

【注意事项】①本药为半胱氨酸衍生物，服用后在十二指肠碱性条件下与蛋白结合形成可溶的物质迅速被肠道所吸收，增强骨髓造血系统的功能。②性状发生改变后，禁止使用。请放在儿童不易拿到之处。

【制剂与规格】片剂：10mg；20mg。

茜草双酯
Rabidate

【药理作用】茜草双酯具有升高周围白细胞的作用，促进干细胞增殖和分化。此外，还能改善微循环，增加骨髓血流量，使之恢复造血功能。

【体内过程】茜草双酯口服后主要分布于血、肝、脾、肾、肌肉、脂肪和骨骼中。口服后5～6小时可达血药峰值。茜草双酯随尿和粪便排出，无蓄积作用。

【适应证】①各种原因引起的白细胞减少症，对化疗所致白细胞减少疗效较好，优于利血生、鲨肝醇、维生素B_4。②还可用于慢性苯中毒，反复发作性血尿、月经过多、妇科出血及放置节育环后月经不调和出血。

【用法用量】①成人口服每次400mg，每天2次，饭后服。白细胞减少者可持续用药，1个月1个疗程。②儿童可用15～20mg/kg，每天2～3次。

【不良反应】极少患者发生口干、头痛、乏力、恶心，不影响继续服药。

【药物相互作用】与利血生、鲨肝醇、维生素B_4并用可起到协同作用。

【注意事项】遇光渐变色、受潮或与碱接触即破坏。

【制剂与规格】片剂：100mg。

鲨肝醇
Batilol

【其他名称】鳊二醇、Batylalcohol、Batylol。

【药理作用】鲨肝醇曾由鲨鱼鱼肝油中分离出，动物黄骨髓中也含有，有促进白细胞增生和抗放射的作用。并能增加体重。

【适应证】①各种原因引起的白细胞减少症。②对抗由于苯中毒和细胞毒类药物引起的造血系统抑制。

【用法用量】①成人，一日口服50～150mg，分3次服，4～6周为一疗程。②儿童，一次1～2mg/kg，一日3次。

【不良反应】偶见口干、肠鸣音亢进。

【禁忌证】对本药过敏者。

【注意事项】①临床疗效和剂量相关，过大或过小均影响效果，故应寻找最佳剂量。②对病程较短、病情较轻及骨髓功能尚好者，本药疗效较好。③用药期间应经常检查血常规。④剂量过大可引起腹泻。

【制剂与规格】片剂：50mg。

第 8 章　止吐药

甲氧氯普胺
Metoclopramide

【其他名称】胃复安、呕感平、扑息吐。

【药理作用】本药为多巴胺受体阻滞药，其结构类似普鲁卡因胺，但无麻醉和心脏作用，具有强大的中枢性镇吐作用和胃肠道兴奋作用。甲氧氯普胺主要通过抑制中枢催吐化学感受区（CTZ）中的多巴胺受体而提高CTZ的阈值，使传入自主神经的冲动减少，从而呈现强大的中枢性镇吐作用。同时，甲氧氯普胺可抑制胃平滑肌松弛，促使胃肠平滑肌对胆碱能的反应增加，使胃排空加快，增加胃窦部时相活性，同时促使上部的小肠松弛，因而促使胃窦、胃体与上部小肠间的功能协调。食管反流减少则由于甲氧氯普胺使下食管括约肌静止压升高，食管蠕动收缩幅度增加、因而使食管内容物廓清能力增强所致。此外，甲氧氯普胺有刺激催乳激素释放的作用。

【体内过程】经肝脏代谢。半衰期为4～6小时，肌内注射后10～15分钟、静脉注射后1～3分钟生效。持续时间为1～2小时。经肾脏排泄，也可自乳汁排出。

【适应证】①因脑部肿瘤手术、肿瘤放化疗、脑外伤后遗症、急性颅脑损伤及药物所引起的呕吐。②各种病因所致恶心呕吐。③嗳气、消化不良等症状的对症治疗和胃排空障碍的治疗。

【用法用量】①成人：口服，每次5～10mg，每日3次；用于糖尿病性胃排空功能障碍患者于症状出现前30分钟口服10mg，或于餐前及睡前服5～10mg，每日4次，成人总剂量不得超过每日0.5mg/kg。②小儿：5～14岁，每次用2.5～5mg，每日3次，餐前30分钟服用，宜短期服用，小儿总剂量不得超过每日0.1mg/kg。

【不良反应】①昏睡、烦躁不安、疲乏无力。②可有乳腺肿痛、恶心、便秘、皮疹等。③锥体外系反应，肌震颤。

【禁忌证】①对普鲁卡因或普鲁卡因胺过敏者。②胃肠道出血、机械性肠梗阻或穿孔。③嗜铬细胞瘤。④因行化疗和放疗而呕吐的乳腺癌患者。

【药物相互作用】①可增加对乙酰氨基酚、左旋多巴、四环素、对乙酰氨基酚等药物的吸收。②与乙醇或中枢抑制药等同时并用，镇静作用增强。③与抗胆碱能药物和麻醉止痛药物合用有拮抗作用。④与吩噻嗪类药物合用锥体外系反应发生率和严重性均可有所增加。⑤与阿扑吗啡并用，后者的中枢性和周围性效应均可被抑制。⑥减少西咪替丁的胃肠道吸收。

【注意事项】①正在使用单胺氧化酶抑制剂的高血压患者，应注意监控。②严重肾功能不全者剂量至少需要减少60%。③因本药降低西咪替丁的口服生物利用度。若两者合用，间隔时间至少要1小时。④本药遇光变成黄色或黄棕色后，毒性增高。⑤慎用于肝功能衰竭、肾衰。

【制剂与规格】①片剂：5mg；10mg。②注射液：1ml：10mg；2ml：10mg。

昂丹司琼
Ondansetron

【其他名称】恩丹西酮、奥丹西龙、枢复宁。

【药理作用】强效、高选择性的5-HT_3受体拮抗剂，有强效镇吐作用。化疗药物和放射治疗可造成小肠释放5-HT，经由5-HT_3受体激活迷走神经的传入支，触发呕吐反射。本药系拮抗位于周围和中枢神经局部的神经元的5-HT受体而发挥止吐作用。

【体内过程】口服吸收迅速，单剂量8mg，t_{max}为1.5小时，C_{max}为30ng/ml，口服生物利用度为60%。主要经肝脏代谢，代谢产物主要自粪和尿排泄，50%以内的本药以原型自尿排出。老年人由于代谢减慢。服用本药后消除半衰期延长（5小时），同时口服生物利用度提高（65%）；严重肝功能障碍患者系统清除率可显著减少，消除半衰期可延长至15～32小时，同时口服生物利用度可接近100%。

【适应证】①由化疗和放疗引起的恶心呕吐。②手术后呕吐。

【用法用量】①用于由化疗和放疗引起的恶心呕吐：剂量一般为8～32mg。对于引起中度呕吐的化疗和放疗，应在患者接受治疗前，缓慢静脉注射8mg；或在治疗前1～2小时口服8mg，之后间隔12小时口服8mg。对于引起严重呕吐的放疗和化疗，间隔2~4小时分别缓慢静脉注射8mg，共2次；也可将本药加入50～100ml 0.9%氯化钠注射液中与化疗前静脉滴注，滴注时间为15分钟。对于延迟性恶性呕吐：连续服药，每日2次，连服5天。②用于预防或治疗手术后呕吐：成人一般可于麻醉诱导同时静脉滴注4mg，或于麻醉前1小时口服8mg，之后每隔8小时口服共2次。已出现术后恶心呕吐时，可缓慢滴注4mg进行治疗。

【不良反应】①可有头痛，头部和上腹部发热感，静坐不能、腹泻、皮疹等。②偶见支气管哮喘或过敏反应、短暂性无症状转氨酶增加。③偶见运动失调，癫痫发作。④罕见胸痛、心律不齐、低血压等。

【禁忌证】①对本药过敏者。②胃肠梗阻者。

【药物相互作用】与地塞米松合用加强止吐效果。

【注意事项】①肾脏损害患者，无须调整用法、用量。对严重肝肾功能损害患者，每日用量不应超过8mg。②腹部手术后不宜使用本药，以免掩盖回肠或胃扩张症状。③本注射液及盛有本药的注射器，只能在启封后一次使用，任何剩余的溶液均应弃去。④哺乳期妇女应暂停母乳喂养，孕妇应慎用。

【制剂与规格】①片剂：4mg；8mg。②胶囊：8mg。③注射剂：2ml：4mg；4ml：8mg。

格拉司琼
Granisetron

【其他名称】格雷西龙。

【药理作用】本药是一种高选择性的5-HT_3受体拮抗剂，本药控制恶心和呕吐的机制，是通过拮抗中枢化学感受区及外周迷走神经末梢的5-HT_3受体，从而抑制恶心、呕吐的发生。本药选择性高，无锥体外系反应，过度镇静等不良反应。

【体内过程】单次快速静脉注射本药20μg /kg或40μg /kg后，平均C_{max}分别为13.7μg /L和42.8μg /L。单次给药，疗效可维持24小时。本药的C_{max}和曲线下面积随剂量的增大而增大。本药在体内分布广泛，血浆蛋白结合率约为65%。给药后，大部分药物很快在肝脏代谢。8%～9%的药物以原型、70%以代谢物形式从尿中排出；15%从粪便中排出。

【适应证】①因化疗、放疗引起的恶心、呕吐。②手术后恶心、呕吐。

【用法用量】本药仅用于静脉给药：成人用量通常为3mg，用注射液稀释至15ml作静脉推注，时间不少于30秒，或用20～50ml的5%葡萄糖注射液或0.9%氯化钠注射液稀释后，于治疗前30分钟静脉注射，给药时间应超过5分钟。大多数患者只需给药一次，对恶心和呕吐的预防作用便可超过24小时，必要时增加给药次数1～2次，但每日最高剂量不应超过9mg。肝肾功能不全者不需调整剂量。

【不良反应】①最常见的不良反应为头痛、倦怠、发热、便秘。②可有过敏反应、腹泻等。③血压变化。

【禁忌证】①对本药或有关化合物过敏者。②孕妇。③儿童。④胃肠道梗阻者。

【药物相互作用】①地塞米松：增强本药的药效。②酮康唑：可能通过作用于细胞色素P4503A同工酶系而抑制本药的代谢。

【注意事项】①本药可能减少大肠蠕动，患者若有亚急性肠梗阻，用本药时应严密观察。②本药不能在溶液中与其他药物混合。预防用本药应在化疗前或麻醉诱导前给药。③孕妇及哺乳期妇女用药：孕妇除非必需外，不宜使用；哺乳期妇女需慎用，若使用本药时应停止哺乳。④老年患者用药：老年人无须调整剂量。

【制剂与规格】①盐酸格拉司琼片剂：1mg。②分散片剂：1mg。③胶囊：1mg。④注射液剂：1ml：1mg；3ml：3mg。⑤盐酸格拉司琼葡萄糖注射剂：50ml（格拉司琼3mg、葡萄糖2.5g）；100ml（格拉司琼3mg、葡萄糖5g）。⑥盐酸格拉司琼氯化钠注射剂：50ml（格拉司琼3mg、氯化钠0.45g）；100ml（格拉司琼3mg、氯化钠0.9g）。

雷莫司琼
Ramosetron

【其他名称】艾生素、辰佑、善成。

【药理作用】本药为选择性5-HT_3受体拮抗型止吐药，具有强力、持久的5-HT_3受体拮抗作用，能有效地抑制化疗药物（如顺铂）诱发的呕吐。雷莫司琼拮抗5-HT_3受体的作用较格雷司琼和昂丹司琼强；对5-HT_3受体具有高度亲和性（其亲和力较昂丹司琼强40倍），而对多巴胺D_2受体及5-HT_3以外的受体无亲和性或拮抗作用。

【体内过程】血药峰浓度和曲线下面积与给药量成正比，体内药物动态呈线性变化。主要在肝脏代谢，在体内呈双相性消除，消除相半衰期为4.33～5.78小时。反复给药未出现药物蓄积。

【适应证】预防抗恶性肿瘤治疗时出现的恶心、呕吐等消化道症状。

【用法用量】①口服给药：一次0.1mg，一日1次，于化疗药物给药前1小时服用。必要时可根据年龄、症状酌情增减。②静脉注射：一次0.3mg，一日1次。可根据年龄、症状酌情增减。效果不明显时，可以追加相同剂量，但一日总量不能超过0.6mg。

【不良反应】①头昏、头痛、潮热、腹泻等。②可有ALT、AST、胆红素升高。

【禁忌证】对本药过敏者。

【药物相互作用】与甘露醇、布美他尼、呋塞米等呈配伍禁忌。

【注意事项】①仅限于用于抗癌药引起的恶心、呕吐。②口腔内崩解片主要用于预防恶心、呕吐，可在口腔内崩解，但不会经口腔黏膜吸收。可用水送服。③建议在抗恶性肿瘤治疗前给药，已出现恶心、呕吐等症状的患者只能注射给药。④老年患者、孕妇或可能怀孕的妇女慎用。

【制剂与规格】①口腔内崩解片剂：0.1mg。②注射剂：2ml∶0.3mg。

托烷司琼
Tropisetron

【其他名称】曲匹西龙、托品西隆、妥立司宁。

【药理作用】本药是一种外周神经元及中枢神经系统5-HT_3受体的强效、高选择性的竞争拮抗剂。通过选择性的阻断5-HT_3受体而抑制呕吐反射。

【体内过程】静脉注射本药，消除半衰期约为7.3～30.3小时，蛋白结合率约为59%～71%。本药主要由尿排出。本药的总体消除率约为1L/min，其中经肾清除的约为10%；肾功能降低可导致消除半衰期延长约4～5倍，AUC值提高5～7倍，而C_{max}和分布容积与正常代谢者无显著差别。

【适应证】①癌症化疗引起的恶心和呕吐。②手术后的恶心和呕吐。

【用法用量】①预防和治疗癌症化疗引起的恶心和呕吐：成人推荐剂量为每日5mg，每天1次，疗程为6天。第1天静脉给药，将本药溶于100ml常用输注液中在化疗前快速静脉滴注或缓慢静脉推注，第2～6天可改为口服给药，每日1次。②治疗手术后的恶心和呕吐：成人推荐剂量为2mg，静脉输注或缓慢静脉注射（30秒以上）。

【不良反应】①最常见的不良反应为便秘。②可有头痛、头晕、眩晕等。③罕见虚脱、昏厥、心跳停止、急性支气管痉挛等。

【禁忌证】①对本药过敏者。②孕妇。

【药物相互作用】①利福平或其他肝酶诱导药物：导致托烷司琼的血药浓度降低，因此代谢正常患者需增加剂量（代谢不良者不需增加）。②有心率或传导异常疾病的患者以及同时服用抗心律失常药物或β受体阻滞剂的患者：应用托烷司琼注射液应谨慎。③细胞色素P450酶抑制剂：在正常使用的情况下无须调整剂量。

【注意事项】①高血压未控制的患者，用药后可能引起血压进一步升高，故高血压患者慎用。②驾车或操纵机械者慎用。③肝肾功能障碍者使用本药半衰期延长，但常规用药无须调整用药剂量。④用药者不应哺乳。⑤多数大剂量使用时可有幻视，必要时对症治疗。⑥慎用于有心血管疾病者、肝肾功能不全者、高血压患者、哺乳期妇女。

【制剂与规格】①注射液：1ml∶5mg；5ml∶5mg。②胶囊：5mg。

阿扎司琼
Azasetron

【其他名称】安世通，万唯，盐酸阿扎司琼。

【药理作用】本药为5-HT_3受体拮抗剂类止吐药。它具有强效、选择性地拮抗5-HT_3受体的作用，而没有多巴胺受体拮抗作用。本药与5-HT_3受体有高度亲和力，作用强度较甲氧氯普胺强约410倍，几乎与格拉司琼等同。本药静脉注入机体后，能高度拮抗5-HT诱发的心动过缓，本药的拮抗作用比甲氧氯普胺强约900倍，比奥坦西隆强约4倍，与格拉司琼等同。

【体内过程】分布半衰期为0.13小时，主要随尿排泄，消除半衰期为4.3小时。接受顺铂治疗的恶性肿瘤患者静脉注射本药10mg后，消除半衰期为6～8.5小时，较健康成人长。

【适应证】细胞毒类药物化疗引起的恶心、呕吐。

【用法用量】①静脉滴注：一次10mg，一日1次，用0.9%氯化钠注射液40～50ml稀释后，于化疗前30分钟缓慢滴注。5日为一个疗程，若上述剂量为达到满意疗效，可继续静脉滴注10mg。一日最大剂量为20mg。当一日20mg仍无法获得满意疗效时，应考虑其他药物治疗。②口服给药：一次10mg，一日1次，于化疗前60分钟服用。对高度催吐的化疗药物引起的严重呕吐，可于化疗后8～12小时加服5～10mg。

【不良反应】①可有心悸、头痛头昏、僵直、下肢抽搐、腹泻腹痛等症状。②可有血尿素氮、AST、ALT、ALH、LDH升高。③可见过敏性休克。

【禁忌证】①对本药过敏者。②胃肠道梗阻患者。

【药物相互作用】①与碱性药物、依托泊苷、地西泮呈配伍禁忌。②与氟氧头孢钠配伍后应在配制后6小时内使用，因两者配伍可能会使本药的含量降低。

【注意事项】①若出现过敏性休克的症状应停药并给予适当处理。②慎用于严重肝、肾功能不全患者、孕妇、哺乳妇女。

【制剂与规格】①盐酸阿扎司琼氯化钠注射液：50ml（盐酸阿扎司琼10mg；氯化钠0.45g）；100ml（盐酸阿扎司琼10mg；葡萄糖5g）。②盐酸阿扎司琼注射液：2ml∶10mg。③盐酸阿扎司琼片剂：10mg。

阿瑞匹坦
Aprepitant

【其他名称】Emend。

【药理作用】本药为神经激肽-1（NK-1）受体阻滞剂，通过与 NK-1受体（主要存在于中枢神经系统及其外围）结合来阻滞P物质的作用。本药可以通过血脑屏障，占领大脑中的NK-1受体，具有选择性和高亲和性，而对NK-2和NK-3受体亲和性很低。同时本药对其他用于治疗化疗诱发的恶心和呕吐症状的药物的靶点（如多巴胺受体、5-HT受体）亲和作用也很低，其减少恶心、呕吐的效果优于其他药物。

【体内过程】口服后4小时可达到血药峰浓度，生物利用度为60%～65%。血浆蛋白结合率不低于95%，可通过血脑屏障，主要在肝内代谢。可能通过细胞色素P450CYP3A4代谢。总体清除率约为75ml/min。消除半衰期9～13小时。不能被血液透析所清除。

【适应证】①预防重度致吐化疗药和中度致吐化疗药诱导的恶心和呕吐。②重度抑郁症。③预防术后恶心和呕吐。

【用法用量】①预防重度致吐化疗药诱导的恶心和呕吐：初始剂量为首日125mg，于化疗前1小时服用；第2～3日，一日80mg，于早晨服用。与昂丹司琼（仅首日使用）及地塞米松合用：化疗前30分钟，静脉注射昂丹司琼32mg，服用地塞米松12mg，第2～4日早晨，服用地塞米松8mg。②中度致吐化疗药诱导的恶心和呕吐：初始剂量为首日125mg，于化疗前1小时服用；第2～3日，一日80mg，于早晨服用。与昂丹司琼及地塞米松合用：首日化疗前30分钟服用地塞米松12mg，化疗前30～60分钟服用昂丹司琼8mg，首次给药8小时后再服用昂丹司琼8mg。③预防术后恶心和呕吐：于麻醉诱导前3小时服用40mg。

【不良反应】①嗜睡、疲乏、呃逆、腹泻等。②可有血清转氨酶轻度升高。

【禁忌证】对本药过敏者。

【药物相互作用】①与可抑制CYP3A4活性的药物（如酮康唑）合用，可能升高本药的血浆浓度。②与经CYP3A4代谢的药物合用，可增加这些药物的血浆浓度。禁止与匹莫齐特、特非那定、西沙必利合用。③可抑制CYP介导的苯二氮䓬类药物代谢，使其血药浓度升高。④与帕罗西汀合用，两者的平均AUC和最大血药浓度都下降。⑤与口服避孕药合用，可能降低避孕药的功效。

【注意事项】①不能用于治疗恶心、呕吐。②对于控制顺铂诱发的呕吐，应与地塞米松合用。③严重肝肾功能不全者慎用。

【制剂与规格】胶囊：80mg；125mg。

第 9 章 影响骨代谢药物

氯屈膦酸二钠
Clodronate Disodium

【其他名称】二氯甲双膦酸钠、德维、迪盖钠。

【药理作用】本药是骨代谢调节剂，能进入骨基质羟磷灰石晶体中，当破骨细胞溶解晶体，药物被释放，能抑制破骨细胞活性，并通过成骨细胞间接起抑制骨吸收作用。

【体内过程】口服吸收较少，且易受高钙食物影响，生物利用度为1%～2%。单次静脉给药后，20%~40%药物沉积在骨骼中，血浆蛋白结合率较低。消除半衰期约为2小时。

【适应证】①骨转移癌、多发性骨髓瘤，预防恶性肿瘤溶骨性骨转移，减少溶骨性骨转移发生骨折的可能性，减轻骨痛。②因恶性肿瘤引起的高钙血症。③骨质疏松症。

【用法用量】恶性肿瘤患者口服给药：一日2.4g，分2～3次口服。血钙正常者可减为一日1.6g；若伴有高钙血症，可增加至一日3.2g。

【不良反应】①最常见的不良反应为无症状性低血钙。②可有血清甲状旁腺素水平升高。③眩晕、疲劳、过敏反应、胃肠道反应、肝肾功能损害等。④长期和大剂量用药，可能引起骨钙丢失而发生病理性骨折。

【禁忌证】①对本药或其他二膦酸盐类过敏者。②严重肾损害者。③骨软化症患者。

【药物相互作用】①与氨基糖苷类药物合用，有增加低钙血症的危险。②与非甾体类解热镇痛药合用，有增加肾功能不全的危险。③本药可使雌莫司丁磷酸钠血浆浓度升达80%。④与抗酸药、铁剂等含二价阳离子的药物合用时，可形成难溶性复合物，本药的生物可用度将显著降低。⑤与钙剂合用，可影响本药的吸收。

【注意事项】①口服制剂应于餐前1小时空腹服用。②用药期间应保持适量的液体摄入，尤其是静脉给药以及高钙血症或者肾衰竭的患者。③不宜静脉注射，静脉滴注时，每0.3g稀释于0.9%氯化钠注射液500ml中，滴注3～4小时。④不能与其他双磷酸盐合用。⑤肾功能不全者慎用。

【制剂与规格】①片剂（以无水物计）：0.2g；0.4g；0.8g。②胶囊（以无水物计）：0.3g；0.4g；0.6g。③注射剂：5ml：0.3g。

帕米膦酸二钠
Pamidronate Disodium

【其他名称】阿可达、博宁、帕米膦酸钠。

【药理作用】是强效的破骨细胞性骨吸收抑制剂，在体外它与羟膦灰石晶体紧密结合，并抑制这些晶体的形成和溶解。在体内，它可以和骨矿物质结合，对破骨细胞性骨吸收有一定的抑制作用。帕米膦酸二钠能够抑制破骨细胞前体附着骨，并抑制其转化为成熟的有功能的破骨细胞。

【体内过程】口服吸收很少，吸收率约为10%。由于其与阳离子能在肠内发生结合，吸收率更低。因此要在用餐前1小时白开水吞服，不能与牛奶或饮料（包括橘子汁、矿泉水）同服。双膦酸盐进入体内，一部分被吸收入血，半衰期很短，从循环到消除在给药后6小时内完成；另一部分可能被肝脏吸收，由于它们被包埋在骨骼中，保持周期长，需经骨再吸收后缓慢释放，这一部分药物消除非常慢。

【适应证】①各种原因引起的高钙血症。②变形性骨炎及各种原因引起的骨质疏松。③甲状腺功能亢进症。④肿瘤骨转移引起的溶骨性破坏和多发性骨髓瘤骨质溶解。

【用法用量】①推荐的帕米膦酸二钠剂量为60～90mg，溶于1000ml 0.9%氯化钠注射液或0.45%氯化钠溶液或5%葡萄糖溶液中，静脉输注，输注时间2～24小时，根据高钙血症的程度决定用药剂量。

②治疗骨痛，推荐剂量是60mg，静脉滴注，2～4周1次，或90mg静脉滴注（>2小时）每月1次。

【不良反应】①最常见的不良反应为无症状性低钙血症和发热，发热通常发生在用药后48小时内，体温升高1~2℃，一般可自行消退。有症状的低钙血症少见。②可有发热和类流感样症状。③注射局部可有疼痛、发红、肿胀、静脉炎。少见皮肤瘙痒。④可有胃肠道、心血管、神经等系统的反应。

【禁忌证】对本药及其他二膦酸盐制剂过敏者。

【药物相互作用】①与抗酸药和导泻药合用，可影响本药吸收。②与氨基糖苷类药合用可诱发低钙血症。③进食（尤其是牛奶等高钙食品）可降低本药吸收率。

【注意事项】①本药口服制剂宜空腹时用，至少200ml清水送服，服药前后2小时不宜进食，不能与铁剂、抗酸药和导泻药等同时服用。②本药注射制剂需用不含钙的液体稀释后缓慢静脉滴注，滴注时间至少维持2小时。③用于治疗高钙血症时，应同时注意补充0.9%氯化钠注射液，以保持每日尿量在2L以上；同时限制钙剂和维生素D的摄入。④如出现明显的低钙血症，应静脉滴注葡萄糖酸钙。⑤肾功能损害者慎用。

【制剂与规格】注射剂：5ml：15mg（以无水物计）。

依替膦酸二钠
Etidronate Disodium

【药理作用】为骨代谢调节药。对体内磷酸钙有较强的亲和力，能抑制人体异常钙化和过量骨吸收，减轻骨痛；降低血清碱性磷酸酶和尿羟脯氨酸的浓度；在低剂量时可直接抑制破骨细胞形成及防止骨吸收，降低骨转换率，增加骨密度等，达到骨钙调节作用。

【体内过程】正常成人一次口服20mg/kg，1小时后血药浓度达到最高，半衰期为2小时，24小时后为0.03μg/ml，连续服药7天未见积蓄倾向。吸收率约6%，进入体内后在骨及肾脏中浓度最高，随尿液排出8%～16%，随粪便排出82%～94%。

【适应证】①绝经后骨质疏松症。②增龄性骨质疏松症。

【用法用量】口服：一次0.2g，一日2次，两餐间服用。

【不良反应】可有腹部不适、腹泻、便软、呕吐、口炎、咽喉灼热感、头痛、皮肤瘙痒、皮疹等症状。

【禁忌证】①对本药过敏者。②肾功能损害者。③孕妇、哺乳期妇女。

【注意事项】①本药需间隙、周期服药，服药2周后需停药11周，为1周期，然后又重新开始第二周期，停药期间需补充钙剂及维生素D_3。长期服用，请遵医嘱。②服药2小时内，避免食用高钙食品（例如牛奶或奶制品）以及含矿物质的维生素或抗酸药。③若出现皮肤瘙痒、皮疹等过敏症状时应停止用药。

【制剂与规格】片剂：0.2g。

阿仑膦酸钠
Alendronate Sodium

【其他名称】福善美、天可。

【药理作用】本药为第3代膦酸盐烃骨吸收抑制剂，主要沉积在骨吸收部位的破骨细胞内，被摄取到破骨细胞表面的量比在成骨细胞表面的量大10倍。药物与骨中的羟磷灰石结合，不干扰破骨细胞的聚集和附着，但抑制破骨细胞的活性和释放H^+能力。另一方面，本药作用于破骨细胞，抑制其产生破骨细胞活化因子，使活性破骨细胞的数量减少。由于破骨细胞活性受到抑制，使骨转换降低，骨重建点的数量减少，并在重建点骨的形成大于骨的吸收，阻止骨质溶解，使骨密度增加。本药口服可吸收，作用持久，可长期应用。无骨矿化抑制作用。

【体内过程】口服吸收很差，生物利用度平均为0.7%，单剂量10mg顿服，男性的生物利用度为0.59%，女性为0.78%，且食物和矿物质影响其吸收，使吸收率更低，因此要餐前吞服，不能与牛奶或饮料同服。口服后在血浆中迅速消除，有60%～70%被骨组织摄取，2小时后达峰值，在骨中的半衰期为10年以上，血浆蛋白结合率为78%。本药部分由肝脏代谢，主要以原型药物由尿液中排出。

【适应证】①骨质疏松。②溶骨性癌转移引起的骨痛。③恶性肿瘤并发的高钙血症。④佩吉特病。

【用法用量】口服。①用于绝经期骨质疏松和预防骨折，每次10mg，每天1次。②用于预防骨质疏松，每次5mg，每天1次。③用于变形性骨炎，每次40mg，每天1次，早餐前30分钟服用。

【不良反应】①常见有胃刺激症状，如恶心、呕吐、腹痛、胸骨后疼痛、消化不良、咽痛、吞咽疼痛、胸闷、头晕及轻微肝肾功能改变。②少见的不良反应有低血钙现象及听力丧失。长期应用未见在体内蓄积。

【禁忌证】①高钙血症患者。②对二膦酸盐类药物过敏者。

【药物相互作用】不得与其他种类二膦酸盐类药物合并使用。

【注意事项】①严重肾功能不全者、心血管疾病者慎用。②为便于吸收，避免对食管和胃的刺激，本药应于空腹给药，并建议用足量水送服，口服后30分钟内不宜进食和卧床，不宜喝牛奶、咖啡、茶、矿泉水、果汁和含钙的饮料。③如在治疗中发生咽痛、进食困难、吞咽疼痛和胸骨后疼痛，应及时治疗。④使用过程中应注意监测血浆钙、磷等电解质水平和血小板计数。

【制剂与规格】片剂：10mg；70mg。

伊班膦酸钠
Ibandronate

【其他名称】艾本、邦威亚、佳诺顺。

【药理作用】本药为双膦酸盐类骨吸收抑制剂，可能主要通过与骨内羟磷灰石结合，抑制羟磷灰石的溶解和形成，从而产生抗骨吸收作用。其作用机理可能还与本药直接改变破骨细胞形态学或直接抑制成骨细胞介导的细胞因子等有关。

【体内过程】口服生物利用度低，表观分布容积为150L、消除半衰期为10.2～15.8小时。可经血液透析消除。

【适应证】①伴有或不伴有骨转移的恶性肿瘤引起的高钙血症。②恶性肿瘤溶骨性骨转移导致的骨痛。③预防和治疗绝经后骨质疏松症。④预防乳腺癌患者骨骼事件和骨转移。⑤乳腺癌转移性骨疾病。

【用法用量】静脉滴注。①对于大多数严重高钙血症（经白蛋白纠正的血钙浓度＞3mmol/L或12mg/dl）患者，单剂4mg有效；中度高钙血症（经白蛋白纠正的血钙浓度＜3mmol/L或12mg/dl）患者，单剂2mg有效。应将药物加入0.9%氯化钠注射液或5%葡萄糖注射液500～750ml中缓慢静脉滴注，滴注时间不少于2小时。②骨痛：将本药4mg稀释于不含钙离子0.9%氯化钠注射液或5%葡萄糖注射液500ml中，滴注时间不少于4小时。

【不良反应】①血清磷酸盐、血钙水平下降。②可有体温升高、流感样症状。③可有胃肠道反应。④对肝脏和肾脏具有一定毒性作用。

【禁忌证】①对本药过敏者。②严重肾功能不全者。③孕妇及哺乳期妇女。④儿童。⑤不能正常站直或坐直超过60分钟的患者。⑥未纠正的低钙血症患者。

【药物相互作用】与氨基糖苷类药物合用，可导致血钙浓度长时间下降，同时还可能出现血镁浓度过低。

【注意事项】①本药不得与其他双膦酸盐类药物合用。②用药前应适当基于0.9%氯化钠注射液进行水化治疗，但心衰患者应避免过度水化。③本药不推荐经动脉给药。④本药不能与含钙溶液混合静脉输注。⑤用药期间注意低钙血症，并给与葡萄糖酸钙纠正。⑥慎用于肝肾功能损害者、低镁血症患者、有甲状旁腺功能减退症病史者（有引起低钙血症的危险）。

【制剂与规格】注射剂：1ml：1mg；2ml：2mg（以伊班膦酸计）。

唑来膦酸
Zoledronic Acid

【其他名称】Zometa。

【药理作用】本药是最新型二膦酸盐，研究发现其活性是帕米膦酸二钠的40～850倍。可以明显减少乳腺癌、多发性骨髓瘤、前列腺癌、肺癌和其他类型实体瘤骨转移并发症。作用机制是抑制骨吸收。确切机制尚不清楚，可能通过如下机制起作用：肿瘤细胞释放多种刺激因子，从而增加破骨细胞活性和骨钙释放，本药可以有效拮抗这些作用。体外研究发现，本药抑制破骨细胞活性，诱导破骨细胞凋亡；还可以与骨质结合，阻断破骨细胞对无机骨和软骨的重吸收。

【体内过程】血浆蛋白结合率约22%，且与血药浓度无关。血浆清除率5.6L/h，三相半衰期分别为0.24、1.87、146小时。

【适应证】①恶性肿瘤引起的高钙血症。②多发性骨髓瘤和实体瘤骨转移。

【用法用量】①治疗高钙血症（白蛋白纠正后血钙超过3.0mmol/L或者12mg/dl）：4mg单次静脉点滴，持续15分钟。首次用药后完全有效或者部分有效，但血钙没有恢复正常或者不能保持正常水平的患者需要重复用药。重复用药时间要在一周后，予以4mg静脉点滴，持续15分钟以上。②治疗多发性骨髓瘤或实体瘤骨转移：4mg静脉点滴，持续15分钟以上，每3～4周用药一次。

【不良反应】①最常见的不良反应为发热；有时出现流感样症状，包括发热、寒战、骨痛和（或）关节痛、肌痛。②可有胃肠道反应。③注射部位反应，如红肿。少见皮疹、瘙痒。④可出现肾脏毒性，出现血钙、血镁、血磷异常。

【禁忌证】①对本药过敏者。②孕妇。③哺乳期妇女。④严重肾功能不全者。

【药物相互作用】①与氨基糖苷类药物合用可能延长低血钙的持续时间。②与利尿药合用可能会增加低血钙的危险性。③有肾功能不全的恶性肿瘤高钙血症患者，合用沙利度胺可增加肾功能不全的危险性。

【注意事项】①注射时间不宜短于15分钟。②每次用药前应检查血清肌酐值。若基线肌酐清除率低于30ml/min，则不应该使用该药，若治疗过程中血肌酐值升高，应停止使用。③曾报道发生下颌骨坏死，如有可能，应在使用双膦酸盐过程中及使用后避免如拔牙等操作。④慎用于肾脏损害者、有甲状旁腺功能减退史者、有阿司匹林敏感性哮喘的患者。

【制剂与规格】①注射剂：1ml∶1mg；5ml∶4mg；100ml∶5mg。②粉针剂：4mg。

第十三篇

维生素类、营养药物以及调节水、电解质和酸碱平衡的药物

导　读

本篇收录维生素类（第1章）、调节水、电解质和酸碱平衡用药（第2章）、营养药（第3章）、矿物质和微量元素（第4章）。

维生素类是指人体必需的一类营养素，通过摄入或人体转化获得，参与人体生长发育、维持各项生理功能的物质，包括：脂溶性和水溶性维生素，以及一些复合和合剂类维生素。通常来说脂溶性维生素不易流失，但是有安全用量限制。水溶性维生素容易流失，但安全性好，如维生素C等；一般用于日常摄入或转化不足，或由于某些疾病导致维生素缺乏的疾病，以及某些特殊生理阶段的补充。水、电解质和酸碱平衡用药主要包括电解质平衡调节类、酸碱平衡调节类、含糖类以及复方电解质类制剂，主要用于维持人体正常的血液、细胞内、外液的容量、渗透压和酸碱平衡，以保证各器官功能维持在正常的体环境中发挥生理作用。营养药包括肠内和肠外营养制剂。肠内营养制剂通过消化道为机体供给能量，包括多种全营养素，满足不同疾病状态下对营养的需求；肠外营养制剂通过静脉渠道为机体提供能量，包括含脂肪和氨基酸的复合制剂，以及单独的氨基酸、脂肪、水溶和脂溶性维生素、微量元素等制剂，需要专业人员进行合理搭配为患者提供营养。矿物质和微量元素主要以补充氟、钙、锌、碘、镁、磷、钾等物质的单制剂和复合制剂为主。

第 1 章 维生素类

维生素A
Vitamin A

【其他名称】视黄醇、抗干眼病维生素。

【药理作用】维生素A具有促进生长、维持上皮组织如皮肤、结膜、角膜等正常功能的作用，并参与视紫红质的合成，增强视网膜感光力，参与体内许多氧化过程，尤其是不饱和脂肪酸的氧化。维生素A缺乏时，生长停滞，骨骼成长不良，生殖功能衰退，皮肤粗糙、干燥，角膜软化，并发干燥性眼炎及夜盲症。

【体内过程】维生素A口服易吸收，胆汁酸、胰脂酶、中性脂肪、维生素E及蛋白质均促进维生素A的吸收，吸收部位主要在十二指肠、空肠。正常情况下，体内维生素A<5%与血浆脂蛋白结合，大量摄入维生素A时，肝内贮存已达饱和，蛋白结合率可达65%。高脂蛋白血症时维生素A与脂蛋白结合量增高。维生素A主要贮存于肝内（约含成人2年需要量），少量贮于肾、肺。肝内维生素A动员需锌参与，自肝释出后与视黄醇结合蛋白结合进入血循环。维生素A在肝内代谢，随粪便、尿液排出。哺乳期妇女有部分维生素A分泌到乳汁中。

【适应证】维生素A缺乏：如角膜软化、眼干燥症、夜盲症、皮肤角化粗糙等。维生素A需要量增加或摄入不足：①妊娠、哺乳期妇女和婴儿。②持续紧张状态。③感染、长期发热。④吸收不良综合征伴有胰腺功能不良。⑤糖尿病和甲状腺功能亢进、严重蛋白质营养不良、脂肪吸收不良时，β-胡萝卜素转化为维生素A减少。⑥严格控制或选择饮食，或长时间接受肠外营养的患者，体重骤降而致营养不良患者。

【用法用量】①严重维生素A缺乏症：口服，成人每日10万U，3日后改为每日5万U，给药2周，然后每日1万~2万U，再用药2月。②轻度维生素A缺乏症：每日3万~5万U，分2到3次口服，症状改善后减量。③补充需要：成人每日5000U，哺乳妇女每日5000U，婴儿每日600~1500U，儿童每日2000~3000U。

【不良反应】推荐剂量未见不良反应。但摄入过量维生素A可致严重中毒，甚至死亡。

急性中毒发生于大量摄入维生素A（成人超过150万U，小儿超过7.5万~30万U）6小时后，患者出现异常激动或骚动、头昏、嗜睡、复视、严重头痛、呕吐、腹泻、脱皮（特别是唇和掌），婴儿头部可出现凸起肿块，并有骚动、惊厥、呕吐等颅内压增高、脑积水、假性脑瘤表现。

慢性中毒可表现为骨关节疼痛、肿胀、皮肤瘙痒、口唇干裂、疲劳、软弱、全身不适、发热、头痛、呕吐、颅内压增高、视盘水肿、皮肤对阳光敏感性增高、易激动、食欲不振、脱发、腹痛、夜尿增多、肝毒性反应、门静脉高压、溶血、贫血、小儿骨骺早愈合、妇女月经过少。

【禁忌证】维生素A过多症。

【药物相互作用】①制酸药：氢氧化铝可使小肠上段胆酸减少，影响维生素A的吸收。②抗凝药：大量维生素A与香豆素或茚满二酮衍生物同服，可导致凝血酶原降低。③口服避孕药可提高血浆维生素A浓度。④降胆固醇的药物如考来烯胺、矿物油、新霉素、硫糖铝能干扰维生素A吸收。⑤与维生素E合用时，可促进维生素A吸收，增加肝内贮存量，加速利用和降低毒性，但大量维生素E服用可耗尽维生素A在体内的贮存。

【注意事项】①长期大剂量应用可引起维生素A过多症，甚至发生急性或慢性中毒，以6个月至3岁的婴儿发生率最高。②婴幼儿对维生素A敏感，应谨慎使用。③老年人长期服用维生素A可能因视黄基醛清除延迟而致维生素A过量。④长期大剂量应用可引起齿龈出血、唇干裂。⑤慢性肾功能衰竭时慎用。

【制剂与规格】①胶丸：5000U<；12 500U；25 000U。②水溶性口服液及注射液（Aquasol A）：每1ml中

含维生素A 5万U，供口服及肌内注射，用于脂肪吸收不良患者。③维生素AD滴剂：每粒含维生素A 1500U。

倍他胡萝卜素
Beta Carotene

【药理作用】本药是维生素A的前体，对日光照射原卟啉所产生的过氧化基有清除作用。在人体内胡萝卜素通过氧化酶的作用，游离出二分子维生素A，而发挥维生素A的作用。

【体内过程】口服本药后，以食物中脂肪为载体，在含胆汁的小肠液中被吸收，大部分以原型贮存在各种组织，特别是贮存于脂肪中，小部分在肝脏通过氧合酶的作用，转变为维生素A，主要经肠道代谢，由粪便排出。

【适应证】倍他胡萝卜素不足、缺乏症或需求增加。

【用法用量】口服，用于红细胞生成性原卟啉症，成人一次60mg（4粒），一日3次，剂量范围一日30～200mg，饭后服用，一疗程8周左右。小儿一日30～150mg（2～10粒），分2～3次服用，或遵医嘱。

【不良反应】服药期可能出现不同程度的皮肤黄染，大便溏薄，个别患者可有瘀斑、关节痛，停药后均可自行消失。

【注意事项】①服用本药期间不宜再服用维生素A。②治疗红细胞生成性原卟啉症多在服药后2～6周起效，如6周后未见疗效者，可适当增大剂量，直至掌心皮肤出现黄染，然后逐渐减量。③有严重肝、肾功能损害者慎用，妊娠期妇女和哺乳妇女慎用。

【制剂与规格】①软胶囊：15mg。②咀嚼片：15mg。

维生素B_1
Vitamin B_1

【其他名称】硫胺素、抗脚气病维生素。

【药理作用】维生素B_1结合三磷酸腺苷（ATP）形成维生素B_1焦磷酸盐（二磷酸硫胺、辅羧酶），在体内参与糖代谢中α-酮酸的氧化脱羧反应，是碳水化合物代谢时所必需的辅酶；缺乏时氧化受阻形成丙酮酸、乳酸蓄积影响能量代谢，可表现为脚气病、多发性周围神经炎、感觉异常、神经痛、四肢乏力，甚至心功能不全等。维生素B_1能抑制胆碱酯酶的活性，缺乏时胆碱酯酶活性增强，乙酰胆碱水解加速，致神经冲动传导障碍，影响胃肠、心肌功能。

【体内过程】胃肠道吸收，主要在十二指肠。吸收不良综合征或饮酒过多会影响吸收。吸收后分布于各组织，半衰期为0.35小时。肝内代谢，经肾排泄，正常人每日吸收维生素B_1 5～15mg。

【适应证】①维生素B_1缺乏：如维生素B_1缺乏所致的脚气病、Wernicke脑病、周围神经炎、消化不良等。②肠外营养或摄入不足引起的营养不良时维生素B_1的补充。③维生素B_1的需要量增加：妊娠或哺乳期、甲状腺功能亢进、烧伤、血液透析、长期慢性感染、发热、重体力劳动、吸收不良综合征伴肝胆系统疾病（肝功能损害、酒精中毒伴肝硬化）、小肠疾病（乳糜泻、热带口炎性腹泻、局限性肠炎、持续腹泻、回肠切除）及胃切除后。④遗传性酶缺陷病：亚急性坏死性脑脊髓病、枫糖尿症、乳酸性酸中毒和间歇性小脑共济失调。

【用法用量】①预防用量：推荐膳食中每日摄入维生素B_1量，出生至3岁婴儿0.1～0.6mg，4～6岁小儿0.8mg，7～10岁小儿1.0mg，男性青年及成人1.3～1.6mg，女性青年及成人1.1～1.3mg，妊娠期妇女1.2～1.5mg，乳母1.5mg。正常膳食均可达上述需要量。②治疗用量：口服，成人脚气病（轻型或重型维持量），一次5～10mg，每日3次；维生素B_1缺乏症，一次5～10mg，每日3次，至症状改善；妊娠期由于维生素B_1缺乏而致神经炎，每日5～10mg；嗜酒而致维生素B_1缺乏，每日40mg。小儿脚气病（轻型），每日10mg；维生素B_1缺乏症，每日10～50mg，分次服。肌内注射，成人重型脚气病，一次50～100mg，每日3次肌内注射或缓慢静脉注射，症状改善后改口服。小儿重型脚气病，每日10～25mg，肌内注射，症状改善后改口服。

【不良反应】维生素B_1对正常肾功能者几乎无毒性。注射用药时可产生过敏反应如出现皮疹、瘙痒、哮鸣等，个别过敏性休克，故仅重症者补充时才采用注射用药。

【禁忌证】对本药过敏者。

【药物相互作用】维生素B_1在碱性溶液中易分解，与碱性药物如碳酸氢钠、枸橼酸钠配伍，易引起变质。

【注意事项】①大剂量应用时，测定血清茶碱浓度可受到干扰，测定尿酸浓度可呈假性增高，尿胆原可呈假阳性。②治疗Wernicke脑病注射葡萄糖前，应先应用维生素B_1。③维生素B_1一般可由正常食物中摄取，较少发生单一维生素B_1缺乏表现，使用复合维生素B制剂较宜。④本药不宜静脉注射。

【制剂与规格】①维生素B_1片：5mg；10mg。②注射液：2ml：50mg；2ml：100mg。

维生素B_2
Vitamin B_2

【其他名称】核黄素。

【药理作用】维生素B_2转化为黄素单核苷酸（FMN）和黄素腺嘌呤二核苷酸（FAD），均为组织呼吸的重要辅酶，并可激活维生素B_6，将色氨酸转换为烟酸，并可能与维持红细胞的完整性有关。

【体内过程】由胃肠道吸收，主要在十二指肠，嗜酒可减少维生素B_2的吸收，吸收后分布到各种组织及乳汁，仅极少量贮于肝、脾、肾、心组织。蛋白结合率中等。半衰期为66～84分钟。肝内代谢，经肾排泄。血液透析可清除维生素B_2，但速度较肾排泄慢。

【适应证】①口角炎、唇干裂、舌炎、阴囊炎、角膜血管化、结膜炎、脂溢性皮炎等维生素B_2缺乏症。②肠外营养及因摄入不足所致营养不良，进行性体重下降。③对维生素B_2需要量增加：妊娠及哺乳期妇女、甲状腺功能亢进、烧伤、长期慢性感染、发热、新生儿高胆红素血症接受蓝光治疗时、恶性肿瘤、吸收不良综合征伴肝胆系统疾病（酒精中毒伴肝硬化、阻塞性黄疸）及肠道疾病（乳糜泻、热带口炎性腹泻、局限性肠炎、持续腹泻）或胃切除术后。

【用法用量】①预防用量：推荐每日膳食中摄入量，出生～3岁婴幼儿：0.4～0.6mg，4～6岁小儿：0.7mg，7～10岁小儿：1.0mg，男性青年与成人：1.3～1.5mg，女性青年与成人：1.1～1.2mg，妊娠期妇女：1.2～1.5mg，乳母：1.5mg。正常膳食均可达上述推荐需要量。②治疗用量：口服，治疗维生素B_2缺乏，成人一次5～10mg，一日10～35mg；数日后减为补充膳食所需量，每日1～4mg。小儿12岁及12岁以上，口服一日3～10mg，数日后改为补充膳食所需量，每4千焦（1千卡）热量摄入0.6mg。肌内注射，成人一次1～10mg，一日10～30mg。小儿每日2.5～5mg。月桂酸核黄素，小儿每次0.05～0.1g，肌内注射1次可维持疗效2～3个月。

【不良反应】水溶性维生素B_2对正常肾功能者几乎不产生毒性。大量服用时尿呈黄色。

【禁忌证】对本药过敏者。

【药物相互作用】①肝炎及肝硬化患者同时服用丙磺舒可减少维生素B_2的吸收。②应用吩噻嗪、三环类抗抑郁药、丙磺舒等药，维生素B_2需增加药量。③饮酒影响肠道吸收核黄素。④不宜与甲氧氯普胺（胃复安）合用。

【注意事项】饭后口服吸收较完全。对诊断的干扰：尿中荧光测定儿茶酚胺浓度可呈假性增高，尿胆原测定呈假阳性。

【制剂与规格】①片剂：5mg；10mg。②注射液：2ml：1mg；2ml：5mg；2ml：10mg。③月桂酸核黄素（长效核黄素）注射液：1ml：150mg。

泛酸
Pantothenic acid

【其他名称】维生素B_5。

【药理作用】泛酸是辅酶A的前体，为多种代谢环节中所必需，包括碳水化合物、蛋白质和脂类，参与类固醇、卟啉、乙酰胆碱等物质的合成，以及正常的上皮细胞功能的维持。

【体内过程】由胃肠道吸收，肝、肾上腺、心、肾组织中含量丰富。在体内不被代谢，70%以原型随尿排出，30%随粪便排出。

【适应证】①泛酸缺乏，如吸收不良综合征、热带口炎性腹泻、局限性肠炎或应用泛酸拮抗药物时。②维生素B缺乏症。

【用法用量】①预防用量：口服，推荐每日膳食中摄入量，出生～3岁：一日1.7～2.1mg，4～6岁：2.5mg，

7～10岁：3.5mg，青年与成人：4.5～5.0mg，妊娠期妇女：6.0mg，乳母：7.0mg。正常膳食均可达上述推荐需要量。②泛酸缺乏：根据严重程度给药，一般一次10～20mg，一日30～60mg，口服。

【不良反应】水溶性泛酸盐在肾功能正常时几乎没有毒性，泛酸无不良反应。

【禁忌证】对本药过敏者。

【注意事项】①患热带口炎性腹泻、局限性肠炎、吸收不良综合征时，泛酸需求量增加。②血友病患者用药时应谨慎，因泛酸可延长出血时间。

【制剂与规格】泛酸钙片：5mg；10mg；20mg；30mg。

维生素B_6
Vitamin B_6

【其他名称】吡哆醇。

【药理作用】维生素B_6在体内与ATP经酶的作用，转变成具有生理活性的磷酸吡哆醛及磷酸吡哆胺，它是某些氨基酸的氨基酸转移酶、脱羧酶及消旋酶的辅酶，参与许多代谢过程，如脑中抑制性递质γ-氨基丁酸是由谷氨酸脱羧产生，色氨酸转化为烟酸亦需要维生素B_6参与，此外磷酸吡多醛参与亚油酸转变为花生四烯酸的过程。动物缺乏维生素B_6时可有动脉粥样硬化病变。

【体内过程】本药口服易吸收，主要在空肠吸收。摄入后在体内可直接或间接转化成吡哆醛，其中约70%经肝脏醛氧化酶氧化成4-吡多酸由尿排出，仅少量以原型自肾脏排出。

【适应证】①因大量或长期服用异烟肼、肼屈嗪等引起的周围神经类失眠不安。②妊娠、抗癌药和放射治疗引起的恶心呕吐。③婴儿惊厥或妊娠期妇女服用以预防婴儿惊厥。④白细胞减少症。⑤局部涂搽治疗痤疮、酒糟鼻和脂溢性湿疹等。⑥与烟酰胺合用治疗糙皮病。⑦胃肠外营养及因摄入不足所致营养不良、进行性体重下降。⑧对维生素B_6需要量增加，如甲状腺功能亢进等。

【用法用量】①预防用量：推荐膳食每日摄入量，初生～3岁：0.2～0.6mg，4～6岁：0.7mg，7～10岁：1.0mg，青年与成人：1.3～1.6mg，妊娠期妇女：2.2mg，乳母：1.7mg。正常膳食均可达上述推荐需要量。②治疗用量：口服，成人常用量：维生素B_6依赖综合征，开始每日30～600mg，维持量每日50mg，终生服用；维生素B_6缺乏症，每日10～20mg，共3周，以后每日2～3mg，持续数周；先天性代谢障碍病（胱硫醚尿症、高草酸尿症、高胱氨酸尿症、黄嘌呤酸尿症），每日100～500mg；药物引起维生素B_6缺少，预防，每日10～50mg（使用青霉胺），或每日100～300mg（使用环丝氨酸、乙硫异烟胺或异烟肼），治疗，每日50～200mg，共3周，然后每日25～100mg；遗传性铁粒幼细胞贫血，每日200～600mg，共1～2月，然后每日30～50mg，终生应用；酒精中毒，每日50mg。小儿常用量：维生素B_6依赖综合征，婴儿维持量，每日2～10mg，终生应用，1岁以上小儿用量同成人；维生素B_6缺乏症，每日2.5～10mg，共3周，然后每日2～5mg，持续数周。肌内或静脉注射，成人常用量：维生素B_6依赖综合征，开始每日30～600mg，维持量每日50mg，终生应用；药物性维生素B_6缺乏，治疗，每日50～200mg，共3周，然后根据需要每日25～100mg；解毒，环丝氨酸中毒每日300mg或300mg以上，异烟肼中毒每1g异烟肼给1g维生素B_6静脉注射。

【不良反应】维生素B_6在肾功能正常时几乎不产生毒性。若每天服用200mg，持续30天以上，曾报道可产生维生素B_6依赖综合征。每日应用2～6g，持续几个月，可引起严重神经感觉异常，进行性步态不稳至足麻木、手不灵活，停药后可缓解，但仍软弱无力。

【禁忌证】对本药过敏者。

【药物相互作用】①氯霉素、环丝氨酸、乙硫异烟胺、盐酸肼屈嗪、免疫抑制剂包括肾上腺皮质激素、环磷酰胺、环孢素、异烟肼、青霉胺等药物可拮抗维生素B_6或增加维生素B_6经肾排泄，可引起贫血或周围神经炎。②服用雌激素时应增加维生素B_6用量。③不能与左旋多巴同用，因本药呈多巴脱羧酶的辅酶，可促进左旋多巴在外周即转变成多巴胺，从而减少能通过血脑屏障的左旋多巴浓度，减弱左旋多巴对中枢的作用。

【注意事项】①妊娠期妇女接受大量维生素B_6，可致新生儿产生维生素B_6依赖综合征和致畸胎。母乳摄入正常需要量对婴儿无不良影响。②不宜应用大剂量维生素B_6，超过RDA（1980）规定的10倍以上量治疗某些未经证实有效的疾病。③维生素B_6影响左旋多巴治疗帕金森病的疗效，但对卡比多巴无影响。④对诊断的干扰：尿胆原试验呈假阳性。

【制剂与规格】①片剂：10mg。②缓释片：50mg。③注射液：1ml：25mg；1ml：50mg；2ml：100mg。

维生素B_{12}

Vitamin B_{12}

【其他名称】钴胺素、氰钴胺、抗恶性贫血病维生素。

【药理作用】维生素B_{12}是细胞合成核酸的重要辅酶，在体内参与核酸合成；参与蛋白质和脂肪的代谢；能维持中枢及周围有髓鞘神经纤维功能的完整性，包括形成神经纤维外的一层髓鞘髓磷脂蛋白。它通过使5-甲基四氢叶酸转换成四氢叶酸而增加四氢叶酸在体内的利用，同时使同型半胱氨酸转化成蛋氨酸。它还促进甲基丙二酸转变成琥珀酸而参与三羧酸循环。当缺乏时，阻碍四氢叶酸的循环利用，使胸腺嘧啶脱氧核苷酸合成减少，DNA合成受阻，血细胞的成熟分裂停滞，造成巨幼红细胞贫血；通过作用于三羧酸循环保持中枢和外周的有髓鞘神经纤维的功能完整；使含巯基的酶维持于活性状态，参与蛋白质及脂肪的代谢。

【体内过程】口服后8～12小时血药浓度达到高峰；肌内注射40分钟后，约有50%吸收入血液。肌内注射维生素B_{12} 1mg后，血药浓度在1ng/ml以上的时间平均2.1个月。维生素B_{12}口服24小时后在肝脏中的浓度达到高峰，5～6日后仍有口服量的60%～70%集中在肝脏。除机体需求量外，维生素B_{12}几乎皆以原型经肾脏随尿液排出。肌内注射维生素B_{12} 1mg，72小时后，总量的75%以原型从尿液中排出。尿中排出量随注入量增加而增加，肌内注射5μg后，8小时排出3～4μg；肌内注射1mg后，8小时排出量可达330～470μg。

【适应证】①内因子缺乏所致的巨幼细胞贫血、口炎性腹泻，肠道切除后引起的盲端形成和小肠憩室以及短二叶裂头绦虫肠道寄生虫等所致维生素B_{12}吸收障碍。②神经系统疾病，如多发性神经炎、神经痛、神经萎缩等。③对维生素B_{12}需求增加：妊娠及哺乳期妇女、长期素食者、吸收不良综合征、肝硬化及其他肝脏疾病、反复发作的溶血性贫血、甲状腺功能亢进、慢性感染、胰腺及肠道肿瘤、严重肾病等。

【用法用量】①成人：维生素B_{12}缺乏症：起始剂量，每日25～100μg或隔日50～200μg，共2周。维生素B_{12}缺乏伴神经系统表现者：每日用量可增加至500μg，以后每周肌内注射2次，每次50～100μg，直到血常规恢复正常；维持量为每月肌内注射100μg。②儿童：维生素B_{12}缺乏症：隔日1次，每次25～50μg，共2周；维持量为每月1次，每次25～50μg。

【不良反应】①肌内注射偶可引起皮疹、瘙痒、腹泻以及过敏性哮喘，但发生率很低，极个别有过敏性休克。②可引起低钾血症及高尿酸血症。③长期应用可出现缺铁性贫血。

【禁忌证】①对本药过敏者。②恶性肿瘤患者。③家族遗传性球后视神经炎（利伯病）及抽烟性弱视症者。

【药物相互作用】①本药与叶酸有协同作用，可同时合用治疗巨幼红细胞贫血。②本药可加速核酸降解，导致痛风患者血尿酸升高，诱发痛风发作。③与氯霉素合用，可抵消维生素B_{12}具有的造血反应。④氨基糖苷类抗生素、氨基或对氨基水杨酸类药、抗惊厥药（如苯巴比妥、苯妥英钠、扑米酮）及秋水仙碱等可减少维生素B_{12}从肠道吸收。⑤考来烯胺、活性炭与本药合用时可吸附本药，减少其吸收。⑥维生素B_{12}与氯丙嗪、维生素C、维生素K、葡萄糖注射液等发生配伍变化，不能混合给药。

【注意事项】①心脏病患者慎用。②抗生素可影响血清和红细胞内维生素B_{12}测定，特别是应用微生物学检查方法时，可产生假性低值，应加以注意。③在治疗巨幼细胞贫血的起始48小时内，可能出现严重的低血钾，宜监测血钾浓度。④恶性贫血者口服普通维生素B_{12}无效，必须肌内注射，并终身使用。⑤有神经系统损害者，在诊断未明确前不宜应用维生素B_{12}，以免掩盖亚急性联合变性的临床表现。

【制剂与规格】①片剂：25μg；50μg。②注射液：1ml：0.05mg；1ml：0.1mg；1ml：0.25mg；1ml：0.5mg；1ml：1mg。③外用溶液：5ml：2.5mg

复合维生素B

Vitamin B complex

【药理作用】本药含有多种维生素B类的药物，药理作用参考维生素B_1、B_2、B_6、烟酰胺等。

【体内过程】参考维生素B_1、B_2、B_6、烟酰胺等。

【适应证】营养不良、厌食、脚气病、糙皮病及因维生素B族缺乏所致的各种疾病的辅助治疗。

【用法用量】片剂：口服一次1～3片，一日3次。小儿每次1片，每日2～3次。溶液：口服一次10～15ml，一日三次。注射液：视病情需要给与。

【不良反应】①大剂量服用可出现烦躁、疲倦、食欲减退等。②偶见皮肤潮红、瘙痒。③尿液可能呈黄色。

【药物相互作用】维生素B_1在碱性溶液中易分解，与碱性药物如碳酸氢钠、枸橼酸钠配伍，易引起变质。

【注意事项】肝肾功能不全患者慎用注射液。

【制剂与规格】①片剂：每片含维生素B_1 3mg，维生素B_2 1.5mg，维生素B_6 0.2mg，烟酰胺10mg，泛酸钙1mg。②溶液：60ml；100ml；500ml；1000ml（每100ml含维生素B_1 10mg，维生素B_2 2mg，维生素B_6 3mg，烟酰胺10mg，泛酸钙1mg）。③注射液：2ml（含维生素B_1 20mg，维生素B_2 2mg，维生素B_6 2mg，烟酰胺30mg，泛酸钙1mg）。

叶酸

Folic Acid

【其他名称】维生素M。

【药理作用】叶酸系由蝶啶、对氨基苯甲酸和谷氨酸组成的水溶性B类维生素，为机体细胞生长和繁殖所必需。叶酸在体内以四氢叶酸（THF）的形式传递一碳基团（包括CH_3、CH_2、CHOH等）参与体内很多生化反应。THF在丝氨酸转羟基酶的作用下形成N5、N10甲烯基THF，能促使尿嘧啶核苷酸（dUMP）形成胸腺嘧啶核苷酸（dTMP），后者可参与细胞的DNA合成促进细胞的分裂与成熟，否则就会导致细胞巨型改变。

【体内过程】叶酸进入人体后，在空肠的近端吸收，口服后5～20分钟即可在血中出现，1小时后血药浓度可达到高峰，其半衰期约为0.7小时。叶酸由门静脉进入肝脏，肝内存量占全身的1/2～1/3。叶酸主要由尿排泄，量极小，24小时内约为3μg。在大剂量摄入后，尿中叶酸的排泄量会增加。

【适应证】①叶酸缺乏和巨幼细胞性贫血。②妊娠期、哺乳期妇女的预防给药。

【用法用量】①口服治疗用：成人一次5～10mg，一日15～30mg，每一疗程为14日，或用到红细胞数量恢复正常为止；维持量一日2.5～10mg。小儿可酌情给予一日5～15mg。②预防用：一次0.4mg，一日1次。③肌内注射：一次10～20mg。

【不良反应】肾功能正常患者，很少发生中毒现象，偶见过敏反应。有些患者长期服用叶酸后可出现厌食、恶心、腹胀等胃肠道症状。大量服用叶酸时，可引起黄色尿。

【禁忌证】对本药过敏者。

【药物相互作用】①与维生素C同服，后者可能抑制叶酸在胃肠中的吸收。②叶酸与苯妥英钠同用，可降低后者的抗癫痫作用。③甲氨蝶呤、乙胺嘧啶等对二氢叶酸还原酶有较强的亲和力，阻止叶酸转化为四氢叶酸，中止叶酸的治疗作用。反之在甲氨蝶呤治疗肿瘤、白血病时，如使用大剂量叶酸，也会影响甲氨蝶呤的疗效。

【注意事项】①叶酸口服可以迅速改善巨幼细胞性贫血，但不能阻止由维生素B_{12}缺乏所致的神经损害的进展，例如脊髓亚急性联合变性。如果大剂量持续服用叶酸，可进一步降低血清维生素B_{12}的含量，反可使神经损害向不可逆转方面发展。因此，在明确排除维生素B_{12}缺乏所致恶性贫血前，不宜贸然使用叶酸治疗。如因诊断不明而需用叶酸作为诊断性治疗时，其每日用量以不超过0.4mg为妥。②抗生素类药物影响微生物法测定血清或红细胞中叶酸浓度，常出现浓度偏低的假象，用药前应加注意。③遇有口服叶酸片剂出现恶心或（和）呕吐较剧，或处于手术前后禁食期，或胃切除后伴有吸收不良等情况，可选用叶酸钠或亚叶酸钙（甲酰四氢叶酸钙）做肌内注射。

【制剂与规格】①叶酸片：0.4mg；5mg。②注射剂：1ml：15mg；2ml：30mg。

烟酸
Nicotinic Acid

【其他名称】维生素PP。

【药理作用】烟酸在体内转化为烟酰胺，再与核糖腺嘌呤等组成烟酰胺腺嘌呤二核苷酸（辅酶I）和烟酰胺腺嘌呤二核苷酸磷酸（辅酶Ⅱ），为脂质、氨基酸、蛋白、嘌呤代谢、组织呼吸的氧化作用和糖原分解所必需。烟酸可降低辅酶A的利用；通过抑制极低密度脂蛋白（VLDL）的合成而影响血中胆固醇的转运，大剂量可降低血清胆固醇及甘油三酯浓度。烟酸有周围血管扩张作用。

【体内过程】胃肠道吸收，口服后30～60分钟血药浓度达峰值，广泛分布到各组织，半衰期约为45分钟。肝内代谢。仅有小量以原型及代谢物由尿排出，用量超过需要时，绝大部分经肾排出。食物中色氨酸通过肠道细菌作用转换为烟酸。

【适应证】①烟酸缺乏症、糙皮病。②偏头痛、头痛、脑动脉血栓形成、肺栓塞、内耳眩晕症、冻伤、中心性视网膜脉络膜炎。③大剂量可与其他血脂调节剂合用于降血脂。

【用法用量】①推荐膳食每日摄入量：初生～3岁2～6mg，4～6岁8mg，7～10岁男性11mg，7～10岁女性10mg，男性青少年及成人13～16mg，女性青少年及成人10～13mg，妊娠期妇女12mg，乳母15mg。②糙皮病：成人常用量，口服，一次50～100mg，一日500mg，如有胃部不适，宜与牛奶同服或进餐时服，一般同时服用维生素B_1、B_2、B_6各5mg；肌内注射，一次50～100mg，一日5次；静脉缓慢注射，一次25～100mg，一日2次或多次。小儿常用量，口服，一次25～50mg，一日2～3次；静脉缓慢注射，一日300mg。③抗高血脂：开始口服100mg，每日3次，4～7日后可增加至每次1～2g，每日3次。④Hartnup病：口服，每日50～100mg。

【不良反应】①烟酸在肾功能正常时几乎不会发生毒性反应。②静脉注射可有过敏反应：皮肤红斑或瘙痒，甚至出现哮喘。③烟酸的一般反应有：感觉温热、皮肤发红（特别在脸面和颈部）、头痛。④大量烟酸可导致腹泻、头晕、乏力、皮肤干燥、瘙痒、眼干燥、恶心、呕吐、胃痛等。⑤偶尔大量应用烟酸可致高血糖、高尿酸、心律失常、肝毒性反应。⑥一般服用烟酸2周后，血管扩张及胃肠道不适可逐渐适应，缓慢增加用量可避免上述反应。如有严重皮肤潮红、瘙痒、胃肠道不适，应减小剂量。

【禁忌证】对本药过敏者。

【药物相互作用】①异烟肼可阻止烟酸与辅酶I结合，而致烟酸缺少。②烟酸与胍乙啶等肾上腺素受体阻滞型抗高血压药合用，其血管扩张作用协同增强，并可产生直立性低血压。

【注意事项】①对诊断的干扰：荧光测定尿中儿茶酚胺浓度呈假阳性，尿糖班氏试剂测定呈假阳性，血尿酸测定可增高（仅在应用大剂量烟酸时发生）。②下列情况应慎用：动脉出血；糖尿病（烟酸用量大可影响糖耐量）；青光眼；痛风；高尿酸血症；肝病；溃疡病（用量大可引起溃疡活动）；低血压。③给药过程中应注意检查肝功能、血糖。④烟酸在儿童中降血脂作用未经临床试验，2岁以下小儿胆固醇为正常发育所需，不推荐应用烟酸降低血脂。⑤烟酸因副作用较大，一般使用烟酰胺。

【制剂与规格】①片剂：50mg；100mg。②注射液：1ml：10mg；2ml：20mg；2ml：100mg；5ml：50mg。③软膏：10g：100mg（1%）。④胶囊：100mg。

烟酰胺
Nicotinamide

【药理作用】在体内与核糖、磷酸、腺嘌呤形成烟酰胺腺嘌呤二核苷酸（辅酶I）和烟酰胺腺嘌呤二核苷酸磷酸（辅酶Ⅱ），为脂质代谢、组织呼吸的氧化作用和糖原分解所必需。烟酰胺还有防治心脏传导阻滞和提高窦房结功能的作用。

【体内过程】胃肠道易吸收，肌内注射吸收更快，吸收后分布到全身组织，半衰期约为45分钟。经肝脏代谢，治疗量仅少量以原型自尿排出，用量超过需要量时排泄增多。

【适应证】糙皮病等烟酸缺乏病、心脏传导阻滞。

【用法用量】①防治糙皮病：口服，一次50～200mg，一日500mg。肌内或静脉注射，一次50～200mg。

②防治心脏传导阻滞：一日300～400mg，加入10%葡萄糖注射液中静脉滴注。

【不良反应】①肌内注射可引起局部疼痛。②个别有头昏、恶心、食欲不振等，可自行消失。

【药物相互作用】烟酰胺与异烟肼有拮抗作用，长期服用异烟肼时，应适当补充烟酰胺。

【注意事项】烟酰胺无扩张血管作用，高血压患者需要时可用烟酰胺。

【制剂与规格】①片剂：50mg；100mg。②注射液：1ml∶50mg；1ml∶100mg；1ml∶500mg。

维生素C
Vitamin C

【其他名称】抗坏血酸、抗坏血病维生素。

【药理作用】维生素C参与抗体及胶原型成、组织修补（包括某些氧化还原作用）。可降低毛细血管通透性，加速血液凝固，刺激凝血功能，促进铁在肠内吸收，促使血脂下降，增加对感染的抵抗力，参与解毒功能，具有抗组胺及阻止致癌物质（亚硝胺）生成的作用。

【体内过程】胃肠道吸收，主要在空肠。蛋白结合率低。以腺体组织、白细胞、肝、眼球晶体中含量较高。人体摄入维生素C每日推荐需要量时，体内约贮存1500mg，如每日摄入200mg维生素C时，体内贮存量约2500mg。肝内代谢，极少量以原型或代谢产物经肾排泄。当血药浓度＞14μg/ml时，尿内排出量增多。可经血液透析清除。

【适应证】①坏血病、传染性疾病及紫癜、克山病患者发生心源性休克时。②慢性铁中毒。③特发性高铁血红蛋白血症。④对维生素C的需要量增加：患者接受慢性血液透析、胃肠道疾病、艾滋病、结核病、癌症、溃疡病、甲状腺功能亢进、发热、感染、创伤、烧伤、手术后等；因严格控制或选择饮食、接受肠外营养的患者、营养不良、体重骤降以及妊娠期和哺乳期妇女；应用巴比妥类、四环素类、水杨酸类，或以维生素C作为泌尿系统酸化药时。

【用法用量】①推荐每日摄入量：初生～3岁40mg，4～6岁50mg，7～10岁65mg，青少年及成人90～100mg，妊娠期妇女100～115mg，乳母150mg。②一般治疗常用量：口服，饮食补充每日50～100mg；慢性透析患者每日100～200mg；维生素C缺乏，每次100～200mg，一日3次，至少服2周，小儿每日100～300mg，至少服2周。肌内或静脉注射，治疗维生素C缺乏时，每日100～500mg，至少2周。小儿每日100～300mg，至少2周。③酸化尿：每日口服4～12g，分次服用，每4小时1次。④特发性高铁血红蛋白血症：每日300～600mg，分次服用。⑤克山病心源性休克：首剂5～10g，加入25%葡萄糖注射液中静脉缓慢注射以后视病情2～4小时重复一次，24小时总量可达15～30g。

【不良反应】①长期服用每日2～3g突然停药引起停药后坏血病。②长期服用大量维生素C偶可引起尿酸盐、半胱氨酸盐或草酸盐结石。③快速静脉注射可引起头晕、晕厥。④大量应用（每日用量1g以上）可引起腹泻、皮肤红而亮、头痛、尿频（每日用量600mg以上时）、恶心呕吐、胃痉挛。⑤过多应用维生素C咀嚼片可致牙釉质损坏。

【药物相互作用】①口服大剂量维生素C（每日大于10g）可干扰抗凝药的抗凝效果。②与巴比妥或扑米酮等合用，可促使维生素C的排泄增加。③纤维素磷酸钠可促使维生素C代谢为草酸盐。④长期或大量应用维生素C时，能干扰双硫仑对乙醇的作用。⑤水杨酸类能增加维生素C的排泄。

【注意事项】①本药可通过胎盘屏障，可分泌入乳汁。妊娠妇女每日大量摄入本药可能对胎儿有害。②大量服用将影响以下诊断性试验的结果：大便隐血可致假阳性；能干扰血清乳酸脱氢酶和血清转氨酶浓度的自动分析结果；尿糖（硫酸铜法）、葡萄糖（氧化酶法）均可致假阳性；尿中草酸盐、尿酸盐和半胱氨酸等浓度增高；血清胆红素浓度上升；尿pH下降。③下列情况应慎用：半胱氨酸尿症；痛风；高草酸盐尿症；草酸盐沉积症；尿酸盐性肾结石；糖尿病（因维生素C可能干扰血糖定量）；葡萄糖-6-磷酸脱氢酶缺乏症（可引起溶血性贫血）；血色病；铁粒幼细胞性贫血或地中海贫血（可致铁吸收增加）；镰形红细胞贫血（可致溶血危象）。④含维生素C的全静脉营养液贮存及应用时应避光。本药注射液与氨茶碱、博来霉素、头孢唑林、结合雌激素、右旋糖酐、多沙普仑、红霉素、甲氧西林、青霉素G、维生素K、华法林、碳酸氢钠配伍禁忌。

【制剂与规格】①维生素C片：25mg；50mg；100mg。②维生素C泡腾片：0.5g；1g。③维生素C注射液：2ml：0.1g；2ml：0.25g；2.5ml：1g；5ml：0.5g；20ml：2.5g。

维生素D
Vitamin D

【其他名称】钙化醇、抗佝偻病维生素。

【药理作用】维生素D促进小肠黏膜刷状缘对钙的吸收及肾小管重吸收磷，提高血钙、血磷浓度，协同甲状旁腺激素（PTH）、降钙素（CT），促进旧骨释放磷酸钙，维持及调节血浆钙、磷正常浓度。维生素D促使钙沉着于新骨形成部位，使枸橼酸盐在骨中沉积，促进骨钙化及成骨细胞功能和骨样组织成熟。高钙血症时，CT分泌增多，1-羟化酶活性受抑，使骨化二醇转变成骨化三醇减少，证实骨化三醇代谢受PTH和CT的调节，磷酸盐、钙亦能调节1-羟化酶的活性。

【体内过程】维生素D由小肠吸收，维生素D_3比D_2吸收更迅速、完全。维生素D_2的吸收需胆盐与特殊球蛋白结合后转运到身体其他部位，贮存于肝和脂肪。维生素D_2和D_3的代谢、活化，首先通过肝脏，其次为肾脏。骨化二醇代谢活化于肾脏，双氢速甾醇（DTH）活化于肝脏，骨化三醇不需代谢活化，部分降解于肾脏。半衰期：维生素D_2为19～48小时，在脂肪组织内可长期贮存；骨化二醇10～22天，平均16天；骨化三醇口服3～6小时。作用开始时间：维生素D_2 12～24小时，治疗效应需10～14天；骨化三醇（口服）2～6小时；DHT数小时（最长1～2周后）。血药浓度达峰时间：骨化二醇约4小时；骨化三醇口服约3～6小时。作用持续时间：骨化二醇15～20天，肾功能衰竭时作用时间增长2～3倍；骨化三醇3～5天；DHT最长达9周；维生素D最长6个月，重复剂量有累积作用。

【适应证】①维生素D缺乏症。②慢性低钙血症、低磷血症。③手足搐搦症、早产婴低钙搐搦。

【用法用量】①预防维生素D缺乏：成人口服每日0.01～0.02mg（400～800U）；早产儿、双胎或人工喂养婴儿每日饮食摄入维生素D含量不足0.0025mg（100U）时，需于出生后1～3周起每日口服维生素D 0.0125～0.025mg（500～1000U），如不能坚持口服者，可每月或隔月注射维生素D 5mg（20万U）；母乳喂养婴儿每日0.01mg（400U）。②维生素D缺乏：成人口服每日0.025～0.05mg（1000～2000U），以后减至每日0.01mg（400U）；小儿每日0.025～0.1mg（1000～4000U），以后减至每日0.01mg（400U）。③维生素D依赖性佝偻病：成人口服每日0.25～1.5mg（1万～6万U），最高量每日12.5mg（50万U）。小儿口服每日0.075～0.25mg（3000～10 000U），最高量每日1.25mg（5万U）。④骨软化症（长期应用抗惊厥药引起）：成人口服每日0.025～0.1mg（1000～4000U），小儿每日0.025mg（1000U）。⑤家族性低磷血症：成人口服每日1.25～2.5mg（5万～10万U）。⑥甲状旁腺功能低下：成人口服每日1.25～3.75mg（5万～15万U），小儿1.25～5mg（5万～20万U）。⑦肾功能不全：成人口服每日1～2.5mg（4万～10万U）。⑧肾性骨萎缩：成人开始剂量每日口服0.5mg（2万U），维持量每日口服0.25～0.75mg（1万～3万U），小儿每日口服0.1～1mg（4000～40 000U）。

关于各种病理状况时选用维生素D及其衍生物：①维生素D缺乏的预防与治疗：维生素D_2、骨化二醇、骨化三醇。②维生素D依赖性佝偻病的治疗：同①。③家族性低磷血症（抗维生素D佝偻病）的治疗：骨化二醇、骨化三醇。④低钙血症伴甲状旁腺功能低下的治疗：骨化二醇、骨化三醇、DHT。⑤慢性肾功能衰竭的治疗：骨化二醇、骨化三醇、DHT。⑥急性、慢性、潜在性手术后及特发性手足搐搦症的治疗：DHT、维生素D_2。⑦早产婴低钙搐搦的预防及治疗：骨化三醇。

【不良反应】①短期内摄入过量或长期服用大量维生素D，可导致严重中毒反应（如成人摄入维生素D每日20万～60万U、小儿每日20万～40万U数周或数月可致严重毒性反应）。②维生素D中毒引起的高钙血症，可引起全身性血管钙化、肾钙质沉淀及其他软组织钙化，而致高血压及肾功能衰竭，上述不良反应多发生于高钙血症伴有高磷血症时。儿童可致生长停滞，屡见于长期应用维生素D_2每日1800U后。中毒剂量可因个体差异而不同，但每日应用1万U超过数月后，对正常人亦可致毒性反应。维生素D中毒可因肾、心血管功能衰竭而致死。③治疗中发现下列情况时需高度警惕维生素D中毒表现：早期症状为食欲不振、恶心、呕吐、极度口渴、多尿、便秘和腹泻交替发生，以后逐渐消退，易烦躁，进一步发展为精神异常抑郁状态。

【禁忌证】高钙血症、维生素D增多症、高磷血症伴肾性佝偻病。

【药物相互作用】①含镁的制酸药与维生素D同用，特别在慢性肾功能衰竭患者，可引起高镁血症。②巴比妥、苯妥英钠、抗惊厥药、扑米酮等可降低维生素D效应（通过诱导肝细胞微粒体酶，促进维生素D代谢而致），因此长期服用抗惊厥药时应补给维生素D，以防骨软化症。③降钙素与维生素D同用可抵消前者对高钙血症的疗效。④大量钙剂或利尿药与常用量维生素D并用，有发生高钙血症的危险。⑤考来烯胺、考来替泊、矿物油、硫糖铝等，均能减少小肠对维生素D的吸收。⑥洋地黄与维生素D同用时应谨慎，因维生素D如引起高钙血症，容易诱发心律失常。⑦大量的含磷药与维生素D同用，可诱发高磷血症。

【注意事项】①高钙血症妊娠期妇女可伴有对维生素D敏感，功能上又能抑制甲状旁腺活动，以致婴儿有特殊面容、智力低下，及患遗传性主动脉弓缩窄。②全母乳喂养婴儿易发生维生素D缺乏，皮肤黝黑母亲婴儿尤易发生。婴儿对维生素D敏感性个体间差异大，有些婴儿对小剂量维生素D即很敏感。③对诊断的干扰：维生素D可促使血清磷酸酶浓度降低，血清钙、胆固醇、磷酸盐和镁的浓度可能升高，尿液内钙和磷酸盐的浓度亦增高。④下列情况应慎用：动脉硬化、心功能不全、高胆固醇血症、高磷血症（可引起钙质转移）；对维生素D高度敏感及肾功能不全（肾性佝偻病患者维生素D的需要量减小，婴儿可因此引起特发性高钙血症）；非肾脏病用维生素D治疗时，如患者对维生素D异常敏感，也可产生肾脏毒性。⑤疗程中应注意检查：血清尿素氮、肌酐和肌酐清除率、血清碱性磷酸酶、血磷、24小时尿钙、尿钙与肌酐的比值、血钙（用治疗量维生素D时应定期作监测，维持血钙浓度2.00～2.50mmol/L左右）以及骨X线检查等，治疗家族性低磷血症或甲状旁腺功能低下时，应定期检查上述指标。

【制剂与规格】①胶丸：0.125mg（5000U）；0.25mg（1万U）。②注射液：1ml：5mg（20万U）；1ml：10mg（40万U）。

维生素D_3

Vitamin D_3

【药理作用】动物、人体的皮肤内均含有维生素D_3的前体7-脱氢胆固醇，经日光照射转变成维生素D_3。维生素D_3促进钙沉着，抑制其排泄，促进肠内钙磷的吸收和贮存，提高血钙与血磷含量。和甲状旁腺激素、降钙素配合，调节血浆中钙、磷水平，增进肾小管对钙、磷离子的再吸收，促进骨骼的正常钙化，促进骨基质的钙化。长期过量服用会出现血浆和尿中钙、磷的增加及钙沉积在动脉、肾脏等组织中。

【体内过程】本药起效慢，作用维持时间长，高血钙时起效时间为12～24小时，疗效可持续10～14日，口服作用时效6个月以上。反复给药有累积作用。本药胃肠吸收良好，主要在小肠吸收，比维生素D_2吸收迅速而完全，胆汁辅助其肠吸收，脂肪吸收不良时，会降低其吸收。维生素D_3与特异的α-球蛋白结合，经血液循环转移到全身其他部位，储存于肝脏和脂肪内，半衰期为19～48小时。本药在肝脏被维生素D-25羟化酶羟基化为25-羟代谢物（如骨化二醇），后者在肾脏经维生素D-1羟化酶代谢为抗佝偻病活性最高的1,25-双羟代谢物（如骨化三醇），并在肾脏进一步被代谢为1,24,25-三羟衍生物。维生素D_3及其代谢物主要经胆汁及粪便排泄，少量经尿液排出。

【适应证】①维生素D缺乏症，包括佝偻病、骨软化症、婴儿手足搐搦症、甲状旁腺功能低下等。②妊娠、哺乳期和结核病的补钙。③绝经后及老年性骨质疏松。④低钙血症。

【用法用量】①成人：口服给药，预防维生素D缺乏症：每天0.01～0.02mg（400～800U）。佝偻病：根据病情，每天0.0625～0.125mg（2500～5000U），活动期每天0.125～0.25mg（5000～10 000U）。骨软化症（由于长期服用抗惊厥药引起）：每天

0.025～0.1mg（1000～4000U）。甲状旁腺功能减退：每天1.25～3.75mg（5万～15万U）。肌内注射，佝偻病（不能口服及重症患者），1次7.5～15mg（30万～60万U）。②儿童：口服给药，预防维生素D缺乏症：母乳喂养的婴儿，每天0.01mg（400U）。骨软化症（由于长期服用抗惊厥药引起）：每天0.025mg（1000U）。婴儿手足搐搦症：每天0.05～0.125mg（2000～5000U），1个月后改为每天0.01mg（400U）。甲状旁腺功能减退：每天1.25～12.5mg（5万～50万U）。

【不良反应】同维生素D。

【禁忌证】高钙血症、维生素D增多症、高磷血症伴肾性佝偻病患者。

【药物相互作用】同维生素D。

【注意事项】①慎用：冠心病、动脉硬化、心功能不全，以致并发高钙血症及高胆固醇血症者；高磷血症；对维生素D高度敏感者；肾功能不全者；婴儿；妊娠期妇女。②用药过程中应监测血钙、血磷浓度。

【制剂与规格】①注射剂：0.5ml ：3.75mg（15万U）；1ml：7.5mg（30万U）；1ml：15mg（60万U）。②胶丸：1μg。

阿法骨化醇
Alfacalcidol

【药理作用】为前体药物，在体内经肝以及成骨细胞转化为维生素D_2的活性代谢物骨化三醇而起作用。

【体内过程】转化后血浆骨化三醇浓度高峰出现于用药后12小时，半衰期17.6小时。

【适应证】肾脏生成骨化三醇减少而致的骨病等。

【用法用量】成人开始剂量一日口服1μg，每2～4周每日用量增加0.5～2μg，必要时可增至每日3μg，维持量每日0.25～1μg。小儿一日口服0.25μg。

【不良反应】除了引起患有肾损伤的患者出现高血钙、高血磷外，尚无其他不良反应的报道（对于进行高钙血症透析的患者应考虑其透析液钙内流的可能性）。但长期大剂量服用或患有肾损伤的患者可能出现恶心、头昏、皮疹、便秘、厌食、呕吐、腹痛等高钙血症症状，停药后即可恢复正常。

【禁忌证】①高钙血症、高磷酸盐血症（伴有甲状旁腺机能减退者除外）、高镁血症。②具有维生素D中毒症状。③对本药过敏者。

【药物相互作用】①高血钙患者服用洋地黄制剂可能加速心律失常，所以洋地黄制剂与阿法骨化醇同时应用时必须严密监视患者的情况。②服用巴比妥酸盐或其他酶诱导的抗惊厥药的患者，需要较大剂量的阿法骨化醇才能产生疗效。③同时服用矿物油（长期）、考来烯胺、硫糖铝和抗酸铝制剂时，可能减少阿法骨化醇的吸收。④含镁的抗酸制剂或轻泻剂与阿法骨化醇同时服用可能导致高镁血症，因而对慢性肾透析患者应谨慎使用。⑤阿法骨化醇与含钙制剂及噻嗪类利尿药同时服用时，可能会增加高血钙的危险。⑥由于阿法骨化醇是一种强效的维生素D衍生物，应避免同时使用药理剂量的维生素D及其类似物，以免产生可能的加合作用及高钙血症。

【注意事项】①阿法骨化醇可以增加肠道钙磷吸收，所以应监测血清中的钙磷水平，尤其是对肾功能不全的患者。在服用阿法骨化醇治疗的过程中，至少每三个月进行一次血浆和尿（24小时收集）钙水平的常规检验。②如果在服用期间出现高血钙或高尿钙，应迅速停药直至血钙水平恢复正常（大约需一周时间）。然后可以按末次剂量减半给药。③当骨骼愈合的生化指标如血浆中碱性磷酸酯酶水平趋向正常时，如不适当地减少阿法骨化醇的用量，则可能发生高血钙症，一旦出现高血钙症就应立即中止钙的补充。

【制剂与规格】①胶囊：0.25μg；0.5μg。②片剂：0.25μg；0.5μg。

骨化二醇
Calcifediol

【用法用量】成人开始剂量每周口服0.3～0.35mg，分为一日或隔日服药一次，需要时4周后增加用量。大多数患者一日口服0.05～0.1mg或隔日服0.1～0.2mg可有疗效。血钙正常患者隔日服0.02mg已可奏效。2岁以上小儿一日服0.02～0.05mg；2～10岁一日口服0.05mg；10岁以上用量参考成人用量。

【制剂与规格】胶囊：0.02mg；0.05mg。

骨化三醇
Calcitriol

【药理作用】①增加小肠和肾小管对钙的重吸收，抑制甲状旁腺增生，减少甲状旁腺激素合成和释放，抑制骨吸收；②增加转化生长因子-β（TGF-β）和胰岛素样生长因子-I（IGF-I）合成，促进胶原和骨基质蛋白的合成；③调节肌肉钙代谢，促进肌细胞分化、增强肌力，增加神经肌肉协调性，减少跌倒倾向。

【体内过程】口服后约2～4小时达到血药峰值，血浆清除半衰期4～6小时，24小时后回复到基线。

【适应证】①佝偻病和软骨病。②肾性骨病。③骨质疏松症。④甲状旁腺功能减退症。⑤大剂量静脉给药用于肾功能衰竭所致继发性甲状旁腺功能亢进症。

【用法用量】口服。①成人用量：开始一日口服0.25μg，必要时每2～4周增加0.25μg，一日2～3次服用，最高至下列剂量：家族性低磷血症：一日2μg；慢性透析患者低钙血症：一日0.5～3μg或更高；甲状旁腺功能低下：一日0.25～2.7μg；肾性骨萎缩：隔日0.25～3μg或更高。②小儿常用量，一日口服0.25μg，必要时每2～4周增加0.25μg，最高至下列剂量：维生素D依赖佝偻病：一日1μg；慢性透析患者低钙：一日0.25～2μg；甲状旁腺功能低下：一日0.04～0.08μg/kg；肾性骨萎缩：一日0.014～0.041μg/kg；患肝病小儿一日口服量可提高至0.01～0.02μg/kg。

静脉注射，抗低钙，开始按体重一次0.01μg/kg，或一次0.5μg，每周3次，必要时每2～4周增加0.25～0.5μg。维持量，一次0.5～3μg或按体重0.01～0.05μg/kg，一周3次。

【不良反应】小剂量单独使用（每日<0.5μg）一般无不良反应，长期大剂量服用或与钙剂合用可能会引起高钙血症和高钙尿症。

【禁忌证】对维生素D及其类似物过敏、高钙血症、有维生素D中毒征象者。

【药物相互作用】①钙剂：与钙剂合用可能会引起血钙的升高，应检测血钙。②噻嗪类利尿药：此类利尿药可促进肾脏对钙的吸收，合用时有发生高钙血症的危险。③洋地黄类：应用洋地黄类药物的患者若出现高钙血症易诱发心律失常，若与本药合用应严密监测血钙。④巴比妥类、抗惊厥药：这些药可加速活性维生素D的代谢物在肝脏内代谢，降低药效，故应适当加大本药剂量。⑤胃肠道吸收抑制剂：考来烯胺或铝抗酸药可减少本药吸收，两者不宜同服，应间隔2小时后服药。⑥磷剂：本药与大剂量磷剂合用，可诱发高磷血症。

【注意事项】①用药过程中应注意检测血钙、血尿素氮、肌酐以及尿钙、尿肌酐。②青年患者只限于青年特发性骨质疏松症及糖皮质激素过多引起的骨质疏松症。③妊娠期妇女不宜用。

【给药说明】出现高钙血症时必须停药，并给予有关处理，待血钙恢复正常，按末次剂量减半给药。

【制剂与规格】①胶囊：0.25μg；0.5μg。②注射液：1ml：1μg；1ml：2μg。

双氢速甾醇
Dihydrotachysterol（DHT）

【药理作用】本药是人体内维生素D_3最重要的代谢活性产物之一，正常情况下，双氢速甾醇由它的前体25-羟胆固醇在肾脏合成。双氢速甾醇能促进肠道对钙的吸收，并且调节骨质的钙化。对于严重肾功能衰竭，特别是长期接受血液透析治疗的患者，内源性双氢速甾醇的合成明显减少甚至完全停止。双氢速甾醇的缺乏对于肾性骨营养不良症的形成起着关键的作用。

【体内过程】口服3～6小时达高峰，半衰期约3～6小时，经7小时后尿钙浓度增加，单次口服剂量可持续药理活性3～5日。

【适应证】绝经后及老年性骨质疏松症、肾性骨营养不良症（慢性肾功能衰竭，特别是进行血液透析或腹膜透析的患者）、手术后甲状旁腺功能低下、特发性甲状旁腺功能低下、假性甲状旁腺功能低下、维生素D依赖性佝偻病、低血磷性抗维生素D型佝偻病。

【用法用量】①成人常用量：口服，一日0.125～2mg。家族性低磷血症：开始一日0.5～2mg，维持一日0.2～1.5mg。低钙抽搐：开始剂量，急性一日0.75～2.5mg，共三日；维持量每周0.25mg，必要时一日1mg。甲状旁腺功能低下：开始剂量一日0.75～2.5mg，数日后改为0.1～0.25mg。肾性骨萎缩：开始剂量一日0.1～0.25mg，维持量一日0.2～1mg。②小儿常用量：家族性低磷血症：同成人用量；甲状旁腺功能低下：开始剂量一日口服1～5mg共4日，以后渐减至1/4量，维持量一日0.5～1.5mg。

【不良反应】类似于维生素D_3过量的症状，即高钙血症或钙中毒。

【注意事项】①对甲状旁腺功能低下合并吸收不良的患者，可以增加本药的用量。一般治疗要点：治疗初期应采用最小剂量，增加用量前必须对血钙浓度进行严密的监测。应评估患者每日钙的摄入量，必要时调整钙的摄入量。当本药的最佳剂量被确定后，需要每月检测血钙浓度。②一旦发现血钙超出正常1mg/100mL（正常平均值为9~11mg/100mL），就必须大量减少本药用量或停药，直至血钙水平恢复正常。停用钙剂也有助于迅速地恢复血钙水平。有时需考虑是否降低饮食钙的摄入量。出现高血钙时，必须每日检测血钙和血磷的浓度。当血钙浓度恢复正常后，可继续服用本药，但剂量应比以前每天减少0.25mg。

【制剂与规格】①胶囊：0.125mg；0.25mg。②油溶液：1ml：0.2mg；1ml：0.25mg；1ml：1mg。③片剂：0.125mg；0.2mg；0.4mg。

维生素E
Vitamin E

【其他名称】生育酚。

【药理作用】维生素E是一种抗氧化剂，可结合饮食中的硒，保护细胞膜及其他细胞结构的多不饱和脂肪酸，使其减少自由基损伤。

【体内过程】维生素E约50%～80%在肠道吸收，吸收需要有胆盐与饮食中脂肪存在，以及正常的胰腺功能。与血浆β脂蛋白结合，贮存于全身组织，尤其是脂肪中，贮存量可高达供4年所需。在肝内代谢，多量经胆汁排泄，少数从肾脏排出。

【适应证】①未进食强化奶粉或有严重脂肪吸收不良母亲的新生儿、早产儿、低出生体重儿。②脂肪吸收异常等引起的维生素E缺乏症。③冠心病、高脂血症、动脉粥样硬化。④外阴瘙痒症及外阴萎缩症。⑤进行性肌营养不良。⑥习惯性流产、先兆流产、不育症及更年期障碍。⑦维生素E需要量增加：甲状腺功能亢进、吸收不良综合征伴胰腺功能低下（囊性纤维病）、肝胆系统疾病（肝硬化、胆道闭锁、阻塞性黄疸）、小肠疾病（乳糜样腹泻、慢性吸收不良综合征、局限性肠炎）、胃切除术后、β脂蛋白缺乏血症、棘红细胞增多症、蛋白质缺乏症、接受肠外营养者、进行性体重下降者、妊娠期妇女及乳母。

【用法用量】①成人：口服给药，一般用量：1次10～100mg，每日2～3次。间歇性跛行：每日300～600mg，疗程3个月或更久。肌内注射1次5～10mg。②儿童：口服给药，一般用量：每日1mg/kg，早产儿每日15～20mg。慢性胆汁淤积：每日服水溶性制剂15～25mg。

【不良反应】①长期应用本药易引起血小板聚集。②长期大剂量服用本药（每日量400～800mg），可引起视物模糊、乳腺肿大、腹泻、头晕、流感样综合征、头痛、恶心及胃痉挛、乏力软弱。③有报道，本药每日量在300mg以上者，长期服用时，可能引起高血压、荨麻疹、糖尿病和加重心绞痛，甚至可导致乳癌和使免疫功能下降。④本药外用可引起接触性皮炎。⑤本药可导致下列临床疾病：严重的肺栓塞，此外尚有阴道出血、肠绞痛、肌无力及肌病（伴有血清肌酸激酶浓度升高及肌酸尿）、创伤痊愈速度减慢。

【禁忌证】对本药过敏者。

【药物相互作用】①维生素E可促进维生素A的吸收，肝内维生素A的贮存和利用增加，并降低维生素A中毒的发生；但超量时可减少维生素A的体内贮存。②大量氢氧化铝可使小肠上段的胆酸沉淀，降低本药的吸收。③香豆素及其衍生物与大量维生素E合用，可导致低凝血酶原血症。④考来烯胺和考来替泊、矿物油及硫糖铝等药物可干扰维生素E的吸收。⑤维生素E与雌激素并用时，诱发血栓性静脉炎的机会增加。⑥药物-食物相互作用：如食物中硒、维生素A、含硫氨基酸不足时，或含有大量不饱和脂肪酸时，维生素E的需要量将大为增加，若不及时补充维生素E，可能引起其缺乏症。

【注意事项】①慎用：由于维生素K缺乏而引起的低凝血酶原血症患者；缺铁性贫血患者。②药物对妊娠的影响：妊娠期妇女摄入正常膳食时，尚未发现有确切的维生素E缺乏。维生素E能部分通过胎盘屏障，新生儿仅获得母亲血药浓度的20%～30%，故低出生体重婴儿，出生后可因贮存少而致维生素E缺乏。③药物对检验值或诊断的影响：大量维生素E可致血清胆固醇及血清甘油三酯浓度升高。

【给药说明】①可与水混合的维生素E口服制剂（dl-α生育酚乙酸酯、d-α生育酚聚乙二醇1000琥珀酸酯），对预防因脂肪吸收不良而致的维生素E缺乏有效，如胆酸降低时可给予上述制剂并合理加大用量。②胃肠道外用药仅适用于棘红细胞增多症或吸收不良综合征。③维生素E需要量与膳食中多不饱和脂肪酸含量呈正相关。当脂肪吸收不良时，维生素E吸收亦受影响。④缺铁性贫血补铁时对维生素E的需要量增加。⑤应限制大剂量维生素E的应用。长期服用，每日剂量不超过200mg。⑥本药长期服用超量（每日量大于800mg），对维生素K缺乏患者可引起出血倾向，改变内分泌代谢（甲状腺、垂体和肾上腺），改变免疫机制，影响性功能，并有出现血栓性静脉炎或栓塞的危险。本药中毒所致出血可用维生素K治疗。有报道每天用维生素E 300mg，可使血清胆固醇平均增加74mg/dl，故应避免用维生素E治疗慢性病，特别是对肌营养不良或心血管疾病的治疗价值尚有怀疑。⑦维生素E活性现以α-生育酚当量（α-TE）替代单位（U），但多数药厂现仍沿用U标志维生素E活性。⑧维生素E每日需要量，初生～3岁3～6mg（α-TE，以下同），4～7岁7mg，7～10岁9mg，11～13岁13mg，14岁以上14mg，妊娠期妇女14mg，乳母17mg。上述剂量正常膳食中均可供给。

【制剂与规格】①片剂：5mg；10mg；100mg。②注射液：1ml：5mg；1ml：50mg。③胶丸：5mg；10mg；50mg；100mg。④口服液（Aquasol E，可与水混合制剂）：1ml：50mg。⑤乳膏：100ml：lg（维生素E_1）。⑥维生素EC颗粒：0.1g。

维生素K
Vitamin K

【其他名称】叶绿醌、凝血维生素。

【药理作用】维生素K是肝脏合成因子Ⅱ、Ⅶ、Ⅸ、Ⅹ所必需的物质。维生素K缺乏可引起这些凝血因子合成障碍或异常，临床可见出血倾向和凝血酶原时间延长。

【体内过程】天然的维生素K_1和K_2为脂溶性，口服后必须依赖胆汁吸收；人工合成的K_3和K_4为水溶性，口服直接吸收，活性也较强。口服维生素K_1后6～12小时即发生作用；注射后1～2小时起效，3～6小时止血效应明显，12～24小时后凝血酶原时间恢复正常。维生素K_4注射后约8～24小时作用才开始明显。维生素K吸收后在肝内迅速代谢，经肾及胆道中排泄，大多不在体内贮藏。肠道细菌合成的维生素K_2可随粪便排出。

【适应证】维生素K缺乏或活力降低，导致凝血因子Ⅱ、Ⅶ、Ⅸ或Ⅹ合成障碍性疾病。①新生儿出血。②肠道吸收不良所致维生素K缺乏，如阻塞性黄疸、慢性溃疡性结肠炎、口炎性腹泻、慢性胰腺炎和广泛小肠切除后肠道吸收功能减低、长期口服液状石蜡或蓖麻油。③广谱抗生素或肠道灭菌药致使肠道内细菌合成的维生素K减少或缺乏。④双香豆素等抗凝剂致使体内维生素K不能发挥作用。

【用法用量】①一般肌内或静脉注射：一次10mg，一日10～20mg。低凝血酶原血症不易纠正时，6～8小时后可重复注射，通常24小时内总剂量不超过40mg。②由于肠道吸收不良或其他药物引起的低凝血酶原血症：成人每次肌内或皮下注射2～25mg，必要时可重复，仅病情严重时采用静脉注射，注药速度每分钟不超过1mg。③长期使用肠外营养应补充维生素K：成人和儿童每周肌内注射5～10mg，婴儿肌内注射2mg。④新生儿出血症：肌内注射或皮下注射1mg，8小时后视病情需要可重复，预防新生儿出血，可在婴儿出生后即肌内或皮下注射0.5～1mg，6～8小时后可重复。

【不良反应】①静脉注射维生素K_1偶尔可发生过敏样反应，曾有因快速静脉注射而致死的报道。②遇有患者诉说味觉异常、面部潮红、出汗、支气管痉挛、心动过速以至低血压等即应警惕，静脉注射时应控制注药速度。③维生素K_3可在新生儿特别是早产儿引起高胆红素血症和溶血，但维生素K_1则甚少见。④肌内注射可引起局部红肿和疼痛。

【禁忌证】严重肝脏疾患或肝功不良者。

【药物相互作用】①口服抗凝剂如双香豆素类可干扰维生素K代谢。两药同用，作用相互抵消。②较大剂量水杨酸类、磺胺药、奎宁、奎尼丁、硫糖铝、考来烯胺、放线菌素影响维生素K效应。

【注意事项】①新生儿出血症以维生素K_1治疗较为合适，因为其他维生素K制剂比较容易引起高胆红素和溶血并发症，K_4有引起肝毒性危险。②下列情况应引起注意：葡萄糖-6-磷酸脱氢酶缺陷者，补给维生素K_4时应特别慎重，有诱发溶血的可能；肝功能损伤时，维生素K的疗效不明显，凝血酶原时间极少恢复正常，如盲目大量使用维生素K_1反而易加重肝脏损害；肝素引起的出血倾向及凝血酶原时间延长，用维生素K治疗无效。③用药期间应定期测定凝血酶原时间，以调整维生素K的用量及给药次数。④由于维生素K有过敏反应的危险，故不宜与其他维生素制成复合剂。⑤当患者因维生素K依赖因子缺乏而发生严重出血时，短期应用常不足以即刻生效，可先静脉输注凝血酶原复合物、血浆或新鲜血。⑥肠道吸收不良患者，以采用注射途径给药为宜，如仍采用口服，宜同时给予胆盐，以利吸收。⑦用于纠正口服抗凝剂引起的低凝血酶原血症时，应先试用最小有效剂量，通过凝血酶原时间测定再加以调整；过多量的维生素K可暂时影响以后抗凝治疗。

【制剂与规格】①维生素K_1注射液：1ml：2mg；1ml：10mg。②维生K_1片：5mg；10mg。

维生素AD
Vitamin AD

【药理作用】【体内过程】见维生素A、维生素D_2和维生素D_3。

【适应证】①佝偻病和夜盲症。②小儿手足抽搐症。③预防维生素AD缺乏症。④局部涂敷用于加速压疮、烫伤及外伤的创面和溃疡等上皮形成。

【用法用量】维生素AD胶丸：口服，1次1丸，1日3～4次。维生素AD滴剂：口服，预防用量每日3～9滴，治疗用量每日15～60滴。

【不良反应】一次大剂量或长期过量服用可引起中毒反应。详见维生素A、维生素D_2和维生素D_3。

【禁忌证】慢性肾衰竭、高钙血症、高磷血症伴肾性佝偻病。

【药物相互作用】①口服避孕药可提高血浆维生素A的浓度。②维生素E可促进本药中维生素A的吸收，增加肝内贮存量，加速利用和降低毒性，但服用大量维生素E可耗尽维生素A在体内的贮存。③制酸药（如氢氧化铝）可使小肠上段胆酸减少，影响本药中维生素A的吸收。④大量维生素A与抗凝药（如香豆素或茚满二酮衍生物）同服，可导致凝血酶原降低。⑤考来烯胺、矿物油、新霉素、硫糖铝能干扰本药中维生素A的吸收。⑥不应与含大量镁、钙的药物合用，以免引起高镁、高钙血症。

【注意事项】应按推荐剂量使用，不可超量服用。

【制剂与规格】①胶丸：每丸含维生素A 3000U+维生素D 300U；每丸含维生素A 1万U+维生素D 1000U。②滴剂：每1g含维生素A 5000U+维生素D500U（每克30滴）；每1g含维生素A 5万U+维生素D5000U；每1g含维生素A 9000U+维生素D 3000U；每1g含维生素A 1万U+维生素D 5000U（适合儿童用）；每丸含维生素A 2000U+维生素D 700U；每丸含维生素A 15 000U+维生素D 500U。③注射液：每支0.5ml内含维生素A 25 000U+维生素D 2500U，供肌内注射。

注射用水溶性维生素
Water-soluble Vitamin for Injection

【其他名称】水乐维他。

【药理作用】维生素是长期使用肠外营养时不可缺少的组成部分，本药能为该类患者补充水溶性维生素，使机体各有关生化反应能正常进行。

【体内过程】见维生素B_1、维生素B_2、维生素B_5、维生素B_6、烟酰胺、维生素C、叶酸、维生素B_{12}。

【适应证】本药系肠外营养的组成部分，用以满足对水溶性维生素的生理需要。

【用法用量】成人和体重10kg以上儿童，每日一瓶；新生儿及体重不满10kg的儿童，按体重每千克一日0.1瓶。

【不良反应】某些高敏患者可发生过敏反应。本药加入葡萄糖注射液中进行输注时，应注意避光。

【禁忌证】对本药中任何一种成分过敏者。

【药物相互作用】①本药所含维生素B_6能降低左旋多巴的作用。②本药所含叶酸可降低苯妥英钠的血药浓度和掩盖恶性贫血的临床表现。③本药所含维生素B_{12}对大剂量羟钴胺治疗某些视神经疾病有不利影响。

【注意事项】在无菌条件下，在可配伍性得到保证时，本药可用下列溶液10ml加以溶解：①脂溶性维生素注射液（Ⅱ）（供成人和十一岁以上儿童使用）。②脂溶性维生素注射液（Ⅰ）（供十一岁以下儿童使用）。③脂肪乳注射液。④无电解质的葡萄糖注射液。⑤注射用水。用上述①、②或③配制的混合液须加入脂肪乳注射液后再经静脉输注，而用④或⑤配制的混合液可加入脂肪乳注射液中也可加入葡萄糖注射液中再经静脉输注。本药溶解后应在无菌条件下立即加入输液中，并在24小时内用完。

【制剂与规格】本药为复方制剂，主要成分是多种水溶性维生素，其组分为（每瓶）：硝酸硫胺3.1mg，核黄素磷酸钠4.9mg，烟酰胺40mg，盐酸吡哆辛4.9mg，泛酸钠16.5mg，维生素C钠113mg，生物素60μg，叶酸0.4mg，维生素B_{12} 5.0μg。

脂溶性维生素注射液（Ⅱ）

Fat-soluble Vitamin for Injection（Ⅱ）

【其他名称】维他利匹特。

【药理作用】【体内过程】见维生素A、维生素D、维生素E、维生素K。

【适应证】本药系静脉营养的组成部分，用以满足对脂溶性维生素A、维生素D_2、维生素E、维生素K_1的生理需要。

【用法用量】成人和11岁以上儿童一日一支（10ml）。在可配伍性得到保证的前提下，使用前在无菌条件下，将本药加入脂肪乳注射液500ml内，轻轻摇匀后即可输注，并在24小时内用完。本药可用于溶解注射用水溶性维生素。使用前在无菌条件下，将本药10ml加入一瓶注射用水溶性维生素内，溶解后再加入脂肪乳注射液中。

【不良反应】尚不明确。

【药物相互作用】本药含维生素K_1，可与香豆素类抗凝血药发生相互作用，不宜合用。

【注意事项】必须稀释后静脉滴注。用前1小时内配制，24小时内用完。

【制剂与规格】本药为复方制剂，每支（10ml）中组分为：维生素A 0.99mg，维生素D 5μg，维生素E 9.1mg，维生素K_1 0.15mg。

第十三篇

第 2 章 调节水、电解质和酸碱平衡用药

一、电解质平衡调节

氯化钠
Sodium Chloride

【药理作用】钠和氯是机体重要的电解质，主要存在于细胞外液，对维持人体正常的血液和细胞外液的容量和渗透压起着非常重要的作用。

【体内过程】氯化钠静脉注射后直接进入血液循环，在体内广泛分布，但主要存在于细胞外液。钠离子、氯离子均可被肾小球滤过，并部分被肾小管重吸收。由肾脏随尿排泄，仅少部分从汗排出。

【适应证】①低渗性、等渗性和高渗性失水。②高渗性非酮症昏迷。③低氯性代谢性碱中毒。④外用冲洗眼部、洗涤伤口等。⑤产科的水囊引产。

【用法用量】①高渗性失水：高渗性失水时患者脑细胞和脑脊液渗透浓度升高，若治疗使血浆和细胞外液钠浓度和渗透浓度下降过快，可致脑水肿。故一般认为，在治疗开始的48小时内，血浆钠浓度每小时下降不超过0.5mmol/L。若患者存在休克，应先予氯化钠注射液，并酌情补充胶体，待休克纠正，血钠>155mmol/L，血浆渗透浓度>350mOsm/L，可予0.6%低渗氯化钠注射液。待血浆渗透浓度<330mOsm/L，改用0.9%氯化钠注射液。②等渗性失水：原则给予等渗溶液，如0.9%氯化钠注射液或复方氯化钠注射液，但上述溶液氯浓度明显高于血浆，单独大量使用可致高氯血症，故可将0.9%氯化钠注射液和1.25%碳酸氢钠以7∶3的比例配制后补给，或者直接用醋酸电解质注射液补充（即无须配制），后者氯浓度为98mmol/L，有助于纠正代谢性酸中毒。补给量可按体重或血细胞比容推算，作为参考。按体重计算：补液量（L）=［体重下降（kg）×142］/154；按血细胞比容计算：补液量（L）=（实际血细胞比容-正常血细胞比容）×体重（kg）×0.2/正常血细胞比容。③低渗性失水：严重低渗性失水时，脑细胞内溶质减少以维持细胞容积。若治疗使血浆和细胞外液钠浓度和渗透浓度迅速回升，可致脑细胞损伤。一般认为，当血钠低于120mmol/L时，治疗使血钠上升速度在每小时0.5mmol/L，不超过每小时1.5mmol/L（稀释性低钠血症无须补钠）。当急性血钠低于120mmol/L或出现中枢神经系统症状时，可给予3%氯化钠注射液静脉滴注。一般要求在6小时内将血钠浓度提高至120mmol/L以上。参考补钠量为3%氯化钠1ml/kg，可提高血钠1mmol/L。待血钠回升至120～125mmol/L以上，可改用等渗溶液。慢性缺钠补钠速度要慢，剂量要少，使血钠浓度逐日回升至130mmol/L。④低氯性碱中毒：给予0.9%氯化钠注射液或复方氯化钠注射液（林格液）500～1000ml，以后根据碱中毒情况决定用量。⑤外用：用0.9%氯化钠溶液洗涤伤口、冲洗眼部。

【不良反应】①输注或口服过多、过快，可致水钠潴留，引起水肿、血压升高、心率加快、胸闷呼吸困难，甚至急性左心衰竭。②不适当地给予高渗氯化钠可致高钠血症。③过多、过快给予低渗氯化钠可致溶血、脑水肿等。

【注意事项】①下列情况慎用：水肿性疾病，如肾病综合征、肝硬化腹水、充血性心力衰竭、急性左心衰竭、脑水肿及特发性水肿等；急性肾功能衰竭少尿期，慢性肾功能衰竭尿量减少而对利尿药反应不佳者；高血压；低钾血症；老年人和小儿补液量和速度应严格控制；②随访检查：血清钠、钾、氯浓度；血液酸碱平衡指标；肾功能；血压和心肺功能。

【制剂与规格】①注射液：10ml∶0.09g；100ml∶0.9g；250ml∶2.25g；500ml∶4.5g；1000ml∶9g。②高渗注射液：10ml∶0.3g，10ml∶1g；100ml∶10g。③复方注射液：林格液250ml、500ml、1000ml；乳酸钠林格注射液500ml；醋酸电解质注射液500ml。④滴眼液：0.4ml。

氯化钾
Potassium Chloride

【药理作用】钾在细胞代谢、维持细胞内液渗透压、保持细胞内外酸碱平衡、神经冲动的传递、肌肉收缩、心肌兴奋性、自律性和传导性及正常脏器功能的维持等方面都起重要作用。

【体内过程】钾90%由肾脏排泄，10%由肠道排泄。排出速度随摄入量的增加而增加，但钾摄入不足时每天仍有相当量的钾排出。

【适应证】①低钾血症，如进食不足、呕吐、严重腹泻、应用排钾利尿药、低钾性家族性周期性麻痹、长期应用糖皮质激素和补充高渗葡萄糖等。②预防低钾血症，如进食很少、严重或慢性腹泻、长期服用肾上腺皮质激素、失钾性肾病等。③洋地黄中毒引起频发、多源性期前收缩或快速性心律失常。

【用法用量】①严重低钾不能口服补钾者：一般用法将10%氯化钾注射液10～15ml加入5%葡萄糖注射液500ml中滴注。补钾剂量、浓度和速度根据临床病情和血钾浓度及心电图缺钾图形改善而定。钾浓度不超过3.4g/L（45mmol/L），补钾速度不超过每小时0.75g（10mmol），每日补钾量为3～4.5g（40～60mmol）。②在体内缺钾引起严重快速室性异位心律失常时：如尖端扭转型心室性心动过速、短阵、反复发作多行性室性心动过速、心室扑动等威胁生命的严重心率失常时，钾盐浓度要高（0.5%，甚至1%），滴速要快，每小时1.5g（20mmol），补钾量可达每日10g或10g以上。如病情危急，补钾浓度和速度可超过上述规定。但需严密动态观察血钾及心电图等，防止高钾血症发生。③小儿剂量：每日按体重0.22g/kg（3mmol/kg）或按体表面积3g/m^{2}计算。④口服制剂：常规剂量成人每次0.5～1g（6.7～13.4mmol），每日2～4次，饭后服用，并按病情调整剂量。一般成人每日最大剂量为6g（80mmol）。⑤控释片：在消化道中缓慢溶出氯化钾，被吸收后保持较稳定的血钾浓度，因而提高了生物利用度。每日2次给药可有效防治长期利尿所致的低血钾，特别适合重症或需长期服用者。⑥口服钾盐颗粒：用于治疗轻型低钾血症或预防性用药。常规剂量成人每次0.5～1g（6.7～13.4mmol）。用温开水溶解后服用，每日1～3次，饭后服用，并按病情调整剂量。一般成人每日最大剂量为6g（80mmol）。

【不良反应】①静脉炎，常见于静脉滴注浓度较高、速度较快或静脉较细时，刺激静脉内膜引起。②高钾血症，应用过量、滴注速度较快或原有肾功能损害时易发生。表现为软弱、乏力、手足口唇麻木、不明原因的焦虑、意识模糊、呼吸困难、心律减慢、心律失常、传导阻滞、甚至心搏骤停。心电图表现为高而尖的T波，并逐渐出现P-R间期延长。P波消失、QRS波变宽，出现正弦波。口服可有胃肠道刺激症状，如恶心、呕吐、咽部不适、胸痛（食管刺激）、腹痛、腹泻、甚至消化性溃疡及出血。在空腹、剂量较大及原有胃肠道疾病者更易发生。

【禁忌证】①高钾血症患者。②急性肾功能不全、慢性肾功能不全者。

【药物相互作用】①肾上腺糖皮质激素尤其是具有较明显盐皮质激素作用者，肾上腺皮质激素和促肾上腺皮质激素（ACTH），因能促进尿钾排泄，合用时降低钾盐疗效。②胆碱药能加重口服钾盐尤其是氯化钾的胃肠道刺激作用。③甾体类抗炎药加重口服钾盐的胃肠道反应。④与库存血（库存10日以下含钾30mmol/L，库存10日以上含钾65mmol/L）、含钾药物和潴钾利尿药合用时，发生高钾血症的机会增多，尤其是有肾功能损害者。⑤血管紧张素转换酶抑制剂和环孢素能抑制醛固酮分泌，尿钾排泄减少，故合用时易发生高钾血症。⑥肝素能抑制醛固酮的合成，尿钾排泄减少，合用时易发生高钾血症。另外，肝素可使胃肠道出血机会增多。⑦缓释型钾盐能抑制肠道对维生素B_{12}的吸收。

【注意事项】①老年人肾脏清除K^+功能下降，应用钾盐时较易发生高钾血症。②下列情况慎用：代谢性酸中毒伴有少尿时；肾上腺皮质功能减弱者；慢性肾功能不全；急性脱水，因严重时可致尿量减少，尿K^+排泄减少；家族性周期麻痹；低钾性麻痹应予补钾，但须鉴别高钾性或正常血钾性周期性麻痹；慢性或严重腹泻可致低钾血症，但同时可致脱水和低钠血症，引起肾前性少尿；胃肠道梗阻、慢性胃炎、溃疡病、食道狭窄、憩室、肠张力缺乏、溃疡性肠炎者，不宜口服补钾，因此时钾对胃肠道的刺激增加，可加重病情；传导阻滞性心律失常，尤其是应用洋地黄类药物时；大面积烧伤、肌肉创伤、严重感染、大手术后24小时内和严重溶血，上述情况本身可引起高钾血症；肾上腺性征异常综合征伴盐皮质激素分泌不足。③用药期间需做以下随访检查：血钾；心电图；血镁、钠、钙；酸碱平衡指标；肾功能和尿量。

【制剂与规格】①片剂：0.25g；0.5g。②胶囊：600mg；750mg。③注射液：10ml：1g；10ml：1.5g。④口服液：100ml：10g。⑤控释片：0.5g。⑥氯化钾颗粒：1.6g（相当于钾0.5244g）。

谷氨酸钾
Potassium Glutamate

【药理作用】本药静脉滴注后，能与血中过多的氨结合成无毒的谷氨酰胺，后者在肾脏经谷氨酰胺酶作用将氨解离，由尿排出，因此可减轻肝昏迷症状。还参与脑蛋白代谢和糖代谢，促进氧化过程，改善中枢神经系统的功能。

【适应证】血氨过多所致的肝性脑病、肝昏迷及其他精神症状。

【用法用量】①治疗肝昏迷：将谷氨酸钾18.9g溶于5%或10%葡萄糖注射液500～1000ml中缓慢滴注，每日1～2次。低血钾患者适用。②维持电解质平衡：谷氨酸钾常与谷氨酸钠合用，以1：3或1：2混合应用。补钾剂量、浓度和速度参照氯化钾。

【不良反应】①静脉滴注过快可引起流涎、皮肤潮红或呕吐。小儿可见震颤等。②合并焦虑状态者可有晕厥、心动过速、流泪及恶心等。

【注意事项】①肾功能不全者或无尿患者慎用谷氨酸。②本药与抗胆碱药合用有可能减弱后者的药理作用。③不与谷氨酸钠合用时注意产生高血钾症。

【制剂与规格】注射液：20ml：6.3g。

门冬氨酸钾镁
Potassium Magnesium Aspartate

【药理作用】门冬氨酸钾镁是门冬氨酸钾盐和镁盐的混合物，为电解质补充剂，镁和钾是细胞内的重要阳离子，在多种酶反应和肌肉收缩过程中扮演着重要角色，细胞内外钾离子、钙离子、钠离子、镁离子浓度的比例影响心肌收缩性。门冬氨酸是体内草酰乙酸的前体，在三羧酸循环中起重要作用。同时，门冬氨酸也参加鸟氨酸循环，促进氨和二氧化碳的代谢，使之生成尿素，降低血中氨和二氧化碳的含量。门冬氨酸与细胞有很强的亲和力，可作为钾、镁离子进入细胞的载体，使钾离子重返细胞内，促进细胞除极化和细胞代谢，维持其正常功能。镁离子是生成糖原及高能磷酸酯不可缺少的物质，可增强门冬氨酸钾盐的治疗作用。

【适应证】①低钾血症。②肝病合并肝性脑病。③低钾及洋地黄中毒等引起的心律不齐。

【用法用量】①静脉滴注：一次10～20ml，加入5%葡萄糖注射液250ml或500ml中缓慢滴注，一日1次。②口服：餐后服用，常规用量为每次1～2片，每日3次，根据具体情况剂量可增加至每次3片，每日3次。

【不良反应】①滴注速度太快可引起高钾血症和高镁血症，还可出现恶心、呕吐、颜面潮红、胸闷、血压下降，偶见血管刺激性疼痛。极少数可出现心率减慢，减慢滴速或停药后即可恢复。②大剂量可能引起腹泻。

【禁忌证】高钾血症、肾功能衰竭、艾迪生病、三度房室传导阻滞、心源性休克（血压低于90mmHg）。

【制剂与规格】①注射液：10ml。每毫升含门冬氨酸79～91mg，钾10.6～12.2mg，镁3.9～4.5mg。②口服门冬氨酸钾镁：每片含钾离子36.2mg，镁离子11.8mg。

氯化钙
Calcium Chloride

【药理作用】钙离子是保持神经、肌肉和骨骼正常功能所必需的；对维持正常的心、肾、肺和凝血功能以及细胞膜和毛细血管通道性也起重要作用。另外，钙还参与调节神经递质和激素的分泌和贮存、氨基酸的摄取和结合、维生素B_{12}的吸收等。

【体内过程】正常时口服钙剂1/5～1/3被小肠吸收，维生素D和碱性环境促进钙的吸收；食物中的纤维素和植物酸则减少钙的吸收。当机体存在的钙缺乏或饮食中钙含量低时，钙的吸收增加。老年人对钙的吸收也减少。血浆蛋白结合率约45%。口服量的80%自粪便排泄，其中主要为未吸收的钙，20%自肾脏排泄，其排泄量与肾功能及骨钙含量有关。

【适应证】①钙缺乏，急性血钙过低、碱中毒及甲状旁腺功能低下所致的手足搐搦症、维生素D缺乏症等。②过敏性疾患。③镁中毒时的解救。④氟中毒的解救。⑤心脏复苏，如高血钾、低血钙，或钙通道阻滞引起的心功能异常的急救。

【用法用量】成人：①治疗低钙血症：500～1000mg（136～272mg元素钙）稀释后缓慢静脉注射，速度不超过每分钟50mg，根据反应和血钙浓度，必要时1～3天后重复。②心脏复苏：静脉或心室腔内注射，每次200～400mg。应避免注入心肌内。③治疗高钾血症：在心电图监视下用药，并根据病情决定剂量，一般可先应用500～1000mg缓慢静脉注射，以后酌情用药。④治疗高镁血症：先静脉注射500mg，每分钟迅速不超过100mg，以后酌情用药。小儿：①治疗低钙血症：按体重25mg/kg（6.8mg Ca^{2+}）缓慢静脉注射。但一般情况下本药不用于小儿，因刺激性较大。②心脏复苏：心室内注射，一次10mg/kg，间隔10分钟可重复注射。

【不良反应】①氯化钙口服时胃肠道有刺激。②钙剂静脉注射时有全身发热感，静脉注射过快可产生恶心、呕吐、心律失常甚至心跳停止。漏出血管外有强烈刺激性。

【禁忌证】洋地黄治疗期间与期后1周内。

【药物相互作用】①与雌激素同用，可增加对钙的吸收。②与噻嗪类利尿药同用，增加肾脏对钙的重吸收，可致高钙血症。

【注意事项】①静脉注射速度应缓慢，并注意不要漏出血管外。②对诊断的干扰：可使血清淀粉酶增高，血清羟基皮质甾醇浓度暂时升高。长期或大量应用本药，血清磷酸盐浓度降低。③应用强心苷期间禁止静脉注射本药。④不宜用于肾功能不全低钙患者及呼吸性酸中毒患者。

【制剂与规格】注射液：10ml：0.3g；10ml：0.5g；20ml：0.6g；20ml：1g。

葡萄糖酸钙
Calcium Gluconate

【药理作用】【体内过程】见氯化钙。

【适应证】①钙缺乏，急性血钙过低、碱中毒及甲状旁腺功能低下所致的手足搐搦症。②过敏性疾患。③镁中毒时的解救。④氟中毒的解救。⑤心脏复苏时应用（如高血钾或低血钙，或钙通道阻滞引起的心功能异常的解救）。

【用法用量】①口服：成人一日0.5～2g，分次服用。小儿一日0.5～1g，分次服用。②静脉注射：注射液浓度为10%，注射速度不超过每分钟5ml。③成人：成人用于低钙血症，一次1g，需要时可重复；用于高镁血症，一次1～2g；用于氟中毒解救，静脉注射本药1g，1小时后重复，如有搐搦可静脉注射本药3g；如有皮肤组织氟化物损伤，每平方厘米受损面积应用10%葡萄糖酸钙50mg。④小儿：用于低钙血症，按体重25mg/kg（6.8mg钙）缓慢静脉注射。但因刺激性较大，本药一般情况下不用于小儿。

【不良反应】偶见便秘。

【禁忌证】高钙血症、高钙尿症、含钙肾结石或有肾结石病史患者。

【药物相互作用】①本药与噻嗪类利尿药合用时，易发生高钙血症（因增加肾小管对钙的重吸收）。②本药与含钾药物合用时，应注意心律失常的发生。③禁与氧化剂、枸橼酸盐、可溶性碳酸盐、磷酸盐及硫酸盐配伍。

【制剂与规格】①葡萄糖酸钙片：0.1g；0.5g。②葡萄糖酸钙注射液：10ml：1g。③葡萄糖酸钙含片：0.1g；0.15g；0.2g。④口服溶液：10ml。

乳酸钙
Calcium Lactate

【药理作用】【体内过程】见氯化钙。

【适应证】钙缺乏症，如骨质疏松、手足抽搐症、骨发育不全、佝偻病以及儿童、妊娠和哺乳期妇女、绝经期妇女、老年人钙的补充。

【用法用量】①成人：口服，一日1～2g，分2～3次口服。口服溶液：一日250～1200mg（以Ca^{2+}计），分次服用。②小儿：按体重一日45～65mg/kg，分2～3次口服。

【禁忌证】高钙血症、高钙尿症、含钙肾结石或有肾结石病史患者。

【药物相互作用】本药不宜与洋地黄类药物合用。大量饮用含酒精和咖啡因的饮料以及大量吸烟，均会抑制钙剂的吸收。大量进食富含纤维素的食物能抑制钙的吸收，因钙与纤维素结合成不易吸收的化合物。本药与苯妥英钠及四环素类同用，二者吸收减少。维生素D、避孕药、雌激素能增加钙的吸收。含铝的抗酸药与本药同服时，铝的吸收增多。本药与噻嗪类利尿药合用时，易发生高钙血症（因增加肾小管对钙的重吸收）。本药与含钾药物合用时，应注意心律失常的发生。如与其他药物同时使用可能会发生药物相互作用，详情请咨询医师或药师。

【制剂与规格】①乳酸钙片：0.25g；0.5g。②乳酸钙颗粒：0.5g。③口服溶液：10ml∶0.065g。④咀嚼片：每片含乳酸钙0.3g（钙39mg）。

甘油磷酸钠注射液

Sodium Glycerophosphate Injection

【其他名称】格利福斯。

【药理作用】正常成年人血磷浓度为0.87～1.45mmol/L，儿童为1.45～1.78mmol/L，某些原因导致磷摄入减少或磷需求量增加，可引起低磷血症，并出现相应的临床表现，此时须予补充磷。血磷和血钙浓度有密切关系，正常时两者的乘积维持在一定范围，当血钙浓度升高时，给予磷酸盐可降低血钙浓度。

【体内过程】口服吸收率为70%左右，吸收部位主要在空肠。维生素D能增加磷的吸收。同时进食大量钙或铝时，因形成不溶性的盐而影响磷的吸收。磷90%从尿排泄，10%从粪便排泄。

【适应证】①成人肠外营养的磷补充剂。②磷缺乏患者。

【用法用量】静脉滴注。本药每天用量通常为10ml。对接受肠外营养治疗的患者则应根据患者的实际需要酌情增减。通过周围静脉给药时，在可配伍性得到保证的前提下，本药10ml可加入复方氨基酸注射液或5%、10%葡萄糖注射液500ml中，4～6小时内缓慢滴注。

【不良反应】长期用药可引起血磷、血钙浓度变化。

【禁忌证】①严重肾功能不全、休克和脱水患者。②对本药过敏者。

【注意事项】①肾功能障碍患者应慎用。②本药系高渗溶液，未经稀释不能输注。③注意控制给药速度。④长期用药时应注意血磷、血钙浓度的变化。

【制剂与规格】注射液：10ml∶2.16g（相当于磷10mmol，钠20mmol）。

磷酸氢钾

Potassium Hydrogen Phosphate

【适应证】①完全胃肠外营养疗法中作为磷的补充剂。②某些疾病所致的低磷血症。③尿路感染的辅助用药及含钙肾结石的预防用药。

【用法用量】对长期不能进食的患者，根据病情、监测结果，由医生决定用量。将本药稀释200倍以上，供静脉点滴输注。一般在完全胃肠外营养疗法中，每1000大卡热量加入本药2.5ml（相当于磷酸根3～8mmol），并控制滴注速度。

【不良反应】如过量使用本药可出现高磷血症、低钙血症、肌肉颤搐、痉挛、胃肠道不适等，出现中毒症状，应立即停药。

【禁忌证】①肾功能衰竭患者。②肾结石患者。

【药物相互作用】磷酸二氢钾与杏仁酸乌洛托品或马尿酸乌洛托品合用，可增强后者的抗菌活性。服用本药时进食含大量钙或铝的食物，可形成不溶性盐，影响磷的吸收。

【注意事项】本药严禁直接注射，必须在医生指导下稀释200倍以上，方可经静脉点滴输注，并须注意控制滴注速度。仅限于不能进食的病人，限钾患者慎用。

【制剂与规格】①磷酸二氢钾片：500mg（含磷114mg、含钾144mg）。②口服液：75ml（含磷250mg、含钾556mg）。③注射液：每支2ml，每1ml含磷93mg，其中磷酸二氢钾224mg、磷酸氢二钾236mg。

硫酸镁
Magnesium Sulfate

【药理作用】硫酸镁由于给药途径不同，可产生完全不同的药理作用。口服硫酸镁很少吸收，有泻下及利胆作用；外用热敷硫酸镁有消炎消肿作用。注射给药可引起中枢抑制和骨骼肌松弛。

【适应证】①低镁血症。②先兆子痫和子痫。③早产子宫肌肉痉挛。④口服作为导泻和利胆药。

【用法用量】①成人防治低镁血症：轻度镁缺乏，1g硫酸镁（4ml，25%注射液）肌内注射，或溶于5%葡萄糖溶液500ml中静脉滴注，每日总量2g；重度镁缺乏，一次按体重0.25mmol/kg，硫酸镁也可静脉滴注，将2.5g硫酸镁溶于5%葡萄糖注射液或氯化钠注射液中，缓慢滴注3小时。严密观察呼吸等生命体征；全静脉内营养，按体重一日0.125～0.25mmol/kg。②治疗中重度妊娠高血压征、先兆子痫和子痫：首次剂量为2.5～4g，用25%葡萄糖注射液20ml稀释后，5分钟内缓慢静脉注射，以后每小时1～2g静脉滴注维持。24小时总量为30g，每日最多肌内注射6次，根据膝腱反射、呼吸次数和尿量监测。③治疗早产与治疗妊娠高血压：用药剂量和方法相似，首次负荷量为4g，用25%葡萄糖注射液20ml稀释后5分钟内缓慢静脉注射，以后用25%硫酸镁注射液60ml，加于5%葡萄糖注射液1000ml中静脉滴注，速度为每小时2g，直到宫缩停止后2小时，以后口服β肾上腺受体激动药维持。④治疗小儿惊厥：肌内注射或静脉用药：每次0.1～0.15g/kg，以5%～10%葡萄糖注射液将本药稀释成1%溶液，静脉滴注或稀释成5%溶液，缓慢静脉注射。25%溶液可作深层肌内注射。

【不良反应】①静脉注射硫酸镁常引起潮红、出汗、口干等症状，快速静脉注射时可引起恶心、呕吐、心慌、头晕，个别出现眼球震颤，减慢注射速度症状可消失。②肾功能不全，用药剂量大，可发生血镁积聚，血镁浓度达5mmol/L时，可出现肌肉兴奋性受抑制，感觉反应迟钝，膝腱反射消失，呼吸开始受抑制，血镁浓度达6mmol/L时可发生呼吸停止和心律失常，心脏传导阻滞，浓度进一步升高，可使心跳停止。③连续使用硫酸镁可引起便秘，部分患者可出现麻痹性肠梗阻，停药后好转。④极少数血钙降低，出现低钙血症。⑤镁离子可自由透过胎盘屏障，造成新生儿高血镁症，表现为肌张力低、吸吮力差、不活跃、哭声不响亮等，少数有呼吸抑制现象。⑥少数妊娠期妇女出现肺水肿。

【禁忌证】①心脏传导阻滞。②心肌损害。③严重肾功能不全，内生肌酐清除率每分钟低于20ml。

【药物相互作用】①同时静脉注射钙剂时，可减弱本药的中枢抑制和骨骼肌松弛作用。②本药可加强氯丙嗪、氯氮卓等药物的中枢抑制作用。故服用中枢抑制药中毒需导泻时，应改用硫酸钠。③与其他具有神经肌肉阻断的药物合用时，可致严重的神经肌肉传导阻滞。④在已洋地黄化的患者应用本药时可发生严重的心脏传导阻滞甚至心脏骤停。

【注意事项】①对诊断的干扰：应用99mTc胶态硫作网状内皮系统显像时，本药能使99mTc胶态硫凝集从而大量积聚在肺血管，而进入肝、脾、骨髓等减少。②下列情况慎用：肾功能不全，因肾功能下降导致镁排泄减少，镁蓄积而易发生镁中毒；呼吸系统疾病，特别是呼吸功能不全。③随访检查：心电图；肾功能；血镁浓度，治疗浓度为2～3mmol/L。腱反射，每次重复用药前均应检查膝反射和跟腱反射，如腱反射已明显抑制者应停止重复应用，直至反射恢复正常。④呼吸频率至少大于每分钟16次才能考虑重复用药。

【制剂与规格】硫酸镁注射液：10ml：1g；10ml：2.5g。

二、酸碱平衡调节

碳酸氢钠
Sodium Bicarbonate

【药理作用】①本药属吸收性抗酸药，口服后能迅速中和胃酸，迅速缓解疼痛。但作用时间较短，大剂量时反射性引起胃泌素释放，导致反跳性胃酸分泌增加。②口服易吸收，能碱化尿液。与某些磺胺药同用，可防止磺胺在尿中析出结晶。与氨基苷类抗生素同服，可加强抗尿路感染作用。碱化尿液作用可使苯巴比妥、阿司匹林等有机酸自肾小管重吸收减少，可作为这类药物中毒解救的辅助治疗。③静脉给药直接增加机体碱储备，治疗代谢性酸中毒。

【体内过程】本药可以HCO_3^-形式由肾脏排泄，也可以CO_2形式由肺排出体外。

【适应证】①代谢性酸中毒。②碱化尿液。③胃酸过多引起的症状。④巴比妥类、水杨酸类药物及甲醇等中毒。⑤用作全静脉内营养、配制腹膜透析液或血液透析液。

【用法用量】成人：①制酸：口服，一次0.25～2g，一日3次。②碱化尿液：口服首次4g，以后每4小时1～2g。静脉滴注2～5mmol/kg，4～8小时内滴注完毕。③代谢性酸中毒：口服，一次0.5～2g，一日3次。静脉滴注：所需剂量按下式计算：补碱量（mmol）=（-2.3—实际测得的BE值）×0.25×体重（kg）。除非体内丢失碳酸氢盐，一般先给计算剂量的1/3～1/2，4～8小时内滴注完毕。④心肺复苏抢救时，首次1mmol/kg，以后根据血气分析结果调整用量。每1g碳酸氢钠相当于12mmol碳酸氢根。

小儿：①制酸，6岁以下小儿尚无统一剂量。6～12岁者口服0.5g，半小时可重复一次。②碱化尿液，口服每日按体重1～10mmol/kg。③治疗酸中毒，参考成人剂量。心肺复苏抢救时，首次静脉注射按体重1mmol/kg，以后根据血气分析结果调整用量。

【不良反应】①大量静脉注射时可出现心律失常、肌肉痉挛、疼痛、异常疲倦虚弱等，主要由于代谢性碱中毒引起低钾血症所致。②剂量偏大或存在肾功能不全时，可出现水肿、精神症状、肌肉疼痛或抽搐、呼吸减慢、口内异味、异常疲倦虚弱等，主要由代谢性碱中毒所致。③长期应用时可引起尿频、尿急、持续性头痛、食欲减退、恶心呕吐、异常疲倦虚弱等。④口服时由于在胃内产生大量二氧化碳，引起呃逆、胃肠充气等。较少见的有胃痉挛、口渴（细胞外钠离子浓度过高引起细胞脱水）。

【禁忌证】①吞食强酸中毒时的洗胃。②对本药过敏者。

【药物相互作用】①与肾上腺皮质激素、促肾上腺皮质激素、雄激素合用时，易发生高钠血症和水肿。②本药与水杨酸盐、巴比妥类酸性药物合用，后两者经肾脏排泄增多；与苯丙胺、奎尼丁等碱性药物合用，后两者经肾排泄减少，易出现不良反应。本药也可影响肾对麻黄碱的排泄，故合用时麻黄碱剂量应减小。③与抗凝药如华法林和M受体阻滞药等合用，后者吸收减少。④与含钙药物、乳及乳制品合用，可致乳-碱综合征。⑤与西咪替丁、雷尼替丁等H_2受体拮抗剂合用，后者的吸收减少。⑥与排钾利尿药合用，发生低氯性碱中毒的危险性增加。⑦本药可减少口服铁剂的吸收，两药服用时间应尽量分开。⑧本药可增加左旋多巴的口服吸收。⑨钠负荷增加使肾脏排泄锂增多，故与锂制剂合用时，锂制剂的用量应酌情调整。⑩碱化尿能抑制乌洛托品转化成甲醛，从而治疗作用减弱，避免合用。

【注意事项】①长期或大量应用可致代谢性碱中毒，或钠负荷过高引起水肿等，妊娠期妇女应慎用。②对6岁以下小儿一般不用作制酸药。③对诊断的干扰：对胃酸分泌试验或血、尿pH测定结果有明显影响。④下列情况慎用：少尿或无尿，钠潴留并有水肿时，如肝硬化、充血性心力衰竭、肾功能不全、妊娠高血压综合征、高血压。阑尾炎或有类似症状而未确诊者及消化道出血原因不明者，不作口服用药。⑤下列情况时不作静脉内用药：代谢性或呼吸性碱中毒；因呕吐或持续胃肠负压吸引导致大量氯丢失，极有可能发生代谢性碱中毒；低钙血症，碱中毒可加重低钙表现。⑥随访检查：动脉血气分析；血清HCO_3^-浓度测定；肾功能；尿pH。⑦妊娠妇女：口服给药。

【制剂与规格】①片剂：0.25g；0.3g；0.5g。②注射液：10ml∶0.5g；100ml∶5g；250ml∶12.5g。

乳酸钠

Sodium Lactate

【药理作用】高钾血症伴酸中毒时，乳酸钠可纠正酸中毒并使钾离子自血液及细胞外液进入细胞内。降解乳酸的主要脏器为肝及肾脏，当体内乳酸代谢异常或发生障碍时，疗效不佳。

【体内过程】乳酸钠的pH为6.5～7.5，口服吸收快，在1～2小时内经肝脏氧化、代谢转变为碳酸氢钠。

【适应证】代谢性酸中毒、腹膜透析液中缓冲剂、高钾血症伴严重心律失常QRS波增宽者。

【用法用量】①代谢性酸中毒：按酸中毒程度计算剂量，静脉滴注碱缺失（mmol/L）×0.3×体重（kg）=所需乳酸钠（mol/L）的体积（ml），目前已不用乳酸钠纠正代谢性酸中毒。②高钾血症：首次可予静脉滴注11.2%注射液40～60ml，以后酌情给药。严重高钾血症导致缓慢异位心律失常，特别是心电图QRS波增宽时，应在心电图监护下给药。有时须高达200ml才能奏效，此时应注意血钠浓度及防止心衰。③乳酸钠需在有氧条件下经肝脏氧化代谢成碳酸氢根才能发挥纠正代谢性酸中毒的作用，故不及碳酸氢钠作用迅速和稳定，现已少用。但在高钾血症伴酸中毒时，仍以使用乳酸钠为宜。④制剂为11.2%高渗溶液，临床应用时可根据需要配制成不同渗透压浓度；等渗液浓度为1.86%。

【不良反应】①有低钙血症者（如尿毒症），在纠正酸中毒后易出现手足发麻、疼痛、搐搦、呼吸困难等症状，是由于血清钙离子浓度降低所致。②心率加速、胸闷、气急等肺水肿、心力衰竭表现。③血压升高。④体重增加、水肿。⑤逾量时出现碱中毒。⑥血钾浓度下降，有时出现低钾血症表现。

【禁忌证】①心力衰竭及急性肺水肿。②脑水肿。③乳酸已有堆积的患者。④重症肝功能不全。⑤严重肾功能衰竭，少尿或无尿。

【药物相互作用】乳酸钠与新生霉素钠、盐酸四环素、磺胺嘧啶钠呈配伍禁忌。

【注意事项】①妊娠期妇女有妊娠中毒症者可能加剧水肿、增加血压，有水肿及高血压者应用时宜谨慎。②下列情况应慎用：糖尿病患者服用双胍类药物（尤其是苯乙双胍）；水肿患者伴有钠潴留倾向时；高血压患者；心功能不全；肝功能不全；缺氧及休克；酗酒、水杨酸中毒、I型糖原沉积病；糖尿病酮症酸中毒时；肾功能不全；老年患者。③逾量时出现碱中毒。④用药时应做下列检查及观察：血pH及（或）二氧化碳结合力；血清钠、钾、钙、氯浓度测定；肾功能测定，包括血肌酐、尿素氮等；血压；心肺功能状态，如浮肿、气急、发绀、肺部啰音、颈静脉充盈、肝-颈静脉反流等，按需作静脉压或中心静脉压测定；肝功能不全，表现黄疸、神志改变、腹水等，应于用乳酸钠前后及过程中，经常随时进行观察。

【制剂与规格】乳酸钠注射液：20ml：2.24g；50ml：5.60g。

氯化铵
Ammonium Chloride

【药理作用】吸收后的氯化铵是一个较有效的酸化药，可使体液酸化，用于某些碱血症，它也有一定的利尿作用，并可使尿液酸化。

【适应证】①重度代谢性碱中毒，应用足量氯化钠注射液不能纠正者。②肾小管性酸中毒的鉴别诊断。

【用法用量】本药仅用于重度代谢性碱中毒。口服，一次0.3～0.6g，一日3次，溶于水中，饭后服用，必要时静脉输注，按体重1ml/kg 2%氯化铵能使CO_2CP降低0.45mmol/L计算出应给氯化铵量，以5%葡萄糖注射液稀释成0.9%浓度，分2～3次静脉滴入。

【不良反应】①肝功能不全时，因肝脏不能将氨离子转化为尿素而发生氨中毒。②口服氯化铵可有胃肠道反应。

【禁忌证】肝功能不全。

【药物相互作用】与碱性药物、金霉素、新霉素、呋喃妥因、磺胺嘧啶、华法林等呈配伍禁忌。

【注意事项】①肾功能不全时慎用，以防高氯性酸中毒。②随访检查：酸碱平衡分析指标；血氯、钾、钠浓度测定。③氯化铵过量可致高氯性酸中毒、低钾及低钠血症。④妊娠妇女：口服给药。

【制剂与规格】①氯化铵片：0.3g。②喷托维林氯化铵糖浆：100ml：3g（氯化铵）。③口服溶液：120ml（氯化铵840mg）。

枸橼酸与枸橼酸盐
Citric Acid and Citrate Salts

【药理作用】①碱化尿液；预防和治疗尿酸肾结石和胱氨酸肾结石。枸橼酸钠和枸橼酸钾在体内代谢生成HCO_3^-，使尿HCO_3^-排泄增加，尿pH升高，从而使胱氨酸和尿酸溶解度增加，阻止尿中胱氨酸和尿酸结晶析出，并使已形成的结石易被溶解。②预防和治疗含钙肾结石。③治疗代谢性酸中毒。在体内代谢生成HCO_3^-，使血HCO_3^-升高。④中和胃酸，但不抑制胃酸分泌。

【体内过程】单次口服枸橼酸钾，1小时内起效，单次口服枸橼酸片剂后作用持续12小时，多次给药可长达3天。枸橼酸钾和枸橼酸口服液作用持续达24小时，每次服10～15ml，每日4次，使尿pH维持在6.5～7.4；每次服15～20ml，每日4次，可使尿pH维持在7.0～7.6。本药从尿液排泄，其中原型药物不到5%。

【适应证】①胱氨酸肾结石、尿酸肾结石、钙肾结石、低枸橼酸尿症。②肾小管酸中毒。③预防吸入性肺炎。

【用法用量】成人：枸橼酸和枸橼酸钠、枸橼酸和枸橼酸钾或三者复合溶液10～15ml，一日3次。①需限钠者，可应用枸橼酸盐和枸橼酸钾复合溶液。②需限钾者可应用枸橼酸和枸橼酸钠复方溶液。③需补钾者可应用枸橼酸钾和枸橼酸复合溶液或枸橼酸、枸橼酸钠和枸橼酸钾复合溶液。小儿：①碱化尿液，枸橼酸和枸橼酸钾复方溶液，开始剂量为5～15ml，一日4次，以后可酌情调整剂量。枸橼酸、枸橼酸钠和枸橼酸钾复方溶液，开始剂量为5～15ml。一日4次，以后可酌情调整剂量。②治疗代谢性酸中毒，枸橼酸和枸橼酸钠复方溶液5～15ml，一日3～4次，以后可酌情加量。枸橼酸、枸橼酸钠和枸橼酸钾复方溶液，5～15ml，一日3～4次，以后可酌情加量。

【不良反应】下列不良反应尽管罕见，但应引起重视：①代谢性碱中毒，可见于应用枸橼酸钾和枸橼酸钠时。②肠梗阻和肠穿孔，仅见于应用枸橼酸钾片剂时。③高钾血症，仅见于应用枸橼酸钾时。④高钠血症，仅见于应用枸橼酸钠时。

下列情况较少见，仅在症状持续存在时才需停药或减少剂量。①腹泻或肠蠕动减慢，见于应用枸橼酸钠和枸橼酸钾时。②胃肠道不适，表现为腹痛、恶心、呕吐，见于应用枸橼酸钾时。

【禁忌证】①铝中毒。②心力衰竭或严重心肌损害。③肾功能损害伴少尿或肾小球滤过率<0.7ml/（kg·min）。④尿路感染未控制时。

下列情况禁用枸橼酸钾：①高钾血症或易发生高钾血症的情况，如肾上腺皮质功能不全、急性失水、慢性肾功能不全，严重的组织分解。②消化性溃疡。

【药物相互作用】①枸橼酸盐可抑制苯丙胺、麻黄碱、伪麻黄碱和奎尼丁等弱碱性药物从尿的排泄，这些药物作用时间延长。②制酸药尤其是含铝的制酸药和碳酸氢钠，与枸橼酸盐合用易致代谢性碱中毒，与碳酸氢钠合用可引起高钠血症；尿酸结石患者尚可促进含钙结石的形成，主要是由于钠对抗了枸橼酸碱化尿液使Ca^{2+}溶解度增高。枸橼酸盐可促进铝的吸收，引起铝中毒，尤其在肾功能不全的患者。③抗胆碱药可使枸橼酸钾在胃的排空时间延长，从而增加后者的胃肠道刺激作用。④血管紧张素转换酶抑制剂、非甾体类抗炎药、环孢素、潴钾利尿药、肝素、低盐牛奶中含钾量可达60mmol/L、含钾药物与枸橼酸钾合用可导致高钾血症。⑤强心苷类药物，在洋地黄化的患者应用枸橼酸钾时发生高钾血症的危险性增加。⑥肌松药与枸橼酸盐合用肌松作用增强。⑦枸橼酸钠可增加锂经肾脏排泄，而降低后者的疗效。⑧本药可碱化尿液，使乌洛托品的抗菌作用减弱。⑨本药可碱化尿液，使水杨酸盐排泄增多、作用减弱。⑩含钠药物与枸橼酸钠合用，发生高钠血症的危险性增加，尤其是肾脏病患者。

【注意事项】①小儿及老年人应用本药后应注意电解质和酸碱平衡。②下列情况慎用枸橼酸钾和枸橼酸钠：严重的肾小管酸中毒；慢性腹泻，如溃疡性结肠炎、节段性肠炎、空回肠旁路术后。有这些情况时，尿枸橼酸盐排泄量很低（<100mg/d），此时本药增加尿枸橼酸盐排泄作用很弱，而需应用较大剂量。当肾小管酸中毒、尿pH很高时，本药仅能使尿pH轻度升高。慢性腹泻时，本药在肠道滞留时间很短，以致片剂降解减少，应使用溶液剂型。③下列情况慎用枸橼酸钠：外周水肿或肺水肿；高血压；妊娠高血压综合征。④下列情况：胃排空延缓；食管缩窄；肠梗阻或肠缩窄，应用枸橼酸钾片剂时对胃肠道的刺激作用增强。

【制剂与规格】①枸橼酸和枸橼酸钾复方溶液：5ml，含1.1g枸橼酸钾（10mmol K^+）和334mg枸橼酸。②枸橼酸和枸橼酸钠复方溶液：5ml，含490mg枸橼酸钠（5mmol Na^+）和640mg枸橼酸。③枸橼酸、枸橼

第十三篇

酸钾和枸橼酸钠复方溶液：5ml，含枸橼酸钾550mg（5mmol K^+）、枸橼酸钠500mg（5mmol Na^+）和枸橼酸334mg。④枸橼酸钾颗粒剂：2g：1.45g；4g：2.92g（加适量液体冲服）。

备注：临床上可根据需要（如血钾浓度等）配置不同比例的复方溶液。常用者为1000ml水溶液中含枸橼酸100g、枸橼酸钠140g、枸橼酸钾50～100g，枸橼酸钾用量可按补钾需要调整。或1000ml水溶液内含枸橼酸140g，枸橼酸钠98g。

三、葡萄糖及其他

葡萄糖
Glucose

【药理作用】葡萄糖是人体重要营养成分和主要的热量来源之一，每1克葡萄糖可产生4kcal（16.7kJ）热能。5%葡萄糖液虽系等渗液，但迅速被氧化成二氧化碳和水，因此主要用于补充水和糖分，而不是为了扩容。25%以上的高渗葡萄糖液静脉推注后可提高血液渗透压，引起组织脱水并短暂利尿。另外，葡萄糖是维持和调节腹膜透析液和血液透析液渗透压的主要物质。相当部分葡萄糖输液用作静脉药物的稀释剂和载体。

【体内过程】口服吸收迅速，进入人体后被组织利用，也可转化成糖原和脂肪贮存。一般正常人每分钟利用葡萄糖的能力为6mg/kg。

【适应证】①各种原因引起的进食不足或大量体液丢失（如呕吐、腹泻等），全静脉内营养，饥饿性酮症。②低血糖症。③高钾血症。④高渗溶液用作组织脱水剂。⑤配制腹膜透析液。

【用法用量】①补充热能：患者因某些原因进食减少或不能进食时，一般可予10%～25%葡萄糖注射液静脉滴注，并同时补充体液。葡萄糖用量根据所需热能计算。②全静脉营养疗法：葡萄糖是此疗法最重要的能量供给物质。在非蛋白质热能中，葡萄糖与脂肪供给热量之比为2：1。具体用量依临床热量需要量决定。根据补液量的需要，葡萄糖可配成25%～75%不同浓度，必要时加胰岛素，每5～10g葡萄糖加胰岛素1个单位。由于常应用高渗溶液，对静脉刺激性较大，并需输注脂肪乳剂，故一般选用较深部的大静脉，如锁骨下静脉、颈内静脉等。③低血糖症：轻者口服。重者可先给予50%葡萄糖注射液20～40ml静脉注射。④饥饿性酮症：轻者口服。严重者则可应用5%～25%葡萄糖注射液静脉滴注，每日100g葡萄糖可基本控制病情。⑤失水：等渗性失水予5%葡萄糖注射液静脉滴注。⑥高钾血症：应用10%～25%注射液，每2～4g葡萄糖加1单位胰岛素输注，可降低血清钾浓度。但此疗法仅使细胞外钾离子进入细胞内，体内总钾含量不变。如不采取排钾措施，仍有再次出现高钾血症的可能。⑦组织脱水：高渗溶液（一般采用50%注射液）快速静脉注射20～50ml，但作用短暂。临床上应注意防止高血糖，目前少用。用于调节腹膜透析液渗透压时，50%葡萄糖注射液20ml即10g葡萄糖可使1L透析液渗透压提高55mOsm/kg·H_2O，即透析液中糖浓度每升高1%，渗透压提高55mOsm/kg·H_2O。⑧葡萄糖耐量试验：空腹口服葡萄糖1.75g/kg，于服后0.5、1、2、3小时抽血测血糖。血葡萄糖浓度正常上限分别为服前6.9mmol/L，服后0.5、1、2和3小时分别为11.1、10.5、8.3和6.9mmol/L。

【不良反应】①胃肠道反应：如恶心、呕吐等，见于口服浓度过高、过快时。②静脉炎：发生于高渗葡萄糖注射液滴注时。改用大静脉滴注，静脉炎发生率下降。③高浓度溶液注射外渗可致局部肿痛。④反应性低血糖：合并使用胰岛素过量、原有低血糖倾向及全静脉营养疗法突然停止时易发生。⑤高血糖非酮症昏迷：多见于糖尿病、应激状态、使用大剂量糖皮质激素、尿毒症腹膜透析患者腹腔内给予高渗葡萄糖溶液及全静脉营养疗法时。⑥电解质紊乱：长期单纯补给葡萄糖时易出现低钾、低钠及低磷血症。⑦原有心功能不全者，小儿及老年人补液过快过多，可致心悸、心律失常，甚至急性左心衰竭。

【禁忌证】①糖尿病酮症酸中毒未控制者。②高血糖非酮症性高渗状态。③葡萄糖–半乳糖吸收不良症（避免口服）。

【注意事项】①分娩时注射过多葡萄糖可刺激胎儿胰

岛素分泌，发生产后婴儿低血糖。②下列情况慎用：胃大部分切除患者作口服糖耐量试验时易出现倾倒综合征及低血糖反应，应改为静脉葡萄糖试验；周期性瘫痪、低钾血症患者；应激状态或应用糖皮质激素时；水肿及严重心、肾功能不全、肝硬化腹水者；心功能不全者。

【制剂与规格】①葡萄糖注射液：10ml∶0.5g；10ml∶2g；20ml∶1g；20ml∶5g；20ml∶10g；250ml∶12.5g；250ml∶25g；500ml∶25g；500ml∶50g；500ml∶125g。②葡萄糖氯化钠注射液：100ml∶葡萄糖5g与氯化钠0.9g；100ml∶葡萄糖10g与氯化钠0.9g；250ml∶葡萄糖12.5g与氯化钠2.25g；250ml∶葡萄糖与25g氯化钠2.25g；500ml∶葡萄糖25g与氯化钠4.5g；500ml∶葡萄糖50g与氯化钠4.5g；1000ml∶葡萄糖50g与氯化钠9g。③硫酸氨基葡萄糖胶囊：0.314g。④葡萄糖酸锌口服溶液：10ml（3.5mg葡萄糖酸锌）。

果糖
Fructose

【药理作用】果糖注射液是一种能量和体液补充剂，果糖比葡萄糖更易于代谢为乳酸，迅速转化为能量。过量应用时可导致酸中毒。

【体内过程】健康志愿者以0.1g/（kg·h）的速度输注10%果糖30分钟，停止输注后血药浓度呈一级动力学形式迅速下降，清除速度常数为3.5，清除率为750ml/min，$t_{1/2}$平均为18.4分钟，2小时左右完全从血浆中清除，尿排泄量平均小于输入量的4%。果糖和葡萄糖不同的是果糖磷酸化和转化为能量，不受胰岛素的调节。果糖主要在肝脏、肾脏、小肠和脂肪组织通过胰岛素非依赖途径代谢，有报告肾脏组织中的含量较高。过量的果糖以原型从肾脏排出。

【适应证】①注射剂的稀释剂。②有胰岛素抵抗患者如烧伤创伤、大手术后及糖尿病等需要混合能源的患者。

【用法用量】缓慢静脉滴注：一般每日10%果糖注射液500ml或5%果糖注射液1000ml。一般每日不超过0.5g/（kg·h）为宜。剂量根据患者的年龄、体重和临床情况适当调整。

【不良反应】①循环和呼吸系统：过量输入可引起水肿，包括周围水肿和肺水肿。②内分泌和代谢：滴速过快［≥1g/（kg·h）］可引起乳酸性酸中毒、高尿酸血症以及脂代谢异常。③电解质紊乱：稀释性低钾血症。④胃肠道反应：偶有上腹部不适、疼痛或痉挛性疼痛。⑤偶有发热、荨麻疹。⑥局部不良反应包括注射部位感染、血栓性静脉炎等。

【禁忌证】遗传性果糖不耐受症、痛风和高尿酸血症患者。

【注意事项】①肾功能不全者、有酸中毒倾向以及高尿酸血症患者慎用。②本药过量使用可引起严重的酸中毒，不能在一般输液和肠外营养中过多替代葡萄糖。③使用过程中应监测临床和试验室指标以评价体液平衡、电解质浓度和酸碱平衡。④慎用于预防水分过多和电解质紊乱。⑤过量输注无钾果糖可引起低钾血症，本药不用于纠正高钾血症。⑥本药能加剧甲醇的氧化成甲醛，故本药不得用于甲醇中毒治疗。⑦本药注射速度宜缓慢，以不超过0.5g/（kg·h）为宜，每日总量为50g时是安全的。

【制剂与规格】①果糖注射液：250ml∶12.5g；250ml∶25g；500ml∶25g；500ml∶50g。②果糖氯化钠注射液：250ml∶果糖12.5g与氯化钠2.25g；500ml∶果糖25g与氯化钠4.5g。

口服补液盐
Oral Rehydration Salts（ORS）

【药理作用】补充水、钠和钾，并对急性腹泻有治疗作用。ORS中含有葡萄糖，肠黏膜吸收葡萄糖的同时可吸收一定量的钠离子，从而使肠黏膜对肠液的吸收增加。用药后8～12小时作用达高峰。

【适应证】腹泻、呕吐、经皮肤和呼吸道等液体丢失引起的轻、中度失水。

【用法用量】①成人：轻度失水，开始时50ml/kg，4～6小时内饮完，以后酌情调整剂量；中度失水，开始时50ml/kg，6小时内饮完，其余应予静脉补液；轻度腹泻，每日50ml/kg；严重腹泻，应以静脉滴注为主，直至腹泻停止。②小儿：治疗轻度失水，开始时

50ml/kg，4小时内服用，直至腹泻停止。中度脱水应以静脉补液为主。

【不良反应】①高钠血症。②水过多。出现上述两种情况应立即停药。③呕吐，多为轻度。常发生于开始服用时，此时可分次少量服用。

【禁忌证】①少尿或无尿。②严重失水、有休克征象时应静脉补液。③严重腹泻，粪便量超过每小时30ml/kg，此时患者往往不能口服足够量的ORS。④葡萄糖吸收障碍。⑤由于严重呕吐等原因不能口服者。⑥肠梗阻、肠麻痹和肠穿孔。

【注意事项】①一般不用于早产儿。②老年人应用本药无特殊注意事项。③随访检查：血压；体重；血电解质（主要为Na^+和K^+）；血pH；失水体征；粪便量。

【给药说明】①婴幼儿应用本药时需少量多次给予。当剂量超过每日100ml/kg时，需给予饮水，以免发生高钠血症。②严重失水或应用本药后失水无明显纠正者需改为静脉补液。

【制剂与规格】①ORS Ⅰ：每包总量为13.75g，其中NaCl 1.75g、KCl 0.75g、$NaHCO_3$ 1.25g、无水葡萄糖10g。②ORS Ⅱ：每包总量为13.95g，其中NaCl 1.75g、KCl 0.75g、枸橼酸钠1.45g、无水葡萄糖10g，应用时溶解于500ml水中。③ORS Ⅲ：每包总量5.125g，氯化钠0.65g、枸橼酸钠0.725g、氯化钾0.375g和无水葡萄糖3.375g。

四、复方电解质制品

混合糖电解质注射液
Carbohydrates and Electrolytes Injection

【药理作用】本药与7.5%葡萄糖电解质输液比较，其血液总酮体明显降低，肝脏糖原升高，本药中混合的葡萄糖、果糖及木糖醇在体内均可有效地被利用，同时，一次性水分平衡为正，电解质平衡系维持或减轻到负平衡。本药与10%葡萄糖电解质输液比较，手术后的血液葡萄糖浓度及尿液中总糖分排泄率明显降低，即使在耐糖作用降低时糖分的利用也很良好。

【体内过程】药代动力学：本药以3.9ml/（kg·h）速度，静脉滴注8小时，在此期间血糖水平有轻微升高，在末期时，血糖浓度又逐渐降低，需在治疗后2小时恢复到治疗前水平。果糖和木糖醇最高血液浓度各为8.5mg/dl和6.8mg/dl，但输液后一小时就无法检测。葡萄糖肾代谢量为0.1%，果糖为0.8%，木糖醇为14.2%，总计2.3%混合糖被代谢。

【适应证】不能口服给药或口服给药不能充分摄取时，补充和维持水分和电解质，并补给能量。

【用法用量】缓慢静脉滴注：成人每天500～1000ml。给药速度（按葡萄糖计），通常成人每小时不得超过0.5g/kg体重。根据年龄、症状及体重等不同情况可酌量增减。

【不良反应】大量急速给药可出现脑水肿、肺水肿、末梢水肿、水中毒、高钾血症、血管性静脉炎、肝功能障碍和肾功能障碍。

【禁忌证】①有严重肝功能障碍和严重肾功能障碍的患者。②电解质代谢异常的患者：高钾血症（尿液过少、肾上腺皮质机能减退、严重灼伤及氮质血症等）患者；高钙血症患者；高磷血症患者；高镁血症患者。③遗传性果糖不耐受患者。

【注意事项】①以下患者必须谨慎给药：肾功能不全的患者；心功能不全的患者；因闭塞性尿路疾病引起的尿量减少的患者；有肝功能障碍和肾功能障碍的患者；糖尿病患者。②使用的注意事项：对于只能通过使用胰岛素控制血糖的患者（胰岛素依赖性糖尿病），建议使用葡萄糖制剂。配置时，磷酸根离子和碳酸根离子会产生沉淀，所以不能混入含有磷酸盐及碳酸盐的制剂。给药前：尿液量最好在每天800ml以上；寒冷季节应注意保持一定体温后再用药；包装启封后立刻使用，残液绝不能使用。

【制剂与规格】注射液：500ml。本药为复方制剂，其组分为每1000ml含：葡萄糖（按无水物计）60g、果糖30g、木糖醇15g、氯化钙0.370g、乙酸钠0.820g、氯化钙0.370g、氯化镁0.510g、磷酸氢二钾1.740g、氯化钠1.460g、硫酸锌1.400mg。

复方（糖）电解质注射液

Compound Electrolytes and Glucose Injection

【药理作用】应用复方（糖）电解质输液的主要目的是调节体液平衡，同时补充部分的电解质及能量。

【适应证】①经口服摄取水分和电解质发生困难时，可以补充热量和水分、电解质。②低钾血症的高渗性脱水症。③外科手术前及术后的水分和电解质补充。

【用法用量】输液总量的计算应根据（生理维持量+既往丢失量+预计丢失量）×安全系数全面考虑；应根据不同的需要选择处方合理的产品。静脉滴注。成人：一次500～1000ml。每小时300～500ml（每分钟约80～130滴）。小儿：每小时50～100m1。按年龄、体重及症状的不同可适量增减。

【禁忌证】①高乳酸血症患者。②电解质代谢异常，如：高钾血症（少尿、艾迪生病、重症灼烧、高氮血症等）、低钙血症、高磷血症（甲状旁腺功能低下症等）、高镁血症（甲状腺功能低下症等）等患者。

【不良反应】快速大量给药时，可能出现水肿、血压升高、心率加快、胸闷、呼吸困难，甚至急性左心衰竭。静脉滴注浓度较高，速度较快或静脉较细时，易刺激静脉内膜引起疼痛。滴注速度较快或原有肾功能损害时，应注意发生高钾血症。

【注意事项】最好在患者的尿量为1日600ml或每小时20ml以上时使用。用药时根据临床需要可作下列检查及观察：血气分析或血二氧化碳结合力检查；血清Na^+、K^+、Ca^{2+}、Cl^-浓度测定；肾功能测定，包括血尿素氮、肌酐等；血压；心肺功能状态，如浮肿、气急、发绀、肺部啰音、颈静脉充盈、肝-颈静脉反流等，按需作静脉压或中心静脉压测定。妊娠期妇女及哺乳期用药：有妊娠高血压综合征者应注意避免水钠潴留。儿童及老年患者用药：补液量和速度应严格控制。

【制剂与规格】注射液：250ml或500ml复合输液袋装或瓶装。①复方电解质葡萄糖R2A注射液。②复方电解质葡萄糖注射液-R4A。③复方电解质葡萄糖MG3注射液。④复方电解质葡萄糖注射液-M3A。⑤复方电解质葡萄糖注射液-M3B。

第 3 章 营养药

一、肠内营养制剂

肠内营养粉剂（AA）
Enteral Nutritional Powder（AA）

【其他名称】肠内营养粉剂（AA）。

【药理作用】本药具有良好的营养作用。氮源为氨基酸，经肠黏膜可吸收。在标准配置下1ml可提供1kcal的能量。渗透压为610mOsm/kg H_2O，有助于防止胃肠道不良反应。本药有利于肝脏蛋白质合成、改善和维持肠道黏膜细胞结构与功能的完整性、降低肠源性感染的发生率、改善并增强机体免疫力。

【体内过程】完全吸收，无渣，便排出量很少。氨基酸、糖及脂质等营养素在体内合成蛋白质维持人体新陈代谢的需要。

【适应证】重症代谢障碍及胃肠道功能障碍：①短肠综合征。②胰腺炎。③白蛋白低下。④慢性肾病。⑤放射性肠炎的癌症。⑥手术后。

【用法用量】管饲：室温下应用，连续滴注。口服：与调味剂混合、冷冻。通过连续管饲或缓慢口服可达到患者理想的耐受程度，获得高输入量。配制300ml全浓度肠内营养粉剂（AA）（1kcal/ml）：①将250ml温水倒入半升或更大的容器内。②加入1袋肠内营养粉剂（AA）。③盖盖振荡20秒。④口服加入1袋肠内营养粉剂（AA）调味剂。⑤静置5～10分钟未溶的颗粒可溶解。

【不良反应】个别患者出现腹胀、腹泻，通过调整给药温度、浓度和速度可以得到很好改善。极个别患者通过上述措施不能缓解的，暂停给药，待胃肠道功能恢复后可继续使用。

【禁忌证】①严禁静脉给药。②不适于肠内管饲的患者。

【注意事项】肠道完全梗阻者、有高血糖倾向者、肾衰未进行透析者应慎用。

【制剂与规格】粉剂：80.4g/袋。

肠内营养混悬液（SP）
Enteral Nutritional Suspension（SP）

【其他名称】百普力。

【药理作用】可补充人体日常生理功能所需的能量及营养成分。

【体内过程】管饲或口服后，蛋白在小肠分解吸收，其他成分也通过小肠吸收。

【适应证】有胃肠道功能或部分胃肠道功能而不能或不愿吃足够数量的常规食物以满足机体营养需求的肠内营养治疗的患者：①代谢性胃肠道功能障碍、胰腺炎、肠道炎性疾病、放射性肠炎和化疗、肠瘘、短肠综合征、艾滋病病毒或艾滋病。②危重疾病：大面积烧伤、创伤、脓毒血症、大手术后的恢复期。③营养不良患者的手术前喂养。④肠道准备。

【用法用量】口服或管道喂养。如瓶盖为皇冠盖，则先卸去皇冠盖，插上专用胶塞，插进输液导管；如瓶盖为输液瓶盖，则直接插进输液导管。连接前置入一根喂养管到胃、十二指肠或空肠上段部分。能量密度是1kcal/ml，正常滴速是100～125ml/h（开始时滴速宜慢），剂量根据患者的需要，由医师处方而定。①一般患者，每天给予2000kcal（500ml为4瓶）即可满足机体对营养的需求。②高代谢患者（烧伤，多发性创伤），每天可用到4000kcal（500ml为8瓶）以适应机体对能量需求的增加。③对初次胃肠道喂养的患者，初始剂量最好从1000kcal（500ml为2瓶）开始，在2～3天内逐渐增加至需要量。④在室温下使用，打开前先摇匀，适应全浓度输注者，不需要稀释，操作过程须谨慎，以保证产品的无菌。

【不良反应】可能会出现腹泻、腹痛等胃肠道不适反应。

【禁忌证】①胃肠道功能衰竭。②完全性小肠梗阻。③严重的腹腔内感染。④对本药中任一成分过敏的患者。⑤对本药中任一成分有先天性代谢障碍的患者。⑥顽固性腹泻等需要进行肠道休息处理的患者。

【药物相互作用】不应将其他药物相混合使用，以免因物理化学性质的改变而使其稳定性发生变化。

【注意事项】①不能经静脉输注。②严重糖代谢异常的患者慎用。③严重肝肾功能不全的患者慎用。

【制剂与规格】悬浊液：200ml/瓶；500ml/瓶；500ml/袋。

短肽型肠内营养剂
Short Peptide Enteral Nutrition Powder

【其他名称】百普素。

【药理作用】可补充人体日常生理功能所需的能量及营养成分。

【体内过程】在体内消化吸收过程同正常食物。

【适应证】胃肠道功能有损失，而不能或不愿进食足够数量的常规食物以满足机体营养需求的应进行肠内营养治疗的患者。

【用法用量】口服或管饲喂养。在洁净的容器中注入50ml冷水，加入本药1袋，充分混合。待粉剂完全溶解后，再加冷水至500ml，轻轻搅拌均匀即可。管饲喂养时，先置一根喂养管到胃、十二指肠或空肠上端部分。正常滴速为每小时100～125ml（开始时滴速宜慢）。

【不良反应】可能会出现腹泻、腹痛等胃肠道不适反应。

【禁忌证】①肠道功能衰竭患者。②完全性肠道梗阻患者。③严重腹腔内感染患者。

【药物相互作用】不应将其他药物相混合使用，以免因物理化学性质的改变而使其稳定性发生变化。

【注意事项】①严禁经静脉输注。②溶解配制时应谨慎操作以保证产品的卫生；溶解配制好的产品应尽量一次用完。若有剩余，于加盖容器中，4℃条件下保存，但不得超过24小时。③严重糖代谢异常的患者慎用。④严重肝肾功能不全患者慎用。

【制剂与规格】①粉剂：125g/袋。②混悬剂：500ml。

肠内营养乳剂（TPF-D）
Enteral Nutritional Emulsion（TPF-D）

【其他名称】瑞代、TPF-D。

【药理作用】本药为营养成分完全，专供糖尿病患者使用的肠内全营养制剂，能为糖尿病患者提供所需的各种营养，包括蛋白质、脂肪、碳水化合物、维生素、矿物质、微量元素。本药的配方符合国际糖尿病协会的推荐和要求，提供的营养物质符合糖尿病患者的代谢特点，处方中碳水化合物主要来源于木薯淀粉和谷物淀粉，因此能减少糖尿病患者与糖耐受不良患者的葡萄糖负荷。丰富的膳食纤维含量有助于维持胃肠道功能。此外，本药不含牛奶蛋白，适用于对牛奶蛋白过敏的患者。本药所含营养成分来源于天然食品，与正常人普通饮食成分相类似，对人体无毒性作用。

【体内过程】本药在体内消化吸收过程同正常食物。

【适应证】为有以下症状的糖尿病患者提供全部肠内营养：①咀嚼和吞咽障碍。②食道梗阻。③中风后意识丧失。④恶病质、厌食或疾病康复期。⑤糖尿病合并营养不良。⑥其他糖尿病患者补充营养。

【用法用量】本药通过管饲或口服使用，应按照患者体重和消耗状况计算每日用量。①以本药作为唯一营养来源的患者：推荐剂量为按体重一日30ml/kg，平均剂量为一日2000ml（1800kcal）。②以本药补充营养的患者：根据患者需要使用，推荐剂量为一日500ml（450kcal）。管饲给药时，应逐渐增加剂量，第一天的速度约为一小时20ml，以后逐日增加一小时20ml，最大滴速一小时125ml。通过重力或泵调整输注速度。

【不良反应】给药速度太快或过量时，可能发生恶心、呕吐或腹泻等胃肠道副反应。

【禁忌证】①所有不适于用肠内营养的患者，如胃肠道张力下降、急性胰腺炎以及有严重消化和吸收功能障碍。②其他严重的脏器疾病：如肝功能不全、肾功能不全。③对本药所含物质有先天性代谢障碍的患者。④对果糖有先天性不耐受的患者。

【药物相互作用】本药含维生素K，对使用香豆素类抗凝剂的患者应注意药物相互作用。

【注意事项】①必要时按照本药的用法来适当调节降糖药用量，尤其是本药的用量和给予的时间有变化时。②对非胰岛素依赖的糖尿病患者，最好采用持续管饲或将每天用量分成几个小部分的方法给药。③对手术后和创伤后的糖尿病患者应作相应的代谢检查。④应保证足够的液体补充，如饮水或输液。⑤本药含钠较低，可以满足糖尿病患者的需要。但单用本药补充营养时，应适当补充钠。⑥使用前摇匀，有效期内使用。

【制剂与规格】乳剂：500ml/瓶；500ml/袋；1000ml/袋。

肠内营养乳剂（TPF-T）

Enteral Nutritional Emulsion（TPF-T）

【其他名称】瑞能、TPF-T。

【药理作用】本药是一种高脂肪、高能量、低碳水化合物含量的肠内全营养制剂，特别适用于癌症患者的代谢需要。本药所含 ω-3脂肪酸以及维生素A、维生素C和维生素E能够改善免疫功能、增强机体抵抗力。此外，膳食纤维有助于维持胃肠道功能。本药所含营养成分来源于天然食品，与正常人普通饮食成分相类似，对人体无毒性作用。

【体内过程】本药在体内消化吸收过程同正常食物。

【适应证】营养不良的肿瘤患者的肠内营养支持，如：恶病质、厌食、咀嚼及吞咽功能障碍患者。也可用于对脂肪或 ω-3脂肪酸需要量增高的其他疾病患者，为患者提供全部营养或营养补充。

【用法用量】本药通过管饲或口服使用，应按照患者体重和营养状况计算每日用量。①以本药为唯一营养来源的患者：推荐剂量为按体重一日20～30ml（26～39kcal）/kg，平均剂量为一日1500ml（1950kcal）。②以本药补充营养的患者：根据患者需要，推荐剂量为一日400～1200ml（520～1460kcal）。③管饲给药时，应逐渐增加剂量，第一天的速度约为一小时20ml，以后逐日增加一小时20ml，最大滴速为一小时100ml。通过重力或泵调整输注速度。

【不良反应】给药速度太快或过量时，可能发生恶心、呕吐或腹泻等胃肠道副反应。

【禁忌证】①胃肠道张力下降、急性胰腺炎。②胃肠道功能衰竭、严重消化和吸收功能障碍。③肠梗阻、消化道出血。④肝功能不全、肾功能不全。⑤对本药中所含物质有先天性代谢障碍的患者。

【药物相互作用】本药含维生素K，对使用香豆素类抗凝剂的患者应注意药物相互作用。

【注意事项】使用前摇匀，有效期内使用。

【制剂与规格】乳剂：200ml/袋；500ml/袋；500ml/瓶。

肠内营养乳剂（TP-HE）

Enteral Nutritional Emulsion（TP-HE）

【其他名称】瑞高、TP-HE。

【药理作用】本药是一种高分子量、易于代谢的肠内营养制剂。用于分解代谢和液体入量受限患者的均衡营养治疗，能够满足患者的能量需求和增加的蛋白质需要量，减少氮丢失、促进蛋白质合成。本药含有小肠容易吸收的中链甘油三酯，为创伤后的代谢提供大量的优质的能量底物。本药所含营养成分来源于天然食品，与正常人普通饮食成分相类似，对人体无毒性作用。

【体内过程】本药在体内消化吸收过程同正常食物。

【适应证】需要高蛋白、高能量、易于消化的脂肪以及液体入量受限的患者：①代谢应激，特别是烧伤患者。②心功能不全。③持续性腹膜透析。④黏稠物阻塞症（胰纤维性囊肿病）。

【用法用量】本药通过管饲或口服使用，应按照患者体重和营养状况计算每日用量。①以本药为唯一营养来源的患者：推荐的平均剂量为按体重一日20～30ml（30～45kcal）/kg。②以本药补充营养的患者：一日使用500ml（750kcal）。③管饲给药时，应逐渐增加剂量，第一天的速度约为一小时20ml，以后逐日增加一小时20ml，最大滴速一小时125ml或根据患者的耐受程度调整最大用药剂量。通过重力或泵调整输注速度。

【不良反应】给药速度太快或过量时，可能发生恶心、呕吐或腹泻等胃肠道副反应。

【禁忌证】①肠内营养的疾病，如肠梗阻、小肠无力、急性胰腺炎。②严重肝肾功能不全，蛋白质耐量下降。③对本药所含营养物质有先天性代谢障碍。

【药物相互作用】本药含维生素K，对使用香豆素类抗凝剂的患者应注意药物相互作用。

【注意事项】①以本药提供全部营养的患者，应监测液体平衡。②根据个体代谢状态，决定是否需要额外补充钠。③以本药提供长期营养时，适用于禁用膳食纤维的患者，否则应选用含膳食纤维的营养制剂。④使用前摇匀，有效期内使用。

【制剂与规格】乳剂：500ml/袋；500ml/瓶。

肠内营养乳剂（TPF）
Enteral Nutritional Emulsion（TPF）

【其他名称】瑞先、TPF。

【药理作用】本药是一种高能量的平衡的肠内全营养制剂，为不能耐受大容量喂养的患者或需要高能量的患者提供全部营养或营养补充。本药含膳食纤维，有利于维持胃肠道的生理功能。

【体内过程】本药在体内消化吸收过程同正常食物。

【适应证】高分解代谢状况、液体入量受限（如心功能不全患者）、恶液质、厌食症、康复期、咀嚼或吞咽困难以及营养不良患者的术前准备。本药含丰富的膳食纤维，有利于维持患者肠道结构和功能，适于长期应用。

【用法用量】本药通过管饲或口服使用，应按照患者体重和营养状况计算每日剂量。①以本药为唯一营养来源的患者，一般能量需求：推荐剂量按体重一日20ml（30kcal）/kg；高能量需求：推荐剂量按体重一日30ml（45kcal）/kg。②以本药补充营养的患者：根据患者需要一日使用约1瓶。管饲给药时，应逐渐增加剂量，第一天的速度约为一小时20ml，以后逐日增加一小时20ml，直至达到患者所需的每日剂量，最大滴速一小时125ml。通过重力或泵调整输注速度。

【不良反应】输入过快或严重超量时，可能出现恶心、呕吐或腹泻等胃肠道反应。

【禁忌证】①胃肠道功能衰竭、严重消化不良或吸收不良、肠梗阻、急性胰腺炎、腹膜炎。②严重肝肾功能不全。③对本药所含营养物质有先天性代谢障碍。

【药物相互作用】本药含维生素K，对使用香豆素类抗凝剂的患者应注意药物相互作用。

【注意事项】本药是高浓度营养液，使用过程中必须监测液体平衡。使用前摇匀。有效期内使用。

【制剂与规格】乳剂：500ml/瓶。

肠内营养乳剂（TP）
Enteral Nutritional Emulsion（TP）

【其他名称】瑞素、TP。

【药理作用】本药是营养完全的营养制剂，可提供人体必需的营养物质和能量，满足患者对必需氨基酸、必需脂肪酸、维生素、矿物质和微量元素的需要。本药所含营养成分来源于天然食品，与正常人普通饮食成分相类似，对人体无毒性作用。

【体内过程】本药在体内消化吸收过程同正常食物。

【适应证】有胃肠道功能的营养不良或摄入障碍的患者：①创伤或颅面部、颈部手术后。②咀嚼和吞咽功能性或神经性损害，或咽下困难。③意识不清或接受机械换气。④围手术期需要补充营养。⑤高分解代谢状态。⑥神经性厌食。⑦本药不含膳食纤维，可用于严重胃肠道狭窄患者、肠瘘患者、术前或诊断前肠道准备。

【用法用量】本药通过管饲或口服使用，应按照患者体重和营养状况计算每日剂量。①以本药为唯一营养来源的患者：推荐剂量为按体重一日30ml（30kcal）/kg。②以本药补充营养的患者：根据患者需要，一日使用500～1000ml。③管饲给药时，应逐渐增加剂量，第一天的速度约为一小时20ml，以后逐日增加一小时20ml，最大滴速一小时125ml。通过重力或泵调整输注速度。

【不良反应】输入过快或严重超量时，可能出现恶心、呕吐或腹泻等胃肠道反应。

【禁忌证】①急腹症、胃肠张力下降、急性胰腺炎患者。②胃肠道功能衰竭、严重消化不良或吸收不良患者。③肠梗阻、消化道出血。④严重肝肾功能不全患者。⑤对本药所含营养物质有先天性代谢障碍患者。

【药物相互作用】本药含维生素K，对使用香豆素类抗凝剂的患者应注意药物相互作用。

【注意事项】①对于以本药为唯一营养来源的患者，

必须监测其液体平衡。②应根据患者不同的代谢状况决定是否需要另外补钠。③本药提供长期营养时，只适用于禁用膳食纤维的患者，否则应选用含纤维的营养制剂。④使用前摇匀，有效期内使用。

【制剂与规格】乳剂：500ml/瓶。

肠内营养粉剂（TP）

Enteral Nutritional Powder（TP）

【其他名称】安素。

【药理作用】本药与水混合后为低渣流质，可作为日常营养补充或完全饮食替代，口服或管饲后能提供均衡的营养供给。

【体内过程】以化学方法测定的食物所产生的残渣量来比较，本药更适合于需要着重考虑低残渣量的情况。

【适应证】作为全营养支持或部分营养补充，适用于成人及四岁以上儿童。

【用法用量】打开容器后注意防腐以避免污染。本药在室温下或冷却后服用。建议剂量：①营养补充：本药作为口服补充营养时，建议每次250ml，每日3次。②全营养：本药作为唯一营养来源时，口服或管饲，剂量应该根据个体的热量需要进行调整。

【不良反应】没有肠营养禁忌证的人正确服用时一般不会出现不良反应。

【禁忌证】①不能口服或肠内进食的情况：如肠梗阻，严重的短肠症或高排泄量的瘘。②患有半乳糖血症及牛乳或大豆蛋白过敏者。

【注意事项】本药的正确混合对于防止插管堵塞和保证全部的营养转运是重要的。本药不能胃肠外注射或静脉注射。

【制剂与规格】粉剂：400g/罐。

肠内营养混悬液（TPF-FOS）

Enteral Nutritional Suspension（TPF-FOS）

【其他名称】佳维体、TPF-FOS。

【药理毒理】本药是等渗的营养制剂，可作为日常营养补充或完全饮食替代，口服或管饲后能提供均衡的营养供给。

【适应证】①对低残留营养制剂不耐受的患者。②营养不良或有营养不良可能的患者。③需要管饲液体营养制剂的患者。④需要低甜度营养制剂的患者，可口服给予。

【用法用量】一般情况：作为肠内营养制剂必须在医生监护下使用，可作为唯一营养来源或营养补充来源。口服给予：口服给予时，本药可室温给予或冷藏后给予。管饲给予：遵医嘱进行，根据患者的情况和耐受性调整流速和流量。本药开始管饲时应以低流速进行。如果没有不良反应或胃肠不耐受发生，管饲速度可逐渐增加。管饲可进行24～48小时或直到获得需要量的卡路里。用量根据患者的需要，由医生处方而定。一般，每天2000Kcal，高代谢病人（烧伤，多发性创伤）每天4000Kcal。对初次胃肠道喂养的病人，初始剂量最好从1000Kcal开始，在2～3天内逐渐增加至需要量。

【不良反应】使用本药可能发生的胃肠道不耐受包括恶心、呕吐、腹部痉挛、腹胀、腹泻等。

【禁忌证】①不能口服或肠内进食的情况：如肠梗阻、严重的短肠症或高排泄量的瘘。②患有半乳糖血症及对牛乳蛋白过敏者。

【注意事项】①不适用于肠外或静脉内使用。②使用期间应避免细菌污染，使用前应洗手。③管饲系统是为单个患者使用而设计的，为避免细菌污染，应至少24小时更换一次。④用药前后用水冲洗喂饲管可减少药物与营养物不相容及管堵塞的可能。⑤应用期间应监测水分及电解质状态，需要时可增加额外的液体。

【制剂与规格】混悬液：500ml/瓶。

肠内营养混悬液（TPF-D）

Enteral Nutritional Suspension（TPF-D）

【其他名称】伊力佳、TPF-D。

【药理作用】是一种为葡萄糖耐受异常患者设计的包含纤维素的特殊营养配方，可提供全面的、平衡的营养，并能增强餐后血糖反应。可提供所需全部营养成分，并可长期作为营养的唯一来源，也可作为可食用一些固体食品患者的营养补充剂。不含麸质和乳糖。有数据显示，其可用于高血糖患者，可作为其肠内全营养或补充营养支持。

【适应证】糖尿病患者。

【用法用量】其可提供全面的、均衡的营养，并可长期作为营养支持的唯一来源。1L本药可提供1000kcal的能量，可口服也可管饲。具体用法用量遵守医生处方。

【不良反应】本药作为肠内营养制剂在没有禁忌情况的患者中正确使用时，不良事件很少发生。使用本药可能发生的胃肠道不耐受包括恶心、呕吐、腹部痉挛、腹胀、腹泻等。

【禁忌证】①不能口服或肠内进食的情况：包括肠梗阻，严重的短肠症或高排泄量的瘘。②患有半乳糖血症及牛乳蛋白或大豆蛋白过敏者。

【制剂与规格】混悬液：250ml/罐；500ml/瓶。

二、肠外营养制剂

脂肪乳氨基酸（17）葡萄糖（11%）注射液

Fat Emulsion, Amino Acids(17) and Glucose(11%) Injection

【其他名称】卡文。

【适应证】不能或功能不全或被禁忌经口或肠道摄取营养的成人患者。

【用法用量】本药可经周围静脉或中心静脉进行输注。使用前开通腔室间的可剥离封条，使三腔内液体混合均匀，混合液在25℃下可放置24小时。维持机体氮平衡所需的氮量应根据患者实际情况（如营养状况与代谢应激等）决定。一般营养状况或轻度应激的患者，其氮的需要量为按体重一日0.10～0.15g/kg，有中度或重度代谢应激（无论有无营养不良）的患者，其氮需要量为按体重一日0.15～0.3g/kg（相当于氨基酸量一日1.0～2.0g/kg）。而葡萄糖与脂肪一般推荐需要量分别为按体重一日2.6～6.0g/kg与1.0～2.0g/kg。患者总的能量需要量由其实际临床状况决定，通常情况下为按体重一日20～30kcal/kg。肥胖患者则根据其理想体重决定。三个规格的卡文是根据患者代谢中度增加、轻度增加以及基础值设计的。为满足患者全部的营养需求，就考虑添加微量元素以及维生素。按患者体重计葡萄糖的最大输注速率为按体重一小时0.25g/kg，氨基酸的输注速率按体重不宜超过一小时0.1g/kg，脂肪按体重则不超过一小时0.15g/kg。本药输注速率按患者体重不宜超过一小时3.7ml/kg（相当于葡萄糖0.25g/kg、氨基酸0.09g/kg、脂肪0.13g/kg）。推荐输注时间为12～24小时。为避免可能发生的静脉炎，建议每日更换输液针刺入的位置。

【不良反应】本药与所有高渗输液一样，如采用周围静脉输注有可能发生静脉炎。导致静脉炎的因素很多，包括输液管类型、直径与长度、输注时间长短、液体的pH值和渗透压、感染、静脉被穿刺的次数。因此，建议已输注本药的静脉不再用于其他输液添加剂注射使用，并建议每日更换输液针刺入的位置。输注英脱利匹特（脂肪乳注射液）可能会引起体温升高（发生率＜3%），偶见寒战、恶心或呕吐（发生率＜1%）。另有输注过程中出现肝功能酶一过性升高的报告。输注英脱利匹特产生其他不良反应更为罕见。超敏反应（过敏反应、皮疹、荨麻疹）呼吸症状（如呼吸急促）、高/低血压、溶血、网织红细胞增多、腹痛、头痛、疲倦、阴茎异常勃起少见报道。脂肪超载综合征：脂肪廓清受损后会出现脂肪超载综合征，脂肪超载综合征也会出现在虽以推荐剂量速率输注，但由于临床情况突然发生改变的患者（如肾功能损伤与感染）。脂肪超载综合征表现有高脂血症，发热，脂肪浸润，肝肿大，脾肿大，贫血，血细胞减少症，血小板减少症，凝血机制障碍，昏迷。若停止输注所有症状通常均可逆转。

【禁忌证】对鸡蛋或大豆蛋白或处方中任一成分过敏者、重度高脂血症者、严重肝功能不全者、严重凝血机制障碍者、先天性氨基酸代谢异常者、严重肾功能不全且无法进行腹透与血透者、急性休克者、高糖血症（胰岛素治疗超过6单位/小时）者、血电解质（指本药处方中所含有的）水平出现异常升高者、其他一般禁忌（如急性肺水肿，水潴留，失代偿性心功能不全，低渗性脱水）者、吞噬血细胞综合征者、疾病状态处于非稳定期（如严重创伤后期，失代偿性糖尿病，急性心梗，代谢性酸中毒，严重败血症，高渗性昏迷等）患者。

【药物相互作用】只有在相容性得到证实的前提下，且所有的添加操作在严格无菌条件下，其他治疗药物或营养药物方可加入到本药中。从用药的安全性出发，添加药物后的混合液应立即使用，如需存放，2～8℃下混合液的放置时间不宜超过24小时。

【注意事项】须经常检测脂肪廓清能力。推荐检测方法是在输注结束5～6小时后进行，输注期间血清甘油三酯不宜超过3mmol/L。水、电解质代谢紊乱（如异常高或低的血清电解质水平）的患者在使用本药前需对有关指标予以纠正。从中心静脉输注，由于中心静脉输注可能会增加感染的机会，因此应注意在无菌条件下进行静脉插管，并且一旦输注过程出现任何异常现象，应立即停止输注。对脂质代谢受损——如肾功能不全、失代偿性糖尿病、胰腺炎、肝功能损害，甲状腺功能低下（伴有高脂血症）以及败血症患者，应谨慎使用本药，如需使用则密切观察血清甘油三酯浓度。另外，应监测血糖、血电解质、血浆渗透压、水电解质平衡与酸碱平衡，以及肝功能酶（如碱性磷酸酶、ALT、AST）的情况。长期输注脂肪，还应检测血细胞计数和凝血状况。当患者伴有肾功能不全则应密切监测磷与钾的摄入，以防产生高磷血症与高钾血症。根据患者电解质实际水平，可另补充电解质，但应密切监测血电解质变化情况。对代谢性酸中毒、乳酸性酸中毒、细胞供氧不足、血浆渗透压增高的患者应谨慎给予肠外营养。对有电解质潴留的患者，应谨慎使用本药。出现过敏性反应（如发热、寒战、皮疹、呼吸困难）的患者应立即停止输注。由于本药含有脂肪，故在血清脂肪被廓清之前采血，监测可能会出现干扰某些实验室指标现象（如胆红素、乳酸脱氢酶、氧饱和度、血红蛋白）。对大多数患者而言，血清脂肪廓清时间为5～6小时。静脉输注氨基酸时可能伴有微量元素尿中排出的增加，尤其是锌，对需要进行长期静脉营养的患者应注意微量元素的补充。对营养不良患者开始进行营养支持时由于体液的变化，可能会诱发肺水肿、充血性心力衰竭，还可能在24～48小时内出现血钾、血磷、血镁及血中水溶性维生素浓度的降低。因此在给予静脉营养初期应小心，密切观察并调整液体、电解质、矿物质与维生素的用量。禁止本药与输血或血制品同用一根（套）输液管（器）。如患者出现高血糖症需另外补充胰岛素。只有在氨基酸溶液与葡萄糖溶液澄清且无色或微黄、脂肪乳溶液呈现白色均质状态方可使用本药，使用前需将本药充分混匀。周围静脉输注：如有用周围静脉输注溶液有可能发生静脉炎，影响静脉炎的因素很多，包括输液管类型、直径与长度、输注时间长短、溶液pH与渗透压、感染以及静脉本身操作次数多少，建议已进行营养支持的静脉不再用于其他输液或添加剂注射使用。

【制剂与规格】乳剂：2400ml/袋；1920ml/袋；1440ml/袋。

脂肪乳氨基酸（17）葡萄糖（19%）注射液

Fat Emulsion, Amino Acids (17) and Glucose(19%) Injection

【其他名称】卡全。

【适应证】不能或功能不全或被禁忌经口或肠道摄取营养的成人患者。

【用法用量】本药仅推荐经中心静脉进行输注。根据患者临床情况、体重以及营养需求选择不同规格的本药。为满足患者全部的营养需求，应考虑添加微量元素以及维生素。维持机体氮平衡所需的氮量应根据患者实际情况（如营养状况与代谢应激等）决定。一般营养状况或轻度代谢应激的患者，其氮的需要量为按体重一日0.10～0.15g/kg；有中度或重度代谢应激的患者，其氮需要量为按体重为一日0.15～0.30g/kg（相当于氨基酸量一日1.0～2.0g/kg）。而葡萄糖与脂肪一般推荐需要量分别为按体重一日2.0～6.0g/kg与1.0～2.0g/kg。输注速率：按患者体重葡萄糖最大输注速率为一小时0.25g/kg，氨基酸输注速率不宜超过一小时0.1g/kg，脂肪则不超过一小时0.15g/kg。本药输注速率按患者体重不宜超过一小时2.6ml/kg（相当于葡萄糖0.25g/kg、氨基酸0.09g/kg、脂肪0.1g/kg）。推荐输注时间为12～24小时。本药使用时间长短由患者临床营养状况而定。使用前需将三腔内液体互相混合。当打开可撕裂封条、三腔内液体互相混合后，在25℃下其物理与化学性质能稳定24小时。

【不良反应】与所有高渗性输液一样，如采用周围静脉输注有可能发生静脉炎。输注英脱利匹特（脂肪乳注射液）可能会引起体温升高（发生率<3%），偶见寒战、恶心或呕吐（发生率<1%）。另有静脉营养过程中出现一过性肝功能酶升高的报道。因输注英脱利匹特产生其他不良反应可能性更小（小于0.0001%）。超敏反应（过敏反应、皮疹、荨麻疹）与呼吸症状（呼吸急促）以及高/低血压等曾有报道；溶血、网织红细胞增多、腹痛、头痛、疲倦、阴茎异常勃起也曾有报道。脂肪超载综合征：脂肪廓清受损后会出现脂肪超载综合征，脂肪超载综合征也会出现在虽以推荐剂量速率输注，但由于临床情况突然发生改变的患者（如肾功能损伤与感染）。脂肪超载综合征表现有高脂血症、发热、脂肪浸润、肝肿大、脾肿大、贫血、白细胞减少症、血小板减少症、凝血机制障碍、昏迷。若停止输注所有症状通常均可逆转。

【禁忌证】对鸡蛋或大豆蛋白或处方中任一成分过敏者；重度高脂血症；严重肝功能不全；严重凝血机制障碍；先天性氨基酸代谢异常；严重肾功能不全且无法进行腹透与血透者；急性休克；高糖血症（胰岛素治疗超过6单位/小时）；血电解质（指本药处方中所含有的）水平出现异常升高；其他一般禁忌（如急性肺水肿，水潴留，失代偿性心功能不全，低渗性脱水）；吞噬血细胞综合征；疾病状态处于非稳定期（如严重创伤后期，失代偿性糖尿病，急性心梗，代谢性酸中毒，严重败血症，高渗性昏迷等）。

【药物相互作用】只有在相容性得到证实的前提下，且所有的添加操作在严格无菌条件下，其他治疗药物或营养药物方可加入到本药中。从用药的安全性出发，添加药物后的混合液应立即使用。如需存放，2～8℃下混合液的放置时间不宜超过24小时。

【注意事项】须经常检测脂肪廓清能力。推荐检测方法是在输注结束5～6小时后进行。输注期间血清甘油三酯不宜超过3mmol/L。水、电解质代谢紊乱（如异常高或低的血清电解质水平）的患者在使用本药前须对有关指标予以纠正。开始输注本药前应特别谨慎小心。由于采用中心静脉输注会增加感染的机会，所以一旦出现任何异常现象，应立即停止输注。同样在静脉插管与操作观察中，应严格执行无菌操作。对脂质代谢受损——如肾功能不全、失代偿性糖尿病、胰腺炎、肝功能损害、甲状腺功能低下（伴有高脂血症）以及败血症患者，应谨慎使用本药。如需使用则应密切观察血清甘油三酯浓度。另外，应监测血糖、血电解质、血浆渗透压、水电解质平衡与酸碱平衡以及肝功能酶（如碱性磷酸酶、ALT、AST）的情况。长期进行脂肪输注时，还应检测血细胞计数与凝血状况。当患者伴有肾功能不全则应密切监测磷与钾的摄入以防产生高磷血症与高钾血症。根据患者电解质实际水平，可另补充电解质，但应密切监测血电解质变化情况。对代谢性酸中毒、乳酸性酸中毒、细胞供氧不足、血浆渗透压增高的患者应谨慎给予肠外营养。对有电解质潴留的患者，应谨慎使用本药。出现过敏性反应（如发热、寒战、皮疹、呼吸困难）的患者应立即停止输注。由于本药含有脂肪，故在血清脂肪被廓清之前采血，监测可能会出现干扰某些实验室指标现象（如胆红素、乳酸脱氢酶、氧饱和度、血红蛋白）。对大多数患者而言，血清脂肪廓清时间为5～6小时。静脉输注氨基酸往往伴随尿铜尿锌排出的增加，因此对静脉营养（尤其是长期静脉营养）的患者应注意微量元素的补充。对营养不良患者开始进行营养支持有可能会诱发肺水肿、充血性心力衰竭，同时还可能出现血钾、血磷、血镁以及血中水溶性维生素浓度的降低，上述改变可以在24～48小时内发生，因此开始给予静脉营养应格外小心，并密切观察并调整液体、电解质、矿物质与维生素的用量。鉴于假性凝集作用，禁止本药与输血或血制品同用一根（套）输液管（器）。如患者出现高血糖症需另外补充胰岛素。只有在氨基酸溶液与葡萄糖溶液澄清且无色或微黄、脂肪乳溶液呈白色均质状态方可使用本药，使用前需将本药充分混匀。

【制剂与规格】乳剂：2566ml/袋；2053ml/袋；1540ml/袋；1026ml/袋。

复方氨基酸注射液（18AA）

Compound Amino Acid Injection（18AA）

【其他名称】安米诺、18AA。

【药理作用】当人体消化系统功能紊乱或大面积烧伤、创伤、手术前后营养状态趋于恶化时，采用本输液给以营养支持，迅速补充机体营养，增强免疫力，使器官生理功能恢复，使创面伤口很快愈合，机体得以康复。

【适应证】①患者消化系统障碍不能进食，患者营养不良，免疫功能下降，产生低蛋白血症者。②大面积烧伤、创伤、高分解代谢、体蛋白大量丢失、负氮平衡的患者。③改善外科手术前、后患者的营养状态。

【用法用量】一次250～500ml，按每分钟40～50滴静脉滴注，每日1～4次。对儿童、老人或体弱病重的患者由医生决定用法及用量。为使氨基酸在体内被充分利用并合成蛋白质，应同时给予足够的能量、葡萄糖、适量的电解质、维生素及微量元素。

【不良反应】本药输液时滴速过快可引起恶心、呕吐、发热及头痛，也可能导致血栓性静脉炎。可致疹样过敏反应，一旦发生应停止用药。

【禁忌证】①肝性脑病昏迷或有向肝性脑病昏迷发展的患者。②严重肾功能衰竭或尿毒症的患者。③对氨基酸有代谢障碍的患者。④严重酸中毒，充血性心力衰竭。

【注意事项】①本药输液时必须缓慢，滴速过快可引起不良反应。②细心检查瓶身，有破纹漏气或药液变色浑浊等不能使用。③用药时一次用完，剩余药液切勿保存再用。④制剂中含有抗氧化剂亚硫酸氢钠，因此偶可引起过敏反应。

【制剂与规格】水剂：250ml/瓶；500ml/瓶。

复方氨基酸注射液（18AA-Ⅰ）

Compound Amino Acid Injection（18AA-Ⅰ）

【其他名称】凡命、18AA-Ⅰ。

【药理作用】在能量供给充足的情况下，氨基酸可进入组织细胞，参与蛋白质的合成代谢，获得正氮平衡，并生成酶类、激素、抗体、结构蛋白，促进组织愈合，恢复正常生理功能。

【适应证】蛋白质摄入不足、吸收障碍等氨基酸不能满足机体代谢需要的患者。

【用法用量】静脉滴注。①成人：根据病情，一日输注500～2000ml，缓慢滴注，每分钟40～50滴。老人及重症患者更需缓慢滴注。从氨基酸的利用考虑，在可配伍性得到保证的前提下，本药可与葡萄糖注射液、脂肪乳注射液及其他营养要素按照适当的比例混合后经中心或周围静脉连续输注（16～24小时连续使用），并应根据年龄、症状、体重等情况，决定适当用量。②婴幼儿：本药用于婴幼儿患者时，应在开始使用的一周内逐渐增加剂量。最大剂量为按体重一日30ml/kg。

【不良反应】滴注速度过快时，可产生恶心、呕吐、发热等反应，应加注意。同所有高渗溶液一样，从周围静脉输注时可能会导致血栓性静脉炎。

【禁忌证】严重肝功能不全、严重肾功能不全及尿毒症患者、氨基酸代谢障碍者。

【注意事项】①外周静脉输注时，如加入葡萄糖注射液而呈高渗状态，滴注速度必须缓慢。②用前必须详细检查药液，如发现瓶身有破裂、漏气、变色、发霉、沉淀、变质等异常现象时绝对不应使用。③开瓶药液一次用完，剩余药液不可贮存再用。

【制剂与规格】水剂：250ml/瓶；500ml/瓶。

复方氨基酸注射液（18AA-Ⅱ）

Compound Amino Acid Injection（18AA-Ⅱ）

【其他名称】乐凡命、18AA-Ⅱ。

【药理作用】本药可提供完全、平衡的18种必需和非必需氨基酸，包括酪氨酸和胱氨酸，用以满足机体合成蛋白质的需要，改善氮平衡。

【适应证】不能口服或经肠道补给营养，以及营养不能满足需要的患者。

【用法用量】①成人：根据患者的需要，每24小时可输注500～1000ml。每日最大剂量：按体重，5%为一日50ml/kg；8.5%为一日29ml/kg；11.4%为一日23ml/kg，约合氮0.4g/kg。一般剂量为一日输入氮0.15～0.2g/kg。②新生儿和儿童：遵医嘱使用。③本药5%与8.5%可经中心静脉或周围静脉输注，11.4%单独应用须经中心静脉输注，但与其他营养制剂混合使用也可经周围静脉输注。使用本药时输注速度应缓慢。一般本药5%1000ml适宜输注时间为5～7小时，每分钟35～50滴；本药8.5%或11.4%1000ml的适宜输注时间至少是8小时，每分钟30～40滴。④本药和脂肪乳注射液（英脱利匹特）可通过Y型管混合后输入体内。两种输液通过同一输液管输入静脉时，可降低本药的渗透压，从而减少经周围静脉输注而可能发生的血栓性静脉炎，同时应根据需要调整各溶液的滴速。⑤为使氨基酸在体内被充分利用并合成蛋白质，应同时给予足够的能量（如：脂肪输注射液和葡萄糖注射液）、适量的电解质和微量元素以及维生素。一般情况下推荐的非蛋白热卡和氮之比为150：1。

【不良反应】①极个别患者可能会出现恶心、面部潮红、多汗。同所有高渗溶液一样，从周围静脉输注时有可能会导致血栓性静脉炎。本药输注过快或给肝肾功能不全患者使用时，有可能导致高氨血症和血浆尿素氮的升高。②由于含有抗氧化剂焦亚硫酸钠，因此偶有可能会诱发过敏反应（尤其是在哮喘患者）。

【禁忌证】肝昏迷和无条件透析的尿毒症患者以及对本药过敏者。

【注意事项】①肝肾功能不全者慎用。②开瓶后一次未使用完的药液应予丢弃，不得再次使用。

【制剂与规格】水剂：按总氨基酸计，250ml/瓶含氮12.5g；500ml/瓶含氮25g；250ml/瓶含氮21.25g；500ml/瓶含氮42.5g；250ml/瓶含氮28.5g；500ml/瓶含氮57g。

复方氨基酸注射液（18AA-Ⅶ）

Compound Amino Acid Injection（18AA-Ⅶ）

【其他名称】绿支安、18AA-Ⅶ。

【药理作用】本药作为氨基酸补充剂，可调节氮平衡，并促进机体蛋白质合成和创伤愈合。

【体内过程】未进行该项试验，尚不明确。

【适应证】低蛋白血症、低营养状态、手术前后等状态时的氨基酸补充。

【用法用量】静脉滴注。①周围静脉给药：通常成人一次200～400ml，缓慢静脉滴注。每瓶输注时间不应少于120分钟（25滴/分钟）。用量可根据年龄、症状、体重适当增减。小儿、老人、危重患者应减慢。本药最好与糖类输液同时输注，以提高人体对氨基酸的利用率。②中心静脉给药：通常成人为一日400～800ml。本药可与糖类等混合，由中心静脉24小时持续滴注。根据年龄、症状、体重适当增减。

【不良反应】①过敏性：罕见皮疹，此时应中止给药。②消化系统：偶见恶心、呕吐。③循环系统：偶见胸部不适、心悸等。④大量快速给药可引起酸中毒，罕见肝功能障碍、肾功能障碍。⑤其他：偶见恶寒、发热、头痛、给药部位疼痛。

【禁忌证】肝性脑病、严重肾功能不全、高氮血症或氨基酸代谢异常患者。

【注意事项】严重酸中毒患者、充血性心功能不全患者、低钠血症患者慎用。本药含80mEq/ml醋酸根离子，大量给药或与电解质并用时应注意电解质的平衡。有结晶析出时，应温热至50～60℃溶解后，放冷至接近体温再使用。使用前应详细检查，药液不澄明或已变色时不得使用。本药应一次用完，残液不得再次使用。

【制剂与规格】水剂：200ml/瓶。

复方氨基酸注射液（15AA）

Compound Amino Acid Injection（15AA）

【药理作用】具有促进人体蛋白质代谢正常，纠正负氮平衡，补充蛋白质，加快伤口愈合的作用。

【体内过程】未进行该项试验，尚不明确。

【适应证】肝硬化、亚急性、慢性重症肝炎及肝昏迷的治疗，可作为慢性肝炎的支持治疗。

【用法用量】本药经中心静脉长时间给药时，应与葡萄糖（或脂肪乳）、维生素、电解质、微量元素等注射液联合应用，以期达到营养全面支持的目的。本药经外周静脉应用时，一日250～500ml，可用等量5%～10%葡萄糖注射液稀释后，缓慢滴注，一般不宜超过20滴/分钟。

【不良反应】输注过快可致心悸、恶心、呕吐等反应。

【禁忌证】严重酸中毒、充血性心力衰竭、肾功能衰竭、肝昏迷和氨基酸代谢障碍者。

【注意事项】①注射后剩余药液不能贮存再用。②本药遇冷能析出结晶，应微温溶解至37℃，澄明后方可使用。但药液如发生浑浊、沉淀时不可食用。③注射速度不宜过快。

【制剂与规格】水剂：250ml/瓶。

丙氨酰谷氨酰胺注射液
Alanyl Glutamine Injection

【其他名称】力太。

【药理作用】本药为肠道外营养的一个组成部分，*N*（2）-L-丙氨酰-L-谷氨酰胺可在体内分解为谷氨酰胺和丙氨酸，其特性是经由肠外营养输液补充谷氨酰胺。本双肽分解释放出的氨基酸作为营养物质各自储存在身体的相应部位并随机体的需要进行代谢。对可能出现体内谷氨酰胺耗减的病症，可应用本药进行肠外营养支持。

【体内过程】*N*（2）-L-丙氨酰-L-谷氨酰胺输注后在体内迅速分解为谷氨酰胺和丙氨酸，其人体半衰期为2.4～3.8分钟（晚期肾功能不全患者为4.2分钟），血浆清除率为1.6～2.7L/分钟。这一双肽的消失伴随等克分子数的游离氨基酸的增加。它的水解过程可能仅在细胞外发生。当输液量恒定不变时，通过尿液排泄的*N*（2）-L-丙氨酰-L-谷氨酰胺低于5%，与其他输注的氨基酸相同。

【适应证】需要补充谷氨酰胺患者的肠外营养，包括处于分解代谢和高代谢状况的患者。

【用法用量】本药是一种高浓度溶液，不可直接输注。在输注前，可与配伍的氨基酸溶液或含有氨基酸的输液相混合，然后与载体溶液一起输注。1体积的本药应与至少5体积的载体溶液混合，混合液中本药的最大浓度不应超过3.5%。剂量根据分解代谢的程度和氨基酸的需要量而定。胃肠营养每天供给氨基酸的最大剂量按体重为2g/kg。通过本药供给的丙氨酸和谷氨酰胺量应计算在内。通过本药供给的氨基酸量不应超过全部氨基酸供给量的20%。按体重每日剂量：1.5～2.0ml/kg，相当于每公斤体重0.3～0.4g *N*（2）-L-丙氨酰-L-谷氨酰胺（例如：70kg体重患者每天需本药100～140ml）。按体重每日最大剂量：2.0ml/kg。加入载体溶液时，用量的调整：当氨基酸需要量为按体重一日1.5g/kg时，其中1.2g氨基酸由载体溶液提供，0.3g氨基酸由本药提供。当氨基酸需要量为按体重一日2g/kg时，其中1.6g氨基酸由载体溶液提供，0.4g氨基酸由本药提供。输注速度依载体溶液而定，但按体重每小时不应超过氨基酸0.1g/kg。本药连续使用时间不应超过3周。

【不良反应】当本药输注速度过快时，可出现寒战、恶心、呕吐，出现这种情况应立即停药。

【禁忌】严重肾功能不全（肌酐清除率＜25ml/分钟）或严重肝功能不全的患者。

【药物相互作用】本药只能加入与之可配伍的载体溶液中后一起输注，未发现本药与其他药物有相互作用。

【注意事项】①本药使用过程应监测患者的碱性磷酸酶（ALP）、丙氨酸转氨酶（ALT）、天门冬氨酸转氨酶（AST）和酸碱平衡。②对于代偿性肝功能不全的患者，建议定期监测肝功能。③将本药加入载体溶液时，必须保证它们具有可配伍性、保证混合过程是在洁净的环境中进行，还应保证溶液完全混匀。④不要将其他药物加入混匀后的溶液中。⑤本药中加入其他成分后，不能再贮藏。

【制剂与规格】水剂：50ml：10g；100ml：20g。

复方氨基酸（15）双肽（2）注射液
Compound Amino Acids（15）and Dipeptides（2）Injection

【药理毒理】本药是含有18种必需和非必需氨基酸的肠外营养输液，其中3种氨基酸是以双肽甘氨酰-谷氨酰胺和甘氨酰-酪氨酸的形式存在于溶液中。本药不含电解质。静脉输注本药有助于蛋白质的合成和氮平衡的改善。为使所输入的氨基酸和双肽得到最好的利用，在输注本药时，应给患者同时输入所需要的能量（碳水化合物，脂肪）、电解质、微量元素和维生素。

【药代动力学】未进行该项实验且无可靠参考文献。

【适应证】适用于不能口服或经肠道补给营养以及通过这些途径补充营养不能满足需要的患者，尤其适用于处于中度至重度分解代谢状况的患者。

【用法用量】静脉输注。由于本药的渗透压超过800mOsm/L，应从中心静脉输注。使用剂量取决于人体对氨基酸的需求量。本药一般推荐剂量为按体重一日输注7～14ml/kg或70kg体重患者一日输注500～1000ml，相当于按体重一日输注氨基酸/双肽1～2g/kg（即0.17～0.34g氮）。推荐输注速度：按体重一小时0.6～0.7ml（相当于0.08～0.09g氨基酸/双肽）/kg，相当于70kg体重患者在10～12小时内滴注本药500ml，或在20～24小时内滴注1000ml。对于有肾脏或肝脏疾病的患者应单独调整剂量。在患者临床需要的情况下可连续输注本药。本药没有超过2周以上的使用经验。作为肠外营养的氨基酸溶液，应与提供能量的其他输液联合应用。同时，为提供完全的肠外营养，本药应与碳水化合物、脂肪、电解质、微量元素及维生素一并给予。本药与下列溶液混合具有相容性：1000ml可与20%英脱利匹特（脂肪乳注射液）1000ml、40%葡萄糖注射液1000ml、氯化钠80mmol、氯化钙5mmol、氯化钾60mmol、镁-L-氢化谷氨酸3.5mmol、Addiphos（磷酸盐制剂）15ml、安达美（多种微量元素注射液Ⅱ)10ml、维他利匹特（成人）（脂溶性维生素注射液Ⅱ）10ml以及水乐维他（注射用水溶性维生素）1瓶混合后使用。添加时必须在无菌的条件下，混合后立即进行输注。任何剩余药物均应丢弃。

【不良反应】目前为止，按照推荐方法使用，一般无不良作用出现。

【禁忌证】①先天性氨基酸代谢缺陷（如苯丙酮酸尿症）、肝功能衰竭及肾功能衰竭。②肠外营养的一般禁忌证：全身循环衰竭状态（休克）、代谢性酸中毒、组织细胞缺氧、机体水分过多、低钠血症、低钾血症、高乳酸盐血症、血液渗透压增高、肺水肿、失代偿性心功能不足以及对本药任一组分过敏。

【注意事项】本药不应作为其他药物的载体溶液。本药只能与可配伍的溶液混合。使用时应监测血清电解质、血液渗透压、液体平衡、酸碱平衡以及肝功能（碱性磷酸酶、GPT、GOT）等。使用前溶液应澄清且容器完整无损。

【制剂与规格】水剂：500ml：67g（氨基酸/双肽）；1000ml：134g（氨基酸/双肽）。

结构脂肪乳注射液（C6-24）

Structural Fat Emulsion Injection（C6-24）

【其他名称】力文。

【药理作用】结构脂肪乳注射液的乳粒粒径及生物学特性类似于人体内源性乳糜微粒。与乳糜微粒不同的是，结构脂肪乳的乳粒表面不含胆固醇酯及载脂蛋白；其中大部分甘油三酯的结构为同一甘油分子既结合MCFA又结合LCFA。结构脂肪乳注射液通过LCFA提供亚油酸和亚麻酸，防止必需脂肪酸缺乏症；通过LCFA和MCFA作为代谢底物，提供能量。临床前常规性安全性药理试验、重复剂量毒性试验以及遗传毒性试验结果提示，本药对人类无特殊毒性。

【药代动力学】结构脂肪乳的清除速率快于LCT脂肪乳剂。对患者研究的回顾分析显示，结构脂肪乳的清除速率快于只含LCT以及LCT和MCT物理混合的脂肪乳剂。

【适应证】作为肠外营养的组成部分，提供能量和必需脂肪酸。

【用法用量】静脉滴注，用于成年患者。根据患者临床状况及其清除所输脂肪的能力决定滴注剂量和速度。推荐剂量：按体重一日静脉滴注本药5～7.5ml/kg，相当于甘油三酯1～1.5g/kg；一般于10～24小时内滴注完毕。滴注速度：不应超过按体重一小时0.75ml/kg，相当于甘油三酯0.15g/kg。本药应作为含葡萄糖注射液的肠外营养混合液的组成部分，与其他成分一起，通过中心静脉或周围静脉滴注。

【不良反应】①常见不良反应（发生率＞1%）：临床研究中，可见恶心、头痛、体温升高等不良反应。也有滴注过程中血清甘油三酯和酮体升高的报道。给予肠外营养期间，患者肝功能检测指标可能升高，但与肠外营养中是否含脂肪无关。②罕见不良反应（发生率＜1%）：滴注过快，可能引起背部疼痛，原因不明。可能出现的其他不良反应包括：呼吸系统症状、寒战、头昏、腹泻、血压升高、心动过速、呕吐、斑疹等。③脂肪超载综合征：患者清除甘油三酯能力受损后，在过量滴注时，可能发生“脂肪超载综合征”。严重高脂血症患者，若其临床状况发生突变，如肾功能损害或感染，即使以推荐速度滴注，也可能出现该综合征。“脂肪超载综合征”的特征为：高脂血症、发热、脂肪浸润、肝肿大、脾肿大、贫血、白细胞减少、血小板减少、凝血障碍及昏迷。只要停止输注，上述症状一般均能消失。

【禁忌证】对鸡蛋或大豆蛋白高度过敏、严重高脂血症、严重肝功能不全、噬红细胞综合征、严重凝血障碍、急性休克、急性水肿、水中毒、失代偿性心功能不全等。

【药物相互作用】某些药物，如胰岛素，可能干扰机体脂酶系统，但这种相互作用的临床意义十分微小。治疗剂量的肝素引起脂蛋白脂酶一过性释放入血，先导致血浆脂质水解增加而后继以甘油三酯清除能力短暂下降。大豆油天然含有维生素K_1，但本药中因大豆油而含的维生素K_1浓度很低，故本药对香豆素类药物的治疗效果没有明显影响。

【注意事项】出现任何过敏反应症状或体征，如发热、寒战、皮疹、呼吸困难等，均应立即停止输注。脂质代谢受损的患者，如肾功能不全、糖尿病未控制、胰腺炎、肝功能损害、甲状腺功能减退症（若伴有高脂血症）以及败血症等患者，慎用本药。应检测患者血清三酯甘油浓度，若疑有脂质代谢紊乱，应每天监测。滴注过程中，血清甘油三酯浓度不应超过3mmol/L。血清甘油三酯浓度回到基础值时，才能进行下一次输注。应定期检测血糖、血电解质、肝功能、液体平衡和血常规。怀疑或出现酸中毒时，还应进行酸碱平衡监测。为避免代谢性酸中毒，本药应与碳水化合物同时输注。滴注本药后，若血清甘油三酯未被廓清之前采血，某些实验室指标（如胆红素，乳酸脱氢酶，氧饱和度，血红蛋白等）的检测可能受到干扰。大多数患者的血清脂肪廓清时间为5～6小时。只有在保证相容性的情况下，才能将其他药品加入到本药中，添加过程必须保证无菌。

【制剂与规格】乳剂：250ml含结构甘油三酯50g；500ml含结构甘油三酯100g

中/长链脂肪乳注射液（C6-24）

Medium and Long Chain Fat Emulsion Injection（C6-24）

【其他名称】力能。

【药理作用】通过胃肠外营养，长链甘油三酸酯（LCT）和可快速转换的中链甘油三酸酯（MCT）满足机体能量的需要，其中长链甘油三酸酯（LCT）还可保证必需脂肪酸的需要。脂肪酸是人体的主要能源物质，脂肪酸氧化是人体内能量的重要来源。在氧供给充足的情况下，脂肪酸可在体内分解成CO_2及H_2O并释出大量能量，以ATP形式供机体利用。除脑组织外，大多数组织均能氧化脂肪酸，尤以肝及肌肉最活跃。某些不饱和脂肪酸，机体自身不能合成，需从植物油中摄取，是机体不可缺少的营养素，故称必需脂肪酸，又是前列腺素、血栓烷及白三烯等生理活性物质的前体。中链甘油三酸酯（MCT）分子量小，在代谢时进入线粒体不需要肉毒碱携带，氧化快而彻底，能以辅酶A和酮体的形式供能，中链脂肪酸不易于再酯化，发挥作用完全。因此，中/长链脂肪乳不仅具有长链脂肪乳的优点，同时它进一步改善了脂肪乳的代谢，对有脂代谢障碍的患者尤其有利。

【体内过程】正常人输注本药后的甘油三酯半衰期是16分钟，短于单纯输注长链脂肪乳后的甘油三酯半衰期（约33分钟）。

【适应证】需要接受胃肠外营养和（或）必需脂肪酸缺乏的患者。

【用法用量】静脉滴注。除非另外规定或根据能量需要而定，建议剂量：按体重一日静脉滴注本药10% 10～20ml/kg或本药20% 5～10ml/kg，相当于脂肪1～2g/kg（最大剂量为2g/kg）。输注速度：最大速度为按体重一小时静脉滴注本药10% 1.25ml/kg或20% 0.625ml/kg（相当于脂肪0.125g/kg）。在开始使用本药进行肠外营养治疗时，建议用较慢的速度，即按体重一小时脂肪0.05g/kg进行滴注。本药可单独输注或配制成“全合一”营养混合液进行输注。只有在可配伍性得到保证的前提下，才能将其他药品加入本药内。通过静脉输注时，如果需要，本药可以与复方氨基酸注射液和葡萄糖注射液一起输注。本药与氨基酸和（或）糖溶液一起输注时，应使用单独的输注系统和静脉。如果本药要通过一个共同的最后输注通道时（旁路，Y型管），必须保证所有溶液具有可配伍性。不能使用孔径为0.2μm的滤过器，因为脂肪乳乳粒不能通过这些滤过器。使用前摇匀！患者在肠外营养治疗期间均可使用本药。

【不良反应】①使用本药后可能发生的早期不良反应是：体温轻度升高，发热感，寒冷感，寒战，不正常的热感（红晕）或发绀，食欲下降、恶心、呕吐，呼吸困难，头痛、背痛、骨痛、胸痛、腰痛，阴茎异常勃起（少见），血压升高或降低（高血压、低血压），过敏反应（如过敏性样反应，皮疹）。如果出现这些不良反应或输入脂肪乳时血清甘油三酯浓度高于3mmol/L，应停止输注，如果需要，应减低剂量后再输注。②如果有显著的反应性血糖升高，也应停止输注。如果有严重的超剂量，并且没有同时给予碳水化合物，可能会发生代谢性酸中毒。要密切注意过量综合征的发生可能性。过量综合征可能由于不同病例的遗传因素导致代谢不同而引起，发生的快慢也不同，而且由于所患疾病的不同，发生的剂量也不同。过量综合征表现为如下症状：肝肿大，可能伴有或不伴有黄疸，脾肿大，肝功能异常，贫血，白细胞减少，血小板减少，出血倾向和出血，凝血指标的改变或下降（如出血时间、凝血时间、凝血酶原时间等），体温升高，血脂升高，头痛，胃痛，疲倦。

【禁忌证】严重凝血障碍、休克和虚脱、妊娠、急性血栓栓死、伴有酸中毒和缺氧的严重脓毒血症、脂肪栓塞、急性心肌梗死和中风、酮症酸中毒昏迷和糖尿病性前期昏迷。输液过程中出现甘油三酯蓄积时，以下也将禁忌：脂类代谢障碍、肝功能不全、肾功能不全、网状内皮系统障碍、急性出血坏死性胰腺炎。胃肠外营养的一般禁忌：各种原因引起的酸中毒、未治疗的水电解质代谢紊乱（低渗性脱水、低血钾、水潴留）、代谢不稳定、肝内胆汁淤积。

【注意事项】应定期检查血清甘油三酯、血糖、酸碱平衡、血电解质、液体出入量及血常规，脂肪乳输注过程中，血清甘油三酯浓度不应超过3mmol/L。加入多价阳离子（如钙）可能发生不相容，特别当钙与肝素结合时更是如此。只有当可配伍性得到证实时，本药才能与其他注射液、电解质浓缩液或药物混合。对大豆或其他蛋白质高度敏感的患者慎用。只有在溶液均匀和容器未损坏时使用。本药在加入其他成分后不能继续贮存。本药开瓶后一次未使用完的药液应予以丢弃，不得再次使用。

【制剂与规格】乳液：①10%：250ml/瓶；500ml/瓶。②20%：250ml/瓶；500ml/瓶。

ω-3鱼油脂肪乳注射液
ω-3 Fish Oil Fat Emulsion Injection

【其他名称】尤文。

【药理作用】本药所含长链ω-3脂肪酸可作为血浆与组织脂质的组成部分，其中DHA是膜磷脂结构中重要的组成成分，EPA则是二十烷类（如前列腺素、血栓烷、白介素及其他脂类介质）合成的前体物质，增加EPA衍生的介质类物质的合成能够促进抗凝和抗炎作用、调节免疫系统。甘油在体内或代谢后进入糖酵解用于产生能量，或与游离脂肪酸结合，重新酯化，主要在肝脏生成甘油三酯。卵磷脂在体内或水解或以原型构成细胞膜的重要组成成分。

【体内过程】本药的乳粒大小、分布情况以及体内清除动力学与生理性乳糜微粒相似。男性健康受试者的数据表明，本药所含甘油三酯在体内的半衰期为54分钟。

【适应证】当口服或肠内营养不可能、功能不全或有禁忌时，为患者补充长链ω-3脂肪酸，特别是二十碳五烯酸与二十二碳六烯酸。

【用法用量】每日剂量：按体重一日输注本药1～2ml/kg，相当于鱼油0.1～0.2g/kg。以体重70kg患者为例，其每日输注量为70～140ml。最大滴注速度：按体重一小时的滴注速度不可超过0.5ml/kg，相当于不超过鱼油0.05g/kg。应严格控制最大滴注速度，否则血清甘油三酯会出现大幅升高。本药应与其他脂肪乳同时使用。脂肪输注总剂量为按体重一日1～2g/kg，本药所提供的鱼油应占每日脂肪输入量10%～20%。通过中心静脉或外周静脉输注。使用前应摇匀。在相容性得到保证的前提下，本药混合其他脂肪乳剂后，可与其他输液（如氨基酸溶液、碳水化合物溶液）同时输注。本药连续使用时间不应超过4周。

【不良反应】本药有可能造成患者出血时间延长及血小板聚集抑制。极少数患者可能感觉鱼腥味。输注脂肪乳可能出现的不良反应包括：体温轻度升高；热感和（或）冷感；寒战；潮红或发绀；食欲不振、恶心、呕吐；呼吸困难；头痛、胸痛、腰背痛、骨痛；阴茎异常勃起（极为罕见）；血压升高或降低；过敏反应（如红斑）。应注意代谢超负荷现象。代谢超负荷可能是先天性个体代谢差异或者患者疾病状况下不适宜的输注剂量和输注速度所致。本药与棉子油脂肪乳合用时要特别注意。代谢超负荷可能有以下症状：肝肿大，伴或不伴黄疸；凝血指标改变（如出血时间、凝血时间、凝血酶原时间、血小板计数）；脾肿大；贫血、白细胞减少、血小板减少；出血及出血倾向；肝功能病理性改变；发热；高血脂；头疼、胃痛、疲劳；高血糖。如果出现这些不良反应或输入脂肪乳期间甘油三酯浓度超过3mmol/L，应停止输注脂肪乳剂，如果需要继续输注，应减少剂量后再输入。

【禁忌证】脂质代谢受损、严重出血性疾病、未控制的糖尿病。某些急症和危及生命的状况，如虚脱与休克、近期心肌梗死、中风、栓塞、不明原因昏迷。严重肝功能或肾功能不全患者。新生儿、婴儿以及儿童。胃肠外营养的一般禁忌证：低钾血症、水分过多、低渗性脱水、代谢不稳定、酸中毒。对鱼或鸡蛋蛋白过敏的患者。

【药物相互作用】与多价阳离子（如钙离子）混合使用时，可能出现不相容性，尤其是与肝素共用时。使用本药有可能导致出血时间延长与血小板的凝集出现抑制，因此同时接受抗凝治疗的患者，给予本药时要特别小心，可以考虑减少抗凝剂的使用量。

【注意事项】应每日检查血清甘油三酯水平。应定期检查血糖、酸碱平衡、体液平衡、血电解质、血细胞计数，接受抗凝治疗的患者还应定期检查出血时间。脂肪乳输注期间，血清甘油三酯浓度不应超过3mmol/L。使用本药有可能延长出血时间，抑制血小板凝集，因此接受抗凝治疗的患者应慎用本药。本药开启后应立即在无菌条件下与脂肪乳或含脂溶性维生素的脂肪乳混合。在25℃以下，该混合液的物理与化学稳定性可保持24小时不变。本药一旦与脂肪乳、脂肪乳及脂溶性维生素混合后应尽早使用，配制后的混合液应在24小时内完成输注。开瓶后一次未配制完的药液应予以丢弃，未使用完的已配制的药液也应予以丢弃。当与其他脂肪乳同时使用或稀释使用时，本药所提供的鱼油应占每日脂肪提供量的10%～20%。使用前轻摇本药。只有在溶液均匀和容器未损坏时使用。如有可能，输注过程中应使用不含邻苯二钾酸盐的设备。

【制剂与规格】乳液：50ml含5g精制鱼油、0.6g卵磷脂；100ml含10g精制鱼油、1.2g卵磷脂。

脂肪乳注射液（C14–24）
Fat Emulsion Injection（C14-24）

【其他名称】英脱利匹特。

【药理作用】本药是供静脉输注用的灭菌的脂肪乳剂，含有注射用大豆油和注射用卵磷脂，其中约60%的脂肪酸是必需脂肪酸。本药粒径大小和生物特性与天然乳糜微粒相似。

【体内过程】未进行该项实验且无可靠参考文献。

【适应证】人体必需脂肪酸缺乏症，也为经口服途径不能维持和恢复正常必需脂肪酸水平的患者提供必需脂肪酸。

【用法用量】①成人：静脉滴注，按脂肪量计，最大推荐剂量为按体重一日3g（甘油三酯）/kg。本药提供的能量可占总能量的70%。10%、20%脂肪乳注射液（C14–24）500ml的输注时间不少于5小时；30%脂肪乳注射液（C14–24）250ml的输注时间不少于4小时。新生儿和婴儿：10%、20%脂肪乳注射液（C14–24）使用剂量为按体重一日0.5～4g（甘油三酯）/kg，输注速度按体重不超过一小时0.17g/kg。最大用量按体重一日不超过4g/kg。只有在密切监测血清甘油三酯、肝功能、氧饱和度等指标的情况下输注剂量才可逐渐增加至按体重一日4g/kg。②早产儿及低体重新生儿，最好是24小时连续输注，开始时剂量为按体重一日0.5～1g/kg，以后逐渐增加到一日2g/kg。③必需脂肪酸缺乏者：为预防和治疗必需脂肪酸缺乏症（EFAD），非蛋白热卡中至少有4%～8%的能量应由脂肪乳注射液（C14–24）来提供，以供给足够量的亚油酸和亚麻酸。当EFAD合并应激时，治疗EFAD所需脂肪乳注射液（C14-24）的量也应相应增加。④用法：本药可单独输注或用于配制含葡萄糖、脂肪、氨基酸、电解质、维生素和微量元素等的“全合一”营养混合液。只有在可配伍性得到保证的前提下，才能将其他药品加入本药内。本药也可与葡萄糖注射液或氨基酸注射液通过Y型管道混合后输入体内。该法既适用于中心静脉，也适用于外周静脉。

【不良反应】可引起体温升高，偶见发冷、畏寒以及恶心、呕吐。其他副作用比较罕见，包括：①即刻和早期副作用：高过敏反应（过敏反应、皮疹、荨麻疹），呼吸影响（如呼吸急促）以及循环影响（如高血压或低血压）。溶血、网状红细胞增多、腹痛、头痛、疲倦、阴茎异常勃起等。②迟发副作用：长期输注本药，婴儿可能发生血小板减少。另外，长期肠外营养时即使不用本药也会有短暂的肝功能指标的异常。偶可发生静脉炎，血管痛及出血倾向。③患者脂肪廓清能力减退时，尽管输注速度正常仍可能导致脂肪超载综合征。脂肪超载综合征偶尔也可发生于肾功能障碍和感染患者。脂肪超载综合征表现为：高脂血症、发热、脂肪浸润、脏器功能紊乱等，但一般只要停止输注，上述症状即可消退。

【禁忌证】休克和严重脂质代谢紊乱（如高脂血症）患者。

【注意事项】本药慎用于脂肪代谢功能减退的患者，如肝、肾功能不全，糖尿病酮症酸中毒、胰腺炎、甲状腺机能低下（伴有高脂血症）以及败血症患者。这些患者输注本药时，应密切观察血清甘油三酯浓度。对大豆蛋白过敏者慎用本药，使用前必须做过敏试验。新生儿和未成熟儿伴有高胆红素血症或可疑肺动脉高压者应谨慎使用本药。新生儿，特别是未成熟儿，长期使用本药必须监测血小板数目、肝功能和血清甘油三酯浓度。采血时，如本药还没有从血流中完全清除，则将干扰其他实验检测项目（如胆红素、乳酸脱氢酶、氧饱和度、血红蛋白等）。绝大多数患者从血液中清除本药的时间为输注后5～6小时。连续使用本药一周以上的患者，必须做脂肪廓清试验以检查患者的脂肪廓清能力。具体操作如下：输注前采血样，离心，如果血浆呈乳状，则原定的输注计划应延期实施（此法不适用于高脂血症的患者）；当发现患者脂肪廓清能力降低时，最好再查血清甘油三酯。对于婴儿和儿童，监测脂肪廓清能力的最可靠的办法是定期测定血清甘油三酯水平。本药开瓶后一次未使用完的药液应予丢弃，不得再次使用。

【制剂与规格】乳液：100ml：10g大豆油、1.2g卵磷脂；100ml：20g大豆油、1.2g卵磷脂；100ml：30g大豆油、1.2g卵磷脂；100ml：100g大豆油、1.2g卵磷脂；250ml：25g大豆油、3g卵磷脂；250ml：50g大豆油、3g卵磷脂；250ml：75g大豆油、3g卵磷脂；500ml：50g大豆油、6g卵磷脂；500ml：100g大豆油、6g卵磷脂。

第 4 章　矿物质与微量元素

氟化钠
Sodium Fluoride

【药理作用】氟离子结合于牙及骨骼的磷石灰结晶，使其稳定，附着于牙釉质表面，增加抗酸防龋能力。氟化物可使脱钙或钙化不全的釉质再矿化，对牙釉及骨骼的坚度、钙、磷的利用均十分重要。在牙菌斑中，氟能抑制龋菌，有显著抗龋作用。

【体内过程】溶解于溶液或快速溶解的氟化物盐类，均易在胃肠道吸收，进入机体后贮积于骨骼及生长中的牙齿，经肾由尿液中排泄，少量随粪便、汗中排出。在唾液、头发、指甲中含少量，氟可经胎盘转运。

【适应证】用于饮水中缺乏氟化物地区儿童预防龋齿。

【用法用量】①饮水内含有氟0.7mg/L以上时，不必补充氟化钠。饮水含氟<0.3mg/L地区，出生至3岁小儿：一日补给氟离子0.25mg（每2.2mg氟化钠含1mg氟离子）；5岁以上小儿：可用0.02%~0.05%氟化钠溶液口腔含漱1~2分钟，然后吐出。②氟化钠甘油糊剂：隔湿吹干牙面，75%酒精涂患处，用小棉球蘸本药反复涂擦2～3分钟。

【不良反应】摄入氟化钠5~20mg可发生胃肠道不适，成人一次摄入本药5~10g，儿童一次摄入氟离子5mg/kg，可能致死。

【药物相互作用】①与氢氧化铝同用，可减少本药吸收，增加粪内排出。②钙离子可减少氟化物的吸收。

【注意事项】①妊娠期妇女服用氟化物是否可预防小儿龋齿尚有争论，氟化物仅部分经胎盘转运，微量氟化物经乳汁分泌，因量极微，对婴儿补充氟化物无效。②牙齿生长形成期如摄入过量氟，如饮水中含氟量超过0.0002%（2mg/L），可致牙齿氟过量，表现为牙面出现白、黄棕、黑色斑，表面有凹陷损害；饮水中含氟4~14mg/L，致骨骼氟过多而表现肢体僵硬。③对诊断的干扰：可致血清碱性磷酸酶及血清门冬氨酸转氨酶假性增高。④氟过量：急性氟过量可表现出黑色柏油便、血性呕吐物、腹泻、困倦、昏厥、唾液分泌增多；因低钙而致手足抽搐、骨痛；胃痉挛、胃痛、震颤；慢性氟过量亦可有上述黑便、血性呕吐物、便秘、食欲减退、恶心呕吐、骨痛、肢体僵硬、体重减轻、牙齿釉缺损出现白、棕或黑色斑点。并偶有过敏性皮疹、口唇黏膜溃疡。氟过量的治疗可给予静脉注射葡萄糖、氯化钠注射液及石灰水洗胃，以沉淀氟化物。如有低钙可静脉注射葡萄糖酸钙，保持充足尿量排泄。

【制剂与规格】①片剂：0.5mg；1mg；10mg；25mg。②涂剂：2%。③含漱剂：0.2%。④氟化钠甘油糊剂：20g∶15g（氟化钠）。

乳酸钙
Calcium Lactate

【药理作用】参阅“氯化钙”。乳酸钙溶解度较小，无水乳酸钙每1g含元素钙184mg，多供口服，吸收缓慢。

【适应证】钙缺乏症及妊娠、哺乳期妇女的钙盐补充。

【用法用量】成人：一次口服0.5~1g，一日2~3次。小儿：一次口服0.3~0.6g，一日2~3次。需同时服维生素D，以促进吸收。

【制剂与规格】片剂：0.25g；0.3g；0.5g。

碳酸钙
Calcium Carbonate

【药理作用】本药参与骨骼的形成与骨折后骨组织的再建、肌肉收缩、神经传递、凝血的过程，并降低毛细血管的渗透性等。

【体内过程】碳酸钙在胃酸作用下转化为氯化钙，部分经肠道吸收，通过肝、肾排泄，尿中大部分钙经肾小管吸收入血。口服后形成的不溶性钙盐可沉积于肠膜表面，引起便秘。不溶性钙自粪便排出体外。

【适应证】①胃与十二指肠溃疡病引起的胃酸过多。②钙缺乏。③肾功能衰竭时低钙高磷血症。④继发性甲状旁腺功能亢进纤维骨炎高磷血症。

【用法用量】口服。①用于制酸：一次0.5~2g，一日3~4次，空腹服用作用时间短，餐后1小时服用及睡前服用可增加作用持续时间，维持中和胃酸效应达3小时以上，与氧化镁等有轻泻作用的制酸药合用或交叉应用，可减少嗳气、便秘的不良反应。②用于高磷血症：一日1.5~13g，分次口服，进餐时服或与氢氧化铝合用。应随访血钙浓度，防止高钙血症。③用于低钙血症：一日2g，分次服用，对维生素D缺乏引起的低钙，应同时服用维生素D。

【不良反应】嗳气、便秘，偶可发生奶碱综合征，表现为高血钙、碱中毒及肾功能不全。过量长期服用可引起胃酸分泌反跳性增高，并发生高钙血症。

【禁忌证】高钙血症、高钙尿症、含钙肾结石或有肾结石病史者。

【药物相互作用】①本药不宜与洋地黄类药物合用。②大量饮用含乙醇和咖啡因的饮料以及大量吸烟均会抑制钙剂的吸收。③大量进食富含纤维素的食物能抑制钙的吸收，因钙与纤维素结合成不易吸收的化合物。④本药与苯妥英钠及四环素类同用，两者的吸收减少。⑤维生素D、避孕药、雌激素能增加钙的吸收。⑥含铝的抗酸药与本药同服时，铝的吸收增多。⑦本药与噻嗪类利尿药合用时易发生高钙血症（因增加肾小管对钙的重吸收）。⑧本药与含钾药物合用时注意心律失常的发生。

【注意事项】①心肾功能不全患者慎用。②与噻嗪类利尿药合用，可增加肾小管对钙的重吸收。③长期大量用药应定期测血钙浓度。

【制剂与规格】①片剂：0.5g。②胶囊：1.5g。③咀嚼片：0.125g（以元素钙计）；0.5g（以元素钙计）。④颗粒：3g∶1.25g（碳酸钙）；5g∶0.25g（以元素钙计）。⑤复方制剂：碳酸钙-氧化镁片：每片含碳酸钙0.5g、氧化镁1g；碳酸钙-氧化镁散：每包含碳酸钙、氧化镁各0.5g；碳酸钙维生素D3片：每片含维生素D3 125U，碳酸钙1.5g（含元素钙600mg）；碳酸钙维生素D咀嚼片：每片含碳酸钙维生素D 200IU，碳酸钙1.25g（含元素Ca 500mg）。

碳酸氢钙
Calcium Bicarbonate

【药理作用】补钙。

【适应证】钙缺乏症（对急性低钙无效）。

【用法用量】成人口服一次0.6~2g，一日3次。

【不良反应】可引起便秘，因不溶于水，吸收少，全身反应少。

【制剂与规格】片剂：0.3g。

硫酸锌
Zinc Sulfate

【药理作用】锌参与多种酶（如碳酸酐酶、DNA及RNA聚合酶、乳酸脱氢酶、胸腺嘧啶核苷激酶、碱性磷酸酶、胰肽酶等）的合成与激活，对蛋白质、核酸合成、肠道蛋白的吸收和消化发挥重要生理功能，促进生长发育；通过对味蕾中味觉素的合成防止颊黏膜上皮细胞角化不全，维持正常饮食及味觉，增强吞噬细胞吞噬功能，趋化活力及杀菌功能；而且通过超氧化歧化酶保持吞噬细胞内自由基水平，自由基能破坏微生物的细胞膜，发挥杀菌作用，加速创伤、烧伤、溃疡的愈合；对维生素A的代谢及视觉起重要作用；促进及维持性功能，稳定细胞膜，改善组织能量代谢及组织呼吸，如补锌能改善下肢血流灌注，减少乳酸积蓄，是治疗间歇性跛行的生化基础；锌离子能沉淀蛋白，外用有收敛防腐作用，帮助肉芽组织形成。

【体内过程】主要由十二指肠与小肠吸收，贮存于红、白细胞及肌肉、骨、皮肤等组织，入血后60%与血清蛋白结合，90%由粪便排出，微量由尿、汗、皮肤脱屑及毛发脱落排出。

【适应证】①锌缺乏引起的食欲不振、贫血、生长发育迟缓、营养性侏儒、男性性腺功能低下及肠病性肢端皮炎。②类风湿关节炎、间歇性跛行。③肝豆状核

第十三篇

变性。④痤疮、慢性溃疡、结膜炎、口疮。

【用法用量】①补锌：口服，成人常用治疗量：一日300mg，分3次服用；长期服用剂量可根据血浆锌浓度不高于30.6μmol/L进行调整。②杀菌：0.5%~1%硫酸锌溶液，用作伤口冲洗或热敷；滴眼液：滴眼，一日3次。③口腔溃疡：每日300mg，分3次口服，2～4周为一疗程。

【不良反应】①本药有胃肠道刺激性，口服可有轻度恶心、呕吐、便秘，服用0.2~2g可催吐。②超量服用中毒反应表现，如急性胃肠炎、恶心、呕吐、腹痛、腹泻。③偶见严重者有胃肠道出血，为胃液中盐酸与本药生成有腐蚀作用的氯化锌引起，曾有引起肠穿孔的报道。

【禁忌证】消化道溃疡者。

【药物相互作用】①本药与铝、钙、锶盐、硼砂、碳酸盐和氢氧化物（碱）、蛋白银和鞣酸有配伍禁忌。②锌盐与青霉胺共用可使后者作用减弱。③锌与铬具有生物拮抗作用。

【注意事项】餐后服用，以减少胃肠刺激，外用药按规定浓度用药。

【制剂与规格】①片剂：25mg；50mg；200mg。②颗粒：2g：8mg；5g：20mg。③口服溶液：1%。④外用溶液：0.5%；1%。⑤滴眼液：0.25%；0.5%。⑥糖浆：0.2%。

葡萄糖酸锌
Zinc Gluconate

【药理作用】参阅“硫酸锌”。

【适应证】锌缺乏。

【用法用量】成人口服一日140~280mg，分次口服，小儿一日3.5~14mg/kg，预防用量参照生理需要量。

【不良反应】有轻度恶心、呕吐、便秘等消化道反应，减少药量或停药后反应可减少或消失。

【禁忌证】对本药过敏者。

【药物相互作用】①本药勿与牛奶同服。本药勿与铝盐、钙盐、碳酸盐、鞣酸等同时使用。②本药可降低青霉胺、四环素类药品的作用。

【注意事项】餐后服用，以减少胃肠刺激。应在确诊为缺锌时使用，如需长期服用，必须在医师指导下服用。

【制剂与规格】①颗粒：每袋含本药70mg（相当于元素锌10mg）。②片剂：70mg（元素锌10mg）。

枸橼酸锌
Zinc Citrate

【药理作用】参阅“硫酸锌”。

【体内过程】口服吸收快，相对药物利用度是同类药物的2.5倍。

【适应证】锌缺乏。

【用法用量】成人：一次1片，一日2~3次。小儿：2mg/（kg·d），分2~3次服用，或遵医嘱。

【不良反应】有轻度恶心、呕吐、便秘等消化道反应，减少药量或停药后反应可减少或消失。

【禁忌证】对本药过敏者、急性或活动性消化道溃疡。

【药物相互作用】①本药与铝、钙、锶盐、硼砂、碳酸盐和氢氧化物（碱）、蛋白银和鞣酸有配伍禁忌。②锌盐与青霉胺共用可使后者作用减弱。

【注意事项】餐后服用，以减少胃肠刺激。糖尿病、心肾功能不全和高血压患者慎用。

【制剂与规格】片剂：39mg（以元素锌计12.5mg）。

氯化镁
Magnesium Chloride

【药理作用】口服镁盐因在胃肠道吸收少，在小肠内起高渗作用，使水分积聚肠腔，刺激肠蠕动而致泻。镁离子可抑制中枢神经活动，减低神经肌接头乙酰胆碱的释放，减低横纹肌收缩作用，从而可预防或治疗尿毒症或子痫引起的惊厥。镁维持心肌离子平衡，调节钾通道，低镁可引起多种心律失常。注射过量镁离子可直接舒张外周血管平滑肌及引起交感神经节冲动传递障碍，使血管扩张，血压下降。

【体内过程】本药为可溶性镁盐，口服后约1/3自小肠缓慢吸收，维生素D类药物加强其吸收，吸收后均经肾排泄，乳汁、唾液内分泌少量，并可通过胎盘屏障。

【适应证】①镁缺乏、低镁血症。②便秘。③配制透析液。

【用法用量】正常人血浆镁为0.65~1.0mmol/L，成人一日镁需要量为11~14mmol（270~350mg）。单纯性镁缺乏：一日口服镁盐最高50mmol。相当于氯化镁10g（每1g氯化镁含镁120mg）。透析液：血液透析液中氯化镁0.1g/L。腹透析液中含氯化镁0.15g/L。

【不良反应】口服镁盐吸收少，一般不产生镁中毒，肾功能不全患者可致高镁血症，产生恶心、呕吐、皮肤发红、口干，因周围血管扩张而血压降低、精神错乱、谵妄、腱反射消失、肌软弱、呼吸抑制、心律失常、昏迷、心脏停搏；严重肾功能不全伴高镁血症时，应考虑透析治疗。

【药物相互作用】①与氯氮䓬、氯丙嗪、双香豆素、地高辛等同用，上述药物效应减低。②与四环素合用，可形成不吸收性复合物。③同时注射钙剂，可减低镁盐对制止抽搐的效果。④与神经肌肉阻滞药同用，可发生神经肌肉接头冲动传递停顿。

【注意事项】①肾功能不全者，用量应酌减。②静脉应用镁剂能迅速通过血流进入胎儿血流，使胎儿的血药浓度与母亲相等。适量用药，对新生儿的呼吸和反射无抑制作用。③心脏传导阻滞、心肌损害、严重的肾功能不全及呼吸道疾患等应慎用镁盐注射剂。④注射镁剂应注意：治疗前及治疗中定期监测心、肾功能和血镁水平；膝腱反射检查，重复用药前如膝反射已明显抑制者，不能重复使用镁剂；一次静脉注射镁剂前应测呼吸频率，每分钟呼吸不少于16次，过慢应停药或减量。

【制剂与规格】①注射液：10ml：0.09g。②三磷酸腺苷二钠一氯化镁注射液：2ml：32mg；2ml：100mg。

甘油磷酸钠注射液

Sodium Glycerophosphate Injection

【药理作用】本药为α-甘油磷酸钠和β-甘油磷酸钠的混合溶液。

【体内过程】磷口服吸收率约70%，主要在肠吸收。维生素D增加磷的吸收。90%由肾脏排泄，10%经粪便排泄。

【适应证】低磷血症。

【用法用量】静脉滴注。本药每天用量通常为10ml。对接受肠外营养治疗的患者则根据患者的实际需要酌情增减。4~6小时内缓慢滴注。

【不良反应】长期用药可引起血磷、血钙浓度变化。

【禁忌证】①严重肝肾功能不全、休克和脱水患者。②对本药过敏者。

【注意事项】①肾功能障碍患者应慎用。②本药系高渗溶液，应加入静脉营养液或5%~10%葡萄糖注射液中，4~6小时内缓慢滴注，稀释后24小时内用完。③长期用药时应注意血磷、血钙浓度的变化。

【制剂与规格】注射液：10ml（含无水甘油磷酸钠2.16g，相当于磷10mmol，钠20mmol）。

复方磷酸氢钾

Compound Potassium Hydrogen Phosphate

【药理作用】磷参与糖代谢中的糖磷酸化，构成膜成分中的磷脂质，是组成细胞内RNA、DNA及许多辅酶的重要成分之一。磷还参与能量的转换储藏、输送及体液缓冲的调节。

【体内过程】健康成人一日约需磷0.9g，一日排泄量亦为0.9g，食物中磷主要在空肠吸收。维生素D、甲状旁腺激素促进磷的吸收。降钙素可抑制磷的吸收。食物中钙、镁、铝等金属离子过多，能与磷酸盐结合成不溶性磷酸盐，影响磷的吸收。肾脏为调节磷平衡的主要器官，一日尿中排出摄入磷的90%，其余由肠道及皮肤排泄。

【适应证】肠外营养，作为磷的补充剂，需禁食5天以上患者的磷补充剂；某些疾病所致的低磷血症。

【用法用量】完全胃肠外营养疗法中，每1000kcal热量加入本药2.5ml（相当于磷酸根8mmol），控制滴速。

【不良反应】逾量可致高磷血症、低钙血症、肌肉颤动、痉挛、胃肠道不适等。出现上述中毒表现时应立即停药。

【禁忌证】果糖不耐受患者。

【注意事项】本药严禁直接注射，须在医师指导下稀释200倍以上，静脉输注，并应控制滴入速度。

【制剂与规格】注射液：2ml/支（每1ml含磷酸二氢钾217.7mg、磷酸氢二钾三水结晶物319.5mg）。

复合微量元素
Compound Microelement

【药理作用】本药为微量元素的复方制剂，可供应铬、铜、铁、锰、钼、硒、锌、氟和碘的正常每日需要量，加入复方氨基酸注射液或葡萄糖注射液内，可发挥各种电解质和微量元素的特有作用以便机体内有关生化反应能正常进行。

【适应证】肠道外营养补给时，用以添加微量元素。

【用法用量】成人：一日10ml，静脉输注。体重大于15kg儿童：一日0.1ml/kg，静脉输注。本药10ml可加入复方氨基酸注射液或5%~50%葡萄糖注射液500ml内6~8小时内输注。本药具高渗透压和低pH，未经稀释不能输注。稀释后应12小时内用完，输注速度每分钟40滴。

【不良反应】尚不明确。

【禁忌证】果糖不耐受患者。

【注意事项】胆囊疾病、肾功能障碍者慎用。

【制剂与规格】注射液：10ml（每10ml含铬0.2μmol、铜20μmol、铁20μmol、锰5μmol、钼0.2μmol、硒0.4μmol、锌100μmol、氟50μmol、碘1μmol、山梨醇3g）。

谷氨酸钠
Sodium Glutamate

【其他名称】麸氨酸钠、味精、味之素。

【药理作用】静脉滴注给药，与血中过多的氨结合为无害的谷氨酰胺由尿排出，因此可减轻肝性脑病症状。

【体内过程】本药静脉滴注后，与血中过多的氨结合生成谷氨酰胺，由尿排出。

【适应证】血氨过多所致的肝性脑病、肝昏迷及其他精神症状。

【用法用量】可静脉滴注，一次11.5g，一日不超过23g，用5%葡萄糖注射液稀释后缓慢滴注。

【不良反应】①大量谷氨酸钠治疗肝性脑病时，可导致严重的碱中毒与低钾血症，原因在于钠的吸收过多，因此在治疗过程中须严密监测电解质浓度。②输液太快，可出现流涎、面部潮红、呕吐等症状。③过敏的先兆可有面部潮红、头痛与胸闷等症状出现。④小儿可有震颤。⑤合并焦虑状态的患者用后可出现晕厥、心动过速及恶心等反应。

【禁忌证】少尿、无尿者。

【药物相互作用】与青霉素钾、青霉素钠、硝普钠、维生素C、柔红霉素配伍时可降低疗效。

【注意事项】①少尿、肾功能不全者慎用。②用药期间应注意电解质平衡，可能时测血二氧化碳结合力及钾、钠、氯含量。③用于肝昏迷时，与谷氨酸钾合用，二者比例一般为3∶1或2∶1，钾低时为1∶1。

【制剂与规格】注射液：20ml∶5.75g。

谷氨酸钾
Potassium Glutamate

【药理作用】本药静脉滴注后，能与血中过多的氨结合成无毒的谷氨酰胺，后者在肾脏经谷氨酰胺酶作用将氨解离，由尿排出，因此可减轻肝昏迷症状。本药还参与蛋白质代谢和糖代谢，促进氧化过程，改善中枢神经系统的功能。

【体内过程】本药静脉滴注后，与血中过多的氨结合生成谷氨酰胺，由尿排出。

【适应证】血氨过多所致的肝性脑病、肝昏迷及其他精神症状。

【用法用量】可将谷氨酸钾18.9g溶于5%或10%葡萄糖注射液500~1000ml中缓慢滴注，一日1~2次。低血钾患者适用。为维持电解质平衡，谷氨酸钾常与谷氨酸钠合用，以1∶3或1∶2混合应用。

【不良反应】①静脉滴注过快可引起流涎、皮肤潮红或呕吐。小儿可见震颤等。②静脉滴注期间应注意电解质平衡，可能时测血二氧化碳结合力及钾、钠、氯含量。③合并焦虑状态者可有晕厥、心动过速、流泪及恶心等。

【禁忌证】碱血症者。

【药物相互作用】与青霉素钾、青霉素钠、硝普钠、维生素C、柔红霉素配伍时可降低疗效。

【注意事项】①肾功能不全者或无尿患者慎用谷氨酸钾。②本药与抗胆碱药合用有可能减弱后者的药理作用。③不与谷氨酸钠合用时注意产生高钾血症。

【制剂与规格】注射液：20ml：6.3g。

附

氯化钙、葡萄糖酸钙参阅本篇第2章调节水、电解质和酸碱平衡用药。

第十四篇
其他类药物

导　读

本篇收录解毒药/抗毒药（第1章）、影像对比剂（第2章）以及放射性药物（第3章）。解毒药/抗毒药是指能排出或中和毒物，对抗毒性作用，减弱毒性反应，解除或减轻中毒症状，降低中毒死亡，以治疗中毒为目的的药物，包括：金属、类金属中毒解毒剂、有机磷毒物中毒解毒剂、氰化物中毒解毒剂、含钴化合物等解毒剂以及一些非特异性解毒剂。影像对比剂是以医学成像为目的，引入人体内改变机体局部组织影像对比度的一种特殊药物，包括CT诊断对比剂（即X线对比剂）和MRI诊断对比剂；影像对比剂的应用提高了显示病变的特异性和诊断的准确性。放射性药物指用于医学诊断和治疗的放射性核素制剂或其标记化合物。按照临床用途分为放射性诊断用药和放射性治疗用药两大类，诊断用药主要作为病人体内的示踪剂用于影像诊断目的，包括用于单光子发射计算机断层（SPECT）的诊断用药和用于正电子发射计算机断层（PET）的诊断用药；放射性治疗药物是指能高度选择性聚集在病变组织产生局部电离辐射生物效应，从而抑制或破坏病变组织发挥治疗作用的一类体内放射性药物。

第 1 章 解毒药 / 抗毒药

一、金属、类金属中毒解毒剂

依地酸钙钠
Calcium Disodium Edetate

【药理作用】本药能与多种二价和三价重金属离子络合形成可溶性复合物，由组织释放到细胞外液，通过肾小球滤过，由尿排出。本药和各种金属离子的络合能力不同，其中以铅为最有效，其他金属效果较差，而对汞和砷则无效。

【体内过程】静脉注射在血循环消失很快，$t_{1/2}$为20～60分钟；肌内注射，$t_{1/2}$为90分钟。本药在体内几乎不进行代谢。静脉注射本药1g，24小时可从尿中排出，血浆和肝、脾、肌肉等软组织中可络合铅的14%，最多可排出铅3～5mg。

【适应证】铅中毒，亦可治疗镉、锰、铬、镍、钴和铜中毒，以及作诊断用的铅移动试验。

【用法用量】成人常用量，每日1g加入5%葡萄糖注射液250～500ml，静脉滴注4～8小时。连续用药3天，停药4天为一疗程。肌内注射，用0.5g加1%盐酸普鲁卡因注射液2ml，稀释后作深部肌内注射，每日1次，疗程参考静脉滴注。小儿常用量，按体重每日25mg/kg，静脉用药方法参考成人。驱铅试验，成人每次1g加入5%葡萄糖注射液500ml，4小时静脉滴注完毕。自用药开始起，留24小时尿。24小时尿铅排泄量超过2.42μmol（0.5mg），认为体内有过量铅负荷。

【不良反应】头昏、前额痛、食欲不振、恶心、畏寒、发热，组胺样反应有鼻黏膜充血、喷嚏、流涕和流泪。少数有尿频、尿急、蛋白尿、低血压和心电图T波倒置。过大剂量可引起肾小管上皮细胞损害，导致急性肾功能衰竭。肾脏病变主要在近曲小管，亦可累及远曲小管和肾小球。有患者应用本药出现高钙血症，应予以注意。不良反应和肾脏损害一般在停药后恢复。

【禁忌证】少尿、无尿和肾功能不全的患者。

【药物相互作用】本药能络合锌，干扰精蛋白锌胰岛素的作用时间。

【注意事项】本药与乙二胺有交叉过敏反应。肾脏病患者应慎用本药。每一疗程治疗前后应检查尿常规，多疗程治疗过程中要检查血尿素氮、肌酐、钙和磷。本药可络合体内锌、铁、铜等微量金属，但无实际临床意义。

【制剂与规格】注射液：5ml：1g。

二巯丙磺钠
Sodium 2,3-Dimercaptopropane Sulfonate

【药理作用】本药具有两个巯基，其巯基可与金属络合，形成不易离解的无毒性络合物由尿排出。本药与金属的亲和力较大，并能夺取已经与酶结合的金属，而恢复酶的活性。

【体内过程】尚不明确。

【适应证】汞中毒、砷中毒。对铬、铋、铅、铜及锑化合物、锌、镉、钴、镍、钋等中毒，也有解毒作用。

【用法用量】用于急性金属中毒时可静脉注射，每次5mg/kg，每4～5小时1次，第二日，2～3次，以后每日1～2次，7日为1疗程。用于慢性中毒：每次2.5～5mg/kg，每日1次，用药3日停4日为1疗程，一般用3～4个疗程。对毒鼠强中毒：首剂0.125～0.25g肌内注射，必要时0.5～1小时后，再追加每次0.125～0.5g，至基本控制抽搐。

【不良反应】本药比二巯丙醇毒性低。但静脉注射速度过快时有恶心、心动过速、头晕及口唇发麻等，一般10～15分钟即可消失。偶有过敏反应，如皮疹、寒战、发热，甚至过敏性休克、剥脱性皮炎等。一旦发生应立即停药，并对症治疗。轻症者可用抗组胺药，反应严重者应用肾上腺素或肾上腺皮质激素。

【注意事项】高敏体质者或对巯基化合物有过敏史的患者，应慎用或禁用，必要时脱敏治疗后密切观察下小剂量使用。

【制剂与规格】注射液：5ml：250mg；2ml：125mg。

青霉胺
Penicillamine

【药理作用】为青霉素的代谢产物。系含有巯基的氨基酸，对铜、汞、铅等重金属离子有较强的络合作用，稳定性好、溶解度高，广泛用于肝豆状核变性病。用药后，可使尿铜排出增加5～20倍，症状改善作用比二巯丙醇强。对铅、汞中毒亦有解毒作用，但不及依地酸钙钠及二巯丙磺钠。在汞中毒治疗中，以用*N*-乙酰-DL-青霉胺为好。

【体内过程】口服后吸收良好，在体内不易破坏，故可口服。

【适应证】铜、汞、铅等于重金属中毒、肝豆状核变性（Wilson病）、胱氨酸尿及其结石，亦治疗其他药物无效的严重活动性类风湿关节炎。

【用法用量】口服，一日0.5～1.5g，分次服用。治肝豆状核变性病为按体重每日20mg/kg，分3次服用。用于慢性铅、汞中毒为每日1g，分3～4次服用，5～7日为1疗程，停药2天后开始下一疗程，一般用1～3个疗程。治疗免疫性疾病为每日1.5g，分3～4次服用。儿童用量酌减，或遵医嘱。

【禁忌证】肾功能不全、妊娠期妇女及对青霉素类药过敏者。粒细胞缺乏症，再生障碍性贫血患者。

【药物相互作用】本药可加重抗疟药、金制剂、免疫抑制剂、保泰松对造血系统和肾脏的不良反应。口服铁剂患者，本药宜在服铁剂前2小时口服，以免减弱本药疗效。

【注意事项】青霉素过敏患者，对本药可能有过敏反应。白细胞计数和分类、血红蛋白、血小板和尿常规等检查应在服药初6个月内每2周检查1次，以后每月1次。肝功能检查应每6个月1次，以便早期发现中毒性肝病和胆汁潴留。Wilson病患者初次应用本药时应在服药当天留24小时尿测尿铜，以后每3个月如法测定1次。本药应每日连续服用，即使暂时停药数日，再次用药时亦可能发生过敏反应，因此又要从小剂量开始。长期服用本药应加用维生素B_6每日25mg，以补偿所需要的增加量。手术患者在创口未愈合时，每日剂量限制在250mg。出现不良反应要减少剂量或停药。有造血系统和肾功能损害应视为严重不良反应，必须停药。Wilson病服本药1～3个月才见效。类风湿关节炎服本药2～3个月奏效，若治疗3～4个月无效时，则应停服本药，改用其他药物治疗。

【制剂与规格】青霉胺片：0.125g。

去铁胺
Deferoxamine

【其他名称】甲磺酸去铁胺。

【药理作用】本药是一种螯合剂，主要与三价铁离子和铝离子形成螯合物。本药对二价离子诸如铁（Fe^{2+}）、铜（Cu^{2+}）、锌（Zn^{2+}）、钙（Ca^{2+}）的亲和力很低。由于其螯合特性，无论是血浆中或者细胞中的游离铁，本药均能与之结合，形成铁胺螯合物。本药不能从转铁蛋白、血红蛋白或其他含有血红素的物质中去除铁离子。本药还可动员组织结合铝并与之螯合，形成铝胺螯合物。由于铁胺和铝胺这两种螯合物可完全排出，本药能促进铁和铝从尿和粪便中排出，因而减少铁或铝在器官的病理性沉积。

【体内过程】经肌内或缓慢皮下输注后，吸收迅速，但胃肠道的吸收不好。去铁胺的分布很快，平均$t_{1/2}$为0.4小时。甲磺酸去铁胺可通过胎盘屏障，但不清楚是否也进入乳汁。代谢产物有酸代谢产物，中性代谢产物。去铁胺呈双相清除。去铁胺表观分布半衰期为1小时，表观终末半衰期6小时。在6小时注射期间，去铁胺剂量的22%从尿中排出。特殊临床情况下的药代动力学，如血色病患者按10mg/kg体重计算肌内注射去铁胺1小时后，血浆去铁胺的峰浓度为7.0μmol/L，在注射6小时后，去铁胺剂量的17%从尿中排出。

【适应证】急性铁中毒、晚期肾衰患者铝过重、慢性铁负荷过重、输血引起的含铁血黄素沉着病。

【用法用量】慢性铁负荷过载，对儿童和成年患者，建议在最初的10~20次输血后或血清铁蛋白水平已达到1000ng/ml时开始用本药进行治疗。铁过载或本药过量可能会导致生长延缓。如果3岁以下儿童开始螯合治疗，应密切观察生长状况，按体重平均日剂量不能超过40mg/kg。剂量的安排和给药方式都应个体化，治疗过程中根据其铁负荷的严重程度而进行调整。应使用最小有效剂量。为了评价螯合治疗的反应，开始每日监测24小时尿铁排出量，确定所增加本药的剂量。一旦确定了合适剂量，可以间隔数周检测尿铁排出量。另外，平均日剂量可以根据铁蛋白水平调整，以维持治疗指数小于0.025［即本药按体重平均日剂量（mg/kg）除以血清铁蛋白浓度（μg/L）的结果应小于0.025］。按体重平均日剂量通常在20~60mg/kg。血清铁蛋白水平低于2000ng/ml的患者按体重每日需用量大约在25mg/kg。血清铁蛋白水平在2000~3000ng/ml之间按体重每日需用量约35mg/kg。血清铁蛋白浓度较高的患者，按体重每日最大剂量可能达到55mg/kg。然而，如果不是针对发育完全的患者需要很强的螯合治疗，不推荐使用常规按体重超过50mg/kg的平均日剂量。如果血清铁蛋白低于1000ng/ml，会有增加本药毒性的危险。因此密切观察患者非常重要，可能需要考虑降低本药的每周总剂量。剂量是指平均每日剂量，由于大部分患者一周内使用本药少于7天，实际输入的剂量通常与平均日剂量不同（例如需要按体重平均每日剂量为40mg/kg，患者每周用药5天，每次按体重用药剂量应为56mg/kg）。

【不良反应】常见输注或注射部位疼痛、肿胀、渗出、红斑、烧灼、瘙痒、焦痂、硬结、关节痛或肌肉痛，以及头痛、风疹、发热。偶见水泡、局部水肿、烧灼感，呕吐、腹痛、哮喘。少见毛霉菌感染。罕见耶尔森菌胃肠炎，血液异常（如血小板减少），过敏性休克、血管性水肿，头晕、抽搐、铝相关性透析性脑病恶化，外周感觉、运动或混合性神经病变、感觉异常，视物模糊、视物下降、视力丧失、视觉敏感度降低、颜色视力受损（色觉障碍）、夜盲（夜盲症）、视野缺损、盲点、视网膜病（视网膜色素退化）、视神经炎、白内障（晶状体浑浊）、角膜浊斑，高频听力丧失和耳鸣，哮喘、成人呼吸窘迫综合征、腹泻，全身性皮疹、生长迟缓。骨骼肌肉、腿痉挛、骨痛以及椎体和干骺端变形，肾功能受损，低血压。

【禁忌证】对本药过敏者。

【药物相互作用】在本药治疗的同时，合用吩噻嗪类衍生物甲哌氯丙嗪可引起暂时性意识障碍，锥体功能障碍和昏迷。对于严重慢性铁过载的患者，如联合本药和大剂量维生素C（每日500mg以上）治疗时，可发生心脏功能损害，停用维生素C后可恢复。由于螯合在本药上的镓-67迅速经尿排出，镓-67成像会失真。建议采用闪烁法检查前48小时即停用本药。

【注意事项】铁负荷过载患者尤其易被感染，如果有任何可疑体征或症状发生，应停用本药，进行真菌学试验，立即采取合适的治疗。高剂量，尤其对血浆铁蛋白水平低的患者可引起视力、听力障碍，如有视力和（或）听力障碍应立即停止本药治疗，以争取这些障碍逆转的最大机会。如果其后减少剂量再用，应在视力和（或）听力的密切监护下进行并权衡利弊。对于肾功能正常的患者，约一半的金属螯合物经肾排泄。因此，对严重的肾功能衰竭患者，应给予注意。对于患有铝相关脑病的患者，高剂量本药可加重神经系统功能紊乱（抽搐），可能是由于循环中的铝急性增高所致。本药可能引起透析性痴呆的发作。

【制剂与规格】注射用甲磺酸去铁胺：0.5g。

二、有机磷毒物中毒解毒剂

碘解磷定
Pralidoxime Iodide

【药理作用】本药系肟类化合物，其季铵基团能趋向与有机磷杀虫剂结合的已失去活力的磷酰化胆碱酯酶的阳离子部位，它的亲核性基团可直接与胆碱酯酶的磷酸化基团结合而后共同脱离胆碱酯酶，使胆碱酯酶恢复原态，重新呈现活力。被有机磷杀虫剂抑制超过36小时已“老化”的胆碱酯酶的复能作用效果甚差。对慢性有机磷杀虫剂中毒抑制的胆碱酯酶无复活作用。本药对有机磷杀虫剂引起的烟碱样症状作用明显，而对毒蕈碱样症状作用较弱，对中枢神经系统症状作用不明显。

【体内过程】本药口服吸收不规则，水中溶解度5%，只能用作静脉注射。血中$t_{1/2}$为54分钟，静脉注射后24小时内完全经肾排出。

【适应证】有机磷酸酯类杀虫剂中毒（但对马拉硫磷、敌百虫、敌敌畏、乐果、甲氟磷、丙胺氟磷和八甲磷等的中毒效果较差；对氨基甲酸酯杀虫剂所抑制的胆碱酯酶无复活作用）。

【用法用量】成人常用量静脉注射一次0.5～1g，视病情需要可重复注射。首次剂量一般中毒患者用0.8g，严重患者用1.6g，以后按临床症状和血胆碱酯酶水平，每2～6小时重复注射1次，或静脉滴注每分钟100～300mg，共2～3次。严重和口服中毒患者本药的治疗需要持续数天。

【不良反应】注射后可引起恶心、呕吐、心率增快、心电图出现暂时性ST段压低和Q-T时间延长。注射速度过快引起眩晕、视物模糊、复视、动作不协调。剂量过大可抑制胆碱酯酶、抑制呼吸和引起癫痫发作。口中苦味和腮腺肿胀与碘有关。

【药物相互作用】药物相互作用：本药系胆碱酯酶复活剂。可间接减少乙酰胆碱的积聚，对骨骼肌神经肌肉接头处作用明显。而阿托品有直接拮抗积聚乙酰胆碱的作用，对植物神经的作用较强，二药联合应用临床效果显著。本药有增强阿托品的生物效应，故在二药同时应用时要减少阿托品剂量。阿托品首次剂量一般中毒为2～4mg，每10分钟一次，严重中毒为4～6mg，每5～10分钟，肌内或静脉注射，直到出现阿托品化。阿托品化要维持48小时，以后逐渐减少阿托品剂量或延长注射时间。本药在碱性溶液中易分解，禁与碱性药物配伍。

【注意事项】①对碘过敏患者，禁用本药，应改用氯解磷定。②老年人的心、肾潜在代偿功能减退，应适当减少用量和减慢静脉注射速度。③有机磷杀虫剂中毒患者越早应用本药越好。皮肤吸收引起中毒的患者，应用本药的同时要脱去被污染的衣服，并用肥皂清洗头发和皮肤。眼部用2.5%碳酸氢钠溶液和生理氯化钠溶液冲洗。口服中毒患者用2.5%碳酸氢钠溶液彻底洗胃。由于有机磷杀虫剂可在下消化道吸收，因此口服患者应用本药至少要维持48～72小时，以防引起延迟吸收后加重中毒，甚至致死。昏迷患者要保持呼吸道通畅，呼吸抑制应立即进行人工呼吸。④用药过程中要随时测定血胆碱酯酶作为用药监护指标。要求血胆碱酯酶维持在50%～60%以上。急性中毒患者的血胆碱酯酶水平与临床症状有关，因此密切观察临床表现亦可及时重复应用本药。

【制剂与规格】注射液：10ml：0.4g；20ml：0.5g。

氯解磷定

Pralidoxime Chloride

【药理作用】参阅“碘解磷定”。

【体内过程】肌内或静脉注射本药，血中浓度很快增高，高峰维持2～3小时，以后逐渐下降。肌内注射本药7.5mg/kg或10mg/kg，可达血浆有效治疗浓度4μg/ml，$t_{1/2}$为77分钟，很快以原型和其代谢产物由尿排出。

【适应证】有机磷酸酯类杀虫剂中毒（但对马拉硫磷、敌百虫、敌敌畏、乐果、甲氟磷、丙胺氟磷和八甲磷等的中毒效果较差；对氨基甲酸酯杀虫剂所抑制的胆碱酯酶无复活作用）。

【用法用量】肌内注射或静脉缓慢注射。成人常用量：肌内注射或静脉缓慢注射0.5～1g，视病情需要可重复注射。儿童常用量：按体重20mg/kg，用法参阅成人。一般中毒，肌内注射或静脉缓慢注射0.5～1g；严重中毒，1～1.5g。以后根据临床病情和血胆碱酯酶水平，每1.5～2小时可重复1～3次。静脉滴注方法和用药天数可参阅“碘解磷定”。

【不良反应】注射后可引起恶心、呕吐、心率增快、心电图出现暂时性ST段压低和Q-T时间延长。注射速度过快引起眩晕、视物模糊、复视、动作不协调。剂量过大可抑制胆碱酯酶、抑制呼吸和引起癫痫样发作。

【药物相互作用】①本药系胆碱酯酶复活剂，可间接减少乙酰胆碱的积蓄，对骨骼肌神经肌肉接头处作用明显。而阿托品有直接拮抗积聚乙酰胆碱的作用，对植物神经的作用较强，二药联合应用临床效果显著。本药有增强阿托品的生物效应，故在二药同时应用时要减少阿托品剂量。②本药在碱性溶液中易分解，禁与碱性药物配伍。

【注意事项】参阅“碘解磷定”。

【制剂与规格】注射液：2ml∶0.5g；2ml∶0.25g。

阿托品
Atropine

【药理作用】本药为典型的M胆碱受体阻滞药。除一般的抗M胆碱作用解除胃肠平滑肌痉挛、抑制腺体分泌、扩大瞳孔、升高眼压、视力调节麻痹、心率加快、支气管扩张等外，大剂量时能作用于血管平滑肌，扩张血管、解除痉挛性收缩，改善微循环。此外本药能兴奋或抑制中枢神经系统，具有一定的剂量依赖性。对心脏、肠和支气管平滑肌作用比其他颠茄生物碱更强而持久。

【体内过程】肌内注射15～20分钟后达血药浓度峰值，口服为1～2小时，作用一般持续4～6小时，扩瞳时效更长。$t_{1/2}$为3.7～4.3小时。主要通过肝细胞酶的水解代谢，有13%～50%在12小时内以原型随尿排出。

【适应证】有机磷酸酯类中毒。各种内脏绞痛（对胆绞痛、肾绞痛的疗效较差）。全身麻醉前给药。严重盗汗和流涎症。迷走神经过度兴奋所致的窦房阻滞、房室阻滞等缓慢型心律失常、继发于窦房结功能低下而出现的室性异位节律。休克。

【用法用量】皮下、肌内或静脉注射。成人常用量：每次0.3～0.5mg，一日0.5～3mg；极量：一次2mg。儿童皮下注射：每次0.01～0.02mg/kg，每日2～3次。静脉注射：用于治疗阿-斯综合征，每次0.03～0.05mg/kg，必要时15分钟重复1次，直至面色潮红、循环好转、血压回升、延长间隔时间至血压稳定。抗心律失常，成人静脉注射0.5～1mg，按需可1～2小时一次，最大量为2mg。解毒：用于锑剂引起的阿-斯综合征，静脉注射1～2mg，15～30分钟后再注射1mg，如患者无发作，按需每3～4小时皮下或肌内注射1mg。用于有机磷中毒时，肌内或静脉注射1～2mg（严重有机磷中毒时可加大5～10倍），每10～20分钟重复，直到青紫消失，继续用药至病情稳定，然后用维持量，有时需2～3天。抗休克改善循环，成人一般按体重0.02～0.05mg/kg，用50%葡萄糖注射液稀释后静脉注射或用葡萄糖水稀释后静脉滴注。麻醉前用药，成人术前0.5～1小时，肌内注射0.5mg。小儿皮下注射用量为：体重3kg以下者为0.1mg；7～9kg为0.2mg；12～16kg为0.3mg；20～27kg为0.4mg；32kg以上为0.5mg。

【不良反应】不同剂量所致的不良反应分别有：0.5mg，轻微心率减慢，略有口干及少汗；1mg，口干、心率加速、瞳孔轻度扩大；2mg，心悸、显著口干、瞳孔扩大，有时出现视物模糊；5mg，上述症状加重，并有语言不清、烦躁不安、皮肤干燥发热、小便困难、肠蠕动减少；10mg以上，上述症状更重，脉速而弱，中枢兴奋现象严重，呼吸加快加深，出现谵妄、幻觉、惊厥等；严重中毒时可由中枢兴奋转入抑制，产生昏迷和呼吸麻痹等。最低致死剂量成人为80～130mg，儿童为10mg。发热、速脉、腹泻和老年人慎用。

【禁忌证】青光眼、前列腺肥大、高热者。

【药物相互作用】与尿碱化药包括含镁或钙的制酸药、碳酸酐酶抑制药、碳酸氢钠、枸橼酸盐等配伍用时，阿托品排泄延迟、作用时间和（或）毒性增加。与金刚烷胺、吩噻嗪类药、其他抗胆碱药、扑米酮、普鲁卡因胺、三环类抗抑郁药伍用，阿托品的毒副反应可加剧。与单胺氧化酶抑制剂（包括呋喃唑酮、丙卡巴肼等）配伍用时，可加强抗M胆碱作用的副作用。与甲氧氯普胺并用时，后者的促进肠胃运动作用可被拮抗。

【注意事项】对其他颠茄生物碱不耐受者，对本药也不耐受。妊娠期妇女静脉注射阿托品可使胎儿心动过速。本药可分泌入乳汁，并有抑制泌乳作用。婴幼儿对本药的毒性反应极有敏感，特别是痉挛性麻痹与脑损伤的小儿，反应更强，环境温度较高时，因闭汗有体温急骤升高的危险，应用时要严密观察。老年人容易发生抗M胆碱样副作用，如排尿困难、便秘、口干（特别是男性），也易诱发未经诊断的青光眼，一经发现，应即停药。本药对老年人尤易致汗液分泌减少，影响散热，故夏天慎用。下列情况应慎用：脑损害，尤其是儿童；心脏病，特别是心律失常，充血性心力衰竭、冠心病、二尖瓣狭窄等；反流性食管炎、食管与胃的运动减弱、食管下括约肌松弛，可使胃排空延迟，从而促成胃潴留，并增加胃食管的反流；青光眼患者禁用，20岁以上患者存在潜隐性青光眼时，有诱发的危险；溃疡性结肠炎，用量大时肠能动度降低，可导致麻痹性肠梗阻，并可诱发加重中毒性巨结肠症；前列腺肥大引起的尿路感染（膀胱张力减低）及尿路阻塞性疾病，可导致完全性尿潴留。对诊断的干扰：酚磺酞试验时可减少酚磺酞的排出量。

【制剂与规格】①硫酸阿托品注射液：1ml：0.5mg；1ml：1mg；1ml：2mg；2ml：5mg；2ml：10mg。②硫酸阿托品片：0.3mg。

盐酸戊乙奎醚
Penehyclidine Hydrochloride

【药理作用】盐酸戊乙奎醚是一种新型的抗胆碱药，其药理作用与阿托品相似，但本药既有较强的中枢抗M和抗N作用，也有较强的外周抗M作用，且选择性作用于M_1和M_3受体亚型，对M_2受体亚型无明显作用，半衰期较长。因此其抗胆碱作用比阿托品强，作用持续时间长，用药量和次数比阿托品少，药物不良反应比阿托品少或发生率低，特别适用于毒理作用持续较长或中毒胆碱酯酶易老化的有机磷农药中毒。

【体内过程】肌内注射1mg盐酸戊乙奎醚后，2分钟可在血中检测出盐酸戊乙奎醚，约0.56小时血药浓度达峰值，峰浓度约为13.20μg/L，消除半衰期约为10.35小时。本药分布到全身各组织，以颌下腺、肺、脾、肠较多。主要由尿和胆汁排泄，24小时总排泄约为给药量的94.17%。

【适应证】麻醉前给药。有机磷毒物（农药）中毒。

【用法用量】肌内注射。用量：麻醉前用药，术前半小时，成人用量：0.5～1mg。救治有机磷毒物（农药）中毒：根据中毒程度选用首次用量。轻度中毒：1～2mg，必要时并用氯解磷定500～750mg。中度中毒：2～4mg，同时并用氯解磷定750～1500mg。重度中毒：4～6mg，同时并用氯解磷定1500～2500mg。首次用药45分钟后，如仅有恶心、呕吐、出汗、流涎等毒蕈碱样症状时只应用盐酸戊乙奎醚1～2mg；仅有肌颤、肌无力等烟碱样症状或ChE（胆碱酯酶）活力低于50%时只应用氯解磷定1000mg，无氯解磷定时可用解磷定代替。如上述症状均有时，重复应用盐酸戊乙奎醚和氯解磷定的首次半量1～2次。中毒后期或ChE老化后可用盐酸戊乙奎醚1～2mg维持阿托品化，每次间隔8～12小时。

【不良反应】用量适当时常常伴有口干、面红和皮肤干燥等。如用量过大，可出现头晕、尿潴留、谵妄和体温升高等。一般不须特殊处理，停药后可自行缓解。

【禁忌证】青光眼患者。

【药物相互作用】当本药与其他抗胆碱药（阿托品、东莨菪碱和山莨菪碱等）合用时有协同作用，应酌情减量。

【注意事项】本药对心脏（M_2受体）无明显作用，故对心率无明显影响；当用本药治疗有机磷毒物（农药）中毒时，不能以心跳加快来判断是否“阿托品化”，而应以口干和出汗消失或皮肤干燥等症状判断“阿托品化”；因抑制呼吸道腺体分泌，故对于严重的呼吸道感染伴痰少、黏稠者，慎用。心跳不低于正常值时，一般不需伍用阿托品。本药消除半衰期较长，每次用药间隔时间不宜过短，剂量不宜过大。

【制剂与规格】注射液：1ml：1mg。

三、氰化物中毒解毒剂

亚硝酸钠
Sodium Nitrite

【药理作用】亚硝酸钠为氧化剂，能使血红蛋白氧化为高铁血红蛋白。高铁血红蛋白分子中的Fe^{3+}与氰离子的亲和力较强，与细胞色素氧化酶竞争与CN^-结合为氰化高铁血红蛋白，使细胞色素氧化酶恢复活性，细胞功能得以恢复，故可用于氰化物及硫化氢中毒的救治。治疗硫化氢中毒的机制与氰化物中毒类似。

【体内过程】静脉注射后立即起作用，约维持1小时，60%在体内代谢，代谢产物部分为氨，大部以原型由尿中排出。

【适应证】氰化物中毒。

【用法用量】3%溶液10～15ml，以每分钟2～3ml的速度缓慢静脉注射。

【不良反应】注射后可有心悸、头晕、恶心、呕吐、血压下降等。用药过量时，可引起高铁血红蛋白血症，出现缺氧、发绀、窒息致死。

【注意事项】本药可使血管扩张，导致低血压，影响心脏冠状动脉灌注和肾血流量，应慎用。有心血管和动脉硬化的患者应用时，要适当减少剂量和减慢注射速度。注射较大剂量本药引起铁血红蛋白的发绀，可用亚甲蓝使铁血红蛋白还原。本药对氰化物中毒仅起暂时性的延迟其毒性。因此要在应用本药后，立即通过原静脉注射针头注射硫代硫酸钠，使其与CN^-结合变成毒性较小的硫氰酸盐由尿排出。必须在中毒早期应用，中毒时间稍长即无解毒作用。

【制剂与规格】注射液：10ml∶0.3g。

亚硝酸异戊酯
Amyl Nitrite

【其他名称】亚硝戊酯。

【药理作用】具有解除氰化物毒性的作用，其机制与亚硝酸钠相同，使血红蛋白中的二价铁（Fe^{2+}）氧化成三价铁（Fe^{3+}），Fe^{3+}再与氰化物（CN^-）结合成高铁血红蛋白，暂时延缓氰化物的毒性。随即需注射亚硝酸钠和硫代硫酸钠。吸入后30秒钟起效，持续3～5分钟。血管扩张作用与硝酸甘油类似，但作用更快。释放一氧化氮（NO），NO导致血管扩张；并能扩张周围静脉，使周围静脉贮血，左心室末压降低和舒张期对冠脉血流阻力降低，也可扩张周围小动脉而使周围阻力和血压下降，从而心肌耗氧量降低，缓解心绞痛。用药后心率增快、血压降低，左室舒张末压降低。

【体内过程】尚不明确。

【适应证】①氰化物中毒。②心绞痛急性发作。

【用法用量】将安瓿包在一层手帕或纱布内，折断，经鼻腔吸入本药，每次15秒钟。①氰化物中毒：一次0.3～0.4ml，2～3分钟可重复一次，总量不超过1～1.2ml。②心绞痛发作：一次0.2ml。

【不良反应】常引起面红、头痛与头晕、恶心与呕吐、低血压、不安和心动过速。

【禁忌证】①青光眼。②近期脑外伤或脑出血患者。

【注意事项】①本药降低血压，故老年人和有心血管疾病的患者应慎用。②本药有易燃性，不可近火。③接触本药可导致接触性皮炎。

【制剂与规格】吸入剂：0.2ml。

硫代硫酸钠
Sodium Thiosulfate

【其他名称】次亚硫硫酸钠、大苏打、海波。

【药理作用】本药通过体内硫转移酶将硫与体内游离的或已与高铁血红蛋白结合的CN^-相结合，使其变为毒性很小的硫氰酸盐，随尿排除而解毒。

【体内过程】本药不易由消化道吸收。静脉注射迅速分布到各组织的细胞外液$t_{1/2}$为15～20分钟，而后由尿排泄。

【适应证】氰化物中毒，也用于砷、汞、铅、铋、碘等中毒。

【用法用量】成人用量，氰化物中毒，缓慢静脉注射12.5～25g，必要时可在1小时后重复半量或全量。儿童用量，静脉注射250～500mg/kg，每日1次。老年用药尚不明确。

【不良反应】本药静脉注射后有暂时性渗透压改变。

【禁忌证】对本药过敏者。

【注意事项】静脉一次量容积较大，应注意一般的静脉注射反应。本药与亚硝酸钠从不同解毒机制治疗氰化物中毒，应先后作静脉注射，不能混合后同时静脉注射。本药继亚硝酸钠静脉注射后，立即由原针头注射本药，口服中毒者，须用5%溶液洗胃，并保留适量于胃中。

【制剂与规格】①注射液：10ml∶0.5g；20ml∶1g。②注射用硫代硫酸钠：0.32g（相当于0.5g $Na_2S_2O_3·5H_2O$）；0.64g（相当于1g $Na_2S_2O_3·5H_2O$）。

亚甲蓝
Methylthioninium Chloride

【其他名称】次甲蓝、美蓝。

【药理作用】亚甲蓝本身系氧化剂，根据其在体内的不同浓度，对血红蛋白有两种不同的作用。低浓度时6-磷酸-葡萄糖脱氢过程中的氢离子经还原型三磷酸吡啶核苷传递给亚甲蓝，使其转变为还原型的白色亚甲蓝。白色亚甲蓝又将氢离子传递给带三价铁的高铁血红蛋白，使其还原为带二价铁的正常血红蛋白，而白色亚甲蓝又被氧化为亚甲蓝。亚甲蓝的还原-氧化过程可反复进行。高浓度时，亚甲蓝不能被完全还原为白色亚甲蓝，因而起氧化作用，将正常血红蛋白氧化为高铁血红蛋白。由于高铁血红蛋白易与CN^-结合形成氰化高铁血红蛋白，但数分钟后二者又离解，故仅能暂时抑制CN^-对组织的毒性。

【体内过程】亚甲蓝静脉注射后作用迅速，不经过代谢即随尿排出，口服在胃肠道的pH条件下可被吸收。并在组织内迅速还原为白色亚甲蓝。在6天内74%由尿排出，其中22%为原型，其余为白色亚甲蓝，且部分可能被甲基化。少量亚甲蓝通过胆汁，由粪便排出。

【适应证】①化学物亚硝酸盐、硝酸盐、苯胺、硝基苯、三硝基甲苯、苯醌、苯肼等和含有或产生芳香胺的药物（乙酰苯胺、对乙酰氨基酚、非那西丁、苯佐卡因等）引起的高铁血红蛋白血症。②急性氰化物中毒（能暂时延迟其毒性）。

【用法用量】①静脉注射。亚硝酸盐中毒，一次按体重1～2mg/kg；氰化物中毒，一次按体重5～10mg/kg，最大剂量为20mg/kg。②口服。先天性还原型二磷酸吡啶核苷高铁血红蛋白还原酶缺陷引起的高铁血红蛋白血症，一日口服0.3g和大剂量维生素C。

【不良反应】本药静脉注射过速，可引起头晕、恶心、呕吐、胸闷、腹痛。剂量过大，除上述症状加剧外，还出现头痛、血压降低、心率增快伴心律失常、大汗淋漓和意识障碍。用药后尿呈蓝色，排尿时可有尿道口刺痛。

【注意事项】本药不能皮下、肌内或鞘内注射，前者引起坏死，后者引起瘫痪。6-磷酸-葡萄糖脱氢酶缺乏患者和小儿应用本药剂量过大可引起溶血。对肾功能不全患者应慎用。本药为1%溶液，应用时需用25%葡萄糖注射液40ml稀释，静脉缓慢注射（10分钟注射完毕）。对化学物和药物引起的高铁血红蛋白血症，若30～60分钟皮肤黏膜发绀不消退，可重复用药。

【制剂与规格】①注射液：2ml：20mg；5ml：50mg；10ml：100mg。②亚甲蓝片：65mg。

四、含钴化合物

羟钴胺
Hydroxocobalamine

【药理作用】羟钴胺是维生素B_{12}前身物质，系由羟基取代维生素B_{12}的氰基而成，其药理与维生素B_{12}作用相同。

【体内过程】口服羟钴胺必须与由胃黏膜壁细胞分泌的糖蛋白即“内因子”结合，形成复合物后，方不易被肠液消化，可在回肠远端被吸收入血。在通过小肠黏膜时，羟钴胺与蛋白解离，再与一种转运蛋白——转钴胺素Ⅱ结合存于血液中，羟钴胺-TCⅡ复合物与细胞表面受体结合进入细胞内或线粒体内。进入肝的羟钴胺与转钴胺素Ⅰ（TCⅠ）结合，贮存于肝、骨髓和其他组织细胞内。羟钴胺大部分随胆汁排出，少量随泪液、唾液、乳汁排泄。羟钴胺肌内注射后迅速吸收，1小时后血药浓度达峰值，由羟基取代维生素B_{12}的氰基而成。本药在体内能与氰离子结合形成氰钴胺而起解毒作用。

【适应证】恶性贫血、巨幼细胞贫血、神经痛、肝实质损害与接触性皮炎。氰化物中毒。

【用法用量】肌内注射。成人：一日0.025～0.1mg，或隔日0.05～0.2mg。用于神经炎时，用量可酌增。儿童：每次25～100μg，每日或隔日1次。避免同一部位反复给药，且对新生儿、早产儿、婴儿、幼儿要特别小心。

【不良反应】本药有疲劳感；偶有皮疹、瘙痒、腹泻、过敏性哮喘，甚至休克。

【药物相互作用】使用本药1小时内，应避免使用大剂量的维生素C。

【注意事项】①用药过程中可致过敏反应，应引起注意。②有条件时用药过程中应监测血中维生素B_{12}浓度。③痛风患者使用本药可能发生高尿酸血症。④在治疗巨幼细胞贫血最初48小时内应查血钾，以防低血钾发生。⑤使用本药可导致对转运钴胺Ⅱ-维生素B_{12}复合物抗体形成。

【制剂与规格】盐酸羟钴胺注射液：1ml：0.25mg。

依地酸钙钠
Calcium Disodium Edetate

【其他名称】依地酸二钴。

【药理作用】能与多种金属结合成为稳定而可溶的络合物，由尿中排泄，故用于一些金属的中毒，尤其对无机铅中毒效果好（但对四乙基铅中毒无效），对钴、铜、铬、镉、锰及放射性元素（如镭、钚、铀、钍等）均有解毒作用，但对锶无效。依地酸或依地酸钠由于易与钙络合，静脉注射时（特别在静脉注射速度快时）能使血中游离钙浓度迅速下降，严重者引起抽搐甚至心脏停搏，因此不用为金属解毒剂。本药能与多种金属离子相结合，生成稳定的水溶性的金属络合物。临床上凡是稳定常数大于钙的金属，皆可取代钙而与依地酸结合，形成络合物。本药对铅的络合作用最强，在儿童急性铅中毒脑病用药后，尿中铅元素的排泄量增加20～60倍。

【体内过程】本药与汞的络合力不强，很少用于汞中毒的解毒。胃肠道吸收差，不宜口服给药。静脉注射后在体内不被破坏，迅速自尿排出，一小时内约排出50%，24小时排出95%以上。仅少量通过血脑屏障。口服胃肠道吸收差，一般口服吸收量仅为总摄入量的4%～5%。肌内注射给药吸收迅速完全，临床多用静脉注射。静脉注射后分布至全身体液，但不进入红细胞内，且由于药物属水溶性，故主要存在于细胞外液，也不易透过血脑屏障。注射给药后，药物很快自血浆中消失。进入体内的本药绝大部分（约90%）以原型由尿中排出（约有0.1%随呼出气的CO_2排出），24小时排出95%。

【适应证】治疗急慢性铅中毒有肯定疗效，也治疗铜、锰、铬、镍、钴和铜中毒。在急性铅中毒，静脉点滴给药后，铅绞痛多在12～24小时内减轻或消失，尿排铅量增加，肝肿大、贫血等也逐渐消失。在慢性铅中毒用药后尿排铅为治疗前的数倍至数十倍，临床表现明显改善或消失。

【用法用量】以短程间歇疗法为原则，长期连续使用则排毒率低，副作用大。①肌内或皮下注射：每次0.2～0.5g，一日2次，每次加2%普鲁卡因2ml。②静脉滴注：每次0.5～1g，一日2次，用0.9%氯化钠注射液或5%～10%葡萄糖液稀释成0.25%～0.5%浓度，总剂量不宜超过30g。③口服：成人每次1～2g，每日2～4次。④局部用药：0.5%溶液于每晨作电离子透入1次，然后每0.5～1小时滴眼1次，每晚结膜下注射1次，治眼部金属异物损害。一般以连用3天休息4天为一疗程，注射一般可连续3～5个疗程。必要时，可间隔3～6个月再重复。以静脉滴注疗效最高。

【不良反应】本药是一个较为安全的药物。部分患者用药期间可出现头晕、乏力、腹痛、恶心、关节酸痛等。长期应用还可能引起尿频、尿急、口角炎、皮炎、寒战等所谓“过多络合症”。可能是因为体内一些微量金属元素也被络合，从尿中排出增加。大剂量能引起中毒性肾病，一般停药后病变迅速恢复。严重者可导致肾功能衰竭，须立即停药。此外，肌内注射产生局部疼痛，静脉注射高浓度的溶液易引起栓塞性脉管炎。个别患者于注入4～8小时后可出现全身反应，症状为疲软、乏力、过度口渴、突然发热及寒战，继以严重肌痛、前头痛、食欲不振等。也有报告出现类组胺反应和维生素B_6缺乏样皮炎者。

【禁忌证】确诊氰化物中毒前。

【注意事项】①为减少或避免发生不良反应，用药时应注意：剂量以2g/d以下为宜；用药过程中定期检查尿常规；同时服用多种维生素，尤其是维生素B_6。②大剂量时可有肾小管水肿等损害，用药期间应注意查尿，若出现管型、蛋白、红细胞、白细胞甚至少尿或肾功能衰竭等，应立即停药，停药后可逐渐恢复正常。③如静脉滴注过快、血药浓度超过0.5%时，可引起血栓性静脉炎。④对铅脑病的疗效不高，与二巯丙醇合用可提高疗效和减轻神经症状。治疗铅脑病及脑压增高患者，应避免给予过多水分，可由肌内给药，同时给予甘露醇等脱水剂。

【制剂与规格】①注射液：5ml：1g。②片剂：0.5g。

五、其他解毒剂

亚叶酸钙
Calcium Folinate

【药理作用】亚叶酸是四氢叶酸（THF，叶酸的活性形式）的5-甲酰衍生物。亚叶酸作为协同因素参与很多代谢反应，包括嘌呤合成、嘧啶合成及氨基酸转化。亚叶酸钙在细胞毒治疗中用作叶酸拮抗剂（如甲氨蝶呤）的解毒剂，叶酸拮抗剂通过与二氢叶酸还原酶结合阻断叶酸转化成四氢叶酸。

【体内过程】静脉给药与肌内注射给药后，5-亚叶酸分别在10分钟与28分钟达到峰浓度。虽然叶酸可以分布在所有的身体组织中，但主要聚集在脑脊液和肝脏中。活性代谢物5-甲基四氢叶酸是药物的主要分布形式，总还原叶酸的最终半衰期为6.2小时。通过尿液排泄。

【适应证】与氟尿嘧啶合用于结直肠癌与胃癌。甲氨蝶呤、乙胺嘧啶或甲氧苄啶中毒。预防甲氨蝶呤过量或大剂量治疗后所引起的严重毒性作用。口炎性腹泻、营养不良、妊娠期或婴儿期引起的巨幼细胞贫血（对维生素B_{12}缺乏性贫血并不适用）。

【用法用量】用于5-FU合用增效，每次20～500mg/m^2，静脉滴注，每日1次，连用5天。可用0.9%氯化钠注射液或葡萄糖注射液稀释配成输注液，配制后的输注液pH不得低于6.5。输注液须新鲜配制。作为甲氨蝶呤的“解救”疗法，本药剂量最好根据血药浓度测定。一般采用的剂量为按体表面积9～15mg/m^2，肌内或静脉注射，每6小时1次，共用12次；作为乙胺嘧啶或甲氧苄啶等的解毒剂，每次剂量为肌内注射9～15mg，视中毒情况而定。

【不良反应】很少见，偶见皮疹、荨麻疹或哮喘等其他过敏反应。

【禁忌证】恶性贫血或维生素B_{12}缺乏所引起的巨幼细胞贫血。

【药物相互作用】本药较大剂量与巴比妥、扑米酮或苯妥英钠同用，可影响抗癫痫作用。

【注意事项】当患者有下列情况时，本药应谨慎用于甲氨蝶呤的“解救”治疗：酸性尿（pH<7）、腹水、失水、胃肠道梗阻、胸腔渗液或肾功能障碍。有上述情况时，甲氨蝶呤毒性较显著，且不易从体内排出；病况急需者，本药剂量要加大。接受大剂量甲氨蝶呤而用本药“解救”者应进行下列各种实验监察：治疗前观察肌酐廓清试验；甲氨蝶呤大剂量后每12～24小时测定血浆或血清甲氨蝶呤浓度，以调整本药剂量；当甲氨蝶呤浓度低于5×10^{-8}mol/L时，可以停止实验室监察；甲氨蝶呤治疗前及以后每24小时测定血清肌酐量，用药后24小时肌酐量大于治疗前50%，指示有严重肾毒性，要慎重处理；甲氨蝶呤用药前和用药后每6小时应监察尿液酸度，要求尿液pH保持在7以上，必要时用碳酸氢钠和水化治疗（每日补液量在3000ml/m^2）；本药不宜与甲氨蝶呤同时用，以免影响后者抗叶酸作用，一次大剂量甲氨蝶呤后24～48小时再启用本药，剂量应要求血药浓度等于或大于甲氨蝶呤浓度。对维生素B_{12}缺乏所致的贫血不宜单用本药。本药应避免光线直接照射及热接触。过期药物不得应用。

【制剂与规格】①注射液：3ml：30mg；5ml：50mg；10ml：100mg。②注射用亚叶酸钙：3mg；5mg；25mg；50mg；100mg。

纳洛酮
Naloxone

【药理作用】本药为阿片受体拮抗药，但能竞争性拮抗各类阿片受体，对μ受体有很强的亲和力。可完全或部分纠正阿片类物质的中枢抑制效应，如呼吸抑制、镇静和低血压。对动物急性乙醇中毒有促醒作用。为纯阿片受体拮抗剂，即不具有其他阿片受体拮抗剂的“激动性”或吗啡样效应；不引起呼吸抑制、拟精神病反应或缩瞳反应。

【体内过程】静脉注射给药时，通常在2分钟内起效，当肌内注射或皮下注射给药时起效稍慢。非肠道给药时，本药在体内快速分布并迅速透过胎盘屏障。与血浆蛋白结合但发生率低。纳洛酮主要与血浆白蛋白结合，还可与血浆中的其他成分结合。还不清楚纳洛酮是否会通过人乳排泄。本药在肝脏代谢，主要与葡萄糖醛酸苷结合，纳洛酮-3-葡萄糖醛酸化合物为主要代谢产物。药物在成人体内的血浆半衰期为30～81分钟，新生儿平均血浆半衰期为3.1小时。口服或静脉注射后，25%～400%的药物以代谢物形式在6小时内通过尿液排出，24小时排出50%左右，72小时排出60%～70%。

【适应证】阿片类药物复合麻醉药术后。阿片类药物过量。急性乙醇中毒。急性阿片类药物过量的诊断。

【用法用量】因本药存在明显的个体差异，应用时应根据患者具体情况由医生确定给药剂量及是否需多次给药。本药可静脉输注、注射或肌内注射给药。静脉注射起效最快，适合在急诊时使用。静脉输注本药可用0.9%氯化钠注射液或葡萄糖溶液稀释，把2mg本药加入500ml的以上任何一种液体中，使浓度达到0.004mg/ml。混合液应在24小时内使用，超过24小时未使用的剩余混合液，必须丢弃。根据患者反应控制滴注速度。成人使用：阿片类药物过量首次可静脉注射本药0.4～2mg，如果未获得呼吸功能的理想的对抗和改善作用，可隔2～3分钟重复注射给药。如果给10mg还未见反应，就应考虑此诊断问题。如果不能静脉给药，可肌内给药。术后阿片类药物抑制效应部分纠正在手术使用阿片类药物后阿片的抑制效应，通常较小剂量本药即有效。本药给药剂量应依据患者反应来确定。首次纠正呼吸抑制时，应每隔2～3分钟，静脉注射0.1～0.2mg，直至产生理想的效果，即有通畅的呼吸和清醒度，无明显疼痛和不适。大于必需剂量的本药可明显逆转痛觉缺失和升高血压。同样，逆转太快可引起恶心、呕吐、出汗或循环负担增加。1～2小时时间间隔内需要重复给予本药的量取决于最后一次使用的阿片类药物的剂量、给药类型与间隔时间。重度乙醇中毒0.8～1.2mg，一小时后重复给药0.4～0.8mg。儿童使用：阿片类药物过量小儿静脉注射的首次剂量为0.01mg/kg。如果此剂量没有在临床上取得满意的效果，接下来则应给予0.1mg/kg。如果不能静脉注射，可以分次肌内注射。在首次纠正呼吸抑制效应时，每隔2~3分钟静脉注射本药0.005～0.01mg，直至达到理想逆转程度。新生儿用药：阿片类药物引起的抑制静脉、肌内或皮下注射的常用初始剂量为每公斤体重0.01mg。可按照成人术后阿片类抑制的用药说明重复该剂量。纳洛酮激发试验：用来诊断怀疑阿片耐受或急性阿片过量。静脉注射本药0.2mg，观察30秒钟看是否出现阿片戒断的症状和体征。如果未出现阿片戒断症状、体征，或未达到逆转的作用，呼吸功能未得到改善，可间隔2～3分钟重复用药，每注射0.6mg观察20分钟。如果纳洛酮的给药总量达到10mg后仍未观察到反应，则阿片类药物诱发的或部分由阿片类药物引起毒性的诊断可能有误。在不能进行静脉注射给药时，可选用肌内或皮下注射。本药不应给予有明显戒断症状和体征的患者，或者尿中含有阿片的患者。有些患者特别是阿片耐受患者对低剂量本药发生反应，静脉注射0.1mg的本药就可以起诊断作用。

【不良反应】术后患者使用本药的不良反应偶见低血压、高血压、室性心动过速和心室纤颤、呼吸困难、肺水肿和心脏停搏。术后患者使用本药过量可能逆转痛觉缺失并引起患者激动。突然逆转阿片类抑制可能会引起恶心、呕吐、出汗、心悸亢进、血压升高、发抖、癫痫发作、室性心动过速和心室纤颤、肺水肿和心脏停搏、甚至可能导致死亡。类阿片依赖，对阿片类药物产生躯体依赖的患者突然逆转其阿片作用可能会引起急性戒断综合征，包括但不局限于下述症状和体征：躯体疼痛、发热、出汗、流鼻涕、喷嚏、竖毛、打哈欠、无力、寒战或发抖、神经过敏、不安或易激惹、痢疾、恶心或呕吐、腹部痛性痉挛、血压升高、心悸亢进。对新生儿，阿片戒断症状可能有惊厥、过度哭泣、反射性活动过多。

【禁忌证】对本药过敏的患者。

【药物相互作用】丁丙诺啡与阿片受体的结合率低、分离速度慢决定了其作用时间长，因此在拮抗丁丙诺啡的作用时应使用大剂量纳洛酮，对丁丙诺啡的拮抗作用需要逐渐增强逆转效果，缩短呼吸抑制时间。甲己炔巴比妥可阻断纳洛酮诱发阿片成瘾者出现的急性戒断症状。不应把本药与含有硫酸氢钠、亚硫酸氢钠、长链高分子阴离子或任何碱性的制剂混合。在把药物或化学试剂加入本药溶液中以前，应首先确定其对溶液的化学和物理稳定性的影响。

【注意事项】本药应慎用于已知或可疑的阿片类药物躯体依赖患者，包括其母亲为阿片类药物依赖者的新生儿。对这种病例，突然或完全逆转阿片作用可能会引起急性戒断综合征。由于某些阿片类药物的作用时间长于纳洛酮，因此应该对使用本药效果很好的患者进行持续监护，必要时应重复给药。本药对非阿片类药物引起的呼吸抑制和左丙氧芬引起的急性毒性的控制无效。只能部分逆转部分性激动剂或混合激动剂/拮抗剂（如丁丙诺啡和喷他佐辛）引起的呼吸抑制，或需要加大纳洛酮的用量。如果不能完全响应，在临床上需要用机械辅助治疗呼吸抑制。在术后突然逆转阿片类抑制可能引起恶心、呕吐、出汗、发抖、心悸亢进、血压升高、癫痫发作、室性心动过速和心室纤颤、肺水肿以及心脏停搏，严重的可导致死亡。术后患者使用本药过量可能逆转痛觉缺失并引起患者激动。有心血管疾病史或接受其他有严重的心血管不良反应（低血压、室性心动过速或心室颤动、肺水肿）的药物治疗的患者应慎重用本药。应用纳洛酮拮抗大剂量麻醉镇痛药后，由于痛觉恢复，可产生高度兴奋。表现为血压升高、心率增快、心律失常，甚至肺水肿和心室颤动。由于此药作用持续时间短，用药起作用后，一旦其作用消失，可使患者再度陷入昏睡和呼吸抑制。用药需注意维持药效。伴有肝脏疾病、肾功能不全，衰竭患者使用纳洛酮的安全性和有效性尚未确立，应慎用本药。

【制剂与规格】盐酸纳洛酮注射液：1ml：0.4mg。

维生素B_6
Vitamin B_6

【药理作用】本药为维生素类药。维生素B_6在红细胞内转化为磷酸吡哆醛，作为辅酶对蛋白质、碳水化合物、脂类的各种代谢功能起作用，同时还参与色氨酸转化成烟酸或5-羟色胺。

【体内过程】维生素B_6与血浆蛋白不结合，磷酸吡哆醛可与血浆蛋白结合。维生素B_6的$t_{1/2}$长达15～20天。肝内代谢。经肾排泄。可经血液透析而排出。

【适应证】维生素B_6缺乏症。异烟肼中毒。妊娠、放射病及抗癌药所致的呕吐。脂溢性皮炎。全胃肠道外营养及因摄入不足所致营养不良、进行性体重下降。新生儿遗传性维生素B_6依赖综合征。

【用法用量】①皮下注射、肌内或静脉注射，一次50～100mg，一日1次。用于环丝氨酸中毒的解毒时，每日300mg或300mg以上。用于异烟肼中毒解毒时，每1g异烟肼给1g维生素B_6静脉注射。②口服：每次5～10mg，每日3次。

【不良反应】维生素B_6在肾功能正常时几乎不产生毒性。罕见过敏反应。若每天应用200mg，持续30天以上，可致依赖综合征。

【药物相互作用】氯霉素、环丝氨酸、乙硫异烟胺、盐酸肼酞嗪、免疫抑制剂包括肾上腺皮质激素、环磷酰胺、环孢素、异烟肼、青霉胺等药物可拮抗维生素B_6或增加维生素B_6经肾排泄，可引起贫血或周围神经炎。服用雌激素时应增加维生素B_6用量。左旋多巴与小剂量维生素B_6（每日5mg）合用，即可拮抗左旋多巴的抗震颤作用。

【注意事项】维生素B_6对下列情况未能证实确实疗效，如痤疮及其他皮肤病、酒精中毒、哮喘、肾结石、精神病、偏头痛、经前期紧张、刺激乳汁分泌、食欲不振。不宜应用大剂量维生素B_6治疗未经证实有效的疾病。维生素B_6影响左旋多巴治疗帕金森病的疗效，但对卡比多巴的疗效无影响。对诊断的干扰：尿胆原试验呈假阳性。

【制剂与规格】①注射液：1ml：25mg；1ml：50mg；2ml：100mg。②片剂：10mg。

氟马西尼
Flumazenil

【药理作用】氟马西尼是苯二氮䓬类受体拮抗剂，它通过竞争性抑制苯二氮䓬类与其受体反应从而特异性阻断其中枢神经作用。

【体内过程】氟马西尼为一种亲脂性药物，血浆蛋白结合率约为50%，所结合的血浆蛋白中2/3为白蛋白。氟马西尼广泛分布于血管外，稳态时的平均分布容积为0.95L/kg。氟马西尼主要在肝脏代谢。在血浆和尿中的主要代谢物为羧酸代谢物，该主要代谢物没有苯二氮䓬类受体激动剂或拮抗剂的活性。氟马西尼几乎完全（99%）通过非肾脏途径消除。药物消除半衰期为50～60分钟。

【适应证】逆转苯二氮䓬类药物所致的中枢镇静作用。终止用苯二氮䓬类药物诱导及维持的全身麻醉。鉴别诊断苯二氮䓬类、其他药物或脑损伤所致的不明原因的昏迷。

【用法用量】可用5%的葡萄糖水、乳酸林格液或普通0.9%氯化钠注射液稀释后注射，稀释后应在24小时内使用。终止用苯二氮䓬类药物诱导及维持的全身麻醉：推荐的初始剂量为15秒内静脉注射0.2mg。如果首次注射后60秒内清醒程度未达到要求，则追加给药0.1mg，必要时可间隔60秒后再追加给药一次，直至最大总量1mg，通常剂量为0.3～0.6mg。作为苯二氮䓬类药物过量时中枢作用的特效逆转剂：推荐的首次静脉注射剂量为0.3mg。如果在60秒内未达到所需的清醒程度，可重复使用直至患者清醒或达总量2mg。如果再度出现昏睡，可以每小时静脉滴注0.1～0.4mg，滴注的速度应根据所要求的清醒程度进行个体调整。在重症监护情况下，对大剂量和（或）长时间使用苯二氮䓬类药物的患者只要缓慢给药并根据个体情况调整剂量并不会引起戒断症状。如果出现意外的过度兴奋体征，可静脉注射5mg地西泮或5mg咪达唑仑并根据患者的反应小心调整用量。用于鉴别诊断苯二氮䓬类、其他药物或脑损伤所致的不明原因的昏迷：如果重复使用本药后，清醒程度及呼吸功能尚未显著改善，必须考虑到苯二氮䓬类药物以外的其他原因。

【不良反应】少数患者在麻醉时用药，会出现面色潮红、恶心和（或）呕吐。在快速注射氟马西尼后，偶尔会有焦虑、心悸、恐惧等不适感。这些副作用通常不需要特殊处理。在有癫痫病史或严重肝功能不全的人群中，尤其是在有苯二氮䓬类长期用药史或在有混合药物过量的情况下，使用该药有癫痫发作的报道。在混合药物过量的情况下，特别是环类抗抑郁药过量，使用本药来逆转苯二氮䓬类的作用可能引起不良反应（如惊厥和心律失常）。有报道此类药物对有惊恐病史的患者可能诱发惊恐发作。对长期应用苯二氮䓬类药物并在本药给药前刚停药或数周前停药的患者，注射本药过快可能会出现苯二氮䓬类激动剂的戒断症状。缓慢注射5mg地西泮或5mg咪达唑仑后这些症状将消失。

【禁忌证】对本药过敏患者。对使用苯二氮䓬类药物以控制对生命构成威胁的情况（如用于控制严重头部损伤后的颅内压或癫痫情形）的患者。严重抗抑郁剂中毒者。

【药物相互作用】氟马西尼可阻断经由苯二氮䓬类受体作用的非苯二氮䓬类药物如佐匹克隆和三唑并哒嗪的作用。苯二氮䓬类受体激动剂的药代动力学不受氟马西尼影响，反之亦然。酒精与氟马西尼无相互作用。

【注意事项】不推荐用于长期接受苯二氮䓬类药物治疗的癫痫患者。使用本药时，应对再次镇静、呼吸抑制及其他苯二氮䓬类反应进行监控，监控的时间根据苯二氮䓬类的用量和作用时间来确定。勿在神经肌肉阻滞药的作用消失之前注射本药。不推荐用于苯二氮䓬类的依赖性治疗和长期的苯二氮䓬类戒断综合征的治疗。对于一周内大剂量使用过苯二氮䓬类药物，以及（或）较长时间使用苯二氮䓬类药物者，应避免快速注射本药，否则将引起戒断症状，如兴奋、焦虑、情绪不稳、轻微混乱和感觉失真。使用本药最初24小时内，避免操作危险的机器或驾驶机动车。

【制剂与规格】注射液：5ml：0.5mg；10ml：1mg。

乙酰胺
Acetamide

【药理作用】为氟乙酰胺杀虫农药解毒剂。其解毒机制可能由于其化学结构和氟乙酰相似，故能争夺某些酶（如酰胺酶）使不产生氟乙酸，从而消除氟乙酸对机体三羧循环的毒性作用，具有延长中毒潜伏期制止发病，减轻发病症状作用。

【体内过程】尚不清楚。

【适应证】氟乙酸胺、氟醋酸钠及甘氟中毒。

【用法用量】肌内注射。一次2.5～5g，一日2～4次，或按每日0.1～0.3g/kg，分2～4次注射，一般连续注射5～7日；危重患者可给予5～10g。

【不良反应】注射时可引起局部疼痛，本药一次量（2.5～5g），注射时可加入盐酸普鲁卡因20～40mg混合使用，以减轻疼痛。大量应用可能引起血尿，必要时停药并加用糖皮质激素使血尿减轻。

【注意事项】氟乙酰中毒患者，包括可疑中毒者均应及时给予本药，尤其早期应给予足量。与解痉药、半胱氨酸合用，效果较好。

【制剂与规格】注射液：5ml：2.5g。

附

维生素K参阅第七篇第1章促凝血药。

六、非特异性解毒剂

药用炭
Medicinal Charcoal

【药理作用】该品具有丰富的孔隙，能吸附导致腹泻及腹部不适的多种有毒或无毒的刺激性物质，以及肠内异常发酵产生的气体，减轻对肠壁的刺激，减少肠蠕动，从而起止泻的作用。该品还可以在胃肠道内迅速吸附肌酐，尿酸等有毒物质，容纳于其孔隙之中，顺肠道排出体外，代替肾脏的解毒功能，降低毒性物质在血液中的浓度，保护健存的肾单位，并延长透析间期，减少透析次数。

【体内过程】尚不清楚。

【适应证】吸附药。用于实物及生物碱等引起的中毒及腹泻、腹胀等。

【用法用量】口服。成人一次3～10片，一日3次。

【不良反应】可出现恶心。长期服用可出现便秘。

【禁忌证】尚不明确。

【药物相互作用】本药不宜与维生素、抗生素、洋地黄、生物碱类、乳酶生及其他消化酶等类药物合用，以免被吸附而影响疗效。

【注意事项】本药能吸附并减弱其他药物的作用，影响消化酶活性。服药期间若出现便秘，可用中药大黄饮片或番泻叶2～6g，浸泡代茶饮即可缓解。

【制剂与规格】药用炭片：0.2g；0.3g。

白陶土
Kaolin

【其他名称】高岭土、瓷土。

【药理作用】可作为吸附剂，防止毒物在胃肠道的吸收，并对发炎黏膜有保护作用，用于治疗痢疾和食物中毒。外用为撒布剂，有保护皮肤的作用，能吸收创面渗出物，防止细菌侵入。除此之外，白陶土为天然黏土，能有效吸收油脂。油脂溶解剂：能溶解脸部油脂，彻底清洁肌肤。

【适应证】轻度腹泻。

【用法用量】口服。成人，一日3～4次，每次15～30ml，或每次排完稀便后服30～60ml。

【不良反应】白陶土应用于口服和外用药物制剂，一般认为基本无毒和无刺激性。

【药物相互作用】白陶土的吸附特性可能影响到口服药物的吸收。已报道过的受到白陶土影响的药物有阿莫西林、氨苄西林、西咪替丁、地高辛、林可霉素、苯妥英和四环素。大鼠体外小肠对华法林的吸收不受白陶土的影响。白陶土对克林霉素的吸收速率（而不是吸收量）有影响。

【注意事项】白陶土很稳定。由于白陶土是天然物质，常常染有一些微生物，如炭疽杆菌、破伤风梭状芽孢杆菌和魏氏梭状芽孢杆菌。但白陶土可在高于160℃加热1小时以上灭菌。白陶土吸湿后颜色变深，变得具有塑性。白陶土应置密闭容器，阴凉干燥处保存。

【制剂与规格】①高岭土果胶悬浊液：100ml：18.7g。②高岭土：4.2g果胶。

谷胱甘肽
Reduced Glutathione

【药理作用】还原型谷胱甘肽是含有巯基（SH）的三肽类化合物，在人体内具有活化氧化还原系统，激活SH酶、解毒作用等重要生理活性。还原型谷胱甘肽参与体内三羧酸循环和糖代谢，促进体内产生高能量，起到辅酶作用。还原型谷胱甘肽是甘油醛磷酸脱氢酶的辅基，又是乙二醛酶及磷酸丙糖脱氢酶的辅酶。还原型谷胱甘肽能激活体内的SH酶等，促进碳水化合物、脂肪及蛋白质的代谢，以调节细胞膜的代谢过程。还原型谷胱甘肽参与多种外源性、内源性有毒物质结合生成减毒物质。

【体内过程】单剂量口服600mg谷胱甘肽片，血中谷胱甘肽浓度达峰时间为（1.35±0.20）小时，谷胱甘肽浓度峰值（C_{max}）为24mol/L，药时曲线下面积（AUC）为74μmol/（L·h）。

【适应证】化疗患者。放射治疗患者。各种低氧血症。肝脏疾病。有机磷、胺基或硝基化合物中毒。药物中毒。

【用法用量】静脉滴注：将之溶解于注射用水后，加入0.9%氯化钠注射液或5%葡萄糖注射液中静脉滴注。肌内注射给药：将之溶解于注射用水后肌内注射。化疗患者：给化疗药物前15分钟内将1.5g/m^{2}本药溶解于100ml0.9%氯化钠注射液中，于15分钟内静脉输注，第2～5天每天肌内注射本药600mg。使用环磷酰胺（CTX）时，为预防泌尿系统损害，建议在CTX注射完后立即静脉注射本药，于15分钟内输注完毕；用顺氯铵铂化疗时，建议本药的用量不宜超过35mg/mg顺氯铵铂，以免影响化疗效果。肝脏疾病的辅助治疗。对于病毒性肝炎，1.2g，每日1次，静脉注射，30天；重症肝炎：1.2～2.4g，每日1次，静脉注射，30天；活动性肝炎：1.2g，每日1次，静脉注射，30天；脂肪肝：1.8g，每日1次，静脉注射，30天；酒精性肝炎：1.8g，每日1次，静脉注射，14～30天；药物性肝炎：1.2～1.8g，每日1次，静脉注射，14～30天；滴注时间为1～2小时。用于放疗辅助用药，照射后给药，剂量1.5g/m^2，或遵医嘱。其他疾病：如低氧血症，可将1.5g/m^{2}本药溶解于100ml0.9%氯化钠注射液中静脉输注，病情好转后每天肌内注射300～600mg维持。疗程：肝脏疾病一般30天为一疗程，其他情况根据病情决定。

【不良反应】偶见脸色苍白，血压下降，脉搏异常等类过敏症状，应停药。偶见皮疹等过敏症状，应停药。偶有食欲不振、恶心、呕吐、胃痛等消化道症状，停药后消失。注射局部轻度疼痛。

【禁忌证】对本药过敏者。

【药物相互作用】本药不得与维生素B_{12}、维生素K_3、甲萘醌、泛酸钙、乳清酸、抗组胺制剂、磺胺药及四环素等混合使用。

【注意事项】在医生的监护下，在医院内使用本药。注射前必须完全溶解，外观澄清、无色。放在儿童不宜触及的地方。如在用药过程中出现皮疹、面色苍白、血压下降、脉搏异常等症状，应立即停药。肌内注射仅限于需要此途径给药使用，并避免同一部位反复注射。

【制剂与规格】注射用还原型谷胱甘肽注射剂：0.6g；1.2g；1.8g。

普鲁士蓝
Prussian blue

【其他名称】亚铁氰化铁、柏林蓝、贡蓝、铁蓝、米洛丽蓝、亚铁氰化铁、中国蓝、密罗里蓝、华蓝。

【药理作用】普鲁士蓝是经典的配合物。

【适应证】急慢性铊中毒。辐射病。

【用法用量】用量一般为每日250mg/kg，分4次，溶于50ml 15%甘露醇中口服。

【不良反应】少见。

【禁忌证】对本药过敏者。

【注意事项】适量补充氯化钾能增加肾对铊的清除，可能与钾竞争性阻断肾小管对铊的吸收有关，同时钾可动员细胞内的铊到细胞外，使血铊含量增加，可使临床病情加重，因此要慎用。严重的中毒患者，血液净化是加速毒物排泄的有效方法。

附

维生素E参阅第十三篇第1章维生素类药。

第 2 章 影像对比剂

一、CT诊断对比剂

碘佛醇
Ioversol

【药理作用】碘佛醇为三碘类低渗性非离子型对比剂。血管内注射或直接引入器官（如胃肠道）后，由于含碘量高，使X线衰减，而增加组织对比。

【体内过程】快速静脉注射后，血液内碘浓度立即升至峰值，在5～10分钟内迅速下降，血管内的半衰期约为20分钟。血浆内浓度急剧下降。静脉注射后20分钟，与细胞外间隙达到平衡，然后浓度下降呈指数性。静脉团注造影剂后15～120秒，正常组织和异常组织的对比增强达到最大程度，因此在注射后30~90秒钟内进行的动态CT扫描可以提高增强效果及诊断效率。正常人血管内注射碘佛醇后，其清除药物动力学呈两室模型（药物分布的快速α期及药物排出的较慢β期），其生物半衰期为1.5小时。排泄速度与剂量无关。血尿液中药物浓度在注射后2小时达峰值。通过粪便排出量极小。碘佛醇不与血浆蛋白结合，不发生代谢。碘佛醇可能以单纯扩散方式通过胎盘屏障。

【适应证】①心血管系统造影检查。②CT增强扫描及静脉排泄性尿路造影。

【用法用量】成人一般剂量为：左心室造影30～50ml。左冠状动脉造影2～10ml。右冠状动脉造影1～10ml。主动脉造影20～90ml。颈动脉或椎动脉造影2～12ml，主动脉弓注射同时显影4根血管需20～50ml。锁骨下动脉、肱动脉15～30ml。腹腔动脉12～60ml。肠系膜上动脉15～60ml。肾动脉或肠系膜下动脉6～15ml。髂总动脉、股动脉10～50ml。以上心血管造影如有需要，可重复注射，但总剂量不应超过250ml。静脉造影根据检查部位，每次注射剂量通常为30～50ml，可重复注射，总剂量不超过200～250ml。儿童进行上述检查时，一般单次注射剂量按体重为1.25ml（范围1.0～1.5ml）/kg，作多次注射时总量按体重不应超过5ml/kg。

作CT增强检查时，一般采用对比剂团注法，成人一次性快速注入对比剂40～100ml，儿童剂量按体重为1～3ml/kg。静脉排泄性尿路造影时，成人一般使用对比剂50～75ml（常用剂量为1.5～2.0ml/kg），儿童一般剂量为1~1.5ml/kg，婴儿和儿童剂量应根据年龄和体重比例调整，给予的总剂量按体重不应超过3ml/kg。

【不良反应】碘佛醇具有6个羟基且均匀分布在侧链上，无疏水性脂溶性甲基团，因此从分子结构上具优越性。引起的不良反应包括头痛、恶心、呕吐、荨麻疹、胸闷、热感、疼痛等，一般较少且多数轻微。但和其他碘对比剂一样也可能发生严重反应，如支气管痉挛，甚至过敏样休克。

【禁忌证】①有明显的甲状腺疾病患者。②对本药有严重反应的继往史者。③妊娠期妇女。

【药物相互作用】有报道，肝功能异常的患者在口服胆囊造影剂后经血管注入含碘对比剂会引发肾脏中毒。因此，对最近服用过胆囊造影剂的患者都应推迟血管注入对比剂。其他药物不应与碘佛醇注射液混合使用。

【注意事项】应特别注意，本产品不可椎管内使用。在使用血管升压药后绝对不能注入碘对比剂，因为升压药具有引发严重的神经后遗症的可能。严重肾功能衰竭、合并肝和肾病、严重甲状腺毒症、骨髓瘤或无尿症，注入碘对比剂应小心，特别是大剂量注入时。经血管注入对比剂可能加重纯合子镰状细胞症患者的病情。注入对比剂前患者脱水是危险的，它可使严重血管疾病患者、糖尿病患者及糖尿病易患者（常为年龄较大的肾病患者）发生急性肾衰。在注入碘佛醇注射液前后，患者应充分补充水分。使用含碘对比剂，可能会导致短暂的肾功能不全，这可使服用二甲双胍类的糖尿病患者发生乳酸性酸中毒的可能性增大。作为预防，在使用造影剂前、后48小时内，应停服双胍类降糖药，只有在肾功能稳定后，再恢复服用双胍类降糖药。注入对比剂时必须非常小心避免外渗，这对患有严重动脉、静脉疾病的患者尤为重要。

【制剂与规格】注射液：20ml：13.56g（每1ml含碘320mg）；50ml：33.9g（每1ml含碘320mg）。

碘海醇
Iohexol

【药理作用】碘海醇为单环非离子型水溶性对比剂，药理作用同一般含碘对比剂。

【体内过程】通过静脉注射到体内的碘海醇，以原型经肾排出，24小时排出100%。尿液中碘海醇浓度最高的情况，出现在注射后的1小时内，没有代谢物产生。本药蛋白结合率少于2%。

【适应证】心血管造影、动脉造影、尿路造影、静脉造影、CT增强检查。颈、胸和腰段椎管造影、经椎管蛛网膜下腔注射后CT脑池造影。关节腔造影、经内窥镜胰胆管造影（ERCPI）。疝或瘘道造影、子宫输卵管造影、涎腺造影、经皮肝胆管造影（PTC）、窦道造影、胃肠道造影和“T”形管造影。

【用法用量】给药剂量取决于检查的种类、患者的年龄、体重、心输出量和全身情况及使用的技术。一般而言，该药的常用碘浓度和容量与目前使用的其他含碘对比剂相似。

【不良反应】在椎管内注射后的不良反应可能在检查后几小时甚至几天后延迟出现，其发生率与单独腰穿相似。头痛、恶心、呕吐和头晕很常见，主要与穿刺点脑脊液渗漏引起蛛网膜下腔压力下降有关。有些患者会有严重的头痛并持续几天。不要抽出太多的脑脊液以避免压力过度下降。轻度的局部疼痛、外周感觉异常和根性疼痛偶可发生在注射的部位。偶见下肢疼痛和痛性痉挛。脑膜刺激所致的畏光和假性脑膜炎偶有发生。症状明显的化学性脑膜炎非常罕见，也应考虑有感染性脑膜炎的可能。非常少见的反应还有短暂性脑功能失调，包括癫痫发作、短暂性意识丧失、运动和感觉障碍。少数患者有脑电图的改变。可能发生暂时性失明、颈部疼痛、注射部位反应。

【禁忌证】①甲状腺病症患者。②对碘海醇注射液有严重反应者。③妊娠期妇女。

【药物相互作用】使用含碘对比剂可能会导致短暂性肾功能不全，这可使服用二甲双胍的糖尿病患者发生乳酸性酸中毒的可能性增高；有肾毒性的药物，当与碘海醇同时使用时，会增加发生肾中毒的可能性。口服胆囊造影剂可能增加碘海醇的肾毒性。二周内用白细胞介素-2治疗的患者其延迟反应的危险性会增加（感冒样症状和皮肤反应）。β肾上腺受体阻滞药与碘海醇同时使用有可能增加中、重度过敏反应，加重低血压等；引起低血压的药物，当与碘海醇同时使用时，可能出现严重低血压。虽然没有明确的配伍禁忌，本药仍不应与其他药物直接混合使用，应使用单独的注射器。

【注意事项】碘海醇注射液可用于椎管造影，在椎管造影后，对癫痫发作阈较低的患者应密切观察，门诊患者最初的24小时内不能独处。在椎管内注射后24小时内不应驾驶和操作机器。

【制剂与规格】注射液：20ml：6g；20ml：7g；50ml：7g；50ml：9g；50ml：12g；50ml：15g；50ml：17.5g。

碘帕醇
Iopamidol

【药理作用】同其他含碘对比剂。

【体内过程】碘帕醇注射后在人体内均无明显的代谢。静脉注射后能很快从血浆扩散至细胞间隙，几乎不与体内蛋白结合，绝大部分以原型经肾脏排出。在人体，药量的90%以上在24小时内通过肾脏排出。血中浓度半衰期，消除相，人为90～120分钟。鞘内注射后在90～150分钟内达血药浓度峰值，并且于24小时内全部排出。

【适应证】脊髓神经根造影、脑池造影和脑室造影。血管造影。尿路造影。CT检查。关节造影、瘘道造影、子宫输卵管造影。

【用法用量】根据不同的X线检查需要，选择不同的浓度与剂量。

【不良反应】一般不良反应同其他碘对比剂。大约0.02%的患者应用碘帕醇后出现不良反应。通常为轻至中度且为一过性的，曾有罕见的严重和致命性反应有时导致死亡的报告。绝大多数不良反应在用药后几分钟内出现，但也有迟发的通常是皮肤过敏反应，常出现在药物注射后2～3天；极少数病例发生在药物注射后7天内。脊髓造影后的不良反应多出现在鞘内注射后数小时，这是因为对比剂从注射部位缓慢吸收并分布至全身脏器。通常发生在注射后24小时内。头痛、惊厥、恶心、呕吐和肢端痛为最常见的不良反应。鞘内注射后过敏样反应伴随循环紊乱，如严重低血压导致昏厥或心搏骤停和危及生命的休克不及血管内注射后常见。呼吸方面（呼吸困难或表现为支气管痉挛的呼吸窘迫）和皮肤黏膜（荨麻疹、血管神经性水肿及其他皮肤反应如皮疹）的不良反应也不及血管内注射后常见。体腔应用时，大多数不良反应发生在对比剂注射后数小时，这是由于对比剂从注射区域缓慢吸收并分布至全身脏器。血淀粉酶升高常见于ERCP检查后。罕见有胰腺炎。关节造影和瘘管造影病例发生的不良反应通常表现为对已有炎性组织的刺激。

【药物相互作用】不能与其他药物混合。预约用放射性碘做甲状腺检查者，应牢记在使用经肾排泄的含碘造影剂后，甲状腺会减少对碘的摄取达数天甚至两周。必须绝对避免使用可以降低癫痫发作阈值的神经安定类（精神抑制药）、镇痛类、抗组胺类和吩噻嗪类镇静药。如必须使用，应在注射造影剂至少48小时前停药，且在检查结束12小时以后才可重新用药。

【注意事项】一般注意事项同其他含碘对比剂。不要限制婴儿与儿童的水摄入，在使用高渗对比剂前纠正水或电解质紊乱。妊娠妇女和甲状腺功能亢进症患者只有在医生认为确有必要的情况下才能使用。对比剂只能在有抢救设施及人员的医院和诊所中应用。用于神经放射学检查注意事项：万一液体流动受阻，应尽最大可能放出注入的对比剂。有癫痫史者忌用有机碘对比剂。血性脑脊液者医生应权衡检查之必要性，避免冒险。使用抗惊厥药物者，在造影检查前、后必须连续用药，检查期间若有发作，建议静脉注射地西泮或苯巴比妥钠。在周围动脉造影时，370ml碘帕醇注射液可引起疼痛反应，而300ml碘帕醇注射液则无此现象。

【制剂与规格】注射液：30ml：9g（碘）；30ml：11.1g（碘）；50ml：7.5g（碘）；50ml：15g（碘）；50ml：18.5g（碘）；100ml：30g（碘）；100ml：37g（碘）；200ml：60g（碘）；200ml：74g（碘）。

碘普罗胺
Iopromide

【药理作用】碘普罗胺是一种三碘化的非离子型水溶性X射线对比剂，注射液中产生对比效果的物质是三碘间苯二酸的一种衍生物，其中牢固结合的碘可吸收X射线。

【体内过程】经静脉给药后，由于碘普罗胺分布于细胞外间隙并随后清除，所以其血药浓度快速下降。稳态时总体分布容积大约为16L，大约相当于细胞外间隙容积。蛋白结合可忽略不计。经内镜逆行性胰胆管造影（ERCP）过程中经胆管和（或）胰管给药后，碘对比剂在全身吸收后于给药后1～4小时达到峰值血药浓度。以平均剂量大约为7.3g碘给药后最大血清碘水平大约为经静脉给药后达到的最大血清水平的1/40。不论剂量大小，碘普罗胺的终末清除半衰期约为2小时。在检测剂量范围内，碘普罗胺几乎全部通过肾脏排泄。给药后3天内只有大约2%的给药量通过粪便排泄。静脉给药后3小时内大约60%的剂量通过尿液排泄。12小时内回收的剂量平均≥93%。24小时内基本完全排泄。ERCP经胆管和（或）胰管给药后尿碘血药浓度于7天内恢复至给药前水平。

没有明显肾功能损害的中年患者（49～64岁）和老年患者（65～70岁）的总血浆清除率分别为74～114ml/min和72～110ml/min。个体清除半衰期分别为1.9～2.9小时和1.5～2.7小时。对于肾损伤患者，碘普罗胺的血浆半衰期随肾小球的滤过率的降低而延长。碘普罗胺可以通过血液透析清除。在3小时的透析过程中可以清除大约60%的碘普罗胺。肝功能损伤患者的清除不受影响，因为碘普罗胺不发生代谢并且给药3天后只有2%的剂量通过粪便排泄。

【适应证】作为诊断用药用于血管内和体腔内：CT增

强扫描，动脉造影和静脉造影，动脉法/静脉法数字减影血管造影（DSA），静脉尿路造影，内窥镜逆行胰胆管造影（ERCP），关节腔造影和其他体腔检查。不能在鞘内使用。

【不良反应】一般不良反应同其他碘对比剂。不良反应中最常见的是头痛、恶心和血管扩张。碘普罗胺在临床试验或上市后监测过程中已有威胁生命或致死性病例报告的不良反应有：过敏样休克、呼吸骤停、支气管痉挛、喉头水肿、哮喘、昏迷、脑梗死、脑水肿、惊厥、心搏骤停、心力衰竭、发绀、低血压、呼吸困难、肺水肿等。进行ERCP时发生的不良反应有胰酶升高（常见），胰腺炎（罕见）。

【禁忌证】对含碘对比剂过敏及明显的甲状腺功能亢进的患者。妊娠及急性盆腔炎患者。急性胰腺炎时。

【药物相互作用】双胍类（二甲双胍）：与血管内应用碘普罗胺注射液有关的一过性肾损害可以导致双胍类药的积累，并在服用双胍类药物的患者中导致乳酸性酸中毒。作为一种预防措施，应在使用对比剂前48小时停用双胍类药物，并一直持续到给予对比剂后的48小时。仅在基线肾功能恢复后才重新使用双胍类药。与精神安定剂和抗抑郁药合并使用，可以降低癫痫发作的阈值，因而增加与对比剂有关的反应的危险性。β受体阻滞药：发生过敏反应的患者若同时服用β受体阻滞药，可能对β受体激动药的治疗发生抵抗。白介素-2：先前白介素-2的治疗（长达数周）与对碘普罗胺注射液发生迟发性反应风险的增加有关。放射同位素：由于放射同位数摄取的减少，在碘普罗胺注射液给药后，促甲状腺的放射性同位素对甲状腺异常的诊断和治疗可能被延迟数周。

【注意事项】对比剂不得与任何其他药物混合使用以避免可能的不相容性风险。对于已知对碘普罗胺注射液或其辅料过敏或先前对任何其他含碘对比剂过敏的患者，由于其发生过敏反应的危险性增加，故需进行特别谨慎的风险或收益评估。对含碘对比剂过敏或以前对含碘对比剂发生过反应的患者，发生重度反应的危险性增加。但是，这种反应实际上是不规律和不可预测的。老年人中常见有血管病变和神经系统疾病，因而发生含碘对比剂不良反应的危险性增加。对于那些已知或怀疑有甲状腺功能亢进或甲状腺肿的患者，应进行仔细的风险或收益评估，这是因为含碘对比剂有可能在这些人中引起甲状腺功能亢进和甲状腺危象。

【制剂与规格】注射液：20ml：6g；50ml：15g；50ml：18.5g；100ml：30g；100ml：37g。

二、MRI诊断对比剂

钆喷酸葡胺（Gd-DTPA）

Gadopentetate Dimeglumine

【药理作用】Gd^{3+}具有7个不成对电子，为顺磁性很强的金属离子，能显著缩短T1、T2的弛豫时间，尤以T1更为明显，在浓度0～1mmol/L的范围内弛豫时间呈直线下降，从而影响MRI的信号强度。

【体内过程】经静脉给药后迅速分布于细胞外液，约1分钟血和组织中浓度已达到高峰，然后经肾小球滤过以原型排出，消除半衰期为20～100分钟，24小时内约90%以原型由尿排出。有少量分泌于胃肠道后随粪便排出。血液透析可将本药从体内排出。本药可通过受损的血脑屏障进入病变组织。

【适应证】全身磁共振成像（MRI）增强检查。

【用法用量】用于诊断，仅供静脉内给药。成人、青少年及儿童一般按体重0.1mmol/kg的钆喷酸葡胺注射液即可获得良好的增强效果并满足临床需要。按体重最大剂量0.3mmol/kg（成人）或0.2mmol/kg（儿童）。

【禁忌证】对本药过敏的患者。急性肾功能损伤患者。慢性重度肾功能损伤患者。

【药物相互作用】尚不明确。对诊断检查的干扰：由于本药中含有游离的DTPA，因此在给予钆喷酸葡胺注射液检查24小时内，采用测定复合物（如红菲绕啉）的方法进行血清铁测定，其结果可能会产生误差。

【注意事项】不建议鞘内给予钆喷酸葡胺注射液。如未作相容性实验，不得与其他药物混合使用。含钆对比剂会增加药物清除功能受损患者发生肾源性系统性纤维化的风险。对于这些患者，应避免实验含钆对比剂。有罕见报告，使用钆喷酸葡胺注射液会增加癫痫或颅内病变患者癫痫发作的风险。

【不良反应】通常是轻至中度而且是一过性的。恶心、呕吐、头痛、头晕、注射部位反应（如疼痛、发冷、发热）是最常见的反应。最严重的药物不良反应为肾源性系统性纤维化、过敏样反应或休克。迟发性过敏反应或过敏样反应罕见。

【制剂与规格】注射液：10ml：4.69mg；15ml：7.04mg；20ml：9.38mg。

钆贝葡胺（Gd-BOPTA）
Gadobenate Dimeglumine

【药理作用】钆贝葡胺在肝脏T1加权成像中能使正常肝实质呈现显著而持久的信号强度增强，从而提高了对肝脏局灶性病变的检出和定性诊断。以0.05mmol/kg或0.10mmol/kg的剂量给药后信号强度至少在2小时内可维持较高的水平。在中枢神经系统成像中，钆贝葡胺可使缺乏血脑屏障的正常组织、轴外肿瘤和血脑屏障已被破坏的区域出现信号增强。

【体内过程】人体药代动力学描述呈二级指数衰变形式。化合物分布于血浆及细胞外。钆贝酸离子快速从血浆中清除，并且主要从尿中排出，很少量的从胆汁中排出。在24小时内，注射剂量78%～94%的钆贝酸离子以原型从尿中排出。钆贝酸离子不能穿过完整的血脑屏障。因此，它不会在正常的脑组织中或具有正常血脑屏障的损伤脑组织中累积。然而，当血脑屏障遭到破坏或血管不正常时则允许钆贝酸离子渗入到损伤的部位中。

【适应证】肝脏、中枢神经系统和血管成像的诊断性磁共振成像。

【用法用量】肝脏：推荐剂量为0.1mmol/kg，相当于0.5M的溶液0.2ml/kg。对比剂快速静脉推注后可以立刻作对比成像（动态增强MRI）。依据个体需要，可以在注射后40～120分钟之间进行延迟成像。中枢神经系统：推荐剂量是0.1mmol/kg，相当于0.5M的溶液0.2ml/kg，以快速静脉推注或缓慢注射（10ml/min）的形式静脉给药。磁共振血管成像（MRA）：建议剂量是0.1mmol/kg，相当于0.5M的溶液0.2ml/kg。应以快速静脉推注的方式手动或使用高压注射器静脉给药，注射后随之注入至少5ml0.9%氯化钠注射液冲洗。

【不良反应】常见的不良反应：头痛、恶心和注射部位反应（包括注射部位疼痛、烧灼感、发热、发冷、不适、红斑、感觉异常和瘙痒）。与其他钆对比剂相似，亦有过敏或过敏样反应的报道。这些反应表现的严重程度不同，可累及一个或多个器官系统，最常见呼吸、心血管和（或）皮肤黏膜组织，严重者可致过敏性休克和死亡。有癫痫发作、脑原发或转移肿瘤，或其他脑病病史的患者在接受钆贝葡胺后有发生惊厥的报告。曾有相继使用其他钆对比剂和钆贝葡胺后患者发生肾源性系统性纤维化的个案报告。对比剂外渗可以引起以局部疼痛、烧灼感、肿胀和起泡为特征的注射部位反应，罕见的情况下局限性的肿胀非常严重，引起局部坏死。

【禁忌证】对钆贝葡胺过敏者。对其他钆螯合物有过敏反应史或不良反应史的患者。妊娠期和哺乳期妇女。

【药物相互作用】钆贝葡胺和其他药物可能竞争多特异性有机阴离子转运蛋白（MOAT也指MRP2或ABCC2），因此钆贝葡胺可能延长一些药物在人体内的暴露时间，如顺铂、安曲非宁类（如多柔比星，柔红霉素）、春花生物碱类（如长春新碱）、甲氨蝶呤、依托泊苷、他莫昔芬和紫杉酚。

【注意事项】应考虑有可能会出现包括严重的、威胁生命的、致命的、过敏性和过敏样的反应，特别是对于那些对任何组成成分呈高度敏感，有哮喘史或有其他过敏性疾病史的患者。在贮藏过程中，钆贝葡胺会释放微量的苯甲醇。因此，也不应该用于有苯甲醇过敏史的患者。诊断性对比剂的使用（如钆贝葡胺等）应限制在配有心肺复苏设备及拥有具备处理紧急情况能力的医护人员的医院或诊所内。在使用之前，应确认有接受过治疗过敏反应培训的医生在场并确保有所需的治疗药物。患者用药后应严密观察15分钟，因为多数的严重不良反应发生在这一时间区间内。并且用药后的患者在注射后30分钟内不能离开放射科。使用前，患者应进行肾功能不全的筛查。应避免用于急性或严重慢性肾功能损伤的患者［GFR＜30ml/（min·1.73m^2）］和肝移植手术围手术期的患者。肾功能正常的患者两次用药间隔至少7小时，以便使钆贝葡胺从体内正常清除。

【制剂与规格】注射液：15ml : 7.935g钆贝葡胺（相当于钆贝酸5.010g、葡甲胺2.925g）；20ml : 10.58g钆贝葡胺（相当于钆贝酸6.680g、葡甲胺3.900g）。

钆塞酸二钠（Gd-EOB-DTPA）
Gadoxetate Disodium

【药理作用】钆塞酸二钠盐是一种磁共振成像用顺磁性对比剂，其对比增强作用是由钆塞酸［一种由钆（Gd^{3+}）和乙氧基苯甲基二乙烯三胺五乙酸（Gd-EOB-DTPA）组成的离子型复合物］介导的。在质子磁共振成像中使用T1加权序列扫描时，钆离子诱导处于激发态的原子核，使其自旋-晶格弛豫时间缩短，导致信号强度增加，进而导致图像的组织对比增加。

【体内过程】在静脉推注后分布于细胞间隙，然后被肝细胞选择性的摄取，导致肝组织的信号强度增加。然后，本药从胆汁中排泄。静脉注射后，钆塞酸二钠的血药浓度时间特征呈现双指数递减。血浆蛋白结合少于10%。钆塞酸二钠不被代谢，以相同的量从肾脏和肝胆途径完全清除。总血浆清除率（CL）为250ml/min，肾脏清除率（CLR）大约相当于120ml/min，该数值与健康受试者的肾小球滤过率相似。

【适应证】检测肝脏局灶性病变。

【用法用量】仅供静脉推注给药，注射速率为1～2ml/s，注射完毕后应使用0.9%氯化钠注射液冲洗静脉内插管。钆塞酸二钠注射液的成人推荐剂量按体重为0.1ml/kg。

【不良反应】绝大多数不良反应为轻到中度。最严重的不良反应是过敏性休克。在罕见病例中曾观察到数小时至数日后发生的迟发性过敏反应。不良反应的种类同其他含钆对比剂。

【禁忌证】对钆塞酸二钠注射液活性成分或相关辅料过敏者。

【药物相互作用】①有机阴离子转肽剂（OATP抑制剂）的干扰：阴离子类药物，如利福平会影响肝脏对钆塞酸二钠的摄取，从而降低其在肝脏的对比增强效果。在这种情况下，诊断效果可能会受到限制。在健康受试者中开展的一项相互作用研究表明，同时给予OATP抑制剂红霉素不影响本药的有效性和药代动力学。②胆红素（>3mg/dl）或者铁蛋白水平升高会降低本药在肝脏的对比增强效果。如果对这些患者使用本药，给药后应在60分钟内完成磁共振成像检查。

【注意事项】与其他静脉内注射对比剂一样，使用本药可能导致类过敏反应或超敏反应或其他特异质反应，以心血管、呼吸或皮肤表现为特征，严重时可导致休克。过敏反应大多发生于对比剂注射后半小时内，因此注射结束后对患者应观察至少30分钟。预先准备针对过敏反应的治疗药物和急救措施是必要的。

【制剂与规格】注射液：10ml预装玻璃注射器，每1ml中含钆塞酸二钠181.43mg。

钆特酸葡甲胺（G-DOTA）
Gadolerate Meglumine

【药理作用】钆特酸葡甲胺为静脉注射对比剂，用于磁共振检查。由于钆特酸具有顺磁性质，可以增加磁共振的影像对比，其本身不具有药理活性，为惰性强的化合物。

【体内过程】经静脉注射后，钆特酸主要分布于体内细胞外液，不与血清蛋白结合或透过健康的血脑屏障。在肾功能正常时，血浆半衰期约为90分钟。本药经肾小球滤过作用，以原型排出体外，肾功能不全患者血浆清除率会变慢。在乳汁中分泌量很小，可以缓慢通过胎盘屏障。

【适应证】大脑及脊髓病变、脊柱病变、其他全身性的核磁共振检查（包括磁共振血管造影）。

【用法用量】仅用于静脉注射。推荐剂量为成人、儿童及婴儿均可按每公斤体重0.1mmol静脉注射。根据检查结果的显示情况，如有必要，可进行二次给药。特殊情况下，如脑膜瘤的鉴别或转移瘤的确认，可以按每公斤体重0.2mmol进行二次注射。由于新生儿和1岁以内婴儿肾功能发育不全，必须经过慎重考虑才可对这些患者使用，其剂量按体重不能超过0.1mmol/kg。在一次扫描中仅能按上述要求给药一次。由于缺乏重复给药信息，不应重复给予本药，除非两次给药至少间隔了7天。对18岁以下的青少年，不推荐使用本药用于血管造影。

【不良反应】在临床试验中，头痛和感觉异常很常见。注射部位暖、冷或疼痛，恶心、呕吐和皮肤反应如红疹和瘙痒常见。过敏反应罕见，但过敏反应可能非常严重甚至致命，尤其是有过敏史的患者。湿疹、皮疹。罕见全身抽搐、肌肉痉挛、肌肉无力。

【禁忌证】对本药的组成成分过敏者。对其他钆螯合物有过敏反应或有过敏反应史的患者。

【注意事项】本药仅可供静脉注射。禁止用于蛛网膜下腔（或硬膜外）注射。如有血管外渗出，可能会引起局部不耐受反应，这时应作局部处理。在注射前必须询问每个患者是否有过敏史（如花粉过敏，荨麻疹，哮喘等）和（或）有造影剂过敏史。这类患者会增加发生严重反应的几率。在决定为这类患者使用本药前必须权衡临床利弊。为了能够立即采取对策，检查过程中必须开通静脉通道。在发生紧急情况时，应准备好合适的药物（如肾上腺素、抗组胺药）、气管内插管及呼吸机。应避免用于急、慢性严重肾功能损伤［GFR＜30ml/（min·1.73m^2）］的患者和由于肝肾综合征导致的各种程度的急性肾功能不全或肝移植手术前后的患者。对正在接受透析的患者，使用钆特酸后立即进行血液透析，可帮助清除体内的药剂。所有患者都应该通过病史询问和（或）实验室检测来筛选，以获取其肾功能不全的信息。当给予钆类对比剂时，不应超过推荐剂量并且应在下次给药前留出足够的时间，以便从体内清除该药。中枢神经系统疾病使用含钆造影剂和其他对比剂一样，用于对比剂敏感的患者时应采取密切监测等特别预防措施。必须事先准备所有必要的设备和药品以处理可能出现的抽搐。

【制剂与规格】钆特酸葡胺注射液：377mg/ml。

第 3 章 放射性药物

一、SPECT诊断药物

锝[^{99m}Tc]亚甲基二膦酸盐（^{99m}Tc-MDP）

Technetium [^{99m}Tc] Methylenediphosphonate

【药理作用】^{99m}Tc-MDP是趋骨性放射性药物，它能通过化学吸附方式与骨组织羟基磷灰石晶体表面结合，同时骨组织未成熟的胶原对^{99m}Tc-MDP有很高的亲和力。此外，本药还能够定位于梗死的心肌细胞或钙化的软组织内，其他还有钙化的软骨、血管及肾脏。^{99m}Tc-MDP是目前公认的较理性的骨显像剂。

【体内过程】^{99m}Tc-MDP静脉注射后，3小时骨骼的聚集量达到高峰，为40%～50%，可持续2小时以上；软组织内的聚集量30分钟达到高峰，然后逐渐下降，因此，最理想的显像时间为静脉注射后3小时左右，它与血浆蛋白和红细胞结合少，增加了骨骼/软组织的比值。注射后3～6小时由尿中排泄量为50%以上。

【适应证】全身骨显像（平面或断层显像）。

【用法用量】成人静脉注射555～925MBq（15～25mCi）^{99m}Tc-MDP，2～3小时后显像。取适合的体位检查，检查时应包括相对称的健康侧，以便与患侧作比较。

【不良反应】不良反应有红斑（特别是在四肢）、恶心、呕吐和不适等，通常在注射后2～3小时内发生，一般为轻微的一过性反应。

【禁忌证】妊娠期妇女及哺乳期妇女。

【药物相互作用】①使用磷苏打、双磷化合物，可使骨摄取减少、肾内放射性增多、血本底增高。②铁盐，如硫酸亚铁、葡萄糖铁等，可使血池和肾脏放射性增高，放射性蓄积在肌内注射点，弥漫性肝摄取。③阿霉素可使心肌弥漫吸收，肾滞留增加。④含铝药物，如氢氧化铝等可使骨摄取减少，肝、肾摄取增加。⑤使用雌激素、口服避孕药、可的松、乙烯雌酚、螺内酯、酚噻嗪类、西咪替丁，可使乳房放射性聚集。⑥使用两性霉素、环磷酰胺、庆大霉素、长春新碱，在用药一周内，可使肾滞留增加。⑦甲氨蝶呤可使肝脏呈弥漫性摄取。⑧硝苯地平、二膦酸盐化合物，如羟基亚乙基膦酸，可使骨摄取减少。

【注意事项】①本药如发生变色或沉淀，应停止使用。②显像前24小时不做X线消化道造影。③鼓励受检者于注射显像剂后饮水500～1000ml，多次排尿。④避免尿液对受检者体表的污染。如发现已经污染，应先清除后再显像或作断层显像予以鉴别。⑤显像前去除身体上的金属物品以防导致伪影。⑥显像前受检者排空小便。对因病不能排空小便者，如诊断需要，条件许可，可在显像前给患者导尿。⑦检查时探头表面尽量与受检者体表靠近。⑧骨显像的浓聚或缺损不具有特异性，需结合病史、临床表现、X线检查、CT、MRI和治疗经过等综合判断。

【制剂】注射剂。

锝[^{99m}Tc]甲氧异腈（^{99m}Tc-MIBI）

Technetium [^{99m}Tc] Methoxy Isonitrile

【药理作用】^{99m}Tc-MIBI静脉注射后随血流到达心肌，通过弥散机制进入细胞。细胞被动摄取的过程与药物的膜通透性和血管床的表面积有关，心肌的摄取取决于心肌的血流量和线粒体的功能。静态注射后，^{99m}Tc-MIBI存在于成活的心肌内，梗死的部位无聚集。

【体内过程】本药静脉注射后血液内的清除迅速，注射后5分钟约8%的注入量潴留在血液循环内，心肌内放射性在静脉给药1.5小时及6小时后，分别占全身剂量的4%和2%。注射1小时心/肺比值大于0.5，^{99m}Tc-MIBI主要从肝胆排泄。静脉注射后其在心肌的生物半衰期为6小时，肝脏为30分钟，负荷试验时心肌的有效半衰期为3小时，肝脏为28分钟。显像一般在给药后1～2小时为宜。与^{201}Tl不同，^{99m}Tc-MIBI无再分布，在鉴别心肌缺血和梗死做负荷试验时，必须进行两次注射。

【适应证】①冠状动脉疾患如心肌缺血、心肌梗死的诊断。②甲状旁腺显像定位诊断功能亢进的甲状旁腺组织（腺瘤）。③肿瘤疾病诊断。

【用法用量】检查当天患者空腹。静脉注射740～925MBq（20～25mCi）。注射药物后30分钟进食脂肪餐。心肌显像时如做一天法检查以区别缺血和梗死，第一次检查用小剂量296～333MBq（8～9mCi）做静息显像，1～4小时后再注射814～925MBq（22～25mCi）作运动试验。

【不良反应】给药后有一过性异腈臭味，伴口苦，偶有面部潮红，但均自行消退。个别病历第二次注射^{99m}Tc-MIBI后2小时出现严重过敏反应，出现呼吸困难、低血压、心悸、无力与呕吐。

【药物相互作用】①阿霉素可使^{99m}Tc-MIBI在心肌中呈弥漫性摄取。②β受体阻滞药（普萘洛尔等）、亚硝酸盐类药物可减少运动试验的灌注缺损区的数量和大小。③加压素可使心肌显像呈假阳性。

【注意事项】①妊娠期妇女应尽量减少使用剂量。②游离^{99m}Tc分泌于乳汁内，故应断奶24小时。③儿童应慎用。④放射治疗可以影响^{99m}Tc-MIBI与细胞内的蛋白质结合，可以减少心肌细胞的摄取。⑤作负荷心肌灌注显像时，负荷检查（运动或药物）前停服相关药物（抗心律失常药、减慢心律的药物以及硝酸酯类药物等）。必须由医师执行，并有心电监护，并备急救措施（如除颤器等）。⑥甲状旁腺显像需了解甲状腺有无结节及其与甲状旁腺瘤的关系，用于鉴别诊断。

【制剂】注射剂。

高锝[^{99m}Tc]酸钠

Sodium Pertechnetate [^{99m}Tc]

【药理作用】高锝[^{99m}Tc]酸盐可被甲状腺所摄取，其摄取方式与碘化物相似，但高锝酸盐不参与碘的有机化，因此$^{99m}TcO^{4-}$被甲状腺的摄取率可以反映甲状腺对碘的摄取功能，不能反映碘代谢状态或有机化情况。

【体内过程】本药在正常人甲状腺中达到峰值的时间为15分钟至2小时，但甲状腺对$^{99m}TcO^{4-}$的摄取率易受$^{99m}TcO^{4-}$从甲状腺内释放到血液循环中的影响。$^{99m}TcO^{4-}$尚可被唾液腺、脉络膜、胃黏膜等摄取。

【适应证】甲状腺、唾液腺显像、异位胃黏膜显像。

【用法用量】①甲状腺显像：若近期食用含碘量较高的食物（如海带）或含碘药物，一般需在停用该食物或药物一周后进行该检查。口服给药患者需空腹。静脉注射或口服$^{99m}TcO^{4-}$ 74～185MBq（2～5mCi），20～30分钟进行显像。②唾液腺显像：静脉注射$^{99m}TcO^{4-}$ 185MBq（5mCi）后15～20分钟显像。显像应在唾液腺X线造影前进行，因后者可影响腺体摄取$^{99m}TcO^{4-}$的功能。③异位胃黏膜显像：空腹4小时以上。儿童剂量按体重为2.6～3.7MBq（0.07～0.10mCi）/kg，成人静脉注射剂量为370MBq（10mCi）。行动态或间隔显像方式检查，总观察时间为60～120分钟。腹部胃以外其他部位的异常胃黏膜（如梅克尔憩室、Barret食管和小肠重复畸形）同样具有摄取的功能而形成异常放射性浓聚，较常规X射线检查法的阳性率高。

【不良反应】无明确的不良反应。

【禁忌证】妊娠期妇女及哺乳期妇女。

【药物相互作用】①含碘、溴药物可减少甲状腺及胃的摄取。②高氯酸盐、铝制剂、地塞米松、糖皮质激素能使显像呈假阴性。③甲氨蝶呤能使显像呈假阳性。④轻泻药可导致腹部局部放射性药物摄取，使梅克尔憩室显像呈假阳性。⑤磺胺类药物可减少梅克尔憩室摄取。

【注意事项】①泌乳素瘤可引起乳腺摄取。②过去曾用过亚锡还原剂显像者影响胃摄取。③血液透析能使显像呈假阳性。

【制剂与规格】注射液：3.7GBq；7.4GBq（堆照锝[^{99m}Tc]发生器）。18.5GBq；29.6GBq；37GBq（裂变、钼胶体锝[^{99m}Tc]发生器）。

锝[^{99m}Tc]双半胱乙酯（^{99m}Tc-ECD）

Technetium [^{99m}Tc] Ethylcysteinate Dimer

【药理作用】^{99m}Tc-ECD为脂溶性化合物。对该放射性药物在脑组织内的分布进行体外显像，可用于探测脑局部血流灌注的改变。进入脑组织的^{99m}Tc-ECD在脑内代谢时发生去脂化，变为极性，成为非扩散性化合物（一价酸和二价酸）而滞留在脑内。

【体内过程】^{99m}Tc-ECD脑摄取率高，血液中的清除快。注射后3分钟有5%～8%潴留于脑组织内，1小时内变化不大。注射后5～60分钟脑组织的清除约20%。以后每小时约10%。未进脑的^{99m}Tc-ECD经肝、肾代谢成为水溶性物质，从肾脏排出。

【适应证】脑缺血性疾病、癫痫的诊断以及痴呆、阿尔茨海默病、脑肿瘤的辅助诊断。

【用法用量】静脉注射。成人一次用量为740～1100MBq（20～30mCi），体积小于4ml。儿童酌减。最佳显像时间为30～60分钟。

【不良反应】无明显不良反应，偶见静脉注射后面部轻度潮红，可自行消退。

【药物相互作用】①烟酸（血管扩张药）、乙酰唑胺、己可可碱等改变脑血流量及血流分布的药物可使脑血流量增加，^{99m}Tc-ECD摄取增高。②增强胆碱能活性的药物，如毒扁豆碱，可使额叶皮质区和外侧皮质区脑血流量降低，前侧视皮质区脑血流量增高。③尼莫地平可使^{99m}Tc-ECD摄取减低。④可卡因可使皮质区和深部灰质区脑血流量降低，额叶白质和苍白球脑血流量增高。⑤甲基苯异丙胺可使右侧顶部脑血流降低，左颞顶部白质、左枕部、右后顶部脑血流增加。

【注意事项】①使用新鲜洗脱液进行标记，即^{99}Mo-^{99m}Tc发生器是在24小时以内淋洗过的，洗脱液室温下放置时间小于2小时。②药物标记后在6小时内使用。③注射显像剂前0.5～1小时空腹口服过氯酸钾400mg，以封闭脉络从、鼻黏膜，若未进行封闭，可见鼻黏膜放射性浓聚，有时可见脉络从轻度显影，影响影像质量。④检查前封闭视听，令受检者闭眼带黑色眼罩，用耳塞塞住外耳道口，5分钟后静脉注射显像剂。⑤检查后应尽量多饮水，以增加尿流量，减少对膀胱的辐射剂量。

【制剂】注射剂。

锝[^{99m}Tc]双半胱氨酸（^{99m}Tc-EC）

Technetium [^{99m}Tc] 1，1- Ethylenedicysteine

【药理作用】本药静脉注射后主要是通过肾小管分泌，因此可以通过放射性检测并根据经验公式计算肾有效血浆流量。

【体内过程】经静脉注射后约15秒腹主动脉显影，双肾清晰可见，肾的首次通过清除率高，功能期3～5分钟双肾实质内放射性浓聚达峰值，分别为肝及血放射性的6.6倍和2.4倍，随后集合系统显影，并可见放射性排入膀胱，20分钟双肾内放射性70%排出。本药经静脉注射后，在肾中迅速聚积。注射后1分钟，肾、肝、血的放射量（%I.D/organ）分别为19.14、2.9、8.04。本药血浆蛋白的结合率低（31%），排泄快，其血液清除率为邻碘[^{131}I]马尿酸的（75%）。

【适应证】诊断各种肾脏疾病引起的肾脏血流灌注、肾功能变化和了解尿路通畅性，肾移植的监护和评估。

【用法用量】静脉“弹丸”注射，体积应小于1.0ml。成人一次用量为148～370MBq（4～10mCi），儿童酌减。注射后立即行动态显像。

【不良反应】无明确的不良反应。

【注意事项】①本药如发生浑浊，变色或沉淀不得使用。②哺乳期妇女和儿童慎用，除非必须，妊娠期妇女一般不用。

【制剂】注射剂。

锝[^{99m}Tc]依替菲宁（^{99m}Tc-EHIDA）

Technetium [^{99m}Tc] Etifenin

【药理作用】静脉注射后迅速被肝脏实质细胞所浓聚，随之排泄至胆管及胆囊，然后进入肠道内。

【体内过程】正常人静脉注射后肝脏摄取的高峰时值为12.43分钟，黄疸患者为16分钟。迅速被排入胆道和肠道，为注入剂量的60%～70%。在注射后30分钟，排泄至小肠，注射后2小时70%～80%排泄至大肠。

【适应证】肝胆系统显像（诊断急慢性胆囊炎、肝外胆管梗阻、先天性胆管闭塞以及肝胆道术后评价、观察肝移植术后有无排斥反应等）。

【用法用量】用药前禁食4小时。肝胆显像时，如胆红素正常，静脉注射的剂量为1.11MBq（0.03mCi）/kg；胆红素不正常时，剂量可增加至7.4MBq（0.2mCi）/kg。静脉注射后1、5、10、15、20、30、40、50分钟及60分钟，进行连续动态显像。正常人注射60分钟内，胆囊和肠道可显像。如60分钟胆囊未见显影应加摄3～4小时延迟像。某些病变，如胆总管梗阻、胆管狭窄等须在18～24小时后需进行延迟显像。诊断胆漏时，更需要通过多体位、多次延迟影像获得确诊。

【不良反应】无明确的不良反应。

【禁忌证】妊娠及哺乳妇女。

【药物相互作用】①吗啡、哌替啶可使胆囊显像假阳性。②烟草酸可使肝吸收少而清除极缓；胆囊摄取减少或异常。③红霉素可使肝脏摄取增加。④麻醉性镇痛剂类药物可延迟显像剂从肝到十二指肠的时间。⑤巴比妥类、胆囊收缩素和类似物（如蛙皮缩胆囊肽）、胆碱能药可增加胆囊排泄。⑥肝动脉插管化疗可使胆囊不显影。

【注意事项】①18岁以下青少年应减少使用剂量。②本制剂制备后1小时内使用。③禁食时间过长或使用完全性静脉营养者可能造成假阳性。检查前30～60分钟应缓慢静脉注射（4分钟以上）辛卡利特（sincalide）0.01～0.02μg/kg，以最大限度减低假阳性。④检查前6～12小时应停用对奥狄括约肌有影响的麻醉药物。

【制剂】注射剂。

锝[^{99m}Tc]喷替酸盐（^{99m}Tc-DTPA）

Technetium [^{99m}Tc] Pentetate

【其他名称】锝[^{99m}Tc]二乙三胺五乙酸盐。

【药理作用】静脉注射本药后，^{99m}Tc-DTPA迅速从血中转运至细胞外液，可以通过放射性检测并根据经验公式计算肾小球滤过率。作为血脑屏障剂诊断颅内病变，主要诊断脑死亡。

【体内过程】①在给药初始几分钟，显像所见为肾内血池，然后是集尿系统，通过肾显像显示^{99m}Tc-DTPA经腹主动脉、肾动脉灌注并迅速浓聚于肾实质，然后随尿液逐渐流经肾盏、肾盂、输尿管并进入膀胱的全过程系列影像。②正常人由于血脑屏障的存在，静脉注射^{99m}Tc-DTPA 15～20分钟后，脑皮质不显影，只显示头皮静脉窦影；当脑部罹患病变时，由于血脑屏障功能破坏或损伤，病变部位可出现放射性浓聚区（热区）。

【适应证】①肾动态显像和肾小球滤过率测定。②脑显像。③胃排空测定。④肺通气显像。

【用法用量】①肾动态显像和肾小球滤过率测定：患者一般取坐位或仰卧位，背靠γ照相机探头，使脊柱中线对应于探头的中线，置双肾和膀胱于探头视野内。静脉“弹丸”式注入^{99m}Tc-DTPA 111～185MBq（3～5mCi）后启动计算机系统，以每帧1～2秒速度连续采集1分钟，然后以每帧1分钟采集20～30分钟，分别得到肾动脉灌注与肾功能动态系列影像，必要时可采集延迟影像。应用计算机局部感兴趣区（ROI）技术分别勾画出双肾及腹主动脉区，获取双肾血流灌注和实质功能的时间-放射性曲线（TAC）及分肾高峰时间、半排时间等肾功能参数。②脑显像：患者一般取前位，头部靠近准直器，“弹丸”式静脉注入^{99m}Tc-DTPA 555～740MBq（15～20mCi）/ml，并立即开启γ照相机摄影，每帧采集1～2秒，连续摄影30～60秒。15分钟后作脑平面静态头位摄影，即前位、后位、左侧位或右侧位及顶位等。必要时进行延迟静态显像，在注射后3～6小时进行，可以提高阳性检出率。影像资料亦可通过数据处理系统进行处理。③胃排空测定：受检者空腹6小时以上，将^{99m}Tc-DTPA 18.5～37MBq（0.5～1mCi）混入5%葡萄糖500ml中，受检者口服上述显像剂后坐位或卧位进行胃部显像，每15分钟采集一帧，绘出时间-放射性曲线，计算胃半排空时间及胃排空率。

【不良反应】无明确的不良反应。

【禁忌证】妊娠妇女。

【药物相互作用】①乙酰唑胺可使交通性脑积水假阳性。②利尿药、巯甲丙脯酸可使肾动态显像失真。③阿片类药物、抗胆碱类药物、librax可使胃排空延长。④肾上腺皮质类固醇，如糖皮质激素可以减少^{99m}Tc-DTPA在脑肿瘤中的摄取。

【注意事项】①哺乳期妇女，游离$^{99m}TcO^{4-}$可以由乳汁中排泄，故应在乳汁内无放射性后（>4小时）才可授乳。②儿童应慎用，儿科用药剂量按成人用药酌减。③肾动态显像前3天不能进行静脉肾盂造影检查。④肾动态显像检查前20～30分钟受检者充分水化（如饮水300～500ml）。⑤检查结束后4～6分钟内嘱患者多饮水和排尿，以减少对膀胱的辐射剂量。

【制剂】注射剂。

锝[^{99m}Tc]聚合白蛋白（^{99m}Tc-MAA）

Technetium [^{99m}Tc] Albumin Aggregated

【药理作用】静脉注射^{99m}Tc-MAA单纯暂时性栓塞肺血管床的细微血管，其放射性颗粒在肺内的分布与肺动脉的血流灌注成正比，因而肺影像代表着肺动脉的血流分布。^{99m}Tc-MAA注射于足背静脉后，可以沿血流至肺被肺毛细血管床捕获。周围血管疾患时，白蛋白颗粒可以浓聚在病变部位出现"热点"，并且在周围血管内显示出血流异常的部位，如延缓或侧支循环。^{99m}Tc-MAA腹腔内注射后，如有腹腔静脉分流，则^{99m}Tc-MAA分流进入体循环内，肺部很快即出现放射性浓聚。^{99m}Tc-MAA动脉内注入后（肿瘤血液供应部位），与化学药物注入的部位相似，可以观察肿瘤的灌注情况及其大小和形态。

【体内过程】^{99m}Tc-MAA静脉注射后80%～90%被肺部的小动脉和毛细血管捕获。分别取决于颗粒大小，1～10μm颗粒位于网状内皮系统；10～15μm颗粒被小动脉和毛细血管捕获。$t_{1/2}$约3.8小时，经一定时间后，嵌顿于肺毛细血管床的放射性颗粒可以降解为碎片，离开被嵌顿的肺毛细血管进入体循环，最后被单核吞噬细胞吞噬清除。

【适应证】①肺灌注显像。②静脉造影。③腹腔静脉分流的诊断。④肿瘤动脉内灌注和栓塞治疗。

【用法用量】①肺灌注显像：静脉注射，每次成人注入^{99m}TC-MAA颗粒数应控制在20万～40万，注入放射性强度为111～185MBq（3～5mCi）。注入前轻轻摇动药瓶，避免抽回血。药物标记后可放置3小时。小儿注入量根据体重按成人注入量相应减少。②静脉造影：患者取仰卧位。自双下肢足背静脉注射氯化钠注射液。在双膝以下部位用压脉带加压>8kPa（60mmHg）的压力，以阻断浅静脉的回流。γ照相机以每分钟30cm的速度自足部开始作全身扫描。同时从双下肢静脉滴注管内快速推入^{99m}Tc-MAA 370MBq（10mCi）/ml，注射后继续静脉注射氯化钠注射液。全身扫描后再作肺灌注显像。③腹腔静脉分流的诊断。注入^{99m}Tc-MAA 111MBq（3mCi），然后进行γ显像。④肿瘤动脉内灌注和栓塞治疗：注入^{99m}Tc-MAA 111MBq（3mCi），然后进行γ显像。

【不良反应】①可能出现过敏反应。②皮肤发绀（紫色）。③肺部紧缩感，喘息或呼吸困难。④经常发生面部潮红。⑤出汗增多和恶心，较少见。

【禁忌证】①严重的肺动脉高压症患者。②心脏右到左分流患者。③有明显过敏史者。

【注意事项】①^{99m}Tc-MAA容易沉淀，注射前应充分摇匀，如发现有变色或不能分散的圆块状物，不可使用。②注射前患者应采取仰卧位，注射速度要缓慢。③静脉穿刺后不应抽回血以避免在针筒内形成血块，否则在肺显像时将会出现局部放射性浓聚区。④每次注入的颗粒数应控制在20万～40万。儿童或有严重肺血管床损伤的患者，注射颗粒量相应减少。⑤^{99m}Tc-MAA分解后游离^{99m}Tc可由乳汁中排泄，母体接受148MBq（4mCi）^{99m}Tc-MAA，受乳婴儿可接受接近20mRem的辐射剂量。此等情况下小儿可暂时用代乳品喂养。

【制剂】注射剂。

锝[^{99m}Tc]气体
Technetium [^{99m}Tc] Technegas

【药理作用】锝气体又称锝粉雾，是一种锝[^{99m}Tc]标记纳米级碳粒子形成的超微细悬浮剂。为临床常用的肺通气显像剂。

【适应证】肺通气显像。

【用法用量】严格按照操作说明书将0.14ml含4000～9000MBq（100～250mCi）的高锝酸钠洗脱液灌注到锝气发生器制备纳米颗粒锝气体。患者应尽可能取仰卧位，通过连接管及口罩吸入3～5次[吸入剂量大约是37MBq（2kcps）]，于大视野γ照相机探头下，常规取前、后、左后、右后、左侧、右侧、后斜位显像。

【不良反应】无明确的不良反应。

【禁忌证】妊娠期妇女。

【注意事项】①严格按照锝气体发生器厂家提供的说明书操作制备锝气体。②长期储存的锝气体能够聚集为大颗粒并迁移至腔室壁上，因此锝气体应在产生后10分钟内应用于患者。为防止使用过期的锝气体诊断剂，锝气体发生器10分钟后将禁止向患者输送气体，腔室通过过滤系统自动清除剩余气体。③在锝气体发生器制备锝气体时，推荐坩埚高锝酸钠洗脱液放射性浓度为4000～9000MBq/ml（100～250mCi/ml）。如果没有这样高放射性浓度的洗脱液，可进行多次坩埚灌注。

【制剂】洗脱液。

锝［^{99m}Tc］右旋糖酐（^{99m}Tc-DX）
Technetium［^{99m}Tc］Dextran

【药理作用】^{99m}Tc-DX是一种高分子物质，其流体动力学半径约为7nm，大于人体毛细血管壁孔的半径，故局部注射后不能透过毛细血管壁，而以渗透方式进入淋巴系统并以分子形式随淋巴流动，显示淋巴回流途径中的淋巴管和淋巴结。

【体内过程】锝[^{99m}Tc]右旋糖酐注射部位清除95%时需6.5小时。

【适应证】①淋巴系统显像剂（肢体水肿鉴别）。②肿瘤部位前哨淋巴结定位，淋巴结系统受累程度和范围监测。

【用法用量】成人用量74～222MBq（2～6mCi）。淋巴显像有多种给药方式，如皮下、组织内、黏膜下或皮内等。①下肢、盆、腹腔和上肢、腋部等；为指（趾）间向皮下间隙注射，每一注射点小于37～148MBq（1～4mCi）。②乳内等部位淋巴显像：剑突下3cm，左右旁开3cm，行腹直鞘注射。③颈部等淋巴结显像：为头顶皮下或双侧耳后乳突皮下注射。根据需要可以联合应用不同给药方式，也可同一部位多点位注射。确定体表标志，有利于淋巴结解剖定位。动态显像采集时间在远端注入显像剂后立即开始，多以30～60秒/帧速度采集，至20～30分钟结束。静态显像时间一般在注射后2小时内进行。必要时行延迟显像。

【不良反应】无明确不良反应。

【禁忌证】妊娠及哺乳期妇女。

【药物相互作用】氨基糖苷类药物可加强肾毒性。

【注意事项】①因注射部位特殊，检查前应向患者解释清楚，取得配合。②进针后注药前应回抽针芯，以确认针头不在血管内，不致将显像剂注入体循环。③肢体远端注射给药，患者肢体应做主动运动；其他部位注射给药，应在注射点不断按摩，以促进淋巴回流。④双侧对称分布的淋巴结构显像，原则上应先在患侧注射和显像，然后在对侧同法注射和显像。⑤如淋巴链不显影者，应观察膈淋巴结（胸骨旁）、耳后淋巴结及肝脏显像情况，以排除注射的技术误差。⑥读片中注意正常解剖变异及侧支循环征象。

【制剂】注射剂。

锝［^{99m}Tc］硫胶体（^{99m}Tc-SC）
Technetium［^{99m}Tc］Sulfur Colloid

【药理作用】①^{99m}Tc-SC被肝脏、脾脏和骨髓中的单核吞噬细胞吞噬并迅速清除。活动性消化道出血时，放射性胶体通过出血部位进入肠道并随肠内容物移行，形成异常的放射性浓聚影，从而清晰的显示出血部位。^{99m}Tc-SC颗粒直径300～1000nm，胶体颗粒越大，肝脏摄取越多；胶体颗粒越小，脾脏和骨髓摄取越多。骨髓单核细胞的吞噬活性在骨髓中与红细胞生成相一致，可间接反映骨髓造血功能。利用显像剂在三个组织器官的不同浓度分布变化来了解和判断各自的功能和结构状态，以及腹部肿物与肝脾的关系。②^{99m}Tc-SC不被食管和胃黏膜吸收，将其与水溶液、酸性饮料、固体或液体食物混合制成显像剂试验餐，动态连续采集显像剂从吞咽由食管到胃的一系列过程的影像，可分别进行食管通过显像、胃食管反流显像和胃排空试验。③^{99m}Tc-SC注入机体皮下组织间隙，其不能通过毛细血管基底膜而主要通过毛细淋巴管吸收转运。淋巴显像可以显示各级淋巴（链）分布、形态及淋巴液流动的功能状态。

【体内过程】静脉注射^{99m}Tc-SC后，被肝脏、脾脏和骨髓中的单核吞噬细胞吞噬并迅速清除。^{99m}Tc-SC在血清中的$t_{1/2}$约3分钟。注射后15分钟，绝大部分放射性胶体已从血液中清除。

【适应证】①消化道出血显像。②食管通过影像。③胃食管反流显像。④胃排空试验。⑤骨髓显像。⑥脾显像。⑦淋巴显像。

【用法用量】①消化道出血显像：患者平卧，探头视野包括整个腹部和盆腔，以“弹丸”式静脉注射^{99m}Tc-SC 370MBq（10mCi）血流灌注影像每秒1帧持续1分钟，然后以1～2分钟/帧的速度连续采集500～750K计数的腹部和盆腔影像，持续20～30分钟。必要时增加斜位、侧位、后位影像，以确定出血部位。如未发现出血部位，拍摄1000K计数的斜位影像以避免肝脏和脾脏的干扰；如果仍然没有阳性发现，15分钟后重复下腹部影像，以进一步排除肝脾的影响。②食管通过影像。患者禁食4～12小时，仰卧位，环状软骨部做放射性标志，练习吞咽动作。^{99m}Tc-SC 18.5～37MBq（0.5～1mCi），加入到15ml溶液。患者将显像剂含入口中，嘱咐患者做一次性“弹丸”式吞咽，同时启动SPECT，0.8秒/帧，共240帧。每30秒干吞咽一次。用ROI技术获得时间放射性曲线和连续的动态影像，计算食管通过率和通过时间。③胃食管反流显像。成人空腹8小时以上，48小时内禁服影响肠道功能的药物。在300ml酸性饮料中加入^{99m}Tc-SC 37～74MBq（1～2mCi）制备成酸性显像剂，3分钟内饮完，再服15～30ml清水去除食道残留放射性。如食管不出现放射性，可用腹带加压，观察食管内有无放射性出现。以2秒/帧的速度动态显像至1小时。用ROI技术勾画不同压力时胃贲门处轮廓，获得时间-放射性曲线，并计算胃食管反流指数（GERI）。婴幼儿剂量3.7～37MBq（0.1～1mCi）。④胃排空试验。受检者空腹12小时。各实验室用^{99m}Tc-SC 37～74MBq（1～2mCi）建立标准试验餐。患者5分钟内全部吃完固体或液体试验餐，并以1帧/分钟的速度采集1～2小时，用ROI技术计算胃内放射性排除50%所需的时间。⑤骨髓显像。静脉注射^{99m}Tc-SC 555～740MBq（15～20mCi），儿童酌减。20分钟至2小时后，患者取仰卧位，大视野γ照相机或SPECT配置低能通用或低能高分辨准直器。能峰140keV，窗宽20%，Zoom1.0。全身前位和后位显像，矩阵256×1024，局部显像矩阵256×256或128×128。⑥脾显像。静脉注射^{99m}Tc-SC 74～185MBq（2～5mCi），儿童酌减。注射后15～20分钟开始行脾显像，一般采用多体位局部静态平面显像，如前位、后位、左侧位，必要时加做左前斜位或左后斜位。局部断层显像：能峰140keV，窗宽20%，矩阵128×128，Zoom1.0，可用椭圆形或圆形轨迹360°采集，步进5.6°～6.0°，20～30秒/帧，共采集60～64帧图像。所获数据经图像重建处理后得到横断面、矢状面、冠状面影像。脾动脉灌注显像：“弹丸”式静脉注射，即刻以1秒/帧的速度连续采集60秒。⑦淋巴显像。用量^{99m}Tc-SC 37～74MBq（1～2mCi），方法同^{99m}Tc-DX。最佳显像时间：a.盆腔、颈部、特殊部位分别在注射后30、60、120分钟显像；b.腹膜后、腋窝、胸廓内部位在注射后120、180分钟显像。

【不良反应】无明确不良反应。

【禁忌证】妊娠及哺乳期妇女。

【药物相互作用】影响胃肠道功能药物可能影响胃食管反流显像。

【注意事项】①静脉注射时患者采取仰卧位，注射速度缓慢。②^{99m}Tc-SC消化道出血显像时，只有在注射当时伴有活动性出血时才能被检测到。此外，该方法往往难以判断脾曲和横结肠出血。③胃食管反流显像成人和婴幼儿的检查方法不完全相同，婴幼儿不用加腹带和增加腹压，因为这是非生理性的，婴幼儿不能忍受，同时也不能增加检出率。④试餐的组成是影响胃排空的首要因素。试餐的种类不同，体积不同，所得结果也不相同。

【制剂】注射剂。

二、PET诊断药物

氟[^{18}F]脱氧葡萄糖（^{18}F–FDG）

Fludeoxygglucose [^{18}F]

【药理作用】^{18}F–FDG是一种用放射性核素F–18标记的葡萄糖类似物。^{18}F–FDG通过葡萄糖转运体跨膜转运进入细胞，在胞浆内由己糖激酶磷酸化生产^{18}F–FDG–6–磷酸，^{18}F–FDG–6–磷酸不能被磷酸果糖激酶识别和催化而进入糖酵解途径的下一个反应过程，也无法自由排出细胞外，而只能滞留在细胞内。^{18}F–FDG的摄取和清除反映了组织器官中葡萄糖转运蛋白和己糖激酶活性。

【体内过程】静脉注射^{18}F–FDG后，血中放射性以三指数模型清除，有效清除时间$t_{1/2\alpha}$、$t_{1/2\beta}$和$t_{1/2\gamma}$分别为0.2～0.3分钟，10～13分钟和80～90分钟，在心肌中的清除需96小时以上，肝、肺和肾清除快，并大多以原型从尿中排出。注射后33分钟，尿中放射性为注射剂量的3.9%，膀胱中放射性在注射后2小时为注射剂量的20.6%。本药与血浆蛋白的结合程度尚不明确。

【适应证】①恶性肿瘤的葡萄糖代谢显像。②探测心肌代谢。③脑局部葡萄糖代谢。

【用法用量】静脉注射：剂量大小一般取决于患者的年龄和体重、PET显像仪的固有特性。一般认为在采用专用型PET（Dedicated PET）仪或PET/CT进行肿瘤显像时，成人^{18}F–FDG的剂量范围宜在370～550MBq（10～15mCi）之间，不超过15mCi。^{18}F–FDG的剂量过高或过低均会影响图像质量。成人一般用量为370MBq（10mCi）。

【不良反应】有可能引起短暂低血压、低血糖、高血糖或碱性磷酸酶（ALP）升高。

【注意事项】①本药应在有《放射性药品使用许可证》第三、四类的医疗单位使用。②注射^{18}F–FDG一般要求至少禁食4～6小时以上（除水和治疗用药外），以减少人体正常组织器官的葡萄糖生理利用（如心脏、肌肉等），并保证肿瘤组织对^{18}F–FDG的摄取，如果怀疑患者心脏周围存在原发癌病灶或关键性的转移病灶，可建议患者禁食12小时以上，以减少心肌摄取的可能性。高血糖水平会降低肿瘤组织对^{18}F–FDG的摄取率，而增加正常组织（如肌肉、心脏等）的生理性摄取和利用，因此在注射^{18}F–FDG时要是患者的空腹血糖浓度在正常范围内。注射^{18}F –FDG 20分钟后，患者可适量饮水。③若必要可在注射^{18}F–FDG前采用指尖采血一次法测定患者血糖。在120mg/dl以下为最佳，若>150mg/dl，则考虑应用胰岛素。但一般情况尽量不用胰岛素，因为胰岛素会引起肌肉摄取^{18}F–FDG增加，增加本底噪声。糖尿病患者血糖水平需稳定至少两天。④注射^{18}F–FDG前后，嘱咐患者尽量保持放松体位和静息状态，避免不必要的运动和言谈。⑤疼痛需用药者，PET检查前应继续用药。⑥注射^{18}F–FDG一般取病灶的对侧上肢静脉或下肢静脉为注射点。上肢置有静脉导管者，也应取对侧上肢静脉或下肢静脉为注射点。⑦诊断癫痫时，儿童推荐剂量为低于96.2MBq（2.6mCi）。⑧^{18}F–FDG用于心肌活性的评价多在葡萄糖负荷状态下进行。⑨哺乳期妇女及未成年儿童慎用，除非必要，妊娠期妇女一般不用。

【制剂】注射剂。

氟[^{18}F]化钠（^{18}F–NaF）

Sodium Fluoride [^{18}F]

【药理作用】静脉注射氟[^{18}F]氟化钠注射液后，在血液中以^{18}F$^-$的形式存在。^{18}F$^-$离子能够与骨中羟基磷灰石表面的羟基离子交换形成氟磷灰石而浓聚于骨组织中，在椎骨和盆骨中的沉积量高于四肢骨，在骨关节周围的积聚高于长骨。当发生关节炎、骨损伤、骨折、骨髓炎、结核性脊柱炎、Paget's病、额骨内板增生症、骨化性肌炎、快速生长骨骺、骨原发和转移肿瘤时，$^{18}F^-$在骨中的摄取增加，病灶部位呈放射性浓聚。

【体内过程】静脉注射后，不与血浆蛋白结合，在血中分布很快达到平衡并清除。$^{18}F^-$随血流迅速沉积于骨中，放射性通过肾排泄。注射后2小时，尿中放射性占总放射性剂量的20%以上。

【适应证】①原发或转移性骨肿瘤全身或局部骨显像。②诊断骨关节疾病。③评价骨良性病变。

【用法用量】静脉注射。推荐成人一次用量为16.5～74.0MBq（0.5～2mCi），最大不得超过148.0MBq（4mCi），儿童酌减。注射1～2小时后显像。

【不良反应】无明确的不良反应。

【注意事项】①本药应在有《放射性药品使用许可证》第三、四类的医疗单位使用。②患者在注射前需适量饮水排尿，以降低辐射。③哺乳期妇女及未成年儿童慎用，除非必要，妊娠期妇女一般不用。

【制剂】注射剂。

氮[^{13}N]氨水
Ammonia [^{13}N]

【药理作用】氮[^{13}N]氨水在血液中以$^{13}N\text{-}NH_4^+$的形式存在。$^{13}N\text{-}NH_4^+$迅速从血液中清除并滞留于心肌。

【体内过程】氮[^{13}N]氨水静脉注射后1分钟内大约85%的放射性从血中清除，5分钟后血液中$^{13}N\text{-}NH_4^+$浓度极低。$^{13}N\text{-}NH_3$通过经细胞膜的被动扩散方式进入心肌，并在心肌潴留时间较长，$^{13}N\text{-}NH_4^+$的心肌首次通过提取几乎为100%，在高血流量时，心肌对$^{13}N\text{-}NH_3$的摄取与血流量呈正比。$^{13}N\text{-}NH_3$在细胞内通过谷氨酸-谷胺途径被代谢，尽管$^{13}N\text{-}NH_3$参与细胞内代谢，但它的首次通过摄取不受代谢的影响。心肌中生物半衰期小于2分钟，脑中生物半衰期小于3秒，血中生物半衰期为2.84分钟，$^{13}N\text{-}NH_3$与血浆蛋白结合率尚不明确，注射后6～8分钟内肝的摄取与心肌摄取相同，但迅速排入尿中。

【适应证】①冠状动脉疾病诊断。②冠状动脉血流储备测定。③局部脑血流测定。

【用法用量】静脉注射。①静息心肌显像：推荐成人一次用量为370～740MBq（10～20mCi），注射后3分钟采集，采集时间10～15分钟。②负荷心肌显像：注射氮[^{13}N]氨水注射液后40分钟，给负荷药物，8分钟再注射370～740MBq，采集10～15分钟。儿童用量酌减。

【不良反应】无明显不良反应。

【注意事项】①本药应在有《放射性药品使用许可证》第三、四类的医疗单位使用。②患者在注射前需适量饮水排尿，以降低辐射。③妊娠期妇女慎用，哺乳期妇女用药后应停止授乳4～6小时。

【制剂】注射剂。

三、放射治疗药物

氯化锶[^{89}Sr]
Strontium [^{89}Sr] Chloride

【药理作用】锶[^{89}Sr]能够使浓集区域周围的细胞和组织将受到很高剂量的照射，从而达到姑息治疗作用。

【体内过程】锶[^{89}Sr]在血中清除较快，以磷酸锶的形式选择定位在骨组织中。骨转移的患者注入本药后，2/3由肾小球滤过排泄，1/3由粪便排出。治疗后2天由尿排泄最多。正常骨初期的$t_{1/2}$为14天，其在转移灶中聚集时间较长。根据骨累及程度不同，广泛转移的患者可以聚集注入量的50%～100%，排泄较无骨转移者的时间长。全身潴留时间与尿、血浆流量和转移病变有关，12%～90%的摄入量可以潴留3个月。给药后7～21天疼痛可以缓解。每次给药后疼痛缓解的有效时间为4～12个月，平均6个月。

【适应证】由前列腺癌、乳腺癌及其他癌肿骨转移灶引起的疼痛。

【用法用量】静脉缓慢注射（1～2分钟）。成人1.5～2.2MBq（40～60μCi）/kg或总量148MBq（4mCi）。可以重复给药，但一般间隔应不少于3个月。

【不良反应】①有轻度的骨髓抑制现象，部分患者注射后出现血红蛋白、血小板、白细胞、红细胞等降低，一般是一过性的，可逐渐恢复。根据病情发展，可能观察到一些患者的血小板水平出现严重地降低。对出现严重骨髓毒性反应的患者宜特殊处理。②部分患者注射后出现恶心、便秘、多尿。少数患者注射后出现疼痛加剧（“反跳痛”），一般持续时间短于1周，这是一过性反应，可暂时用止痛药减轻或遵医嘱治疗。③个别患者给药后12小时发冷和发热。应及时观察，注意是否合并感染。

【禁忌证】①有严重骨髓损伤症状，特别是嗜中性粒细胞和血小板计数低的患者。②由于脊柱位移引起的脊索压迫，可能需要更快速的治疗。③肾功能障碍者。④妊娠和哺乳妇女患者。

【注意事项】①本药不适用于无骨转移癌的患者，故治疗前应对骨转移进行确认，建议进行^{99m}Tc-MDP骨显像。②注射本药前，应停止使用钙剂至少2周。③使用本药后8周内，应注意定期监测血常规，特别要注意血小板的水平。治疗期间至少每隔一周检测一次血细胞计数。对于已接受过大剂量骨放射治疗和（或）接受过另一种亲骨性放射性核素治疗的患者，也应在使用本药前进行谨慎评估。④对于已接受过放射治疗或化疗的患者，由于存在骨髓抑制效应累积的可能，在使用本药时应注意。⑤注射本药后，可能会出现某种程度的骨髓抑制，偶尔会达到严重程度，故本药不适用于骨髓严重抑制的患者，对血小板低于60×10^9/L、白细胞低于60×10^9/L的患者慎用本药。一般情况下，相对于给药前水平，血小板将下降30%（95%置信区间，10%～55%）。大多数患者的血小板下降的低谷出现在本药注射后4～6周后。除非患者疾病进展或使用其他治疗方法，血常规在6个月内会逐渐恢复，但往往只是部分地恢复，且恢复缓慢。白细胞计数也会出现不同程度下降，有导致严重继发性感染的潜在危险。骨髓受到病变累及的患者更容易出现严重的血小板和白细胞计数的降低。对需要进行重复注射本药的患者，应详细评估其血常规，并考虑最初剂量、当前血小板及血细胞水平和骨髓检查结果等因素的影响。⑥锶主要经肾脏与肝胆系统排泄。本药注射后几天内，尿液及粪便将带有放射性。患者、家属和工作人员应采取适当的防护措施，以减少对其的辐射危害。⑦对于患有明显大小便失禁的患者，在注射本药后应采取特殊的预防措施，如插导尿管，以尽量减少放射性物质污染衣物、床单及环境的风险。尤其在注射本药后48～72小时内，更应注意防护。⑧在评价本药疗效时应注意，由于在骨转移癌性骨痛患者中，存在一定的安慰剂效应（最高可达30%～50%），注射后很快出现的疼痛缓解很有可能是安慰剂效应。非安慰剂效应出现在注射后10～20天。在10%～20%患者中疼痛可完全消失。⑨少数患者的疼痛在注射本药后36～72小时内短暂加重的“反跳”现象。这种疼痛一般较轻，通常可用止痛剂缓解。⑩目前尚未进行过重复给药的临床对照研究。如果患者出现复发，并且血小板计数已经基本恢复，可以考虑重复给药，但给药间隔不少于3个月。对于首次使用本药无效者，不适合再次给药。⑪使用本药前后，使用局部放射治疗止痛是可行的，但是没有足够的临床研究数据支持这一方案。密切监测血常规变化是至关重要的。⑫接受本药的患者可以接受细胞毒药物，前提是血常规稳定，并且在正常的范围内。建议两种治疗间隔至少12周。⑬肝功能障碍患者慎用本药。⑭使用本药的单位必须获得《放射性药品使用许可证》，使用人员必须经专业培训并持有《放射性工作人员证》。⑮操作者应注意韧致辐射防护（与磷[^{32}P]类似），用低密度的材料作为屏蔽材料（玻璃或塑料）。

【制剂与规格】注射液：111MBq；148MBq；222MBq；296MBq。

碘[^{125}I]植入密封籽源
Iodide [^{125}I] seeds

【药理作用】碘[^{125}I]植入治疗籽源通过将其植入组织中发射电离辐射而起作用。碘[^{125}I]密封籽源能够长期、间歇地作用于无法切除、未浸润、生长速率慢、对低、中度放射性敏感的肿瘤，通过射线杀伤肿瘤细胞。

【适应证】①浅表腹腔和胸腔肿瘤，局部生长速度慢，对放射治疗的敏感度为低到中等的肿瘤，如：早期前列腺癌、头颈部癌、肺癌、胰腺癌。②局部不可切除，对放射治疗的敏感度为中等强度的肿瘤。③外照射放射治疗后，残存肿瘤以及复发肿瘤。

【用法用量】治疗剂量取决于肿瘤的体积、肿瘤的位置以及接受过放射治疗的历史。实际操作时其植入量应建立在植入的总的活度计算、组织内植入的确切部位和放射剂量的分布评价的基础上。

【不良反应】①在前列腺癌治疗时，偶见刺激尿路疾病综合征，包括尿频、尿急和尿路不畅，并发症包括膀胱炎、尿道炎、血尿、尿失禁和阳痿。②少数病例植入碘[^{125}I]密封籽源后，因在植入时可能伤及肿瘤组织的静脉，籽源随静脉回流进入循环，形成肺的栓子，宜在治疗中注意（可采用X线胸片或CT观察其变化）。③植入部位可有短时烧灼感。

【禁忌证】①局部情况不佳（如有溃疡形成）的肿瘤。②妊娠期妇女及哺乳期妇女。

【注意事项】①碘[^{125}I]密封籽源系长期植入。②不要强行放入或从植入用的管子、针头或籽源夹中拿出籽源，这样会损坏籽源的外壁或焊接处，可造成^{125}I释放到周围环境或进入人的体液。损坏的籽源都不能植入人体内。为了保证籽源的密封性不受破坏，建议使用者在使用之前用擦拭实验来检验。步骤为：用一张干的滤纸彻底地擦拭其表面，然后测量一下滤纸的活度。如果小于185Bq（5nCi），那么说明籽源没有泄露。如果对擦拭实验的方法有疑问，可与供应商联系。③本药的钛合金包壳在正常使用情况下有很好的防腐性能。但籽源不能接触浓度超过1N酸或碱。籽源不受一般溶剂的影响（如丙酮、酒精或温和的去污剂）。④碘[^{125}I]密封籽源的消毒：碘[^{125}I]密封籽源在出厂时，是经过消毒的。所有的籽源和器具在使用前应该消毒。推荐使用干热高压灭菌法。高压蒸汽灭菌温度：121℃，15Pa，15~30分钟；或快速高压蒸汽灭菌：133℃，30Pa，3分钟。高压灭菌器应配有防止籽源落入排水或者排气孔的装置。⑤操作人员安全注意事项：碘[^{125}I]密封籽源有放射性，操作时必须有适当的防护。只有经过培训，有安全使用放射物质的经验，并通过国家权威政府机构认证有资格操作放射性同位素的人员才能够操作碘[^{125}I]密封籽源；植入程序的所有步骤要事先设计好，使之对人的辐射影响减小到最低。对操作人员要进行辐射剂量监测，必须佩带放射剂量计；碘[^{125}I]密封籽源的操作应该在足够厚的屏蔽条件下进行。铅对^{125}I射线的屏蔽半厚度为0.025mm，组织为20mm。因此0.25mm厚的铅层能够屏蔽99%以上的辐射。用镊子操作时，操作者和籽源应保持一定的距离。轻轻夹取以使籽源不被破坏。籽源不能直接用手拿取。如果不能用防护隔离，操作者必须保持一定的距离且用最快的速度完成，将辐射减小到最低程度；操作碘[^{125}I]密封籽源时，应该配备能检测到30keV的放射性探测器，如发生籽源遗失或其他意外事故，通知相关部门；碘[^{125}I]密封籽源的偶然损坏，会使籽源释放出^{125}I。如果发生了这种情况，要把损坏的籽源放入密封的容器中，要限制人员的走动，防止放射污染扩散，有关人员和区域按制定的程序去除污染。如有必要对事故现场及周围人员应进行甲状腺检查。⑥治疗患者的防护：所有的患者、家属应该被告知植入的碘[^{125}I]密封籽源的特性和采取适当辐射防护措施的必要性。并应告知，在治疗的过程中由于肿瘤萎缩变小，一粒或几粒的籽源可能会脱落。无论何时何地发现了籽源，必须使用工具把它捡起来，放在密封的罐子或其他容器中，然后放到家中不易碰到的地方。并立即通知医院负责治疗的医师。⑦未使用碘[^{125}I]密封籽源的处置：对未使用的剩余碘[^{125}I]密封籽源，如果需要处理，应该运送到授权的放射性废物处理部门，而不能当普通的垃圾处理。

【制剂与规格】密封籽源（粒）：18.5MBq（500μCi）。

附

碘[^{131}I]化钠参阅第九篇第4章放射碘。

中文索引

C

D

E

F

G

H

J

K

L

M

N

O

P

Q

R

S

T

W

X

Y

Z

英文索引

C

D

E

F

G

Q

R

S

T

U

V

W

Z

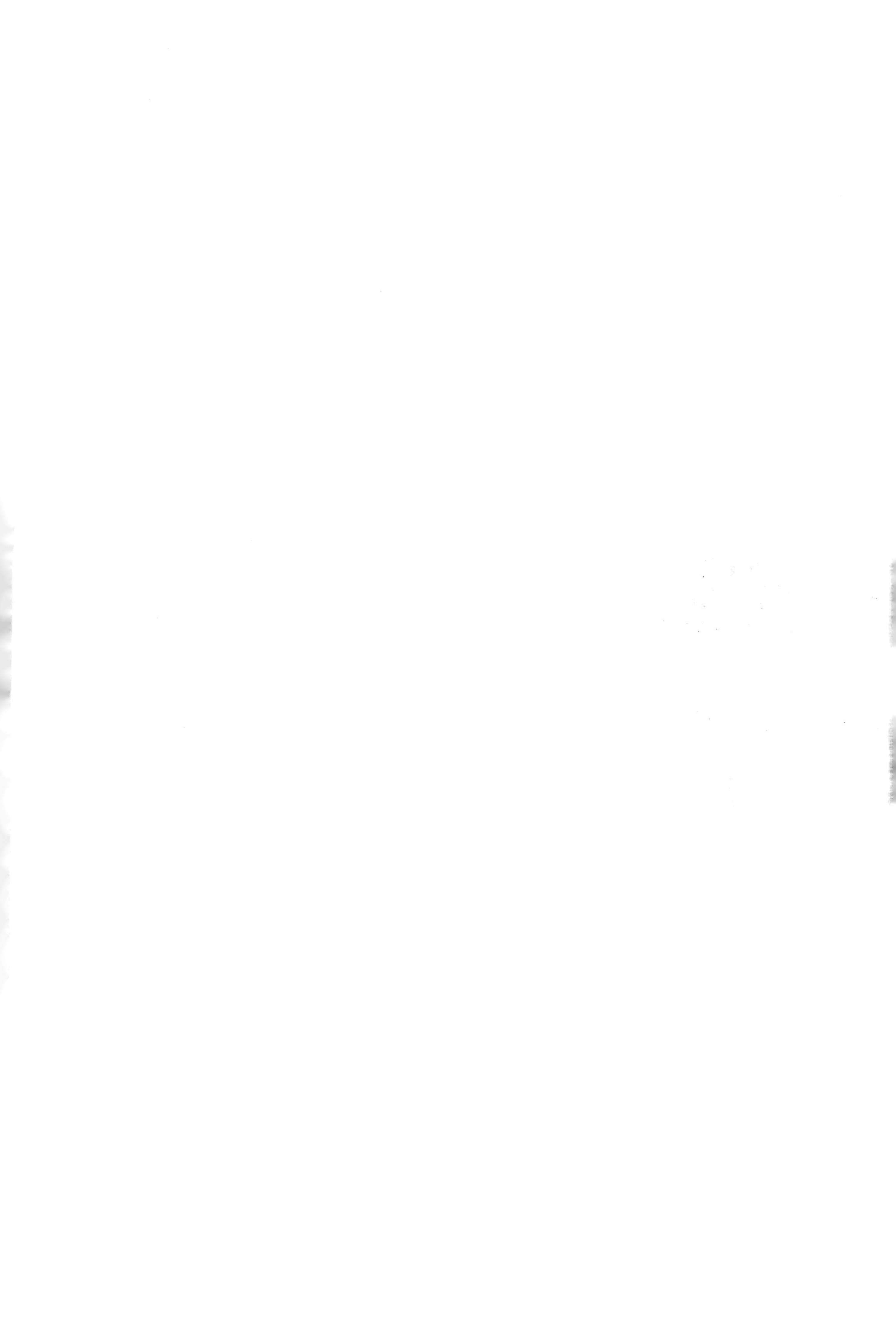